Enfermagem Psiquiátrica

Conceitos de **Cuidados** na **Prática Baseada** em **Evidências**

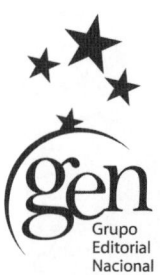

O GEN | Grupo Editorial Nacional – maior plataforma editorial brasileira no segmento científico, técnico e profissional – publica conteúdos nas áreas de ciências da saúde, exatas, humanas, jurídicas e sociais aplicadas, além de prover serviços direcionados à educação continuada e à preparação para concursos.

As editoras que integram o GEN, das mais respeitadas no mercado editorial, construíram catálogos inigualáveis, com obras decisivas para a formação acadêmica e o aperfeiçoamento de várias gerações de profissionais e estudantes, tendo se tornado sinônimo de qualidade e seriedade.

A missão do GEN e dos núcleos de conteúdo que o compõem é prover a melhor informação científica e distribuí-la de maneira flexível e conveniente, a preços justos, gerando benefícios e servindo a autores, docentes, livreiros, funcionários, colaboradores e acionistas.

Nosso comportamento ético incondicional e nossa responsabilidade social e ambiental são reforçados pela natureza educacional de nossa atividade e dão sustentabilidade ao crescimento contínuo e à rentabilidade do grupo.

Enfermagem Psiquiátrica

Conceitos de **Cuidados** na **Prática Baseada** em **Evidências**

Mary C. Townsend, DSN, PMHCNS-BC
Clinical Specialist/Nurse Consultant
Adult Psychiatric Mental Health Nursing
Former Assistant Professor and
Coordinator, Mental Health Nursing
Kramer School of Nursing
Oklahoma City University
Oklahoma City, Oklahoma

Karyn I. Morgan, RN, MSN, CNS
Psychiatric Clinical Nurse Specialist
Professor of Instruction, Mental Health Nursing
The University of Akron
Akron, OH

TRADUÇÃO
Carlos Henrique de Araujo Cosendey

REVISÃO TÉCNICA
Profa. Dra. Márcia Aparecida Ferreira de Oliveira
Enfermeira, Pós-Doutora em Ciência Política pela Universidade de Coimbra,
Professora Sênior Livre Docente na Escola de Enfermagem da Universidade de São Paulo,
SP, Brasil, e Professora Visitante no Programa de Pós-Graduação em Enfermagem do
Centro de Ciências da Saúde da Universidade Federal de Santa Maria, RS, Brasil.

9ª EDIÇÃO

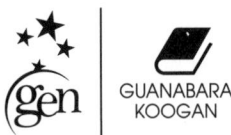

- As autoras deste livro e a editora empenharam seus melhores esforços para assegurar que as informações e os procedimentos apresentados no texto estejam em acordo com os padrões aceitos à época da publicação, *e todos os dados foram atualizados pelas autoras até a data do fechamento do livro*. Entretanto, tendo em conta a evolução das ciências, as atualizações legislativas, as mudanças regulamentares governamentais e o constante fluxo de novas informações sobre os temas que constam do livro, recomendamos enfaticamente que os leitores consultem sempre outras fontes fidedignas, de modo a se certificarem de que as informações contidas no texto estão corretas e de que não houve alterações nas recomendações ou na legislação regulamentadora.

- Data do fechamento do livro: 29/06/2021

- As autoras e a editora se empenharam para citar adequadamente e dar o devido crédito a todos os detentores de direitos autorais de qualquer material utilizado neste livro, dispondo-se a possíveis acertos posteriores caso, inadvertida e involuntariamente, a identificação de algum deles tenha sido omitida.

- **Atendimento ao cliente: (11) 5080-0751 | faleconosco@grupogen.com.br**

- Traduzido de:
  PSYCHIATRIC MENTAL HEALTH NURSING: CONCEPTS OF CARE IN EVIDENCE-BASED PRACTICE, NINTH EDITION.
  The original English language work has been published by:
  The F.A. Davis Company, Philadelphia, Pennsylvania.
  Copyright © 2018 by F.A. Davis Company. All rights reserved.
  ISBN: 978-0-8036-6054-0.

- Direitos exclusivos para a língua portuguesa
  Copyright © 2021 by
  EDITORA GUANABARA KOOGAN LTDA.
  Uma editora integrante do GEN | Grupo Editorial Nacional
  Travessa do Ouvidor, 11
  Rio de Janeiro – RJ – CEP 20040-040
  www.grupogen.com.br

- Reservados todos os direitos. É proibida a duplicação ou reprodução deste volume, no todo ou em parte, em quaisquer formas ou por quaisquer meios (eletrônico, mecânico, gravação, fotocópia, distribuição pela Internet ou outros), sem permissão, por escrito, da EDITORA GUANABARA KOOGAN LTDA.

- Capa: Bruno Sales

- Imagem da Capa: Radachynskyi

- Editoração eletrônica: Cambacica Projetos Editoriais

- Ficha catalográfica

CIP-BRASIL. CATALOGAÇÃO NA PUBLICAÇÃO
SINDICATO NACIONAL DOS EDITORES DE LIVROS, RJ

T674e
9. ed.

Townsend, Mary C., 1941-
    Enfermagem psiquiátrica : conceitos de cuidados na prática baseada em evidências / Mary C. Townsend, Karyn I. Morgan; tradução Carlos Henrique de Araujo Cosendey ; revisão técnica Márcia Aparecida Ferreira de Oliveira. - 9. ed. - Rio de Janeiro : Guanabara Koogan, 2021.
    976 p. : il. ; 28 cm.

    Tradução de: Psychiatric mental health nursing : concepts of care in evidence-based practice
    Apêndice
    Inclui bibliografia e índice
    ISBN 9788527736541

    1. Enfermagem psiquiátrica. 2. Enfermagem baseada em evidências. I. Morgan, Karyn I. II. Cosendey, Carlos Henrique de Araujo. III. Oliveira, Márcia Aparecida Ferreira de. IV. Título.

21-70167
CDD: 616.890231
CDU: 616.89-083

Camila Donis Hartmann - Bibliotecária - CRB-7/6472

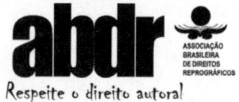

Para Francie.
Deus fez as irmãs para compartilharem risos
e enxugarem lágrimas.
Mary Townsend

Para meu amigo e mentor, Capelão (Coronel) Thomas W. Elsey.
Ele era muito querido e fará muita falta.
*26 de outubro de 1942 – †10 de novembro de 2015
Karyn Morgan

Revisores

Theresa Aldelman
  Bradley University
  Peoria, Illinois

Fredrick Astle
  University of South Carolina
  Columbia, South Carolina

Carol Backstedt
  Baton Rouge Community College
  Baton Rouge, Louisiana

Elizabeth Bailey
  Clinton Community College
  Pittsburgh, New York

Sheryl Banak
  Baptist Health Schools – Little Rock
  Little Rock, Arkansas

Joy A. Barham
  Northwestern State University
  Shreveport, Louisiana

Barbara Barry
  Cape Fear Community College
  Wilmington, North Carolina

Carole Bomba
  Harper College
  Palatine, Illinois

Judy Bourrand
  Samford University
  Birmingham, Alabama

Susan Bowles
  Barton Community College
  Great Bend, Kansas

Wayne Boyer
  College of the Desert
  Palm Desert, California

Joyce Briggs
  Ivy Tech Community College
  Columbus, Indiana

Toni Bromley
  Rogue Community College
  Grants Pass, Oregon

Terrall Bryan
  North Carolina A & T State University
  Greensboro, North Carolina

Ruth Burkhart
  New Mexico State University/Dona Ana
    Community College
  Las Cruces, New Mexico

Annette Cannon
  Platt College
  Aurora, Colorado

Deena Collins
  Huron School of Nursing
  Cleveland, Ohio

Martha Colvin
  Georgia College & State University
  Milledgeville, Georgia

Mary Jean Croft
  St. Joseph School of Nursing
  Providence, Rhode Island

Connie Cupples
  Union University
  Germantown, Tennessee

Karen Curlis
  State University of New York Adirondack
  Queensbury, New York

Nancy Cyr
  North Georgia College and State University
  Dahlonega, Georgia

Carol Danner
  Baptist Health Schools Little Rock – School of Nursing
  Little Rock, Arkansas

Carolyn DeCicco
  Our Lady of Lourdes School of Nursing
  Camden, New Jersey

Leona Dempsey, PhD, APNP (ret.), PMHCS-BC
  University of Wisconsin Oshkosh
  Oshkosh, Wisconsin

Debra J. DeVoe
  Our Lady of Lourdes School of Nursing
  Camden, New Jersey

Victoria T. Durkee, PhD, APRN
  University of Louisiana at Monroe
  Monroe, Louisiana

J. Carol Elliott
  St. Anselm College
  Fairfield, California

Sandra Farmer
  Capital University
  Columbus, Ohio

Patricia Freed
  Saint Louis University
  St. Louis, Missouri

Diane Gardner
University of West Florida
Pensacola, Florida

Maureen Gaynor
Saint Anselm College
Manchester, New Hampshire

Denise Glenore
West Coast University
Riverside, California

Sheilia R. Goodwin
Winston Salem State University
Salem, North Carolina

Janine Graf-Kirk
Trinitas School of Nursing
Elizabeth, New Jersey

Susan B. Grubbs
Francis Marion University
Florence, South Carolina

Elizabeth Gulledge
Jacksonville State University
Jacksonville, Alabama

Kim Gurcan
Columbus Practical School of Nursing
Columbus, Ohio

Patricia Jean Hedrick Young
Washington Hospital School of Nursing
Washington, Pennsylvania

Melinda Hermanns
University of Texas at Tyler
Tyler, Texas

Alison Hewig
Victoria College
Victoria, Texas

Cheryl Hilgenberg
Millikin University
Decatur, Illinois

Lori Hill
Gadsden State Community College
Gadsden, Alabama

Ruby Houldson
Illinois Eastern Community College
Olney, Illinois

Eleanor J. Jefferson
Community College of Denver Platt College
Metropolitan St. College
Denver, Colorado

Dana Johnson
Mesa State College/Grand Junction Regional Center
Grand Junction, Colorado

Janet Johnson
Fort Berthold Community College
New Town, North Dakota

Nancy Kostin
Madonna University
Livonia, Michigan

Linda Lamberson
University of Southern Maine
Portland, Maine

Irene Lang
Bristol Community College
Fall River, Massachusetts

Rhonda Lansdell
Northeast MS Community College
Baldwyn, Mississippi

Jacqueline Leonard
Franciscan University of Steubenville
Steubenville, Ohio

Judith Lynch-Sauer
University of Michigan Ann
Arbor, Michigan

Glenna Mahoney
University of Saint Mary
Leavenworth, Kansas

Jacqueline Mangnall
Jamestown College
Jamestown, North Dakota

Lori A. Manilla
Hagerstown Community College
Hagerstown, Maryland

Patricia Martin
West Kentucky Community and Technical College
Paducah, Kentucky

Christine Massey
Barton College
Wilson, North Carolina

Joanne Matthews
University of Kentucky
Lexington, Kentucky

Joanne McClave
Wayne Community College
Goldsboro, North Carolina

Mary McClay
Walla Walla University
Portland, Oregon

Susan McCormick
Brazosport College
Lake Jackson, Texas

Shawn McGill
Clovis Community College
Clovis, New Mexico

Margaret McIlwain
Gordon College
Barnesville, Georgia

Nancy Miller
Minneapolis Community and
  Technical College
Minneapolis, Minnesota

Vanessa Miller
California State University Fullerton
Fullerton, California

Mary Mitsui
Emporia State University
Emporia, Kansas

Cheryl Moreland, MS, RN
Western Nevada College
Carson City, Nevada

Daniel Nanguang
El Paso Community College
El Paso, Texas

Susan Newfield
West Virginia University
Morgantown, West Virginia

Dorothy Oakley
Jamestown Community College
Olean, New York

Christie Obritsch
University of Mary
Bismarck, North Dakota

Sharon Opsahl
Western Technical College
La Crosse, Wisconsin

Vicki Paris
Jackson State Community College
Jackson, Tennessee

Lillian Parker
Clayton State University
Morrow, Georgia

JoAnne M. Pearce, MS, RN
Idaho State University
Pocatello, Idaho

Karen Peterson
DeSales University
Center Valley, Pennsylvania

Carol Pool
South Texas College
McAllen, Texas

William S. Pope
Barton College
Wilson, North Carolina

Karen Pounds
Northeastern University
Boston, Massachusetts

Konnie Prince
Victoria College
Victoria, Texas

Cheryl Puntil
Hawaii Community College
Hilo, Hawaii

Larry Purnell
University of Delaware
Newark, Delaware

Susan Reeves
Tennessee Technological University
Cookeville, Tennessee

Debra Riendeau
Saint Joseph's College of Maine
Lewiston, Maine

Sharon Romer
South Texas College
McAllen, Texas

Lisa Romero
Solano Community College
Fairfield, California

Donna S. Sachse
Union University
Germantown, Tennessee

Betty Salas
Otero Junior College
La Junta, Colorado

Sheryl Samuelson, PhD, RN
Millikin University
Decatur, Illinois

John D. Schaeffer
San Joaquin Delta College
Stockton, California

Mindy Schaffner
Pacific Lutheran University
Tacoma, Washington

Becky Scott
Mercy College of Northwest Ohio
Toledo, Ohio

Janie Shaw
Clayton State University
Morrow, Georgia

Lori Shaw
Nebraska Methodist College
Omaha, Nebraska

Joyce Shea
Fairfield University
Fairfield, Connecticut

Judith Shindul-Rothschild
Boston College
Chestnut Hill, Massachusetts

Audrey Silveri
UMass Worcester Graduate School of Nursing
Worcester, Massachusetts

Brenda Smith, MSN, RN
North Georgia College and State University
Dahlonega, Georgia

Janet Somlyay
University of Wyoming
Laramie, Wyoming

Charlotte Strahm, DNSc, RN, CNS-PMH
Purdue North Central
Westville, Indiana

Jo Sullivan
Centralia College
Centralia, Washington

Kathleen Sullivan
Boise State University
Boise, Idaho

Judy Traynor
Jefferson Community College
Watertown, New York

Claudia Turner
Temple College
Temple, Texas

Suzanne C. Urban
Mansfield University
Mansfield, Pennsylvania

Dorothy Varchol
Cincinnati State
Cincinnati, Ohio

Connie M. Wallace
Nebraska Methodist College
Omaha, Nebraska

Sandra Wardell
Orange County Community College
Middletown, New York

Susan Warmuskerken
West Shore Community College
Scottville, Michigan

Roberta Weseman
East Central College
Union, Missouri

Margaret A. Wheatley
Case Western Reserve University,
    FPB School of Nursing
Cleveland, Ohio

Jeana Wilcox
Graceland University
Independence, Missouri

Jackie E. Williams
Georgia Perimeter College
Clarkston, Georgia

Rita L. Williams, MSN, RN, CCM
Langston University School of Nursing &
    Health Professions
Langston, Oklahoma

Rodney A. White
Lewis and Clark Community College
Godfrey, Illinois

Vita Wolinsky
Dominican College
Orangeburg, New York

Marguerite Wordell
Kentucky State University
Frankfort, Kentucky

Jan Zlotnick
City College of San Francisco
San Francisco, California

Agradecimentos

Amy M. Romano, Gerente de Projeto de Conteúdo, Enfermagem, F.A. Davis Company, por toda a sua ajuda e seu apoio na preparação dos originais para a publicação.
Sharon Y. Lee, Editor de Produção, por seu apoio e competência na edição final e produção dos originais.
Educadores, estudantes e clínicos da área de enfermagem, que forneceram informações essenciais quanto à utilidade deste livro e sugestões de melhoria, as quais foram base para muitas alterações efetuadas.
Às pessoas que fizeram críticas construtivas aos originais desta edição e compartilharam suas ideias, opiniões e sugestões para aperfeiçoá-la. Sou sinceramente grata por suas contribuições para o resultado final.
A meu marido, Jim, meus filhos e netos, Kerry e Ryan, Tina e Jonathan, Meghan, Matthew e Catherine, por me mostrarem o que é realmente a vida.

Mary C. Townsend

Acima de tudo, meus sinceros agradecimentos a Mary Townsend por ter confiado em mim como coautora deste livro excepcional. Tenho o mais profundo respeito pelo que você criou e por reconhecer, de maneira visionária, os aspectos mais relevantes no campo mutável da enfermagem psiquiátrica e de saúde mental.

Meus agradecimentos a Susan Rhyner por seu encorajamento, seu humor e sua paixão, os quais tornaram este trabalho agradável para mim. Também agradeço a Amy Romano, Andrea Miller e Christine Becker por sua experiência e disponibilidade durante a preparação dos originais. Gostaria de agradecer ainda a todos os revisores, pelo *feedback* e por sua experiência singular. Meus agradecimentos a Jennifer Feldman, MLIS, AHIP, por compartilhar suas habilidades e assistência na área de pesquisa. Aprendi o quão é verdadeiro que "é preciso uma aldeia inteira para criar uma criança", então sou muito grata a cada um de vocês.

Meus agradecimentos especiais a Erin Barnard, Alan Brunner, Fred Frese, Emmy Strong e outros, que permitiram corajosamente que suas histórias fossem compartilhadas. Suas contribuições para a aprendizagem dos estudantes e para a desconstrução de estigmas são imensuráveis.

Agradeço a todos vocês, mais do que seria capaz de expressar.

Karyn I. Morgan

Ao Docente

Atualmente em andamento, a implementação das recomendações propostas pela New Freedom Commission on Mental Health (Nova Comissão de Liberdade em Saúde Mental, em tradução livre) tem conferido prioridade aos cuidados de saúde mental nos EUA. Além disso, durante o 65º Encontro da Assembleia Mundial da Saúde (AMS) em maio de 2012, Índia, Suíça e EUA patrocinaram uma resolução solicitando que a Organização Mundial da Saúde, em colaboração com os países membros, desenvolvessem um plano de ação global em saúde mental. Essa resolução foi aprovada na 66ª AMS realizada em maio de 2013. Ao apoiarem-na, os países membros expressaram seu compromisso com "promoção da saúde mental, prevenção dos transtornos mentais e diagnóstico precoce, cuidado, apoio, tratamento e recuperação dos indivíduos com distúrbios mentais". Com a aprovação de tal resolução, os serviços de saúde mental puderam estar disponíveis para milhões de pessoas que antes não tinham acesso a esse tipo de cuidado. Mais recentemente, algumas iniciativas nos EUA buscaram resolver as crises crescentes de mortes relacionadas com suicídio e superdosagens de opioides. Graças a essas questões fundamentais, saúde mental e doenças psiquiátricas vêm atraindo atenção mundial; no entanto, muito ainda precisa ser feito para reduzir o estigma de quem sofre delas e evitar as perdas prematuras de vidas dessa população.

Muitos líderes da área de enfermagem entendem esse período de reforma da assistência à saúde mental como uma oportunidade para que os enfermeiros ampliem suas funções e assumam posições fundamentais em educação, prevenção, avaliação e referenciamento. Esses profissionais ocupam – e continuarão a ocupar – posições fundamentais para ajudar as pessoas a obterem, manterem ou recuperarem seu bem-estar emocional.

Assim como nas edições anteriores de *Enfermagem Psiquiátrica | Conceitos de Cuidados na Prática Baseada em Evidências*, o objetivo continua sendo oferecer aos enfermeiros e estudantes de enfermagem informações mais atualizadas acerca da neurobiologia e da psicofarmacologia, bem como intervenções de enfermagem baseadas em evidências. Portanto, foram aplicadas aqui as mudanças adotadas na quinta edição do *Manual Diagnóstico e Estatístico de Transtornos Mentais (DSM-5)*, da Associação Americana de Psiquiatria.

Novos conteúdos e recursos desta edição

Todo o **conteúdo foi atualizado** para refletir o estado atual da disciplina de enfermagem.

Os **diagnósticos de enfermagem** foram atualizados com as *Definições e Classificação dos Diagnósticos de Enfermagem da NANDA-I 2015-2017*.

Exercícios de Comunicação foram incluídos nos Capítulos 13 (*Intervenção em Crise*), 17 (*Prevenção de Suicídio*), 21 (*Modelos de Recovery*), 22 (*Transtornos Neurocognitivos*), 23 (*Transtornos Mentais e Comportamentais Decorrentes do Uso de Substância Psicoativa e Outros Tipos de Dependência*), 24 (*Espectro de Esquizofrenia e Outros Transtornos Psicóticos*), 25 (*Transtornos Depressivos*), 26 (*Transtorno Bipolar e Outros Transtornos Semelhantes*), 27 (*Ansiedade, Transtorno Obsessivo-Compulsivo e Transtornos Relacionados*), 30 (*Questões Relacionadas com a Sexualidade Humana e Disforia de Gênero*), 31 (*Transtornos Alimentares*), 32 (*Transtornos de Personalidade*), 35 (*Sobreviventes de Maus-Tratos ou Negligência*) e 37 (*O Indivíduo Enlutado*). Esses exercícios retratam cenários clínicos, que permitem ao estudante praticar habilidades de comunicação com os pacientes. Exemplos de respostas se encontram no Apêndice B, no final do livro.

"Pessoas Reais, Histórias Reais", boxe inédito, traz entrevistas realizadas por uma das autoras, em que pacientes discorrem sobre sua experiência de viver com um transtorno mental e seus pensamentos sobre questões importantes que as enfermeiras precisam conhecer. Essas descrições podem ser usadas com os estudantes para explorar aspectos de comunicação e intervenções para combater a estigmatização e criar empatia com base no conhecimento das "experiências singulares" dos indivíduos. Essas entrevistas se encontram nos Capítulos 8 (*Comunicação Terapêutica*), 17 (*Prevenção de Suicídio*), 23 (*Transtornos Mentais e Comportamentais Decorrentes do Uso de Substância Psicoativa e Outros Tipos de e Dependência*), 24 (*Espectro de Esquizofrenia e Outros Transtornos Psicóticos*), 25 (*Transtornos Depressivos*), 30 (*Questões Relacionadas com a Sexualidade Humana e Disforia de Gênero*) e 38 (*Famílias de Militares*).

Novos textos do Quality and Safety Education for Nurses – QSEN foram acrescentados estrategicamente ao longo dos capítulos para realçar o conteúdo, que reflete a aplicação de uma ou mais das seis competências do QSEN (cuidados centrados no paciente, prática baseada em evidências, trabalho e colaboração interdisciplinares, preservação da segurança, melhoria da qualidade e informática).

O **Capítulo 4, *Psicofarmacologia*,** foi transferido do conteúdo *online* para o livro impresso. Embora todas as classes de substâncias psicoativas estejam descritas nesse capítulo, as listas dos fármacos mais utilizados seguem descritas nos capítulos que abordam transtornos específicos. Por exemplo, o Capítulo 24 (*Espectro de Esquizofrenia e Outros Transtornos Psicóticos*) apresenta uma lista com os fármacos antipsicóticos usados comumente (além de faixas posológicas, meia-vida e classificação gestacional).

Conteúdos inéditos sobre entrevista motivacional constam dos Capítulos 8 e 23.

Conteúdo inédito que descreve o conceito de inteligência emocional foi inserido no Capítulo 14 (*Treinamento de Assertividade*).

Conteúdo inédito sobre RAISE (*Recovery After an Initial Schizophrenia Episode*) foi incluído no Capítulo 24.

Conteúdo inédito sobre questões de disforia de gênero e transexualidade está descrito no Capítulo 21.

Atualizações e novos fármacos psicotrópicos aprovados desde a publicação da oitava edição desta obra estão incluídos nos capítulos dedicados a diagnósticos específicos aos quais se aplicam.

Recursos mantidos nesta edição

O conceito de **enfermagem holística** foi mantido nesta nona edição. As autoras procuraram assegurar que os aspectos físicos da enfermagem psiquiátrica e de saúde mental não fossem desprezados. Assim, em todas as situações relevantes, a conexão mente/corpo é contemplada.

O **processo de enfermagem** também foi mantido como recurso importante para a prestação de cuidados aos pacientes com transtornos psiquiátricos, ou para ajudar na prevenção primária ou exacerbação dos sintomas dos transtornos mentais. As seis etapas do processo de enfermagem, conforme os Padrões de Prática de Enfermagem Clínica da American Nurses Association, são usadas para estabelecer as diretrizes para o enfermeiro. Esses padrões estão incluídos nos diagnósticos do DSM-5, nos cuidados para grupos de pacientes idosos, indivíduos enlutados, sobreviventes de abuso e negligência e familiares de militares, bem como em exemplos de diversas abordagens terapêuticas. As seis etapas são:

Avaliação – Os dados da avaliação básica, inclusive descrição dos sinais e sintomas, fornecem uma base de informações extensiva, a partir da qual o enfermeiro pode consultar enquanto efetua uma avaliação. Também estão incluídos vários instrumentos de avaliação.

Diagnóstico – Os diagnósticos de enfermagem comuns aos transtornos psiquiátricos específicos são derivados e descritos como metas mensuráveis.

Identificação do resultado – Os resultados são originados do diagnóstico de enfermagem e usados para definir objetivos do tratamento.

Planejamento – O plano de cuidados é apresentado com diagnósticos de enfermagem selecionados a partir dos diagnósticos do DSM-5, bem como para pacientes idosos, indivíduos enlutados, vítimas de abuso e negligência, veteranos militares e suas famílias, paciente idoso acamado e cuidador primário do paciente com doença mental crônica. O padrão de planejamento também inclui tabelas que descrevem tópicos educativos para pacientes e familiares acerca dos transtornos mentais. Planos de cuidados no formato de mapa conceitual estão incluídos em todos os diagnósticos psiquiátricos principais.

Implementação – As intervenções definidas nos planos de cuidados são incluídas e acompanhadas de suas justificativas. Os estudos de caso incluídos no final de cada capítulo do DSM-5 ajudam o estudante na aplicação prática do material teórico. A Parte 3, *Abordagens Terapêuticas em Enfermagem Psiquiátrica*, também pertence a esse padrão específico. Essa parte do livro aborda detalhadamente as intervenções de enfermagem psiquiátrica e, com frequência, ajuda na diferenciação no escopo da prática entre o enfermeiro psiquiatra de nível básico e o de nível avançado.

Reavaliação – O padrão da reavaliação envolve um conjunto de perguntas que o enfermeiro pode usar para determinar se as intervenções de enfermagem conseguiram alcançar as metas de cuidado.

Além de todos esses aspectos, esta obra apresenta, ainda, os seguintes recursos adicionais:

- **Tabelas com tópicos de educação dos pacientes/familiares** (nos capítulos de temas clínicos)
- **Boxes com estudos experimentais recentes,** com implicações para a prática da enfermagem baseada em evidências (nos capítulos de temas clínicos)
- **Atribuição de diagnósticos de enfermagem aos comportamentos dos pacientes** (nos capítulos de temas clínicos)
- **Taxonomia e critérios diagnósticos derivados do DSM-5 (2013)**
- **Referências atualizadas:** a lista de leitura sugerida está separada da bibliografia
- **Boxes com definições de conceitos fundamentais**
- **Glossário abrangente**
- **Respostas para as questões de revisão** (Apêndice A)
- **Respostas para os exercícios de comunicação** (Apêndice B).

A missão desta obra sempre foi, e continua sendo, oferecer, a estudantes e enfermeiros, informações atualizadas na área de enfermagem psiquiátrica e de saúde mental. O formato acessível e a linguagem de fácil compreensão, sobre os quais recebemos muitos comentários positivos, foram mantidos nesta edição. Assim, esperamos que as revisões e os acréscimos aqui feitos continuem atendendo às necessidades da prática de enfermagem psiquiátrica e provendo nosso compromisso com a enfermagem voltada para a saúde mental.

Mary C. Townsend
Karyn I. Morgan

Sumário

PARTE 1
Conceitos Básicos de Enfermagem em Saúde Mental e Psiquiátrica, 1

Capítulo 1 Conceito de Adaptação ao Estresse, 2

Capítulo 2 Saúde Mental e Doença Mental: Conceitos Históricos e Teóricos, 12

PARTE 2
Fundamentos de Enfermagem em Saúde Mental e Psiquiátrica, 27

Capítulo 3 Conceitos de Psicobiologia, 28

Capítulo 4 Psicofarmacologia, 54

Capítulo 5 Considerações Éticas e Legais, 86

Capítulo 6 Conceitos Culturais e Espirituais Relevantes à Enfermagem em Saúde Mental e Psiquiátrica, 105

PARTE 3
Abordagens Terapêuticas em Enfermagem Psiquiátrica, 133

Capítulo 7 Desenvolvimento da Relação Terapêutica, 134

Capítulo 8 Comunicação Terapêutica, 147

Capítulo 9 Processo de Enfermagem na Prática de Saúde Mental e Psiquiátrica, 164

Capítulo 10 Grupos Terapêuticos, 188

Capítulo 11 Intervenção com Famílias, 199

Capítulo 12 Ambientoterapia: A Comunidade Terapêutica, 223

Capítulo 13 Intervenção em Crise, 234

Capítulo 14 Treinamento de Assertividade, 252

Capítulo 15 Promoção da Autoestima, 265

Capítulo 16 Controle da Raiva e Agressão, 279

Capítulo 17 Prevenção de Suicídio, 290

Capítulo 18 Terapia Comportamental, 314

Capítulo 19 Terapia Cognitiva, 323

Capítulo 20 Eletroconvulsoterapia, 335

Capítulo 21 Modelos de *Recovery*, 345

PARTE 4
Cuidados de Enfermagem para Pacientes com Alterações da Adaptação Psicossocial, 359

Capítulo 22 Transtornos Neurocognitivos, 360

Capítulo 23 Transtornos Mentais e Comportamentais Decorrentes do Uso de Substância Psicoativa e Outros Tipos de Dependência, 394

Capítulo 24 Espectro de Esquizofrenia e Outros Transtornos Psicóticos, 453

Capítulo 25 Transtornos Depressivsos, 492

Capítulo 26 Transtorno Bipolar e Outros Transtornos Semelhantes, 532

Capítulo 27 Ansiedade, Transtorno Obsessivo-Compulsivo e Transtornos Relacionados, 559

Capítulo 28 Transtornos Relacionados com Trauma e Estresse, 591

Capítulo 29 **Transtorno de Sintomas Somáticos e Transtorno Dissociativo, 615**

Capítulo 30 **Questões Relacionadas com a Sexualidade Humana e Disforia de Gênero, 643**

Capítulo 31 **Transtornos Alimentares, 675**

Capítulo 32 **Transtornos de Personalidade, 698**

PARTE 5
Enfermagem em Saúde Mental e Psiquiátrica de Populações Especiais, 733

Capítulo 33 **Crianças e Adolescentes, 734**

Capítulo 34 **O Indivíduo Idoso, 772**

Capítulo 35 **Sobreviventes de Maus-Tratos ou Negligência, 803**

Capítulo 36 **Enfermagem em Saúde Mental na Comunidade, 826**

Capítulo 37 **O Indivíduo Enlutado, 857**

Capítulo 38 **Famílias de Militares, 877**

Apêndices, 897

Apêndice A **Respostas das Questões de Revisão, 897**

Apêndice B **Exemplos de Respostas para os Exercícios de Comunicação, 899**

Apêndice C **Avaliação do Estado Mental, 902**

Apêndice D **Classificação do DSM-5: Categorias e Códigos, 906**

Apêndice E **Atribuição dos Diagnósticos da NANDA aos Comportamentos dos Pacientes, 921**

Glossário, 923

Índice Alfabético, 945

Enfermagem Psiquiátrica

Conceitos de **Cuidados** na
Prática Baseada em **Evidências**

PARTE 1

Conceitos Básicos de Enfermagem em Saúde Mental e Psiquiátrica

1 Conceito de Adaptação ao Estresse

CONCEITOS FUNDAMENTAIS
Adaptação
Inadaptação
Estressor

TÓPICOS DO CAPÍTULO

Estresse como reação biológica
Estresse como evento ambiental
Estresse como negociação entre indivíduo e ambiente
Manejo do estresse
Resumo e pontos fundamentais
Questões de revisão

TERMOS-CHAVE

Evento desencadeante
Fatores predisponentes
Reações adaptativas
Reações inadaptativas
Síndrome de adaptação geral
Síndrome de luta ou fuga

OBJETIVOS
Após ler este capítulo, o estudante será capaz de:

1. Definir *adaptação* e *inadaptação*.
2. Reconhecer as reações fisiológicas ao estresse.
3. Explicar a relação entre estresse e "doenças de adaptação".
4. Descrever o conceito de estresse como fenômeno ambiental.
5. Explicar o conceito de estresse como negociação entre indivíduo e ambiente.
6. Descrever estratégias adaptativas de superação para o controle do estresse.

EXERCÍCIOS
Leia o capítulo e responda às seguintes perguntas:

1. Como as defesas fisiológicas do corpo são afetadas pelo estresse contínuo? Por quê?
2. Na perspectiva de estresse como evento ambiental, quais elementos estão faltando quando se analisa a reação de um indivíduo a uma situação de estresse?
3. Qual evento Miller e Rahe (1997) constataram ser responsável pelo nível mais alto de reação ao estresse nos participantes de seu estudo?
4. Qual é o primeiro passo para o controle do estresse?

Há muitos anos, psicólogos e outros pesquisadores têm procurado estabelecer uma definição efetiva para o termo *estresse*; porém, hoje em dia, esse termo é utilizado livremente, e ainda não existe uma explicação definitiva. O estresse pode ser considerado uma reação do indivíduo a qualquer alteração que exija algum ajuste ou resposta, que pode ser física, mental ou emocional. As reações desencadeadas para estabilizar os processos biológicos internos e preservar a autoestima podem ser consideradas adaptações saudáveis ao estresse.

Roy (1976), uma teorista da enfermagem, definiu **reação ou resposta adaptativa** como um comportamento que mantém a integridade do indivíduo. A adaptação é considerada favorável e está relacionada com uma resposta saudável. Quando um comportamento prejudica a integridade do indivíduo, é considerado inadaptativo. As **reações inadaptativas** do indivíduo são classificadas como desfavoráveis ou insalubres.

Durante o século 20, vários pesquisadores contribuíram com diferentes conceitos relacionados com o estresse. Dentre eles, três são citados: estresse como reação biológica, estresse como fenômeno ambiental e estresse como negociação entre o indivíduo e o ambiente. Este capítulo fornece explicações sobre cada um desses conceitos.

> **CONCEITO FUNDAMENTAL**
>
> **Estressor**
>
> Fator biológico, psicológico, social ou químico que provoca tensão física ou emocional e pode contribuir para o desenvolvimento de algumas doenças.

Estresse como reação biológica

Em 1956, Hans Selye publicou os resultados de seu estudo sobre a reação fisiológica de um sistema biológico a uma mudança imposta a ele. Desde a publicação inicial desse estudo, sua definição de estresse evoluiu para "estado manifestado por uma síndrome específica, que consiste em todas as alterações induzidas de modo inespecífico em um sistema biológico" (Selye, 1976). Essa combinação de sintomas passou a ser conhecida como **síndrome de luta ou fuga**. As Figuras 1.1 e 1.2 são ilustrações esquemáticas dessas reações biológicas, tanto nos estágios iniciais como durante o estresse contínuo. Selye descreveu esse fenômeno como **síndrome de adaptação geral** e relatou três estágios diferentes nessa reação:

1. **Estágio de reação de alarme**: durante esse estágio, as reações fisiológicas da síndrome de luta ou fuga são desencadeadas.
2. **Estágio de resistência**: o indivíduo usa as reações fisiológicas do primeiro estágio como defesa na tentativa de adaptar-se à situação de estresse. Se houver adaptação, o terceiro estágio é evitado ou postergado. Os sinais e sintomas fisiológicos podem regredir.

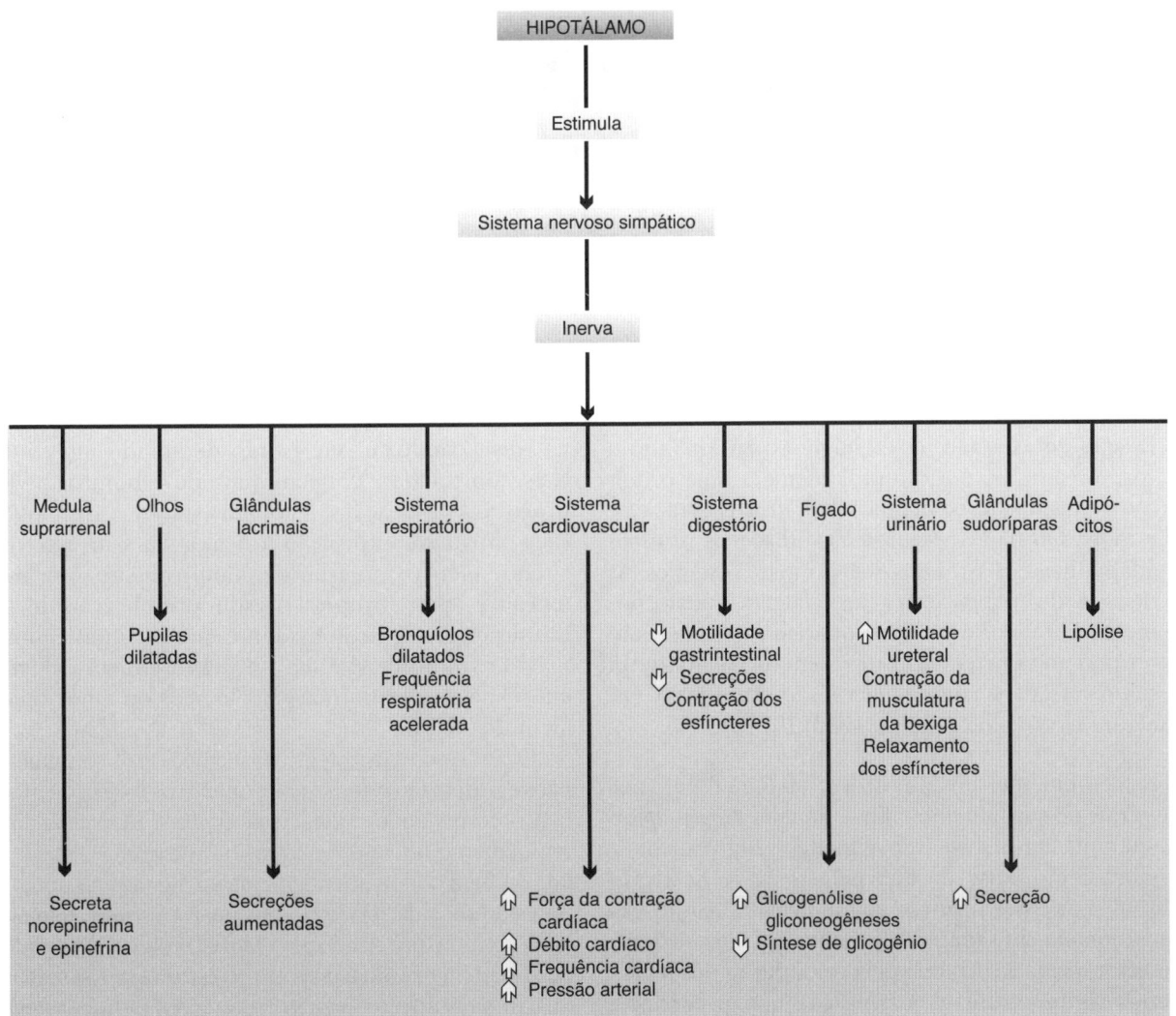

Figura 1.1 Síndrome de luta ou fuga: reação inicial ao estresse.

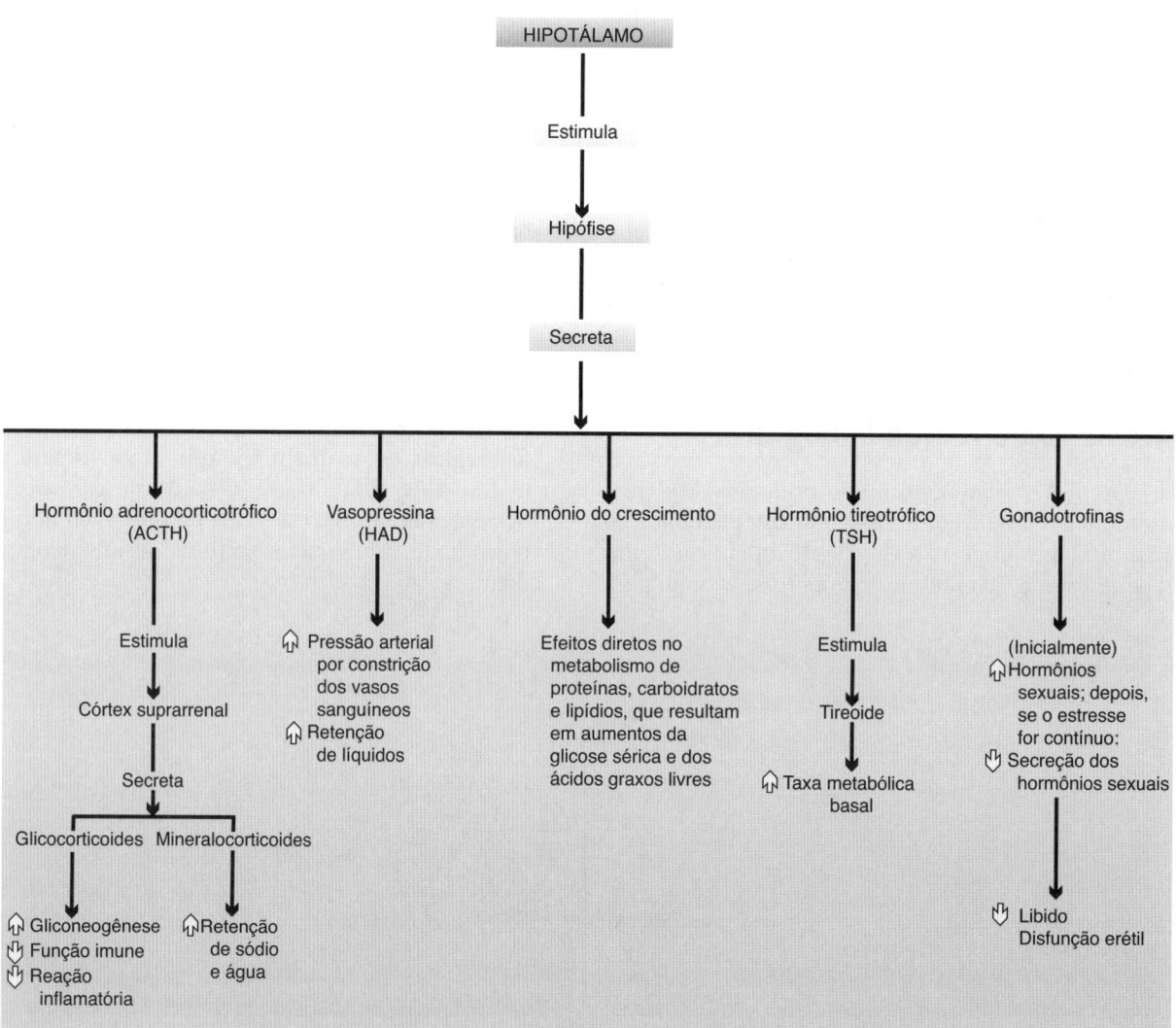

Figura 1.2 Síndrome de luta ou fuga: reação ao estresse persistente.

3. **Estágio de exaustão**: esse estágio ocorre quando o corpo reage à exposição prolongada a uma condição de estresse. A energia adaptativa esgota-se, e o indivíduo não consegue mais utilizar os recursos adaptativos descritos nos dois primeiros estágios. As doenças de adaptação (p. ex., cefaleias, transtornos mentais, doença arterial coronariana, úlceras, colite) podem ocorrer. Sem intervenção voltada para sua reversão, as consequências são exaustão e, em alguns casos, morte (Selye, 1956; 1974).

Evidentemente, a reação de luta ou fuga foi útil aos ancestrais do ser humano; afinal, aqueles *Homo sapiens* que enfrentavam ursos-pardos gigantes ou tigres-dentes-de-sabre como parte da luta pela sobrevivência precisavam usar esses recursos adaptativos. A reação era desencadeada em situações de emergência, usada para preservar a vida e sucedida pela restauração dos mecanismos compensatórios à condição que precedia a emergência (homeostasia).

Selye conduziu seu estudo detalhado em condições controladas, com animais de laboratório. Ele provocava as reações fisiológicas com estímulos físicos, inclusive exposição ao calor ou frio extremo, choque elétrico, injeção de compostos tóxicos, contenção e lesão cirúrgica. Desde a publicação de seu estudo original, ficou evidente que os sinais e sintomas da síndrome de luta ou fuga também ocorrem em resposta a estímulos psicológicos ou emocionais, além dos físicos.

Os estressores psicológicos ou emocionais comumente não regridem tão rapidamente quanto os físicos, de modo que o corpo pode esgotar sua energia adaptativa mais rapidamente no caso de estressores físicos. A reação de luta ou fuga pode ser inadequada ou até mesmo perigosa no estilo de vida moderno, no qual o estresse tem sido descrito como um estado psicossocial crônico, difundido e persistente. Quando a resposta ao estresse se torna crônica, o organismo na condição excitada por períodos longos de tempo promove suscetibilidade a doenças.

> **CONCEITO FUNDAMENTAL**
>
> **Adaptação**
>
> A adaptação ocorre quando a reação física ou comportamental de um indivíduo a alguma alteração de seu ambiente interno ou externo resulta na preservação da integridade do ser ou no retorno oportuno ao equilíbrio.

Estresse como evento ambiental

Um segundo conceito define estresse como um "evento" que desencadeia reações fisiológicas e psicológicas adaptativas de um indivíduo. Ele provoca alteração do padrão de vida da pessoa, demanda ajustes expressivos do estilo de vida e consome os recursos pessoais disponíveis. O evento pode ser uma mudança positiva (p. ex., uma conquista pessoal excepcional) ou negativa (p. ex., perda do emprego). Nesse caso, a ênfase está na *alteração* do estado de equilíbrio dinâmico do padrão de vida do indivíduo.

Miller e Rahe (1997) atualizaram a Escala de Graduação da Readaptação Social (*Social Redjustment Rating Scale*) elaborada originalmente por Holmes e Rahe em 1967, de modo a refletir uma quantidade maior de estressores modernos. Como na versão anterior, valores numéricos são atribuídos aos diversos eventos comuns na vida, com base no estresse causado por eles.

Em seu estudo, Miller e Rahe descobriram que as mulheres reagiam aos eventos estressantes da vida em níveis muito mais altos que os homens, e que pessoas solteiras, perante a maioria dos eventos, alcançavam escores mais altos que as casadas. Os participantes mais jovens classificavam mais eventos no nível de estresse mais alto que as pessoas de mais idade. Um escore alto no questionário de mudanças recentes na vida (RLCQ, do inglês *recent life changes questionnaire*) torna o indivíduo mais suscetível a desenvolver doença física ou psicológica. Esse questionário pode ser completado levando-se em consideração estressores de vida ao longo de um período de 6 meses ou 1 ano. Escores totais de 6 meses iguais ou maiores que 300 unidades de mudança na vida (LCU, do inglês *life change units*), ou de 1 ano iguais ou maiores que 500 LCU, são considerados indicativos de níveis altos de estresse existencial recente e, desse modo, aumentam o risco de doença em um indivíduo. A Tabela 1.1 descreve o RLCQ.

Ainda não está claro se a sobrecarga de estresse simplesmente predispõe o indivíduo à doença ou se realmente a desencadeia, mas realmente parece haver uma relação entre os dois (Amirkhan, 2012). As pessoas diferem quanto às suas reações aos eventos da vida, e essas variações estão relacionadas com o grau de estresse associado à mudança. Os RLCQ foram criticados porque não levam em consideração a percepção do evento pelo indivíduo. Além disso, esses

TABELA 1.1 Questionário de mudanças recentes na vida (RLCQ).

MUDANÇA NA VIDA	LCU	MUDANÇA NA VIDA	LCU
Saúde		Problemas no trabalho:	
Alguma lesão ou doença que:	74	Com o chefe	29
Deixou o indivíduo acamado por 1 semana ou mais, ou o levou a ser hospitalizado		Com os colegas	35
Foi menos grave que o item anterior	44	Com pessoas sob sua supervisão	35
Procedimento dentário significativo	26	Outros problemas no trabalho	28
Mudança significativa dos hábitos alimentares	27	Alteração significativa no trabalho	60
Mudança significativa dos hábitos de sono	26	Aposentadoria	52
Mudança significativa em seu tipo/quantidade de recreação	28	Perda de emprego:	
Trabalho		Abandono do trabalho	68
Mudança para outro tipo de trabalho	51	Demitido do trabalho	79
Mudança das horas ou condições de trabalho	35	Curso a distância para ajudar no trabalho	18
Mudança nas responsabilidades no trabalho:		**Pessoal e social**	
Mais responsabilidade	29	Mudança dos hábitos pessoais	26
Menos responsabilidade	21	Início ou conclusão dos estudos de nível médio ou superior	38
Promoção	31	Mudança de colégio ou faculdade	35
Rebaixamento	41	Mudança de crenças políticas	24
Transferência	32	Mudança de crenças religiosas	29

(continua)

TABELA 1.1 Questionário de mudanças recentes na vida (RLCQ). (continuação)			
MUDANÇA NA VIDA	LCU	MUDANÇA NA VIDA	LCU
Mudança das atividades sociais	27	Filho sai de casa:	
Férias	24	Para estudar na faculdade	41
Novo relacionamento pessoal íntimo	37	Para se casar	41
Preparativos para se casar	45	Por outras razões	45
Problemas do namorado ou da namorada	39	Mudança nas discussões com o cônjuge	50
Dificuldades sexuais	44	Problemas com parentes	38
"Rompimento" de um relacionamento pessoal direto	47	Mudança do estado conjugal dos pais:	
Um acidente	48	Divórcio	59
Delito de pouca gravidade	20	Outro casamento	50
Aprisionamento	75	Separação do cônjuge:	
Morte de um(a) amigo(a) próximo(a)	70	Para trabalhar	53
Decisão importante acerca do futuro imediato	51	Em razão de problemas conjugais	76
Conquista pessoal importante	36	Divórcio	96
Lar e família		Nascimento de um neto	43
Mudança significativa das condições de vida	42	Morte do cônjuge	119
Mudança de residência:		Morte de outro membro da família:	
Para a mesma cidade	25	Filho	123
Para outra cidade ou estado	47	Irmão ou irmã	102
Mudança nas reuniões de confraternização da família	25	Pai ou mãe	100
Mudança significativa na saúde ou no comportamento de membros da família	55	**Finanças**	
		Mudanças significativas nas finanças:	
Casamento	50	Aumento da renda	38
Gravidez	67	Redução da renda	60
Aborto espontâneo ou induzido	65	Dificuldades com investimento e/ou crédito	56
Acréscimo de outro membro à família:		Perda ou dano de uma propriedade pessoal	43
Nascimento de um filho	66	Aquisição de bens duráveis medianos	20
Adoção de uma criança	65	Aquisição de bens duráveis significativos	37
Um parente que veio morar junto	59	Execução de uma hipoteca ou dívida	58
Cônjuge começa ou deixa de trabalhar	46		

LCU, unidade de mudança na vida. De: Miller, M.A. & Rahe, R.H. (1997). Life changes scaling for the 1990s. *Journal of Psychosomatic Research*, 43(3), 279-292, reproduzida com autorização.

tipos de ferramentas não consideram as variações culturais, as estratégias de enfrentamento pessoais e os sistemas de apoio disponíveis quando as mudanças na vida ocorrem. Diante disso, Amirkhan (2012) elaborou uma ferramenta para avaliar a sobrecarga de estresse que procura corrigir essas limitações, propondo uma série de 30 perguntas, todas começando com "Na última semana, você se sentiu...", seguidas de opções como "tranquilo", "desconfortável", "deprimido", dentre outras. Nesse questionário, a ênfase está na percepção dos eventos por parte do indivíduo, em vez dos acontecimentos propriamente ditos. Embora as abordagens usadas para avaliar o estresse e a vulnerabilidade variem, não restam dúvidas de que mecanismos de enfrentamento positivo e suporte familiar ou social forte conseguem atenuar a intensidade das mudanças estressantes da vida e promover uma resposta mais adaptativa.

Estresse como negociação entre indivíduo e ambiente

O conceito de estresse como negociação entre o indivíduo e o ambiente enfatiza a *relação* entre as variáveis internas (do indivíduo) e externas (do ambiente). Corresponde à concepção moderna de etiologia da doença. Esta não é mais considerada uma condição unicamente externa, pois o desenvolvimento de uma doença depende também da suscetibilidade do organismo exposto. Do mesmo modo, para prever estresse psicológico como reação, as características interiores do indivíduo em relação com o ambiente precisam ser levadas em consideração.

Evento desencadeante

A teoria inspiradora de Lazarus e Folkman (1984) define estresse (e potencial de adoecer) como um fenômeno psicológico no qual a relação entre o indivíduo e seu ambiente é avaliada pelo indivíduo como exigente ou além dos seus recursos, colocando em risco seu bem-estar. **Evento desencadeante** é um estímulo originado do ambiente interno ou externo, que é percebido pela pessoa de modo específico. Assim, a caracterização de um evento como estressante depende de como ela interpreta cognitivamente a situação. *Avaliação cognitiva* é a apreciação individual da importância pessoal do evento ou da ocorrência. O evento "desencadeia" uma reação, e a resposta é influenciada pela percepção individual do que ocorreu. A *resposta cognitiva* consiste em duas apreciações ou avaliações: primária e secundária.

Percepção individual do evento

Avaliação primária

Lazarus e Folkman (1984) identificaram três tipos de avaliação primária: irrelevante, positiva-benigna e estressante. Um evento é considerado *irrelevante* quando o desfecho não é importante para o indivíduo, e um desfecho *positivo-benigno* é percebido como uma situação que traz prazer ao indivíduo. *Avaliações de estresse* incluem dano ou perda e mudança. As de *dano* ou *perda* referem-se a prejuízos ou perdas já vivenciados pelo indivíduo; as avaliações de natureza *ameaçadora* são percebidas como danos ou perdas antecipadas. Quando um evento é avaliado como *desafiador*, o indivíduo foca o potencial de ganho ou crescimento, em vez dos riscos associados. O desafio provoca estresse, mesmo que as emoções associadas a ele (entusiasmo e excitação) sejam consideradas positivas; além disso, o indivíduo precisa lançar mão dos mecanismos de enfrentamento para enfrentar a situação nova. Desafio e ameaça podem ocorrer simultaneamente quando a pessoa vivencia essas emoções positivas com medo ou ansiedade quanto aos riscos potencialmente associados ao evento desafiador. Quando é desencadeado o estresse em resposta a um dano ou perda, a uma ameaça ou a um desafio, o indivíduo faz uma avaliação secundária.

Avaliação secundária

Avaliação secundária é uma apreciação das habilidades, dos recursos e dos conhecimentos que o indivíduo tem para lidar com a situação. Ele a realiza considerando os seguintes fatores:

- De quais estratégias de enfrentamento eu disponho?
- A opção que escolhi será efetiva nessa situação?
- Eu tenho capacidade de usar efetivamente essa estratégia?

A interação entre a avaliação primária do evento que ocorreu e a avaliação secundária das estratégias de enfrentamento disponíveis determina a característica da reação de adaptação do indivíduo ao estresse.

Fatores predisponentes

Vários elementos influenciam em como um indivíduo percebe e reage a um evento estressante. Esses **fatores predisponentes** contribuem significativamente para uma reação adaptativa ou inadaptativa. Os tipos de fatores predisponentes são influências genéticas, experiências pregressas e condições atuais.

As *influências genéticas* são as características da vida de um indivíduo que foram adquiridas por hereditariedade. São exemplos história familiar de distúrbios físicos ou psicológicos (pontos fortes e fracos) e temperamento (características comportamentais presentes ao nascer, que evoluem com o desenvolvimento).

Experiências pregressas são as ocorrências que resultaram nos padrões aprendidos e podem influenciar a resposta adaptativa do indivíduo. Isso inclui exposição anterior ao estressor ou outros estressores, reações de enfrentamento aprendidas e grau de adaptação às situações de estresse no passado.

As *condições atuais* incorporam vulnerabilidades que afetam a adequação dos recursos físicos, psicológicos e sociais do indivíduo para lidar com as demandas adaptativas. São exemplos estado de saúde, motivação, maturidade do desenvolvimento, gravidade e duração da situação de estresse, recursos financeiros e educacionais, idade, estratégias de enfrentamento disponíveis e sistema de apoio acolhedor. A teoria de conservação de recursos desenvolvida por Hobfoll (Hobfoll, 1989; Hobfoll et al., 1998) acrescenta que, à medida que as condições atuais (perda ou escassez de recursos) excedem a percepção pessoal da capacidade disponível, o indivíduo não apenas vivencia estresse no presente, mas também se torna mais vulnerável aos efeitos dele no futuro em consequência de um "reservatório mais escasso de recursos ao qual possa recorrer para enfrentar demandas futuras" (Hobfoll et al., 1998). Todos os conceitos e teorias descritos até aqui são fundamentais ao modelo transacional de estresse e adaptação, que funciona como alicerce para o processo de enfermagem deste livro. A Figura 1.3 ilustra uma representação gráfica desse modelo.

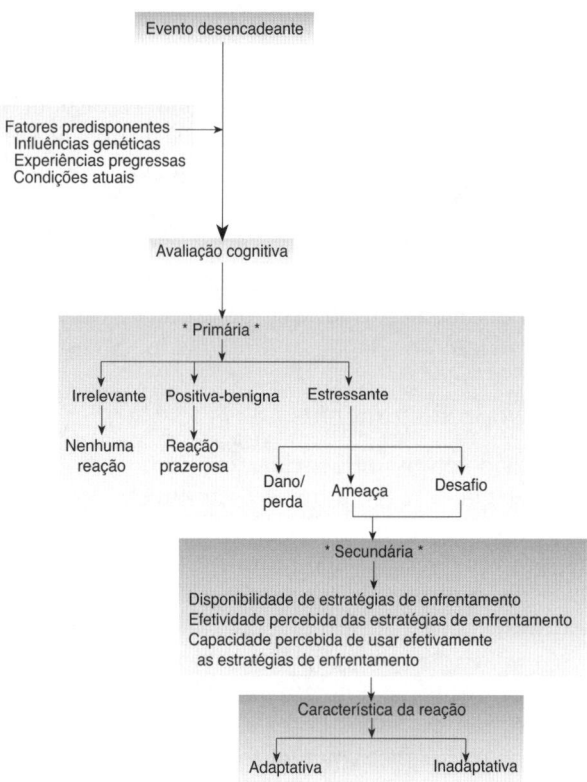

Figura 1.3 Modelo transacional de estresse e adaptação.

> **CONCEITO FUNDAMENTAL**
> **Inadaptação**
> A inadaptação ocorre quando a reação física ou comportamental de um indivíduo a alguma alteração do seu ambiente interno ou externo compromete a integridade pessoal ou resulta em desequilíbrio persistente.

Manejo do estresse[1]

O desenvolvimento das técnicas de manejo do estresse e sua transformação em uma indústria multimilionária atestam, por si só, sua importância na sociedade. O manejo do estresse consiste em usar estratégias de enfrentamento em resposta às situações estressantes. As estratégias de enfrentamento são adaptativas quando protegem o indivíduo contra danos (ou malefícios adicionais) ou fortalecem a capacidade individual de enfrentar as situações desafiadoras. As reações adaptativas ajudam a recuperar a homeostasia do organismo e impedem o desenvolvimento das doenças de adaptação. A adaptação positiva, especialmente em resposta às condições adversas, também é conhecida como *resiliência*.

As reações são consideradas inadaptativas quando o conflito não é solucionado ou é intensificado. As energias disponíveis são esgotadas à medida que o organismo luta para compensar o estado de excitação fisiológica e psicológica vivenciada como resposta ao evento estressante. O efeito final é a vulnerabilidade significativa à doença física ou psicológica. Um elemento fundamental ao controle do estresse é identificar os fatores e as práticas que contribuem para o enfrentamento adaptativo e a resiliência.

Estratégias de enfrentamento adaptativas

Conscientização

O primeiro passo do controle do estresse é a conscientização, ou seja, tornar-se consciente dos fatores que causam estresse e dos sentimentos associados a uma reação estressante. O estresse pode ser controlado apenas quando o indivíduo reconhece seus sinais; então, à medida que ele se torna consciente das situações de estresse, pode optar por eliminá-las, evitá-las ou aceitá-las.

Relaxamento

Os indivíduos sentem relaxamento de diversas maneiras: algumas pessoas dedicando-se a atividades motoras exigentes, como esportes, corridas e exercícios físicos; outras usando técnicas, como exercícios respiratórios e relaxamento progressivo.

Meditação

Estudos demonstraram que a meditação provoca redução duradoura da pressão arterial e de outros sintomas relacionados com o estresse, quando é praticada por 20 minutos, 1 ou 2 vezes por dia (Scott, 2016). A prática da meditação consciente (*mindfulness meditation*) é fundamental a algumas intervenções psicossociais destinadas a atenuar a ansiedade e facilitar o envolvimento na solução de problemas. A meditação consiste em adotar uma posição confortável, fechar os olhos, desvencilhar-se de todos os pensamentos e concentrar-se em uma única palavra, som ou frase que tenha significado positivo para o indivíduo. Também pode se concentrar na própria respiração ou em outras práticas de atenção plena.

Comunicação interpessoal

Como foi mencionado antes, a força do sistema de apoio disponível ao indivíduo é uma das condições atuais que afetam significativamente sua adaptação quando enfrenta estresse. Algumas vezes, simplesmente "conversar sobre o problema" com uma pessoa empática pode evitar a intensificação de uma reação ao estresse. Escrever sobre os próprios sentimentos em um diário também pode ter ação terapêutica.

---

[1]Algumas técnicas de manejo do estresse estão descritas com mais detalhes na Parte 3 deste livro.

Resolução de problemas

Resolução de problemas é uma estratégia de enfrentamento adaptativa, com a qual o indivíduo consegue enxergar a situação objetivamente (ou buscar ajuda de outra pessoa para conseguir isso, quando o nível de ansiedade é muito alto para que ele mesmo possa concentrar-se) e, em seguida, aplicar um modelo de solução de problemas e tomada de decisão, que inclui o seguinte:

- Avaliar os fatos da situação
- Estabelecer metas para resolver a situação estressante
- Estudar alternativas para enfrentar a situação
- Avaliar os riscos e benefícios de cada alternativa
- Escolher uma alternativa
- Adotar a alternativa escolhida
- Reavaliar o resultado da alternativa adotada
- Se a primeira escolha não for efetiva, selecionar e adotar uma segunda opção.

Animais de estimação

Estudos demonstraram que os indivíduos que cuidam de animais de estimação, especialmente cães e gatos, enfrentam melhor as situações de estresse em sua vida (Mayo Clinic, 2015). O ato físico de acariciar o pelo de um cão ou gato pode ser terapêutico, proporcionando ao animal uma sensação intuitiva de ser cuidado e ao indivíduo sentimentos tranquilizadores de aconchego, afeto e interdependência com um ser confiável e confiante. Outros estudos demonstraram que pessoas que tinham animais de companhia mostravam melhoras da saúde cardíaca, de alergias, ansiedade e transtornos mentais, inclusive depressão (Casciotti e Zuckerman, 2016; Donehy, 2015).

Música

É verdade que música consegue "acalmar a fera". Estudos demonstraram vários efeitos benéficos quando se ouve música, inclusive alívio da dor, aumento da motivação, melhora do desempenho, regularização do sono, melhora da função dos vasos sanguíneos, redução do estresse, alívio dos sintomas depressivos, melhora da função cognitiva e auxílio na recuperação dos pacientes que tiveram acidente vascular encefálico (AVE) (Christ, 2013).

Resumo e pontos fundamentais

- O estresse tornou-se um distúrbio crônico generalizado
- Comportamento adaptativo é uma reação ao estresse que mantém a integridade do indivíduo com recuperação oportuna do equilíbrio. Esse tipo de comportamento é considerado positivo e está relacionado com uma reação saudável
- Quando o comportamento compromete a integridade do indivíduo ou acarreta desequilíbrio persistente, é considerado inadaptativo. As reações inadaptativas do indivíduo não são saudáveis
- Estressor é qualquer fator biológico, psicológico, social ou químico que cause tensão física ou emocional e contribua para a etiologia de certas doenças
- Hans Selye identificou as alterações biológicas associadas a uma situação estressante, inclusive a síndrome de luta ou fuga
- Selye descreveu a reação geral do corpo ao estresse como "síndrome de adaptação geral", que ocorre em três estágios: reação de alarme, resistência e exaustão
- Quando os indivíduos persistem no estado de excitação desencadeado pelo estresse por um período longo, tornam-se suscetíveis a doenças, inclusive cefaleias, transtornos mentais, doença arterial coronariana, úlceras e colite
- O estresse também pode ser entendido como um fenômeno ambiental, que ocorre quando há alguma mudança no estado de equilíbrio dinâmico do padrão de vida do indivíduo
- Quando alguém vivencia um nível alto de mudanças na vida, torna-se suscetível a desenvolver doença física ou psicológica
- As limitações do conceito ambiental de estresse incluem a falha em levar em conta a percepção do evento pelo indivíduo, as estratégias de enfrentamento e os sistemas de apoio disponíveis quando a mudança de vida ocorre
- O estresse é definido mais apropriadamente como uma negociação entre o indivíduo e o ambiente, que é apreciada por aquele como penosa ou além dos seus recursos, colocando em risco seu bem-estar
- O indivíduo faz uma apreciação cognitiva do evento desencadeante para determinar a importância pessoal do evento ou da ocorrência
- As avaliações cognitivas primárias podem ser irrelevantes, positivas-benignas ou estressantes
- As avaliações cognitivas secundárias incluem apreciação e reavaliação das habilidades, dos recursos e dos conhecimentos do indivíduo para enfrentar uma situação estressante
- Os fatores predisponentes influenciam o modo como um indivíduo percebe e reage a um evento estressante. Isso inclui influências genéticas, experiências pregressas e condições atuais
- O manejo do estresse consiste em usar estratégias de enfrentamento adaptativas em resposta às situações de estresse, na tentativa de impedir o desenvolvimento de doenças de adaptação
- Exemplos de estratégias de enfrentamento adaptativas são: conscientização, relaxamento, meditação, comunicação com outras pessoas acolhedoras, resolução de problemas, animais de estimação e música.

Questões de revisão

Escolha a resposta mais adequada para cada uma das perguntas a seguir.

1. Sandra vive no norte dos EUA e ouviu no noticiário da tarde que 25 pessoas morreram em um tornado ocorrido no sul daquele país. Ela não se sentiu ansiosa quando soube dessa situação de estresse. Qual é a razão mais provável para que Sandra tenha reagido assim?
   a. Ela é egoísta e não se preocupa com o que acontece com outras pessoas.
   b. Ela aprecia o evento como irrelevante para sua própria situação.
   c. Ela avalia que tem as habilidades necessárias para enfrentar a situação estressante.
   d. Ela recorre à supressão como mecanismo de defesa primário.

2. Quando se depara com alguma situação estressante, Cássia frequentemente sente náuseas e vomita. Qual das seguintes opções é mais provavelmente um fator predisponente para essa reação adaptativa de Cássia?
   a. Cássia herdou de sua mãe um estômago "nervoso".
   b. Cássia fixou-se em um nível de desenvolvimento inferior.
   c. Cássia nunca se sentiu motivada a alcançar sucesso.
   d. Quando Cássia era pequena, sua mãe a mimava e não a enviava à escola quando ela estava doente.

3. Quando a reação ao estresse de um indivíduo persiste por um período longo, a ativação do sistema endócrino provoca qual das seguintes alterações?
   a. Resistência baixa a doenças.
   b. Aumento da libido.
   c. Redução da pressão arterial.
   d. Agravamento da reação inflamatória.

4. Por que o controle do estresse é extremamente importante para a sociedade moderna?
   a. A evolução limitou a capacidade humana de desenvolver reações de luta ou fuga.
   b. As situações de estresse atuais tendem a ser persistentes, resultando em uma reação prolongada.
   c. Os seres humanos desenvolvem transtornos relacionados com o estresse que não existiam nos dias de seus ancestrais.
   d. Nunca se sabe quando o ser humano precisará enfrentar um urso-pardo ou um tigre-dentes-de-sabre na sociedade moderna.

5. Helena acabou de receber uma promoção em seu trabalho. Ela está muito feliz e entusiasmada quanto à ascensão na empresa, mas tem sentido ansiedade desde que recebeu notícia. Sua avaliação primária indica que ela quase certamente entende a situação como:
   a. Positiva-benigna.
   b. Irrelevante.
   c. Desafiadora.
   d. Ameaçadora.

6. João busca a clínica de saúde mental com queixas de ansiedade e depressão. De acordo com o modelo transacional de estresse e adaptação, é importante considerar qual(is) das seguintes opções durante a avaliação das queixas do paciente? Escolha todas as que se aplicam.
   a. A percepção de João quanto aos eventos desencadeantes.
   b. Situações de estresse no passado e nível de capacidade de enfrentamento positivo.
   c. Apoios sociais existentes.
   d. Força física.
   e. Adaptação pupilar à luz.

Bibliografia

Amirkhan, J.H. (2012). Stress overload: A new approach to the assessment of stress. *American Journal of Community Psychology*, 49(1-2), 55-71. doi:10.1007/s10464-011-9438-x

Casciotti, D., & Zuckerman, D. (2016). The benefits of pets for human health. Retrieved from http://center4research.org/healthy-living-prevention/pets-and-health-the-impact-ofcompanion-animals

Christ, S. (2013). 20 surprising science-backed health benefits of music. Retrieved from www.usatoday.com/story/news/health/2013/12/17/health-benefits-music/4053401

Donehy, K. (2015). Pets for depression and health. Retrieved from www.webmd.com/depression/features/petsdepression

Mayo Clinic. (2015). Pet therapy: Man's best friend as healer. Retrieved from www.mayoclinic.org/healthy-lifestyle/consumer-health/in-depth/pet-therapy/art-20046342

Scott, E. (2016). Meditation research and benefits. Retrieved from www.verywell.com/meditation-research-and-benefits-3144996

Leitura sugerida

Hobfoll, S. (1989). Conservation of resources: A new attempt at conceptualizing stress. *American Psychologist*, 44(3), 513-524. doi:http://dx.doi.org/10.1037/0003-066X.44.3.513

Hobfoll, S., Schwarzer, R., & Chon, K. (1998). Disentangling the stress labyrinth: Interpreting the meaning of stress as it is studied in the health context. *Anxiety, Stress, and Coping*, 11(3), 181-212. doi:http://dx.doi.org/10.1080/10615809808248311

Holmes, T., & Rahe, R. (1967). The social readjustment rating scale. *Journal of Psychosomatic Research*, 11(2), 213-218. doi:http://dx.doi.org/10.1016/0022-3999(67)90010-4

Lazarus, R.S., & Folkman, S. (1984). *Stress, appraisal and coping*. New York: Springer Publishing.

Miller, M.A., & Rahe, R.H. (1997). Life changes scaling for the 1990s. *Journal of Psychosomatic Research*, 43(3), 279-292. doi:10.1016/S0022-3999(97)00118-9

Roy, C. (1976). *Introduction to nursing: An adaptation model*. Englewood Cliffs, NJ: Prentice-Hall.

Selye, H. (1956). *The stress of life*. New York: McGraw-Hill.

Selye, H. (1974). *Stress without distress*. New York: Signet Books.

Selye, H. (1976). *The stress of life* (rev. ed.). New York: McGraw Hill.

2 Saúde Mental e Doença Mental Conceitos Históricos e Teóricos

CONCEITOS FUNDAMENTAIS
Ansiedade
Luto

TÓPICOS DO CAPÍTULO

Panorama histórico da assistência psiquiátrica
Saúde mental
Doença mental
Adaptação psicológica ao estresse

Continuum saúde/doença mental
Resumo e pontos fundamentais
Questões de revisão

TERMOS-CHAVE

Doença mental
Humores
Luto antecipatório
Mecanismos de defesa
  Anulação
  Compensação
  Formação reativa
  Identificação
  Intelectualização
  Introjeção
  Isolamento
  Negação

Projeção
Racionalização
Regressão
Repressão
Sublimação
Supressão
Transferência
Neurose
Psicose
Saúde mental
Sobrecarga de luto

OBJETIVOS
Após ler este capítulo, o estudante será capaz de:

1. Descrever a história da assistência psiquiátrica.
2. Definir saúde mental e doença mental.
3. Enumerar os elementos culturais que afetam as atitudes relacionadas com saúde mental e doença mental.
4. Descrever as reações da adaptação psicológica ao estresse.
5. Correlacionar as reações adaptativas e mal adaptativas (inadaptativas) ao *continuum* de saúde/doença mental.

EXERCÍCIOS
Leia o capítulo e responda às seguintes perguntas:

1. Explique os conceitos de incompreensibilidade e relativismo cultural.
2. Enumere alguns sintomas da ansiedade associada ao transtorno de pânico.
3. Jane envolveu-se em um acidente automobilístico, no qual seu pai e sua mãe morreram. Quando alguém lhe pergunta sobre isso, ela diz que não se lembra do acidente. Que mecanismo de defesa do ego Jane está usando?
4. Em qual estágio do processo de enlutamento está uma pessoa fixada no luto retardado ou inibido?

A conceituação do que é saúde mental e doença mental tem suas bases nas crenças culturais da sociedade na qual o comportamento ocorre. Algumas culturas são muito liberais quanto à gama de comportamentos considerados aceitáveis, enquanto outras têm pouquíssima tolerância àqueles que se afastam das normas culturais.

Um estudo da história da assistência psiquiátrica revela algumas verdades chocantes relacionadas com o tratamento das pessoas com doença mental no passado. Algumas, inclusive, eram mantidas sob controle por meio do que hoje seriam consideradas medidas desumanas.

Este capítulo descreve a evolução da assistência psiquiátrica desde os tempos antigos até os dias atuais. O texto define o que é **saúde mental** e **doença mental** e explica a adaptação psicológica ao estresse com base em duas reações principais: ansiedade e luto. As reações comportamentais são conceituadas ao longo de um *continuum* de saúde-doença mental.

Panorama histórico da assistência psiquiátrica

As crenças primitivas acerca dos transtornos mentais contemplavam diversas visões. Algumas culturas acreditavam que uma pessoa com doença mental tinha sido desprovida de sua alma e que seu bem-estar poderia ser recuperado apenas se esta retornasse. Outras pensavam que espíritos malignos ou forças mágicas ou sobrenaturais haviam entrado no corpo, e a "cura" dessas pessoas envolvia um exorcismo ritualístico para livrá-las dessas forças indesejáveis. Essa expulsão comumente consistia em espancamentos brutais, inanição ou outras torturas. Algumas culturas consideravam que os indivíduos com doença mental teriam violado um tabu ou cometido pecado contra outra pessoa ou Deus; por isso, seria necessária uma purificação ritualística ou diversos tipos de retribuição. A correlação da doença mental com demonologia levou alguns indivíduos a serem queimados amarrados a postes.

Essas crenças antigas evoluíram com a ampliação do conhecimento sobre doença mental e as mudanças das atitudes culturais, religiosas e sociopolíticas. Em torno de 400 a.C., Hipócrates foi o primeiro a colocar as doenças mentais em um contexto físico, em vez de sobrenatural. Sua proposta era de que elas eram causadas por irregularidades na interação entre quatro fluidos corporais: sangue, bile escura, bile amarela e flegma. Esses fluidos foram descritos por Hipócrates como **humores**, cada um associado a determinada disposição mental. Assim, o desequilíbrio desses quatro humores era tratado comumente com indução de vômitos e diarreia por meio de substâncias catárticas potentes.

Durante a Idade Média (500 a 1500 d.C.), a associação das doenças mentais à bruxaria e ao sobrenatural prevaleceu na Europa. Nesse período, algumas pessoas com a enfermidade eram enviadas ao mar sozinhas em barcos à vela com poucas instruções para buscarem sua racionalidade perdida, prática da qual se originou a expressão "nau dos insensatos". Contudo, nos países do Oriente Médio, começou a ocorrer uma mudança de atitude, que resultou na consideração das doenças mentais como uma condição clínica, em vez de uma consequência de forças sobrenaturais. Essa noção levou à criação de setores especiais para pacientes com esse tipo de doença nos hospitais gerais, assim como de instituições residenciais destinadas especificamente a essa finalidade. É provável que essas instituições possam ser consideradas os primeiros asilos para portadores de doenças mentais.

Os colonos nas Américas tendiam a espelhar as atitudes das comunidades europeias das quais haviam imigrado. Principalmente na região da Nova Inglaterra, os indivíduos eram punidos por comportamentos atribuídos à bruxaria. Nos séculos 16 e 17, não existiam instituições para pessoas com doenças mentais nos EUA; então, os cuidados necessários para elas passaram a ser de responsabilidade da família. Desse modo, aqueles que não tinham família ou outros recursos ficavam aos cuidados da comunidade na qual viviam e eram encarcerados em locais onde não pudessem causar danos a si próprios e aos demais.

O primeiro hospital dos EUA a internar pacientes com doenças mentais foi estabelecido na Filadélfia em meados do século 18. Benjamin Rush, comumente referido como pai da psiquiatria americana, era um médico desse hospital. Ele começou a prestar cuidados e tratamento humano aos pacientes com doenças mentais. Contudo, embora incluísse bondade, exercícios e socialização em seus cuidados, ele também empregava métodos rudes como sangrias, purgação, vários tipos de contenções físicas e extremos de temperatura, que refletiam os tratamentos médicos usados naquela época.

No século 19, foi criado um sistema de asilos estaduais, em grande parte devido ao trabalho de Dorothea Dix, ex-professora de escola primária da Nova Inglaterra, que defendia incansavelmente os interesses da população de doentes mentais. Ela era inabalável em sua crença de que as doenças mentais eram curáveis e que os hospitais estaduais deveriam prestar cuidados terapêuticos humanos. Assim, esse sistema de cuidados hospitalares para pessoas com essas enfermidades cresceu, embora a população de doentes mentais aumentasse mais rapidamente. As instituições, então, tornaram-se superlotadas e passaram a carecer de profissionais habilitados; além disso, as doenças pioraram. Os cuidados terapêuticos regrediram à custódia em hospitais estaduais, que constituíam o recurso principal disponível para doentes mentais até o início do movimento de saúde comunitária na década de 1960 (ver Capítulo 36, *Enfermagem em Saúde Mental na Comunidade*).

O desenvolvimento da enfermagem psiquiátrica começou em 1873 com a graduação de Linda Richards no programa de enfermagem do New England Hospital for Women and Children, em Boston.[1] Ela se tornou conhecida como a primeira enfermeira psiquiatra dos EUA. Ao longo de sua carreira, ela foi fundamental ao estabelecimento de alguns hospitais psiquiátricos e da primeira escola de enfermagem psiquiátrica ligada ao McLean Asylum em Waverly, Massachusetts, em 1882. Essa e outras escolas semelhantes forneciam treinamento para cuidados em custódia para pacientes de asilos psiquiátricos, o qual não incluía o estudo dos conceitos de psicologia. Alterações significativas da educação em enfermagem psiquiátrica só ocorreram a partir de 1955, quando a inclusão dessa disciplina nos currículos se tornou obrigatória em todas as faculdades de enfermagem. Os currículos novos enfatizavam a importância da relação enfermeiro-paciente e as técnicas de comunicação terapêutica. A intervenção de enfermagem nos tratamentos somáticos (p. ex., insulinoterapia e eletroconvulsoterapia) estimulou a inclusão desses conceitos ao conjunto de conhecimentos da profissão.

Com a necessidade crescente de cuidados psiquiátricos em consequência da Segunda Guerra Mundial, o governo norte-americano promulgou, em 1946, a National Mental Health Act. Essa lei assegurava recursos financeiros para a educação de psiquiatras, psicólogos, assistentes sociais e enfermeiros psiquiatras. A educação de enfermagem psiquiátrica em nível de graduação foi estabelecida nessa época. Praticamente ao mesmo tempo, a introdução dos fármacos antipsicóticos tornou possível aos pacientes psicóticos participarem mais ativamente de seu tratamento, inclusive das intervenções terapêuticas de enfermagem.

O conhecimento da história da assistência psiquiátrica (saúde mental) contribui para o entendimento dos conceitos contidos neste capítulo, que descreve os modelos teóricos de desenvolvimento da personalidade de acordo com vários líderes do movimento de saúde mental dos séculos 19 e 20. A assistência psiquiátrica americana atual tem suas raízes nos tempos antigos. No contexto da prática de enfermagem, existem amplas oportunidades de progressos continuados nessa especialidade.

Saúde mental

Vários teóricos já tentaram definir o conceito de saúde mental, e muitos desses conceitos se referem aos diversos aspectos da atuação da pessoa. Maslow (1970) enfatizava a motivação do indivíduo em sua busca contínua por autorrealização. Ele definiu uma "hierarquia de necessidades", na qual as mais básicas precisam ser atendidas antes das que estão em níveis mais altos, assim como autorrealização como satisfação do mais elevado potencial do indivíduo. A posição de uma pessoa nessa hierarquia pode regredir de um nível mais alto para outro mais baixo, dependendo das condições de vida. Por exemplo, um paciente que passa por uma intervenção cirúrgica de grande porte e vinha trabalhando para alcançar sua autorrealização pode tornar-se preocupado – ainda que apenas temporariamente – com a necessidade de segurança fisiológica. A Figura 2.1 ilustra uma representação dessa hierarquia de necessidades.

Maslow descreveu autorrealização como estar "psicologicamente saudável, plenamente humano, altamente evoluído e completamente maduro". Ele acreditava que as pessoas autorrealizadas tivessem as seguintes características:

- Percepção correta da realidade
- Capacidade de aceitar a si próprio, às outras pessoas e à natureza humana
- Capacidade de manifestar espontaneidade
- Capacidade de focar a atenção na solução de problemas (concentração)
- Necessidade de desapego e desejo de privacidade
- Independência, autonomia e resistência à enculturação
- Reação emocional intensa
- Experiências de "pico" frequentes, que validam a preciosidade, a riqueza e a beleza da vida
- Identificação com a humanidade
- Capacidade de estabelecer relacionamentos interpessoais gratificantes
- Estrutura de caráter democrático e ética firme
- Criatividade
- Algum grau de inconformismo.

Jahoda (1958) sugeriu uma relação com seis indicadores que refletem um estado de saúde mental:

1. **Atitude positiva quanto a si próprio**: refere-se a um conceito objetivo de si mesmo, inclusive reconhecimento e aceitação de seus pontos fortes e suas limitações. A pessoa tem sentimentos fortes de identidade e segurança pessoais em seu ambiente.
2. **Crescimento, desenvolvimento e capacidade de alcançar autorrealização**: correlaciona-se ao fato de que a pessoa é bem-sucedida nas tarefas associadas a cada nível de desenvolvimento. Com a realização bem-sucedida em cada nível, o indivíduo alcança motivação para avançar até seu potencial mais elevado.
3. **Integração**: o foco desse indicador está em manter o equilíbrio entre os diversos processos da vida. A integração inclui a capacidade de responder ativamente ao ambiente e desenvolver uma filosofia de vida –

---

[1] N.R.T.: Sobre a enfermagem em saúde mental e psiquiátrica no Brasil, ver Esperidião, E., Silva, N.S., Caixeta, C.C., & Rodrigues, J. A Enfermagem Psiquiátrica, a ABEn e o Departamento Científico de Enfermagem Psiquiátrica e Saúde Mental: avanços e desafios. *Rev Bras Enferm [Internet]*. 2013, set.; 66:171-76. Disponível em: http://www.scielo.br/scielo.php?script=sci_arttext&pid=S0034-71672013000700022&lng=en. e http://dx.doi.org/10.1590/S0034-71672013000700022.

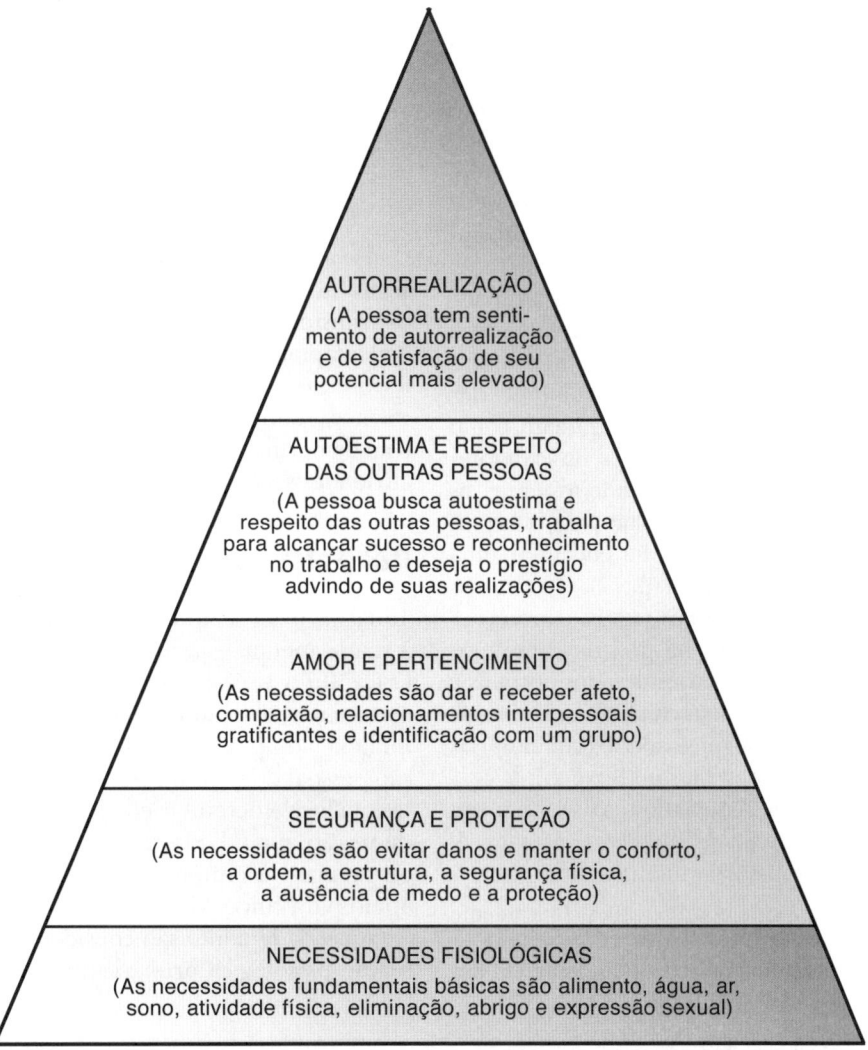

Figura 2.1 Hierarquia de necessidades de Maslow.

ambas ajudam a pessoa a manter um nível de ansiedade tolerável em resposta às situações estressantes.

4. **Autonomia**: refere-se à capacidade de a pessoa alcançar a autorrealização independente e autônoma. Ela faz escolhas e aceita a responsabilidade pelos resultados.
5. **Percepção de realidade**: a percepção acurada da realidade é um indicador positivo de saúde mental. Isso inclui perceber o ambiente sem distorção e ser capaz de sentir empatia e ter sensibilidade social – respeito e preocupação pelos desejos e necessidades das outras pessoas.
6. **Domínio do ambiente**: sugere que a pessoa alcançou uma função gratificante em seu grupo, sociedade ou ambiente e consegue amar e aceitar o amor dos outros. Quando se depara com situações existenciais, ela é capaz de elaborar estratégias, tomar decisões, mudar, ajustar-se e adaptar-se. A vida traz satisfação ao indivíduo que alcançou domínio do ambiente.

Black e Andreasen (2014) conceituaram saúde mental como um estado de ser relativo em vez de absoluto, embora marcado pelo desempenho bem-sucedido das funções mentais, inclusive adaptar-se às mudanças, enfrentar situações de estresse, estabelecer relacionamentos com outras pessoas e realizar atividades produtivas.

Robinson (1983) propõe a seguinte definição de saúde mental:

> Um estado dinâmico no qual a pessoa demonstra pensamento, sentimento e comportamento apropriados à idade e compatíveis com as normas locais e culturais. (p. 74)

De acordo com os propósitos deste livro e de modo a seguir as definições conceituais de estresse e adaptação, propõe-se uma modificação na definição de saúde mental de Robinson. Desse modo, *saúde mental* é definida como "adaptação bem-sucedida às situações de estresse originadas do ambiente interno ou externo, que se evidencia por pensamentos, sentimentos e comportamentos apropriados à idade e compatíveis com as normas locais culturais".

Doença mental

É difícil chegar a um conceito universal de doença mental, em razão dos fatores culturais que influenciam tal definição. Entretanto, alguns elementos estão associados às percepções pessoais de doença mental, independentemente de sua origem cultural. Horwitz (2010) identificou dois desses elementos: (1) incompreensibilidade e (2) relatividade cultural.

O conceito de *incompreensibilidade* refere-se à incapacidade de a população em geral compreender a motivação do comportamento de uma pessoa. Quando observadores não conseguem encontrar significado ou compreender um comportamento, eles comumente o rotulam como doença mental. Horwitz afirmou que "os observadores atribuem rótulos de doença mental quando as regras, as convenções e os conhecimentos que usam para interpretar um comportamento não conseguem encontrar uma motivação inteligível para uma ação" (p. 17). O elemento *relatividade cultural* considera que tais regras, convenções e conhecimentos são concebidos na própria cultura do indivíduo, e os comportamentos considerados normais e anormais são definidos por normas culturais ou sociais de alguém. Horwitz identificou alguns aspectos culturais das doenças mentais, que estão descritos no Boxe 2.1.

A American Psychiatric Association (2013), em seu *Manual Diagnóstico e Estatístico de Transtornos Mentais, 5ª edição (DSM-5)*, define transtorno mental como:

> Uma síndrome evidenciada por alterações clinicamente significativas da cognição, da regulação emocional ou do comportamento de uma pessoa, que se refletem nos processos psicológicos, biológicos ou do desenvolvimento necessários às funções mentais normais. Em geral, os transtornos mentais estão associados a sofrimento ou limitações significativas das atividades sociais, ocupacionais ou de outras áreas importantes. Uma reação esperada ou culturalmente aceita a uma situação de estresse comum ou à perda, inclusive morte de um ente querido, não caracteriza um transtorno mental. (p. 19)

De acordo com os propósitos deste livro e de modo a seguir as definições conceituais de estresse e adaptação, os transtornos mentais caracterizam-se como "reações mal adaptativas (inadaptativas) a estressores do ambiente interno ou externo, que se evidenciam por pensamentos, sentimentos e comportamentos incompatíveis com as normas locais ou culturais e que interferem nas atividades sociais, ocupacionais e/ou físicas da pessoa".

Adaptação psicológica ao estresse

Todas as pessoas apresentam características associadas à saúde mental e à doença mental em alguma época. O Capítulo 1, *Conceito de Adaptação ao Estresse*, descreve como a reação de uma pessoa às situações estressantes é influenciada por aspectos fisiológicos, por sua percepção pessoal do evento e por vários fatores predisponentes, inclusive hereditariedade, temperamento, padrões de reação aprendidos, maturidade do desenvolvimento, estratégias de enfrentamento existentes e sistemas de apoio para cuidar de outras pessoas.

Ansiedade e luto são considerados dois padrões de reação psicológica primária ao estresse, os quais estão

---

BOXE 2.1 Aspectos culturais das doenças mentais.

1. Em geral, os membros da comunidade – não um psiquiatra – reconhecem inicialmente que o comportamento de uma pessoa se afasta das normas sociais.
2. É menos provável que as pessoas relacionadas com o indivíduo ou que fazem parte do mesmo grupo cultural ou social rotulem o comportamento de um paciente como doença mental do que aquelas de culturas ou de universos relacionais diferentes. Os parentes e os que compartilham da mesma cultura tentam normalizar o comportamento buscando uma explicação.
3. Em geral, os psiquiatras atendem uma pessoa com doença mental apenas quando os membros da família não conseguem mais negar o problema. O reconhecimento ou a aceitação da possibilidade de uma doença mental ocorre tipicamente quando o comportamento alcança seu pior nível, conforme definido por normas locais ou culturais.
4. Os indivíduos das classes socioeconômicas mais baixas geralmente demonstram mais sintomas de doença mental que os de classes mais altas. Entretanto, os primeiros tendem a tolerar uma faixa mais ampla de comportamentos que se afastam das normas sociais, além de ser menos provável que atribuam esses sintomas a doença mental. Na maioria desses casos, os rótulos de doença mental são aplicados por psiquiatras.
5. Quanto mais alta for a classe socioeconômica, maior é o reconhecimento dos comportamentos associados às doenças mentais. É mais provável que os membros das classes sociais mais altas se autorrotulem ou sejam rotulados por familiares ou amigos. Eles buscam atendimento psiquiátrico quando surgem os primeiros sinais de transtorno emocional.
6. Quanto mais elevada for a escolaridade, maior é o reconhecimento dos comportamentos associados às doenças mentais. Contudo, ainda mais importante que o nível de escolaridade é o tipo de formação. É mais provável que pessoas que desempenham profissões mais humanísticas (advogados, assistentes sociais, artistas, professores e enfermeiros) busquem assistência psiquiátrica do que profissionais como executivos, especialistas em computação, contadores e engenheiros.
7. É mais provável que mulheres reconheçam os sintomas de doença mental e busquem ajuda do que os homens.
8. Quanto maior for a distância cultural da sociedade hegemônica (*i. e.*, quanto menos laços existem com a sociedade convencional), maior será a probabilidade de uma reação social negativa às doenças mentais. Por exemplo, os imigrantes estão mais distantes da sociedade hegemônica que os nativos; as minorias étnicas estão mais distantes da cultura dominante; e os "boêmios" estão mais distantes dos burgueses. Por isso, há maior probabilidade de esses grupos serem submetidos a tratamento coercitivo e internação involuntária em unidade psiquiátrica.

Adaptado de Horwtz, A.V. (2010). *The social control of mental illness*. Clinton Corners, NY: Percheron Press.

associados a vários pensamentos, sentimentos e comportamentos. A adaptação é determinada pelo grau com que os pensamentos, sentimentos e comportamentos interferem nas atividades normais da pessoa.

> **CONCEITO FUNDAMENTAL**
> **Ansiedade**
> Apreensão vaga e difusa associada a sentimentos de insegurança e desamparo.

Ansiedade

Por serem tão comuns na sociedade, os sentimentos de ansiedade são considerados praticamente universais, originando-se do caos e da confusão que existem no mundo. O medo do desconhecido e as condições de incerteza oferecem um campo fértil para a ansiedade; porém, níveis baixos desse sentimento são adaptativos e podem fornecer a motivação necessária à sobrevivência. A ansiedade se torna problemática quando a pessoa não consegue impedir que sua reação aumente até um nível que interfira em sua capacidade de atender às necessidades básicas.

Peplau (1963) descreveu quatro níveis de ansiedade: leve, moderada, grave e pânico. É importante que os enfermeiros sejam capazes de reconhecer os sintomas associados a cada um deles, de modo a planejar intervenções apropriadas às pessoas ansiosas. São eles:

- **Ansiedade leve**: este nível de ansiedade raramente causa problemas à pessoa e está associado à tensão vivenciada em resposta aos eventos da vida cotidiana. A ansiedade leve prepara o indivíduo para a ação, pois aguça os sentidos, aumenta a motivação para alcançar produtividade, amplia o campo de percepção e possibilita uma consciência mais clara do ambiente. A aprendizagem melhora, e a pessoa consegue atuar em seu nível ideal
- **Ansiedade moderada**: à medida que o nível da ansiedade aumenta, a amplitude do campo de percepção diminui. A pessoa com ansiedade moderada está menos atenta aos eventos que ocorrem em seu ambiente. A faixa de atenção e a capacidade de concentração diminuem, embora o indivíduo ainda consiga atender às suas necessidades quando é dirigido, podendo ser necessário ajudá-lo a solucionar problemas. Entre os sinais evidentes estão tensão muscular exagerada e inquietude
- **Ansiedade grave**: o campo de percepção da pessoa com ansiedade grave está tão reduzido que a concentração é focada apenas em determinado detalhe, ou em muitos detalhes exteriores ou superficiais. A faixa de atenção é extremamente limitada, e o indivíduo tem dificuldade de concluir até mesmo tarefas simples. Pode haver sinais/sintomas físicos (p. ex., cefaleias, palpitações, insônia) e emocionais (p. ex., confusão mental, medo, terror). O desconforto vivenciado é tão intenso, que praticamente anula todos os comportamentos direcionados para atenuar a ansiedade
- **Ansiedade de pânico**: nesse nível mais grave de ansiedade, a pessoa não consegue focar sua atenção em um detalhe do ambiente. Desse modo, percepções equivocadas são comuns, e a pessoa pode perder o contato com a realidade quando desenvolve alucinações ou ideias delirantes. O comportamento pode caracterizar-se por ações descontroladas e desesperadas, ou retração extrema. Além disso, as atividades humanas e a comunicação com outras pessoas não são efetivas. A ansiedade de pânico está associada ao sentimento de terror, e as pessoas podem estar convencidas de que têm uma doença potencialmente fatal ou que estão "enlouquecendo", perdendo o controle ou ficando emocionalmente fracas. A condição persistente pode causar exaustão física e emocional, sendo potencialmente fatal.

A Tabela 2.1 mostra um resumo das características associadas a cada um dos quatro níveis de ansiedade.

Reações de adaptação comportamental à ansiedade

Em cada nível de ansiedade, ocorrem várias reações de adaptação comportamental. A Figura 2.2 ilustra essas respostas na forma de um *continuum* de ansiedade (da leve ao pânico).

Ansiedade leve

No nível de ansiedade leve, as pessoas adotam qualquer um dos diversos comportamentos de enfrentamento que satisfaça suas necessidades de conforto. Menninger (1963) descreveu os seguintes tipos de mecanismos de enfrentamento que as pessoas utilizam para atenuar a ansiedade em situações estressantes:

- Dormir
- Bocejar
- Ingerir alimentos sólidos
- Ingerir líquidos
- Praticar atividade física
- Dormir durante o dia
- Fumar
- Rir
- Chorar
- Xingar
- Andar de um lado para outro
- Roer as unhas
- Balançar os pés
- Tamborilar com os dedos da mão
- Agitar-se
- Conversar com alguém com quem se sinta confortável

TABELA 2.1 Níveis de ansiedade.

NÍVEL	CAMPO DE PERCEPÇÃO	CAPACIDADE DE APRENDER	CARACTERÍSTICAS FÍSICAS	CARACTERÍSTICAS EMOCIONAIS E COMPORTAMENTAIS
Leve	Percepção exacerbada (p. ex., os sons ambientes parecem mais altos; os detalhes do ambiente são mais nítidos) Aumento da conscientização Desconfiança exacerbada	Aprendizagem facilitada	Inquietude Irritabilidade	Pode manter-se superficial nos relacionamentos com outras pessoas Raramente é vivenciada como angustiante Motivação aumentada
Moderada	Redução do campo de percepção Redução da atenção aos eventos do ambiente (p. ex., pode não ouvir o que alguém fala; parte do cômodo pode não ser percebida)	Aprendizagem ainda ocorre, mas não na capacidade máxima Redução da faixa de atenção Redução da capacidade de concentrar-se	Inquietude exacerbada Aceleração das frequências cardíaca e respiratória Respiração aumentada Desconforto gástrico Tensão muscular exagerada Aumento da velocidade, do volume e da quantidade da fala	Sensação de descontentamento Pode levar a um grau tão acentuado de limitação nos relacionamentos interpessoais que o indivíduo começa a focar-se em si próprio e em sua necessidade de aliviar o desconforto pessoal
Grave	Campo de percepção acentuadamente reduzido; apenas detalhes exteriores são percebidos, ou pode haver fixação em um único detalhe Pode não perceber um evento, mesmo quando sua atenção é dirigida por outra pessoa	Faixa de atenção extremamente limitada Incapaz de concentrar-se ou resolver problemas A aprendizagem eficaz não é possível	Cefaleias Tonturas Náuseas Tremores Insônia Palpitações Taquicardia Hiperventilação Aumento da frequência das micções Diarreia	Sentimentos de medo, aversão ou horror Foco total em si próprio e desejo intenso de aliviar sua ansiedade
Pânico	Incapaz de focar a atenção mesmo em um único detalhe do ambiente Percepções equivocadas do ambiente são comuns (p. ex., um detalhe percebido pode ser elaborado e desproporcional)	A aprendizagem não é possível Incapaz de concentrar-se Incapaz de compreender mesmo as instruções simples	Pupilas dilatadas Respiração difícil Tremores intensos Insônia Palpitações Sudorese e palidez Perda da coordenação muscular Imobilidade ou hiperatividade sem propósito Incoerência ou incapacidade de expressar-se verbalmente	Sensação de desmaio iminente Terror Comportamento bizarro, inclusive gritos, berros, andar de um lado para outro descontroladamente, agarrar-se a alguém ou a qualquer coisa que lhe traga uma sensação de segurança e proteção Alucinações, ideias delirantes Retração extrema

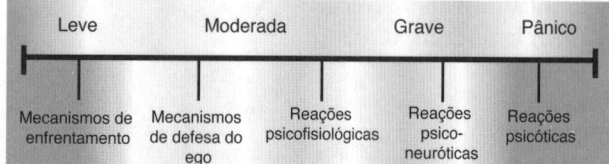

Figura 2.2 Reações de adaptação a um *continuum* de ansiedade.

Sem dúvida, existem muitas outras reações, excessivamente numerosas para serem descritas aqui, considerando que cada pessoa desenvolve sua maneira singular de atenuar a ansiedade leve. Alguns desses comportamentos são mais adaptativos que outros.

Ansiedade leve a moderada

Sigmund Freud (1961) descreveu o ego como o componente racional da personalidade, que governa a capacidade de resolver problemas e pensar racionalmente. À medida que o nível de ansiedade aumenta, a força do ego é colocada em xeque, e as energias são mobilizadas para enfrentar a ameaça. Anna Freud (1953) identificou alguns **mecanismos de defesa** utilizados pelo ego em face de uma ameaça à integridade biológica ou psicológica. Alguns deles são mais adaptativos que outros, mas todos são utilizados consciente ou inconscientemente como dispositivos de proteção do ego na tentativa de atenuar a ansiedade leve a moderada.

Os mecanismos tornam-se mal adaptativos (inadaptativos) quando são usados por uma pessoa com ansiedade muito grave, interferindo na sua capacidade de lidar com a realidade e de manter relacionamentos interpessoais gratificantes ou no seu desempenho ocupacional. O uso mal adaptativo (inadaptativo) dos mecanismos de defesa facilita a desintegração do ego. A Tabela 2.2 descreve os principais mecanismos de defesa do ego identificados por Anna Freud.

Ansiedade moderada a grave

Quando persiste por um período longo sem resolução, o nível de ansiedade moderada a grave pode contribuir para alguns transtornos fisiológicos. O DSM-5 (APA, 2013) descreve esses distúrbios na categoria de "fatores psicológicos que afetam outros distúrbios clínicos". Os fatores psicológicos podem agravar os sintomas, retardar sua recuperação ou interferir no tratamento do distúrbio clínico. O problema pode ser iniciado ou agravado por uma situação ambiental percebida pela pessoa como estressante. Nesses casos, é possível identificar uma fisiopatologia mensurável. Especialistas acreditam que os fatores psicológicos e comportamentais possam afetar a evolução de quase todos os tipos de doença, inclusive distúrbios cardiovasculares, gastrintestinais, neoplásicos, neurológicos e pulmonares, entre outros.

Ansiedade grave

Períodos longos de ansiedade grave reprimida podem causar padrões comportamentais psiconeuróticos. **Neurose** não é mais considerada uma categoria específica de transtorno mental. Todavia, o termo ainda é usado na literatura para descrever mais claramente a sintomatologia de alguns distúrbios e diferenciá-los dos comportamentos que ocorrem no nível mais grave de *psicose*. As neuroses são transtornos psiquiátricos evidenciados por ansiedade excessiva, que é expressa diretamente ou é alterada por mecanismos de defesa. Podem manifestar-se como obsessão, compulsão, fobia ou disfunção sexual (Sadock et al., 2015). A relação apresentada a seguir descreve as características mais comuns dos pacientes com neurose:

- Estão conscientes de que estão sofrendo
- Estão conscientes de que seus comportamentos são mal adaptativos (inadaptativos)
- Não estão conscientes de quaisquer causas psicológicas de seu sofrimento
- Sentem-se incapazes de mudar sua situação
- Não perdem seu contato com a realidade.

Os distúrbios relacionados a seguir são exemplos de reações psiconeuróticas à ansiedade, conforme estão descritos no DSM-5:

- **Transtornos de ansiedade**: as manifestações típicas consistem em sintomas de ansiedade e comportamento de evitação (p. ex., fobias, transtorno de pânico, transtorno de ansiedade generalizada e transtorno de ansiedade de separação)
- **Transtornos de sintomas somáticos**: as manifestações típicas são queixas físicas, para as quais não existe uma patologia orgânica detectável. Os fatores psicológicos parecem ser importantes no desenvolvimento, na gravidade, na exacerbação ou na manutenção dos sintomas (p. ex., transtorno de somatização, transtorno de ansiedade associada a uma doença, transtorno de conversão e transtorno factício)
- **Transtornos dissociativos**: a manifestação típica é uma desorganização das funções geralmente integradas de consciência, memória, identidade e percepção do ambiente (p. ex., amnésia dissociativa, transtorno de identidade dissociativo e transtorno de despersonalização-desrealização).

Ansiedade de pânico

Nesse nível extremo de ansiedade, a pessoa não consegue processar o que está acontecendo à sua volta e pode perder seu contato com a realidade. **Psicose** é definida como um transtorno significativo do pensamento, no qual a percepção da realidade é comprometida, resultando em ideias delirantes, alucinações, fala desorganizada ou comportamento catatônico (Black & Andreasen, 2014). As seguintes características são comuns em pacientes com psicose:

- Mostram sofrimento mínimo (o estado emocional é monótono, embotado ou inapropriado)
- Não estão conscientes de que seu comportamento é mal adaptativo (inadaptativo)
- Não estão conscientes de quaisquer problemas psicológicos (anosognosia)
- Exibem fuga da realidade para um mundo menos estressante, ou no qual tentam adaptar-se.

Exemplos de reações psicóticas à ansiedade são transtornos esquizofrênicos, esquizoafetivos e delirantes.

> **CONCEITO FUNDAMENTAL**
> **Luto**
> Luto é um estado subjetivo de reação emocional, física e social à perda de algo ou alguém valorizado pela pessoa.

Luto

A maioria das pessoas sente angústia emocional intensa em resposta a uma perda pessoal significativa. Perda é aquilo que é percebido como tal pela pessoa. As perdas podem ser reais e, nesses casos, ser confirmadas por outras pessoas (p. ex., perda de um ente querido, de propriedades pessoais), ou podem ser percebidas apenas pela pessoa, quando então não podem ser compartilhadas ou confirmadas por outros

TABELA 2.2 Mecanismos de defesa do ego.

MECANISMO DE DEFESA	EXEMPLO	MECANISMO DE DEFESA	EXEMPLO
Anulação Negação ou neutralização simbólica de uma experiência que se considera inaceitável.	Joel está nervoso com seu emprego novo e grita com sua esposa. Em seu trajeto de volta para casa, ele para e compra flores para ela.	**Projeção** Atribuição de sentimentos ou impulsos inaceitáveis a si próprio para outra pessoa.	Sueli sente forte atração sexual por seu treinador e diz para sua amiga: "ele está dando em cima de mim".
Compensação Ocultação de uma fraqueza percebida ou real enfatizando um traço que se considera mais aceitável.	Um menino fisicamente incapacitado não consegue jogar futebol, por isso ele compensa se tornando um excelente aluno.	**Racionalização** Tentativa de criar desculpas ou formular razões lógicas para justificar sentimentos ou comportamentos inaceitáveis.	João diz à enfermeira do setor de reabilitação: "eu bebo porque este é o único modo como consigo lidar com meu casamento falido e meu emprego ruim.
Formação reativa Bloqueio de pensamentos ou comportamentos inaceitáveis ou indesejáveis expressando pensamentos ou comportamentos contrários exagerados.	Jane odeia enfermagem. Ela cursou a escola de enfermagem para agradar seus pais. Durante sua carreira, ela fala aos futuros estudantes sobre a excelência da carreira de enfermagem.	**Regressão** Retorno a um nível de desenvolvimento anterior em resposta ao estresse com adoção de medidas de conforto associadas a esse nível de atuação.	Quando Pedro, um menino de 2 anos, foi hospitalizado em razão de uma tonsilite, tomou líquidos apenas na mamadeira, ainda que sua mãe afirme que há 6 meses ele use um copo para beber.
Identificação Tentativa de aumentar o valor próprio adquirindo certos atributos e características de uma pessoa que se admira.	Um adolescente que precisou passar por um processo longo de reabilitação depois de um acidente decide tornar-se fisioterapeuta em consequência de suas experiências.	**Repressão** Bloqueio involuntário de sentimentos e experiências desagradáveis do campo de percepção consciente.	Uma vítima de acidente não consegue lembrar-se de nada do que ocorreu.
Intelectualização Tentativa de evitar a expressão das emoções reais associadas a uma situação de estresse utilizando processos intelectuais de raciocínio lógico e análise.	O marido de Maria está sendo transferido por seu emprego para uma cidade distante da dos pais dela. Ela esconde sua ansiedade explicando aos pais as vantagens associadas à mudança.	**Sublimação** Redirecionamento dos desejos ou impulsos, pessoal ou socialmente inaceitáveis, para atividades construtivas.	Uma mãe cujo filho foi morto por um motorista embriagado canaliza sua raiva e suas energias tornando-se presidente de uma organização contra motoristas embriagados.
Introjeção Incorporação de crenças e valores de outra pessoa à estrutura do próprio ego do indivíduo.	As crianças incorporam o sistema de valores dos pais durante o processo de formação da consciência. Uma criança diz a um amigo: "não xingue, isso não é certo".	**Supressão** Bloqueio voluntário de sentimentos e experiências desagradáveis do campo de percepção consciente.	Fátima diz: "não quero pensar sobre isso agora. Amanhã eu pensarei".
Isolamento Separação de um pensamento ou uma recordação do sentimento, humor ou emoção associado a ela.	Uma mulher jovem diz que foi agredida e estuprada sem demonstrar qualquer emoção.	**Transferência** Transferência de sentimentos de um alvo para outro que é considerado menos ameaçador ou neutro.	Um paciente fica enraivecido com seu médico e não expressa seu sentimento, mas se torna verbalmente abusivo com o enfermeiro
Negação Recusa em aceitar a existência de uma situação real ou de sentimentos a ela associados.	Uma mulher ingere álcool diariamente e não consegue parar, tornando-se incapaz de reconhecer que tem um problema.		

(p. ex., perda do sentimento de feminilidade depois da mastectomia). Qualquer situação que provoque alteração em uma pessoa pode ser percebida como perda, e fracasso (real ou presumido) também pode ser considerado uma perda.

A perda real ou antecipada de algo ou alguém importante para a pessoa pode desencadear a reação de luto. Esse período de emoções e comportamentos típicos é conhecido como *lamento*. O processo "normal" de lamento é adaptativo e caracteriza-se por sentimentos de tristeza, culpa, raiva, desamparo, desesperança e desespero. A ausência de lamento depois de uma perda é considerada mal adaptativa (inadaptativa).

Estágios do luto

Kübler-Ross (1969), em pesquisa abrangente com pacientes em estágio terminal, identificou cinco estágios evidenciados por sentimentos e comportamentos que as pessoas vivenciam em resposta a uma perda real, imaginária ou antecipada:

Estágio 1 – Negação. Esse é um estágio de choque e descrença. A reação pode ser do tipo "Não, não pode ser verdade!", pois a realidade da perda não é reconhecida. Negação é um mecanismo de proteção que ajuda a pessoa a enfrentar a situação imediatamente, enquanto organiza estratégias de defesa mais efetivas.

Estágio 2 – Raiva. "Por que eu?" e "isto não é justo!" são comentários expressos comumente durante o estágio de raiva. Inveja e ressentimento para com as pessoas que não foram afetadas pela perda também são comuns. A raiva pode ser dirigida a si próprio ou transferida aos entes queridos, cuidadores ou mesmo a Deus. Pode haver preocupação com uma imagem idealizada do ente perdido.

Estágio 3 – Negociação. Durante esse estágio, que geralmente não é perceptível nem evidente para os outros, a pessoa "negocia" com Deus na tentativa de reverter ou postergar a perda: "Se Deus me ajudar a passar por isso, eu prometo que irei à igreja todos os domingos e dedicarei tempo para trabalhar como voluntário por outras pessoas". Em alguns casos, a promessa está associada a sentimentos de culpa por não ter se dedicado de modo satisfatório, adequado ou suficiente.

Estágio 4 – Depressão. Durante esse estágio, a pessoa vivencia o impacto pleno da perda, cujo sentimento é intenso, e as sensações de tristeza e depressão prevalecem. Esse é um período de desânimo tranquilo e desapego a qualquer relação com o ente perdido; é diferente da depressão *patológica*, que ocorre quando uma pessoa fica fixada em um estágio mais precoce do processo de luto. Em vez disso, o estágio 4 da reação de luto representa um avanço em direção à resolução.

Estágio 5 – Aceitação. O último estágio traz um sentimento de paz acerca da perda ocorrida. É um período de expectativa tranquila e resignação. O foco está na realidade da perda e seu significado para a pessoa que a vivencia.

Nem todas as pessoas passam por todos esses estágios em resposta a uma perda, assim como nem todos os vivenciam nessa sequência. Os comportamentos de luto de alguns oscilam de um estágio para outro, e até ocorre superposição dos estágios.

Luto antecipatório

Quando uma perda é esperada, os indivíduos comumente começam a trabalhar o sentimento de luto antes que ele realmente ocorra. A maioria das pessoas volta a vivenciar comportamentos de luto quando a perda ocorre, mas a preparação antecipada para ela pode facilitar o processo e, na verdade, abreviar a duração e atenuar a intensidade da reação. Os problemas surgem quando os familiares vivenciam um luto **antecipatório** e concluem de modo prematuro o processo, principalmente em antecipação à morte de um ente querido. Os familiares desapegam-se emocionalmente do moribundo, que pode vivenciar um sentimento de rejeição quando precisa tanto de apoio psicológico.

Resolução

A reação de luto (pesar) pode durar de semanas a anos. O luto não pode ser apressado, e os indivíduos precisam ter a oportunidade de avançar em seu próprio ritmo. Quando há perda de um ente querido, o processo geralmente se estende por 1 ano, no mínimo, e durante esse período, a pessoa enlutada vivencia pela primeira vez cada aniversário, feriado ou férias sem a pessoa amada.

A duração do processo de luto pode ser prolongada por alguns fatores. Por exemplo, se a relação com o ente perdido era marcada por ambivalência, ou se havia uma combinação de amor e ódio persistente, a reação à perda pode ser agravada pela culpa. Esta prolonga a reação de luto porque reforça a raiva dirigida a si próprio por ter feito algo errado ou se comportado de maneira inaceitável com o ente querido que se foi. A pessoa pode até sentir que o comportamento negativo contribuiu para a perda.

O luto antecipatório pode abreviar a reação de luto dos indivíduos que conseguem trabalhar alguns dos seus sentimentos antes que a perda realmente ocorra. Porém, se ela for repentina e inesperada, o luto pode estender-se por mais tempo do que seria esperado se as pessoas conseguissem vivenciá-lo antes da perda real.

A duração do processo de luto também é afetada pelo número de perdas recentes vivenciadas pelo indivíduo e pelo fato de ele ser ou não capaz de concluí-lo antes que ocorra outra perda. Isso é especialmente válido para idosos, que podem ter várias perdas ao longo de alguns anos, inclusive de cônjuge, amigos, outros parentes, independência funcional, residência, propriedades pessoais e animais de estimação. O luto se acumula na forma de **sobrecarga de luto**, que, para algumas pessoas, é percebida como difícil ou até impossível de superar.

O processo de luto pode ser considerado resolvido quando a pessoa consegue readquirir uma sensação de organização, redefinir sua vida na ausência do objeto ou ente perdido e buscar novos interesses e relacionamentos. Desorganização e dor emocional foram vivenciadas e toleradas, e a preocupação com o ente perdido foi substituída por energia renovada e por nova resolução de manter viva a sua memória. Contudo, a maior parte das experiências de luto não desaparece permanentemente, mas reaparece de tempos em tempos em resposta a estímulos desencadeantes como datas de aniversário (Sadock et al., 2015).

Reações inadaptativas ao luto

As reações inadaptativas à perda ocorrem quando a pessoa não consegue avançar satisfatoriamente ao longo dos estágios de luto até chegar à resolução. Em geral, elas ocorrem quando o indivíduo fica fixado no estágio de negação ou raiva do processo. Vários tipos de reações ao luto já foram identificados como patológicos, inclusive as prolongadas, tardias ou inibidas ou distorcidas. A reação *prolongada* caracteriza-se por uma preocupação intensa e lembranças do ente perdido *por muitos anos*. Existem comportamentos associados aos estágios de negação e raiva, e a pessoa mostra desorganização funcional e dor emocional intensa relacionadas com o ente perdido.

Na reação *tardia* ou *inibida*, a pessoa fica fixada no estágio de negação do processo de luto. A dor emocional associada à perda não é vivenciada, mas ocorrem transtornos de ansiedade (p. ex., fobias, somatização), do sono ou alimentares (p. ex., insônia, anorexia). A pessoa pode permanecer no estágio de negação por muitos anos, até que a reação de luto seja desencadeada pela lembrança da perda ou até mesmo por outra perda não relacionada.

A pessoa que desenvolve uma resposta *distorcida* fica fixada no estágio de raiva do processo de pesar. Na resposta distorcida, todos os comportamentos normalmente associados ao luto – inclusive desamparo, desesperança, tristeza, raiva e culpa – são desproporcionalmente exagerados em vista da situação. Então, a pessoa dirige a raiva contra si própria, é consumida por desespero avassalador e não consegue desempenhar as atividades normais da vida diária. Depressão patológica é uma reação distorcida ao luto.

Continuum de saúde/doença mental

Até aqui, a ansiedade e o luto foram descritos como duas respostas primárias ao estresse. Na Figura 2.3, essas duas reações são apresentadas na forma de um *continuum*, de acordo com o nível de gravidade dos sintomas. Os transtornos que estão descritos no DSM-5 são identificados por sua posição pertinente ao longo desse *continuum*.

Resumo e pontos fundamentais

- A assistência psiquiátrica tem suas origens nos tempos antigos, quando a etiologia se baseava na superstição e em ideias relacionadas com o sobrenatural
- Os tratamentos empregados eram, com frequência, desumanos e incluíam espancamentos brutais, inanição ou tortura
- Hipócrates associou insanidade e doença mental a uma irregularidade da interação entre os quatro fluidos corporais (humores): sangue, bile escura, bile amarela e flegma
- As condições de assistência aos portadores de doenças mentais melhoraram, principalmente por influência de líderes como Benjamin Rush, Dorothea Dix e Linda Richards, cujos esforços resultaram em um modelo de tratamento mais humano
- Maslow identificou uma hierarquia de necessidades, que as pessoas procuram atender em sua busca por autorrealização (maior potencial de uma pessoa)
- Para os propósitos deste livro, a definição de *saúde mental* é: "adaptação bem-sucedida às condições de estresse derivadas do ambiente interno ou externo, evidenciada por pensamentos, sentimentos e comportamentos apropriados à idade e compatíveis com as normas locais e culturais"
- A maioria das culturas rotula comportamentos como doença mental com base na incompreensibilidade e relatividade cultural
- Quando os observadores não conseguem encontrar significado ou não compreendem um comportamento, é provável que este seja rotulado como doença mental. O significado dos comportamentos é determinado por cada cultura específica. Para os propósitos deste livro, a definição de *doença mental* é: "reações inadaptativas estressoras do ambiente interno ou externo, evidenciadas por pensamentos, sentimentos e comportamentos incompatíveis com as normas locais e culturais e que interferem nas atividades sociais, ocupacionais e/ou físicas da pessoa"
- Ansiedade e luto foram descritos como os dois padrões primários de reação psíquica ao estresse
- Peplau definiu ansiedade de acordo com o nível de gravidade dos sintomas: leve, moderada, grave e pânico
- Os comportamentos associados a cada nível de ansiedade incluem mecanismos de enfrentamento, mecanismos de defesa do ego, reações psicofisiológicas, reações psiconeuróticas e reações psicóticas
- Luto é descrito como uma reação à perda de algo ou alguém que era valorizado pelo indivíduo. A perda pode ser qualquer sensação percebida como tal pelo indivíduo

CAPÍTULO 2 ▪ Saúde Mental e Doença Mental: Conceitos Históricos e Teóricos

```
Sentimentos            Distimia                    Depressão maior
de tristeza            Transtorno ciclotímico      Transtorno bipolar
   |                       |                           |
Desapontamentos        Reações                     Reações
do cotidiano           neuróticas                  psicóticas
   |                       |                           |
 Leve                   Moderada                    Grave
```

Luto ─── Luto
Saúde mental ──────────────────────────────── Doença mental
Ansiedade ─────────────────────────────────── Ansiedade

Leve — Moderada — Grave — Pânico

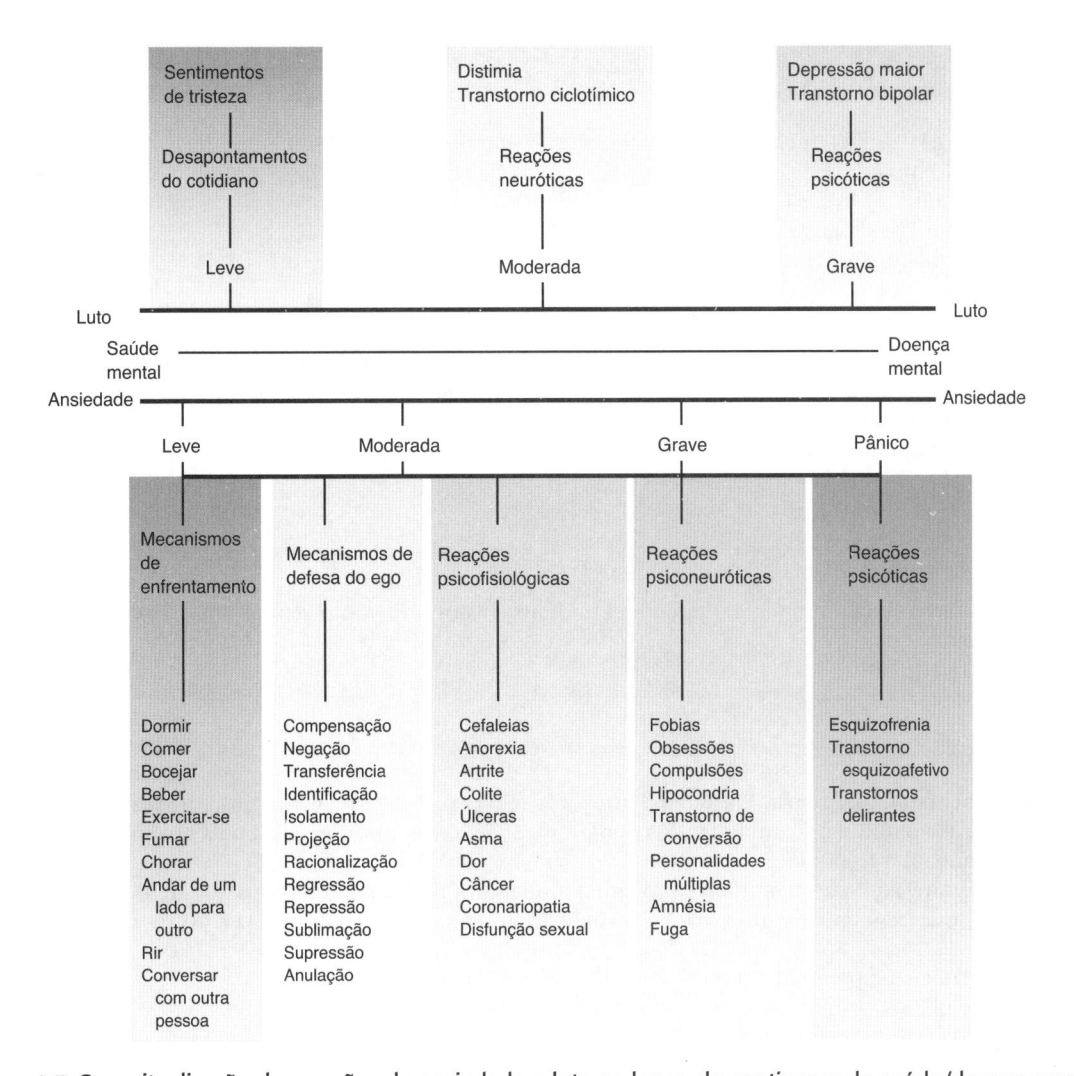

Mecanismos de enfrentamento	Mecanismos de defesa do ego	Reações psicofisiológicas	Reações psiconeuróticas	Reações psicóticas
Dormir	Compensação	Cefaleias	Fobias	Esquizofrenia
Comer	Negação	Anorexia	Obsessões	Transtorno esquizoafetivo
Bocejar	Transferência	Artrite	Compulsões	Transtornos delirantes
Beber	Identificação	Colite	Hipocondria	
Exercitar-se	Isolamento	Úlceras	Transtorno de conversão	
Fumar	Projeção	Asma		
Chorar	Racionalização	Dor	Personalidades múltiplas	
Andar de um lado para outro	Regressão	Câncer	Amnésia	
	Repressão	Coronariopatia	Fuga	
Rir	Sublimação	Disfunção sexual		
Conversar com outra pessoa	Supressão			
	Anulação			

Figura 2.3 Conceitualização das reações de ansiedade e luto ao longo do *continuum* de saúde/doença mental.

- Kübler-Ross, em uma pesquisa abrangente com pacientes em estágio terminal, identificou cinco estágios de sentimentos e comportamentos vivenciados em resposta a uma perda real, imaginária ou antecipada: negação, raiva, negociação, depressão e aceitação
- O luto antecipatório caracteriza-se por um processo de luto ou pesar, que começa e algumas vezes termina antes que a perda realmente ocorra
- Acredita-se que ocorre resolução quando a pessoa consegue lembrar e aceitar os aspectos positivos e negativos associados ao ente perdido
- O luto é considerado inadaptativo quando o processo é prolongado, retardado ou inibido, ou se torna disfuncional e desproporcional à situação. A depressão patológica é entendida como uma reação distorcida.

Questões de revisão

Escolha a resposta mais adequada para cada uma das perguntas a seguir.

1. Faz três anos que, Lucky, cãozinho de Ana há 16 anos, foi atropelado e morto por um automóvel. Desde então, ela perdeu peso, raramente sai de casa e conversa excessivamente sobre Lucky. Por que o comportamento dela seria considerado inadaptativo?
    a. Já se passaram mais de 3 anos desde que Lucky morreu.
    b. Seu luto pela perda de um cãozinho é intenso demais.
    c. Seu luto está interferindo em suas atividades normais.
    d. As normas culturais tipicamente não contemplam luto pela perda de um animal de estimação.

(continua)

Questões de revisão (continuação)

2. Ana diz que Lucky era seu melhor amigo e que, desde sua morte, ninguém mais poderia substituir o relacionamento que eles tinham. De acordo com a hierarquia de necessidades de Maslow, qual nível de necessidade não está sendo atendido?
   a. Necessidades fisiológicas.
   b. Necessidade de autoestima.
   c. Necessidade de segurança e proteção.
   d. Necessidade de amor e pertencimento.

3. A filha de Ana observou que ela parece estar ouvindo uma outra voz, quando apenas as duas estão juntas na sala. Quando questionada, Ana admitiu que ouvia alguém lhe dizendo que ela fora uma péssima cuidadora do animal e que não merecia jamais ter outro animal de estimação. Qual das seguintes opções descreve mais perfeitamente o que Ana está vivenciando?
   a. Neurose.
   b. Psicose.
   c. Depressão.
   d. Luto por perda.

4. Ana tem 72 anos e está em uma idade na qual pode ter vivenciado várias perdas em curto período de tempo. Como se chama isso?
   a. Sobrecarga de luto.
   b. Luto normal.
   c. Isolamento.
   d. Relatividade cultural.

5. Ana tem lamentado a morte de Lucky há 3 anos. Ela não consegue cuidar de suas atividades normais porque insiste em visitar o túmulo do animal todos os dias. Qual é a razão mais provável pela qual a filha de Ana resolveu buscar ajuda para sua mãe?
   a. É menos provável que as mulheres procurem ajuda para problemas emocionais que os homens.
   b. Os parentes frequentemente tentam "normalizar" o comportamento, em vez de rotulá-lo como doença mental.
   c. Ela sabe que se espera que todos os idosos fiquem um pouco deprimidos.
   d. Ela teme que os vizinhos pensem que sua mãe está "louca".

6. O acidente de Lucky ocorreu quando o cãozinho se soltou de Ana enquanto faziam uma caminhada. Ele correu para o meio da rua e foi atropelado por um automóvel. Ana não consegue lembrar-se das circunstâncias de sua morte. Esse é um exemplo de qual mecanismo de defesa?
   a. Racionalização.
   b. Supressão.
   c. Negação.
   d. Repressão.

7. Algumas vezes, Lucky recusava-se a obedecer aos comandos de Ana para voltar para ela, inclusive quando correu para o meio da rua no dia do acidente. Contudo, Ana continua a insistir: "Ele era um cãozinho excelente. Ele sempre me atendia e sempre fazia tudo o que eu mandasse". Qual mecanismo de defesa Ana está demonstrando?
   a. Sublimação.
   b. Compensação.
   c. Formação reativa.
   d. Anulação.

8. Ana ficou viúva há 20 anos. Sua reação inadaptativa à perda de seu cãozinho pode ser atribuída a qual das seguintes condições? (Assinale todas as que se aplicam.)
   a. Luto não resolvido pela perda do marido.
   b. Perda de vários parentes e amigos ao longo dos últimos anos.
   c. Sentimentos reprimidos de culpa pelo modo como Lucky morreu.
   d. Incapacidade de preparar-se antecipadamente para a perda.

(continua)

Questões de revisão (continuação)

9. Por qual razão o problema de Ana pode ser considerado uma neurose, em vez de uma psicose?
   a. Ela não está consciente de que seu comportamento é inadaptativo.
   b. Ela demonstra afeto (estado emocional) inapropriado.
   c. Ela não perdeu seu contato com a realidade.
   d. Ela disse para o enfermeiro: "Não há nada errado comigo!".

10. Qual das seguintes afirmações de Ana poderia sugerir que ela esteja alcançando a resolução de seu luto pela morte de Lucky?
    a. "Eu não choro mais quando penso em Lucky".
    b. "É verdade, Lucky nem sempre me obedecia. Algumas vezes ele ignorava meus comandos".
    c. "Agora me lembro como tudo aconteceu. Eu deveria ter mantido sua coleira mais apertada".
    d. "Eu nunca mais quero ter outro cãozinho. Simplesmente é muito doloroso perdê-los".

Bibliografia

American Psychiatric Association. (2013). *Diagnostic and statistical manual of mental disorders* (5th ed.). Washington, DC: American Psychiatric Publishing.

Black, D.W., & Andreasen, N.C. (2014). *Introductory textbook of psychiatry* (6th ed.). Washington, DC: American Psychiatric Publishing.

Horwitz, A.V. (2010). *The social control of mental illness.* Clinton Corners, NY: Percheron Press.

Sadock, B.J., Sadock, V.A., & Ruiz, P. (2015). *Synopsis of psychiatry: Behavioral sciences/clinical psychiatry* (11th ed.). Philadelphia: Lippincott Williams & Wilkins.

Leitura sugerida

Freud, A. (1953). *The ego and mechanisms of defense.* New York: International Universities Press.

Freud, S. (1961). The ego and the id. In *Standard edition of the complete psychological works of Freud* (Vol. XIX). London: Hogarth Press.

Jahoda, M. (1958). *Current concepts of positive mental health.* New York: Basic Books.

Kübler-Ross, E. (1969). *On death and dying.* New York: Macmillan.

Maslow, A. (1970). *Motivation and personality* (2nd ed.). New York: Harper & Row.

Menninger, K. (1963). *The vital balance.* New York: Viking Press.

Peplau, H. (1963). A working definition of anxiety. In S. Burd & M. Marshall (Eds.), *Some clinical approaches to psychiatric nursing.* New York: Macmillan.

Robinson, L. (1983). *Psychiatric nursing as a human experience* (3rd ed.). Philadelphia: WB Saunders.

PARTE 2

Fundamentos de Enfermagem em Saúde Mental e Psiquiátrica

3 Conceitos de Psicobiologia

CONCEITOS FUNDAMENTAIS
Genética
Neuroendocrinologia
Psicobiologia
Psiconeuroimunologia
Psicofarmacologia

TÓPICOS DO CAPÍTULO

Sistema nervoso: revisão de anatomia
Neuroendocrinologia
Genética
Psiconeuroimunologia

Psicofarmacologia e o encéfalo
Implicações para a enfermagem
Resumo e pontos fundamentais
Questões de revisão

TERMOS-CHAVE

Axônio
Corpo celular
Dendritos
Fenótipo
Genótipo
Neurônio

Neurotransmissor
Ritmos circadianos
Sinapse
Sistema límbico
Sítios receptores

OBJETIVOS
Após ler este capítulo, o estudante será capaz de:

1. Identificar as estruturas macroanatômicas do cérebro e descrever suas funções.
2. Entender a fisiologia da neurotransmissão no sistema nervoso central.
3. Descrever as funções dos neurotransmissores no comportamento humano.
4. Entender a associação entre função endócrina e patogenia dos transtornos psiquiátricos.
5. Descrever o papel da genética na patogenia dos transtornos psiquiátricos.
6. Entender a correlação entre disfunção cerebral e os diversos transtornos psiquiátricos.
7. Conhecer os procedimentos diagnósticos realizados para detectar alterações das funções biológicas que podem contribuir para os transtornos psiquiátricos.
8. Entender a influência dos fatores psicológicos no sistema imune.
9. Descrever os mecanismos biológicos dos fármacos psicoativos nas sinapses neurais.
10. Reconhecer as influências propostas teoricamente para explicar o desenvolvimento dos transtornos psiquiátricos, inclusive fisiologia cerebral, genética, função endócrina, sistema imune e fatores psicossociais e ambientais.
11. Entender as implicações dos conceitos psicobiológicos para a prática da enfermagem em saúde mental e psiquiátrica.

EXERCÍCIOS
Leia o capítulo e responda às seguintes perguntas:

1. A redução grave de qual neurotransmissor está ligada mais diretamente à doença de Alzheimer?
2. A anorexia nervosa foi associada a uma disfunção primária de qual estrutura do cérebro?
3. Alguns psicotrópicos atuam bloqueando a recaptação dos neurotransmissores. Descreva o processo de recaptação.
4. Qual transtorno psiquiátrico pode estar relacionado com o hipotireoidismo crônico?

Nos últimos anos, pesquisadores têm enfatizado cada vez mais as bases orgânicas das doenças psiquiátricas. Esta "revolução neurocientífica" estuda as bases biológicas do comportamento, uma vez que, hoje em dia, vários transtornos mentais são entendidos como distúrbios fisiológicos resultantes de disfunções e/ou malformações cerebrais. No entanto, o fato de que algumas doenças psiquiátricas e seus comportamentos associados podem ser atribuídos a fatores biológicos não significa que as influências psicossociais e socioculturais possam ser totalmente descartadas. Por exemplo, existem evidências de que intervenções *psicológicas* influenciam a atividade cerebral de modo semelhante ao das intervenções psicofarmacêuticas (Flor, 2014; Furmark et al., 2002), e outras evidências sugerem que as opções relacionadas com o estilo de vida (p. ex., uso de maconha) possam desencadear doença mental (psicose) nos indivíduos geneticamente suscetíveis (National Institutes of Health, 2017). As pesquisas em andamento deverão ampliar os conhecimentos acerca da inter-relação complexa das atividades neurais intracerebrais e da interação com o ambiente do indivíduo.

As áreas da biologia, psicologia e sociologia não são mutuamente excludentes; assim, elas interagem umas com as outras. Essa interação certamente é indicada pelo fato de que indivíduos desenvolvem alterações biológicas em resposta aos estímulos ambientais. Em diversas ocasiões, um ou vários desses sistemas podem explicar os fenômenos comportamentais.

Este capítulo enfatiza o papel das influências neurofisiológicas, neuroquímicas, genéticas e endócrinas nas doenças psiquiátricas. Ele inclui uma introdução à psicofarmacologia (descrita com mais detalhes no Capítulo 4, *Psicofarmacologia*) e descreve vários procedimentos diagnósticos realizados para detectar alterações das funções biológicas, que podem contribuir para as doenças psiquiátricas. Por fim, as implicações disso para a enfermagem em saúde mental e psiquiátrica são analisadas.

CONCEITO FUNDAMENTAL

Psicobiologia

Estudo das bases biológicas dos processos cognitivos, emocionais e comportamentais.

Sistema nervoso: revisão de anatomia

Encéfalo

O encéfalo tem três divisões principais, que também se subdividem, totalizando seis partes principais:

1. Prosencéfalo (ou encéfalo anterior)
   a. Cérebro
   b. Diencéfalo
2. Mesencéfalo (ou encéfalo intermediário)
   a. Mesencéfalo
3. Rombencéfalo (ou encéfalo posterior)
   a. Ponte
   b. Bulbo
   c. Cerebelo.

Cada uma dessas estruturas será descrita separadamente a seguir. A Tabela 3.1 apresenta um resumo.

Cérebro

O cérebro é formado de um hemisfério direito e um esquerdo e constitui a maior parte do encéfalo humano. Ambos estão separados por um sulco profundo e são interligados por uma faixa contendo 200 milhões de axônios (fibras nervosas), conhecida de *corpo caloso*. Como cada hemisfério controla funções diferentes, as informações são processadas pelo corpo caloso, de modo que cada hemisfério esteja "ciente" da atividade do outro.

A superfície do cérebro é constituída de substância cinzenta e é conhecida como *córtex cerebral*. É formada pelos corpos celulares dos neurônios, que parecem cinzentos a olho nu. Esses corpos celulares parecem representar as estruturas "pensantes" propriamente ditas do cérebro. Os *núcleos da base* – quatro núcleos subcorticais de

TABELA 3.1 Estrutura e função do encéfalo.	
ESTRUTURA	**FUNÇÕES PRINCIPAIS**
I. Prosencéfalo	
A. Cérebro	Composto de dois hemisférios interligados por uma faixa de tecidos neurais, que contém uma faixa com 200 milhões de axônios conhecida como corpo caloso. A camada mais externa é referida como córtex cerebral, que é extensivamente pregueado e consiste em bilhões de neurônios. O hemisfério esquerdo parece estar encarregado da lógica e da solução de problemas. O hemisfério direito pode ser descrito como "cérebro criativo" e está associado ao afeto, ao comportamento e às funções perceptivo-espaciais. Cada hemisfério subdivide-se em quatro lobos:
1. Lobos frontais	Movimentos voluntários do corpo, inclusive aqueles que possibilitam falar, pensar, elaborar juízos e expressar sentimentos
2. Lobos parietais	Percepção e interpretação da maioria das informações sensoriais, inclusive toque, dor, paladar e posição do corpo
3. Lobos temporais	Audição, memória a curto prazo e sentido do olfato; expressão das emoções por meio de suas conexões com o sistema límbico
4. Lobos occipitais	Recepção e interpretação dos estímulos visuais

(continua)

TABELA 3.1 Estrutura e função do encéfalo. (*continuação*)	
ESTRUTURA	**FUNÇÕES PRINCIPAIS**
B. Diencéfalo	Conecta o cérebro com as outras estruturas encefálicas
1. Tálamo	Integra todos os estímulos sensoriais (exceto olfato) enviados ao córtex; alguma participação nas emoções e no humor
2. Hipotálamo	Regula os lobos anterior e posterior da hipófise; exerce controle sobre as atividades do sistema nervoso autônomo; regula o apetite e a temperatura
3. Sistema límbico	Consiste nas estruturas corticais e subcorticais situadas medialmente e nos tratos de fibras, que as interconectam e as comunicam com o hipotálamo. Algumas vezes, também é descrito como "cérebro emocional", pois é associado aos sentimentos de medo e ansiedade; raiva e agressividade; amor, alegria e esperança; e comportamentos sexuais e sociais
II. Mesencéfalo	
A. Mesencéfalo	Responsável pelos reflexos visuais, auditivos e de equilíbrio ("retificação")
III. Rombencéfalo	
A. Ponte	Regulação da respiração e do tônus da musculatura esquelética; os tratos ascendentes e descendentes comunicam o tronco encefálico com o cerebelo e o córtex
B. Bulbo	Trajeto de todos os tratos de fibras ascendentes e descendentes; contém centros vitais que regulam a frequência cardíaca, pressão arterial e respiração; centros reflexos da deglutição, do espirro, da tosse e do vômito
C. Cerebelo	Regula o tônus muscular e a coordenação motora e mantém a postura e o equilíbrio

substância cinzenta (estriado, pálido, substância negra e núcleos subtalâmicos) – estão localizados profundamente nos hemisféricos cerebrais. Eles são responsáveis por determinados aspectos subconscientes dos movimentos voluntários, inclusive oscilação dos braços ao caminhar, realização de gestos ao falar e regulação do tônus muscular (Scanlon & Sanders, 2015).

O córtex cerebral caracteriza-se por numerosas dobras conhecidas como *giros* e fendas profundas entre elas, que são os *sulcos*. Esse pregueamento extensivo amplia a superfície do córtex cerebral de modo a acomodar milhões de neurônios a mais, que não poderiam ser acomodados se não existissem essas dobras (como ocorre no cérebro de alguns animais, como cães e gatos). Cada hemisfério do córtex cerebral é dividido em lobos frontal, parietal, temporal e occipital. Esses lobos, cujos nomes refletem os ossos cranianos que os recobrem, estão ilustrados na Figura 3.1.

Lobos frontais

Os movimentos voluntários do corpo são controlados por impulsos que passam pelos lobos frontais. O direito controla as atividades motoras do lado esquerdo do corpo, enquanto o esquerdo controla o lado direito do corpo. O lobo frontal também pode desempenhar alguma função na experiência emocional, conforme se evidencia por alterações do humor e do caráter depois de lesões nessa área.

O córtex pré-frontal (parte anterior do lobo frontal) desempenha um papel fundamental na regulação e adaptação das emoções frente às situações novas e pode ter implicações nas reações morais e espirituais (Sadock et al., 2015). Exames de neuroimagem sugerem que a atividade dos lobos frontais possa estar reduzida nos pacientes esquizofrênicos (Butler et al., 2012).

Lobos parietais

Os lobos parietais regulam os estímulos somatossensoriais, inclusive sensibilidade a tato, dor, pressão, gustação, temperatura, percepção das posições do corpo e das articulações e sensações viscerais. Os lobos parietais também contêm fibras de associação ligadas às áreas sensoriais primárias, por meio das quais é realizada a interpretação das informações perceptivo-sensoriais. A interpretação da linguagem está associada ao hemisfério esquerdo do lobo parietal.

Lobos temporais

O lobo temporal anterior superior está encarregado das funções auditivas, enquanto a parte inferior é dedicada à memória de curto prazo. O sentido do olfato está interligado aos lobos temporais, na medida em que os impulsos transmitidos pelos nervos olfatórios terminam nessa área do cérebro. Os lobos temporais também são importantes na expressão das emoções, por meio de uma interconexão com o sistema límbico. O lobo temporal esquerdo e o lobo parietal esquerdo são encarregados da interpretação da linguagem.

Lobos occipitais

Os lobos occipitais constituem a área principal de recepção e interpretação visuais. A percepção visual – capacidade de analisar as relações espaciais como distância e visão tridimensional – também é processada

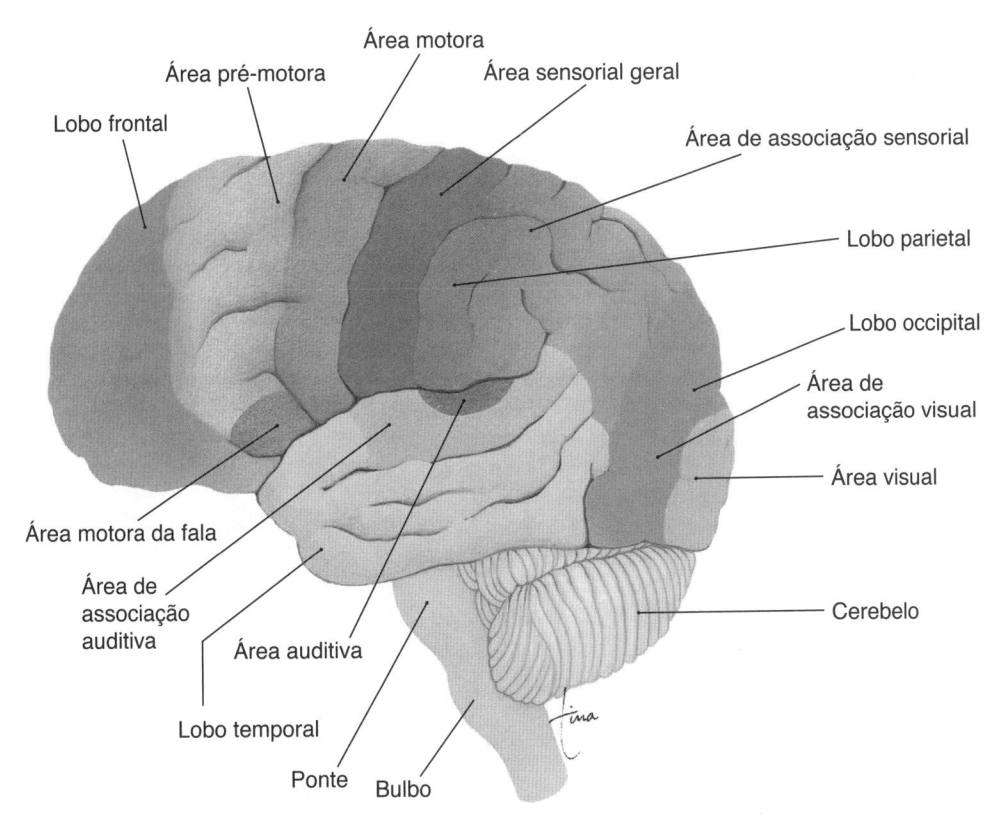

Figura 3.1 Hemisfério cerebral esquerdo mostrando algumas das áreas funcionais que foram mapeadas. (Adaptada de: Scanlon, V.C., & Sanders, T. [2015]. *Essentials of anatomy and physiology*. [7th ed.]. Philadelphia: F.A Davis Company, com autorização.) (Esta figura encontra-se em cores no Encarte.)

nessa área. A interpretação da linguagem é afetada pelo processamento visual, que ocorre nos lobos occipitais.

Diencéfalo

A segunda subdivisão do prosencéfalo é conhecida como diencéfalo, que conecta o cérebro às estruturas inferiores do encéfalo. Os componentes principais do diencéfalo são tálamo e hipotálamo, que fazem parte do sistema neuroanatômico de estruturas conhecidas como **sistema límbico**. As Figuras 3.1 e 3.2 ilustram essas estruturas.

Tálamo

O tálamo integra todos os estímulos sensoriais (com exceção do olfato) em seu trajeto até o córtex. Essa integração possibilita a interpretação rápida do quadro geral, em vez da percepção isolada de cada sentido. O tálamo também está envolvido no bloqueio temporário das sensações de pouco significado, de modo que o indivíduo possa concentrar-se em um evento importante, se isso for necessário. Por exemplo, uma pessoa que esteja estudando para um exame pode não perceber os tiques de um relógio na sala ou outra pessoa que entre na sala, porque o tálamo bloqueou temporariamente esses estímulos que chegam ao córtex. A ação da dopamina no tálamo está associada a vários transtornos neuropsiquiátricos.

Hipotálamo

O hipotálamo está localizado um pouco abaixo do tálamo e um pouco acima da hipófise. Ele desempenha algumas funções diferentes:

1. **Regulação da hipófise**: a glândula hipófise é formada de dois lobos – posterior e anterior.
    a. O *lobo posterior* da hipófise (neuro-hipófise) é, na verdade, uma extensão de tecidos originados do hipotálamo. Esse lobo hipofisário armazena hormônio antidiurético (que ajuda a manter a pressão arterial regulando a retenção de água) e ocitocina (hormônio responsável pela estimulação do útero durante o trabalho de parto e pela liberação de leite das glândulas mamárias). Esses dois hormônios são produzidos no hipotálamo. Assim, quando este detecta que o organismo necessita daqueles, ele envia impulsos neurais à hipófise posterior para que sejam secretados.
    b. O *lobo anterior* da hipófise (adeno-hipófise) consiste em tecidos glandulares que produzem alguns hormônios utilizados pelo organismo, os quais são regulados por *fatores de liberação* originados do hipotálamo. Quando o corpo necessita desses hormônios, os fatores de liberação estimulam sua secreção pela adeno-hipófise; por sua vez, os hormônios secretados estimulam seus órgãos-alvo a desempenhar suas funções específicas.

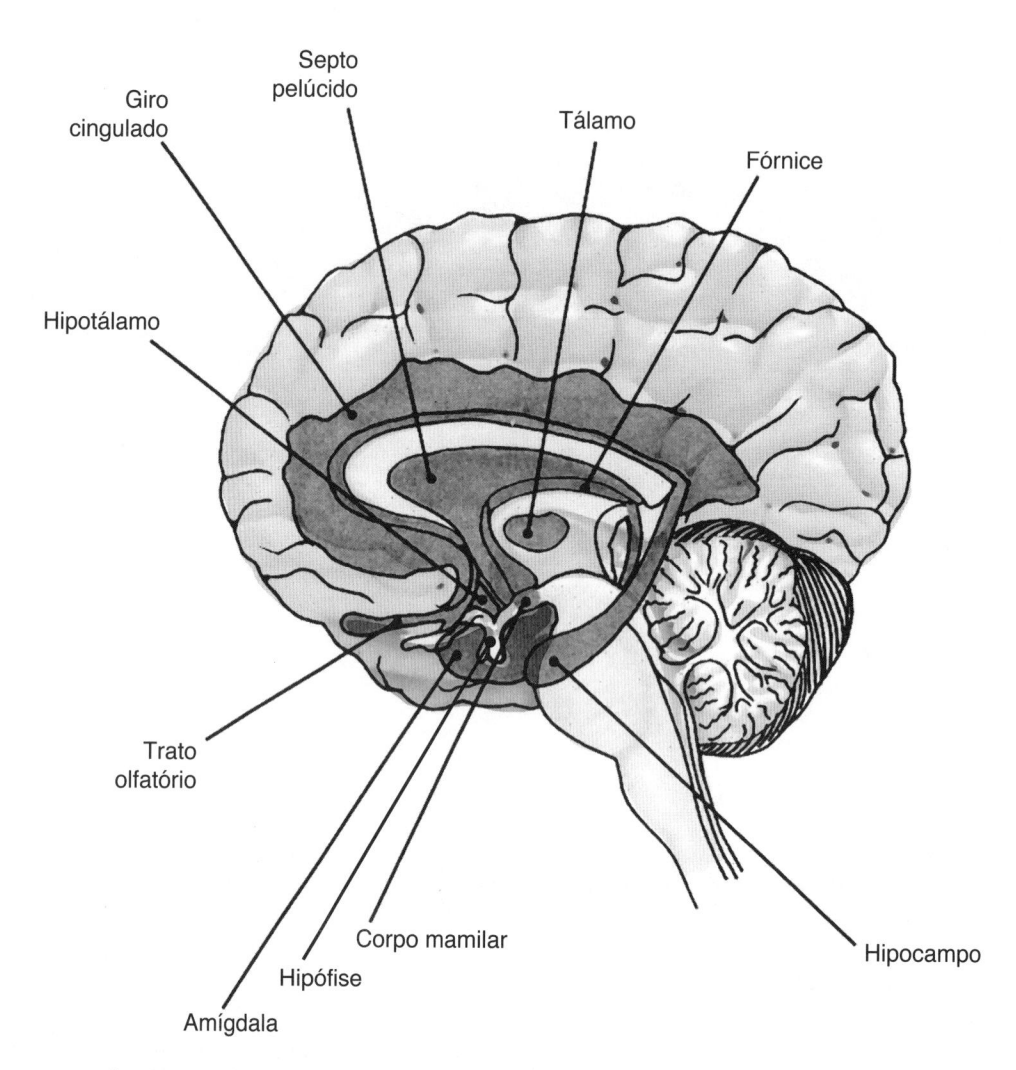

Figura 3.2 Estruturas do sistema límbico. (Adaptada de: Scanlon, V.C., & Sanders, T. [2015]. *Essentials of anatomy and physiology* [7th ed.]. Philadelphia: F.A. Davis Company, com autorização.)

2. **Controle neural direto da atividade do sistema nervoso autônomo**: o hipotálamo regula as reações viscerais apropriadas a vários estados emocionais. As atividades do sistema nervoso autônomo (SNA) estão descritas mais adiante neste capítulo.
3. **Regulação de apetite, temperatura, pressão arterial, sede e ritmos circadianos**: o apetite é regulado em resposta aos níveis de nutrientes no sangue.
4. **Regulação da temperatura**: o hipotálamo detecta alterações da temperatura interna por meio do sangue que circula no cérebro. Ele recebe informações sensoriais originadas da pele quanto às alterações da temperatura externa e as usa para desencadear determinados tipos de reação (p. ex., transpiração ou tremores), que ajudam a manter a temperatura corporal na faixa normal.

Sistema límbico

A parte do encéfalo conhecida como sistema límbico inclui partes do cérebro e do diencéfalo. Seus componentes principais são as estruturas corticais e subcorticais situadas em posição medial e os tratos de fibras que as conectam umas às outras e ao hipotálamo. O sistema límbico é formado de um grupo de estruturas como amígdala, corpo mamilar, trato olfatório, hipotálamo, giro cingulado, septo pelúcido, tálamo, hipocampo e fórnice. Esse sistema também é conhecido como "cérebro emocional" e está associado aos sentimentos de medo e ansiedade; raiva, ira e agressividade; amor, alegria e esperança; e sexualidade e comportamento social. A amígdala parece atuar como um portal de acesso principal para o processamento dos estímulos emocionais, principalmente das reações ao medo, à ansiedade e ao pânico.

Mesencéfalo

As estruturas mais importantes do mesencéfalo (ou encéfalo intermediário) são núcleos e tratos de fibras. Ele se estende da ponte ao hipotálamo e é responsável pela integração de vários reflexos, inclusive visuais (p. ex., virar automaticamente a cabeça de modo a evitar um objeto perigoso vindo em sua direção), auditivos (p. ex., virar automaticamente a cabeça na direção do som ouvido) e de retificação (p. ex., manter automaticamente a cabeça ereta e conservar o equilíbrio do corpo).

Ponte

A ponte é uma estrutura bulbosa situada entre o mesencéfalo e o bulbo e faz parte do tronco encefálico (ver Figura 3.1). Ela é formada de feixes grossos de fibras e forma uma das conexões principais entre o cerebelo e o tronco cerebral. A ponte atua como uma estação de transmissão que retransmite mensagens entre diversas partes do sistema nervoso, inclusive cérebro e cerebelo. Ela contém as conexões centrais dos nervos cranianos V a VIII e os centros da respiração e do controle do tônus da musculatura esquelética. A ponte também está associada ao sono e aos sonhos.

Bulbo

Bulbo é a estrutura que interliga a medula espinal à ponte e a todos os tratos de fibras ascendentes e descendentes que passam por ela. Centros vitais estão localizados no bulbo, que é responsável pela regulação da frequência cardíaca, pressão arterial e respiração. Essa estrutura contém os centros reflexos da deglutição, do espirro, da tosse e do vômito, assim como os núcleos dos nervos cranianos IX a XII. O bulbo, a ponte e o mesencéfalo formam a estrutura conhecida como *tronco encefálico*.

Cerebelo

O cerebelo está separado do tronco encefálico pelo quarto ventrículo, mas está ligado a ele por meio de feixes de fibras neurais (ver Figura 3.1). Essa estrutura está associada aos componentes involuntários do movimento, inclusive coordenação, tônus muscular e manutenção da postura e do equilíbrio.

Tecido neural

Os tecidos do sistema nervoso central (SNC) consistem em células nervosas conhecidas como *neurônios*, que produzem e transmitem impulsos eletroquímicos. A estrutura de um neurônio é formada de corpo celular, axônio e dendritos. O **corpo celular** contém o núcleo e é essencial à preservação da viabilidade do neurônio. **Dendritos** são os processos que transmitem impulsos na direção do corpo celular, enquanto o **axônio** transmite esses estímulos para fora do corpo celular. Os axônios e dendritos estão recobertos por camadas de células conhecidas como *neuroglia*, que forma uma cobertura ou "bainha" de mielina. *Mielina* é um fosfolipídio que proporciona isolamento contra curtos-circuitos entre os neurônios durante sua ativação elétrica e aumenta a velocidade de transmissão dos impulsos.

A substância branca do encéfalo e da medula espinal é assim referida em razão do aspecto esbranquiçado da bainha de mielina que recobre os axônios e dendritos. A substância cinzenta é composta dos corpos celulares, que não têm mielina.

Os três tipos de neurônios são aferente (sensorial), eferente (motor) e interneurônio. Os *neurônios aferentes* transmitem impulsos dos receptores das estruturas periféricas internas e externas para o SNC, onde são então interpretados para produzir diversas sensações. Os *neurônios eferentes* transmitem impulsos do SNC para os *órgãos efetores* situados na periferia, inclusive músculos (que reagem contraindo) e glândulas (que respondem secretando).

Os *interneurônios* estão situados inteiramente no SNC, e 99% de todas as células nervosas fazem parte desse grupo. Eles podem transmitir apenas impulsos sensoriais ou motores, ou podem atuar como integradores das vias existentes entre os neurônios aferentes e eferentes. Os interneurônios são responsáveis, em grande parte, por pensamento, sentimentos, aprendizagem, linguagem e memória.

Sinapses

No corpo, as informações são transmitidas de um neurônio para outro. Algumas mensagens podem ser processadas por apenas alguns neurônios, enquanto outras podem exigir milhares de conexões neuronais. Na verdade, os neurônios que transmitem os impulsos não se tocam; a junção entre dois neurônios é conhecida como **sinapse**. O espaço diminuto entre as terminações axonais de um neurônio e o corpo celular ou os dendritos de outro neurônio é descrito como *fenda sináptica*. Os neurônios que transmitem impulsos na direção da sinapse são referidos como *pré-sinápticos*, enquanto os que conduzem impulsos para longe dela são conhecidos como *pós-sinápticos*.

Os compostos químicos que atuam como **neurotransmissores** são armazenados nas terminações axonais do neurônio pré-sináptico, e um impulso elétrico transmitido pelo neurônio provoca a liberação desses neurotransmissores na fenda sináptica. Em seguida, o neurotransmissor difunde-se na fenda sináptica e combina-se com os **sítios receptores**, que estão localizados na membrana celular do neurônio pós-sináptico. O tipo de combinação determina se outro estímulo elétrico é gerado ou não. Quando um impulso elétrico é gerado, o resultado é conhecido como *resposta excitatória*, e o estímulo elétrico avança para a próxima sinapse, onde se repete o mesmo processo. Quando não há geração de um impulso elétrico depois da combinação do neurotransmissor com o sítio receptor, o resultado é referido como *resposta inibitória*, e a transmissão sináptica é interrompida. A ação da sinapse neural é relevante ao estudo dos transtornos psiquiátricos, porque a atividade excessiva ou insuficiente dos neurotransmissores influencia vários sintomas cognitivos e emocionais. A sinapse também parece ser o sítio primário de atividade dos fármacos psicotrópicos.

O corpo celular do neurônio pós-sináptico também contém um *inativador* químico, que é específico para o neurotransmissor liberado pelo neurônio pré-sináptico. Quando a transmissão sináptica é concluída, o inativador químico desativa rapidamente o neurotransmissor para evitar estimulação contínua indesejável, até que outro impulso proveniente do neurônio pré-sináptico libere mais neurotransmissor. Os impulsos contínuos podem causar ativação excessiva dos neurotransmissores como dopamina, que parece ser responsável pelos sintomas como alucinações e delusões detectadas nos pacientes esquizofrênicos. A Figura 3.3 mostra uma representação esquemática da sinapse.

Sistema nervoso autônomo

O SNA é considerado parte do sistema nervoso periférico. Sua regulação é modulada pelo hipotálamo, e as emoções exercem forte influência em suas funções. Por essa razão, ele está implicado na etiologia de alguns transtornos psicofisiológicos.

O SNA tem duas divisões: simpático e parassimpático. O componente simpático predomina nas situações de estresse e prepara o organismo para a reação de luta ou fuga (descrita no Capítulo 1, *Conceito de Adaptação ao Estresse*). Os corpos celulares dos neurônios da divisão simpática originam-se da região toracolombar da medula espinal. Os axônios desses neurônios estendem-se até as cadeias de gânglios simpáticos, onde estabelecem sinapses com outros neurônios, os quais, por fim, inervam os órgãos efetores viscerais. Isso resulta em aumentos da frequência cardíaca e da respiração e em reduções das secreções digestivas e da peristalse. O sangue é desviado para os órgãos vitais e músculos esqueléticos para assegurar sua oxigenação adequada.

Os corpos celulares dos neurônios da divisão parassimpática originam-se do tronco encefálico e dos segmentos sacrais da medula espinal e estendem-se aos gânglios parassimpáticos, nos quais as sinapses são formadas bem perto ou, na verdade, dentro do órgão visceral inervado. Desse modo, o organismo pode desencadear uma reação muito localizada. A divisão parassimpática predomina quando o indivíduo está relaxado em condições não estressantes. As frequências cardíaca e respiratória são mantidas nas faixas normais, e as secreções e a peristalse aumentam para garantir a digestão normal. As funções de eliminação também são facilitadas. A Figura 3.4 ilustra uma representação esquemática do SNA.

Neurotransmissores

Embora os neurotransmissores tenham sido referidos na descrição da atividade sináptica, eles estão descritos separadamente aqui com mais detalhes em razão da função essencial que desempenham na emoção e

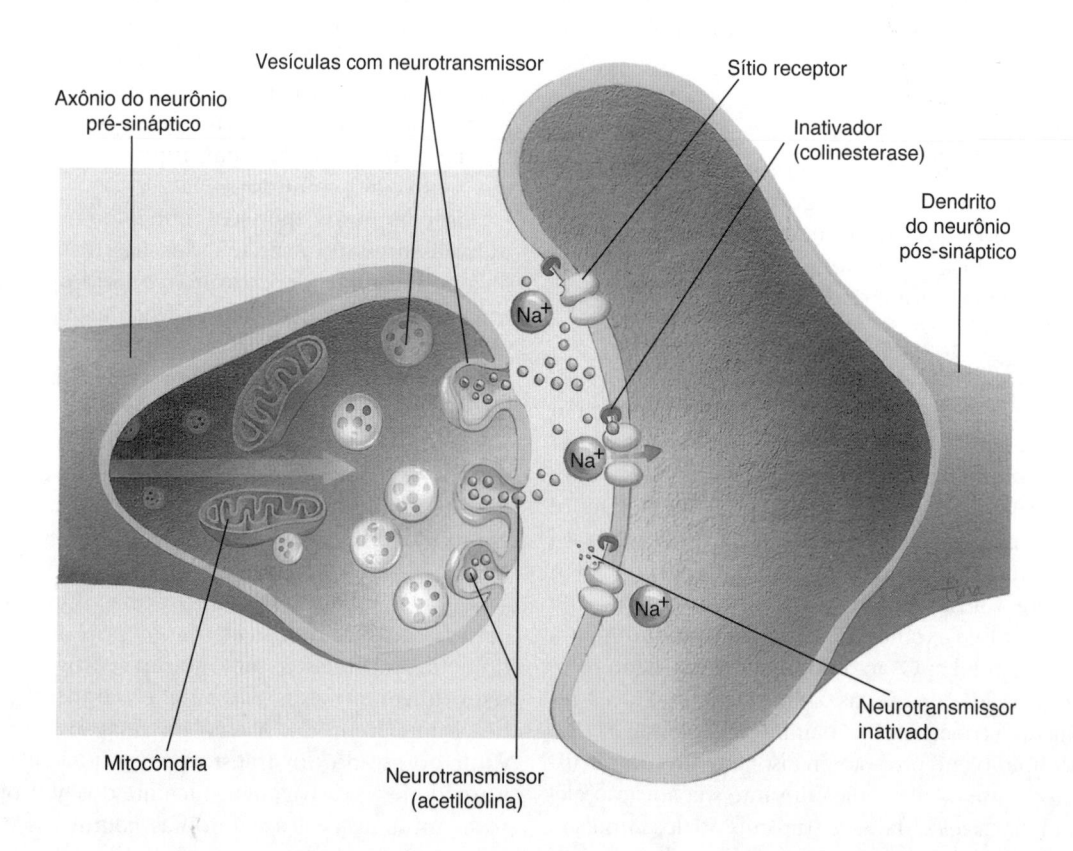

Figura 3.3 Transmissão de impulsos em uma sinapse. A seta indica a direção dos impulsos elétricos. (De: Scanlon, V.C., & Sanders, T. [2015]. *Essentials of anatomy and physiology* [7th ed.]. Philadelphia: F.A. Davis Company, com autorização.)

no comportamento humanos. Eles também são fundamentais às ações terapêuticas de alguns fármacos psicotrópicos.

Neurotransmissores são compostos químicos que transmitem estímulos através das fendas sinápticas às células-alvo adjacentes. Eles são armazenados em pequenas vesículas existentes nas terminações axonais dos neurônios. Quando o potencial de ação (ou impulso elétrico) alcança essa região, os neurotransmissores são liberados das vesículas. Então, atravessam a fenda sináptica e ligam-se aos receptores do corpo celular ou aos dendritos do neurônio adjacente, possibilitando que o impulso continue seu trajeto ou impedindo que continue a propagar-se. Depois que o neurotransmissor desempenhou sua função na sinapse, ele retorna às vesículas para ser armazenado e reutilizado, ou é inativado e dissolvido por enzimas. O processo de armazenamento para uso subsequente é conhecido como *recaptação*, que é importante para o entendimento dos mecanismos de ação de alguns psicotrópicos.

Existem muitos neurotransmissores no SNC e no sistema nervoso periférico, mas apenas alguns são relevantes à psiquiatria. As classes principais são: colinérgicos, monoaminas, aminoácidos e neuropeptídeos, e cada uma delas está descrita separadamente a seguir e resumida na Tabela 3.2.

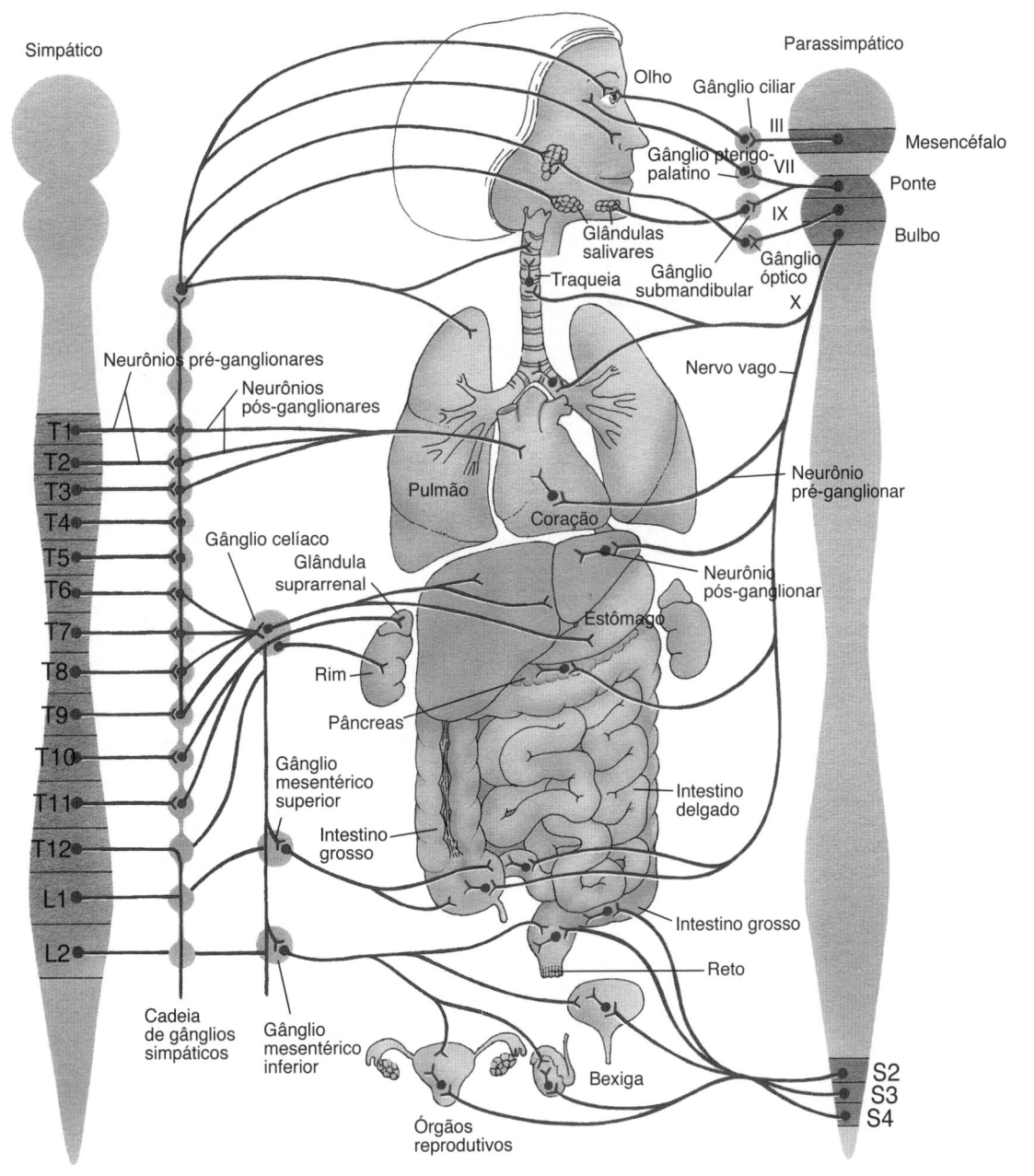

Figura 3.4 Sistema nervoso autônomo. A divisão simpática está ilustrada à esquerda, e a divisão parassimpática, à direita (ambas são bilaterais). (De: Scanlon, V.C. & Sanders, T. [2015]. *Essentials of anatomy and physiology* [7th ed.]. Philadelphia: F.A. Davis Company, com autorização.)

TABELA 3.2 Neurotransmissores do sistema nervoso central.

NEUROTRANSMISSOR	LOCALIZAÇÃO E FUNÇÃO	IMPLICAÇÕES POSSÍVEIS NA DOENÇA MENTAL
I. Colinérgicos		
A. Acetilcolina	*SNA:* terminações neurais pré-sinápticas simpáticas e parassimpáticas; terminações neurais pós-sinápticas parassimpáticas *SNC:* córtex cerebral, hipocampo, estruturas límbicas e núcleos da base *Funções:* sono, estado de vigília, dor, percepção, movimento e memória	*Níveis aumentados:* depressão *Níveis reduzidos:* doenças de Alzheimer, Huntington e Parkinson
II. Monoaminas		
A. Norepinefrina	*SNA:* terminações neurais pós-sinápticas simpáticas *SNC:* tálamo, hipotálamo, sistema límbico, hipocampo, cerebelo, córtex cerebral *Funções:* humor, cognição, percepção, locomoção, função cardiovascular e sono e estado de vigília	*Níveis aumentados:* mania, transtornos de ansiedade, esquizofrenia *Níveis reduzidos:* depressão
B. Dopamina	Córtex frontal, sistema límbico, núcleos da base, tálamo, neuro-hipófise, medula espinal *Funções:* movimento e coordenação, emoções, decisão voluntária, secreção de prolactina	*Níveis aumentados:* mania e esquizofrenia *Níveis reduzidos:* doença de Parkinson e depressão
C. Serotonina	Hipotálamo, tálamo, sistema límbico, córtex cerebral, cerebelo, medula espinal *Funções:* sono e estado de vigília, libido, apetite, humor, agressividade, percepção da dor, coordenação, juízo	*Níveis aumentados:* transtornos de ansiedade *Níveis reduzidos:* depressão
D. Histamina	Hipotálamo *Funções:* estado de vigília, sensibilidade à dor, reação inflamatória	*Níveis reduzidos:* depressão
III. Aminoácidos		
A. Ácido gama-aminobutírico	Hipotálamo, hipocampo, córtex, cerebelo, núcleos da base, medula espinal, retina *Funções:* desaceleração das atividades do corpo	*Níveis reduzidos:* doença de Huntington, transtornos de ansiedade, esquizofrenia e vários tipos de epilepsia
B. Glicina	Medula espinal, tronco encefálico *Funções:* inibição recorrente dos neurônios motores	*Níveis tóxicos:* encefalopatia associada à glicina *Níveis reduzidos:* associados a movimentos motores espásticos
C. Glutamato e aspartato	Células piramidais do córtex, cerebelo e sistemas aferentes sensoriais primários; hipocampo, tálamo, hipotálamo, medula espinal *Funções:* retransmissão dos estímulos sensoriais e regulação de vários reflexos motores e espinais O glutamato também desempenha funções importantes na memória e na aprendizagem	*Níveis aumentados:* doença de Huntington, epilepsia do lobo temporal, degeneração espinocerebelar, transtornos de ansiedade, transtornos depressivos *Níveis reduzidos:* esquizofrenia
D. D-serina	Córtex cerebral, prosencéfalo, hipocampo, cerebelo, núcleo estriado, tálamo *Funções:* liga-se aos receptores de NMDA e, junto com o glutamato, atua como coagonista, cujas funções são mediação da transmissão por meio dos receptores de NMDA, plasticidade sináptica e neurotoxicidade	*Níveis reduzidos:* esquizofrenia

(continua)

TABELA 3.2 Neurotransmissores do sistema nervoso central. (*continuação*)		
NEUROTRANSMISSOR	**LOCALIZAÇÃO E FUNÇÃO**	**IMPLICAÇÕES POSSÍVEIS NA DOENÇA MENTAL**
IV. Neuropeptídeos		
A. Endorfinas e encefalinas	Hipotálamo, tálamo, estruturas límbicas, mesencéfalo, tronco encefálico; as encefalinas também são encontradas no sistema digestório. *Funções:* modulação da dor e redução da peristalse (encefalinas)	A modulação da atividade da dopamina pelos peptídeos opioides pode indicar alguma relação com os sintomas da esquizofrenia
B. Substância P	Hipotálamo, estruturas límbicas, mesencéfalo, tronco encefálico, tálamo, núcleos da base, medula espinal; também encontrada no sistema digestório e nas glândulas salivares. *Função:* regulador da dor	*Níveis aumentados:* depressão *Níveis reduzidos:* doença de Huntington, doença de Alzheimer
C. Somatostatina	Córtex cerebral, hipocampo, tálamo, núcleos da base, tronco encefálico, medula espinal. *Funções:* dependendo da parte do cérebro afetada, estimula a secreção de dopamina, serotonina, norepinefrina e acetilcolina, e inibe a liberação de norepinefrina, histamina e glutamato; também atua como neuromoduladora da serotonina no hipotálamo	*Níveis aumentados:* doença de Huntington *Níveis reduzidos:* doença de Alzheimer

SNA, sistema nervoso autônomo; SNC, sistema nervoso central; NMDA, *N*-metil-d-aspartato.

Colinérgicos

Acetilcolina

A acetilcolina foi o primeiro composto químico identificado e confirmado como neurotransmissor. Ela é um dos compostos químicos efetores principais do SNA e atua em todas as terminações neurais pré-sinápticas simpáticas e parassimpáticas, assim como em todas as pós-sinápticas parassimpáticas. A acetilcolina desempenha um papel muito importante na neurotransmissão que ocorre nas junções dos nervos e músculos. A acetilcolinesterase é a enzima que a decompõe ou inibe sua atividade.

No SNC, os neurônios colinérgicos (acetilcolina) inervam o córtex cerebral, o hipocampo e as estruturas límbicas. Essas vias neurais são especialmente numerosas na região dos núcleos da base do cérebro.

A acetilcolina desempenha muitas funções, inclusive de sono, estado de vigília, percepção da dor, modulação e coordenação dos movimentos, e aquisição e retenção de memórias. As vias colinérgicas podem desempenhar alguma função em determinados transtornos da atividade motora e da memória, inclusive nas doenças de Parkinson, de Huntington e de Alzheimer.

Monoaminas

Norepinefrina

Norepinefrina é o neurotransmissor que atua nas terminações neurais pós-sinápticas simpáticas do SNA, resultando nas reações de fuga ou luta nos órgãos efetores. No SNC, as vias mediadas por ela começam na ponte e no bulbo e inervam o tálamo, hipotálamo dorsal, sistema límbico, hipocampo, cerebelo e córtex cerebral. Quando a norepinefrina não é recuperada para armazenamento nas vesículas das terminações axonais, ela é metabolizada e inativada pelas enzimas monoaminoxidase (MAO) e catecol-*O*-metiltransferase (COMT).

Entre as funções da norepinefrina estão regulação do humor, cognição, percepção, locomoção, função cardiovascular e sono e estado de vigília. A atividade desse neurotransmissor também foi implicada em alguns transtornos do humor (p. ex., depressão e mania), nos transtornos de ansiedade e na esquizofrenia (Sadock et al., 2015).

Dopamina

As vias dopaminérgicas (mediadas por dopamina) começam no mesencéfalo e hipotálamo e terminam no córtex frontal, sistema límbico, nos núcleos da base e no tálamo. Assim como a norepinefrina, as enzimas que inativam a dopamina são MAO e COMT.

As funções da dopamina incluem a regulação e coordenação de movimentos, as emoções e a capacidade de tomar decisões voluntárias. Devido à sua influência na hipófise, ela inibe a secreção de prolactina (Sadock et al., 2015). Níveis altos de dopamina estão associados à mania e à esquizofrenia.

Serotonina

As vias serotoninérgicas (mediadas por serotonina) começam nos corpos celulares situados na ponte e no bulbo e projetam-se a áreas como hipotálamo, tálamo, sistema límbico, córtex cerebral, cerebelo e medula espinal. A serotonina que não é recuperada para ser armazenada nas vesículas terminais dos axônios é catabolizada pela enzima MAO.

Essa monoamina pode desempenhar um papel importante no sono e no estado de vigília, na libido, no apetite, no humor, na agressividade e na percepção da dor. O sistema serotoninérgico foi implicado na etiologia de alguns transtornos psicopatológicos, inclusive transtornos de ansiedade e do humor e esquizofrenia (Sadock et al., 2015).

Histamina

A função da histamina como mediadora das reações alérgicas e inflamatórias está bem documentada. Contudo, seu papel como neurotransmissor do SNC foi confirmado apenas recentemente, e existem poucas informações sobre essa função. As concentrações mais altas de histamina são detectadas em várias regiões do hipotálamo; os neurônios histaminérgicos (mediados por histamina) do hipotálamo posterior estão associados à manutenção do estado de vigília. A enzima que cataboliza histamina é a MAO. Embora os mecanismos exatos mediados por ela no SNC ainda não estejam claramente definidos, alguns dados sugerem que possa desempenhar alguma função nos transtornos depressivos.

Aminoácidos

Aminoácidos inibitórios

Ácido gama-aminobutírico (GABA). Está amplamente distribuído no SNC e alcança concentrações altas em: hipotálamo, hipocampo, córtex, cerebelo, núcleos da base do encéfalo, substância cinzenta do corno dorsal da medula espinal e retina. O GABA é catabolizado pela enzima GABA transaminase.

Os neurotransmissores inibitórios, como o GABA, impedem a excitação pós-sináptica, interrompendo a propagação do impulso elétrico na junção sináptica. Essa função é significativa quando a desaceleração das atividades do corpo é vantajosa. A estimulação do sistema GABAérgico (mediado por GABA) é o mecanismo de ação por meio do qual os benzodiazepínicos produzem seu efeito tranquilizante. As alterações desse sistema foram implicadas na etiologia dos transtornos de ansiedade, transtornos do movimento (p. ex., doença de Huntington) e de vários tipos de epilepsia.

Glicina. As concentrações mais altas de glicina no SNC são detectadas na medula espinal e no tronco encefálico, mas existem poucas informações acerca do seu metabolismo enzimático. A glicina parece ser o neurotransmissor envolvido na inibição recorrente dos neurônios motores da medula espinal e, possivelmente, também participa da regulação dos reflexos medulares e do tronco encefálico. Ela foi implicada na patogenia de alguns tipos de transtornos espásticos e na *encefalopatia associada à glicina*, que ocorre quando há acumulação tóxica desse neurotransmissor no cérebro e no líquido cerebrospinal (Van Hove et al., 2013).

Aminoácidos excitatórios

Glutamato e aspartato. Glutamato e aspartato parecem ser os neurotransmissores excitatórios principais das células piramidais do córtex, do cerebelo e dos sistemas aferentes sensoriais primários. Também são encontrados no hipocampo, tálamo, hipotálamo e na medula espinal. O glutamato e o aspartato são inativados por receptação para os tecidos e assimilação em diversas vias metabólicas.

Eles atuam na retransmissão dos estímulos sensoriais e na regulação de vários reflexos motores espinais. As anormalidades desses sistemas foram implicadas na etiologia de algumas doenças neurodegenerativas, inclusive doença de Huntington, epilepsia do lobo temporal e degeneração espinocerebelar. Estudos recentes associaram os níveis altos de glutamato aos transtornos de ansiedade e depressão, e os níveis baixos à esquizofrenia (Ouellet-Plamondon e George, 2012). O glutamato também desempenha um papel importante na memória e na aprendizagem. Outro aminoácido (D-serina) foi identificado como neurotransmissor que, junto com o glutamato, atua como coagonista nos receptores de NMDA (*N*-metil-d-aspartato). A hipofunção desses neurotransmissores pode estar associada à esquizofrenia (Balu et al., 2013; Wolosker et al., 2008).

Neuropeptídeos

Os neuropeptídeos atuam como moléculas de sinalização no SNC. Suas atividades incluem a regulação dos processos relacionados com sexo, sono, estresse, dor, emoção e cognição social. Eles também podem contribuir para os sintomas e comportamentos associados a psicoses, transtornos do humor, demência e transtornos do espectro autista (Sadock et al., 2015). Os neuropeptídeos hormonais estão descritos na seção sobre neuroendocrinologia, neste capítulo.

Peptídeos opioides

Os peptídeos opioides, como as endorfinas e as encefalinas, foram amplamente estudados. Eles existem em concentrações variadas no hipotálamo, no tálamo, nas estruturas límbicas, no mesencéfalo e no tronco encefálico; as encefalinas também são encontradas no sistema digestório. Os peptídeos opioides têm propriedades semelhantes às da morfina natural e parecem ter alguma participação na modulação da dor. Liberados em resposta aos estímulos dolorosos, podem ser responsáveis pelo efeito analgésico associado à acupuntura. Esses neurotransmissores alteram a liberação de dopamina e afetam a atividade espontânea dos neurônios dopaminérgicos. Essas observações podem ter alguma implicação quanto à interação entre dopamina e peptídeos opioides na etiologia da esquizofrenia.

Substância P

A substância P foi o primeiro neuropeptídeo descoberto e é encontrada em concentrações altas no hipotálamo, nas estruturas límbicas, no mesencéfalo e no tronco encefálico. Ela também existe no tálamo, nos núcleos da base e na medula espinal. A substância P é importante na transmissão sensorial, principalmente na regulação da dor. Estudos recentes demonstraram que os indivíduos com depressão e transtorno de estresse pós-traumático (TEPT) tinham níveis altos de substância P no líquido cerebrospinal (Sadock et al., 2015).

Somatostatina

A somatostatina, também conhecida como hormônio inibidor do hormônio de crescimento (HIHC), é encontrada no córtex cerebral, no hipocampo, no tálamo, nos núcleos da base, no tronco encefálico e na medula espinal, tendo vários efeitos no SNC. Em sua função como neurotransmissor, produz efeitos estimuladores e inibidores. Dependendo da parte do cérebro envolvida, estudos demonstraram que esse hormônio estimula as vias de dopamina, serotonina, norepinefrina e acetilcolina e inibe as vias de norepinefrina, histamina e glutamato. Além disso, atua como neuromodulador da serotonina no hipotálamo e, desse modo, regula sua liberação. A somatostatina também pode desempenhar essa função com outros neurotransmissores. Concentrações altas dela foram detectadas nas biopsias cerebrais de pacientes com doença de Huntington, e níveis baixos foram demonstrados nos pacientes com doença de Alzheimer.

> **CONCEITO FUNDAMENTAL**
> **Neuroendocrinologia**
> Estudo da interação entre os sistemas nervoso e endócrino e dos efeitos de vários hormônios nas funções cognitiva, emocional e comportamental.

Neuroendocrinologia

As funções endócrinas humanas têm bases sólidas no SNC sob a regulação do hipotálamo, que controla diretamente a hipófise. Esta tem dois lobos principais – anterior, também conhecido como *adeno-hipófise*, e posterior ou *neuro-hipófise*. A hipófise tem o tamanho aproximado de uma ervilha; porém, apesar de suas dimensões e em razão do controle estrito que exerce sobre as funções endócrinas dos seres humanos, algumas vezes é referida como "glândula mestre". A Figura 3.5 ilustra os hormônios hipofisários e seus órgãos-alvo. Alguns dos hormônios sujeitos à regulação hipotálamico-hipofisária podem ter implicações nas funções comportamentais. A Tabela 3.3 resume as características deles.

Hipófise

Lobo posterior da hipófise (neuro-hipófise)

O hipotálamo exerce controle direto sobre a neuro-hipófise por meio das vias neurais eferentes. Dois hormônios são encontrados na neuro-hipófise: vasopressina ou hormônio antidiurético (ADH) e ocitocina. Na verdade, ambos são produzidos pelo hipotálamo e armazenados na neuro-hipófise. A secreção desses hormônios é mediada por impulsos neurais originados do hipotálamo (Figura 3.6).

Hormônio antidiurético

As funções principais do hormônio antidiurético (ADH) são conservar a água do corpo e manter a pressão arterial normal. Sua secreção é estimulada por dor, estresse emocional, desidratação, concentração plasmática alta e reduções do volume sanguíneo. A alteração dessa secreção está relacionada com a polidipsia observada nos pacientes diabéticos. Esse pode ser um dos diversos fatores que contribuem para a polidipsia e a intoxicação hídrica (um estado de hidratação excessiva relacionada com a ingestão abundante de água) detectadas em cerca de 10 a 20% dos pacientes com doença mental grave, principalmente nos esquizofrênicos. Outros fatores relacionados com esse comportamento são os efeitos adversos dos fármacos psicotrópicos e as manifestações psiquiátricas do próprio transtorno comportamental. Alguns fatores podem estimular a ingestão excessiva de água pelos pacientes com doença psiquiátrica grave. A intoxicação hídrica grave pode causar distúrbios eletrolíticos e morte (Kohli et al., 2011). O ADH também desempenha um papel importante na aprendizagem e na memória, na alteração da reação à dor e na modificação dos padrões de sono.

Ocitocina

A ocitocina provoca contração do útero no final da gravidez e estimula a secreção de leite pelas glândulas mamárias (Scanlon & Sanders, 2015). Esse hormônio também é liberado em resposta ao estresse e durante a excitação sexual. A ocitocina pode estimular a ligação entre os sexos e tem sido usada experimentalmente nas crianças autistas para melhorar a socialização (Sadock et al., 2015). Sua função no padrão comportamental não está clara, embora seja possível que ela possa estimular a secreção de hormônio adrenocorticotrófico (ACTH) em determinadas situações e, desse modo, desempenhar um papel fundamental na resposta hormonal global ao estresse.

Adeno-hipófise

O hipotálamo produz hormônios liberadores, que circulam nos capilares e nas veias do sistema porto-hipofisário e entram nos capilares da adeno-hipófise,

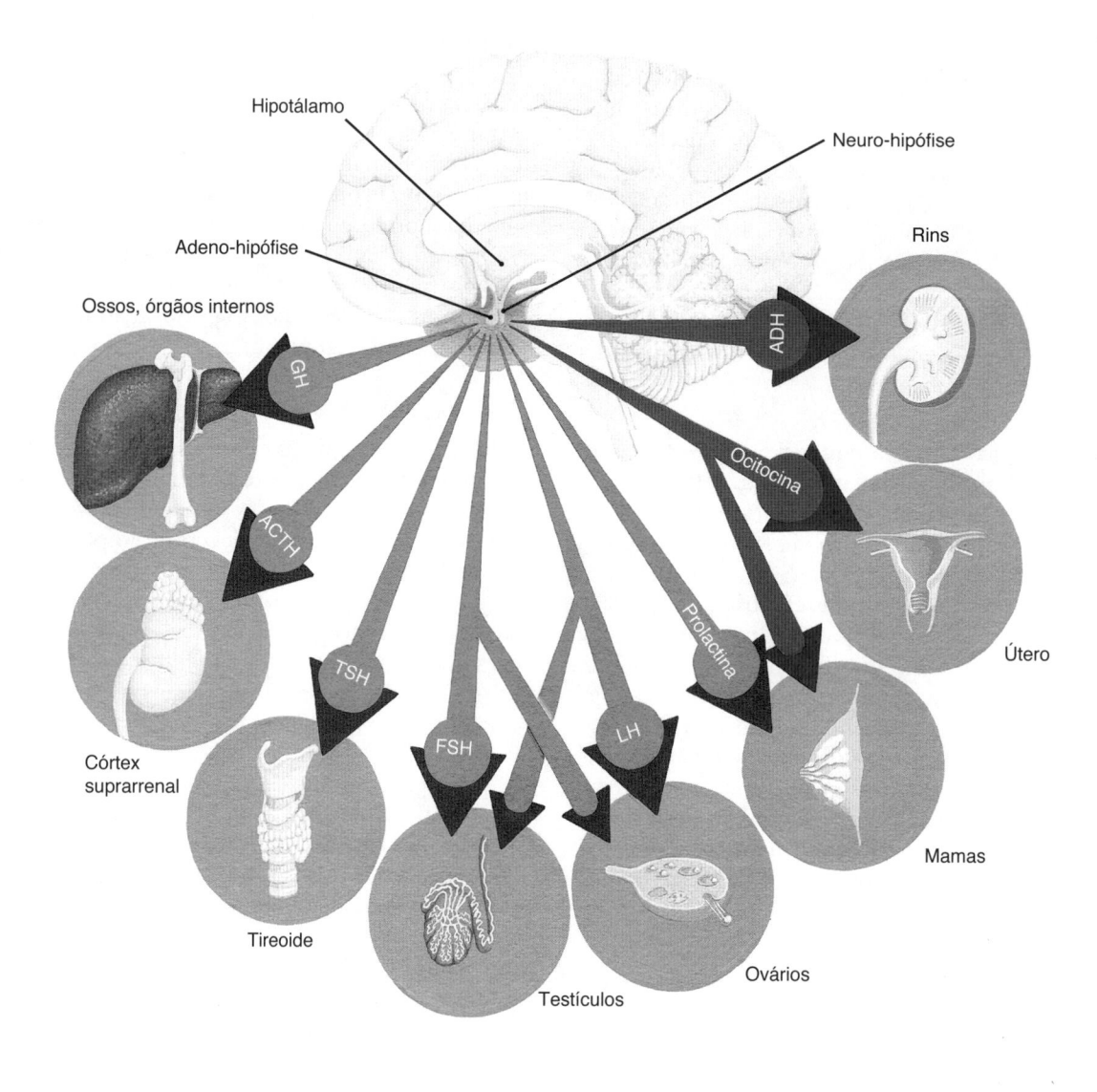

Figura 3.5 Hormônios hipofisários e seus órgãos-alvo. GH, hormônio do crescimento; ACTH, hormônio adrenocorticotrófico; TSH, hormônio estimulador da tireoide; FSH, hormônio foliculoestimulante; LH, hormônio luteinizante; ADH, hormônio antidiurético. (De: Scanlon, V.C., & Sanders, T. [2015]. *Essentials of anatomy and physiology* [7th ed.]. Philadelphia: F.A. Davis Company, com autorização.) (Esta figura encontra-se reproduzida em cores no Encarte.)

TABELA 3.3 Hormônios do sistema neuroendócrino.

HORMÔNIO	LOCALIZAÇÃO E ESTIMULAÇÃO DA SECREÇÃO	ÓRGÃO-ALVO	FUNÇÕES	CORRELAÇÃO COMPORTAMENTAL POTENCIAL COM A SECREÇÃO ALTERADA
Hormônio antidiurético (ADH)	Neuro-hipófise; a secreção é estimulada por desidratação, dor e estresse	Rins (aumenta a reabsorção tubular)	Conservação de água corporal; manutenção da pressão arterial	Polidipsia; reação alterada à dor; alteração do padrão de sono
Ocitocina	Neuro-hipófise; secreção estimulada no final da gestação; estresse; durante a excitação sexual	Útero; mamas	Contração do útero no trabalho de parto; secreção de leite materno	Pode ter alguma participação na reação ao estresse por estimulação da secreção de ACTH

(continua)

TABELA 3.3 Hormônios do sistema neuroendócrino. (continuação)				
HORMÔNIO	LOCALIZAÇÃO E ESTIMULAÇÃO DA SECREÇÃO	ÓRGÃO-ALVO	FUNÇÕES	CORRELAÇÃO COMPORTAMENTAL POTENCIAL COM A SECREÇÃO ALTERADA
Hormônio do crescimento (GH)	Adeno-hipófise; secreção estimulada pelo hormônio liberador de hormônio do crescimento originado do hipotálamo	Ossos e tecidos	Crescimento das crianças; síntese de proteínas nos adultos	Anorexia nervosa
Hormônio estimulador da tireoide (TSH)	Adeno-hipófise; secreção estimulada pelo hormônio liberador de tireotrofina originada do hipotálamo	Tireoide	Estimulação da secreção dos hormônios tireóideos necessários ao metabolismo dos alimentos e à regulação da temperatura	*Níveis aumentados dos hormônios tireóideos (secreção reduzida de TSH):* insônia, ansiedade e labilidade emocional *Níveis reduzidos dos hormônios tireóideos (secreção aumentada de TSH):* fadiga, depressão
Hormônio adrenocorticotrófico (ACTH)	Adeno-hipófise; secreção estimulada pelo hormônio liberador de corticotrofina originado do hipotálamo	Córtex suprarrenal	Estimulação da secreção de cortisol, que é importante na reação ao estresse	*Níveis aumentados:* transtornos do humor, psicose *Níveis reduzidos:* depressão, apatia e fadiga
Prolactina	Adeno-hipófise; secreção estimulada pelo hormônio liberador de prolactina originado do hipotálamo	Mamas	Estimulação da produção de leite	*Níveis aumentados:* depressão, ansiedade, redução da libido, irritabilidade
Hormônios gonadotróficos	Adeno-hipófise; secreção estimulada pelo hormônio liberador de gonadotrofinas originado do hipotálamo	Ovários e testículos	Estimulação das secreções de estrogênio, progesterona e testosterona; atua na ovulação e na produção de espermatozoides	*Níveis reduzidos:* depressão, anorexia nervosa *Testosterona aumentada:* estimulação do comportamento sexual e aumento da agressividade
Hormônio estimulador dos melanócitos (MSH)	Adeno-hipófise; secreção estimulada ao anoitecer (redução da luminosidade)	Glândula pineal	Estimulação da secreção de melatonina	*Níveis aumentados:* depressão

onde estimulam a secreção de alguns hormônios especializados. Os hormônios da adeno-hipófise regulam diversas funções do corpo; eles incluem hormônio do crescimento (GH), hormônio estimulador da tireoide (TSH), ACTH, prolactina, hormônio estimulador das gonadotrofinas e hormônio estimulador dos melanócitos (MSH). A maioria deles é regulada por um *mecanismo de feedback negativo*. Depois que o hormônio produziu seus efeitos, a informação é "retroalimentada" (*feedback*) para a adeno-hipófise, que inibe a secreção e, por fim, reduz os efeitos dos hormônios estimuladores.

Hormônio do crescimento

A secreção de hormônio do crescimento (GH), também conhecido como *somatotrofina*, é estimulada pelo hormônio liberador de hormônio do crescimento (GHRH), que é secretado pelo hipotálamo. A secreção de GH (ou *somatostatina*) é inibida pelo hormônio inibidor do hormônio do crescimento (GHIH), que também é secretado pelo hipotálamo. O GH é responsável pelo crescimento infantil e pela síntese proteica contínua ao longo de toda a vida. Durante os períodos de jejum, esse hormônio estimula a liberação de gordura do tecido adiposo para aumentar a energia disponível. A secreção do GHIH é estimulada em resposta aos períodos de hiperglicemia, enquanto a do GHRH aumenta em resposta à hipoglicemia e às situações estressantes. Durante o estresse prolongado, o GH tem efeitos diretos no metabolismo das proteínas, dos carboidratos e dos lipídios, aumentando os níveis séricos de glicose e ácidos graxos livres, que são usados para elevar as reservas de energia. Alguns estudos detectaram deficiência de GH em alguns pacientes com depressão maior, e várias anormalidades desse hormônio foram apresentadas nos pacientes com anorexia nervosa.

Hormônio estimulador da tireoide

O hormônio liberador de tireotrofina (TRH), secretado pelo hipotálamo, estimula a secreção do hormônio tireoestimulante (TSH, ou tireotrofina) pela adeno-hipófise,

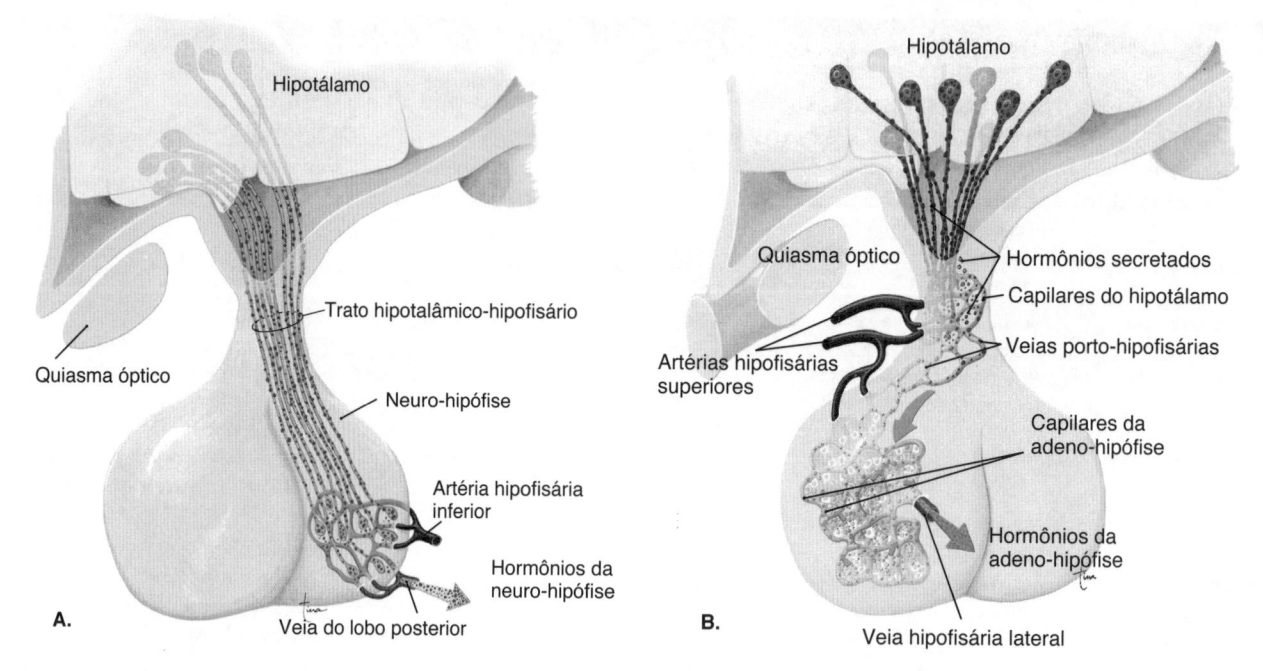

Figura 3.6 Relações estruturais entre o hipotálamo e a hipófise. **A.** A neuro-hipófise armazena os hormônios produzidos no hipotálamo. **B.** Os hormônios liberados pelo hipotálamo circulam diretamente para a adeno-hipófise e estimulam sua secreção. Observe as duas redes capilares. (De: Scanlon, V.C., & Sanders, T. [2015]. *Essentials of anatomy and physiology* [7th ed.]. Philadelphia: F.A. Davis Company, com autorização.)

hormônio que leva a glândula tireoide a secretar tri-iodotironina (T_3) e tiroxina (T_4). Os hormônios tireóideos são essenciais ao metabolismo dos alimentos e à regulação da temperatura.

A relação entre disfunção da glândula tireoide e transtornos comportamentais está bem demonstrada. Os sinais e sintomas comuns do hipertireoidismo são irritabilidade, insônia, ansiedade, agitação, emagrecimento e instabilidade emocional, que, em alguns casos, progride para *delirium* ou psicose. O hipotireoidismo está associado a sinais e sintomas como fadiga, redução da libido, déficits de memória, depressão e ideação suicida. Alguns estudos correlacionaram os diversos tipos de disfunção tireóidea a transtornos do humor, ansiedade, distúrbios alimentares, esquizofrenia e demência.

Hormônio adrenocorticotrófico

O hormônio liberador de corticotrofina (CRH), secretado pelo hipotálamo, estimula a secreção do ACTH pela adeno-hipófise, que, por sua vez, leva o córtex suprarrenal a secretar cortisol. Os níveis de CRH, ACTH e cortisol aumentam em resposta ao estresse. As doenças do córtex suprarrenal foram associadas a transtornos do humor, TEPT, doença de Alzheimer e transtornos associados ao abuso de drogas.

A doença de Addison é causada pela secreção insuficiente dos hormônios do córtex suprarrenal, e os sintomas comportamentais associados à secreção reduzida são alterações do humor com apatia, retração social, transtornos do sono, redução da capacidade de concentrar-se e fadiga. A secreção excessiva de cortisol causa doença de Cushing, que está ligada a transtornos comportamentais como depressão, mania, psicose e ideação suicida. Nesses pacientes, também foram detectados déficits cognitivos.

Prolactina

A prolactina está envolvida basicamente nas funções reprodutivas e na produção de leite pelas glândulas mamárias durante a gestação. Os fármacos antipsicóticos de primeira geração aumentam seus níveis e podem ser responsáveis pelo efeito colateral indesejável de produção de leite (galactorreia). Os níveis altos desse hormônio também estão associados a depressão, redução da libido, ansiedade, irritabilidade e sintomas negativos de esquizofrenia. As concentrações de prolactina dos pacientes psicóticos foram relacionadas positivamente com a gravidade da discinesia tardia (Sadock et al., 2015).

Hormônios gonadotróficos

Os hormônios gonadotróficos são assim chamados porque produzem efeitos nas gônadas – ovários e testículos. As gonadotrofinas são conhecidas como hormônio foliculoestimulante (FSH) e hormônio luteinizante (LH). Nas mulheres, o FSH inicia a maturação dos folículos ovarianos em óvulos e estimula sua secreção de estrogênio; o LH é responsável pela ovulação e secreção de progesterona pelo corpo lúteo. Nos homens, o FSH inicia a produção de esperma nos testículos, enquanto o LH aumenta a secreção de testosterona pelas células intersticiais testiculares (Scanlon e Sanders, 2015).

Há poucas evidências correlacionando as gonadotrofinas a transtornos comportamentais, embora existam alguns dados que apoiam uma relação hipotética. Estudos detectaram níveis reduzidos de testosterona, LH e FSH nos homens com depressão; já comportamento sexual exacerbado e agressividade exagerada foram associados a níveis altos de testosterona nos homens e nas mulheres. Níveis plasmáticos baixos de LH e FSH são comuns nos pacientes com anorexia nervosa. A suplementação de estrogênio melhorou o estado mental e o humor de algumas mulheres deprimidas.

Hormônio estimulador dos melanócitos

O MSH secretado pelo hipotálamo estimula a glândula pineal a secretar melatonina, cuja secreção parece depender da redução da luminosidade natural e é suprimida pela luz. Estudos realizados com esse hormônio sugeriram que a luz ambiente possa afetar a atividade neuronal e alterar os ritmos circadianos. A correlação entre secreção anormal de melatonina e sintomas depressivos resultou na implicação dela no transtorno afetivo sazonal, no qual os indivíduos se tornam deprimidos apenas nos meses de outono e inverno, quando a exposição à luz solar diminui.

Ritmos circadianos

Os ritmos biológicos humanos são determinados basicamente pela constituição genética, embora os estímulos originados do ambiente externo produzam efeitos cíclicos. Os **ritmos circadianos** dos seres humanos seguem um padrão de aproximadamente 24 horas e podem afetar diversas funções reguladoras, inclusive o ciclo de sono-vigília, a regulação da temperatura corporal, os padrões de atividade, como comer e beber, e a secreção hormonal. Os ritmos de 24 horas dos seres humanos são afetados acentuadamente pelos ciclos de luminosidade e escuridão. Isso ocorre em razão de um "marca-passo" localizado no cérebro, que envia mensagens aos outros sistemas do corpo e mantém o ritmo de 24 horas. Esse marca-passo endógeno parece corresponder aos núcleos supraquiasmáticos do hipotálamo, os quais recebem projeções dos estímulos luminosos transmitidos pela retina e, por sua vez, geram impulsos elétricos para vários outros sistemas do corpo, mediando a secreção de neurotransmissores ou hormônios encarregados de regular as funções do organismo.

A maioria dos ritmos biológicos do corpo opera com base em um período de cerca de 24 horas, mas pesquisadores também estudaram ciclos mais longos. Por exemplo, as mulheres em idade de menstruar apresentam ciclos mensais nos níveis de progesterona na saliva, na temperatura da pele sobre as mamas e nos níveis plasmáticos de prolactina sanguínea (Hughes, 1993).

Alguns ritmos podem estender-se ainda mais por até 1 ano. Esses ritmos circanuais são especialmente relevantes para alguns fármacos, como a ciclosporina, que parece ser mais eficaz em alguns meses que em outros ao longo de um período de aproximadamente 12 meses (Hughes, 1993). Estudos clínicos demonstraram que a administração de quimioterapia durante a fase apropriada do ritmo circadiano e na hora mais apropriada do dia pode aumentar significativamente a eficácia e reduzir os efeitos tóxicos de alguns fármacos citotóxicos (Garlapow, 2016; Lis et al., 2003).

Papel dos ritmos circadianos em psicopatologia

Os ritmos circadianos podem desempenhar um papel importante em psicopatologia; quando anormais, são associados a várias doenças mentais, inclusive depressão, transtorno bipolar e transtorno afetivo sazonal. Como alguns hormônios foram implicados nas funções comportamentais, é razoável supor que os períodos de secreção máxima possam ser importantes para prever determinados comportamentos. A relação entre depressão e secreção aumentada de melatonina durante as horas de escuridão já foi mencionada aqui. A manipulação externa do ciclo de luz-escuridão e a eliminação dos indícios exteriores de tempo frequentemente têm efeitos favoráveis nos transtornos do humor.

Os sintomas que ocorrem na fase pré-menstrual foram relacionados com a desorganização dos ritmos biológicos. Alguns associados ao transtorno disfórico pré-menstrual (TDPM) são muito semelhantes aos ligados à depressão, e as alterações hormonais foram relacionadas com a etiologia. Algumas dessas anormalidades incluem desequilíbrio entre progesterona-estrogênio, aumentos dos níveis de prolactina e mineralocorticoides, altos índices de prostaglandinas, concentrações baixas de opioides endógenos, distúrbios do metabolismo das aminas biogênicas (serotonina, dopamina, norepinefrina, acetilcolina) e variações da secreção de glicocorticoides ou melatonina.

Como o ciclo de sono-vigília provavelmente é o mais fundamental dos ritmos biológicos e os transtornos do sono são comuns nos pacientes com depressão e TDPM, ele será descrito com mais detalhes adiante. A Figura 3.7 ilustra esquematicamente as funções corporais afetadas pelos ritmos biológicos de 24 horas.

Sono

O ciclo de sono-vigília é determinado geneticamente, em vez de ser aprendido, e é definido algum tempo depois do nascimento. Mesmo quando os estímulos ambientais como a capacidade de detectar luz e escuridão são eliminados, o ciclo de sono-vigília do ser humano geralmente se desenvolve com periodicidade de cerca de 25 horas, que fica muito próximo do ritmo circadiano normal de 24 horas.

O sono pode ser avaliado com base nos tipos de ondas cerebrais que ocorrem durante os diversos estágios do sono. Os períodos de sono caracterizam-se por movimentos oculares rápidos (REM, do inglês *rapid eye*

Figura 3.7 Ritmos biológicos circadianos.

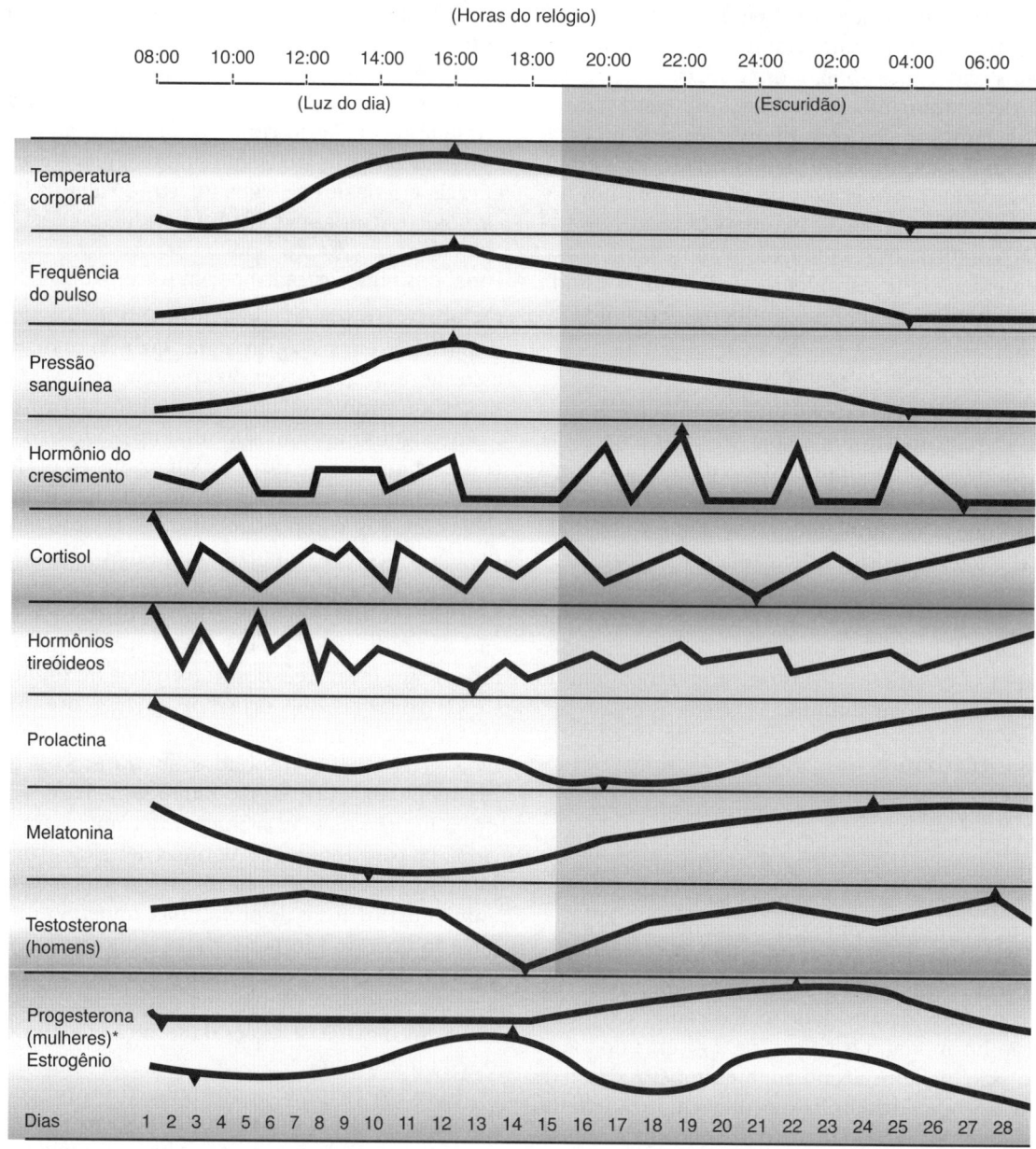

▼ indica nível mais baixo e ▲ indica nível mais alto desses fatores biológicos ao longo de um ritmo circadiano de 24 horas.
* Os hormônios femininos estão representados em ritmo mensal em razão de sua influência no ciclo reprodutivo. Os ritmos diários das gonadotrofinas nas mulheres são difíceis de estudar e provavelmente são menos significativos que os ritmos mensais.

movement) e também são conhecidos como sono REM. O ciclo de sono-vigília é constituído de seis estágios bem definidos, conforme a seguir:

Estágio 0 | Ritmo alfa: caracteriza-se por um estado desperto relaxado com os olhos fechados. O ritmo de ondas cerebrais alfa tem frequência entre 8 e 12 ciclos por segundo.

Estágio 1 | Ritmo beta: o estágio 1 refere-se à transição ao sono, um período no qual o indivíduo cochila e seus pensamentos vagueiam, entrando e saindo do estado de sono. O ritmo cerebral de ondas beta tem frequência entre 18 e 25 ciclos por segundo.

Estágio 2 | Ritmo teta: representa cerca de 50% do tempo de sono. Os movimentos oculares e a atividade muscular são mínimos. O ritmo cerebral de ondas teta varia de 4 a 7 ciclos por segundo.

Estágio 3 | Ritmo delta: é um período de sono profundo e reparador. Os músculos estão relaxados, a frequência cardíaca e a pressão arterial diminuem, e a respiração fica mais lenta. Não há movimentos oculares.

O ritmo cerebral de ondas delta tem frequência variável entre 1,5 e 3 ciclos por segundo.

Estágio 4 | Ritmo delta: é o estágio de sono mais profundo. Os pacientes que têm insônia ou outros transtornos do sono frequentemente não entram nessa fase. Os movimentos oculares e a atividade muscular são mínimos, e as ondas delta predominam.

Sono REM | Ritmo beta: os sonhos ocorrem durante esse estágio. Os olhos movem-se rapidamente sob as pálpebras fechadas, com velocidade mais rápida do que quando o indivíduo está acordado. O padrão de ondas cerebrais é semelhante ao do estágio 1. As frequências cardíaca e respiratória aumentam, e a pressão arterial pode aumentar ou diminuir. Os músculos ficam hipotônicos durante essa fase.

Durante todo o ciclo de sono, há repetições do estágio 2 ao sono REM. Os indivíduos tendem a apresentar períodos mais longos de sono nos estágios 3 e 4 no início do ciclo e períodos mais longos de sono REM nas fases mais tardias. A maioria das pessoas tem cerca de quatro a cinco períodos de sono REM durante a noite. A quantidade de sono REM e a profundidade do sono diminuem com a idade, enquanto o tempo passado no estado acordado de sonolência e cochilo aumenta.

Influências neuroquímicas

Estudos demonstraram que alguns compostos neuroquímicos afetam o ciclo de sono-vigília, e vários deles forneceram informações sobre as propriedades indutoras de sono da serotonina. O L-triptofano (aminoácido precursor da serotonina) tem sido usado há muitos anos como sedativo-hipnótico eficaz para induzir o sono nos pacientes com transtorno do início do sono. A serotonina e a norepinefrina parecem ser mais eficazes durante o sono não REM, enquanto o neurotransmissor acetilcolina é ativado durante o sono REM (Skudaev, 2009). A função exata do GABA na facilitação do sono não está definida, embora os efeitos sedativos dos fármacos que aumentam a transmissão do GABA (p. ex., benzodiazepínicos) sugiram que esse neurotransmissor desempenhe um papel importante na regulação do sono e no despertar. Alguns estudos sugeriram que a acetilcolina induza e prolongue o sono REM, enquanto a histamina parece ter efeito inibitório. Os mecanismos neuroendócrinos parecem estar ligados mais diretamente aos ritmos circadianos que ao ciclo de sono-vigília. Uma exceção é a secreção de GH, que aumenta durante o estágio 3 e pode estar associado ao sono com ondas lentas (Van Cauter & Plat, 1996).

> **CONCEITO FUNDAMENTAL**
> **Genética**
> Estudo da transmissão biológica de determinadas características físicas e/ou comportamentais dos genitores à prole.

Genética

A genética do comportamento humano busca entender as contribuições dos fatores genéticos e do ambiente para as variações individuais do comportamento humano. Esse tipo de estudo é complicado porque os comportamentos, assim como todos os traços complexos, envolvem *múltiplos genes*.

O termo **genótipo** refere-se ao conjunto total de genes existentes no indivíduo e que são codificados no DNA no momento da concepção. As manifestações físicas de determinado genótipo são designadas pelas características que especificam um **fenótipo**. Exemplos de fenótipos são cor dos olhos, estatura, tipo sanguíneo, tom de voz e tipo de cabelo. Como se conclui com base nos exemplos citados, os fenótipos não são *apenas* genéticos, mas também podem ser adquiridos (*i. e.*, influenciados pelo ambiente) ou uma combinação de ambos. É provável que alguns transtornos psiquiátricos sejam causados por uma combinação de fatores genéticos e influências ambientais.

Os pesquisadores que estudam as implicações etiológicas das doenças psiquiátricas podem investigar vários fatores de risco. Os estudos realizados para determinar se uma doença é *familiar* comparam o percentual de familiares com o distúrbio com sua incidência na população geral, ou entre um grupo-controle de indivíduos sem grau de parentesco. Esses estudos estimam a prevalência da psicopatologia entre os parentes e fazem previsões quanto à predisposição a uma doença com base nos fatores de risco familiares. Esquizofrenia, transtorno bipolar, depressão maior, anorexia nervosa, transtorno de pânico, transtorno de somatização, transtorno de personalidade antissocial e alcoolismo são exemplos de problemas psiquiátricos nos quais há indícios de predisposição familiar.

Os estudos que avaliam apenas os fatores genéticos buscam encontrar um gene específico que causa determinada doença. Existem alguns distúrbios nos quais a mutação de um gene específico, ou uma alteração do número ou da estrutura dos cromossomos, foi associada à etiologia de enfermidades. Alguns exemplos são: doença de Huntington, fibrose cística, fenilcetonúria, distrofia muscular de Duchenne e síndrome de Down.

A pesquisa de conexões genéticas diretas com determinadas doenças psiquiátricas continua. Os fatores de risco para doença de Alzheimer de início precoce foram relacionados com mutações dos cromossomos 21, 14 e 1 (National Institute of Aging, 2015). Outros estudos associaram um gene que produz apoproteína E (Apo E), o qual está localizado na região do cromossomo 19, com a doença de Alzheimer de início precoce. Um estudo de grande porte (National Institute of Mental Health, 2013) encontrou variações genéticas semelhantes em pacientes com cinco transtornos mentais, que antes eram considerados completamente independentes.

Assim, autismo, transtorno de hiperatividade/déficit de atenção (TDAH), transtorno bipolar, depressão maior e esquizofrenia estavam associados a algumas variações genéticas em comum, inclusive diferenças em dois genes que regulam o fluxo de cálcio para dentro das células.

Embora essas descobertas sejam intrigantes, não explicam claramente todos os riscos genéticos de desenvolver doenças mentais, os riscos não associados a fatores genéticos ou a interação entre os dois. Por isso, pesquisas futuras continuarão a buscar respostas com o propósito de melhorar o diagnóstico e o tratamento e, talvez, descobrir intervenções essenciais para evitar doenças mentais. Além dos estudos familiares e genéticos puros, pesquisadores têm realizado outros tipos de pesquisas para estimar a existência e a amplitude das contribuições genéticas e ambientais para a etiologia de determinados transtornos psiquiátricos. Estudos de gêmeos e adoções têm sido usados com sucesso para essa finalidade.

Os *estudos de gêmeos* investigam a frequência de uma doença nos gêmeos monozigóticos (geneticamente idênticos) e dizigóticos (geneticamente diferentes). Os gêmeos são considerados *concordantes* quando ambos apresentam a doença em questão. A concordância entre os gêmeos monozigóticos é aceita como evidência mais convincente de contribuição genética do que entre os gêmeos dizigóticos (fraternos). Os estudos de gêmeos reforçaram a suscetibilidade genética na etiologia de várias doenças mentais, inclusive transtornos de adaptação, TEPT, abuso de drogas, esquizofrenia, transtorno bipolar, depressão maior, transtorno obsessivo-compulsivo e risco de suicídio, entre outros (Sadock et al., 2015).

Os *estudos de adoção* possibilitam que os pesquisadores comparem a influência dos fatores genéticos e ambientais no desenvolvimento de um transtorno psiquiátrico. Knowles (2003) descreveu quatro tipos de estudos de adoção realizados:

1. Estudos de crianças adotadas das quais um ou ambos os genitores (pais biológicos) tinham algum transtorno psiquiátrico, mas cujo pai e/ou mãe adotivos não eram portadores dessa doença.
2. Estudos de crianças adotadas das quais um ou ambos os pais adotivos tinham algum transtorno psiquiátrico, mas cujo pai e/ou mãe biológicos não eram portadores dessa doença.
3. Estudos dos parentes biológicos e adotivos de crianças adotadas que desenvolveram algum transtorno psiquiátrico.
4. Estudos de gêmeos monozigóticos criados separadamente por pais adotivos diferentes.

Os transtornos psiquiátricos nos quais os estudos de adoção sugeriram uma ligação genética potencial são alcoolismo, esquizofrenia, depressão maior, transtorno bipolar, risco de suicídio, THDA e transtorno da personalidade antissocial (Sadock et al., 2015).

A Tabela 3.4 descreve um resumo de vários transtornos psiquiátricos e as possíveis influências biológicas descritas neste capítulo. A Tabela 3.5 contém vários procedimentos diagnósticos realizados para detectar alterações das funções biológicas que podem contribuir para o desenvolvimento de transtornos psiquiátricos.

TABELA 3.4 Implicações biológicas dos transtornos psiquiátricos.

ESTRUTURAS ANATÔMICAS CEREBRAIS AFETADAS	NEUROTRANSMISSOR SUPOSTAMENTE AFETADO	CORRELAÇÃO ENDÓCRINA POTENCIAL	IMPLICAÇÕES DOS RITMOS CIRCADIANOS	CONEXÃO GENÉTICA POTENCIAL
Esquizofrenia				
Córtex frontal, lobos temporais, sistema límbico	Hiperatividade da dopamina; atividade reduzida do glutamato	Níveis baixos de prolactina	Pode programar a administração dos fármacos antipsicóticos nos períodos com níveis mais baixos	Estudos familiares, de gêmeos e de adoção sugeriram uma conexão genética
Transtornos depressivos				
Lobos frontais, sistema límbico, lobos temporais	Níveis baixos de norepinefrina, dopamina e serotonina; níveis altos de glutamato	Níveis altos de cortisol; secreção reduzida de hormônios tireóideos; melatonina alta	O TSD é usado para prever a eficácia dos antidepressivos; a melatonina está ligada à depressão que ocorre durante os períodos de baixa exposição à luz solar	Estudos familiares, de gêmeos e de adoção sugeriram uma conexão genética
Transtorno bipolar				
Lobos frontais, sistema límbico, lobos temporais	Níveis altos de norepinefrina e dopamina nos casos de mania aguda	Há algum indício de que os níveis dos hormônios tireóideos estejam elevados nos casos de mania aguda	Ritmos circadianos anormais foram associados ao transtorno bipolar	Estudos familiares, de gêmeos e de adoção sugeriram uma conexão genética

(continua)

CAPÍTULO 3 ■ Conceitos de Psicobiologia   47

TABELA 3.4 Implicações biológicas dos transtornos psiquiátricos. *(continuação)*

ESTRUTURAS ANATÔMICAS CEREBRAIS AFETADAS	NEUROTRANSMISSOR SUPOSTAMENTE AFETADO	CORRELAÇÃO ENDÓCRINA POTENCIAL	IMPLICAÇÕES DOS RITMOS CIRCADIANOS	CONEXÃO GENÉTICA POTENCIAL
Transtorno de pânico				
Sistema límbico, mesencéfalo	Níveis aumentados de norepinefrina; diminuição da atividade do GABA	Níveis elevados de hormônios tireoidianos	Possível aplicação durante a administração de medicamento	Estudos familiares e de gêmeos sugeriram uma conexão genética
Anorexia nervosa				
Sistema límbico, principalmente hipotálamo	Níveis baixos de norepinefrina, serotonina e dopamina	Níveis baixos de gonadotrofinas e hormônio do crescimento; níveis altos de cortisol	O TSD comumente produz os mesmos resultados que na depressão	Estudos familiares e de gêmeos sugeriram uma conexão genética
Transtorno obsessivo-compulsivo				
Sistema límbico, núcleos da base (especialmente núcleo caudado)	Níveis baixos de serotonina	Níveis altos de cortisol	O TSD frequentemente mostra os mesmos resultados que na depressão	Estudos de gêmeos sugeriram uma possível conexão genética
Doença de Alzheimer				
Regiões temporal, parietal e occipital do córtex cerebral; hipocampo	Níveis diminuídos de acetilcolina, norepinefrina, serotonina e somatostatina	Níveis baixos do hormônio liberador de corticotrofina (CRH)	Níveis baixos de acetilcolina e serotonina podem inibir o eixo hipotalâmico-hipofisário e interferir na secreção dos fatores liberadores hormonais	Estudos familiares sugerem predisposição genética; a doença de Alzheimer de início tardio está associada a um marcador do cromossomo 19; o tipo de início precoce está associado aos cromossomos 21, 14 e 1

GABA, ácido gama-aminobutírico; TSD, teste de supressão com dexametasona. Dexametasona é um glicocorticoide sintético que suprime a secreção de cortisol por um mecanismo de *feedback*. Com esse teste, administra-se 1 mg de dexametasona às 23h30, e amostras de sangue são coletadas às 8 h, 14 h e 23 h do dia seguinte. Nível plasmático de cortisol acima de 5 mcg/dℓ sugere que o indivíduo não esteja suprimindo a secreção de cortisol em resposta à dose de dexametasona. Isso é um indício positivo de depressão e pode ter implicações também em outros transtornos.

TABELA 3.5 Procedimentos diagnósticos realizados para detectar transtornos da função cerebral.

EXAME	TÉCNICA USADA	PROPÓSITOS E ACHADOS POSSÍVEIS
Eletroencefalografia (EEG)	Eletrodos são aplicados no couro cabeludo em posições padronizadas. As amplitudes e frequências das ondas cerebrais beta, alfa, teta e delta são registradas graficamente na fita de papel por marcadores de tinta com referência a diversas áreas da superfície do cérebro	Avalia a atividade elétrica do cérebro; detecta disritmias, assimetrias ou supressão dos ritmos cerebrais; é usada para diagnosticar epilepsia, neoplasias, acidente vascular encefálico (AVE) e doenças metabólicas ou degenerativas
EEG com mapeamento cerebral	Os traçados da EEG são resumidos por sistemas informatizados, por meio do qual as diversas regiões do cérebro são identificadas e seu funcionamento é interpretado com base em código de cores ou tons de cinza	Avalia a atividade cerebral; é utilizada principalmente em pesquisas para representar as relações estatísticas entre indivíduos e grupos, ou entre duas populações de sujeitos (p. ex., pacientes com esquizofrenia *versus* controles)

(continua)

TABELA 3.5 Procedimentos diagnósticos realizados para detectar transtornos da função cerebral. (*continuação*)

EXAME	TÉCNICA USADA	PROPÓSITOS E ACHADOS POSSÍVEIS
Tomografia computadorizada (TC)	Pode ser realizada com ou sem contraste. Radiografias são obtidas de vários planos transversais do cérebro, enquanto um sistema informatizado gera uma imagem reconstruída precisa de cada segmento	Avalia com acurácia as estruturas cerebrais para detectar possíveis lesões, abscessos, áreas de infarto ou aneurisma. A TC também identificou várias diferenças anatômicas entre pacientes com esquizofrenia, transtornos mentais orgânicos e transtorno bipolar
Ressonância magnética (RM)	Em um campo magnético forte, os núcleos dos átomos de hidrogênio absorvem e reemitem energia eletromagnética, que é computadorizada e transformada em dados de imagem. Não há exposição à radiação	Avalia as estruturas anatômicas e as condições bioquímicas dos diversos segmentos do cérebro; detecta edema, isquemia, infecção, neoplasia, traumatismo e outras anormalidades cerebrais, inclusive desmielinização. Estudos demonstraram diferenças morfológicas entre os cérebros de pacientes esquizofrênicos e indivíduos usados como controles
Tomografia por emissão de pósitrons (PET)	O paciente recebe uma injeção intravenosa (IV) de uma substância radioativa (o tipo depende da atividade cerebral a ser estudada). O crânio é circundado por detectores, que retransmitem os dados a um computador, que interpreta os sinais e gera imagens	Avalia funções cerebrais específicas, inclusive metabolismo da glicose, utilização de oxigênio, fluxo sanguíneo e interação entre neurotransmissor-receptor (um aspecto especialmente interessante em psiquiatria)
Tomografia computadorizada por emissão de fóton único (SPECT)	A técnica é semelhante à PET, mas é necessário usar uma substância radioativa com ação mais longa para dar tempo de uma câmera gama girar em torno da cabeça e coletar os dados, que então são "montados" em uma imagem do cérebro	Assim como a PET, avalia vários aspectos da função cerebral; também é usada para estudar graficamente a atividade circulatória do líquido cerebrospinal

> **CONCEITO FUNDAMENTAL**
> **Psiconeuroimunologia**
> Estudo das relações entre o sistema imune, o sistema nervoso e processos psicológicos como pensamento e comportamento.

Psiconeuroimunologia

Resposta imune normal

As células responsáveis pelas reações imunes *inespecíficas* são neutrófilos, monócitos e macrófagos. Elas destroem os microrganismos invasores e iniciam e viabilizam a cicatrização dos tecidos lesados. Se essas células não desencadearem uma reação satisfatória, mecanismos imunes *específicos* entram em ação.

As citocinas são um desses mecanismos. Essas moléculas regulam as reações inflamatórias e imunes e são ativadas quando um indivíduo está combatendo uma infecção e os processos inflamatórios resultantes. Estudos recentes também demonstraram que as citocinas são ativadas nos transtornos do humor, inclusive depressão e transtorno bipolar. Pesquisas atuais enfatizam o impacto das citocinas como parte de um sistema complexo e essencial de reações cruciais à redução da inflamação e ao reforço do sistema imune. Os estudos também procuram entender o que acontece quando a inflamação não é erradicada e as citocinas continuam em atividade ou atravessam a barreira hematoencefálica. Existem evidências de que essas reações inadaptativas estão implicadas em numerosas doenças (Ratnayake et al., 2013).

Implicações do sistema imune na doença psiquiátrica

Estudos da reação biológica ao estresse resultaram na hipótese de que os indivíduos se tornem mais suscetíveis às doenças físicas depois da exposição a um estímulo ou evento estressante da vida (ver Capítulo 1, *Conceito de Adaptação ao Estresse*). Essa reação parece ser causada pela secreção aumentada de glicocorticoides pelo córtex suprarrenal depois da estimulação do eixo hipotalâmico-hipofisário-suprarrenal em situações de estresse. O resultado é a supressão da proliferação e função dos linfócitos.

Estudos já mostraram que existem terminações neurais nos tecidos do sistema imune. O SNC tem conexões com a medula óssea e o timo, onde as células do sistema imune são formadas, assim como no baço e nos linfonodos, onde elas são armazenadas.

O GH, que é liberado em resposta a determinados estressores, pode melhorar a função imune, enquanto a testosterona parece inibi-la. A síntese aumentada de epinefrina e norepinefrina ocorre em resposta ao estresse e pode deprimir a imunidade. A serotonina tem sido descrita como imunomodulador porque tem efeitos ativadores e inibidores na inflamação e na imunidade (Arreola et al., 2015).

Estudos já correlacionaram a redução da função linfocitária a períodos de pesar, luto e depressão, associando o grau de disfunção imune à gravidade da depressão. Algumas pesquisas tentaram associar o aparecimento da esquizofrenia com anormalidades do sistema imune e avaliaram as reações autoimunes, as infecções virais e a imunogenética (Sadock et al., 2015). Porém, a participação desses fatores no desencadeamento e na evolução da esquizofrenia ainda é incerta. As tentativas de identificar um vírus neurotóxico que resultasse nas manifestações esquizofrênicas ainda não foram bem-sucedidas; contudo, existe evidência clara de que a incidência de esquizofrenia aumenta depois de epidemias de infecções virais. As anormalidades imunológicas também foram estudadas em outras doenças psiquiátricas, inclusive alcoolismo, transtorno do espectro autista e transtorno neurocognitivo.

Existem evidências a favor de uma correlação entre o estresse psicossocial e o aparecimento de doenças; contudo, ainda são necessários mais estudos para determinar os processos específicos envolvidos na modulação do sistema imune em consequência do estresse.

Psicofarmacologia e o encéfalo

O conhecimento do encéfalo e dos processos biológicos envolvidos nos pensamentos, sentimentos e comportamentos tem implicações positivas que vão muito além do melhor entendimento das opções de tratamento farmacológico. Como foi mencionado antes, pesquisas futuras poderão continuar a demonstrar o impacto das intervenções psicológicas na atividade cerebral e nos neurotransmissores; isso abriria novas oportunidades para aperfeiçoar os tratamentos psicológicos e evitar os efeitos colaterais incômodos associados a muitos fármacos. Além disso, a continuação dos estudos nas áreas, como a psiconeuroimunologia, pode revelar as causas das doenças mentais, oferecendo a possibilidade de profilaxia primária.

Apesar dessas oportunidades, a psicofarmacologia ainda é a modalidade terapêutica primária para transtornos mentais. Por isso, o entendimento mais claro possível dos mecanismos biológicos dos fármacos psicoativos com base nas evidências atuais é essencial à prática de enfermagem. A Figura 3.8 ilustra o mecanismo biológico dos fármacos psicoativos na sinapse neural. A psicofarmacologia, as classes de fármacos psicoativos e as implicações de enfermagem relevantes estão descritas detalhadamente no Capítulo 4, *Psicofarmacologia*.

Implicações para a enfermagem

A disciplina de enfermagem em saúde mental e psiquiátrica sempre tem defendido seu papel na assistência à saúde holística, mas uma revisão histórica revela que a ênfase tem sido voltada para as abordagens terapêuticas que focam em fatores psicológicos e sociais. Os enfermeiros psiquiatras precisam incorporar os conhecimentos das ciências biológicas à sua prática, caso queiram garantir que sejam prestados cuidados seguros e eficazes aos pacientes com doenças mentais.

Na declaração exemplar do Relatório sobre Saúde Mental do General Surgeon (U.S. Department of Health and Human Services, 1999), Dr. David Satcher escreveu:

> O campo de saúde mental está muito longe do entendimento completo das bases biológicas, psicológicas e socioculturais do desenvolvimento, mas o desenvolvimento certamente implica a inter-relação dessas influências. O entendimento dos processos de desenvolvimento requer conhecimentos que variam do nível mais básico – expressão dos genes e interações entre as moléculas e células –, percorrendo todo o caminho até os níveis mais altos da cognição, memória, emoção e linguagem. Esse desafio exige a integração dos conceitos de diversas disciplinas diferentes. O entendimento mais completo do desenvolvimento não é apenas importante por si só, mas também se espera que pavimente o caminho até que possamos compreender finalmente o que é saúde mental e doença mental, e como os diferentes fatores modulam sua expressão nos diversos estágios do ciclo de vida (p. 61-62).

De modo a assegurar uma transição suave do foco estritamente psicossocial para uma abordagem com ênfase *bio*psicossocial, os enfermeiros precisam ter conhecimentos sólidos nas seguintes áreas:

- **Neuroanatomia e neurofisiologia**: a estrutura e a função das diversas partes do encéfalo e sua correlação ao comportamento e psicopatologia humanos
- **Processos neuronais**: as várias funções das células nervosas, inclusive o papel dos neurotransmissores, dos receptores, da atividade sináptica e das vias de transmissão de informações
- **Neuroendocrinologia**: a interação dos sistemas nervoso e endócrino, e a participação das glândulas endócrinas e seus respectivos hormônios no comportamento normal
- **Ritmos circadianos**: a regulação das funções bioquímicas ao longo dos períodos dos ciclos rítmicos e sua influência na previsão de determinados comportamentos
- **Influências genéticas**: os fatores hereditários que predispõem os indivíduos a determinados transtornos psiquiátricos
- **Psiconeuroimunologia**: influência do estresse no sistema imune e seu papel na suscetibilidade à doença
- **Psicofarmacologia**: o uso crescente de medicamentos psicotrópicos para tratar doenças mentais exige conhecimentos mais detalhados dos princípios psicofarmacêuticos e das intervenções de enfermagem necessárias ao manejo seguro e efetivo
- **Tecnologia diagnóstica**: a importância de manter-se informado acerca dos procedimentos tecnológicos

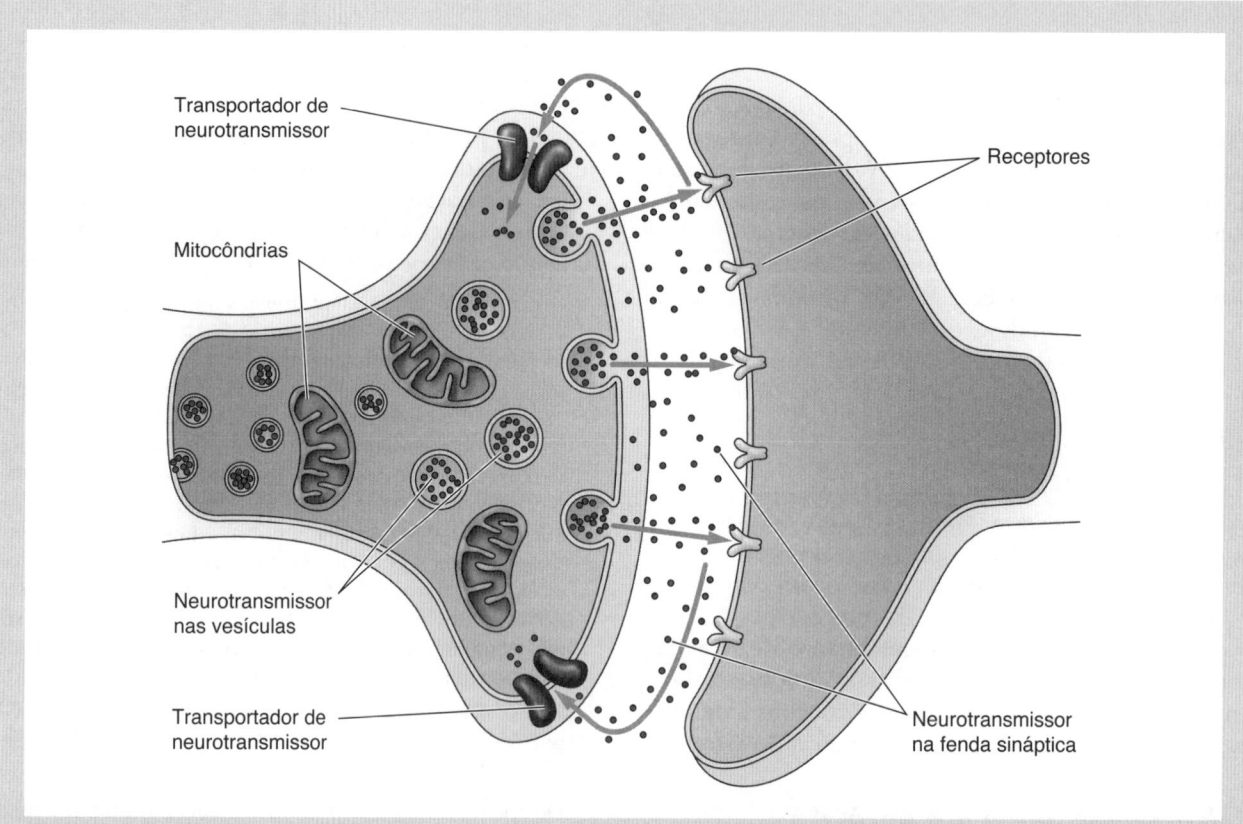

Figura 3.8 Área da transmissão sináptica alterada pelos fármacos. A transmissão dos impulsos elétricos da terminação axonal de um neurônio para o dendrito de outro é realizada pela liberação controlada dos neurotransmissores dentro da fenda sináptica. Os neurotransmissores são serotonina, norepinefrina, acetilcolina, dopamina, glutamato, ácido gama-aminobutírico (GABA) e histamina, entre outros. Antes de ser liberado, o neurotransmissor é concentrado dentro de vesículas sinápticas especializadas e, com a estimulação, ele é liberado na fenda sináptica, onde entra em contato com receptores existentes na membrana pós-sináptica. Cada neurotransmissor tem receptores específicos e singulares. Alguns são considerados excitatórios, enquanto outros são inibitórios, e isso determina se haverá geração de outro potencial de ação. Na fenda sináptica, o neurotransmissor difunde-se rapidamente, é catabolizado por ação enzimática ou é captado por transportadores de neurotransmissores e levado novamente às vesículas sinápticas na terminação axonal para esperar por outro potencial de ação.

Os medicamentos psicotrópicos exercem seus efeitos nessa área da transmissão sináptica de várias maneiras. Os inibidores de recaptação impedem a reabsorção dos neurotransmissores pelas proteínas transportadoras, resultando em níveis extracelulares altos desses transmissores. Os fármacos que inibem enzimas catabólicas resultam na acumulação excessiva do neurotransmissor na fenda sináptica.

Alguns fármacos, conhecidos como antagonistas, causam bloqueio de receptores, resultando na redução da transmissão e da atividade do neurotransmissor. Os fármacos que aumentam a atividade do neurotransmissor por estimulação direta de receptores específicos são chamados de agonistas.

mais modernos usados para diagnosticar alterações da estrutura e da função cerebrais.

Esses conceitos são importantes para a prática de enfermagem em saúde mental, haja vista que a inter-relação entre adaptação psicossocial e funções psíquicas está demonstrada claramente. A integração dos conceitos biológicos e comportamentais à prática de enfermagem psiquiátrica é essencial para que os enfermeiros atendam às necessidades complexas dos pacientes com doenças mentais. Assim, as perspectivas psicobiológicas precisam ser incorporadas à prática, à educação e à pesquisa de enfermagem, de modo que sejam alcançados os resultados – com base em evidências – necessários à prestação de cuidados adequados.

Resumo e pontos fundamentais

- É importante que os enfermeiros compreendam a interação entre os fatores biológicos e comportamentais no desenvolvimento e no tratamento das doenças mentais
- Psicobiologia é o estudo dos fundamentos biológicos dos processos cognitivos, emocionais e comportamentais

- O sistema límbico também é conhecido como "cérebro emocional" e está associado aos sentimentos de medo e ansiedade; raiva, ira e agressividade; amor, alegria e esperança; e sexualidade e comportamento social
- Os três tipos de neurônios são aferentes (sensoriais), eferentes (motores) e interneurônios. A junção entre dois neurônios é conhecida como *sinapse*
- Neurotransmissores são compostos químicos que transmitem informações às células-alvo adjacentes através das fendas sinápticas. Muitos deles têm implicações na etiologia dos transtornos emocionais e no tratamento farmacológico destes
- As classes principais de neurotransmissores são: colinérgicos, monoaminas, aminoácidos e neuropeptídeos
- O sistema endócrino tem participação importante no comportamento humano por meio do eixo hipotalâmico-hipofisário
- Os hormônios e seus ritmos circadianos de regulação influenciam significativamente alguns fenômenos fisiológicos e psicológicos do ciclo de vida, inclusive humor, sono-vigília, reação ao estresse, apetite, libido e fertilidade
- Estudos continuam a validar o papel da genética nas doenças psiquiátricas
- Estudos familiares, de gêmeos e de adoção sugerem que a genética está implicada na etiologia das seguintes doenças: esquizofrenia, transtorno bipolar, transtornos depressivos, transtorno de pânico, anorexia nervosa, alcoolismo e transtorno obsessivo-compulsivo. Entretanto, pesquisas genéticas não conseguiram explicar completamente os fatores complexos envolvidos no desenvolvimento dessas doenças
- A psiconeuroimunologia estuda a relação entre fatores psicológicos, imunidade e sistema nervoso
- Há evidências que apoiam a existência de relação entre situações de estresse psicossocial e supressão da resposta imune
- As tecnologias como ressonância magnética (RM), tomografia computadorizada (TC), tomografia por emissão de pósitrons (PET) e eletroencefalografia são usadas como recursos diagnósticos para detectar alterações das funções psicobiológicas
- Os medicamentos psicotrópicos atuam na sinapse neural alterando a atividade dos neurotransmissores e estão associados à melhora dos sintomas de muitos transtornos psiquiátricos
- A integração dos conhecimentos crescentes com ênfase em psicobiologia à prática de enfermagem psiquiátrica é essencial para que os enfermeiros atendam às necessidades variáveis dos pacientes psiquiátricos dos tempos atuais.

Questões de revisão

Escolha a resposta mais adequada para cada uma das perguntas a seguir.

1. Qual das seguintes partes do encéfalo está associada a vários sentimentos e comportamentos e é referida algumas vezes como "cérebro emocional"?
   a. Lobo frontal.
   b. Tálamo.
   c. Hipotálamo.
   d. Sistema límbico.

2. Qual das seguintes partes do encéfalo está encarregada da recepção e interpretação dos estímulos visuais?
   a. Lobo frontal.
   b. Lobo parietal.
   c. Lobo temporal.
   d. Lobo occipital.

3. Qual das seguintes partes do encéfalo está associada aos movimentos corporais voluntários, ao pensamento, ao julgamento e à expressão de sentimentos?
   a. Lobo frontal.
   b. Lobo parietal.
   c. Lobo temporal.
   d. Lobo occipital.

4. Qual das seguintes partes do encéfalo integra todos os estímulos sensoriais (exceto olfato) antes de sua transmissão ao córtex?
   a. Lobo temporal.
   b. Tálamo.
   c. Sistema límbico.
   d. Hipotálamo.

(continua)

Questões de revisão (continuação)

5. Qual das seguintes partes do encéfalo lida com a percepção e interpretação sensoriais?
   a. Hipotálamo.
   b. Cerebelo.
   c. Lobo parietal.
   d. Hipocampo.

6. Qual das seguintes partes do encéfalo está encarregada da audição, da memória a curto prazo e do sentido do olfato?
   a. Lobo temporal.
   b. Lobo parietal.
   c. Cerebelo.
   d. Hipotálamo.

7. Qual das seguintes partes do encéfalo controla a glândula hipófise e o SNA, além de regular o apetite e a temperatura?
   a. Lobo temporal.
   b. Lobo parietal.
   c. Cerebelo.
   d. Hipotálamo.

8. Na sinapse, a transmissão subsequente de um impulso é determinada por qual dos seguintes elementos?
   a. Íons potássio.
   b. Interneurônios.
   c. Neurotransmissores.
   d. Bainha de mielina.

9. A depressão foi associada à redução de quais dos seguintes neurotransmissores?
   a. Ácido gama-aminobutírico (GABA), serotonina e aspartato.
   b. Norepinefrina, serotonina e dopamina.
   c. Somatostatina, substância P e glicina.
   d. Glutamato, histamina e peptídeos opioides.

10. Qual das seguintes alterações hormonais foi implicada na etiologia do transtorno de humor com padrão sazonal?
    a. Níveis aumentados de melatonina.
    b. Níveis diminuídos de ocitocina.
    c. Níveis diminuídos de prolactina.
    d. Níveis aumentados de tireotropina.

11. Os medicamentos psicotrópicos atuam na sinapse neural de modo a produzir qual dos seguintes efeitos? (Assinale todas as opções corretas.)
    a. Inibir a recaptação de determinados neurotransmissores, aumentando a disponibilidade.
    b. Inibir enzimas catabólicas, promovendo maior disponibilidade de um neurotransmissor.
    c. Bloquear receptores, resultando em menos atividade do neurotransmissor.
    d. Acrescentar neurotransmissores sintéticos presentes no fármaco.

12. Psiconeuroimunologia é um ramo da ciência que estuda qual das seguintes áreas? (Assinale todas as opções corretas.)
    a. O impacto dos fármacos psicoativos na sinapse neural.
    b. As relações entre o sistema imune, o sistema nervoso e os processos psicológicos, inclusive doenças mentais.
    c. A correlação entre estresse psicossocial e desenvolvimento de doenças.
    d. O papel potencial dos vírus na patogenia da esquizofrenia.
    e. Os fatores genéticos que afetam a prevenção das doenças mentais.

Bibliografia

Arreola, R., Becerril-Villanueva, E., Cruz-Fuentes, C., Velasco-Velázquez, M.A., Garcés-Alvarez, M.E., Hurtado-Alvarado, G., . . . Pavón, L. (2015). Immunomodulatory effects mediated by serotonin. *Journal of Immunology Research.* doi:http://dx.doi.org/10.1155/2015/354957

Balu, D.T., Li, Y., Puhl, M.D., Benneyworth, M.A., Basu, A.C, Takagi, S., . . . Coyle, J.T. (2013). Multiple risk pathways for schizophrenia converge in serine racemase knockout mice, a mouse model of NMDA receptor hypofunction. *Proceedings of the National Academy of Sciences of the United States of America,* 110(26), E2400-2409. doi:10.1073/pnas.1304308110

Butler, T., Weisholtz, D., Isenberg, N., Harding, E., Epstein, J., Stern, E., & Silbersweig, D. (2012). Neuroimaging of frontallimbic dysfunction in schizophrenia and epilepsy-related psychosis: Toward a convergent neurobiology. *Epilepsy Behavior,* 23(2), 113-122. doi:10.1016/j.yebeh.2011.11.004

Flor, H. (2014). Psychological pain interventions and neurophysiology: Implications for a mechanism-based approach. *American Psychologist,* 69(2), 188-196. doi:http://dx.doi.org/10.1037/a0035254

Furmark, T., Tilfors, M., Martiensdottir, I., Fischer, H., Pissiota, A., Långström, B., & Fredrikson, M. (2002). Common changes in cerebral blood flow in patients with social phobia treated with citalopram or cognitive behavior therapy. *Archives of General Psychiatry,* 59(5), 425-430. doi:10.1001/archpsyc.59.5.425

Garlapow, M. (2016). Timing chemotherapy administration to circadian rhythm improves drug effectiveness. *Oncology Nurse Advisor.* Retrieved from www.oncologynurseadvisor.com/side-effect-management/chemotherapy-more-effectivewhen-synced-with-circadian-rhythm/article/504455

Hughes, M. (1993). *Body clock: The effects of time on human health.* New York: Facts on File.

Knowles, J.A. (2003). Genetics. In R.E. Hales & S.C. Yudofsky (Eds.), *Textbook of psychiatry* (2th ed.). Washington, DC: American Psychiatric Publishing.

Kohli, A., Shishir, V., & Sharma, A. (2011). Psychogenic polydipsia. *Indian Journal of Psychiatry,* 53(2),166-167. doi:10.4103/0019-5545.82554

Lis, C.G., Grutsch, J.F., Wood, P., You, M., Rich, I., & Hrushesky, W.J. (2003). Circadian timing in cancer treatment: The biological foundation for an integrative approach. *Integrative Cancer Therapies,* 2(2), 105-111. doi:10.1177/1534735403253766

National Institutes of Health (NIH). (2017). Is there a link between marijuana use and mental illness? Retrieved from www.drugabuse.gov/publications/research-reports/marijuana/there-link-between-marijuana-use-mental-illness

National Institute of Mental Health (NIMH). (2013). Five major mental disorders share genetic roots. Retrieved from www.nimh.nih.gov/news/science-news/2013/five-majormental-disorders-share-genetic-roots.shtml

National Institute on Aging. (2015). Alzheimer's disease genetics. The Alzheimer's Disease Education and Referral Center. Retrieved from www.nia.nih.gov/alzheimers/publication/alzheimers-disease-genetics-fact-sheet

Ouellet-Plamondon, C., & George, T.P. (2012). Glutamate and psychiatry in 2012 – Up, up and away! *Psychiatric Times,* 29(12), 1-5. doi:10.3389/fphar.2012.00195

Ratnayake, U., Quinn, T., Walker, D.W., & Dickinson, H. (2013). Cytokines and the neurodevelopmental basis of mental illness. *Frontiers of Neuroscience,* 7. doi:10.3389/fnins.2013.00180

Sadock, B.J., Sadock, V.A., & Ruiz, P. (2015). *Synopsis of psychiatry: Behavioral sciences/clinical psychiatry* (11th ed.). Philadelphia: Lippincott Williams & Wilkens.

Scanlon, V.C., & Sanders, T. (2015). *Essentials of anatomy and physiology* (7th ed.). Philadelphia: F.A. Davis.

Skudaev, S. (2009). The neurophysiology and neurochemistry of sleep. Retrieved from www.healthstairs.com/sleep3.php

Van Cauter, E., & Plat, L. (1996). Physiology of growth hormone secretion during sleep. *Journal of Pediatrics,* 128(5), 32-37. doi:10.1016/S0022-3476(96)70008-2

Van Hove, J., Coughlin, C., & Sharer, G. (2013). Glycine encephalopathy. *GeneReviews.* National Library of Medicine. Retrieved from www.ncbi.nlm.nih.gov/books/NBK1357

Wolosker, H., Dumin, E., Balan, L., & Foltyn, V.N. (2008). D-Amino acids in the brain: D-serine in neurotransmission and neurodegeneration. *The FEBS Journal,* 275(14), 3514-3526. doi:10.1111/j.1742-4658.2008.06515.x

Leitura sugerida

Sage, D.L. (Producer) (1984). *The Brain: Madness.* [Television Broadcast] Washington, DC: Public Broadcasting Company.

U.S. Department of Health and Human Services. (1999). *Mental health: A report of the Surgeon General – Executive summary.* Rockville, MD: U.S. Department of Health and Human Services.

4 Psicofarmacologia

CONCEITOS FUNDAMENTAIS
Neurotransmissor
Fármaco psicotrópico
Receptor

TÓPICOS DO CAPÍTULO

Perspectivas históricas
Papel do enfermeiro em psicofarmacologia
Atuação dos fármacos psicotrópicos
Aplicação do processo de enfermagem ao tratamento psicofarmacológico
Resumo e pontos fundamentais
Questões de revisão

TERMOS-CHAVE

Acatisia
Acinesia
Agranulocitose
Amenorreia
Crise hipertensiva
Crise oculogírica
Discinesia tardia
Distonia
Ejaculação retrógrada
Ginecomastia
Priapismo
Síndrome neuroléptica maligna
Síndrome serotoninérgica
Sintomas extrapiramidais

OBJETIVOS
Após ler este capítulo, o estudante será capaz de:

1. Entender as perspectivas históricas da psicofarmacologia.
2. Descrever indicações, ações, contraindicações, precauções, efeitos colaterais e implicações de enfermagem das seguintes classes de fármacos:
   a. Ansiolíticos
   b. Antidepressivos
   c. Estabilizadores do humor
   d. Antipsicóticos
   e. Antiparkinsonianos
   f. Sedativo-hipnóticos
   g. Fármacos usados para tratar hiperatividade/déficit de atenção.
3. Seguir as etapas do processo de enfermagem para administrar fármacos psicotrópicos.

EXERCÍCIOS
Leia o capítulo e responda às seguintes perguntas:

1. Descreva três prioridades relativas a cada uma das classes de fármacos psicotrópicos.
2. Diferencie as ações e os efeitos colaterais principais dos antipsicóticos tradicionais *versus* os dos atípicos.
3. Diferencie as ações e os efeitos colaterais principais dos antidepressivos tricíclicos *versus* os dos inibidores seletivos da recaptação de serotonina (ISRS).

Os meados do século 20 marcaram um período crucial para o tratamento dos pacientes portadores de doenças mentais devido ao advento da classe das fenotiazinas de agentes antipsicóticos nos EUA. Esses fármacos já eram utilizados na França como medicação pré-operatória. Como disse o Dr. Henri Laborit (1914-1995), do Hospital Boucicaut de Paris:

Nosso objetivo era atenuar a ansiedade dos pacientes e prepará-los antecipadamente para sua recuperação pós-operatória. Com esses fármacos novos – as fenotiazinas – observávamos profundo relaxamento físico e psíquico... uma verdadeira indiferença ao ambiente e à operação que se seguiria. A impressão que eu tinha era de que esses fármacos tinham de ser usados em psiquiatria (Sage, 1984).

Conforme a previsão do Dr. Laborit, as fenotiazinas foram amplamente utilizadas em psiquiatria. Elas não apenas ajudaram muitos pacientes a viver bem, como também proporcionaram aos pesquisadores e médicos informações para estudar as origens e as causas das doenças mentais. Os conhecimentos obtidos com o entendimento de como esses fármacos atuam possibilitaram avanços na compreensão de como se desenvolvem os transtornos comportamentais. O Dr. Arnold Scheibe, diretor do UCLA Brain Research Institute, afirmou:

> [Quando esses fármacos foram lançados] havia um sentimento de descrença de que eles realmente pudessem trazer benefícios significativos aos pacientes... pela primeira vez, eles seriam vistos como indivíduos doentes e não como algo bizarro, com quem literalmente não podíamos conversar. (Sage, 1984)

Este capítulo explora as perspectivas históricas do uso dos medicamentos psicotrópicos no tratamento das doenças mentais. Ao longo do texto, são descritas sete classes farmacológicas, e suas implicações para a enfermagem psiquiátrica são explicadas no contexto das etapas do processo de enfermagem.

CONCEITO FUNDAMENTAL
Medicamento psicotrópico
Fármaco que afeta a função psíquica, o comportamento ou a experiência.

Perspectivas históricas

Historicamente, a reação aos pacientes com doença mental e seu tratamento variavam do envolvimento inócuo às intervenções possivelmente consideradas desumanas por alguns. Assim, as pessoas com esse problema eram temidas, porque as crenças comuns as associavam a demônios ou ao sobrenatural. Elas eram consideradas repugnantes e, frequentemente, eram maltratadas.

A partir do final do século 18, começou a ocorrer um tipo de reforma moral no tratamento das pessoas com doenças mentais, sendo estabelecidos hospitais comunitários e estaduais dedicados às suas necessidades. No entanto, consideradas como um avanço na humanização dos cuidados prestados, essas instituições – apesar de bem-intencionadas – promoviam o conceito de assistência em custódia. Aos pacientes eram assegurados alimentação e abrigo, mas eles tinham pouca ou nenhuma esperança quanto ao futuro. Assim, à medida que se tornavam progressivamente mais dependentes da instituição para atender às suas necessidades, a probabilidade de seu retorno à família ou à comunidade diminuíam.

Na primeira parte do século 20 houve o surgimento das terapias somáticas na psiquiatria. Os pacientes com doenças mentais eram tratados com choque insulínico, envolvimento do corpo por camadas de lençóis úmidos, banhos gelados, eletroconvulsoterapia e psicocirurgia. Antes de 1950, sedativos e anfetaminas eram os únicos fármacos psicotrópicos significativos disponíveis, e mesmo eles eram pouco utilizados devido a seus efeitos tóxicos e à drogadição. A partir da década de 1950, o desenvolvimento da psicofarmacologia foi ampliado para incluir o uso generalizado de fármacos antipsicóticos, antidepressivos, ansiolíticos e estabilizadores do humor. Os estudos para desvendar os mecanismos de ação desses fármacos permitiram o entendimento das influências bioquímicas em muitos transtornos psiquiátricos.

Os medicamentos psicotrópicos não curam as doenças mentais. A maioria dos psiquiatras que prescrevem esses fármacos para seus pacientes os utiliza como medida adjuvante à psicoterapia individual ou em grupo. Embora sua contribuição à assistência psiquiátrica não possa ser minimizada, é preciso enfatizar que os agentes psicotrópicos aliviam alguns sintomas físicos e comportamentais, mas não eliminam definitivamente os transtornos mentais.

Papel do enfermeiro em psicofarmacologia

Implicações éticas e legais

Os enfermeiros precisam entender as implicações éticas e legais associadas à administração dos fármacos psicotrópicos. Nos EUA, as leis variam de um estado para outro, mas a maioria respeita o direito de o paciente recusar tratamento. Existem exceções em situações de emergência, quando fica evidente que os pacientes podem causar danos a si próprios ou às outras pessoas. Muitos estados adotaram leis que permitem às cortes de justiça ordenar o tratamento ambulatorial (inclusive fármacos) quando um indivíduo não busca tratamento e tem história pregressa de comportamento agressivo e violento. Nos EUA, a chamada Lei Kendra foi promulgada depois que uma jovem chamada Kendra Webdale foi jogada na frente de um trem subterrâneo na cidade de Nova Iorque por um homem que vivia na comunidade mas não buscava tratamento para sua doença mental (New York State Office of Mental Health, 2006). Essa lei talvez seja mais elaborada que as demais correspondentes de outros estados americanos, mas também inclui uma cláusula de fornecimento dos fármacos, que assegura o uso ininterrupto aos pacientes em processo de transição provenientes de hospitais ou instituições correcionais. Alguns estados americanos não têm leis semelhantes, de modo que os enfermeiros precisam estar informados quanto às legislações locais, estaduais e federais quando trabalham em qualquer contexto de atenção à saúde ou instituição correcional e prestam cuidados a um paciente com transtorno psiquiátrico.

Avaliação

Antes que um paciente possa iniciar um esquema de tratamento psicofarmacológico, precisa passar por uma avaliação inicial detalhada. Assim, anamnese e avaliação de enfermagem (ver Capítulo 9, *Processo de Enfermagem na Prática de Saúde Mental e Psiquiátrica*), avaliação etnocultural (ver algumas considerações etnoculturais na Tabela 4.1 e no Capítulo 6, *Conceitos Culturais e Espirituais Relevantes à Enfermagem em Saúde Mental e Psiquiátrica*, para obter informações mais detalhadas) e avaliação abrangente dos fármacos usados (ver Boxe 4.1) são componentes essenciais dessa base de dados.

Administração dos fármacos e avaliação dos seus efeitos

O enfermeiro é o profissional de saúde que está em contato direto com os pacientes tratados com fármacos psicotrópicos em serviços ambulatoriais, programas de hospitalização parcial, centros de tratamento-dia, cuidados de saúde domiciliar e outros contextos de atenção à saúde. A administração dos fármacos é seguida de uma avaliação cuidadosa, que inclui monitoramento contínuo de efeitos colaterais e reações adversas. Além disso, o enfermeiro avalia a efetividade terapêutica dos fármacos; por isso, é essencial que ele tenha conhecimentos detalhados dos psicotrópicos, de modo que seja capaz de antecipar os problemas potenciais e os desfechos associados ao seu uso.

Orientação ao paciente

As informações relativas aos medicamentos psicotrópicos são abundantes e complexas. Diante disso, um papel importante do enfermeiro é traduzir esses dados complicados em termos que possam ser compreendidos facilmente pelo paciente. Os pacientes precisam entender por que os fármacos foram prescritos, quando devem ser usados e quais são os efeitos e reações adversas potenciais. Além disso, devem saber quem contatar quando tiverem dúvidas e quando é importante relatar isso ao seu médico. A orientação sobre os medicamentos promove a cooperação do paciente e facilita o manejo exato e efetivo do regime terapêutico.

CONCEITOS FUNDAMENTAIS

Neurotransmissor
Composto químico armazenado nas terminações axonais do neurônio pré-sináptico. Um impulso elétrico que atravessa o neurônio estimula a liberação do neurotransmissor na fenda sináptica, que, por sua vez, determina se outro impulso elétrico será produzido.

Receptores
Moléculas localizadas na membrana celular; são os locais de ligação dos neurotransmissores.

TABELA 4.1 Considerações etnoculturais na avaliação e administração segura dos medicamentos psicotrópicos.

Afrodescendentes	• Metabolizam álcool etílico, medicamentos psicotrópicos, betabloqueadores, anti-hipertensivos e cafeína de modo diferente dos americanos de ascendência europeia
	• Incidência mais elevada de efeitos colaterais extrapiramidais do decanoato de haloperidol em comparação com americanos de origem europeia
	• Apresentam níveis sanguíneos mais altos e resposta terapêutica mais rápida aos antidepressivos tricíclicos
	• Desenvolvem mais efeitos colaterais tóxicos e são mais propensos a apresentar *delirium* associado aos antidepressivos tricíclicos
Árabes	• Algumas pessoas têm dificuldade de metabolizar antidepressivos, neurolépticos e opioides
Chineses	• Resposta exacerbada aos antidepressivos e neurolépticos em doses mais baixas
	• Sensibilidade exagerada aos efeitos do álcool etílico
Coreanos	• Necessitam de doses mais baixas de medicamentos psicotrópicos
Hispânicos (cubanos e mexicanos)	• Necessitam de doses menores de antidepressivos e apresentam efeitos colaterais mais intensos que as populações brancas não hispânicas
Japoneses	• Muitos não metabolizam bem mefenitoína (anticonvulsivante) e fármacos semelhantes
	• Podem ser mais sensíveis aos efeitos de alguns medicamentos psicotrópicos, álcool etílico e alguns betabloqueadores
	• Os opioides são menos efetivos e provocam mais efeitos colaterais gastrintestinais que nas pessoas brancas
Vietnamitas	• Sensibilidade aumentada aos efeitos sedativos dos benzodiazepínicos
	• Necessitam de doses mais baixas dos antidepressivos tricíclicos
	• São mais sensíveis aos efeitos colaterais gastrintestinais dos analgésicos
	• Em geral, consideram os fármacos americanos mais concentrados que os asiáticos e tendem a reduzir a dose que lhes foi prescrita

Adaptada de: Purnell, L.D. (2014). *Guide to culturally competent health care*. (3rd ed.). Philadelphia: F.A. Davis.

Atuação dos fármacos psicotrópicos

A maioria dos fármacos psicotrópicos afeta a sinapse neuronal, provocando alterações na liberação dos neurotransmissores e dos receptores aos quais se ligam (Figura 4.1). Os pesquisadores defendem a hipótese de que a maioria dos agentes antidepressivos bloqueia a recaptação dos neurotransmissores, especificamente serotonina e norepinefrina. *Recaptação* é o processo de inativação do neurotransmissor, com subsequente reabsorção pelo neurônio pré-sináptico do qual foi liberado. O bloqueio desse processo possibilita que mais neurotransmissores fiquem disponíveis para transmissão neuronal, um mecanismo de ação que também pode causar efeitos colaterais indesejáveis (Tabela 4.2).

Alguns antidepressivos também bloqueiam receptores que não estão relacionados com seus mecanismos de ação. Isso inclui receptores alfa-adrenérgicos, histaminérgicos e colinérgicos muscarínicos. O bloqueio desses receptores está associado ao desenvolvimento de determinados efeitos colaterais, explicando por que os pacientes tratados com antidepressivos tricíclicos correm risco de apresentar hipotensão postural. O tipo específico de receptor ao qual o fármaco se liga também é importante para suas propriedades ansiolíticas, antidepressivas e sedativas (Tabela 4.2).

Os agentes antipsicóticos bloqueiam os receptores de dopamina e alguns também alteram os receptores colinérgicos muscarínicos, histaminérgicos e alfa-adrenérgicos. Os antipsicóticos *atípicos* (ou novos) atuam principalmente bloqueando receptores específicos da serotonina. Os benzodiazepínicos facilitam a transmissão do neurotransmissor inibitório ácido gama-aminobutírico (GABA), e os psicoestimulantes aumentam a liberação de norepinefrina, serotonina e dopamina.

Embora todos os psicotrópicos alterem a neurotransmissão, fármacos específicos de cada classe têm efeitos neuronais variáveis, mas os mecanismos de ação exatos deles não são conhecidos. Muitos efeitos neuronais ocorrem rapidamente; contudo, as ações terapêuticas de alguns fármacos (p. ex., antidepressivos e antipsicóticos atípicos) podem demorar semanas. As alterações imediatas da função neuronal não explicam completamente como esses fármacos atuam. Reações neurofarmacológicas a longo prazo aos níveis aumentados de norepinefrina e serotonina podem explicar mais claramente seus mecanismos de ação. Estudos recentes sugerem que os efeitos terapêuticos estejam relacionados com a adaptação do sistema nervoso aos níveis altos dos neurotransmissores. Essas alterações adaptativas resultam de um mecanismo homeostático muito semelhante a um termostato, que regula a célula e mantém o equilíbrio.

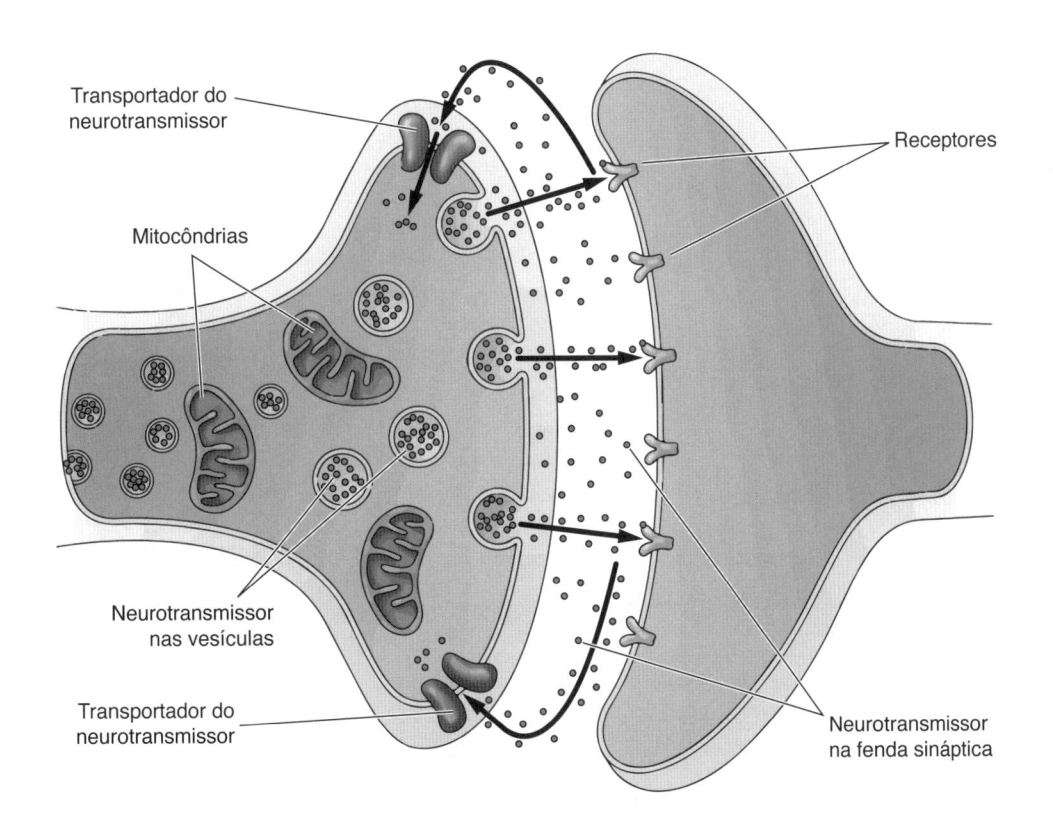

Figura 4.1 Área da transmissão sináptica alterada pelos fármacos.

TABELA 4.2 Efeitos dos medicamentos psicotrópicos nos neurotransmissores.

EXEMPLO DE FÁRMACO	AÇÃO NO NEUROTRANSMISSOR E/OU RECEPTOR	EFEITOS DESEJADOS	EFEITOS COLATERAIS
ISRS	Inibem a recaptação de serotonina (5-HT)	Atenuam a depressão Controlam a ansiedade Controlam obsessões	Náuseas, agitação psicomotora, cefaleia, disfunção sexual
Antidepressivos tricíclicos	Inibem a recaptação de serotonina (5-HT) Inibem a recaptação de norepinefrina Bloqueiam o receptor de norepinefrina (α_1) Bloqueiam o receptor de acetilcolina (ACh) Bloqueiam o receptor de histamina (H1)	Atenuam a depressão Aliviam a dor intensa Evitam ataques de pânico	Disfunção sexual (norepinefrina e 5-HT) Sedação, ganho ponderal (H_1) Boca seca, constipação intestinal, borramento visual, retenção urinária (ACh) Hipotensão postural e taquicardia (α_1)
IMAO	Aumentam os níveis de norepinefrina e 5-HT por inibição da enzima que as decompõe (MAO-A)	Atenuam a depressão Controlam a ansiedade	Sedação, tontura Disfunção sexual Crise hipertensiva (interação com tiramina)
Trazodona e nefazodona	Bloqueiam a recaptação de 5-HT por antagonismo do receptor $5-HT_2$ Bloqueiam os receptores adrenérgicos	Atenuam a depressão Reduzem a ansiedade	Náuseas (5-HT) Sedação ($5-HT_2$) Hipotensão ortostática (α_1) Priapismo (α_2)
IRSN: venlafaxina, desvenlafaxina, duloxetina e levomilnaciprano	Inibidores potentes da recaptação de serotonina e norepinefrina Inibidores fracos da recaptação de dopamina	Atenuam a depressão Aliviam a dor neuropática (duloxetina) Atenuam a ansiedade (venlafaxina)	Náuseas (5-HT) Transpiração ↑ (norepinefrina) Insônia (norepinefrina) Tremores (norepinefrina) Disfunção sexual (5-HT)
Bupropiona	Inibe a recaptação de norepinefrina e dopamina	Atenua a depressão Ajuda a parar de fumar Melhora os sintomas do TDAH	Insônia, boca seca, tremor, convulsões
Antipsicóticos: fenotiazinas e haloperidol	Bloqueadores potentes do receptor D_2 Bloqueadores fracos dos receptores de ACh, H_1, α_1-adrenérgicos e $5-HT_2$	Melhoram a psicose Aliviam a ansiedade (alguns) Aliviam náuseas, vômitos e soluços incontroláveis	Borramento visual, boca seca, transpiração ↓, constipação intestinal, retenção urinária, taquicardia (ACh), SEP (D_2) ↑ Prolactina plasmática (D_2) Sedação; ganho ponderal (H_1) Dificuldade de ejaculação ($5-HT_2$) Hipotensão postural (α; H_1)
Antipsicóticos (novos): aripiprazol, asenapina, brexpiprazol, cariprazina, clozapina, iloperidona, lurasidona, olanzapina, paliperidona, quetiapina, risperidona, ziprasidona	Antagonistas dos receptores $5-HT_1$ e $5-HT_2$ D_1-D_5 (varia com o fármaco específico) H_1, α_1 e muscarínicos adrenérgicos (ACh)	Melhoram a psicose (com pouquíssimos ou nenhum SEP) Atenuam a ansiedade Atenuam a mania aguda	Podem ocorrer SEP brandos com alguns desses fármacos (D_2) Sedação, ganho ponderal (H_1) Hipotensão ortostática e tontura (α-adrenérgico) Borramento visual, boca seca, transpiração ↓, constipação intestinal, retenção urinária, taquicardia (ACh)
Ansiolíticos: benzodiazepínicos	Ligam-se aos receptores de benzodiazepínicos no complexo receptor ionotrópico $GABA_A$; aumentam a afinidade do receptor por GABA	Aliviam a ansiedade Provocam sedação	Dependência (com uso prolongado) Confusão mental, déficit de memória, perda da coordenação motora
Ansiolítico: buspirona	Antagonista do receptor $5-HT_{1A}$ Agonista do receptor D_2 Antagonista do receptor D_2	Alivia a ansiedade	Náuseas, cefaleia, tontura Agitação

5-HT, 5-hidroxitriptamina (serotonina); ACh, acetilcolina; TDAH, transtorno de hiperatividade/déficit de atenção; D, dopamina; SEP, sintomas extrapiramidais; GABA, ácido gama-aminobutírico; H1, histamina; MAO, monoamina oxidase; MAO-A, monoamina oxidase A; IMAO, inibidor de monoamina oxidase; IRSN, inibidores da recaptação de serotonina e norepinefrina; ISRS, inibidores seletivos da recaptação de serotonina.

Aplicação do processo de enfermagem ao tratamento psicofarmacológico

O Boxe 4.1 descreve uma ferramenta de avaliação da medicação. Esse recurso pode ser adaptado para uso por enfermeiros.

Ansiolíticos

Dados da avaliação geral

Indicações

Os fármacos usados para tratar ansiedade também são conhecidos como *ansiolíticos* e, no passado, eram denominados *tranquilizantes*. Eles são empregados para tratar transtornos e sintomas de ansiedade, abstinência alcoólica aguda, espasmos dos músculos esqueléticos, transtornos convulsivos, estado de mal epiléptico e sedação pré-operatória. Os ansiolíticos são mais apropriados ao tratamento dos estados de ansiedade aguda, em vez de para o tratamento crônico, porque seu uso e sua eficácia não foram avaliados para a utilização por mais que 4 meses. Como tratamento prolongado dos transtornos de ansiedade, os antidepressivos são usados frequentemente como primeira opção de tratamento, já que não causam dependência. Uma tabela com os ansiolíticos aprovados atualmente pela Food and Drug Administration (FDA), as classes de risco gestacional, os tempos de meia-vida e as faixas das doses diárias se encontra no Capítulo 27, *Ansiedade, Transtorno Obsessivo-Compulsivo e Transtornos Relacionados*.

> Um dos critérios de Educação em Qualidade e Segurança para Enfermeiros (QSEN, *Quality and Safety Education for Nurses*) incluídos no relatório de 2003 do Institute of Medicine (IOM) sobre competências essenciais dos profissionais de saúde ressalta que o paciente precisa estar no centro das decisões terapêuticas (cuidados centrados no paciente), e esse tipo de ferramenta de avaliação oferece uma oportunidade de envolver ativamente o indivíduo na descrição de quaisquer fármacos que foram efetivos ou não e na detecção de efeitos colaterais que possam impactar sua disposição de aderir a um regime medicamentoso.

BOXE 4.1 Ferramenta de avaliação da medicação.

Data _____ Nome do paciente _____ Idade _____
Estado conjugal _____ Filhos _____ Ocupação _____
Manifestações iniciais (subjetivos e objetivos) _____

Diagnóstico (DSM-5) _____
Sinais vitais atuais/Pressão arterial: Sentado: ___/___ De pé: ___/___
Pulso: _____ Frequência respiratória: _____ Altura: _____ Peso: _____

USO PREGRESSO/ATUAL DE FÁRMACOS COM PRESCRIÇÃO (assinalar "a" ou "p" ao lado do nome do fármaco, se for atual ou passado):

Nome	Dose	Tempo de uso	Por que foi prescrito	Por quem	Efeitos colaterais/resultados

USO PREGRESSO/ATUAL DE FÁRMACOS DE VENDA LIVRE (assinalar "a" ou "p" ao lado do nome do fármaco, se for atual ou passado):

Nome	Dose	Tempo de uso	Por que foi prescrito	Por quem	Efeitos colaterais/resultados

USO PREGRESSO/ATUAL DE DROGAS ILÍCITAS, ÁLCOOL, NICOTINA E/OU CAFEÍNA (assinalar "a" ou "p" ao lado do nome do fármaco, se for atual ou passado):

Nome	Quantidade usada	Frequência de uso	Quando usou pela última vez	Efeitos produzidos

Alguma alergia a alimentos ou fármacos? _____
Alguma consideração dietética especial? _____

(continua)

BOXE 4.1 Ferramenta de avaliação da medicação. (continuação)

Você tem (ou teve alguma vez) qualquer uma das seguintes alterações? Em caso afirmativo, explique no verso desta folha.

	SIM	NÃO		SIM	NÃO		SIM	NÃO
Dificuldade de engolir	___	___	Coágulos/dor nas pernas	___	___	Nódulos nas mamas	___	___
Demora em cicatrizar feridas	___	___	Episódios de desmaio	___	___	Visão embaçada ou dupla	___	___
Constipação intestinal	___	___	Edema de tornozelos/pernas/mãos	___	___	Tinido	___	___
Problemas urinários	___	___	Asma	___	___	Insônia	___	___
Alterações recentes dos padrões de eliminação	___	___	Veias varicosas	___	___	Erupções cutâneas	___	___
Fraqueza ou tremores	___	___	Dormência/formigamento (localização)	___	___	Diabetes melito	___	___
Cefaleias	___	___	Úlceras	___	___	Hepatite (ou outra doença hepática)	___	___
Tontura	___	___	Náuseas/vômitos	___	___	Doença renal	___	___
Pressão alta	___	___	Diarreia	___	___	Glaucoma	___	___
Palpitações	___	___	Falta de ar	___	___			
Dor torácica	___	___	Disfunção sexual	___	___			

Você está grávida ou amamentando? _____ Data da última menstruação: _____ Tipo de método anticoncepcional usado: _____

Cite quaisquer restrições/limitações que poderiam interferir com o uso do fármaco prescrito para tratar seu problema atual: _____

Prescrições: _____

Instruções ao paciente relacionadas com os fármacos prescritos: _____

Exames laboratoriais ou encaminhamentos solicitados: _____

Assinatura do enfermeiro: _____   **Assinatura do paciente:** _____

Ação

Os ansiolíticos deprimem os níveis de atividade subcortical do sistema nervoso central (SNC), principalmente o sistema límbico e a formação reticular. Eles podem potencializar os efeitos cerebrais do neurotransmissor inibitório potente GABA e, desse modo, produzem um efeito relaxante. Todos os níveis de depressão do SNC podem ser alcançados, desde sedação suave até hipnose e coma. Os ansiolíticos prescritos mais comumente são benzodiazepínicos, como clonazepam, diazepam e alprazolam. Eles são muito semelhantes ao álcool em seus efeitos nos receptores de GABA, e isso explica por que podem ser usados para tratar síndrome de abstinência alcoólica.

A buspirona é um ansiolítico, mas não faz parte da classe dos benzodiazepínicos e não deprime o SNC. Embora seu mecanismo de ação não seja conhecido, ela parece produzir os efeitos desejados por meio de suas interações com os receptores de serotonina, dopamina e outros neurotransmissores. Entretanto, os pacientes devem ser alertados de que a buspirona demora 7 a 10 dias até produzir os efeitos terapêuticos benéficos máximos. Ela não tem o potencial de causar dependência dos outros ansiolíticos e, por essa razão, pode ser uma opção mais conveniente para pacientes com transtornos de ansiedade que também enfrentam problemas associados ao uso de drogas.

Interações

- Efeitos acentuados dos ansiolíticos podem ocorrer quando são usados simultaneamente com álcool, barbitúricos, narcóticos, antipsicóticos, antidepressivos, anti-histamínicos, bloqueadores neuromusculares, cimetidina ou dissulfiram
- Efeitos acentuados também ocorrem com depressores fitoterápicos, como cava-cava, valeriana, *Verbena officinalis* (erva-santa), L-triptofano, melatonina e camomila
- Efeitos reduzidos podem ser observados com tabagismo e consumo de cafeína.

Diagnóstico

Os seguintes diagnósticos de enfermagem podem ser considerados para os pacientes tratados com ansiolíticos:

- Risco de lesão relacionado com crises convulsivas, ansiedade de pânico, agitação aguda causada pela abstinência alcoólica (indicações), interrupção repentina depois do uso prolongado, ou efeitos da intoxicação ou superdosagem de ansiolíticos

- Ansiedade (especificar) relacionada com a ameaça à integridade física ou ao autoconceito
- Risco de intolerância à atividade, relacionada com os efeitos colaterais da sedação, confusão e/ou letargia
- Distúrbio no padrão de sono, relacionado com as crises situacionais, a condição física ou o nível grave de ansiedade.

Questões de segurança no planejamento e na implementação dos cuidados

O IOM (2003) reconhece a *garantia de segurança* como uma competência fundamental do enfermeiro. A Tabela 4.3 descreve algumas das questões de segurança significativas que devem ser consideradas para os pacientes tratados com ansiolíticos. As intervenções de enfermagem relacionadas com cada efeito colateral estão descritas na coluna da direita.

Critérios de avaliação dos resultados e reavaliação

Para avaliar a efetividade do tratamento com ansiolíticos, podem ser usados os critérios a seguir, em que o paciente:

- Mostra atenuação da ansiedade, tensão e agitação psicomotora
- Não apresenta atividade convulsiva
- Não apresenta lesão física
- Consegue tolerar as atividades habituais sem sedação excessiva
- Não apresenta indícios de confusão mental
- Tolera o tratamento com ansiolítico sem irritação gastrintestinal
- Verbaliza que compreende a necessidade, os efeitos colaterais e o esquema de autoadministração
- Verbaliza as consequências potenciais da interrupção repentina do ansiolítico (síndrome de abstinência).

Antidepressivos

A interpretação das informações sobre antidepressivos pode ser particularmente difícil, porque existem vários tipos de fármacos do tipo e alguns também são prescritos para tratar transtornos de ansiedade. O primeiro antidepressivo foi a isoniazida, um inibidor de monoamina oxidase (IMAO) usado para tratar tuberculose. Quando os pacientes começaram a descrever seus sentimentos melhorados de bem-estar quando usavam esse fármaco, os IMAO foram desenvolvidos especificamente para tratar depressão. Infelizmente, eles também podiam levar à morte qualquer paciente que ingerisse alimentos ricos em tiramina enquanto usava esses fármacos, e ocorriam várias interações graves com

TABELA 4.3 Questões de segurança e intervenções de enfermagem para pacientes tratados com ansiolíticos.

QUESTÕES DE SEGURANÇA	INTERVENÇÕES DE ENFERMAGEM
Os pacientes podem desenvolver tolerância física e dependência. **A interrupção súbita pode ser fatal** (exceto com a buspirona); os sinais e sintomas são transpiração, agitação psicomotora, tremores, náuseas e vômitos, *delirium* e crises convulsivas	Instruir o paciente a não interromper o uso do ansiolítico repentinamente Avaliar o paciente à procura de sinais de tolerância em desenvolvimento (necessidade de usar doses mais altas do fármaco para obter os efeitos desejados) Instruir o paciente quanto aos sinais e sintomas de abstinência Entrar em contato imediatamente com o médico se forem detectados sinais e sintomas de abstinência
Sonolência, confusão mental e **letargia** são os efeitos colaterais mais comuns	Instruir o paciente a não dirigir ou operar máquinas perigosas enquanto estiver usando esse fármaco
Os efeitos dos outros depressores do SNC são exacerbados	Instruir o paciente a não ingerir álcool etílico ou outros depressores do SNC, anti-histamínicos, cimetidina, antidepressivos, bloqueadores neuromusculares ou dissulfiram enquanto usam ansiolíticos
Os ansiolíticos podem **agravar os sintomas de depressão**	Avaliar o humor do paciente e seu risco de suicídio
O paciente pode ter **hipotensão ortostática**	Instruir o paciente a levantar-se lentamente da posição sentada para ficar de pé, de modo a atenuar o risco de quedas Monitorar a pressão arterial nas posições deitada e de pé para detectar hipotensão ortostática
O paciente pode apresentar **excitação paradoxal** (efeito contrário ao desejado). Os idosos correm maior risco de apresentar agitação psicomotora e exacerbação da ansiedade	Manter o fármaco e avisar o médico
As **discrasias sanguíneas**, embora sejam raras, podem ser graves ou fatais	Pesquisar dor de garganta, febre, equimoses ou sangramentos incomuns. Suspender o uso do ansiolítico e relatar esses sintomas imediatamente ao médico
O uso de ansiolíticos durante o primeiro trimestre da gestação foi associado a malformações congênitas	Instruir as gestantes ou as que pretendem engravidar durante o uso de ansiolíticos a experimentarem outras opções de tratamento prescritas por seu médico

outros. Como os IMAO aumentam a disponibilidade de norepinefrina, os pesquisadores focaram seus esforços no desenvolvimento de medicamentos que alterassem os níveis desse neurotransmissor sem a necessidade de impor restrições dietéticas; isso resultou na introdução dos *antidepressivos tricíclicos*.

Os tricíclicos foram a primeira opção de tratamento da depressão durante muitos anos, mas eram efetivos em apenas cerca de 70% dos pacientes tratados. Além disso, como todos os neurotransmissores se ligam a vários sítios receptores que aumentam a quantidade de norepinefrina disponível, os tricíclicos também produzem efeitos anticolinérgicos e aumentam as chances de ocorrer hipotensão postural. Isso trazia limitações aos pacientes idosos e aos portadores de distúrbios cardiovasculares.

No final da década de 1980 e início da década seguinte, os *inibidores seletivos da recaptação de serotonina* (ISRS) e os *inibidores da recaptação de serotonina e norepinefrina* (IRSN) foram desenvolvidos em resposta aos estudos que indicavam que a serotonina – um hormônio e neurotransmissor ansiolítico – poderia melhorar a depressão e a ansiedade sem causar efeitos colaterais anticolinérgicos significativos. Então, os ISRS e os IRSN passaram a ocupar o primeiro lugar no tratamento da depressão.

Os acréscimos mais recentes ao tratamento farmacológico de depressão e ansiedade são realmente os antipsicóticos atípicos, que aumentam as concentrações disponíveis de serotonina e dopamina. Esses fármacos são recomendados como adjuvantes ao tratamento antidepressivo. O exemplo mais conhecido é aripiprazol. Em um estudo recente de grande porte patrocinado pelo National Institute of Mental Health, a combinação de aripiprazol com venlafaxina provocou melhora em 44% dos adultos idosos que não estavam melhorando apenas com antidepressivos. Essa observação é importante para o tratamento desses pacientes, porque mais de 50% dos adultos idosos com depressão clínica não melhoram quando são tratados apenas com antidepressivos (Lenze et al., 2015).

Apesar desses avanços e dos relatos subjetivos dos pacientes que melhoram com o uso dos antidepressivos, o entendimento do autor deste livro acerca dos mecanismos de ação exatos ainda é teórico, haja vista que, hoje em dia, não é possível medir os níveis dos neurotransmissores no cérebro. Além disso, um estudo de grande porte custeado pelo National Institute of Mental Health (STAR*D) demonstrou que dois terços dos pacientes com depressão no mínimo moderada, apesar do uso de antidepressivos, não se recuperaram por completo depois do tratamento inicial com um ISRS (NIMH, 2006).

As pesquisas continuam com o objetivo de identificar tratamentos antidepressivos mais amplamente efetivos, pois vários dos fármacos mais novos disponíveis no mercado para tratar depressão não são significativamente diferentes dos produtos existentes. Por exemplo, um "novo" antidepressivo aprovado pela FDA em 2016 (Oleptro®) é uma reformulação da trazodona. Contudo, novos mecanismos de ação estão sendo investigados e alguns estão em fase de experimentação clínica. Dois fármacos que atuam em tipos específicos de receptores de glutamato (receptores de *N*-metil-D-aspartato [NMDA]) estão em fase de estudo por seus efeitos antidepressivos potenciais; quetamina e midazolam (este último um benzodiazepínico com efeitos transitórios semelhantes aos da quetamina) estão sendo avaliados como fármacos de ação potencialmente mais rápida; os que atuam nos receptores de melatonina estão atualmente em fase de experiências clínicas para tratar depressão (um já foi aprovado para uso na Europa); e um novo grupo de antidepressivos conhecidos como *inibidores de recaptação tríplice*, que bloqueiam simultaneamente a receptação de serotonina, norepinefrina e dopamina, está nas fases preliminares de pesquisa (Tartakovsky, 2016).

Atualmente, as pesquisas também continuam a investigar testes genéticos para identificar os fatores que podem determinar se um indivíduo tem mais chances de responder a um tipo de antidepressivo do que a outros. Se a confiabilidade desses testes ficar demonstrada, a pesquisa será um recurso valioso para tomar decisões quanto a qual antidepressivo deve ser prescrito primeiramente.

Dados da avaliação geral

Indicações

Além das indicações óbvias dos antidepressivos para tratar depressão maior e transtornos distímicos, alguns fármacos atípicos (inclusive ISRS) foram aprovados para a maioria dos transtornos de ansiedade, bulimia nervosa, transtorno disfórico pré-menstrual, transtorno de personalidade *borderline*, obesidade, tabagismo (e sua cessação) e alcoolismo. No entanto, uma revisão marcante das pesquisas sobre antidepressivos (Fournier et al., 2010) demonstrou que os efeitos benéficos do tratamento antidepressivo de pacientes com sintomas brandos a moderados podem ser mínimos ou inexistentes, mas que, para aqueles com depressão grave, são substanciais quando comparados com os efeitos de um placebo. Por essa razão, esses fármacos estão indicados principalmente quando há um diagnóstico de depressão grave. Uma tabela com os antidepressivos aprovados atualmente pela FDA, as classes de risco gestacional, os tempos de meia-vida e as faixas das doses diárias se encontra no Capítulo 25, *Transtornos Depressivos*.

Ação

Os antidepressivos atuam basicamente aumentando as concentrações de norepinefrina, serotonina e/ou dopamina no corpo. No cérebro, esse efeito é conseguido pelo bloqueio da recaptação desses neurotransmissores pelos neurônios (tricíclicos [ADT], tetracíclicos, ISRS e IRSN). A mesma ação ocorre quando uma enzima – monoamina oxidase (MAO) –, que reconhecidamente inativa norepinefrina, serotonina e dopamina, é *inibida* em várias estruturas do sistema nervoso pelos IMAO.

RECOMENDAÇÃO PARA A PRÁTICA CLÍNICA. Nos EUA, todos os antidepressivos trazem um alerta da FDA destacado em um boxe, com letras em negrito, indicando aumento do risco de suicídio entre crianças e adolescentes.

Interações

As Tabelas 4.4 a 4.7 descrevem algumas das interações significativas e perigosas entre antidepressivos e outros fármacos ou alimentos. É importante reconhecer que novas informações sobre interações farmacológicas são descobertas e publicadas frequentemente. De maneira a apreciar plenamente as questões de segurança relacionadas com a administração desses fármacos, os enfermeiros devem acessar as fontes de informações sobre interações farmacológicas mais atuais com base em evidências.

Outros antidepressivos atípicos

Outros antidepressivos atípicos são bupropiona, mirtazapina e trazodona. Os IRSN comuns são desvenlafaxina, duloxetina, levomilnaciprano e venlafaxina. As interações farmacológicas variam amplamente nesses grupos; a seguir há vários exemplos:

- Uso simultâneo com IMAO causa efeitos graves e fatais em alguns casos, que se assemelham à síndrome neuroléptica maligna. O tratamento simultâneo com esses fármacos está contraindicado

TABELA 4.4 Interações farmacológicas com ISRS.

FÁRMACOS ENVOLVIDOS	EFEITOS ADVERSOS
Buspirona, antidepressivos tricíclicos (especialmente clomipramina), selegilina, hipérico	Síndrome serotoninérgica*
Inibidores da monoamina oxidase	Crise hipertensiva
Varfarina, AINEs	Risco aumentado de sangramento
Álcool etílico, benzodiazepínicos	Sedação acentuada
Antiepilépticos	Redução do limiar convulsivo

AINEs, anti-inflamatórios não esteroides. *Síndrome serotoninérgica é uma condição potencialmente fatal de hiperatividade da serotonina com início rápido, que progride de diarreia, inquietude, agitação, hiper-reflexia e oscilações dos sinais vitais até sintomas mais avançados, como mioclonia, crises convulsivas, hipertermia, tremores incontroláveis e rigidez muscular. Por fim, pode causar *delirium*, coma, estado de mal epiléptico, colapso cardiovascular e morte. A interrupção imediata do uso do fármaco desencadeante e medidas de suporte abrangentes são essenciais (Sadock et al., 2015).

TABELA 4.5 Interações farmacológicas com antidepressivos tricíclicos (ADT).

FÁRMACOS ENVOLVIDOS	EFEITOS ADVERSOS
Inibidores de monoamina oxidase	Febre alta, convulsões, morte
Hipérico, tramadol	Crises convulsivas, síndrome serotoninérgica
Clonidina, epinefrina	Hipertensão arterial grave
Bloqueadores de acetilcolina	Íleo paralítico
Álcool etílico e carbamazepina	Bloqueiam a ação antidepressiva e acentuam a sedação
Cimetidina, bupropiona	Aumentam os níveis sanguíneos dos ADT e agravam os efeitos colaterais

- A síndrome serotoninérgica pode ocorrer quando qualquer um dos fármacos a seguir é usado simultaneamente com antidepressivos atípicos: hipérico, sumatriptana, sibutramina, trazodona, nefazodona, venlafaxina, duloxetina, levomilnaciprano, ISRS, agonistas dos receptores de 5-HT (triptanos)
- Acentuação dos efeitos do haloperidol, da clozapina e da desipramina pode ocorrer com o uso simultâneo de venlafaxina
- Acentuação dos efeitos do levomilnaciprano pode ocorrer com o uso simultâneo de inibidores do CYP3A4
- Acentuação dos efeitos da venlafaxina pode ocorrer com o uso simultâneo de cimetidina

TABELA 4.6 Interações farmacológicas com inibidores de monoamina oxidase (IMAO).

FÁRMACOS ENVOLVIDOS	EFEITOS ADVERSOS
Inibidor seletivo da recaptação de serotonina, antidepressivos tricíclicos, atomoxetina, duloxetina, dextrometorfano (um ingrediente de alguns xaropes para tosse), venlafaxina, hipérico, *Ginkgo biloba*	Síndrome serotoninérgica
Morfina e outros analgésicos narcóticos, anti-hipertensivos	Hipotensão
Todos os outros antidepressivos, pseudoefedrina, anfetaminas, cocaína, ciclobenzaprina, dopamina, metildopa, levodopa, epinefrina, buspirona	Crise hipertensiva (esse efeito colateral pode ocorrer mesmo quando esses fármacos são usados 2 semanas depois de interromper o uso dos IMAO)
Buspirona	Psicose, agitação psicomotora, crises convulsivas
Antidiabéticos	Hipoglicemia
Carbamazepina	Febre, hipertensão arterial, crises convulsivas

TABELA 4.7 Restrições dietéticas para pacientes tratados com IMAO.

TEORES ALTOS DE TIRAMINA (EVITAR DURANTE O TRATAMENTO COM IMAO)	TEORES MODERADOS DE TIRAMINA (PODEM SER INGERIDOS OCASIONALMENTE DURANTE O TRATAMENTO COM IMAO)	TEORES BAIXOS DE TIRAMINA (QUANTIDADES LIMITADAS SÃO PERMITIDAS DURANTE O TRATAMENTO COM IMAO)
Queijos envelhecidos (*cheddar*, suíço, Camembert, queijo azul, parmesão, provolone, romano, *brie*)	Queijo tipo gouda, queijo americano processado, muçarela	Queijos pasteurizados (requeijão, queijo *cottage*, ricota)
Passas, feijão-fava, vagens, ervilha-torta	Iogurte, coalhada	Figos
Vinhos tintos (*chianti, burgundy, cabernet sauvignon*)	Abacates, bananas	Bebidas alcoólicas destiladas (com moderação)
Licores	Cerveja, vinho branco, café, refrigerantes do tipo cola, chá, chocolate quente	
Carnes defumadas e processadas (salames, mortadela, salsicha que pode ser mantida sem refrigeração)	Extratos de carne, inclusive caldos de carne	
Caviar, arenque em conserva, conservas de carne de vaca, frango ou fígado bovino	Chocolate	
Molho de soja, levedo de cerveja, amaciante de carne (MSG)		
Chucrute		

De: Sadock, B.J., Sadock, V.A., & Ruiz, P. (2015). *Synopsis of psychiatry: Behavioral sciences/clinical psychiatry* (11th ed.). Philadelphia: Lippincott Williams & Wilkins; Vallerand, A.H., Sanoski, C.A., & Deglin, J.H. (2016). *Davis drug guide for nurses* (15th ed.). Philadelphia: F.A. Davis.

- Acentuação dos efeitos da duloxetina pode ocorrer com o uso simultâneo de inibidores do CYP1A2 (p. ex., fluvoxamina, antibióticos da classe das quinolonas) ou inibidores do CYP2D6 (p. ex., fluoxetina, quinidina, paroxetina)
- O risco de lesão hepática aumenta com o uso simultâneo de álcool etílico e duloxetina
- O risco de efeitos tóxicos ou adversos causados pelos fármacos que são amplamente metabolizados pelo CYP2D6 (p. ex., flecainida, fenotiazinas, propafenona, antidepressivos tricíclicos, tioridazina) aumenta quando são usados simultaneamente com duloxetina ou bupropiona
- Redução dos efeitos da bupropiona e da trazodona pode ocorrer com o uso simultâneo de carbamazepina
- O efeito anticoagulante da varfarina pode ser alterado pelo uso simultâneo de bupropiona, venlafaxina, desvenlafaxina, duloxetina, levomilnaciprano ou trazodona
- O risco de crises convulsivas aumenta quando a bupropiona é usada simultaneamente com fármacos que reduzem o limiar convulsivo (p. ex., antidepressivos, antipsicóticos, corticoides sistêmicos, teofilina, tramadol)
- Os efeitos do midazolam são reduzidos com o uso simultâneo de desvenlafaxina
- Os efeitos da desvenlafaxina e do levomilnaciprano são acentuados com o uso simultâneo dos inibidores potentes do CYP3A4 (p. ex., cetoconazol).

Diagnóstico

Os seguintes diagnósticos de enfermagem podem ser considerados para os pacientes tratados com antidepressivos:

- Risco de suicídio relacionado com o humor deprimido
- Risco de lesão associada aos efeitos colaterais de sedação, redução do limiar convulsivo, hipotensão ortostática, priapismo, fotossensibilidade, arritmias cardíacas, crise hipertensiva ou síndrome serotoninérgica
- Isolamento social ligado ao humor deprimido
- Insônia relacionada com o humor deprimido e o nível alto de ansiedade.

Questões de segurança no planejamento e na implementação dos cuidados

Alguns dos efeitos colaterais comuns e controláveis dos antidepressivos são boca seca, sedação e náuseas. As intervenções gerais de enfermagem, como oferecer balas duras, gelo e goles frequentes de água, ajudam a atenuar essa queixa. Os pacientes podem achar que a sedação é menos incômoda quando tomam a dose diária do antidepressivo à hora de se deitar; desse modo, eles devem ser encorajados a conversar com o médico que prescreveu ou o enfermeiro habilitado sobre a hora do dia em que seu fármaco deve ser tomado. Ingerir o antidepressivo junto com alimentos pode ajudar a atenuar as náuseas.

Alguns pacientes tratados com ISRS ou IRSN se queixam de disfunção sexual. Os homens podem reclamar de ejaculação anormal ou disfunção erétil, enquanto as mulheres podem relatar incapacidade de chegar ao orgasmo. Em alguns casos, esse efeito colateral leva os pacientes a interromperem abruptamente o tratamento, o que pode colocá-los em risco de desenvolver a síndrome de descontinuação e agravar os sintomas depressivos. Os enfermeiros precisam adotar uma atitude receptiva à discussão e avaliação dos problemas sexuais do paciente, e as pessoas que se sentem especialmente incomodadas com este efeito colateral podem ser encorajadas a conversar sobre fármacos alternativos com seu médico.

Outros efeitos colaterais ou reações adversas são perigosos ou até fatais. Conforme mencionado anteriormente, muitos deles estão relacionados com interações farmacológicas, ou entre fármacos e alimentos. Como não existem muitas informações e o desenvolvimento de medicamentos novos é contínuo, os enfermeiros devem assegurar-se de terem acesso aos sistemas informatizados com base em evidências, de modo que estejam atualizados também sobre os efeitos colaterais. Muitas instituições de

TABELA 4.8 Questões de segurança e intervenções de enfermagem para pacientes tratados com antidepressivos.

QUESTÕES DE SEGURANÇA	INTERVENÇÕES DE ENFERMAGEM
Interações farmacológicas (inúmeras, conforme descritas no texto)	Instruir pacientes a informar seu médico ou enfermeiro sobre *todos* os fármacos que estejam usando, inclusive fitoterápicos, de venda livre e quaisquer outros que tenham parado de usar nas últimas 2 semanas Notificar imediatamente o médico quando forem detectados quaisquer sintomas da síndrome serotoninérgica Não administrar o fármaco desencadeante • Monitorar os sinais vitais • Proteger contra lesões secundárias à rigidez muscular ou alterações do estado mental • Fornecer mantas de resfriamento para regular a temperatura • Monitorar o balanço hídrico Em geral, essa condição regride quando o fármaco desencadeante é interrompido imediatamente, mas pode ser fatal se não houver alguma intervenção (Cooper & Sejnowski, 2013)
Risco aumentado de suicídio	Avaliar frequentemente a ocorrência ou o agravamento de ideação suicida Adotar imediatamente precauções para evitar suicídio, conforme a necessidade Monitorar o uso dos fármacos do paciente conforme foram prescritos, porque eles podem ser fatais nos casos de *superdosagem*
Sedação	Instruir os pacientes a não dirigir nem operar máquinas perigosas quando tiverem sedação
Síndrome de descontinuação: ISRS – tontura, letargia, cefaleia, náuseas ADT – hipomania, acatisia, arritmias cardíacas, irritação gastrintestinal, ataques de pânico IMAO – sintomas gripais, confusão mental, hipomania	Instruir os pacientes de que todos os antidepressivos têm algum potencial de causar síndrome de descontinuação e não devem ser interrompidos repentinamente, mas ter suas doses reduzidas paulatinamente (Schatzberg et al., 2010)
Fotossensibilidade	Instruir os pacientes quanto à sua suscetibilidade às queimaduras solares graves e recomendar o uso de filtros solares
Hipotensão ortostática (ADT)	Instruir os pacientes a se levantarem lentamente da posição sentada Monitorar a pressão arterial para detectar sintomas
Taquicardia, arritmias cardíacas (ADT)	Monitorar os sinais vitais, especialmente nos idosos com distúrbios cardiovasculares preexistentes
Hiponatremia (ISRS), especialmente nos idosos (pode ser fatal)	Instruir os pacientes a relatar a ocorrência de náuseas, mal-estar, letargia, cãibras musculares Avaliar se o paciente apresenta desorientação ou agitação psicomotora. Monitorar os níveis de sódio: • < 120 mEq/ℓ: risco de crise convulsiva, coma e parada respiratória • Interromper o fármaco, entrar em contato com o médico e restringir a ingestão de água (Jacob & Spinier, 2006)
Borramento visual (ADT e atípicos)	Instruir os pacientes a evitar dirigir e tranquilizá-los de que esse efeito colateral geralmente regride dentro de 3 semanas
Constipação intestinal	Recomendar uma dieta rica em fibras e prática regular de exercícios, bem como instruir os pacientes a relatar quaisquer sintomas de dificuldade persistente de defecar

IMAO, inibidores de monoamina oxidase; ISRS, inibidores seletivos da recaptação de serotonina; ADT, antidepressivos tricíclicos.

saúde fornecem informações sobre fármacos *on-line* aos seus funcionários, e aplicativos de telefones celulares oferecem uma fonte prontamente acessível de informações atualizadas sobre os fármacos. A Tabela 4.8 descreve algumas questões de segurança e intervenções de enfermagem importantes.

> **RECOMENDAÇÃO PARA A PRÁTICA CLÍNICA.** À medida que os antidepressivos fazem efeito e o humor começa a melhorar, o indivíduo pode sentir-se mais disposto para colocar em prática um plano de suicídio, cujo potencial pode aumentar à medida que o nível de depressão diminui. Desse modo, os enfermeiros devem estar particularmente atentos às mudanças repentinas do humor.

Critérios de avaliação dos resultados e reavaliação

Para avaliar a eficácia do tratamento com antidepressivos, podem ser usados os critérios a seguir, em que o paciente:

- Não causou danos a si próprio
- Não desenvolveu lesões causadas por efeitos colaterais
- Apresenta sinais vitais dentro dos limites normais
- Mostra indícios de melhora do humor (apresenta afeto mais vívido, interage com outras pessoas, apresenta melhora da higiene, expressa pensamentos claros, transmite esperança, mostra mais capacidade de tomar decisões)
- Participa voluntariamente das atividades e interage adequadamente com outras pessoas.

Estabilizadores do humor

Dados da avaliação geral

Durante muito tempo, carbonato de lítio foi o fármaco preferido para tratar e controlar a mania bipolar. Nos últimos anos, porém, vários outros se mostraram efetivos, seja isoladamente ou em combinação com lítio. Os mais notáveis deles fazem parte da classe dos anticonvulsivantes, que hoje estão aprovados pela FDA como estabilizadores do humor. Alguns antipsicóticos atípicos de segunda geração também produziram efeitos benéficos no manejo desse transtorno mental.

O transtorno bipolar caracteriza-se por ciclos de depressão e episódios de mania, que podem evidenciar-se por pensamentos e comportamentos grandiosos, pensamentos rápidos, hiperatividade e/ou agitação impulsiva. O tratamento farmacológico efetivo para esse problema psiquiátrico consiste naquele que reduz os "altos e baixos" descritos frequentemente pelos pacientes; desse modo, o nome "estabilizador do humor" é uma descrição correta em vista de sua finalidade. O lítio foi reconhecido primeiramente como antimaníaco, mas também é bem-sucedido na estabilização das oscilações de humor do transtorno bipolar.

Lítio é um sal encontrado nas fontes minerais e era acrescentado aos banhos administrados em balneários (*spas*). Embora também fosse utilizado com outras finalidades medicinais, em 1949, o médico australiano John Cade relatou seu uso para tratar excitação maníaca. Cade foi tão bem-sucedido que alguns dos seus pacientes se tornaram assintomáticos e conseguiram receber alta depois de anos de institucionalização (Shorter, 2009). Também é verdade que os pacientes que melhoram com lítio e continuam a usá-lo podem não apresentar evidências de oscilações bipolares do humor.

Embora não seja uma cura, o efeito frequentemente é descrito como "semelhante ao da insulina no diabetes melito", porque o uso correto e a melhora podem reduzir ou erradicar os sintomas. Infelizmente, no entanto, nem todos respondem no mesmo grau de sucesso. Ainda assim, hoje em dia é possível dosar os níveis sanguíneos do lítio e ter confiança de sua segurança quando eles são mantidos dentro de uma faixa terapêutica específica (0,6 a 1,2 mEq/ℓ). O mecanismo de ação exato ainda não está definido, mas parece ter um impacto nos mesmos neurotransmissores (serotonina, norepinefrina, glutamato, GABA e dopamina), conforme foi mencionado antes.

Em 1995, a FDA aprovou o valproato como estabilizador do humor; desde então, houve uma grande mudança no sentido de usar esse grupo de anticonvulsivantes (inclusive carbamazepina, clonazepam, topiramato e lamotrigina) em detrimento do lítio (Shorter, 2009).

Assim como no caso do lítio, o mecanismo de ação desses fármacos não está claramente definido. Desta forma, entre as explicações possíveis sugeridas para sua efetividade estão os efeitos no transporte celular de sódio, a modulação do GABA e a elevação do limiar convulsivo. Os antipsicóticos de primeira e segunda gerações são usados isoladamente ou em combinação com outros fármacos administrados para tratar mania bipolar. Como o lítio tem uma demora de 7 a 10 dias para fazer efeito, os antipsicóticos de primeira geração (p. ex., haloperidol) podem ser úteis porque seus efeitos sedativos são mais imediatos e podem atenuar os sintomas maníacos antes que o lítio alcance seus níveis terapêuticos. Eles também acentuam a ação do lítio; logo, o monitoramento dos níveis séricos sanguíneos é especialmente importante na fase inicial do tratamento quando esses dois fármacos são usados simultaneamente. Uma tabela com os estabilizadores do humor aprovados atualmente pela FDA, as classes de risco gestacional, os tempos de meia-vida e as faixas das doses diárias pode ser encontrada no Capítulo 26, *Transtorno Bipolar e Outros Transtornos Semelhantes*.

Interações

Um dos fatos mais interessantes acerca das interações farmacológicas com os estabilizadores do humor é que

CAPÍTULO 4 ■ Psicofarmacologia

TABELA 4.9 Interações farmacológicas com os estabilizadores do humor.

OS EFEITOS DOS(AS)	SÃO AUMENTADOS POR	SÃO REDUZIDOS POR	O USO SIMULTÂNEO PODE CAUSAR
Antimaníacos			
Lítio	Carbamazepina, fluoxetina, haloperidol, diuréticos de alça, metildopa, AINE e diuréticos tiazídicos	Acetazolamida, diuréticos osmóticos, teofilina e alcalinizantes da urina	Efeitos acentuados dos bloqueadores neuromusculares e dos antidepressivos tricíclicos; sensibilidade reduzida da pressão aos simpaticomiméticos; neurotoxicidade com o uso de fenotiazinas ou bloqueadores do canal de cálcio
Anticonvulsivantes			
Clonazepam	Depressores do SNC, cimetidina, anticoncepcionais hormonais, dissulfiram, fluoxetina, isoniazida, cetoconazol, metoprolol, propranolol, ácido valproico, probenecida	Rifampicina, teofilina (↓ efeitos sedativos), fenitoína	Níveis altos de fenitoína; eficácia reduzida da levodopa
Carbamazepina	Verapamil, diltiazem, propoxifeno, eritromicina, claritromicina, ISRS, antidepressivos tricíclicos, cimetidina, isoniazida, danazol, lamotrigina, niacina, acetazolamida, dalfopristina, valproato, nefazodona	Cisplatina, doxorrubicina, felbamato, rifampicina, barbitúricos, hidantoínas, primidona, teofilina	Níveis reduzidos de corticoides, doxiciclina, quinidina, varfarina, anticoncepcionais à base de estrogênio, ciclosporina, benzodiazepínicos, teofilina, lamotrigina, ácido valproico, bupropiona, haloperidol, olanzapina, tiagabina, topiramato, voriconazol, ziprasidona, felbamato, levotiroxina ou antidepressivos; níveis aumentados de lítio; reação hipertensiva potencialmente fatal com IMAO
Ácido valproico	Clorpromazina, cimetidina, eritromicina, felbamato, salicilatos	Rifampicina, carbamazepina, colestiramina, lamotrigina, fenobarbital, etossuximida, hidantoínas	Efeitos exacerbados dos antidepressivos tricíclicos, carbamazepina, depressões do SNC, etossuximida, lamotrigina, fenobarbital, varfarina, zidovudina, hidantoínas
Lamotrigina	Ácido valproico	Primidona, fenobarbital, fenitoína, rifampicina, succinimidas, anticoncepcionais orais, oxcarbazepina, carbamazepina, paracetamol	Níveis reduzidos de ácido valproico; níveis aumentados de carbamazepina e topiramato
Topiramato	Metformina, hidroclorotiazida	Fenitoína, carbamazepina, ácido valproico, lamotrigina	Risco aumentado de depressão do SNC com álcool etílico ou outros depressores centrais; risco aumentado de cálculos renais com o uso de inibidores da anidrase carbônica; efeitos acentuados da fenitoína, metformina e amitriptilina; efeitos atenuados dos anticoncepcionais orais, digoxina, lítio, risperidona e ácido valproico
Oxcarbazepina		Carbamazepina, fenobarbital, fenitoína, ácido valproico, verapamil	Concentrações aumentadas de fenobarbital e fenitoína; efeitos atenuados dos anticoncepcionais orais, felodipino e lamotrigina
Bloqueador do canal de cálcio			
Verapamil	Amiodarona, betabloqueadores, cimetidina, ranitidina e suco de pomelo	Barbitúricos, sais de cálcio, hidantoínas, rifampicina e antineoplásicos	Efeitos acentuados dos betabloqueadores, disopiramida, flecainida, doxorrubicina, benzodiazepínicos, buspirona, carbamazepina, digoxina, dofetilida, etanol, imipramina, relaxantes musculares não despolarizantes, prazosina, quinidina, sirolimo, tacrolimo e teofilina; níveis séricos de lítio alterados

(continua)

TABELA 4.9 Interações farmacológicas com os estabilizadores do humor. (*continuação*)

OS EFEITOS DO(A)	SÃO AUMENTADOS POR	SÃO REDUZIDOS POR	O USO SIMULTÂNEO PODE CAUSAR
Antipsicóticos			
Olanzapina	Fluvoxamina e outros inibidores do CYP1A2, fluoxetina	Carbamazepina e outros indutores do CYP1A2, omeprazol, rifampicina	Efeitos reduzidos da levodopa e agonistas da dopamina; hipotensão exacerbada com anti-hipertensivos; acentuação da depressão do SNC com álcool etílico ou outros depressores centrais
Aripiprazol	Cetoconazol e outros inibidores do CYP3A4; quinidina, fluoxetina, paroxetina ou outros inibidores potenciais do CYP2D6	Carbamazepina, famotidina, valproato	Acentuação da depressão do SNC com álcool e outros depressores centrais; hipotensão agravada com anti-hipertensivos
Clorpromazina	Betabloqueadores, paroxetina	Anticolinérgicos de ação central	Efeitos acentuados dos betabloqueadores; sedação excessiva e hipotensão com meperidina; efeito hipotensor reduzido da guanetidina; efeito reduzido dos anticoagulantes orais; níveis reduzidos ou aumentados de fenitoína; hipotensão ortostática acentuada com diuréticos tiazídicos; acentuação da depressão do SNC com álcool ou outros depressores centrais; hipotensão acentuada com anti-hipertensivos; efeitos anticolinérgicos acentuados com fármacos anticolinérgicos
Quetiapina	Cimetidina; cetoconazol, itraconazol, fluconazol, eritromicina ou outros inibidores do CYP3A4	Fenitoína, tioridazina	Efeitos reduzidos da levodopa e agonistas da dopamina; acentuação da depressão do SNC com álcool ou outros depressores centrais; hipotensão acentuada com anti-hipertensivos
Risperidona	Clozapina, fluoxetina, paroxetina ou ritonavir	Carbamazepina	Efeitos reduzidos da levodopa e agonistas da dopamina; efeitos aumentados da clozapina e valproato; acentuação da depressão do SNC com álcool ou outros depressores centrais; hipotensão acentuada com anti-hipertensivos
Ziprasidona	Cetoconazol e outros inibidores do CYP3A4	Carbamazepina	Prolongamento potencialmente fatal do intervalo QT com quinidina, dofetilida, outros antiarrítmicos das classes Ia e III, pimozida, sotalol, tioridazina, clorpromazina, pentamidina, trióxido de arsênio, mefloquina, dolasetrona, tacrolimo, droperidol, gatifloxacino ou moxifloxacino; efeitos reduzidos da levodopa e agonistas da dopamina; acentuação da depressão do SNC com álcool etílico ou outros depressores centrais; hipotensão acentuada com anti-hipertensivos
Asenapina	Fluvoxamina, imipramina, valproato	Carbamazepina, cimetidina, paroxetina	Efeitos acentuados da paroxetina e dextrometorfano; acentuação da depressão do SNC com álcool etílico ou outros depressores centrais; hipotensão acentuada com anti-hipertensivos; efeitos aditivos de prolongamento do intervalo QT com quinidina, dofetilida, outros antiarrítmicos das classes Ia e III, pimozida, sotalol, tioridazina, clorpromazina, pentamidina, trióxido de arsênio, mefloquina, dolasetrona, tacrolimo, droperidol, gatifloxacino ou moxifloxacino

AINE, anti-inflamatórios não esteroides; SNC, sistema nervoso central; IMAO, inibidores da monoamina oxidase; ISRS, inibidores seletivos da recaptação de serotonina.

alguns fármacos aumentam ou diminuem sua efetividade, como está descrito na Tabela 4.9. O entendimento de que o lítio é um sal torna-se relevante à explicação de algumas dessas interações. Isso porque, como o lítio não é um substituto perfeito para o sódio, qualquer condição que cause depleção de sódio torna disponíveis ao lítio mais receptores e aumenta o risco de efeitos tóxicos. Essa também é a razão pela qual se deve manter a ingestão regular de sódio e água, uma vez que variações significativas alteram os níveis do lítio, e aumentos consideráveis da ingestão de sódio podem reduzir a efetividade do lítio, já que o sódio se liga a mais receptores e o fármaco é excretado. Outros fármacos que aumentam os níveis séricos do sódio também afetam as concentrações do lítio.

Diagnóstico

Os seguintes diagnósticos de enfermagem podem ser considerados para os pacientes tratados com fármacos estabilizadores do humor:

- Risco de lesão relacionado com a hiperatividade maníaca
- Risco de violência autodirigida ou direcionada a outras pessoas, associado à raiva não resolvida dirigida internamente a si próprio ou externamente ao ambiente
- Risco de lesão ligado aos efeitos tóxicos do lítio
- Risco de lesão relacionado com os efeitos adversos dos estabilizadores do humor
- Risco de intolerância à atividade, associado aos efeitos colaterais de sonolência e tontura

Planejamento e implementação dos cuidados de enfermagem

Uma das principais questões de segurança associadas ao uso do lítio é sua faixa terapêutica exígua. A Tabela 4.10 contém uma descrição dos efeitos tóxicos do lítio, outras questões de segurança associadas aos estabilizadores do humor e intervenções de enfermagem relevantes.

Manutenção do lítio

Nos casos típicos, os pacientes que melhoram com lítio devem continuar a utilizá-lo por tempo indeterminado. Assim, para assegurar a manutenção segura e evitar efeitos tóxicos, a orientação ao paciente e o monitoramento periódico são essenciais. Este último inclui (mas não se limita à) dosagem dos níveis séricos de lítio para assegurar que permaneçam na faixa terapêutica. As faixas habituais das concentrações séricas terapêuticas de manutenção diferem das que são necessárias no início do tratamento de um episódio maníaco agudo (Facts and Comparisons [Firm], 2014; Schatzberg et al., 2010), a saber:

- Para controlar mania aguda: 1,0 a 1,5 mEq/ℓ
- Para manutenção: 0,6 a 1,2 mEq/ℓ.

Os níveis séricos do lítio devem ser monitorados 1 ou 2 vezes por semana depois de iniciar o tratamento, até que eles e a dose estejam estabilizados; em seguida, isso deve ocorrer mensalmente durante o tratamento de manutenção. As amostras de sangue devem ser obtidas 12 horas depois da última dose.

TABELA 4.10 Questões de segurança e intervenções de enfermagem para pacientes tratados com estabilizadores do humor.

QUESTÕES DE SEGURANÇA	INTERVENÇÕES DE ENFERMAGEM
Efeitos tóxicos do lítio (níveis sanguíneos > 1,2 mEq/ℓ ou < 1,2 nos pacientes idosos ou debilitados, mais comumente na faixa de 1,5 mEq/ℓ): • Primeiros sinais: vômitos e diarreia • Acima de 2 mEq/ℓ: *delirium*, crises convulsivas, coma, colapso cardiovascular, morte A clorpromazina pode obscurecer os sinais iniciais da toxicidade do lítio (Vallerand et al., 2016)	Instruir os pacientes a relatar o uso de qualquer fármaco, fitoterápico e cafeína ao médico ou enfermeiro, de modo que as interações farmacológicas possam ser avaliadas Recomendar que o paciente mantenha sua ingestão de líquidos entre 2.000 e 3.000 mℓ/dia e evite atividades com as quais exista risco de transpiração excessiva e perda de líquidos, porque o consumo insuficiente de líquidos pode alterar os níveis do lítio Instruir os pacientes quanto à importância do monitoramento periódico dos níveis séricos do lítio As amostras para dosagem dos níveis sanguíneos devem ser coletadas 12 h depois da última dose
Risco aumentado de suicídio com todos os antiepilépticos (FDA, 2008)	Avaliar periodicamente o risco de suicídio e informar os pacientes acerca dos riscos associados aos anticonvulsivantes
Hiponatremia (lítio, carbamazepina)	Instruir os pacientes a manter a ingestão dietética habitual de sódio Avaliar e instruir os pacientes a relatar quaisquer episódios de náuseas, vômitos, cefaleia, fraqueza muscular, confusão mental ou crises convulsivas, porque estes podem ser sinais de hiponatremia
Síndrome de Stevens-Johnson (especialmente com lamotrigina e carbamazepina) Essa necrólise tóxica da pele pode ser fatal	Avaliar e instruir os pacientes a relatar quaisquer erupções cutâneas ou lesões incomuns da pele

(continua)

TABELA 4.10 Questões de segurança e intervenções de enfermagem para pacientes tratados com estabilizadores do humor. *(continuação)*	
QUESTÕES DE SEGURANÇA	**INTERVENÇÕES DE ENFERMAGEM**
Hipotensão, arritmias (lítio)	Monitorar os sinais vitais e instruir os pacientes a relatar quaisquer sinais e sintomas de tontura ou palpitações
Discrasias sanguíneas (ácido valproico, carbamazepina)	Instruir os pacientes a relatar infecções ou outras doenças enquanto usam esses fármacos Assegurar que a contagem de plaquetas e o tempo de sangramento sejam determinados antes de iniciar o tratamento. Monitorar sangramentos ou formação de equimoses espontâneas
Risco aumentado de anomalias congênitas (anticonvulsivantes usados como estabilizadores do humor)	Informar as pacientes do sexo feminino sobre os riscos de anomalias congênitas e, se for necessário, instruir quanto aos métodos anticoncepcionais
Sonolência (lítio e todos os anticonvulsivantes)	Instruir os pacientes a evitar dirigir ou operar máquinas perigosas quando tiverem esse efeito colateral Avaliar o estado mental do paciente, de modo a determinar seu nível de atenção

Quando começam a usar fármacos estabilizadores do humor, alguns pacientes se queixam de que perderam o sentimento de "bem-estar" que tinham quando estavam no estado de mania ou hipomania. Em função disso, tais indivíduos podem ficar sujeitos ao risco de autoajustes da dose ou de interrupção definitiva do tratamento. Uma conversa objetiva e a consideração das vantagens e desvantagens do tratamento promovem o cuidado centrado no paciente e possibilitam que o enfermeiro encontre, junto com ele, maneiras de atenuar os riscos.

Outro efeito colateral geralmente indesejável do lítio é o aumento do peso. Os pacientes devem ser instruídos quanto a essa possibilidade, e o peso deve ser monitorado a intervalos regulares. Pode ser útil conversar sobre dietas hipocalóricas e enfatizar a importância de não efetuar alterações acentuadas da ingestão de sódio, em razão de seus efeitos nos níveis séricos do lítio.

> **RECOMENDAÇÃO PARA A PRÁTICA CLÍNICA.** A U.S. Food and Drug Administration (FDA) exige que todos os fármacos antiepilépticos (anticonvulsivantes) tenham alertas em suas bulas indicando que seu uso aumenta o risco de pensamentos e comportamentos suicidas. Os pacientes tratados com esses fármacos devem ser monitorados quanto ao desenvolvimento ou agravamento da depressão, das ideias ou atitudes suicidas, ou de quaisquer alterações incomuns do humor ou comportamento.

Critérios de avaliação dos resultados e reavaliação

Para avaliar a eficácia do tratamento com estabilizadores do humor, podem ser usados os critérios a seguir, em que o paciente:

- Mantém seu humor estável
- Não causou danos a si próprio ou a outras pessoas
- Não sofreu lesões associadas à hiperatividade
- Consegue participar das atividades sem sedação ou sonolência excessiva
- Mantém seu peso adequado
- Não apresenta sinais de toxicidade do lítio
- Verbaliza a importância de tomar regularmente seu fármaco e apresentar periodicamente os resultados dos exames laboratoriais.

Antipsicóticos

Dados da avaliação geral

Os antipsicóticos também são conhecidos como *neurolépticos*. No passado, esses fármacos eram descritos como tranquilizantes maiores e certamente produzem efeitos sedativos. O termo *antipsicóticos* é mais descritivo, porque o efeito benéfico principal obtido com o passar do tempo é a atenuação dos sintomas psicóticos, inclusive alucinações e transtorno delirante. Os antipsicóticos foram introduzidos nos EUA na década de 1950, com a comercialização das fenotiazinas. Pouco depois, vieram outros medicamentos dessa classe. Infelizmente, logo ficou evidente que esse grupo de fármacos pode causar efeitos colaterais que interferem nos movimentos normais, inclusive distonias agudas (espasmos musculares) potencialmente fatais, sinais e sintomas parkinsonianos e discinesia tardia (movimentos involuntários de início tardio, que afetam principalmente língua, lábios e mandíbula, embora também possam incluir outras anormalidades do tipo). Alguns desses efeitos colaterais podem ser irreversíveis, ou seja, persistem mesmo depois da interrupção do uso do fármaco.

A partir dessa constatação, pesquisadores desenvolveram uma segunda geração de antipsicóticos com menos potencial de causar sintomas extrapiramidais (SEP), como os que foram mencionados antes. Esses fármacos novos passaram a ser a primeira opção de tratamento dos pacientes com transtornos psicóticos, inclusive esquizofrenia. Eles também podem ser eficazes para controlar os sintomas negativos da esquizofrenia e atenuar os sintomas positivos, como alucinações, transtorno delirante e agitação psicomotora. Mais recentemente, o antipsicótico atípico aripiprazol foi apresentado como um fármaco de terceira geração, em vista de seu perfil de ação singular nos receptores de dopamina e do risco mínimo de causar SEP (Brust et al., 2015). Os antipsicóticos típicos (clássicos) são fenotiazinas, haloperidol, loxapina, pimozida e tiotixeno. Os atípicos são aripiprazol, asenapina, clozapina, olanzapina, quetiapina, risperidona, paliperidona, iloperidona, lurasidona, ziprasidona, brexpiprazol, cariprazina e pimavanserina, esta última indicada para controlar alucinações e transtorno delirante associados à psicose da doença de Parkinson.

Indicações
Os antipsicóticos são usados para tratar esquizofrenia e outros transtornos psicóticos. Alguns desses fármacos são empregados para o tratamento de mania do transtorno bipolar (ver "Estabilizadores do humor", anteriormente neste capítulo), outros são administrados como antieméticos (clorpromazina, perfenazina, proclorperazina), como tratamento de soluços incontroláveis (clorpromazina) e para controlar tiques e elocuções verbais da síndrome de Tourette (haloperidol, pimozida). Alguns antipsicóticos atípicos, inclusive aripiprazol, também são utilizados como adjuvantes ao tratamento da depressão maior. Uma tabela com os antipsicóticos, as classes de risco gestacional, as meias-vidas e as faixas das doses diárias, assim como os antiparkinsonianos usados para controlar os efeitos colaterais extrapiramidais dos antipsicóticos, é encontrada no Capítulo 24, *Espectro de Esquizofrenia e Outros Transtornos Psicóticos*.

Ação
Os *antipsicóticos típicos* atuam bloqueando os receptores pós-sinápticos de dopamina situados nos núcleos da base, no hipotálamo, no sistema límbico, no tronco encefálico e no bulbo. Além disso, eles demonstram afinidade variada por receptores colinérgicos, alfa-1-adrenérgicos e histaminérgicos. Os efeitos antipsicóticos podem estar relacionados com a inibição da transmissão dos impulsos nas sinapses neurais mediada pela dopamina.

Os *antipsicóticos atípicos* são antagonistas mais fracos dos receptores de dopamina que os antipsicóticos clássicos, mas são antagonistas mais potentes dos receptores de serotonina tipo 2A (5-HT2A). Além disso, eles exercem ações antagonistas nos receptores colinérgicos, histaminérgicos e adrenérgicos. Como foi mencionado antes, o aripiprazol é um antagonista dos receptores de dopamina, mas parece ter um mecanismo de ação singular e, por isso, está associado a um risco mínimo de causar efeitos colaterais extrapiramidais.

Contraindicações e precauções
Alguns indivíduos apresentam risco mais alto de desenvolver efeitos colaterais associados aos antipsicóticos. Os idosos foram identificados como um grupo de risco, por causa dos relatos de acidente vascular encefálico (AVE) e morte súbita durante o tratamento com antipsicóticos. Estudos demonstraram que os pacientes idosos que têm psicose relacionada com o transtorno neurocognitivo (TNC) em tratamento com antipsicóticos estavam mais sujeitos ao risco de morte, em comparação com os que usavam placebo (Steinberg & Lyketsos, 2012). Por isso, esses fármacos não foram aprovados pela FDA para tratar pacientes idosos com psicose associada ao TNC. As causas de óbito estão mais comumente ligadas a infecções e distúrbios cardiovasculares.

Os *antipsicóticos típicos* são contraindicados para pacientes com hipersensibilidade conhecida (pode haver reatividade cruzada com as fenotiazinas). Além disso, não devem ser usados nos estados comatosos ou quando há sinais evidentes de depressão do SNC, bem como: nos pacientes com discrasias sanguíneas; naqueles com doença de Parkinson ou glaucoma de ângulo fechado; nos pacientes com insuficiência hepática, renal ou cardíaca; em indivíduos com transtornos convulsivos mal controlados; ou em idosos com psicose associada à demência. Também é importante ter cuidado ao administrar esses fármacos aos pacientes idosos, gravemente enfermos ou debilitados e às pessoas com diabetes, insuficiência respiratória, hipertrofia prostática ou obstrução intestinal.

Os *antipsicóticos atípicos* estão contraindicados para: pacientes com hipersensibilidade conhecida, estados comatosos ou depressão grave; idosos com psicose associada à demência; e mulheres que estão amamentando. Ziprasidona, risperidona, paliperidona, asenapina e iloperidona estão contraindicadas aos pacientes com história de prolongamento do intervalo QT ou arritmias cardíacas, infarto do miocárdio recente, insuficiência cardíaca descompensada e uso simultâneo de outros fármacos que prolongam o intervalo QT. A clozapina é contraindicada para pacientes com distúrbios mieloproliferativos, história de agranulocitose ou granulocitopenia grave induzida por esse fármaco e epilepsia mal controlada. A lurasidona está contraindicada aos pacientes tratados simultaneamente com inibidores potentes da isoenzima 3A4 do citocromo P450 (CYP3A4) (p. ex., cetoconazol, que é um antifúngico) e indutores potentes do CPY3A4 (p. ex., rifampicina usada para tratar tuberculose).

É importante ter cuidado ao administrar esses fármacos a: pacientes idosos ou debilitados; portadores de insuficiência cardíaca, hepática ou renal; pessoas com história de crises convulsivas; diabéticos ou com fatores de risco para diabetes; indivíduos expostos a temperaturas extremas; gestantes e crianças (segurança não estabelecida); e pacientes com distúrbios que causam hipotensão (desidratação, hipovolemia, tratamento com anti-hipertensivos). O risco de desenvolver distúrbios metabólicos, como aumento do peso, pode ser especialmente perigoso nos idosos.

Interações

A Tabela 4.11 ressalta algumas interações farmacológicas que devem ser monitoradas e avaliadas pelos enfermeiros.

Diagnóstico

Os seguintes diagnósticos de enfermagem podem ser considerados para os pacientes em tratamento com antipsicóticos:

- Risco de violência autodirigida ou direcionada a outras pessoas, relacionado com ansiedade de pânico e desconfiança das pessoas
- Risco de lesão ligado aos efeitos colaterais dos fármacos, inclusive sedação, fotossensibilidade, redução do limiar convulsivo, agranulocitose, SEP, discinesia tardia, síndrome neuroléptica maligna e/ou prolongamento do intervalo QT
- Risco de intolerância à atividade relacionado com os efeitos colaterais dos fármacos, inclusive sedação, borramento visual e/ou fraqueza
- Recusa em seguir o regime terapêutico associada a desconfiança e suspeição das pessoas.

TABELA 4.11 Interações farmacológicas com os antipsicóticos.

INTERAÇÃO FARMACOLÓGICA	EFEITO ADVERSO
Anti-hipertensivos, depressores do SNC	Síndrome serotoninérgica
Anticoagulantes orais com fenotiazinas	Redução do efeito anticoagulante
Fármacos que prolongam o intervalo QT	Efeitos aditivos
Fármacos que provocam hipotensão ortostática	Agravamento da hipotensão
Fármacos com efeitos anticolinérgicos usados com e sem prescrição	Efeitos colinérgicos aditivos, inclusive toxicidade anticolinérgica, cujos sinais são: • Ruborização • Boca seca • Midríase • Estado mental alterado • Taquicardia • Retenção urinária • Tremores • Hipertensão. (Ramnarine & Ahmed, 2015)

SNC, sistema nervoso central.

TABELA 4.12 Questões de segurança e intervenções de enfermagem para pacientes tratados com antipsicóticos.

QUESTÕES DE SEGURANÇA	INTERVENÇÕES DE ENFERMAGEM
Efeitos colaterais extrapiramidais[a] (ver risco relativo dos fármacos específicos na Tabela 4.13)	Instruir os pacientes a relatar quaisquer sinais de rigidez ou espasmos musculares. Interromper o uso do fármaco se isso ocorrer Administrar fármaco antiparkinsoniano conforme a prescrição e logo depois que surgirem sinais de distonia aguda Avaliar o paciente de modo a detectar movimentos involuntários (ver Boxe 4.2, adiante) Ver descrição mais detalhada em "Aspectos adicionais da orientação ao paciente"
Hiperglicemia, aumento do peso e diabetes (mais comuns com os antipsicóticos atípicos)	Investigar se há história de diabetes Dosar os níveis sanguíneos de glicose Instruir os pacientes quanto a esses riscos e à importância da dieta e dos exercícios físicos Avaliar se há sinais de hiperglicemia, inclusive polidipsia, polifagia, poliúria e fraqueza
Hipotensão	Instruir o paciente quanto ao risco de hipotensão Monitorar a pressão arterial
Hipotensão ortostática (ver nível de risco dos fármacos específicos na Tabela 4.13)	Instruir o paciente a levantar-se lentamente da posição sentada para ficar de pé Monitorar a pressão arterial na posição deitada e, em seguida, na posição ereta para detectar alterações posturais
Redução do limiar convulsivo (especialmente com clozapina)	Investigar se o paciente tem história de distúrbio convulsivo Monitorá-lo para detectar indícios de atividade convulsiva e relatar ao médico ou enfermeiro que prescreveu o antipsicótico
Intervalo QT prolongado,[b] especialmente ziprasidona, tioridazina, pimozida, haloperidol, paliperidona, iloperidona, asenapina e clozapina	Avaliar quanto a história de arritmias, IAM recente e insuficiência cardíaca, e relatar para o médico assistente ou enfermeira habilitada por que esses eventos são contraindicações Avaliar quanto a outras medicações que o paciente esteja tomando que prolonguem o intervalo QT (há muitas; recursos on-line, como www.crediblemeds.org, oferecem uma lista para comparação), mas observar que a eritromicina e a claritromicina são duas medicações comumente prescritas Instruir o paciente a relatar qualquer palpitação, tontura ou sensação de desmaio Verificar o ECG de base antes de iniciar o tratamento

(continua)

TABELA 4.12 Questões de segurança e intervenções de enfermagem para pacientes tratados com antipsicóticos. (continuação)

QUESTÕES DE SEGURANÇA	INTERVENÇÕES DE ENFERMAGEM
Efeitos anticolinérgicos (ver Tabela 4.13 para os medicamentos com risco relativo)	Instruir o paciente sobre os efeitos adicionais de outros anticolinérgicos em combinação com os antipsicóticos e para relatar quaisquer outros medicamentos tomados, incluindo os de venda livre e ervas Para sintomas leves, como boca seca, recomendam-se balas duras e goles de água Instruir o paciente quanto à necessidade de uma boa higiene oral Instruir o paciente para relatar e examinar qualquer sinal de retenção urinária, taquicardia, tremores ou hipertensão, o que pode indicar toxicidade colinérgica
Sedação	Instruir o paciente sobre este efeito colateral, orientando-o para não dirigir ou operar maquinário perigoso em caso de sedação
Fotossensibilidade	Instruir o paciente para usar protetor solar e óculos escuros, assim como roupas protetoras quando exposto ao sol, porque há maior risco de graves queimaduras solares durante o uso dessas medicações
Agranulocitose (mais comum com antipsicóticos típicos, mas especialmente com o antipsicótico atípico clozapina)	Instruir o paciente em uso de clozapina sobre a necessidade do monitoramento regular de leucócitos e da contagem absoluta de neutrófilos Instruir o paciente para relatar quaisquer sinais de dor na garganta, febre ou mal-estar Ver orientações adicionais na seção "Tópicos da terapia de manutenção com antipsicóticos"
Síndrome neuroléptica maligna (SNM)[c]	Instruir o paciente a relatar imediatamente qualquer febre, rigidez muscular, diaforese e taquicardia Verificar os sinais vitais regularmente, incluindo a temperatura Examinar quanto a deterioração do estado mental ou qualquer outro sinal de SNM. A ocorrência de qualquer um desses sintomas exige a imediata suspensão do medicamento e o contato imediato com o médico, assim como o monitoramento dos sinais vitais e do balanço hídrico

[a]Distonias agudas podem ameaçar a vida (mais comuns com agentes antipsicóticos típicos). [b]Potencial ameaça à vida. [c]Rara, mas potencial ameaça à vida com efeito colateral caracterizado por rigidez muscular, hipertermia grave e efeitos cardíacos que podem progredir rapidamente por 24 a 72 horas. IAM, infarto agudo do miocárdio; ECG, eletrocardiograma; SNM, síndrome neuroléptica maligna.

Questões de segurança e implementação dos cuidados de enfermagem

A Tabela 4.12 descreve algumas questões de segurança significativas a considerar e as intervenções de enfermagem relevantes aos pacientes tratados com antipsicóticos.

Aspectos adicionais da orientação ao paciente

A Tabela 4.13 descreve uma comparação dos efeitos colaterais dos antipsicóticos. Os pacientes devem ser informados quanto aos riscos à saúde, que incluem os seguintes:

- O tabagismo aumenta o metabolismo dos antipsicóticos e requer ajustes das doses para alcançar um efeito terapêutico. O enfermeiro deve estimular o paciente a conversar sobre isso
- É mais difícil manter a temperatura corporal com esses fármacos, de modo que os pacientes devem ser estimulados a agasalhar-se bem no clima frio e evitar exposição prolongada às temperaturas muito altas ou muito baixas
- Álcool e antipsicótico potencializam os efeitos um do outro, de maneira que os pacientes devem ser alertados a evitar ingerir álcool enquanto são tratados com antipsicóticos
- Alguns fármacos contêm substâncias que interagem perigosamente com os antipsicóticos. Por isso, os pacientes devem evitar o uso de outros fármacos, inclusive produtos vendidos sem prescrição e autorização do médico
- Um percentual significativo dos pacientes tratados com clozapina relata salivação excessiva. Gomas de mascar sem açúcar e fármacos (anticolinérgico ou agonistas alfa$_2$-adrenérgicos) podem atenuar esse problema. O enfermeiro deve estimular o paciente a conversar sobre outras opções com o médico ou enfermeiro que, sob protocolo, lhe prescreveu tal fármaco
- O uso seguro dos antipsicóticos durante a gravidez não está confirmado, pois eles parecem atravessar facilmente a barreira hematoplacentária; se isso acontecer, o feto pode desenvolver efeitos adversos causados por esses fármacos. As pacientes, portanto, devem ser conscientizadas dos riscos potenciais e precisam informar ao médico imediatamente se engravidarem, se suspeitarem de que estão grávidas ou se planejam engravidar.

Tópicos da terapia de manutenção com antipsicóticos

O enfermeiro precisa saber como controlar os efeitos colaterais associados aos antipsicóticos, realizando uma avaliação detalhada para reduzir riscos. Além disso, pode ser difícil aos pacientes controlar ou entender alguns desses efeitos colaterais, principalmente quando

TABELA 4.13 Comparação dos efeitos colaterais dos antipsicóticos.

Classe	Nome genérico	SEP	Sedação	Efeitos anticolinérgicos	Hipotensão ortostática	Aumento do peso
ANTIPSICÓTICOS TÍPICOS	Clorpromazina	3	4	3	4	*
	Flufenazina	5	2	2	2	
	Haloperidol	5	2	2	2	
	Loxapina	3	3	2	2	*
	Perfenazina	4	2	2	2	*
	Pimozida	4	2	2	2	*
	Proclorperazina	3	2	2	2	*
	Tioridazina	2	4	4	4	*
	Tiotixeno	4	2	2	2	*
	Trifluoperazina	4	2	2	2	*
ANTIPSICÓTICOS ATÍPICOS	Aripiprazol	1	2	1	3	2
	Asenapina	1	3	1	3	4
	Clozapina	1	5	5	4	5
	Iloperidona	1	3	2	3	3
	Lurasidona	1	3	1	3	3
	Olanzapina	1	3	2	2	5
	Paliperidona	1	2	1	3	2
	Quetiapina	1	3	1	3	4
	Risperidona	1	2	1	3	4
	Ziprasidona	1	3	1	2	2

Graus de risco: 1 = muito baixo; 2 = baixo; 3 = moderado; 4 = alto; 5 = muito alto. *Pode ocorrer aumento do peso, mas a incidência não é conhecida. SEP, sintomas extrapiramidais. Adaptada de: Black, D.W., & Andreasen, N.C. (2014). *Introductory textbook of psychiatry* (6th ed.). Washington, DC: American Psychiatric Publishing; Facts and Comparisons (Firm) & Wolters Kluwer Health. (2014). *Drugs facts and comparisons*. St. Louis, MO: Wolters Kluwer; Schatzberg, A.F., Cole, J.O., & DeBattista, C. (2010). *Manual of clinical psychopharmacology* (7th ed.). Washington, DC: American Psychiatric Publishing.

estão debatendo-se com um estado mental alterado, inclusive psicose e déficits cognitivos. Três desses efeitos colaterais estão descritos a seguir.

Clozapina e risco de agranulocitose. Agranulocitose é uma discrasia sanguínea potencialmente fatal, na qual a contagem de leucócitos (glóbulos brancos) do paciente diminui a níveis extremamente baixos. A leucometria e a contagem absoluta de neutrófilos (CAN) devem ser determinadas antes de se iniciar o tratamento com clozapina e, em seguida, semanalmente ao longo dos primeiros 6 meses. A farmácia deve dispensar ao paciente a quantidade suficiente para 1 semana de tratamento. Quando as contagens de leucócitos continuam nas faixas aceitáveis (i. e., leucometria de 3.500/mm^3 no mínimo e CAN mínima de 2.000/mm^3) durante o período de 6 meses, as contagens hematológicas podem ser monitoradas a cada 2 semanas, e a farmácia pode dispensar uma quantidade suficiente do fármaco para esse tempo. Quando as contagens se mantêm na faixa aceitável durante o período de 6 meses com exames a cada 2 semanas, elas podem então ser monitoradas a cada 4 semanas. Quando o uso desse fármaco é interrompido, as contagens semanais dos leucócitos são mantidas por mais 4 semanas.

Embora os efeitos benéficos da clozapina possam ser marcantes, esse fármaco geralmente é usado quando os pacientes não reagem aos outros antipsicóticos, em razão dos protocolos rigorosos de adesão ao tratamento. Quando o indivíduo aceita essa opção, o enfermeiro pode ser um elemento vital para assegurar que os serviços de apoio, tanto profissionais quanto pessoais (inclusive familiares ou companheiros), sejam envolvidos para ajudar o paciente a persistir, se for necessário.

Efeitos colaterais extrapiramidais (ver diferenças entre os antipsicóticos típicos e atípicos na Tabela 4.13). Para que se possa realizar uma avaliação detalhada, o enfermeiro deve estar familiarizado com os diversos tipos de efeitos colaterais extrapiramidais:

- **Pseudoparkinsonismo:** os sinais e sintomas de pseudoparkinsonismo – tremor, marcha arrastando os pés, baba, rigidez – podem aparecer 1 a 5 dias depois de iniciar o tratamento com antipsicóticos. Esse efeito colateral é mais comum em mulheres, idosos e pacientes desidratados
- **Acinesia:** movimentos voluntários reduzidos ou abolidos

- **Acatisia:** inquietude e agitação contínuas são mais frequentes nas mulheres e podem começar 50 a 60 dias depois do início do tratamento. Estudos demonstraram que a combinação dos antipsicóticos de segunda geração estava associada a um risco 3 vezes maior de desenvolver acatisia, em comparação com o tratamento com apenas um fármaco antipsicótico de segunda geração (Berna et al., 2015)
- **Distonia:** esse efeito colateral – espasmos musculares involuntários de face, braços, pernas e pescoço – é mais comum nos homens e nos pacientes com idade inferior a 25 anos. A distonia deve ser tratada como uma emergência médica, porque os movimentos distônicos podem ser seguidos de laringospasmo e morte. O médico deve ser contatado e, nesses casos, comumente se administra mesilato de benzitropina por via intramuscular ou intravenosa (ver uma lista dos fármacos antiparkinsonianos usados para tratar SEP na Tabela 4.13). O enfermeiro deve permanecer ao lado do paciente para tranquilizá-lo e oferecer-lhe apoio durante esses momentos assustadores
- **Crise oculogírica:** a crise oculogírica (os olhos se reviram descontroladamente para dentro) é um sintoma da distonia aguda e pode ser confundida com crise convulsiva. Assim como outros sintomas da distonia aguda, esse efeito colateral deve ser tratado como uma emergência médica
- **Discinesia tardia:** esse efeito colateral extrapiramidal consiste em movimentos bizarros da face e da língua, rigidez do pescoço e dificuldade de engolir. Isso pode ocorrer com todas as classes de antipsicóticos, mas é mais comum com os típicos. Todos os pacientes tratados com esses fármacos por alguns meses ou anos correm risco de desenvolver discinesia tardia, e os sintomas podem ser irreversíveis. Os enfermeiros devem relatar imediatamente ao médico ou enfermeiro habilitado que, sob protocolo, prescreveu o antipsicótico quando surgirem os primeiros sinais de discinesia tardia (em geral, movimentos vermiformes da língua), porque o fármaco comumente é interrompido, substituído por um antipsicótico diferente, ou sua dose é alterada. Em 2017, a FDA aprovou o primeiro fármaco para

---

BOXE 4.2 Escala de Movimentos Involuntários Anormais (AIMS).

Nome do paciente _____ **Nome do avaliador** _____ **Data** _____

INSTRUÇÕES: conclua o exame antes de assinalar as pontuações. Na avaliação dos movimentos, circule o nível de gravidade mais alto observado. Pontue os movimentos que ocorrem depois da ativação com um número menor que o observado espontaneamente. Circule também o movimento com o número de código que se aplica.

Código:
- 0 = nenhum
- 1 = mínimo, pode ser normal
- 2 = brando
- 3 = moderado
- 4 = grave

Movimentos faciais e orais	1. Músculos da expressão facial (p. ex., movimentos de fronte, supercílios, região periorbital e regiões malares, inclusive franzir, piscar, sorrir, fazer careta)	0 1 2 3 4
	2. Lábios e região perioral (p. ex., contrair os lábios, fazer beiço, estalar os lábios)	0 1 2 3 4
	3. Mandíbula (p. ex., morder, trincar os dentes, mastigar, abrir a boca, movimento lateral)	0 1 2 3 4
	4. Língua (assinalar apenas aumentos dos movimentos da língua dentro e fora da boca. NÃO considerar incapacidade de sustentar um movimento. Colocar a língua para fora e voltar para dentro da boca)	0 1 2 3 4
Movimentos dos membros	5. Membros superiores (braços, punhos, mãos e dedos) Inclui movimentos coreicos (i. e., rápidos, nitidamente sem propósitos, irregulares e espontâneos) e atetoides (i. e., lentos, irregulares, complexos e serpentinos). Não incluir tremor (i. e., repetitivos, regulares e rítmicos)	0 1 2 3 4
	6. Membros inferiores (pernas, joelhos, tornozelos e dedos dos pés) (p. ex., desviar o joelho para o lado, bater levemente com o pé no chão, deixar cair o tornozelo, contorcer o pé, inverter e everter o pé)	0 1 2 3 4
Movimentos do tronco	7. Pescoço, ombros, quadris (p. ex., oscilar, torcer, contorcer, girar a pelve)	0 1 2 3 4
Avaliações globais	8. Gravidade dos movimentos anormais em geral	0 1 2 3 4
	9. Incapacidade atribuída aos movimentos anormais	0 1 2 3 4

(continua)

BOXE 4.2 Escala de Movimentos Involuntários Anormais (AIMS). (*continuação*)

Condições dos dentes		
10. Percepção dos movimentos anormais pelo paciente (considerar apenas o que o paciente relatar) Nenhuma percepção Percebe, mas não incomoda Percebe e incomoda um pouco Percebe e incomoda moderadamente Percebe e incomoda acentuadamente		0 1 2 3 4
11. Problemas atuais com dentes e/ou dentaduras?	Não	Sim
12. Geralmente usa dentaduras?	Não	Sim
13. Desdentado?	Não	Sim
14. Os movimentos desaparecem quando o paciente dorme?	Não	Sim

Técnica do exame AIMS

Antes ou depois de concluir o procedimento de exame, observe discretamente o paciente em repouso (p. ex., na sala de espera). A cadeira utilizada nesse exame deve ser dura e firme, sem braços de apoio.

1. Peça ao paciente para tirar os sapatos e as meias
2. Pergunte ao paciente se ele tem alguma coisa na boca (*i. e.*, goma de mascar, bala etc.); se houver, peça-lhe que tire
3. Pergunte ao paciente sobre as condições atuais dos seus dentes e se ele usa dentaduras. Os dentes incomodam o paciente agora?
4. Pergunte ao paciente se ele percebe quaisquer movimentos na boca, face, nas mãos ou nos pés. Em caso afirmativo, peça-lhe que descreva e pergunte até que ponto esses movimentos incomodam ou interferem atualmente em suas atividades
5. Peça ao paciente que se sente na cadeira com as mãos apoiadas sobre os joelhos, as pernas ligeiramente afastadas e os pés apoiados no chão (enquanto ele estiver nessa posição, observe todo o corpo para detectar movimentos)
6. Peça ao paciente que se sente com as mãos pendentes, sem qualquer apoio. Se for homem, com as mãos entre as pernas; se for mulher usando um vestido, com as mãos pendentes sobre os joelhos (observe as mãos e outras partes do corpo)
7. Peça ao paciente que abra a boca (observe a língua em repouso dentro da boca). Faça isso 2 vezes
8. Peça ao paciente que coloque a língua para fora (observe se há movimentos anormais dela). Faça isso 2 vezes
9. Peça ao paciente que bata levemente com cada um dos polegares o mais rapidamente possível por 10 a 15 s; separadamente com a mão direita e depois com a mão esquerda (observe se há movimentos da face e das pernas)
10. Flexione e estenda os braços direito e esquerdo do paciente (um de cada vez), verificando se há alguma rigidez
11. Peça ao paciente que fique de pé e o observe de perfil. Examine novamente todas as partes do corpo, inclusive quadris
12. Peça ao paciente que estenda à frente os dois braços com as palmas das mãos voltadas para baixo e observe o tronco, as pernas e a boca
13. Peça ao paciente que dê alguns passos, vire-se e caminhe de volta à cadeira (observe as mãos e a marcha). Faça isso 2 vezes

Interpretação do escore da AIMS

Some os pontos do paciente e assinale as áreas de dificuldade.

Atribua os seguintes pontos:

- 0 a 1 = risco baixo
- 2 em apenas UMA das áreas avaliadas = *borderline*/observar atentamente
- 2 em DUAS ou mais áreas avaliadas, ou 3 a 4 em APENAS UMA área = sugere DT.

De acordo com o U.S. Department of Health and Human Services. Disponível para uso em domínio público. DT, discinesia tardia.

tratar discinesia tardia: valbenazina. A expectativa é de que ele reduza eficazmente essa complicação incômoda e, em alguns casos, seus efeitos estigmatizantes (FDA, 2017). Os movimentos involuntários associados à discinesia tardia podem ser avaliados com base na Escala de Movimentos Involuntários Anormais (AIMS, do inglês *Abnormal Involuntary Movement Scale*), que foi desenvolvida na década de 1970 pelo National Institute of Mental Health. Ela facilita a detecção imediata dos distúrbios do movimento e possibilita o monitoramento contínuo dos pacientes. O Boxe 4.2 descreve a AIMS.

Alguns efeitos colaterais extrapiramidais podem ser fatais; quando não são, alguns podem ser irreversíveis. Em alguns casos, os movimentos anormais da língua e dos lábios são bem visíveis e suficientemente graves para interferir na capacidade de o paciente falar ou engolir.

Efeitos colaterais hormonais. Todas as classes farmacológicas causam esses efeitos, mas eles são mais comuns com os antipsicóticos típicos. Os efeitos colaterais sexuais possivelmente associados a esses fármacos são redução da libido, ejaculação retrógrada, ginecomastia nos homens e amenorreia nas mulheres. Esses efeitos colaterais podem ser incômodos para qualquer

> Uma das maneiras de promover os cuidados centrados no paciente – uma competência essencial da enfermagem (IOM, 2003) – e também incentivar um modelo de recuperação que capacite o paciente a tomar decisões relativas ao tratamento de sua doença é a abordagem empática do enfermeiro ao ouvir o paciente relatar seus desejos acerca do tratamento farmacológico e ajudá-lo a encontrar outras opções de tratamento dos seus sintomas. Existem evidências de que a manutenção do tratamento antipsicótico possa reduzir a frequência das internações hospitalares, de modo que a educação do paciente acerca disso é importante para ajudá-lo a tomar uma decisão consciente quanto ao tratamento farmacológico.

pessoa, mas para um paciente que luta com distorções do pensamento, eles podem formar os fundamentos de transtorno delirante. Por exemplo, um homem com ginecomastia poderia começar a acreditar que forças externas estão tomando conta de seu corpo e transformando-o em uma mulher; uma mulher com amenorreia pode começar a pensar que engravidou de uma entidade divina. É importante que o enfermeiro seja objetivo ao afirmar que esses pensamentos distorcidos são efeitos colaterais do fármaco e tranquilizar seus pacientes de que eles são reversíveis. As mulheres com amenorreia devem ser instruídas de que isso não indica cessação da ovulação, de modo que elas devem continuar a usar seu método contraceptivo da mesma maneira. Os pacientes devem ser estimulados a procurar outros tipos de tratamento quando esses efeitos colaterais parecem intoleráveis.

Avanços recentes no tratamento psicofarmacológico da esquizofrenia

Uma das limitações reconhecidas dos fármacos disponíveis para tratar esquizofrenia são os problemas cognitivos intrínsecos da doença, inclusive déficits de memória operacional e a longo prazo, velocidade de processamento mental reduzida, fluência verbal limitada e limitações das funções executivas. Alguns antipsicóticos atípicos se mostraram eficazes para atenuar isso, mas não erradicaram por completo os efeitos residuais.

Um fármaco recém-aprovado pela FDA – *cariprazina* – foi comprovadamente eficaz no tratamento dos sintomas negativos da esquizofrenia, inclusive embotamento afetivo, retração social e apatia (Harrison, 2015). Embora os antipsicóticos atípicos tenham sido identificados como melhores que os típicos para controlar esses sintomas, até agora nenhum deles comprovadamente os eliminou. Estudos adicionais devem ser realizados para determinar a efetividade da cariprazina nesse aspecto.

Critérios de avaliação dos resultados e reavaliação

Para avaliar a efetividade do tratamento com antipsicóticos, podem ser usados os critérios a seguir, em que o paciente:

- Não causou danos a si próprio ou a outras pessoas
- Não sofreu lesão provocada pelos efeitos colaterais de redução do limiar convulsivo ou fotossensibilidade
- Mantém a contagem de leucócitos dentro dos limites normais
- Não apresenta sintomas de efeitos colaterais extrapiramidais, discinesia tardia, síndrome neuroléptica maligna ou hiperglicemia
- Mantém o peso dentro da faixa normal
- Tolera seu nível de atividade sem alterações causadas pelos efeitos colaterais, como sedação ou fraqueza
- Toma voluntariamente o fármaco prescrito
- Verbaliza que compreende o regime terapêutico e a importância do uso regular do(s) fármaco(s) prescrito(s).

Sedativo-hipnóticos

Dados da avaliação geral

Indicações

Os sedativo-hipnóticos são usados no manejo a curto prazo de vários transtornos de ansiedade e no tratamento da insônia. Alguns fármacos são empregados como anticonvulsivantes (pentobarbital, fenobarbital), sedativos pré-operatórios (pentobarbital, secobarbital) e para reduzir a ansiedade associada à abstinência alcoólica (hidrato de cloral). A Tabela 4.14 ilustra alguns exemplos de sedativo-hipnóticos utilizados comumente.

Ação

Os sedativo-hipnóticos causam depressão generalizada do SNC, provocam tolerância com o uso crônico e têm o potencial de desencadear dependência física ou psíquica.

> **EXCEÇÃO:** Ramelteona, uma substância que não é controlada e não causa tolerância nem dependência física. Suas propriedades indutoras do sono são resultantes da atividade agonista nos receptores seletivos de melatonina.

Contraindicações e precauções

Os sedativo-hipnóticos estão contraindicados: para indivíduos com hipersensibilidade ao fármaco prescrito ou a qualquer outro da mesma classe química; na gravidez (exceções podem ser abertas em determinados casos, dependendo da relação de risco-benefício); durante a amamentação; aos pacientes com doença hepática, cardíaca, respiratória ou renal grave; e às crianças com menos de 15 anos (flurazepam) ou menos de 18 anos (estazolam, quazepam, temazepam, triazolam). O triazolam está contraindicado em combinação com

TABELA 4.14 Fármacos sedativo-hipnóticos.

CLASSE QUÍMICA	NOME GENÉRICO	GRAU DE RISCO GESTACIONAL/ MEIA-VIDA (HORAS)	FAIXA DE DOSE DIÁRIA (MG)
Barbitúricos	Amobarbital	D/16 a 40	60 a 200
	Butabarbital	D/66 a 140	45 a 120
	Pentobarbital	D/15 a 50	150 a 200
	Fenobarbital	D/53 a 118	30 a 200
	Secobarbital	D/15 a 40	100 (hipnótico); 200 a 300 (sedação pré-operatória)
Benzodiazepínicos	Estazolam	X/8 a 28	1 a 2
	Flurazepam	X/2 a 3 (metabólito ativo: 47 a 100)	15 a 30
	Quazepam	X/39 (metabólito ativo: 73)	7,5 a 15
	Temazepam	X/9 a 15	15 a 30
	Triazolam	X/1,5 a 5,5	0,125 a 0,5
Diversos	Hidrato de cloral	C/7 a 10	500 a 1.000
	Eszopiclona	C/6	1 a 3
	Ramelteona	C/1 a 2,6	8
	Zaleplona	C/1	5 a 20
	Zolpidem	C/2 a 3	5 a 10 (liberação imediata), 12,5 (liberação estendida)

cetoconazol, itraconazol ou nefazodona, que reduzem seu metabolismo pelo citocromo P4503A (CYP3A). A ramelteona está contraindicada em combinação com fluvoxamina, e zolpidem, zaleplona, eszopiclona e ramelteona estão contraindicados às crianças. O hidrato de cloral é contraindicado para indivíduos com esofagite, gastrite ou úlcera péptica, além de pacientes com doença hepática, renal ou cardíaca.

Os sedativo-hipnóticos devem ser utilizados com cautela nos pacientes com insuficiência cardíaca, hepática, renal ou respiratória. Também devem ser administrados com cuidado a pessoas potencialmente suicidas ou que foram dependentes químicas no passado. Além disso, seu uso deve ser breve. Os idosos são mais sensíveis aos efeitos depressores do SNC, por isso é necessário reduzir as doses. Ademais, o hidrato de cloral deve ser utilizado com cuidado por pacientes suscetíveis à porfiria intermitente aguda.

Interações

Barbitúricos. Os efeitos dos barbitúricos são acentuados com o uso simultâneo de álcool, outros depressores do SNC, IMAO ou ácido valproico, e podem ser atenuados pela rifampicina. As ações dos seguintes fármacos podem ser reduzidas quando são utilizados simultaneamente com barbitúricos: anticoagulantes, betabloqueadores, carbamazepina, clonazepam, anticoncepcionais orais, corticoides, digitoxina, doxorrubicina, doxiciclina, felodipino, fenoprofeno, griseofulvina, metronidazol, fenilbutazona, quinidina, teofilina ou verapamil. O uso concomitante com metoxiflurano pode agravar os efeitos nefrotóxicos.

Benzodiazepínicos. Os efeitos dos benzodiazepínicos hipnóticos são acentuados com o uso simultâneo de álcool etílico ou outros depressores do SNC, cimetidina, anticoncepcionais orais, dissulfiram, isoniazida ou probenecida. São atenuados pelo uso concomitante de rifampicina, teofilina, carbamazepina ou hipérico, e pelo tabagismo. Os efeitos da digoxina ou fenitoína são acentuados quando esses fármacos são combinados com benzodiazepínicos. A biodisponibilidade do triazolam aumenta quando são administrados simultaneamente macrolídeos.

Eszopiclona. Álcool etílico ou outros depressores do SNC causam efeitos aditivos quando são combinados com eszopiclona, mas eles diminuem quando são administrados indutores do CYP3A4 (p. ex., rifampicina, fenitoína, carbamazepina, fenobarbital) ou lorazepam, ou depois de uma refeição lauta ou rica em gorduras. Os efeitos da eszopiclona aumentam quando ela é combinada com inibidores do CYP3A4 (p. ex., cetoconazol, claritromicina, nefazodona, ritonavir), e os do lorazepam diminuem quando é usado com eszopiclona.

Zaleplona. Álcool etílico ou outros depressores do SNC causam efeitos aditivos com a zaleplona, mas a ação desta última diminui quando é combinada com indutores do CYP3A4 (p. ex., rifampicina, fenitoína, carbamazepina, fenobarbital) ou depois de uma refeição lauta ou rica em gordura. Os efeitos da zaleplona são acentuados pela cimetidina.

Zolpidem. Álcool etílico ou outros depressores do SNC, antifúngicos azólicos, ritonavir ou ISRS acentuam seus efeitos, mas flumazenil, rifampicina e alimentos combinados com ele os diminuem. O uso simultâneo de amiodarona implica risco de arritmias cardíacas potencialmente fatais.

Ramelteona. Álcool etílico, cetoconazol (e outros inibidores do CYP3A4) ou fluvoxamina (e outros inibidores do CYP1A2) intensificam os efeitos da ramelteona, que diminuem quando ela é combinada com rifampicina (e outros indutores do CYP3A4) e depois de uma refeição lauta ou rica em gorduras.

Diagnóstico

Os seguintes diagnósticos de enfermagem podem ser considerados para os pacientes tratados com sedativo-hipnóticos:

- Risco de lesão relacionado com a interrupção repentina do uso prolongado, ou com a depressão do nível de consciência causada pela sedação residual
- Transtorno do padrão de sono e/ou insônia ligado a crises situacionais, doença física ou nível de ansiedade grave
- Risco de intolerância à atividade relacionado com os efeitos colaterais de letargia, sonolência e tontura
- Risco de confusão aguda associada à ação do fármaco no SNC.

Questões de segurança no planejamento e implementação dos cuidados de enfermagem

Ver descrição anterior das questões de segurança na seção "Ansiolíticos".

Além dos efeitos colaterais listados, alguns pacientes tratados com sedativo-hipnóticos também apresentam transtornos do pensamento e alterações comportamentais, inclusive agressividade, alucinações e ideação suicida. Também ocorrem alguns comportamentos complexos enquanto o indivíduo "dorme", inclusive dirigir, preparar e ingerir alimentos e fazer ligações telefônicas, com amnésia subsequente do comportamento. Embora não seja possível estabelecer uma relação direta entre a alteração do comportamento e o uso dos sedativo-hipnóticos, o aparecimento de qualquer sinal ou sintoma comportamental novo deve levar imediatamente a uma avaliação completa.

Critérios de avaliação dos resultados e reavaliação

Para avaliar a eficácia do tratamento com sedativo-hipnóticos, podem ser usados os critérios a seguir, em que o paciente:

- Mostra atenuação da ansiedade, tensão e agitação psicomotora
- Adormece dentro de 30 minutos depois de tomar o fármaco e dorme por 6 a 8 horas sem interrupções
- Consegue participar das suas atividades habituais sem sedação residual
- Não sofreu lesões físicas
- Não apresenta sinais de confusão mental
- Verbaliza que compreende que o fármaco deve ser usado por prazo curto
- Verbaliza a compreensão do potencial de desenvolvimento de tolerância e dependência se o fármaco for usado por muito tempo.

Fármacos para tratar transtorno de hiperatividade e déficit de atenção (TDAH)

Dados da avaliação geral

Indicações

Os fármacos descritos nesta seção são prescritos para TDAH em crianças e adultos, e as anfetaminas também são usadas para narcolepsia e obesidade exógena. A bupropiona é utilizada para tratar depressão maior e facilitar a interrupção do tabagismo (apenas comprimidos de liberação prolongada). Clonidina e guanfacina são empregadas no tratamento da hipertensão. Uma tabela com os fármacos para TDAH aprovados atualmente pela FDA, as classes de risco gestacional, os tempos de meia-vida e as faixas das doses diárias se encontra no Capítulo 33, *Crianças e Adolescentes*.

Ação

Os estimulantes do SNC aumentam os níveis dos neurotransmissores (provavelmente norepinefrina, dopamina e serotonina) no local. Eles causam estimulação respiratória e do SNC, dilatam as pupilas, aumentam a atividade e atenção mentais, atenuam a sensação de fadiga e melhoram o ânimo. Os estimulantes do SNC descritos nesta seção são sulfato de dextroanfetamina, metanfetamina, lisdexanfetamina, combinações de anfetaminas, metilfenidato e dexametilfenidato. O mecanismo de ação dessas substâncias no tratamento do TDAH não é conhecido; contudo, estudos recentes indicaram que sua efetividade no tratamento dos transtornos de hiperatividade se baseia na ativação dos receptores D4 de dopamina nos núcleos da base e no tálamo, que deprime em vez de exacerbar a atividade motora (Erlij et al., 2012).

A atomoxetina inibe a recaptação de norepinefrina, enquanto a bupropiona bloqueia a captação neural de serotonina, norepinefrina e dopamina. A clonidina e a guanfacina estimulam os receptores alfa-adrenérgicos centrais do cérebro e diminuem a atividade simpática do SNC. O mecanismo exato pelo qual os fármacos não estimulantes produzem seus efeitos terapêuticos no TDAH não está definido.

Contraindicações e precauções

Os estimulantes do SNC são contraindicados para indivíduos com hipersensibilidade às aminas simpaticomiméticas. Eles não devem ser usados por: pacientes com arteriosclerose avançada, doença cardiovascular, hipertensão arterial, hipertireoidismo, glaucoma ou estados de agitação ou hiperexcitabilidade; indivíduos com história de abuso de substâncias psicoativas; durante ou nos primeiros 14 dias depois de interromper o tratamento com IMAO; crianças com menos de 3 anos; ou gestantes e nutrizes. A atomoxetina e a bupropiona são contraindicadas a pacientes com hipersensibilidade a esses fármacos ou seus componentes, durante a lactação e em combinação com IMAO, ou durante as primeiras 2 semanas depois de interromper o tratamento. A atomoxetina também é contraindicada a pacientes com glaucoma de ângulo fechado. A bupropiona não deve ser indicada para indivíduos com transtorno convulsivo suspeito ou confirmado, na fase aguda do IAM e com bulimia ou anorexia nervosa. Os alfa-agonistas são contraindicados a pacientes com hipersensibilidade reconhecida a esses fármacos.

É recomendável cautela ao usar estimulantes do SNC em: crianças com psicose; síndrome de Tourette; pacientes com anorexia ou insônia; idosos, debilitados ou astênicos; e pessoas com história de tendências suicida ou homicida. O uso prolongado pode causar tolerância e dependência física ou psíquica. A atomoxetina e a bupropiona devem ser utilizadas com cautela por: pacientes com retenção urinária, hipertensão arterial ou doença hepática, renal ou cardiovascular; indivíduos com tendência suicida; durante a gravidez; e nos pacientes idosos e debilitados. Os alfa-agonistas devem ser administrados com cuidado aos pacientes com insuficiência coronariana, IAM recente ou doença vascular encefálica, bem como na insuficiência hepática ou renal crônica, nos idosos e na gravidez e lactação.

Interações

Estimulantes do SNC (anfetaminas). Os efeitos das anfetaminas são acentuados pela furazolidona ou pelos alcalinizantes da urina. Crises hipertensivas podem ocorrer com o uso simultâneo (e até várias semanas depois da interrupção do tratamento) de IMAO. A administração concomitante de ISRS aumenta o risco de desenvolver síndrome serotoninérgica. Os efeitos das anfetaminas diminuem com o uso simultâneo de acidificantes da urina, enquanto os efeitos hipotensores da guanetidina diminuem com o uso delas.

Dexametilfenidato e metilfenidato. Os efeitos dos anti-hipertensivos e vasopressores (p. ex., dopamina, epinefrina e fenilefrina) são reduzidos com o emprego simultâneo dos metilfenidatos. A ação dos anticoagulantes cumarínicos, anticonvulsivantes (p. ex., fenobarbital, fenitoína, primidona), antidepressivos tricíclicos e ISRS é acentuada pelos metilfenidatos. A administração simultânea desses fármacos com IMAO pode causar crises hipertensivas.

Atomoxetina. Os efeitos da atomoxetina aumentam com o uso simultâneo de inibidores do CYP2D6 (p. ex., paroxetina, fluoxetina e quinidina). Reações potencialmente fatais podem ocorrer com o uso concomitante de IMAO (ou nas primeiras 2 semanas depois de interromper o tratamento). O risco de desenvolver efeitos colaterais cardiovasculares aumenta com o uso simultâneo de salbutamol ou vasopressores.

Bupropiona. Os efeitos da bupropiona aumentam com amantadina, levodopa ou ritonavir, mas diminuem com carbamazepina. O uso de IMAO eleva as chances de desenvolver efeitos tóxicos agudos. O risco de hipertensão arterial também aumenta com o uso de suplementos de nicotina, e os pacientes podem ter reações neuropsiquiátricas se utilizarem álcool etílico. O uso concomitante de bupropiona acentua os efeitos anticoagulantes da varfarina e dos fármacos metabolizados pelo CY2D6 (p. ex., nortriptilina, imipramina, desipramina, paroxetina, fluoxetina, sertralina, haloperidol, risperidona, tioridazina, metoprolol, propafenona e flecainida).

Alfa-agonistas. O uso concomitante de bloqueadores do canal de cálcio ou betabloqueadores com esses fármacos pode causar efeitos farmacológicos e tóxicos sinérgicos, resultando em bloqueio atrioventricular (BAV), bradicardia e hipotensão grave. Os depressores do SNC – inclusive álcool etílico –, os anti-histamínicos, os analgésicos opioides e os sedativo-hipnóticos têm ação sedativa aditiva. Os efeitos da clonidina podem ser reduzidos com o uso simultâneo de antidepressivos tricíclicos e prazosina. Os da levodopa são reduzidos pela clonidina e os da guanfacina, pelos barbitúricos ou pela fenitoína.

Diagnóstico

Os seguintes diagnósticos de enfermagem podem ser considerados para pacientes com TDAH medicados com esses fármacos:

- Risco de lesão relacionado com hiperestimulação e hiperatividade (estimulantes do SNC) ou convulsões (efeito colateral potencial da bupropiona)
- Risco de suicídio secundário à depressão maior, relacionado com a interrupção repentina do tratamento com estimulantes do SNC depois do uso prolongado
- Risco de suicídio (crianças e adolescentes) como efeito colateral da atomoxetina e da bupropiona
- Nutrição alterada, menos que as necessidades corporais, associada aos efeitos colaterais de anorexia e emagrecimento (estimulantes do SNC)
- Insônia ligada aos efeitos colaterais da hiperestimulação
- Náuseas relacionadas com os efeitos colaterais da atomoxetina ou bupropiona
- Dor associada ao efeito colateral de dor abdominal (atomoxetina, bupropiona) ou cefaleia (todos os fármacos dessa classe)

- Risco de intolerância à atividade relacionado com os efeitos colaterais de sedação e tontura causados por atomoxetina ou bupropiona.

Planejamento e implementação

O plano de cuidados deve incluir o monitoramento dos efeitos colaterais a seguir, referentes aos fármacos usados para tratar TDAH. As implicações de enfermagem relacionadas com cada efeito estão assinaladas após cada um deles:

- Hiperestimulação, agitação psicomotora, insônia (estimulantes do SNC)
  - Avaliar o estado mental para detectar alterações do humor, nível de atividade, grau de estimulação e agressividade
  - Assegurar que o paciente esteja protegido contra lesões
  - Manter os estímulos em nível baixo e assegurar um ambiente tão tranquilo quanto possível para evitar estimulação excessiva
  - Para evitar insônia, administrar a última dose ao menos 6 horas antes de se deitar. De manhã, administrar uma formulação de liberação sustentada
- Palpitações, taquicardia (estimulantes do SNC, atomoxetina, bupropiona e clonidina) ou bradicardia (clonidina, guanfacina)
  - Monitorar e registrar os sinais vitais a intervalos regulares (2 ou 3 vezes/dia) durante todo o tratamento. Relatar imediatamente ao médico se ocorrerem alterações significativas

  NOTA: A FDA divulgou alertas quanto aos estimulantes do SNC e à atomoxetina em relação ao risco de morte súbita dos pacientes portadores de doença cardiovascular. Na anamnese, as histórias familiar e pessoal de doença cardíaca, anomalias cardíacas ou hipertensão arterial devem ser investigadas antes da prescrição desses fármacos. Além disso, a função cardiovascular tem de ser monitorada continuamente durante o tratamento.
- Anorexia, perda ponderal (estimulantes do SNC, atomoxetina, bupropiona)
  - Para atenuar a anorexia, o fármaco pode ser administrado logo depois das refeições
  - O paciente deve ser pesado periodicamente (ao menos 1 vez/semana) durante o tratamento com esses fármacos, devido ao potencial de anorexia e perda ponderal com interrupção temporária do crescimento e do desenvolvimento
- Tolerância e dependência física e psíquica (estimulantes do SNC)
  - Nas crianças com TDAH, deve-se experimentar, a intervalos regulares, a suspensão do fármaco sob determinação médica, para avaliar a efetividade do tratamento e a necessidade de mantê-lo
  - O uso do fármaco não deve ser interrompido repentinamente. Isso pode desencadear uma síndrome com sinais e sintomas como náuseas, vômitos, cólicas abdominais, cefaleia, fadiga, fraqueza, depressão mental, ideação suicida, sonhos exacerbados e comportamento psicótico
- Náuseas e vômitos (atomoxetina e bupropiona)
  - Recomendar que o fármaco seja ingerido com alimentos para atenuar a irritação gastrintestinal
- Constipação intestinal (atomoxetina, bupropiona, clonidina e guanfacina)
  - Recomendar o aumento da ingestão de fibras e líquidos na dieta, se não houver contraindicação
- Boca seca (clonidina e guanfacina)
  - Oferecer ao paciente balas sem açúcar, gelo ou goles frequentes de água
  - A higiene oral cuidadosa é muito importante
- Sedação (clonidina e guanfacina)
  - Avisar o paciente que esse efeito é acentuado pelo uso concomitante de álcool etílico e outras substâncias depressoras do SNC
  - Alertar o paciente a evitar dirigir ou realizar atividades perigosas até que a reação tenha estabilizado
- Potencial de crises convulsivas (bupropiona)
  - Proteger o paciente contra lesões, se houver uma crise convulsiva
  - Instruir os familiares e outras pessoas significativas para os pacientes em tratamento com bupropiona sobre como protegê-lo durante uma crise convulsiva, se isso ocorrer
  - Assegurar que as doses dos fármacos de liberação imediata sejam administradas a um intervalo mínimo de 4 a 6 horas e que as doses dos fármacos de ação sustentada tenham intervalo mínimo de 8 horas
- Lesão hepática grave (atomoxetina)
  - Monitorar os seguintes efeitos colaterais e relatá-los imediatamente ao médico: prurido, urina escura, dor no quadrante superior direito, icterícia, dor de garganta, febre ou mal-estar
- Sintomas psiquiátricos novos ou agravados (estimulantes do SNC e atomoxetina)
  - Monitorar a ocorrência de sintomas psicóticos (p. ex., ouvir vozes, comportamentos paranoicos, transtorno delirante)
  - Monitorar a ocorrência de sintomas maníacos (p. ex., comportamentos agressivos e hostis)
- Síndrome de rebote (clonidina e guanfacina)
  - O paciente deve ser instruído a não interromper o tratamento repentinamente. Se fizer isso, ele pode desencadear sinais e sintomas como nervosismo, agitação, cefaleia, tremor e elevação rápida da pressão arterial. Além disso, a abstinência súbita dos estimulantes pode aumentar o risco de depressão e suicídio. A dose do fármaco deve ser reduzida progressivamente sob supervisão médica.

Educação do paciente e de seus familiares

O paciente e/ou seus familiares devem ser instruídos de que ele deve:

- Ter cuidado ao dirigir ou operar máquinas ou equipamentos perigosos, porque pode ter sonolência, tontura e embaçamento da visão
- Não interromper repentinamente o tratamento com estimulantes do SNC, pois isso pode desencadear sinais e sintomas de abstinência grave
- Evitar tomar os estimulantes do SNC no final do dia, para que não tenha insônia. Esses fármacos devem ser usados no mínimo 6 h antes de se deitar
- Não usar outros fármacos (inclusive preparações vendidas sem prescrição) sem autorização do médico. Algumas preparações farmacêuticas contêm substâncias que, em combinação com os fármacos usados para tratar TDAH, podem ser perigosas
- Monitorar a glicose sanguínea 2 ou 3 vezes/dia, ou conforme a recomendação médica, se o paciente for diabético. Atentar à possibilidade de ser necessário alterar as doses de insulina em razão das alterações da ingestão alimentar, do peso e do nível de atividade
- Evitar a ingestão de grandes quantidades de produtos cafeinados (café, chá, refrigerantes de cola, chocolate), porque eles acentuam o efeito estimulante do SNC
- Avisar ao médico se sintomas como agitação psicomotora, insônia, anorexia ou boca seca piorarem ou se sentir que os batimentos cardíacos estão mais fortes e rápidos
- Relatar imediatamente ao médico qualquer um dos seguintes efeitos colaterais: falta de ar, dor torácica, dor na mandíbula/braço esquerdo, desmaio, crises convulsivas, alterações súbitas da visão, fraqueza unilateral do corpo, fala arrastada, confusão mental, prurido, urina escura, dor no quadrante superior direito do abdome, pele ou olhos amarelados, dor de garganta, febre, mal-estar, hiperatividade exagerada, sensação de que as coisas não são reais ou alucinações auditivas (ouvir vozes)
- Estar ciente dos riscos potenciais do uso dos fármacos para TDAH na gravidez. O emprego seguro durante a gestação e amamentação não está demonstrado; por isso, deve-se informar imediatamente ao médico se houver suspeita de gravidez ou planos de engravidar
- Estar ciente dos efeitos colaterais potenciais dos fármacos indicados para tratar TDAH e consultar os materiais impressos fornecidos pelos profissionais de saúde quanto à autoadministração segura
- Sempre portar um cartão ou outro tipo de identificação descrevendo os fármacos que estão sendo utilizados

Critérios de avaliação dos resultados e reavaliação

Para avaliar a eficácia do tratamento com fármacos indicados para TDAH, podem ser usados os critérios a seguir, em que o paciente:
- Não apresenta hiperatividade excessiva
- Não teve qualquer lesão
- Consegue manter-se dentro dos parâmetros esperados de crescimento e desenvolvimento
- Verbaliza que entende a autoadministração segura e a importância de não interromper o fármaco repentinamente.

Resumo e pontos fundamentais

- Os psicotrópicos devem ser usados como tratamento adjuvante à psicoterapia individual ou em grupo
- Os *ansiolíticos* são usados para tratar transtornos de ansiedade e atenuar os sintomas da ansiedade aguda. Os benzodiazepínicos constituem o grupo farmacêutico utilizado mais comumente, embora sejam depressores do SNC e possam causar dependência física e psicológica. O uso desses fármacos não deve ser interrompido repentinamente depois do uso prolongado, porque isso pode desencadear uma síndrome potencialmente fatal. Os efeitos colaterais mais comuns são sonolência, confusão mental e letargia
- Os *antidepressivos* melhoram o humor e atenuam outros sintomas associados à depressão moderada a grave. Esses fármacos aumentam as concentrações de norepinefrina e serotonina no corpo
- Os antidepressivos tricíclicos e os fármacos semelhantes bloqueiam a recaptação da norepinefrina pelos neurônios
- Outro grupo de antidepressivos inibe a MAO, uma enzima conhecida por inativar a norepinefrina e a serotonina. Estes são os chamados IMAO
- Uma terceira classe de antidepressivos impede a recaptação neuronal de serotonina e tem pouquíssimo ou nenhum efeito na recaptação de norepinefrina ou dopamina. São os chamados ISRS
- Os antidepressivos precisam ser usados por até 2 semanas antes que sejam percebidos efeitos desejáveis, e podem ser necessárias até 4 semanas para ações terapêuticas benéficas plenas serem alcançadas. Os efeitos colaterais mais comuns são efeitos anticolinérgicos, sedação e hipotensão ortostática, que também podem reduzir o limiar convulsivo. Os IMAO podem causar crises hipertensivas se os pacientes ingerirem produtos contendo tiramina enquanto são tratados com esses fármacos
- O carbonato de lítio é amplamente utilizado como *estabilizador do humor*. Seu mecanismo de ação não está completamente esclarecido, mas ele parece aumentar

a recaptação de norepinefrina e serotonina no cérebro e, desse modo, reduzir os níveis desses neurotransmissores no corpo, atenuando a hiperatividade. Os efeitos colaterais mais comuns são boca seca, irritação gastrintestinal, poliúria e aumento do peso
- A margem entre os níveis terapêuticos e tóxicos do lítio é muito pequena, e os níveis séricos devem ser dosados regularmente para monitorar a ocorrência de efeitos tóxicos. Os sinais e sintomas da toxicidade do lítio começam com níveis séricos em torno de 1,5 mEq/ℓ. Se não forem tratados, esses efeitos tóxicos podem ser fatais
- Vários outros fármacos são usados como estabilizadores do humor, e dois grupos têm obtido alguma eficácia: anticonvulsivantes (carbamazepina, clonazepam, ácido valproico, lamotrigina, oxcarbazepina e topiramato) e um bloqueador do canal de cálcio (verapamil). As ações desses fármacos no tratamento da mania bipolar ainda não estão bem esclarecidas
- Mais recentemente, vários antipsicóticos atípicos foram usados com sucesso para tratar mania bipolar. Isso inclui olanzapina, aripiprazol, quetiapina, risperidona, asenapina e ziprasidona. A clorpromazina (uma fenotiazina) também foi usada com sucesso. As ações dos antipsicóticos no tratamento da mania bipolar são desconhecidas
- Os *antipsicóticos* são usados para tratar psicoses agudas e crônicas. A ação das fenotiazinas é atribuída ao bloqueio dos receptores pós-sinápticos de dopamina nos núcleos da base. Seus efeitos colaterais mais comuns são efeitos anticolinérgicos, sedação, aumento do peso, redução do limiar convulsivo, fotossensibilidade e SEP. Uma geração mais nova de antipsicóticos, que inclui clozapina, risperidona, paliperidona, olanzapina, quetiapina, aripiprazol, asenapina, iloperidona, lurasidona e ziprasidona, pode atuar nas ações da dopamina, serotonina e outros neurotransmissores. Esses fármacos são promissores porque prometem maior eficácia com menos efeitos colaterais
- Os *antiparkinsonianos* são usados para atenuar os SEP associados aos antipsicóticos. Eles têm a função de restaurar o equilíbrio natural entre ACh e dopamina no cérebro. Os efeitos colaterais mais comuns desses fármacos são efeitos anticolinérgicos, mas eles também podem causar sedação e hipotensão ortostática
- Os *sedativo-hipnóticos* são usados para controlar estados de ansiedade e tratar insônia; porém, esses depressores do SNC (com exceção da ramelteona) podem causar dependência física e psíquica. Eles estão indicados apenas para tratamento de curta duração. Os efeitos colaterais e as implicações de enfermagem são semelhantes aos que estão descritos para os ansiolíticos
- Vários compostos farmacêuticos são designados como *fármacos para tratar TDAH*, inclusive estimulantes do SNC, que podem causar dependência física e psíquica. Os pacientes desenvolvem tolerância rapidamente aos estimulantes do SNC, e seu uso não deve ser interrompido abruptamente, já que pode desencadear sinais e sintomas de abstinência grave. Os efeitos colaterais mais comuns são agitação, anorexia e insônia. Outros fármacos que se mostraram eficazes no tratamento do TDAH são atomoxetina, bupropiona e agonistas alfa-adrenérgicos (clonidina e guanfacina). Os mecanismos de ação desses fármacos no tratamento do TDAH são desconhecidos.

Questões de revisão

Escolha a resposta mais adequada para cada uma das perguntas a seguir.

1. De que maneira os ansiolíticos (fármacos que controlam a ansiedade) como os benzodiazepínicos produzem um efeito tranquilizante?
    a. Deprimindo o SNC.
    b. Reduzindo os níveis de norepinefrina e serotonina no cérebro.
    c. Reduzindo os níveis de dopamina no cérebro.
    d. Inibindo a produção da enzima MAO.

2. Taís foi recém-diagnosticada com transtorno do pânico. O Dr. S. forneceu-lhe uma prescrição de alprazolam a ser usado conforme a necessidade, quando Taís sentir-se ansiosa. Ela disse para o enfermeiro: "O Dr. S. prescreveu buspirona para tratar a ansiedade de minhas amigas. Por que ele prescreveu algo diferente para mim?". A resposta do enfermeiro deve basear-se em qual das seguintes afirmações?
    a. Buspirona não é um ansiolítico.
    b. Alprazolam e buspirona são praticamente o mesmo fármaco, por isso qualquer um é apropriado.
    c. A buspirona tem início de ação mais lento e não pode ser usada "conforme a necessidade".
    d. O alprazolam é o único fármaco que realmente funciona no transtorno do pânico.

(continua)

Questões de revisão (continuação)

3. A educação do paciente tratado com um IMAO deve incluir qual das seguintes recomendações?
   a. Reposição de líquidos e sódio quando necessário, dosagens frequentes dos níveis séricos do fármaco, monitoramento dos sinais e sintomas de toxicidade.
   b. Uso contínuo por toda a vida, potencial de causar discinesia tardia, vantagem de possibilitar uma injeção a cada 2 a 4 semanas.
   c. Uso por prazo curto, possível tolerância aos efeitos benéficos, redução cuidadosa do uso do fármaco ao final do tratamento.
   d. Dieta com restrição de tiramina, uso simultâneo proibido de fármacos vendidos sem prescrição sem conhecimento do médico.

4. A margem entre os efeitos terapêuticos e tóxicos do carbonato de lítio é muito pequena. Os sinais e sintomas de toxicidade são mais prováveis quando os níveis séricos estão acima de:
   a. 0,15 mEq/ℓ.
   b. 1,5 mEq/ℓ.
   c. 15,0 mEq/ℓ.
   d. 150 mEq/ℓ.

5. Os sintomas iniciais de toxicidade do lítio são:
   a. Constipação intestinal e boca seca.
   b. Tontura e sede.
   c. Vômitos e diarreia.
   d. Anúria e arritmias.

6. Os antipsicóticos parecem reduzir os sintomas psicóticos:
   a. Bloqueando a recaptação de norepinefrina e serotonina.
   b. Bloqueando a ação da dopamina no cérebro.
   c. Inibindo a produção da enzima MAO.
   d. Deprimindo o SNC.

7. Parte da avaliação contínua de enfermagem para um paciente tratado com antipsicóticos é detectar a ocorrência de sintomas extrapiramidais (SEP). Qual das seguintes opções são exemplos de SEP?
   a. Fraqueza muscular, rigidez, tremores, espasmos faciais.
   b. Boca seca, visão embaçada, retenção urinária, hipotensão ortostática.
   c. Amenorreia, ginecomastia, ejaculação retrógrada.
   d. Pressão arterial elevada, cefaleia occipital grave, rigidez de nuca.

8. Quando um paciente apresenta SEP, qual das seguintes opções deve ser uma prioridade das intervenções de enfermagem?
   a. Avisar ao médico imediatamente.
   b. Administrar triexifenidil de acordo com a necessidade.
   c. Suspender a dose seguinte do antipsicótico.
   d. Explicar ao paciente que esses sintomas são apenas transitórios e desaparecerão rapidamente.

9. Um problema encontrado possivelmente nas crianças tratadas com estimulantes do SNC para TDAH é:
   a. Dependência.
   b. Aumento do peso.
   c. Abuso de drogas.
   d. Supressão do crescimento.

10. As doses da bupropiona devem ser administradas a um intervalo mínimo de 4 a 6 horas e nunca devem ser duplicadas quando o paciente deixa de tomar uma dose, de modo a evitar:
    a. Hipotensão ortostática.
    b. Crises convulsivas.
    c. Crise hipertensiva.
    d. SEP.

Bibliografia

Berna, F., Misdrahi, D., Boyer, L., Aouizerate, B., Brunel, L., Capdevielle, D., Liorca, P.M. (2015). Prevalence and risk factors in a community dwelling sample of patients with Schizophrenia. Results from the FACE-SZ dataset. *Schizophrenia Research*, 169(1-3), 255-261.

Black, D.W., & Andreasen, N.C. (2014). *Introductory textbook of psychiatry* (6th ed.). Washington, DC: American Psychiatric Publishing.

Brust, T.F., Hayes, M.P., Roman, D.L., & Watts, V.J. (2015). New functional activity of aripiprazole revealed: Robust antagonism of D2 dopamine receptor-stimulated Gβγ signaling. *Biochemical Pharmacology*, 93(1), 85-91. doi:10.1016/j.bcp.2014.10.014

Cooper, B.E., & Sejnowski, C.A. (2013). Serotonin syndrome: Recognition and treatment. *AACN Advanced Critical Care*, 24(1), 15-20. doi:10.1097/NCI.0b013e31827eecc6

Erlij, D., Acosta-Garcia, J., Rojas-Marquez, M., Gonzalez-Hernandez, B., Escartin-Perez, E., Aceves, J., & Floran, B. (2012). Dopamine D4 receptor stimulation in GABAergic projections of the globus pallidus to the reticular thalamic nucleus and the substantia nigra reticulata of the rat decreases locomotor activity. *Neuropharmacology*, 62(2), 1111-1118. doi:10.1016/j.neuropharm.2011.11.001

Facts and Comparisons (Firm) & Wolters Kluwer Health. (2014). *Drug facts and comparisons*. St. Louis, MO: Wolters Kluwer.

FDA (Food and Drug Administration). (2017). *FDA approves first drug to treat tardive dyskinesia*. Retrieved from https://www.fda.gov/NewsEvents/Newsroom/PressAnnouncements/ ucm552418.htm

FDA (U.S. Food and Drug Administration). (2008). *FDA requires warnings about risk of suicidal thoughts and behavior for antiepileptic medications*. Retrieved from https://www.fda.gov/Drugs/DrugSafety/PostmarketDrugSafetyInformation forPatientsandProviders/ucm100197.htm

Fournier, J.C., DeRubeis, R.J., Hollon, S.D., Dimidjian, S., Amsterdam, J.D., Shelton, R.C., & Fawcett, J. (2010). Antidepressant drug effects and depression severity: A patient-level meta-analysis. *Journal of the American Medical Association*, 303(1), 47-53. doi:10.1001/jama.2009.1943

Harrison, P. (2015). Novel drug first to treat negative symptoms in schizophrenia. Retrieved from www.medscape.com/viewarticle/850701

Institute of Medicine. (2003). *Health professions education: A bridge to quality*. Washington, DC: Author.

Jacob, S., & Spinier, S.A. (2006). Hyponatremia associated with selective serotonin-inhibitors in older adults. *Annals of Pharmacotherapy*, 40(9), 1618-1622. doi:10.1345/aph.1G293

Lenze, E.J., Mulsant, B.H., Blumberger, D.M., Karp, J.F., Newcomer, J.W., Anderson, S.J., ... Reynolds, C.F. (2015). Efficacy, safety, and tolerability of augmentation pharmacotherapy with aripiprazole for treatment resistant depression in late life: A randomized placebo-controlled study. *Lancet*, 386(10011), 2404-2412. doi:http://dx.doi.org/10.1016/So140-6736(15) 00308-6

National Institute of Mental Health (NIMH). (2006). *Questions and answers about the NIMH sequenced treatment alternatives to relieve depression (STAR*D) sstudy – all medication levels*. Retrieved from https://www.nimh.nih.gov/funding/clinical-research/ practical/stard/allmedicationlevels.shtml

New York State Office of Mental Health. (2006). An explanation of Kendra's law. Retrieved from https://www.omh.ny.gov/omhweb/Kendra_web/Ksummary.htm

Purnell, L.D. (2014). *Guide to culturally competent health care* (3rd ed.). Philadelphia: F.A. Davis.

Ramnarine, M., & Ahmed, D. (2015). Anticholinergic toxicity. Retrieved from http://emedicine.medscape.com/article/812644-overview

Sadock, B.J., Sadock, V.A., & Ruiz, P. (2015). *Synopsis of psychiatry: Behavioral sciences/clinical psychiatry* (11th ed.). Philadelphia: Lippincott Williams & Wilkins.

Sage, D.L. (Producer). (1984). *The brain: Madness* [television broadcast]. Washington, DC: Public Broadcasting Company.

Schatzberg, A.F., Cole, J.O., & DeBattista, C. (2010). *Manual of clinical psychopharmacology* (7th ed.). Washington, DC: American Psychiatric Publishing.

Shorter, E. (2009). The history of lithium therapy. *Bipolar Disorders*, 11(Suppl. 2), 4-9. doi:10.1111/j.1399-5618.2009.00706.x

Steinberg, M., & Lyketsos, C.G. (2012). Atypical antipsychotic use in patients with dementia: Managing safety concerns. *American Journal of Psychiatry*, 169(9), 900-906. doi:10.1176/appi.aip.2012.12030342

Tartakovsky, M. (2016). *Depression: New medications on the horizon*. Retrieved from https://psychcentral.com/lib/depressionnew-medications-on-the-horizon/

Vallerand, A.H., Sanoski, C.A., & Deglin, J.H. (2016). *Davis drug guide for nurses* (15th ed.). Philadelphia: F.A. Davis. 6054_Ch04_054-085 11/09/17 10:10 AM Page 85

5 Considerações Éticas e Legais

CONCEITOS FUNDAMENTAIS
Bioética
Ética
Comportamento moral
Direito
Valores
Explicitação de valores

TÓPICOS DO CAPÍTULO

Considerações éticas
Considerações legais

Resumo e pontos fundamentais
Questões de revisão

TERMOS-CHAVE

Agressão	Difamação	Jurisprudência
Autonomia	Dilema ético	Justiça
Beneficência	Direito	Legislação
Bioética	Direito civil	Maus-tratos
Calúnia	Direito penal	Não maleficência
Cárcere privado	Egoísmo ético	Negligência
Comportamento moral	Erro do profissional	Pena
Comunicação privilegiada	Ética	Teoria da lei natural
Consentimento informado	Ética cristã	Utilitarismo
Defensoria	Ética kantiana	Valores
Delito	Explicitação de valores	Veracidade

OBJETIVOS
Após ler este capítulo, o estudante será capaz de:

1. Diferenciar ética, moral, valores e direitos.
2. Entender as teorias éticas, inclusive utilitarismo, ética kantiana, ética cristã, teorias da lei natural e egoísmo ético.
3. Definir dilema ético.
4. Entender os princípios de autonomia, beneficência, não maleficência, justiça e veracidade.
5. Usar um modelo de tomada de decisão ética.
6. Descrever problemas éticos relevantes à enfermagem em saúde mental e psiquiátrica.
7. Definir legislação e jurisprudência.
8. Diferenciar direito civil de direito penal.
9. Entender os aspectos legais relevantes à enfermagem em saúde mental e psiquiátrica.
10. Diferenciar erro do profissional de negligência.
11. Reconhecer os comportamentos relevantes para o contexto psiquiátrico e de saúde mental, contra os quais poderiam ser abertos processos legais específicos por erro do profissional.

EXERCÍCIOS
Leia o capítulo e responda às seguintes perguntas:

1. Erro do profissional e negligência são exemplos de que tipo de legislação?
2. Quais acusações podem ser feitas quando um enfermeiro confina um paciente contra sua vontade (fora de uma situação de emergência)?
3. Qual teoria ética defende que o que é certo e bom é o mais apropriado para um indivíduo que toma uma decisão?
4. Cite três elementos do consentimento informado.

Os enfermeiros constantemente se deparam com o desafio de tomar decisões difíceis que envolvem o bem e o mal, ou a vida e a morte. Situações complexas frequentemente surgem durante a assistência prestada aos pacientes com doença mental, e os enfermeiros estão sujeitos ao nível mais alto de responsabilidade ética e legal em sua prática profissional. Este capítulo introduz conceitos éticos e legais básicos e suas relações com a enfermagem em saúde mental e psiquiátrica. Também há uma descrição da teoria ética como fundamento sobre o qual podem ser tomadas decisões éticas. A American Nurses Association (ANA, 2015) elaborou um código de ética, que os enfermeiros devem usar como referencial básico para tomar decisões e fazer escolhas éticas (Boxe 5.1).[1] Essas provisões e diretrizes interpretativas foram revistas e expandidas recentemente para contemplar algumas complexidades do contexto atual de atenção à saúde e incluem princípios éticos referidos ao dever do enfermeiro não apenas com seu paciente, mas também consigo próprio e com todas as outras pessoas com as quais ele interage; afinal, todos os relacionamentos devem ser conduzidos em uma cultura de respeito e civilidade.

> As diretrizes interpretativas do Código de Ética da American Nurses Association (ANA) incluem uma descrição da importância do trabalho em equipe e da colaboração, que é compatível com uma das recomendações do Institute of Medicine (IOM, 2003) para melhorar o futuro da assistência à saúde e que se tornou um dos padrões da QSEN (Quality and Safety Education for Nurses, ou Qualidade e Segurança em Educação para Enfermeiros, em tradução livre).

Em cooperação com a American Psychiatric Nurses Association e a International Society of Psychiatric-Mental Health Nurses (2014), a ANA publicou um manual de âmbito de competência e padrões de prática destinado especificamente à enfermagem em saúde mental e psiquiátrica. Esse manual é consistente com o código de ética da ANA e aplica suas provisões às questões de enfermagem em saúde mental e psiquiátrica. O conhecimento do *Código de Ética para Enfermeiros* (ANA, 2015) e do manual *Enfermagem em Saúde Mental e Psiquiátrica: Âmbito de Competência e Padrões de Prática* (ANA et al., 2014) é essencial como diretriz prática, porque eles esclarecem o que se espera por consenso dos enfermeiros que atuam na área.

Como a legislação determina o que é *direito* ou *bom* em cada sociedade, as questões legais pertinentes à enfermagem em saúde mental e psiquiátrica também são descritas neste capítulo. Além das definições apresentadas, também se discutem os direitos dos pacientes psiquiátricos, que os enfermeiros devem conhecer. Isso porque a competência da enfermagem e a responsabilidade pelos cuidados prestados são comprometidas quando o enfermeiro não tem conhecimentos adequados acerca das leis que regulamentam a prática de sua profissão.

O entendimento dos conceitos éticos e legais apresentados neste capítulo melhora a qualidade dos cuidados que o enfermeiro presta em sua prática de

BOXE 5.1 Código de Ética para Enfermeiros da American Nurses Association (ANA).

1. O enfermeiro pratica seu ofício com benevolência e respeito pela dignidade, valor e atributos singulares intrínsecos de cada indivíduo.
2. O compromisso principal do enfermeiro é com seu paciente, seja ele pessoa, família, grupo, comunidade ou população.
3. O enfermeiro promove, defende e se esforça para proteger a saúde, a segurança e os direitos do paciente.
4. O enfermeiro tem autoridade, bem como obrigação legal e responsabilidade pela prática de enfermagem. Ele toma decisões e age de modo compatível com sua função de promover a saúde e prestar os melhores cuidados possíveis.
5. O enfermeiro tem os mesmos deveres para si próprio que as outras pessoas, inclusive a função de promover saúde e segurança, preservar a inteireza de caráter e a integridade, manter a competência e continuar a crescer pessoal e profissionalmente.
6. O enfermeiro, por meio de esforços pessoais e coletivos, estabelece, mantém e melhora o ambiente ético de trabalho e as condições ocupacionais que promovam a segurança e a qualidade do cuidado de saúde.
7. O enfermeiro, em todas as suas funções e contextos de prática, faz avançar sua profissão por meio de pesquisa e investigação acadêmica, elaboração de normas profissionais e desenvolvimento de políticas de saúde e enfermagem.
8. O enfermeiro colabora com outros profissionais de saúde e o público em geral para proteger os direitos humanos, promover a diplomacia no contexto de saúde e reduzir as disparidades em saúde.
9. A profissão de enfermagem, exercida coletivamente por meio de suas organizações profissionais, deve articular os valores da área, manter a integridade da profissão e integrar os princípios da justiça social às políticas de saúde e enfermagem.

Reproduzido, com autorização, da American Nurses Association (ANA). (2015). *Code of Ethics for Nurses with Interpretive Statements*. Silver Spring, MD: ANA. © 2015.

enfermagem em saúde mental e psiquiátrica e o protege dentro dos parâmetros da responsabilidade legal. O direito de praticar enfermagem traz consigo o compromisso de manter um nível específico de competência e exercer sua prática de acordo com determinados padrões éticos e legais de assistência à saúde.

CONCEITO FUNDAMENTAL

Ética é um ramo da filosofia que se ocupa das abordagens sistemáticas para diferenciar o que é um comportamento certo ou errado (Butts & Rich, 2016). **Bioética** é o termo aplicado a esses princípios quando se referem aos conceitos incluídos no âmbito da medicina, enfermagem e outras disciplinas de saúde relacionadas.

Comportamento moral é a conduta que resulta do pensamento crítico acurado sobre como os indivíduos deveriam tratar os demais. O comportamento moral reflete como um indivíduo interpreta o respeito básico por outras pessoas, inclusive por sua autonomia, liberdade, justiça, honestidade e confidencialidade.

---

[1] N.R.T.: No Brasil, a Resolução COFEN Nº 564/2017 trata do novo Código de Ética dos Profissionais de Enfermagem. Disponível em <http://www.cofen.gov.br/resolucao-cofen-no-5642017_59145.html>.

> **Valores** são crenças pessoais acerca do que é importante e desejável (Butts e Rich, 2016). **Explicitação de valores** é um processo de autoinvestigação, por meio do qual as pessoas identificam e ordenam os próprios valores. Esse processo amplia o conhecimento sobre por que as pessoas se comportam de determinadas maneiras e é importante à prática de enfermagem para aumentar a compreensão de por que certas escolhas e decisões são tomadas em relação aos outros e como os valores afetam os resultados em enfermagem.
>
> Um **direito** é "uma reivindicação ou um direito válido e legalmente reconhecido que inclui independência de interferência governamental ou tratamento discriminatório e elegibilidade para obter um benefício ou serviço" (Levy & Rubenstein, 1996). Um direito é *absoluto* quando não há restrições a reivindicação do indivíduo. Um *direito legal* é aquele com aval da sociedade e formalizado na lei. Nos EUA a National League for Nursing (NLN) e a American Hospital Association (AHA) estabeleceram diretrizes dos direitos dos pacientes. Embora não sejam considerados documentos legais, os enfermeiros e os hospitais são responsáveis pela garantia dos direitos dos pacientes.

Considerações éticas

Bases teóricas

Teoria ética é um princípio moral ou um conjunto de princípios morais que podem ser usados para avaliar o que é moralmente certo ou errado (Ellis & Hartley, 2012). Esses princípios constituem as estruturas básicas das decisões éticas.

Utilitarismo

A base do **utilitarismo** é o "princípio da maior felicidade possível". Ele defende que as ações são certas na medida em que tendam a promover a felicidade e são erradas quando tendem a produzir o inverso de felicidade. Desse modo, o bem é a felicidade e o certo é aquilo que promove o bem. Por outro lado, a incorreção de uma ação é determinada por sua tendência a causar infelicidade. Uma decisão ética fundamentada na visão utilitarista visa aos resultados da decisão. Assim, a ação é realizada com base nos resultados que produzam o maior bem (felicidade) para a maioria das pessoas.

Kantianismo

Assim denominado em homenagem ao filósofo Immanuel Kant, o **kantianismo** é exatamente o contrário do utilitarismo. Kant argumentava que não são as consequências ou os resultados que tornam uma ação boa ou má; pelo contrário, o fator moralmente decisivo é o princípio ou a motivação no qual se baseia uma ação. O kantianismo sugere que as ações estejam ligadas a um sentimento de dever. Essa teoria é conhecida comumente como *deontologia* (do grego *deon*, que significa "o que é obrigatório; dever"). As decisões éticas orientadas pelo kantianismo são tomadas em respeito à lei moral. Por exemplo, "eu faço essa escolha porque é moralmente certa e é meu dever fazê-la" (sem levar em consideração os resultados possíveis).

Ética cristã

Essa abordagem ao processo de decisão ética é focada na história de vida e nos ensinamentos de Jesus Cristo. Ela promove a importância de virtudes como amor, perdão e honestidade. Um princípio básico frequentemente associado à ética cristã é conhecido como "regra de ouro": "faça aos outros o que gostaria que lhe fizessem". A demanda imperativa da **ética cristã** é que todas as decisões sobre certo e errado devem ser centradas no amor de Deus e no tratamento das outras pessoas com o mesmo respeito e dignidade com que se esperaria que fosse tratado.

Teoria da lei natural

A **teoria da lei natural** baseia-se nos ensinamentos escritos de São Tomás de Aquino. Ela defende a ideia de que as decisões quanto ao certo e errado são evidentes em si próprias e determinadas pela natureza humana. Essa teoria propõe que, como seres humanos racionais, sabemos intrinsecamente a diferença entre bem e mal (um conhecimento supostamente ofertado ao homem por Deus) e que esse conhecimento dirija as decisões.

Egoísmo ético

O **egoísmo ético** defende que o certo e errado é o que é melhor para o indivíduo que toma a decisão. Assim, as ações de uma pessoa são determinadas por aquilo que é melhor para ela. A ação pode não ser a melhor para ninguém mais envolvido, mas esta é a única consideração para o indivíduo que toma a decisão.

Dilemas éticos

Em enfermagem, **dilema ético** é uma situação que exige que o enfermeiro faça uma escolha entre duas alternativas igualmente desfavoráveis (Catalano, 2015), quando, em todas as situações, existem evidências a favor da "moralidade" (conduta moral certa) e da "imoralidade" (conduta moral incorreta). Então, o indivíduo que precisa decidir vivencia um conflito acerca de sua escolha.

Nem todas as questões éticas são dilemas. Um dilema ético surge quando não há uma razão objetiva para escolher uma ação em vez de outra. Em geral, os dilemas éticos provocam muitas emoções, e, em muitos casos, as razões que apoiam cada lado do argumento para agir de determinada maneira são lógicas e pertinentes. As ações associadas aos dois lados são desejáveis em alguns aspectos e indesejáveis em outros. Na maioria dos casos, não agir também é considerada uma ação. Como exemplo, pode-se considerar um paciente que se recusa a tomar um fármaco prescrito para sua doença cardíaca, alegando que não acredita que seja necessário. Embora todos os pacientes tenham direito a recusar um medicamento em condições frequentes, se eles têm reconhecidamente depressão e tendência suicida, podem demonstrar a intenção de causar danos a si próprios com essa recusa em tomar um fármaco? Em caso afirmativo, qual seria a melhor conduta diante de tal situação?

Alguns contextos de atenção à saúde elaboraram diretrizes sobre como agir quando surge uma questão ou um dilema ético. Nos casos típicos, os hospitais têm comissões formalmente instituídas para explorar e analisar questões éticas sob vários pontos de vista. Os enfermeiros podem aperfeiçoar suas habilidades de raciocínio crítico e bom senso clínico por meio da avaliação colaborativa com outros profissionais e da participação nos comitês de ética.

Princípios éticos

Princípios éticos são diretrizes fundamentais que afetam o processo de decisão. Os de autonomia, beneficência, não maleficência, veracidade e justiça são úteis e utilizados comumente pelos profissionais de saúde para ajudar a tomar decisões éticas.

Autonomia

O princípio da **autonomia** originou-se da visão kantiana dos seres humanos como agentes morais, cujo direito de determinar seu destino sempre deve ser respeitado. Isso presume que os indivíduos sempre sejam capazes de fazer as próprias escolhas independentemente, mas os profissionais de saúde sabem que esse nem sempre é o caso, já que crianças, pacientes em coma e pessoas com doenças mentais graves são incapazes de tomar decisões conscientes. Nesses casos, geralmente se solicita que um representante do paciente intervenha e dê consentimento. Contudo, os profissionais de saúde precisam assegurar que o respeito à autonomia de um indivíduo não seja descartado em favor do que outra pessoa possa considerar o melhor para ele.

Beneficência

O termo **beneficência** refere-se ao dever de uma pessoa de beneficiar ou promover o bem dos demais. Os profissionais de saúde que atuam a favor dos interesses dos seus pacientes são beneficentes, contanto que suas ações realmente atendam aos melhores interesses do paciente. Na verdade, alguns deveres têm prioridade sobre os demais. Por exemplo, o dever de respeitar a autonomia de um indivíduo pode ser anulado quando ele parece ser perigoso para si próprio ou para os demais. "Fazer bem" ao paciente não deve ser confundido com "fazer o que ele quiser" (What do I do now?, *ISNA Bulletin*, 2013). O cuidado benéfico deve incluir uma ênfase que considere: as crenças, os sentimentos e os desejos do paciente; os desejos da família e de outras pessoas significativas; e as considerações relativas aos cuidados de enfermagem competentes (Catalano, 2015). Apesar das diretrizes mencionadas anteriormente, nem sempre é objetivo qual ação é do melhor interesse do paciente. Quando esses dilemas ocorrem, os enfermeiros devem recorrer aos recursos disponíveis, inclusive um comitê de ética ou um supervisor, de modo a aumentar a confiança de que suas decisões levaram em consideração os pontos de vista necessários.

Peplau (1991) reconheceu que **defensoria** (*advocacy*, em inglês) é uma função essencial do enfermeiro psiquiatra. O termo *defensoria* significa agir a favor de outra pessoa como representante ou apoiador. Em enfermagem psiquiátrica, ser o representante de um paciente significa ajudá-lo a atender independentemente às suas necessidades, que, em razão de sua doença, podem deixar de ser atendidas. Os pacientes com doença mental nem sempre conseguem falar por si próprios; desse modo, os enfermeiros servem para proteger os direitos e os interesses do seu paciente. As estratégias adotadas podem ser: instruir os pacientes e seus familiares quanto aos seus direitos legais; assegurar que os pacientes recebam informações suficientes para tomar decisões conscientes ou assinar um termo de consentimento informado; ajudar os pacientes a considerar as alternativas; e apoiá-los em suas decisões tomadas. Além disso, os enfermeiros podem atuar como representantes quando falam a favor dos pacientes portadores de transtornos mentais, de modo a assegurar serviços essenciais de saúde mental.

Não maleficência

A expressão **não maleficência** consiste na exigência de que os profissionais de saúde não causem danos ou malefícios aos seus pacientes, seja involuntária ou intencionalmente. Alguns filósofos sugeriram que esse princípio seja mais importante que o da beneficência, alegando que é mais importante evitar danos que fazer o bem. De qualquer maneira, os dilemas éticos surgem quando existe um conflito entre os direitos de um indivíduo e o que parece representar mais perfeitamente seu bem-estar. Um exemplo disso pode ocorrer quando um paciente psiquiátrico se recusa a usar um fármaco antipsicótico (compatível com seus direitos), e o enfermeiro precisa então decidir como manter a segurança do indivíduo enquanto os sintomas psicóticos persistirem.

Justiça

O princípio da **justiça** também é referido como princípio da "justiça como equidade". Algumas vezes, ele também é chamado de *justiça distributiva*, e sua premissa básica está no direito de os indivíduos serem tratados justa e igualitariamente, independentemente de raça, gênero, estado civil, diagnóstico médico, posição social, nível econômico ou crença religiosa (Catalano, 2015).

Quando é aplicado ao contexto de saúde, o princípio de justiça sugere que todos os recursos (inclusive serviços de atenção à saúde) devem ser igualmente distribuídos a todas as pessoas. Desse modo, a grande disparidade na qualidade dos cuidados prestados às diversas classes socioeconômicas da sociedade poderia ser entendida como uma injustiça. A expressão *justiça retributiva* ou *reparadora* refere-se às regras a serem seguidas quando as expectativas de justiça são violadas. A *justiça social* pode ser resumida como um princípio que regulamenta a distribuição e as regras para que a retribuição seja igualitária; e as pessoas sempre devem ser regidas por regras (Maiese, 2013). É importante que os enfermeiros reconheçam que, na revisão mais recente do *Código de Ética para Enfermeiros* (ANA, 2015), um novo foco voltado a uma das provisões afirma que a enfermagem deve integrar os princípios da justiça social à prática e à elaboração de políticas de saúde.

Veracidade

O princípio da **veracidade** refere-se ao dever de um indivíduo sempre ser verdadeiro. Catalano (2015) afirmou que a veracidade "exige que o profissional de saúde diga a verdade e não engane ou iluda intencionalmente seus pacientes" (p. 126). Existem situações em que devem ser impostos limites a esse princípio, como, por exemplo, quando a verdade reconhecidamente produziria malefícios ou interferiria no processo de recuperação. Ser honesto nem sempre é fácil, mas raramente se justifica mentir; afinal, os pacientes têm o direito de saber seu diagnóstico, tratamento e prognóstico.

Modelo para tomar decisões éticas

Para se tomar uma decisão ética, as etapas a seguir podem ser empregadas. Esses passos são muito semelhantes aos do processo de enfermagem.

1. **Avaliação**: reunir os dados subjetivos e objetivos de uma situação; considerar os próprios valores e os das outras pessoas envolvidas no dilema ético.
2. **Identificação do problema**: identificar o conflito entre duas ou mais ações alternativas.
3. **Planejamento**:
   a. Analisar os benefícios e as consequências de cada alternativa.
   b. Considerar os princípios das teorias éticas.
   c. Escolher uma alternativa.
4. **Implementação**: agir com base na decisão tomada e comunicá-la aos demais.
5. **Reavaliação**: reavaliar os resultados alcançados.

A Figura 5.1 ilustra esquematicamente esse modelo, e o Boxe 5.2 descreve um estudo de caso utilizando-o. Quando o resultado é aceitável, a ação continua da maneira como foi escolhida; quando ele é inaceitável, os benefícios e as consequências das outras alternativas são reavaliados, e as etapas 3 a 7 do Boxe 5.2 são repetidas.

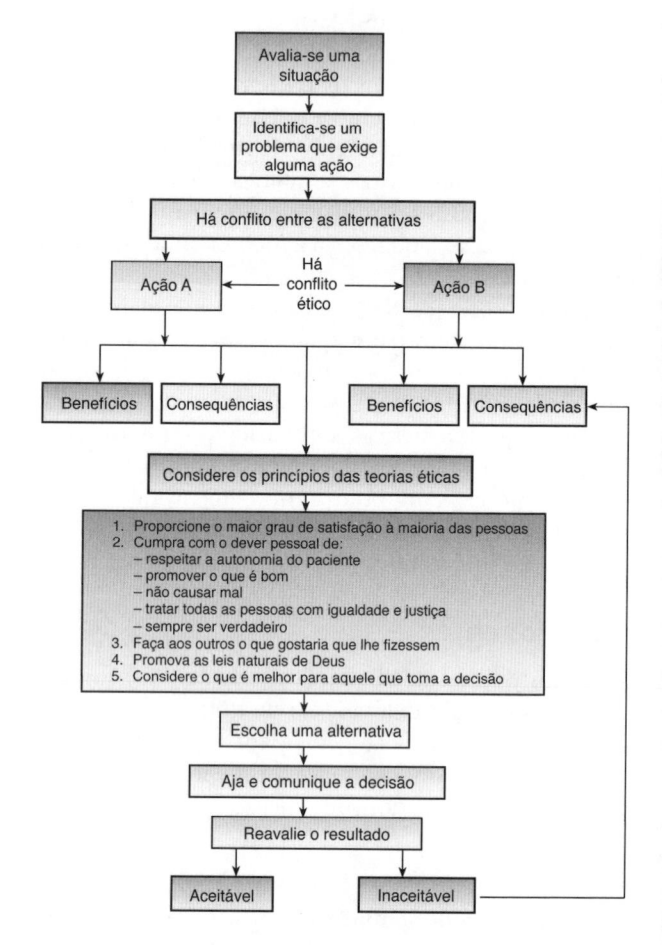

Figura 5.1 Modelo de decisão ética.

Questões éticas e legais em enfermagem em saúde mental e psiquiátrica

Direito a tratamento

Qualquer pessoa internada no hospital tem direito a tratamento. Consequentemente, um paciente psiquiátrico não pode ser hospitalizado legalmente e depois ter negado o tratamento apropriado. A American Hospital Association (AHA) também definiu os direitos dos pacientes hospitalizados, cuja lista foi escrita originalmente com ênfase na proteção do indivíduo contra alguma violação dos padrões razoáveis durante sua internação. Essas diretrizes foram revistas em 2003 para enfatizar a importância da relação colaborativa entre o paciente e a equipe de saúde do hospital. Intitulado "Parceria no Atendimento ao Paciente", esse documento informa os pacientes quanto aos seus direitos de receber cuidados de alta qualidade enquanto estiverem internados, ser colocados em um ambiente limpo e seguro, participar da própria assistência, ter sua privacidade protegida, conseguir apoio ao sair do hospital e obter ajuda para

BOXE 5.2 Decisão ética – Estudo de caso.

PRIMEIRA ETAPA: AVALIAR
Tônia é uma jovem de 17 anos que, atualmente, está internada na unidade psiquiátrica com diagnóstico de transtorno de conduta. Ela relata que é sexualmente ativa desde a idade de 14 anos e que fez um aborto quando tinha 15 anos e outro apenas 6 semanas atrás. Tônia afirma que sua mãe lhe disse que fizesse seu "último aborto" e começasse a tomar pílulas anticoncepcionais. Tônia pede à enfermeira Cátia que lhe dê algumas informações sobre as pílulas e sobre como conseguir algumas. Cátia acredita que Tônia necessite urgentemente de informações sobre pílulas anticoncepcionais e outros tipos de métodos contraceptivos, mas a unidade psiquiátrica da qual a enfermeira faz parte é um hospital católico, e suas normas proíbem o fornecimento desse tipo de informação.

SEGUNDA ETAPA: IDENTIFICAR O PROBLEMA
Existe um conflito entre a necessidade de se informar da paciente, o desejo da enfermeira de dar essas informações e as normas da instituição, que proíbem o fornecimento desse tipo de conhecimento.

TERCEIRA ETAPA: BENEFÍCIOS E CONSEQUÊNCIAS DAS ALTERNATIVAS
Alternativa 1: dar à paciente as informações necessárias e correr o risco de perder o emprego.
Alternativa 2: não dar à paciente as informações necessárias e comprometer os próprios valores de enfermagem holística.
Alternativa 3: referenciar a paciente a outra fonte fora do hospital e correr o risco de receber uma repreenda do supervisor.

QUARTA ETAPA: CONSIDERAR OS PRINCÍPIOS DAS TEORIAS ÉTICAS
Alternativa 1: dar à paciente as informações necessárias certamente respeitaria seu direito à autonomia e poderia beneficiá-la, reduzindo as chances de engravidar novamente. Essa escolha não seria a melhor para Cátia, porque ela poderia perder seu emprego. De acordo com as crenças do hospital católico, as leis naturais de Deus seriam violadas.
Alternativa 2: deixar de dar as informações necessárias seria uma restrição à autonomia da paciente. Isso pode causar-lhe prejuízos porque, se não tiver acesso aos anticoncepcionais, a paciente pode engravidar novamente (e ela diz que isso não é o que deseja). A ética cristã de Cátia seria violada, porque essa ação não é o que ela gostaria que "fosse feito por ela".

Alternativa 3: um referenciamento poderia respeitar a autonomia da paciente, promoveria o bem, não causaria danos (exceto talvez ao ego de Cátia, em razão de uma possível repreenda) e atenderia plenamente à ética cristã da enfermeira.

QUINTA ETAPA: ESCOLHER UMA ALTERNATIVA
A alternativa foi escolhida com base nas teorias éticas do utilitarismo (fazer o maior bem possível ao maior número de pessoas), da ética cristã (a crença de Cátia de "fazer aos outros o que gostaria que lhe fizessem") e do kantianismo (cumprir o dever pessoal), e também com base nos princípios éticos de autonomia, beneficência e não maleficência. Entretanto, o sucesso dessa decisão depende de a paciente procurar a referência e manter o uso dos anticoncepcionais.

SEXTA ETAPA: AGIR E COMUNICAR
Agir envolve fornecer a Tônia informações por escrito ou, talvez, fazer uma ligação telefônica para marcar uma consulta para ela no serviço de planejamento familiar. Comunicar sugere compartilhar informações com a mãe de Tônia. O referenciamento deve ser documentado no prontuário da paciente.

SÉTIMA ETAPA: REAVALIAR O RESULTADO
Um resultado aceitável poderia ser a indicação de que Tônia compareceu à consulta agendada no serviço de planejamento familiar e que está seguindo o esquema contraceptivo prescrito. Também poderia ser a contribuição de Cátia para o processo de mudança em sua instituição, de modo a adotar esses tipos de referenciamento a outras pacientes que o solicitem.

Um resultado inaceitável poderia ser a indicação de que Tônia não compareceu à consulta agendada no serviço de planejamento familiar, ou que não está seguindo o esquema contraceptivo prescrito, resultando em outra gravidez. Cátia também pode considerar uma repreenda de seu supervisor como um desfecho inaceitável, principalmente se lhe disserem que ela deve escolher outras alternativas se a situação se repetir no futuro. A discordância de Cátia das normas da instituição pode motivá-la a tomar outra decisão – a de buscar emprego em uma instituição que apoie uma filosofia mais compatível com a sua.

---

pagar as cobranças de despesas (AHA, 2003). Os enfermeiros que trabalham em hospitais precisam conhecer e respeitar os estatutos legais, os padrões de prática aceitos e as normas organizacionais relativas aos direitos do paciente durante o tratamento hospitalar.

Direito de recusar tratamento (inclusive fármacos)

Legalmente, o paciente tem o direito de recusar tratamento, a menos que seja necessária alguma intervenção imediata para evitar morte ou danos graves a ele ou a outra pessoa (Sadock et al., 2015). A Constituição dos EUA e várias de suas emendas afirmam esse direito (p. ex., a 1ª Emenda, que trata dos direitos de falar, pensar e expressar; a 8ª Emenda, que assegura o direito à liberdade em condições incomuns de punição cruel; e a 5ª e 14ª Emendas, que asseguram o devido processo legal e a proteção igualitária a todos). Contudo, em psiquiatria, as questões éticas e legais precisam ser levadas em consideração. Alguns pacientes são internados de modo compulsório porque correm risco de causar danos a si próprios ou a outras pessoas e não reconhecem a gravidade dos seus sintomas. Desse modo, nos casos de emergência, sedativos podem ser administrados sem consentimento do paciente para protegê-lo de danos causados a si mesmo ou a outros. Como as leis variam de um país para outro, os enfermeiros precisam conhecer as que se aplicam às suas jurisdições locais. As normas organizacionais do local de trabalho do profissional também devem orientar suas decisões.

Embora muitas cortes apoiem o direito de um paciente de recusar fármacos no setor psiquiátrico, existem exceções. No que se refere ao processo de decisão quanto à medicação forçada, Weiss-Kaffie e Purtell (2011) afirmaram:

A equipe terapêutica precisa determinar três critérios que têm de ser atendidos antes de forçar o uso sem consentimento de medicação a um paciente. O paciente precisa exibir comportamento perigoso para si próprio ou para outras pessoas; é preciso que o fármaco prescrito pelo médico tenha uma chance razoável de ajudar o paciente; e os pacientes que recusam tomar um fármaco têm de ser considerados incompetentes para avaliar os benefícios do tratamento em questão. (p. 361)

Mais recentemente, alguns estados nos EUA adotaram leis que permitem a uma corte de justiça obrigar o tratamento ambulatorial de indivíduos com doenças mentais que tenham história de comportamento violento. Na cidade de Nova Iorque, essa lei (conhecida como *lei Kendra*) também inclui uma provisão para ordenar que o paciente tome o fármaco como parte do seu plano de tratamento.

Direito à alternativa terapêutica menos restritiva

O direito à alternativa terapêutica menos restritiva significa que os pacientes que puderem ser tratados ambulatorialmente não devem ser hospitalizados e, caso necessitem de internação hospitalar, não devem ser sedados, contidos ou isolados, a menos que as medidas restritivas sejam ineficazes. Em outras palavras, o paciente tem direito a qualquer nível de tratamento que seja eficaz e limite menos sua liberdade.

A restrição imposta pelo tratamento psiquiátrico pode ser descrita com base em um *continuum* dependente da gravidade da doença. Os pacientes podem ser tratados em ambulatórios, hospitais-dia ou internação hospitalar voluntária ou compulsória. Os sintomas podem ser controlados por técnicas de reabilitação verbal, que avançam sucessivamente para técnicas comportamentais, intervenções químicas, contenções mecânicas ou eletroconvulsoterapia. Entretanto, as questões éticas surgem com a escolha das abordagens menos restritivas entre as opções de intervenção química involuntária, reclusão e contenções mecânicas. Sadock et al. (2015) afirmaram:

Diferenciar essas intervenções com base no grau de restrição é um exercício puramente subjetivo carregado de vieses pessoais. Além disso, cada uma dessas três intervenções é mais ou menos restritiva que as outras duas. No entanto, deve-se procurar pensar em termos de grau de restrição ao decidir como tratar os pacientes.

Embora o direito ao tratamento menos restritivo possa parecer razoável e esperado, é importante reconhecer que, no passado, os pacientes com doença mental eram hospitalizados contra sua vontade simplesmente porque tinham um transtorno mental. No caso "O'Connor *versus* Donaldson" (1976), a Suprema Corte decidiu que os indivíduos mentalmente enfermos e inofensivos não podem ser confinados contra sua vontade, contanto que possam ser mantidos em segurança fora de um contexto hospitalar. Para que sua proteção e sobrevivência estejam em risco, eles precisam ser considerados perigosos para si próprios ou outras pessoas, ou devem ser incapazes de cuidar de si mesmos.

Em 1981, o caso "Roger *versus* Oken" culminou na decisão de que todos os pacientes, mesmo os que são internados contra a vontade, sejam considerados competentes para recusar tratamento, ainda que um guardião legal possa autorizá-lo (Sadock et al., 2015). Essas leis e decisões procuraram defender mais eficazmente os direitos dos pacientes portadores de doença mental, embora ainda reconheçam que, algumas vezes, um indivíduo com doença mental aguda possa não ser capaz de tomar decisões favoráveis à sua segurança e sobrevivência.

Em condições ideais, o paciente reconhece sua necessidade de tratamento e concorda voluntariamente em ser hospitalizado se essa medida for recomendada pelo profissional de saúde. Nos casos típicos, o paciente que se interna voluntariamente assina um termo de consentimento para tratamento antes da admissão no hospital, mas ele ainda tem o direito – assim como qualquer outro paciente internado voluntariamente – de revogar essa permissão e receber alta se ele assim preferir.

Considerações legais

Como parte da lei Omnibus Budget Reconciliation Act, de 1990, a lei Patient Self-Determination Act entrou em vigor em 1º de dezembro de 1991. Cady (2010) afirmou:

A lei Patient Self-Determination Act exige que os serviços de saúde forneçam informações objetivas por escrito para todos os pacientes acerca de seus direitos legais de tomar decisões referentes aos cuidados de saúde, incluindo o direito de aceitar ou recusar tratamento. (p. 118)

O Boxe 5.3 descreve os direitos do paciente consignados nessa lei.

Atos que regulamentam a prática de enfermagem

Nos EUA, os parâmetros legais da enfermagem enquanto prática profissional são definidos, em cada estado, por atos que regulamentam a prática da profissão. Esses documentos são aprovados pelo legislativo estadual e, em geral, dizem respeito a provisões como:

- Definição dos termos importantes, inclusive da própria enfermagem e dos diversos tipos de enfermeiros
- Uma declaração de formação e outros treinamentos ou requisitos para licenciamento e reciprocidade
- Declarações amplas que descrevem o âmbito de prática dos diversos níveis de enfermagem (*advanced practice nurse* [APN], *registered nurse* [RN], *licensed practical nurse* [LPN])
- Condições nas quais a licença de um enfermeiro pode ser suspensa ou revogada e instruções para apelação
- Autoridade e competências gerais dos conselhos estaduais de enfermagem.

> **BOXE 5.3** Direitos dos pacientes consignados na Lei Patient Self-Determination Act.
>
> 1. Direito a tratamento apropriado e serviços semelhantes em um contexto e em condições que sejam mais propícios a promover a responsabilidade pessoal do indivíduo e que restrinjam a liberdade de escolha apenas ao grau necessário compatível com as necessidades terapêuticas do paciente, aos requisitos legais aplicáveis e às ordens judiciais cabíveis.
> 2. Direito a um plano de tratamento ou serviços individualizados por escrito (esse plano deve ser elaborado pouco depois da internação de cada paciente), direito ao tratamento com base nesse plano, direito à revisão e reavaliação periódicas das necessidades de tratamento e dos serviços relacionados, e direito à revisão apropriada do plano, inclusive qualquer uma que seja necessária para fornecer uma descrição dos serviços de saúde mental que possam ser imprescindíveis depois que o indivíduo receber alta do programa ou do serviço.
> 3. Direito à participação contínua, de modo apropriado à capacidade do indivíduo, no planejamento dos serviços de saúde mental a serem prestados (inclusive direito de participar da elaboração e da revisão periódica do plano).
> 4. Direito de receber, em termos e no idioma apropriados à condição e capacidade de entendimento do indivíduo, uma explicação razoável da condição física (se aplicável) e mental geral do paciente, bem como objetivos do tratamento, tipo e significado dos possíveis efeitos adversos da terapia recomendada, razões por que determinada terapêutica é considerada apropriada, motivos pelos quais o acesso a determinados visitantes pode não ser conveniente, e quaisquer tratamentos, serviços e tipos de profissionais de saúde adequados e disponíveis.
> 5. Direito a não fazer uma modalidade ou ciclo de tratamento sem consentimento voluntário informado por escrito, exceto durante uma situação de emergência ou de acordo com uma autorização legal, quando o paciente estiver em tratamento como consequência da decisão de uma corte de justiça.
> 6. Direito a não participar de experiências sem consentimento informado voluntário por escrito (inclui proteção ao ser humano).
> 7. Direito a não ser submetido a contenções ou reclusão, exceto como modalidade ou ciclo de tratamento, ou contenções ou reclusão durante uma situação de emergência com ordem por escrito de um profissional de saúde mental responsável.
> 8. Direito a um ambiente terapêutico humano, que ofereça proteção razoável contra danos e privacidade adequada com respeito às necessidades pessoais.
> 9. Direito ao acesso, a pedido, aos prontuários de saúde mental do paciente.
> 10. Direito, no caso de um indivíduo internado em instituição ou hospital de longa permanência, de conversar com outras pessoas em particular, ter acesso razoável e conveniente a telefone ou e-mail e receber visitas durante os horários regularmente definidos (de acordo com a necessidade do tratamento, algumas pessoas podem ser excluídas).
> 11. Direito a ser informado sobre esses direitos por escrito e imediatamente por ocasião da internação.
> 12. Direito a fazer denúncias quando esses direitos são violados.
> 13. Direito a exercer esses direitos sem represálias.
> 14. Direito a ser referenciado a outros profissionais por ocasião da alta.

Adaptado de: U.S. Code, Title 42, Section 10.841, The Public Health and Welfare, 1991.

A maioria dos atos que regulamentam a prática de enfermagem é geral em sua terminologia e não fornece diretrizes específicas para a prática profissional. Desse modo, os enfermeiros precisam conhecer o âmbito de prática assegurado por sua licença e devem buscar assistência jurídica se não estiverem seguros quanto à interpretação apropriada de um ato que regulamenta a sua prática.

Tipos de lei

Os dois tipos gerais de leis que são mais pertinentes aos enfermeiros são a lei estatutária e a jurisprudência, que são identificadas com base em sua fonte ou origem.

Lei estatutária

Lei estatutária é uma lei que foi promulgada por um órgão legislativo (p. ex., corte de um município ou cidade, legislação estadual ou congresso). Um exemplo de lei estatutária são os atos que regulamentam a prática de enfermagem.

Jurisprudência

As **jurisprudências** originam-se de decisões tomadas em casos anteriores. Essas leis se aplicam a um conjunto de princípios que se originam das decisões das cortes envolvendo várias controvérsias. Como a jurisprudência nos EUA desenvolve-se a nível estadual, as leis referentes a determinados assuntos podem diferir de um estado para outro. Um exemplo de jurisprudência poderia ser a maneira como cada estado lida com a recusa do enfermeiro em prestar cuidados a um paciente específico.

Classificações das leis estatutárias e jurisprudências

Em termos gerais, existem dois tipos de atos ilícitos: cíveis e criminais. As leis estatutárias e as jurisprudências têm componentes cíveis e criminais.

Direito civil

O direito civil protege os direitos privados e patrimoniais dos indivíduos e das empresas ou sociedades. Assim, indivíduos ou grupos privados podem entrar com uma ação legal nas cortes quando o direito civil é violado. Existem dois tipos básicos dessas ações legais: delito civil e quebra de contrato.

Delito civil

Delito civil é uma violação do direito civil na qual um indivíduo agiu incorretamente. Em um processo por delito civil, uma parte afirma que a conduta errônea da outra parte causou danos ou prejuízos e busca uma compensação. O delito civil pode ser *intencional* ou *involuntário*. Exemplos de delitos civis involuntários são as ações por erro do profissional e negligência. Já o de um intencional é tocar em outra pessoa sem o seu consentimento. O toque intencional (p. ex., tratamento clínico) sem permissão do paciente pode resultar em um processo por maus-tratos, que é um delito civil intencional.

Contratos

Nos processos cíveis de contratos, uma parte afirma que a outra deixou de cumprir uma obrigação e quebrou o contrato e, como solução, busca compensação ou execução de uma obrigação. Um exemplo é um processo impetrado por um profissional de saúde cujos privilégios clínicos foram reduzidos ou interrompidos com a violação de um contrato implícito entre o profissional e um hospital.

Lei criminal

A **lei criminal** assegura proteção contra condutas consideradas prejudiciais ao bem-estar público. Esse tipo de lei garante a punição dos indivíduos que adotam essa conduta, a qual geralmente inclui prisão, liberdade condicional, perda de um privilégio (p. ex., uma licença), multa ou qualquer combinação destas (Ellis & Hartley, 2012). Um exemplo de violação de uma lei criminal é o roubo de suprimentos ou fármacos por um funcionário do hospital.

Questões legais em enfermagem em saúde mental e psiquiátrica

Confidencialidade e direito à privacidade

A 4ª, 5ª e 14ª Emendas à Constituição dos EUA asseguram proteção à privacidade pessoal.[2] A maioria dos estados tem estatutos que protegem a confidencialidade dos prontuários e das comunicações do paciente; logo, os enfermeiros precisam saber que as únicas pessoas que têm o direito de observar o paciente ou ter acesso às suas informações médicas são as que estão envolvidas na assistência médica que lhe é prestada. O paciente precisa fornecer consentimento por escrito para que as informações relativas aos cuidados de sua saúde sejam compartilhadas com qualquer outra pessoa fora da equipe terapêutica atual.

Health Insurance Portability and Accountability

Até 1996, a confidencialidade dos prontuários do paciente não era protegida por lei federal; porém, em agosto daquele ano, o presidente Clinton promulgou a lei Health Insurance Portability and Accountability (HIPAA). Essa regra federal de privacidade diz respeito aos dados conhecidos como *informações de saúde protegidas* (PIH, do inglês, *protected health information*) e se aplica à maioria dos indivíduos e das instituições envolvidas com assistência à saúde. As PIH consistem nos indicadores de informações de saúde pessoal de um indivíduo, "que se relacionam com a saúde ou condição física ou mental passada, presente ou futura da pessoa, ou com o pagamento pela prestação de cuidados de saúde ao indivíduo no passado, presente ou futuro; e (1) que identificam o indivíduo; ou (2) com respeito às quais há base razoável para acreditar que a informação possa ser usada para identificar o indivíduo" (U.S. Department of Health and Human Services, 2003). Esses identificadores específicos estão descritos no Boxe 5.4.

Nos EUA, com base na lei HIPAA, os indivíduos têm o direito de acessar seus prontuários, pedir para fazer correções neles e decidir com quem suas informações médicas podem ser compartilhadas. O documento propriamente dito é propriedade da instituição ou do terapeuta, mas as informações nele contidas pertencem ao paciente. A promulgação da lei HIPAA ampliou o nível de controle que os pacientes têm sobre os dados mantidos em seus prontuários médicos. Assim, a notificação das políticas de privacidade deve ser fornecida aos pacientes quando eles entram no sistema de atenção à saúde.

BOXE 5.4 Informações de saúde protegidas: indicadores de identificação dos indivíduos.

1. Nome.
2. Informações de endereços postais (exceto estado), inclusive nomes de rua, cidade, município, zonas e códigos postais.
3. Todos os elementos de datas (exceto ano) que estejam diretamente relacionados com o indivíduo, inclusive data de nascimento, datas da internação e alta, data do óbito; e todas as idades acima de 89 e todos os elementos de datas (inclusive ano) indicativos dessa idade, exceto que essas idades e esses elementos podem ser agregados a uma categoria simples de 90 anos ou mais.
4. Números de telefone.
5. Números de fax.
6. Endereços eletrônicos de e-mails.
7. Números do Seguro Social.
8. Números dos prontuários dos pacientes.
9. Números dos beneficiários de planos de saúde.
10. Números de contas.
11. Números de certificado/licença.
12. Identificadores e números de série dos veículos, inclusive das placas dos automóveis.
13. Números de identificadores de dispositivos e seriais.
14. Web Universal Resource Locators (URL).
15. Números de endereços de protocolo de Internet (IP).
16. Identificadores biométricos, inclusive impressões digitais e gravações de voz.
17. Imagens fotográficas de face inteira e quaisquer outras comparáveis.
18. Qualquer outro número, característica ou código identificador singular.

De: U.S. Department of Health and Human Services (HHS). (2003) *Standards for privacy of individually identifiable health information*. Washington, DC: HHS.

---

[2] N.R.T.: Igualmente, a Constituição brasileira garante o princípio da inviolabilidade à privacidade em seu Art. 5º, inciso X, dispondo que são invioláveis a intimidade, a vida privada, a honra e a imagem das pessoas, assegurado o direito a indenização pelo dano material ou moral decorrente de sua violação.

Em 2013, as regras de privacidade e segurança da lei HIPAA foram novamente ampliadas para conferir mais direitos referentes às informações de saúde aos pacientes e para garantir maior segurança a esses dados. Em alguns casos, como o pagamento das despesas médicas com recursos próprios, os pacientes podem dizer a um profissional que não querem que as informações terapêuticas sejam compartilhadas com seu plano de saúde (U.S. Department of Health & Human Services, 2013). Os enfermeiros que atuam em qualquer contexto de prática precisam conhecer a legislação que afeta sua prática profissional.

As informações clínicas pertinentes podem ser liberadas sem consentimento em uma situação potencialmente fatal. Nesse caso, os seguintes dados devem ser registrados no prontuário do paciente: data da revelação, indivíduo a quem a informação foi revelada, motivo da revelação, razão pela qual não foi possível obter consentimento por escrito do paciente e informações específicas reveladas.

Nos EUA, a maioria dos estados tem estatutos que se referem à doutrina da **comunicação privilegiada**. Embora os códigos variem muito de um estado para outro, a maioria confere determinados privilégios aos profissionais, com base nos quais eles podem recusar-se a revelar informações e fazer comunicações aos pacientes. Na maioria dos estados, a doutrina da comunicação privilegiada aplica-se aos psiquiatras e advogados; em alguns casos, psicólogos, clérigos e enfermeiros também são incluídos.

Em determinadas situações, os enfermeiros podem ser chamados a testemunhar em processos nos quais o prontuário do paciente é usado como evidência. Na maioria delas, o direito à privacidade desses prontuários é anulado nos processos civis ou criminais. Por essa razão, é importante que os enfermeiros documentem suas intervenções com essa possibilidade em mente. A manutenção de registros rigorosos utilizando afirmações objetivas imparciais, planos de cuidados específicos em suas intervenções prescritas e documentação que descreva essas intervenções e sua avaliação subsequente atendem aos melhores interesses do paciente, do enfermeiro e da instituição, caso surjam dúvidas quanto aos cuidados prestados. Em muitos casos, a documentação pesa muito nas decisões em casos de erro do profissional.

O direito à confidencialidade é básico, especialmente em psiquiatria. Embora as atitudes da sociedade estejam melhorando, no passado as pessoas eram discriminadas simplesmente porque tinham história de doença mental. Desse modo, os enfermeiros que trabalham com enfermagem em saúde mental e psiquiátrica devem preservar a privacidade dos seus pacientes com muito afinco.

Exceção: o dever de avisar
(proteção de outra parte envolvida)

Existem exceções às leis de privacidade e confidencialidade, e uma delas se originou do caso Tarasoff *versus* Regents of the University of California (1974). O incidente que desencadeou esse processo ocorreu no final da década de 1960. Um homem jovem proveniente de Bengala, Índia, Mr. P., que era um estudante de graduação da University of California (UC), em Berkeley, apaixonou-se por outra universitária, Srta. Tarasoff. Como ela não se interessou por um relacionamento exclusivo com o Sr. P., ele ficou ressentido e enraivecido; então, começou a segui-la e a gravar algumas de suas conversas na tentativa de descobrir por que ela não o amava. Pouco depois, ele ficou muito deprimido e descuidou-se de sua saúde, sua aparência e seus estudos.

A Srta. Tarasoff passou o verão de 1969 na América do Sul, período em que o Sr. P. começou a tratar-se com um psicólogo da UC. Ele confidenciou ao profissional que pretendia matar sua ex-namorada (identificando a Srta. Tarasoff por seu nome) quando ela voltasse das férias. O psicólogo recomendou internação ou detenção do Sr. P., alegando que ele sofria de esquizofrenia paranoide aguda e grave. O Sr. P. foi preso pelo policial do *campus*, mas foi solto pouco depois porque ele parecia sensato e prometeu ficar longe da Srta. Tarasoff. Nem a moça nem seus pais receberam qualquer alerta quanto à intenção do Sr. P. de matá-la.

Quando a Srta. Tarasoff retornou ao *campus*, em outubro de 1969, o Sr. P. voltou a segui-la e, por fim, esfaqueou-a até a morte. Os pais dela processaram o psicólogo, vários psiquiatras e a universidade por não terem avisado a família do perigo. O caso foi levado à Suprema Corte da Califórnia, que decidiu que um profissional de saúde mental tem um dever não apenas com seu paciente, mas também com as pessoas que estão sendo ameaçadas por ele. A corte afirmou:

> Quando um terapeuta realmente descobre ou determina, de acordo com os padrões profissionais aplicáveis, que um paciente apresenta risco grave de violência contra outras pessoas, ele tem o dever de tomar as medidas cautelares razoáveis para proteger a possível vítima desse perigo. Embora o cumprimento desse dever de prestar os devidos cuidados varie necessariamente com os fatos de cada caso, em cada situação a adequação da conduta do terapeuta deve ser avaliada contrapondo-se os padrões tradicionais de negligência aos cuidados razoáveis nestas circunstâncias (*Tarasoff* versus *Regents of University of California*, 1974a).

Os advogados de defesa alegaram que avisar a mulher ou sua família teria violado a ética profissional e o direito à privacidade do paciente. Contudo, a corte decidiu que "o caráter confidencial das comunicações entre o paciente e o psicoterapeuta deve ser resguardado na medida em que a revelação seja essencial para evitar danos a outras pessoas. O privilégio de proteção termina onde começa a ameaça pública" (*Tarasoff* versus *Regents of University of California*, 1974a).

Em 1976, a Suprema Corte da Califórnia ampliou a decisão do caso original (agora conhecida como *Tarasoff I*). A segunda decisão (conhecida como *Tarasoff II*) ampliou a regra do "dever de avisar", incluindo o "dever de proteger". De acordo com ela, afirma-se que, em determinadas circunstâncias, um terapeuta pode estar obrigado a avisar um indivíduo, notificar a polícia ou tomar quaisquer medidas necessárias para proteger a vítima em potencial de quaisquer danos. Esse dever de proteger também pode ser aplicável aos casos em que os pacientes precisam ser protegidos por profissionais de saúde porque estão vulneráveis em razão de sua incapacidade de detectar situações perigosas (Guido, 2014).

As decisões do caso *Tarasoff* causaram grande controvérsia na comunidade psiquiátrica quanto à violação da confidencialidade e seu impacto negativo subsequente na relação paciente-terapeuta. Entretanto, hoje, a maioria dos estados americanos reconhece que os terapeutas têm obrigações éticas e legais de evitar que seus pacientes causem danos a si próprios ou a outras pessoas. Alguns estados promulgaram suas próprias variações da legislação original de "proteger e avisar", mas na maioria dos casos as cortes estabeleceram as seguintes diretrizes que os terapeutas devem seguir para determinar sua obrigação de adotar medidas de proteção:

1. Avaliar o risco de violência de um paciente contra outra pessoa.
2. Identificar a vítima em potencial.
3. Ter capacidade de intervir de maneira prática e relevante para proteger a vítima em potencial.

Quando essas diretrizes se aplicam a uma situação específica, é razoável que o terapeuta avise a vítima, as autoridades encarregadas do cumprimento da lei e/ou os parentes da vítima em potencial. Além disso, o terapeuta também pode considerar a indicação de internação voluntária ou involuntária do paciente na tentativa de evitar a violência em potencial.

Implicações para a enfermagem. Embora a decisão original do caso *Tarasoff* estivesse voltada para os psicoterapeutas, desde então ela tem sido aplicada de modo mais abrangente. Nem todos os estados americanos reconhecem os enfermeiros de nível superior como obrigados a avisar, mas outros estatutos incluem o dever de avisar aos enfermeiros de todos os níveis, desde graduados até especialistas. Até o ano de 2015, três estados (Maine, Nevada e North Dakota) ainda não tinham decidido a questão do dever de avisar, e Carolina do Norte não o reconhece (National Conference of State Legislatures, 2016). Contudo, mesmo nos estados que não validam o dever de avisar, os profissionais ainda precisam tomar uma decisão quanto a informar uma vítima em potencial. Por isso, todos os enfermeiros, não apenas os que trabalham na área de enfermagem psiquiátrica, devem estar informados quanto às leis de seu estado com referência ao dever de avisar. Conforme foi ressaltado por Henderson (2015), os que trabalham em emergências frequentemente são os profissionais da linha de frente e, desse modo, estão em posição de identificar as pessoas sob risco de violência e garantir a segurança do paciente e dos demais indivíduos. Na prática de enfermagem em saúde mental e psiquiátrica, quando um paciente confidencia ao enfermeiro a possibilidade de causar danos a uma vítima em potencial, é seu dever relatar essa informação ao psiquiatra e aos outros membros da equipe. Isso não significa uma violação da confidencialidade, e o enfermeiro pode ser considerado negligente se não relatar o que ouviu. Todos os membros da equipe terapêutica devem estar conscientes do risco potencial que o paciente impõe a si próprio ou a outras pessoas. Também é necessária uma documentação detalhada por escrito da situação.

Exceção: suspeita de abuso de idoso ou criança

Todos os estados exigem que os profissionais de saúde – e, em algumas jurisdições, qualquer cidadão – relatem a suspeita de abuso infantil às autoridades legais (Hartsell e Bernstein, 2013).[3] Algumas jurisdições também têm estatutos exigindo que a suspeita de abuso ou negligência do idoso seja notificada. Entretanto, às vezes, os profissionais de saúde podem relutar em notificar, temendo que possam ser acusados por alegações falsas, mas os estatutos de notificação geralmente conferem imunidade a qualquer pessoa que faz um relato de boa-fé quanto a uma suspeita razoável. Além disso, em algumas jurisdições, *não* notificar é um ato criminoso, "de forma que deixar de notificar não deve ser considerada uma opção exequível" (Hartsell & Bernstein, 2013; p. 170).

Implicações para a enfermagem. Frequentemente, há um elemento de bom senso clínico para avaliar se a comunicação de um paciente levanta uma suspeita razoável de abuso. Por exemplo, quando um indivíduo apresenta alucinações ou delusões, sua percepção dos eventos pode estar distorcida. Assim, o enfermeiro tem a responsabilidade de avaliar as percepções do paciente quanto a abuso ou maus-tratos e conversar sobre isso com outros membros da equipe para determinar a decisão mais apropriada, levando-se em consideração todos os fatores clínicos, éticos e legais.

Consentimento informado

De acordo com a lei, todos os indivíduos têm o direito de decidir se aceitam ou rejeitam tratamento médico. Um profissional de saúde pode ser acusado de agressão e maus-tratos por ter realizado tratamentos necessários à sustentação da vida de um paciente, quando ele não concordou com o tratamento. A fundamentação da doutrina do **consentimento informado** é preservar e proteger a autonomia do indivíduo em determinar o que acontecerá ou não com seu corpo (Guido, 2014).

---

[3]N.R.T.: No Brasil, a notificação compulsória de violências interpessoais e autoprovocadas no âmbito da Saúde não é denúncia, mas, sim, um instrumento de garantia de direitos. Após as etapas de acolhimento, atendimento e notificação, deve-se proceder ao seguimento na rede de proteção social. Mais informações em: http://portalms.saude.gov.br/vigilancia-em-saude/vigilancia-de-violencias-e-acidentes-viva/vigilancia-de-violencias/orientacoes-para-notificacao-e-atendimento.

Consentimento informado é uma autorização concedida por um paciente a um médico para realizar um procedimento terapêutico, antes do qual o paciente recebe informações por escrito sobre o tratamento e tem tempo suficiente para considerar os prós e contras. A pessoa deve receber informações como: as alternativas terapêuticas disponíveis; por que o médico acredita que tal tratamento seja mais apropriado; possíveis resultados, riscos e efeitos adversos; desfechos possíveis se o paciente escolher outra alternativa terapêutica; e resultados potenciais se o indivíduo recusar qualquer tratamento. Um exemplo de tratamento psiquiátrico que exige consentimento informado é a eletroconvulsoterapia.

Em algumas situações, o tratamento é realizado sem obter consentimento informado. A recusa do paciente em aceitá-lo pode ser questionada nas seguintes circunstâncias (Guido, 2014; Levy & Rubenstein, 1996):

1. Quando um paciente é mentalmente incapaz de tomar uma decisão e o tratamento é necessário para preservar a vida ou evitar danos graves.
2. Quando a recusa do tratamento ameaça a vida ou a saúde de outra pessoa.
3. Durante uma emergência na qual o paciente não está em condições de exercer seu juízo.
4. Quando o paciente é uma criança (o consentimento é obtido dos pais ou responsáveis legais).
5. No caso de privilégio terapêutico, a informação quanto a um tratamento pode ser ocultada se o médico conseguir demonstrar que sua revelação plena poderia:
    a. Dificultar ou complicar o tratamento necessário.
    b. Causar danos psicológicos graves.
    c. Ser tão desconcertante a ponto de impossibilitar que o paciente tome uma decisão racional.

Embora a maioria dos pacientes dos serviços de psiquiatria ou saúde mental seja competente e capaz de fornecer um consentimento informado, os portadores de transtornos mentais graves não têm capacidade cognitiva para isso. Quando está legalmente demonstrado que um indivíduo é mentalmente incapaz, o consentimento é obtido do seu guardião legal.

As dificuldades começam quando não existe uma provisão legal, mas o estado mental do indivíduo impede uma decisão consciente (p. ex., um paciente psicótico, inconsciente ou intoxicado). Nesses casos, o consentimento informado geralmente é obtido do parente mais próximo do paciente ou, se não houver um disponível e o tempo permitir, o médico pode pedir à corte para designar um responsável legal. Quando não há tempo hábil para a corte intervir, pode-se buscar autorização junto ao administrador hospitalar.

Um paciente ou seu responsável legal sempre tem o direito de anular seu consentimento depois que tenha sido fornecido. Quando isso ocorre, o médico deve informar (ou relembrar) o paciente sobre as consequências de recusar tratamento. Se este já tiver sido iniciado, o médico deverá interrompê-lo para acarretar menos danos ao paciente e dizer a ele ou ao responsável legal os riscos associados a essa interrupção (Guido, 2014).

O papel do enfermeiro na obtenção do consentimento informado geralmente é definido pelas normas da instituição. Um enfermeiro pode assinar o formulário de consentimento como testemunha da assinatura do paciente; entretanto, a responsabilização legal pelo consentimento informado cabe ao médico. O enfermeiro deve defender os interesses do paciente, assegurando que os três elementos principais do consentimento informado tenham sido contemplados, a saber:

1. **Conhecimento**: o paciente recebeu informações adequadas para basear sua tomada de decisão.
2. **Competência**: a função cognitiva do paciente não está prejudicada a ponto de interferir no processo de decisão, ou ele tem um representante legal.
3. **Livre-arbítrio**: o paciente forneceu consentimento voluntariamente, sem pressão ou coerção de outras pessoas.

Contenções e reclusão

Nos EUA, a privacidade e a segurança pessoal de uma pessoa são protegidas pela lei Patient Self-Determination, de 1991. Ela inclui um conjunto de direitos do paciente, inclusive o de não usar contenções ou ser isolado, exceto em situação de emergência. O uso de reclusão e contenções, como intervenções terapêuticas para pacientes psiquiátricos, é controvertido há muito tempo; por isso, alguns esforços foram envidados por meio de regulamentações estaduais e federais e padrões estabelecidos pelos órgãos de acreditação para reduzir ou eliminar o uso desse tipo de intervenção.

Além disso, existe um elemento de decisão moral quando qualquer tipo de tratamento é imposto, como frequentemente ocorre com a reclusão e a contenção. Landeweer et al. (2011) enfatizaram que, embora a coerção possa ser necessária em alguns casos, ela pode ser deletéria ao paciente, porque pode causar trauma e desconfiança. Uma vantagem do uso de uma instância de decisão (p. ex., comissão de ética do hospital) para orientar as escolhas morais é que, com a investigação de questões como o uso de reclusão e contenção por um grupo diversificado de pessoas que defendem pontos de vista diferentes, tratamentos alternativos podem ser identificados e utilizados.

Como as contenções e a reclusão estão associadas a lesões e morte, essa modalidade terapêutica requer atenção cuidadosa sempre que parecer necessária. Além disso, as leis, os regulamentos, os padrões de acreditação e as normas dos hospitais frequentemente são revistos, de modo que qualquer profissional que atue nos serviços de psiquiatria em regime de internação deve estar bem informado sobre cada uma dessas áreas.

Em psiquiatria, o termo *contenções* geralmente se refere a um conjunto de correias de couro usadas para conter os membros de um indivíduo cujo comportamento esteja fora de controle e coloque em risco imediato a segurança física e o bem-estar psicológico de si próprio e de outras pessoas. É importante ressaltar que a definição aceita atualmente para contenção refere-se não apenas às correias de couro como também a qualquer método manual ou fármaco usado para restringir a liberdade de movimento de um indivíduo. As contenções nunca devem ser usadas como punição ou por motivo de conveniência para a equipe. Outras medidas para atenuar a agitação, inclusive "falar tranquilamente" (intervenção verbal) e contenções químicas (tranquilizantes), geralmente são as primeiras medidas usadas. Então, quando elas são ineficazes, as contenções mecânicas podem ser usadas (embora exista alguma controvérsia quanto à questão de as contenções químicas realmente serem menos restritivas que as mecânicas). *Reclusão* ou *isolamento* é outro tipo de contenção física, no qual o paciente é confinado sozinho em um quarto do qual não consegue sair. Em geral, o quarto contém mobiliário mínimo com itens para melhorar o conforto e a segurança do paciente.

A Joint Commission (um órgão de acreditação das organizações de atendimento à saúde) estabeleceu padrões relativos ao uso de contenções e reclusão. Alguns exemplos dos padrões atuais são os seguintes (The Joint Commission, 2015):

1. A contenção ou a reclusão deve ser interrompida logo que seja possível, independentemente de quando a prescrição médica expire.
2. A menos que a lei estadual seja mais restritiva, as prescrições para uso de contenção ou reclusão devem ser renovadas a cada 4 horas para os adultos de 18 anos ou mais, a cada 2 horas para crianças e adolescentes de 9 a 17 anos, e a cada 1 hora para as crianças com menos de 9 anos. As prescrições podem ser renovadas de acordo com esses limites de tempo, até o máximo de 24 horas consecutivas.
3. Dentro da primeira hora depois de iniciar a contenção ou reclusão, deve-se realizar uma avaliação pessoal (por um médico, psicólogo clínico ou outro profissional independente habilitado a cuidar do paciente). Enfermeiros especialistas e assistentes de médico adequadamente treinados também podem fazer essa avaliação, mas precisam conversar com o médico.
4. Os pacientes que são contidos e isolados simultaneamente devem ser monitorados de modo contínuo por uma equipe treinada, seja pessoalmente ou por meio de equipamento de áudio ou vídeo posicionado perto dos pacientes.
5. A equipe encarregada da contenção e reclusão deve ser treinada a monitorar o bem-estar físico e psicológico dos pacientes, incluindo (mas não se limitando a) funções respiratória e circulatória, integridade da pele e sinais vitais.

As leis, as regulamentações, os padrões de acreditação e as normas hospitalares pertinentes à contenção e reclusão têm em comum a prioridade de manter a segurança do paciente durante um procedimento que pode causar lesão ou morte. Contudo, nunca é demais enfatizar a importância do monitoramento direto e cuidadoso.

Cárcere privado é o confinamento intencional não autorizado de uma pessoa dentro de limites fixos por meio de coerção verbal ou física (Ellis & Hartley, 2012). Os profissionais de saúde podem ser acusados de aplicar cárcere privado quando contêm ou isolam – contra a vontade do paciente – qualquer pessoa internada voluntariamente em um hospital. Quando um indivíduo internado voluntariamente descompensa a ponto de tornar-se necessária a contenção ou reclusão para proteger a si próprio ou outras pessoas, a intervenção jurídica para determinar a competência e a anuência voluntária do paciente é necessária para preservar seus direitos de privacidade e liberdade.

Hospitalização

Internações voluntárias

Anualmente, mais de 1 milhão de pessoas é internada em serviços de saúde para tratamento psiquiátrico; dentre essas internações, cerca de dois terços são consideradas voluntárias. Para ser internado voluntariamente, um indivíduo encaminha um pedido direto à instituição para receber seus serviços e pode permanecer enquanto o tratamento for julgado necessário. Ele pode sair do hospital a qualquer tempo, a menos que um profissional de saúde determine que tem potencial de colocar em risco a si próprio ou outras pessoas, depois de realizar um exame do estado mental e recomendar que a modalidade de internação seja alterada de "voluntária" para "involuntária". Mesmo quando uma internação é voluntária, é importante se assegurar de que o indivíduo entenda o significado de suas ações, não tenha sido coagido de qualquer maneira e deseje prosseguir com ela.

Internação involuntária

Embora o termo *hospitalização involuntária* seja preferido por alguns especialistas ao termo *internação involuntária*, esse processo precisa ser conduzido com respeito às leis estaduais e federais. Como a hospitalização involuntária acarreta restrições significativas aos direitos de um indivíduo, o processo de admissão ao hospital está sujeito à salvaguarda da Quarta Emenda à Constituição dos EUA, que assegura aos cidadãos tanto proteção contra restrição à liberdade quanto os devidos direitos processuais (Weiss-Kaffie & Purtell, 2001). As hospitalizações involuntárias podem ser efetuadas por diversas razões. A maioria dos estados cita comumente os seguintes critérios:

- O paciente está em risco iminente de si próprio (*i. e.*, intenção suicida)
- O paciente acarreta risco a outras pessoas (*i. e.*, fisicamente agressivo, violento ou homicida)

- O paciente não consegue atender às próprias necessidades básicas (*i. e.*, indivíduo "gravemente incapacitado").

Com base na Quarta Emenda, os indivíduos são protegidos de buscas e apreensões ilegais sem causa provável. Por essa razão, o profissional que recomenda a hospitalização precisa demonstrar a causa provável pela qual o paciente deve ser internado contra sua vontade, isto é, precisa provar que existem razões para acreditar que o paciente seria perigoso para si próprio ou outras pessoas, está mentalmente enfermo e precisa ser tratado, ou está gravemente incapacitado.

Internações de emergência

As internações de emergência são buscadas quando uma pessoa mostra comportamentos que são explícita e iminentemente perigosos para si próprio ou outras pessoas. Em geral, elas são solicitadas por parentes ou amigos do paciente, ou por policiais, pela corte de justiça ou por profissionais de saúde. As internações de emergência têm duração limitada, e a corte deve ouvir o paciente dentro de 72 horas. Nesse período, decide se o paciente pode receber alta ou, se for considerada necessária e a internação voluntária for recusada pelo paciente, pode-se recomendar um período adicional de hospitalização involuntária. Na maioria dos casos, outra audiência é marcada depois de um intervalo especificado (em geral, 7 a 21 dias).

Paciente mentalmente enfermo com necessidade de tratamento

O segundo tipo de internação involuntária é para observação e tratamento de pacientes mentalmente enfermos com necessidade de tratamento. Nos casos típicos, essas internações são mais longas que as de emergência. A maioria dos estados estabeleceu definições do que significa "mentalmente enfermo" no contexto dos estatutos estaduais para internação involuntária. Alguns exemplos são os pacientes que, em razão de uma doença mental grave:

- São incapazes de tomar decisões conscientes acerca do tratamento
- Podem causar danos a si próprios ou a outras pessoas
- São incapazes de atender às próprias necessidades básicas de saúde e segurança.

Para determinar se a internação é necessária, a corte busca evidências substanciais de conduta anormal – evidências que não podem ser explicadas por uma causa física. Deve haver "evidência clara e convincente", assim como uma causa provável que substancie a necessidade de hospitalização involuntária, de modo a assegurar que os direitos constitucionais de um indivíduo sejam protegidos.

Como foi mencionado antes, a Corte Suprema dos EUA, no caso O'Connor *versus* Donaldson, decidiu que apenas a existência de uma doença mental não justifica hospitalização involuntária. Assim, os padrões estaduais exigem um impacto ou uma consequência específica causada pela doença mental que envolva risco ou incapacidade de atender às próprias necessidades. Esses pacientes têm permissão para comparecer às audiências na corte com defensoria, durante as quais são definidas a época apropriada da internação e sua duração. Os estatutos legislativos que regulamentam as internações involuntárias variam de um estado para outro.

Tratamento ambulatorial involuntário

Tratamento ambulatorial involuntário (TAI) é um mecanismo ordenado pelas cortes de justiça para obrigar uma pessoa com doença mental a submeter-se a tratamento em caráter ambulatorial. Alguns autores citaram determinados critérios de elegibilidade para ele (Appelbaum, 2001; Csere, 2013; Maloy, 1996; Torrey e Zdanowicz, 2001). Alguns deles são:

- História de descompensações repetidas com necessidade de hospitalização involuntária
- Probabilidade de que, sem tratamento, o paciente piore a ponto de necessitar tratar-se em regime de internação
- Existência de uma doença mental grave e persistente (p. ex., esquizofrenia ou transtorno bipolar) e percepção reduzida da doença ou necessidade de tratamento
- Existência de uma doença mental grave e persistente que contribua para o risco de ficar em situação de rua, privado de liberdade ou violento, ou cometer suicídio
- Existência de um plano de tratamento individualizado provavelmente eficaz e um prestador de serviços que concorde em realizar o tratamento
- Risco para si próprio ou outras pessoas. Embora isso também seja um critério para internação hospitalar involuntária, a American Psychiatric Association recomenda TAI como opção quando há um plano de tratamento aceitável e acesso a um profissional de saúde na comunidade (Harvard Health, 2008)
- Risco de recidiva e internação hospitalar relacionada com a falta de adesão ao tratamento.

A maioria dos estados já promulgou leis referentes ao TAI ou, atualmente, tem resoluções agendadas que falam sobre o assunto. Na maioria dos casos, os pacientes que são inscritos em programas de TAI são portadores de doenças mentais graves e persistentes, inclusive esquizofrenia. A justificativa dessa legislação é melhorar os cuidados profiláticos e reduzir o número de reinternações e a duração das internações hospitalares desses pacientes. A necessidade desse tipo de legislação surgiu depois que se reconheceu que os pacientes esquizofrênicos que não atendiam aos critérios de tratamento hospitalar involuntário eram, por fim, perigosos para si próprios ou outras pessoas em alguns casos.

Em Nova York, a atenção do público para essa necessidade começou depois que um homem esquizofrênico parou de tomar seu fármaco e empurrou uma mulher jovem para os trilhos de um trem subterrâneo. Ele não atenderia aos critérios de hospitalização involuntária até que fosse considerado perigoso para outras pessoas, mas os defensores dessa legislação argumentaram que deveria haver provisões para evitar violência, em vez de esperar que ela acontecesse. A lei subsequente que regulamentou o TAI no estado de Nova Iorque passou a ser conhecida como *lei Kendra* em referência à mulher que foi assassinada. Os oponentes dessa legislação temem que ela possa violar os direitos pessoais dos pacientes psiquiátricos sem melhora significativa dos resultados.

Alguns estudos experimentais tentaram avaliar se o TAI (algumas vezes abreviado como TA, que significa simplesmente tratamento ambulatorial) melhora os cuidados prestados, reduz a duração das internações hospitalares e/ou diminui os episódios de violência. A maioria dos estudos demonstrou resultados favoráveis, inclusive redução das reinternações hospitalares em razão do seu uso (Swartz e Swanson, 2008). Contudo, é necessário realizar mais estudos para determinar se o TAI finalmente aumentará a adesão ao tratamento e melhorará a qualidade de vida em comunidade dos pacientes com doenças mentais graves e persistentes.

Paciente gravemente incapacitado

Alguns estados têm estatutos que definem especificamente o que é um paciente "gravemente incapacitado". Naqueles que não usam esse termo descritivo, a descrição do indivíduo que não consegue atender às próprias necessidades básicas em razão de uma doença mental é muito semelhante.

Em geral, um paciente *gravemente incapacitado* é definido como uma condição na qual o indivíduo, em razão de uma doença mental, está em risco de sofrer danos físicos graves resultantes da incapacidade de prover as próprias necessidades básicas, como alimento, roupas, abrigo, cuidados médicos e segurança pessoal. No entanto, a incapacidade de cuidar de si mesmo não pode ser estabelecida mostrando que uma pessoa não tem recursos para prover suas necessidades existenciais, mas sim que ela não é capaz de fazer uso dos recursos disponíveis.

Se for definido que um indivíduo está gravemente incapacitado, a corte de justiça indicará um guardião, procurador ou uma comissão para assegurar sua manutenção e sua condição. Recuperar legalmente a competência requer que outra corte decida em contrário da deliberação anterior. Além disso, a pessoa cuja competência está em questão tem o direito de ser representada por um advogado.

Responsabilidade da enfermagem

Os profissionais da área de saúde mental – psiquiatras, psicólogos, enfermeiros psiquiatras e assistentes sociais – têm o dever de prestar cuidados apropriados com base nos padrões de suas profissões e nas normas definidas por lei. Os padrões dos cuidados de enfermagem em saúde mental e psiquiátrica estão descritos no Capítulo 9, *Processo de Enfermagem na Prática de Saúde Mental e Psiquiátrica*.

Erro do profissional e negligência

Os termos **erro do profissional** e **negligência** são utilizados comumente como sinônimos. A definição de negligência é:

> a incapacidade de exercer o padrão de cuidados que um indivíduo razoavelmente prudente exerceria em situação semelhante; qualquer conduta que fique abaixo do padrão legal estabelecido para proteger outras pessoas de risco desnecessário de sofrer danos, exceto pelas condutas que involuntária, arbitrária ou voluntariamente desrespeitem os direitos alheios (Garner, 2014).

O erro do profissional caracteriza-se por dano provocado no paciente pela ação ou inação do enfermeiro, no exercício da profissão, e sem a intenção de cometê-lo. Há três possibilidades de suscitar dano e alcançar o erro: imprudência, imperícia e negligência.

Quando não existem estatutos estaduais, a jurisprudência é a base das ações de responsabilização por lesões provocadas nos pacientes por erro e negligência de um profissional específico. Em outras palavras, a maioria das decisões sobre negligência no contexto profissional baseia-se em precedentes jurídicos (decisões tomadas previamente em casos semelhantes), em vez de apenas em alguma ação específica acatada pelo legislativo.

Em resumo, quando uma violação do dever é caracterizada como erro, a ação é comparada com o padrão de prática profissional. Quando o processo por negligência é levado adiante, a ação é contrastada com o que um profissional razoavelmente prudente teria feito em circunstâncias iguais ou semelhantes.

Austin (2011) citou os seguintes elementos básicos de uma ação por erro em enfermagem:

1. Havia um dever para com o paciente, com base no padrão de cuidados reconhecido.
2. Houve uma violação do dever, significando que o cuidado prestado não foi compatível com o padrão de cuidados reconhecido.
3. O paciente sofreu algum dano.
4. O dano (ou lesão) foi causado diretamente pela violação de um padrão de cuidado.

Para que um paciente tenha ganho de causa em um processo por erro do profissional, todos esses elementos precisam ser provados. As decisões do júri geralmente se baseiam nas declarações de testemunhas especializadas, porque os jurados são pessoas leigas, e não se pode esperar que conheçam as intervenções de enfermagem que teriam sido realizadas. Sem as declarações das testemunhas especializadas, um veredito favorável geralmente é atribuído ao enfermeiro acusado.

Tipos de ações judiciais que ocorrem em enfermagem psiquiátrica

A maioria dos processos judiciais por erro contra enfermeiros consiste em ações civis, o que significa que são considerados falhas de conduta por parte do profissional, para as quais os autores buscam indenização. No contexto psiquiátrico, o enfermeiro deve estar ciente dos tipos de comportamento que podem resultar em ações judiciais por erro.

O paciente psiquiátrico hospitalizado tem direitos básicos à confidencialidade e privacidade. Assim, um enfermeiro pode ser acusado de *violação da confidencialidade* quando revela aspectos sobre o caso do paciente, ou mesmo revela que um indivíduo foi hospitalizado, caso o paciente consiga demonstrar que a revelação dessa informação resultou em danos ou prejuízos.

Quando a informação compartilhada é deletéria à reputação do paciente, a pessoa que a compartilhou pode ser acusada por **difamação do caráter**. Quando é divulgada por escrito, a ação é classificada como **calúnia**. A difamação verbal é definida como **insulto**, e a difamação do caráter consiste em comunicação maliciosa e falsa (Ellis & Hartley, 2012). Ocasionalmente, o insulto origina-se de afirmações críticas e de juízos de valor escritos no prontuário médico do paciente. Por isso, os enfermeiros precisam ser muito objetivos em suas anotações no prontuário, embasando todas as afirmações com evidência factual.

Invasão de privacidade é uma acusação que pode ocorrer quando um paciente é investigado sem causa provável. Algumas instituições fazem revistas corporais nos pacientes com doenças mentais como intervenção rotineira. Nesses casos, deve haver a prescrição de um médico e a razão por escrito, demonstrando a causa provável da intervenção. Algumas instituições estão reexaminando suas normas acerca desse procedimento.

Assédio é um ato que provoca no indivíduo medo e apreensão genuína de que seja tocado sem consentimento, e **maus-tratos** é tocar em outra pessoa sem consentimento. Essas acusações podem ocorrer quando um tratamento é administrado a um paciente contra sua vontade e fora de uma situação de emergência. Para que essas ações judiciais sejam legítimas, não é necessário que tenha ocorrido dano ou lesão.

Por confinar um paciente contra sua vontade fora de uma situação de emergência, o enfermeiro pode ser acusado de cárcere privado. Exemplos de processos judiciais que invocam essas acusações são trancar a pessoa em um quarto, tirar as roupas de alguém de maneira a confiná-lo contra sua vontade, e restringir a liberdade de paciente competente e autônomo que pede para ser liberado.

Como evitar responsabilização judicial

Catalano (2015) sugere as seguintes ações proativas do enfermeiro na tentativa de evitar a acusação de erro na prática de enfermagem e o risco de processos judiciais:

1. *Comunicação efetiva* com o paciente e outros cuidadores. O modelo SBAR de notificação das informações – que significa situação, contexto (*background*), avaliação e recomendações, do inglês *situation, background, assessment, and recommendations* – foi reconhecido como um recurso útil para a comunicação efetiva com os profissionais e cuidadores. Além disso, estabelecer empatia com os pacientes promove a comunicação franca e honesta.
2. *Documentação acurada e completa no prontuário do paciente.*

> O prontuário eletrônico do paciente (PEP) foi identificado como a melhor maneira de documentar e compartilhar essas informações. O uso das melhores fontes de dados é considerado uma competência essencial do enfermeiro (Institute of Medicine, 2003) e um padrão de qualidade e segurança importante no processo de educação em enfermagem (QSEN Institute, 2013).

3. *Adesão aos padrões de cuidado*, inclusive os que estão estabelecidos pelos órgãos representativos da profissão (p. ex., padrões do Conselho Federal de Enfermagem [COFEN]) e os que são definidos pelas normas do hospital específico.
4. *Conhecer o paciente*, o que inclui ajudá-lo a envolver-se no seu cuidado e entender e reagir aos aspectos da assistência com os quais ele está insatisfeito.
5. *Praticar no nível de competência e no âmbito de prática do enfermeiro*, o que engloba não apenas seguir os padrões profissionais (do COFEN e dos conselhos regionais de enfermagem), mas também manter atualizados os conhecimentos e as habilidades de enfermagem por meio de literatura com base em evidências, sistemas eletrônicos e educação continuada.

Alguns pacientes parecem ser mais "propensos a processos judiciais" que outros. Eles comumente são muito críticos, queixam-se de muitas coisas, não colaboram e são até hostis. A reação natural da equipe a esses indivíduos é entrar na defensiva ou se tornar retraída. Esses dois comportamentos aumentam a probabilidade de um processo judicial quando ocorre algum evento desfavorável (Ellis & Hartley, 2012). Independentemente do nível de competência e habilidade técnica do enfermeiro, sua insensibilidade às queixas de um paciente e a incapacidade de atender às suas necessidades emocionais comumente determinam se haverá ou não um processo judicial. Grande parte do resultado depende das habilidades psicossociais do profissional de saúde.

RECOMENDAÇÃO PARA A PRÁTICA CLÍNICA
- Sempre colocar em primeiro lugar os direitos e o bem-estar do paciente
- Desenvolver e manter uma boa relação interpessoal com cada paciente e seus familiares.

Resumo e pontos fundamentais

- *Ética* é um ramo da filosofia que trata dos métodos para determinar se as ações de um indivíduo são certas ou erradas
- *Bioética* é o termo aplicado a esses princípios quando se referem aos conceitos pertinentes aos âmbitos da medicina, enfermagem e outras disciplinas de saúde relacionadas
- *Comportamento moral* é a conduta resultante do pensamento crítico quanto ao modo como os indivíduos deveriam tratar uns aos outros
- *Valores* são crenças pessoais quanto ao que é importante ou desejável
- *Direito* é "uma reivindicação ou uma atribuição válida e legalmente reconhecida, que inclui a ausência de interferência do governo ou tratamento discriminatório e o direito a um benefício ou serviço" (Levy & Rubenstein, 1996)
- A teoria ética do utilitarismo baseia-se na premissa de que o certo e bom seja aquilo que produz mais felicidade para o maior número de pessoas
- A teoria ética do kantianismo sugere que as ações estejam ligadas a um sentido de dever e que as decisões éticas sejam tomadas com base na lei moral
- O código de ética cristã é que todas as decisões quanto ao certo e errado devem ser centradas no amor por Deus e no tratamento dos semelhantes com o mesmo respeito e dignidade com que o indivíduo esperaria que fosse tratado
- O preceito moral da teoria da lei natural é "fazer o bem e evitar o mal". O bem é entendido como aquilo que está inscrito por Deus na natureza das coisas. Os atos maus nunca são condenados, mesmo que tenham como finalidade alcançar os mais nobres fins
- O egoísmo ético defende que o certo e o bem seja o que é melhor para o indivíduo que toma a decisão
- Os princípios éticos são autonomia, beneficência, não maleficência, veracidade e justiça
- Dilema ético é uma situação que exige que um indivíduo faça uma escolha entre duas alternativas igualmente desfavoráveis
- Problemas éticos surgem na prática de enfermagem em saúde mental e psiquiátrica no que se refere ao direito de o paciente recursar os fármacos prescritos e de ter acesso à alternativa terapêutica menos restritiva
- Leis estatutárias são as que foram promulgadas pelos órgãos legislativos, enquanto as jurisprudências são derivadas de decisões tomadas em casos anteriores. Esses dois tipos de lei têm componentes cíveis e criminais
- O direito civil protege os direitos privados e patrimoniais dos indivíduos e das empresas ou instituições, enquanto o direito penal confere proteção contra condutas consideradas injuriosas ao bem-estar público
- As questões legais da enfermagem em saúde mental e psiquiátrica giram em torno da confidencialidade e do direito à privacidade, do consentimento informado, das contenções e da reclusão e das questões relativas à participação voluntária ou não no tratamento
- Os enfermeiros podem ser responsáveis pelos próprios atos envolvendo questões legais, e a violação dos direitos pode resultar em processos judiciais por erro médico, do hospital e do enfermeiro
- O desenvolvimento e a preservação de uma boa relação interpessoal com o paciente e seus familiares parece ser um fator favorável quando a questão do erro do profissional está em consideração.

Questões de revisão

Escolha a resposta mais adequada para cada uma das perguntas a seguir.

1. O enfermeiro decide ir contra a vontade dos familiares e revelar ao paciente seu estado terminal, porque é isso que ele gostaria que fizessem consigo, se fosse paciente. Qual das seguintes teorias éticas foi considerada nessa decisão?
    a. Kantianismo.
    b. Ética cristã.
    c. Teorias da lei natural.
    d. Egoísmo ético.

2. O enfermeiro decide respeitar a vontade dos familiares e não contar ao paciente sobre seu estado terminal, porque isso traria maior felicidade para a maioria das pessoas. Qual das seguintes teorias éticas foi considerada nessa decisão?
    a. Utilitarismo.
    b. Kantianismo.
    c. Ética cristã.
    d. Egoísmo ético.

(continua)

Questões de revisão (continuação)

3. O enfermeiro decide contar ao paciente sobre seu estado terminal porque acredita que seja seu dever fazê-lo. Qual das seguintes teorias éticas foi considerada nessa decisão?
   a. Teoria da lei natural.
   b. Egoísmo ético.
   c. Kantianismo.
   d. Utilitarismo.

4. O enfermeiro ajuda o médico a aplicar eletroconvulsoterapia em um paciente que se recusou a dar consentimento. Qual das seguintes ações legais poderia ser movida contra o enfermeiro em razão dessa intervenção de enfermagem?
   a. Assédio.
   b. Maus-tratos.
   c. Cárcere privado.
   d. Violação de confidencialidade.

5. Um paciente competente e independente afirmou que deseja sair do hospital, mas o enfermeiro esconde suas roupas na tentativa de evitar que ele saia. Qual das seguintes ações legais poderia ser movida contra o enfermeiro em razão dessa intervenção de enfermagem?
   a. Assédio.
   b. Maus-tratos.
   c. Cárcere privado.
   d. Violação de confidencialidade.

6. João está muito inquieto e andando de um lado para outro no quarto. O enfermeiro diz ao paciente: "Se você não se sentar na cadeira e ficar quieto, eu colocarei contenções em você!". Qual das seguintes ações legais poderia ser movida contra o enfermeiro em razão dessa intervenção de enfermagem?
   a. Difamação do caráter.
   b. Maus-tratos.
   c. Violação de confidencialidade.
   d. Assédio.

7. Um indivíduo pode ser considerado *gravemente incapacitado* por qual das seguintes razões? (Assinale todas as opções corretas.)
   a. Um indivíduo que, em consequência da doença mental, não consegue atender às suas necessidades básicas.
   b. Uma pessoa mentalmente enferma em risco de lesão física em razão de sua incapacidade de cuidar de si própria.
   c. Uma pessoa mentalmente enferma que não tem recursos para atender às necessidades básicas da vida.
   d. Uma pessoa mentalmente enferma que não consegue utilizar os recursos disponíveis para atender às necessidades da vida diária.

8. Qual das seguintes afirmações sobre uso de contenções está certa? (Assinale todas as opções corretas.)
   a. As contenções nunca devem ser aplicadas sem prescrição de um médico.
   b. As prescrições de contenções aplicadas nas crianças e nos adolescentes devem ser reavaliadas por um médico a cada 2 horas.
   c. O paciente ao qual se aplicam contenções deve ser observado e avaliado de hora em hora, de modo a detectar problemas de circulação, nutrição, respiração, hidratação e eliminação.
   d. Dentro de 1 hora depois da aplicação das contenções, o paciente deve ser avaliado pessoalmente.

9. As diretrizes acerca do "dever de avisar" estabelecem que o terapeuta deve considerar a ação de avisar uma terceira pessoa envolvida quando seu paciente adota qual dos seguintes comportamentos? (Assinale todas as opções corretas.)
   a. Ameaça de violência outra pessoa.
   b. Identifica uma vítima específica em potencial.
   c. Apresenta alucinações de comando.
   d. Apresenta ilusões paranoides referidas a outra pessoa.

10. Tentar acalmar um paciente enraivecido com "terapia da conversa" é um exemplo de qual direito do paciente?
    a. Direito à privacidade.
    b. Direito de recursar o fármaco prescrito.

(*continua*)

Questões de revisão (continuação)

c. Direito à alternativa terapêutica menos restritiva.
d. Direito à confidencialidade.

11. As diretrizes da QSEN (Quality and Safety Education for Nurses) determinam que estudantes de enfermagem devem ter bom domínio de informática. Esse requisito se refere mais diretamente a qual dos seguintes aspectos educativos?
    a. Aprender como comunicar eficazmente informações por meio de prontuários eletrônicos.
    b. Aprender o método SBAR para comunicar informações.
    c. Aprender diretrizes para evitar processos judiciais.
    d. Aprender sobre novos tratamentos para manter suas habilidades de enfermagem atualizadas.

Bibliografia

American Hospital Association (AHA). (2003). The patient care partnership: Understanding expectations, rights, and responsibilities. Retrieved from www.aha.org/advocacy-issues/ communicatingpts/pt-care-partnership.shtml

American Nurses Association (ANA). (2015). *Code of ethics for nurses with interpretive statements*. Silver Spring, MD: ANA.

American Nurses Association (ANA), American Psychiatric Nurses Association, & International Society of Psychiatric-Mental Health Nurses. (2014). *Psychiatric–mental health nursing: Scope and standards of practice* (2nd ed.). Silver Spring, MD: ANA.

Appelbaum, P.S. (2001). Thinking carefully about outpatient commitment. *Psychiatric Services, 52*(3), 347-350. doi:10.1176/appi.ps.52.3.347

Austin, S. (2011). Stay out of court with proper documentation. *Nursing2011, 41*(4), 25-29. doi:10.1097/01.NURSE. 0000395202.86451.d4

Butts, J., & Rich, K. (2016). *Nursing ethics: Across the curriculum and into practice* (4th ed.). Burlington, MA: Jones & Bartlett.

Cady, R.F. (2010). A review of basic patient rights in psychiatric care. *JONA's Healthcare Law, Ethics, and Regulation, 12*(4), 117-125. doi:10.1097/NHL.0b013e3181f4d357

Catalano, J.T. (2015). *Nursing now! Today's issues, tomorrow's trends* (7th ed.). Philadelphia: F.A. Davis.

Csere, M. (2013). Updated report: involuntary outpatient mental health treatment laws. *OLR Research Report*. Retrieved from https://www.cga.ct.gov/2013/rpt/2013-R-0105.htm

Ellis, J.R., & Hartley, C.L. (2012). *Nursing in today's world: Challenges, issues, and trends* (10th ed.). Philadelphia: Wolters Kluwer Health/Lippincott Williams & Wilkins.

Garner, B.A. (Ed.). (2014). *Black's law dictionary* (10th ed.). St. Paul, MN: Thompson West.

Guido, G.W. (2014). *Legal and ethical issues in nursing* (6th ed.). Upper Saddle River, NJ: Pearson.

Hartsell, T.L., & Bernstein, B.E. (2013). *The portable lawyer for mental health professionals: An A-Z guide to protecting your clients, your practice, and yourself* (3rd ed.). Hoboken, NJ: Wiley & Sons.

Henderson, E. (2015). Potentially dangerous patients: A review of the duty to warn. *Journal of Emergency Nursing, 41*(3), 193-200. doi:http://dx.doi.org/10.1016/j.jen.2014.08.012

Institute of Medicine. (2003). *Health professions education: A bridge to quality*. Washington, DC: Institute of Medicine.

Landeweer, E., Abma, T.A., & Widdershoven, G. (2011). Moral margins concerning the use of coercion in psychiatry. *Nursing Ethics, 18*(3), 304-316. doi:10.1177/0969733011400301

Maiese, M. (2013 [originally posted July 2003]). Principles of justice and fairness. *Beyond intractability*. Eds. C. Burgess & H. Burgess. Conflict Information Consortium, University of Colorado, Boulder. Retrieved from www.beyondintractability.org/essay/principles-of-justice

Maloy, K.A. (1996). Does involuntary outpatient commitment work? In B.D. Sales & S.A. Shah (Eds.), *Mental health and law: Research, policy and services* (pp. 41-74). Durham, NC: Carolina Academic Press.

National Conference of State Legislatures. (2016). Mental health professionals' duty to warn. Retrieved from www.ncsl.org/research/health/mental-health-professionals-duty-to-warn.aspx

QSEN Institute. (2013). *Competencies*. Retrieved from http://qsen.org/competencies/

Sadock, B.J., Sadock, V.A., & Ruiz, P. (2015). *Synopsis of psychiatry: Behavioral sciences/clinical psychiatry* (11th ed.). Philadelphia, PA: Lippincott Williams & Wilkins.

Swartz, M.S., & Swanson, J.W. (2008). Outpatient commitment: When it improves patient outcomes. *Current Psychiatry, 7*(4), 25-35. doi:http://dx.doi.org/10.1176/appi.ps.52.3.325

Tarasoff v. Regents of University of California et al. (1974a), 551 P.d 345.

Tarasoff v. Regents of University of California et al. (1974b), 554 P.d 347.

The Joint Commission. (2015). *The comprehensive accreditation manual for hospitals (CAMH)*. Oakbrook Terrace, IL: Joint Commission Resources.

Torrey, E.F., & Zdanowicz, M. (2001). Outpatient commitment: What, why, and for whom. *Psychiatric Services, 52*(3), 337-341. doi:http://dx.doi.org/10.1176/appi.ps.52.3.337

U.S. Code, Title 42, Section 10841, The Public Health and Welfare, 1991.

U.S. Department of Health & Human Services (HHS). (2003). *Standards for privacy of individually identifiable health information*. Washington, DC: HHS.

U.S. Department of Health & Human Services (HHS). (2013, Jan. 17). New rule protects patient privacy, secures health information [press release]. Retrieved from www.hhs.gov/news/press/2013pres/01/20130117b.html

Weiss-Kaffie, C.J., & Purtell, N.E. (2001). Psychiatric nursing. In M.E. O'Keefe (Ed.), *Nursing practice and the law: Avoiding malpractice and other legal risks* (pp. 352-371). Philadelphia: F.A. Davis.

What do I do now? Ethical dilemmas in nursing and health care. (2013). *ISNA Bulletin, 13*(2), 5-12.

Leitura sugerida

Levy, R.M., & Rubenstein, L.S. (1996). *The rights of people with mental disabilities*. Carbondale: Southern Illinois University Press.

Patient Self-Determination Act – Patient Rights. (1991). U.S. Code, Title 42, Section 10841, The Public Health and Welfare.

Peplau, H.E. (1991). *Interpersonal relations in nursing: A conceptual frame of reference for psychodynamic nursing*. New York: Springer

Conceitos Culturais e Espirituais Relevantes à Enfermagem em Saúde Mental e Psiquiátrica

6

CONCEITOS FUNDAMENTAIS
Cultura
Etnicidade
Religião
Espiritualidade

TÓPICOS DO CAPÍTULO

Conceitos culturais
Como as culturas se diferem?
Aplicação do processo de enfermagem
Conceitos espirituais
Atendimento às necessidades espirituais e religiosas por meio do processo de enfermagem
Resumo e pontos fundamentais
Questões de revisão

TERMOS-CHAVE

Aculturação
Assimilação
Cultura
Cultura coletivista
Cultura individualista
Curandeira
Curandeiro
Densidade
Distância
Enculturação
Espiritualidade
Estereotipagem
Etnicidade
Medicina popular
Religião
Síndromes culturais
Territorialidade
Xamã
Yin e *Yang*

OBJETIVOS
Após ler este capítulo, o estudante será capaz de:

1. Definir e entender as diferenças entre cultura, raça e etnicidade.
2. Reconhecer as diferenças culturais com base em seis fenômenos característicos.
3. Descrever as variações culturais com base nos seis fenômenos para as seguintes culturas:
   a. Americanos oriundos do norte da Europa.
   b. Afrodescendentes.
   c. Povos nativos dos EUA e do Alasca.
   d. Americanos originados da Ásia e das Ilhas do Pacífico.
   e. Latino-americanos.
   f. Americanos oriundos do Leste Europeu.
   g. Americanos de origem árabe.
   h. Americanos judeus.
4. Aplicar o processo de enfermagem no cuidado às pessoas de vários grupos culturais.
5. Definir e entender as diferenças entre espiritualidade e religião.
6. Identificar as necessidades espirituais e religiosas dos pacientes.
7. Aplicar as seis etapas do processo de enfermagem aos pacientes com necessidades espirituais e religiosas.

EXERCÍCIOS
Leia o capítulo e responda às seguintes perguntas:

1. Em qual grupo cultural a pessoa pode recorrer a um homem (ou uma mulher) curandeiro(a) conhecido como xamã?
2. Restaurar o equilíbrio entre forças opostas é um conceito fundamental das práticas de saúde asiáticas. Como isso é conhecido?
3. Cite cinco tipos de necessidades espirituais humanas.
4. Qual é a minoria étnica mais numerosa dos EUA?
5. Qual é o entendimento de doença mental na cultura árabe?

Conceitos culturais

O que é cultura? O que é raça? Como elas diferem de etnicidade? Por que essas questões são importantes? As respostas estão nas mudanças atuais da população norte-americana. Imigração não é um fato novo nos EUA; afinal, a maioria dos seus cidadãos é constituída por imigrantes ou descendentes de imigrantes, e a quantidade de residentes nascidos fora desse país continua a crescer ano a ano. Esse padrão persiste porque muitas pessoas querem beneficiar-se do desenvolvimento tecnológico e da mobilidade social ascendente existentes nos EUA.

> **CONCEITOS FUNDAMENTAIS**
> O termo **cultura** descreve o modo de vida de uma sociedade em particular e engloba padrões compartilhados de crença, sentimento e conhecimento que orientam a conduta dos indivíduos e são transmitidos de uma geração para outra.
> **Etnicidade** está relacionada com grupos de pessoas que se identificam umas com as outras em razão de heranças culturais e sociais transmitidas de uma geração para outra (Giger, 2017).
> **Raça** pode ser entendida como um termo mais biológico, que descreve um grupo de pessoas que compartilham características hereditárias semelhantes, como cor da pele, aspectos faciais e grupo sanguíneo.

O conhecimento relativo à cultura e etnicidade é importante porque se trata de influências que afetam o comportamento humano, sua interpretação e as respostas a ele. Por essa razão, é essencial que os enfermeiros entendam os efeitos das influências culturais se pretendem trabalhar efetivamente com uma população diversificada. Nesse sentido, algumas generalizações quanto a um grupo cultural podem ser favoráveis. Conforme disseram Sue e Sue (2016), "as generalizações são necessárias a nós; sem elas, nos tornaríamos criaturas ineficientes. Contudo, elas são diretrizes para nossos comportamentos, que devem ser aplicadas provisoriamente em situações novas e devem estar permeáveis à mudança e ao questionamento" (p. 245). Entretanto, é recomendável cautela para não supor que todas as pessoas que fazem parte de uma cultura ou um grupo étnico são idênticas ou mostram comportamentos considerados típicos do grupo. Esses pressupostos constituem o que se conhece como **estereotipagem** e devem ser evitados.

Dentro de determinada cultura, existem muitas variações e subculturas. Essas diferenças podem estar relacionadas com nível socioeconômico, constituição étnica, local de residência, religião, escolaridade ou outros fatores. Indivíduos de várias culturas diferentes vivem nos EUA. Algumas mantêm suas práticas culturais tradicionais, enquanto outras adotam (**aculturação**) práticas culturais dominantes (ou seja, abrem mão das práticas culturais ou dos valores em consequência do contato com outro grupo) e assimilam (**assimilação**) e incorporam práticas e valores da cultura dominante. No entanto, cada indivíduo precisa ser valorizado por sua singularidade e avaliado cuidadosamente, a fim de conhecer suas preferências no que diz respeito às práticas culturais e espirituais.

Raça é um termo controverso porque está associado a racismo ou opiniões preconceituosas sobre um grupo de pessoas com base em sua aparência. Alguns cientistas argumentam que nenhum conjunto de indivíduos tem "pureza" genética suficiente para definir raça como um conjunto de características biológicas distintas; já outros defendem o benefício de compreender as diferenças raciais de modo a determinar a resposta a um tratamento (p. ex., fármacos) (ver Capítulo 4, *Psicofarmacologia*). O Censo dos EUA (U.S. Census Bureau) coleta dados sobre demografia racial e esclarece que eles se baseiam em afiliações autodeclaradas e autorreferidas (U.S. Census Bureau, 2013). Em 2000, o Censo dos EUA também começou a incluir uma categoria que possibilita às pessoas se identificarem com duas ou mais raças. A Figura 6.1 ilustra uma distribuição dessas características demográficas.

Este capítulo analisa as diferenças existentes entre várias culturas. O processo de enfermagem é aplicado durante a prestação de cuidados de enfermagem em saúde mental e psiquiátrica a indivíduos dos seguintes grupos culturais: americanos norte-europeus, afrodescendentes, povos nativos dos EUA e do Alasca,

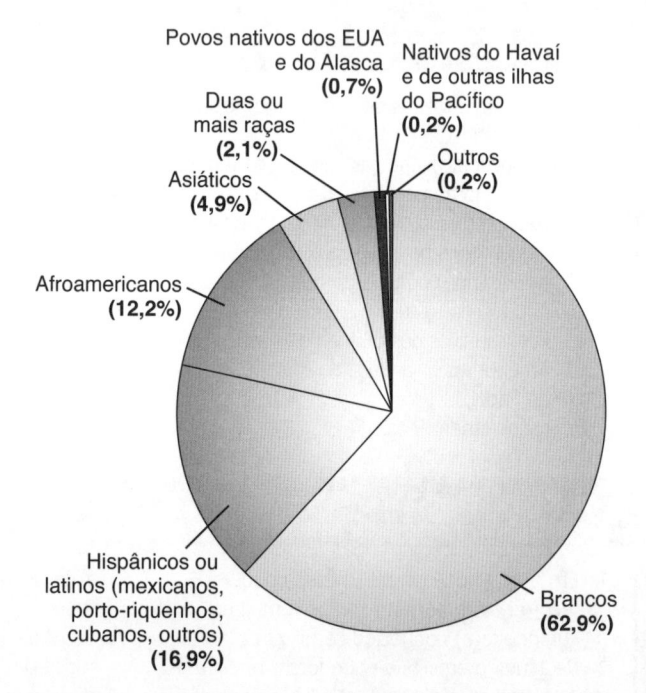

Figura 6.1 Relatório sobre demografia racial do Censo dos EUA. (Com base no U.S. Census Bureau, 2010-2014 American Community Survey 5-Year estimates [2016].)

americanos de origem asiática e das ilhas do Pacífico, latino-americanos, americanos de origem árabe e americanos judeus.

Como as culturas se diferem?

É difícil fazer generalizações quanto a qualquer grupo específico de um país conhecido por sua heterogeneidade. Isso porque, dentro do "caldeirão cultural" dos EUA, qualquer uma ou todas as características poderiam ser aplicadas aos indivíduos de qualquer ou todos os grupos culturais representados. À medida que essas diferenças continuem a ser incorporadas, por fim emergirá uma cultura nacional. Hoje em dia, essa integração já é evidente em algumas regiões do país, principalmente nas regiões urbanas costeiras. Entretanto, ainda existem algumas diferenças, e é importante que os enfermeiros estejam cientes das influências culturais que podem afetar os comportamentos e as crenças das pessoas, principalmente no que se refere aos cuidados de saúde.

Giger (2017) descreveu seis fenômenos culturais variáveis quanto à aplicação e utilização, embora sejam evidenciados em todos os grupos culturais: (1) comunicação, (2) espaço, (3) organização social, (4) tempo, (5) controle ambiental e (6) variações biológicas.

Comunicação

Comunicação é qualquer comportamento verbal ou não verbal em conexão com outro indivíduo. A comunicação terapêutica sempre foi considerada um elemento essencial do processo de enfermagem e representa um componente fundamental dos currículos da maioria das escolas de enfermagem. A comunicação tem suas raízes na cultura; os costumes, as normas, os conceitos e as tradições culturais constituem a base da maneira de pensar de um povo. Os valores culturais são aprendidos e diferem de uma sociedade para outra.

A comunicação é expressa por meio da linguagem (palavra escrita e falada), da paralinguagem (qualidade da voz, entonação, ritmo e velocidade da palavra falada) e dos gestos (toque, expressão facial, movimentos oculares, postura corporal e aparência física). Ao planejar os cuidados a serem prestados, o enfermeiro precisa compreender as necessidades e expectativas do paciente na maneira como são comunicadas. Como terceira parte envolvida, um intérprete frequentemente complica a questão, mas pode ser necessário quando o paciente não fala o mesmo idioma do enfermeiro. Contudo, interpretar é um processo muito complexo, que requer sensibilidade aguçada a nuanças culturais, e não apenas traduzir palavras em outro idioma. A tecnologia facilitou o acesso aos intérpretes por meio de dispositivos como sistemas telefônicos, videointerpretação a distância e tradução de documentos pela Internet, mas essas tecnologias não anulam a importância do cuidado de enfermagem respeitoso e culturalmente sensível. O Boxe 6.1 descreve algumas dicas para facilitar o processo de comunicação quando se utiliza um intérprete.

Espaço

Os determinantes espaciais referem-se ao espaço no qual a comunicação ocorre e incluem os conceitos de *territorialidade*, *densidade* e *distância*. **Territorialidade** é a tendência inata a resguardar o próprio espaço. Essa necessidade é atendida apenas quando o indivíduo tem controle de um local, consegue estabelecer regras nesse lugar e é capaz de defendê-lo contra invasão ou uso indevido por outras pessoas. A **densidade**, que se refere ao número de pessoas dentro de determinado espaço ambiental, pode influenciar a interação interpessoal. **Distância** é o meio pelo qual as diversas culturas usam o espaço para comunicar-se. Hall (1966) reconheceu três dimensões espaciais principais nas interações interpessoais na cultura ocidental: zona de intimidade (0 a 45 cm), zona pessoal (45 a 90 cm) e zona social (90 a 180 cm).

BOXE 6.1 Utilização de um intérprete.

Quando alguém recorrer a um intérprete, deve ter em mente os seguintes pontos:

- Sempre que possível, utilizar um intérprete certificado com conhecimentos básicos na área de saúde. Evite usar parentes ou filhos como intérpretes, porque eles podem não ser objetivos ou ter dificuldade de retransmitir informações sobre temas delicados
- Dirigir-se diretamente ao paciente e manter contato visual com ele (em vez de com o intérprete), de modo a envolvê-lo na interação com o profissional de saúde
- Não interromper ou apressar o paciente e o intérprete. Oferecer tempo para a interpretação e a resposta antes de fazer alguma outra pergunta
- Pedir ao intérprete que faça traduções literais para avaliar e documentar exatamente o que o paciente disse em resposta às perguntas
- Evitar usar jargões médicos ou termos coloquiais que o intérprete ou o paciente possam não entender
- Evitar conversar reservadamente com o intérprete por muito tempo; o paciente pode sentir-se excluído e desconfiado
- Sempre pedir, inicialmente, permissão para conversar sobre assuntos emocionais ou delicados e preparar o intérprete para o teor da entrevista
- Quando possível, permitir que o paciente e o intérprete se encontrem antes de cada entrevista e, se for possível, tente usar o mesmo intérprete em todas as entrevistas subsequentes com o mesmo paciente
- Se possível, solicitar um intérprete do mesmo sexo do paciente e de idade comparável ou mais velho
- Conversar antecipadamente com o intérprete sobre as perguntas da entrevista, de modo a facilitar seu andamento.

De: Gorman, L.M., & Sultan, D. (2008). *Psychosocial nursing for general patient care*. Philadelphia: F.A. Davis; Purnell, L.D. (2013). *Transcultural health care: A culturally competent approach* (4th ed.). Philadelphia: F.A. Davis.

Organização social

O comportamento cultural é socialmente adquirido por meio de um processo conhecido como **enculturação**, também chamado de *socialização*, que consiste em adquirir conhecimentos e interiorizar valores do grupo (Giger, 2017). As crianças são enculturadas observando os adultos de suas organizações sociais. A organização social inclui famílias, grupos religiosos e grupos étnicos, entre outros.

Tempo

O entendimento do conceito de tempo é um processo de aprendizagem gradativo. Algumas culturas atribuem grande importância aos valores medidos por tempo cronometrado. Pontualidade e eficiência são altamente valorizadas nos EUA, enquanto outras culturas realmente desdenham o tempo marcado. Por exemplo, alguns habitantes das zonas rurais da Argélia rotulam o relógio como "moinho do demônio" e, por isso, não têm noção de horários agendados para encontros ou refeições (Giger, 2017). Eles são indiferentes à passagem do tempo cronometrado e menosprezam a pressa em qualquer atividade humana. Outras implicações culturais do tempo se referem à percepção de orientação temporal. A percepção do tempo orientada para o presente ou para o futuro afeta diversos aspectos da vida do indivíduo.

Controle ambiental

A variável de controle ambiental refere-se ao grau com que cada indivíduo percebe que tem controle sobre seu ambiente. As crenças e as práticas culturais influenciam a maneira como as pessoas reagem ao seu ambiente durante os períodos de bem-estar ou doença; desse modo, para prestar cuidados culturalmente apropriados, o enfermeiro deve não apenas respeitar as crenças singulares do indivíduo, como também ter alguma compreensão de como elas podem ser usadas para promover a saúde ideal no ambiente do paciente.

Variações biológicas

Existem diferenças biológicas entre as pessoas de diversos grupos raciais, as quais incluem estrutura do corpo (tamanho e forma), cor da pele, reações fisiológicas aos fármacos, padrões eletromiográficos, suscetibilidade às doenças e preferências, e deficiências nutricionais. Giger (2017) sugeriu que os enfermeiros que prestam cuidados a grupos culturalmente diversificados devem estar cientes das diferenças biológicas básicas para prestar cuidados benéficos, competentes e culturalmente apropriados.

BOXE 6.2 Instrumento de avaliação cultural.

Nome do paciente _____ Origem étnica _____

Endereço _____ Data de nascimento _____

Nome de outra pessoa significativa _____ Relação _____

Idioma principal falado _____ Segundo idioma falado _____

Como o paciente geralmente se comunica com pessoas que falam um idioma diferente? _____

É necessário recorrer a um intérprete? _____ Existe algum disponível? _____

Nível educacional mais alto alcançado: _____ Ocupação: _____

Problema atual: _____

Esse problema já ocorreu antes? _____

Em caso afirmativo, de que maneira foi tratado antes? _____

Como o paciente geralmente enfrenta situações de estresse? _____

Qual ou quais são os sistemas de apoio principais do paciente? _____

Descreva as condições de vida da família: _____

Qual é o familiar principal responsável por tomar decisões? _____

Descreva os papéis que o paciente/familiares desempenham na família. _____
_____

Descreva as crenças e práticas religiosas: _____

    Existem exigências ou restrições religiosas que imponham limitações ao cuidado prestado ao paciente? _____

    Em caso afirmativo, descreva: _____

Qual é o familiar que assume a responsabilidade por problemas de saúde? _____

Descreva quaisquer crenças e práticas de saúde especiais: _____

Quando é necessário, de quem a família geralmente busca ajuda para lidar com questões relacionadas à saúde? _____

(continua)

BOXE 6.2 Instrumento de avaliação cultural. *(continuação)*

Descreva as reações emocionais/comportamentais habituais do paciente a:

　Ansiedade: _____

　Raiva: _____

　Perda/mudança/fracasso: _____

　Dor: _____

　Medo: _____

Descreva quaisquer tópicos especialmente delicados ou sobre os quais o paciente não quer falar (em razão de tabus culturais):
_____

Descreva quaisquer atividades das quais o paciente não quer participar (em razão de costumes ou tabus culturais):
_____

Quais são os sentimentos pessoais do paciente quanto a ser tocado? _____

Quais são os sentimentos pessoais do paciente quanto ao contato visual? _____

Qual é a orientação temporal do paciente (passado, presente ou futuro)? _____

Quais são as práticas do paciente quanto à pontualidade e aos horários das consultas agendadas? _____

Descreva quaisquer doenças específicas às quais o paciente possa ser biologicamente suscetível (p. ex., hipertensão arterial e anemia falciforme em afrodescendentes): _____

Descreva quaisquer deficiências nutricionais às quais o paciente possa ser biologicamente suscetível (p. ex., intolerância à lactose nos nativos norte-americanos e asiáticos americanos): _____

Descreva os alimentos favoritos do paciente: _____

Existe algum alimento que o paciente recusa comer em razão de crenças culturais relacionadas com sua doença (p. ex., alimentos "quentes" e "frios" para os latino-americanos e os americanos de origem asiática)? Em caso afirmativo, por favor, descreva: _____

Como o paciente geralmente faz para balancear sua dieta? _____

Descreva a percepção do paciente quanto ao problema e às expectativas referentes aos cuidados de saúde: _____

Aplicação do processo de enfermagem

Dados da avaliação geral

O Boxe 6.2 descreve um instrumento de avaliação cultural usado para reunir informações relacionadas com a cultura e a etnicidade, que são importantes para o planejamento dos cuidados a serem prestados aos pacientes.

Americanos oriundos do norte da Europa

Os americanos do norte da Europa incluem países como Inglaterra, Irlanda, Islândia, País de Gales, Finlândia, Suécia, Noruega, Dinamarca e países bálticos, como Estônia, Letônia e Lituânia. O inglês é o idioma principal dos que vivem nos EUA, mas também podem estar incluídas palavras e frases que refletem a influência da língua falada nos seus países de origem. Atualmente, os descendentes desses imigrantes constituem o grupo cultural dominante dos EUA. Dialetos e velocidades específicas ao falar são comuns nas diversas regiões do país.

Todas as culturas podem ser descritas por um *continuum*, que se estende das individualistas às coletivistas e descreve em parte o grau de ênfase no indivíduo ou no grupo. As **culturas individualistas** realçam a independência, a autoconfiança e a liberdade, e a cultura americano-europeia tradicional dos EUA é altamente individualista (Purnell, 2013). Os americanos do norte da Europa valorizam o território, e o espaço pessoal preferencial varia de 45 a 180 cm.

Os dados obtidos da população dos EUA podem ser reveladores em relação aos valores e às tendências culturais que afetam as percepções quanto à cultura americana dentro e fora do país. Dados sobre casamento e divórcio, por exemplo, revelam que cerca de 50% dos primeiros casamentos terminam em divórcio (Centers for Disease Control and Prevention [CDC], 2015a). O CDC também reconheceu que o índice de casamentos diminuiu progressivamente ao longo dos últimos 14 anos – de 8,2 por 1.000 habitantes no ano 2000 para 6,9 por 1.000 em 2014.

O valor atribuído no passado à religião e à igreja organizada também parece estar diminuindo na cultura americana. De acordo com o Instituto Gallup, ao longo das últimas quatro décadas, houve declínio progressivo da confiança dos americanos em religião. Em 2015, a igreja organizada alcançou o índice de confiança mais baixo de todos os tempos, ou seja, 42% (Gallup, 2015).

Uma pesquisa do Pew Research Center realizada em 2012 mostrou que a frequência às igrejas também apresentou declínio semelhante, mas que os indivíduos ainda relatavam afiliação a alguma religião, mesmo que não frequentassem um templo físico. Entre as variáveis citadas para explicar isso estavam discordâncias com as doutrinas e falta de tempo (Lipka, 2013). Embora a maioria dos americanos ainda se identifique como afiliados a algum ramo do cristianismo, o percentual de cristãos declinou de 78,4% em 2014 para 70,6% em 2015, e o dos que se identificaram como agnósticos, ateus ou "nenhuma religião em particular" aumentou de 16,1 para 22,8% no mesmo período de tempo (Pew Research Center, 2015).

Os americanos nascidos no norte da Europa, principalmente os de classe média, valorizam a medicina preventiva e os cuidados básicos de saúde. Esse valor corresponde à escolaridade, ao sucesso alcançado e aos recursos financeiros do grupo socioeconômico para manter um estilo de vida saudável. A maioria reconhece a importância da prática regular de exercícios físicos. Pontualidade e eficiência são aspectos valorizados da ética profissional do americano em geral, e os indivíduos comumente são considerados subordinados às necessidades da organização (Purnell, 2013). Entretanto, conforme foi enfatizado por Purnell, na cultura pós-moderna atual, com sua rejeição às verdades "absolutas" e sua ênfase em cosmovisões pautadas na visão individualista e no contexto social, o rosto da cultura americana dominante tem mudado.

A dieta típica de muitos americanos oriundos do norte da Europa é rica em gorduras e colesterol e pobre em fibras. Isso porque os americanos em geral estão aprendendo sobre os benefícios para a saúde da redução das gorduras e do aumento de nutrientes em sua alimentação. Contudo, eles também apreciam *fast-food*, o que está de acordo com seu estilo de vida acelerado.

Mudança de tendências na cultura dos EUA dominante e autoconhecimento do enfermeiro

Os enfermeiros que se identificam com a cultura dominante podem beneficiar-se com a reflexão sobre os valores e as práticas considerados importantes nesse contexto. Há muito interesse por compreender os valores e as práticas dos indivíduos de outras culturas, mas o autoconhecimento também é extremamente importante. Pedir aos pacientes que descrevam suas expectativas quanto aos cuidados de saúde prestados e ao papel do enfermeiro pode ser o primeiro passo para estabelecer as bases para conversar sobre as diferenças de valores culturais e interagir com os indivíduos em

---

BOXE 6.3 Cultura estadunidense.

Aspectos gerais: os EUA são o terceiro maior país do mundo e um dos mais diversificados culturalmente, embora a maioria dos americanos fale e entenda ao menos algum nível de inglês. A maior parte (83%) identifica-se como pertencente à fé cristã, enquanto o segundo grupo mais numeroso (13%) afirma que não tem qualquer afiliação religiosa. O judaísmo é a segunda maior religião (1,7%), enquanto o islamismo é a terceira (0,6%). Futebol americano e basquete são os passatempos prediletos. Hoje em dia, comercializar produtos às pessoas em suas casas e em outros países é uma das maiores indústrias do país.

Trabalho e economia: o país valoriza a igualdade e a mobilidade econômica, e várias leis protegem os direitos de igualdade, embora ainda existam evidências de estratificação e segregação (p. ex., áreas urbanas *versus* suburbanas). A maioria dos americanos não se opõe aos benefícios da seguridade social, mas o bem-estar dos pobres é controvertido. Trabalho e competição são valorizados; estar "em atividade" é mais valorizado que ter tempo ocioso.

Tempo e orientação: fazer o melhor uso possível do tempo é importante e pode estar ligado à ética profissional (p. ex., "tempo é dinheiro"). Chegar a tempo para as reuniões é um comportamento esperado. A maioria dos americanos é orientada para o futuro; desde tenra idade, as crianças são ensinadas a focar naquilo que "querem ser" quando crescerem.

Individualidade: estabelecer as próprias metas e não confiar exageradamente nos outros são comportamentos valorizados. Realizações independentes são recompensadas.

Privacidade: ter privacidade e algum "tempo sozinho" é bem valorizado. Os pensamentos e os sentimentos dos indivíduos são considerados privados pela maioria das pessoas. Em geral, considera-se falta de delicadeza perguntar a alguém sobre sua idade ou situação financeira.

Informalidade: estilo de vida casual é comum. Encontros e despedidas geralmente são curtos e amigáveis, mas superficiais; as amizades frequentemente são casuais (p. ex., começam e terminam facilmente).

Social: comedimento pessoal do próprio corpo é comum; distanciamento físico é frequente nas interações, especialmente entre os homens. Amamentar, bocejar e eliminar gases em público são considerados comportamentos deselegantes.

Morte: a maioria dos estadunidenses não se sente bem quanto à própria mortalidade. A morte é considerada um assunto difícil, e, nos casos típicos, os funerais são ocasiões tristes e solenes.

De: Beane, M. An adventure in american culture and values. *International Student Guide to the United States of America*. Disponível em: www.internationalstudentguidetotheusa.com/articles/culture.htm. Countries & Their Cultures Forum. United States of America. 2017. Disponível em: www.everyculture.com/To-Z/United-States-of-America.html.; Zimmerman, K.A. *American culture: traditions and customs of the United States*. Live Science. 2015. Disponível em: www.livescience.com/28945-american-culture.html.

---

um contexto culturalmente sensível. Por exemplo, um enfermeiro que se identifica com a cultura individualista dominante pode acreditar que as pessoas devem assumir a responsabilidade por si próprias e fazer o que quiserem para serem independentes das opiniões da família e da comunidade. Quando o enfermeiro transmite essa expectativa a outra pessoa de uma formação cultural coletivista, ele e o paciente podem encontrar dificuldade em estabelecer uma relação de trabalho, porque seus valores básicos conflitam uns com os outros.

Considerado um "caldeirão cultural" com vários grupos étnicos provenientes do mundo inteiro, os EUA têm a própria cultura miscigenada singular, que afeta a saúde e o cuidado prestado às pessoas. É importante que o enfermeiro esteja ciente – e autoconsciente – dessas atitudes e desses valores explícitos e implícitos da cultura americana quando presta cuidados aos pacientes e entenda como essas características podem afetar a saúde e a doença mentais. O Boxe 6.3 descreve as características comuns da cultura americana.

Afrodescendentes

A população afrodescendente ou negra dos EUA chega a 46,3 milhões, de acordo com os dados do último censo americano. Dentre esses, 2,2 milhões são veteranos militares e 84,7% do grupo acima de 25 anos têm diploma de nível superior ou nível educacional mais alto. Apesar dessas estatísticas favoráveis, o censo americano também revela que 25,4% da população negra americana ainda estão abaixo do nível de pobreza.

A despeito de décadas de avanços na área dos direitos civis, os padrões de discriminação dos afrodescendentes ainda persistem, e também há indícios de segregação, geralmente na forma de áreas residenciais, escolas e igrejas predominantemente negras, que ainda são encontradas na maioria das cidades americanas. Além disso, alguns afrodescendentes resistem a serem assimilados na cultura dominante e preferem continuar na própria organização social.

O estudo mais recente realizado pelo Departamento de Censo dos EUA revelou que 40,4% das residências de famílias afrodescendentes eram lideradas por uma mulher (U.S. Census Bureau, 2015). Os sistemas de apoio social podem ser grandes e incluir irmãs e irmãos, tios, primos e primas, namorados e namoradas, vizinhos e amigos. Muitos afrodescendentes nos EUA têm orientação religiosa forte, e a maioria pratica algum tipo de protestantismo. Entretanto, o índice decrescente de pessoas que se identificam como cristãs e o aumento simultâneo do número daqueles que afirmam não ter afiliação a alguma religião organizada são semelhantes aos que ocorrem em alguns grupos demográficos, inclusive afrodescendentes (Pew Research Center, 2015).

Os afrodescendentes que sofreram a assimilação pela cultura dominante provavelmente têm maior escolaridade, são profissionais e orientados para o futuro. Alguns que não resistiram à assimilação podem acreditar que planejar o futuro é inútil – uma crença com base em suas experiências e seus contatos anteriores com racismo e segregação (Cherry e Giger, 2013). Entre este último grupo, alguns podem estar desempregados ou ter empregos de baixa remuneração com pouca expectativa de melhora.

Alguns afrodescendentes, especialmente os que fazem parte dos grupos socioeconômicos mais baixos, têm acesso limitado aos serviços de atenção básica à saúde e podem ser mais receptivos às práticas da medicina popular como uma alternativa acessível. Incorporada ao sistema de **medicina popular** está a crença de que saúde é um dom de Deus, enquanto doença é uma punição divina ou uma retribuição pelo pecado ou mal. Historicamente, os afrodescendentes buscavam remédios da medicina popular porque o custo dos tratamentos médicos da cultura dominante eram proibitivos, ou em razão do tratamento insensível oferecido pelos profissionais do sistema de saúde dominante. A hipertensão arterial é mais comum nesse grupo, e a doença falciforme ocorre predominantemente nos afrodescendentes. A hipertensão arterial tem predisposição hereditária, enquanto a doença falciforme é geneticamente determinada. Alcoolismo é um problema grave nos membros da comunidade negra e acarreta incidência alta de doenças e mortes relacionadas com o álcool (Cherry & Giger, 2013).

Povos nativos dos EUA e do Alasca

Hoje em dia, o governo federal reconhece 566 tribos de nativos dos EUA e do Alasca. Cerca de 200 idiomas tribais ainda são falados, alguns por apenas poucos indivíduos e outras por muitos (Bureau of Indian Affairs, 2016). Menos de 50% dos indígenas ainda vivem em reservas, mas alguns retornam periodicamente para participar da vida familiar e tribal e, em alguns casos, depois de aposentar-se. Os nativos norte-americanos e os do Alasca frequentemente são agrupados nos relatórios estatísticos como nativos americanos, mas eles constituem um grupo diversificado, e alguns nativos do Alasca preferem não ser chamados de nativos norte-americanos (Purnell, 2014). O grupo de nativos dos EUA e do Alasca é descrito como uma **cultura coletivista**, e isso ressalta sua dependência direta e interconexão com família e tribo.

O toque é um elemento de comunicação diferente entre alguns grupos de nativos dos EUA e do Alasca, quando comparado com a cultura americana dominante. Alguns grupos, por exemplo, consideram o tradicional aperto de mãos como algo agressivo; em vez disso, quando lhe oferecem uma mão, eles podem aceitá-la com um toque suave, ou apenas um contato breve das mãos. Alguns grupos de nativos não tocam em uma pessoa morta (Hanley, 2017).

Os nativos dos EUA e do Alasca também podem parecer reservados e quietos. Alguns não se sentem confortáveis para expressar emoções porque sua cultura estimula que o indivíduo mantenha seus pensamentos privados. Em conversas, a maioria prefere uma distância maior que 60 cm, e, para alguns indivíduos, essa distância pode ser de até 1,8 metro; por isso, é importante prestar atenção aos indícios demonstrados pelo paciente (Purnell, 2014).

O conceito de espaço é muito concreto na cultura dos grupos de nativos dos EUA e do Alasca, pois o local em que se vive comumente é aglomerado por membros das famílias nucleares e estendidas. Uma rede numerosa de parentes é muito importante para esses grupos; entretanto, também há necessidade de espaço mais amplo, o que é demonstrado pela distância de alguns quilômetros entre algumas casas ou acampamentos.

As organizações sociais principais dos grupos de nativos dos EUA e do Alasca são família e tribo. Desde a mais tenra infância, as crianças desses grupos aprendem a importância dessas unidades. As tradições são transmitidas pelos mais idosos, e os mais novos aprendem a respeitar a tradição e honrar a sabedoria.

A maioria dos indivíduos dos grupos de nativos dos EUA e do Alasca é orientada para o tempo presente. O conceito de tempo é muito informal, e as tarefas são realizadas sem a noção de determinado tempo em mente, mas com base em uma moldura de tempo orientado para o presente. Nos casos típicos, os indivíduos desses grupos não são controlados pelo relógio, e alguns nem mesmo têm relógios.

As práticas de religião e saúde estão interligadas em sua cultura. O homem (ou mulher) que pratica medicina, geralmente conhecido como xamã (embora algumas tribos prefiram outros termos), pode usar vários métodos em sua prática. Alguns usam cristais para diagnosticar doenças, outros cantam e realizam cerimônias de cura, e, por fim, uns usam ervas e outras plantas ou raízes para produzir remédios com propriedades curativas. Os curandeiros e o U.S. Indian Health Service têm trabalhado juntos com respeito mútuo há muitos anos. Hanley (2017) relatou que um curandeiro de um grupo de nativos dos EUA e do Alasca pode conversar com um médico acerca dos cuidados prestados a um paciente internado no hospital. Estudos experimentais continuam a demonstrar a importância de cada uma dessas abordagens aos cuidados de saúde e da prática colaborativa no bem-estar geral dos pacientes desses grupos (Hanley, 2017).

Os riscos de doença e morte prematura por alcoolismo, diabetes melito, tuberculose, doença cardíaca, acidentes, homicídio, suicídio, pneumonia e *influenza* são acentuadamente maiores nos nativos dos EUA e do Alasca do que na população americana em geral. O Indian Health Service (2015) relatou que é mais provável que eles relatem transtornos associados ao uso de álcool etílico e drogas ilícitas no ano anterior em comparação com outras raças; além disso, os índices de suicídio são 1,7 vez maiores que os correspondentes de todas as outras raças representadas nos EUA. Violência doméstica também é um problema de saúde comportamental significativo nesse grupo, pois 39% das mulheres sofrem violência do seu parceiro íntimo. As deficiências nutricionais são frequentes nas populações tribais de nativos dos EUA e do Alasca, pois frutas e vegetais verdes comumente são escassos em algumas regiões geográficas de reservas indígenas demarcadas pelo governo federal. Carnes e produtos derivados do milho são os alimentos considerados preferidos. A ingestão de fibras é relativamente pequena, e as gorduras consumidas são predominantemente saturadas. Cerca de 276 das tribos reconhecidas pelo governo federal ou estadual recebem ajuda alimentar fornecida pelo programa de distribuição de alimentos do Departamento de Agricultura dos EUA (U.S. Department of Agriculture, 2015).

Americanos oriundos da Ásia e das ilhas do Pacífico

Os americanos de origem asiática representam 4,9% da população dos EUA. Consistem em pessoas (e seus descendentes) oriundas do Japão, da China, do Vietnã, das Filipinas, da Tailândia, do Camboja, das Coreias, do Laos, da Índia e das ilhas do Pacífico. Embora a presente descrição esteja referida a essa população como uma cultura única, é importante ter em mente que existem inúmeras diferenças no que diz respeito a crenças, atitudes, valores, práticas religiosas e idiomas entre essas subculturas.

Alguns americanos de origem asiática, especialmente japoneses, fazem parte da terceira ou mesmo da quarta geração de americanos. Eles provavelmente estão aculturados à cultura americana. Kuo e Roysircar-Dodowsky (2000) descreveram três padrões comuns aos americanos de origem asiática em sua tentativa de adaptar-se à cultura americana. Alguns asiáticos da geração mais antiga tendem a resguardar seus valores tradicionais e suas práticas da cultura nativa. Eles têm valores asiáticos fortemente enraizados, e o elo principal é com sua família biológica. Frequentemente, os membros da geração mais jovem podem rejeitar os valores tradicionais de sua cultura ancestral e aceitar totalmente a cultura ocidental. Por fim, alguns americanos de origem asiática buscam um equilíbrio, incorporando os valores e as crenças tradicionais aos ocidentais. Esses indivíduos estão ou se tornam integrados à cultura americana, ao mesmo tempo que mantêm uma conexão com sua tradição ancestral.

Os idiomas e dialetos dos americanos de origem asiática são muito diversificados; em geral, eles têm em comum uma crença semelhante nas interações harmoniosas. Elevar a voz para alguém provavelmente é interpretado como um sinal de perda do controle. É muito difícil dominar o idioma inglês e, mesmo os americanos de origem asiática bilíngues que imigraram recentemente, podem ter problemas de comunicação em razão das diferenças de significado atribuído aos indícios não verbais, como gestos faciais, entonação da voz, velocidade da fala e movimentos corporais. Nas culturas asiáticas, tocar a outra pessoa durante a comunicação era considerado inaceitável no passado. Contudo, com o advento da aculturação ocidental, as gerações mais jovens de americanos de origem asiática consideram o toque mais apropriado que seus ancestrais. Os espaços pessoal e social aceitáveis são mais amplos que na cultura americana dominante. Alguns americanos de origem asiática têm muita dificuldade de expressar emoções. Em razão de seu comportamento público reservado, podem ser percebidos erroneamente como tímidos, frios ou desinteressados.

A família é a organização social mais elevada da cultura americano-asiática tradicional, e a lealdade a essa instituição é enfatizada acima de tudo. Espera-se que as crianças obedeçam aos seus pais e os honrem; logo, mau comportamento significa trazer desonra a toda a família. A piedade filial (obrigação ou dever social para com os pais) é mantida em alta consideração, e a falha em atender a essas obrigações pode provocar muita culpa e vergonha para uma pessoa. Existe uma hierarquia cronológica, na qual os idosos mantêm posições de autoridade. Várias gerações ou até mesmo famílias estendidas podem compartilhar a mesma residência.

Embora a educação seja altamente valorizada pelos americanos de origem asiática tradicionais, muitos ainda são pouco instruídos. As crenças e práticas religiosas são diversificadas e sofrem influências do taoísmo, budismo, confucionismo, islamismo, hinduísmo e cristianismo.

Muitos americanos de origem asiática valorizam uma orientação temporal para o passado e o presente. Assim, a ênfase é colocada nos desejos dos ancestrais do indivíduo, ao mesmo tempo em que ele se adapta às demandas do presente. A adesão imediata aos horários ou aos padrões rígidos de atividades pode ou não ser valorizada.

A restauração do equilíbrio entre *Yin* e *Yang* é o conceito fundamental das práticas de medicina asiáticas. Representam forças opostas de energia, como negativo/positivo, escuridão/luz, frio/quente, duro/macio e feminino/masculino. A crença é de que as doenças ocorrem quando há um desequilíbrio entre elas. Em medicina, os opostos são expressos como "quente" e "frio", e a saúde é resultante de um equilíbrio entre os elementos quentes e frios (Chang, 2017). Alimentos, medicamentos e ervas são classificados de acordo com suas propriedades de quente e frio, usados para restaurar o equilíbrio entre *Yin* e *Yang* (frio e quente) e, desse modo, recuperar a saúde.

Arroz, vegetais e peixes eram os componentes principais da dieta tradicional de muitos asiáticos. Leite raramente é consumido, porque grande parte dos americanos de origem asiática tem intolerância à lactose. No entanto, com a aculturação ocidental, sua dieta está mudando, e o teor de gordura tem aumentado à medida que eles consomem mais carnes.

Algumas culturas asiáticas acreditam que as doenças psiquiátricas sejam simplesmente comportamentos fora de controle e consideram isso muito vergonhoso para o indivíduo e sua família. Em geral, as famílias tendem a tratar do seu doente mental com os próprios recursos, ou até que não consigam mais controlar a situação. Os americanos de origem asiática frequentemente somatizam, ou seja, expressam transtornos mentais por meio de várias queixas físicas, que podem ser consideradas mais aceitáveis que a expressão das emoções verdadeiras.

A incidência da dependência do álcool é baixa nos asiáticos. Isso pode ser atribuído a uma possível intolerância genética ao álcool etílico, e alguns apresentam sintomas desagradáveis, como ruborização, cefaleias e palpitações, quando o ingerem. Estudos sugeriram que isso se deva a uma isoenzima variante que converte rapidamente o álcool em acetaldeído e a inexistência de uma isoenzima necessária à oxidação desse último composto. Isso resulta na acumulação rápida do acetaldeído, que causa os sintomas desagradáveis (Wall et al., 1997).

Latino-americanos

Os latino-americanos são o grupo étnico que mais cresce nos EUA, representando 16,9% da população (U.S. Census Bureau, 2016). Eles representam a maior minoria étnica do país. Debates presidenciais recentes realçaram a confusão pública quanto à terminologia correta para descrever os diferentes grupos (Garcia-Navarro, 2015), e o Departamento de Censo dos EUA esclareceu que os indivíduos latinos ou hispânicos englobam muitos grupos étnicos diferentes. Por exemplo, não seria correto referir-se a alguém como latino porque existem diversos grupo étnicos entre os países latino-americanos, que são os que residem atualmente nos países da América Latina. Desse modo, os americanos latinos são os que provêm dos países dessa região, mas atualmente residem nos EUA. A expressão *latino-americano* é comumente abreviada como *latino*, mas as preferências pessoais quanto a esse termo variam. O termo *hispânico* é usado para referir-se às pessoas que têm em comum o uso do idioma espanhol. Por exemplo, os brasileiros ficariam ofendidos se fossem referidos como hispânicos, porque seu idioma principal é português (Garcia-Navarro, 2015). As preferências quanto ao que constituem termos descritivos apropriados podem variar, dependendo da localização geográfica. Por isso, perguntar aos pacientes como *eles* descreveriam sua identidade cultural é recomendável para evitar uma ofensa involuntária e demonstra sensibilidade cultural.

Os latino-americanos têm sua ancestralidade ligada a países como México, Espanha, Porto Rico, Cuba e outros das Américas do Sul e Central. O toque é um meio comum de comunicação entre os latinos; contudo, eles também podem ser muito recatados e provavelmente se retraem frente a qualquer violação de sua modéstia.

Os mais tradicionais, porque fazem parte de uma cultura coletivista, são muito orientados para seu grupo e frequentemente interagem com grandes grupos de parentes. Tocar e abraçar são modos comuns de comunicação. A instituição familiar é a organização social principal e inclui os membros da família nuclear, assim como muitos outros da família estendida. A família nuclear tradicional é dominada pelo homem, e o pai detém a autoridade final.

Os latino-americanos tendem a ser focados no tempo presente, e o conceito de ser pontual e dar atenção às atividades concernentes ao futuro é percebido como menos importante que as atividades do presente.

O Catolicismo romano é a religião predominante nos americanos latinos; a maioria identifica-se com a Igreja Católica Romana, mesmo que não frequente os serviços religiosos. As crenças e práticas religiosas frequentemente exercem forte influência em sua vida. Especialmente nos tempos de crise, como nos casos de doença e internação hospitalar, os americanos latinos recorrem aos sacerdotes e familiares para realizarem rituais religiosos importantes, inclusive fazer promessas, oferecer velas, visitar santuários e oferecer orações (Spector, 2013).

As crenças populares acerca da saúde refletem uma combinação de elementos que incorporam os conceitos do Catolicismo Romano e das crenças dos povos nativos e espanhóis. O curador popular é conhecido como **curandeiro** ou **curandeira**. Os americanos latinos tradicionais acreditam que o curandeiro tem um dom de Deus para curar o doente e comumente é o primeiro a quem se recorre em caso de doença. Os tratamentos incluem massagem, dieta, repouso, sugestões, conselhos práticos, ervas indígenas, rezas e rituais mágicos e sobrenaturais (McMurry et al., 2017). Alguns americanos latinos ainda aderem à "teoria do quente e frio" das doenças, semelhante ao conceito asiático de *Yin* e *Yang* descrito anteriormente. As doenças e os alimentos/medicamentos usados para tratá-las são classificados como "quentes" ou "frios", e a intenção é restaurar o equilíbrio do corpo.

Estudos nacionais demonstraram que a prevalência de alguns transtornos psiquiátricos em alguma época da vida é maior nos latinos nascidos nos EUA (52,5%) que entre os imigrantes latinos (30,9%). Isso sugere que pode haver um contexto protetor associado ao fato de viver em seu país de origem antes de imigrar (Alegria et al., 2007, 2008), considerando que os estresses da imigração aparentemente poderiam aumentar o risco de desenvolver transtornos mentais, embora o contrário realmente seja o certo. Os fatores contribuintes não estão bem esclarecidos, e existem variações entre alguns grupos de americanos latinos. Entre os mexicanos, o paradoxo da imigração aplica-se ao humor, à ansiedade e aos transtornos relacionados com o uso de drogas; porém, entre os cubanos e outros subgrupos latinos, isso se aplica apenas aos transtornos ligados às drogas. Esse paradoxo, no entanto, não é aplicável aos porto-riquenhos que migraram em comparação com os que nasceram nos EUA (Alegria et al., 2008).

Em geral, os americanos latinos têm prevalência mais baixa de transtornos mentais em alguma época de sua vida em comparação com seus correspondentes brancos não hispânicos, mas é importante salientar que o CDC americano (2015b) relatou que o risco de tentativas de suicídio entre as adolescentes é maior entre as latinas (15,1%) que entre as brancas não hispânicas (9,8%). Como esse grupo cultural e, especialmente, os americanos latinos nascidos nos EUA continuam a aumentar numericamente, os profissionais de saúde mental precisam estar conscientes dos riscos de doença e ser sensíveis aos valores culturais que podem afetar a busca por tratamento.

Americanos de origem árabe[1]

Os americanos de origem árabe têm sua ancestralidade e suas tradições ligadas às tribos nômades dos desertos da Península Arábica. Os países árabes incluem Argélia, Bahrein, Comores, Djibuti, Egito, Iraque, Jordânia, Kuwait, Líbano, Líbia, Mauritânia, Marrocos, Omã, Palestina, Qatar, Arábia Saudita, Somália, Sudão, Síria, Tunísia, Emirados Árabes Unidos e Iêmen.

Os imigrantes da "primeira onda", basicamente cristãos, chegaram aos EUA entre 1887 e 1913 em busca de oportunidades econômicas. Nos casos típicos, eles e seus descendentes residiam em centros urbanos do nordeste do país. Os imigrantes da "segunda onda" entraram nos EUA depois da Segunda Guerra Mundial, cuja maioria consistia em refugiados de países assolados por guerra e instabilidade política. Esse grupo inclui grande número de profissionais e indivíduos que foram em busca de formação educacional e acabaram permanecendo no país. A maioria é muçulmana e prefere ocupações profissionais.

Árabe é o idioma oficial do mundo árabe. Desse modo, embora o inglês seja um segundo idioma falado comumente, a linguagem e a comunicação podem acarretar problemas enormes no contexto de atenção à saúde. Isso porque elas são altamente contextuais quando as expectativas não expressas são mais importantes que as palavras realmente ditas. Assim, enquanto conversam, os indivíduos desse grupo ficam muito próximos, mantêm contato visual constante e tocam (apenas pessoas do mesmo sexo) na mão ou no ombro do outro.

A fala pode ser sonora e expressiva e caracteriza-se por repetição e gestos, principalmente quando se trata de um assunto sério. Diante disso, os observadores que presenciam uma comunicação acalorada podem supor

---

[1] Esta seção sobre americanos árabes foi adaptada de Kulwicki, AD., & Ballout, S. (2013). People of Arab heritage. In L. Purnell (Ed.). *Transcultural health care: a culturally competent approach* (4th ed.). © F.A. Davis. Reproduzida com autorização.

erroneamente que os membros dessa cultura sejam briguentos, confrontadores ou agressivos. A privacidade é valorizada, e alguns resistem a revelar informações pessoais a estranhos, especialmente quando se relacionam com doenças na família. Entre amigos e parentes, os árabes expressam livremente seus sentimentos. Os homens muçulmanos devotos podem não apertar as mãos das mulheres; então, quando um homem árabe e praticante do islamismo é apresentado a uma mulher da mesma condição, ele pode esperar que ela lhe estenda sua mão.

Em geral, os papéis de gênero são muito bem definidos. Tradicionalmente, os homens são os chefes das famílias, e as mulheres estão subordinadas a eles. Por tradição, eles são responsáveis pelo sustento e pela proteção familiar, enquanto elas ficam encarregadas de cuidar e educar os filhos e manter o casamento bemsucedido, atendendo às necessidades do seu marido.

A família é a organização social principal, e as crianças são amadas e mimadas. O pai assume o papel de disciplinador, enquanto a mãe é uma aliada e mediadora. A lealdade à família tem precedência sobre as necessidades pessoais. Os filhos são responsáveis por sustentar os pais idosos.

As mulheres valorizam a modéstia, especialmente as muçulmanas devotas, para as quais essa característica é expressa também no vestuário. Algumas mulheres usam o *hijab* – conjunto de vestimentas para cobrir todo o corpo, exceto a face e as mãos –, que lhes oferece proteção nas situações de exposição às pessoas do sexo oposto.

Doença falciforme e talassemia (um tipo de doença sanguínea hereditária) são comuns nas populações do Mediterrâneo Oriental. Além disso, estilo de vida sedentário e ingestão alta de gorduras dos americanos de origem árabe colocam-nos em risco mais alto de ter doenças cardiovasculares. Os índices de dosagem do colesterol, de triagem do câncer colorretal e triagem dos cânceres das vias urinárias são baixos; entretanto, o de triagem do câncer de mama por mamografia tem aumentado.

A culinária árabe tem algumas características gerais em comum. As especiarias e ervas incluem canela, pimenta-da-Jamaica, cravo, gengibre, cominho, hortelã, salsinha, folhas de louro, alho e cebola. O pão acompanha todas as refeições e é considerado uma dádiva de Deus. Carnes de cordeiro e frango são as mais populares. Os muçulmanos são proibidos de comer carne de porco e seus derivados. O alimento é ingerido com a mão direita, porque é considerada limpa. Comer e beber ao mesmo tempo não é considerado um hábito saudável. Comer adequadamente, ingerir alimentos nutritivos e fazer jejum são consideradas práticas que levam à cura das doenças. Queixas gastrintestinais são as razões mais frequentes que levam os indivíduos dessa cultura a buscar cuidados de saúde, e intolerância à lactose é comum.

A maioria dos árabes é muçulmana, pois o islamismo é a religião da maior parte dos países árabes. De acordo com as doutrinas islâmicas, não existe separação entre Igreja e Estado, e certo grau de participação religiosa é obrigatório. Muitos muçulmanos aceitam combinar medicina espiritual, realizar orações diárias e ler ou ouvir o Corão com tratamentos médicos convencionais. Um paciente devoto pode solicitar que sua cadeira ou seu leito seja voltado para Meca e que uma bacia com água seja fornecida para a lavagem ritual (ou abluçao) antes de rezar. Algumas vezes, doença é considerada punição por pecado próprio.

A doença mental é um estigma social significativo; por isso, os sintomas psiquiátricos podem ser negados ou atribuídos a "problemas de nervo" ou maus espíritos. Quando portadores de doenças mentais buscam atendimento médico, provavelmente relatam diversas queixas vagas, como dor abdominal, cansaço, anorexia e dificuldade de respirar. Muitos pacientes esperam e podem insistir no tratamento físico, geralmente com vitaminas e tônicos. Quando o diagnóstico de uma doença mental é aceito, os árabes preferem tratamento com fármacos em vez de psicoterapia ou aconselhamento.

Americanos judeus

Ser judeu é fazer parte de um grupo especial de pessoas com uma religião específica; o termo *judeu* não se refere a uma raça. O povo judeu chegou aos EUA principalmente proveniente de Espanha, Portugal, Alemanha e Leste Europeu (Bralock & Padham, 2017); hoje, mais de 5 milhões de americanos judeus vivem nos EUA, principalmente nas grandes áreas urbanas.

Atualmente, existem quatro grupos religiosos principais de judeus: ortodoxos, reformadores, conservadores e reconstrucionistas. Os ortodoxos aderem à interpretação e aplicação estritas das leis e da ética judaicas, acreditando que as instruções delineadas na Torá (os cinco livros de Moisés) sejam divinas, eternas e imutáveis. O judaísmo reformador representa o grupo religioso mais numeroso nos EUA e acredita na autonomia da pessoa para interpretar o código de leis judaicas, seguindo uma interpretação mais liberal. Os judeus conservadores também aceitam uma interpretação menos estrita. Eles acreditam que o código de leis venha de Deus, mas aceitam flexibilidade e adaptação delas para incorporar aspectos da cultura, contanto que respeitem os valores do judaísmo. Os reconstrucionistas têm visões modernas, que geralmente suplantam as leis judaicas tradicionais. Eles não acreditam que os judeus sejam um povo escolhido por Deus e rejeitam a noção de intervenção divina. Em geral, aceitam casamentos de pessoas de fés diferentes.

O idioma principal dos americanos judeus é o inglês. O hebraico – língua oficial de Israel e da Torá – é usado nas orações e no ensino de educação religiosa deles. Os primeiros imigrantes judeus falavam um dialeto judaico-alemão conhecido como *Yiddish*, e algumas palavras desse dialeto foram incorporadas ao inglês falado nos EUA (p. ex., *klutz, kosher, tush, chutzpah, mazel tov*).

Embora a lei dos judeus tradicionais privilegie claramente o sexo masculino, com a aculturação há pouca diferença no que se refere aos papéis desempenhados pelos sexos atualmente. A educação formal é um valor altamente respeitado entre esse povo. Mais de um terço dos americanos judeus tem graus avançados de formação e trabalha como profissionais (p. ex., ciência, medicina, lei e educação), mais que qualquer outro grupo da população caucasoide americana.

Embora a maioria dos judeus viva para o presente, faça planos e se preocupe com o futuro, eles são criados com histórias do passado, especialmente do Holocausto. Eles são alertados a "nunca esquecerem" para que a história não se repita. Por isso, sua orientação quanto ao tempo é simultaneamente para o passado, o presente e o futuro (Selekman, 2013).

As crianças são consideradas bênçãos e tesouros muito valorizados, tratadas com respeito e profundamente amadas. Elas desempenham um papel ativo na maioria das celebrações e dos serviços festivos. Respeitar e honrar os próprios pais é um dos Dez Mandamentos, e a expectativa é que os filhos sejam eternamente gratos aos seus pais por dar-lhes o dom da vida (Selekman, 2013). O rito de passagem à vida adulta ocorre durante a cerimônia religiosa conhecida como *bar* ou *bat mitzvah* (o filho ou a filha do mandamento), que geralmente é comemorado com uma celebração em família.

Em razão do respeito demonstrado aos médicos e da ênfase na manutenção do corpo e da mente saudáveis, os americanos judeus tendem a ser conscientes quanto à saúde. Em geral, eles praticam cuidados preventivos e fazem triagens física, dentária e oftalmológica rotineiras. A circuncisão dos filhos do sexo masculino é um procedimento médico e um rito religioso, realizado no oitavo dia de vida. Em geral, é feita em casa, considerada uma festividade da família.

Algumas doenças genéticas são mais comuns entre os judeus que nos outros grupos étnicos, inclusive doença de Tay-Sachs, doença de Gaucher e disautonomia familiar. Outros distúrbios mais frequentes são doença intestinal inflamatória (colite ulcerativa e doença de Crohn) e cânceres colorretal, de mama e de útero. O povo judeu também tem índices mais altos de efeitos colaterais causados pelo antipsicótico clozapina. Cerca de 20% desenvolvem agranulocitose, cuja causa foi atribuída a um haplótipo genético específico (Selekman, 2013).

Álcool etílico (especialmente vinho) é um elemento essencial das festividades religiosas e ocasiões festivas. As bebidas alcoólicas são consideradas apropriadas e aceitáveis, contanto que sejam consumidas com moderação.

Para os judeus que seguem as leis dietéticas, muita atenção é voltada para a maneira como os animais são abatidos e a preparação e a cocção dos alimentos. As leis religiosas determinam quais deles são permitidos. O termo *kosher* significa "bom para comer", e seguir tais recomendações é considerado um mandamento de Deus. A carne pode ser ingerida apenas se um animal "permitido" for abatido, cozido e servido de acordo com as recomendações *kosher*. Os porcos são tidos como imundos, e suas carnes e derivados são proibidos. Os laticínios e as carnes não podem ser misturados ao preparar, servir ou ingerir os alimentos.

O judaísmo opõe-se à discriminação dos indivíduos com doenças físicas, mentais e relacionadas com o desenvolvimento. A preservação da saúde mental é considerada tão importante quanto a manutenção da saúde física pessoal. A incapacidade mental sempre foi reconhecida como base para exceção de todas as obrigações da lei judaica (Selekman, 2013).

A Tabela 6.1 apresenta um resumo das informações referentes aos seis aspectos culturais, na medida em que se aplicam aos grupos culturais descritos até aqui.

Síndromes culturais

Síndromes culturais são específicas de um grupo cultural, sem uma correlação exata com quaisquer categorias diagnósticas elencadas no Manual Diagnóstico e Estatístico de Transtornos Mentais, quinta edição (DSM-5) (Sue & Sue, 2016). No passado, elas eram conhecidas como síndromes ligadas à cultura, mas (conforme foi enfatizado por Sadock et al., 2015) "a implicação clara era que as categorias psiquiátricas ocidentais não estavam ligadas à cultura... [quando, na verdade] a cultura permeia todas as formas de transtorno psicológico, tanto os mais bem descritos como os menos conhecidos" (p. 145). É importante que os enfermeiros conheçam as manifestações físicas e comportamentais dessas síndromes culturais. Por exemplo, os *ataques de nervos* – uma síndrome cultural dos americanos latinos – podem ser semelhantes à categoria "ataques de pânico" do DSM-5, mas é uma síndrome diferente com implicações terapêuticas diversas (Sue & Sue, 2016). A Tabela 6.2 descreve alguns exemplos de síndromes culturais.

Diagnóstico e definição de desfechos

Os diagnósticos de enfermagem são selecionados com base nas informações reunidas durante o processo de avaliação. Com os conhecimentos básicos acerca das variáveis culturais e as informações singulares pertinentes ao caso, os seguintes diagnósticos de enfermagem podem ser apropriados:

- Comunicação verbal prejudicada, relacionada com as diferenças culturais, evidenciada por incapacidade de falar no idioma predominante

TABELA 6.1 Resumo dos seis fenômenos culturais em relação com os grupos culturais.

GRUPO CULTURAL E PAÍSES DE ORIGEM	COMUNICAÇÃO	ESPAÇO	ORGANIZAÇÃO SOCIAL	TEMPO	CONTROLE AMBIENTAL	VARIAÇÕES BIOLÓGICAS
Americanos oriundos do norte da Europa (Inglaterra, Irlanda e outros)	Idiomas dos países de origem (embora muitos aprendam inglês rapidamente), dialetos (geralmente regionais) e inglês Mais verbal que não verbal	Território valorizado Espaço pessoal: 45 a 180 cm Desconfortáveis com contato pessoal e toque	Famílias: nucleares e estendidas Religiões: judaísmo e cristianismo Organizações: comunidade social	Orientados para o futuro	A maioria valoriza a medicina preventiva e os cuidados básicos de saúde no sistema de atenção à saúde tradicional	Problemas de saúde: doença cardiovascular, câncer e diabetes melito
Negros (Basicamente descendentes de africanos levados como escravos para a América) Existem diferenças culturais entre os afrodescendentes que vivem nos EUA há muito tempo e os que imigraram recentemente da África	Idiomas dos países de origem Idioma principal é o inglês Predominantemente verbal e não verbal	Espaço pessoal exíguo Confortável com o toque	Famílias estendidas numerosas Algumas famílias são lideradas por mulheres Orientação religiosa tradicionalmente forte, basicamente protestantes Organizações sociais comunitárias	Orientados para o tempo presente	Sistema de atenção à saúde tradicional Alguns indivíduos preferem consultar curandeiros populares Remédios caseiros	Problemas de saúde: doença cardiovascular, hipertensão arterial, doença falciforme, diabetes melito e intolerância à lactose
Povos nativos dos EUA e do Alasca (América do Norte, Alasca e Ilhas Aleutas)	200 idiomas tribais reconhecidos Confortáveis com o silêncio	Amplo; espaço estendido é importante Desconfortáveis com o toque	Famílias: nucleares e estendidas Crianças aprendem a importância da tradição Organizações sociais: tribo e família são mais importantes	Orientados para o presente	Religião e práticas de saúde entrelaçadas Curador não tradicional (xamã) usa práticas de cura da medicina popular Xamã pode trabalhar em colaboração com os médicos	Problemas de saúde: alcoolismo, tuberculose, acidentes, diabetes melito, doença cardíaca
Americanos oriundos da Ásia e das Ilhas do Pacífico (Japão, China, Coreias, Vietnã, Filipinas, Tailândia, Camboja, Laos, Ilhas do Pacífico, outros)	Mais de 30 idiomas diferentes falados Confortáveis com o silêncio Conotações não verbais podem ser mal interpretadas	Espaço pessoal amplo Desconfortáveis com o toque	Famílias: nucleares e estendidas Crianças aprendem a importância da lealdade à família e da tradição Muitas religiões: taoísmo, budismo, islamismo, hinduísmo, cristianismo Organizações sociais comunitárias	Orientados para o presente O passado é importante e valorizado	Sistema de atenção à saúde tradicional Alguns preferem usar práticas populares (p. ex., *Yin* e *Yang*, fitoterapia e moxabustão)	Problemas de saúde: hipertensão, câncer, diabetes melito, talassemia, intolerância à lactose

(*continua*)

TABELA 6.1 Resumo dos seis fenômenos culturais em relação com os grupos culturais. (continuação)

GRUPO CULTURAL E PAÍSES DE ORIGEM	COMUNICAÇÃO	ESPAÇO	ORGANIZAÇÃO SOCIAL	TEMPO	CONTROLE AMBIENTAL	VARIAÇÕES BIOLÓGICAS
Latino-americanos (México, Espanha, Cuba, Porto Rico e outros países das Américas do Sul e Central)	Espanhol com muitos dialetos	Espaço pessoal exíguo Muitos toques e abraços Muito orientados para o grupo	Famílias: nucleares e estendidas numerosas Laços fortes com catolicismo romano Organizações sociais comunitárias	Orientados para o presente	Sistema de atenção à saúde tradicional Alguns preferem seguir as orientações de curandeiros(as) As práticas da medicina popular incluem ervas "quentes" e "frias"	Problemas de saúde: doença cardíaca, câncer, diabetes melito, acidentes, intolerância à lactose
Americanos de origem árabe (Argélia, Bahrein, Comoro, Djibuti, Egito, Iraque, Jordânia, Kuwait, Líbano, Líbia, Mauritânia, Marrocos, Omã, Palestina, Qatar, Arábia Saudita, Somália, Sudão, Síria, Tunísia, Emirados Árabes Unidos, Iêmen)	Árabe, inglês	Espaço pessoal amplo entre os membros do sexo oposto fora da família Toque comum entre membros do mesmo sexo	Famílias: nucleares e estendidas Religião: islamismo e cristianismo	Orientados para o passado e o presente	Sistema de atenção à saúde tradicional A autoridade do médico raramente é questionada ou desafiada Os desfechos adversos são atribuídos à vontade de Deus Doença mental pode ser considerada um estigma social	Problemas de saúde: doença falciforme, talassemia, doença cardiovascular, câncer
Americanos judeus (Espanha, Portugal, Leste Europeu)	Inglês, hebraico, *Yiddish*	Toque proibido entre sexos opostos na tradição ortodoxa Espaço pessoal mais exíguo entre os judeus não ortodoxos	Famílias: nucleares e estendidas Organizações sociais comunitárias	Orientados para o passado, presente e futuro	Grande respeito pelos médicos Ênfase na manutenção da saúde física e mental Cuidados de saúde preventivos	Problemas de saúde: doença de Tay-Sachs, doença de Gaucher, disautonomia familiar, colite ulcerativa, doença de Crohn, cânceres colorretal, de mama e de ovário

De: Giger, J.N. (2017). *Transcultural nursing: assessment and intervention* (7th ed.). St. Louis, MO: Mosby; Murray, R.B., Zentner, J.P. & Yakimo, R. (2009). *Health promotion strategies through the life span* (8th ed.). Upper Saddle River, NJ: Prentice Hall; Purnell, L.D. (2013). *Transcultural health care: a culturally competent approach* (4th ed.). Philadelphia: F.A. Davis; Purnell, L.D. (2014). *Guide to culturally competent health care* (3th ed.). Philadelphia: F.A. Davis; Spector, R.E. (2013). *Cultural diversity in health and illness* (8th ed.). Upper Saddle River: Prentice Hall.

TABELA 6.2 Exemplos de síndromes culturais.

SÍNDROME	CULTURA E PAÍSES	SINAIS E SINTOMAS
Amok	Malásia, Laos, Filipinas, Polinésia, Papua Nova Guiné, Porto Rico e índios Navajo (pode ser desencadeada pela percepção de que foram de algum modo insultados)	Um estado de depressão seguido de comportamento violento ou homicida, culminando em um período de exaustão, sonolência e amnésia; ideias persecutórias também são comuns
Ataque de nervos	Americanos latinos, latinos caribenhos e mediterrâneos (ocorre comumente como reação a um evento familiar estressante, como morte ou divórcio)	Gritos e choro incontroláveis, tremores, agressão verbal ou física, algumas vezes acompanhada de experiências de dissociação, episódios semelhantes a crises convulsivas ou desmaios e gestos suicidas
Fragmentação cerebral (*brain frag*)	Oeste da África (geralmente ocorre em estudantes universitários ou de nível superior durante períodos de estresse acadêmico)	Dificuldade de concentrar-se, pouca retenção de memória, dor e pressão ao redor da cabeça e no pescoço, visão embaçada; os estudantes comumente se queixam de "fadiga cerebral"
Doença do fantasma (encosto)	Indígenas americanos	Preocupação com a morte e os mortos; os sintomas incluem ansiedade, confusão mental, fraqueza, sentimento de perigo iminente, anorexia e pesadelos; algumas vezes é associada à bruxaria
Hwa-byung	Coreias (atribuída comumente à supressão da raiva)	Sintomas muito semelhantes aos da depressão, inclusive insônia, fadiga, indigestão, disforia, anorexia, dores no corpo e perda do interesse
Koro	Sudeste e leste da Ásia	Ansiedade intensa associada ao medo de que o pênis (homens) e a vulva e os mamilos (mulheres) retraiam para dentro do corpo e provoquem a morte do indivíduo
Pibloktoq	Cultura esquimó	Algumas vezes conhecida como *histeria do ártico*, consiste em um episódio súbito de excitação extrema precedida por retração social ou irritabilidade discreta e seguida de crise convulsiva e coma. Durante a crise, o indivíduo adota comportamentos verbais e motores bizarros e aberrantes; em seguida, ele geralmente relata amnésia completa do que ocorreu na crise
Shenjing shuairuo (neurastenia)	China	Fraqueza, excitação emocional, sintomas neurais e distúrbios do sono; essa condição está incluída na *Classificação Chinesa dos Transtornos Mentais*, na seção intitulada "outras neuroses"
Shen-k'uei ou *Shenkui*	Taiwan, China	Ansiedade de pânico e sintomas somáticos; distúrbios sexuais são comuns, mas sem causa física detectável. Atribuída ao medo de que haja perda excessiva de sêmen em consequência de atividade sexual exagerada; o sêmen é considerado parte da essência vital do ser
Susto	América Latina	Distúrbios do sono e apetite, tristeza, dores, cefaleia, dor gástrica e diarreia. A alma parece deixar o corpo (durante os sonhos ou depois de um evento traumático), resultando em infelicidade e doença
Taijin kyofusho	Japão	Ansiedade intensa e medo de ter ofendido outras pessoas, principalmente com suas funções corporais, sua aparência ou seu odor

De: Giger, J.N. (2017). *Transcultural nursing: assessment and intervention* (7th ed.). St. Louis, MO: Mosby; Purnell, L.D. (2013). *Transcultural health care: a culturally competent approach* (4th ed.). Philadelphia: F.A. Davis; Sadock, B.J., Sadock, V.A. & Ruiz, P. (2015). *Synopsis of psychiatry: behavioral sciences/clinical psychiatry* (11th ed.). Philadelphia: Lippincott Williams & Wilkins; Spector, R.E. (2013). *Cultural diversity in health and illness* (8th ed.). Upper Saddle River: Prentice Hall; Sue, D.W. & Sue, D. (2016). *Counseling the culturally diverse* (7th ed.). Hoboken, NJ: Wiley.

- Ansiedade (moderada a grave) relacionada com o acesso a um sistema de cuidados de saúde pouco familiar e separação dos sistemas de apoio, evidenciada por apreensão e suspeita, agitação psicomotora e tremor
- Nutrição desequilibrada: menor do que as necessidades corporais, relacionada com a recusa de comer alimentos pouco familiares fornecidos no serviço de saúde, evidenciada por emagrecimento
- Sofrimento espiritual relacionado com a impossibilidade de participar das práticas religiosas habituais por causa da internação hospitalar, evidenciada por alterações do humor (p. ex., raiva, choro, retração social, preocupação, ansiedade, hostilidade ou apatia).

Os critérios usados para avaliar os desfechos das intervenções para esses diagnósticos de enfermagem podem ser os descritos a seguir, em que o paciente:

1. Tem todas as suas necessidades básicas atendidas
2. Comunica-se com a equipe de saúde por meio de um intérprete
3. Mantém a ansiedade em um nível controlável, pedindo aos seus familiares que fiquem com ele durante a internação hospitalar
4. Mantém o peso, ingerindo alimentos dos quais ele gosta e que são trazidos ao hospital por seus familiares
5. Recuperou sua força espiritual por meio de rituais e crenças culturais e visitas de um líder espiritual.

Planejamento e implementação

As intervenções descritas a seguir têm implicações culturais especiais na prática de enfermagem:

- Se for necessário, usar um intérprete para assegurar que não existam obstáculos à comunicação. Tomar cuidado com a comunicação não verbal, porque pode ser interpretada diferentemente pelas diversas culturas (p. ex., asiáticos e nativos norte-americanos podem não se sentir confortáveis com toques, enquanto latinos e norte-europeus percebem o toque como um sinal de cuidado)
- Firmar alianças para que indivíduos de outras culturas tenham seus familiares ao seu redor e participem do seu cuidado. As famílias estendidas com grande número de membros são muito importantes para os afrodescendentes, indígenas asiáticos, latinos e norte-europeus. Negar acesso a esses sistemas familiares de apoio poderia interferir no processo de recuperação ou cura
- Assegurar que todas as necessidades espirituais do indivíduo sejam atendidas. Religião é uma fonte de apoio importante para muitos, e o enfermeiro deve ser respeitoso a vários rituais, que podem estar conectados com diversas crenças culturais acerca da saúde e da doença
- Estar ciente das diferenças no conceito de tempo nas diversas culturas. A maioria dos membros da cultura dominante é orientada para o futuro e valoriza muito a pontualidade e a eficiência. Outras culturas podem ser mais orientadas para o presente. Os enfermeiros devem saber que esses indivíduos podem não atribuir o mesmo valor à pontualidade, pois eles podem chegar atrasados para as consultas e parecer indiferentes a alguns aspectos do seu tratamento. Os enfermeiros precisam aceitar essas diferenças e evitar que as atitudes interfiram na prestação dos cuidados necessários
- Estar ciente da diversidade de crenças acerca dos cuidados de saúde entre as diversas culturas e reconhecer a importância dessas crenças no processo de recuperação ou cura. Quando um indivíduo de outra cultura está recebendo cuidados de saúde de um espiritualista, curandeiro ou outro curador da medicina não tradicional, é importante que o enfermeiro saiba o que foi feito no passado e converse com esses curadores culturais quanto aos cuidados que estão sendo prestados ao paciente
- Seguir as práticas de saúde que o paciente considera essenciais, contanto que não causem danos e não interfiram no processo de recuperação ou cura. Por exemplo, os conceitos de *Yin* e *Yang* e a teoria das doenças "frias" e "quentes" são muito importantes ao bem-estar de alguns asiáticos e latinos, respectivamente. Tentar assegurar que um equilíbrio desses alimentos seja incluído na dieta como um reforço importante aos cuidados médicos tradicionais
- Estar ciente dos alimentos prediletos dos indivíduos de culturas diferentes. O serviço de saúde pode parecer estranho e, até certo ponto, isolado; para alguns, parece bom ter algo familiar ao seu redor. Eles podem até recusar ingerir alimentos que lhe são pouco familiares. Por isso, se não interferir no seu tratamento, pode-se permitir que os familiares levem os alimentos prediletos do paciente
- O enfermeiro que trabalha com saúde mental precisa entender que as doenças psiquiátricas são estigmatizadas em algumas culturas. Os indivíduos que acreditam que expressar emoções seja inaceitável encontram problemas singulares quando se transformam em pacientes de um serviço psiquiátrico. Diante disso, os enfermeiros precisam ter paciência e avançar lentamente no sentido de conquistar a confiança, de modo que possam proporcionar a essas pessoas a ajuda de que elas precisam.

Reavaliação

A reavaliação das intervenções de enfermagem é voltada para a mensuração dos desfechos estabelecidos.

Parte do processo consiste na reavaliação contínua, para assegurar que as intervenções selecionadas sejam apropriadas e que as metas e os desfechos almejados sejam realistas. Incluir a família e os sistemas de apoio mais amplos no processo de evolução é essencial, de modo que as implicações culturais do cuidado de enfermagem sejam avaliadas. As modificações do plano de cuidados são realizadas de acordo com a necessidade.

Conceitos espirituais

> **CONCEITO FUNDAMENTAL**
> **Espiritualidade**
> Qualidade humana que confere significado e sentido de propósito à existência do indivíduo. A espiritualidade existe em todas as pessoas, independentemente do seu sistema de crenças, e atua como uma força de conexão entre o que é próprio (*self*) e as demais pessoas, o ambiente e um "poder superior".

É difícil descrever a espiritualidade. No passado, ela tinha conotações nitidamente religiosas, ou seja, um indivíduo espiritualizado era descrito como "alguém no qual o Espírito de Deus habita". Koenig (2012) descreveu espiritualidade como algo evidenciado por sua conexão com o que é considerado sagrado e transcendente. Esse autor a entende como algo conectado ao sobrenatural, ao místico e à religião organizada, mas que vai além e começa antes desta. Em outras palavras, espiritualidade pode ser considerada uma busca pelo transcendente, que pode levar à crença inabalável ou à descrença.

No tratamento das doenças mentais, algumas das práticas mais antigas enfatizavam uma abordagem terapêutica espiritual porque a insanidade era considerada uma ruptura entre mente e espírito (Reeves e Reynolds, 2009). Contudo, Freud (frequentemente citado como precursor do tratamento psiquiátrico) acreditava que a religião tivesse um efeito negativo na saúde mental e que estivesse ligada a diversos sintomas psiquiátricos. Desse modo, religião e espiritualidade eram evitadas, em vez de aceitas como aspectos valiosos ao tratamento. Mais recentemente, o foco está mudando mais uma vez. Reeves e Reynolds (2009) observaram que o volume expressivo de estudos contemporâneos (mais de 60 pesquisas) demonstrando o valor da espiritualidade para os pacientes clínicos e psiquiátricos está influenciando essa mudança. No *Código de Ética* do International Council of Nurses e nos *Padrões de Prática de Enfermagem Holística* da American Holistic Nurses Association, a enfermagem incorporou esse foco renovado com a inclusão da responsabilidade do enfermeiro por propiciar cuidados espirituais. A inclusão dos cuidados espirituais também é evidenciada por dois diagnósticos de enfermagem inseridos na versão atual da NANDA International: *sofrimento espiritual* e *prontidão* para o aumento do bem-estar espiritual (Herdman e Kamitsuru, 2014).

Smucker (2001) afirmou:

> Espiritualidade é o reconhecimento ou a experiência de uma dimensão invisível da vida, tanto em nosso interior como além de nosso mundo material, conferindo sentido ou conectividade e inter-relação com o universo. (p. 5)

Esse mesmo autor (2001) identificou os cinco fatores a seguir como exemplos de necessidades espirituais associadas aos seres humanos:

1. Significado e propósito na vida.
2. Fé ou confiança em alguém ou algo além do próprio indivíduo.
3. Esperança.
4. Amor.
5. Perdão.

Necessidades espirituais

Significado e propósito na vida

Por natureza, os seres humanos apreciam ordem e estrutura em sua vida; afinal, ter um propósito confere uma sensação de controle e o sentimento de que a vida vale a pena. Assim, de modo a responder a essas necessidades das outras pessoas, é fundamental que cada enfermeiro explore a própria espiritualidade e envide esforços para crescer espiritualmente. Walsh (1999, p. 14) descreveu sete práticas permanentes que, em sua opinião, promovem a "iluminação", facilitam a transformação e estimulam o crescimento espiritual:

1. **Transformar a motivação**: reduzir as cobiças e descobrir o anseio da própria alma.
2. **Cultivar sabedoria emocional**: curar o coração e aprender a amar.
3. **Viver eticamente**: sentir-se bem fazendo o bem.
4. **Concentrar e acalmar a mente**: aceitar o desafio de desenvolver foco e alcançar a atenção plena.
5. **Despertar a visão espiritual**: ver a realidade e reconhecer o sagrado em todas as coisas.
6. **Cultivar inteligência espiritual**: desenvolver sabedoria e entender a vida.
7. **Expressar espiritualidade em ação**: experimentar generosidade e alegria de servir.

Em última análise, cada indivíduo precisa ter a própria percepção do que é importante e do que confere significado à vida. Durante toda a existência de uma pessoa, o significado da vida certamente será questionado diversas vezes; portanto, uma base espiritual sólida pode ajudá-la a enfrentar os desafios trazidos pelas experiências da vida.

Fé

A fé é entendida comumente como aceitação de uma crença sem evidência física ou empírica. Smucker (2014) afirmou que:

> Fé é um conceito importante para todas as pessoas. Desde a infância, nossa saúde psicológica depende de ter fé ou confiança em alguma coisa ou alguém para ajudar a atender às próprias necessidades. (p. 7)

Ter fé demanda que os indivíduos avancem além do que eles conseguem experimentar apenas por meio dos cinco sentidos, pois a fé transcende a aparência do mundo físico. Estudos científicos e médicos cada vez mais numerosos demonstram que aquilo que os indivíduos acreditam que exista pode ter um impacto tão poderoso quanto o que realmente existe. Karren e colaboradores (2010) comentaram:

> [Há] reconhecimento crescente do poder curativo da fé entre os membros da comunidade médica. Crer firmemente impacta os desfechos de saúde, e a crença da grande maioria dos americanos está conectada com seus compromissos religiosos. Setenta e cinco por cento dos americanos dizem que sua fé religiosa forma o alicerce para sua abordagem existencial. Setenta e três por cento dos americanos afirmam que oração é uma parte importante de seu cotidiano. A crença religiosa confere poder ao indivíduo. Com essas crenças tão prevalentes, não é surpreendente que a fé religiosa desempenhe um papel significativo na cura (p. 360).

Existem evidências sugestivas de que a fé, quando combinada com tratamento convencional e uma atitude otimista, possa ser um elemento muito poderoso no processo de recuperação ou cura.

Esperança

A esperança foi definida como um tipo especial de expectativa positiva (Karren et al., 2013). Quando têm esperança, os indivíduos encaram uma situação e, independentemente de quão seja negativa, encontram algo positivo no qual focar. A esperança funciona como uma força energizante. Além disso, estudos sugeriram que ela possa promover a cura, facilitar o enfrentamento e melhorar a qualidade de vida (Enayati, 2013; Nekolaichuk et al., 1999).

Em seu estudo clássico com pacientes moribundos, Kübler-Ross (1969) ressaltou a importância da esperança. Ela sugeriu que, ainda que esses indivíduos pudessem não ter esperança de cura, eles tinham esperança de viver por mais tempo, estar com seus entes queridos, ficar livres da dor ou ter uma morte em paz com dignidade. Kübler-Ross demonstrou que esperança é a satisfação consigo próprio, independentemente de ser ou não concretizada. Ela afirmou que "quando um paciente deixa de ter esperança, geralmente isto é um sinal de morte iminente" (p. 140).

Pesquisadores do campo da psiconeuroimunologia descobriram que as atitudes e as emoções vivenciadas têm efeitos bem definidos no corpo. Um sentimento otimista de esperança não é apenas um estado mental. Esperança e otimismo causam alterações físicas favoráveis no corpo, que podem afetar o sistema imune e as funções de órgãos específicos. A literatura médica está repleta de exemplos de indivíduos com doenças terminais que repentinamente melhoraram quando descobriram alguma razão para viver. Por outro lado, existem muitos relatos de pacientes cujas condições deterioraram quando perderam a esperança.

Amor

O amor pode ser entendido como uma projeção dos bons sentimentos pessoais a outros indivíduos. Para amar outras pessoas, é preciso primeiramente sentir amor por si próprio e, em seguida, ser capaz e estar disposto a projetar esse afeto e essa preocupação carinhosa aos demais (Karren et al., 2013).

Smucker (2001) afirmou:

> Em sua forma mais pura, amor provavelmente é a força mais poderosa da vida e nossa maior necessidade espiritual. É importante não apenas receber amor, mas também amar outras pessoas. Pensar sobre e cuidar das necessidades alheias impedem-nos de ficar absorvidos em nós próprios e em nossas necessidades, com exclusão dos demais. Todos já experimentamos os sentimentos agradáveis que vêm quando cuidamos e amamos outras pessoas. (p. 10)

O amor pode ser um elemento importantíssimo do processo de recuperação ou cura. Thaik, um cardiologista, afirmou que o amor – uma das emoções humanas mais fortes – ativa uma cascata de centenas ou milhares de neuropeptídeos e hormônios que podem afetar a saúde física e mental (2013). Entre os efeitos benéficos do amor, Thaik inclui:

1. O amor contrabalança a síndrome de fuga ou luta e reduz a produção do hormônio do estresse (cortisol).
2. O amor estimula a produção de ocitocina (o hormônio do "bem-estar"), que pode atenuar o estresse cardiovascular e melhorar o sistema imune.
3. O amor reduz a inflamação, o que afeta a função imune e alivia a dor.

Alguns pesquisadores sugeriram que o amor tenha um efeito positivo no sistema imune, o que foi comprovado nos adultos e nas crianças, assim como nos animais (Fox e Fox, 1988; Ornish, 1998; Pace et al., 2009). Dar e receber amor também pode aumentar os níveis das endorfinas e, desse modo, contribuir para um sentimento de euforia, além de ajudar a atenuar a dor.

Em um estudo clássico de longa duração, os pesquisadores Werner e Smith (1992) analisaram crianças criadas em condições de pobreza. Seus lares eram agitados por discórdias, abandono ou divórcio, ou prejudicados por alcoolismo ou doença mental dos genitores. Os participantes foram estudados por ocasião do nascimento, na infância, na adolescência e na vida adulta. Duas de cada três dessas crianças de alto risco desenvolveram problemas graves de aprendizagem e/ou comportamento com a idade de 10 anos, ou tinham um registro de delitos, problemas de saúde mental ou gravidez com a idade de 18 anos. Vinte e cinco por cento delas desenvolveram problemas físicos e psicossociais "muito graves". Quando chegaram à idade adulta, mais de três quartos dessas crianças sofriam de problemas psicológicos e comportamentais graves, e um número ainda maior tinha saúde física precária. Contudo, um fato particularmente interessante para os pesquisadores foi que 15 a 20% das crianças se mantinham resilientes e em bom estado, apesar de sua pobreza e existência difícil. Isso porque elas tinham vivenciado uma relação afetuosa e amorosa com alguma outra pessoa durante o primeiro ano de vida, enquanto as que desenvolveram problemas físicos e psicológicos graves não tinham experimentado isso. Esse estudo sugeriu que, quanto mais cedo as pessoas sejam beneficiadas por uma relação amorosa intensa, maiores as chances de conseguirem resistir aos efeitos de um estilo de vida deletério.

Perdão

O perdão foi definido como capacidade de deixar passar ressentimentos e pensamentos de vingança (Mayo Clinic, 2014). Os sentimentos de amargura e ressentimento cobram do indivíduo um preço alto porque produzem hormônios do estresse, que, quando são mantidos por períodos longos, podem ter efeitos nocivos à saúde. O perdão possibilita que a pessoa jogue fora seu ressentimento e comece a trilhar o caminho da cura. Owen, conforme foi citado por Harrison (2011), realizou um estudo com pacientes HIV-positivos para estudar os efeitos do perdão no sistema imunológico e descobriu que ele estava relacionado com melhora da função imune.

Perdoar não é fácil. As pessoas comumente têm muita dificuldade quando são chamadas a perdoar os outros e ainda mais dificuldade ao tentarem perdoar a si próprias. Muitos indivíduos carregam a vida inteira um sentimento de culpa por ter cometido um erro, pelo qual acreditam que não possam ser perdoados, ou pelo qual não se perdoam.

Perdoar não é necessariamente condenar ou desculpar os comportamentos inadequados de si próprio ou de outra pessoa. Karren et al. (2013) sugeriram que se trata da atitude de assumir a responsabilidade pelas próprias interpretações, de modo a avançar além da percepção de ser uma vítima sem esperanças, para a capacidade de escolher as próprias respostas a quem o fere e ofende.

Guardar ofensas causa dor, sofrimento e conflito; portanto, perdoar é uma dádiva a si mesmo, já que promove liberdade e paz mental. Estudos recentes confirmaram que é importante trabalhar com os aspectos espirituais como amor e perdão, não apenas em razão de seu impacto na cura psíquica e espiritual, mas também porque eles estão profundamente conectados com a recuperação dos sistemas neuroendócrino e imune.

Por isso, é importante que os enfermeiros consigam avaliar as necessidades espirituais dos seus pacientes. Eles não precisam desempenhar o papel de conselheiros profissionais ou guias espirituais; porém, em razão da proximidade de sua relação com os pacientes, podem fazer parte da equipe de saúde à qual os indivíduos tratados podem revelar detalhes mais íntimos de sua vida. Smucker (2014) afirmou:

> Assim como responder honestamente às perguntas de um paciente com informações exatas e responder às suas necessidades no tempo oportuno e de forma sensível transmite cuidado, da mesma forma os cuidados de alta qualidade do enfermeiro profissional vão além do corpo físico ou da doença e alcançam aquela parte da pessoa em que se situam a identidade, o valor próprio e o espírito. Nesse sentido, bons cuidados de enfermagem também significam bons cuidados espirituais. (p. 11-12)

Religião

Religião é um modo de expressão da espiritualidade de um indivíduo. Existem mais de 6.500 religiões no mundo (Bronson, 2005). Alguns indivíduos buscam várias delas na tentativa de encontrar respostas às questões fundamentais que têm quanto à vida e, na verdade, quanto à própria existência; outros, embora possam considerar-se espiritualizados, preferem não se afiliar a um grupo religioso organizado. Entretanto, nos dois casos, é inevitável que surjam questões relacionadas com a vida e a condição humana durante a progressão da maturação espiritual.

Brodd (2015) sugeriu que todas as tradições religiosas têm sete dimensões: experiencial, mística, doutrinária, ética, ritual, social e material. Ele explicou que elas estão interligadas e são complementares; dependendo da religião em questão, algumas são enfatizadas mais que as outras. Por exemplo, o zen budismo tem uma dimensão experiencial forte, mas pouco tem a dizer sobre doutrinas. O catolicismo romano é forte em rituais e doutrinas. A dimensão social é um aspecto significativo da religião, porque transmite um sentimento de comunidade, por pertencer a um grupo (p. ex., uma paróquia ou uma congregação), o que é um aspecto fortalecedor para alguns indivíduos.

CONCEITO FUNDAMENTAL

Religião

Conjunto de crenças, valores, ritos e rituais adotados por um grupo de pessoas. Em geral, as práticas são pautadas nos ensinos de uma liderança espiritual.

BOXE 6.4 Questionário de avaliação espiritual.

As perguntas reflexivas relacionadas a seguir podem ajudar a avaliar, reavaliar e ampliar a percepção quanto à própria espiritualidade e à de outras pessoas.

SIGNIFICADO E PROPÓSITO
Essas perguntas avaliam a capacidade de o indivíduo buscar significado e realização na vida, demonstrar esperança e aceitar ambiguidade e incerteza.
- O que dá significado à sua vida?
- Descreva seu sentido de propósito na vida.
- De que maneira sua doença afetou suas metas de vida?
- Até que ponto você tem esperança de alcançar um nível mais alto de saúde?
- Como você descreveria seu papel na manutenção da própria saúde?
- Que tipo de alterações você seria capaz de efetuar em sua vida para manter sua saúde?
- Descreva seu nível de motivação para estar bem.
- Qual é o elemento mais importante ou poderoso em sua vida?

FORÇAS INTERIORES
Essas perguntas avaliam a capacidade de o indivíduo demonstrar felicidade e reconhecer seus pontos fortes, suas opções, seus objetivos e sua fé.
- O que lhe traz alegria e paz em sua vida?
- O que você pode fazer para sentir-se vivo e espiritualmente pleno?
- Quais características você aprecia em si próprio?
- Quais são seus pontos fortes pessoais?
- Quais são suas opções para promover a própria cura?
- Quais metas você estabeleceu para sua própria vida?
- Em sua opinião, qual é o papel do estresse (se houver) em sua doença?
- Até que ponto você estava consciente do próprio corpo antes de adoecer?
- Em que você acredita?
- Como a doença afetou sua fé?
- Qual é a importância da fé em sua saúde geral e sensação de bem-estar?

INTERCONEXÕES
Essas perguntas avaliam o autoconceito, a autoestima e o sentido de *self* do indivíduo, bem como o sentimento de fazer parte do mundo com outras pessoas, a capacidade de buscar seus interesses pessoais e a capacidade de demonstrar amor por si mesmo e perdoar-se.
- Como você se sente exatamente agora?
- Como você se sente quando tem uma percepção real de si próprio?
- Descreva quaisquer atividades do seu interesse que você busca.
- O que você faz para demonstrar amor próprio?
- Você consegue perdoar-se?
- O que você faz para curar seu espírito?

RELACIONAMENTOS
Essas perguntas avaliam a capacidade de o indivíduo conectar-se de maneiras gratificantes com familiares, amigos e grupos sociais e esforçar-se para perdoar a outras pessoas.
- Quem são as pessoas significativas em sua vida?
- Quem são as pessoas que estão prontamente disponíveis e próximas, que podem lhe dar apoio?
- Quem são as pessoas que estão mais próximas de você?
- Descreva quaisquer grupos dos quais você participa ativamente.
- Até que ponto você se sente confortável para pedir ajuda a outras pessoas quando necessita?
- Até que ponto você se sente confortável para compartilhar seus sentimentos com outras pessoas?
- Quais foram algumas das atitudes mais amorosas que outras pessoas fizeram por você?
- Quais foram as atitudes amorosas que você fez por outras pessoas?
- Quais são seus pensamentos quanto a perdoar a outras pessoas?

COMPORTAMENTOS E ATIVIDADES
Essas perguntas avaliam a capacidade de o indivíduo encontrar significado nas atividades religiosas ou de adoração e de conexão com uma divindade.
- Qual é a importância da prática de um culto para você?
- O que você considera o ato mais significativo de veneração em sua vida?
- Descreva quaisquer atividades religiosas das quais você participa ativamente.
- Descreva quaisquer atividades espirituais (se houver) que você acha significativas.
- Você acha importante rezar ou orar?
- A quem você busca quando precisa de apoio?
- Descreva quaisquer atividades nas quais você se envolve para enfrentar e apoiar.
- Descreva quaisquer atividades nas quais você se envolveu no passado e que não lhe foram úteis.

AMBIENTE
Essas perguntas avaliam a capacidade de o indivíduo experimentar um sentimento de conexão com a vida e a natureza, a percepção dos efeitos do ambiente na vida e no bem-estar e a preocupação com a saúde ambiental.
- Qual é o impacto do ambiente em seu bem-estar?
- Quais são seus fatores de estresse ambiental no trabalho e no lar?
- Quais estratégias reduzem seus fatores de estresse ambiental?
- Você tem alguma preocupação com o estado de seu ambiente mais próximo?
- Você se envolveu com problemas ambientais, como reciclagem dos recursos ambientais em casa, no trabalho ou em sua comunidade?
- Você está preocupado quanto à sobrevivência do planeta?

De: Burckhardt, M.A. (1989). Spirituality: an analysis of the concept. *Holistic Nursing Practice*, 3(3), 69-77; Dossey, B.M., & American Holistic Nurse's Association. (1995). *Holistic nursing: a handbook for practice* (2th ed.) Gaithersburg, MD: Aspen. Segundo Dossey, B.M. (1998). Holistic modalities and healing moments. *American Journal of Nursing*, 98(6), 44-47, com autorização.

Existem evidências sugestivas de que a afiliação a um grupo religioso seja um comportamento favorável à saúde (Karren et al., 2013). Alguns estudos indicaram uma correlação entre fé religiosa/frequência à igreja e chances maiores de sobrevivência depois de uma doença grave, vida mais longa e melhores condições gerais de saúde física e mental. Em uma revisão extensiva da literatura, Levin (2010) concluiu que o peso das evidências fornecidas por estudos sugere que o envolvimento religioso geralmente é um fator de proteção contra doença mental e transtornos psicológicos.

Ainda não está claro de que maneira a participação religiosa protege a saúde e promove o bem-estar. Algumas igrejas, por exemplo, estimulam ativamente estilos de vida saudáveis e desencorajam comportamentos que possam ser deletérios à saúde ou possam interferir no tratamento de uma doença. Graham e Crown (2014) realizaram um estudo para determinar quais aspectos da religião mais contribuíam para a felicidade e o sentimento de bem-estar. Eles constataram que os indivíduos que buscavam religião com finalidade social (em contraste com interação social) eram mais felizes, independentemente da afiliação religiosa ou da frequência aos cultos. Além disso, evidentemente, a participação nas atividades religiosas também oferece oportunidades de interação social. No entanto, apesar dessas observações, conforme foi mencionado antes, a confiança em uma religião organizada e a frequência à igreja têm diminuído continuamente na sociedade americana.

Atendimento às necessidades espirituais e religiosas por meio do processo de enfermagem

Avaliação

É importante que os enfermeiros considerem as necessidades espirituais e religiosas quando planejam os cuidados de seus pacientes. A Joint Commission exige que os profissionais contemplem as variáveis psicológicas, espirituais e culturais que afetam a maneira como os indivíduos percebem sua doença. Dossey (1998) desenvolveu um questionário de avaliação espiritual (Boxe 6.4), sobre o qual comentou:

> O Questionário de Avaliação Espiritual contém perguntas reflexivas para avaliar, reavaliar e ampliar a conscientização da espiritualidade dos pacientes e de seus entes queridos. As perguntas reflexivas do questionário podem promover a recuperação ou cura, porque estimulam iniciativas espontâneas, independentes e relevantes para aumentar a capacidade do paciente de recuperar-se e curar-se. (p. 45)

Avaliar as necessidades espirituais de uma pessoa com um transtorno psicótico pode impor alguns desafios adicionais. Cerca de 25% dos pacientes esquizofrênicos e 15 a 22% dos indivíduos com transtorno bipolar têm ideias delirantes de cunho religioso (Koenig, 2012); assim, em alguns casos, pode ser difícil diferenciar esses delírios das crenças religiosas ou culturais em geral. Entretanto, a atividade religiosa não psicótica pode, na verdade, melhorar o prognóstico a longo prazo dos pacientes com transtornos psicóticos (Koenig, 2012). Diante disso, envolver os familiares e outras pessoas significativas no processo de avaliação pode ser muito útil para determinar quais crenças e atividades religiosas têm sido benéficas ao paciente e quais têm sido desfavoráveis à sua melhora.

Diagnósticos e identificação de desfechos

Os diagnósticos de enfermagem que podem ser identificados quando é necessário atender às necessidades espirituais e religiosas dos pacientes são os seguintes:

- Risco de sofrimento espiritual
- Sofrimento espiritual
- Prontidão para o aumento do bem-estar espiritual
- Risco de religiosidade prejudicada
- Religiosidade prejudicada
- Prontidão para o aumento da religiosidade.

Os resultados a seguir podem ser usados como diretrizes para avaliar os cuidados prestados e a efetividade das intervenções de enfermagem. O paciente:

- Reconhece significado e propósito na vida, que reforçam a esperança, a paz e o contentamento
- Verbaliza que se aceita como um ser humano de valor
- Aceita e incorpora, de maneira saudável, mudanças em sua vida
- Expressa entendimento sobre a relação entre as dificuldades da situação existencial atual e o abandono das crenças e atividades religiosas anteriores
- Conversa sobre as crenças e os valores relacionados com questões espirituais e religiosas
- Expressa vontade e capacidade de participar das crenças e atividades da religião desejada.

Planejamento e implementação

Nas subseções subsequentes, estão descritas informações da NANDA International relacionadas com os diagnósticos "risco de sofrimento espiritual" e "risco de religiosidade prejudicada".

Risco de sofrimento espiritual

Definição. "Suscetibilidade à capacidade prejudicada de experimentar e integrar significado e objetivo à vida por meio de conexões consigo mesmo, com a literatura, a natureza e/ou com um poder maior que si mesmo, que pode comprometer a saúde" (Herdman & Kamitsuru, 2014, p. 374).

Fatores de risco

Físicos: doença física/crônica; uso abusivo de drogas.
Psicossociais: autoestima baixa; depressão; ansiedade; estresse; relacionamentos insatisfatórios; isolamento dos sistemas de apoio; bloqueios à vivência do amor; incapacidade de perdoar; perdas; conflito racial ou cultural; mudança dos rituais religiosos; mudança das práticas espirituais.
Relacionados com o desenvolvimento: mudanças da vida.
Ambientais: alterações ambientais; desastres naturais.

Risco de religiosidade prejudicada

Definição. "Suscetibilidade à capacidade prejudicada de confiar em crenças e/ou de participar de rituais de alguma fé religiosa, o que pode comprometer a saúde" (Herdman & Kamitsuru, 2014, p. 371).

Fatores de risco

Físicos: doença/internação hospitalar; dor.
Psicológicos: apoio, enfrentamento e/ou cuidado ineficaz; depressão; insegurança.
Socioculturais: falta de interação social; obstáculo cultural à prática da religião; isolamento social.
Espirituais: sofrimento.
Ambientais: falta de transporte; obstáculos ambientais à prática da religião.
Relacionados com o desenvolvimento: transições da vida.

A Tabela 6.3 descreve um plano de cuidados que atende às necessidades espirituais e/ou religiosas do paciente. Alguns diagnósticos de enfermagem estão incluídos com as intervenções apropriadas e as justificativas de cada uma delas.

Evolução

A evolução das intervenções de enfermagem é fundamentada nos resultados estabelecidos. Parte do processo de evolução consiste na reavaliação contínua, para assegurar que as intervenções selecionadas sejam apropriadas e que as metas e os resultados sejam realistas. Incluir a família e os sistemas de apoio estendidos no processo de reavaliação é essencial para qualificar as implicações espirituais e religiosas do cuidado de enfermagem. Se for necessário, podem ser realizadas modificações do plano de cuidados.

Resumo e pontos fundamentais

- A cultura abrange os padrões de crença, sentimento e conhecimento em comum, que orientam a conduta do indivíduo e são transmitidos de uma geração para outra
- Algumas culturas, como a dominante dos EUA, são descritas como **individualistas** e valorizam independência, responsabilidade pessoal e liberdade
- As culturas de latinos, asiáticos e outros nativos dos EUA e do Alasca podem ser descritas como **coletivistas**, porque valorizam muito a interdependência e a participação mútua na família, comunidade e/ou afiliação tribal
- Os grupos étnicos estão ligados por uma hereditariedade compartilhada
- Os grupos culturais diferem em termos de comunicação, espaço, organização social, tempo, controle ambiental e variações biológicas
- Os EUA são descritos comumente como um "caldeirão de diversidade cultural". Indivíduos originados de várias culturas diferentes residem nesse país; alguns conservam suas práticas culturais tradicionais, enquanto outros se aculturam às práticas culturais dominantes (ou seja, abrem mão das práticas ou dos valores culturais em razão do contato com outro grupo) e as assimilam, incorporando práticas e valores da cultura dominante
- Os americanos originados do Norte Europeu são descendentes dos primeiros imigrantes que chegaram aos EUA e constituem o grupo cultural dominante na atualidade. Eles valorizam pontualidade, responsabilidade no trabalho e estilo de vida saudável
- Alguns afrodescendentes têm como ancestrais pessoas trazidas para os EUA como escravas. A maioria tem amplos sistemas de apoio e orientação religiosa forte. Muitos sofreram assimilação e mostram algumas das mesmas características da cultura dominante
- Alguns povos nativos dos EUA e do Alasca ainda vivem em suas reservas. Eles falam muitos idiomas e dialetos diferentes e comumente parecem quietos e reservados; alguns não se sentem confortáveis com o toque e a expressão de emoções. Os cuidados de saúde podem ser prestados por um *xamã*
- Os idiomas falados pelos americanos de origem asiática são muito diferentes. No passado, o toque durante a comunicação era considerado inaceitável. Esse grupo populacional tem dificuldade de expressar emoções, e seus membros parecem frios e indiferentes. A lealdade à família é enfatizada. As doenças psiquiátricas são entendidas como comportamento fora de controle e trazem vergonha à família
- Os latino-americanos são os que se originaram dos países da América Latina, mas agora vivem nos EUA.

TABELA 6.3 Plano de cuidados para um paciente com necessidades espirituais e religiosas.*

DIAGNÓSTICO DE ENFERMAGEM: RISCO DE SOFRIMENTO ESPIRITUAL

RELACIONADO COM: mudanças na vida, alterações ambientais, estresse, ansiedade, depressão

CRITÉRIOS DE AVALIAÇÃO DOS RESULTADOS	INTERVENÇÕES DE ENFERMAGEM	JUSTIFICATIVAS
O paciente reconhece significado e propósito na vida, e isso reforça os sentimentos de esperança, paz, contentamento e autossatisfação	1. Avaliar a situação atual	1 a 8. Com base no histórico e diagnóstico de enfermagem, é necessário elaborar um plano de cuidados bem detalhado para o paciente
	2. Dar atenção às expressões de raiva, preocupação e autoacusação do paciente	
	3. Determinar a razão de viver e se ela está diretamente relacionada com a situação atual	
	4. Determinar a orientação religiosa e/ou espiritual do paciente, seu envolvimento atual e a existência de conflitos, especialmente nas circunstâncias correntes	
	5. Avaliar o autoconceito, o valor próprio e a capacidade de estabelecer relações amorosas	
	6. Atentar aos comportamentos indicativos de relacionamentos insatisfatórios com as pessoas	
	7. Descobrir os sistemas de apoio disponíveis e usados pelo paciente e outras pessoas significativas	
	8. Avaliar se há uso/abuso de drogas	
	9. Criar um ambiente que facilite a livre expressão dos sentimentos e das preocupações	9. Confiança é a base da relação terapêutica enfermeiro-paciente
	10. Pedir ao paciente que identifique e priorize suas necessidades atuais/imediatas	10. Isso ajuda o paciente a focar naquilo que precisa ser feito e identificar medidas exequíveis a serem adotadas
	11. Conversar sobre questões filosóficas relacionadas com o impacto da situação atual nas crenças e nos valores espirituais	11. Isso ajuda o paciente a entender que determinadas experiências da vida podem levar as pessoas a questionar os valores pessoais e que essa reação é comum
	12. Utilizar as habilidades de comunicação terapêutica de reflexão e escuta ativa	12. Isso ajuda o paciente a encontrar as próprias soluções para os problemas
	13. Rever as habilidades de enfrentamento usadas e sua eficácia na situação atual	13. Isso identifica os pontos fortes que devem ser incorporados ao plano e as técnicas que precisam ser revistas
	14. Proporcionar um modelo de papel (p. ex., enfermeiro, indivíduo que está vivendo uma situação semelhante)	14. Compartilhar experiências e esperança ajuda o paciente a enfrentar a realidade
	15. Sugerir a elaboração de um diário	15. O preenchimento de um diário pode ajudar o paciente a esclarecer suas crenças e seus valores e a reconhecer e resolver sentimentos relacionados com a situação de vida atual
	16. Conversar sobre os interesses do paciente em artes, música e literatura	16. Isso ajuda a entender o significado dessas questões e como elas são integradas à vida do indivíduo
	17. Demonstrar novas técnicas de enfrentamento. Conversar sobre as possibilidades de ter aulas, envolver-se com grupos de discussão e participar de atividades culturais da escolha do paciente	17. Essas atividades ajudam a melhorar a integração das habilidades novas e das alterações necessárias ao estilo de vida do paciente
	18. Referenciar o paciente aos recursos apropriados que possam ajudá-lo	18. O paciente pode necessitar de ajuda adicional de um indivíduo especializado nesses tipos de necessidades

(continua)

TABELA 6.3 Plano de cuidados para um paciente com necessidades espirituais e religiosas.* (*continuação*)

DIAGNÓSTICO DE ENFERMAGEM: RISCO DE RELIGIOSIDADE PREJUDICADA

RELACIONADO COM: sofrimento, depressão, doença, transições da vida

CRITÉRIOS DE AVALIAÇÃO DOS RESULTADOS	INTERVENÇÕES DE ENFERMAGEM	JUSTIFICATIVAS
O paciente diz que conseguiu apoio e satisfação pessoal com suas práticas espirituais e/ou religiosas	1. Avaliar a situação atual (p. ex., doença, internação hospitalar, prognóstico de morte, existência de sistemas de apoio, questões financeiras)	1. Essas informações definem os problemas que o paciente está enfrentando no momento e que estão afetando seu desejo de se dedicar às atividades espirituais
	2. Ouvir imparcialmente as expressões de raiva do paciente e a possível crença de que a doença ou a condição possa ser resultado da falta de fé	2. Os indivíduos frequentemente se acusam pelo que aconteceu e rejeitam as crenças religiosas anteriores e/ou Deus
	3. Determinar as crenças religiosas e/ou espirituais habituais do paciente e sua participação atual nas atividades da igreja específica	3. Essa informação é um pano de fundo importante para formar um banco de dados
	4. Observar a qualidade dos relacionamentos com outras pessoas significativas e amigos	4. O indivíduo pode afastar-se dos demais em razão de estresse, doença e sofrimento
	5. Avaliar se há uso/abuso de drogas	5. Quando estão angustiados, os indivíduos frequentemente recorrem a várias substâncias que podem afetar sua capacidade de lidar positivamente com os problemas
	6. Desenvolver uma relação enfermeiro-paciente por meio da qual o indivíduo possa expressar livremente seus sentimentos e suas preocupações	6. Confiança é a base da relação terapêutica enfermeiro-paciente
	7. Usar as habilidades de comunicação terapêutica como escuta ativa, reflexão e mensagens começando com a palavra "Eu" ("*I*" *messages*, em inglês)	7. Isso ajuda o paciente a encontrar as próprias soluções para os problemas e as preocupações, além de promover a sensação de controle
	8. Aceitar e ser imparcial quando o paciente expressa raiva e amargura em relação a Deus. Permanecer com o paciente	8. A presença e a atitude imparcial do enfermeiro reforçam o sentimento de valor próprio do paciente e aumentam a confiança no relacionamento
	9. Estimular o paciente a conversar sobre suas práticas religiosas anteriores e como elas o apoiavam no passado	9. Uma conversa imparcial sobre as fontes pregressas de apoio pode ajudar o paciente a trabalhar sua rejeição atual delas como bases de apoio potencial
	10. Deixar que o paciente tome a iniciativa para iniciar a participação nas atividades religiosas como rezar ou orar, por exemplo	10. O paciente pode estar vulnerável na situação atual e precisa ter a chance de decidir quando deve iniciar essas práticas
	11. Entrar em contato com a liderança espiritual da escolha do paciente, se ele pedir	11. Esses indivíduos ajudam a oferecer alívio à angústia espiritual e frequentemente conseguem isso quando outras pessoas de apoio fracassam

* As intervenções desse plano de cuidados foram adaptadas de Doenges, M.E., Moorhouse, M.F., & Murr, A.C. (2013). *Nursing diagnosis manual: planning, individualizing, and documenting client care.* (4th ed.). Philadelphia: F.A. Davis.

Muitos podem ser referidos como hispânicos, e isso significa que seu idioma principal é o espanhol. Os grupos familiares numerosos são importantes, e o toque é uma forma comum de comunicação. A religião predominante é o catolicismo romano, e a igreja frequentemente é uma fonte de força em situações de crise. Os cuidados de saúde podem ser prestados por um(a) *curandeiro(a)*, que utiliza diversos tipos de tratamento para restabelecer o equilíbrio do corpo

- Os americanos de origem árabe são descendentes das tribos nômades dos desertos da Península Arábica a seguem as tradições delas. O árabe é o idioma oficial, e a religião predominante é o islamismo. As doenças mentais são consideradas um estigma social, e seus sintomas frequentemente são somatizados
- Os judeus chegaram aos EUA provenientes principalmente de Espanha, Portugal, Alemanha e Europa Oriental. Hoje em dia, existem quatro grupos religiosos principais entre eles: ortodoxos, reformadores, conservadores e reconstrucionistas. Os judeus valorizam muito a educação, e os americanos judeus são muito conscientes da saúde, praticando cuidados preventivos. A manutenção da saúde mental do indivíduo é considerada tão importante quanto a preservação de sua saúde física
- Síndromes culturais são conjuntos de sintomas físicos e comportamentais considerados patológicos ou "aflições" pelas culturas específicas, que não se encaixam facilmente nas categorias diagnósticas da medicina tradicional ocidental
- Espiritualidade é a qualidade humana que confere significado e sentido de propósito à vida do indivíduo
- As pessoas têm algumas necessidades espirituais, inclusive significado e propósito na vida, fé ou confiança em alguém ou algo além de si mesmas, esperança, amor e perdão
- Religião é um conjunto de crenças, valores, ritos e rituais adotados por um grupo de pessoas
- Religião é uma forma de expressão da espiritualidade
- Estudos demonstraram que a afiliação a um grupo religioso promove a saúde do indivíduo
- Os enfermeiros precisam levar em consideração as necessidades culturais, espirituais e religiosas ao planejar os cuidados a serem prestados aos seus pacientes.

Questões de revisão

Escolha a resposta mais adequada para cada uma das perguntas a seguir.

1. A senhora Li é uma asiática internada na unidade psiquiátrica. Ela disse ao enfermeiro: "Preciso tomar um chá quente de gengibre para minha dor de cabeça. É a única coisa que melhora". Qual crença cultural provavelmente está associada ao pedido da senhora Li?
    a. Ela está sendo teimosa e quer controlar seus cuidados de saúde.
    b. Ela acredita que a raiz de gengibre tenha propriedades mágicas.
    c. Ela acredita na restauração da saúde por meio do equilíbrio entre *Yin* e *Yang*.
    d. Os asiáticos recusam-se a tomar fármacos tradicionais para dor.

2. A senhora Li, uma asiática internada na unidade psiquiátrica, disse que tem medo de que ninguém de sua família vá visitá-la. Em qual crença a senhora Li baseou sua afirmação?
    a. Muitos asiáticos não acreditam em hospitais.
    b. Muitos asiáticos não têm sistema de apoio familiar próximo.
    c. Muitos asiáticos acreditam que o corpo seja capaz de curar-se, desde que não haja interferências.
    d. Muitos asiáticos acham que os problemas psiquiátricos trazem vergonha à família.

3. Joel, um nativo norte-americano, comparece à clínica de saúde comunitária com uma úlcera de estase com secreção na perna direita. A lesão está claramente infectada, e ele disse ao enfermeiro que o *xamã* tem tratado com ervas. O enfermeiro conclui que Joel necessita de cuidados de emergência, mas ele diz que não irá ao pronto-socorro (PS), a menos que permitam que o *xamã* ajude a tratar dele. Como o enfermeiro poderia contornar essa situação?
    a. Entrar em contato com o *xamã* e pedir que se encontre com eles no PS para conversar com o médico atendente.
    b. Dizer a Joel que o *xamã* não pode entrar no PS.
    c. Explicar a Joel que o *xamã* é culpado por sua perna estar na condição atual.
    d. Pedir ao *xamã* que tente convencer Joel a ir ao PS sem ele.

(continua)

Questões de revisão (continuação)

4. Joel, um nativo norte-americano, procura o setor de emergência (PS) porque tem uma úlcera de estase com secreção na perna. Ele está acompanhado do *xamã* da tribo, que o tem tratado na reserva indígena. Como comprimento, o médico estende sua mão ao *xamã*, que toca ligeiramente na mão do médico e, em seguida, a retira rapidamente. Qual norma cultural entre os indígenas explica mais provavelmente o comportamento do *xamã*?
    a. O *xamã* está ignorando o médico.
    b. O *xamã* está zangado com Joel porque ele foi ao PS.
    c. O *xamã* não acredita na medicina tradicional.
    d. O *xamã* não se sente confortável com o toque.

5. Sara é uma mulher afrodescendente que recebeu uma visita do enfermeiro do programa de saúde domiciliar. Ele fez um encaminhamento para avaliação de saúde mental porque notou que Sara estava tornando-se excessivamente retraída. Quando o enfermeiro psiquiatra chegou, e Sara disse a ele: "Ninguém pode ajudar-me. Eu fui uma criança má em minha infância e agora preciso pagar por isso". De que modo o enfermeiro poderia entender essa afirmação?
    a. Sara está apresentando delírios de perseguição.
    b. Alguns afrodescendentes acreditam que doença seja uma punição de um Ser Superior para seus pecados.
    c. Sara está deprimida e apenas quer ficar sozinha.
    d. Os afrodescendentes não acreditam em suporte psiquiátrico.

6. Fábio é um latino que tem uma consulta marcada no centro de saúde comunitária às 13 horas. O enfermeiro ficou zangado quando ele chegou às 15h30 dizendo: "Fui visitar meu irmão". Como o enfermeiro deve interpretar esse comportamento?
    a. Fábio está apresentando comportamento passivo-agressivo por causa do atraso.
    b. Essa é a maneira como Fábio desafia a autoridade.
    c. Fábio faz parte de um grupo cultural orientado para o tempo presente.
    d. Fábio faz parte de um grupo cultural que rejeita a medicina tradicional.

7. A enfermeira precisava fazer um exame físico em Fábio, um latino. Ela pediu que o paciente tirasse suas roupas e vestisse um roupão, mas ele recusou. Qual norma cultural entre os latinos explica mais provavelmente a reação de Fábio?
    a. Ele não aceita receber ordens de uma mulher.
    b. Ele é tímido e sente vergonha de tirar suas roupas.
    c. Ele não entende por que precisa tirar suas roupas.
    d. Ele não acha que seja necessário passar por um exame físico.

8. Maria é de origem italiana e foi internada no hospital depois de sofrer um abortamento com 5 meses de gestação. Seu quarto está repleto de parentes, que lhe trouxeram diversos tipos de alimentos e presentes. Eles estão conversando, aparentemente ao mesmo tempo, enquanto alguns – inclusive Maria – estão chorando. Eles tocam e abraçam Maria repetidamente e uns aos outros. Como o enfermeiro deve lidar com essa situação?
    a. Explicar aos familiares que Maria precisa descansar e que eles precisam sair.
    b. Permitir que os familiares fiquem e continuem o que estavam fazendo, contanto que não incomodem outros pacientes.
    c. Explicar que Maria não conseguirá superar sua perda se eles continuarem a lembrá-la do que ocorreu, fazendo-a chorar tanto.
    d. Ligar para o pároco da família para ir ao hospital e tomar conta da situação dessa família.

9. Marcos chegou à clínica de saúde mental com sintomas de depressão e disse ao enfermeiro: "Meu pai está morrendo. Eu sempre odiei meu pai. Ele batia em mim quando eu era criança. Não nos falamos há muitos anos. Agora ele quer me ver, mas eu não sei se quero vê-lo". Com qual necessidade espiritual Marcos está encontrando dificuldade?
    a. Perdão.
    b. Fé.
    c. Esperança.
    d. Significado e propósito na vida.

(continua)

Questões de revisão (continuação)

10. Quando era criança, Marcos foi abusado fisicamente por seu pai, o qual agora está no fim da vida e expressou o desejo de ver o filho antes de morrer. Marcos está deprimido e diz ao enfermeiro de saúde mental: "Estou com muita raiva! Por que Deus me deu um pai como esse? Eu me sinto enganado por ter um pai como esse! Eu sempre fui uma pessoa boa e merecia algo melhor. Eu odeio Deus!". Com base nessas informações subjetivas, qual diagnóstico de enfermagem o enfermeiro poderia aplicar a Marcos?
    a. Prontidão para aumento da religiosidade.
    b. Risco de religiosidade prejudicada.
    c. Prontidão para aumento do bem-estar espiritual.
    d. Sofrimento espiritual.

Bibliografia

Alegria, M., Canino, G,. Shrout, P.E., Woo, M. Duan, N., Vila, D., & Meng, X.L. (2008). Prevalence of mental illness in immigrant and non-immigrant U.S. Latino groups. *American Journal of Psychiatry, 165*(3), 359-369. doi:10.1176/appi.ajp. 2007.07040704

Alegria, M., Mulvaney-Day, N., Torres, M., Polo, A., Cao, Z., & Canino, G. (2007). Prevalence of psychiatric disorders across Latino subgroups in the United States. *American Journal of Public Health, 97*(1), 68-75. doi:10.2105/AJPH.2006.087205

Beane, M. (no date). An adventure in American culture and values. *International Student Guide to the United States of America.* Retrieved from www.internationalstudentguidetotheusa.com/articles/culture.htm

Bralock, A.R., & Padgham, C.S. (2017). Jewish Americans. In J.N. Giger (Ed.), *Transcultural nursing: Assessment & intervention* (7th ed., pp. 511-533). St. Louis, MO: Mosby.

Brodd, J. (2015). *World religions: A voyage of discovery* (4th ed.). Winona, MN: Saint Mary's Press.

Bronson, M. (2005). Why are there so many religions? Retrieved from www.biblehelp.org/relig.htm

Bureau of Indian Affairs (BIA). (2016). Who we are. Retrieved from www.indianaffairs.gov/WhoWeAre/index.htm

Burkhardt, M.A. (1989). Spirituality: An analysis of the concept. *Holistic Nursing Practice, 3*(3), 69-77.

Centers for Disease Control (CDC). (2015a). National marriage and divorce rates and trends. Retrieved from www.cdc.gov/nchs/nvss/marriage_divorce_tables.htm

Centers for Disease Control and Prevention (CDC). (2015b). High school youth risk behavior survey data (1991–2015). Retrieved from http://nccd.cdc.gov/youthonline

Chang, K. (2017). Chinese Americans. In J.N. Giger (Ed.), *Transcultural nursing: Assessment and intervention* (7th ed., pp. 388-407). St. Louis, MO: Mosby.

Cherry, B., & Giger, J.N. (2013). African-Americans. In J.N. Giger (Ed.), *Transcultural nursing: Assessment and intervention* (6th ed., pp. 162-206). St. Louis, MO: Mosby.

Countries & Their Cultures Forum. (2017). United States of America. Retrieved from www.everyculture.com/To-Z/United-States-of-America.html

Doenges, M.E., Moorhouse, M.F., & Murr, A.C. (2013). *Nursing diagnosis manual: Planning, individualizing, and documenting client care* (4th ed.). Philadelphia: F.A. Davis.

Dossey, B.M. (1998). Holistic modalities and healing moments. *American Journal of Nursing, 98*(6), 44-47.

Dossey, B.M., & American Holistic Nurses' Association. (1995). *Holistic nursing: A handbook for practice* (2nd ed.). Gaithersburg, MD: Aspen.

Enayati, A. (2013). How hope can help you heal. Retrieved from www.cnn.com/2013/04/11/health/hope-healing-enayati

Gallup. (2015). Religion. Retrieved from www.gallup.com/poll/1690/religion.aspx

Garcia-Navarro, L. (2015). Hispanic or Latino? A guide for the U.S. presidential campaign. Retrieved from www.npr.org/sections/parallels/2015/08/27/434584260/hispanic-orlatino-a-guide-for-the-u-s-presidential-campaign

Giger, J.N. (2017). *Transcultural nursing: Assessment and intervention* (7th ed.). St. Louis, MO: Mosby.

Gorman, L. M., & Sultan, D. (2008). *Psychosocial nursing for general patient care,* Philadelphia: F.A. Davis.

Graham, C., & Crown, S. (2014). Religion and well-being around the world: Social purpose, social time, or social insurance? *International Journal of Well-Being, 4*(1), 1-27. doi:10.5502/ijw.v4i1.1

Hanley, C.E. (2017). Navajos. In J.N. Giger (Ed.), *Transcultural nursing: Assessment and intervention* (7th ed., pp. 242-261). St. Louis, MO: Mosby.

Harrison, P. (2011). Forgiveness can improve immune function. Retrieved from www.medscape.com/viewarticle/742198

Herdman, T.H., & Kamitsuru, S. (Eds.). (2014). *NANDA-I nursing diagnoses: Definitions and classification, 2015–2017.* Oxford: Wiley Blackwell.

Indian Health Service (IHS). (2015). Behavioral health. Retrieved from https://www.ihs.gov/newsroom/factsheets/behavioralhealth

Karren, K.J., Hafen, B.Q., Smith, N.L., & Jenkins, K.J. (2010). *Mind/body health: The effects of attitudes, emotions, and relationships* (4th ed.). San Francisco, CA: Benjamin Cummings.

Karren, K.J., Smith, N.L., & Gordon, K. (2013). *Mind/body health: The effects of attitudes, emotions, and relationships* (5th ed.). San Francisco: Pearson.

Koenig, H.G. (2012). Religion, spirituality, and health: The research and clinical implications. *International Scholarly Research Notices, 2012.* doi:http://dx.doi.org/10.5402/2012/278730

Kulwicki, A.D., & Ballout, S. (2013). People of Arab heritage. In L.D. Purnell (Ed.), *Transcultural health care: A culturally competent approach* (4th ed., pp. 159-177). Philadelphia: F.A. Davis.

Kuo, P.Y., & Roysircar-Sodowsky, G. (2000). Political ethnic identity versus cultural ethnic identity: An understanding of research on Asian Americans. In D.S. Sandhu (Ed.), *Asian and Pacific Islander Americans: Issues and concerns for counseling and psychotherapy.* Hauppauge, NY: Nova Science Publishers.

Levin, J. (2010). Religion and mental health: Theory and research. *International Journal of Applied Psychoanalytic Studies.* doi:10.1002/aps.240

Lipka, M. (2013). What surveys say about worship Attendance – And why some stay home. Retrieved from www.pewresearch.org/fact-tank/2013/09/13/what-surveys-say-about-worshipattendance-and-why-some-stay-home

Mayo Clinic. (2014). Forgiveness: Letting go of grudges and bitterness. Retrieved from www.mayoclinic.org/healthylifestyle/adult-health/in-depth/forgiveness/art-20047692

McMurry, L., Song, H., Owen, D.C., Gonzalez, E.W., & Esperat, C.R. (2017). Mexican Americans. In J.N. Giger (Ed.). *Transcultural nursing: Assessment and intervention* (6th ed., pp. 208-241). St. Louis, MO: Mosby.

Murray, R.B., Zentner, J.P., & Yakimo, R. (2009). *Health promotion strategies through the life span* (8th ed.). Upper Saddle River, NJ: Prentice Hall.

Pace, T.W., Negi, T.L., Adame, D.D., Cole, S.P., Sivilli, T.I., Brown, T.D., . . . Raison, C.L. (2009). Effect of compassion meditation on neuroendocrine, innate immune and behavioral responses to psychosocial stress. *Psychoneuroendocrinology, 34*(1), 87-98. doi:10.1016/j.psyneuen.2008.08.011

Pew Research Center. (2015). America's changing religious landscape. Retrieved from www.pewforum.org/2015/05/12/americas-changing-religious-landscape

Purnell, L.D. (2013). *Transcultural health care: A culturally competent approach* (4th ed.). Philadelphia: F.A. Davis.

Purnell, L.D. (2014). *Guide to culturally competent health care* (3rd ed.). Philadelphia: F.A. Davis.

Reeves, R., & Reynolds, M. (2009). What is the role of spirituality in mental health treatment. *Journal of Psychosocial Nursing, 54*(5), 8-9. doi:10.3928/02793695-20090301-05

Sadock, B.J., Sadock, V.A., & Ruiz, P. (2015). *Synopsis of psychiatry: Behavioral sciences/clinical psychiatry* (11th ed.). Philadelphia: Lippincott Williams & Wilkins.

Selekman, J. (2013). People of Jewish heritage. In L.D. Purnell (Ed.), *Transcultural health care: A culturally competent approach* (4th ed., pp. 339-356). Philadelphia: F.A. Davis.

Smucker, C.J. (2001). Overview of nursing the spirit. In D.L. Wilt & C.J. Smucker (Eds.), *Nursing the spirit: The art and science of applying spiritual care* (pp. 1-18). Washington, DC: American Nurses Publishing.

Spector, R.E. (2013). *Cultural diversity in health and illness* (8th ed.). Upper Saddle River: Prentice Hall.

Sue, D.W., & Sue, D. (2016). *Counseling the culturally diverse* (7th ed.). Hoboken, NJ: Wiley.

Thaik, C. (2013). *Love heals!* Retrieved from www.huffingtonpost.com/dr-cynthia-thaik/love-health-benefits_b_3131370.html

U.S. Census Bureau. (2013). Race. Retrieved from www.census.gov/topics/population/race/about.html

U.S. Census Bureau. (2015). American families and living arrangements: 2015: Households. Retrieved from www.census.gov/hhes/families/data/cps2015H.html

U.S. Census Bureau. (2016). 2010–2014 American Community Survey 5-year estimates. Retrieved from http://factfinder.census.gov/faces/tableservices/jsf/pages/productview.xhtml?pid=ACS_14_5YR_DP05&src=pt

U.S. Department of Agriculture. (2015). Food distribution program on Indian reservations. Retrieved from www.fns.usda.gov/fdd/programs/fdpir/about_fdpir.htm

Zimmerman, K.A. (2015). American culture: Traditions and customs of the United States. *Live Science*. Retrieved from www.livescience.com/28945-american-culture.html

Leitura sugerida

Fox, A. & Fox, B. (1988). *Wake up! You're alive.* Deerfield Beach, FL: Health Communications.

Hall, E.T. (1966). *The hidden dimension.* Garden City, NY: Doubleday.

Kübler-Ross, E. (1969). *On death and dying.* New York: Macmillan.

Nekolaichuk, C.L., Jevne, R.F., & Maguire, T.O. (1999). Structuring the meaning of hope in health and illness. *Social Science and Medicine, 48*(5), 591-605. doi:http://dx.doi.org/10.1016/S0277-9536(98)00348-7

Ornish, D. (1998). *Love and survival: Eight pathways to intimacy and health.* New York: Harper Perennial.

Thomasson, H.R., Cole, M., & Ehlers, C.L. (1997). Alcohol metabolism in Asian-American men with genetic polymorphisms of aldehyde dehydrogenase. *Annals of Internal Medicine,* 127:376-379.Wall, T.L., Peterson, C.M., Peterson, K.P., Johnson, M.L.,

Walsh, R. (1999). *Essential spirituality.* New York: Wiley.

Werner, E.E., & Smith, R.S. (1992). *Overcoming the odds: High risk children from birth to adulthood.* Ithaca, NY: Cornell University

PARTE 3

Abordagens Terapêuticas em Enfermagem Psiquiátrica

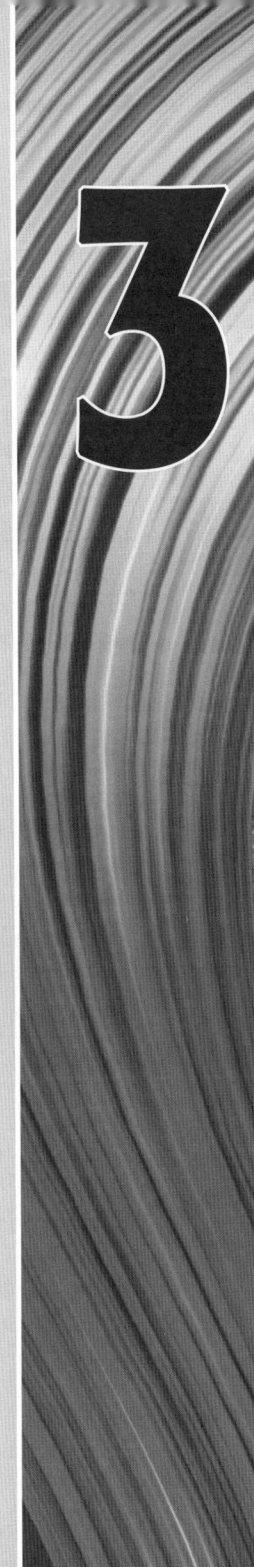

7 Desenvolvimento da Relação Terapêutica

CONCEITOS FUNDAMENTAIS
Relação terapêutica

TÓPICOS DO CAPÍTULO

Papel do enfermeiro psiquiatra
Dinâmica da relação terapêutica enfermeiro-paciente
Condições essenciais ao desenvolvimento da relação terapêutica
Fases da relação terapêutica enfermeiro-paciente
Limites da relação enfermeiro-paciente
Resumo e pontos fundamentais
Questões de revisão

TERMOS-CHAVE

Atitude
Autenticidade
Confidencialidade
Consideração positiva incondicional
Contratransferência
Crença
Empatia
Pensamento concreto
Piedade
Rapport
Transferência
Valores

OBJETIVOS
Após ler este capítulo, o estudante será capaz de:

1. Descrever a relevância da relação terapêutica enfermeiro-paciente.
2. Entender a dinâmica da relação terapêutica enfermeiro-paciente.
3. Entender a importância do autoconhecimento na relação enfermeiro-paciente.
4. Reconhecer as metas da relação enfermeiro-paciente.
5. Identificar e entender as condições essenciais ao desenvolvimento de uma relação terapêutica.
6. Descrever as fases de desenvolvimento da relação terapêutica e as atividades associadas a cada uma.

EXERCÍCIOS
Leia o capítulo e responda às seguintes perguntas:

1. Quando as interações não verbais e verbais do enfermeiro são coerentes, diz-se que ele está expressando qual característica de uma relação terapêutica?
2. Durante qual fase da relação enfermeiro-paciente ocorre cada uma das seguintes situações?
   a. O enfermeiro pode sentir raiva e ansiedade em presença do paciente.
   b. O plano de ação para lidar com o estresse é elaborado.
   c. O enfermeiro examina os próprios sentimentos quanto a trabalhar com seu paciente.
   d. O enfermeiro e o paciente estabelecem metas de cuidado.
3. Qual é a finalidade de usar a Janela de Johari?
4. Qual é a diferença entre piedade e empatia?
5. Escreva um diário de uma página que reflita os padrões que você percebe em seus relacionamentos com outras pessoas. Como você poderia usar essa percepção no desenvolvimento de habilidades necessárias às relações terapêuticas?

A relação enfermeiro-paciente é o fundamento sobre o qual se estabelece a enfermagem psiquiátrica. É uma relação na qual os dois participantes precisam reconhecer-se como seres humanos singulares e importantes, em que há aprendizagem mútua. No contexto de atenção à saúde da atualidade, o cuidado centrado na pessoa é incentivado como um elemento fundamental à qualidade e à segurança, e a relação terapêutica permanece na base dessa tendência. Conceitos propostos há quase 70 anos (por Hildegard Peplau, em 1952) e incorporados ao cerne da prática de enfermagem atual são agora reconhecidos pela comunidade médica mais ampla não apenas como relevantes, mas também como essenciais à melhoria futura da qualidade e segurança da assistência à saúde. Peplau (1991) afirmou:

> Deve um enfermeiro fazer coisas *para* um paciente, ou as relações participativas podem ser enfatizadas, de forma que o enfermeiro faça coisas *com* o paciente, à medida que eles compartilham de uma agenda de trabalho a ser realizada para alcançar uma meta – saúde. *É provável que o processo de enfermagem seja educativo e terapêutico quando o enfermeiro e o paciente conhecem e respeitam um ao outro como pessoas semelhantes e, ainda assim, diferentes, que compartilham a resolução dos problemas.* (p. 9, grifos do original)

Este capítulo analisa o papel do enfermeiro psiquiatra e o uso do *eu* como recurso terapêutico dos cuidados de enfermagem prestados aos pacientes com doença mental. O texto explora as fases da relação terapêutica e as condições essenciais ao desenvolvimento dela. Por fim, o capítulo enfatiza a importância da explicitação de valores no desenvolvimento do autoconhecimento.

CONCEITO FUNDAMENTAL
Relação terapêutica
Interação entre duas pessoas (geralmente um cuidador e alguém que recebe cuidados), na qual os esforços de ambos contribuem para um clima propício à cura, ao crescimento e/ou à prevenção das doenças.

Papel do enfermeiro psiquiatra

O que é um enfermeiro? Sem dúvida, essa pergunta poderia suscitar tantas respostas diferentes quantas são as pessoas às quais a questão é proposta. Enfermagem como *conceito* provavelmente existiu desde os primórdios do mundo civilizado, quando eram prestados "cuidados" aos enfermos ou fragilizados por alguém do ambiente, que dedicava seu tempo a atender às necessidades alheias. Entretanto, o surgimento da enfermagem como *profissão* começou no início da década de 1880, com a graduação de Linda Richards no New England Hospital for Women and Children em Boston, que lhe conferiu um diploma de enfermagem. Desde essa época, o papel do enfermeiro evoluiu de cuidador de pacientes e "criado" do médico ao seu reconhecimento como um membro autônomo e independente da equipe de saúde.

Peplau (1991) identificou diversas subfunções incluídas no papel de enfermeiro:

1. **Pessoa estranha:** inicialmente, o enfermeiro é um estranho para o paciente, que também é um estranho para o enfermeiro. Peplau (1991) afirmou:

   > O respeito e o interesse ativo por um paciente são inicialmente impessoais e incluem as mesmas cortesias habituais demonstradas a um novo hóspede introduzido em qualquer contexto. Esse princípio implica: (1) aceitar o paciente como ele é; (2) tratar o paciente como um estranho emocionalmente capaz; e (3) relacionar-se com o paciente nessas bases, até que ele mostre evidências em contrário. (p. 44)

2. **"Pessoa recurso":** de acordo com Peplau, "uma pessoa recurso fornece respostas específicas às perguntas geralmente formuladas em relação com um problema mais amplo" (p. 47). O enfermeiro explica – em linguagem que o paciente possa entender – as informações relativas ao cuidado de saúde.

3. **Pessoa educadora:** no desempenho dessa subfunção, o enfermeiro identifica as necessidades de aprendizagem e fornece as informações necessárias para que o paciente ou seus familiares melhorem sua condição de saúde.

4. **Pessoa líder:** de acordo com Peplau, "a liderança democrática no contexto de enfermagem implica que ao paciente será garantido ser um participante ativo na elaboração do seu plano de cuidados de enfermagem" (p. 49). A liderança autocrática incita a supervalorização do enfermeiro e a substituição das metas do paciente pelas do enfermeiro. Os líderes permissivos transmitem falta de interesse pessoal pelo paciente.

5. **Substituto:** sem que percebam conscientemente, os pacientes, com frequência, veem os enfermeiros como símbolos de outras pessoas. Eles podem vê-los como uma figura de mãe, irmão, ex-professor ou outro enfermeiro que lhe prestou cuidados no passado. Essa percepção ocorre quando o paciente é colocado em uma situação que provoca sentimentos semelhantes aos que vivenciou no passado. Peplau (1991) explicou que a relação enfermeiro-paciente evolui ao longo de um *continuum*. Quando o paciente está em uma situação aguda, pode assumir o papel de bebê ou criança, enquanto o enfermeiro é percebido como mãe substituta. Peplau (1991) afirmou que "cada enfermeiro tem a responsabilidade de exercer sua habilidade profissional para ajudar a relação a avançar ao longo de um *continuum*, de forma que possam desenvolver relacionamentos interpessoais compatíveis com os níveis de idade cronológica". (p. 55)

6. **Especialista técnico:** o enfermeiro conhece diversos dispositivos profissionais e apresenta as habilidades clínicas necessárias para realizar intervenções que sejam do melhor interesse do paciente.

7. **Papel de conselheiro:** o enfermeiro usa "técnicas interpessoais" para ajudar os pacientes a adaptarem-se às dificuldades ou mudanças em suas experiências de vida. Peplau (1991) afirmou que "em enfermagem, aconselhamento tem a ver com ajudar o paciente a lembrar e compreender plenamente o que está acontecendo com ele na situação atual, de forma que a

experiência possa ser integrada, em vez de dissociada das outras experiências da vida". (p. 64)

Peplau (1962) acreditava que a ênfase da enfermagem psiquiátrica está na subfunção de conselheiro. Sendo assim, como esse enfoque influencia o papel do enfermeiro no contexto da assistência psiquiátrica? Algumas fontes definem o *enfermeiro terapeuta* como um indivíduo com formação em nível de graduação em enfermagem em saúde mental e psiquiátrica. Esse profissional desenvolveu habilidades por meio de experiências educacionais intensivas sob supervisão, de modo que pode conduzir eficazmente terapia individual, familiar ou em grupo.

Peplau sugeriu ser essencial que o *enfermeiro que trabalha com psiquiatria* tenha conhecimentos gerais das técnicas básicas de aconselhamento. Isso porque uma relação terapêutica ou "assistencial" é estabelecida por meio da utilização dessas técnicas interpessoais e baseia-se no conhecimento sólido das teorias do desenvolvimento da personalidade e do comportamento humano.

Sullivan (1953) acreditava que os problemas emocionais provinham de dificuldades nos relacionamentos interpessoais. Por isso, teóricos interpessoais, como Peplau e Sullivan, enfatizavam a importância do desenvolvimento da relação terapêutica na prestação de cuidados emocionais. Assim, com o estabelecimento de uma relação satisfatória entre o enfermeiro e o paciente, as pessoas aprendem a generalizar a capacidade de estabelecer relacionamentos interpessoais satisfatórios às outras áreas de sua vida.

Dinâmica da relação terapêutica enfermeiro-paciente

Travelbee (1971), que expandiu a teoria de Peplau quanto às relações interpessoais em enfermagem, afirmou que um relacionamento é possível apenas quando cada indivíduo envolvido na interação percebe o outro como um ser humano singular. Essa autora não se refere a uma relação enfermeiro-paciente, mas sim a um relacionamento entre seres humanos, que ela descreve como uma "experiência mutuamente significativa". Desse modo, o enfermeiro e o paciente que recebe seus cuidados têm suas necessidades atendidas quando cada um vê o outro como um ser humano singular, não como "uma doença", "um número de quarto" ou "todos os enfermeiros" em geral.

As relações terapêuticas são orientadas por metas. Em condições ideais, o enfermeiro e o paciente decidem juntos qual será a meta do relacionamento, que, na maioria dos casos, é incentivar a aprendizagem e o crescimento na tentativa de haver alguma mudança na vida do paciente. Em geral, a meta de uma relação terapêutica pode ser baseada em um modelo de resolução de problemas.

EXEMPLO

META

O paciente demonstrará estratégias de enfrentamento mais adaptativas para lidar com a situação existencial específica.

INTERVENÇÕES

- Identificar o que está causando problemas para o paciente atualmente
- Estimular o paciente a conversar sobre as mudanças que ele gostaria de fazer
- Conversar com o paciente sobre quais mudanças são possíveis e quais não são
- Pedir ao paciente que examine seus sentimentos acerca de alguns aspectos de sua vida que não podem ser alterados e encontrar maneiras alternativas de enfrentamento mais adaptativo
- Conversar sobre estratégias alternativas para fazer mudanças que o paciente deseja efetuar
- Pesar os benefícios e as consequências de cada alternativa
- Ajudar o paciente a escolher uma alternativa
- Estimular o paciente a efetuar a mudança
- Fornecer *feedback* positivo às tentativas do paciente de efetuar mudanças
- Ajudar o paciente a avaliar as mudanças efetuadas e a efetuar as modificações que sejam necessárias.

Uso terapêutico do "eu"

Travelbee (1971) descreveu o recurso de prestar cuidados de enfermagem interpessoal como *uso terapêutico do "eu"*, que ela definiu como "capacidade de usar a própria personalidade conscientemente e em atenção plena na tentativa de estabelecer proximidade e estruturar a intervenção de enfermagem" (p. 19).

O uso do "eu" de modo terapêutico exige que o enfermeiro tenha uma grande dose de autoconsciência e autoconhecimento, depois de chegar a uma epifania filosófica quanto à vida, à morte e à condição humana em geral. O enfermeiro precisa entender que a capacidade e a extensão com que alguém pode ajudar eficazmente outras pessoas em tempos de necessidade são profundamente influenciadas por esse sistema de valores interiores – uma combinação de intelecto e emoções.

Como alcançar a autoconsciência

Explicitação de valores

Conhecer e entender a si próprio aumenta a capacidade de estabelecer relacionamentos interpessoais satisfatórios. A autoconsciência exige que o indivíduo reconheça e aceite o que ele valoriza e aprenda a aceitar a singularidade e as diferenças nos outros. Esse conceito é importante no dia a dia e na profissão de enfermagem em geral, mas é *essencial* à prática da enfermagem psiquiátrica.

O sistema de valores de uma pessoa é estabelecido em um estágio muito precoce da vida e tem seus fundamentos no sistema de valores adotado pelos cuidadores principais. Logo, é culturalmente determinado e consiste em crenças, atitudes e valores, podendo mudar muitas vezes ao longo da vida. A explicitação de valores é um processo por meio do qual um indivíduo pode alcançar autoconsciência.

Crenças

Crença é uma ideia que se supõe ser verdadeira e que pode assumir uma dentre várias formas:

- *Crenças racionais* são ideias para as quais existem evidências objetivas que comprovam sua verdade

| **EXEMPLO**
| Alcoolismo é uma doença

- *Crenças irracionais* são ideias que um indivíduo aceita como verdadeiras, embora existam evidências objetivas que as contradizem. Ideias delirantes podem ser um tipo de crença irracional

| **EXEMPLO**
| Depois que um alcoólico passou pelo processo de desintoxicação e reabilitação, ele pode beber socialmente se quiser

- *Fé* (algumas vezes descrita como *crença cega*) é uma crença em alguma coisa ou alguém, que não demanda comprovação

| **EXEMPLO**
| A crença em uma força superior pode ajudar um alcoólico a parar de beber

- *Estereótipo* é uma crença compartilhada socialmente, que descreve um conceito de maneira exageradamente simplificada ou indiferenciada

| **EXEMPLO**
| Todos os alcoólicos são vagabundos e fracassados

Atitudes

Atitude é um marco referencial em torno do qual o indivíduo organiza os conhecimentos acerca de seu mundo. A atitude também tem um componente emocional, que pode ser um preconceito e pode ser seletivo e tendencioso. As atitudes atendem à necessidade de encontrar significado na vida e proporcionar clareza e consistência ao indivíduo. O estigma prevalente aplicado às doenças mentais é um exemplo de atitude negativa. Uma crença associada poderia ser de que "todos os doentes mentais são perigosos".

Valores

Valores são padrões abstratos – positivos ou negativos – que representam o modelo ideal de conduta e as metas ideais de um indivíduo. Exemplos de modelos ideais de conduta são: buscar a verdade e a beleza; ser limpo e ordenado; e comportar-se com sinceridade, justiça, razão, compaixão, humildade, respeito, honra e lealdade. Exemplos de metas ideais são: segurança, felicidade, liberdade, igualdade, êxtase, fama e poder.

Os valores diferem das atitudes e das crenças porque são orientados por ações ou produzem ações. Um indivíduo pode manter algumas atitudes e crenças sem se comportar de modo que demonstre que ele, de fato, adota tais atitudes e crenças. Por exemplo, um enfermeiro pode acreditar que todos os pacientes têm o direito de saber a verdade quanto ao seu diagnóstico; contudo, ele nem sempre age de acordo com essa crença de dizer aos pacientes toda a verdade sobre sua condição. Assim, a crença passa a ser um valor apenas quando é colocada em ação.

As atitudes e as crenças derivam do conjunto de valores do indivíduo. Uma pessoa pode ter milhares de crenças e centenas de atitudes, mas seus valores provavelmente são contados apenas em dezenas. Os valores podem ser entendidos como um tipo de conceito central ou padrão básico, que determina as atitudes, as crenças e, por fim, os comportamentos de um indivíduo. Raths et al. (1978) elaboraram um processo de explicitação de valores com sete etapas, que pode ser usado para ajudar a elucidar os valores pessoais. Esse processo está descrito na Tabela 7.1 e pode ser usado aplicando-se as sete etapas a uma atitude ou crença

TABELA 7.1 Processo de explicitação de valores.			
NÍVEL DAS OPERAÇÕES	**CATEGORIA**	**CRITÉRIOS**	**EXPLICAÇÃO**
Cognitivo	Escolher	1. Livremente 2. Entre alternativas 3. Depois de considerar cuidadosamente as consequências	"Esse valor é meu, ninguém me forçou a escolhê-lo. Eu entendo e aceito as consequências de adotar esse valor"
Emocional	Valorar	4. Satisfeito; feliz com a escolha 5. Faz uma afirmação pública da escolha, se for necessário	"Tenho orgulho de adotar esse valor e desejo contar aos outros sobre isso"
Comportamental	Agir	6. Agir para demonstrar na prática comportamental o valor adotado 7. Demonstra consistente e repetidamente esse padrão de comportamento	O valor é refletido no comportamento do indivíduo, enquanto ele o mantém

que o indivíduo adota. Então, quando uma atitude ou crença atende a todos os sete critérios, pode ser considerada um valor.

Janela de Johari

O "eu" deriva da autoavaliação e da avaliação que as outras pessoas fazem sobre o indivíduo. Ele representa o padrão singular de valores, atitudes, crenças, comportamentos, emoções e necessidades de cada pessoa. Autoconsciência é o reconhecimento desses aspectos e o entendimento de seu impacto em si próprio e nos outros. A Janela de Johari, ilustrada na Figura 7.1, é uma representação do "eu" e um recurso que pode ser usado para ampliar a autoconsciência (Luft, 1970). Ela é dividida em quatro partes (quatro aspectos do "eu"): público (ou aberto), cego, secreto e desconhecido.

"Eu" público (ou aberto)

O quadrante superior esquerdo da janela representa a parte do "eu" que é pública, isto é, os aspectos do "eu" que o indivíduo e as outras pessoas percebem.

EXEMPLO

A enfermeira Susana, filha de um alcoólico, tem fortes sentimentos quanto a ajudar indivíduos alcoólicos a manterem a sobriedade. Ela dedica voluntariamente seu tempo como "conselheira" de plantão para ajudar alcoólicos em recuperação. Susana está consciente de seus sentimentos e seu desejo de ajudar outras pessoas. Os membros do grupo Alcoólicos Anônimos, ao qual dedica seu tempo como voluntária, também estão cientes dos sentimentos de Susana e sentem-se à vontade para ligar para ela quando necessitam de ajuda para evitar uma recaída no alcoolismo.

"Eu" cego

O quadrante superior direito da janela representa a parte do "eu" que é conhecida das outras pessoas, mas não é percebida pelo indivíduo.

EXEMPLO

Quando Susana cuida de pacientes em processo de desintoxicação, ela o faz sem emoção, tendendo a privilegiar os aspectos técnicos da atividade, de modo que os pacientes a percebem como fria e crítica. Ela não se dá conta de que se comporta dessa maneira.

"Eu" secreto

O quadrante inferior esquerdo da janela representa a parte do "eu" que é conhecida do indivíduo, mas que ele oculta deliberada e conscientemente das outras pessoas.

EXEMPLO

Susana preferiria não cuidar de pacientes em processo de desintoxicação porque isso traz à consciência memórias dolorosas de sua infância. Contudo, ela não quer que os outros membros da equipe tomem conhecimento desses sentimentos; então, ela se oferece voluntariamente para cuidar de pacientes em processo de desintoxicação sempre que eles são destinados à sua unidade.

"Eu" desconhecido

O quadrante inferior direito da janela representa a parte do "eu" que é desconhecida tanto do indivíduo quanto dos demais.

EXEMPLO

Quando era criança, Susana sentia-se profundamente impotente por ser criada por um pai alcoólico. Ela nunca sabia em que condição encontraria seu pai ou qual seria seu comportamento. Ao longo dos anos, aprendeu a encontrar maneiras de manter o controle de sua vida e saiu de casa logo depois de concluir o ensino médio. A necessidade de estar no controle sempre foi muito importante, mas ela não está consciente de que trabalhar com alcoólicos em recuperação ajuda a atender a essa necessidade. As pessoas que Susana ajuda também não estão conscientes de que, quando são ajudadas, ela está satisfazendo uma necessidade pessoal não atendida.

	EU CONHEÇO	EU DESCONHEÇO
OUTRO CONHECE	EU PÚBLICO	EU CEGO
OUTRO DESCONHECE	EU SECRETO	EU DESCONHECIDO

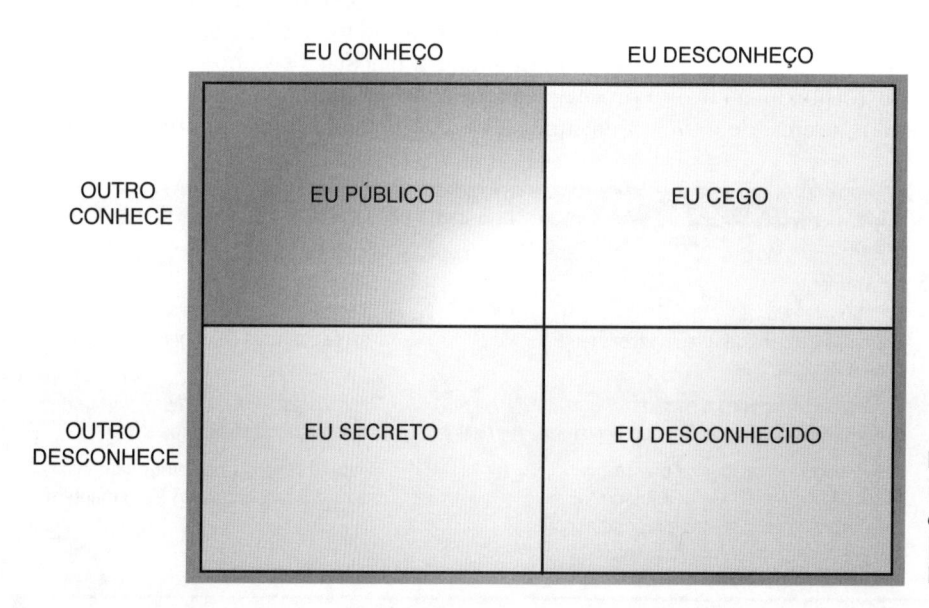

Figura 7.1 Janela de Johari. (De: Luft, J. [1970]. *Group processes: an introduction to group dynamics* [3rd ed.]. Palo Alto, CA: Mayfield Publishing, 1984, com permissão.)

A meta de ampliar a autoconsciência utilizando a Janela de Johari é aumentar a área do quadrante que representa o "eu" público. A pessoa aberta ao "eu" e às outras pessoas consegue ser espontânea e compartilhar emoções e experiências com as demais. Esse indivíduo também tem maior compreensão do seu comportamento e das reações dos outros a si próprio. O aumento da autoconsciência possibilita que o indivíduo interaja confortavelmente com os demais, aceite as diferenças dos outros e reconheça o direito ao respeito e à dignidade de cada pessoa.

> **RECOMENDAÇÃO PARA A PRÁTICA CLÍNICA.** O enfermeiro precisa transmitir uma "aura" de confiabilidade, que depende de que ele tenha sentimentos de autoconfiança. A confiança em si próprio é derivada do conhecimento obtido pela realização das metas pessoais e profissionais, assim como da capacidade de integrar esses papéis e atuar como um todo unificado.

Condições essenciais ao desenvolvimento da relação terapêutica

Pesquisadores identificaram vários elementos que facilitam o estabelecimento de uma relação terapêutica. Esses conceitos são extremamente significativos ao uso do "eu" como recurso terapêutico no desenvolvimento de relacionamentos interpessoais.

Rapport

Os elementos principais ao desenvolvimento de uma relação entre duas ou mais pessoas é conhecerem-se e estabelecerem *rapport*. *Rapport* refere-se a sentimentos especiais da parte do paciente e do enfermeiro com base em aceitação, cordialidade, amizade, interesses em comum, confiança e atitude imparcial. O estabelecimento do *rapport* pode ser conseguido conversando-se sobre temas não relacionados a saúde. Travelbee (1971) afirmou:

> [Estabelecer *rapport*] é gerar um sentimento de harmonia com base no conhecimento e na consideração da singularidade de cada indivíduo. É a capacidade de ficar em silêncio e sentir o outro como um ser humano – apreciar o desdobramento de cada personalidade em um relacionamento mútuo. A capacidade de realmente interessar-se pelos outros é fundamental ao *rapport*. (p. 152; 155)

Confiança

Para confiar em alguém, é preciso sentir-se confiante quanto à presença, credibilidade, integridade e veracidade de alguém, bem como ao desejo sincero de essa pessoa prestar assistência quando solicitada. Confiança é a tarefa inicial do desenvolvimento descrito por Erikson. Quando essa tarefa não é concluída, esse componente do desenvolvimento de relações se torna mais difícil. Isso não quer dizer que a confiança não possa ser estabelecida, mas apenas que podem ser necessários tempo e paciência adicionais da parte do enfermeiro.

A confiança não pode ser presumida, ela deve ser conquistada. A credibilidade é demonstrada por meio das intervenções de enfermagem que transmitem um sentimento de amabilidade e cuidado com o paciente. Essas intervenções são iniciadas de maneira simples e concreta, igualmente voltadas para as atividades que atendam às necessidades básicas do paciente, como segurança e proteção em seus aspectos fisiológico e psicológico. Muitos pacientes psiquiátricos têm **pensamento concreto**, que foca seus processos mentais em aspectos específicos (em vez de generalidades) e em resultados imediatos (em vez de desfechos finais). Exemplos de intervenções de enfermagem que promovem a confiança de um indivíduo que pensa concretamente são:

- Entregar um cobertor quando o paciente está com frio
- Oferecer alimento quando o paciente está com fome
- Cumprir as promessas
- Ser honesto (p. ex., dizendo "eu não sei a resposta para sua pergunta, mas tentarei encontrar" e, em seguida, ir adiante)
- Explicar em termos simples e objetivos as razões de certos procedimentos, normas e regras
- Fornecer um horário por escrito com as atividades programadas
- Participar das atividades com o paciente, se ele estiver relutante em ir sozinho
- Ser consistente na adesão às diretrizes do serviço
- Ouvir as preferências, os pedidos e as opiniões do paciente e, sempre que for possível, tomar decisões conjuntas acerca de sua assistência
- Assegurar a **confidencialidade**; tranquilizar o paciente de que aquilo que for conversado não será repetido fora dos limites da equipe de atenção à saúde.

Confiança é a base da relação terapêutica; por isso, o enfermeiro que trabalha em psiquiatria precisa aperfeiçoar as habilidades que promovam o desenvolvimento desse fator. Além disso, a confiança precisa ser estabelecida de modo que a relação enfermeiro-paciente avance além do nível superficial de atender às necessidades imediatas do paciente.

Respeito

Demonstrar respeito é acreditar na dignidade e no valor de um indivíduo, independentemente de seu comportamento inaceitável. O psicólogo Carls Rogers definiu isso como **consideração positiva incondicional** (Raskin et al., 2014). A atitude é imparcial e o respeito é incondicional, porque não depende de que o comportamento do paciente atenda a determinados padrões. Na verdade, o enfermeiro pode não aprovar o estilo de vida ou os padrões comportamentais do paciente;

entretanto, com a consideração positiva incondicional, o paciente é aceito e respeitado por nenhuma outra razão além de que ele é considerado um ser humano singularmente valoroso.

Alguns pacientes psiquiátricos têm pouquíssimo respeito por si próprios. Em alguns casos, a falta de respeito está relacionada com a baixa autoestima associada às doenças clínicas, como depressão; em outras situações, está ligada à rejeição e estigmatização da parte de outras pessoas. O reconhecimento de que eles são aceitos e respeitados incondicionalmente como indivíduos singulares e preciosos pode promover sentimentos de valor próprio e autoconsideração. O enfermeiro pode demonstrar uma atitude de respeito quando:

- Chama o paciente por seu nome (e título, se ele preferir)
- Dispende tempo com seu paciente
- Dedica tempo suficiente para responder às perguntas e preocupações do paciente
- Promove um clima de privacidade durante as interações terapêuticas com o paciente e durante o exame físico ou o tratamento
- Sempre está disponível e é honesto com seu paciente, mesmo quando pode ser difícil falar a verdade
- Escuta as ideias, preferências e opiniões do paciente e, sempre que possível, toma decisões colaborativas acerca de sua assistência
- Esforça-se por entender a motivação por trás do comportamento do paciente, independentemente de quão inaceitável possa parecer.

Autenticidade

O conceito de **autenticidade** refere-se à capacidade de o enfermeiro ser franco, honesto e verdadeiro em suas interações com o paciente. Ser verdadeiro é estar consciente do que alguém está vivenciando internamente e permitir que a qualidade dessa experiência interior fique aparente na relação terapêutica. Quando se é autêntico, há *coerência* entre o que é sentido e o que é expresso (Raskin et al., 2014). O enfermeiro autêntico responde ao paciente com verdade e honestidade, em vez de dar respostas que ele considera mais "profissionais" ou que simplesmente refletem o "papel da enfermagem".

A autenticidade pode exigir certo grau de *autorrevelação* por parte do enfermeiro. Isso não quer dizer que ele precise revelar ao paciente *tudo* o que ele está sentindo ou *todas* as vivências particulares relacionadas com o que o paciente está passando. Na verdade, é preciso ter cuidado com a autorrevelação para evitar a inversão dos papéis do enfermeiro e do paciente. Por exemplo, quando um paciente diz ao enfermeiro "eu fico tão aborrecido quando alguém me desrespeita; às vezes, você precisa bater em alguém para lhe ensinar uma lição", o enfermeiro poderia responder "eu também fico chateado. Vamos falar sobre algumas maneiras diferentes de reagir à sua raiva, em vez de bater em alguém". Nesse exemplo, o enfermeiro revela um sentimento comum, enquanto mantém o foco na necessidade de o paciente resolver um problema. Quando o enfermeiro usa autorrevelação, transmite ao paciente uma sensação de humanidade, exemplificando um papel que o paciente pode reproduzir em situações semelhantes. Em seguida, o paciente pode sentir-se mais confortável para revelar informações pessoais ao enfermeiro.

A maioria das pessoas tem uma capacidade excepcional de detectar quando alguém é artificial. Desse modo, quando o enfermeiro não transmite autenticidade e respeito em suas relações, não é possível estabelecer uma base de realidade para a confiança. Essas qualidades são essenciais para ajudar o paciente a realizar seu potencial na relação enfermeiro-paciente e para que ocorram mudança e crescimento (Raskin et al., 2014).

Empatia

Empatia é a capacidade de ver além do comportamento exterior e entender a situação sob a perspectiva do paciente. Com ela, o enfermeiro pode perceber e entender exatamente o significado e a importância dos pensamentos e sentimentos do paciente. O profissional também precisa ser capaz de comunicar essa percepção ao indivíduo doente, tentando traduzir palavras e comportamentos em sentimentos.

É comum que o conceito de empatia seja confundido com **piedade**. A diferença principal é que, com a empatia, o enfermeiro percebe e entende exatamente o que o paciente está sentindo e o estimula a explorar esses sentimentos. Com a piedade, o enfermeiro realmente compartilha do que o paciente está sentindo e sente necessidade de aliviar seu sofrimento. Schuster (2000) afirmou:

> Empatia significa que você continua emocionalmente separado da outra pessoa, ainda que possa entender objetivamente o ponto de vista do paciente. Essa é a diferença de piedade (*sympathy*, em inglês). Piedade significa aceitar as necessidades e os problemas do outro como se fossem seus e envolver-se emocionalmente ao ponto de perder sua objetividade. Para sentir empatia em vez de piedade ou comiseração, você precisa demonstrar sentimentos, mas não ser arrebatado pelos sentimentos ou se identificar exageradamente com os problemas do paciente e sua família. (p. 102)

Empatia é considerada uma das características mais importantes da relação terapêutica, e as percepções empáticas precisas da parte do enfermeiro ajudam o paciente a identificar sentimentos que possam ter sido suprimidos ou negados. Emoções positivas são produzidas à medida que o paciente percebe que é realmente compreendido por outra pessoa. Assim, conforme os sentimentos vêm à tona e são explorados, o indivíduo reconhece aspectos de si próprio que ele pode desconhecer. Isso contribui para o processo de identificação pessoal e promoção de um autoconceito positivo.

Com empatia, enquanto compreende os pensamentos e sentimentos do paciente, o enfermeiro consegue manter objetividade suficiente para permitir que o indivíduo consiga solucionar seus problemas com ajuda mínima. Com piedade, o profissional realmente sente o que o doente está sentindo, a objetividade é perdida, e ele pode tornar-se focado em aliviar o próprio sofrimento, em vez de ajudar o paciente a resolver o problema que tem em mãos. A seguir, há um exemplo de reações empática e piedosa à mesma situação.

EXEMPLO

Situação: BJ é uma paciente da unidade de psiquiatria com o diagnóstico de transtorno depressivo (distimia) persistente. Ela mede 1,67 m e pesa 134 kg. BJ sempre esteve acima do peso ideal em toda a sua vida. É solteira, não tem amigos próximos e nunca teve uma relação íntima com outra pessoa. Hoje é seu primeiro dia na unidade, e ela se recusa a sair do quarto. Ao aparecer para almoçar na sala de refeições depois da internação, BJ ficou envergonhada quando vários outros pacientes riram alto e a chamaram de gorda.

Na reação piedosa, o enfermeiro diz: "eu certamente posso entender o que você está sentindo. Eu também estive acima do peso na maior parte da minha vida. Eu fico tão irritado quando as pessoas agem assim! Elas são tão insensíveis! É muito comum as pessoas magras agirem assim. Você tem o direito de manter-se longe delas. Veremos quão alto eles rirão quando *você* escolher o filme que será exibido na unidade depois do jantar hoje à noite."

Na reação empática, o enfermeiro diz: "Você se sentiu irritada e envergonhada com o que aconteceu hoje na hora do almoço". À medida que seus olhos se enchem de lágrimas, o enfermeiro estimula BJ a chorar e a se sentir à vontade para expressar sua raiva pela situação. O enfermeiro fica com BJ, mas não se detém nos *próprios* sentimentos acerca do que aconteceu. Em vez disso, ele dirige seu foco a BJ e ao que essa paciente percebe como suas necessidades mais imediatas naquele momento.

Rapport, confiança, respeito, autenticidade e empatia são elementos essenciais ao desenvolvimento de relações terapêuticas e podem ser bem preciosos aos relacionamentos sociais. As diferenças principais entre relações sociais e terapêuticas são que as últimas sempre permanecem focadas nas necessidades de cuidados de saúde do paciente, nunca têm a finalidade de atender às necessidades pessoais do enfermeiro e progridem ao longo de fases bem definidas de desenvolvimento, com o objetivo de ajudar o indivíduo a solucionar problemas relacionados com sua saúde.

Fases da relação terapêutica enfermeiro-paciente

Os enfermeiros psiquiatras usam o desenvolvimento de relações interpessoais como intervenção primária para os pacientes atendidos nos serviços de saúde mental e psiquiátricos. Isso é compatível com a identificação por Peplau (1962) do aconselhamento como subfunção principal da enfermagem psiquiátrica. Sullivan (1953), de quem Peplau modelou sua própria teoria de enfermagem, acreditava firmemente que alguns problemas emocionais estavam diretamente relacionados com as dificuldades nos relacionamentos interpessoais. Com esse conceito em mente, essa função do enfermeiro no contexto psiquiátrico se torna especialmente significativa e intencional – um elemento integral do regime terapêutico completo.

O relacionamento interpessoal terapêutico é o meio pelo qual o processo de enfermagem é implementado. Com os relacionamentos, as partes envolvidas identificam problemas e buscam soluções. As etapas do relacionamento foram classificadas em quatro fases: (1) fase pré-interação, (2) fase de orientação (introdutória), (3) fase de operação e (4) fase de conclusão. Embora cada uma seja específica e diferente das outras, pode haver alguma superposição das atividades, principalmente quando a interação é limitada. A Tabela 7.2 descreve as principais metas de enfermagem durante cada fase da relação enfermeiro-paciente.

Fase pré-interação

A fase pré-interação consiste na preparação para o primeiro encontro com o paciente. As atividades são:

- Obter as informações disponíveis sobre o paciente em seu prontuário, com outras pessoas significativas ou outros membros da equipe de saúde. Com base nesses dados, começa a avaliação inicial. O enfermeiro também pode tomar consciência das próprias reações às informações obtidas sobre o paciente
- Examinar os sentimentos, medos e ansiedades próprios quanto a trabalhar com um paciente em especial. Por exemplo, o enfermeiro pode ter sido criado em uma família com alcoólicos e ter sentimentos ambivalentes quanto a cuidar de um paciente dependente do álcool. Todas as pessoas trazem para o contexto clínico suas atitudes e seus sentimentos de experiências pregressas.

TABELA 7.2 Fases do desenvolvimento da relação enfermeiro-paciente e principais metas de enfermagem.	
FASE	**METAS**
1. Pré-interação	Examinar as próprias percepções
2. Orientação (fase introdutória)	Estabelecer confiança Formular um contrato para a intervenção
3. Operacional	Incentivar o paciente a mudar
4. Conclusão	Avaliar se a meta foi alcançada Assegurar o encerramento da relação terapêutica

O enfermeiro deve estar consciente de como essas ideias pré-concebidas podem afetar sua capacidade de cuidar de seus pacientes individualmente.

Fase de orientação (introdutória)

Durante a fase de orientação, o enfermeiro e o paciente tornam-se familiarizados um com o outro. As tarefas são:

- Criar um ambiente propício ao desenvolvimento de confiança e *rapport*
- Firmar um contrato de intervenção, que detalhe as expectativas e responsabilidades do enfermeiro e seu paciente
- Reunir as informações do histórico de enfermagem para construir um banco de dados sólido
- Identificar os pontos fortes e as limitações do paciente
- Formular diagnósticos de enfermagem
- Estabelecer metas mutuamente aceitáveis ao enfermeiro e seu paciente
- Elaborar um plano de ação realista, de modo a alcançar as metas estabelecidas
- Explorar os sentimentos do paciente e do enfermeiro em termos da fase introdutória.

As apresentações geralmente são desconfortáveis, e os participantes podem sentir alguma ansiedade até que seja estabelecido algum grau de *rapport*. As interações podem continuar no nível superficial até que a ansiedade regrida, e várias delas podem ser necessárias para executar as tarefas associadas a essa fase.

Fase operacional

O trabalho terapêutico da relação é realizado durante essa fase. As tarefas são:

- Manter a confiança e o *rapport* estabelecidos durante a fase de orientação
- Promover a contribuição e a percepção de realidade do paciente
- Resolver os problemas usando o modelo descrito anteriormente neste capítulo
- Superar comportamentos de resistência da parte do paciente à medida que o nível de ansiedade aumenta em resposta às conversas sobre temas dolorosos
- Avaliar continuamente os progressos em direção às metas estabelecidas.

Transferência e contratransferência

Transferência e contratransferência são fenômenos comuns que podem acontecer em um tratamento terapêutico.

Transferência

A **transferência** ocorre quando o paciente desvia (ou "transfere") inconscientemente ao enfermeiro sentimentos desenvolvidos por alguém em seu passado (Sadock et al., 2015). Esses sentimentos podem ser desencadeados por alguma característica da aparência ou da personalidade do profissional que lembre ao paciente uma outra pessoa. A transferência pode interferir na interação terapêutica quando os sentimentos expressos incluem raiva e hostilidade. A raiva dirigida ao enfermeiro pode ser evidenciada por falta de cooperação e resistência ao tratamento.

A transferência também pode assumir a forma de afeição avassaladora ou dependência excessiva do enfermeiro. Nesses casos, o profissional é supervalorizado e o paciente cria expectativas irrealistas a seu respeito. Quando o enfermeiro não consegue atender a essas expectativas ou à demanda exagerada por dependência, o paciente fica zangado e hostil.

Intervenções para transferência

Hilz (2013) afirmou:

> Nos casos de transferência, a relação geralmente não precisa ser interrompida, exceto quando a transferência constitui um impedimento grave ao tratamento ou à segurança. O enfermeiro deve trabalhar com o paciente na resolução do passado com base no presente, ajudar o paciente a identificar a transferência e reatribuir um significado novo e mais apropriado à relação enfermeiro-paciente. A meta é direcionar os pacientes para a independência, ensinando-os a assumir responsabilidade por seus próprios comportamentos, sentimentos e pensamentos e a atribuir significados corretos às suas relações com base nas circunstâncias atuais, em vez de seu passado.

Contratransferência

O termo **contratransferência** refere-se às reações emocionais e comportamentais do enfermeiro ao paciente, quando o profissional transfere sentimentos (geralmente inconscientes) quanto a pessoas ou experiências pregressas ao seu paciente. Essas reações podem estar relacionadas com sentimentos não resolvidos para com outras pessoas significativas do passado do enfermeiro, ou podem ser provocadas em resposta à transferência de sentimentos por parte do paciente. Não é fácil evitar raiva quando o paciente é repetidamente antagônico, deixar de sentir-se lisonjeado quando é inundado por afeição e atenção por parte do paciente, ou mesmo sentir-se muito poderoso quando o paciente demonstra dependência exagerada. No entanto, esses sentimentos podem interferir na relação terapêutica, quando desencadeiam os seguintes tipos de comportamento:

- O enfermeiro identifica-se excessivamente com os sentimentos do paciente, na medida em que o lembram dos seus problemas passados ou atuais
- O enfermeiro e seu paciente desenvolvem um relacionamento pessoal ou social
- O enfermeiro começa a dar conselhos ou tentar "salvar" o paciente
- O enfermeiro estimula e promove a dependência do paciente

- A raiva do enfermeiro provoca sentimentos de repulsa pelo paciente
- O enfermeiro sente-se ansioso e desconfortável na presença do paciente
- O enfermeiro fica entediado e apático nas sessões com o paciente
- O enfermeiro tem dificuldade de estabelecer limites ao comportamento do paciente
- O enfermeiro defende o comportamento do paciente frente aos outros membros da equipe.

O enfermeiro pode estar totalmente inconsciente ou apenas minimamente consciente de que esteja ocorrendo contratransferência (Hilz, 2013).

Intervenções para contratransferência

Hilz (2013) comentou:

> Em geral, a relação não precisa ser interrompida quando ocorre contratransferência. Em vez disso, o enfermeiro ou outro membro da equipe que está fazendo contratransferência deve ser auxiliado positivamente por outros membros da equipe, de forma a identificar seus sentimentos e comportamentos e reconhecer a ocorrência do fenômeno. Pode ser recomendável realizar sessões de avaliação com o enfermeiro depois de seu encontro com o paciente, nas quais ele e outros membros da equipe (que estejam observando as interações) conversem e comparem os comportamentos demonstrados na relação.

Fase de encerramento

O encerramento da relação pode ocorrer por diversas razões: as metas mutuamente estabelecidas foram alcançadas, o paciente recebe alta hospitalar ou, no caso de um estudante de enfermagem, o período de rodízio clínico terminou. Essa fase pode ser difícil para o paciente e o enfermeiro, pois a tarefa principal consiste em dar conclusão a uma relação terapêutica. Isso ocorre quando:

- Progressos foram efetuados no sentido de alcançar as metas mutuamente estabelecidas
- Um plano de continuidade do cuidado ou da assistência durante as experiências estressantes da vida é mutuamente estabelecido pelo enfermeiro e o paciente
- Os sentimentos acerca do encerramento da relação são reconhecidos e explorados. O enfermeiro e o paciente podem experimentar sentimentos de tristeza e perda, e o profissional deve compartilhá-los com o indivíduo tratado. Por meio dessas interações, o paciente aprende que é aceitável ter esses tipos de sentimentos por ocasião de uma separação e, com esse entendimento, ele cresce durante o processo de encerramento da relação. Esse também é um período no qual o enfermeiro e o paciente podem avaliar e resumir a aprendizagem que ocorreu como resultado de seu relacionamento.

> **RECOMENDAÇÃO PARA A PRÁTICA CLÍNICA.** Quando o paciente sente tristeza e perda, os comportamentos adotados com a intenção de adiar o encerramento podem ficar evidentes. Se o enfermeiro experimenta os mesmos sentimentos, pode aceitar os comportamentos do paciente para postergar o encerramento. Diante disso, para que a relação terapêutica seja encerrada, o enfermeiro precisa estabelecer a realidade da separação e resistir a ser manipulado por adiamentos repetidos por parte do paciente.

Fronteiras da relação enfermeiro-paciente

Uma fronteira consiste em uma demarcação que determina a extensão dos limites aceitáveis. Existem diversos tipos de fronteiras, que incluem:

- Fronteiras materiais: são os limites físicos, como cercas que delimitam um terreno
- Fronteiras sociais: são estabelecidas dentro de uma cultura e definem como se espera que os indivíduos se comportem em situações sociais
- Fronteiras pessoais: são os limites que as pessoas definem para si próprias. Isso inclui os *limites de distância física*, ou seja, simplesmente quão perto as pessoas permitem que outros cheguem antes de invadir seu espaço físico; e os *limites emocionais*, isto é, quanto um indivíduo decide revelar de sua intimidade para outras pessoas
- Fronteiras profissionais: limitam e demarcam as expectativas quanto às relações profissionais apropriadas com os pacientes. "As fronteiras profissionais são os espaços entre o poder do enfermeiro e a vulnerabilidade do paciente" (National Council of State Boards of Nursing [NCSBN], 2014). Os enfermeiros precisam reconhecer que existe um desequilíbrio de forças com seus pacientes em razão da função que desempenham e das informações às quais têm acesso sobre eles. Sempre precisam estar conscientes disso para evitar qualquer circunstância na qual possam obter ganhos pessoais em sua relação terapêutica. Os problemas relativos às fronteiras profissionais comumente estão relacionados com as seguintes questões:
  - **Autorrevelação**: a autorrevelação por parte do enfermeiro pode ser apropriada quando a informação pode oferecer algum benefício terapêutico ao paciente. Isso nunca deve ocorrer para atender às necessidades do enfermeiro
  - **Dar presentes**: os indivíduos que recebem cuidados de saúde frequentemente se sentem em débito com os profissionais da área. Na verdade, dar presentes pode fazer parte do processo terapêutico das pessoas que recebem cuidados (College of Association of Registered Nurses of Alberta, 2011). As crenças e os valores culturais também podem ser considerados na decisão de aceitar um presente de um paciente; afinal, em algumas culturas,

rejeitar um presente seria interpretado como uma ofensa (Pies, 2012). Aceitar doações financeiras nunca é apropriado, mas em alguns casos as enfermeiras podem ter permissão para sugerir, em seu lugar, uma doação para uma instituição de caridade à escolha do paciente. Se a aceitação de um pequeno presente de gratidão parecer apropriada, o enfermeiro pode preferir compartilhá-lo com outros membros da equipe que também tenham participado da assistência ao paciente. Em todos os casos, os enfermeiros devem ter bom senso profissional ao decidir se aceitam ou não um presente de um paciente. É importante atentar ao que o presente significa para o paciente, assim como às normas da instituição, ao *Código de Ética do Enfermeiro* proposto pela American Nurses Association (ANA) e ao documento *Abrangência e Padrões de Prática* da mesma instituição

- **Toque**: por sua própria natureza, a enfermagem envolve tocar nos pacientes, pois o toque é necessário para realizar os procedimentos terapêuticos envolvidos no cuidado físico das pessoas. Toque carinhoso é quando o enfermeiro toca no paciente quando não há necessidade física de fazê-lo. O toque ou carinho pode ser benéfico quando é realizado com finalidade terapêutica e com consentimento do paciente. Antes de realizar o toque carinhoso, é necessário certificar-se de que ele é apropriado, benéfico e bem-vindo (College of Registered Nurses of British Columbia, 2015). O toque carinhoso oferece conforto ou encorajamento, mas alguns pacientes vulneráveis podem interpretar equivocadamente seu significado. Em determinadas culturas, como nas tradições dos povos Najavo, chinês e japonês, o toque não é considerado aceitável, a menos que as partes se conheçam muito bem (Purnell, 2014). O enfermeiro precisa ser sensível a essas nuanças culturais e saber quando o ato de tocar viola uma fronteira pessoal. Além disso, os pacientes com níveis altos de ansiedade ou suspeição, ou comportamentos psicóticos, podem interpretar o toque como agressividade. Essas são situações nas quais o ato deve ser evitado ou considerado com extrema cautela
- **Amizade ou relação romântica**: quando o enfermeiro está bem familiarizado com um paciente, a relação precisa avançar de um plano pessoal para o profissional. Se o profissional não consegue fazer essa separação, deve afastar-se de sua relação com o paciente. Da mesma maneira, os enfermeiros precisam precaver-se dos relacionamentos pessoais que se desenvolvem em consequência da relação terapêutica enfermeiro-paciente. Relacionamentos românticos, sexuais ou pessoais íntimos de qualquer outro nível nunca são apropriados entre um enfermeiro e seu paciente.

Alguns sinais de alerta indicam que as fronteiras profissionais da relação enfermeiro-paciente correm risco. Isso pode incluir (Coltrane e Pugh, 1978):

- Favorecimento do cuidado de um paciente em detrimento dos demais
- Guardar segredos com um paciente
- Alterar o estilo de roupa para trabalhar com determinado paciente
- Trocar a escala para cuidar de determinado paciente
- Dar atenção ou tratamento especial a um paciente em detrimento dos demais
- Passar tempo livre com o paciente
- Pensar frequentemente no paciente quando está de folga
- Compartilhar informações pessoais ou questões de trabalho com o paciente
- Receber presentes ou manter contatos ou comunicação contínua com o paciente depois da alta.

A violação de fronteiras pode colocar em risco a integridade da relação enfermeiro-paciente; por isso, os enfermeiros precisam ter autoconsciência e discernimento para saber quando a integridade profissional está comprometida. Embora algumas variáveis, como contexto no qual o cuidado é prestado, influências da comunidade, necessidades do paciente e tipo de tratamento, afetem o modo como as fronteiras são demarcadas, "quaisquer ações que ultrapassem as fronteiras estabelecidas para atender às necessidades do enfermeiro são violações de limites" (NCSBN, 2014).

Resumo e pontos fundamentais

- Os enfermeiros que trabalham na área de saúde mental e psiquiátrica utilizam habilidades especiais ou "técnicas interpessoais" para ajudar seus pacientes a adaptarem-se às dificuldades ou mudanças nas experiências de vida. As relações terapêuticas enfermeiro-paciente são orientadas por metas, e o modelo de resolução de problemas é usado para tentar alcançar algum tipo de mudança na vida do paciente
- O instrumento usado para implementar o processo de enfermagem interpessoal é o uso terapêutico do "eu", que exige que o enfermeiro tenha autoconsciência e autocompreensão bem definidas
- Hildegard Peplau identificou sete subfunções intrínsecas ao papel de enfermeiro: pessoa estranha, pessoa recurso, educador, líder, substituto, especialista técnico e conselheiro
- As características que facilitam o desenvolvimento de uma relação terapêutica são *rapport*, confiança, respeito, autenticidade e empatia
- As fases da relação terapêutica enfermeiro-paciente são as seguintes: pré-interação, orientação (introdutória), operacional e encerramento
- A transferência ocorre quando o paciente desvia (ou "transfere") inconscientemente para o enfermeiro sentimentos formados por alguma pessoa do seu passado

- O termo contratransferência refere-se às reações emocionais e comportamentais do enfermeiro ao paciente, por meio das quais ele transfere sentimentos (geralmente sem perceber) sobre experiências ou pessoas do seu passado para o paciente. Essas reações podem estar relacionadas com sentimentos não resolvidos por outras pessoas significativas do passado do enfermeiro, ou podem ser desencadeadas em resposta à transferência de sentimentos por parte do paciente

- Os tipos de fronteiras são material, social, pessoal e profissional
- Os problemas relacionados com as fronteiras profissionais incluem autorrevelação, dar e receber presentes, toque e estabelecimento de amizade ou relação romântica
- A violação de fronteiras pode ameaçar a integridade da relação enfermeiro-paciente.

Questões de revisão

Escolha a resposta mais adequada para cada uma das perguntas a seguir.

1. A enfermeira Maria tem cuidado de Tom durante sua internação hospitalar. No dia da alta de Tom, sua esposa trouxe um buquê de flores e uma caixa de chocolate ao seu quarto. Ele oferece esses presentes à enfermeira Maria, dizendo: "Obrigado por cuidar de mim." Qual seria a resposta correta da enfermeira?
   a. "Eu não aceito presentes de meus pacientes."
   b. "Muito obrigada! É muito bom ser reconhecida."
   c. "Obrigada. Eu compartilharei esses presentes com os demais membros da equipe."
   d. "As normas do hospital proíbem-me de aceitar presentes de pacientes."

2. Elisa disse à enfermeira: "Eu trabalhei como secretária para que meu marido pudesse cursar a faculdade, mas ele me deixou logo que concluiu os estudos. Eu o odeio! Odeio todos os homens!". Qual das seguintes opções seria uma resposta empática da enfermeira?
   a. "Você está com muita raiva agora. Essa é uma reação normal à sua perda."
   b. "Eu sei o que isso significa. Os homens podem ser muito insensíveis."
   c. "Eu entendo perfeitamente. Meu marido também se divorciou de mim."
   d. "Você está deprimida agora, mas com o tempo irá sentir-se bem."

3. Qual dos seguintes comportamentos sugerem uma possível violação das fronteiras profissionais? (Assinale todas as opções corretas.)
   a. O enfermeiro solicita repetidamente que seja designado para cuidar de um paciente específico.
   b. O enfermeiro compartilha detalhes de seu divórcio com o paciente.
   c. O enfermeiro toma providências para encontrar-se com o paciente fora do ambiente terapêutico.
   d. O enfermeiro compartilha como lidou com uma situação difícil semelhante.

4. Qual das seguintes tarefas está associada à fase de orientação do desenvolvimento de uma relação terapêutica? (Assinale todas as opções corretas.)
   a. Incentivar o discernimento e a percepção de realidade do paciente.
   b. Criar um ambiente propício ao estabelecimento de confiança e *rapport*.
   c. Usar o modelo de resolução de problemas para alcançar as metas estabelecidas.
   d. Obter as informações disponíveis sobre o paciente de diversas fontes.
   e. Formular diagnósticos de enfermagem e estabelecer metas.

5. A enfermeira Rosa, filha de um alcoólico, está cuidando de João, um paciente que abusa de álcool. Ele foi bem-sucedido em um processo de desintoxicação e está iniciando o programa de reabilitação. João disse para a enfermeira: "Eu não quero mais ir a essas reuniões estúpidas do AA. Eles não ajudam em nada!". Rosa, cujo pai morreu de complicações do alcoolismo, respondeu com raiva: "Você não se preocupa nem com o que acontecerá aos seus filhos?". A resposta de Rosa é um exemplo de qual das seguintes situações?
   a. Transferência.
   b. Contratransferência.
   c. Autorrevelação.
   d. Violação das fronteiras profissionais.

6. A enfermeira Cristina está cuidando de Nice, uma paciente do programa de controle da raiva. Qual das seguintes opções identifica ações associadas à fase operacional da relação terapêutica?
   a. Nice disse à Cristina que deseja aprender maneiras mais adaptativas de lidar com sua raiva. Juntas, elas estabelecem algumas metas.

(continua)

Questões de revisão (continuação)

b. As metas da terapia foram alcançadas, mas Nice chora e diz que precisa continuar a terapia para conseguir lidar adequadamente com sua raiva.
c. A enfermeira Cristina leu as evoluções anteriores no prontuário de Nice. Ela explora seus sentimentos acerca de trabalhar com uma mulher que maltratou o próprio filho.
d. A enfermeira Cristina ajuda Nice a praticar várias técnicas para controlar seus rompantes de raiva. Ela fornece à paciente *feedback* positivo por tentar melhorar seus comportamentos mal-adaptativos.

7. Quando há coerência entre o que sente e o que é expresso, o enfermeiro está demonstrando qual das seguintes características?
   a. Confiança.
   b. Respeito.
   c. Autenticidade.
   d. Empatia.

8. Quando o enfermeiro mostra aceitação incondicional de um indivíduo como um ser humano singular valioso, ele demonstra qual das seguintes características?
   a. Confiança.
   b. Respeito.
   c. Autenticidade.
   d. Empatia.

9. Hildegard Peplau identificou sete subfunções intrínsecas ao papel de enfermeiro. Ela acreditava que a ênfase da enfermagem psiquiátrica estava em qual delas?
   a. Pessoa recurso.
   b. Professor ou educador.
   c. Substituto.
   d. Conselheiro.

10. Quais dos seguintes comportamentos estão associados ao fenômeno de *transferência*? (Assinale todas as opções corretas.)
    a. O paciente atribui ao enfermeiro sentimentos associados a uma pessoa do seu passado.
    b. O enfermeiro atribui ao paciente sentimentos associados a uma pessoa do próprio passado.
    c. O paciente desenvolve afeto incontrolável pelo enfermeiro.
    d. O paciente torna-se excessivamente dependente do enfermeiro e cria expectativas irrealistas a seu respeito.

Bibliografia

College and Association of Registered Nurses of Alberta (CARNA). (2011). *Professional boundaries for registered nurses: Guidelines for the nurse-client relationship*. Edmonton, AB: CARNA.

College of Registered Nurses of British Columbia (CRNBC). (2015). Boundaries in the nurse-client relationship. Retrieved from https://www.crnbc.ca/Standards/PracticeStandards/Pages/boundaries.aspx

Hilz, L.M. (2013). Transference and countertransference. *Kathi's Mental Health Review*. Retrieved from www.toddlertime.com/mh/terms/countertransference-transference-3.htm

National Council of State Boards of Nursing (NCSBN). (2014). A nurse's guide to professional boundaries. Retrieved from https://www.ncsbn.org/ProfessionalBoundaries_Complete.pdf

Pies, R.W. (2012). The patient gift conundrum. *Medscape Psychiatry & Mental Health*. Retrieved from www.medscape.com/viewarticle/775575

Purnell, L.D. (2014). *Guide to culturally competent health care* (3rd ed.). Philadelphia: F.A. Davis.

Raskin, N.J., Rogers, C.R., & Witty, M.C. (2014). Client-centered therapy. In D. Wedding & R.J. Corsini (Eds.). *Current psychotherapies* (10th ed., pp. 95-145). Belmont, CA: Brooks/Cole.

Sadock, B.J., Sadock, V.A., & Ruiz, P. (2015). *Synopsis of psychiatry: Behavioral sciences/clinical psychiatry* (11th ed.). Philadelphia: Lippincott Williams & Wilkins.

Schuster, P.M. (2000). *Communication: The key to the therapeutic relationship*. Philadelphia: F.A. Davis.

Leitura sugerida

Coltrane, F., & Pugh, C. (1978). Danger signals in staff/patient relationships. *Journal of Psychiatric Nursing & Mental Health Services*, 16(6), 34-36. doi:10.3928/0279-3695-19780601-06

Luft, J. (1970). *Group processes: An introduction to group dynamics* (3rd ed.). Palo Alto, CA: Mayfield Publishing.

Peplau, H.E. (1962). Interpersonal techniques: The crux of psychiatric nursing. *American Journal of Nursing*, 62(6), 50-54. doi:10.1007/978-1-349-13441-0_13

Peplau, H.E. (1991). *Interpersonal relations in nursing*. New York: Springer.

Raths, L., Harmin, M., & Simon, S. (1978). *Values and teaching: Working with values in the classroom* (2nd ed.). Columbus, OH: Merrill.

Sullivan, H.S. (1953). *The interpersonal theory of psychiatry*. New York: W.W. Norton.

Travelbee, J. (1971). *Interpersonal aspects of nursing* (2nd ed.). Philadelphia: F.A. Davis.

Comunicação Terapêutica

8

CONCEITOS FUNDAMENTAIS
Comunicação
Comunicação terapêutica

TÓPICOS DO CAPÍTULO

- O que é comunicação?
- Impacto das condições preexistentes
- Comunicação não verbal
- Técnicas de comunicação terapêutica
- Técnicas de comunicação não terapêutica
- Escuta ativa
- Entrevista motivacional
- Registro do processo
- *Feedback*
- Resumo e pontos fundamentais
- Questões de revisão

TERMOS-CHAVE

- Densidade
- Distância
- Distância de intimidade
- Distância pessoal
- Distância pública
- Distância social
- Entrevista motivacional
- Paralinguagem
- Territorialidade

OBJETIVOS
Após ler este capítulo, o estudante será capaz de:

1. Descrever o modelo de comunicação transacional.
2. Reconhecer os tipos de condições preexistentes que afetam o resultado do processo de comunicação.
3. Definir *territorialidade*, *densidade* e *distância* como componentes do ambiente.
4. Entender os componentes da expressão não verbal.
5. Descrever as técnicas de comunicação verbal terapêutica e os elementos da comunicação não terapêutica.
6. Descrever entrevista motivacional como estratégia de comunicação.
7. Descrever o que é escuta ativa.
8. Entender o que é *feedback* terapêutico.

EXERCÍCIOS
Leia o capítulo e responda às seguintes perguntas:

1. Um paciente pediu ao enfermeiro orientação em relação a uma situação pessoal e obteve a seguinte resposta: "O que você acha que deveria fazer?". Esse é um exemplo de qual técnica? É uma técnica terapêutica ou não terapêutica?
2. "Seja persistente. Tudo vai dar certo!" Quando o enfermeiro faz essa afirmação a um paciente, trata-se de um exemplo de qual técnica? Ela é terapêutica ou não terapêutica?
3. Por que seria mais conveniente efetuar a entrevista de um paciente em uma sala de reuniões ou de entrevistas, em vez de no setor de enfermagem ou no quarto do paciente?
4. Cite cinco elementos do *feedback* construtivo.
5. Escreva em um diário notas sucintas sobre comentários de amigos ou parentes próximos acerca das características de seu estilo de comunicação com outras pessoas. De que modo você pode usar essa autoconsciência para estimular o desenvolvimento da comunicação terapêutica?

O estabelecimento da *relação interpessoal terapêutica* está descrito no Capítulo 7, *Desenvolvimento da Relação Terapêutica*, como um processo pelo qual os enfermeiros prestam cuidados aos pacientes que necessitam de intervenção psicossocial. Naquele capítulo, o *uso terapêutico do eu* foi reconhecido como ferramenta para a prestação de cuidados. O foco deste capítulo, porém, está nas *técnicas*, ou mais especificamente nas *técnicas de comunicação interpessoal*, usadas para facilitar a prestação desses cuidados.

Em seu estudo clássico sobre comunicação terapêutica, Hays e Larson (1963) afirmaram que "para que o enfermeiro se relacione terapeuticamente com o paciente, é necessário que esse profissional compreenda seu papel e sua relação com a doença do paciente" (p. 1). Esses autores descreveram o papel do enfermeiro como aquele que oferece ao paciente a oportunidade de alcançar as seguintes metas:

1. Reconhecer e explorar problemas em relação com outros.
2. Descobrir maneiras saudáveis de atender às necessidades emocionais.
3. Vivenciar um relacionamento interpessoal gratificante.

Essas metas são alcançadas utilizando as técnicas de comunicação interpessoal (verbais e não verbais). Desse modo, o enfermeiro precisa estar consciente do valor terapêutico ou não terapêutico das técnicas de comunicação usadas com o paciente, porque são as ferramentas da intervenção psicossocial.

CONCEITO FUNDAMENTAL
Comunicação
Processo interativo de transmitir informações entre duas ou mais entidades.

O que é comunicação?

Já foi afirmado que "é impossível *não* se comunicar". Todas as palavras ditas, todos os movimentos realizados e todas as ações concretizadas ou evitadas transmitem alguma mensagem a alguém. Comunicação interpessoal é uma *transação* entre o emissor e o receptor. De acordo com o modelo de comunicação transacional, os participantes percebem-se simultaneamente, ouvem uns aos outros e envolvem-se mutuamente na atribuição de significado a uma relação. A Figura 8.1 ilustra o modelo de comunicação transacional.

Impacto das condições preexistentes

Em todas as transações interpessoais, o emissor e o receptor apresentam determinadas condições preexistentes para o intercâmbio, as quais afetam tanto a mensagem pretendida quanto o modo como ela é interpretada. Exemplos dessas condições são sistema de valores, atitudes e crenças interiorizadas, cultura e

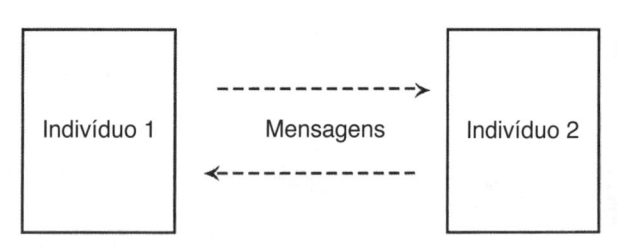

Figura 8.1 Modelo de comunicação transacional.

religião, nível social, gênero, conhecimentos básicos e experiência, idade e nível de desenvolvimento dos indivíduos. O tipo de ambiente no qual ocorre a comunicação também pode afetar o resultado da transação. A Figura 8.2 ilustra como esses fatores influentes estão posicionados no modelo transacional.

Valores, atitudes e crenças

Valores, atitudes e crenças são maneiras de pensar aprendidas. Em geral, as crianças adotam os sistemas de valores e interiorizam as atitudes e as crenças dos pais. Elas podem conservar esse modo de pensar até a vida adulta ou desenvolver um conjunto diferente de atitudes e valores à medida que amadurecem.

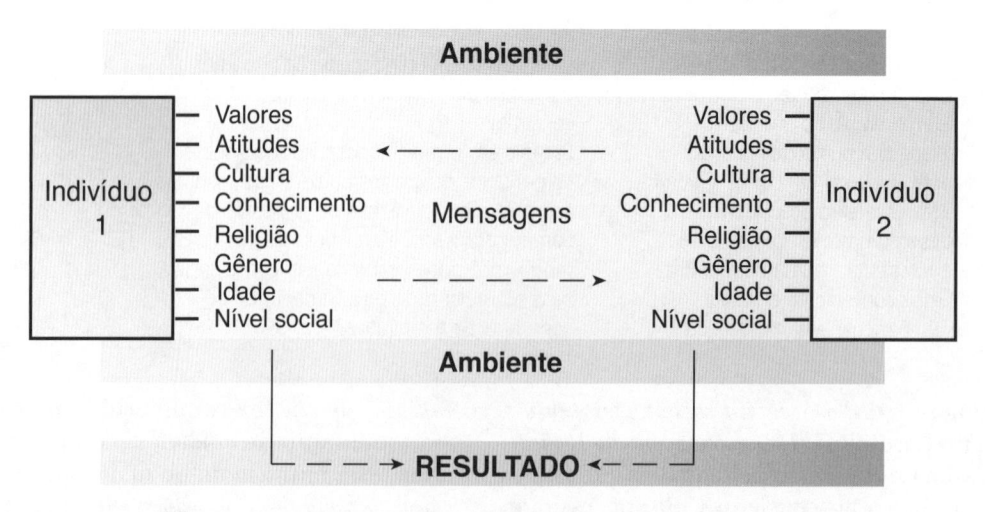

Figura 8.2 Fatores que influenciam o modelo de comunicação transacional.

Os valores, as atitudes e as crenças podem influenciar a comunicação de muitas maneiras. Por exemplo, o preconceito é expresso verbalmente por meio de estereótipos negativos. O sistema de valores de um indivíduo pode ser comunicado por meio de comportamentos de natureza simbólica. Assim, uma pessoa que valoriza a juventude pode vestir-se e comportar-se tipicamente como uma pessoa bem mais jovem, e os indivíduos que prezam a liberdade e o estilo de vida americano podem hastear a bandeira dos EUA em frente às suas casas todos os dias. Em cada um desses exemplos, uma mensagem é comunicada.

Cultura e religião

A comunicação tem suas raízes na cultura. Os costumes, as normas, as ideias e os hábitos culturais constituem a base da maneira de pensar. Os valores culturais são aprendidos e diferem de uma sociedade para outra. Por exemplo, em alguns países europeus, como Itália, Espanha e França, os homens se cumprimentam com abraços e beijos. Esses comportamentos são apropriados a essas culturas, mas podem transmitir uma mensagem diferente nos EUA ou na Inglaterra.

A religião também pode influenciar a comunicação. Padres e pastores que usam colarinhos clericais publicamente comunicam sua missão de vida. O colarinho também pode ter influência no modo como outras pessoas se relacionam com eles, seja positiva ou negativamente. Outros gestos simbólicos, como usar uma cruz em torno do pescoço ou pendurar um crucifixo na parede, transmitem as crenças religiosas de um indivíduo.

Nível social

Estudos sobre os indicadores não verbais do nível social ou do poder sugeriram que os indivíduos de classes mais altas estão associados a gestos que comunicam sua posição de maior poder. Por exemplo, eles estabelecem menos contato visual, têm uma postura mais relaxada, usam um tom de voz mais forte, colocam as mãos nos quadris com mais frequência, usam roupas caras e elegantes que denotam importância ou poder, são mais altos e mantêm mais distância quando se comunicam com indivíduos considerados de classe social inferior.

Gênero

O gênero influencia o modo como os indivíduos se comunicam. A maioria das culturas tem *sinais de gênero* reconhecidos como masculinos ou femininos e que estabelecem uma base para diferenciação. Exemplos são as diferenças de postura (de pé e sentado) entre os homens e as mulheres no ocidente. Em geral, os homens ficam de pé com as coxas afastadas entre 10 e 15°, a pelve inclinada para trás e os braços ligeiramente afastados do corpo. As mulheres frequentemente mantêm as pernas bem próximas, a pelve inclinada para frente e os braços perto do corpo. Quando estão sentados, os homens podem inclinar-se para trás na cadeira com as pernas abertas, ou podem apoiar o tornozelo de uma perna sobre o joelho da outra. As mulheres tendem a sentar-se em posição mais ereta na cadeira, com as pernas coladas, talvez cruzadas nos tornozelos, ou com uma perna cruzada sobre a outra no nível da coxa.

Historicamente, existiam papéis identificados como masculinos ou femininos. Nos EUA, por exemplo, a masculinidade geralmente era transmitida por meio de papéis como marido, pai, chefe de família, médico, advogado ou engenheiro. As funções tradicionalmente femininas eram esposa, mãe, dona de casa, enfermeira, professora ou secretária.

À medida que os papéis sexuais têm se tornado menos definidos, os sinais de gênero também vêm mudando nos EUA. Comportamentos que eram considerados tipicamente masculinos ou femininos no passado são, agora, aceitos em homens e mulheres. Termos como *unissex* comunicam o desejo de alguns indivíduos de diminuir a diferença entre os gêneros e minimizar a discriminação sexual. Os papéis de gênero estão mudando conforme homens e mulheres assumem profissões dominadas outrora por indivíduos do sexo oposto.

Idade ou nível de desenvolvimento

A idade influencia a comunicação, e isso é mais evidente na adolescência. Em seu esforço para separar-se dos limites estabelecidos pelos pais e formar a própria identidade, os adolescentes desenvolvem um padrão singular de comunicação, que muda de uma geração para outra. Palavras como *cara, bacana, descolado, maneiro, tranquilo* e *estragado* tiveram significados especiais para determinadas gerações de adolescentes.

A era tecnológica produziu toda uma linguagem nova para os adolescentes contemporâneos. Os jovens, atualmente, utilizam *emojis* e *stickers* em suas mensagens via celular. Entretanto, as influências do desenvolvimento na comunicação podem estar relacionadas com alterações fisiológicas. Um exemplo é a Linguagem de Sinais Americana, um sistema de gestos usado por muitas pessoas surdas ou portadoras de deficiência auditiva. Outra situação é a dos indivíduos cegos desde o nascimento, os quais nunca aprenderam as gesticulações não verbais sutis que acompanham a linguagem e que podem alterar totalmente o significado das palavras ditas.

Ambiente no qual a transação ocorre

O local onde a comunicação ocorre influencia o resultado da interação. Alguns indivíduos que se sentem desconfortáveis e se recusam a falar durante uma sessão de terapia em grupo podem preferir conversar sobre seus problemas em particular, ou seja, individualmente com o enfermeiro.

Territorialidade, densidade e **distância** são aspectos do ambiente no qual as mensagens são comunicadas. *Territorialidade* é a tendência inata de estabelecer o próprio espaço. Assim, os indivíduos reivindicam áreas ao seu redor como próprias, o que influencia a comunicação quando uma interação ocorre no território "dominado" por um ou outro. A comunicação interpessoal pode ser mais bem-sucedida se a interação for realizada em uma área "neutra". Por exemplo, com o conceito de territorialidade em mente, o enfermeiro pode preferir realizar a avaliação psicossocial na sala de entrevistas, em vez de no setor de enfermagem ou no quarto do paciente.

O termo *densidade* refere-se ao número de pessoas presentes em determinado espaço do ambiente. Estudos demonstraram que isso influencia a interação interpessoal. Algumas pesquisas indicam que existe uma correlação entre situações prolongadas com alta densidade e determinados comportamentos, inclusive agressividade, estresse, ações criminosas, hostilidade dirigida aos demais e deterioração da saúde física e mental.

Distância é a maneira como as diversas culturas usam o espaço para comunicar-se. Hall (1966) reconheceu quatro tipos de interação espacial (ou distâncias) que as pessoas mantêm entre si em suas interações interpessoais e os tipos de atividades que elas realizam nessas distâncias variadas. **Distância íntima** é a menor distância que as pessoas permitem entre si próprias e os demais. Na cultura ocidental dominante, essa distância – que se limita às interações de natureza íntima – varia de 0 a 33 cm. A **distância pessoal** varia de 33 a 88 cm e é reservada para interações de natureza pessoal, como conversas particulares com amigos ou colegas. A **distância social** varia de 88 a 264 cm entre os corpos, e suas interações incluem conversas com estranhos ou conhecidos, como durante um coquetel ou em um prédio público. A **distância pública** é superior a 264 cm, e alguns exemplos são falar em público ou gritar para alguém situado a alguma distância. Esse tipo é considerado como espaço público, e os comunicantes estão livres para circular ao seu redor durante a interação.

Comunicação não verbal

Cerca de 70 a 80% de toda comunicação efetiva é não verbal (Khan, 2014). Alguns aspectos desse tipo de comunicação foram descritos na seção anterior, sobre condições preexistentes que afetam a comunicação. Outros componentes são: aparência física e vestuário, movimentos e posturas do corpo, toque, expressões faciais, comportamento ocular e sinais vocais ou paralinguagem. Essas mensagens não verbais variam de uma cultura para outra.

Aparência física e vestuário

Aparência física e vestuário fazem parte dos estímulos não verbais totais que afetam as reações interpessoais e, em algumas condições, são os determinantes principais dessas respostas. As coberturas corporais – roupas e cabelos – são manipuladas pelos usuários de modo a transmitir mensagens bem definidas ao receptor. As roupas podem ser formais ou casuais, elegantes ou desleixadas; os cabelos podem ser longos ou curtos, e até mesmo a existência ou inexistência deles transmite alguma mensagem sobre o indivíduo. Outros adornos corporais também considerados estímulos comunicativos potenciais são tatuagens, máscaras, cosméticos, crachás, joias e óculos. Algumas joias usadas em ocasiões específicas podem transmitir mensagens especiais (p. ex., uma pulseira de ouro ou um anel de diamante usado no quarto dedo da mão esquerda; um alfinete de lapela contendo letras gregas; ou um anel inscrito com a insígnia de uma universidade). Alguns indivíduos ainda transmitem uma mensagem especial por meio da ausência completa de adornos corporais.

Movimentos e posturas corporais

O modo como um indivíduo posiciona seu corpo comunica mensagens quanto a autoestima, identidade de gênero, *status* social e receptividade ou frieza interpessoal. Uma pessoa cuja postura é recurvada com a cabeça e os olhos apontados para o chão transmite a mensagem de baixa autoestima. Maneiras específicas de ficar de pé ou sentar-se são consideradas femininas ou masculinas em determinadas culturas. Na ocidental, ficar de pé com a cabeça levantada e as mãos apoiadas nos quadris indica um *status* social superior sobre a pessoa à qual se dirige.

Reece e Whitman (1962) identificaram os comportamentos reativos usados para designar indivíduos como "calorosos" ou "frios". Aqueles considerados calorosos respondiam às outras pessoas com uma mudança de postura em sua direção, um sorriso, contato visual direto e mãos que permaneciam imóveis. Já os que reagiam às demais pessoas com uma postura recurvada, olhando de um lado para outro do quarto, tamborilando os dedos na mesa e sem sorrir, eram percebidos como frios.

Toque

Toque é um recurso poderoso de comunicação. Ele pode desencadear reações positivas e negativas, dependendo da pessoa envolvida e das circunstâncias da interação. É uma forma muito básica e primitiva de comunicação, e seu uso apropriado é culturalmente determinado.

O toque pode ser classificado com base na mensagem transmitida (Knap & Hall, 2014):

Toque funcional/profissional: esse tipo é impessoal e profissional, usado para desempenhar uma tarefa.

EXEMPLO
Um alfaiate medindo um cliente para fazer um terno ou um médico examinando seu paciente.

Toque social/educado: esse tipo também é impessoal, mas transmite afirmação ou aceitação da outra pessoa.

EXEMPLO
Um aperto de mão.

Toque de amizade/caloroso: o toque desse tipo indica que o indivíduo gosta muito da outra pessoa e expressa o sentimento de que ela é amiga.

EXEMPLO
Apoiar a mão no ombro de outra pessoa.

Toque de amor/intimidade: esse tipo de toque transmite uma ligação emocional ou atração por outra pessoa.

EXEMPLO
Dar um forte abraço mútuo.

Excitação sexual: o toque deste nível é uma expressão apenas de atração física.

EXEMPLO
Tocar na região genital de outra pessoa.

Algumas culturas incentivam mais toques de vários tipos que as outras. As "culturas de contato" (p. ex., franceses, latino-americanos e italianos) usam estímulos táteis com mais frequência que as "culturas sem contato" (p. ex., alemães, americanos, canadenses) (Givens, 2013c). Diante disso, o enfermeiro precisa entender o significado corporal do toque antes de usar essa técnica de comunicação em situações específicas.

Expressões faciais

Depois da fala humana, a expressão facial é a modalidade principal de comunicação, pois revela o estado emocional do indivíduo, inclusive felicidade, tristeza, raiva, surpresa e medo. A face é um sistema complexo para transmissão simultânea de vários tipos de mensagem; por isso, as expressões faciais ajudam a complementar e qualificar outros comportamentos comunicativos e, às vezes, até mesmo substituem as mensagens verbais. A Tabela 8.1 resume os sentimentos associados às diversas expressões faciais.

Comportamento ocular

Os olhos são conhecidos como "janelas da alma", porque é por meio do contato visual que os indivíduos veem e são vistos pelas outras pessoas de maneira reveladora, estabelecendo uma conexão interpessoal. Na cultura ocidental, o contato visual transmite interesse pessoal por outro indivíduo. Esse tipo de contato indica que o canal de comunicação está aberto e comumente é o fator iniciante da interação verbal entre duas pessoas.

O comportamento ocular é regulado por regras sociais, que ditam onde, quando, por quanto tempo e para quem se pode olhar. Em geral, olhar fixamente para alguém é uma atitude adotada para demonstrar desaprovação do comportamento de outro indivíduo. As pessoas são extremamente sensíveis a serem olhadas fixamente e, quando isso viola as regras sociais, elas

TABELA 8.1 Resumo das expressões faciais.

EXPRESSÃO FACIAL	SENTIMENTOS ASSOCIADOS
Nariz	
Abrir bem as narinas	Raiva, excitação
Enrugar para cima	Desaprovação, desgosto
Lábios	
Riso, sorriso	Felicidade, contentamento
Careta	Medo, dor
Contraídos	Raiva, frustração
Rosnado	Desgosto
"Fazer beicinho"	Infelicidade, descontentamento, desaprovação
Franzidos	Discordância
Apertados	Desprezo, desdém
Sobrancelhas	
Franzidas	Raiva, infelicidade, concentração
Levantadas	Surpresa, entusiasmo
Língua	
Projetada para fora da boca	Desgosto, discordância
Olhos	
Bem abertos	Surpresa, excitação
Semicerrados, pálpebras semifechadas	Ameaça, medo
Esbugalhados	Ameaça
Abrir bem, piscar e depois olhar para longe	Desgosto, desinteresse
Olhos voltados para baixo, falta de contato visual	Submissão, baixa autoestima
Contato visual (geralmente intermitente, em vez de um olhar fixo)	Autoconfiança, interesse

De: Givens, D.B. (2013b). Facial expression. In *The Nonverbal Dictionary of Gestures, Signs, and Body Language Cues*. Reproduzido de http://www.nonverbal-dictionary.org/2012/12/facial-expression.html; Hughey, J.D. (1990). *Speech communication*. Stillwater: Oklahoma State University; Simon, M. (2005). *Facial expressions: a visual reference for artists*. New York: Watson-Guptill.

comumente lhe atribuem significado, como sugere a seguinte afirmação: "Ele me olhou fixamente, e eu comecei a imaginar se estava vestida adequadamente ou se meu rosto estava sujo".

Olhar de maneira fixa para os olhos de outra pessoa suscita emoções fortes. Desse modo, o contato ocular raramente se estende por mais de 3 segundos, até que um ou os dois que se observam sintam desejo urgente de desviar o olhar. Interromper o contato visual reduz os níveis de estresse (Givens, 2013a).

Sinais vocais ou paralinguagem

Paralinguagem é o componente gestual da palavra falada. Ela consiste em: tonalidade, entonação e altura das mensagens expressas verbalmente; velocidade com que se fala; pausas feitas expressivamente; e ênfase atribuída a determinadas palavras. Esses sinais vocais afetam acentuadamente a maneira como as pessoas interpretam as mensagens. Um indivíduo que, em condições habituais, fala de modo suave, mas aumenta repentinamente a tonalidade e velocidade da fala, pode ser percebido como ansioso ou tenso.

As diferentes ênfases vocais podem alterar a interpretação da mensagem, conforme os exemplos a seguir:

1. "Eu estava **certo** de que você perceberia a mudança." **Interpretação**: eu estava **certo** de que você perceberia, mas isso não ocorreu.
2. "Eu estava certo de que **você** perceberia a mudança." **Interpretação**: eu achava que **você** perceberia, mesmo que ninguém mais notasse.
3. "Eu estava certo de que você perceberia a **mudança**." **Interpretação**: mesmo que você não percebesse coisa alguma, eu achava que notaria a **mudança**.

Os sinais verbais são importantes na determinação das reações em situações de comunicação humana; afinal, *como* uma mensagem é verbalizada pode ser tão importante quanto *o que* é verbalizado.

> ### CONCEITO FUNDAMENTAL
> **Comunicação terapêutica**
> Técnicas verbais e não verbais usadas pelo profissional, que enfatizam as necessidades de cuidados do receptor e favorecem a recuperação ou cura e a mudança. A comunicação terapêutica estimula o indivíduo a explorar seus sentimentos e reforçar seu entendimento sobre a motivação comportamental. Ela é imparcial, não coloca o receptor na defensiva e promove confiança.

Técnicas de comunicação terapêutica

Hays e Larson (1963) identificaram algumas técnicas que ajudam o enfermeiro a interagir mais terapeuticamente com seus pacientes. Trata-se de "procedimentos técnicos" importantes realizados pelos profissionais que trabalham com psiquiatria e devem ter a finalidade de facilitar o desenvolvimento de uma relação terapêutica entre enfermeiro-paciente. A Tabela 8.2 inclui uma lista dessas técnicas, uma explicação sucinta de sua utilidade e exemplos de cada uma.

TABELA 8.2 Técnicas de comunicação terapêutica.

TÉCNICA	EXPLICAÇÃO/JUSTIFICATIVA	EXEMPLOS
Uso do silêncio	O silêncio oferece ao paciente a oportunidade de reunir e organizar pensamentos, ponderar cuidadosamente sobre uma questão, ou considerar a introdução de um assunto mais preocupante do que o que está sendo debatido	O paciente faz uma pausa no meio da frase ao responder uma pergunta, e o enfermeiro fica em silêncio, não vem em "socorro" do paciente com estímulos ou muda para outro assunto e se assegura de que sua linguagem corporal e expressão facial transmitem interesse e disposição para esperar que o paciente responda
Aceitação	Transmite uma atitude de acolhimento e respeito	"Sim, eu entendo o que você disse" Contato ocular, acena afirmativamente com a cabeça
Reconhecimento	Reconhecer e sinalizar que estar ciente é melhor que elogiar, o que reflete um juízo da parte do enfermeiro	"Olá, Sr. J.I., notei que você fez um cinzeiro de cerâmica na terapia ocupacional (TO)" "Vejo que você arrumou sua cama"
Oferecimento	Tornar-se disponível incondicionalmente ajuda a aumentar o sentimento de valor próprio do paciente	"Ficarei com você enquanto isso" "Podemos almoçar juntos" "Estou interessado em conversar com você"
Aberturas amplas	Possibilitar que o paciente tome a iniciativa de iniciar a conversa enfatiza a importância do papel dele na interação	"Sobre o que você gostaria de conversar hoje?" "Diga-me o que você está pensando"

(continua)

TABELA 8.2 Técnicas de comunicação terapêutica. (*continuação*)

TÉCNICA	EXPLICAÇÃO/JUSTIFICATIVA	EXEMPLOS
Fornecimento de instruções gerais	As instruções gerais, ou lembretes, encorajam o paciente a continuar	"Sim, eu sei" "Continue..." "E depois, o que aconteceu?"
Localização do evento no tempo ou sequência	Estabelecer a relação temporal dos eventos possibilita que o paciente e o enfermeiro os percebam em perspectiva	"O que parecia levar a...?" "Isso foi antes ou depois?" "Quando isso aconteceu?"
Observações pessoais	Verbalizar o que é observado ou percebido estimula o paciente a reconhecer comportamentos específicos e comparar suas percepções com as do enfermeiro	"Você parece tenso" "Notei que você parece um pouco inquieto" "Você parece desconfortável quando..."
Estimulação da descrição das percepções	Pedir ao paciente que verbalize o que está sendo percebido é uma técnica usada frequentemente com aqueles que têm alucinações	"Diga-me o que está acontecendo agora" "Você está ouvindo vozes novamente?" "O que as vozes parecem estar dizendo?"
Estimulação de comparações	Pedir ao paciente que compare semelhanças e diferenças em ideias, experiências ou relações interpessoais o ajuda a reconhecer as experiências pregressas que tendem a recorrer, assim como os aspectos da vida que são mutáveis	"Isso é um pouco parecido com...?" "Como isso se compara com a época em que...?" "Qual foi sua reação na última vez em que essa situação ocorreu?"
Reafirmação	Repetir a ideia principal daquilo que o paciente disse o leva a saber se uma afirmação expressa foi entendida e oferece-lhe a chance de continuar ou esclarecer, se for necessário	Paciente (P): "Eu não consigo estudar, minha mente fica vagando" Enfermeiro (E): "Você tem dificuldade de concentrar-se" P: "Não posso aceitar esse emprego novo. E se eu não der conta?" E: "Você está com medo de fracassar nessa nova função"
Reflexão	As perguntas e os sentimentos são devolvidos ao paciente, de modo que eles possam ser reconhecidos e aceitos e que o indivíduo possa reconhecer que seu ponto de vista tem valor – uma técnica boa para usar quando o paciente pede conselhos ao enfermeiro	P: "O que você acha que eu deveria fazer quanto ao problema com bebidas de minha esposa?" E: "O que você acha que deveria fazer?" P: "Minha irmã não me ajuda nem um pouco a cuidar de nossa mãe. Tenho de fazer tudo sozinha" E: "Você sente raiva quando ela não a ajuda"
Focalização	Atentar para uma única questão ou palavra funciona bem para um paciente que esteja variando rapidamente de pensamentos. No entanto, quando ele está muito ansioso, essa técnica não é terapêutica. Não se deve focalizar até que o nível de ansiedade esteja controlado	"Acho que vale a pena nos atentarmos para esse ponto. Talvez possamos discutir isso juntos"
Exploração	Investigar mais profundamente um assunto, ideia, experiência ou relacionamento é especialmente útil com pacientes que tendem a manter-se em um nível superficial de comunicação. Contudo, se o indivíduo preferir não revelar mais informações, o enfermeiro não deve forçar ou se intrometer em uma área que evidentemente causa desconforto	"Por favor, explique essa situação com mais detalhes" "Conte-me mais sobre essa situação específica"

(*continua*)

TABELA 8.2 Técnicas de comunicação terapêutica. (continuação)		
TÉCNICA	**EXPLICAÇÃO/JUSTIFICATIVA**	**EXEMPLOS**
Esclarecimento e validação	Tentar explicar o que está vago ou incompreensível e buscar entendimento mútuo quanto ao que foi dito facilita e aumenta a compreensão por parte do enfermeiro e do paciente	"Acho que não entendi. Por favor, você poderia explicar novamente?" "Diga-me se o que entendi concorda com você" "Eu entendi corretamente que você disse...?"
Apresentação da realidade	Quando o paciente tem uma percepção distorcida do ambiente, o enfermeiro define a realidade ou indica sua percepção da situação para ele	"Eu compreendo que as vozes parecem ser reais para você, mas eu não ouço voz alguma" "Não há ninguém mais no quarto, além de mim e de você"
Demonstração de dúvida	Expressar incerteza quanto à realidade das percepções do paciente é uma técnica usada comumente com aqueles que têm pensamentos delirantes	"Eu entendo que você acredita que seja verdade, mas vejo a situação de outra maneira" "Eu acho difícil acreditar (ou aceitar)" "Isso me parece muito duvidoso"
Verbalização do que está implícito	Colocar em palavras o que o paciente deixou implícito ou disse indiretamente é uma técnica útil a ser usada com indivíduos reticentes ao falar, bem como com os mudos ou os que têm dificuldade de comunicação verbal por alguma razão. Isso esclarece o que está implícito, em vez de explícito	P: "Para mim, é perda de tempo estar aqui. Não posso falar com você ou mais ninguém" E: "Você está sentindo que ninguém o compreende?" P: (Mudo) E: "Deve ter sido muito difícil para você quando seu marido morreu no incêndio"
Tentativa de traduzir sentimentos em palavras	Quando sentimentos são expressos indiretamente, o enfermeiro tenta "dessimbolizar" o que foi dito e encontrar indícios para entender os sentimentos reais subjacentes	P: "Estou perdido em um oceano" E: "Você deve estar se sentindo muito só agora"
Elaboração de um plano de ação	Quando um paciente tem um plano em mente para lidar com o que considera uma situação estressante, isso pode ajudar a evitar que a raiva ou a ansiedade aumente a um nível incontrolável	"O que você poderia fazer para exteriorizar sua raiva sem causar danos?" "Na próxima vez em que isso acontecer, o que você poderia fazer para lidar com isso de maneira mais adequada?"

Adaptada de: Hays, J.S., & Larson, K.H. (1963). *Interacting with patients*. New York: Macmillan.

Técnicas de comunicação não terapêutica

Várias abordagens são consideradas obstáculos à comunicação livre entre enfermeiro e paciente. Hays e Larson (1963) identificaram algumas dessas técnicas, que estão descritas na Tabela 8.3. Os enfermeiros devem reconhecer e eliminar o uso desses padrões em suas relações com os pacientes, pois evitar esses obstáculos maximiza a efetividade da comunicação terapêutica e melhora a relação entre enfermeiro e paciente.

Escuta ativa

Escutar ativamente significa estar atento e realmente desejar ouvir e entender o que o paciente diz, tanto verbal quanto não verbalmente. A escuta ativa promove um clima no qual o paciente consegue comunicar-se. Com essa técnica, o enfermeiro transmite aceitação e respeito pelo indivíduo, e sua confiança aumenta. Com isso, estabelecem-se condições que promovem a franqueza e a expressão honesta.

Vários comportamentos não verbais foram concebidos como habilidades facilitadoras da escuta ativa, os quais estão descritos a seguir e são abreviados pelo acrônimo SAIER:

S – sentar-se diretamente de frente para o paciente. Esse sinal não verbal transmite a mensagem de que o enfermeiro está lá para ouvir e está interessado no que o paciente tem a dizer

A – adotar uma postura aberta. A postura é considerada "aberta" quando os braços e as pernas não estão cruzados. Esse sinal não verbal sugere que o enfermeiro está receptivo ao que o paciente tem a dizer. Na postura fechada, o profissional pode transmitir uma atitude um pouco defensiva, possivelmente desencadeando uma reação semelhante por parte do paciente

TABELA 8.3 Técnicas de comunicação não terapêutica.

ELEMENTO	EXPLICAÇÃO/JUSTIFICATIVA	EXEMPLOS
Tranquilização indevida	Sugerir ao paciente que não há razão para sua ansiedade desvaloriza os sentimentos dele e pode desencorajá-lo a expressá-los novamente, se achar que serão menosprezados ou ridicularizados	"Eu não me preocuparia com isso se fosse você" "Tudo dará certo" É melhor dizer: "Nós trabalharemos juntos para resolver isso"
Rejeição	Recusar-se a levar em consideração ou demonstrar desprezo pelas ideias ou pelos comportamentos do paciente pode levá-lo a interromper a interação com o enfermeiro por meio de rejeição adicional	"Não vamos discutir..." "Não quero ouvir sobre isso..." É melhor dizer: "Vejamos isso com um pouco mais de atenção"
Aprovação e desaprovação	Sancionar ou rejeitar as ideias ou os comportamentos do paciente significa que o enfermeiro tem direito de julgar se eles são "bons" ou "maus e que se espera que o paciente agrade ao enfermeiro. Em seguida, a aceitação do indivíduo por parte do profissional é entendida como condicional, dependendo do seu comportamento	"Isto é bom. Estou feliz de que você tenha..." "Isto é ruim. Em vez disto, gostaria que você..." É melhor dizer: "Vamos conversar sobre como seu comportamento provocou raiva nos outros pacientes durante o jantar"
Concordância ou discordância	Demonstrar concordância ou discordância das ideias ou opiniões do paciente indica que o enfermeiro tem o direito de julgar se elas são "certas" ou "erradas". A concordância impede que o paciente depois modifique seu ponto de vista sem admitir o erro. Discordar significa imprecisão, provocando a necessidade de defesa por parte do paciente	"Isto está certo. Eu concordo" "Isto está errado. Eu discordo" "Eu não acredito nisso" É melhor dizer: "Vamos conversar sobre o que você não acha bom nas novas regras da comunidade"
Oferecimento de conselhos	Dizer ao paciente o que ele deve fazer ou como se comportar indica que o enfermeiro sabe o que é melhor e que o paciente não é capaz de tomar uma decisão própria. Isso reforça no indivíduo o papel de dependência, desestimulando-o a pensar independentemente	"Eu acho que você deve..." "Por que você não..." É melhor dizer: "O que você acha que deveria fazer?" ou "Qual você acha que seria a melhor maneira de resolver esse problema?"
Sondagem	Perguntar repetidamente ao paciente e impor respostas às questões sobre as quais ele não quer conversar leva-o a sentir-se usado e desvalorizado apenas pelo que é compartilhado com o enfermeiro e o coloca na defensiva	"Conte-me como sua mãe abusou de você quando era criança" "Conte-me como você se sente quanto à sua mãe, agora que ela está morta" "Agora, conte-me sobre..." Uma técnica melhor seria o enfermeiro estar consciente da reação do paciente e interromper a interação ao primeiro sinal de desconforto
Defesa	Tentar proteger alguém ou algo de um ataque verbal, ou se defender de uma crítica do paciente, significa que ele não tem o direito de expressar ideias, opiniões ou sentimentos. Defender-se não altera o que ele sente e pode levá-lo a pensar que o enfermeiro está "tomando partido contra ele	"Ninguém aqui mentiria para você" "Você tem um médico muito competente. Estou certo de que ele tem em mente apenas os melhores interesses do seu paciente" É melhor dizer: "Tentarei responder às suas perguntas e esclarecer algumas questões acerca do seu tratamento"
Pedido de explicação	Pedir ao paciente que diga as razões de seus pensamentos, sentimentos, comportamentos e eventos pode ser muito intimidativo e implica que ele precisa defender seu comportamento ou seus sentimentos	"O que você acha disso?" "Por que você se sente dessa maneira?" "Por que você fez isso?" É melhor dizer: "Descreva como se sentiu pouco antes de isso acontecer"

(continua)

TABELA 8.3 Técnicas de comunicação não terapêutica. (*continuação*)

ELEMENTO	EXPLICAÇÃO/JUSTIFICATIVA	EXEMPLOS
Indicação da existência de uma fonte externa de poder	Atribuir a fonte de pensamentos, sentimentos e comportamentos a outras pessoas ou a influências externas estimula o paciente a projetar culpa por seus pensamentos ou comportamentos em outras pessoas, em vez de aceitar sua responsabilidade pessoal	"O que o leva a dizer isso?" "O que o leva a fazer isso?" "O que o deixou tão zangado ontem à noite?" É melhor dizer: "Você ficou zangado quando seu irmão insultou sua esposa"
Menosprezo dos sentimentos expressos	Quando o enfermeiro julga equivocadamente o grau de desconforto do paciente, ele pode transmitir falta de empatia e de compreensão. Dizer ao paciente "tenha ânimo" ou "relaxe" faz com que se sinta insignificante ou desprezível. Quando alguém se sente desconfortável, de nada adianta ouvir o que outras pessoas fazem ou fizeram em situações semelhantes	Paciente (P): "Não tenho qualquer razão para viver. Eu queria estar morto" Enfermeiro (E): "Todos ficam abatidos nessas ocasiões. Já passei por isso algumas vezes" É melhor dizer: "Você deve estar muito aborrecido. Diga-me o que sente exatamente agora"
Comentários estereotipados	Clichês e expressões banais são inúteis na relação enfermeiro-paciente. Quando o enfermeiro faz comentários banais, estimula uma resposta semelhante por parte do paciente	"Eu estou bem, e como você está?" "Relaxe. É para seu próprio bem" "Mantenha a cabeça erguida" É melhor dizer: "Algumas vezes, a terapia é difícil para você. Como se sente quanto ao seu progresso até agora?"
Negação	Negar que um problema existe bloqueia a conversa com o paciente e impede o enfermeiro de ajudá-lo a identificar e explorar as áreas de dificuldade	P: "Não sou nada" E: "É claro que você é alguma coisa. Todos nós somos alguma coisa" É melhor dizer: "Você está sentindo que ninguém se preocupa com você agora"
Interpretação	Com essa técnica, o enfermeiro busca tornar consciente o que é inconsciente para dizer ao paciente o significado de suas experiências	"O que você realmente quer dizer é..." "Inconscientemente, você está dizendo que..." Uma técnica melhor seria: o enfermeiro precisa deixar para o psiquiatra a tarefa de interpretar o comportamento do paciente, pois não foi preparado para utilizar essa técnica e, ao tentar fazer isso, pode colocar em risco outras funções de enfermagem desempenhadas junto ao paciente
Introdução de um assunto desconexo	Mudar de assunto leva o enfermeiro a assumir o controle da discussão. Isso pode ser feito com a finalidade de trazer à baila algo que se deseja discutir com o paciente, ou para excluir um assunto que ele prefere não abordar	P: "Eu não tenho motivo para viver" E: "Você não recebeu visitas nesse final de semana?" Uma técnica melhor seria: o enfermeiro precisa manter-se aberto e disposto a ouvir o paciente e levar em consideração tudo o que é transmitido, tanto verbal quanto não verbalmente

Adaptada de: Hays, J.S., & Larson, K.H. (1963). *Interacting with patients*. New York: Macmillan.

I – inclinar-se para frente na direção do paciente. Essa atitude dá a impressão de que o enfermeiro está envolvido na interação, interessado pelo que está sendo dito pelo indivíduo e esforçando-se sinceramente para estar atento

E – estabelecer contato visual. Contato visual mantido intermitentemente é outro comportamento que transmite envolvimento e disposição do enfermeiro para ouvir o que o paciente tem a dizer. A inexistência de contato ocular ou o desvio frequente dos olhos para alguma outra situação no ambiente transmite a mensagem de que o enfermeiro realmente não está interessado no que está sendo falado

R – relaxar. É preciso estar sentado ou de pé durante a interação, pois o enfermeiro deve transmitir uma sensação de que está relaxado e confortável com seu paciente. Agitação e inquietude comunicam falta de interesse e podem transmitir sensação de desconforto, que provavelmente será transferida ao paciente.

RECOMENDAÇÃO PARA A PRÁTICA CLÍNICA. Assegure-se de que o contato visual transmita calor humano, seja acompanhado de sorrisos e oscilações intermitentes da cabeça e que não pareça estar olhando fixamente ou com raiva, o que pode causar desconforto extremo ao paciente.

Entrevista motivacional

O cuidado centrado no paciente foi reconhecido como um foco importante na busca por melhorar a qualidade da comunicação e das relações terapêuticas entre o enfermeiro e seus pacientes (Institute of Medicine, 2003). **Entrevista motivacional** é um estilo de comunicação centrado no paciente e com base em evidências, que promove mudança comportamental, levando-o a explorar a própria motivação para mudar e as vantagens e desvantagens de sua decisão. Esse estilo de comunicação incorpora a escuta ativa e as técnicas verbais de comunicação terapêutica, mas é focado naquilo que o paciente quer, em vez de naquilo que o enfermeiro considera que *devam* ser os próximos passos na mudança de comportamento. A entrevista motivacional foi desenvolvida inicialmente para ser usada com pacientes que estavam lutando com transtornos associados ao uso de drogas ilícitas, principalmente porque esse estilo de comunicação pode reduzir as reações defensivas do paciente. Desde então, a técnica tem conquistado ampla aceitação como estratégia de comunicação centrada no paciente, que promove a mudança comportamental de pessoas com diversos problemas de saúde. Um exemplo de entrevista motivacional descrita no formato de registro do processo está no Boxe 8.1.

BOXE 8.1 Pessoas Reais, Histórias Reais: um exemplo de entrevista motivacional no formato de registro de processo.

O texto a seguir faz parte de uma interação com Alan e incorpora estratégias de comunicação por entrevista motivacional no formato de registro do processo. Mais informações sobre a história de Alan estão no Capítulo 23, *Transtornos Mentais e Comportamentais Decorrentes do Uso de Substância Psicoativa e Outros Tipos de Dependência*.

INTERAÇÃO	PENSAMENTOS E SENTIMENTOS DO ENFERMEIRO	TÉCNICA DE COMUNICAÇÃO/REAVALIAÇÃO
Karyn: Você mencionou que estava em um evento e que "sentiu vontade de beber. Conte-me mais sobre o que estava acontecendo (SAIER)	Eu estava certo de que Alan queria conversar sobre isso, mas eu achava que era importante facilitar seu entendimento acerca desse comportamento em resposta a essa experiência	Técnica: **Exploração** Reavaliação: a abordagem foi eficaz. Alan contou mais acerca do evento e conseguiu articular alguns pensamentos e sentimentos
Alan (balançando a cabeça): Eu estava incomodado. Sentia como se estivesse amarrado a esse evento. Eu achava que seria divertido, mas foi cancelado em razão da chuva e, repentinamente, vi que as pessoas estavam bebendo e fumando. Vieram à minha mente muitas memórias (olha para baixo)	Eu estava feliz porque Alan estava disposto a conversar sobre a experiência, mas ele disse tantas coisas nessas frases curtas que eu precisei pensar sobre o que viria em seguida	
Karyn: Então, você se sentiu perturbado e amarrado... (olhando para cima, sem estabelecer contato visual direto)	Eu estava pensando que geralmente explorava sentimentos logo de cara porque acreditava ser melhor ajudar primeiramente alguém a descrever totalmente os eventos e pensamentos (é menos ameaçador), mas já tinha interagido com Alan algumas vezes. Ele já tinha passado pela reabilitação, estava sóbrio havia 7 anos e sentia-se muito confortável para falar sobre seus sentimentos	Técnica: **Reflexão** Reavaliação: essa técnica foi eficaz. Alan começou a processar seus pensamentos quanto a por que poderia estar sentindo-se perturbado e amarrado Acho que posso não ter feito contato visual direto em razão de minha impressão de que, para algumas pessoas, pode ser um pouco mais ameaçador falar sobre sentimentos
Alan: Sim, mas não durou muito. Talvez tenha a ver com o fato de que não havia mais nada acontecendo e tudo parecia girar em torno da bebida, mas aí eu bloqueei isso	Meu primeiro impulso foi de lhe dizer que fosse a uma reunião do Alcóolicos Anônimos (AA) ou chamasse seu padrinho, mas eu estava tentando usar uma estratégia motivacional, o que significava que o melhor era ajudá-lo a investigar sua motivação de como reagir a essa experiência. Não entendi o que ele queria dizer com "bloqueei isso", mas me senti desconfortável quando ouvi	

(continua)

BOXE 8.1 Pessoas reais, histórias reais: um exemplo de entrevista motivacional no formato de registro de processo *(continuação)*

INTERAÇÃO	PENSAMENTOS E SENTIMENTOS DO ENFERMEIRO	TÉCNICA DE COMUNICAÇÃO/REAVALIAÇÃO
Karyn: O que você quis dizer quando falou que bloqueou isso? (SAIER)	Eu achei que era importante esclarecer essa afirmação, porque poderia ajudá-lo a explorar como ele se comportou em resposta a esse evento	**Técnica: Esclarecimento** Reavaliação: fazer essa pergunta foi muito eficaz. Alan falou demoradamente sobre seus pensamentos e sentimentos
Alan (silencioso por vários segundos): Eu preciso voltar a uma reunião do AA. Quer dizer, eu sou diferente das outras pessoas? Sei que existem outras pessoas lá fora que têm lutado contra os mesmos problemas. Quando eu estava no processo de reabilitação, minha mãe e seu namorado sempre apareciam para me levar às reuniões. Minha irmã também ia... (silêncio por vários segundos). Eu sei que isso é importante (silêncio)... Cerca de 75% das pessoas com as quais fiz a reabilitação voltaram a beber	Alan parecia estar pensando muito sobre isso e respondia com vários pensamentos diferentes. Então, achei que seria importante apenas fazer silêncio e facilitar suas reflexões. Eu achava que Alan parecia estar considerando sinceramente uma mudança de comportamento	
Karyn: Você disse que precisaria retroceder a uma reunião e que elas são importantes. É mais proveitoso ir às reuniões quando você começa a pensar que precisa beber, ou você acha que elas são necessárias apenas depois que realmente tomou um drinque?	Eu sabia que Alan não estava indo às reuniões regularmente nos últimos 2 anos, ainda que soubesse da importância, por isso eu queria saber mais se ele achava que era necessária uma mudança de comportamento (ou seja, comparecer às reuniões do AA) naquele ponto	**Técnica: Reafirmação, focalização** Reavaliação: a reafirmação foi eficaz; porém, o modo como escolhi focar provavelmente levou Alan a optar pela resposta "certa", e isso tornou mais difícil avaliar se ele estava dizendo apenas o que eu queria ouvir, ou se realmente estava motivado. Eu poderia ter mais êxito se tivesse usado a técnica de formular um plano de ação
Alan: Oh, não, é preciso ir muito além antes de tomar o primeiro gole (silêncio). As pessoas dizem que, quando eu estava em reabilitação, elas poderiam dizer o que eu realmente ouvia nas reuniões... As reuniões eram úteis (silêncio), e eu acabei de me reconectar com meu padrinho no Facebook, por isso preciso voltar a uma reunião para vê-lo	Alan parecia pensar sobre o que é importante para ele, por isso continuei em silêncio para facilitar o processo	
Karyn: Você identificou três razões pelas quais acha que precisa ir a uma reunião do AA: porque ela é útil, porque você quer saber se outras pessoas estão lutando contra os mesmos tipos de pensamento que você e porque precisa reconectar-se ao seu padrinho. Você tem algum plano em mente de como conseguir isso?	Estava pensando que ele falava sobre a necessidade de ir ao AA e eu estava ansiosa porque desejava que ele se comprometesse com isso, mas ao mesmo tempo sabia que a motivação para mudar e comprometer-se com um plano de ação deveria partir dele	**Técnica: Resumo, elaboração de um plano de ação** Reavaliação: eu penso que as técnicas foram eficazes, embora Alan possa não estar pronto para elaborar um plano de ação por ora
Alan: Bem, ainda não. Acho que estou apenas pensando nisso	Eu apreciei sua honestidade e entendi que este era o desafio da entrevista motivacional: aceitar o lugar em que o paciente se encontra e, ao mesmo tempo, investigar e facilitar suas motivações para mudar	

Registro do processo

Os registros do processo são relatórios integrais escritos das interações verbais com pacientes, os quais são feitos pelo enfermeiro ou estudante como recurso para melhorar as técnicas de comunicação interpessoal. Esse registro pode ser feito de várias maneiras, mas geralmente inclui a comunicação verbal e não verbal entre o enfermeiro e seu paciente. Trata-se de uma ferramenta para o profissional analisar o conteúdo e o padrão da interação.

O registro do processo, que não é considerado uma documentação, tem como finalidade ser um recurso de aprendizagem para o desenvolvimento profissional. A Tabela 8.4 ilustra um exemplo dele.

Feedback

Feedback é um método de comunicação usado para ajudar o paciente a considerar uma modificação comportamental fornecendo-lhe informações sobre como ele é percebido pelos demais. O *feedback* pode ser útil ao indivíduo se for apresentado com objetividade por alguém confiável, de modo a não o colocar na defensiva.

As características do *feedback* útil são as seguintes:

- O *feedback* é descritivo, em vez de avaliativo, e enfatiza comportamentos, e não o paciente. Evitar termos avaliativos reduz a necessidade de o paciente reagir defensivamente. As descrições objetivas possibilitam que os pacientes usem a informação de qualquer maneira que escolham. Quando o foco do *feedback* é o paciente, o enfermeiro faz juízos de valor a respeito dele

EXEMPLO

Descritivo e focado no comportamento	"Jéssica ficou muito incomodada no grupo hoje, quando você a chamou de 'vaca' e riu dela na frente dos outros"
Avaliativo	"Você foi muito rude e arrogante com Jéssica no grupo hoje"
Foco no paciente	"Você é uma pessoa muito insensível"

- O *feedback* deve ser específico, em vez de geral. As informações que dão detalhes sobre o comportamento do paciente são mais efetivas que uma descrição geral para a promoção de mudança comportamental

EXEMPLO

Específico	"Você conversava com Joel quando decidíamos essa questão. Agora você quer questionar o resultado"
Geral	"Você simplesmente não presta atenção"

- O *feedback* deve ser dirigido ao comportamento que o paciente consegue mudar. Fornecer *feedback* quanto a uma característica ou situação que ele não consegue modificar apenas causa frustração

EXEMPLO

Modificável	"Eu percebi que você não queria segurar seu bebê quando a enfermeira o trouxe a você"
Não pode ser modificado	"Sua filha apresenta retardo mental porque você usou drogas durante a gravidez"

- O *feedback* deve transmitir informações, em vez de conselhos. Dar conselhos reforça a dependência e pode transmitir ao paciente a mensagem de que ele não é capaz de tomar decisões e solucionar independentemente seus problemas. É um direito e privilégio do paciente ser o mais autossuficiente possível

EXEMPLO

Transmitir informações	"Existem vários métodos para ajudar as pessoas que querem perder peso, inclusive os Comedores Compulsivos Anônimos, os Vigilantes do Peso, consultas regulares com um nutricionista e acompanhamento médico. Você pode decidir qual é o melhor para seu caso"
Dar conselhos	"Evidentemente, você precisa perder muito peso. Penso que o melhor para você seja o Programa Médico para Perder Peso"

- O *feedback* deve ser oportuno. Ele é mais útil quando oferecido na oportunidade mais próxima possível depois de um comportamento específico.

EXEMPLO

Reação imediata	"Vi que você socou a parede logo depois de terminar a conversa por telefone com sua mãe"
Resposta atrasada	"Você precisa aprender algumas maneiras mais apropriadas de lidar com sua raiva. Semana passada, depois da sessão em grupo, vi você esmurrando a parede"

Resumo e pontos fundamentais

- Comunicação interpessoal é uma transação entre emissor e receptor
- Em todas as transações interpessoais, o emissor e o receptor levam para a relação de troca certas condições

TABELA 8.4 Exemplo de um registro do processo.

INTERAÇÃO VERBAL (NÃO VERBAL) DO ENFERMEIRO	INTERAÇÃO VERBAL (NÃO VERBAL) DO PACIENTE	PENSAMENTOS E SENTIMENTOS DO ENFERMEIRO ACERCA DA INTERAÇÃO	ANÁLISE DA INTERAÇÃO
Você ainda tem pensamentos de machucar-se? (sentado de frente para o paciente e olhando diretamente para ele)	Realmente não. Ainda estou triste, mas não quero morrer (olhando para as mãos no colo)	Senti-me um pouco desconfortável. Sempre é uma questão difícil de abordar	**Terapêutica.** Fazer uma pergunta fechada direta sobre a intenção suicida para obter informações específicas
Diga-me o que estava sentindo antes de tomar todos os comprimidos da outra noite (usando as técnicas de SAIER da escuta ativa)	Eu estava com muita raiva! Pensar que meu marido quer divórcio agora que conseguiu um emprego! Eu trabalhei duro para que ele concluísse a faculdade (punhos cerrados, face e pescoço avermelhados)	Começo a sentir-me mais confortável. A paciente parece querer falar e acho que ela confia em mim	**Terapêutica.** Exploração. Investigar mais profundamente os sentimentos da paciente para ajudá-la a compreender melhor sua experiência
Você quis feri-lo porque se sentia traída (SAIER)	Sim! Se eu morresse, talvez ele entendesse que eu o amava mais que a outra mulher (lágrimas começam a escorrer dos seus olhos)	Começo a sentir-me triste por ela	**Terapêutica.** Tentar traduzir sentimentos em palavras para mostrar escuta ativa
Parece ser uma maneira drástica de mostrar seu ponto de vista (franze suavemente as sobrancelhas)	Eu sei. Isso seria uma estupidez (olhos marejados)	Faço muito esforço para manter-me objetiva	**Não terapêutica.** Soa desaprovador. Seria melhor ter insistido nos sentimentos da paciente
Como você se sente sobre a situação agora? (SAIER)	Eu não sei. Ainda o amo. Quero que ele volte para casa e não quero que ele se case com ela (começando a chorar novamente)	Desejando que houvesse um meio fácil de ajudar a aliviar parte de sua dor	**Terapêutica.** Focalização nos sentimentos atuais da paciente para avaliar seu estado mental
Sim, posso entender que você gostaria que as coisas voltassem a ser o que eram antes (oferece um lenço à paciente)	Silêncio. Continua a chorar levemente	Estou começando a sentir certa raiva pelo marido dela. Algumas vezes, é difícil manter-me objetiva!	**Terapêutica.** Transmitir empatia para reforçar acolhimento e conectividade
Em sua opinião, quais são as chances de voltar atrás? (SAIER)	Nenhuma. Ele recusou terapia de casal e já se mudou para morar com ela. Ele disse que acabou (lágrimas rolam. Olha diretamente para o enfermeiro)	Aliviado por saber que ela não está usando negação da realidade da situação	**Terapêutica.** Refletir sobre os sentimentos expressos pela paciente para encorajá-la a reconhecer e esclarecer suas percepções
Então, como você está se preparando para esse desenlace inevitável? (SAIER)	Eu farei aquilo que disse: participar de um grupo de apoio para mulheres divorciadas, ampliar meu horário de trabalho para turno integral, fazer algum serviço voluntário e ligar para a linha-direta contra suicídio se sentir vontade de tomar os comprimidos novamente (olha diretamente para o enfermeiro. Sorrisos)	Sentimento positivo por saber que ela se lembra do que conversamos antes e dos planos a seguir	**Terapêutica.** Formular um plano de ação, a fim de estabelecer as bases para solucionar o problema
Não será fácil, mas você percorreu um longo caminho, e sua capacidade de enfrentamento melhorou (de pé, olhando para a paciente e sorrindo)	Sim, eu sei que terei tempos difíceis. Contudo, também sei que tenho apoio e quero tocar minha vida e ser feliz novamente (de pé, sorrindo para o enfermeiro)	Sentindo-me confiante de que a sessão foi bem-sucedida; esperançoso de que a paciente terá sucesso em alcançar o que deseja para sua vida	**Terapêutica.** Apresentar a realidade, fazer observações e referendar para apoiar o progresso da paciente no sentido de solucionar seu problema

preexistentes, que influenciam a mensagem pretendida e a maneira como ela é interpretada
- Alguns exemplos dessas condições preexistentes são: sistema de valores, atitudes e crenças interiorizadas, cultura e religião, nível social, gênero, conhecimentos e experiências de base, idade ou nível de desenvolvimento e tipo de ambiente no qual a comunicação ocorre
- A expressão não verbal é um sistema de comunicação primário, no qual o significado é atribuído a vários gestos e padrões de comportamento
- Alguns componentes da comunicação não verbal são: aparência física e vestuário, movimentos e postura corporais, toque, expressões faciais, comportamento ocular e sinais vocais ou paralinguagem
- O significado dos componentes não verbais da comunicação é culturalmente determinado
- Comunicação terapêutica é um processo intencional, que aplica técnicas verbais e não verbais para enfatizar as necessidades do *receptor* de cuidado e promover cura e mudança
- Entrevista motivacional é um estilo de comunicação terapêutica centrado no paciente e com base em evidências, que facilita a exploração pelo paciente das próprias motivações para mudar o comportamento e orienta-o a explorar as vantagens e desvantagens de suas decisões
- Os enfermeiros precisam estar conscientes e evitar elementos que sejam considerados obstáculos à comunicação efetiva
- Escuta ativa é definida como atenção ao que o paciente está comunicando por meios verbais e não verbais. As habilidades associadas a ela são: sentar-se diretamente de frente para o paciente, adotar uma postura aberta, inclinar-se para frente na direção do paciente, estabelecer contato visual e manter atitude relaxada
- Registros do processo são relatórios escritos das interações verbais com os pacientes. São usados como recursos de aprendizagem para o desenvolvimento profissional
- *Feedback* é um método de comunicação usado para ajudar o paciente a considerar uma modificação comportamental
- O enfermeiro precisa estar consciente do valor terapêutico ou não terapêutico das técnicas de comunicação usadas com o paciente, porque elas são recursos de intervenção psicossocial.

Questões de revisão

Escolha a resposta mais adequada para cada uma das perguntas a seguir.

1. Um paciente diz: "Recuso-me a tomar banho neste quarto. Eu preciso ser muito cuidadoso. O FBI colocou uma câmera aqui para monitorar todos os meus movimentos." Qual das seguintes opções seria a resposta mais terapêutica?
    a. "Isso não é verdade."
    b. "Eu passei momentos difíceis acreditando que fosse verdade."
    c. "Por certo, você realmente não acredita nisso."
    d. "Eu o ajudarei a vasculhar este quarto, de modo que você possa perceber que não há uma câmera."

2. Simone, uma paciente deprimida que se apresentava desgrenhada e desarrumada havia algumas semanas, hoje compareceu à terapia em grupo usando maquiagem, roupas limpas e cabelos lavados e penteados. Qual das seguintes respostas do enfermeiro seria mais apropriada?
    a. "Simone, vejo que você colocou um vestido limpo e penteou os cabelos."
    b. "Simone, você está maravilhosa hoje!"
    c. "Simone, estou certo de que todos apreciarão o fato de você ter se limpado para a sessão em grupo de hoje."
    d. "Agora que você sabe como isso é importante, espero que faça isso todos os dias."

3. Doroteia envolveu-se em um acidente automobilístico quando estava sob efeito do álcool. Ela desviou o carro para evitar chocar-se contra uma árvore e por pouco não atropelou uma criança de bicicleta. Doroteia está no hospital com várias escoriações e contusões e conversa com o enfermeiro sobre o acidente. Qual das seguintes afirmações do enfermeiro seria mais apropriada?
    a. "Agora que você sabe o que acontece quando bebe e dirige, estou certo de que isso não acontecerá novamente."
    b. "Você sabe que foi terrível o que fez. Essa criança poderia ter morrido."
    c. "Estou certo de que tudo ficará bem agora que você entendeu as consequências possíveis desse comportamento."
    d. "Como você está se sentindo quanto ao que aconteceu?"

4. Júlia está internada no hospital há 3 semanas. Ela tem usado diazepam "para acalmar os nervos" há 15 anos e agora foi internada por seu psiquiatra para interrupção do uso do fármaco em segurança. Nesse momento, ela já passou pelos sintomas físicos de abstinência, mas disse ao enfermeiro: "Não sei se serei capaz de ficar sem diazepam quando voltar para casa. Já estou começando a sentir-me nervosa. Eu tenho muitos problemas pessoais." Qual das seguintes respostas do enfermeiro seria mais apropriada?

(continua)

Questões de revisão (continuação)

    a. "Por que você acha que precisa de medicamentos para lidar com seus problemas?"
    b. "Todos têm problemas, mas ninguém usa medicamentos para lidar com eles. Você simplesmente precisará fazer o melhor que pode."
    c. "Consideremos algumas coisas que você pode fazer para atenuar sua ansiedade sem recorrer aos medicamentos."
    d. "Simplesmente relaxe. Estou certo de que tudo ficará bem."

5. A Srta. S pergunta ao enfermeiro: "Você acha que eu devo contar ao meu marido sobre meu caso com meu chefe?". Qual seria a resposta mais apropriada do enfermeiro?
    a. "O que você acha que seria melhor você fazer?"
    b. "Certamente que deve. O casamento deve ser baseado na verdade."
    c. "Claro que não. Isso apenas tornaria as coisas mais difíceis."
    d. "Não posso dizer-lhe o que fazer. Você deve decidir sozinha."

6. Abigail é uma adolescente e acabou de chegar de uma sessão de terapia em grupo chorando. Ela disse para o enfermeiro: "Todos os meninos riram de mim! Eu tentei me enturmar, mas sempre parece que digo alguma coisa errada. Eu nunca tive um amigo próximo e acho que nunca terei." Qual das respostas do enfermeiro seria mais apropriada?
    a. "O que a faz pensar que nunca terá amigos?"
    b. "Você não está se sentindo bem consigo mesma hoje."
    c. "Estou certo de que eles não pretendiam machucar seus sentimentos."
    d. "Por que você se sente desse modo a seu respeito?"

7. Valter está muito zangado com seu psiquiatra e disse para o enfermeiro: "Ele não sabe o que está acontecendo. Esse medicamento não me ajuda!". O enfermeiro responde: "Ele é médico há muitos anos e já ajudou muitas pessoas." Esse é um exemplo de qual elemento não terapêutico?
    a. Rejeição.
    b. Desaprovação.
    c. Investigação.
    d. Defesa.

8. O paciente disse para o enfermeiro: "Ofereceram-me uma promoção, mas não acho que seja capaz de dar conta disso." O profissional respondeu: "Você está com medo de que possa falhar nessa nova posição." Esse é um exemplo de qual técnica terapêutica?
    a. Reafirmação.
    b. Fazer observações.
    c. Focalização.
    d. Verbalizar o que está implícito.

9. O ambiente no qual a comunicação ocorre influencia o resultado da interação. Qual(is) das seguintes opções contém(êm) aspectos do ambiente que afetam a comunicação? (Marque todas as opções corretas.)
    a. Territorialidade.
    b. Densidade.
    c. Dimensão.
    d. Distância.
    e. Intensidade.

10. O enfermeiro disse a um paciente: "Você está sendo reinternado no hospital. Por que parou de usar seu medicamento?". Qual técnica de comunicação isso representa?
    a. Desaprovação.
    b. Solicitação de explicação.
    c. Discordância.
    d. Investigação.

(continua)

Questões de revisão (continuação)

11. Joel está no processo de reabilitação para dependência de álcool. Quando retornou de uma visita à sua casa, ele disse para o enfermeiro: "Estávamos comemorando e eu tomei um drinque, mas isso realmente não foi um problema." O enfermeiro notou que seu hálito tinha odor de álcool. Qual das seguintes respostas do enfermeiro demonstra um estilo de comunicação com entrevista motivacional?
    a. "Você certamente não está motivado a mudar; por isso, talvez devamos conversar sobre seu desligamento do programa terapêutico."
    b. "Você precisa abster-se de álcool para que possa recuperar-se; portanto, deixe-me conversar com o médico sobre as consequências do seu comportamento."
    c. "Por que você colocaria a perder tudo o que conquistou com tanta dificuldade?"
    d. "O que você quer dizer quando afirma que isto realmente não foi um problema'?"

12. Eduardo foi diagnosticado com esquizofrenia e tem usado fármacos há vários meses. Ele disse ao enfermeiro: "Não estou mais tomando esse remédio idiota.". Qual das seguintes respostas representaria um estilo de comunicação com entrevista motivacional?
    a. "Você não sabe que, se parar de tomar seu medicamento, jamais conseguirá se recuperar?"
    b. "Por que você não quer cooperar com o tratamento que seu médico prescreveu?"
    c. "Eduardo, o medicamento não é idiota."
    d. "Diga-me mais sobre a razão pela qual você não quer tomar o medicamento."

Bibliografia

Givens, D.B. (2013a). Eye contact. In *The Nonverbal Dictionary of Gestures, Signs, and Body Language Cues*. Retrieved from: http://www.nonverbal-dictionary.org/2012/12/eyescontact.html

Givens, D.B. (2013b). Facial expression. In *The Nonverbal Dictionary of Gestures, Signs, and Body Language Cues*. Retrieved from: http://www.nonverbal-dictionary.org/2012/12/facial-expression.html

Givens, D.B. (2006c). Touch cue. In *The Nonverbal Dictionary of Gestures, Signs, and Body Language Cues*. Retrieved from http://web.archive.org/web/20060627081330/members.aol.com/doder1/touch1.htm

Hughey, J.D. (1990). *Speech communication*. Stillwater: Oklahoma State University.

Institute of Medicine. (2003). *Health professions education: A bridge to quality*. Washington, DC: Institute of Medicine.

Khan, A. (2014). *Principles for personal growth*. Bellevue, WA: YouMe Works.

Knapp, M.L., & Hall, J.A. (2014). *Nonverbal communication in human interaction* (8th ed.). Belmont, CA: Wadsworth.

Simon, M. (2005). *Facial expressions: A visual reference for artists*. New York: Watson-Guptill.

Leitura sugerida

Hall, E.T. (1966). *The hidden dimension*. Garden City, NY: Doubleday.

Hays, J.S., & Larson, K.H. (1963). *Interacting with patients*. New York: Macmillan.

Reece, M., & Whitman, R. (1962). Expressive movements, warmth, and verbal reinforcement. *Journal of Abnormal and Social Psychology*, 64, 234-236. doi:http://dx.doi.org/10.1037/h0039792

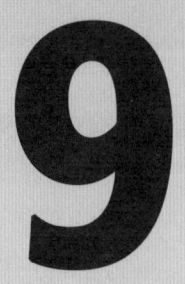

9 Processo de Enfermagem na Prática de Saúde Mental e Psiquiátrica

CONCEITOS FUNDAMENTAIS
Avaliação
Evolução
Diagnóstico de enfermagem
Resultados

TÓPICOS DO CAPÍTULO

Processo de enfermagem
Por que diagnóstico de enfermagem?
Gestão de caso de enfermagem
Aplicação do processo de enfermagem no contexto psiquiátrico

Mapa conceitual
Documentação do processo de enfermagem
Resumo e pontos fundamentais
Questões de revisão

TERMOS-CHAVE

Gestão de caso
Gestor de caso
Mapa conceitual
Etapas críticas do cuidado de enfermagem
Focus Charting®
Interdisciplinaridade

Atenção gerenciada (*managed care*)
Classificação das intervenções de enfermagem (NIC)
Classificação dos resultados de enfermagem (NOC)
Processo de enfermagem

Método de documentação PIE
Prontuário orientado para problema

OBJETIVOS
Após ler este capítulo, o estudante será capaz de:

1. Definir *processo de enfermagem*.
2. Identificar as seis etapas do processo de enfermagem e descrever as ações próprias de cada uma delas.
3. Descrever os benefícios de usar diagnósticos de enfermagem.
4. Entender a lista de diagnósticos de enfermagem aprovada pela NANDA International para uso clínico e pesquisa.
5. Definir e discutir o uso da gestão de caso e das etapas críticas do cuidado no contexto clínico.
6. Aplicar as seis etapas do processo de enfermagem ao cuidado prestado a um paciente no contexto psiquiátrico.
7. Documentar os cuidados prestados ao paciente, validando o uso do processo de enfermagem.

EXERCÍCIOS
Leia o capítulo e responda às seguintes perguntas:

1. Os resultados de enfermagem (algumas vezes referidos como *metas*) são derivados dos diagnósticos. Cite dois aspectos essenciais de um resultado ou meta aceitável.
2. Defina o que é atenção gerenciada (*managed care*).
3. A American Nurses Association (ANA) reconhece certas intervenções que podem ser realizadas apenas pelos enfermeiros psiquiátricos. Quais são elas?
4. Com o Focus Charting®, um item não pode ser usado como foco da documentação. Qual?

Há muitos anos, o **processo de enfermagem** forma uma estrutura básica sistematizada para a prestação dos cuidados de enfermagem, a qual atende ao requisito de uma *metodologia científica* para que a enfermagem seja considerada uma profissão. Este capítulo examina as etapas do processo de enfermagem conforme foram estabelecidas pela American Nurses Association (ANA) no manual *Nursing: Scope and Standards of Practice* (Enfermagem: Âmbito e Padrões de Prática, em tradução livre) (ANA, 2015). Também é proposta uma explicação quanto à implementação da gestão de caso e das etapas críticas do cuidado de enfermagem como recurso usado com essa metodologia. Por fim, há uma descrição do mapeamento ou mapa conceitual e a documentação que valida o uso do processo de enfermagem.

Processo de enfermagem

Definição

O processo de enfermagem consiste em seis etapas e utiliza uma abordagem de solução de problemas que veio a ser aceita como metodologia científica da enfermagem. Esse processo é direcionado por metas, com o objetivo de prestar cuidados de enfermagem de qualidade.

O processo de enfermagem é dinâmico, não estático. É um processo ininterrupto que se estende enquanto o enfermeiro e o paciente mantêm interações voltadas para alterar as respostas físicas ou comportamentais do paciente. A Figura 9.1 é um esquema ilustrativo do processo de enfermagem.

Padrões de prática

Em colaboração com a American Psychiatric Nurses Association (APNA) e a International Society of Psychiatric-Mental Health Nurses (ISPN) (2014), a ANA delineou um conjunto de padrões que se espera que os enfermeiros de saúde mental e psiquiátricos adotem quando prestam cuidados aos seus pacientes. A ANA (2015) considera que um padrão de prática é uma declaração oficial definida e promovida pela profissão e que estabelece o fundamento para avaliar a qualidade da prática de enfermagem. Sendo assim, o processo é um modelo de pensamento crítico que integra padrões de prática profissional para avaliar, diagnosticar, identificar resultados, planejar, implementar e reavaliar os cuidados de enfermagem.

Em seguida, há uma descrição dos padrões de prática para enfermeiros psiquiátricos ou de saúde mental, conforme foram estabelecidos pela ANA, APNA e ISPN (2014). Alguns deles descrevem o papel do enfermeiro em cada etapa do processo de enfermagem e se aplicam ao enfermeiro psiquiatra e de saúde mental. Três alterações dos padrões de prática atuais refletem as questões e as tendências observadas mais recentemente.

> Em primeiro lugar, nos EUA os pacientes agora são denominados *consumidores de cuidados de saúde*. Esse termo reflete a tendência no sentido do cuidado centrado na pessoa e a conceituação dessa relação como uma parceria colaborativa.

Em segundo lugar, as intervenções de aconselhamento (realizado pelos enfermeiros psiquiatras e de saúde mental) agora são diferenciadas da psicoterapia.[1] A terceira mudança – no Padrão 5 G. da Relação e Aconselhamento Terapêuticos – acrescenta a frase "assistir os consumidores de cuidados de saúde em suas jornadas pessoais de recuperação". Essa linguagem apoia o modelo de intervenção recuperativa, que é uma tendência atual no sentido de focar no processo de recuperação colaborativa, em vez de apenas no tratamento prescrito pelo profissional de saúde (ver mais informações no Capítulo 21, *Modelos de* Recovery).

CONCEITO FUNDAMENTAL
Avaliação

Processo dinâmico sistemático por meio do qual o enfermeiro, usando sua interação com paciente, família, grupos, comunidades, populações e outros profissionais de saúde, reúne e analisa dados. A avaliação inclui as dimensões física, psicológica, sociocultural, espiritual, cognitiva, de capacidades funcionais, de desenvolvimento, econômicas e de estilo de vida (ANA et al., 2014, p. 87).

Padrão 1: Avaliação

"O enfermeiro psiquiatra e de saúde mental reúne e sintetiza dados abrangentes de saúde que sejam pertinentes à saúde e/ou condição do consumidor de serviços de saúde" (ANA et al., 2014, p. 44).

Nessa primeira etapa, o enfermeiro forma uma base de dados para determinar os melhores cuidados possíveis para o paciente, cujas informações são reunidas de várias fontes, inclusive entrevistas com o paciente e/ou familiares, observações do indivíduo e seu ambiente, conversas

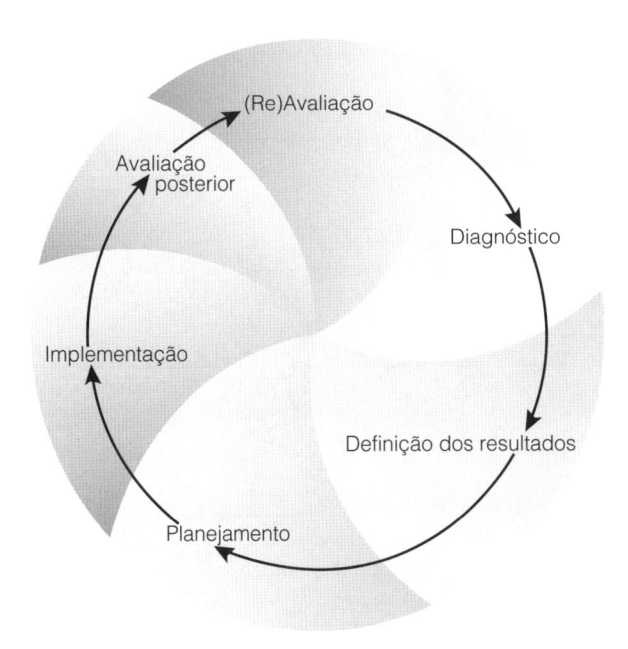

Figura 9.1 Processo de enfermagem contínuo.

---
[1] N.E. Ver COFEN. Parecer Normativo nº 002/2012. Competência do Enfermeiro na Psicoterapia de Base Analítica.

com outros componentes da equipe de saúde, revisão dos prontuários e exame físico pela enfermagem. O Boxe 9.1 descreve um instrumento de avaliação biopsicossocial com base nos princípios de adaptação ao estresse.

A Tabela 9.1 mostra um exemplo de avaliação simples e rápida do estado mental. Em alguns casos, utiliza-se a expressão *avaliação do estado mental* para descrever uma avaliação dos aspectos cognitivos funcionais, como é o caso dos questionários como Miniexame do Estado Mental de Folstein (Folstein et al., 1975). Da mesma maneira, o questionário descrito na Tabela 9.1 enfatiza estritamente uma avaliação sucinta dos aspectos cognitivos das funções mentais. Em psiquiatria e enfermagem em saúde mental e psiquiátrica, a avaliação do estado

---

BOXE 9.1 Histórico de enfermagem e formulário de avaliação.

I. Informações gerais

Nome do paciente: _____ Alergias: _____

Número do quarto: _____ Dieta: _____

Médico: _____ Altura/peso: _____

Idade: _____ Sinais vitais: TPR/PA _____

Sexo: _____ Nome e nº de telefone de pessoa significativa: _____

Raça: _____

Idioma principal: _____ Cidade de residência: _____

Estado civil: _____ Diagnóstico (à internação e atual): _____

Queixa principal: _____

Condições na ocasião da internação:

Data: _____ Hora: _____

Acompanhado por: _____

Meio de locomoção à internação (cadeira de rodas; andando; maca): _____

Proveniente de: _____

II. Fatores predisponentes

A. *Influências genéticas*

1. Configuração familiar (usar genogramas):

        Família de origem: Família atual:

Dinâmica familiar (descrever relações significativas entre os membros da família):

2. História patológica pregressa/psiquiátrica: _____

   a. Paciente: _____

   b. Familiares: _____

3. Outras influências genéticas que afetam a adaptação atual. Isso pode incluir efeitos específicos do sexo, da raça, da aparência (inclusive anomalias físicas genéticas) ou qualquer outro fator relacionado com a genética que esteja interferindo na adaptação do paciente e não foi mencionado em alguma outra parte desta avaliação.

_____
_____

B. *Experiências pregressas*

1. Histórias cultural e social:

   a. Fatores ambientais (condições de vida da família, tipo de vizinhança, condições especiais de trabalho): _____
_____
_____

(continua)

BOXE 9.1 Histórico de enfermagem e formulário de avaliação. (*continuação*)

b. Crenças e práticas de saúde (responsabilidade pessoal pela saúde; práticas de autocuidado especiais): _____

c. Crenças e práticas religiosas: _____

d. Formação educacional: _____

e. Perdas/mudanças significativas (incluir datas): _____

f. Relacionamentos com colegas/amigos: _____

g. História ocupacional: _____

h. Padrão anterior de enfrentamento do estresse: _____

i. Outros fatores associados ao estilo de vida que contribuam para a adaptação atual: _____

C. *Condições atuais*

1. Estágio de desenvolvimento (Erikson):
   a. Teórico: _____
   b. Comportamental: _____
   c. Justificativa: _____

2. Sistemas de apoio: _____

3. Estabilidade financeira: _____

4. Possibilidades de produtividade/contribuição:
   a. Condição no emprego atual: _____
   b. Contribuições dos papéis desempenhados e responsabilidade por outra pessoa: _____

III. Evento desencadeante

Descrever a situação ou os eventos que desencadearam a doença/internação hospitalar atual: _____

(*continua*)

BOXE 9.1 Histórico de enfermagem e formulário de avaliação. (*continuação*)

IV. Percepção do paciente quanto à situação de estresse

Entendimento ou descrição da situação de estresse/doença por parte do paciente ou dos familiares e expectativas quanto à internação hospitalar:

_____
_____
_____

V. Respostas adaptativas

A. *Psicossociais*

1. Nível de ansiedade (circule um dos quatro níveis e assinale os comportamentos que se aplicam):   Leve   Moderada   Grave   Pânico
Tranquilo _____ Amigável _____ Passivo _____ Alerta _____ Percebe o ambiente corretamente _____
Cooperativo _____ Atenção reduzida _____ "Apreensivo" _____ Incapaz de concentrar-se _____
Hiperatento _____ Trêmulo _____ Fala rapidamente _____ Retraído _____ Confuso _____
Desorientado _____ Temeroso _____ Hiperventilando _____ Interpretação equivocada do ambiente
(alucinações ou ideias delirantes) _____ Despersonalização _____ Obsessões _____ Compulsões _____
Queixas somáticas _____ Hiperatividade excessiva _____ Outros_____
_____

2. Humor/afeto (circule todos os que se aplicam):
Felicidade   Tristeza   Desânimo   Desespero   Excitação   Euforia   Suspeita ....Apatia (pouca emotividade)   Raiva/hostilidade

3. Mecanismos de defesa do ego (descrever como são usados pelo paciente):

   Projeção_____
   Supressão_____
   Anulação_____
   Transferência_____
   Intelectualização_____
   Racionalização_____
   Negação_____
   Repressão_____
   Isolamento_____
   Regressão_____
   Formação reativa_____
   Divisão_____
   Religiosidade_____
   Sublimação_____
   Compensação_____

4. Grau de autoestima (circular um):   Baixo   Moderado   Alto
   Aspectos que o paciente gosta em si próprio_____
   _____
   Aspectos que o paciente gostaria de mudar em si próprio_____
   _____
   Avaliação objetiva da autoestima: _____
   Contato visual _____
   Aparência geral _____
   _____
   Higiene pessoal_____
   Participação nas atividades em grupo e interações com outras pessoas _____
   _____

(*continua*)

BOXE 9.1 Histórico de enfermagem e formulário de avaliação. (*continuação*)

5. Estágio e manifestações do pesar ou luto (circular um):

        Negação   Raiva   Barganha   Depressão   Aceitação

    Descrever os comportamentos do paciente que estão associados ao estágio de pesar ou luto em resposta a uma perda ou mudança:
_____
_____
_____

6. Processos de pensamento (circule todos os que se aplicam):

    Claro   Lógico   Fácil de acompanhar   Relevante   Confuso   Bloqueado

    Delirante   Fluxo rápido de pensamentos   Lentidão de pensamentos   Suspeitoso

    Memória recente (circule uma opção): Déficit   Preservada

    Memória remota (circula uma opção): Déficit   Preservada

    Outros:_____
_____

7. Padrões de comunicação (circule todos os que se aplicam):

    Clara   Coerente   Fala arrastada   Neologismos incoerentes   Associações livres

    Fuga de ideias   Afásica   Perseverança   Ruminação   Tangencialidade   Loquacidade

    Fala lenta e empobrecida   Bloqueio da fala (descrever) _____

    Outros:_____
_____

8. Padrões de interação (descrever o padrão das interações interpessoais do paciente com membros da equipe e companheiros da unidade. Por exemplo, manipulador, retraído, isolado, hostil física ou verbalmente, discutidor, passivo, afirmativo, agressivo, passivo-agressivo, outro):
_____
_____
_____

9. Orientação para a realidade (assinalar os que se aplicam):

    Orientado no: Tempo _____   Individualidade _____

                      Lugar _____   Situação _____

10. Ideias de destruição de si próprio/outras pessoas?   Sim   Não

     Em caso afirmativo, considerar um plano de ação; meios disponíveis _____

B. *Fisiológicas*

1. Manifestações psicossomáticas (descrever quaisquer queixas somáticas que possam estar relacionadas com o estresse): _____
_____
_____

2. História medicamentosa e avaliação:

    Uso de fármacos prescritos:

Nome	**Dose**	**Prescrito por**	**Resultados**

    Uso de fármacos de venda livre:

Nome	**Dose**	**Prescrito por**	**Resultados**

(*continua*)

BOXE 9.1 Histórico de enfermagem e formulário de avaliação. *(continuação)*

Uso de drogas ilícitas ou álcool:

Nome	Quantidade usada	Frequência	Última vez que usou	Efeitos produzidos

3. Resultados pertinentes da avaliação física:

   a. Respiração: Normal _____   Trabalhosa _____
                   Frequência _____   Ritmo _____

   b. Pele: Quente _____ Seca _____ Úmida _____ Fria _____ Pegajosa _____
             Rosada _____ Cianótica _____ Turgor reduzido _____ Edemaciada _____

      Evidências de: Erupção cutânea _____ Equimose _____ Marcas de agulha _____ Hirsutismo _____
                      Queda dos pelos _____ Outros _____

   c. Sistema musculoesquelético: _____ Fraqueza _____ Tremores _____

      Grau de amplitude de movimento (descrever limitações) _____

      Dor (descrever) _____

      Coordenação (descrever limitações) _____

   d. Estado neurológico:

      Relato de (assinalar todos os que se aplicam): Crises convulsivas _____ (descrever método de controle) _____

      Cefaleias (descrever localização e frequência) _____
      Episódios de desmaio _____ Tontura _____
      Dormência/formigamento (descrever localização) _____

   e. Sistema cardiovascular: PA _____ Pulso _____

      Relato de (assinalar todos os que se aplicam):

      Hipertensão arterial _____ Palpitações _____

      Sopro cardíaco _____ Dor torácica _____

      Dispneia _____ Dor nas pernas _____

      Flebite _____ Edema da perna/tornozelo _____

      Dormência/formigamento nos membros _____

      Veias varicosas _____

   f. Sistema digestório

      Padrão dietético habitual: _____

      Alergias alimentares: _____

      Dentaduras? Arcada superior _____ Arcada inferior _____

      Algum problema de mastigação ou deglutição? _____

      Alguma alteração recente do peso? _____

      Algum problema com:

      Indigestão/azia? _____

         Aliviada por: _____

      Náuseas/vômitos? _____

         Aliviados por: _____

      Relato de úlceras? _____

      Padrão intestinal habitual: _____

      Constipação intestinal? _____ Diarreia? _____

      Tipo de autocuidado fornecido para um dos problemas anteriores: _____

(continua)

BOXE 9.1 Histórico de enfermagem e formulário de avaliação. *(continuação)*

g. Sistema genital/urinário:

    Padrão miccional habitual: _____

    Tenesmo urinário? _____ Polaciúria? _____

    Noctúria? _____ Dor/ardência? _____

    Incontinência? _____

    Alguma lesão genital? _____

    Secreção? _____ Odor? _____

    Relato de doença sexualmente transmissível? _____

    Em caso afirmativo, explicar: _____

    Algum problema com sexualidade/atividade sexual? _____

    Método anticoncepcional usado: _____

    Mulheres:

        Data da última menstruação: _____

        Duração do ciclo: _____

        Problemas associados à menstruação? _____

        Mamas: dor/hipersensibilidade?

            Edema? _____ Secreção? _____

            Nódulos? _____ Depressões da pele? _____

        Prática do autoexame das mamas? _____

            Frequência: _____

    Homens:

        Secreção peniana? _____

        Problemas da próstata? _____

h. Olhos

	Sim	Não	Explicar
Óculos?			
Lentes de contato?			
Inflamação?			
Secreção?			
Prurido?			
Borramento visual?			
Visão dupla?			

i. Orelhas

	Sim	Não	Explicar
Dor?			
Secreção?			
Redução da acuidade auditiva?			
Prótese auditiva?			
Tinido?			

j. Efeitos colaterais dos fármacos

    Quais sintomas o paciente tem no momento, que podem ser atribuídos aos fármacos usados atualmente? _____

k. Valores laboratoriais alterados e possível importância: _____

l. Padrões de atividade/repouso:

    Exercício (volume, tipo e frequência): _____

    Atividades no tempo de lazer: _____

(continua)

> **BOXE 9.1** Histórico de enfermagem e formulário de avaliação. *(continuação)*
>
>   Padrões de sono: número de horas por noite _____
>   Uso de medidas auxiliares para induzir o sono? _____
>   Padrão de despertar durante a noite? _____
>   _____
>   Sente-se descansado ao acordar? _____
>   m. Higiene pessoal/atividades da vida diária?
>   Padrões de autocuidado: Independente _____
>   Precisa de ajuda para: Mobilidade _____
>   Higiene pessoal _____
>   Hábitos higiênicos _____
>   Alimentação _____
>   Vestuário _____
>   Outros _____
>   Descrição da higiene pessoal e aparência geral em uma frase: _____
>   _____
>   _____
>   n. Outros resultados pertinentes da avaliação física: _____
>   _____
>   _____
>
> **VI. Resumo da Avaliação Física/Psicossocial Inicial:**
>
> Déficits de conhecimento identificados:
>
> Diagnósticos de enfermagem indicados:

mental tem uma definição bem mais ampla e inclui, além da função mental, avaliação de humor, afeto, comportamento, relacionamentos, fala, distúrbios da percepção, discernimento e juízo. No Apêndice C – *Avaliação do Estado Mental* –, há um guia de avaliação abrangente do estado mental com explicações e alguns exemplos de perguntas da entrevista.

> **CONCEITO FUNDAMENTAL**
> **Diagnóstico de enfermagem**
> Julgamento clínico acerca das experiências/respostas da pessoa, dos familiares ou da comunidade a problemas de saúde/processos de vida reais ou potenciais. O diagnóstico de enfermagem fornece a base para a escolha das intervenções de enfermagem voltadas para alcançar os resultados pelos quais a enfermeira é responsável (NANDA International [NANDA-I], 2015a).

Padrão 2: Diagnóstico

"O enfermeiro psiquiatra e de saúde mental analisa os dados da avaliação para determinar diagnósticos, problemas e áreas focais de cuidado e tratamento, inclusive grau de risco" (ANA et al., 2014, p. 46).

Na segunda etapa, procede-se à análise dos dados reunidos durante a avaliação. Os diagnósticos e as descrições dos problemas em potencial são formulados e priorizados. Os diagnósticos são compatíveis com os sistemas de classificação disponíveis e reconhecidos (p. ex., NANDA International Nursing Diagnoses: Definitions and Classifications [ver Apêndice E – *Atribuição dos diagnósticos da NANDA aos comportamentos dos pacientes*]).

> **CONCEITO FUNDAMENTAL**
> **Resultados de enfermagem**
> Comportamentos e respostas do paciente, que correspondem aos resultados mensuráveis e estabelecidos em comum acordo a serem alcançados por meio das intervenções de enfermagem.

Padrão 3: Definição dos resultados

"O enfermeiro psiquiatra e de saúde mental determina os resultados esperados e as metas do consumidor de serviços

TABELA 9.1 Avaliação sucinta do estado mental.	
ÁREA DA FUNÇÃO MENTAL AVALIADA	**ATIVIDADE DE AVALIAÇÃO**
Orientação no tempo	"Em que ano estamos?" "Em que mês?" "Que dia é hoje?" (3 pontos)
Orientação no espaço	"Onde você está agora?" (1 ponto)
Atenção e memória imediata	"Repita as seguintes palavras agora: sino, livro e vela" (3 pontos) "Guarde essas palavras, e eu pedirei que você repita em alguns minutos"
Pensamento abstrato	"O que isto significa: não chore pelo leite derramado" (3 pontos)
Memória recente	"Repita as três palavras que lhe pedi para lembrar mais tarde" (3 pontos)
Nomeação de objetos	Aponte para os óculos e pergunte: "O que é isto?" Repita com algum outro objeto (p. ex., calendário, relógio ou lápis) (2 pontos)
Capacidade de seguir instruções verbais simples	"Rasgue este pedaço de papel ao meio e coloque-o na lixeira" (2 pontos)
Capacidade de seguir instruções simples escritas	Escreva uma instrução em uma folha de papel (p. ex., toque no seu nariz), entregue a folha para o paciente e diga: "Faça o que está escrito nesse papel" (1 ponto para cada ação certa)
Capacidade de usar a linguagem corretamente	Peça ao paciente que escreva uma frase (3 pontos se a frase tiver um sujeito, verbo ou significado válido)
Capacidade de concentrar-se	"Diga os nomes dos meses em ordem invertida, começando com dezembro" (1 ponto para cada resposta certa começando de novembro até agosto; 4 pontos possíveis)
Entendimento das relações espaciais	Instrua o paciente a desenhar um relógio, colocar todos os algarismos e pôr os ponteiros na posição de 3 h (círculo do relógio: 1 ponto; algarismos na sequência certa: 1 ponto; algarismos colocados nas posições certas: 1 ponto; dois ponteiros do relógio: 1 ponto; ponteiros colocados na hora certa: 1 ponto; 5 pontos possíveis)

Pontuação: 30 a 21 = normal; 20 a 11 = disfunção cognitiva branda; 10 a 0 = disfunção cognitiva grave (os escores não são absolutos e precisam ser considerados no contexto de uma avaliação diagnóstica abrangente). De: Beers, M.H. (2005). *The Merck manual of health & aging*. New York: Ballentine; Kaufman, D.M., & Zun, L. (1995). A quantifiable, brief mental status examination for emergency patients. *Journal of Emergency Medicine*, 13(4), 440-456; Kokman, E., Smith, G.E., Petersen, R.C., Tangalos, E., & Ivnik, R.C. (1991). The short test of mental status: correlations with standardized psychometric testing. *Archives of Neurology*, 48(7), 725-728; Folstein, M.F., Folstein, S.E., & McHugh, P.R. (1975). Mini-mental state: a practical method for grading the cognitive state of patients for the clinician. *Journal of Psychiatric Research*, 12(3), 189-198; Pfeiffer, E. (1975). A short portable mental status questionnaire for the assessment of organic brain deficit in elderly patients. *Journal of the American Geriatric Society*, 23(10), 433-441.

de saúde a um plano elaborado especialmente para ele ou para a situação específica" (ANA et al., 2014, p. 48).

Os resultados esperados são derivados dos diagnósticos de enfermagem. Eles precisam ser mensuráveis e incluir uma estimativa de tempo até sua obtenção. Os resultados têm de ser realistas para a capacidade do paciente e são mais efetivos quando formulados em colaboração com os outros membros da equipe de saúde, com o paciente e com as pessoas significativas.

Classificação dos resultados de enfermagem

A **classificação dos resultados de enfermagem** (NOC, do inglês *Nursing Outcomes Classification*) é um sistema de classificação abrangente e padronizado dos resultados a serem alcançados pelo paciente, que foi desenvolvido para avaliar os efeitos das intervenções de enfermagem (Moorhead et al., 2013). Os resultados estão relacionados com os diagnósticos da NANDA International (NANDA-I), assim como com a **classificação das intervenções de enfermagem** (NIC, do inglês *Nursing Interventions Classification*). NANDA-I, NIC e NOC representam todos os domínios de enfermagem e podem ser usadas em conjunto ou separadamente (Moorhead & Dochterman, 2012). Cada um dos resultados da NOC tem um termo descritivo, uma definição, uma lista de indicadores para avaliar o estado do paciente em relação com o resultado alcançado e uma escala de Likert de 5 pontos para avaliar o estado do paciente (Moorhead et al., 2013).

Padrão 4: Planejamento

"O enfermeiro psiquiatra e de saúde mental elabora um plano, que prescreve estratégias e alternativas para ajudar o consumidor de cuidados de saúde a alcançar os resultados esperados" (ANA et al., 2014, p. 50).

O plano de cuidados é individualizado para os problemas de saúde mental, a condição ou as necessidades do paciente e é elaborado (se for possível) em colaboração com ele, com as pessoas significativas e com os outros membros da equipe de saúde. Para cada diagnóstico identificado, são selecionadas intervenções mais apropriadas conforme prática, padrões, estatutos relevantes e evidências de pesquisa em enfermagem em saúde mental e psiquiátrica. Também estão incluídos a orientação do paciente e os encaminhamentos necessários. As prioridades dos cuidados de enfermagem a serem prestados são determinadas com base nas necessidades de segurança e no risco de o paciente causar danos a si próprio ou a outras pessoas. Os componentes do plano devem ser priorizados segundo as contribuições do paciente, dos familiares e de outras pessoas, conforme o caso (ANA et al., 2014).

Classificação das intervenções de enfermagem

NIC é uma terminologia padronizada abrangente, que descreve os tratamentos que as enfermeiras realizam em todos os contextos de prática e em todas as especialidades (Bulechek et al., 2013). Ela inclui intervenções fisiológicas e psicossociais, assim como aquelas para tratamento ou prevenção de doenças e promoção da saúde. As medidas da NIC são abrangentes, estão pautadas em pesquisas e refletem a prática clínica corrente. Elas foram definidas indutivamente com base na prática existente.

Cada intervenção da NIC tem uma definição e um conjunto detalhado de atividades, que descrevem o que o enfermeiro faz para implementar a intervenção. Acredita-se que o uso de terminologia padronizada assegure a continuidade do cuidado e facilite a comunicação entre os enfermeiros e entre estes e os demais profissionais de saúde.

Padrão 5: Implementação

"O enfermeiro psiquiatra e de saúde mental implementa o plano elaborado" (ANA et al., 2014, p. 52).

As intervenções selecionadas durante o estágio de planejamento são executadas levando-se em consideração o nível de prática, a formação profissional e a certificação do enfermeiro. O plano de cuidados serve como um "projeto" para a realização de intervenções seguras, éticas e apropriadas. A documentação das intervenções também ocorre nesse estágio do processo de enfermagem.

Várias intervenções específicas estão incluídas entre os padrões de prática de enfermagem clínica psiquiátrica e saúde mental (ANA et al., 2014), conforme a seguir.

Padrão 5A: Coordenação do cuidado

"O enfermeiro psiquiatra e de saúde mental coordena os cuidados prestados" (ANA et al., 2014, p. 54).

Padrão 5B: Ensino e promoção da saúde

"O enfermeiro psiquiatra e de saúde mental adota estratégias para promover a saúde e um ambiente seguro" (ANA et al., 2014, p. 55).

Padrão 5C: Consultoria

"O enfermeiro psiquiatra e de saúde mental fornece consultoria para influenciar o plano elaborado, ampliar as capacidades dos outros profissionais clínicos envolvidos na prestação de cuidados aos consumidores de serviços de saúde e efetuar mudanças" (ANA et al., 2014, p. 57).

Padrão 5D: Autoridade prescritiva e tratamento

"O enfermeiro psiquiatra e de saúde mental utiliza autoridade prescritiva, procedimentos, encaminhamentos, tratamentos e terapias de acordo com as leis e os regulamentos estaduais e federais" (ANA et al., 2014, p. 58).

Padrão E: Tratamentos farmacológicos e biológicos e terapias integrativas

"O enfermeiro psiquiatra e de saúde mental incorpora os conhecimentos das intervenções farmacológicas, biológicas e complementares às habilidades clínicas aplicadas para restaurar a saúde do consumidor de serviços de saúde e evitar limitações adicionais" (ANA et al., 2014, p. 59).

Padrão 5F: Comunidade terapêutica (ambientoterapia ou Milieu Therapy)

"O enfermeiro psiquiatra e de saúde mental fomenta, organiza e mantém um ambiente terapêutico seguro favorável à recuperação em colaboração com os consumidores de cuidados de saúde, familiares e outros profissionais clínicos da área" (ANA et al., 2014, p. 60).

Pesquisadores desenvolveram vários modelos para entender o que é um ambiente terapêutico, os quais estão descritos com mais detalhes no Capítulo 12, *Ambientoterapia: A Comunidade Terapêutica*. A incorporação do ambiente de cuidado da saúde e da comunidade de pacientes, familiares e profissionais de saúde é um aspecto singular do tratamento daqueles com transtornos psiquiátricos ou de saúde mental.

Padrão 5G: Relação terapêutica e aconselhamento

"O enfermeiro psiquiatra e de saúde mental usa a relação terapêutica e as intervenções de aconselhamento para ajudar os consumidores de serviços de saúde em suas jornadas pessoais de recuperação, melhorando e recuperando seus recursos de enfrentamento, reforçando a saúde mental e evitando transtorno mental e incapacidade" (ANA et al., 2014, p. 62).

Como já foi mencionado, a relação terapêutica e as intervenções de aconselhamento fazem parte do papel dos enfermeiros que desempenham suas funções no contexto de psiquiatria e saúde mental. Essas são intervenções psicoeducacionais básicas e de discussão de problemas; são diferenciadas da psicoterapia, que requer formação e competência específicas.

Padrão 5H: Psicoterapia

"O enfermeiro psiquiatra e de saúde mental conduz sessões de psicoterapia para indivíduos, casais, grupos e famílias, usando parâmetros psicoterápicos com base em evidências e relação terapêutica enfermeiro-paciente" (ANA et al., 2014, p. 63).

> **CONCEITO FUNDAMENTAL**
> **Evolução de enfermagem**
> Processo de determinar o progresso do consumidor de serviços de saúde no sentido de alcançar os resultados esperados, assim como a eficácia das intervenções e dos cuidados prestados pelo enfermeiro (ANA et al., 2014, p. 88).

Padrão 6: Evolução

"O enfermeiro psiquiatra e de saúde mental evolui o progresso no sentido de alcançar os resultados esperados" (ANA et al., 2014, p. 65).

Durante a etapa de evolução, o enfermeiro avalia o sucesso das intervenções no sentido de atender aos critérios usados para medir os resultados. A resposta do paciente ao tratamento é documentada, validando o uso do processo de enfermagem na prestação de cuidados. Os diagnósticos, os resultados e o plano de cuidados são revistos e revisados conforme a necessidade identificada por meio do processo de evolução.

Por que diagnóstico de enfermagem?

O conceito de *diagnóstico de enfermagem* não é novo. Durante séculos, os enfermeiros identificaram respostas específicas dos pacientes, frente às quais eram realizadas intervenções de enfermagem na tentativa de melhorar a qualidade de vida. No passado, contudo, a autonomia de prática à qual os enfermeiros estavam habilitados em virtude de sua licença não acontecia de fato na prestação dos cuidados de enfermagem. Na verdade, os enfermeiros ajudavam os médicos quando necessário e realizavam um conjunto de atividades específicas, que eram consideradas como parte de seu rol de responsabilidades.

O termo *diagnóstico* em relação com a enfermagem começou a aparecer na literatura específica nos primeiros anos da década de 1950. Entretanto, a organização formal do conceito foi iniciada em 1973, com a convocação da First Task Force to Name and Classify Nursing Diagnoses (Primeiro Grupo de Trabalho para Nomear e Classificar Diagnósticos de Enfermagem, em tradução livre). Durante essa conferência, foi criado o Task Force of the National Conference Group on the Classification of Nursing Diagnoses (Comissão de Trabalho do Grupo da Conferência Nacional sobre Classificação dos Diagnósticos de Enfermagem, em tradução livre), que ficou encarregado da tarefa de identificar e classificar os diagnósticos de enfermagem.

Ainda na década de 1970, a ANA começou a elaborar padrões de prática com base nas etapas do processo de enfermagem, dentre as quais o diagnóstico era um componente intrínseco. Esse formato incluía os padrões gerais e os das especialidades descritos pela ANA.

Com base nesses avanços, publicou-se uma declaração de política que incluía uma definição da enfermagem. A ANA definiu o termo como "diagnóstico e tratamento das respostas humanas a problemas de saúde potenciais ou reais" (ANA, 2010). Essa definição foi ampliada para descrever mais explicitamente o envolvimento da enfermagem com a sociedade e a profissão. Recentemente, a ANA (2017) definiu enfermagem da seguinte maneira:

> Enfermagem é proteção, promoção e otimização da saúde e das capacidades, prevenção de doenças e acidentes, atenuação do sofrimento por meio do diagnóstico e tratamento das respostas humanas, bem como a defesa dos interesses de pacientes, famílias, comunidades e populações atendidas.

Diagnóstico de enfermagem é um componente intrínseco das definições original e ampliada.

As decisões relativas à negligência profissional são tomadas com base nos padrões de prática definidos pela ANA e nas leis que regulamentam a prática de enfermagem em cada estado nos EUA. Alguns incorporaram as etapas do processo de enfermagem, inclusive diagnóstico, ao âmbito da prática descrito em suas leis que regulamentam a prática da profissão. Quando esse é o caso, é dever legal do enfermeiro demonstrar que o processo de enfermagem e os diagnósticos de enfermagem foram implementados com precisão enquanto os cuidados de enfermagem eram prestados.

A NANDA-I foi criada a partir do grupo de trabalho original, designado em 1973 para nomear e classificar os diagnósticos de enfermagem. Sua finalidade principal é "desenvolver, aperfeiçoar e promover uma terminologia que reflita exatamente os julgamentos clínicos do enfermeiro". A NANDA-I será uma força mundial para desenvolver e aplicar a terminologia padronizada de enfermagem, de modo a garantir a segurança do paciente por meio de cuidados com base em evidência e, desse modo, melhorar os cuidados prestados a todas as pessoas" (NANDA-I, 2015b).

A lista de diagnósticos aprovados pela NANDA-I certamente não inclui todas as possibilidades. Na tentativa de manter uma linguagem comum na prática de enfermagem e estimular a realização de estudos clínicos, a maioria dos diagnósticos de enfermagem usados neste livro foi retirada da lista de 2015-2017 aprovada pela NANDA-I. Contudo, em alguns casos, diagnósticos de enfermagem que foram excluídos pela NANDA-I por várias razões continuam a ser usados aqui em razão de sua conveniência e adequação à descrição de comportamentos específicos.

A utilização dos diagnósticos de enfermagem assegura um grau de autonomia que não existia antes na prática de enfermagem. Eles descrevem a condição do paciente e facilitam a prescrição de intervenções e o estabelecimento de parâmetros para definir os critérios de resultado com base nos componentes singulares da profissão de enfermagem. O maior benefício é para o paciente, que recebe cuidados eficazes e consistentes com base no conhecimento dos problemas que está vivenciando e nas intervenções de enfermagem mais benéficas para resolvê-los.

Gestão de caso de enfermagem

O conceito de **gestão de caso** evoluiu com a criação dos grupos de diagnósticos relacionados (DRG, do inglês *diagnosis-related groups*) e as internações hospitalares mais curtas. Gestão de caso é um modelo de prestação de cuidados que pode melhorar a assistência prestada aos pacientes. De acordo com ele, são designados gestores para cada grupo de pacientes, que negociam com os diversos profissionais a melhor maneira de conseguir diversos serviços. Esse tipo de processo de prestação de cuidados de saúde ajuda a reduzir a fragmentação da assistência e, ao mesmo tempo, procura conter o custo dos serviços prestados.

No cenário de cuidados intensivos, a gestão de caso tem como objetivo organizar os serviços prestados durante um episódio de doença aguda, de modo que resultados clínicos e financeiros específicos sejam alcançados dentro de determinado período. Comumente, o período definido é determinado por protocolos estabelecidos para a duração das internações com base nas definições dos DRG.

Estudos demonstraram que a gestão de caso é um método eficaz de tratamento para indivíduos com doenças mentais graves e persistentes. Isso porque esse tipo de cuidado busca melhorar o nível funcional, ajudando os pacientes a solucionar problemas, melhorar suas habilidades de socialização e trabalho, promover atividades nas horas de lazer e aumentar a independência em geral. Em condições ideais, ainda incorpora conceitos de atenção nos níveis de prevenção primária, secundária e terciária. Várias definições foram propostas e devem ser esclarecidas.

A expressão **atenção gerenciada** (*managed care*, em inglês) refere-se a uma estratégia usada pelos adquirentes de serviços de saúde, que estabelece determinações quanto aos diversos serviços de modo a manter a qualidade e controlar os custos. Em um programa de atenção gerenciada, os indivíduos recebem cuidados de saúde com base na necessidade, que é avaliada por coordenadores da operadora.

A atenção gerenciada atua em diversos contextos, inclusive (embora não se limite aos seguintes):

- Programas pautados em seguros de saúde
- Prestadoras de serviços médicos em empresas
- Programas de serviço social
- Setor de saúde pública.

A atenção gerenciada pode ser incorporada a quase todos os contextos nos quais uma organização privada ou pública é responsável por um grupo de pessoas. Exemplos são as cooperativas médicas, ou organizações de manutenção da saúde (HMO), e as organizações de prestadores preferidos (PPO).

A gestão de caso, que é o método usado para proporcionar a atenção gerenciada, consiste na coordenação efetiva dos serviços necessários para atender às necessidades de um paciente dentro do sistema de saúde fragmentado. Ela procura ajudar os pacientes em risco, de modo a impedir que ocorram episódios de doença evitáveis por meio do controle dos custos de saúde para o consumidor e os pagamentos de terceiros.

Os tipos de pacientes que se beneficiam com a gestão de caso são (embora não se limitem aos seguintes):

- Idosos frágeis
- Pacientes com anomalias do desenvolvimento
- Pacientes com limitações físicas
- Pacientes com transtornos mentais
- Pacientes com condições clínicas complexas de longa duração, que exigem cuidados dispendiosos e multifacetários (p. ex., lactentes de alto risco, indivíduos HIV-positivos ou que têm AIDS e pacientes transplantados)
- Pacientes com comprometimento grave causado por um episódio de doença aguda ou por uma exacerbação aguda de uma doença grave persistente (p. ex., esquizofrenia).

O **gestor de casos** é responsável por negociar com os diversos profissionais de saúde para assegurar vários serviços ao paciente, e os enfermeiros estão excepcionalmente qualificados a atuar como tal. A própria natureza da enfermagem, que incorpora conhecimentos sobre aspectos biológicos, psicológicos e socioculturais relacionados com as funções humanas, torna os enfermeiros particularmente apropriados para essa função. Em geral, são necessários vários anos de experiência de enfermagem para trabalhar como gestor de casos. Alguns programas de gestão do cuidado de saúde preferem aqueles que tenham experiência em trabalhar com populações específicas às quais o serviço será prestado. O American Nurses Credentialing Center (ANCC) oferece um exame para que os enfermeiros sejam certificados para exercer a função de gestores de casos de enfermagem.

Protocolos de atendimento crítico

Os protocolos de atendimento crítico podem ser usados como ferramentas para prestar assistência em um sistema de gestão de caso. Um protocolo é um plano de cuidados abreviados, que fornece diretrizes com base em resultados para alcançar metas dentro de determinado período de tempo. A Tabela 9.2 ilustra um exemplo de protocolo de atendimento crítico. Apenas o diagnóstico de enfermagem é usado nesse exemplo, mas um protocolo de atendimento crítico abrangente pode ter diagnósticos de enfermagem de vários problemas específicos e também incorporar responsabilidades de outros membros da equipe.

Os protocolos de atendimento crítico devem ser usados por todos os membros de uma equipe multiprofissional, que pode incluir enfermeiro gestor de casos, especialista em enfermagem clínica, assistente social, psiquiatra, psicólogo, nutricionista, terapeuta ocupacional, terapeuta recreacional, liderança religiosa e outros profissionais. A equipe decide os tipos de cuidados a serem prestados, por quanto tempo e por quem. Em seguida, espera-se que cada membro desempenhe suas funções de acordo com o prazo previsto nos protocolos de atendimento crítico.

TABELA 9.2 Exemplo de protocolo de atendimento crítico para um paciente em abstinência alcoólica.

Tempo estimado da internação: 7 dias. Variações do protocolo estabelecido devem ser documentadas nas notas de evolução.

DIAGNÓSTICOS DE ENFERMAGEM E TIPOS DE CUIDADOS	DIMENSÃO TEMPORAL	METAS E/OU AÇÕES	DIMENSÃO TEMPORAL	METAS E/OU AÇÕES	DIMENSÃO TEMPORAL	RESULTADOS POR OCASIÃO DA ALTA
Risco de lesão relacionado com a agitação psicomotora resultante de doença do SNC					7º dia	O paciente não mostra evidências de lesão sofrida durante a abstinência de ETOH
Encaminhamentos	1º dia	Psiquiatra Avaliar a necessidade de: neurologista, cardiologista, clínico geral			7º dia	Alta com consultas de acompanhamento agendadas, se forem necessárias
Exames complementares	1º dia	Nível de álcool no sangue Triagem toxicológica (urina e sangue) Perfil bioquímico Radiografias de tórax ECG	4º dia	Repetir alguns exames complementares, se for necessário		
Outras avaliações	1º dia 1º ao 5º dia Contínua	SV a cada 4 h Balanço hídrico Contenções conforme a necessidade de segurança do paciente Avaliar sintomas de abstinência: tremores, náuseas/vômitos, taquicardia, sudorese, pressão arterial alta, crises convulsivas, insônia, alucinações	2º ao 3º dia 6º dia 4º dia	SV a cada 8 h, se estiverem estáveis Balanço hídrico Redução acentuada dos sintomas objetivos de abstinência	4º ao 7º dia 7º dia	SV 2 vezes/dia, se continuarem estáveis Alta; nenhum sintoma objetivo de abstinência
Fármacos	1º dia 2º dia 1º ao 6º dia 1º ao 7º	CLOR*, 200 mg em doses fracionadas CLOR, 160 mg em doses fracionadas CLOR, conforme a necessidade HA + HM, depois das refeições e à hora de deitar *Nota: alguns médicos podem preferir OXA ou CARBA no processo de desintoxicação	3º dia 4º dia, 80 mg em doses fracionadas	CLOR, 120 mg em doses fracionadas CLOR, 80 mg em doses fracionadas	5º dia 6º dia 7º dia	CLOR, 40 mg Interromper o uso de CLOR Alta; nenhum sintoma de abstinência
Instruções ao paciente			5º dia	Conversar sobre as metas do AA e a necessidade de tratamento ambulatorial	7º dia	Alta com informações sobre comparecimento ao AA ou tratamento ambulatorial

AA, Alcoólicos Anônimos; CARBA, carbamazepina; CLOR, clordiazepóxido; ECG, eletrocardiograma; ETOH, etanol; OXA, oxazepam; SV, sinais vitais.

> Ao contrário dos planos de cuidados de enfermagem, os protocolos de atendimento crítico têm a vantagem de descrever como será um episódio de cuidados implementados pelos membros da equipe em colaboração multiprofissional. A objetividade quanto ao modo como os membros da equipe colaboram é importante não apenas para que o paciente receba cuidados eficientes, mas também para melhorar a qualidade e aumentar a segurança.

Como gestor de casos, o enfermeiro é basicamente responsável por assegurar que cada atribuição seja cumprida. Se ocorrerem variações em qualquer um dos tipos de cuidados, a base racional tem de ser documentada nas notas de evolução. Por exemplo, no protocolo de atendimento crítico ilustrado na Tabela 9.2, o enfermeiro gestor de casos pode internar o paciente no centro de desintoxicação e entrar em contato com o psiquiatra para informá-lo da internação. O psiquiatra conduz as avaliações adicionais para determinar se é necessário solicitar o parecer de outros especialistas, pede a investigação diagnóstica inicial e prescreve os fármacos necessários. No decorrer de 24 horas, a equipe multiprofissional reúne-se para decidir sobre os outros tipos de cuidados, preencher o protocolo de atendimento crítico e realizar as atribuições de cuidados de cada profissional com base no documento. Esse exemplo específico baseia-se eminentemente nos cuidados de enfermagem para o paciente durante o período crítico de abstinência. Entretanto, outros problemas apresentados pelo mesmo indivíduo (p. ex., nutrição e mobilidade física prejudicadas ou angústia espiritual) podem envolver outros membros da equipe em graus mais acentuados. Cada membro mantém contato com o enfermeiro gestor do caso quanto às suas atribuições pessoais. Em condições ideais, as reuniões de equipe são realizadas diariamente ou em dias alternados para rever o progresso do paciente e modificar o plano de cuidados de acordo com a necessidade.

Os protocolos de atendimento crítico podem ser padronizados, porque se destinam a ser aplicados aos casos sem complicações. Podem ser entendidos como protocolos para pacientes que apresentam problemas específicos, para os quais se possa prever um desfecho definido.

Aplicação do processo de enfermagem no contexto psiquiátrico

Com base na definição de *saúde mental* descrita no Capítulo 2, *Saúde Mental e Doença Mental: Conceitos Históricos e Teóricos*, o papel do enfermeiro em psiquiatria é ajudar o paciente a adaptar-se bem aos estressores do ambiente. Assim, as metas são voltadas para mudanças de pensamentos, sentimentos e comportamentos que sejam apropriados à idade e compatíveis com as normas locais e culturais.

No contexto psiquiátrico, o tratamento comumente é implementado por equipe, ou seja, é **multiprofissional**. Por isso, é importante delinear a participação da enfermagem no regime terapêutico.

Os enfermeiros são membros valiosos da equipe. Com a progressão além do papel de cuidador em regime de custódia nos serviços psiquiátricos, eles prestam cuidados bem definidos no âmbito da prática de enfermagem. Os diagnósticos de enfermagem ajudam a definir esses limites da prática, assegurando graus de autonomia e profissionalismo que, por muito tempo, não eram alcançados.

Por exemplo, um paciente recém-internado com diagnóstico médico de esquizofrenia pode apresentar os seguintes comportamentos:

- Ser incapaz de confiar em outras pessoas
- Ouvir vozes
- Recusar interações com membros da equipe e companheiros
- Ter medo de fracassar
- Adotar higiene pessoal precária.

Com base nessas avaliações, a equipe de tratamento pode determinar que o paciente tem os seguintes problemas:

- Delírios paranoides
- Alucinações auditivas
- Retração social
- Regressão do desenvolvimento.

Diante disso, as metas da equipe devem ser dirigidas para as seguintes ações:

- Atenuar a suspeita do paciente
- Suprimir as alucinações auditivas
- Reforçar o sentimento de valor próprio.

A partir desse plano de tratamento em equipe, os enfermeiros podem identificar os seguintes diagnósticos de enfermagem:

- Sensopercepção alterada (auditiva) (evidenciada por ouvir vozes)*
- Processo de pensamento alterado (evidenciado por delírios)*
- Baixa autoestima (evidenciada por medo de fracassar e retração social)
- Déficit de autocuidado (evidenciado por higiene pessoal precária).

Os diagnósticos de enfermagem são priorizados de acordo com o risco potencial à vida. A hierarquia de necessidades de Maslow é um modelo apropriado quando

---

*Sensopercepção alterada e processo de pensamento alterado são dois diagnósticos retirados da lista de diagnósticos de enfermagem aprovados pela NANDA-I. Entretanto, eles ainda são usados neste livro em razão de sua conveniência para descrever determinados comportamentos.

se pretende priorizar os diagnósticos de enfermagem. Nesse caso, sensopercepção alterada (auditiva) é reconhecida como diagnóstico de enfermagem prioritário, porque o paciente pode estar ouvindo vozes que lhe ordenem ferir a si próprio ou outras pessoas.

A enfermagem psiquiátrica, independentemente do contexto – hospital (internação ou tratamento ambulatorial), consultório, residência ou comunidade – consiste em cuidados orientados por metas. Estas (ou os resultados esperados) são orientadas ao paciente, mensuráveis e focadas na resolução de problemas (se isso for uma expectativa realista) ou em algum desfecho a curto prazo (se a resolução não for uma perspectiva realista). Por exemplo, no caso descrito anteriormente, os resultados esperados para os diagnósticos de enfermagem identificados poderiam ser os seguintes, em que o paciente:

- Mostra confiança em um dos membros da equipe nos primeiros 3 dias
- Mostra entendimento de que as vozes não são reais (não são ouvidas por outras pessoas) dentro de 5 dias
- Conclui um projeto simples de artes manuais dentro de 5 dias
- Assume responsabilidade pelo autocuidado e realiza independentemente as atividades da vida diária por ocasião da alta.

A contribuição da enfermagem para o regime terapêutico multiprofissional enfatiza o estabelecimento de confiança por meio de uma relação interpessoal direta (desse modo, atenuando o nível de ansiedade que pode estar provocando as alucinações), dando *feedback* positivo para as pequenas conquistas do dia a dia na tentativa de reforçar a autoestima, além de ajudar e estimular o paciente a realizar as atividades de autocuidado independentemente. Essas intervenções descrevem *ações e metas de enfermagem independentes*, que são avaliadas separadamente, embora também estejam voltadas para a realização das metas terapêuticas da *equipe*.

Por meio desse tipo de colaboração com outros membros da equipe, a enfermagem presta um serviço singular pautado em conhecimentos sólidos sobre psicopatologia, âmbito de prática e implicações legais da profissão. Embora não haja dúvida de que a implementação das prescrições médicas é um aspecto importante dos cuidados de enfermagem, as intervenções que facilitam a realização das metas globais do tratamento também são contribuições importantes. Por exemplo, o enfermeiro que administra um fármaco prescrito pelo médico para atenuar a ansiedade também pode optar por permanecer com o paciente ansioso, tranquilizá-lo quanto à sua segurança e proteção e, desse modo, executar uma ação de enfermagem que é diferente, embora complementar ao tratamento médico.

Mapa conceitual[2]

Mapa conceitual é uma estratégia diagramática de ensino e aprendizagem, que possibilita aos estudantes e professores visualizar as inter-relações entre diagnósticos médicos, diagnósticos de enfermagem, resultados das avaliações e tratamentos. Trata-se de um diagrama dos problemas do paciente e das intervenções realizadas. Em comparação aos planos de cuidados no formato de colunas utilizado comumente, os de mapa conceitual são mais sucintos. Eles servem basicamente para aguçar as habilidades de pensamento clínico e a capacidade de raciocínio clínico, elaborando um quadro holístico dos diversos problemas do paciente e suas inter-relações.

O processo de enfermagem é fundamental ao desenvolvimento e à utilização de um plano de cuidados no formato de mapa conceitual, assim como todos os outros tipos de planos de cuidados de enfermagem. Os dados do paciente são formulados, os critérios de resultados são identificados, as ações de enfermagem são planejadas e implementadas e o sucesso das intervenções no sentido de alcançar os resultados esperados é reavaliado.

O plano de cuidados no formato de mapa conceitual pode ser apresentado por inteiro em uma única folha, ou os resultados das avaliações e os diagnósticos de enfermagem podem aparecer na forma de diagrama em uma página, enquanto os resultados esperados, as intervenções e a reavaliação são escritos em outra página. Alternativamente, o diagrama pode ser apresentado em formato circular, com os diagnósticos e as intervenções de enfermagem irradiando-se do "paciente" ao centro do diagrama. Por fim, o mapa pode começar com o "paciente" no topo do diagrama, com ramificações originando-se linearmente em progressão vertical.

Qualquer que seja o formato escolhido para visualizar o mapa conceitual, o diagrama deve refletir o processo de enfermagem em um padrão progressivo, que começa com o paciente e sua razão para necessitar de cuidados, diagnósticos de enfermagem com evidências clínicas subjetivas e objetivas para cada um e critérios para reavaliação dos resultados.

A Figura 9.2 ilustra o exemplo de um plano de cuidados no formato de mapa conceitual, que foi elaborado para um paciente hipotético com esquizofrenia, descrito na seção anterior, "Aplicação do Processo de Enfermagem no Contexto Psiquiátrico". Cores diferentes podem ser usadas no diagrama para representar os diversos componentes do plano de cuidados. As linhas comunicantes são traçadas entre eles para indicar quaisquer relações existentes. Por exemplo, pode haver uma relação entre dois diagnósticos de enfermagem (p. ex., entre os de dor ou ansiedade e distúrbio do padrão de sono).

---

[2]O conteúdo desta seção foi adaptado de Doenges, M.E., et al. (2016) e Schuster, P.M. (2015).

Resumo clínico: Heitor foi internado na unidade psiquiátrica com diagnóstico de esquizofrenia. Ele vive socialmente isolado e permanece no seu quarto, a menos que seja fortemente estimulado pelo enfermeiro a sair. Ele disse ao enfermeiro: "Você precisa ser seu próprio patrão. Não se pode confiar em ninguém". Ele se recusa a comer qualquer alimento de sua bandeja, afirmando que a voz de seu avô falecido está dizendo que ela está contaminada. Suas roupas estão sujas, e ele tem um odor corporal desagradável. O enfermeiro elabora o seguinte plano de cuidados no formato de mapa conceitual para Heitor.

Sinais e sintomas
- Pensamento delirante
- Suspeita

Sinais e sintomas
- Diz que ouve vozes
- Postura de alguém que está ouvindo vozes

Sinais e sintomas
- Retração social
- Expressa medo de fracassar

Sinais e sintomas
- Odor corporal repugnante
- Roupas sujas
- Aparência desgrenhada

Diagnóstico de enfermagem
Processo de pensamento alterado

Diagnóstico de enfermagem
Sensopercepção alterada (auditiva)

Diagnóstico de enfermagem
Baixa autoestima

Diagnóstico de enfermagem
Pouco autocuidado (higiene)

Intervenções de enfermagem
- Não cochichar com outras pessoas na presença do paciente
- Servir alimentos no estilo "comida caseira" ao paciente
- Incentivar bochechos orais depois de tomar os fármacos
- Ter cuidado ao tocar no paciente
- Designar os mesmos membros da equipe
- Atender às necessidades do paciente e cumprir as promessas para reforçar a confiança

Intervenções de enfermagem
- Atentar aos sinais de alucinações
- Ter cuidado ao tocar no paciente
- Usar a palavra "vozes" em vez de "eles" quando pedir ao paciente que esclareça o conteúdo das alucinações
- Recorrer a distrações para trazer o paciente de volta à realidade

Intervenções de enfermagem
- Passar tempo com o paciente e desenvolver confiança
- Inicialmente, participar com o paciente das sessões em grupo para apoiá-lo
- Encorajar maneiras simples de autorrealização
- Ensinar técnicas de comunicação eficazes
- Estimular a verbalização dos medos

Intervenções de enfermagem
- Estimular independência nas AVD, mas intervir conforme a necessidade
- Reconhecer e fornecer reforço positivo às realizações independentes

Tratamento médico: risperidona, 2 mg, 2 vezes/dia

Resultados
- O paciente demonstra que é capaz de confiar
- O paciente consegue diferenciar entre pensamento delirante e realidade

Resultados
- O paciente conversa com o enfermeiro sobre o conteúdo das alucinações
- As alucinações são controladas

Resultados
- O paciente comparece voluntariamente às sessões em grupo, mesmo sem estar acompanhado do enfermeiro
- O paciente interage adequadamente com outras pessoas

Resultados
- O paciente realiza as AVD independentemente
- O paciente mantém a higiene pessoal em níveis aceitáveis

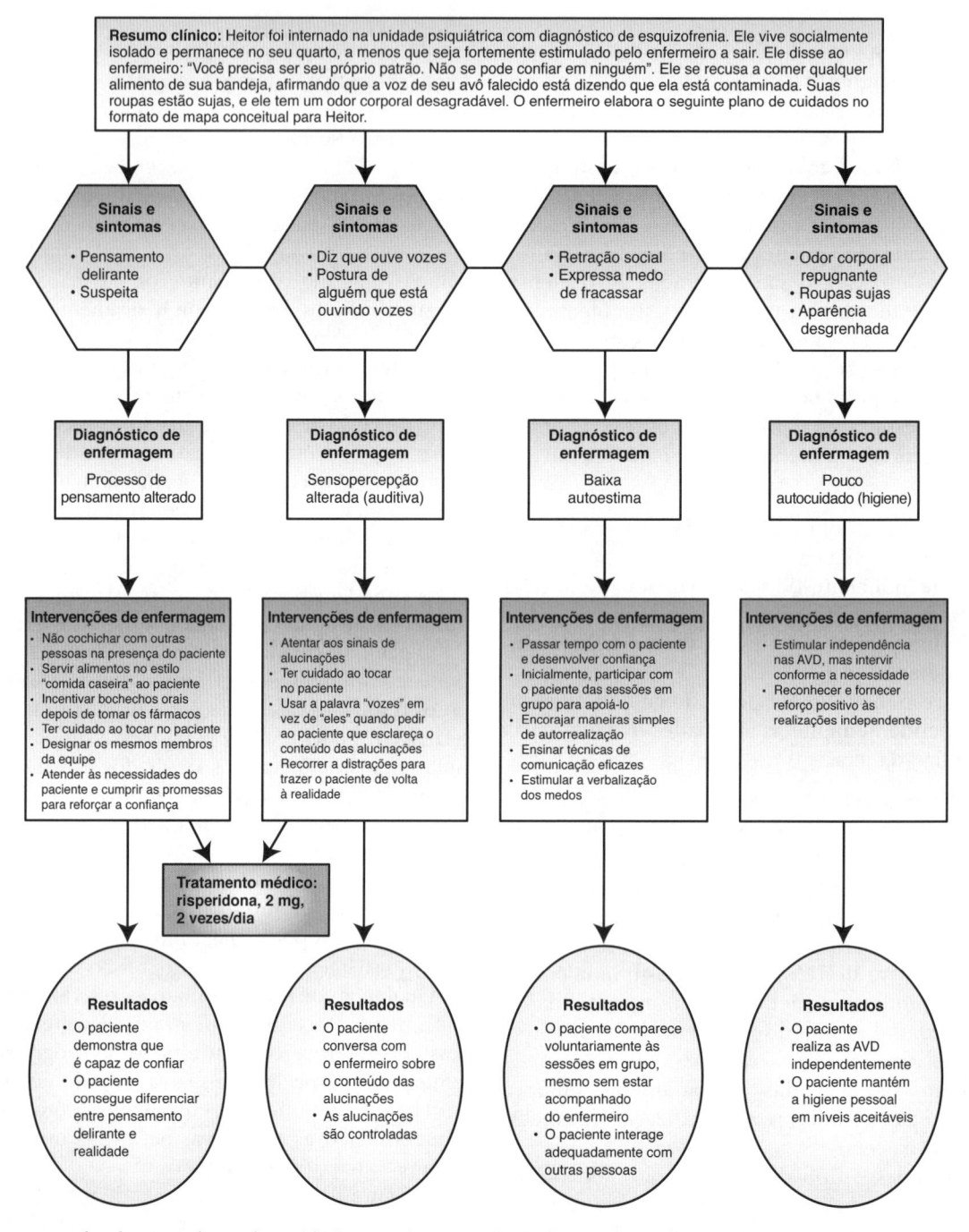

Figura 9.2 Exemplo de um plano de cuidados no formato de mapa conceitual para um paciente com esquizofrenia. AVD: atividades da vida diária.

Nesse caso, deve-se traçar uma linha entre os diagnósticos de enfermagem para mostrar sua interdependência.

Os planos de cuidados no formato de mapa conceitual possibilitam a visualização de "todo o quadro" sem necessidade de preencher inúmeras folhas de papel. Como eles refletem o processo de enfermagem, também são guias valiosos à documentação dos cuidados prestados ao paciente. Doenges et al. (2016) ressaltaram que os planos de cuidados tradicionais não conseguem esclarecer as relações entre todas as necessidades identificadas do paciente, de modo que o usuário pode não alcançar uma visão holística. O mapa conceitual esclarece essas relações. Independentemente se essas estratégias de planejamento dos cuidados são usadas em atividades de aprendizagem ou na prática real, os planos de cuidados tradicionais e no formato de mapa conceitual são recursos úteis ao desenvolvimento e à visualização do processo de pensamento crítico, que faz parte do planejamento dos cuidados a serem prestados ao paciente.

Documentação do processo de enfermagem

Um ato tão importante quanto utilizar o processo de enfermagem durante a prestação de cuidados é documentar isso por escrito. Alguns líderes contemporâneos da área de enfermagem defendem que, com os padrões de prática e procedimentos bem definidos em uso na instituição, os enfermeiros precisam apenas registrar no gráfico quando houver algum desvio nos cuidados prestados, conforme estão delineados por esses padrões. Entretanto, esse método de documentação, conhecido como *preenchimento do gráfico por exceção*, não é amplamente aceito, porque muitas decisões jurídicas ainda se baseiam na percepção de que "se não foi escrito, não foi realizado".

Como os processos e diagnósticos de enfermagem são atribuições obrigatórias da prática profissional em alguns estados nos EUA, a documentação do seu uso é considerada evidência (ou prova) nesses locais, quando são analisados determinados casos de negligência dos enfermeiros. Alguns órgãos de acreditação das organizações de serviço de saúde também exigem que o processo de enfermagem esteja incluído na prestação dos cuidados necessários.

Vários métodos de documentação podem ser usados para comprovar o uso do processo de enfermagem na prestação de cuidados. Três exemplos são: prontuário orientado por problema (POP); Focus Charting®; e sistema de documentação no modelo PIE (problema, intervenção e evolução).

Prontuário orientado por problema

O **registro no POP**, com base em uma lista de problemas, segue o formato SOAPIE (subjetivo, objetivo, avaliação, plano, intervenção e evolução). Quando utilizado em enfermagem, os problemas (diagnósticos de enfermagem) são consignados em um plano de cuidados por escrito, com as intervenções de enfermagem apropriadas descritas para cada um deles. A documentação escrita no formato SOAPIE inclui o seguinte:

S = **Dados subjetivos**: informações reunidas com base no que o paciente, a família ou outras fontes disseram ou relataram.

O = **Dados objetivos**: informações reunidas por observação direta do indivíduo que realiza a avaliação; pode

TABELA 9.3 Validação do processo de enfermagem por meio do registro clínico no prontuário orientado por problema (POP).

REGISTRO CLÍNICO ORIENTADO POR PROBLEMA	O QUE É REGISTRADO	PROCESSO DE ENFERMAGEM
S e O (dados subjetivos e objetivos)	Expressões verbais, observação direta e exame realizado pelo enfermeiro	Avaliação
A (Avaliação)	Interpretação dos dados S e O pelo enfermeiro	Diagnósticos e identificação dos resultados esperados
P (Plano) (omitido do gráfico se houver um plano de cuidados por escrito)	Descrição das intervenções de enfermagem apropriadas para resolver o problema detectado	Prescrição
I (Intervenção)	Descrição das ações de enfermagem que realmente foram realizadas	Implementação
E (Evolução)	Reavaliação da situação para determinar os resultados das intervenções de enfermagem realizadas	Evolução

EXEMPLO

Data/hora	Problema	Notas de evolução
12/9/17, 10:00	Isolamento social	**S:** O paciente diz que não quer sentar-se ou conversar com outras pessoas; "eles me assustam" **O:** O paciente fica sozinho no quarto, a menos que seja insistentemente estimulado a sair; não se envolve com o grupo; às vezes, ouve as conversas do grupo à distância, mas não interage; algum grau de atenção exagerada e "varredura" do ambiente **A:** O paciente não consegue confiar; nível de ansiedade: pânico; pensamento delirante **I:** O enfermeiro estabeleceu uma relação de confiança passando algum tempo a sós com o paciente; eles conversaram sobre seus sentimentos acerca das interações com outras pessoas; ele acompanhou o paciente nas atividades em grupo; ele deu *feedback* positivo à participação voluntária no treinamento de assertividade

incluir uma medida fisiológica (p. ex., pressão arterial) ou uma reação comportamental (p. ex., afeto).

A = Avaliação: interpretação dos dados subjetivos e objetivos pelo enfermeiro.

P = Plano: ações ou tratamentos a serem realizados (podem ser omitidos dos gráficos diários, contanto que o plano esteja claramente explicado no plano de cuidados de enfermagem escrito e não sejam esperadas alterações).

I = Intervenção: ações de enfermagem que realmente foram realizadas.

E = Evolução: reavaliação do problema depois da intervenção de enfermagem (algumas intervenções não podem ser reavaliadas imediatamente; logo, esta seção pode ser opcional).

A Tabela 9.3 ilustra como a documentação no POP corresponde às etapas do processo de enfermagem. Em seguida, há um exemplo de documentação no formato POP com três colunas.

Focus Charting®

Focus Charting® é outro tipo de documentação que incorpora o processo de enfermagem. Ele difere do POP porque a perspectiva principal é alterada do "problema" para o "foco", e o formato SOAPIE é substituído pelo modelo DAR (dados, ação e resposta).

Lampe (1985) sugeriu que um foco da documentação pode ser qualquer um dos seguintes:

- Diagnóstico de enfermagem
- Preocupação ou comportamento atual do paciente
- Alteração significativa da condição ou do comportamento do paciente
- Evento significativo no tratamento do paciente.

O foco não pode ser um diagnóstico médico, e a documentação é organizada no formato DAR. Essas categorias de informação são as seguintes:

D = Dados: informações que apoiam o foco expresso ou descrevem observações pertinentes acerca do paciente.

TABELA 9.4 Validação do processo de enfermagem com Focus Charting®.

FOCUS CHARTING®	O QUE É REGISTRADO	PROCESSO DE ENFERMAGEM
D (dados)	Informações que apoiam o foco expresso ou descrevem observações pertinentes ao paciente	Avaliação
Foco	Um diagnóstico de enfermagem; preocupação ou comportamento atual do paciente; alteração significativa da condição do paciente; evento significativo no tratamento do paciente (se o resultado esperado aparece no plano de cuidados por escrito, não é necessário repeti-lo na documentação diária, a menos que ocorra alguma alteração)	Diagnóstico e identificação dos resultados desejados
A (ação)	Intervenções de enfermagem imediatas ou futuras que contemplem o foco escolhido; avaliação do plano de cuidados, bem como de quaisquer alterações necessárias	Plano de cuidados e implementação
R (resposta)	Descrição das respostas do paciente a qualquer elemento dos cuidados médicos ou de enfermagem	Evolução

EXEMPLO

Data/hora	Foco	Notas de evolução
12/9/17 10:00	Isolamento social relacionado com desconfiança, ansiedade de pânico e delusões	**D:** O paciente diz que não quer sentar ou conversar com outras pessoas; elas o "amedrontam"; permanece isolado no quarto, a menos que seja enfaticamente estimulado a sair; não se envolve com o grupo; às vezes, ouve as conversas do grupo a distância, mas não interage; mostra alguns indícios de hiperexcitabilidade psíquica e perscrutação **A:** Foi estabelecida uma relação de confiança quando o enfermeiro passou algum tempo sozinho com o paciente; conversaram sobre seus sentimentos acerca das interações com outras pessoas; foi fornecido *feedback* positivo por ter participado voluntariamente do treinamento de assertividade **R:** Cooperativo com o tratamento; ainda se sente à vontade entre um grupo de pessoas; aceitou o *feedback* positivo do enfermeiro

A = Ação: intervenções de enfermagem imediatas ou futuras que contemplem o foco e a reavaliação do plano de cuidados atual, além de quaisquer alterações necessárias.

R = Resposta: descrição das respostas do paciente a qualquer elemento dos cuidados médicos ou de enfermagem.

A Tabela 9.4 ilustra como o Focus Charting® correspondente às etapas do processo de enfermagem. A seguir, há um exemplo de documentação no formato DAR com três colunas.

Método PIE

O método PIE, ou mais propriamente APIE (avaliação, problema, intervenção e evolução), é uma abordagem sistemática à documentação do processo e dos diagnósticos de enfermagem. Por ser um sistema orientado para problemas, o método usa fluxogramas próprios, que são individualizados em cada instituição. Os critérios para a documentação são organizados da seguinte maneira:

A = Avaliação: no início de cada turno de trabalho, deve-se realizar uma avaliação completa do paciente. Os resultados são documentados nessa seção, na parte referente às notas de evolução. Algumas instituições preferem usar, em vez disso, uma folha de avaliação diária do paciente, que é desenvolvida para atender às necessidades específicas de cada unidade. A explicação de qualquer afastamento da norma é incluída nas notas de evolução.

> A razão dessa mudança é que existem estudos demonstrando que os sistemas de PEP melhoram tanto a qualidade dos cuidados prestados aos pacientes quanto a eficiência do sistema de atenção à saúde (U.S. Government Accountability Office, 2010). Em 2003, o U.S. Department of Health and Human Services comissionou o Institute of Medicine (IOM) a estudar a funcionalidade de um sistema de PEP. O IOM identificou um conjunto de oito funções principais que esses sistemas devem desempenhar para assegurar a prestação de serviços de saúde mais seguros, de melhor qualidade e mais eficientes (Institute of Medicine, 2003), conforme a seguir.

TABELA 9.5 Validação do processo de enfermagem com o método APIE.

MÉTODO APIE	O QUE É REGISTRADO	PROCESSO DE ENFERMAGEM
A (avaliação)	Dados subjetivos e objetivos acerca do paciente, que são reunidos no início de cada turno de trabalho	Avaliação
P (problema)	Nome (ou número) do diagnóstico de enfermagem que está sendo considerado na lista de problemas por escrito e resultados identificados para este problema (se o resultado esperado aparece no plano de cuidados por escrito, não é necessário repeti-lo na documentação diária, a menos que ocorra alguma alteração)	Diagnóstico e identificação dos resultados desejados
I (intervenção)	Intervenções de enfermagem voltadas para a resolução do problema	Plano de cuidados e implementação
E (evolução)	Avaliação das respostas do paciente para determinar a efetividade das intervenções de enfermagem	Evolução

EXEMPLO

Data/hora	Foco	Notas de evolução
12/9/17 10:00	Isolamento social relacionado com desconfiança, ansiedade de pânico e delusões	**A:** O paciente diz que não quer sentar ou conversar com outras pessoas; elas o "amedrontam"; permanece isolado no quarto, a menos que seja enfaticamente estimulado a sair; não se envolve com o grupo; às vezes, ouve as conversas do grupo a distância, mas não interage; mostra alguns indícios de hiperexcitabilidade psíquica e perscrutação **P:** Isolamento social relacionado com a incapacidade de confiar, nível de ansiedade (pânico) e pensamento delirante **I:** Foi estabelecida relação de confiança quando o enfermeiro passou algum tempo sozinho com o paciente; conversaram sobre seus sentimentos acerca das interações com outras pessoas; foi fornecido *feedback* positivo por ter participado voluntariamente do treinamento de assertividade **E:** Cooperativo com o tratamento; ainda se sente à vontade entre um grupo de pessoas; aceitou o *feedback* positivo do enfermeiro

P = Problema: uma lista de problemas (ou diagnósticos de enfermagem) é um elemento importante do método PIE de documentação. O nome ou número do problema a ser contemplado é documentado nessa seção.

I = Intervenção: ações de enfermagem realizadas para resolver o problema.

E = Evolução: os resultados das intervenções realizadas são documentados, inclusive uma avaliação das respostas do paciente para determinar a eficácia das intervenções de enfermagem e a existência ou inexistência de progresso no sentido da resolução de um problema.

A Tabela 9.5 ilustra como o método APIE corresponde às etapas do processo de enfermagem. A seguir, há um exemplo de documentação no formato APIE com três colunas.

Documentação eletrônica

A maioria dos serviços de saúde adota um prontuário eletrônico do paciente (PEP), ou algum sistema de documentação eletrônica. Nos EUA, as regulamentações e os programas federais incentivam a adoção dos sistemas de PEP quando exigem que as organizações de atenção à saúde utilizem-nos para receber reembolsos do Medicare e Medicaid. A partir de 2015, começaram a ser impostas reduções progressivas dos reembolsos aos prestadores de serviços de saúde que não demonstram uso concreto dos PEP.

1. **Informações e dados de saúde**: os PEP devem possibilitar acesso mais rápido às informações importantes acerca do paciente (p. ex., alergias, resultados dos exames laboratoriais, relação de fármacos, dados demográficos e narrativas clínicas) e, desse modo, ampliar a capacidade dos profissionais de saúde para tomar decisões sensatas de maneira oportuna.
2. **Controle dos resultados**: os resultados informatizados de todos os tipos (p. ex., resultados dos exames laboratoriais e laudos dos exames de imagem) podem ser avaliados mais facilmente pelo profissional no momento e no local onde são necessários.
3. **Entrada e controle das prescrições**: as entradas de prescrições informatizadas melhoram os processos operacionais, eliminando a possibilidade de perdê-las e as ambiguidades causadas por aquelas escritas à mão. Além disso, criam automaticamente prescrições relacionadas, monitoram as duplicadas e aumentam a rapidez com que elas são executadas.
4. **Apoio às decisões**: os sistemas informatizados de apoio às decisões melhoram o desempenho clínico de alguns aspectos do cuidado de saúde. O uso de lembretes e alertas, o controle mais estrito das triagens periódicas e outras práticas preventivas podem ser assegurados. Outros aspectos do apoio aos serviços de saúde incluem identificar possíveis interações farmacológicas e facilitar o diagnóstico e tratamento.
5. **Comunicação eletrônica e conectividade**: a comunicação facilitada entre as disciplinas que trabalham conjuntamente – membros das equipes de medicina, enfermagem, laboratório, farmácia e radiologia – pode aumentar a segurança e a qualidade dos serviços prestados aos pacientes. A comunicação eficiente entre os profissionais assegura continuidade da assistência, possibilita intervenções mais oportunas e reduz o risco de eventos adversos.
6. **Apoio ao paciente**: estudos demonstraram que educação interativa, autoavaliação e automonitoramento do paciente facilitam o controle de doenças crônicas.
7. **Processos administrativos**: os sistemas de agendamento eletrônico (p. ex., para internações hospitalares e procedimentos ambulatoriais) aumentam a eficiência das organizações de cuidados de saúde e asseguram a prestação mais pontual de serviços aos pacientes.
8. **Notificação e monitoramento da saúde populacional**: as organizações de atenção à saúde estão obrigadas a notificar dados de saúde aos setores público e privado quanto à segurança dos pacientes e à saúde pública. Os padrões de dados eletrônicos uniformizados facilitam esse processo para os prestadores, reduzem os custos associados e aumentam a rapidez e precisão dos dados notificados.

A Tabela 9.6 descreve algumas das vantagens e desvantagens dos prontuários em papel e dos PEP.

Resumo e pontos fundamentais

- O processo de enfermagem fornece uma metodologia por meio da qual os enfermeiros podem prestar cuidados aos seus pacientes utilizando uma abordagem científica sistemática
- O foco do processo de enfermagem é direcionado para metas e pautado em um modelo de tomada de decisão ou resolução de problemas, que consiste em seis etapas: avaliação, diagnóstico, identificação dos resultados, plano de cuidados, implementação e reavaliação
- A avaliação é um processo dinâmico sistemático, por meio do qual o enfermeiro – interagindo com o paciente, outras pessoas significativas e demais profissionais de saúde – reúne e analisa dados referentes aos pacientes
- Diagnósticos de enfermagem são julgamentos clínicos sobre as respostas de indivíduos, famílias ou comunidades aos problemas de saúde e às experiências de vida potenciais ou reais
- Resultados de enfermagem são metas mensuráveis esperadas e focadas no paciente, que se traduzem em comportamentos observáveis
- Reavaliação é o processo de determinar o progresso do paciente no sentido de alcançar os resultados esperados e a efetividade dos cuidados de enfermagem

TABELA 9.6 Vantagens e desvantagens dos prontuários em papel e dos sistemas de prontuário eletrônico do paciente (PEP).	
PRONTUÁRIO DE PAPEL*	**SISTEMA DE PEP**
Vantagens • As pessoas sabem como utilizá-lo • É rápido com a prática corrente • É portátil • É inquebrável • Aceita vários tipos de dados, como gráficos, fotografias, desenhos e texto • Questões legais e custos são conhecidos **Desvantagens** • Pode ser perdido • Frequentemente é ilegível e incompleto • Não permite acesso remoto • Pode ser acessado por apenas uma pessoa de cada vez • Comumente é desorganizado • As informações são duplicadas • É difícil guardar • É difícil pesquisar, e a melhoria contínua da qualidade é trabalhosa • Alguns pacientes têm prontuários separados em cada serviço (consultório médico, hospital, serviço de cuidados domiciliares ou *home care*) • Os prontuários são compartilhados apenas em sua forma "física"	**Vantagens** • Podem ser acessados por vários profissionais de locais distantes • Facilita a comunicação entre as disciplinas • Emite avisos quando as informações estão incompletas • Emite alertas quanto às incompatibilidades entre fármacos ou variações dos padrões normais • Reduz a redundância das informações • Demanda menos espaço para armazenamento e é mais difícil de perder • Facilita a pesquisa por auditores e profissionais dos setores de garantia da qualidade e vigilância epidemiológica • Permite recuperar informações imediatamente (p. ex., resultados de exames) • Estabelece links com vários bancos de dados de saúde e, desse modo, facilita o diagnóstico • Diminui o tempo necessário ao preenchimento do prontuário • Reduz os erros causados por escrita ilegível • Facilita os procedimentos de cobrança e reclamações **Desvantagens** • Custo excessivo para implantar o sistema • Curva de aprendizagem substancial para os usuários novos; são necessários treinamento e retreinamento • Exigências rigorosas para manter a segurança e confidencialidade • Podem ocorrer problemas técnicos • Questões éticas e legais envolvendo privacidade e acesso às informações do paciente • Requer o uso consistente de terminologia padronizada para apoiar o compartilhamento das informações através de redes amplas

*Segundo Young, K.M., & Catalano, J.T. (2015). Nursing informatics. In J.T. Catalano (ed.), *Nursing now! Today's issues, tomorrow's trends* (7th ed.). Philadelphia: F.A. Davis, com autorização.

- O enfermeiro psiquiatra usa o processo de enfermagem para ajudar seus pacientes a adaptarem-se bem aos estressores ambientais
- O enfermeiro atua como um membro valioso da equipe terapêutica interdisciplinar, trabalhando independentemente e em colaboração com outros membros da equipe
- Gestão de caso é um modelo inovador de prestação de cuidados de saúde, que tem a finalidade de oferecer serviços de qualidade ao paciente e, ao mesmo tempo, controlar os custos dos cuidados de saúde. Protocolos de atendimento crítico são as ferramentas para prestar cuidados aos pacientes em um sistema de gestão de casos
- Os enfermeiros podem atuar como gestores de casos, sendo responsáveis por negociar com os diversos profissionais de saúde para assegurar vários serviços necessários ao paciente
- O mapa conceitual é uma estratégia diagramática de ensino e aprendizagem, que possibilita aos estudantes e professores visualizar as inter-relações entre diagnósticos médicos, diagnósticos de enfermagem, dados do histórico e tratamentos. O plano de cuidados no formato de mapa conceitual é uma abordagem inovadora ao planejamento e à organização dos cuidados de enfermagem
- As enfermeiras precisam documentar que o processo de enfermagem foi usado na prestação de cuidados. Os três métodos de documentação que incorporam o uso do processo de enfermagem são: POP, Focus Charting® e método PIE (ou APIE)
- Muitas instituições de saúde têm adotado sistemas de PEP ou documentação eletrônica. Estudos demonstraram que os PEP melhoram a qualidade dos cuidados prestados e a eficiência do sistema de assistência à saúde.

Questões de revisão

Escolha a resposta mais adequada para cada uma das perguntas a seguir.

1. O enfermeiro utiliza o processo de enfermagem para cuidar de um paciente com tendência suicida. Qual das seguintes intervenções faz parte da etapa de avaliação do processo de enfermagem?
   a. Identificar o diagnóstico de enfermagem: risco de suicídio.
   b. Lembrar que a família do paciente relatou uma tentativa de suicídio recente.
   c. Priorizar a necessidade de manter um ambiente seguro para o paciente.
   d. Firmar com o paciente um contrato a curto prazo para assegurar que ele busque entrar em contato com a equipe se estiver sentindo vontade de suicidar-se.

2. O enfermeiro utiliza o processo de enfermagem para cuidar de um paciente com tendência suicida. Qual das seguintes intervenções faz parte da etapa de diagnóstico do processo de enfermagem?
   a. Identificar o diagnóstico de enfermagem: risco de suicídio.
   b. Lembrar que a família do paciente relatou uma tentativa de suicídio recente.
   c. Priorizar a necessidade de manter um ambiente seguro para o paciente.
   d. Firmar com o paciente um contrato a curto prazo para assegurar que ele busque entrar em contato com a equipe se estiver sentindo vontade de suicidar-se.

3. O enfermeiro utiliza o processo de enfermagem para cuidar de um paciente com tendência suicida. Qual das seguintes intervenções faz parte da etapa de identificação dos resultados do processo de enfermagem?
   a. Priorizar a necessidade de manter um ambiente seguro para o paciente.
   b. Determinar se as intervenções de enfermagem são apropriadas à obtenção dos resultados desejados.
   c. Firmar com o paciente um contrato a curto prazo para assegurar que ele busque entrar em contato com a equipe se estiver sentindo vontade de suicidar-se.
   d. Estabelecer metas de cuidados: o paciente não se fere durante a internação hospitalar.

4. O enfermeiro utiliza o processo de enfermagem para cuidar de um paciente com tendência suicida. Qual das seguintes intervenções faz parte da etapa de planejamento do processo de enfermagem?
   a. Priorizar a necessidade de manter um ambiente seguro para o paciente.
   b. Determinar se as intervenções de enfermagem são apropriadas à obtenção dos resultados desejados.
   c. Firmar com o paciente um contrato a curto prazo para assegurar que ele busque entrar em contato com a equipe se estiver sentindo vontade de suicidar-se.
   d. Estabelecer metas de cuidados: o paciente não se fere durante a internação hospitalar.

5. O enfermeiro utiliza o processo de enfermagem para cuidar de um paciente com tendência suicida. Qual das seguintes intervenções faz parte da etapa de implementação do processo de enfermagem?
   a. Priorizar a necessidade de manter um ambiente seguro para o paciente.
   b. Determinar se as intervenções de enfermagem são apropriadas à obtenção dos resultados desejados.
   c. Firmar com o paciente um contrato a curto prazo para assegurar que ele busque entrar em contato com a equipe se estiver sentindo vontade de suicidar-se.
   d. Estabelecer metas de cuidados: o paciente não se fere durante a internação hospitalar.

6. O enfermeiro utiliza o processo de enfermagem para cuidar de um paciente com tendência suicida. Qual das seguintes intervenções faz parte da etapa de reavaliação do processo de enfermagem?
   a. Priorizar a necessidade de manter um ambiente seguro para o paciente.
   b. Determinar se as intervenções de enfermagem são apropriadas à obtenção dos resultados desejados.
   c. Firmar com o paciente um contrato a curto prazo para assegurar que ele busque entrar em contato com a equipe se estiver sentindo vontade de suicidar-se.
   d. Estabelecer metas de cuidados: o paciente não se fere durante a internação hospitalar.

7. S.T. é uma jovem de 15 anos, que foi internada na unidade psiquiátrica de adolescentes com diagnóstico de anorexia nervosa. Ela mede 1,65 m e pesa 41 kg. Ela decidiu inscrever-se na equipe de torcida para as competições de outono, mas diz que não é tão boa quanto as demais. A equipe terapêutica detectou os seguintes problemas: recusa de alimentar-se, purgações ocasionais, recusa de interagir com a equipe e as companheiras da unidade e medo de fracasso. Qual(is) dos seguintes diagnósticos de enfermagem seria(m) apropriado(s) ao caso? (Marque todas as opções corretas.)
   a. Isolamento social.
   b. Distúrbio da imagem corporal.
   c. Baixa autoestima.
   d. Nutrição desequilibrada: menos do que as necessidades corporais.

(continua)

Questões de revisão (continuação)

8. S.T. é uma jovem de 15 anos, que foi internada na unidade psiquiátrica de adolescentes com diagnóstico de anorexia nervosa. Ela mede 1,65 m e pesa 41 kg. Ela decidiu inscrever-se na equipe de torcida para as competições de outono, mas diz que não é tão boa quanto as demais. A equipe terapêutica detectou os seguintes problemas: recusa de alimentar-se, purgações ocasionais, recusa de interagir com a equipe e as companheiras da unidade e medo de fracasso. Qual dos seguintes diagnósticos de enfermagem deveria ter prioridade no caso?
    a. Isolamento social.
    b. Distúrbio da imagem corporal.
    c. Baixa autoestima.
    d. Nutrição desequilibrada: menos do que as necessidades corporais.

9. Os diagnósticos de enfermagem são priorizados de acordo com qual dos seguintes elementos?
    a. Grau de potencial de resolução.
    b. Implicações legais associadas à intervenção de enfermagem.
    c. Potencial de risco à vida.
    d. Solicitações do paciente e dos familiares.

10. Qual das seguintes opções descreve as vantagens dos prontuários eletrônicos do paciente (PEP)? (Marque todas as opções corretas.)
    a. Reduzem a redundância de informações.
    b. Reduzem ações legais por violação de privacidade.
    c. Reduzem o tempo necessário ao preenchimento do prontuário.
    d. Facilitam a comunicação entre os profissionais de saúde.

Bibliografia

American Nurses Association (2017). *What is nursing?* Retrieved from http://www.nursingworld.org/EspeciallyForYou/What-is-Nursing

American Nurses Association (ANA). (2015). *Nursing: Scope and standards of practice* (3rd ed.). Silver Spring, MD: ANA.

American Nurses Association (ANA). (2010). *Nursing's social policy statement: The essence of the profession* (3rd ed.). Silver Spring, MD: ANA.

American Nurses Association (ANA), American Psychiatric Nurses Association (APNA), & International Society of Psychiatric-Mental Health Nurses (ISPN). (2014). *Psychiatricmental health nursing: Scope and standards of practice* (2nd ed.). Silver Spring, MD: ANA.

Beers, M.H. (2005). *Merck manual of health & aging*. New York: Ballentine.

Doenges, M.E., Moorhouse, M.F., & Murr, A.C. (2016). *Nursing diagnosis manual: Planning, individualizing, and documenting client care* (5th ed.). Philadelphia: F.A. Davis.

Institute of Medicine. (2003). *Key capabilities of an electronic health record system: Letter report.* Washington, DC: The National Academies Press. doi:https://doi.org/10.17226/10781.

Kaufman, D.M., & Zun, L. (1995). A quantifiable, brief mental status examination for emergency patients. *Journal of Emergency Medicine,* 13(4), 440-456. doi:10.1016/0736-4679(95) 80000-X

Kokman, E., Smith, G.E., Petersen, R.C., Tangalos, E., & Ivnik, R.C. (1991). The short test of mental status: Correlations with standardized psychometric testing. *Archives of Neurology,* 48(7), 725-728. doi:10.1001/archneur.1991.00530190071018

Lampe, S.S. (1985). Focus charting: Streamlining documentation. *Nursing Management,* 16(7), 43-46.

Moorhead, S., & Dochterman, J.M. (2012). Languages and development of the linkages. In M. Johnson, S. Moorhead, G. Bulechek, M. Butcher, M. Maas, & E. Swanson, *NOC and NIC linkages to NANDA-I and clinical conditions: Supporting critical reasoning and quality care* (3rd ed., pp. 1-10). Maryland Heights, MO: Mosby.

Moorhead, S., Johnson, M., Maas, M., & Swanson, E. (2013). *Nursing Outcomes Classification (NOC)* (5th ed.). St. Louis, MO: Mosby Elsevier.

NANDA International. (2015a). *Nursing diagnoses: Definitions and classification, 2015–2017*. Hoboken, NJ: Wiley-Blackwell.

NANDA International. (2015b). *About NANDA International.* Retrieved from www.nanda.org/AboutUs.aspx

Pfeiffer, E. (1975). A short portable mental status questionnaire for the assessment of organic brain deficit in elderly patients. *Journal of the American Geriatric Society,* 23(10), 433-441. doi:10.1111/j.1532-5415.1975.tb00927.x

Schuster, P.M. (2015). *Concept mapping: A critical-thinking approach to care planning* (4th ed.). Philadelphia: F.A. Davis.

U.S. Government Accountability Office (GAO). (2010). Features of integrated systems support patient care strategies and access to care, but systems face challenges. GAO-11-49. Washington, DC: GAO.

Young, K.M., & Catalano, J.T. (2015). Nursing informatics. In J.T. Catalano (Ed.), *Nursing now! Today's issues, tomorrow's trends* (7th ed., pp. 429-451). Philadelphia: F.A. Davis.

Leitura sugerida

Folstein, M.F., Folstein, S.E., & McHugh, P.R. (1975). Mini-mental state: A practical method for grading the cognitive state of patients for the clinician. *Journal of Psychiatric Research,* 12(3), 189-198. doi:http://dx.doi.org/10.1016/0022-3956(75)90026-6

10 Grupos Terapêuticos

CONCEITOS FUNDAMENTAIS
Grupo
Terapia de grupo

TÓPICOS DO CAPÍTULO

Funções de um grupo
Tipos de grupos
Condições físicas que afetam a dinâmica de grupo
Fatores terapêuticos
Fases de desenvolvimento de um grupo
Estilos de liderança

Papéis desempenhados pelos membros do grupo
Psicodrama
Papel do enfermeiro nos grupos terapêuticos
Resumo e pontos fundamentais
Questões de revisão

TERMOS-CHAVE

Altruísmo
Autocrático
Catarse
Democrático

Permissivo
Psicodrama
Universalidade

OBJETIVOS
Após ler este capítulo, o estudante será capaz de:

1. Definir grupo.
2. Descrever as oito funções de um grupo.
3. Reconhecer os diversos tipos de grupo.
4. Descrever as condições físicas que afetam os grupos.
5. Entender os fatores terapêuticos que atuam nos grupos.
6. Descrever as fases de desenvolvimento de um grupo.
7. Reconhecer os diversos tipos de liderança nos grupos.
8. Identificar os diversos papéis que os membros desempenham em um grupo.
9. Discutir psicodrama como técnica especializada de terapia de grupo.
10. Descrever o papel do enfermeiro na terapia de grupo.

EXERCÍCIOS
Leia o capítulo e responda às seguintes perguntas:

1. Qual é a diferença entre grupos terapêuticos e terapia de grupo?
2. Quais são as expectativas do líder na fase inicial ou de orientação do desenvolvimento de um grupo?
3. Como um estilo de liderança autocrático afeta o entusiasmo e o ânimo de um grupo?
4. Qual é a influência do número de participantes na dinâmica de grupo?

Os seres humanos são criaturas complexas, que compartilham suas atividades do cotidiano com vários *grupos* de pessoas. Conforme afirmou Forsyth (2010), "A tendência a reunir-se com pessoas em grupos talvez seja isoladamente a característica mais importante dos seres humanos e os processos que se desdobram nestes grupos deixam marcas indeléveis nos seus membros e na sociedade" (p. 1).

Os profissionais de saúde compartilham sua vida pessoal com grupos de pessoas e participam de diversas situações em grupo ao longo de suas atividades profissionais. Conferências de equipe, encontros de comissões, rondas clínicas e aulas de atualização são apenas alguns exemplos nos quais isso ocorre. Em psiquiatria, o trabalho com pacientes e familiares comumente ocorre na forma de grupos. Isso porque, com o trabalho em grupo, o enfermeiro tem a oportunidade de alcançar um número maior de pessoas ao mesmo tempo e porque também esses indivíduos ajudam uns aos outros quando compartilham seus sentimentos, opiniões, ideias e comportamentos com o grupo. Assim, os pacientes aprendem uns com os outros no contexto de grupo.

Este capítulo analisa os diversos tipos e os métodos de grupos terapêuticos que podem ser usados com pacientes psiquiátricos, além do papel do enfermeiro na intervenção em grupo.

CONCEITO FUNDAMENTAL
Grupo
Grupo é um conjunto de indivíduos, cuja associação está fundamentada na comunhão de interesses, valores, normas ou propósitos. Em geral, a reunião a um grupo pode ser aleatória (nascer no grupo), opcional (afiliação voluntária) ou circunstancial (em razão dos eventos do ciclo de vida, sobre os quais o indivíduo pode ou não ter controle).

Funções de um grupo

Sampson e Marthas (1990) delinearam as oito funções seguintes, que os grupos desempenham para seus membros. Esses autores afirmaram que os grupos podem desempenhar mais de uma função e, em geral, cumprem papéis diferentes para cada membro.

1. **Socialização:** o grupo cultural no qual os indivíduos nascem inicia o processo de ensino das normas sociais, o qual se estende durante toda a vida por meio dos membros de outros grupos aos quais se afiliam.
2. **Apoio:** os membros do grupo de um indivíduo estão disponíveis em tempos de necessidade. Ao participarem de um grupo, as pessoas obtêm um sentimento de segurança.
3. **Realização de tarefas:** os membros do grupo ajudam a realizar atividades que estão além da capacidade apenas de um indivíduo, ou quando os resultados podem ser alcançados mais eficazmente por uma equipe.
4. **Camaradagem:** os membros do grupo proporcionam a alegria e o prazer que os indivíduos buscam nas interações com outras pessoas.
5. **Compartilhamento de informações:** a aprendizagem ocorre em grupos. O conhecimento é obtido quando cada membro aprende como outros do grupo resolveram situações semelhantes àquelas que estão enfrentando no momento.
6. **Influência normativa:** essa função diz respeito às maneiras como o grupo impõe as normas estabelecidas. À medida que os membros interagem, eles influenciam uns aos outros quanto às normas esperadas de comunicação e comportamento.
7. **Empoderamento:** os grupos ajudam a melhorar as condições existentes quando apoiam cada membro que se esforça por mudar, tendo poderes que os indivíduos não detêm isoladamente.
8. **Governança:** os grupos que desempenham funções de governança supervisionam e dirigem as atividades, comumente no contexto de uma instituição social mais ampla. Por exemplo, os comitês ou as comissões que supervisionam o planejamento estratégico, que asseguram a adesão aos padrões de qualidade, ou que estabelecem regras e políticas dentro de uma grande instituição.

Tipos de grupo

As funções de um grupo variam, dependendo da razão que levou à sua formação. Clark (2009) reconheceu três tipos dos quais os enfermeiros comumente participam: grupos de trabalho, de ensino e terapêuticos ou de apoio.

Grupos de trabalho

A função de um grupo de trabalho é realizar uma tarefa ou alcançar um resultado específico. O foco está em resolver problemas e tomar decisões para chegar a esse resultado. Em geral, estabelece-se um prazo para finalizar a tarefa e dá-se tanta importância a um resultado satisfatório que os conflitos dentro do grupo podem ser atenuados ou ignorados, de modo a focar a prioridade em questão.

Grupos de ensino

Os grupos de ensino, ou educacionais, existem para transmitir conhecimento e informações a um número de indivíduos. Os enfermeiros podem envolver-se com muitos tipos de grupos de ensino, inclusive instruções quanto ao uso de fármacos, orientação pré-natal, autoexame de mama e classes de maternidade/paternidade efetiva. Em geral, esses grupos têm um prazo definido ou um número especificado de encontros, e os membros aprendem uns com os outros e com o instrutor designado. O objetivo dos grupos de ensino é que o aprendiz, ao final do período designado, verbalize sobre o conteúdo ou demonstre a habilidade ensinada.

Grupos terapêuticos ou de apoio

Os grupos terapêuticos ou de apoio estão interessados basicamente em evitar problemas subsequentes, ensinando aos participantes maneiras efetivas de lidar com o estresse emocional provocado pelas crises do desenvolvimento ou circunstanciais.

> **CONCEITO FUNDAMENTAL**
>
> **Terapia de grupo**
> Tipo de terapia psicossocial na qual alguns pacientes se reúnem com um terapeuta com a finalidade de compartilhar, obter *insight* pessoal e melhorar as estratégias de enfrentamento interpessoal.

De acordo com a finalidade deste capítulo, é importante diferenciar *grupos terapêuticos* de *terapia de grupo*. Nos EUA, os líderes de terapia de grupo geralmente têm formação avançada em psicologia, assistência social, enfermagem ou medicina. Eles frequentemente também têm treinamento ou experiência adicional para conduzirem psicoterapia em grupo com base em vários referenciais teóricos, inclusive psicanálise, psicodinâmica, interpessoal ou dinâmica familiar sob supervisão de profissionais experientes. Abordagens com base nessas teorias são usadas pelos líderes de terapia em grupo para estimular progressos nas habilidades dos membros, a fim de atuarem no contexto interpessoal.

Por outro lado, os grupos terapêuticos não se destinam à psicoterapia. Em vez disso, enfatizam as relações do grupo, as interações entre os membros e a consideração de determinados temas. Assim como os terapeutas de grupo, os indivíduos que lideram os grupos terapêuticos precisam ser versados em *processo de grupo*, isto é, a *maneira* como os membros interagem uns com os outros. Interrupções, silêncios, juízos, olhares fulminantes e "bode-expiatório" são apenas alguns exemplos de processos de grupo (Clark, 2009). Essas interações podem ocorrer independentemente da existência de um líder designado, mas os enfermeiros que atuam como líderes de grupos podem direcionar o modo como os membros interagem, com o intuito de facilitar a realização de determinadas tarefas ou metas do grupo. Essa é uma das razões pelas quais os líderes de grupo são comumente referidos como *facilitadores de grupo*. Eles também devem ter conhecimentos sólidos sobre *conteúdo do grupo* (tema ou questão discutida pelo grupo) e capacidade de apresentar o assunto em linguagem que todos os membros consigam entender. Muitos enfermeiros que trabalham com psiquiatria lideram grupos terapêuticos ou de apoio.

Grupos de autoajuda

Os enfermeiros também participam dos grupos de autoajuda, um tipo que tem crescido em número e credibilidade nos últimos anos. Eles possibilitam que os pacientes falem sobre seus medos e atenuem sentimentos de isolamento, ao mesmo tempo em que recebem conforto e orientação de outras pessoas que passaram por experiências semelhantes. Exemplos são os grupos de autoajuda para pacientes e familiares que lidam com problemas como doença de Alzheimer ou anorexia nervosa, Vigilantes do Peso, Alcoólicos Anônimos, Reach to Recovery® (American Cancer Society), Pais sem Parceiros, Comedores Compulsivos Anônimos, Filhos Adultos de Alcoólicos e muitos outros relacionados com necessidades ou doenças específicas. Esses grupos podem ou não ter um líder ou consultor profissional. São dirigidos por seus membros, e a liderança comumente é alternada entre eles.

Os enfermeiros podem participar dos grupos de autoajuda voluntariamente ou por solicitação de seus conselhos, ou porque sua participação foi requerida pelos membros. O enfermeiro pode atuar como profissional de referência, técnico capacitado, membro de uma comissão consultiva ou líder do grupo. Os grupos de autoajuda são uma fonte valiosa de encaminhamento dos pacientes com problemas específicos. Entretanto, os enfermeiros devem estar bem cientes dos propósitos do grupo, dos membros, da liderança, dos benefícios e dos problemas que possam colocar em risco o sucesso do mesmo antes de encaminhar seus pacientes para um grupo de autoajuda específico. O enfermeiro também pode achar necessário participar de várias reuniões de determinado grupo (se isso for possível) para avaliar sua efetividade de propósito e a adequação do encaminhamento dos seus pacientes.

Condições físicas que afetam a dinâmica de grupo

Distribuição dos assentos

Durante a distribuição dos assentos de um grupo, não deve haver obstáculos entre os membros. Por exemplo, um círculo de cadeiras é melhor que cadeiras dispostas ao redor de uma mesa, e os membros devem ser instruídos a sentar-se em cadeiras diferentes a cada reunião. Essa disposição desimpedida e a mudança dos assentos provoca um sentimento de desconforto que estimula comportamentos ansiosos não resolvidos, os quais podem ser então explorados dentro do grupo.

Tamanho

Vários autores sugeriram diversas variações de tamanho como ideais para interações em grupo: 5 a 10 (Yalom & Leszcz, 2005), 2 a 15 (Sampson & Marthas, 1990) e 4 a 12 (Clark, 2009). O tamanho do grupo afeta claramente a interação entre seus membros, pois quanto maior ele é, menos tempo há disponível para cada membro. Nos grupos maiores, é mais provável que os indivíduos mais incisivos (ou agressivos) sejam ouvidos, enquanto os mais tranquilos podem ser deixados completamente de lado nas discussões. O entendimento dessa dinâmica alerta o enfermeiro líder para tal possibilidade, levando-o a facilitar uma interação que promova maior participação de todos os membros. Por outro lado, os grupos mais numerosos oferecem mais oportunidades às pessoas de aprender com outros membros. A gama mais ampla de experiências de vida e conhecimentos oferece maiores chances de resolver eficazmente problemas no grupo. Estudos sugeriram que uma composição de 7 a 8 membros ofereça condições favoráveis à interação e ao desenvolvimento de relações ideais no grupo.

Composição do grupo

Outra condição que afeta a dinâmica do processo de grupo é se ele é aberto ou fechado. Grupos abertos são aqueles nos quais os membros saem e outros entram a qualquer momento enquanto o grupo está em atividade. A movimentação contínua dos membros que entram e saem do grupo causa o tipo de desconforto descrito anteriormente, que estimula comportamentos conturbados dos membros e facilita a exploração dos sentimentos.

Esses são os tipos mais comuns de grupos mantidos nas unidades de internação hospitalar de curta duração, embora também sejam usados nos serviços que prestam cuidados ambulatoriais de longa duração. Os grupos fechados geralmente têm uma duração fixa predeterminada. Todos os membros entram quando o grupo é organizado e saem ao final do período designado. Os grupos fechados comumente são formados de indivíduos com problemas ou dificuldades em comum, que eles desejam resolver.

Fatores terapêuticos

Por que os grupos terapêuticos são úteis? Yalom e Leszcz (2005) descreveram 11 fatores terapêuticos que os indivíduos podem alcançar por meio das interações interpessoais no grupo, dentre os quais alguns estão presentes em graus variados na maioria dos grupos:

1. **Instilação de esperança:** com a observação do progresso dos outros membros do grupo que têm problemas semelhantes, um membro vê crescer a esperança de que seus problemas também possam ser resolvidos.
2. **Universalidade:** por meio dela, os indivíduos conseguem perceber que não estão sozinhos nos problemas, pensamentos e sentimentos que vivenciam. A ansiedade é atenuada pelo apoio e compreensão dos outros membros do grupo, que compartilham de experiências semelhantes (universais).
3. **Transmissão de informações:** o conhecimento pode ser obtido por instrução formal e também por compartilhamento de conselhos e sugestões entre os membros do grupo.
4. **Altruísmo:** é assimilado pelos membros do grupo por meio do compartilhamento mútuo e da preocupação com o outro. Dar ajuda e apoio aos outros membros cria uma autoimagem positiva e promove o crescimento pessoal.
5. **Recapitulação corretiva do grupo familiar primário:** os membros do grupo são capazes de reexperimentar os primeiros conflitos familiares que não foram resolvidos. As tentativas de resolução são facilitadas por *feedback* e exploração.
6. **Desenvolvimento de técnicas de socialização:** por meio da interação e do *feedback* dos outros membros do grupo, os participantes conseguem corrigir comportamentos sociais inadaptativos e aprender e desenvolver habilidades sociais novas.
7. **Comportamento imitativo:** nesse contexto, um indivíduo que domina determinada habilidade psicossocial ou tarefa intrínseca ao desenvolvimento pode ser um modelo de desempenho valioso para os outros participantes. Os membros podem imitar determinados comportamentos que desejam desenvolver para si próprios.
8. **Aprendizagem interpessoal:** o grupo oferece muitas e variadas oportunidades de interação com outras pessoas. Os membros conseguem entender como percebem os demais e são percebidos por eles.
9. **Coesão do grupo:** os membros desenvolvem um sentimento de pertencimento, que separa o indivíduo ("eu sou") do grupo ("nós somos"). A partir dessa aliança, surge um sentimento comum de que cada membro e o grupo inteiro são valiosos uns para os outros.
10. **Catarse:** dentro do grupo, os membros podem expressar sentimentos positivos e negativos – talvez sentimentos que nunca foram expressos antes – em um clima não ameaçador. Essa *catarse*, ou expressão sincera dos sentimentos, é benéfica ao indivíduo que faz parte do grupo.
11. **Fatores existenciais:** o grupo consegue ajudar cada membro a dar direção à própria vida e aceitar responsabilidade pela qualidade de sua existência.

Em algumas situações, é útil que o líder do grupo explique esses fatores terapêuticos aos membros. Reações positivas são experimentadas pelos indivíduos que entendem e conseguem reconhecer os fatores terapêuticos à medida que eles ocorrem no grupo.

Fases de desenvolvimento de um grupo

Assim como os indivíduos, os grupos passam por fases de desenvolvimento ao longo do seu ciclo de vida. Em condições ideais, eles vão da fase de infância até a maturidade, na tentativa de cumprir os objetivos estabelecidos por seus membros. Infelizmente, assim como pessoas, alguns grupos ficam fixados nos níveis iniciais de desenvolvimento e nunca progridem, ou passam por períodos de regressão durante o processo. As três fases de desenvolvimento de um grupo estão descritas a seguir.

Fase I: inicial ou de orientação

Atividades do grupo

O líder e seus membros trabalham juntos para estabelecer as regras que governarão o grupo (p. ex., quando e onde ocorrerão os encontros, importância da confidencialidade, como as reuniões serão estruturadas). As metas do grupo também são estabelecidas nessa fase, e os membros são apresentados uns aos outros.

Expectativas do líder

Espera-se que o líder oriente os membros a processos de grupo específicos, estimule-os a participar sem revelar muito em pouco tempo, promova um clima de confiança e assegure que as regras estabelecidas pelo grupo não interfiram no cumprimento das metas.

Comportamentos dos membros

Na fase I, os membros ainda não estabeleceram confiança e respondem a isso se mostrando exageradamente cordiais. Existe, também, o medo de não ser aceito pelo grupo, e eles podem tentar "ficar do lado bom" do líder, com elogios e comportamentos conformistas. Uma luta por poder pode começar à medida que os membros competem por sua posição na "hierarquia" do grupo.

Fase II: intermediária ou operacional

Atividades do grupo

Em condições ideais, durante a fase operacional já existe coesão entre os membros do grupo. Essa fase ocorre quando é realizado trabalho produtivo com o objetivo de concluir a tarefa estabelecida. Solução de problemas e tomada de decisões ocorrem no grupo, no qual, quando é maduro, a cooperação prevalece e as diferenças e discordâncias são confrontadas e resolvidas.

Expectativas do líder

O líder torna-se menos líder e mais facilitador durante a fase operacional. Algumas das suas funções são compartilhadas por determinados membros do grupo à medida que eles avançam para a resolução. O líder ajuda a resolver conflitos e continua a fomentar coesão entre os membros, ao mesmo tempo assegurando que não se desviem da tarefa pretendida ou da finalidade para a qual o grupo foi organizado.

Comportamentos dos membros

Nesse ponto, já existe confiança entre os membros, que se voltam mais uns para os outros e buscam menos frequentemente orientação do líder. Eles aceitam críticas uns dos outros e as usam de maneira construtiva para produzir mudança. Ocasionalmente, formam-se subgrupos nos quais dois ou mais membros conspiram entre si para excluir o restante. Para manter a coesão do grupo, esses subgrupos precisam ser confrontados e debatidos por todos os membros. O conflito é resolvido pelo grupo com ajuda mínima do líder.

Fase III: final ou conclusiva

Atividades do grupo

Quanto mais tempo um grupo existir, mais difícil provavelmente será a sua conclusão para seus membros. O encerramento deve ser mencionado desde a formação inicial do grupo e deve ser discutido profundamente em vários encontros antes da última reunião. O sentimento de perda que desencadeia o processo de pesar pode ser evidente, especialmente nos grupos que alcançaram êxito em seu propósito declarado.

Expectativas do líder

Na fase de conclusão, o líder estimula os membros do grupo a se lembrarem do que aconteceu, revê as metas e conversa sobre os desfechos reais, fornecendo *feedback* a todos os membros quanto aos seus progressos pessoais no grupo. O líder, então, os estimula a conversarem sobre os sentimentos de perda associados ao encerramento do grupo.

Comportamentos dos membros

Os membros podem expressar surpresa sobre a materialização real do fim. Isso constitui a reação de negação frente à perda, que depois pode progredir para raiva. A raiva dirigida aos outros membros do grupo ou ao líder pode refletir sentimentos de abandono (Sampson & Marthas, 1990), os quais são capazes de ocasionar discussões sobre perdas anteriores que provocaram emoções semelhantes. O encerramento bem-sucedido do grupo ajuda os membros a desenvolverem as habilidades necessárias para lidarem com perdas em outras dimensões de sua vida.

Estilos de liderança

Lippitt e White (1958) reconheceram três estilos de liderança de grupos mais comuns: autocrático, democrático e permissivo. A Tabela 10.1 descreve diversas semelhanças e diferenças entre eles.

Autocrático

Os líderes *autocráticos* têm metas pessoais para o grupo e retêm informações dos participantes, principalmente quanto às questões que possam interferir no cumprimento das próprias metas. A mensagem transmitida

TABELA 10.1 Estilos de liderança: semelhanças e diferenças.

CARACTERÍSTICAS	AUTOCRÁTICO	DEMOCRÁTICO	PERMISSIVO
Foco	Líder	Membros	Indeterminado
Estratégia de ação	Os membros são convencidos a adotar as ideias do líder	Os membros envolvem-se na solução dos problemas do grupo	Não existe uma estratégia definida
Participação dos membros	Restrita	Irrestrita	Inconsistente
Criatividade pessoal	Coibida	Estimulada	Desconsiderada
Entusiasmo e ânimo dos membros	Baixos	Altos	Baixos
Coesão do grupo	Pouca	Grande	Pouca
Produtividade	Alta	Alta (pode não ser tão alta quanto a do autocrático)	Baixa
Motivação e compromisso pessoais	Baixos (tendem a trabalhar apenas quando o líder está presente pressionando-os a fazer)	Altos (satisfação derivada da contribuição e participação pessoais)	Baixos (sentimento de frustração devido à falta de orientação e direção)

ao grupo é: "Faremos isto do meu jeito. Meu jeito é o melhor.". Nesse estilo de liderança, o foco está no líder; assim, os membros são dependentes dele para resolver problemas, tomar decisões e obter permissão para atuar. A abordagem do líder autocrático é de persuasão, esforçando-se por convencer os outros membros do grupo de que suas ideias e seus métodos são melhores. A produtividade é alta com esse tipo de liderança, mas o ânimo dos membros do grupo comumente é baixo, em razão da falta de participação e criatividade deles.

Democrático

O estilo de liderança *democrático* está focado nos membros do grupo; logo, as informações são compartilhadas com eles na tentativa de fazê-los aptos a tomar decisões acerca das metas coletivas. Os membros são estimulados a participar plenamente da solução dos problemas que afetam o grupo, inclusive tomar medidas para efetuar mudanças. A mensagem transmitida ao grupo é: "Decida o que precisa ser feito, considere as alternativas, faça uma escolha e tome as medidas necessárias para concluir a tarefa.". O líder contribui com direcionamento e experiência, conforme a necessidade. A produtividade é menor que a alcançada pela liderança autocrática, mas o ânimo é muito maior devido à participação permitida aos membros do grupo e ao potencial de expressar sua criatividade pessoal.

Permissivo

Esse estilo de liderança permite que as pessoas façam o que lhes agrada. O líder não oferece orientação; na verdade, a abordagem do líder *permissivo* é de não envolvimento. Diante disso, as metas do grupo não estão definidas, nenhuma decisão é tomada, os problemas não são resolvidos e nenhuma medida é adotada. Os membros ficam frustrados e confusos, e a produtividade e o ânimo são muito baixos.

Papéis desempenhados pelos membros do grupo

Benne e Sheats (1984) identificaram três tipos principais de papéis desempenhados pelos indivíduos que fazem parte de um grupo, os quais têm como objetivos:

1. Realizar a tarefa do grupo.
2. Manter ou melhorar os processos do grupo.
3. Atender às necessidades pessoais ou individuais.

Os papéis relacionados com a tarefa realizada e os de manutenção dos processos contribuem para o sucesso ou a eficácia do grupo. Os papéis pessoais satisfazem às necessidades pessoais de cada membro, algumas vezes a ponto de interferirem na eficácia do grupo.

A Tabela 10.2 descreve esses três tipos principais de papéis específicos e os comportamentos associados a cada um deles.

Psicodrama

Jacob L. Moreno, um psiquiatra vienense, introduziu uma modalidade especializada de grupo terapêutico conhecida como **psicodrama**. O método de Moreno usa uma abordagem dramatúrgica, na qual os pacientes se transformam em "atores" nos cenários da vida comum.

O líder do grupo é conhecido como *diretor*, os membros formam a *audiência*, e o *cenário* ou *set* pode ser criado especialmente ou é apenas uma sala ou uma área separada com essa finalidade. Os atores são membros da audiência, que concordam em fazer parte do "drama", encenando uma situação sobre a qual foram informados pelo diretor. Em geral, trata-se de um problema com o qual determinado paciente está lutando. O paciente desempenha o papel de si próprio e é descrito como *protagonista*. Nesse papel, ele consegue expressar sentimentos reais quanto a indivíduos (representados

TABELA 10.2 Papéis que os membros desempenham nos grupos.

PAPEL	COMPORTAMENTOS
Papéis relacionados com a tarefa realizada	
Avaliador	Examina os planos e o desempenho do grupo, comparando-os com os padrões e as metas estabelecidos
Contemporizador	Atenua os conflitos do grupo, ajudando seus membros a chegarem a um acordo aceitável por todos
Controlador	Estimula a aceitação e a participação de todos os membros do grupo
Coordenador	Explicita as ideias e as sugestões que foram apresentadas ao grupo; reúne as pessoas em um relacionamento mútuo de modo que as metas comuns sejam alcançadas
Elaborador	Explica e expande os planos e as ideias do grupo
Energizador	Estimula e motiva o grupo a realizar seu potencial máximo
Estimulador	Reconhece e aceita as ideias e as contribuições dos outros membros
Harmonizador	Atenua as tensões do grupo, intervindo quando as discordâncias provocam conflito
Iniciador	Delineia a tarefa do grupo e propõe métodos para solucioná-la
Orientador	Mantém a direção do grupo
Seguidor	Ouve atentamente as interações do grupo; é um participante passivo
Papéis relacionados com as necessidades pessoais	
Agressor	Expressa negativismo e hostilidade dirigida aos outros membros; pode usar de sarcasmo na tentativa de menosprezar as condições dos outros
Bloqueador	Resiste aos esforços do grupo; mostra comportamentos rígidos e, algumas vezes, irracionais, que impedem o progresso do grupo
Buscador de ajuda	Usa o grupo para conquistar a simpatia dos outros membros; busca reforçar a autoconfiança com base no *feedback* do grupo; não se interessa pelos demais ou pelo grupo por inteiro
Buscador de reconhecimento	Fala sobre as realizações pessoais na tentativa de chamar a atenção para si próprio
Dominador	Manipula os outros membros para obter controle; comporta-se de maneira autoritária
Monopolizador	Mantém o controle do grupo dominando a conversação
Membro mudo ou silencioso	Não participa verbalmente; mantém-se em silêncio por várias razões – pode não se sentir à vontade para revelar assuntos pessoais, ou pode estar buscando atenção por meio do silêncio
Sedutor	Compartilha com o grupo detalhes íntimos de si próprio; é o membro menos relutante para fazer isso; pode assustar os outros membros e inibir o progresso do grupo em razão da autorrevelação prematura exagerada

De: Benne, K.D., & Sheats, P. (1984, Spring). Functional roles of group members. *Journal of Social Issues*, 4(2), 41-49; Hobbs, D.J., & Powers, R.C. (1981). *Group member roles: for group effectiveness*. Ames: Iowa State University, Cooperative Extension Service; Larson, M.L., & Williams, R.A. (1978). How to become a better group leader? Learn to recognize the strange things that happen to some people in groups. *Nursing*, 8(8), 65-72.

pelos membros do grupo) com os quais existem conflitos não resolvidos.

Em alguns casos, o líder do grupo pede a um paciente que se apresente voluntariamente como protagonista para a sessão. Ele pode escolher uma situação que deseja representar, além dos membros da audiência para desempenhar os papéis de outras pessoas na situação vivenciada. O cenário do psicodrama proporciona ao paciente um clima mais seguro e menos ameaçador que a vida real, facilitando a expressão de sentimentos reais e a resolução dos conflitos interpessoais.

Quando o drama é concluído, os membros do grupo que fazem parte da audiência conversam sobre a situação que observaram, oferecem *feedback*, expressam o que sentiram e relacionam o que foi apresentado com as próprias experiências semelhantes. Desse modo, todos os membros do grupo se beneficiam da sessão, seja direta ou indiretamente.

Os enfermeiros frequentemente desempenham os papéis de atores ou personagens nas sessões de psicodrama. Os líderes devem ter graduação em psicologia, serviço social, enfermagem ou medicina, além de treinamento adicional em terapia de grupo e formação especializada para atuar como psicodramatista.

Papel do enfermeiro nos grupos terapêuticos

Os enfermeiros participam de situações em grupo diariamente. Nos serviços de saúde, eles são participantes ou lideram grupos de trabalho que elaboram políticas, descrevem procedimentos e planejam os cuidados prestados aos pacientes. Também se envolvem em diversos outros grupos voltados ao atendimento das necessidades do consumidor por parte da instituição. Os enfermeiros são instados a usar as etapas do processo de enfermagem como estrutura básica da liderança em grupos de trabalho.

Nos EUA, eles podem liderar vários tipos de grupos terapêuticos, inclusive os de educação dos pacientes, treinamento de assertividade, apoio ao processo de luto, treinamento de maternidade/paternidade e de transição para a alta, dentre outros. Para desempenhar de modo efetivo o papel de liderança nesses grupos, os enfermeiros precisam reconhecer os diversos processos que ocorrem, inclusive as fases de desenvolvimento, os papéis que as pessoas desempenham e a motivação inconsciente desses comportamentos. Também precisam ser capazes de escolher o estilo de liderança mais apropriado para o tipo de grupo. Os enfermeiros generalistas podem desenvolver essas habilidades como parte de sua formação de graduação universitária, ou podem ampliar seus conhecimentos atuando e aprendendo como colíder de um grupo que tem como líder um enfermeiro mais experiente.

Os enfermeiros generalistas que trabalham com psiquiatria não devem atuar como líderes dos grupos de psicoterapia. O *Psychiatric-Mental Health Nursing Scope and Standards of Practice* (American Nurses Association, American Psychiatric Nurses Association & International Society of Psychiatric Nurses, 2014) especifica que os enfermeiros que atuam como psicoterapeutas de grupo devem ter, no mínimo, mestrado em enfermagem psiquiátrica. Também é recomendável que o profissional tenha formação educacional em teoria de grupo, prática ampliada como colíder ou líder de grupo sob supervisão de um psicoterapeuta experiente e participação em terapia de grupo ou um nível experiencial. Além do mestrado, treinamento especializado adicional é necessário para preparar enfermeiros para atuarem como terapeutas de família ou psicodramatistas.

Nos EUA, liderar grupos terapêuticos está dentro do âmbito de prática da enfermagem. Como o trabalho em grupo é uma abordagem terapêutica muito comum na disciplina de psiquiatria, os enfermeiros que atuam nessa área devem esforçar-se continuamente para expandir seus conhecimentos e usar o processo de grupo como intervenção significativa de enfermagem psiquiátrica.

RECOMENDAÇÃO PARA A PRÁTICA CLÍNICA. O conhecimento do comportamento humano em geral e do processo de grupo em particular é essencial à liderança efetiva do grupo.

Resumo e pontos fundamentais

- A definição de grupo é uma reunião de indivíduos cuja associação está fundamentada em interesses, valores, normas ou propósitos em comum
- Pesquisadores reconheceram oito funções dos grupos: socialização, apoio, realização de tarefas, camaradagem, compartilhamento de informações, influência normativa, empoderamento e governança
- Os três tipos principais de grupos são: de trabalho, de ensino e terapêuticos ou de apoio
- As funções dos grupos de trabalho são resolver problemas, tomar decisões e alcançar um desfecho específico
- Nos grupos de ensino, conhecimentos e informações são transmitidos a alguns indivíduos
- As funções dos grupos terapêuticos ou de apoio são ensinar as pessoas a lidarem eficazmente com o estresse emocional em sua vida
- Nos grupos de autoajuda, os membros compartilham o mesmo tipo de problema e ajudam uns aos outros a evitar descompensação desencadeada por esse problema
- Os grupos terapêuticos diferem da terapia de grupo porque o foco não está na psicoterapia, mas na interação e nas relações entre os membros quanto a determinado tema. A terapia de grupo é mais focada nos modelos específicos de psicoterapia, e os líderes geralmente têm formação avançada em psicologia, serviço social, enfermagem ou medicina. A distribuição dos assentos e o tamanho do grupo podem influenciar a interação dos seus membros
- Os grupos podem ser abertos (quando os membros entram e saem a qualquer tempo, enquanto o grupo está em atividade) ou fechados (quando os grupos têm uma duração predeterminada, e todos os membros entram ao mesmo tempo e saem quando o grupo se dissolve)
- Yalom e Leszcz (2005) descreveram os seguintes fatores terapêuticos que os indivíduos obtêm a partir de sua participação em grupos terapêuticos: instilação de esperança, universalidade, transmissão de informações, altruísmo, recapitulação corretiva do grupo familiar primário, desenvolvimento de técnicas de socialização, comportamento imitativo, aprendizagem interpessoal, coesão do grupo, catarse e fatores existenciais
- Os grupos passam por três fases: inicial (orientação), operacional e de conclusão
- Os estilos de liderança de grupos são: autocrático, democrático e permissivo
- Os membros desempenham vários papéis nos grupos, que são classificados como papéis de execução de tarefas, manutenção e atendimento aos interesses pessoais
- Psicodrama é um tipo especial de terapia de grupo que utiliza uma abordagem dramatúrgica na qual os

pacientes interagem como "atores" em cenários que exemplificam situações da vida real
- O cenário do psicodrama oferece ao paciente um ambiente mais seguro e menos ameaçador que a situação real, na qual ele pode expressar-se e trabalhar conflitos não resolvidos. Nos EUA, os enfermeiros lideram vários tipos de grupos terapêuticos no contexto da prática psiquiátrica. O conhecimento do comportamento humano em geral e do processo de grupo em particular é essencial à liderança efetiva de grupos. No Brasil, o Conselho Federal de Enfermagem (COFEN) emitiu, em 2012, um parecer normativo sobre a competência do enfermeiro na psicoterapia de base analítica.

Questões de revisão

Escolha a resposta mais adequada para cada uma das perguntas a seguir.

1. Nicole é a enfermeira-líder de um grupo de preparo para o parto. Todas as semanas, ela exibe filmes e distribui materiais de leitura, esperando que os participantes utilizem seu tempo com assuntos de sua escolha ou habilidades práticas que eles observaram nos filmes. Dois casais saíram do grupo afirmando que "isso é uma grande perda de tempo". Essa situação descreve qual tipo de grupo e estilo de liderança?
    a. Grupo de trabalho, liderança democrática.
    b. Grupo de ensino, liderança permissiva.
    c. Grupo de autoajuda, liderança democrática.
    d. Grupo terapêutico ou de apoio, liderança autocrática.

2. Alana é uma enfermeira psiquiátrica escolhida para liderar um grupo de mulheres que desejam perder peso, cujo critério de inclusão é que elas estejam pelo menos 10 kg acima do peso ideal. Todas tentaram perder peso por conta própria várias vezes, mas sem sucesso. No primeiro encontro, Alana oferece sugestões para que os membros determinem quais serão suas metas e o que eles planejam fazer para alcançá-las. Eles decidiram com que frequência querem reunir-se e o que planejam fazer em cada encontro. Essa situação descreve qual tipo de grupo e estilo de liderança?
    a. Grupo de trabalho, liderança autocrática.
    b. Grupo de ensino, liderança democrática.
    c. Grupo de autoajuda, liderança permissiva.
    d. Grupo terapêutico ou de apoio, liderança democrática.

3. Eduardo é um enfermeiro da equipe de uma unidade cirúrgica. Ele foi selecionado como líder de um grupo recém-criado de enfermeiros, que foi organizado para encontrar maneiras de reduzir o número de erros de medicação que ocorrem na unidade. Eduardo tem ideias bem definidas quanto ao modo de resolver isso. Ele também se candidatou à posição de enfermeiro-chefe da unidade e acredita que, se for bem-sucedido em liderar o grupo para alcançar suas metas, também poderá aumentar suas chances de ser promovido. Em cada reunião, ele dirige-se ao grupo na tentativa de convencer os membros a adotar suas ideias. Essa situação descreve qual tipo de grupo e estilo de liderança?
    a. Grupo operacional, liderança autocrática.
    b. Grupo de ensino, liderança autocrática.
    c. Grupo de autoajuda, liderança democrática.
    d. Grupo terapêutico ou de apoio, liderança permissiva.

4. A enfermeira-líder está explicando aos membros do grupo o que são "fatores terapêuticos". Ela diz aos membros que as situações vivenciadas no grupo são benéficas porque eles conseguem perceber que não estão sozinhos em suas experiências. A enfermeira Carolina identifica acertadamente isso como evidência de qual fator terapêutico?
    a. Altruísmo.
    b. Comportamento imitativo.
    c. Universalidade.
    d. Compartilhamento de informações.

5. A enfermeira Carolina é a líder de um grupo de processo de luto para viúvos. Helena é um membro novo que começou a frequentar o grupo e ouviu que Jane está viúva há 5 anos. Jane adaptou-se bem à viuvez, e Helena pensa que ela também pode conseguir isso. A enfermeira Carolina entende acertadamente que isso é uma evidência de qual fator terapêutico?

(continua)

Questões de revisão (continuação)

   a. Universalidade.
   b. Comportamento imitativo.
   c. Instilação de esperança.
   d. Compartilhamento de informações.

6. Paulo é membro de um grupo de controle da raiva. Ele sabia que as pessoas não queriam ser suas amigas devido ao seu temperamento violento. No grupo, ele aprendeu a controlar isso e estabeleceu relações interpessoais gratificantes com outros membros. Esse é um exemplo de qual fator terapêutico?
   a. Catarse.
   b. Altruísmo.
   c. Compartilhamento de informações.
   d. Desenvolvimento de técnicas de socialização.

7. Benjamin é membro de um grupo dos Alcoólicos Anônimos. Ele aprendeu sobre os efeitos do álcool etílico no corpo quando um enfermeiro da unidade de dependência química falou para o grupo. Isso é um exemplo de qual fator terapêutico?
   a. Catarse.
   b. Altruísmo.
   c. Compartilhamento de informações.
   d. Universalidade.

8. Sandra é a enfermeira-líder de um grupo terapêutico ou de apoio para pacientes com transtornos de ansiedade. Nesse grupo, Helen fala sem parar. Quando alguém mais tenta fazer algum comentário, ela recusa-se a deixar que a pessoa fale. Qual tipo de papel Helen está desempenhando nesse grupo?
   a. Agressor.
   b. Monopolizador.
   c. Bloqueador.
   d. Sedutor.

9. Sandra é a enfermeira-líder de um grupo terapêutico ou de apoio para pacientes com transtornos de ansiedade. Na primeira reunião do grupo, Valéria fala primeiro e começa a compartilhar detalhes íntimos de sua relação incestuosa com o pai. Qual tipo de papel Valéria está desempenhando nesse grupo?
   a. Agressor.
   b. Monopolizador.
   c. Bloqueador.
   d. Sedutor.

10. Sandra é a enfermeira-líder de um grupo terapêutico ou de apoio para pacientes com transtornos de ansiedade. Violeta, que é bonita, mas não tem autoconfiança, diz ao grupo: "Talvez se eu ficasse loura, meu namorado me amaria mais.". Lauro responde: "Ouça, boneca, você precisa mais que cabelos louros para manter seu namorado por perto. Um pouco mais de inteligência poderia ajudar!". Qual tipo de papel Lauro está desempenhando nesse grupo?
    a. Agressor.
    b. Monopolizador.
    c. Bloqueador.
    d. Sedutor.

11. Um enfermeiro da unidade de psiquiatria é solicitado a liderar um grupo psicoeducacional sobre autoestima para os pacientes internados em sua unidade. O grupo é aberto, e o enfermeiro sabe que os frequentadores são multiculturais. Qual das seguintes habilidades com base em evidências é importante que o enfermeiro tenha para liderar de modo efetivo esse grupo? (Marque todas as opções corretas.)
    a. Conscientização de que apenas o contato com pessoas de diferentes culturas será suficiente para melhorar sua comunicação intercultural.
    b. Habilidades de inteligência emocional.
    c. Treinamento em interpretação de idioma e estilos de comunicação específicos dessas culturas.
    d. Reconhecimento de que as pessoas de culturas que não valorizam a autoestima não terão permissão para frequentar o grupo.
    e. Disposição de identificar e corrigir concepções interculturais equivocadas quando elas ocorrerem.

IMPLICAÇÕES DA PESQUISA PARA A PRÁTICA BASEADA EM EVIDÊNCIAS

Atieno-Okech, J.E., Pimpleton, A.M., Vannatta, R., & Champe, J. (2015). Intercultural communication: an application to group work. *Journal for Specialists in Group Work*, 40(3), 268-293. doi.org/10.1080/01933922.2015.1056568.

DESCRIÇÃO DO ESTUDO: a literatura interdisciplinar sobre comunicação intercultural foi revista para servir como fonte de estratégias com base em evidências para melhorar a comunicação interpessoal. Os autores assinalaram que, como a diversidade da população norte-americana continua a aumentar, o aconselhamento e a terapia de grupo crescem em diversidade e demandam atenção para a comunicação intercultural, de modo a continuarem a ser uma ferramenta efetiva de apoio, psicoeducação e terapia.

RESULTADOS DO ESTUDO: a literatura confirma que as discrepâncias no estilo de comunicação, os valores culturais diversos e o etnocentrismo foram reconhecidos como principais obstáculos interculturais à comunicação. O conceito de língua-cultura ("linguacultura") elaborado por Agar (1994) refere-se às formas culturalmente específicas de interpretação da linguagem e é reconhecida como um conhecimento básico importante para os líderes de grupos. O estudo de caso apresentado pelos autores descreve uma mulher branca que atuava como líder de grupo e usava a técnica de comunicação reflexiva com um homem afrodescendente, que percebia a reflexão dos seus sentimentos como um insulto, em vez de algo útil. Uma das responsabilidades do líder de um grupo é tentar "curiosa e respeitosamente" buscar entendimento quando esses problemas de comunicação ocorrem.

Outros estudos demonstraram que apenas contato não se traduz em melhora da comunicação e dos relacionamentos de um grupo intercultural. Os maiores impedimentos foram apatia, etnocentrismo e inexperiência. Por isso, o líder do grupo precisa estar consciente e atento aos sinais de uma falha de comunicação entre os membros antes que surjam conflitos ou franca hostilidade. Estudos demonstraram que a inteligência emocional está associada à capacidade de perceber sinais verbais e não verbais e, por isso, é uma habilidade importante para os líderes de grupos.

IMPLICAÇÕES PARA A PRÁTICA DE ENFERMAGEM: é provável que os enfermeiros participem de grupos interculturais com seus companheiros de trabalho, assim como quando lideram grupos terapêuticos de pacientes. As seguintes habilidades são reconhecidas como elementos importantes para a prática com base em evidências ao liderar grupos:

1. Conscientização dos próprios valores e preconceitos culturais, de modo a avaliar opor-se ao etnocentrismo como obstáculo à comunicação.
2. Treinamento de formas culturalmente específicas de interpretar a linguagem e a comunicação.
3. Habilidades de inteligência emocional para reconhecer quando surgirem falhas de comunicação.
4. Atitude de querer entender e corrigir problemas de comunicação intercultural quando ocorrerem.

Bibliografia

Agar, M. (1994). *Language shock: Understanding the culture of conversation*. New York: William Morrow.

American Nurses Association (ANA), American Psychiatric Nurses Association (APNA), & International Society of Psychiatric Nurses (ISPN). (2014). *Psychiatric-mental health nursing: scope and standards of practice* (2nd ed.). Silver Spring, MD: ANA.

Atieno-Okech, J.E., Pimpleton, A.M., Vannatta, R., & Champe, J. (2015). Intercultural communication: An application to group work. *Journal for Specialists in Group Work*, 40(3), 268-293. doi.org/10.1080/01933922.2015.1056568

Clark, C.C. (2009). *Group leadership skills for nurses and health professionals* (5th ed.). New York: Springer.

Forsyth, D.R. (2010). *Group dynamics* (5th ed.). Belmont, CA: Cengage Learning.

Sampson, E.E., & Marthas, M. (1990). *Group process for the health professions* (3rd ed.). Albany, NY: Delmar Publishers.

Yalom, I.D., & Leszcz, M. (2005). *The theory and practice of group psychotherapy* (5th ed.). New York: Basic Books.

Leitura sugerida

Benne, K.D., & Sheats, P. (1948, Spring). Functional roles of group members. *Journal of Social Issues*, 4(2), 41-49. doi:10.1111/j.1540-4560.1948.tb01783.x

Hobbs, D.J., & Powers, R.C. (1981). *Group member roles: For group effectiveness*. Ames: Iowa State University, Cooperative Extension Service.

Larson, M.L., & Williams, R.A. (1978). How to become a better group leader? Learn to recognize the strange things that happen to some people in groups. *Nursing*, 8(8), 65-72. doi:10.1007/s10912-015-9346-4

Lippitt, R., & White, R.K. (1958). An experimental study of leadership and group life. In E.E. Maccoby, T.M. Newcomb, & E.L. Hartley (Eds.), *Readings in social psychology* (3rd ed.). New York: Holt, Rinehart, & Winston.

Intervenção com Famílias 11

TÓPICOS DO CAPÍTULO

Estágios de desenvolvimento da família
Variações principais
Funcionamento familiar
Modalidades terapêuticas para famílias
Processo de enfermagem – Estudo de caso
Resumo e pontos fundamentais
Questões de revisão

CONCEITOS FUNDAMENTAIS
Família
Terapia de família

TERMOS-CHAVE

Cisma conjugal
Comunicação conflitante (duplo vínculo)
Criação de bode expiatório
Desengajamento
Desequilíbrio conjugal
Enredamento
Estrutura familiar
Fronteiras
Genogramas (heredogramas)
Intervenção paradoxal
Pseudo-hostilidade
Pseudomutualidade
Reenquadramento
Sistema familiar
Subsistemas
Triângulos

OBJETIVOS
Após ler este capítulo, o estudante será capaz de:

1. Definir o termo *família*.
2. Conhecer os estágios de desenvolvimento da família.
3. Descrever as variações principais do ciclo de vida da família de classe média nos EUA.
4. Entender as características do funcionamento familiar adaptativo.
5. Descrever os comportamentos que interferem no funcionamento familiar adaptativo.
6. Entender os componentes essenciais dos sistemas familiares e das terapias estratégicas e estruturais.
7. Elaborar um genograma (heredograma) familiar.
8. Aplicar as etapas do processo de enfermagem na intervenção terapêutica com famílias.

EXERCÍCIOS
Leia o capítulo e responda às seguintes perguntas:

1. Qual é o conceito de reenquadramento?
2. Como é o processo de formação de triângulos em um padrão familiar disfuncional?
3. Como os genogramas facilitam a terapia familiar?
4. Quais comportamentos são indicativos de um ambiente familiar positivo?

O que é família? Wright e Leahey (2103) sugeriram a seguinte definição: família é quem os seus membros dizem que são. Existem muitas estruturas familiares na sociedade atual, inclusive: a família biológica de procriação, a família nuclear que incorpora um ou mais membros da família estendida (família de origem), a família de genitor único, famílias formadas por um casal e filhos de outros casamentos, família comunal e casal ou família do mesmo sexo. Contudo, a rotulação dos indivíduos como "famílias" com base na composição do seu grupo pode não ser a melhor maneira de caracterização. Em vez disso, a composição da família pode ser determinada mais acertadamente segundo atributos como afeto, laços emocionais fortes, sentimento de pertencimento e durabilidade da relação (Wright & Leahey, 2013).

Muitos enfermeiros têm interações diárias com familiares, pois a doença ou internação hospitalar de um paciente afeta todos os membros da família. Desse modo, os enfermeiros precisam saber como trabalhar com a família como unidade, reconhecendo que seus membros podem exercer um efeito profundo no processo de recuperação ou cura do paciente.

Os *enfermeiros generalistas* devem estar familiarizados com as atividades associadas ao funcionamento familiar adaptativo, pois com esse conhecimento, podem avaliar a interação familiar e detectar problemas quando eles surgem. Eles podem também apoiar as famílias com membros doentes e encaminhá-los para outros profissionais, quando há necessidade de ajuda para restaurar o funcionamento adaptativo.

Nos EUA, alguns têm formação ou experiência que os qualifica a realizar terapia familiar. Terapia familiar é uma abordagem que incorpora teorias e modelos desenvolvidos para explorar a dinâmica familiar, os padrões disfuncionais e os métodos de alteração adaptativa dentro do contexto familiar.

Este capítulo analisa os estágios de desenvolvimento familiar e compara a família "típica" de diversas subculturas. Também descreve as características do funcionamento familiar adaptativo e os comportamentos que interferem nessa adaptação. Os componentes teóricos de algumas abordagens terapêuticas também estão descritos neste capítulo, que inclui ainda instruções para a elaboração de um genograma. O processo de enfermagem fornece o referencial básico da intervenção de enfermagem com famílias.

CONCEITO FUNDAMENTAL

Família

Dois ou mais indivíduos que dependem uns dos outros para receber apoio emocional, físico e financeiro. Os membros da família são definidos por eles próprios (Kaakinen & Hanson, 2015, p. 5).

Estágios de desenvolvimento da família

McGoldrick et al. (2015) descreveram os estágios e as atividades de desenvolvimento próprios do ciclo de vida das famílias tradicionais e reconheceram que tal descrição é apenas uma das diversas trajetórias de desenvolvimento familiar na sociedade moderna. É claro que o desempenho dessas atividades poderia variar entre os diferentes grupos culturais e os diversos tipos de estrutura familiar citados antes. Contudo, esses estágios constituem uma estrutura básica valiosa, a partir da qual o enfermeiro pode estudar as famílias, enfatizando a expansão (acréscimo de membros), a contração (perda de membros) e o realinhamento das relações à medida que os membros passam pelas mudanças próprias do desenvolvimento. Esses estágios de desenvolvimento da família são descritos nos parágrafos seguintes e estão resumidos na Tabela 11.1.

Adulto jovem solteiro

Esse modelo começa com a saída de um adulto jovem da família de origem. Trata-se de um estágio difícil, porque os adultos jovens precisam decidir quais padrões sociais da família de origem serão preservados e quais serão finalmente incorporados a uma nova família. As atividades desse estágio incluem a formação de uma identidade separada dos pais, o estabelecimento de relacionamentos íntimos com companheiros e o progresso no sentido da independência financeira. Problemas podem ocorrer quando os adultos jovens ou os pais encontram dificuldade para finalizar a relação de interdependência que existia na família de origem.

TABELA 11.1 Estágios do ciclo de vida da família tradicional.

ESTÁGIOS DO CICLO DE VIDA DA FAMÍLIA	PROCESSO EMOCIONAL DA TRANSIÇÃO: PRINCÍPIOS BÁSICOS	ALTERAÇÕES DO *STATUS* FAMILIAR NECESSÁRIAS À PROGRESSÃO DO DESENVOLVIMENTO
Adulto jovem solteiro	Aceitar separar-se dos pais e assumir a responsabilidade emocional e financeira de si próprio	• Diferenciação do eu (*self*) em relação com a família de origem • Desenvolvimento de relações íntimas com companheiros • Estabelecimento do eu (*self*) em relação com o trabalho e a independência financeira • Estabelecimento do eu (*self*) na comunidade e na sociedade mais ampla
Família formada por casamento/união	Comprometimento com um novo sistema	• Formação dos sistemas de parcerias • Realinhamento das relações com a família ampliada, os amigos e a comunidade mais ampla, e com o sistema social para incluir novos membros
Família com filhos pequenos	Aceitação dos novos membros no sistema	• Adaptação do sistema conjugal para abrir espaço à prole • Colaboração na criação da prole, sustento financeiro e manutenção do lar • Realinhamento das relações com a família estendida para incluir os papéis de pai/mãe e avô/avó • Realinhamento das relações com a comunidade e o sistema social mais amplo para incluir a estrutura e os relacionamentos familiares novos

(continua)

TABELA 11.1 Estágios do ciclo de vida da família tradicional. (continuação)		
ESTÁGIOS DO CICLO DE VIDA DA FAMÍLIA	**PROCESSO EMOCIONAL DA TRANSIÇÃO: PRINCÍPIOS BÁSICOS**	**ALTERAÇÕES DO *STATUS* FAMILIAR NECESSÁRIAS À PROGRESSÃO DO DESENVOLVIMENTO**
Família com adolescentes	Ampliar a flexibilidade das fronteiras familiares de modo a possibilitar independência da prole e acomodar as fragilidades dos avós	• Alteração das relações entre pais e filhos para permitir que os adolescentes entrem e saiam do sistema • Mudança do foco para o casal de meia-idade e questões relativas à carreira • Iniciação das alterações no sentido de cuidar da geração mais antiga • Realinhamento com a comunidade e o sistema social mais amplo para incluir as mudanças familiares emergentes entre os adolescentes e os pais em padrões novos de formação e relacionamento
Família com prole que saiu de casa e casal que entra na meia-idade	Aceitar incontáveis saídas e entradas no sistema familiar	• Renegociação do sistema conjugal na forma de uma díade • Desenvolvimento de relações adultas entre pais e a prole adulta • Realinhamento das relações para incluir genros/noras e netos • Realinhamento das relações com a comunidade e o sistema social mais amplo para incluir a nova estrutura e constelação de relacionamentos familiares • Exploração de novos interesses/carreira, em vista da liberdade das responsabilidades de cuidar da prole • Enfrentamento das necessidades de cuidados, limitações e morte dos pais (avós)
Família no estágio final (da meia-idade até o fim da vida)	• Aceitar as mudanças dos papéis desempenhados pelas diversas gerações • Aceitar as realidades das limitações e da morte	• Manutenção das funções e dos interesses pessoais e/ou do casal em face do declínio fisiológico; exploração de novas opções de papéis familiares e sociais • Apoio ao papel mais central das gerações intermediárias • Realinhamento do sistema em relação com a comunidade e o sistema social mais amplo, de modo a reconhecer o padrão alterado de relacionamentos familiares desse estágio • Abertura de espaço no sistema para a sabedoria e a experiência dos mais velhos; apoio à geração mais antiga, sem a sobrecarregar de funções • Enfrentamento da perda de cônjuge, irmãos e outros companheiros e preparação para a própria morte; revisão e integração da vida • Gerenciamento dos papéis invertidos na função de cuidado entre as gerações intermediária e mais antiga

Adaptada de: McGoldrick, M., Garcia-Preto, N., & Carter, B. (2015). Overview: the life cycle in its changing context. In M. McGoldrick, N. Garcia-Preto, & B. Carter. (2015). *The expanding family life cycle: Individual, family, and social perspectives* (5a ed., p. 1-19). Boston: Allyn & Bacon. Reproduzida com autorização.

Família formada por casamento/união

A união para constituir um casal é uma transição difícil, que deve incluir a integração dos aspectos contrastantes que cada parceiro leva para o relacionamento e as questões que eles possam ter redefinido para si próprios como casal. Além disso, o casal recém-formado precisa renegociar as relações com os pais, irmãos e outros parentes em vista da nova parceria estabelecida. As atividades desse estágio incluem o estabelecimento de uma identidade nova como casal, o realinhamento das relações com os membros da família estendida e a tomada de decisão quanto a ter filhos. Problemas podem ocorrer quando um dos cônjuges continua muito enredado com sua família de origem, ou quando o casal decide afastar-se por completo da família estendida.

Família com filhos pequenos

Com a chegada da prole, é preciso fazer ajustes nas relações. Isso porque o sistema familiar inteiro é afetado, e os realinhamentos de papéis são necessários tanto para os novos pais quanto para os novos avós. As atividades desse estágio incluem: adaptações dentro do sistema conjugal, para cumprir as responsabilidades associadas à maternidade/paternidade e, ao mesmo tempo, manter a integridade da relação conjugal; compartilhamento igual das tarefas de criação dos filhos; e integração dos papéis dos membros da família estendida à organização familiar recém-ampliada. Problemas podem ocorrer quando os pais não têm conhecimentos acerca do desenvolvimento infantil normal e paciência suficiente para permitir que as crianças se expressem por meio de comportamentos.

Família com adolescentes

Esse estágio de desenvolvimento da família é caracterizado por muita turbulência e transição. Os pais aproximam-se da meia-idade, e os adolescentes passam por alterações biológicas, emocionais e socioculturais que impõem demandas a cada indivíduo e à unidade familiar. Os avós também precisam de ajuda para realizar as atividades da idade avançada. Esses desdobramentos podem produzir um "efeito sanduíche" para os pais, que precisam lidar com os problemas enfrentados pelas três gerações. Uma das atividades desse estágio é a redefinição do nível de dependência, de modo que os adolescentes tenham mais autonomia, enquanto os pais continuam responsáveis pelas necessidades de dependência deles. As questões da meia-idade relacionadas com casamento, carreira e envelhecimento dos pais também precisam ser resolvidas durante esse período. Problemas podem ocorrer quando os pais não conseguem abrir mão do controle e permitir que os adolescentes tenham mais autonomia e liberdade para tomar decisões independentes, ou quando os pais não conseguem concordar e apoiar um ao outro nesses esforços.

Família com prole que saiu de casa

Durante esse estágio, há grandes esforços de realinhamento dos papéis familiares, que se caracterizam por entradas e saídas de vários membros da família. A prole sai de casa para continuar sua educação e carreira; casamentos ocorrem; novos cônjuges (genros e noras) com seus filhos entram no sistema; e os avós começam a desempenhar seus novos papéis. Além disso, os relacionamentos adultos entre a prole crescida e seus pais são renegociados. As atividades associadas a esse estágio incluem: o restabelecimento dos laços de relacionamento da díade conjugal; o realinhamento das relações para incluir a prole adulta (genros, noras e netos recém-chegados); a aceitação de responsabilidades adicionais por cuidar dos avós; e, por fim, a morte dos pais idosos. Problemas podem ocorrer quando os sentimentos de perda e depressão se tornam avassaladores em resposta à saída dos filhos de casa, quando os pais não conseguem aceitar que seus filhos são adultos ou enfrentar a incapacidade ou morte dos seus pais e quando os elos conjugais estão deteriorados.

Família no estágio final (da meia-idade ao final da vida)

Esse estágio pode começar com a aposentadoria e estender-se até a morte dos dois cônjuges (Wright & Leahey, 2013). Muitas pessoas idosas que têm a oportunidade, estão optando por se aposentar cedo; porém, grandes quantidades de indivíduos com mais de 65 anos continuam a fazer parte da força de trabalho e postergam a aposentadoria. Desse modo, o início desse estágio varia amplamente. A maioria dos adultos em seus anos de idade avançada ainda representa uma parte importante do sistema familiar, e muitos são capazes de apoiar a prole adulta na meia-idade. As atividades tradicionalmente associadas a esse estágio incluem: a experimentação de novos papéis sociais relacionados com a aposentadoria e a possível alteração das condições socioeconômicas; a aceitação de algum declínio das funções fisiológicas; o enfrentamento da morte de cônjuge, irmãos e amigos; e a confrontação e preparação para a própria morte. Uma tendência marcante é o número crescente de idosos que vivem com seus netos e, em muitos casos, assumem a responsabilidade principal pela criação deles. Hoje em dia, 10% de todas as crianças americanas com menos de 18 anos vivem com um ou ambos os avós (U.S. Census Bureau, 2015). Quando os idosos não conseguem desempenhar as atividades associadas aos níveis mais anteriores de desenvolvimento e estão insatisfeitos com a maneira como viveram, eles podem ser incapazes de encontrar felicidade na aposentadoria ou satisfação emocional com os filhos e netos, ocasionando dificuldade de aceitar a morte dos entes queridos ou se preparar para a própria morte iminente.

Variações principais

Divórcio

McGoldrick et al. (2015) também analisaram os estágios e as atividades das famílias que passam por divórcio e voltam a casar-se. Os dados sobre casamento, divórcio e segundo casamento nos EUA revelaram que cerca de 50% dos casamentos iniciais terminam em divórcio (Centers for Disease Control and Prevention [CDC], 2015). Seja relacionado com pais solteiros (que nunca se casaram) ou divorciados, o número de filhos que vivem somente com um deles triplicou desde 1960, passando de 9 para 27% (U.S. Census Bureau, 2015). Os estágios do ciclo de vida da família divorciada são: a decisão de se divorciar, o planejamento do rompimento do sistema, a separação e o divórcio propriamente dito. As atividades incluem: a aceitação da própria parte de culpa pelo fracasso do casamento, o trabalho cooperativo em problemas associados a finanças e à custódia e visitação dos filhos, o realinhamento dos relacionamentos com a família estendida e o luto pela perda da relação conjugal e da integridade da família.

Depois do divórcio, o genitor ou genitora que detém a custódia precisa ajustar-se à função de líder separado de uma família que persiste, ao mesmo tempo que reconstrói uma nova rede social. O genitor que não deteve a guarda dos filhos precisa encontrar maneiras de continuar a ser um pai ou mãe competente com um novo tipo de papel a ser desempenhado.

Segundo casamento

Cerca de 75% das pessoas que se divorciam tornam a se casar (Stepfamily Foundation, 2016); hoje em dia, menos da metade (46%) dos filhos vive em famílias com os dois pais do primeiro casamento (Pew Research Center, 2015). Os desafios enfrentados com a reunião de duas famílias estabelecidas são imensos, e as estatísticas revelam que o índice de divórcio entre os casais que voltaram a casar-se é ainda mais alto do que o de depois do primeiro casamento (Cory, 2013). Os estágios do ciclo de vida da família recasada são iniciar um relacionamento novo, planejar o novo casamento e família, assim como casar-se novamente e reconstituir a família. As atividades incluem: o estabelecimento de um compromisso firme para enfrentar as complexidades da reunião de duas famílias; a manutenção da comunicação livre com a família estendida, de modo a incluir o novo cônjuge e os filhos; e a promoção de relacionamentos saudáveis com os pais (que não tiveram a guarda) e os avós biológicos. Problemas podem ocorrer quando há obscurecimento das fronteiras entre a família que detém a custódia dos filhos e a outra recém-constituída. As crianças podem enfrentar dificuldades como:

- Quem é que manda agora?
- Quem é mais importante: a criança ou o novo cônjuge?
- Mamãe ama seu novo marido mais que eu?
- Papai deixava-me fazer mais coisas que meu padrasto.
- Eu não me importo com ele; ele não é meu pai de verdade.

A confusão e o sofrimento dos filhos e dos pais podem ser atenuados com o estabelecimento de fronteiras objetivas e comunicação aberta.

Variações culturais

É difícil propor generalizações quanto às variações do desenvolvimento do ciclo de vida familiar de acordo com a cultura. A maioria das famílias torna-se aculturada à sociedade ocidental e conforma-se aos estágios do ciclo de vida descritos antes. Entretanto, existe diversidade cultural, e os enfermeiros precisam estar conscientes das possíveis diferenças nas expectativas familiares relacionadas com as crenças socioculturais. A seguir, serão consideradas algumas variações possíveis.

Casamento

Algumas culturas mantêm os valores tradicionais relativos ao casamento. Essas visões, quando combinadas com a influência do catolicismo romano, por exemplo, exercem influências importantes nas atitudes quanto ao matrimônio em muitas famílias latinas. Embora a tradição dos casamentos arranjados esteja desaparecendo das famílias de pessoas asiáticas, frequentemente ainda há uma influência forte da família na escolha masculina nesses povos. Na maioria dessas culturas, o pai é considerado a figura de autoridade e a cabeça da família, enquanto a mãe assume o papel de dona-de-casa e cuidadora. A lealdade à família é intensa, e uma violação desse princípio traz vergonha considerável aos membros.

As famílias judias tradicionalmente têm valorizado o casamento e proibido uniões com não judeus, mas esse valor cultural tem mudado nos últimos anos. Valley (2005) fez a seguinte afirmação quanto às famílias judias:

> Hoje em dia, a família judia abrange grande variedade de texturas e formas. Décadas com índices elevados de miscigenação diversificaram os costumes e as constituições familiares. Enquanto isso, índices elevados de divórcio alteraram a própria definição do que é "normal". Embora as famílias uniparentais fossem exceções no passado, hoje elas representam uma porcentagem expressiva das famílias judaicas. Algumas vozes da comunidade judaica interpretaram as mudanças familiares em termos críticos e estridentes: isso é um sinal de assimilação crescente, abandono das tradições ou permissividade moral. Contudo, essas repreensões em nada contribuem para a resposta às novas realidades e às necessidades diferentes dos judeus dos dias atuais. (p. 2)

Prole

Nas culturas tradicionais latinas, os filhos ocupam uma posição central no sistema familiar. Muitos deles têm laços fortes com o catolicismo romano, que, historicamente, defendia as relações conjugais apenas para procriação e estimulava as famílias a terem muitos filhos. No que se refere ao controle da natalidade, o catecismo da Igreja católica considera imoral qualquer método que interfira na procriação ou a dificulte (U.S. Catholic Church, 2016).

Na comunidade judaica tradicional, ter filhos é percebido como uma obrigação social e ditada pelas Escrituras; afinal, um dos mandamentos da Torá é: "Sede fecundos e multiplicai-vos".

Em algumas culturas tradicionais asiáticas, os filhos são mais valorizados que as filhas (Earp, 2017; Chang, 2017). Espera-se que os irmãos mais novos sigam a orientação do filho mais velho durante toda a sua vida, e, quando o pai morre, ele assume a liderança da família.

Em todas essas culturas, espera-se que os filhos respeitem os pais e não causem vergonha à família. Especialmente na cultura asiática, os filhos desenvolvem o senso de obrigação para com seus genitores, que os trouxeram ao mundo, e de cuidar deles quando estiverem desamparados. Isso é considerado uma dívida que nunca pode ser paga por completo e, independentemente do que os pais possam fazer, o filho ainda está obrigado a prestar-lhe obediência e respeito.

Família estendida

O conceito de família estendida varia entre as diferentes sociedades (Purnell, 2013). Ela é extremamente importante nas culturas latinas, asiáticas e da Europa Ocidental, nas quais desempenha um papel fundamental em todos os aspectos da vida, inclusive na tomada de decisões.

Nos EUA é comum o convívio de várias gerações na mesma casa ou vizinhança em algumas comunidades, inclusive as de origem asiática, latina, italiana e iraniana. Os familiares mais idosos são valorizados por sua experiência e sabedoria. Como as famílias estendidas frequentemente compartilham residências ou ao menos moram próximo umas das outras, a responsabilidade pela criação da prole pode ser compartilhada por várias gerações.

Divórcio

Na comunidade judaica, o divórcio comumente é visto como uma violação da unidade familiar. Alguns pais judeus consideram o divórcio de seus filhos como uma afronta pessoal, quando afirmam: "Como você pôde fazer isso comigo?".

Como o catolicismo romano tradicionalmente se opõe ao divórcio, os indivíduos que pertencem às culturas predominantemente católicas seguem esse ditame. No passado, o índice de divórcios era baixo nas famílias de americanos de origem italiana, irlandesa e latina. Contudo, tal número está aumentando nessas comunidades, principalmente nas gerações sucessivas que se aculturaram a uma sociedade na qual o ato é mais aceitável.

Funcionamento familiar

Boyer e Jeffrey (1994) descreveram seis elementos por meio dos quais as famílias são consideradas funcionais ou disfuncionais. Cada um deles pode ser entendido como um *continuum*, embora as famílias raramente fiquem nas extremidades desse *continuum*. Pelo contrário, elas tendem a ser dinâmicas e oscilar de um ponto para outro em diversas áreas. A Tabela 11.2 resume esses seis elementos avaliativos.

Comunicação

Os padrões de comunicação funcional são aqueles nos quais as mensagens verbais e não verbais são explícitas, diretas e coerentes entre o emissor e o receptor pretendido. Os familiares são encorajados a expressar sentimentos e opiniões honestos, e todos os membros da família participam das decisões que afetam o sistema familiar. Cada membro é um ouvinte atento dos outros membros da família. Os comportamentos que interferem na comunicação funcional estão descritos a seguir.

Fazer pressupostos

Com esse comportamento, presume-se que as outras pessoas entenderão o que será dito por meio de uma ação ou expressão (ou, em alguns casos, até mesmo o que se pensa); ou, por outro lado, o indivíduo presume o que o outro membro está pensando ou sentindo, sem procurar saber se está certo.

> **EXEMPLO**
>
> Uma mãe diz ao seu filho adolescente: "Você deveria saber que eu esperava que você limpasse a cozinha enquanto eu não estava em casa".

Depreciar os sentimentos

Esse comportamento consiste em ignorar ou minimizar os sentimentos de outra pessoa quando eles são expressos. A depreciação dos sentimentos de alguém estimula esse indivíduo a esconder os que são sinceros para evitar que seja magoado pela reação negativa.

> **EXEMPLO**
>
> Quando uma mulher jovem confidencia à sua mãe que está zangada porque o avô tocou em seus seios, a mãe responde: "Oh, não fique assim. Ele não tinha nenhuma segunda intenção com isso.".

TABELA 11.2 Funcionamento familiar: elementos avaliativos.

ELEMENTOS AVALIATIVOS	CONTINUUM	
	Funcional	**Disfuncional**
Comunicação	Clara, direta, aberta e honesta com coerência entre as modalidades verbal e não verbal	Indireta, vaga e controlada, com muitas mensagens conflitantes (duplo vínculo)
Fortalecimento do autoconceito	Apoiadora, amorosa, elogiadora e aprovadora, com comportamentos que promovem confiança	Não apoiadora, acusadora, depreciativa, com recusa a assumir responsabilidade pessoal
Expectativas dos familiares	Flexíveis, realistas e individualizadas	Críticas, rígidas, controladoras, ignorando a individualidade
Negociação das diferenças	Tolerante, dinâmica e negociadora	Agressiva, esquiva, renunciadora
Padrões de interação familiar	Viáveis, construtivos, flexíveis, promovendo as necessidades de todos os membros	Contraditórios, rígidos, autodestrutivos, destrutivos
Clima familiar	Confiante, com promoção do crescimento, acolhedor, com sensação geral de bem-estar	Desconfiado, emocionalmente doloroso, sem esperança de melhora

Adaptada de: Boyer, P.A., & Jeffrey, R.J. (1994). *A guide for the family therapist*. Northvale, NJ: Jason Aronson.

Deixar de ouvir

Com esse comportamento, alguém não presta atenção ao que outras pessoas estão dizendo. Deixar de ouvir pode significar não escutar as palavras, "desligando-se", ou pode ser uma escuta seletiva, na qual o indivíduo ouve apenas uma parte específica da mensagem ou a interpreta seletivamente.

> **EXEMPLO**
> O pai explica a seu filho João: "Se o contrato for firmado e eu conseguir esse emprego, teremos algum dinheiro de sobra e poderemos considerar seu intercâmbio". João repassa a mensagem ao seu amigo: "Meu pai disse que eu posso viajar para o exterior!".

Comunicar-se indiretamente

Em geral, comunicação indireta significa que a pessoa não quer ou não pode enviar diretamente uma mensagem ao receptor, de modo que ela procura comunicar-se por meio de uma terceira pessoa.

> **EXEMPLO**
> Um pai não quer que sua filha adolescente se encontre com seu namorado, mas não quer ouvir dela uma resposta furiosa que sabe que receberá, caso lhe diga isso. Então ele expressa seus sentimentos à esposa, esperando que ela conte para a filha.

Transmitir mensagens conflitantes

A **comunicação conflitante** (duplo vínculo) transmite uma mensagem do tipo "condenado se eu fizer e amaldiçoado se eu não fizer.". Um membro da família pode reagir a uma solicitação direta de outro familiar e, logo em seguida, ser repreendido quando a solicitação é atendida. Esse conceito está descrito novamente na seção sobre modelo estratégico de terapia familiar em uma seção subsequente.

> **EXEMPLO**
> O pai diz ao filho que ele está gastando muito tempo com futebol e, por isso, suas notas estão caindo. O filho deverá aumentar suas notas nas próximas 9 semanas, senão o pai tomará seu carro. Quando o filho lhe diz que saiu do time de futebol para que possa estudar mais, o pai responde raivosamente: "Não permitirei que um filho meu seja um perdedor!".

Fortalecimento do autoconceito

As famílias funcionais esforçam-se por reforçar e fortalecer o autoconceito de cada membro, o que faz com que os familiares se sintam amados e valorizados. Boyer e Jeffrey (1994) afirmaram:

> A maneira como as crianças se veem e se valorizam é influenciada mais significativamente pelas mensagens que recebem quanto a seu valor para os demais membros da família. As mensagens que transmitem elogio, aprovação, reconhecimento, confiança e segurança nas decisões e que permitem que os membros da família busquem atender às suas necessidades pessoais e, por fim, tornem-se independentes são os elementos fundamentais para o desenvolvimento do sentimento de valor próprio das crianças. Os adultos também precisam e dependem fortemente desse tipo de reforço para o próprio bem-estar emocional. (p. 27)

Os comportamentos que interferem no reforço do autoconceito estão descritos a seguir.

Expressar comentários depreciativos

Esses comentários são descritos comumente como "humilhantes". As pessoas recebem mensagens de que não têm valor ou não são amadas.

> **EXEMPLO**
> Uma criança derrama um copo de leite na mesa. A mãe diz: "Você não tem jeito! Como pode ser tão desastrado?!".

Deixar de transmitir mensagens de apoio

Alguns familiares acham muito difícil transmitir mensagens de apoio e aceitação para os outros. Essa dificuldade pode vir do fato de que eles próprios não receberam esse tipo de reforço de outras pessoas significativas e não aprenderam como dar apoio a outros.

> **EXEMPLO**
> Em uma partida de beisebol da liga infantil, um menino de 10 anos recebe a bola e a lança para longe da segunda base. Depois do jogo, ele diz ao seu pai: "Você viu minha jogada na segunda base?". O pai responde: "Sim, eu vi, mas se você tivesse prestado mais atenção, poderia ter pegado a bola para marcar um ponto com um arremesso direto e imediato.".

Dominar exageradamente

A dominação exagerada ocorre quando um membro da família não consegue permitir que outro familiar desenvolva sentimentos de responsabilidade e valor próprio. Em vez disso, o indivíduo dominador faz as coisas pelo outro e, desse modo, impede que ele resolva a situação independentemente.

> **EXEMPLO**
> Evaldo tem 12 anos e trabalha como entregador de jornais, atividade que geralmente começa logo depois do colégio. Hoje, ele deve ficar 1 hora a mais na escola, por ter chegado atrasado no dia anterior. Ele diz para sua mãe: "Tom disse que ele poderia entregar os jornais para mim hoje, se eu ajudá-lo a lavar o carro do seu pai no sábado.". A mãe responde: "De jeito nenhum! Diga ao Tom para esquecer. Eu farei suas entregas hoje.".

Expectativas dos membros da família

Todas as pessoas têm algumas expectativas quanto aos desfechos das situações existenciais que vivenciam, as quais estão relacionadas com experiências de vida no passado e são significativamente influenciadas por estas. Nas famílias funcionais, as expectativas são realistas e, assim, evitam que seus membros fiquem expostos ao fracasso. Nessas famílias, as expectativas também são flexíveis; afinal, as situações existenciais têm inúmeras interferências estranhas e inesperadas, e a flexibilidade possibilita mudanças e interrupções sem causar conflito. Por fim, nas famílias funcionais, as expectativas são individualizadas, já que cada membro é diferente, ou seja, tem pontos fortes e limitações distintas. O desfecho de uma situação existencial de um membro da família pode não ser realista para outro; por isso, cada um precisa ser valorizado independentemente, e comparações entre os familiares devem ser evitadas.

Os comportamentos que interferem no funcionamento adaptativo em termos de expectativas dos membros da família estão descritos a seguir.

Ignorar a individualidade

Quando se espera que os familiares tenham um desempenho ou comportamento que prejudica sua individualidade ou não coaduna com sua situação de vida atual, a individualidade está sendo ignorada. Isso acontece algumas vezes quando os pais esperam que seus filhos atendam às expectativas e concretizem os sonhos daqueles, que fracassaram, ainda que estes tenham os próprios sonhos e expectativas diferentes.

> **EXEMPLO**
>
> Bob é filho único e sairá de casa para estudar em uma faculdade no próximo ano. Roberto, seu pai, herdou uma loja de ferragens, que foi fundada pelo avô de Bob e é um patrimônio da família há três gerações. Roberto espera que o filho seja um grande empresário, trabalhe na loja depois da faculdade e assuma o negócio da família quando se aposentar. Contudo, Bob tem talento para escrever e quer ser um profissional competente na área de comunicação e trabalhar em telejornais quando se formar. Roberto considera esses planos uma traição à família.

Exigir provas de amor

Boyer e Jeffrey (1994) escreveram:

> Os membros da família têm expectativas quanto aos comportamentos das outras pessoas, que são usados como padrões com base nos quais o familiar expectante avalia até que ponto os demais membros cuidam dele. A mensagem implícita a essas expectativas é: "Se você não se comportar como eu espero que faça, você não me ama". (p. 32)

> **EXEMPLO**
>
> No exemplo anterior, a mensagem que Bob recebe de seu pai é: "Se você não assumir o negócio da loja de ferragens, você não me ama.".

Lidar com as diferenças

É difícil imaginar que duas ou mais pessoas que vivem juntas concordem em tudo o tempo todo. Problemas graves de funcionamento familiar ocorrem quando as diferenças são anuladas por desaprovação, ou quando as discordâncias são consideradas ofensivas. Os membros de uma família funcional entendem que é possível discordar e lidar com as diferenças de maneira aberta e não agressiva. Eles desejam conhecer a posição da outra pessoa, respeitam o direito que ela tem de adotar um ponto de vista contrário e trabalham para modificar as expectativas mútuas sobre a questão para negociar uma solução aceitável.

Os comportamentos que interferem no sucesso das negociações entre familiares estão descritos a seguir.

Atacar pessoalmente

Os ataques pessoais podem ocorrer quando uma diferença de opiniões é aprofundada. Um indivíduo pode culpar outro com acusações insultantes, e lembranças de transgressões passadas podem vir à tona. Além disso, a situação agrava-se com expressões destrutivas de raiva e mágoa.

> **EXEMPLO**
>
> Quando Dênis, marido de Nádia, comprou um conjunto de tacos de golfe muito caro, ela lhe disse: "Como você pôde fazer isso? Você sabe que não temos dinheiro para pagar! Não percebe que não temos uma casa bonita, como todos os nossos amigos? Você gasta todo o nosso dinheiro antes que possamos poupar para dar uma entrada. É tão egoísta! Nunca teremos nada de bom, e é tudo culpa sua!".

Evitar confrontos

Com essa tática, as diferenças nunca são reconhecidas abertamente. A pessoa que discorda evita discutir por medo de que a outra pessoa deixe de amá-lo ou o desaprove ou fique zangada em resposta à discordância. Esse comportamento também ocorre quando uma pessoa teme perder o controle de seu temperamento se a discordância for revelada abertamente.

> **EXEMPLO**
>
> Vitória e Carlos estão casados há 6 meses. Esse é o segundo casamento de Vitória, que tem um filho, Daniel, de 4 anos, fruto de seu primeiro casamento e que vive com ela e Carlos. Ambos trabalham, e o menino frequenta uma creche. Desde que se casaram, há 6 meses, Daniel chora continuamente todas as noites, a menos que a mãe fique o tempo todo com ele, o que ela faz para que se acalme. Carlos fica ressentido, mas não diz nada por medo de interferir; contudo, ele passou a permanecer no escritório ao final do dia, a fim de evitar essa situação familiar.

Render-se

A pessoa que se rende em face de uma discordância nega suas necessidades ou seus direitos pessoais. Ela evita expressar uma diferença de opinião por medo de zangar a outra pessoa ou perder sua aprovação e seu apoio.

EXEMPLO

Eliane é filha única de pais ricos. Ela frequenta uma universidade particular exclusiva na pequena cidade de New England, onde conheceu André, filho de um casal de fazendeiros da região. André frequentou a faculdade da comunidade local por 2 anos, mas preferiu trabalhar na fazenda dos seus pais em vez de continuar os estudos. Eliane e André se amam e querem casar-se, mas os pais de Eliane dizem que ela será deserdada se isso acontecer, porque, na opinião deles, André é de nível social inferior. Eliane, então, termina com André, em vez de questionar a vontade de seus pais.

Padrões de interações familiares

Os padrões de interação dizem respeito aos modos como as famílias "se comportam". Todas elas desenvolvem tais padrões de interação recorrentes e previsíveis ao longo do tempo, os quais, em geral, são entendidos como regras de família. A mensagem subentendida é: "É assim que sempre fizemos", e isso transmite uma sensação de segurança e estabilidade aos membros da família, que provém da previsibilidade. Essas interações podem estar relacionadas com comunicação, reforço do autoconceito, expressão das expectativas pessoais e modo como lidam com as diferenças (todos comportamentos descritos antes); porém, como são repetitivas e recorrentes com o tempo, passam a ser regras que governam os padrões de interação entre os familiares.

As regras familiares são funcionais quando são exequíveis e construtivas, atendendo às necessidades de todos os membros da família; entretanto, são disfuncionais quando se tornam contraditórias, autodestrutivas e desagregadoras. Os terapeutas de família frequentemente encontram indivíduos que não percebem que existem regras familiares disfuncionais e podem negar veementemente sua existência, até que sejam confrontados por uma interação comportamental específica. O desenvolvimento dos padrões de interação disfuncionais ocorre por um processo de habituação e medo de mudança ou reprimenda, ou em razão da falta de conhecimento sobre como lidar diferentemente com determinada situação. Alguns desses padrões são originados das experiências dos próprios pais quando eram crianças.

Os padrões de interação que interferem no funcionamento familiar adaptativo estão descritos a seguir.

Padrões que provocam desconforto emocional

As interações também podem causar mágoa e raiva entre os membros da família. Isso é particularmente válido com as emoções que os indivíduos não se sentem bem para expressar ou que não têm permissão para expressar abertamente (de acordo com as regras da família). Esses padrões de interação incluem comportamentos como nunca pedir desculpas ou jamais admitir que alguém cometeu um erro, proibir flexibilizações nas experiências de vida ("você deve fazer do meu jeito, ou não fará coisa alguma"), fazer afirmações que diminuam o valor próprio de outras pessoas, ou deixar de fazer afirmações que aumentem o amor próprio.

EXEMPLO

Priscila e Paulo estão conversando sobre a compra de um carro novo, mas não conseguem chegar a um acordo quanto à marca ou ao modelo. Certo dia, Paulo apareceu no escritório de Priscila depois da hora do almoço e disse: "Vamos lá fora ver nosso carro novo". Em frente ao prédio, Paulo estacionou um carro novo de modelo esportivo, que, segundo explicou, foi comprado com as reservas que eles tinham concordado em usar. Priscila ficou furiosa, mas se controlou e esperou terminar seu dia de trabalho. Quando chegou em casa, ela expressou sua raiva por ele ter comprado o carro sem a consultar, mas Paulo recusou-se a pedir desculpas ou admitir que havia cometido um erro. O casal manteve-se frio, e os dois pouco se falaram por várias semanas.

Padrões que perpetuam ou agravam problemas

Quando os problemas não são resolvidos por um período longo, às vezes parece ser mais fácil simplesmente ignorá-los. À medida que ocorrem outros da mesma natureza, a tendência é ignorá-los novamente, porque esse passa a ser o padrão de interação seguro e previsível para lidar com esse tipo de situação. Isso pode ocorrer até que o problema agrave a ponto de não poder mais ser ignorado.

EXEMPLO

Daniel trabalha duro em uma fábrica de automóveis e exige paz e tranquilidade de sua família quando está em casa. Ao longo dos anos, seus filhos aprenderam a não dividir seus problemas com ele, porque têm medo de seu temperamento explosivo. Sua mãe tenta contornar sozinha as situações desagradáveis da melhor maneira possível. Quando o filho Ronaldo é expulso da escola por ter sido pego fumando maconha pela terceira vez, Daniel berra: "Por que ninguém me contou sobre isso antes?".

Padrões conflitantes entre si

Algumas regras familiares podem parecer funcionais – muito viáveis e construtivas – na teoria; porém, na prática, podem apenas destruir padrões de interação saudáveis. Boyer e Jeffrey (1994) descreveram o seguinte cenário como exemplo:

> O pai insiste que todos os membros da família estejam juntos para jantar todas as noites. Ninguém pode sair da mesa até que todos tenham terminado, porque a hora do jantar é um dos poucos momentos que restam para a família ficar junta. Contudo, o pai frequentemente usa esse tempo para repreender Ricardo por suas notas ruins em matemática, repreender Ana por seu quarto bagunçado ou fazer piadas sutis porque a mãe "passa o dia inteiro ao telefone e nunca consegue terminar tudo".

Ambiente familiar

O ambiente ou clima de uma família é formado de uma combinação de sentimentos e experiências que resultam das vivências compartilhadas e das interações verbais e não verbais dos membros. Um ambiente familiar positivo é fundamentado em confiança e reflete-se em comunicação aberta, alegria e risos, expressões de carinho e respeito mútuo, valorização de cada membro como singular e um sentimento geral de segurança e bem-estar. Nas famílias disfuncionais, o ambiente familiar evidencia-se por tensão, frustração, culpa, raiva, ressentimento, depressão e desespero.

> **CONCEITO FUNDAMENTAL**
>
> **Terapia familiar**
>
> Modalidade terapêutica na qual o foco do tratamento é a família como unidade. É um tipo de intervenção por meio do qual os membros de uma família são ajudados a identificar e alterar padrões de relacionamento problemáticos, inadaptativos, autodestrutivos e repetitivos (Goldenberg et al., 2013).

Modalidades terapêuticas com famílias

Embora a terapia familiar seja reservada para a enfermeira psiquiatra de prática avançada, os fundamentos teóricos da terapia familiar são úteis para a enfermeira generalista para compreender e avaliar a dinâmica familiar e fazer referências apropriadas quando houver disfunção familiar.

Família como um sistema

A teoria geral de sistemas é um tipo de organização considerado compatível com a perspectiva holística, pois um sistema é considerado maior que a soma de suas partes, dinâmico e sempre mutável. Assim, a alteração de uma parte do sistema provoca alterações em outras partes e nele como um todo. Ao estudar famílias, é útil entender o conceito de hierarquia de sistemas.

A família pode ser entendida como um sistema composto de vários **subsistemas**, como o subsistema conjugal, os subsistemas de pais-prole e os subsistemas de irmãos. Cada um também é subdividido em subsistemas individuais. O sistema familiar também é um subsistema de um suprassistema mais amplo, como vizinhança ou comunidade. A Figura 11.1 ilustra esquematicamente uma hierarquia de sistemas.

Conceitos principais

Bowen (1978) realizou um excelente trabalho com famílias usando uma abordagem de sistemas. A abordagem teórica de Bowen à terapia de família é embasada em oito conceitos principais: (1) diferenciação do eu (*self*), (2) triângulos, (3) processo emocional da família nuclear, (4) processo de projeção familiar, (5) processo de transmissão multigeracional, (6) posição de nascimento dos irmãos, (7) rompimento emocional e (8) processo emocional societário.

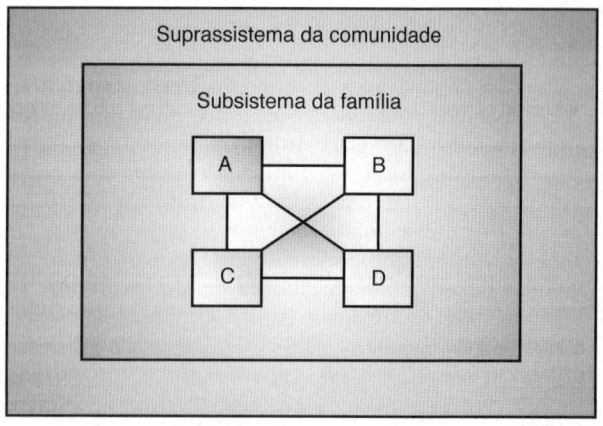

Legendas:
A = subsistema do pai
B = subsistema da mãe
C = subsistema de prole
D = subsistema de prole
AB = subsistema conjugal
CD = subsistema de irmãos
AD = subsistema de pais-prole
BC = subsistema de pais-prole
AC = subsistema de pais-prole
BD = subsistema de pais-prole

Figura 11.1 Hierarquia de sistemas.

Diferenciação do eu (*self*)

Diferenciação do eu (*self*) é a capacidade de definir-se como um ser independente. A teoria de Bowen sugere que "um indivíduo com seu eu bem diferenciado reconhece sua dependência realista das outras pessoas, mas pode manter-se calmo e agir com objetividade suficiente em face de conflitos, crítica e rejeição, de modo a diferenciar entre os pensamentos embasados em uma avaliação cuidadosa dos fatos e os pensamentos emocionalmente obscurecidos" (Bowen Center, 2016a).

O grau de diferenciação do eu pode ser entendido como um *continuum* que se estende dos níveis mais altos (nos quais o indivíduo evidencia um sentido de *self* claramente definido) aos mais baixos ou indiferenciados (nos quais há fusão emocional e o indivíduo não consegue atuar separadamente de um sistema relacional). As famílias saudáveis estimulam a diferenciação, e o processo de separação do ego familiar geral é mais pronunciado entre as idades de 2 a 5 anos e, mais tarde, novamente entre as idades de 13 e 15 anos. As famílias que não entendem a necessidade de os filhos se diferenciarem durante esses períodos podem considerar o comportamento infantil como censurável ou condenável.

Bowen (1971) usou o termo *fusão emocional* para descrever a família que tem massa de ego indiferenciada ou fundida. Assim, quando ocorre fusão emocional, nenhum dos membros tem sentido real de *self* como um indivíduo independente. As fronteiras entre os membros são obscurecidas, e a família torna-se enredada, sem diferenciar características individuais. Nesses casos, os membros não podem obter intimidade real, nem se separar de modo a individualizar seus membros.

Triângulos

O conceito de **triângulos** diz respeito a uma configuração emocional envolvendo três pessoas, que é considerada um elemento significativo da avaliação da comunicação, do comportamento e dos relacionamentos dentro do sistema familiar. Bowen (1978) propôs a seguinte descrição dos triângulos:

> Triângulo é o bloco básico da construção de qualquer sistema emocional. Quando a tensão emocional de um sistema formado de duas pessoas ultrapassa determinado nível, ele forma um triângulo com uma terceira pessoa, permitindo que a tensão seja desviada dentro do triângulo. Qualquer dupla do triângulo original pode acrescentar um novo triângulo. Um sistema emocional é formado de uma série de triângulos interligados. (p. 306)

Os triângulos são disfuncionais porque conseguem aliviar a ansiedade por meio de um desvio, em vez de resolver o problema de maneira definitiva. Com a finalidade de dispersar o estresse e o conflito de uma relação entre duas pessoas, uma ou as duas podem atrair uma terceira para a relação, seja por simpatia ou para desviar-se dos problemas que estão causando estresse entre elas (Nichols & Davis, 2017). Quando a dinâmica dentro do triângulo estabiliza, uma quarta pessoa pode ser atraída para formar outros triângulos na tentativa de reduzir a tensão. Essa formação de triângulos pode continuar quase indefinidamente, na medida em que a família estendida e outras pessoas que não fazem parte da família (inclusive o terapeuta familiar) podem ficar emaranhados no processo. O profissional que trabalha com famílias deve esforçar-se por manter-se fora dos triângulos formados por esse sistema emocional.

Processo emocional da família nuclear

O processo emocional da família nuclear consiste nos padrões de funcionamento emocional de uma única geração. A família nuclear começa com um relacionamento entre duas pessoas, que formam um casal. Em geral, a relação mais aberta ocorre durante o namoro, quando a maioria das pessoas escolhe parceiros com níveis de diferenciação semelhantes. Quanto mais baixo for o nível de diferenciação, maiores as chances de ocorrerem problemas futuros. Com o compromisso permanente, há certo grau de fusão. Essa fusão provoca ansiedade e precisa ser enfrentada por cada parceiro na tentativa de manter um grau saudável de diferenciação.

Processo de projeção familiar

Os cônjuges que não conseguem resolver a indiferenciação ou fusão que ocorre com um compromisso permanente podem projetar a ansiedade resultante aos filhos, quando se tornam pais. Essa condição é evidenciada na forma de um triângulo entre pai-mãe-prole. Esses triângulos são comuns e ocorrem com graus variados de intensidade na maioria das famílias com filhos.

O filho que se torna alvo da projeção pode ser "escolhido" por várias razões:

- Uma das crianças lembra a um dos pais um problema de infância não resolvido
- A criança é de um gênero específico ou ocupa uma posição especial na família
- A criança nasceu com necessidades especiais
- O genitor mostra uma atitude negativa perante a gravidez.

Esse comportamento é conhecido como **criação de um bode expiatório**, que é prejudicial à estabilidade emocional da criança e à sua capacidade de funcionar normalmente fora da família. Uma criança escolhida como bode expiatório pode ser identificada como "criança-problema" e pode aceitar esse rótulo como sua identidade pessoal. As consequências possíveis são baixa autoestima, dificuldade de estabelecer relacionamentos saudáveis e outros transtornos emocionais.

Processo de transmissão multigeracional

Bowen (1978) descreveu o processo de transmissão multigeracional como a maneira com que os padrões de inter-relação são transferidos de uma geração para outra. Atitudes, valores, crenças, comportamentos e padrões de interação são passados pelos pais à prole em diversas fases da vida, de modo que é possível demonstrar, por meio de uma avaliação familiar, que determinado comportamento existia na família ao longo de muitas gerações.

Genogramas. A elaboração dos **genogramas (heredogramas)** é um modo conveniente de representar graficamente uma avaliação multigeracional, porque possibilita apresentar grande quantidade de informações em pouco espaço. Eles também podem ser usados como instrumentos de ensino para a própria família. É possível obter um quadro geral da vida familiar ao longo de várias gerações, inclusive os papéis que os diversos membros da família desempenham e a distância emocional entre componentes específicos. Assim, as áreas em que ocorreram mudanças podem ser facilmente identificadas. A Figura 11.2 ilustra um exemplo de genograma.

Ordem de nascimento dos irmãos

Esse conceito sugere que a ordem de nascimento na família influencia o desenvolvimento de características de personalidade previsíveis. Por exemplo, os filhos primogênitos parecem ser perfeccionistas, confiáveis e conscienciosos; os do meio são descritos como independentes, leais e intolerantes a conflitos; os caçulas tendem a ser encantadores, precoces e gregários (Leman, 2009). Bowen usou essa tese para ajudar a determinar os níveis de diferenciação na família e a possível direção do processo de projeção familiar. Assim, quando o filho mais velho apresenta características

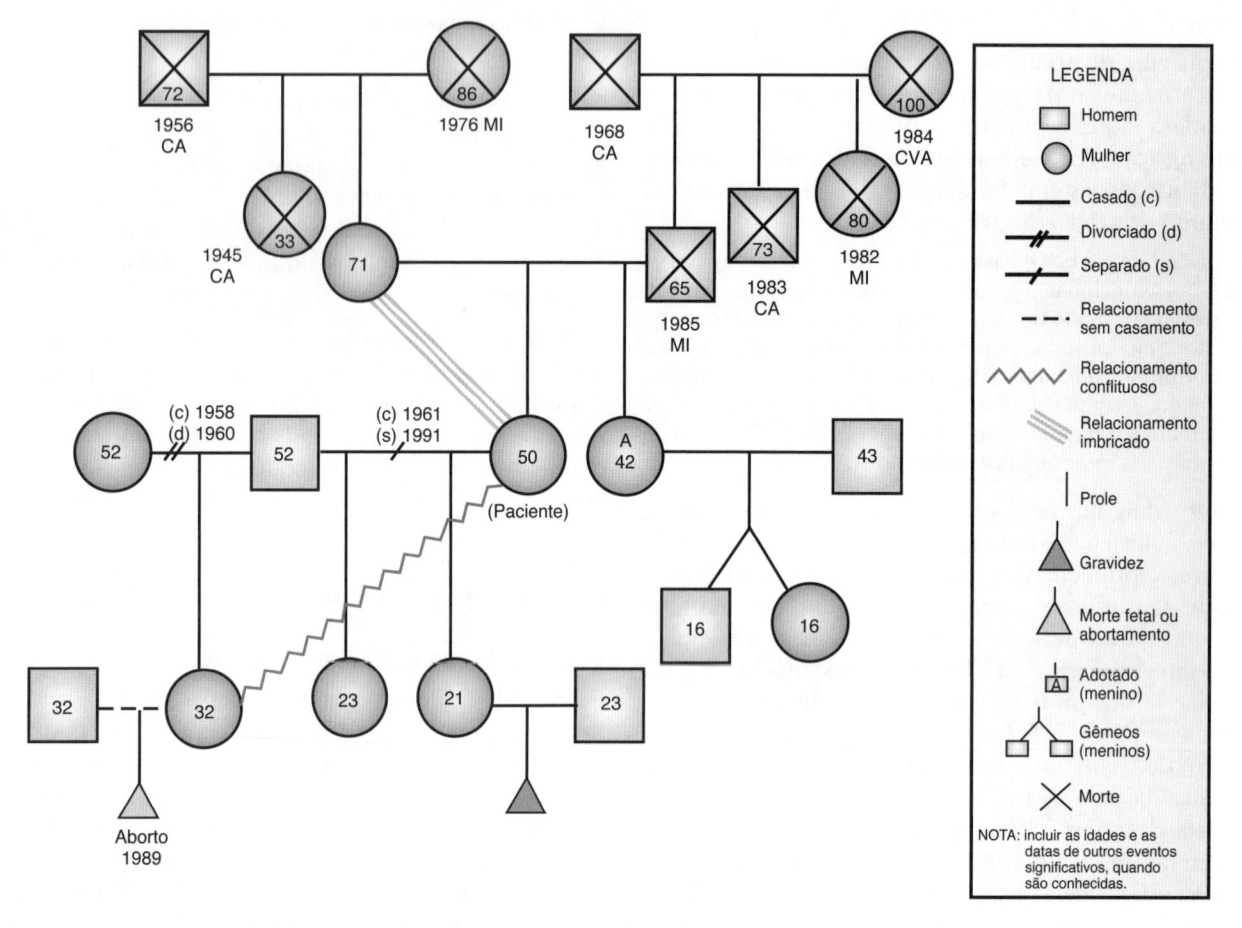

Figura 11.2 Exemplo de genograma.

mais representativas de um filho caçula, há indícios de que ele possa ser resultado da triangulação.

Os perfis de ordem de nascimento também são usados no estudo dos processos de transmissão multigeracional, quando não existem dados confirmáveis quanto a determinados membros da família.

Existem evidências que apoiem a padronização dos traços de personalidade com base na ordem de nascimento? A resposta é complexa. Hartshorne (2010) afirmou que a maioria dos 65.000 estudos realizados sobre o assunto é tendenciosa, enquanto os restantes não demonstraram qualquer efeito significativo. O estudo de Eckstein e Kaufman (2012) sugeriu que as percepções acerca dos papéis e das características de personalidade possam ser influenciadas pelas expectativas dos pais e pelos estereótipos em torno dos papéis atribuídos à ordem de nascimento. O tamanho da família foi reconhecido como uma das variáveis importantes; em dois estudos que controlaram o tamanho das famílias, Kristensen e Bjerkedal (2007) demonstraram uma diferença pequena e significativa no quociente de inteligência (QI) com base na ordem de nascimento, enquanto Hartshorne et al. (2009) observaram que a ordem de nascimento influenciava a maneira como os indivíduos escolhiam amigos e seus cônjuges. Durante a avaliação de uma família para detectar disfunções com base na posição de nascimento dos filhos, o enfermeiro precisa considerar diversas variáveis, de modo a chegar a um juízo clínico mais acurado.

Rompimento emocional

A expressão "rompimento emocional" descreve a diferenciação do *eu* sob a perspectiva da criança. Todas as pessoas têm algum grau de apego emocional não resolvido aos seus pais; quanto menor é o nível de diferenciação, maior o grau de apego emocional não resolvido.

O rompimento emocional tem pouquíssimo a ver com a distância com que se vive da família de origem. Indivíduos que moram a grandes distâncias de seus pais ainda podem ser indiferenciados, enquanto outros são emocionalmente desligados de seus pais que vivem na mesma cidade ou até na mesma vizinhança.

Bowen (1976) sugeriu que o rompimento emocional seja resultado de disfunções dentro da família de origem na qual houve fusão, e que este rompimento acarrete o mesmo tipo de disfunção na nova família nuclear. Ele afirmou que a manutenção de algum contato emocional com a família de origem promove a diferenciação saudável.

Processo emocional societário

A teoria de Bowen considera a sociedade como um sistema emocional. O conceito de processo emocional societário compara a reação da sociedade ao estresse com o mesmo tipo de reação observada nos indivíduos e nas famílias em resposta a uma crise emocional. Com base nisso, o estresse provoca níveis desconfortáveis de ansiedade, que podem levar a soluções precipitadas que agravam o problema e perpetuam o ciclo. Esse conceito da teoria de Bowen foi explicado da seguinte maneira (Bowen Center, 2016b):

> As sociedades humanas passam por períodos de regressão e progressão em sua história. A regressão atual parece estar relacionada com fatores como explosão populacional, sensação de limitações das fronteiras e esgotamento dos recursos naturais. Os "sintomas" de regressão social incluem aumentos da criminalidade e violência, elevação do índice de divórcios, atitude mais litigiosa, maior polarização entre grupos raciais, decisões menos baseadas em princípios por parte dos líderes, uso epidêmico de drogas, aumento das falências e foco nos direitos em detrimento das responsabilidades.

Objetivos e técnicas da terapia sistêmica

O objetivo da abordagem sistêmica de Bowen à terapia familiar é aumentar o nível de diferenciação do *eu* e, ao mesmo tempo, manter os laços com o sistema familiar. A premissa é de que os problemas emocionais intensos dentro da família nuclear podem ser resolvidos apenas com a resolução das relações indiferenciadas com a família de origem. Assim, o aspecto mais enfatizado é o entendimento dos relacionamentos passados.

O papel do terapeuta é de "condutor" ou supervisor, e o envolvimento emocional com a família é reduzido ao mínimo. As técnicas usadas por ele incluem as seguintes:

1. Definir e explicitar as relações entre os membros da família.
2. Ajudar os membros da família a desenvolver relacionamentos pessoa-pessoa e minimizar os triângulos dentro do sistema.
3. Explicar aos membros da família como funcionam os sistemas emocionais.
4. Promover a diferenciação estimulando os membros a falar como indivíduos, não como unidade familiar.

Modelo estrutural

A terapia familiar estrutural está associada a um modelo desenvolvido por Minuchin (1974). De acordo com ele, a família é entendida como um sistema social, dentro do qual os indivíduos vivem e ao qual eles precisam adaptar-se. Portanto, o indivíduo contribui e reage às situações de estresse dentro da família.

Conceitos principais

Sistemas

O modelo estrutural considera a família um sistema, e a estrutura do **sistema familiar** está fundamentada em um conjunto de princípios invisíveis, que influenciam a interação entre os membros. Esses princípios dizem respeito a como, quando e com quem se relacionar e são estabelecidos ao longo do tempo por meio de transações repetitivas, até que se transformem em regras que governam a conduta dos diversos membros da família (Goldenberg et al., 2016).

Padrões transacionais

Padrões transacionais são as regras estabelecidas com o tempo, que organizam os modos como os membros da família se relacionam uns com os outros. Hierarquia de autoridade é um exemplo de padrão transacional. Em geral, os pais ocupam um nível mais elevado de autoridade na família que os filhos, de maneira que o comportamento paterno/materno reflete esse papel. Pode haver equilíbrio de autoridade entre o marido e a mulher, ou um pode ocupar um nível mais alto que o outro. Esses padrões de expectativas comportamentais diferem de uma família para outra e podem ter sua origem ao longo de várias gerações de negociações familiares.

Subsistemas

Minuchin (1974) descreveu os subsistemas como elementos menores que compõem o sistema familiar mais amplo. Os subsistemas podem ser pessoas ou incluir dois ou mais indivíduos unidos por sexo, relacionamento, geração, interesse ou propósito. Um membro da família pode pertencer a vários subsistemas ao mesmo tempo, nos quais ele pode vivenciar diferentes níveis de poder e necessitar de diversos tipos de habilidades. Por exemplo, um homem jovem tem nível de poder diferente e um conjunto diverso de expectativas em seu subsistema pai-prole que em outro formado com seu irmão mais novo.

Fronteiras

As **fronteiras** definem o nível de participação e interação entre os subsistemas. Elas são apropriadas quando permitem contato adequado com outras pessoas, ao mesmo tempo que impedem interferência excessiva. Fronteiras bem demarcadas facilitam o funcionamento adaptativo. O inadaptativo pode ocorrer quando elas são *rígidas* ou *difusas*.

As fronteiras rígidas caracterizam-se por comunicação reduzida e falta de apoio e reatividade. Elas impedem que um subsistema (um membro da família ou um subgrupo) alcance proximidade ou interação apropriada com outras pessoas do sistema. As fronteiras rígidas promovem **desvinculação** ou separação extrema dos membros da família.

As fronteiras difusas caracterizam-se por dependência e envolvimento excessivo. Elas interferem no funcionamento adaptativo devido ao investimento e envolvimento exagerados e à falta de diferenciação entre determinados subsistemas. As fronteiras difusas promovem **enredamento**, ou conectividade exagerada, entre os membros da família.

> **EXEMPLO**
> Sandra e Júlio estão casados há 12 anos e, durante esse tempo, tentaram sem sucesso ter filhos. Há 6 meses, eles ficaram entusiasmados por adotar Ana, uma menina de 5 anos. Como Sandra e Júlio são professores e trabalham em horário integral, Ana fica com sua avó materna, Cristina, depois que volta do jardim de infância na parte da manhã.

Inicialmente, Ana era uma criança educada e obediente. Contudo, nos últimos meses, tornou-se insolente e desobediente, apresentando explosões temperamentais quando não consegue o que deseja. Sandra e Cristina concordam que Ana deve fazer o que quiser e não deve ser punida por seu comportamento. Júlio acha que a disciplina é necessária, mas a mãe e a avó recusam-se a seguir todas as determinações que ele tenta estabelecer. Ana está ciente dessa discordância e usa isso para manipulá-los em benefício próprio.

Nesse caso, existem fronteiras difusas entre os subsistemas formados por Sandra-Cristina-Ana. Elas se tornaram emaranhadas e estabeleceram fronteiras rígidas contra Júlio, desvinculando-o do sistema.

Objetivos e técnicas da terapia familiar estrutural

A meta da terapia familiar estrutural é viabilizar a mudança da **estrutura da família**, que é alterada por modificações dos princípios familiares (ou padrões transacionais) que estejam contribuindo para a disfunção. A família é entendida como unidade de tratamento, e todos os membros são aconselhados juntos. Pouco ou nenhum tempo é dedicado à exploração das experiências pregressas, pois o foco da terapia estrutural está no presente. As técnicas usadas pelo terapeuta são as seguintes:

- **Reunião com a família**: para que ocorra reestruturação, o terapeuta precisa tornar-se parte da família. Para isso, ele se reúne com ela, mas mantém a posição de liderança. Em diferentes ocasiões, ele pode reunir os diversos subsistemas existentes na família, mas por fim inclui todo o sistema familiar como alvo da intervenção
- **Avaliação da estrutura familiar**: mesmo que uma família possa entrar em terapia motivada pelo comportamento de um membro (paciente identificado), a família como unidade é considerada problemática. A estrutura familiar é avaliada examinando-se os padrões transacionais, a flexibilidade do sistema, a possibilidade de mudança, as fronteiras, o estágio de desenvolvimento familiar e o papel do paciente identificado no sistema
- **Reestruturação da família**: o terapeuta estabelece uma aliança ou contrato de terapia com a família. Como passa a fazer parte dela, consegue manipular o sistema e facilitar as circunstâncias e as experiências que possam levar à alteração estrutural.

Modelo estratégico

O modelo estratégico de terapia familiar usa a abordagem interacional ou comunicativa; por isso, a teoria da comunicação é considerada fundamental a ele. Comunicação é transmissão real de informações entre as pessoas. Todos os comportamentos veiculam mensagens; logo, a presença de duas ou mais pessoas é considerada comunicação. De acordo com esse modelo, as famílias julgadas como funcionais são sistemas abertos, nos quais mensagens explícitas e precisas, coerentes com a situação, são enviadas e recebidas. Os padrões de comunicação saudáveis promovem o provimento de cuidados e o valor próprio dos indivíduos.

As famílias disfuncionais são entendidas como sistemas parcialmente fechados, nos quais a comunicação é vaga e as mensagens frequentemente são inconsistentes e incoerentes com a situação. Os padrões de comunicação destrutivos tendem a inibir o provimento de cuidados saudáveis e deprimem o sentimento de valor próprio dos indivíduos.

Conceitos principais

Comunicação conflitante

A comunicação conflitante (duplo vínculo) ocorre quando alguém faz uma afirmação que é sucedida de outra contraditória. Isso também ocorre quando uma afirmação é acompanhada de expressões não verbais incompatíveis com a comunicação verbal. Essas comunicações incompatíveis podem interferir no desenvolvimento do ego de um indivíduo e promover desconfiança em todas as comunicações. A comunicação conflitante frequentemente resulta em uma situação do tipo "condenado se eu fizer e amaldiçoado se eu não fizer".

> **EXEMPLO**
> Uma mãe dá e recebe livremente abraços e beijos de seu filho de 6 anos, enquanto, em outros momentos, ela o afasta dizendo: "Meninos crescidos não agem assim". A criança recebe uma mensagem conflitante e vive um dilema impossível: "Para agradar minha mãe, eu não posso demonstrar que a amo, mas, se eu não demonstrar, tenho medo de perdê-la".

Pseudomutualidade e pseudo-hostilidade

Um indivíduo saudável e funcional consegue relacionar-se com outras pessoas, embora ainda mantenha o sentimento de identidade separada. Em uma família disfuncional, os padrões de interação podem ser refletidos na proximidade ou no distanciamento dos relacionamentos. Essas relações podem refletir interação errática (*i. e.*, algumas vezes distante, outras vezes próxima) ou inadequada (*i. e.*, proximidade ou distância excessiva).

Pseudomutualidade e pseudo-hostilidade são consideradas defesas coletivas contra a realidade do significado subjacente dos relacionamentos em um sistema familiar disfuncional. A **pseudomutualidade** caracteriza-se por uma fachada de respeito mútuo. O investimento emocional é dirigido para a manutenção da representação exterior de gratificação mútua, em vez de a própria relação. O estilo de relacionamento é fixo e rígido e permite que os membros da família neguem os medos de separação e a hostilidade subjacentes.

> **EXEMPLO**
> Júlia tem 16 anos e é filha única do senador J.H. e de sua esposa. Recentemente, ela se envolveu em um "racha" com um carro roubado, junto com um grupo de adolescentes que seus pais chamam de "a turma errada". Na terapia de família, a mãe diz: "Sempre fomos uma família unida. Não consigo imaginar por que ela está fazendo isso.". O senador diz: "Não conheço outro colega que tenha uma família tão unida quanto a nossa.". Júlia responde: "Sim, somos unidos. Eu simplesmente não vejo muito meus pais. Meu pai tem trabalhado na política desde que eu era bebê e minha mãe está sempre com ele. Eu gostaria de passar mais tempo com eles. Mas somos uma família unida.".

A **pseudo-hostilidade** também é um estilo de relacionamento fixo e rígido, mas a fachada mantida é de um estado crônico de conflito e alienação entre os familiares. Esse padrão de relacionamento faz com que os membros da família neguem os medos de carinho e intimidade.

> **EXEMPLO**
> João tem 14 anos, e sua irmã Gabriela tem 15, mas eles não têm nada em comum. Quando estão juntos, discordam de tudo, e as torrentes de humilhações são constantes. Esse comportamento reflete a pseudo-hostilidade usada por pessoas que têm medo de revelar sentimentos de intimidade.

Cisma e desequilíbrio conjugal

Lidz et al. (1957) observaram dois padrões familiares relacionados com uma díade conjugal disfuncional. O **cisma conjugal** é definido como um "estado crônico de desequilíbrio e discórdia profunda, com ameaças repetidas de separação". Cada parceiro procura prejudicar o outro; não há confiança mútua, e existe competição por proximidade dos filhos. Em muitos casos, um dos cônjuges estabelece uma aliança com seu pai/mãe contra o/a companheiro/a, e as crianças ficam destituídas de modelos de papéis apropriados. A expressão **desequilíbrio conjugal** descreve um relacionamento no qual não há parceria igualitária: um parceiro domina a relação e o outro cônjuge. O casamento é preservado enquanto a parte passiva permitir que a dominação continue. Quando há desequilíbrio conjugal, as crianças também ficam destituídas de modelos de papéis.

Objetivos e técnicas da terapia estratégica

O objetivo da terapia familiar estratégica é desencadear uma mudança dos padrões de comportamento e comunicação destrutivos entre os membros da família. O *problema* familiar identificado é a unidade da terapia, e todos os membros da família não precisam ser aconselhados juntos. Na verdade, os terapeutas estratégicos podem preferir atender subgrupos ou indivíduos separadamente na tentativa de conseguir a resolução do problema. A terapia é orientada para o presente, e o terapeuta assume total responsabilidade por elaborar uma estratégia eficaz para promover mudança à família. As técnicas terapêuticas usadas são as seguintes:

- **Intervenção paradoxal**: um paradoxo pode ser uma contradição na terapia, ou "prescrever o próprio sintoma". Com a **intervenção paradoxal**, o terapeuta solicita que a família continue a adotar os comportamentos que procuram mudar. Como alternativa, o terapeuta pode dar instruções específicas para que o comportamento destrutivo seja mantido. Por exemplo, um casal que repetidamente debate entre si com gritos insultuosos é instruído a ter um desses "encontros" às terças e quintas, das 20h30 às 21h. Boyer e Jeffrey (1994) explicaram essa técnica da seguinte maneira:

  > Uma família que adota esse comportamento inadaptativo para controlar ou punir outras pessoas perde o controle da situação quando se descobre repetindo o comportamento sob instrução do terapeuta e sendo elogiado por seguir as instruções. Quando a família desobedece à instrução do terapeuta, o preço a pagar é sacrificar o antigo padrão comportamental e experimentar modos mais gratificantes de interação mútua. Uma família que afirma não ter controle sobre seu comportamento, ou cujos membros alegam que os outros precisam mudar antes que eles possam fazê-lo, descobre-se repentinamente incapaz de defender essas alegações. (p. 125)

- **Reenquadramento**: Goldenberg et al. (2016) definiram **reenquadramento** como "ressignificação de comportamentos problemáticos, analisando-os sob uma nova perspectiva mais positiva que enfatize sua boa intenção". Desse modo, com o reenquadramento, o *comportamento* pode não mudar realmente, mas as *consequências* do comportamento podem mudar em razão de uma mudança de significado atribuído ao comportamento. Essa técnica também é descrita algumas vezes como *reenquadramento positivo*.

> **EXEMPLO**
> Antônio trabalha na construção civil e está construindo uma casa confortável para sua esposa, Suely, e seus dois filhos. Antônio e Suely têm brigado um pouco e buscaram um terapeuta para aconselhamento. Suely diz que o ma-

rido bebe com muita frequência e que comumente chega tarde do trabalho. Antônio retruca: "Nunca costumava beber depois de sair do trabalho para casa, mas Suely começou a queixar-se de que, assim que eu passava pela porta, estava muito sujo e que, no caminho, trazia sujeira e lama para 'seus lindos pisos limpos'. Da última vez, ela fez eu me despir antes de entrar em casa e deixar minhas roupas e meus sapatos sujos na garagem. Eu achava que o lar de um homem fosse seu castelo. Bem, estou certo de que não me sinto como um rei. Então eu preciso de algumas bebidas fortes para aguentar sua chatice!".

O terapeuta usou a técnica de reenquadramento para tentar mudar a situação, ajudando Suely a ver a circunstância sob uma perspectiva mais positiva. Ele sugeriu a ela que tentasse mudar sua maneira de pensar, enfatizando o quanto seu marido a amava e a seus filhos, a ponto de trabalhar tão duro. O terapeuta pediu a Suely que visse as roupas e os sapatos sujos como símbolos do seu amor pela família e que reagisse a essas chegadas "sujas" com mais afeto. Esse reenquadramento positivo abriu caminho para a resolução e o aumento da intimidade na relação conjugal.

Evolução da terapia familiar

A teoria sistêmica de Bowen e os modelos estrutural e estratégico são referidos algumas vezes como abordagens básicas da terapia familiar. Embora alguns terapeutas de família adotem uma base teórica específica, Nichols (2017) sugeriu que os terapeutas familiares contemporâneos devam "pegar emprestado técnicas dos arsenais uns dos outros". Os modelos básicos descritos aqui constituem os fundamentos da progressão e do crescimento da disciplina de terapia familiar. Exemplos de modelos mais recentes são os seguintes:

- **Terapia da narrativa**: é uma abordagem terapêutica que enfatiza o papel das histórias que as pessoas constroem em torno das próprias experiências (Nichols, 2016)
- **Terapia familiar feminista**: utiliza uma intervenção colaborativa, igualitária e não sexista aplicável aos homens e às mulheres, para abordar papéis de gênero na família, atitudes patriarcais e desigualdades sociais e econômicas nas relações entre homens e mulheres (Goldenberg et al., 2016)
- **Terapia construtivista social**: desvia o foco de uma investigação da origem ou natureza exata dos problemas correntes da família para um exame das histórias (interpretações, explicações, teorias acerca dos relacionamentos) que os membros contam para si próprios e explicam como vivem sua vida. Os terapeutas construtivistas sociais estão especialmente interessados em expandir as visões de mundo rígidas e inflexíveis dos seus pacientes (Goldenberg et al., 2016)
- **Terapia familiar psicoeducacional**: enfatiza a orientação dos membros da família para ajudá-los a entender e lidar com um parente profundamente perturbado.

Embora os terapeutas de família possam usar uma abordagem terapêutica psicoeducacional, nos EUA os enfermeiros com capacitação em saúde mental também usam as estratégias educativas psicoterápicas com pacientes e suas famílias (American Nurse's Association, American Psychiatric Nurses Association e International Society of Psychiatric-Mental Health Nurses, 2014). Quando recebem orientação sobre as doenças mentais e as estratégias de enfrentamento, as famílias podem exercer um impacto importante na recuperação do paciente. Em um estudo de acompanhamento clínico por 14 anos (Ran et al., 2015), os autores observaram que, nas famílias em que foram realizadas intervenções psicoeducacionais para pessoas com esquizofrenia, a adesão dos pacientes ao tratamento e a preservação do funcionamento social aumentaram ao longo do estudo.

O objetivo da terapia de família em geral é promover mudanças e melhorar o funcionamento adaptativo dentro do contexto familiar. Como os enfermeiros interagem com famílias na maioria dos contextos em que são prestados cuidados de saúde, o entendimento desses referenciais teóricos para avaliar e intervir nas famílias é um aspecto importante das bases de conhecimento de todos os enfermeiros.

Processo de enfermagem Estudo de caso

Histórico de enfermagem

Wright e Leahey (2013) desenvolveram o Calgary Family Assessment Model (CFAM, ou Modelo de Avaliação Familiar de Calgary, em tradução livre), que é um modelo multidimensional adaptado originalmente de uma estrutura elaborada por Tomm e Sanders (1983). O CFAM consiste em três categorias principais: estrutural, desenvolvimental e funcional. Wright e Leahey (2013) escreveram:

> Cada categoria contém várias subcategorias. É importante que cada enfermeiro decida quais subcategorias são relevantes e apropriadas à investigação e avalie com cada família em cada ponto ao longo do tempo – isto é, nem todas as subcategorias precisam ser avaliadas no primeiro encontro com a família e algumas nunca necessitam ser avaliadas. Quando o enfermeiro usa um número excessivo de subcategorias, pode ficar abarrotado com todos os dados. Quando o enfermeiro e a família conversam sobre poucas categorias, ambos podem ter uma visão distorcida dos pontos favoráveis ou dos problemas da família e da situação familiar (p. 51-52).

A Figura 11.3 ilustra um diagrama do CFAM. As três categorias principais estão citadas junto com as subcategorias para avaliação de cada uma delas. Esse diagrama foi usado para avaliar a família Marino, que é um estudo de caso ilustrado no Boxe 11.1.

Avaliação da família

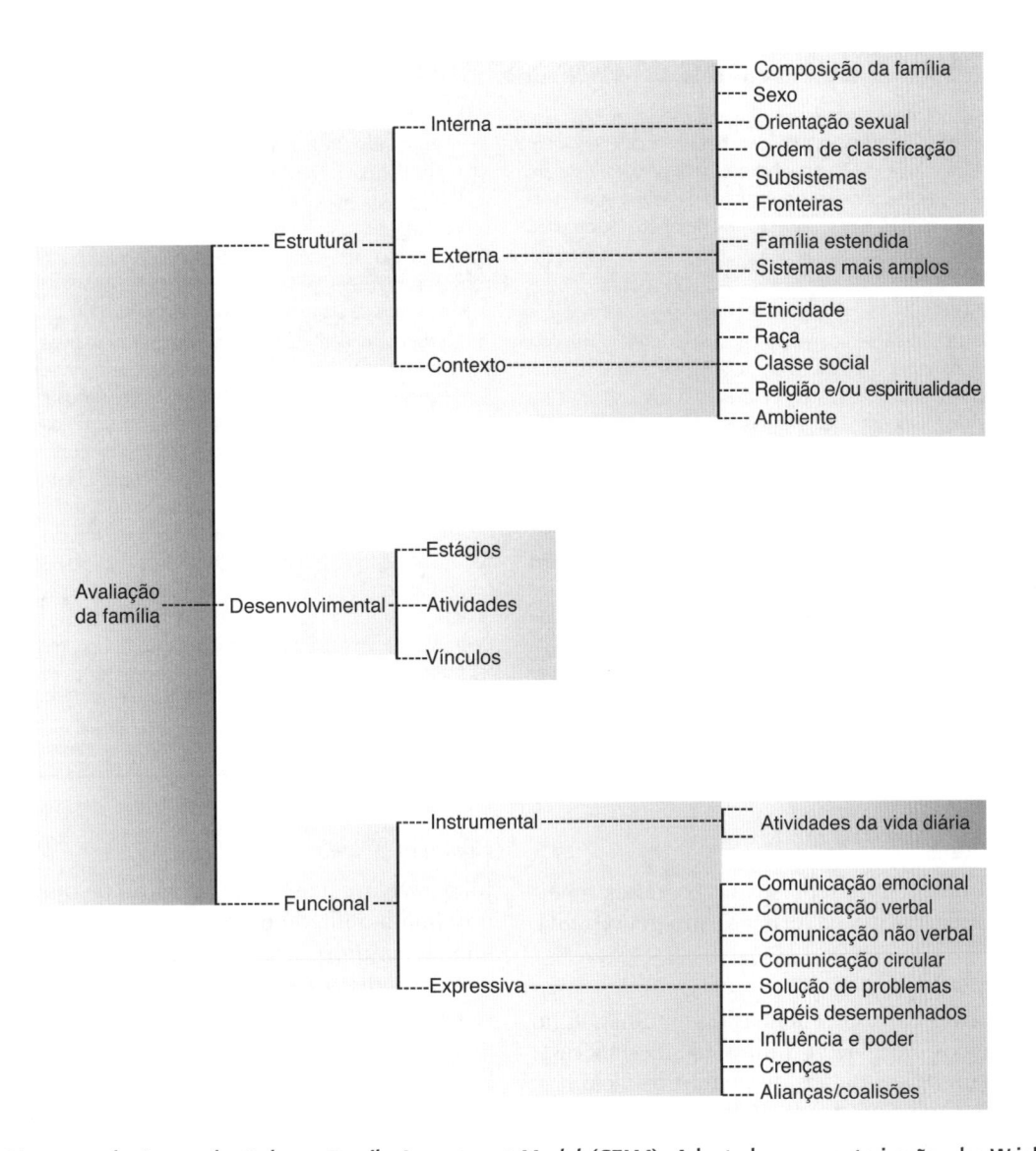

- **Estrutural**
  - Interna
    - Composição da família
    - Sexo
    - Orientação sexual
    - Ordem de classificação
    - Subsistemas
    - Fronteiras
  - Externa
    - Família estendida
    - Sistemas mais amplos
  - Contexto
    - Etnicidade
    - Raça
    - Classe social
    - Religião e/ou espiritualidade
    - Ambiente
- **Desenvolvimental**
  - Estágios
  - Atividades
  - Vínculos
- **Funcional**
  - Instrumental
    - Atividades da vida diária
  - Expressiva
    - Comunicação emocional
    - Comunicação verbal
    - Comunicação não verbal
    - Comunicação circular
    - Solução de problemas
    - Papéis desempenhados
    - Influência e poder
    - Crenças
    - Alianças/coalisões

Figura 11.3 Diagrama de árvore do *Calgary Family Assessment Model* (CFAM). Adaptada, com autorização, de: Wright, L.M., & Leahey, M. (2013). *Nurses and families: a guide to family assessment and intervention* (6a ed.). Philadelphia: F.A. Davis Company.

BOXE 11.1 Família Marino – Estudo de caso.

João e Nanci Marino estão casados há 19 anos. Eles têm um filho de 17 anos, Pedro, e uma filha de 15 anos, Ana. Recentemente, Ana foi hospitalizada depois de ingerir uma superdosagem de fluoxetina, antidepressivo prescrito para sua mãe. A família participa de sessões de terapia familiar, enquanto Ana está no hospital. A filha disse: "Eu simplesmente não podia mais lutar. É horrível estar em nossa casa. Todos se odeiam e ninguém é feliz. Meu pai bebe muito, e minha mãe está sempre doente! Pedro fica fora de casa tanto quanto pode, e eu não o culpo por isso. Eu faria o mesmo, se tivesse algum lugar para ficar. Eu simplesmente acho que seria melhor se estivesse morta."

João Marino tem 44 anos e é o mais velho de cinco filhos. Paulo, seu pai, tem 66 anos e faz parte da primeira geração de imigrantes italianos, cujos pais vieram da Itália nos primeiros anos do século XX. Paulo aposentou-se no ano passado, depois de 32 anos como cortador de carnes em um frigorífico. Carla, sua esposa, tem 64 anos e nunca trabalhou fora de casa. João e todos os seus irmãos tiveram empregos de salário-mínimo durante o ensino médio. João e dois irmãos trabalharam enquanto faziam faculdade. Suas duas irmãs casaram-se cedo, ambas são donas de casa e mães. João conseguiu estudar Direito com a ajuda de empréstimos, bolsas e subsídios. Ele teve vários empregos depois que se formou e, atualmente, é advogado de uma grande empresa de aviação.

Nanci tem 43 anos e é filha única do casal Saulo e Ester Ferreira. Saulo tem 67 anos e herdou muito dinheiro de sua família, que é do ramo de transportes. Atualmente, ele é o diretor-executivo de sua empresa. Ester tem a mesma idade de Saulo e aspirava a uma carreira de pianista concertista quando o conheceu. Ela escolheu abrir mão disso para se casar e formar família, e Nanci acredita que sua mãe sempre se ressentiu disso. Nanci foi criada em um estilo de vida abastado. Ela frequentou colégios internos privados em sua infância e escolheu uma faculdade particular do Leste dos EUA para dedicar-se ao seu interesse em artes. Também estudou em Paris durante seu último ano de faculdade. Ela diz que nunca se sentiu emocionalmente próxima de seus pais. Eles viajavam muito, e ela ficava muito tempo sob a supervisão de uma governanta.

(continua)

BOXE 11.1 Família Marino – Estudo de caso. (*continuação*)

Os pais de Nanci não aceitaram que ela se casasse com João. Eles achavam que a família do noivo era de uma classe social inferior. Por outro lado, Nanci amava a família de João, pois achava que eles eram muito calorosos e amorosos, ou seja, o contrário daquilo a que estava acostumada. A família de Nanci é protestante e também desaprovou seu casamento na Igreja Católica Romana.

DINÂMICA FAMILIAR

À medida que seu casamento progredia, a saúde de Nanci se fragilizou. Ela continuava a cultivar seus interesses artísticos, mas parecia obter pouca satisfação nisso. Tentava estar em contato com seus pais, mas eles frequentemente a desdenhavam. Eles viajavam muito e, geralmente, sequer lhe informavam onde estavam. Os pais não estiveram presentes no nascimento de seus filhos. Nanci sente muitas dores e desconfortos e passa muitos dias na cama. Ela é atendida por vários médicos, que lhe prescrevem diversos analgésicos, ansiolíticos e antidepressivos, mas não conseguem encontrar qualquer distúrbio orgânico. Há 5 anos, Nanci soube que João estava tendo um caso com sua secretária. Ele prometeu que terminaria o caso e demitiu a secretária, mas Nanci sente dificuldade em confiar nele desde então. Ela traz à tona a infidelidade sempre que o casal tem uma discussão, o que tem aumentado em frequência ultimamente. Quando está em casa, geralmente João bebe até adormecer. Pedro frequentemente chega a casa com cheiro de álcool e, algumas vezes, está nitidamente embriagado.

Quando Nanci ligou para seus pais a fim de dizer que Ana estava no hospital, sua mãe lhe respondeu: "Sinto muito, minha querida. Nós certamente nunca tivemos qualquer problema desse tipo em nosso lado da família, mas estou certa de que tudo ficará bem agora que vocês conseguiram ajuda. Por favor, transmita nosso carinho à família. Seu pai e eu sairemos de viagem à Europa e voltaremos dentro de 6 semanas."

Embora tenham sido mais compreensivos, os pais de João consideram essa situação, até certo ponto, vergonhosa para a família. Seu pai disse: "Nós tivemos tempos difíceis quando vocês eram pequenos, mas nunca desse tipo. Nós sempre cuidamos de nossos problemas pessoais e nunca precisamos nos reunir com estranhos para falar sobre eles. Não é certo lavar roupa suja em público. Traga Ana para casa. Dê a ela seu amor, e ela ficará bem."

Durante a terapia, Nanci atribui todos os seus problemas ao hábito de beber e à infidelidade de João. Por sua vez, ele diz que bebe porque é a única maneira de tolerar as queixas de sua esposa quanto ao seu comportamento e às muitas doenças que ela tem. Pedro fica muito calado na maior parte do tempo, mas diz que ficará feliz quando se formar, em 4 meses, e puder sair de perto desse "bando de gente maluca". Ana chora quando ouve o que sua família diz nas sessões de terapia e afirma que "nada vai mudar".

Avaliação estrutural

A Figura 11.4 ilustra uma representação gráfica da estrutura da família Marino na forma de um genograma.

Estrutura interna

A família Marino consiste em marido, mulher, filho e filha biológicos, que vivem juntos na mesma casa. Eles conformam-se aos papéis de gênero tradicionais. João é o filho mais velho de uma família muito numerosa, enquanto Nanci não tem irmãos. Nessa família, seu filho Pedro é o primogênito, e sua irmã, Ana, é 2 anos mais nova. Os subsistemas de marido, mulher e prole-pais não parecem muito próximos nessa família, e algumas relações são claramente conflituosas. Os subsistemas problemáticos são João-Nanci, João-Nanci-prole e Nanci-Ester. As fronteiras dos subsistemas são muito rígidas, e os membros da família parecem ser emocionalmente desapegados uns dos outros.

Estrutura externa

A família nuclear tem laços com a família estendida, embora a disponibilidade de apoio seja questionável. Os pais de Nanci ofereceram-lhe pouco apoio emocional em razão de sua filha jovem. Eles nunca aprovaram seu casamento com João e ainda se mantêm frios e distantes.

A família de João consiste em pai, mãe, dois irmãos e três irmãs. Eles são calorosos e acolhedores na maior parte do tempo, mas as influências culturais interferem no seu entendimento da situação atual. Nessa ocasião, a família Marino provavelmente recebe mais apoio dos profissionais de saúde, que intervieram durante a internação hospitalar de Ana.

Contexto

João faz parte da segunda geração de imigrantes italianos. Sua família de origem é numerosa, calorosa e solidária; contudo, seus pais acreditam que os problemas familiares devam ser tratados na família e, por isso, desaprovam o envolvimento de "estranhos" que tenham acesso a informações que eles consideram particulares. Eles acreditam que o problema físico de Ana deva ser estabilizado e, em seguida, que ela deva ter alta para lidar com seus problemas familiares em casa.

João e Nanci foram criados em classes sociais diferentes. Na família do marido, não havia dinheiro disponível para buscar ajuda profissional para cada problema que surgisse. As crenças culturais dos italianos favorecem que seja fornecida ajuda dentro da família nuclear e da rede familiar mais ampla. Quando é necessário buscar aconselhamento fora da família, geralmente se busca a orientação de um padre. João e Nanci não buscaram esse tipo de aconselhamento porque não frequentam mais a igreja regularmente.

Na família de Nanci, havia dinheiro disponível para conseguir a melhor ajuda profissional ao primeiro sinal de problemas. Contudo, tanto antes quanto agora, os pais dela recusam-se a reconhecer que alguma vez houve alguma dificuldade na família.

A família Marino vive confortavelmente com o salário de João como advogado de uma empresa. Eles têm plano de saúde e acesso a quaisquer avaliações consideradas necessárias. Também são instruídos, mas têm procurado negar a dinâmica disfuncional que existe em sua família.

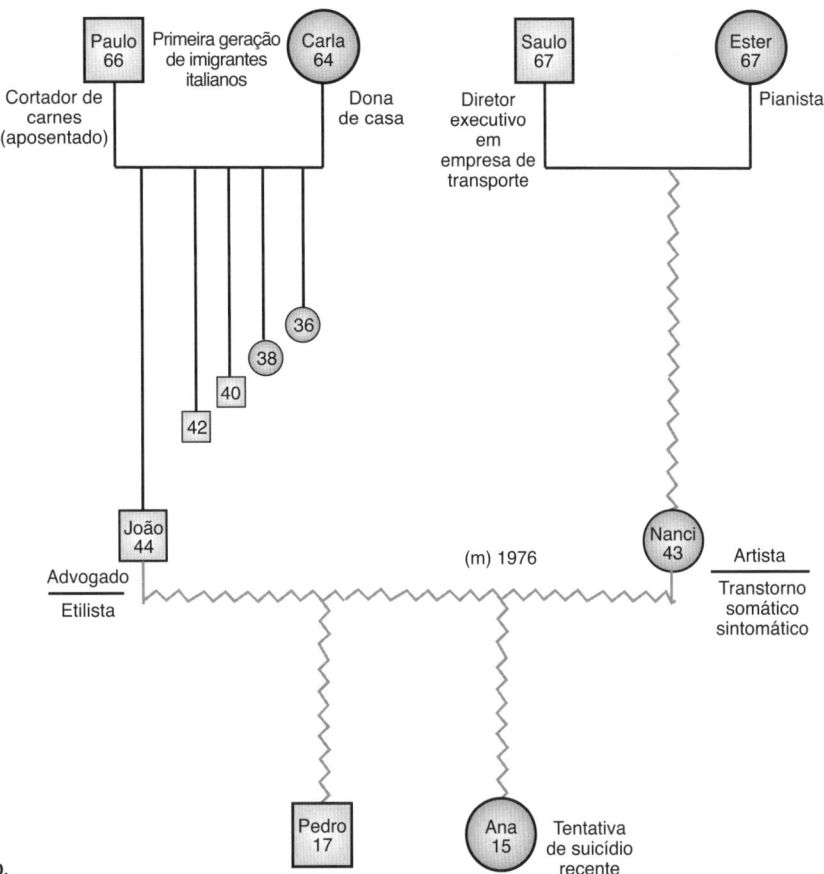

Figura 11.4 Genograma da família Marino.

Avaliação desenvolvimental

A família Marino pode ser situada no estágio de "família com adolescentes", de acordo com a classificação do ciclo de vida familiar de McGoldrick et al. (2015). Nesse estágio, espera-se que os pais respondam às demandas dos adolescentes por maior independência, ao mesmo tempo que se mantenham disponíveis para continuar a atender às necessidades de dependência. Também pode ser necessário que os pais deem apoio adicional aos avós à medida que estes envelheçam. Essa é uma época na qual os pais também podem começar a reavaliar os próprios problemas conjugais e suas carreiras.

A família Marino não está atendendo às necessidades de dependência de seus filhos adolescentes; na verdade, eles podem estar abrindo espaço para uma independência prematura. Os pais estão muito absorvidos nos próprios problemas a ponto de excluir seus filhos. Pedro reage a essa negligência permanecendo fora de casa na maior parte do tempo possível, bebendo com seus amigos e planejando sair de casa na primeira oportunidade que tiver. A tentativa de suicídio de Ana é um grito por ajuda. Ela tem necessidades desatendidas por seus pais, e essa crise situacional pode ser necessária para que eles reconheçam que existem problemas. Essa pode ser uma oportunidade para que os pais comecem a reavaliar seus problemas conjugais não resolvidos.

Os membros da família estendida ainda podem cuidar de si mesmos e não precisam da ajuda de João e Nanci por ora.

Avaliação funcional

Funcionamento instrumental

Essa família conseguiu adaptar-se ao funcionamento disfuncional na tentativa de atender às necessidades físicas do cotidiano. Eles subsistem com lanches rápidos ou, algumas vezes, Nanci ou Ana prepara uma refeição. Além disso, eles raramente se sentam à mesa para comer juntos. Nanci precisa tomar analgésicos ou sedativos para dormir, e João geralmente bebe até dormir. Ana e Pedro atendem às próprias necessidades independentemente; com frequência, eles sequer veem seus pais à noite. Ambos têm bom desempenho na escola. Pedro disse: "Não pretendo arruinar minhas chances de sair desse buraco do inferno logo que conseguir!".

Funcionamento expressivo

João e Nanci Marino discutem muito sobre vários assuntos; na família, raramente há demonstração de afeto uns aos outros. Nanci e Ana expressam tristeza chorando, enquanto João e Pedro tendem a isolar-se ou recorrer ao álcool quando se sentem infelizes. Nanci somatiza seu sofrimento interior e anestesia sua dor com analgésicos. Ana interiorizou a dor emocional, até que se tornou insuportável. A falta de comunicação construtiva é inequívoca.

Essa família não consegue solucionar eficazmente seus problemas. Na verdade, é provável que eles sequer os tenham reconhecido, pois certamente existem há muito tempo. Apenas recentemente eles começaram a ser revelados, em vista da tentativa de suicídio de Ana.

Diagnóstico

Os seguintes diagnósticos de enfermagem foram reconhecidos para a família Marino:

- **Processos familiares interrompidos**, relacionados com: desempenho malsucedido das atividades próprias do desenvolvimento familiar e as estratégias de enfrentamento disfuncionais, evidenciados pela incapacidade de os membros da família relacionarem-se de maneira adaptativa; necessidades desatendidas de dependência dos adolescentes; incapacidade de os membros da família expressarem uma gama ampla de sentimentos e enviarem e receberem mensagens claras
- **Enfrentamento familiar incapacitado**, causado por relacionamentos familiares altamente ambivalentes e falta de apoio, evidenciada por incapacidade de solucionar problemas; cada membro da família reage aos processos familiares disfuncionais com comportamentos destrutivos (João bebe, Nanci somatiza, Pedro bebe e se isola e Ana tenta suicídio).

Definição dos resultados esperados

Os seguintes critérios foram identificados como medidas para avaliar os resultados do aconselhamento da família Marino:

- Os membros da família apresentam padrões de comunicação eficazes
- Os membros da família expressam sentimentos aberta e honestamente
- Os membros da família desenvolvem estratégias de enfrentamento mais adaptativas
- Os membros da família conseguem identificar os padrões funcionais destrutivos e solucionar eficazmente os problemas detectados
- As fronteiras entre os subsistemas conjugais e os subsistemas pais-prole são definidas mais claramente
- Os membros da família nuclear estabelecem laços mais firmes com a família estendida.

Planejamento e implementação

A família Marino certamente requer alguns meses de terapia em regime ambulatorial. Também é provável que cada membro necessite de psicoterapia individual, além da terapia de família. Quando Ana estiver estabilizada fisiologicamente e receber alta do hospital, a terapia individual e familiar terá início.

Várias estratégias foram descritas neste capítulo. Como foi mencionado antes, a terapia familiar tem fortes bases teóricas e é realizada por profissionais com formação especializada em teoria e processos familiares. Alguns enfermeiros com prática avançada dispõem das credenciais necessárias para fazer terapia familiar com seus pacientes. Entretanto, é importante que todos tenham algum conhecimento acerca de como trabalhar com famílias, sejam capazes de avaliar as interações familiares e reconheçam quando existem problemas.

Algumas intervenções para a família Marino poderiam ser as seguintes:

1. Desenvolver um ambiente terapêutico que promova a confiança, no qual os membros da família possam sentir-se seguros e confortáveis. O enfermeiro pode favorecer esse tipo de ambiente sendo empático e escutando ativamente (ver Capítulo 8, *Comunicação Terapêutica*), aceitando os sentimentos e as atitudes e sendo imparcial.
2. Promover a comunicação eficaz:
    a. Buscando esclarecer a comunicação quando forem feitas afirmações vagas e genéricas (p. ex., Ana disse "Eu queria apenas que minha família fosse como as famílias de minhas amigas". A enfermeira pergunta: "Ana, você poderia explicar ao grupo o que significa exatamente o que quis dizer?").
    b. Estabelecendo limites bem definidos (p. ex., "Pedro, tudo bem se você ficar zangado com algo que foi dito aqui, mas não é certo você atirar a cadeira contra a parede.").
    c. Sendo consistente e justo (p. ex., "Eu recomendo que cada um de vocês contribua para o processo do grupo e respeite igualmente a oportunidade de que outra pessoa também contribua.").
    d. Abordando cada indivíduo clara e diretamente e estimulando os membros da família a fazerem o mesmo (p. ex., "Nanci, acho que seria mais apropriado se você dirigisse essa afirmação a João, em vez de a mim.").
3. Identificar os padrões de interação que interferem na resolução eficaz dos problemas. Por exemplo, João faz a Nanci muitas perguntas "Por quê?", que a colocam na defensiva. Ele a critica por "sempre estar doente". Nanci responde lembrando-o frequentemente de sua infidelidade. Pedro e Ana interrompem um ao outro e a seus pais quando o nível de conflito chega a determinado ponto. O enfermeiro deve fornecer exemplos de maneiras mais apropriadas de comunicação que podem melhorar as relações interpessoais e resultar em padrões mais eficazes de interação.
4. Ajudar a família Marino a reconhecer os problemas que possam necessitar de mudança. O enfermeiro deve estimular cada membro a conversar sobre um processo familiar que ele gostaria de mudar. Em grupo, deve promover discussões sobre o que precisa

acontecer para que ocorra alguma mudança e permitir que cada membro avalie se poderia realmente cooperar com as medidas necessárias à mudança.

5. À medida que o processo de solução dos problemas avance, o enfermeiro deve estimular todos os membros da família a expressar honestamente seus sentimentos. Deve abordar diretamente cada um deles: "Fulano, como você se sente quanto ao que os outros estão sugerindo?" O enfermeiro deve assegurar que todos os pacientes entendam que cada membro pode expressar sinceramente seus sentimentos (p. ex., raiva, tristeza, medo, ansiedade, culpa, desgosto, desesperança) sem críticas, julgamentos ou medo de repreensão pessoal.
6. Evitar envolver-se nos triângulos do sistema emocional da família. O enfermeiro deve manter-se neutro e objetivo. Não pode tomar partido nas discussões de família; em vez disso, deve oferecer explicações e sugestões alternativas (p. ex., "Talvez possamos ver essa situação sob uma perspectiva diferente.").
7. Redefinir (reenquadramento) as descrições vagas dos problemas em formas que sejam mais passíveis de resolução. Por exemplo, em vez de definir o problema como "Ninguém mais ama ninguém", poderia ser "Não passamos mais tempo juntos em atividades familiares". Essa definição se deriva da descrição dos membros da família do que eles pretendem expressar com a descrição mais geral do problema.
8. Ronversar sobre as estratégias de enfrentamento usadas atualmente. O enfermeiro deve estimular cada membro a descrever como lida com o estresse e os conflitos dentro da família, analisando a contribuição possível de cada um para os problemas. Por fim, deve incentivar os membros da família a conversarem entre si sobre as possíveis soluções.
9. Identificar recursos disponíveis na comunidade que possam ajudar cada membro da família individualmente e fornecer apoio para o desenvolvimento de estratégias de enfrentamento mais adaptativas. Por exemplo, Alcoólicos Anônimos para João, Al-Anon para Nanci e Alateen para Pedro e Ana. Outros grupos que podem ajudar essa família são Emoções Anônimas (EA), Grupos de Apoio aos Pais, Famílias que Ajudam Famílias, Enriquecimento do Casamento, Pais de Adolescentes e Nós Salvamos Nosso Casamento (We Saved Our Marriage, ou WESON em inglês). As redes locais de autoajuda frequentemente fornecem uma lista de recursos disponíveis em cada comunidade.
10. Conversar com a família acerca da necessidade potencial de psicoterapia individual para cada membro. O enfermeiro deve fornecer nomes de terapeutas que possam realizar avaliações para definir as necessidades de cada familiar. Por fim, deve estimular o comparecimento às sessões agendadas.
11. Ajudar os familiares a planejar atividades coletivas nas horas de lazer. Isso poderia incluir tempo para jogar juntos, praticar exercícios em família ou participar de um projeto conjunto.

Evolução de enfermagem

Evolução é a última etapa do processo de enfermagem. Nessa fase, o enfermeiro avalia os avanços obtidos no sentido de alcançar os resultados estabelecidos.

1. Os membros da família demonstram padrões de comunicação eficazes?
2. Os membros da família conseguem expressar aberta e honestamente seus sentimentos, sem medo de repreensão?
3. Os membros da família aceitam as próprias contribuições para os problemas da família?
4. Cada membro da família consegue reconhecer estratégias de enfrentamento inadaptativas e expressa desejo de mudar?
5. Os membros da família trabalham juntos para solucionar os problemas?
6. Os membros da família conseguem identificar os recursos disponíveis na comunidade, dos quais podem buscar ajuda e apoio?
7. Os membros da família nuclear expressam desejo de estabelecer ligações mais firmes com a família estendida?
8. Os membros da família desejam fazer psicoterapia individual?
9. Os membros da família estão buscando participar de atividades conjuntas?

Resumo e pontos fundamentais

- Os enfermeiros devem ter conhecimento suficiente sobre funcionamento familiar para avaliar as interações familiares e reconhecer quando existem problemas
- McGoldrick et al. (2015) identificaram os seguintes estágios que descrevem o ciclo de vida familiar:
  - Adulto jovem solteiro
  - Família constituída por meio de casamento/união
  - Família com filhos pequenos
  - Família com adolescentes
  - Família com prole saindo de casa e avançando para a meia-idade
  - Família no final da vida (meia-idade avançada até o final da vida)
- Também é importante entender as atividades das famílias que passam por divórcio e novo casamento, e as que variam de acordo com as normas culturais, porque os fatores demográficos da vida familiar continuam a mudar na sociedade
- As famílias são consideradas funcionais ou disfuncionais com base nos seis elementos seguintes:

comunicação, reforço do autoconceito, expectativas dos membros, negociação das diferenças, padrões de interação familiar e ambiente familiar
- Bowen entendia família como um sistema formado de vários subsistemas. Sua abordagem teórica à terapia familiar inclui oito conceitos principais: diferenciação do *eu*, triângulos, processos emocionais da família nuclear, processo de projeção familiar, processo de transmissão multigeracional, posição de nascimento dos irmãos, rompimento emocional e processo emocional societário
- No modelo estrutural de terapia familiar, a família é entendida como um sistema social dentro do qual o indivíduo vive e ao qual precisa adaptar-se
- No modelo estratégico de terapia familiar, a comunicação é considerada fundamental ao funcionamento da família. As famílias funcionais são sistemas abertos, nos quais mensagens explícitas e precisas são enviadas e recebidas. As disfuncionais são entendidas como sistemas parcialmente fechados, nos quais a comunicação é vaga e as mensagens comumente são inconsistentes e incoerentes com a situação
- Hoje em dia, muitos terapeutas de família adotam uma abordagem eclética e incorporam conceitos de vários modelos teóricos em sua prática
- O processo de enfermagem é usado como estrutura básica para avaliar, diagnosticar, planejar, implementar e evoluir os cuidados prestados às famílias que precisam de ajuda para manter ou restaurar seu funcionamento adaptativo.

Questões de revisão

Escolha a resposta mais adequada para cada uma das perguntas a seguir.

1. O enfermeiro-terapeuta está aconselhando a família Silva: Sr. e Sra. Silva; Lucas, de 10 anos; e Lisa, de 8 anos. Quando o casal começa a discutir, Lucas bate em Lisa, e ela começa a chorar. Em seguida, o casal volta sua atenção para confortar Lisa e brigar com Lucas, dizendo "ele é incontrolável, não sabemos o que fazer com seu comportamento". Essa dinâmica é um exemplo de qual dos seguintes conceitos?
    a. Mensagens conflitantes.
    b. Formação de triângulos.
    c. Pseudo-hostilidade.
    d. Transmissão multigeracional.

2. Usando a abordagem sistêmica de Bowen com uma família em terapia, o terapeuta poderia:
    a. Tentar modificar os princípios familiares que possam estar promovendo padrões comportamentais disfuncionais.
    b. Esforçar-se por mudar o comportamento destrutivo, melhorando os padrões de comunicação e interação.
    c. Estimular o aumento da diferenciação de cada membro da família.
    d. Promover mudança do comportamento disfuncional, estimulando o estabelecimento de fronteiras mais difusas entre os membros da família.

3. Usando a abordagem estrutural com uma família em terapia, o terapeuta poderia:
    a. Tentar modificar os princípios familiares que possam estar promovendo padrões comportamentais disfuncionais.
    b. Esforçar-se por mudar o comportamento destrutivo, melhorando os padrões de comunicação e interação.
    c. Estimular o aumento da diferenciação de cada membro da família.
    d. Promover mudança do comportamento disfuncional, estimulando o estabelecimento de fronteiras mais difusas entre os membros da família.

4. Usando a abordagem estratégica com uma família em terapia, o terapeuta poderia:
    a. Tentar modificar os princípios familiares que possam estar promovendo padrões comportamentais disfuncionais.
    b. Esforçar-se por mudar o comportamento destrutivo, melhorando os padrões de comunicação e interação.
    c. Estimular o aumento da diferenciação de cada membro da família.
    d. Promover mudança do comportamento disfuncional, estimulando o estabelecimento de fronteiras mais difusas entre os membros da família.

5. Como enfermeira de uma clínica ambulatorial de medicina da família, Emília realiza as entrevistas iniciais quando famílias novas são referenciadas ao serviço. Ela acabou de entrevistar uma mãe que foi encaminhada à clínica com seus três filhos (de 5, 7 e 11 anos). A mãe diz para o filho mais velho: "Você me ajudou muito, brincando com seus irmãos enquanto eu conversava com o enfermeiro.". Ao avaliar a interação familiar, o enfermeiro reconhece que essa frase é um indício claro de qual dos seguintes elementos?

(continua)

Questões de revisão (continuação)

   a. Ambiente familiar.
   b. Expectativas dos membros da família.
   c. Negociação de diferenças.
   d. Reforço do autoconceito.

6. As entradas e saídas intermitentes de vários membros da família e o restabelecimento da relação dinâmica da díade conjugal são características associadas a qual estágio de desenvolvimento da família?
   a. Casal recém-casado.
   b. Família com adolescentes.
   c. Família com filhos crescidos saindo de casa.
   d. Família no final da vida.

7. O enfermeiro psicoterapeuta trabalha com a família Juarez no ambulatório da clínica de saúde mental. O marido diz: "Não podemos concordar em tudo, mas parece que, todas as vezes que discordamos sobre algo, a conversa termina em discussões e gritaria.". Qual das seguintes prescrições do enfermeiro representa uma intervenção paradoxal para a família Juarez?
   a. O Sr. e a Sra. Juarez devem discutir durante 1 dia inteiro.
   b. O Sr. e a Sra. Juarez devem gritar um com o outro nas terças e quintas, entre 20h e 20h10.
   c. O Sr. e a Sra. Juarez devem evitar gritar um com outro até a próxima sessão de terapia.
   d. O Sr. e a Sra. Juarez não devem conversar sobre assuntos sérios até que possam fazê-lo sem gritar um com o outro.

8. O Sr. e a Sra. Pereira estão casados há 21 anos. O marido é o chefe da família, e a esposa nunca trabalhou fora de casa. O Sr. Pereira sempre tomou todas as decisões na família, enquanto a Sra. Pereira sempre tem sido submissa. De acordo com o modelo estratégico de terapia familiar, esse é um exemplo de qual conceito?
   a. Cisma conjugal.
   b. Pseudomutualidade.
   c. Desequilíbrio conjugal.
   d. Pseudo-hostilidade.

9. Pedro e Ana procuraram a clínica para fazer terapia familiar. Eles estão casados há 18 anos. Pedro teve um caso com sua secretária há 5 anos, mas a demitiu e garante a Ana e ao enfermeiro que tem sido fiel desde então. Pedro diz ao enfermeiro: "Nós nunca somos capazes de nos entender. Não podemos conversar sobre coisa alguma, pois tudo termina em gritaria um com o outro. Todas as vezes que ela fica zangada comigo, traz à tona minha infidelidade. Não posso sequer imaginar quantas vezes cada um de nós ameaçou divorciar-se nos últimos anos. Nossos filhos não fazem ideia do que é ter pais que se entendem um com o outro. Na verdade, já fiz o suficiente!". O enfermeiro poderia documentar quase certamente qual das seguintes situações em sua avaliação desse casal?
   a. Desequilíbrio conjugal.
   b. Pseudo-hostilidade.
   c. Comunicação conflitante.
   d. Cisma conjugal.

10. O Sr. e a Sra. Silva e seus três filhos (5, 8 e 10 anos) fazem terapia familiar. A esposa afirma que seu casamento "descontrolou-se por completo" desde o nascimento de seu caçula, Tomás. Ela explica: "Não queríamos um terceiro filho, mas engravidei mesmo depois que meu marido fez vasectomia. Ficamos muito chateados, a gravidez foi problemática, e a criança tem sido difícil desde que nasceu. Já tínhamos problemas antes de ele nascer, mas depois, então, as coisas vão de mal a pior. Ninguém consegue controlá-lo, e ele está destruindo nossa família!". Qual das seguintes opções descreveria o que está ocorrendo nessa família?
    a. Criação de bode expiatório.
    b. Triangulação.
    c. Desvinculação.
    d. Enredamento.

Bibliografia

American Nurses' Association (ANA), American Psychiatric Nurses Association, & International Society of Psychiatric-Mental Health Nurses. (2014). *Psychiatric-mental health nursing: Scope and standards of practice* (2nd ed.). Silver Spring, MD: ANA.

Bowen Center. (2016a). Bowen theory: Differentiation of self. Retrieved from www.thebowencenter.org/pages/conceptds.html

Bowen Center. (2016b). Bowen theory: Societal emotional process. Retrieved from www.thebowencenter.org/pages/conceptsep.html

Boyer, P.A., & Jeffrey, R.J. (1994). *A guide for the family therapist*. Northvale, NJ: Jason Aronson.

Centers for Disease Control and Prevention. (2015). National vital statistics system: National marriage and divorce rate trends. (United States 2000–2014). Retrieved from www.cdc.gov/nchs/nvss/marriage_divorce_tables.htm

Chang, K. (2017). Chinese Americans. In J.N. Giger (Ed.), *Transcultural nursing: Assessment and intervention* (7th ed., pp. 383-402). St. Louis, MO: Mosby.

Cory, T.L. (2013). Second marriages – Think before you leap. *HealthScope*. Retrieved from http://www.healthscopemag.com/health-scope/second-marriages-think-before-you-leap/

Earp, J.B.K. (2017). Korean Americans. In J.N. Giger (Ed.), *Transcultural nursing: Assessment and intervention* (7th ed., pp. 534-553). St. Louis, MO: Mosby.

Eckstein, D., & Kaufman, J. A. (2012). The role of birth order in personality: An enduring intellectual legacy of Alfred Adler. *Journal of Individual Psychology*, 68(1), 60-74. doi:10.1037/gpr0000013

Goldenberg, I., Goldenberg, H., & Pelavin, E.G. (2013). Family therapy. In D. Wedding & R.J. Corsini (Eds.), *Current Psychotherapies* (10th ed., 373-407). Belmont, CA: Brooks/Cole.

Goldenberg, I., Stanton, M., & Goldenberg, H. (2016). *Family therapy: An overview* (9th ed.). Belmont, CA: Brooks/Cole.

Hartshorne, J.K. (2010). How birth order affects your personality. *Scientific American*. Retrieved from www.scientificamerican.com/article/ruled-by-birth-order

Hartshorne, J.K., Salem-Hartshorne, N., & Hartshorne, T.S. (2009). Birth order effects in the formation of long-term relationships. *Journal of Individual Psychology*, 65(2),156.

Kaakinen, J.R., & Hanson, S.M.H. (2015). Family health care nursing: An introduction. In J.R. Kaakinen, D.P. Coehlo, R. Steele, A. Tabacco, & S.M.H. Hanson (Eds.), *Family health care nursing* (5th ed., pp. 3-32). Philadelphia: F.A. Davis.

Kreider, R.M., & Ellis, R. (2011). *Living arrangements of children: 2009*. Current Population Reports, p. 70-126. Washington, DC: U.S. Census Bureau.

Kristensen, P., & Bjerkedal, T. (2007). Explaining the relation between birth order and intelligence. *Science*, 316(5832), 1717. doi:10.1126/science.1141493

Leman, K. (2009). *The birth order book: Why you are the way you are*. Grand Rapids, MI: Revell.

McGoldrick, M., Garcia-Preto, N., & Carter, B. (2015). *The expanding family life cycle: Individual, family, and social perspectives* (5th ed.). Boston: Allyn & Bacon.

Nichols, M.P., & Davis, S.D. (2017). *Family therapy: Concepts and methods* (11th ed.). Boston, MA: Pearson.

Pew Research Center. (2015). *The American family today*. Retrieved from www.pewsocialtrends.org/2015/12/17/1-the-americanfamily-today/

Purnell, L.D. (2013). The Purnell model for cultural competence. In L.D. Purnell (Ed.), *Transcultural health care: A culturally competent approach* (4th ed., pp. 15-44). Philadelphia: F.A. Davis.

Ran, M.S., Chan, C. L.-W., Ng, S.-M., Guo, L.-T., & Xiang, M.-Z. (2015). The effectiveness of psychoeducational family intervention for patients with schizophrenia in a 14 year follow-up study in a Chinese rural area. *Psychological Medicine*, 45(10), 2197-2204. doi:10.1017/S0033291715000197

The Stepfamily Foundation. (2016). Stepfamily statistics. Retrieved from www.stepfamily.org/stepfamily-statistics.html

Tomm, K., & Sanders, G. (1983). Family assessment in a problem oriented record. In J.C. Hansen & B.F. Keeney (Eds.), *Diagnosis and assessment in family therapy*. London: Aspen Systems.

U.S. Catholic Church. (2016). *Catechism of the Catholic Church* (2nd ed.). Washington, DC: USCCB Publishing.

U.S. Census Bureau. (2015). *One in five children receive food stamps, census bureau reports*. Retrieved from www.census.gov/newsroom/press-releases/2015/cb15-16.html

Valley, E. (2005). The changing nature of the Jewish family. *Contact: The Journal of Jewish Life Network*, 7(3), 1-16.

Wright, L.M., & Leahey, M. (2013). *Nurses and families: A guide to family assessment and intervention* (6th ed.). Philadelphia: F.A. Davis.

Leitura sugerida

Bowen, M. (1971). The use of family theory in clinical practice. In J. Haley (Ed.), *Changing families*. New York: Grune & Stratton.

Bowen, M. (1976). Theory in the practice of psychotherapy. In P. Guerin (Ed.), *Family therapy: Theory and practice*. New York: Gardner Press.

Bowen, M. (1978). *Family therapy in clinical practice*. New York: Jason Aronson.

Lidz, T., Cornelison, A., Fleck, S., & Terry, D. (1957). The intrafamilial environment of schizophrenic patients: II. Marital schism and marital skew. *American Journal of Psychiatry*, 114, 241-248. doi:http://dx.doi.org/10.1176/ajp.114.3.241

Minuchin, S. (1974). *Families and family therapy*. Cambridge, MA: Harvard University Press.

Ambientoterapia: A Comunidade Terapêutica 12

CONCEITO FUNDAMENTAL
Ambientoterapia

TÓPICOS DO CAPÍTULO

- Definição de meio/ambiente
- Estado atual da comunidade terapêutica
- Pressupostos básicos
- Condições que promovem uma comunidade terapêutica
- Programa de comunidade terapêutica
- Papel do enfermeiro na ambientoterapia
- Resumo e pontos fundamentais
- Questões de revisão

TERMOS-CHAVE

Comunidade terapêutica   Meio/ambiente

OBJETIVOS
Após ler este capítulo, o estudante será capaz de:

1. Definir ambientoterapia.
2. Explicar a meta da comunidade terapêutica/ambientoterapia.
3. Reconhecer os sete pressupostos básicos de uma comunidade terapêutica.
4. Descrever as condições que caracterizam uma comunidade terapêutica.
5. Identificar as várias modalidades de terapia que podem ser incluídas no programa da comunidade terapêutica e os profissionais de saúde que constituem a equipe terapêutica interprofissional.
6. Descrever o papel do enfermeiro na equipe da comunidade terapêutica.

EXERCÍCIOS
Leia o capítulo e responda às seguintes perguntas:

1. Como são estabelecidas as regras da unidade no contexto da comunidade terapêutica?
2. Qual membro da equipe terapêutica interprofissional tem seu foco na reabilitação e no treinamento vocacional?
3. Como as responsabilidades dos pacientes são atribuídas no contexto da comunidade terapêutica?
4. Qual membro da equipe terapêutica interprofissional atua como líder?

O padrão 5F do manual *Psychiatric-Mental Health Nursing: Scope and Standards of Practice* (American Nurses Association [ANA], American Psychiatric Nurses Association & International Society of Psychiatric Nurses, 2014) determina que "O enfermeiro psiquiatra e de saúde mental proporciona, estrutura e mantém um ambiente terapêutico seguro favorável à recuperação em colaboração com consumidores de serviços de saúde, famílias e outros profissionais de saúde" (p. 60).

Este capítulo define e explica a meta da ambientoterapia. Também descreve as condições necessárias a um ambiente terapêutico e as funções desempenhadas pelos diversos profissionais de saúde da equipe terapêutica interprofissional. Por fim, há uma interpretação do papel do enfermeiro na ambientoterapia.

Definição de meio/ambiente

A palavra *milieu* (do francês, "meio") é traduzida como "ambiente social de uma pessoa". Em psiquiatria, a terapia que contempla o ambiente (ou *milieu*) pode ser descrita como ambientoterapia, **comunidade terapêutica** ou ambiência terapêutica. A meta da ambientoterapia é manipular o ambiente, de modo que todos os aspectos da experiência do paciente no hospital sejam considerados terapêuticos. Dentro desse contexto de comunidade terapêutica, espera-se que o indivíduo aprenda estratégias adaptativas de enfrentamento, interação e relacionamento que possam ser adaptadas aos outros aspectos de sua vida.

> **CONCEITO FUNDAMENTAL**
> **Ambientoterapia**
> Estruturação científica do ambiente de modo a promover mudanças comportamentais e melhorar a saúde psicológica e a capacidade funcional do indivíduo (Skinner, 1979).

Estado atual da comunidade terapêutica

A ambientoterapia ou comunidade terapêutica desenvolveu-se plenamente entre os anos 1960 e os primeiros anos da década de 1980. Durante esse período, o tratamento psiquiátrico hospitalar durava tempo suficiente para implementar programas terapêuticos voltados à reabilitação social. A duração média das internações variava de 28 a 30 dias nos casos de hospitalizações para cuidados agudos e vários meses ou anos para as internações hospitalares de longa duração. Desse modo, o foco de enfermagem no estabelecimento de relações interpessoais com os pacientes se encaixava bem nesse conceito terapêutico. Os pacientes eram estimulados a participar ativamente do seu tratamento, e a autonomia individual era enfatizada.

Entretanto, o foco atual da assistência psiquiátrica hospitalar mudou. Hoje em dia, a duração das internações hospitalares para cuidados agudos varia de 2 a 3 dias em média. Hall (1995) escreveu:

> Atualmente, os cuidados prestados pelos serviços psiquiátricos hospitalares podem ser caracterizados como breves e de bases biológicas. Quando os pacientes estão suficientemente estáveis para se beneficiarem da socialização, que ocorreria em um ambiente (*milieu*) na forma de um programa terapêutico, eles (frequentemente) recebem alta. (p. 51)

Embora as estratégias da ambientoterapia ainda sejam usadas, elas foram modificadas para que se adaptassem aos cuidados psiquiátricos de curta duração ou aos programas terapêuticos ambulatoriais. Alguns deles (p. ex., programas para crianças e adolescentes, dependentes químicos e pacientes geriátricos) foram adaptados com êxito aos conceitos de ambientoterapia para atender às suas necessidades especiais (Bowler, 1991; DeSocio et al., 1997; Jani e Fishman, 2004; Menninger Clinic, 2012; Whall, 1991).

Echternacht (2001) sugeriu que deve ser dada mais ênfase aos componentes não estruturados da ambientoterapia. Ela descreveu esses componentes como inúmeras interações complexas que ocorrem ao longo de todo o dia entre pacientes, equipes e visitantes. Echternacht chamou essas interações de "trabalho em grupo fluido". No ambiente terapêutico, elas oferecem oportunidades para que o enfermeiro psiquiátrico realize "intervenções terapêuticas no local, ampliando a competência de socialização e a conscientização nas relações interpessoais. A ênfase é voltada para as habilidades e atividades sociais no contexto das interações interpessoais" (p. 40). Com o trabalho em grupo fluido, o enfermeiro aplica seus conhecimentos e habilidades psicoterápicas para instrumentalizar encontros clínicos que ocorrem espontaneamente no contexto do ambiente terapêutico. Echternacht acredita que, com a utilização dessas técnicas, os enfermeiros possam "recuperar suas funções na ambientoterapia em meio às novas condições nas quais são prestados cuidados de saúde" (p. 40).

Este capítulo descreve alguns dos conceitos originais da ambientoterapia. É importante lembrar que modificações desses conceitos são aplicáveis à prática em diversos contextos.

Pressupostos básicos

Skinner (1979) delineou sete pressupostos básicos nos quais se baseia uma comunidade terapêutica:

1. **A saúde de cada indivíduo deve ser alcançada e estimulada a melhorar**. Todas as pessoas são consideradas portadoras de potencialidades e de limitações. Esses aspectos da saúde do indivíduo são identificados e servem como fundamento para o desenvolvimento da personalidade e da capacidade de atuar adaptativa e produtivamente em todos os aspectos da vida.
2. **Qualquer interação é uma oportunidade de intervenção terapêutica**. Nesse contexto estruturado, é praticamente impossível evitar a interação interpessoal. Desse modo, existe uma situação ideal para que os pacientes melhorem a comunicação e desenvolvam habilidades de relacionamento. A aprendizagem ocorre por *feedback* imediato com base nas percepções da equipe terapêutica.
3. **O paciente detém o próprio ambiente terapêutico**. Os pacientes devem ter a oportunidade de tomar decisões e solucionar problemas relacionados com o ambiente da unidade. Desse modo, são atendidas as necessidades pessoais de autonomia, bem como a de pertencimento ao grupo como um todo.
4. **Cada paciente tem um comportamento próprio**. Na comunidade terapêutica, espera-se que cada indivíduo assuma a responsabilidade pelos próprios atos.
5. **A pressão exercida pelos companheiros é um recurso útil e poderoso**. As normas comportamentais do grupo são estabelecidas por meio da pressão exercida pelos companheiros. O *feedback* é direto e frequente; assim, torna-se essencial comportar-se de modo que seja aceitável aos outros membros da comunidade.
6. **Comportamentos inadequados são tratados à medida que ocorrem**. Os indivíduos examinam a importância de seu comportamento, percebem como ele

afeta outras pessoas e conversam sobre maneiras mais apropriadas de comportar-se em determinadas situações.
7. **Restrições e punições devem ser evitadas**. Em geral, os comportamentos destrutivos podem ser controlados por discussões em grupo. Entretanto, se um paciente precisar de controles externos, o isolamento temporário é preferido às restrições duradouras ou outras consequências cruéis.

Condições que promovem uma comunidade terapêutica

No contexto de uma comunidade terapêutica, o ambiente é o fundamento, e tudo o que acontece ao paciente ou em seu ambiente é considerado parte do programa terapêutico. Desse modo, fatores relativos à comunidade, como interações sociais, estrutura física das instalações terapêuticas e programação das atividades, podem provocar reações negativas em alguns indivíduos. Essas experiências estressantes são usadas como exemplos para ajudar o paciente a aprender como reagir melhor ao estresse nas situações da vida real.

Então, em quais condições o ambiente de um hospital é considerado terapêutico? Existem vários critérios clássicos descritos. Atualmente, alguns são relevantes apenas nos programas de tratamento hospitalar prolongado, nos quais o paciente permanece ao menos 1 mês. São eles:

1. **As necessidades fisiológicas básicas são atendidas.** Conforme foi sugerido por Maslow (1968), as pessoas não avançam para níveis de funcionamento mais altos até que as necessidades biológicas básicas de alimentos, água, sono, exercício, eliminação, abrigo e expressão sexual estejam atendidas. Evidentemente, essas necessidades são relevantes nas internações hospitalares de qualquer duração. Como foi mencionado antes, a estabilização das necessidades biológicas e de segurança passou a ser a meta primária dos cuidados agudos prestados nas internações hospitalares psiquiátricas de curta duração.
2. **As instalações físicas são propícias ao cumprimento das metas terapêuticas.** O local é organizado de modo que cada paciente tenha privacidade suficiente, assim como espaço físico para a interação terapêutica com outras pessoas. As mobílias são dispostas para reproduzir um ambiente doméstico – geralmente em espaços que contemplam áreas de convívio, refeições e atividades em comunidade, facilitando a interação e a comunicação interpessoal. As considerações pertinentes ao espaço físico são relevantes no ambiente terapêutico de qualquer contexto de tratamento psiquiátrico, porque a promoção da interação é fundamental a esse tipo de terapia.
3. **Há um modo democrático de autogoverno**. Na comunidade terapêutica clássica, os pacientes participam das decisões e da solução de problemas que afetam o manejo do ambiente terapêutico. Isso é conseguido por meio de reuniões periódicas com a comunidade. Desses encontros participam os membros da equipe e os pacientes, e todos podem contribuir de modo igualitário para as discussões. Nas reuniões, os participantes identificam as normas diretivas e os limites comportamentais do ambiente terapêutico, conversando sobre eles. Isso reforça a postura democrática da iniciativa, porque se trata de expectativas que afetam igualmente todos os pacientes. Um exemplo poderia ser a regra de que nenhum paciente pode entrar no quarto ocupado por outro do sexo oposto. Os participantes também podem conversar sobre os motivos dessas expectativas e as consequências da violação das regras.

Outras questões que podem ser discutidas nos encontros comunitários são as que suscitam discordâncias da parte de alguns pacientes. Nesses casos, todo o grupo toma uma decisão democrática. Por exemplo, vários pacientes de uma unidade de internação podem discordar dos horários designados para ver televisão nas noites do final de semana. Eles podem escolher levar essa questão a uma reunião comunitária e sugerir uma ampliação do horário disponível para assistir à TV. Depois da discussão em grupo, toma-se um voto de cada participante, e os pacientes e a equipe concordam em respeitar a preferência expressa pela maioria. Algumas comunidades terapêuticas em situações de longa duração elegem representantes (em geral, um presidente e um secretário), que desempenham suas funções durante determinado tempo especificado. O presidente convoca uma reunião, conduz a atividade de debater questões novas e antigas e convoca voluntários (ou, como alternativa, designa pessoas, de modo que todos os pacientes tenham um turno) para realizar as atividades diárias associadas à vida em comunidade, inclusive limpar as mesas depois das refeições e molhar as plantas da área terapêutica. A cada novo encontro, novas atribuições são realizadas.

O secretário lê as atas da reunião anterior e abre a do encontro atual. As atas são importantes quando os pacientes discordam sobre questões que foram discutidas nas reuniões anteriores, constituindo uma evidência por escrito das decisões tomadas pelo grupo.

Nos contextos terapêuticos em que os pacientes têm atenção reduzida ou pensamento desorganizado, esses encontros são breves. Em geral, as atividades limitam-se às explicações iniciais e às expectativas quanto ao aqui e agora. As discussões também podem incluir comentários sobre um fato ocorrido recentemente no grupo, ou um problema que esteja incomodando algum membro, ou alguma dúvida de alguém. Essas reuniões geralmente são viabilizadas pela equipe de saúde, embora todos os pacientes tenham participação igualitária nas discussões.

É esperado que todos os pacientes compareçam às reuniões. As exceções ocorrem quando as particularidades do tratamento de um indivíduo interferem ou têm precedência. Nesses casos, deve-se dar uma explicação aos demais pacientes, de modo que a ausência de alguém não seja percebida como um sinal falso de perigo. Da mesma maneira, todos os membros da equipe devem participar das reuniões, a menos que os cuidados prestados aos pacientes impeçam sua presença. Hoje em dia, um modelo de autogoverno formalmente estruturado é exequível apenas nos programas de tratamento hospitalar de longa duração. Contudo, estimular os pacientes a participar das discussões e da solução dos problemas com a equipe e outros pacientes é uma medida relevante para o ambiente terapêutico de qualquer programa de tratamento hospitalar.

4. **As responsabilidades são atribuídas de acordo com a capacidade dos pacientes**. Melhorar a autoestima é uma das metas mais importantes da comunidade terapêutica. Por essa razão, um paciente não deve ser exposto ao fracasso por lhe atribuírem uma responsabilidade além do seu nível de capacidade. A autoestima é aumentada quando são distribuídas tarefas que possam ser cumpridas. Também é importante levar em consideração os períodos nos quais o paciente passa por alguma regressão no regime terapêutico. Os ajustes das atribuições devem ser realizados de modo a preservar a autoestima e assegurar a progressão a níveis mais altos de responsabilidade, à medida que o paciente retorne ao seu nível funcional anterior.

5. **Um programa estruturado de atividades sociais e ocupacionais é esquematizado como parte do programa terapêutico**. O programa terapêutico de cada paciente consiste em um conjunto de atividades nas quais se enfatizam a interação e comunicação interpessoais com outros indivíduos, sendo dedicado tempo aos problemas pessoais. Várias atividades em grupo podem ser escolhidas por aqueles com necessidades específicas (p. ex., um grupo de exercícios para um indivíduo que expressa raiva inapropriada; um grupo de treinamento de assertividade para um paciente passivo-agressivo; ou um grupo de controle do estresse para uma pessoa ansiosa). O foco principal da comunidade terapêutica é uma agenda estruturada de atividades, por meio das quais se pode conseguir mudança da personalidade e do comportamento. Assim, as estratégias de enfrentamento novas são aprendidas e as habilidades sociais são desenvolvidas, pois, no contexto de grupo, o paciente consegue praticar o que aprendeu a fim de preparar-se para a transição à comunidade mais ampla.

6. **A comunidade e a família são incluídas no programa de terapia, na tentativa de facilitar a alta do ambiente terapêutico**. É importante realizar uma tentativa de incluir os familiares e a comunidade no programa, no que se refere aos direitos e às preferências de confidencialidade do paciente. Outro aspecto fundamental é preservar o maior número possível de vínculos do indivíduo fora do espaço terapêutico. Assim, os familiares são convidados a participar dos grupos específicos e, em alguns casos, a compartilhar refeições com o paciente nos refeitórios. A conexão com a vida em comunidade mais ampla pode ser mantida pelas atividades em grupos de pacientes, como fazer compras e piqueniques, ir ao cinema ou jogar boliche e visitar o zoológico. Os pacientes internados podem receber passes para visitar a família e participar de atividades relacionadas com o trabalho, mas a duração do afastamento é determinada pela atividade e pelas condições do indivíduo. Essas conexões com a família e a comunidade facilitam o processo de alta e podem ajudar a evitar que a pessoa se torne muito dependente do tratamento.

Programa de comunidade terapêutica

Os cuidados prestados aos pacientes de comunidade terapêutica são coordenados por uma equipe de tratamento interprofissional (TIP). A avaliação inicial é realizada pelo psiquiatra, enfermeiro ou outro profissional designado para a admissão, que, em colaboração com o paciente, estabelece as prioridades de cuidados. Em seguida, a equipe de TIP elabora um plano terapêutico abrangente e as metas do tratamento, bem como atribui responsabilidades pelas intervenções (Boxe 12.1). Todos os membros assinam o plano terapêutico e encontram-se regularmente para atualizá-lo, se for necessário. Dependendo das dimensões da unidade terapêutica e do escopo do programa de tratamento, membros representativos de várias disciplinas podem participar da promoção de uma comunidade terapêutica. Por exemplo, uma equipe de TIP pode incluir psiquiatra, psicólogo clínico, enfermeiro especializado em psiquiatria clínica, enfermeiro psiquiatra, técnico de saúde mental, assistente social psiquiátrico, terapeuta ocupacional, terapeuta recreacional, terapeuta artístico, musicoterapeuta, psicodramatista, nutricionista e liderança religiosa.

BOXE 12.1 Estratégia de ensino do Quality and Safety Education for Nurses (QSEN).

ATRIBUIÇÃO: ENTREVISTAR MEMBROS DA EQUIPE INTERPROFISSIONAL
O processo de trabalho e colaboração em equipe

Domínio de competência: Trabalho e colaboração em equipe – segurança
Objetivos da aprendizagem. O estudante:
- Explica o processo de colaboração entre os enfermeiros e os outros membros da equipe interprofissional
- Identifica as responsabilidades dos diversos membros da equipe no que se refere às questões essenciais de segurança, inclusive prevenção de suicídio, notificação de indivíduos/órgãos externos acerca de suspeitas de abuso e dever de avisar, e mantém a segurança dentro do ambiente terapêutico
- Avalia as contribuições de cada disciplina representada na equipe interprofissional para os componentes da ambientoterapia.

Revisão das estratégias:
Essa atribuição tem como finalidade familiarizar o estudante com os papéis e as responsabilidades dos diversos membros da equipe interprofissional e avaliar os processos que promovem o trabalho e a colaboração em equipe no ambiente terapêutico. Os estudantes podem ser designados para atividades específicas em preparação para uma reunião de discussão clínica, ou solicitados a preparar uma designação reflexiva por escrito sobre as funções da equipe de tratamento interprofissional envolvida na comunidade terapêutica.
1. Participar de uma reunião da equipe de tratamento interprofissional para avaliar as contribuições de cada disciplina e descrever o processo de colaboração.
2. Entrevistar um ou mais membros da equipe interprofissional para entender suas percepções sobre como funciona o processo de colaboração entre a enfermagem e as demais disciplinas. Exemplos de perguntas poderiam ser os seguintes:
    De que maneira sua disciplina colabora com a enfermagem?
    Qual é a eficácia da colaboração entre as disciplinas da equipe de TIP?
    Quais são os obstáculos à colaboração eficaz entre as disciplinas?
    Quais são as funções de suas disciplinas em:
        Prevenção de suicídio na comunidade terapêutica?
        Notificação de indivíduos ou órgãos externos?
        Manutenção da segurança na comunidade terapêutica?
3. Participar das atividades estruturadas em grupo para avaliar as contribuições dos diversos membros da equipe para a promoção da comunidade terapêutica.

Sempre que for possível, o paciente deve estar no centro desse processo interprofissional e atuar como participante ativo das decisões acerca do plano terapêutico. A essência do cuidado centrado no paciente enfatiza seu envolvimento e sua autoridade para tomar decisões, a menos que os processos cognitivos e a capacidade de decisão do indivíduo estejam tão prejudicados pela doença que sejam perigosos para si próprio ou outras pessoas. A Tabela 12.1 apresenta uma explicação das responsabilidades e a formação educacional necessária aos profissionais que atuam na equipe de TIP.

TABELA 12.1 Equipe de tratamento interprofissional psiquiátrico.

MEMBRO DA EQUIPE	RESPONSABILIDADES	CREDENCIAIS
Psiquiatra	Atua como líder da equipe. É responsável pelo diagnóstico e tratamento dos transtornos mentais. Realiza psicoterapia; prescreve fármacos e outras terapias somáticas	Formação médica com residência em psiquiatria e licença para praticar medicina
Psicólogo	Realiza terapia individual, em grupo e familiar. Aplica, interpreta e avalia testes psicológicos que facilitam o processo diagnóstico	A graduação em psicologia pode ser oferecida em até três habilitações: • Bacharelado: oferece a formação de pesquisador, a ser completada em uma pós-graduação. A duração média é de 4 anos e meio • Licenciatura: forma professores de psicologia e profissionais que trabalharão em instituições de ensino. Duração média de 4 anos e meio • Formação de psicólogo: prepara o profissional para atuar em diversos campos da saúde, educação, trabalho e comunidade. Duração média de 4 anos e meio

(continua)

TABELA 12.1 Equipe de tratamento interprofissional psiquiátrico. (*continuação*)

MEMBRO DA EQUIPE	RESPONSABILIDADES	CREDENCIAIS
Enfermeiro especialista em psiquiatria clínica	Realiza terapia individual, em grupo e familiar. Apresenta os programas educacionais à equipe de enfermagem. Presta serviços de consultoria aos enfermeiros que precisam de ajuda para planejar e implementar os cuidados prestados a pacientes específicos	Enfermeiro habilitado, no mínimo, com grau de mestre em enfermagem clínica. Algumas instituições exigem certificação pela associação de credenciamento nacional
Enfermeiro psiquiatra	Realiza avaliações físicas e mentais contínuas da condição do paciente. Monitora o ambiente terapêutico 24 h por dia. Administra fármacos. Ajuda o paciente a realizar todas as atividades terapêuticas, conforme a necessidade. O foco é o desenvolvimento de relação pessoal direta um a um	Enfermeiro com grau de bacharel. Alguns enfermeiros psiquiatras têm certificação nacional
Técnico de saúde mental (também conhecido como auxiliar psiquiatra, ou assistente técnico ou psiquiátrico)	Atua sob a supervisão do enfermeiro psiquiatra. Ajuda os pacientes a desempenharem suas atividades da vida diária e auxilia os terapeutas de atividades a conduzirem seus grupos, conforme a necessidade. Também pode participar do desenvolvimento de uma relação pessoal direta um a um	Varia de acordo com o estado. Os requisitos incluem educação de nível médio com formação vocacional adicional ou treinamento prático. Nos EUA, alguns hospitais contratam profissionais com grau de bacharel em psicologia para essa função. Alguns estados exigem um exame de licenciamento para praticar
Assistente social	Realiza terapia individual, em grupo e familiar. Está interessado nas necessidades sociais do paciente, inclusive colocação, apoio financeiro e necessidades comunitárias. Coleta a história psicossocial detalhada, na qual se baseia a avaliação das necessidades. Trabalha com o paciente e seus familiares de modo a assegurar que as necessidades para a alta sejam atendidas e que as outras possam ser satisfeitas pelos recursos disponíveis na comunidade	No mínimo, mestrado em serviço social. Alguns estados exigem supervisão adicional e licenciamento subsequente por exame
Terapeuta ocupacional	Trabalha com os pacientes para ajudar a desenvolver independência nas atividades da vida diária. O foco é a reabilitação e o treinamento vocacional, por meio dos quais o paciente aprende a ser produtivo e, desse modo, melhora sua autoestima. Usa atividades criativas e habilidades de relacionamento terapêutico	Terapia ocupacional é uma graduação de nível superior com titulação de bacharelado. A graduação tem duração média de 4 anos
Terapeuta recreacional	Usa atividades recreativas para ajudar os pacientes a redirecionar seu pensamento ou recanalizar sua energia destrutiva de maneira apropriada. Os pacientes aprendem habilidades (p. ex., jogar boliche ou vôlei, praticar exercícios, caminhar a passos rápidos) que possam ser usadas durante o tempo de lazer e nos períodos de estresse depois da alta do ambiente terapêutico. Alguns programas incluem atividades como piqueniques, natação e até mesmo comparecimento do grupo a uma feira estadual da sua localidade	Profissionais de educação física e terapia ocupacional atuam nessa área
Musicoterapeuta	Estimula o indivíduo a expressar-se por meio da música. Os pacientes ouvem música, tocam instrumentos, cantam, dançam e compõem canções que os ajudam a entrar em contato com sentimentos e emoções que eles podem ser incapazes de vivenciar de outra maneira	Pós-graduação em musicoterapia

(*continua*)

TABELA 12.1 Equipe de tratamento interprofissional psiquiátrico. (*continuação*)		
MEMBRO DA EQUIPE	**RESPONSABILIDADES**	**CREDENCIAIS**
Arteterapeuta	Usa as habilidades criativas do paciente para estimular a expressão de emoções e sentimentos por meio de trabalhos artísticos. Ajuda o paciente a analisar seu próprio trabalho, na tentativa de reconhecer e resolver conflitos subjacentes	Graduação em arteterapia
Psicodramatista	Dirige a pessoa na elaboração de um "drama" que represente situações da vida real. Uns pacientes escolhem os problemas que querem representar e outros desempenham os papéis de outras pessoas significativas nas situações. Alguns pacientes conseguem "representar" situações com as quais não podem trabalhar por uma abordagem mais tradicional. Todos os membros se beneficiam com a discussão intensiva que se segue à apresentação	Graduação em psicologia, serviço social, enfermagem ou medicina, com treinamento adicional em terapia de grupo e especialização para atuar como psicodramatista
Nutricionista	Planeja refeições nutritivas para todos os pacientes. Conversa com aqueles com transtornos alimentares específicos, como anorexia nervosa, bulimia, obesidade e pica	O curso de nutrição é composto por disciplinas ligadas à área da saúde, bem como biologia, química e psicologia. Além disso, há atividades práticas em campo e laboratório. Ao final do curso, é apresentado um trabalho de conclusão de curso (TCC)
Liderança religiosa	Avalia, identifica e atende às necessidades espirituais dos pacientes e seus familiares, oferecendo apoio e conforto espiritual conforme a solicitação deles. Pode atuar também como conselheiro, quando sua formação educacional inclui esse tipo de preparação	Nível superior com formação avançada em teologia, seminário ou estudos rabínicos (no caso de religiões judaico-cristãs)

Papel do enfermeiro na comunidade terapêutica

Uma das primeiras intervenções de enfermagem para estabelecer os fundamentos da confiança e manter um ambiente terapêutico é orientar o paciente recém-admitido a seu ambiente, seus direitos e responsabilidades dentro do meio terapêutico, às atividades estruturadas planejadas para seu crescimento pessoal e a quaisquer limites ou restrições necessárias à preservação da segurança. Outra competência de enfermagem fundamental na comunidade terapêutica (ANA et al., 2014) é a disponibilidade de fornecer apoio e validação aos pacientes durante todo o seu tratamento, e isso também tem suas raízes na relação de confiança. Escutar atentamente e fazer perguntas sobre as expectativas da pessoa quanto ao tratamento são habilidades de comunicação essenciais para que o enfermeiro forneça apoio e validação, estabelecendo as bases para a prestação de cuidados centrados no paciente.

A comunidade terapêutica pode desenvolver-se em vários contextos hospitalares e ambulatoriais. Nos hospitais, os enfermeiros geralmente são os únicos membros da equipe de TIP que passam tempo com os pacientes ao longo de um ciclo de 24 horas e assumem a responsabilidade de gerenciar o ambiente terapêutico. Em todos os contextos, o processo de enfermagem é usado para prestar cuidados pertinentes à profissão. No gerenciamento do meio terapêutico, o mesmo modelo (avaliação contínua, diagnóstico, definição dos resultados esperados, planejamento, implementação e reavaliação) é necessário ao tratamento bem-sucedido. Os enfermeiros participam de todas as atividades cotidianas relacionadas com os cuidados prestados ao paciente, e suas opiniões e sugestões são seriamente consideradas no planejamento desses cuidados. A informação gerada pela avaliação de enfermagem inicial é usada para elaborar o plano de TIP. Nesse caso, o plano de cuidados de enfermagem precisa refletir diagnósticos específicos da área e incluir problemas e intervenções do plano de TIP que tenham sido atribuídos ao enfermeiro.

No ambiente terapêutico, os enfermeiros são responsáveis por assegurar que as necessidades fisiológicas dos pacientes sejam atendidas. Os pacientes têm de ser estimulados a realizar as atividades da vida diária com a maior independência possível; contudo, o enfermeiro

> É importante que sejam tomadas medidas cuidadosas para assegurar que o plano de cuidados de enfermagem colabore efetivamente com o plano de TIP, de modo que os cuidados sejam coordenados e consistentes entre os membros da equipe.

precisa fazer uma avaliação contínua e ajudar quando for necessário. Avaliar o estado físico é uma responsabilidade de enfermagem importante, que não pode ser menosprezada no contexto psiquiátrico com ênfase no cuidado holístico.

A orientação à realidade dos pacientes que demonstram pensamento desorganizado ou que estão desorientados ou confusos é importante no ambiente terapêutico. Desse modo, relógios com ponteiros e números grandes, calendários que mostram o dia e a data em letras grandes e quadros de orientação que descrevem as atividades diárias e as notícias recentes podem ajudar os pacientes a se manterem orientados para a realidade. Os enfermeiros devem assegurar que eles recebam horários por escrito, descrevendo as atividades e que cheguem pontualmente para realizá-las. Alguns pacientes, inclusive, podem necessitar de um sinal de identificação em sua porta para lembrá-los de qual é seu quarto. Nas unidades de curta permanência, os enfermeiros que tratam de pacientes psiquiátricos geralmente dependem de uma atividade ou um tema básico que ajude a mantê-los orientados, como fotografias mostrando o hospital onde estão internados, apresentação de pessoas que foram internadas durante a noite e fornecimento de crachás com o primeiro nome das pessoas.

Os enfermeiros são responsáveis também pelo controle da administração dos fármacos nas unidades psiquiátricas em regime de internação; porém, em alguns programas terapêuticos, espera-se que os pacientes aceitem essa responsabilidade e solicitem seus medicamentos nos horários apropriados. Embora a incumbência final seja do enfermeiro, ele deve estimular os pacientes a desenvolver autoconfiança. Assim, os profissionais precisam trabalhar com os pacientes para encontrar métodos que resultem em progressos e fornecer *feedback* positivo quando eles têm êxito.

Um dos focos principais da enfermagem no ambiente terapêutico é a relação direta um a um, que se desenvolve a partir da confiança estabelecida entre o paciente e o enfermeiro. Alguns indivíduos com transtornos psiquiátricos nunca tiveram a capacidade de confiar; logo, se for possível conseguir isso por meio da relação com o enfermeiro, a confiança pode ser estendida às outras relações da vida da pessoa. Em um clima de confiança, o paciente é estimulado a expressar sentimentos e emoções e conversar sobre conflitos não resolvidos que estejam causando problemas em sua vida.

Nas hospitalizações de curta duração para condições agudas, a capacidade de desenvolver confiança rapidamente e avaliar e colaborar com o paciente de modo a atender suas necessidades depois da alta torna-se uma função fundamental dos enfermeiros, porque alguns elementos do plano de recuperação terapêutica ocorrem em outros contextos de tratamento depois da internação hospitalar. Por isso, o profissional não deve subestimar a importância dessas relações de curta

> **RECOMENDAÇÃO PARA A PRÁTICA CLÍNICA.** Desenvolver confiança significa cumprir as promessas que foram feitas, aceitação total do indivíduo como pessoa, independentemente do seu comportamento inaceitável. Significa ainda responder ao paciente com comportamentos concretos que lhe sejam compreensíveis (p. ex., "Se você estiver assustado, eu ficarei com você"; "se você sentir frio, trarei um cobertor"; "se tiver sede, buscarei um copo de água para você").

duração. Os pacientes em tratamento ambulatorial frequentemente reconhecem que algo que o enfermeiro disse ou algo que eles aprenderam no ambiente terapêutico do hospital lançou as sementes para seu plano de recuperação continuada.

O enfermeiro é responsável por estabelecer limites ao comportamento inaceitável no ambiente terapêutico. Isso exige dizer ao paciente em termos compreensíveis quais atitudes não são aceitáveis e quais são as consequências quando os limites são violados, os quais precisam ser definidos, escritos e aplicados por todos os membros da equipe. Consistência na imposição das consequências da violação dos limites estabelecidos é essencial para que a aprendizagem seja reforçada.

Assim como em todas as outras áreas de enfermagem, o papel do enfermeiro como "instrutor" do paciente é importante; por isso, os profissionais precisam ser capazes de avaliar a disposição de aprender de cada paciente. Ele quer aprender? Qual é seu nível de ansiedade? Qual é seu nível de capacidade de entender a informação apresentada? Temas da orientação dos pacientes psiquiátricos incluem informações sobre o diagnóstico clínico, os efeitos colaterais dos medicamentos, a importância da continuidade do tratamento com fármacos e do controle do estresse, entre outros. Alguns tópicos devem ser individualizados para pacientes específicos, enquanto outros podem ser ensinados em grupo. A Tabela 12.2 descreve os vários temas importantes de orientação em enfermagem para pacientes psiquiátricos.

Echternacht (2001) escreveu:

> As intervenções realizadas no ambiente terapêutico são reconhecidas como uma das funções básicas dos enfermeiros psiquiatras e de saúde mental, conforme estão descritas no manual *Psychiatric-Mental Health Nursing: Scope and Standards of Practice* (ANA, 2014). O ambiente terapêutico é considerado uma estrutura básica excelente para a operacionalização da interpretação de Peplau (Hildegard) e extensão da Teoria Interpessoal de Harry Stack Sullivan em sua aplicação na prática de enfermagem... (p. 39)

Agora é o tempo de reavivar o interesse em torno do conceito de ambiente terapêutico e reivindicar as funções da enfermagem no ambiente terapêutico tradicional. Os enfermeiros precisam definir o número de profissionais habilitados necessários para desempenhar as funções estruturadas e não estruturadas do ambiente terapêutico, conforme estabelecidas por seus Padrões de Prática. (p. 43)

TABELA 12.2 Ambiente terapêutico
Temas de orientação do paciente.

1. Métodos para melhorar a autoestima
2. Maneiras de lidar adequadamente com a raiva
3. Técnicas de controle do estresse
4. Como reconhecer os sinais de ansiedade crescente e intervir para evitar agravamento
5. Estágios normais do processo de pesar e comportamentos associados a cada um
6. Técnicas de treinamento da assertividade
7. Técnicas de relaxamento:
    a. Relaxamento progressivo
    b. Contrair e relaxar
    c. Respiração profunda
    d. Treinamento autógeno
8. Fármacos (especificar):
    a. Motivo para usar
    b. Efeitos colaterais inofensivos
    c. Efeitos colaterais que devem ser relatados ao médico
    d. Importância do uso regular dos fármacos
    e. Importância de não interromper o uso repentinamente
9. Efeitos de substâncias nocivas no corpo:
    a. Álcool etílico
    b. Outros depressores do sistema nervoso central
    c. Estimulantes
    d. Alucinógenos
    e. Narcóticos
    f. Canabinoides
10. Habilidades de resolução de problemas
11. Técnicas de parar de pensar/mudar pensamentos
12. Educação sexual, inclusive informações sobre infecções sexualmente transmissíveis
13. Aspectos essenciais da nutrição saudável
14. Investigação das necessidades espirituais
15. Gerenciamento do tempo de lazer
16. Estratégias para estabelecer e cumprir metas
17. (Para pais/cuidadores/guardiões):
    a. Sinais e sintomas do uso de drogas ilícitas
    b. Técnicas efetivas de criação dos filhos.

Resumo e pontos fundamentais

- Em psiquiatria, a ambientoterapia (comunidade terapêutica ou ambiente terapêutico) consiste em uma manipulação do ambiente na tentativa de provocar alterações comportamentais e melhorar a saúde psíquica e o nível funcional do paciente
- O objetivo da comunidade terapêutica é que o paciente aprenda habilidades de enfrentamento, interação e relacionamento adaptativos, que possam ser generalizados para outros aspectos de sua vida
- O próprio ambiente comunitário funciona como recurso terapêutico principal
- De acordo com Skinner (1979), uma comunidade terapêutica está pautada em sete pressupostos básicos:
    - A saúde de cada membro precisa ser concretizada e desenvolvida
    - Qualquer interação é uma oportunidade de intervenção terapêutica
    - Cada cliente possui seu comportamento
    - O paciente detém o próprio ambiente
    - A pressão do grupo é um recurso útil e poderoso
    - Os comportamentos inadequados são tratados à medida que ocorrem
    - Restrições e punição devem ser evitadas
- Como as metas da ambientoterapia dizem respeito a ajudar o paciente a aprender a generalizar o que compreendeu aos outros aspectos de sua vida, as condições que promovem uma comunidade terapêutica no contexto psiquiátrico são semelhantes às que existem nas situações de vida real
- As condições que promovem uma comunidade terapêutica são as seguintes:
    - Atendimento às necessidades fisiológicas básicas
    - Instalações físicas propícias ao cumprimento das metas terapêuticas
    - Existência de um modo democrático de autogoverno
    - Atribuição de responsabilidades de acordo com as capacidades do paciente
    - Um programa estruturado de atividades sociais e ocupacionais
    - Inclusão da comunidade e da família no programa terapêutico, na tentativa de viabilizar a alta
- O programa da ambientoterapia é implementado pela equipe de TIP
- A equipe está centrada no paciente e inclui alguns ou todos os seguintes profissionais (possivelmente outros): psiquiatra, psicólogo, enfermeiro com especialização em psiquiatria, técnico de saúde mental, assistente social, terapeuta ocupacional, terapeuta recreacional, terapeuta artístico, musicoterapeuta, psicodramatista, nutricionista e liderança religiosa
- Os enfermeiros desempenham um papel fundamental no gerenciamento do ambiente terapêutico. Eles estão envolvidos na avaliação, no diagnóstico, na identificação de desfechos, no planejamento, na implementação e na reavaliação de todos os programas terapêuticos
- Os enfermeiros oferecem contribuições significativas aos planos de TIP, que são elaborados para todos os pacientes. Eles são responsáveis por assegurar que as necessidades básicas do paciente sejam atendidas; avaliar suas condições físicas e psicossociais; administrar os fármacos prescritos; ajudar o paciente a desenvolver relações de confiança; estabelecer limites aos comportamentos inaceitáveis; orientar os pacientes e, por fim, ajudá-los de acordo com os limites de sua capacidade a atuarem como membros produtivos da sociedade.

Questões de revisão

Escolha a resposta mais adequada para cada uma das perguntas a seguir.

1. Qual das seguintes opções são pressupostos básicos de um ambiente terapêutico? (Marque todas as respostas corretas.)
   a. O paciente detém o próprio ambiente.
   b. Cada paciente tem o próprio comportamento.
   c. A pressão de grupo é um recurso útil poderoso.
   d. Os comportamentos inadequados são punidos imediatamente.

2. João disse para o enfermeiro: "Acho estúpido que as luzes sejam apagadas às 10 h da noite nos fins de semana. Nós deveríamos ter permissão para assistir à TV até meia-noite". Qual das seguintes opções seria a resposta mais apropriada do enfermeiro de uma comunidade terapêutica?
   a. "João, as regras foram explicadas quando você foi internado."
   b. "João, você pode levar essa solicitação aos outros membros na próxima reunião da comunidade."
   c. "João, algumas pessoas querem dormir cedo."
   d. "João, você não é a única pessoa nessa unidade. Você deve pensar nos outros também."

3. De modo a priorizar os cuidados prestados no ambiente terapêutico, qual das seguintes intervenções de enfermagem receberia prioridade máxima?
   a. Assegurar que todas as instalações físicas sejam propícias ao cumprimento das metas terapêuticas.
   b. Agendar uma reunião da comunidade às 8 h 30 da manhã, todos os dias.
   c. Atender às necessidades de nutrição e conforto de todos os pacientes.
   d. Estabelecer contatos com os recursos disponíveis na comunidade.

4. Em uma reunião da comunidade terapêutica, qual das seguintes ações seria mais importante para reforçar a postura democrática no contexto terapêutico?
   a. Permitir que cada participante disponha de um tempo específico e igual para que todos falem.
   b. Rever as regras e os limites comportamentais do grupo, que se aplicam a todos os pacientes.
   c. Ler as atas da reunião anterior.
   d. Esperar até que todos os pacientes estejam presentes antes de iniciar a reunião.

5. Uma das metas da comunidade terapêutica é que os pacientes se tornem mais independentes e assumam a responsabilidade por si próprios. Qual das seguintes abordagens adotadas pela equipe é melhor para estimular o cumprimento dessa meta?
   a. Incluir as contribuições e as decisões do paciente no plano de tratamento.
   b. Insistir que cada paciente seja eleito como "presidente" da reunião da comunidade.
   c. Tomar decisões pelo paciente no que se refere aos planos de tratamento.
   d. Exigir que o paciente tome banho, vista-se e compareça ao desjejum no horário certo todos os dias.

6. A orientação do paciente é uma atribuição de enfermagem importante no ambiente terapêutico. Qual das seguintes afirmações do paciente indica a necessidade de conhecimento e disposição para aprender?
   a. "Afaste-se de mim com esse medicamento! Eu não estou doente!"
   b. "Eu não preciso de tratamento psiquiátrico. Quero ajuda para tratar minha enxaqueca!"
   c. "Eu tomo diazepam há 20 anos. Deixarei de usá-lo quando estiver bom e pronto!"
   d. "O médico disse que eu tenho transtorno bipolar. O que realmente isso significa?"

7. Qual das seguintes atividades seria uma responsabilidade do psicólogo de uma equipe de TIP?
   a. Localizar um lar provisório e providenciar condições de moradia para um paciente que receberá alta do hospital em breve.
   b. Gerenciar o ambiente terapêutico 24 horas por dia.
   c. Administrar e avaliar testes psicológicos que facilitem o diagnóstico.
   d. Realizar psicoterapia e administrar eletroconvulsoterapia.

8. Qual das seguintes atividades seria uma responsabilidade do enfermeiro clínico especialista em psiquiatria de uma equipe de TIP?
   a. Gerenciar o ambiente terapêutico 24 horas por dia.
   b. Realizar terapia de grupo e atuar com consultor e orientador dos membros da equipe de enfermagem.
   c. Dirigir um grupo de pacientes na encenação de uma situação que, de outro modo, poderia ser muito dolorosa para o paciente falar abertamente.
   d. Localizar um lar provisório e providenciar condições de moradia para um paciente que receberá alta hospitalar em breve.

(continua)

Questões de revisão (continuação)

9. Na comunidade terapêutica, quais das seguintes opções são deveres do enfermeiro psiquiatra da equipe? (Marque todas as opções corretas.)
   a. Administração de fármacos.
   b. Orientação dos pacientes.
   c. Fazer diagnósticos clínicos.
   d. Orientação do paciente para a realidade.
   e. Desenvolver relação de confiança.
   f. Terapia de grupo.

10. Larissa sofreu abuso sexual na infância. Ela é uma das pacientes da unidade terapêutica e tem o diagnóstico de transtorno de personalidade limítrofe (*borderline*). Larissa recusa-se a conversar com qualquer pessoa. Qual das seguintes terapias a equipe de TIP poderia indicar para essa paciente? (Assinale todas as opções corretas.)
    a. Musicoterapia.
    b. Terapia artística.
    c. Psicodrama.
    d. Eletroconvulsoterapia.

Bibliografia

American Nurses Association(ANA), American Psychiatric Nurses Association, & International Society of Psychiatric Nurses. (2014). *Psychiatric-mental health nursing: Scope and standards of practice.* Silver Spring, MD: ANA.

Bowler, J.B. (1991). Transformation into a healing healthcare environment: Recovering the possibilities of psychiatric/mental health nursing. *Perspectives in Psychiatric Care,* 27(2), 21-25. doi:10.1111/j.1744-6163.1991.tb00339.x

DeSocio, J., Bowllan, N., & Staschak, S. (1997). Lessons learned in creating a safe and therapeutic milieu for children, adolescents, and families: Developmental considerations. *Journal of Child and Adolescent Psychiatric Nursing,* 10(4), 18-26. doi:10. 1111/j.1744-6171.1997.tb00418.x

Echternacht, M.R. (2001). Fluid group: Concept and clinical application in the therapeutic milieu. *Journal of the American Psychiatric Nurses Association,* 7(2), 39-44. doi:10.1067/mpn. 2001.115760

Hall, B.A. (1995). Use of milieu therapy: The context and environment as therapeutic practice for psychiatric-mental health nurses. In C.A. Anderson (Ed.), *Psychiatric nursing 1974 to 1994: A report on the state of the art* (pp. 46-56). St. Louis: Mosby-Year Book.

Jani, S., & Fishman, M. (2004). *Advances in milieu therapy for adolescent residential treatment.* Program presented at the American Academy of Child and Adolescent Psychiatry 2004 Annual National Meeting. Retrieved from https://milieu-therapy.com/links-resources/presentations/

Menninger Clinic. (2012). *Professionals in crisis program.* Retrieved from www.menningerclinic.com/patient-care/inpatient-treatment/professionals-in-crisis-program/milieu-therapy

Whall, A.L. (1991). Using the environment to improve the mental health of the elderly. *Journal of Gerontological Nursing,* 17(7), 39.

Leitura sugerida

Maslow, A. (1968). *Towards a psychology of being* (2nd ed.). New York: D. Van Nostrand.

Skinner, K. (1979). The therapeutic milieu: Making it work. *Journal of Psychiatric Nursing and Mental Health Services,* 17(8), 38-44.

13 Intervenção em Crise

CONCEITOS FUNDAMENTAIS
Crise

TÓPICOS DO CAPÍTULO

- Características de uma crise
- Fases do desenvolvimento de uma crise
- Tipos de crises
- Intervenção em crise
- Fases da intervenção em crise: o papel do enfermeiro
- Enfermagem em situações de desastre
- Aplicação do processo de enfermagem em situações de desastre
- Resumo e pontos fundamentais
- Questões de revisão

TERMOS-CHAVE

Desastre

Intervenção em crise

OBJETIVOS
Após ler este capítulo, o estudante será capaz de:

1. Definir *crise*.
2. Descrever as quatro fases do desenvolvimento de uma crise.
3. Reconhecer os tipos de crise que ocorrem na vida das pessoas.
4. Descrever o objetivo da intervenção em crise.
5. Descrever as etapas da intervenção em crise.
6. Reconhecer o papel do enfermeiro na intervenção em crise.
7. Aplicar o processo de enfermagem no atendimento às vítimas de desastres.

EXERCÍCIOS
Leia o capítulo e responda às seguintes perguntas:

1. Enumerar os três fatores que determinam se uma pessoa entra em crise em resposta a uma situação de estresse.
2. Qual é o objetivo da intervenção em crise?
3. Indivíduos em crise precisam desenvolver estratégias de enfrentamento mais adaptativas. De que maneira o enfermeiro presta auxílio nesse processo?
4. Descrever os comportamentos comuns nas crianças pré-escolares depois de um evento traumático.

As situações de estresse fazem parte do cotidiano das pessoas, e qualquer circunstância estressante pode desencadear uma crise. As crises são causadas por um desequilíbrio do qual muitos necessitam de ajuda para se recuperar. **Intervenção em crise** e sua resolução demandam habilidades de resolução de problemas, que frequentemente são diminuídas pelo grau de ansiedade associado ao desequilíbrio. A ajuda para solucionar problemas durante um período de crise preserva a autoestima e promove o crescimento com a resolução da crise.

Nos últimos anos, por exemplo, os estadunidenses enfrentaram alguns eventos catastróficos, inclusive desastres naturais como tornados, terremotos, furacões e inundações. Tragédias provocadas pelo homem, como os ataques com bombas na cidade de Oklahoma e na maratona de Boston, e também ao World Trade Center e ao Pentágono em 2001, provocaram estresse psicológico em proporções catastróficas em todo o planeta.

Este capítulo analisa as fases de desenvolvimento de uma crise e os tipos de crises que ocorrem na vida das pessoas. O texto detalha a metodologia da intervenção em crise, inclusive o papel do enfermeiro. Também são descritos os cuidados de enfermagem em situações de desastre.

CONCEITO FUNDAMENTAL

Crise

Evento súbito na vida do indivíduo, que desequilibra sua homeostasia e durante o qual os mecanismos usuais de enfrentamento não conseguem solucionar o problema (Lagerquist, 2012, p. 795).

Características de uma crise

Pesquisadores identificaram algumas características que podem ser consideradas como pressupostos nos quais se baseia o conceito de crise (Aguilera, 1998; Caplan, 1964):

1. Crises ocorrem com todas as pessoas em alguma época de sua vida e não significam necessariamente psicopatologia.
2. As crises são desencadeadas por eventos, e seus fatores específicos são identificáveis.
3. As crises têm natureza pessoal. Aquilo que pode ser considerado uma situação de crise por alguém pode não ser assim entendido por outro.
4. As crises são agudas (não crônicas) e são resolvidas de um modo ou de outro dentro de um curto período.
5. Uma crise traz consigo o potencial de crescimento ou deterioração psicológica.

As pessoas em crise sentem-se incapazes de mudar, pois não acreditam que têm os recursos para lidar com a condição que desencadeou o estresse. Os níveis de ansiedade aumentam a ponto de o indivíduo ter suas funções prejudicadas; seus pensamentos tornam-se obsessivos, e todos os seus comportamentos são dirigidos para atenuar a ansiedade vivenciada no momento. O sentimento é avassalador e pode afetar o indivíduo física e psicologicamente.

Bateman e Peternelj-Taylor (1998) afirmaram:

> Fora da cultura ocidental, uma crise é comumente entendida como um tempo de movimento e crescimento. O símbolo chinês que representa crise consiste em dois caracteres: *perigo* e *oportunidade* (Figura 13.1). Quando uma crise é considerada uma oportunidade de crescimento, as pessoas envolvidas mostram-se mais capazes de solucionar os problemas relacionados e avançar na direção de mudanças favoráveis. Quando a situação de crise é avassaladora por causa de seu alcance e de sua natureza, ou quando não houve tempo suficiente de preparação para as mudanças necessárias, os perigos parecem ser determinantes e suplantam qualquer potencial de crescimento. Os resultados são enfrentamento inadaptativo e comportamento disfuncional. (p. 144-145)

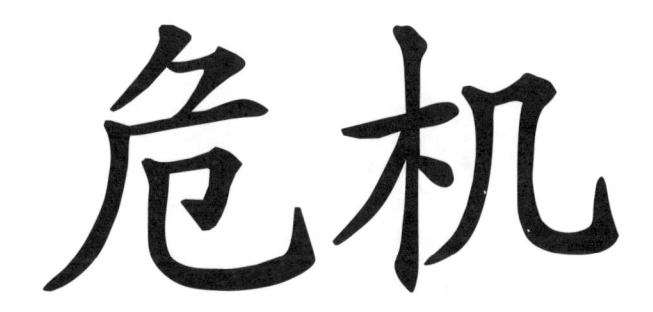

Figura 13.1 Símbolo chinês para crise.

Fases do desenvolvimento de uma crise

O desenvolvimento de uma situação de crise tem evolução relativamente previsível. Caplan (1964) descreveu quatro fases pelas quais os indivíduos passam em resposta a uma condição desencadeante de estresse e que culminam no estado de crise aguda:

Fase 1. *O indivíduo é exposto a um estressor desencadeante.* A ansiedade aumenta, e ele utiliza os métodos que já usava para solucionar problemas.

Fase 2. *Quando técnicas de resolução de problemas utilizadas anteriormente não atenuam a condição de estresse, a ansiedade aumenta ainda mais.* Nessa fase, o indivíduo começa a sentir muito desconforto. Ele recorre a técnicas de enfrentamento que funcionaram no passado, o que provoca sentimentos de desamparo quando não são bem-sucedidas. Sentimentos de confusão e desorganização predominam.

Fase 3. *Todos os recursos possíveis (internos e externos) são acionados para solucionar o problema e aliviar o desconforto.* O indivíduo pode tentar encarar o problema de outra perspectiva, ou mesmo desconsiderar alguns dos seus aspectos. Novas técnicas de resolução podem ser usadas; se forem efetivas, a resolução pode ocorrer nessa fase; o indivíduo então retorna ao um nível funcional superior, inferior ou igual ao anterior à crise.

Fase 4. *Se não ocorrer resolução nas fases anteriores*, Caplan afirma que "a tensão aumenta além dos limites, ou seu ônus aumenta até um ponto de ruptura. Com frequência, há desorganização significativa do indivíduo, com resultados drásticos" (p. 41). A ansiedade pode alcançar níveis de pânico. As funções cognitivas ficam desorganizadas, há labilidade emocional, e o comportamento pode refletir a existência de pensamentos psicóticos.

Essas fases são compatíveis com o modelo transacional de adaptação ao estresse, que foi descrito no Capítulo 1, *Conceito de Adaptação ao Estresse*. A Figura 13.2 ilustra a relação entre essas duas perspectivas. Quando um indivíduo encara um estressor como uma ameaça ao seu bem-estar e não dispõe

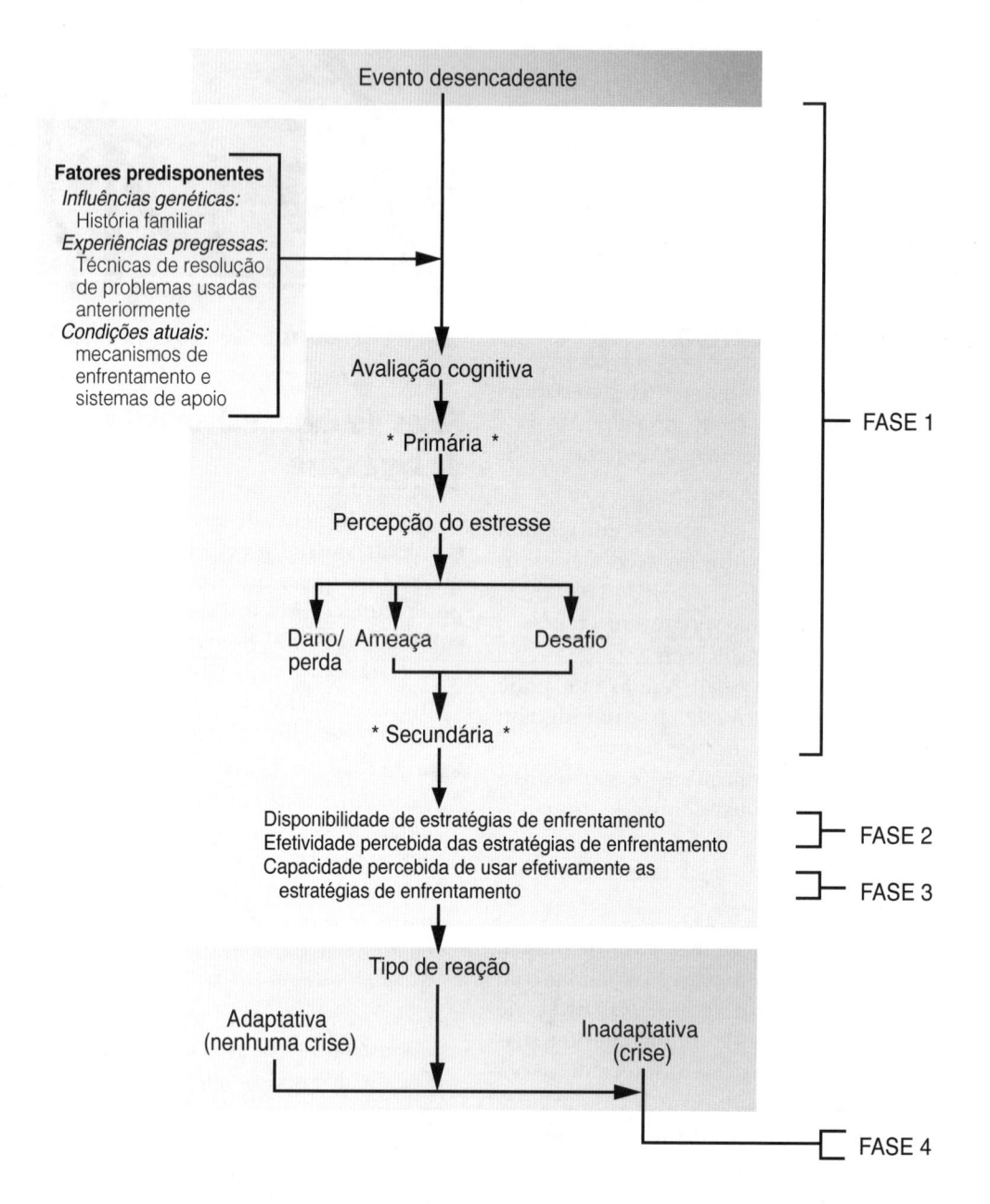

Figura 13.2 Relação entre o modelo transacional de adaptação ao estresse e as fases de desenvolvimento de uma crise segundo Caplan.

de estratégias adaptativas, ou adota abordagens inadaptativas, a crise começa. Do mesmo modo, Aguilera (1998) falou de "fatores balanceadores", que influenciam a percepção e a reação de um indivíduo a um estressor precipitante. A Figura 13.3 ilustra um esquema desses fatores.

O paradigma apresentado por Donna C. Aguilera sugere que, se um indivíduo vivencia ou não uma crise em resposta a uma situação estressante, depende de três fatores:

1. **Modo como o indivíduo percebe o evento**: se o evento for percebido de modo realista, é mais provável que o indivíduo acione os recursos adequados para recuperar o equilíbrio. Se, porém, a percepção do evento for distorcida, as tentativas de solucionar o problema provavelmente não serão efetivas, e o equilíbrio não será restaurado.
2. **Disponibilidade de apoios situacionais**: Aguilera afirmou: "Apoios situacionais são as pessoas disponíveis no ambiente às quais o indivíduo pode recorrer para ajudá-lo a solucionar o problema" (p. 37). Sem apoios situacionais adequados durante uma condição de estresse, é mais provável que um indivíduo se sinta subjugado e sozinho.
3. **Disponibilidade de mecanismos de enfrentamento adequados**: quando há uma situação estressante, os

duração e, em alguns casos, para sintomas de disfunção emocional ou doença mental, inclusive depressão, ansiedade e transtornos associados ao trauma/estressores.

Tipos de crises

Baldwin (1978) identificou seis tipos de crises emocionais com níveis de gravidade crescentes. À medida que aumenta o grau de psicopatologia, a origem da condição estressante muda de externa para interna. O tipo de crise determina o método de intervenção escolhido.

Classe 1: crises disposicionais

Definição: situações de resposta aguda a um fator de estresse externo.

> **EXEMPLO**
>
> Laura e Sérgio estão casados há 3 anos e têm uma filha de 1 ano. Sérgio está passando por dificuldades no trabalho, com seu patrão. Por 2 vezes nos últimos 6 meses, ele teve explosões de raiva em casa e foi agressivo com Laura. Na noite passada, ele ficou irritado porque o jantar não estava pronto na hora que esperava. Então, arrancou a filha dos braços da mãe e, gritando, jogou a criança no berço; depois, bateu e deu socos em Laura a ponto de ela temer pela própria vida. Na manhã seguinte, quando ele saiu para o trabalho, Laura pegou o bebê e procurou o setor de emergência do hospital da cidade, sem saber mais o que fazer.

Intervenção: no setor de emergência, devem ser prestados cuidados físicos aos ferimentos e deve ser investigada a violência doméstica. O profissional de saúde mental pode apoiar e oferecer orientação quanto às alternativas viáveis para cuidar da saúde e segurança da paciente e de sua filha. O enfermeiro do setor de emergência deve estimular e empoderar Laura para que ela possa esclarecer suas necessidades e seus problemas, de modo que possa ser feito encaminhamento para a assistência social.

Classe 2: crises esperadas de transições existenciais

Definição: transições normais do ciclo de vida que são esperadas, mas das quais o indivíduo pode sentir falta de controle.

> **EXEMPLO**
>
> O estudante universitário J.T. está sendo reavaliado por causa de suas notas baixas neste semestre. Sua esposa deu à luz recentemente e precisou deixar o emprego; então, ele aumentou suas horas de trabalho de meio período para tempo integral a fim de compensar e, por isso, tem pouco tempo para estudar. Ele procura o enfermeiro de saúde da universidade com diversas queixas físicas mal definidas.

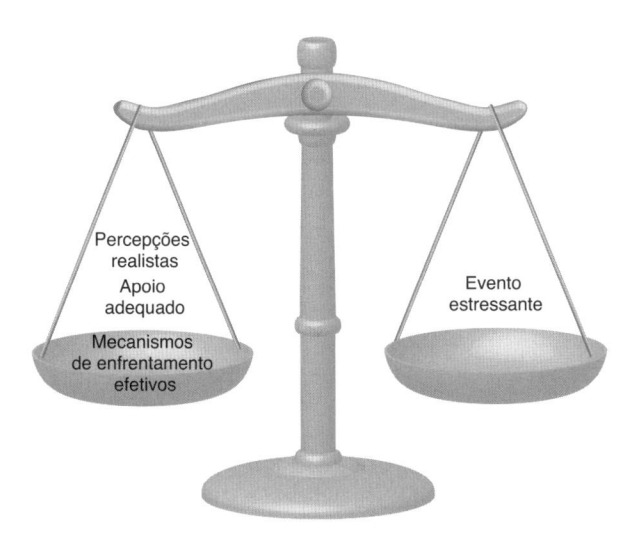

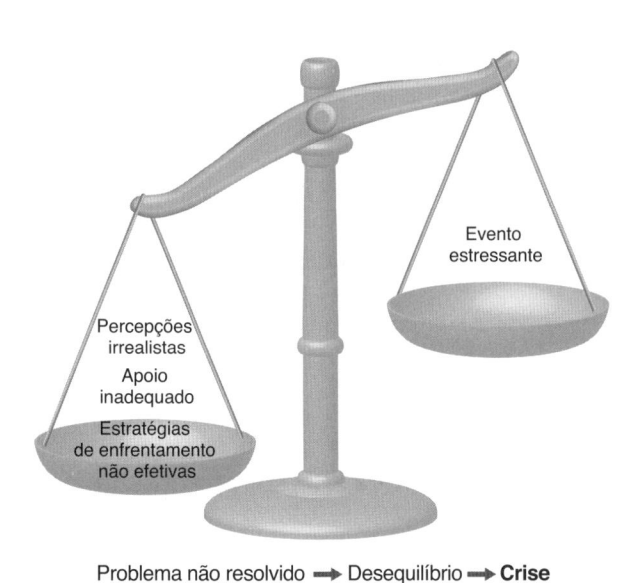

Figura 13.3 Efeitos dos fatores balanceadores em um evento estressante.

O evento estressante é equilibrado por percepções realistas, apoio adequado e mecanismos de enfrentamento efetivo ➡ Equilíbrio ➡ **Nenhuma crise**

Problema não resolvido ➡ Desequilíbrio ➡ **Crise**

indivíduos recorrem às estratégias comportamentais que foram bem-sucedidas no passado. Se essas estratégias de enfrentamento funcionarem, a crise pode ser evitada. Caso contrário, o desequilíbrio persiste, e a tensão e ansiedade aumentam.

As crises são situações agudas e provisórias, que são solucionadas de uma maneira ou de outra em 1 a 3 meses. Elas podem se tornar oportunidades de crescimento quando os indivíduos aprendem métodos novos de enfrentamento, que podem ser preservados e usados quando estressores semelhantes se repetem. Contudo, quando o novo método de enfrentamento ou os fatores balanceadores não são identificados e incorporados, a situação de crise pode evoluir para problemas de longa

Intervenção: o enfermeiro deve realizar um exame físico (os sintomas físicos podem ser causados por depressão) e estimular o paciente a expressar seus sentimentos. Conforme a necessidade, o indivíduo deve receber tranquilização e apoio, devendo ser encaminhado a serviços que possam fornecer ajuda financeira e outros tipos de auxílio necessários. As áreas problemáticas devem ser reconhecidas, e o enfermeiro deve conversar com o paciente sobre estratégias disponíveis para mudar a situação.

Classe 3: crises resultantes de estresse traumático

Definição: crises desencadeadas por um estressor exterior inesperado, sobre o qual o indivíduo tem pouco ou nenhum controle e que provoca desamparo emocional e desalento.

EXEMPLO

Ana é uma garçonete cujo turno de trabalho terminava à meia-noite. Há duas semanas, enquanto se dirigia a seu automóvel em um estacionamento muito deserto, ela foi rendida por dois homens armados, levada para um prédio abandonado, estuprada e espancada. Desde então, suas feridas físicas praticamente cicatrizaram. Contudo, Ana não consegue ficar sozinha, sente medo constantemente, revive a experiência em *flashbacks* e sonhos e não consegue comer, dormir ou trabalhar no seu emprego no restaurante. Sua amiga ofereceu-se para acompanhá-la à clínica de saúde mental.

Intervenção: o enfermeiro deve oferecer a Ana uma oportunidade para conversar sobre a experiência e expressar seus sentimentos quanto ao trauma quando ela demonstrar disposição para fazê-lo. Ele deve: tranquilizar e dar apoio à paciente; conversar sobre os estágios do pesar e como o estupro pode desencadear sentimento de perda, inclusive de controle ou forças e do sentimento de valor próprio, desencadeando a reação de pesar; identificar os sistemas de apoio que possam ajudar a paciente a voltar às suas atividades habituais e explorar novos métodos de enfrentamento das emoções que se originaram de uma situação que ela não tinha vivido antes. Essas intervenções devem ser realizadas em um ambiente acolhedor que contemple o impacto do trauma na convicção de identidade da paciente; além disso, todas as intervenções devem transmitir dignidade, respeito e esperança, além de promover o empoderamento da paciente para fazer escolhas em seu cuidado (SAMHSA, 2014). Mais informações sobre cuidados específicos para as vítimas de trauma estão no Capítulo 28, *Transtornos Relacionados com Trauma e Estresse*.

Classe 4: crises de maturidade/ desenvolvimento

Definição: crises que ocorrem como reação às tentativas frustradas de dominar as etapas do desenvolvimento associadas às transições do ciclo de vida.

EXEMPLO

Jade e Calebe estão casados há 2 anos, e seu primeiro filho tem 4 meses de vida. Recentemente, a mãe de Jade teve diagnóstico de câncer, e o prognóstico é indefinido. Nas últimas 3 semanas, Jade tornou-se cada vez mais ansiosa e desorganizada, ligando para o enfermeiro 10 a 15 vezes/dia com novos temores de que não esteja cuidando adequadamente da saúde do filho. Jade tem gritado com Calebe, dizendo que ele nunca está disponível quando ela precisa de ajuda com o bebê, e fala que está pensando em entregar seu filho ao Serviço de Amparo Infantil, porque acredita que ambos sejam incapazes de atuar como pais efetivos. Por insistência de Calebe, ela concorda em ser atendida por um conselheiro.

Intervenção: a intervenção principal é ajudar Jade a atenuar sua ansiedade. Quando as pessoas estão sob ansiedade intensa, sua capacidade de compreender os fatores contribuintes e explorar as opções de mudança comportamental fica prejudicada. A segurança do filho também deve ser avaliada cuidadosamente. Encaminhamento e ajuda quanto às tarefas de mãe podem atenuar a ansiedade associada a essa nova fase de desenvolvimento. A ansiedade e a culpa relacionadas com a doença da mãe de Jade também poderiam ser exploradas como um fator potencialmente contribuinte para a crise atual.

Classe 5: crises que refletem psicopatologia

Definição: crise influenciada ou desencadeada por psicopatologia preexistente. Exemplos de psicopatologias que podem desencadear crises são transtornos de personalidade, transtornos de ansiedade, transtorno bipolar e esquizofrenia.

EXEMPLO

Sonia tem 29 anos e foi diagnosticada com transtorno de personalidade *borderline* quando tinha 18, problema que parece ter origem em seu medo profundo de abandono. A paciente tem feito psicoterapia semanal há 10 anos, com várias internações hospitalares por tentativas de suicídio nesse período. Sonia tem a mesma psicoterapeuta nos últimos 6 anos, a qual lhe disse que vai se casar dentro de 1 mês e irá mudar-se para outro estado com seu marido. Sonia sentiu-se desolada, dizendo que ninguém cuida dela e que seria melhor que morresse. Ela foi encontrada vagando de um lado para outro em uma via expressa movimentada, completamente alheia ao que lhe acontecia ao redor. A polícia levou a paciente ao setor de emergência do hospital.

Intervenção: a intervenção inicial tem como objetivo ajudar Sonia a reduzir a ansiedade. Ela precisa que alguém fique com ela e a tranquilize de que está segura e amparada. Quando os sentimentos de pânico e ansiedade diminuírem, Sonia deve ser encorajada a expressar verbalmente seus sentimentos de abandono. Comportamentos regressivos não devem ser reforçados. A paciente também deve receber reforço positivo para envolver-se em atividades e realizações independentes. A terapeuta assistente deverá trabalhar essa questão do encerramento da relação terapêutica com Sonia e facilitar sua transferência para outro terapeuta ou programa terapêutico. A internação hospitalar pode ser necessária para preservar a segurança da paciente.

Classe 6: emergências psiquiátricas

Definição: situações de crise nas quais as funções gerais estão profundamente prejudicadas, e o indivíduo torna-se incompetente ou incapaz de assumir responsabilidade pessoal por seu comportamento. Exemplos incluem risco agudo de suicídio, superdosagem de drogas, reações a substâncias alucinógenas, psicoses agudas, raiva descontrolada e intoxicação alcoólica.

EXEMPLO

Jennifer tem 16 anos e, há 6 meses, está namorando Joe, uma estrela do time de futebol da universidade. Depois do jogo de sexta-feira à noite, eles foram à casa de Jackie, onde se reuniram alguns estudantes universitários para uma festa. Não havia adultos presentes. Em torno de meia-noite, Joe disse a Jennifer que não queria mais namorá-la. Ela ficou histérica, e Jackie ficou assustado com seu comportamento. Ele a levou para o quarto de seus pais e deu-lhe um comprimido de diazepam, que sua mãe tinha em sua caixa de medicamentos. Jackie deixou Jennifer deitada na cama dos seus pais e voltou para a festa no andar térreo. Cerca de 1 hora depois, ele voltou ao quarto de seus pais e descobriu que Jeniffer havia retirado o frasco de diazepam da caixa de medicamentos e tomado todos os comprimidos. A adolescente estava inconsciente, e Jackie não conseguiu acordá-la. Uma ambulância foi chamada, e ela foi transportada para o hospital local.

Intervenção: nesse caso, a prioridade é prestar cuidados de emergência, inclusive monitorar os sinais vitais, assegurar a manutenção de uma via respiratória adequada e iniciar a lavagem gástrica e/ou administração de carvão ativado. Jennifer é menor de idade; por isso, também é essencial notificar seus pais. A internação hospitalar é justificável para garantir a segurança da paciente. Conversar sobre autoestima, rejeição e perda ajudará Jennifer a explorar métodos mais adaptativos para lidar com situações de estresse.

Intervenção em crise

As pessoas em crise necessitam urgentemente de ajuda; por isso, na **intervenção**, o terapeuta ou outro interventor se torna parte da situação existencial do indivíduo. Devido ao estado emocional da pessoa em crise, ela não consegue solucionar seus problemas e, consequentemente, precisa de ajuda e apoio de outros para mobilizar os recursos necessários à superação.

Interpretações psicológicas demoradas não são apropriadas à intervenção em crise. O momento é de fazer o que seja necessário para ajudar o indivíduo a conseguir alívio e colocar em ação todas as pessoas e os recursos necessários para isso. Aguilera (1998) afirmou:

> O objetivo da intervenção em crise é conseguir a resolução imediata da crise. O foco da intervenção é dar apoio, de forma que o indivíduo volte ao seu nível funcional anterior ou, possivelmente, alcance um nível funcional mais alto. O papel do terapeuta é dirigir, apoiar e participar ativamente da crise. (p. 24)

A intervenção em crise ocorre no ambiente hospitalar, ambulatorial ou na comunidade. Entretanto, nas últimas décadas, os policiais têm sido, cada vez mais frequentemente, os primeiros profissionais chamados a atuar em situações de crise de saúde mental. Em 1988, o tiroteio fatal entre policiais e um homem com doença mental resultou no desenvolvimento do modelo de *equipe de intervenção em crise* (CIT, ou *crisis intervention team*, em inglês), para assegurar que policiais fossem treinados a identificar doença mental e uso abusivo de drogas, para técnicas de atenuação de tensão e para transferir indivíduos dos sistemas de justiça criminal a unidades de saúde mental (Watson & Fulambarker, 2012). Nem todos os estados americanos desenvolveram programas de treinamento de CIT, mas vários estudos demonstraram melhoria das condições de segurança dos pacientes com doenças mentais quando os policiais treinados dessas equipes estão disponíveis. Outros recursos que podem servir aos pacientes com doença mental em crise aguda incluem: linhas telefônicas para crises acessíveis por 24 horas, centros de crise sem consultas agendadas, equipes móveis de intervenção em crises, serviços de afastamento e residência provisória e serviços hospitalares, inclusive leitos para observação por até 23 horas (National Alliance on Mental Illness [NAMI], 2015). Os enfermeiros são responsáveis por conhecer os recursos existentes nas comunidades em que atuam. Desse modo, eles podem assumir um papel importante no treinamento para intervenção em crises nas suas localidades, além de oferecer apoio às famílias, estimulando-as a solicitar a intervenção dos oficiais treinados da equipe de CIT (quando disponíveis) quando se deparam com uma crise psiquiátrica de seus familiares.

Uma tendência mais recente em alguns estados, municípios e unidades de saúde mental é utilizar *especialistas em apoio recíproco*. Esses indivíduos têm experiência pessoal com doença mental e são treinados e/ou credenciados para ajudar outros pacientes a enfrentar os desafios cotidianos de viver com uma doença mental. Existem evidências demonstrando sua efetividade na resolução de crises psiquiátricas (NAMI, 2014).

A metodologia básica do trabalho de intervenção em crise por profissionais de saúde baseia-se, sobretudo, em técnicas de resolução de problemas e atividades estruturadas focadas em mudança. Por meio de alterações adaptativas, as crises são resolvidas, levando ao crescimento. Devido à limitação de tempo da intervenção em crise, o indivíduo precisa obter algum grau de alívio desde a primeira interação. Desse modo, a intervenção não tem como objetivo uma alteração ou reconstrução significativa da personalidade (como seria o caso da psicoterapia de longa duração), mas sim usar determinada situação de crise no mínimo para recuperar as funções do indivíduo e no máximo para promover o crescimento pessoal.

Fases da intervenção em crise: o papel do enfermeiro

Os enfermeiros reagem diariamente às situações de crise; elas podem ocorrer em qualquer unidade de um hospital geral, no contexto domiciliar, nos serviços de saúde da comunidade, nas escolas, nos consultórios e na prática privada. Assim, os profissionais podem ser chamados para atuar como auxiliares em situações de crise em quase todos os contextos associados à prática de enfermagem.

Roberts e Ottens (2005) descreveram a aplicação clínica do modelo de sete estágios, de Roberts, para intervenção em crises, o qual está resumido na Tabela 13.1. Aguilera (1998) descreveu as quatro fases da técnica de intervenção em crise, que são claramente comparáveis com as etapas do processo de enfermagem. Essas fases estão descritas nos parágrafos subsequentes.

TABELA 13.1 Modelo de sete estágios, de Roberts, para intervenção em crise.

ESTÁGIO	INTERVENÇÕES
Estágio I. Avaliação psicossocial e de letalidade	• Realizar avaliação biopsicossocial rápida, mas meticulosa
Estágio II. Estabelecimento de relação rapidamente	• O profissional usa sinceridade, respeito e aceitação incondicional para estabelecer relação com o paciente • As habilidades importantes são contato visual direto, atitude imparcial, flexibilidade e manutenção de uma atitude mental positiva
Estágio III. Identificação de problemas principais ou fatores desencadeantes da crise	• Identificar o evento desencadeante que levou o paciente a buscar ajuda no momento atual • Identificar outras situações que levaram ao evento desencadeante • Priorizar os problemas para os quais o paciente necessita de ajuda mais imediata • Conversar sobre o estilo de enfrentamento atual do paciente e oferecer ajuda nas áreas em que seriam úteis modificações para solucionar a crise atual e evitar crises futuras
Estágio IV. Lidar com sentimentos e emoções	• Estimular o paciente a expressar seus sentimentos. Validar os sentimentos expressos • Usar técnicas de comunicação terapêutica para ajudar o paciente a explicar a situação atual de crise • Por fim e cautelosamente, iniciar o questionamento das crenças e dos comportamentos inadaptativos e ajudar o paciente a adotar opções mais adaptativas e racionais
Estágio V. Elaboração e exploração de alternativas	• Explorar conjuntamente as opções com o paciente • Identificar estratégias de enfrentamento que já foram bem-sucedidas para o paciente • Ajudar o paciente com estratégias de resolução de problemas, de modo a enfrentar adaptativamente a crise atual
Estágio VI. Implementação de um plano de ação	• Nesse estágio, há progressão da crise para resolução • Elaborar um plano concreto de ação para lidar diretamente com a crise atual • Dispor de um plano concreto restaura o equilíbrio e o bem-estar psicológico do paciente • Trabalhar o significado do evento que desencadeou a crise. De que maneira poderia ter sido evitado? Quais reações podem ter agravado a situação?
Estágio VII. Acompanhamento	• Agendar uma consulta de acompanhamento do paciente para avaliar suas condições depois da crise • O agendamento proveitoso das visitas de acompanhamento inclui os aniversários de 1 mês e 1 ano do episódio de crise

Adaptada de: Roberts, A.R., Ottens, A.J. (2005). The seven-stage crisis intervention model: A road map to goal attainment, problem solving, and crisis resolution. *Brief Treatment and Crisis Intervention*, 5(4), 329-339.

Fase 1. Avaliação

Nessa fase, o enfermeiro reúne informações sobre o estressor desencadeante e a crise resultante que levou o indivíduo a buscar ajuda profissional. Na intervenção em crise, o enfermeiro pode realizar algumas das seguintes avaliações:

- Pedir ao indivíduo que descreva o evento que desencadeou a crise
- Determinar quando ele ocorreu
- Avaliar as condições físicas e mentais do indivíduo
- Investigar se o indivíduo já vivenciou esse estressor. Em caso afirmativo, qual foi o método de enfrentamento utilizado? Ele foi tentado dessa vez?
- Se métodos de enfrentamento prévios foram tentados, qual foi o resultado?
- Se novos métodos de enfrentamento foram tentados, qual foi o resultado?
- Avaliar potencial, planos e meios de suicídio ou homicídio
- Avaliar a adequação dos sistemas de apoio
- Determinar o nível funcional antes da crise. Avaliar os métodos de enfrentamento habituais, os sistemas de apoio disponíveis e a capacidade de resolução de problemas
- Avaliar a percepção que o indivíduo tem de seus pontos fortes e limitações
- Avaliar se o indivíduo usa substâncias psicoativas.

As informações obtidas com essa avaliação abrangente são, então, analisadas, sendo identificados os diagnósticos de enfermagem pertinentes, que reflitam a urgência da situação de crise. Alguns diagnósticos de enfermagem que podem ser relevantes são:

- Enfrentamento ineficaz
- Ansiedade (grave, chegando a pânico)
- Processos de pensamento perturbados (retirado da lista NANDA-I de diagnósticos aprovados, mas assim utilizado para as finalidades deste livro)
- Risco de violência dirigida a si próprio ou a terceiros
- Síndrome do trauma de estupro
- Síndrome pós-traumática
- Medo.

Fase 2. Planejamento da intervenção terapêutica

Na fase de planejamento da intervenção em crise, o enfermeiro seleciona as intervenções de enfermagem apropriadas aos diagnósticos identificados. No planejamento das intervenções, deve-se levar em consideração o tipo de crise e também os pontos positivos, as opções desejadas e os recursos disponíveis para apoiar o paciente. As metas são estabelecidas para solucionar a crise e retornar ao nível funcional anterior a ela ou ir a um nível mais alto.

Fase 3. Intervenção

Durante a fase 3, as ações identificadas na fase 2 são executadas. As seguintes intervenções são o foco da enfermagem na intervenção em crises:

- Adotar uma abordagem orientada para a realidade. O foco do problema é aqui e agora
- Permanecer junto do paciente com ansiedade e pânico
- Estabelecer rapidamente uma relação profissional, demonstrando aceitação incondicional, escuta atenciosa e atendimento às necessidades imediatas
- Desencorajar explicações ou racionalizações demoradas da situação; promover um clima propício à verbalização sincera dos sentimentos
- Estabelecer limites firmes aos comportamentos agressivos destrutivos. Com níveis altos de ansiedade, o comportamento provavelmente é impulsivo e regressivo. Desde o início, estabelecer o que é aceitável e o que não é e manter consistência
- Esclarecer o problema que o indivíduo enfrenta. O enfermeiro consegue isso descrevendo sua percepção do caso e comparando-a com a maneira como o paciente o entende
- Ajudar o paciente a determinar o que ele acha que desencadeou a crise
- Reconhecer sentimentos de raiva, culpa, desamparo e impotência sem uma atitude julgadora
- Orientar o indivíduo durante o processo de solução do problema, de modo ele possa avançar na direção de uma mudança de vida positiva
- Ajudar o indivíduo a enfrentar os fatores que contribuem para a situação de crise
- Estimular o indivíduo a conversar sobre as mudanças que ele gostaria de efetuar e determinar conjuntamente se as mudanças desejadas são realistas ou não
- Estimular o paciente a explorar seus sentimentos acerca dos aspectos da situação que não podem ser modificados e explorar maneiras alternativas de enfrentamento mais adaptativo nessas situações
- Conversar sobre estratégias alternativas para alcançar mudanças mais realisticamente possíveis
- Comparar os benefícios e as consequências de cada alternativa

RECOMENDAÇÃO PARA A PRÁTICA CLÍNICA. As estratégias de enfrentamento são extremamente pessoais, e a escolha final tem de ser do paciente. O enfermeiro pode oferecer sugestões e ajudar o indivíduo a identificar estratégias de enfrentamento realistas, que possam promover desfechos favoráveis em uma situação de crise.

- Ajudar o indivíduo a escolher estratégias de enfrentamento alternativas, que ajudem a atenuar situações de crise no futuro
- Identificar os sistemas de apoio externo e as redes sociais novas, junto aos quais o indivíduo possa buscar ajuda em situações de estresse.

Fase 4. Reavaliação da resolução da crise e planejamento antecipatório

Para avaliar o resultado da intervenção em crise, deve ser feita uma reavaliação a fim de determinar se o objetivo expresso foi alcançado, com questões como:

- Houve alterações comportamentais favoráveis?
- O indivíduo desenvolveu estratégias de enfrentamento mais adaptativas? Elas foram efetivas?
- O indivíduo cresceu com a experiência, ampliando a percepção de suas reações às situações de crise?
- O indivíduo acredita que poderia reagir com adaptação saudável em situações futuras de estresse para evitar o desenvolvimento de outra crise?
- O indivíduo é capaz de descrever um plano de ação para lidar com estressores semelhantes ao que desencadeou essa crise?

Durante a fase de reavaliação, o enfermeiro e o paciente resumem o que ocorreu durante a intervenção, revisando o que o indivíduo aprendeu e antecipando como ele reagirá no futuro. Também é importante determinar o tipo de tratamento subsequente; se for necessário, o enfermeiro pode fornecer informações sobre o encaminhamento do paciente.

Enfermagem em situações de desastre

Embora existam muitas definições de **desastre**, um elemento comum é que o evento esgota os recursos locais e coloca em risco a função e a segurança da comunidade (Norwood et al., 2000). Um desastre violento, seja natural ou provocado pelo homem, pode causar devastação à propriedade ou vida. Essas tragédias deixam as vítimas com sentimentos de segurança e bem-estar abalados e graus variáveis de trauma emocional. Comumente, as vítimas expressam sofrimento espiritual e questionam: "Como isso pôde ter acontecido?" e "O que é mais importante na vida?". A Tabela 13.2 descreve um plano de cuidados para responder ao sofrimento espiritual. As crianças são especialmente vulneráveis porque não têm experiências pregressas de vida e habilidades de enfrentamento. Desse modo, seu senso de ordem e segurança é profundamente perturbado, e elas não conseguem entender que o transtorno é transitório e que seu mundo, por fim, voltará ao normal.

Aplicação do processo de enfermagem em situações de desastre

Dados da avaliação dos antecedentes

Os indivíduos reagem aos eventos traumáticos de diversas maneiras. Pesar, por exemplo, é uma reação natural depois de qualquer perda e pode ser mais extremo se o desastre for vivenciado pessoalmente ou testemunhado. Os efeitos emocionais da perda e da desorganização podem começar imediatamente ou aparecer semanas ou meses depois.

As reações psicológicas e comportamentais comuns nos adultos que passam por traumas e desastres são: raiva; descrença; tristeza; ansiedade; medo; irritabilidade; excitação; entorpecimento; distúrbios do sono; aumento do consumo de álcool etílico, cafeína e tabaco (Norwood et al., 2000). As crianças pré-escolares frequentemente têm ansiedade de separação, atitudes regressivas, pesadelos e comportamento hiperativo ou retraído. As maiores podem ter dificuldade de concentração, queixas somáticas, distúrbios do sono e preocupações quanto à segurança. As reações dos adolescentes são semelhantes às dos adultos.

Norwood e colaboradores (2000) afirmaram que:

O luto traumático sabidamente impõe desafios especiais aos sobreviventes. Embora a morte dos entes queridos sempre seja dolorosa, uma morte violenta e inesperada pode ser mais difícil de aceitar. Os familiares podem vivenciar imagens perturbadoras de morte com base nas informações obtidas das autoridades ou da mídia. Presenciar ou ouvir falar da violência perpetrada a um ente querido também aumenta a vulnerabilidade aos transtornos psiquiátricos. A confirmação de que alguém foi exposto a toxinas é um potente estressor traumático... e também o foco de muita preocupação na comunidade médica que se prepara para reagir a ataques terroristas usando armas biológicas, químicas ou nucleares. (p. 214)

Diagnósticos de enfermagem e definição dos resultados esperados

As informações obtidas com base na avaliação são analisadas; em seguida, são estabelecidos os diagnósticos de enfermagem pertinentes, que refletem a urgência da situação. Alguns potencialmente relevantes são:

- Risco de lesão (traumatismo, asfixia, envenenamento/intoxicação)
- Risco de infecção
- Ansiedade (pânico)
- Medo
- Sofrimento espiritual
- Risco de síndrome pós-trauma
- Enfrentamento ineficaz da comunidade.

TABELA 13.2 Plano de cuidados para o paciente que vivenciou um evento traumático.

DIAGNÓSTICO DE ENFERMAGEM: ANSIEDADE (PÂNICO)/MEDO

RELACIONADA COM: ameaça percebida ou real ao bem-estar físico; ameaça de morte; crise situacional; exposição a substâncias tóxicas; necessidades que não foram atendidas

EVIDENCIADA POR: sentimentos persistentes de apreensão e inquietude; sensação de tragédia iminente; comprometimento funcional; expressões verbais de não ter controle ou influência sobre a situação, o resultado ou o autocuidado; hiperatividade simpática; movimentos físicos estranhos

Critérios de resultado	Intervenções de enfermagem	Justificativa
O paciente demonstra que a ansiedade está em um nível controlável O paciente demonstra uso de mecanismos de enfrentamento positivos para controlar a ansiedade	1. Determinar o grau de ansiedade/medo atual, comportamentos associados (p. ex., risos, choro, se calmo ou agitado, excitado ou com comportamento histérico, expressões de descrença e/ou autoacusação) e realidade da ameaça percebida	1. Compreender claramente a percepção do paciente é essencial para que seja prestada a ajuda apropriada para superar o medo. O paciente pode estar agitado ou totalmente esgotado. O estado de pânico aumenta o risco à segurança do próprio paciente e de outras pessoas no ambiente
	2. Avaliar o grau de desorganização	2. O paciente não consegue desempenhar as atividades da vida diária ou as exigências do seu trabalho e necessita de intervenção mais intensiva
	3. Criar um ambiente o mais tranquilo possível. Manter conduta confiante e calma. Falar em tom suave, utilizando frases simples e curtas	3. Isso reduz a sensação de confusão ou estimulação exagerada; reforça o sentimento de segurança. Ajuda o paciente a focar sua atenção no que lhe é dito e evita transmitir ansiedade
	4. Desenvolver uma relação de confiança com o paciente	4. Confiança é a base da relação terapêutica entre enfermeiro e paciente e lhes possibilita trabalhar efetivamente juntos
	5. Determinar se o incidente foi uma situação preexistente reativada ou coexistente (física ou psicológico)	5. Preocupações e questões psicológicas podem ser recicladas a cada vez que o trauma é revivido e afetam a maneira como o paciente percebe a situação atual
	6. Verificar a existência de sintomas físicos (p. ex., dormência, cefaleia, sensação de aperto no peito, náuseas e palpitações)	6. Os problemas físicos devem ser diferenciados dos sintomas de ansiedade, de modo que possa ser administrado tratamento apropriado
	7. Reconhecer as reações psicológicas (p. ex., raiva, choque, ansiedade aguda, pânico, confusão e negação). Documentar as alterações emocionais	7. Embora essas sejam reações normais por ocasião do trauma, elas reaparecem repetidamente, até que sejam tratadas adequadamente
	8. Conversar com o paciente acerca da sua percepção do que provoca ansiedade	8. Isso aumenta as chances de relacionar os sintomas com o sentimento subjetivo de ansiedade e oferece a oportunidade de obter entendimento/controle e efetuar as mudanças desejadas
	9. Ajudar o paciente a corrigir quaisquer distorções que estiver vivenciando. Compartilhar suas percepções com o paciente	9. As percepções com base na realidade ajudam a reduzir os temores. Como o enfermeiro percebe a situação pode ajudar o paciente a entendê-la de outra maneira
	10. Conversar com o paciente ou outra pessoa significativa sobre o modo como ele enfrentou eventos que desencadearam ansiedade no passado	10. Isso pode ajudar o paciente a readquirir sentimento de controle e reconhecer o significado do trauma

(continua)

TABELA 13.2 Plano de cuidados para o paciente que vivenciou um evento traumático. *(continuação)*		
Critérios de resultado	**Intervenções de enfermagem**	**Justificativa**
	11. Envolver o paciente na aprendizagem de novos comportamentos de enfrentamento (p. ex., relaxamento muscular progressivo, "parar de pensar")	11. A substituição dos comportamentos inadaptativos pode aumentar a capacidade de lidar com o estresse e controlá-lo. A interrupção dos pensamentos obsessivos possibilita que o paciente use suas energias para lidar com a ansiedade subjacente, enquanto a ruminação constante do incidente pode retardar a recuperação
	12. Estimular o uso de técnicas de controle do estresse e expressar emoções como raiva e hostilidade	12. Isso reduz a probabilidade de explosões emocionais, que podem desencadear comportamento agressivo
	13. Fornecer *feedback* positivo quando o paciente demonstrar maneiras mais adequadas de controlar a ansiedade e for capaz de avaliar tranquila e realisticamente a situação	13. Isso assegura reconhecimento e reforço, e estimula a adoção de estratégias de enfrentamento novas. Também aumenta a capacidade de lidar com sentimentos amedrontadores e adquirir controle sobre a situação, promovendo sucesso no futuro
	14. Administrar fármacos conforme a necessidade: ansiolíticos (diazepam, alprazolam, oxazepam) ou antidepressivos (fluoxetina, paroxetina, bupropiona)	14. Os ansiolíticos oferecem alívio transitório dos sintomas de ansiedade e aumentam a capacidade de lidar com a situação. Os antidepressivos melhoram o humor e ajudam a suprimir pensamentos intrusivos e raiva explosiva

DIAGNÓSTICO DE ENFERMAGEM: SOFRIMENTO ESPIRITUAL

RELACIONADA COM: estresse físico ou psicológico; ansiedade extenuante; perda(s); sofrimento profundo; separação dos laços religiosos ou culturais; alterações do sistema de crenças e valores

EVIDENCIADA POR: expressões de preocupação quanto ao desastre e ao significado da vida e da morte ou dos sistemas de crenças; conflito interno quanto à perda atual de normalidade e aos efeitos do desastre; raiva dirigida contra a divindade; autoacusação; busca de ajuda espiritual

Critérios de resultado	Intervenções de enfermagem	Justificativa
O paciente expressa crenças e valores acerca de questões espirituais	1. Descobrir a orientação religiosa/espiritual do paciente, seu envolvimento atual e a existência de conflitos	1. Isso fornece informações iniciais para o planejamento dos cuidados e o acesso aos recursos apropriados
	2. Estabelecer um ambiente que promova a expressão livre de sentimentos e preocupações. Quando possível, assegurar um ambiente de paz	2. Isso promove a percepção e o reconhecimento de sentimentos, de modo que o paciente possa lidar com eles
	3. Ouvir do paciente ou de outras pessoas significativas as expressões de raiva, preocupação, alienação de Deus e crença de que a situação é uma punição por algo que fizeram de errado etc.	3. Isso ajuda a entender os pontos de vista do paciente ou de outras pessoas significativas, como eles questionam sua fé em face da tragédia
	4. Perceber os sentimentos de futilidade, desamparo e desesperança, falta de motivação para ajudar-se	4. Esses pensamentos e sentimentos podem levar o paciente a sentir-se paralisado e incapaz de avançar no sentido de solucionar a situação
	5. Ouvir as expressões de incapacidade de ver significado na vida e motivos para viver. Avaliar ideação suicida	5. Isso pode indicar a necessidade de intervenções adicionais para evitar tentativa de suicídio
	6. Identificar os sistemas de apoio disponíveis ao paciente	6. A existência de sistemas de apoio ou sua falta pode afetar a recuperação do paciente

(continua)

CAPÍTULO 13 ■ Intervenção em Crise

TABELA 13.2 Plano de cuidados para o paciente que vivenciou um evento traumático. (*continuação*)

Critérios de resultado	Intervenções de enfermagem	Justificativa
	7. Perguntar como pode ser mais útil. Transmitir aceitação das crenças e questões espirituais do paciente	7. Isso promove confiança e conforto, e estimula o paciente a abrir-se com questões delicadas
	8. Reservar tempo para discussões imparciais sobre questões filosóficas e dúvidas quanto ao impacto espiritual da situação atual	8. Isso ajuda o paciente a começar a entender a base de sua confusão espiritual Nota: existe a possibilidade de que o sistema de crenças do enfermeiro interfira no entendimento do próprio paciente. Portanto, é mais benéfico manter-se neutro e não expressar crenças pessoais
	9. Conversar sobre a diferença entre pesar e culpa e ajudar o paciente a identificar e lidar com ambos, assumindo a responsabilidade pelos próprios atos e expressando entendimento das consequências de agir com base na culpa inadequada	9. Quando o paciente se acusa do que aconteceu, impede a si mesmo de lidar com o processo de pesar, e isso deve ser discutido e confrontado
	10. Usar as habilidades de comunicação terapêutica, como reflexão e escuta atenciosa	10. Isso ajuda o paciente a encontrar as próprias soluções para os problemas
	11. Estimular o paciente a tentar meditação, oração e perdão. Explicar que sentir raiva de Deus é uma parte normal do processo de pesar	11. Isso pode ajudar a curar as dores do passado e do presente
	12. Ajudar o paciente a estabelecer metas para lidar com a situação existencial	12. Isso promove o comprometimento com as metas, otimiza os resultados e promove o sentimento de esperança
	13. Identificar e encaminhar para os recursos que possam ser úteis (p. ex., pastor ou conselheiro religioso ou espiritual, psicoterapeuta, Alcoólicos/Narcóticos Anônimos)	13. Ajuda especializada pode ser útil à recuperação (p. ex., problemas de relacionamento, uso abusivo de drogas, ideação suicida)
	14. Estimular a participação do paciente nos grupos de apoio	14. Conversar sobre preocupações e dúvidas com outras pessoas pode ajudar o paciente a entender seus sentimentos

DIAGNÓSTICO DE ENFERMAGEM: RISCO DE SÍNDROME PÓS-TRAUMA

RELACIONADA COM: eventos fora da faixa de experiência humana comum; ameaça grave ou danos a si próprio ou aos entes queridos; testemunho de eventos trágicos ou violentos; sentimento exagerado de responsabilidade; culpa ou papel do sobrevivente no desastre; apoio social inadequado

Critérios de resultado	Intervenções de enfermagem	Justificativa
O paciente demonstra capacidade de lidar com as reações emocionais de maneira apropriada ao seu caso	1. Determinar o tipo de envolvimento no evento (p. ex., sobrevivente, outra pessoa significativa, profissional de resgate/socorro, profissional de saúde, membro da família)	1. Todas as pessoas envolvidas em um evento traumático estão sujeitas a trauma emocional e têm necessidades relacionadas com seu envolvimento no evento. Nota: o envolvimento direto com as vítimas afeta as reações do indivíduo e pode prolongar o sofrimento emocional
	2. Avaliar os fatores atuais associados ao evento, inclusive deslocamento de casa em consequência de doença ou acidente, desastre natural ou ataque terrorista. Entender como as experiências pregressas do paciente podem afetar a situação atual	2. Isso afeta a reação do paciente ao evento atual e constitui a base do planejamento de cuidados e a identificação dos sistemas de apoio e recursos apropriados

(*continua*)

246 PARTE 3 ■ Abordagens Terapêuticas em Enfermagem Psiquiátrica

TABELA 13.2 Plano de cuidados para o paciente que vivenciou um evento traumático. *(continuação)*

Critérios de resultado	Intervenções de enfermagem	Justificativa
	3. Prestar atenção aos comentários sobre assumir responsabilidade (p. ex., "Eu deveria ter sido mais cuidadoso ou deveria ter voltado para pegá-lo")	3. Afirmações como essas são indícios de "culpa do sobrevivente" e autoacusação por seus atos
	4. Identificar as estratégias de enfrentamento atuais do paciente	4. Entender as estratégias de enfrentamento positivas ou negativas ajuda a orientar os cuidados prestados
	5. Determinar a disponibilidade e a utilidade dos sistemas de apoio, família, contatos sociais e recursos comunitários do paciente	5. Família e outras pessoas próximas ao paciente também podem correr risco e precisam de ajuda para lidar com o trauma
	6. Fornecer informações sobre sinais e sintomas da síndrome pós-trauma, especialmente quando o paciente exerce uma ocupação de alto risco	6. A percepção desses fatores ajuda o paciente a identificar sua necessidade de ajuda quando surgem sinais e sintomas
	7. Identificar e conversar sobre os pontos fortes e fracos do paciente	7. Isso fornece informações para embasar o enfrentamento da experiência traumática
	8. Avaliar as percepções pessoais dos eventos e sua importância para o indivíduo (p. ex., um profissional de resgate treinado a prestar ajuda para salvar vidas, mas que resgata apenas corpos mortos)	8. Os eventos que provocam sentimentos de desespero e desesperança podem ser mais difíceis de enfrentar e requerem intervenções a longo prazo
	9. Assegurar presença física e apoio emocional, sentando-se com o paciente ou outras pessoas significativas e oferecendo consolo	9. Isso reforça as habilidades de enfrentamento
	10. Estimular a expressão de sentimentos. Observar se os sentimentos expressos parecem ser compatíveis com os eventos vivenciados	10. É importante conversar repetidamente sobre o incidente. Incongruências podem indicar conflito mais profundo e impedir a resolução
	11. Verificar a ocorrência de pesadelos, rememoração do incidente, perda de apetite, irritabilidade, dormência e choro e problemas de relacionamento familiar	11. Essas reações são normais no período imediato depois de um incidente traumático. Quando são prolongadas e persistentes, podem indicar a necessidade de terapia mais intensiva
	12. Oferecer um ambiente calmo e seguro	12. Isso ajuda o paciente a lidar com a desorganização em sua vida
	13. Estimular e ajudar o paciente a aprender técnicas de controle do estresse	13. Isso facilita o relaxamento e ajuda o indivíduo a exercer controle sobre si próprio e o que lhe aconteceu
	14. Recomendar a participação nas reuniões de avaliação, que podem ser realizadas depois de desastres de grande porte	14. Isso oferece a oportunidade de receber apoio ininterrupto para lidar com os sentimentos recorrentes associados ao trauma
	15. Identificar os sistemas de apoio disponíveis ao paciente	15. Oferecer oportunidades de apoio permanente para lidar com sentimentos relativos ao trauma
	16. Administrar fármacos de acordo com a necessidade, inclusive antipsicóticos (p. ex., clorpromazina, haloperidol, olanzapina ou quetiapina) ou carbamazepina	16. Doses baixas de antipsicóticos podem ser usadas para atenuar os sintomas psicóticos quando há perda de contato com a realidade, geralmente em pacientes com lembranças muito perturbadoras. A carbamazepina pode ser utilizada para controlar lembranças ou *flashbacks* intrusivos, impulsividade e comportamento violento

(continua)

TABELA 13.2 Plano de cuidados para o paciente que vivenciou um evento traumático. (*continuação*)		
DIAGNÓSTICO DE ENFERMAGEM: ENFRENTAMENTO INEFICAZ DA COMUNIDADE		
RELACIONADA COM: história de exposição a desastres (terremotos, tornados, inundações, agentes infecciosos emergentes, atos terroristas); recursos comunitários ineficientes ou inexistentes (p. ex., falta ou inadequação do sistema de emergência médica, sistema de transporte ou de planejamento de desastres), recursos inadequados para a solução de problemas		
Critérios de resultado	**Intervenções de enfermagem**	**Justificativa**
O paciente demonstra ampliação das atividades para melhorar a função da comunidade	1. Avaliar as atividades comunitárias que estão relacionadas com o atendimento das necessidades coletivas dentro da comunidade e entre a comunidade e a sociedade em geral. Determinar as necessidades imediatas, como cuidados de saúde, alimento, abrigo e recursos financeiros	1. Obtém informações basais para determinar as necessidades da comunidade em relação com os problemas ou riscos imediatos
	2. Atentar aos relatos sobre funcionamento da comunidade, inclusive áreas de fraqueza ou conflito	2. Isso oferece uma visão de como a comunidade percebe essas áreas
	3. Reconhecer os efeitos dos fatores relacionados nas atividades da comunidade	3. Em face de uma ameaça atual, local ou nacional, os recursos da comunidade precisam ser avaliados, atualizados e priorizados para atender às necessidades detectadas
	4. Determinar a disponibilidade e o uso de recursos. Identificar demandas ou necessidades desatendidas da comunidade	4. Isso fornece informações necessárias para identificar o que mais seja necessário para atender às necessidades detectadas
	5. Determinar os pontos fortes da comunidade	5. Isso facilita o entendimento dos modos como a comunidade já atende às necessidades detectadas
	6. Estimular os membros/grupos comunitários a se envolverem nas atividades, visando solucionar os problemas	6. Isso promove um sentimento de trabalho conjunto para atender às necessidades
	7. Elaborar um plano conjunto com os membros da comunidade para atender às necessidades imediatas	7. Isso ajuda a lidar com déficits de apoio às metas identificadas
	8. Elaborar planos para controlar as interações dentro da comunidade e entre a comunidade e a sociedade em geral	8. Isso atende às necessidades coletivas quando os problemas/ameaças são compartilhados além da comunidade local
	9. Tornar as informações acessíveis ao público. Abrir canais de disseminação das informações à comunidade em geral (p. ex., mídia impressa, noticiários em rádio/televisão e comissões de divulgação de boletins da comunidade; sites da Internet; escritório de comunicação; relatórios de comitês, conselhos e comissões consultivas)	9. Informações prontamente disponíveis podem ajudar os cidadãos a lidar com a situação de desastre
	10. Tornar as informações disponíveis em diversas modalidades e dirigidas a diferentes níveis educacionais e culturas da comunidade	10. Usar outros idiomas além do português e tornar os materiais impressos acessíveis a todos os membros da comunidade amplia o entendimento da situação
	11. Investigar e avaliar as necessidades das populações desassistidas	11. Moradores de rua e indivíduos que residem em áreas de baixa renda podem ter necessidades especiais, que precisam ser atendidas com recursos adicionais

De: Doenges, M.E., Moorhouse, M.F., & Murr, A.C. (2016). *Nurse's pocket guide: Diagnoses, prioritized interventions and rationales* (14ª ed.). Philadelphia: F.A. Davis, com autorização.

Para avaliar os resultados dos cuidados prestados ao paciente exposto a um evento traumático, podem ser usados os critérios a seguir, em que os intervalos de tempo são determinados caso a caso e o paciente:

- Demonstra os comportamentos necessários para proteger-se de lesões adicionais
- Compreende as intervenções para evitar/reduzir o risco de infecção
- Não desenvolve infecção e/ou lesão física
- Mantém a ansiedade em um nível controlável
- Expressa crenças e valores relacionados com os problemas espirituais
- Demonstra capacidade de lidar com as reações emocionais de modo apropriado ao seu caso
- Demonstra aumento das atividades para melhorar o funcionamento da comunidade.

Planejamento e execução

A Tabela 13.2 descreve um plano de cuidados para o paciente que passou por um evento traumático. Ela apresenta alguns diagnósticos de enfermagem com critérios de resultados, intervenções pertinentes e justificativas para cada intervenção.

Reavaliação

Na última etapa do processo de enfermagem, realiza-se uma reavaliação para determinar se as intervenções conseguiram alcançar os objetivos dos cuidados prestados. A reavaliação das intervenções de enfermagem no paciente que passou por um evento traumático pode ser facilitada reunindo-se informações com base nos seguintes tipos de perguntas:

- O paciente foi poupado de lesões graves ou as lesões foram tratadas?
- As infecções foram evitadas ou debeladas?
- O paciente consegue manter a ansiedade em um nível controlável?
- O paciente demonstra habilidades de resolução de problemas apropriadas?
- O paciente consegue conversar sobre suas crenças relativas às questões espirituais?
- O paciente demonstra capacidade de lidar com as reações emocionais de maneira apropriada ao seu caso?
- O paciente verbaliza diminuição das manifestações físicas (p. ex., dor, pesadelos, lembranças, fadiga) associadas ao evento traumático?
- Houve reconhecimento dos fatores que afetam a capacidade da comunidade de atender às próprias demandas ou necessidades?
- Houve demonstração de ampliação das atividades para melhorar o funcionamento da comunidade?
- Foi elaborado e colocado em prática um plano para lidar com contingências futuras?

Quando as crises agudas não são resolvidas, o indivíduo pode ser suscetível a transtornos provocados por estresse agudo e síndrome pós-traumática. Mais informações sobre esses tópicos estão no Capítulo 28, *Transtornos Relacionados com Trauma e Estresse*.

Resumo e pontos fundamentais

- A definição de *crise* é "um evento súbito na vida do indivíduo, que desequilibra sua homeostasia e durante o qual os mecanismos de enfrentamento não conseguem solucionar o problema" (Lagerquist, 2012, p. 795)
- Todos passam por crises em alguma época de sua vida. Isso não indica necessariamente psicopatologia. Contudo, os indivíduos com transtornos psíquicos também são suscetíveis às crises e podem ter exacerbação dos sintomas psiquiátricos quando passam por alguma crise
- As crises são desencadeadas por eventos específicos detectáveis e são determinadas pela percepção pessoal da situação
- As crises são agudas (não crônicas) e geralmente não persistem por mais de algumas semanas ou meses
- As crises ocorrem quando um indivíduo é exposto a uma situação de estresse e as técnicas de resolução de problemas prévias não são efetivas. Isso aumenta o nível de ansiedade. Quando estratégias novas são testadas e não conseguem fazer a crise regredir, o indivíduo pode entrar em pânico
- Existem seis tipos de crise identificados: disposicionais, de transições de vida esperadas, resultantes do estresse traumático, de desenvolvimento/amadurecimento, associadas a psicopatologias e de emergência psiquiátricas. O tipo de crise determina o tipo de intervenção selecionada
- A intervenção em crise destina-se a prestar ajuda imediata aos indivíduos que apresentam necessidades urgentes
- A meta terapêutica mínima da intervenção em crise é a resolução psicológica da crise imediata do indivíduo e a restauração, no mínimo, do nível funcional que existia antes do período de crise. A meta máxima é melhorar a função além do nível existente antes da crise
- Os enfermeiros frequentemente lidam com indivíduos em crise em muitos cenários. O processo de enfermagem é o instrumento com o qual os enfermeiros ajudam indivíduos em crise com uma abordagem a curto prazo para solucionar problemas e mudar

- A técnica de quatro fases de intervenção em crise inclui: avaliação/análise, planejamento da intervenção terapêutica, intervenção e reavaliação da resolução da crise e planejamento antecipatório
- Por meio desse método estruturado de intervenção, os enfermeiros ajudam indivíduos em crise a desenvolver estratégias de enfrentamento mais adaptativas para lidar com situações de estresse no futuro
- Os enfermeiros têm muitas habilidades importantes, que podem ajudar indivíduos e comunidades a enfrentar eventos traumáticos. As intervenções de enfermagem descritas neste capítulo foram desenvolvidas para os diagnósticos de ansiedade de pânico/medo, sofrimento espiritual, risco de síndrome pós-traumática e enfrentamento comunitário ineficaz.

Questões de revisão

Escolha a melhor resposta para cada uma das perguntas a seguir:

1. Qual das seguintes opções é um pressuposto correto acerca do conceito de crise?
   a. As crises ocorrem apenas nos indivíduos com psicopatologias.
   b. O evento estressante que provoca a crise raramente é identificável.
   c. A situação de crise inclui a possibilidade de crescimento ou deterioração psicológica.
   d. As crises são condições crônicas que ocorrem diversas vezes durante a vida de um indivíduo.

2. As crises ocorrem quando um indivíduo:
   a. Está exposto a um fator de estresse desencadeante.
   b. Percebe um fator de estresse como ameaçador.
   c. Não dispõe de sistemas de apoio.
   d. Vivencia uma condição de estresse e percebe que suas estratégias de enfrentamento não são efetivas.

3. O trailer de Amanda foi destruído por um tornado. Ela teve apenas lesões brandas, mas começou a sentir ansiedade incapacitante depois do evento. Como esse tipo de crise é conhecido?
   a. Crise resultante de estresse traumático.
   b. Crise de desenvolvimento/amadurecimento.
   c. Crise disposicional.
   d. Crise de transições de vida esperadas.

4. A intervenção em crise mais apropriada para Amanda (descrita na questão 3) seria:
   a. Enfatizar o quanto ela teve sorte por estar viva.
   b. Conversar sobre os estágios do pesar e os sentimentos associados a cada um deles.
   c. Identificar os recursos comunitários que possam ajudá-la.
   d. Sugerir que ela encontre um lugar para viver que ofereça um abrigo contra tempestades.

5. Joana relatou à enfermeira da universidade que sua mãe bebe muito. Ela fica embriagada todas as tardes, quando Joana chega em casa depois da faculdade. A estudante tem medo de convidar amigos por causa do comportamento de sua mãe. Como esse tipo de crise é conhecido?
   a. Crise resultante de estresse traumático.
   b. Crise de desenvolvimento/amadurecimento.
   c. Crise disposicional.
   d. Crise associada a uma psicopatologia.

6. A intervenção de enfermagem mais apropriada para Joana (descrita na questão 5) seria:
   a. Facilitar providências para que ela comece a frequentar reuniões dos Alcoólicos Anônimos para adolescentes.
   b. Ajudá-la a identificar aspectos positivos de sua vida e reconhecer que sua condição poderia ser pior do que é.
   c. Instruí-la quanto aos efeitos do álcool no organismo e dizer que o alcoolismo pode ser hereditário.
   d. Encaminhá-la a um psiquiatra para terapia individual, a fim de aprender a lidar com sua situação familiar.

7. Marina, filha única de 19 anos, saiu de casa há 3 meses para estudar em uma universidade que fica a 750 km de onde morava com seus pais. Essa é a primeira vez que sai de casa. Ela tem dificuldade de tomar decisões e não faz nada sem antes consultar sua mãe, com quem conversa por telefone quase todos os dias. Recentemente, Marina começou a ter crises de ansiedade e consultou o enfermeiro do centro de saúde da universidade. Como esse tipo de crise é conhecido?

(continua)

Questões de revisão (continuação)

a. Crise resultante de estresse traumático.
b. Crise disposicional.
c. Emergência psiquiátrica.
d. Crise de desenvolvimento/amadurecimento.

8. A intervenção de enfermagem mais apropriada para Marina (descrita na questão 7) seria:
   a. Sugerir que ela se mude para uma universidade mais perto de sua casa.
   b. Trabalhar com Marina sobre questões de dependência não resolvidas.
   c. Ajudá-la a encontrar alguém na universidade a quem possa buscar ajuda, em vez de ligar repetidamente para a mãe.
   d. Recomendar que o médico da universidade prescreva um ansiolítico para Marina.

9. Odete tem 56 anos e é mãe de 5 filhos. Seu caçula, que vive em casa e frequenta uma faculdade local, formou-se recentemente e aceitou uma proposta de trabalho em outro estado. Odete nunca trabalhou fora de casa e dedicou sua vida a atender às necessidades do marido e da prole. Desde a saída do último filho de casa, ela se tornou progressivamente abatida. Seu marido está muito preocupado e levou-a ao centro de saúde mental da sua cidade. Como esse tipo de crise é conhecido?
   a. Crise disposicional.
   b. Crise de transições de vida esperadas.
   c. Emergência psiquiátrica.
   d. Crise resultante de estresse traumático.

10. A intervenção de enfermagem mais apropriada para Odete (descrita na questão 9) seria:
    a. Encaminhá-la ao seu médico de família para passar por um exame físico completo.
    b. Sugerir que ela busque trabalho fora de casa, agora que todos os seus filhos saíram.
    c. Identificar os sistemas de apoio apropriados para os momentos em que ela estiver se sentindo particularmente desanimada.
    d. Começar a trabalhar o sentimento de pesar e ajudá-la a reconhecer áreas de valor próprio independentes e diferentes de seus filhos.

11. Qual das seguintes opções é um resultado desejado quando se trabalha com um indivíduo que presenciou um evento traumático e agora apresenta ansiedade de pânico?
    a. O indivíduo não terá ansiedade.
    b. O indivíduo demonstrará esperança no futuro.
    c. O indivíduo reconhecerá que a ansiedade está em um nível controlável.
    d. O indivíduo verbalizará aceitação de seu valor.

12. André trabalha no Corpo de Bombeiros de Nova Iorque, e todos da unidade em que ele trabalha estiveram no resgate às vítimas dos ataques terroristas ao World Trade Center. Trabalhando em equipe, ele e seu melhor amigo, Carlos, chegaram à área juntos. Carlos morreu quando o prédio desabou, e André, que também se acidentou, sobreviveu. Desde então, André tem relatado pesadelos frequentes e crises de ansiedade. Ele disse ao profissional de saúde mental: "Eu não sei por que Carlos morreu e eu não!". Essa afirmação de André sugere que ele esteja vivenciando:
    a. Sofrimento espiritual.
    b. Terrores noturnos.
    c. Culpa do sobrevivente.
    d. Ideação suicida.

13. A intervenção para o caso de André (descrito na questão 12) seria:
    a. Estimular a expressão de sentimentos.
    b. Usar ansiolíticos.
    c. Participar de um grupo de apoio.
    d. Opções a e c.
    e. Nenhuma das anteriores.

EXERCÍCIOS DE COMUNICAÇÃO

1. Um paciente com o qual você trabalha há vários dias apresenta sinais evidentes de agitação psicomotora e grita em altos brados: "Eu quero sair deste hospital agora! Você não ouve nada que eu digo e meu médico quer apenas meu dinheiro.". Como você responderia?
2. Sueli chega ao setor de emergência acompanhada por um amigo, que relata que ela foi estuprada depois de sair de uma festa no *campus* da universidade na noite anterior. Sueli olha fixamente para um ponto no espaço, mostra postura encolhida e murmura em tom de voz inaudível. Como você se apresentaria e iniciaria uma intervenção nessa situação de crise?
3. Tomás foi isolado e contido depois de esmurrar outro paciente da unidade de internação psiquiátrica. No dia seguinte, ele pergunta o que aconteceu na noite anterior e afirma que não se lembra; ele diz que quer saber por que está isolado e amarrado como um animal. O que você contaria ao Tomás quanto ao que aconteceu e sobre o processo de intervenção em crise?

Bibliografia

Aguilera, D.C. (1998). *Crisis intervention: Theory and methodology* (8th ed.). St. Louis, MO: Mosby.

Bateman, A., & Peternelj-Taylor, C. (1998). Crisis intervention. In C.A. Glod (Ed.), *Contemporary psychiatric-mental health nursing: The brain-behavior connection*. Philadelphia: F.A. Davis.

Doenges, M.E., Moorhouse, M.F., & Murr, A.C. (2016). *Nurse's pocket guide: Diagnoses, prioritized interventions, and rationales* (14th ed.). Philadelphia: F.A. Davis.

Lagerquist, S.L. (2012). *Davis's NCLEX-RN success* (3rd ed.). Philadelphia: F.A. Davis.

National Alliance on Mental Illness. (2015). *Crisis services*. Retrieved from www.nami.org/NAMI/media/NAMI-Media/Images/FactSheets/Crisis-Service-FS.pdf

National Alliance on Mental Illness. (2014). *State mental health legislation 2014: Trends, themes, and effective practices*. Retrieved from www.nami.org/legreport2014

Norwood, A.E., Ursano, R.J., & Fullerton, C.S. (2000). Disaster psychiatry: Principles and practice. *Psychiatric Quarterly*, 71(3), 207-226. doi:10.1023/A:1004678010161

Roberts, A.R., & Ottens, A.J. (2005). The seven-stage crisis intervention model: A road map to goal attainment, problem solving, and crisis resolution. *Brief Treatment and Crisis Intervention*, 5(4), 329-339. doi:http://dx.doi.org/10.1093/brief-treatment/mhi030

SAMHSA. (2014). *SAMHSA's concept of trauma and guidance for a trauma-informed approach*. Retrieved from https://store.samhsa.gov/shin/content//SMA14-4884/SMA14-4884.pdf

Watson, A.C., & Fulambarker, A.J. (2012). The crisis intervention team model of police response to mental health crisis: A primer for mental health practitioners. *Best Practices in Mental Health*, 8(2), 71-81.

Leitura sugerida

Baldwin, B.A. (1978, July). A paradigm for the classification of emotional crises: Implications for crisis intervention. *American Journal of Orthopsychiatry*, 48(3), 538-551. doi:10.1111/j.1939-0025.1978.tb01342.x

Caplan, G. (1964). *Principles of preventive psychiatry*. New York: Basic Books.

14 Treinamento de Assertividade

CONCEITOS FUNDAMENTAIS
Comportamento assertivo

TÓPICOS DO CAPÍTULO

Comunicação assertiva
Direitos humanos básicos
Padrões de resposta
Componentes do comportamento assertivo
Técnicas que promovem o comportamento assertivo
Técnicas de supressão dos pensamentos
Papel do enfermeiro no treinamento de assertividade
Resumo e pontos fundamentais
Questões de revisão

TERMOS-CHAVE

Agressivo
Assertivo
Inteligência emocional
Não assertivo
Passivo-agressivo
Supressão dos pensamentos

OBJETIVOS
Após ler este capítulo, o estudante será capaz de:

1. Definir *comportamento assertivo*.
2. Descrever os direitos humanos básicos.
3. Diferenciar os comportamentos não assertivo, assertivo, agressivo e passivo-agressivo.
4. Descrever as técnicas que promovem o comportamento assertivo.
5. Demonstrar as técnicas de supressão dos pensamentos.
6. Debater o papel do enfermeiro no treinamento de assertividade.

EXERCÍCIOS
Leia o capítulo e responda às seguintes perguntas:

1. Qual é a meta do comportamento assertivo?
2. Os indivíduos assertivos aceitam os aspectos negativos de si próprios e admitem quando cometem um erro. Como essa técnica é conhecida?
3. Qual técnica pode ser usada para livrar a mente dos pensamentos negativos, pelos quais um indivíduo pode estar obcecado?
4. Por que as afirmações iniciadas com "Eu" são uma técnica efetiva de comunicação?

Alberti e Emmons (2008) propuseram as seguintes questões:

Você consegue expressar sentimentos positivos e afetuosos a outra pessoa? Você se sente confortável para iniciar uma conversa com estranhos em uma festa? Algumas vezes você se sente incapaz de tornar seus desejos claros para outras pessoas? Você tem dificuldade de dizer não a uma pessoa persuasiva? Você frequentemente está na última posição da "ordem hierárquica", sempre comandado pelos outros? Ou você é quem comanda os outros a fazerem do seu modo?

O comportamento assertivo reforça o sentimento de poder pessoal e autoconfiança, dois componentes que frequentemente estão ausentes nos pacientes com transtornos emocionais. Ser mais assertivo capacita o indivíduo, promovendo sua autoestima sem diminuir a estima alheia.

Este capítulo descreve alguns direitos que são considerados básicos aos seres humanos. O texto analisa diversos tipos de comportamento, inclusive o assertivo, o não assertivo, o agressivo e o passivo-agressivo. Por fim, são descritas técnicas que promovem o comportamento assertivo e o papel do enfermeiro no treinamento de assertividade.

Comunicação assertiva

O comportamento assertivo ajuda o ser humano a se sentir bem consigo mesmo e melhora sua autoestima.

> **CONCEITO FUNDAMENTAL**
> **Comportamento assertivo**
> O comportamento assertivo promove a igualdade nos relacionamentos humanos, possibilitando ao indivíduo agir em favor dos seus melhores interesses, defender seus direitos sem ansiedade desnecessária, expressar confortavelmente os sentimentos sinceros e exercitar os direitos individuais sem negar os alheios. (Alberti & Emmons, 2008, p. 8)

Também leva a sentir-se bem com as outras pessoas e amplia a capacidade de desenvolver relacionamentos gratificantes. A comunicação assertiva caracteriza-se por honestidade, franqueza e respeito pelos próprios direitos básicos, assim como os das outras pessoas.

Honestidade é fundamental ao comportamento assertivo. Honestidade assertiva não é uma declaração sincera de tudo o que vai à mente. Em vez disso, é uma expressão exata de sentimentos, opiniões ou preferências de maneira que promova o respeito por si próprio e por outras pessoas.

Comunicação direta é dizer o que o indivíduo quer para transmitir clareza e sinceridade; insinuar e "fazer rodeios" são modos de comunicação indireta.

Além disso, a comunicação precisa ocorrer no contexto apropriado para que seja considerada assertiva. O local e o tempo, assim como a maneira (tom de voz, gestos não verbais) como é apresentada, precisam ser apropriados à situação.

Direitos humanos básicos

Alguns autores identificaram os "direitos assertivos" (Bishop, 2013; Davis et al., 2008; Lloyd, 2002; Schuster, 2000; Sobel & Ornstein, 1996). A seguir, há uma relação de 10 direitos humanos assertivos básicos adaptados de diversas fontes:

1. Direito de ser tratado com respeito.
2. Direito de expressar sentimentos, opiniões e crenças.
3. Direito de dizer "não" sem se sentir culpado.
4. Direito de assumir e aceitar a responsabilidade pelos próprios erros.
5. Direito de ser ouvido e levado a sério.
6. Direito de mudar a maneira de pensar.
7. Direito de pedir o que deseja.
8. Direito de colocar-se em primeiro lugar algumas vezes.
9. Direito de estabelecer as próprias prioridades.
10. Direito de recusar-se a justificar os sentimentos ou comportamentos.

Quando reconhece esses direitos, um indivíduo também aceita as responsabilidades que lhe são pertinentes; afinal, direitos e responsabilidades são entidades recíprocas, e ter direitos sem responsabilidade é intrinsecamente destrutivo para o indivíduo. A Tabela 14.1 descreve algumas responsabilidades associadas aos direitos humanos assertivos básicos.

Padrões de resposta

Os indivíduos desenvolvem padrões de resposta às outras pessoas, e alguns deles são desenvolvidos por meio de:

- Observação das outras pessoas (modelo de desempenho)
- Reforço positivo ou punição por determinada resposta
- Elaboração de um estilo de resposta pessoal
- Incapacidade de pensar em maneiras diferentes ou melhores de reagir
- Incapacidade de desenvolver as habilidades apropriadas a uma resposta mais conveniente
- Escolha consciente e intencional de um estilo de resposta.

A enfermeira deve ser capaz de reconhecer o próprio padrão de resposta e os padrões das outras pessoas. A seguir, estão descritos quatro padrões comuns de resposta: não assertivo, assertivo, agressivo e passivo-agressivo.

Comportamento não assertivo

Os indivíduos que se comportam de modo **não assertivo** (algumas vezes, também descrito como *passivo*) buscam agradar às outras pessoas à custa de seus direitos humanos básicos. Eles raramente demonstram seus sentimentos verdadeiros e comumente se magoam e ficam ansiosos porque permitem que outras pessoas decidam por eles. Além disso, dificilmente conseguem alcançar suas metas, mostram-se muito defensivos e tendem a ser autodepreciativos. Esses indivíduos se expressam por ações em vez de palavras e esperam que alguém "imagine" o que desejam. Sua voz é hesitante, fraca e emitida em tom monótono. Em geral, seus olhos estão dirigidos para baixo, e eles se sentem desconfortáveis nas interações interpessoais. Todos eles querem agradar e ser aceitos e queridos pelos outros. Seu comportamento os ajuda a evitar situações desagradáveis e confrontações com outras pessoas; contudo, frequentemente guardam raiva e ressentimento.

Comportamento assertivo

Os indivíduos que demonstram comportamento **assertivo** defendem os próprios direitos, embora preservem os direitos alheios. Os sentimentos são expressos sincera e honestamente, e eles assumem a responsabilidade pelas próprias escolhas, além de permitirem que outros façam suas escolhas. Eles também têm respeito próprio e pelas outras pessoas, tratando todos igualmente e com dignidade.

TABELA 14.1 Direitos e responsabilidades assertivos.

DIREITOS	RESPONSABILIDADES
1. Ser tratado com respeito	Tratar as outras pessoas de modo a reconhecer sua dignidade humana
2. Expressar sentimentos, opiniões e crenças	Aceitar o direito de ter os próprios sentimentos e demonstrar respeito por aqueles que são diferentes dos seus
3. Dizer "não"	Analisar cada situação individualmente, reconhecendo todos os direitos humanos como iguais (as outras pessoas também têm o direito de dizer "não")
4. Cometer erros	Aceitar a responsabilidade pelos próprios erros e tentar corrigi-los
5. Ser escutado	Escutar outras pessoas
6. Mudar a maneira de pensar	Aceitar as consequências possíveis que a mudança possa acarretar; aceitar a mesma flexibilidade nas outras pessoas
7. Pedir o que se deseja	Aceitar o direito alheio de recusar seu pedido
8. Colocar-se em primeiro lugar algumas vezes	Colocar outras pessoas em primeiro lugar algumas vezes
9. Estabelecer as próprias prioridades	Considerar as próprias limitações e os pontos fortes no direcionamento das atividades independentes, para ser uma pessoa confiável
10. Recusar-se a justificar os sentimentos ou comportamentos	Aceitar o domínio sobre os próprios sentimentos e comportamentos, aceitar outras pessoas sem exigir justificativa por seus sentimentos e comportamentos

Esses indivíduos se comunicam respeitosamente e usam muitas afirmações iniciadas com o pronome "eu". Sua voz é terna e expressiva, e o contato visual é intermitente, mas direto. Eles desejam comunicar-se efetivamente e ser respeitados pelas outras pessoas. São autoconfiantes e vivenciam relacionamentos gratificantes e prazerosos com os demais.

Comportamento agressivo

Os indivíduos que adotam padrões de resposta **agressivos** defendem seus direitos básicos desrespeitando os direitos básicos alheios. Em geral, seus sentimentos são expressos de maneira desonesta e inapropriada, e eles dizem o que lhes vem à mente, com frequência em detrimento dos demais.

Geralmente, o comportamento agressivo resulta em "rebaixamento", levando a outra pessoa a sentir-se magoada, defensiva e humilhada. Os indivíduos que reagem agressivamente desvalorizam as outras pessoas e impõem sua vontade a elas. Nos casos típicos, eles demonstram um "ar de superioridade", e sua voz comumente é alta, desafiadora, raivosa ou fria e sem emoção. O contato visual pode ser uma tentativa de intimidar os outros, "encarando-os fixamente"; afinal, eles querem reforçar seu sentimento de poder dominando ou humilhando os demais. O comportamento agressivo dificulta os relacionamentos pessoais.

Comportamento passivo-agressivo

Os indivíduos que adotam comportamento **passivo-agressivo** *reagem* às outras pessoas aparentando passividade e aceitando as demandas alheias, mas se *comportam* de maneira sugestiva de que seus sentimentos verdadeiros são raiva e ressentimento. Esse tipo de comportamento também é descrito algumas vezes como *indireto, dissimulado* ou *agressivo* e assume a forma de atitudes passivas que evitam confrontação. Esse padrão de comunicação é desonesto, manipulador e mentiroso e sabota as outras pessoas com a expressão do contrário do que se sente. Esses indivíduos são críticos e sarcásticos em algumas situações.

Os indivíduos que adotam comportamento passivo-agressivo permitem que as outras pessoas escolham por eles, mas depois resistem, adotando comportamentos passivos como procrastinação, adiamento, teimosia e "esquecimento". Para transmitir suas mensagens, eles se expressam por ações em vez de palavras, demonstrando agressividade dissimulada. Pessoas passivo-agressivas ficam emburradas, irritadas ou argumentativas quando são solicitadas a fazer algo que não querem. Podem até protestar com outras pessoas acerca do pedido, mas não confrontam aquela que lhes pediu. A meta é dominação por meio de retaliação. Tal comportamento reforça um sentimento de controle e poder, embora, na verdade, o indivíduo sinta ressentimento. Esse estilo de comunicação está associado a uma autoconfiança extremamente baixa.

A Tabela 14.2 apresenta uma comparação desses quatro padrões de resposta.

Componentes do comportamento assertivo

Alberti e Emmons (2008) identificaram várias características que definem o comportamento assertivo:

- **Contato visual**: o contato visual é considerado apropriado quando é intermitente (*i. e.*, olhar diretamente para a pessoa com a qual alguém está falando, mas

TABELA 14.2 Comparação dos padrões de resposta comportamental.				
	NÃO ASSERTIVO	**ASSERTIVO**	**AGRESSIVO**	**PASSIVO-AGRESSIVO**
CARACTERÍSTICAS COMPORTAMENTAIS	Passivo, não expressa os sentimentos verdadeiros; autodepreciativo; nega os direitos próprios	Defende os próprios direitos e protege os direitos alheios; honesto, direto e apropriado	Desrespeita os direitos alheios, expressa sentimentos de maneira desonesta e inapropriada	Defende os próprios direitos com resistência passiva; é crítico e sarcástico; comumente expressa sentimentos contrários aos que realmente tem
EXEMPLOS	"Hum, tudo bem, hum, certo" "Ficarei feliz por ficar e trabalhar um turno extra"	"Eu não quero ficar e trabalhar um turno extra hoje. Eu fiquei ontem. Hoje, é a vez de outra pessoa"	"Você só pode estar de brincadeira!"	"Tudo bem, eu ficarei e farei um turno extra". Em seguida, diz ao companheiro: "Como ele ousa me pedir para trabalhar novamente! Bem, veremos quanto trabalho ele conseguirá me obrigar a fazer!"
METAS	Agradar aos demais; ser querido pelas outras pessoas	Comunicar-se eficazmente; ser respeitado pelos demais	Dominar ou humilhar outras pessoas	Dominar por meio da retaliação
SENTIMENTOS	Ansioso, magoado, desapontado consigo próprio, raivoso, ressentido	Confiante, bem-sucedido, orgulhoso e pleno de respeito próprio	Arrogante, controlador, superior	Raivoso, ressentido, manipulado, controlado
COMPENSAÇÃO	Consegue evitar situações e confrontações desagradáveis com outras pessoas	Reforça a autoconfiança, tem respeito próprio, respeito pelos demais, relacionamentos interpessoais gratificantes	Extravasa a raiva e reforça o sentimento de poder e superioridade	Sente-se superior e no controle da situação
RESULTADOS	As metas não são alcançadas; as outras pessoas alcançam suas metas à custa do indivíduo não assertivo; raiva e ressentimento aumentam; sente-se desrespeitado e manipulado	As metas são alcançadas; na maioria das vezes, os desejos são satisfeitos ao mesmo tempo em que defende os direitos próprios e os direitos alheios	As metas podem ser alcançadas, mas à custa das outras pessoas; sente-se magoado e vingativo	As metas não são alcançadas, nem as metas alheias são atendidas devido à natureza retaliatória da interação

De: Alberti, R.E., & Emmons, M.L. (2008). *Your perfect right* (9a ed.). Atascadero, C.A: Impact Publishers; Bishop, S. (2013). *Develop your assertiveness*. Philadelphia: Kogan Page; Davis, M., Eshelman, E.R., & McKay, M. (2008). *The relaxation and stress reduction workbook* (6a ed.). Oakland, CA: New Harginger Publications; Lloyd, S.R. (2002). *Developing positive assertiveness* (3a ed.). Menlo Park, CA: Crisp Publications; e Powell, T.J., & Enright, S.J. (1990). *Anxiety and stress management*. Londres: Routledge.

desviar o olho a intervalos). As pessoas sentem-se desconfortáveis quando alguém as encara contínua e intensamente. O contato ocular intermitente transmite a mensagem de que o indivíduo está interessado no que lhe é dito
- **Postura corporal**: sentar e inclinar o corpo um pouco para frente na direção da outra pessoa durante uma conversa sugere interesse vivo no que lhe é dito. A ênfase na postura assertiva pode ser conseguida quando alguém fica na posição ortostática diretamente de frente para a outra pessoa. A postura encurvada transmite passividade ou falta de assertividade
- **Distância/contato físico**: a distância interpessoal durante uma interação ou o contato físico entre dois indivíduos têm fortes influências culturais. Por exemplo, a cultura dominante nos EUA considera que a distância íntima seja de aproximadamente 46 cm do corpo.[1] A invasão desse espaço pode ser interpretada por alguns indivíduos como uma atitude muito agressiva
- **Gestos**: os gestos não verbais também variam em cada cultura. Na comunicação assertiva, os gestos acrescentam ênfase, ternura, profundidade ou poder à palavra falada com consciência e sensibilidade ao impacto sobre o receptor
- **Expressão facial**: várias expressões faciais transmitem mensagens diferentes (p. ex., surpresa, raiva, medo). É difícil "falsear" essas mensagens. Na comunicação assertiva, a expressão facial é compatível com a mensagem verbal

[1] N.R.T.: No Brasil, a distância é de 55 cm (Sorokowska, A. et al. Preferred Interpersonal Distances: A Global Comparison. *J Cross-Cultural Psychol*, 2017. Disponível em: https://doi.org/10.1177/0022022117698039).

- **Voz:** a voz transmite uma mensagem por sua tonalidade, suavidade, intensidade e posição enfática e evidências de conotação emocional. Na comunicação assertiva, a voz transmite um volume aceitável para comunicar confiança, sem ser muito alta ou forçada
- **Fluência:** a capacidade de conversar sobre um assunto com facilidade e conhecimento evidente transmite assertividade e autoconfiança. Essa mensagem é impedida por pausas repetidas ou interjeições como "e, ah, hum..." ou "você sabe..."
- **Sincronização:** as reações assertivas são mais efetivas quando são espontâneas e imediatas. Contudo, a maioria das pessoas vivencia ocasiões em que não é adequado responder (p. ex., na frente de um grupo de pessoas), ou quando uma resposta apropriada é emitida apenas depois do fato ("Se simplesmente eu tivesse dito..."). Alberti e Emmons (2008, p. 77) afirmaram que "nunca é tarde para ser assertivo". É correto e válido buscar a outra pessoa em uma ocasião subsequente e expressar a resposta assertiva
- **Escuta:** escuta assertiva significa dar à outra pessoa total atenção, estabelecendo contato ocular, balançando afirmativamente a cabeça para indicar aceitação do que é dito e tomando tempo para compreender a mensagem antes de responder
- **Pensamentos:** os processos cognitivos afetam o comportamento assertivo do indivíduo. Dois desses processos são as atitudes pessoais quanto à adequação do comportamento assertivo em geral e especificamente para o indivíduo. A comunicação assertiva é reforçada pela crença de que ser assertivo é uma maneira razoável, apropriada e saudável de comunicar-se
- **Conteúdo:** o conteúdo da comunicação assertiva inclui afirmações que começam com o pronome "eu" para descrever os sentimentos e as necessidades pessoais. Aquelas que começam com "você" (p. ex., "você nunca me ouve" ou "você não respeita minhas decisões como mãe/pai") tendem a colocar as outras pessoas na defensiva. Por outro lado, as afirmações que começam com "eu" (p. ex., "eu estou aborrecido porque não senti que você me ouvia" ou "eu preciso que você respeite minha decisão nessa questão de maternidade/paternidade") tendem a desarmar a defensiva e aumentam as chances de a mensagem ser recebida e ouvida
- **Persistência:** esse elemento do comportamento assertivo consiste em manter a confiança e o compromisso com as necessidades e os sentimentos pessoais, mesmo quando alguém pressiona o indivíduo a ceder às demandas. Em muitos casos, isso significa repetir um sentimento ou necessidade expressa na tentativa de ser ouvido e respeitado. Assim como outros aspectos do comportamento assertivo, a persistência utiliza expressões de comunicação iniciadas com "eu". Por exemplo, quando alguém tenta pressionar outra pessoa a ingerir álcool, uma resposta persistente poderia ser: "Como eu já lhe disse, não estou interessado em ingerir bebidas alcoólicas e preciso que você pare de me pressionar.".

Técnicas que promovem o comportamento assertivo

As técnicas a seguir são comprovadamente efetivas como respostas à desaprovação e para evitar manipulação por outras pessoas:

1. Defender os próprios direitos humanos básicos.

EXEMPLO

"Eu tenho o direito de expressar minha opinião."

2. Assumir responsabilidade pelas próprias afirmações.

EXEMPLO

"Eu *não quero* sair com você esta noite", em vez de "Eu *não posso* sair com você esta noite". A última afirmação implica falta de poder ou capacidade.

3. **Responder como um "disco arranhado"**, isto é, repetir persistentemente o que se quer com voz tranquila.

EXEMPLO

Vendedor ao telefone: "Eu quero ajudá-lo a economizar mudando os serviços de telefonia de longa distância."

Resposta assertiva: "Eu não quero mudar meu serviço de longa distância."

Vendedor ao telefone: "Eu não posso acreditar que você não quer economizar!"

Resposta assertiva: "Eu não quero mudar meu serviço de longa distância."

4. **Concordar assertivamente**, ou seja, aceitar de modo assertivo os aspectos negativos de si próprio e admitir quando cometeu um erro.

EXEMPLO

Sr. Jones: "Você certamente deixou essa reunião sair do controle. Que perda de tempo."

Sr. Smith: "Sim, eu não fiz um bom trabalho na condução da reunião de hoje."

5. **Perguntar assertivamente**, isto é, buscar informações adicionais quanto às afirmações críticas.

EXEMPLO

Membro masculino da comissão: "Você foi verdadeiramente tola na reunião da comissão na noite passada."

Membro feminino da comissão: "Ah, sim? Exatamente qual foi meu comportamento que o ofendeu?"

Membro masculino da comissão: "Você foi terrivelmente agressiva!"

Membro feminino da comissão: "Você ficou ofendido por eu ter expressado minhas crenças ou por que minhas crenças são diretamente opostas às suas?"

6. **Sair do conteúdo para o processo**, ou seja, mudar o foco da comunicação da discussão do tópico em questão para analisar o que realmente está acontecendo na interação.

   EXEMPLO

   Esposa: "Por favor, você pode me avisar se for chegar tarde para o jantar?"

   Marido: "Por que você não larga do meu pé? Eu sempre tenho que dar a você explicações de cada minuto de meu tempo!"

   Esposa: "Acho que precisamos conversar sobre algumas outras coisas. Do que você está *realmente* com raiva?"

7. **Encobrir ou obscurecer**, isto é, concordar com o argumento da crítica sem entrar na defensiva e sem aceitar a mudança.

   EXEMPLO

   Enfermeira 1: "Você nunca comparece às reuniões da Associação de Enfermeiras. Eu não sei por que você ainda faz parte dela!"

   Enfermeira 2: "Você está certa. Eu não compareci a algumas reuniões."

8. **Neutralizar**, ou seja, evitar mais discussão com um indivíduo enraivecido até que ele esteja mais calmo.

   EXEMPLO

   "Você está com muita raiva agora. Não quero discutir esse assunto com você enquanto estiver tão alterado. Eu conversarei sobre isso com você em meu escritório às 15 h de hoje."

9. **Adiar assertivamente**, isto é, postergar uma discussão com outro indivíduo até que ele esteja mais calmo.

   EXEMPLO

   "Esta posição que você tomou é muito difícil, Sr. Bastos. Eu preciso de tempo para pensar um pouco. Ligarei novamente depois do almoço."

10. **Reagir assertivamente** com ironia.

    EXEMPLO

    Homem: "Aposto que você é uma daquelas feministas, não é?"

    Mulher: "Sou mesmo. Obrigada por notar."

11. **Usar afirmações iniciando com o pronome "eu"**, que levam o indivíduo a assumir a responsabilidade por seus sentimentos, em vez de dizer que eles são causados por outra pessoa.

    Algumas vezes, as expressões iniciadas com "eu" são chamadas de afirmações de "sentimentos" e expressam diretamente o que alguém está sentindo. As afirmações iniciadas com "você" são acusatórias e colocam o receptor na defensiva. As afirmações com "eu" têm quatro partes:

    1. **Como eu sinto:** estes são meus sentimentos e aceito a responsabilidade por eles.
    2. **Quando:** descreve em tom neutro o comportamento que é problemático.
    3. **Por quê:** descreve o que é reprovável no comportamento.
    4. **Do que eu preciso (sugerindo mudança):** oferece uma alternativa preferível ao comportamento utilizando afirmações iniciadas com "eu".

    EXEMPLO

    João acabou de chegar de uma caçada e entrou na sala de estar com suas botas enlameadas, deixando um rastro de lama no tapete. Maria, sua esposa, reage da seguinte maneira:

    Com uma afirmação iniciada com "você": "Você é um idiota! Não consegue ver o rastro de lama que está deixando no tapete? Eu acabei de limpá-lo. Você me deixa furiosa!"

    Com uma afirmação iniciada com "eu": "Eu fico com muita raiva quando você pisa no tapete com botas enlameadas. Eu acabei de limpá-lo e, agora, terei de fazer isso novamente. Eu agradeceria se você tirasse suas botas na varanda antes de entrar em casa."

    As afirmações iniciadas com "você" são negativas e enfatizam o que a pessoa fez de errado, além de não explicarem o que está sendo pedido para o indivíduo. As afirmações iniciadas com "eu" são mais positivas; elas explicam *como* alguém se sente, *porque* se sente de tal maneira e *o que* quer em vez disso. Hopkins (2013) afirmou o seguinte quanto à importância das afirmações iniciadas com "eu":

    > Parte da assertividade consiste na capacidade de expressar adequadamente suas necessidades e sentimentos. Você pode conseguir isso usando afirmações iniciadas com "eu". Essas [afirmações] indicam propriedade, não são acusativas, enfatizam o comportamento, identificam o efeito do comportamento, são diretas e francas e contribuem para a melhoria do seu relacionamento com outras pessoas. (p. 2)

Técnicas de supressão dos pensamentos

Algumas vezes, o pensamento assertivo é inibido por pensamentos negativos repetitivos, os quais a mente se recusa a colocar de lado. Os indivíduos com autoestima baixa podem ficar obcecados por pensamentos como "Eu sei que ele nunca desejaria sair comigo. Eu sou tão feia (ou magra, ou gorda, ou burra)", ou "Eu tenho certeza de que nunca serei capaz de me sair bem nesse emprego", ou "Eu simplesmente não consigo fazer nada certo". Esse tipo de pensamento reforça a crença de que os direitos do indivíduo não merecem a mesma consideração que os das outras pessoas e reflete comunicação e padrões de resposta comportamental não assertivos.

As técnicas de **supressão dos pensamentos** descritas aqui foram desenvolvidas pelo psiquiatra Joseph Wolpe (1990) e têm como finalidade eliminar pensamentos indesejáveis e insistentes.

Método

Em um contexto de prática, com os olhos fechados, o indivíduo concentra-se no pensamento recorrente indesejável. Assim que o pensamento estiver firmemente estabelecido na mente, ele grita: "Pare!". Isso interrompe o pensamento, que é realmente eliminado da mente do indivíduo. Em seguida, ele imediatamente desvia seus pensamentos para algo que considere agradável e desejável.

É possível que o pensamento indesejável logo retorne; contudo, com a prática, o intervalo de tempo entre as recidivas aumenta, até que o pensamento indesejável não consiga mais se intrometer.

Evidentemente, no dia a dia, não se pode ficar gritando "Pare!" em locais públicos. Depois de algumas sessões de prática, a técnica é igualmente efetiva se o indivíduo apenas pensar "Pare!".

Papel do enfermeiro no treinamento de assertividade

É importante que os enfermeiros se conscientizem e reconheçam suas reações comportamentais. Entre as perguntas usadas comumente para avaliar e desenvolver autoconhecimento, estão: "A maioria dos meus comportamentos não é assertiva?"; "Ou é assertiva, agressiva, passivo-agressiva?"; "Eu acho que minhas respostas comportamentais são efetivas? Eu quero mudar?". Lembre-se de que todas as pessoas têm o direito de escolher se querem ou não ser assertivas. O Quadro 14.1 descreve um recurso de autoavaliação da assertividade.

QUADRO 14.1 Questionário de assertividade.

Atribua um número a cada item usando a seguinte escala: 1 = nunca; 3 = algumas vezes; 5 = sempre.

1. Eu peço que outras pessoas façam algumas coisas sem me sentir ansioso ou culpado.
2. Quando alguém me pede para fazer algo que não quero fazer, eu digo não, sem me sentir culpado ou ansioso.
3. Eu me sinto à vontade quando falo para um grupo numeroso de pessoas.
4. Eu expresso confiantemente minhas opiniões sinceras às figuras de autoridade (p. ex., meu patrão).
5. Quando eu tenho sentimentos fortes (raiva, frustração, desapontamento etc.), consigo verbalizá-los facilmente.
6. Quando expresso raiva, eu o faço sem acusar outras pessoas por "me deixarem louco".
7. Eu me sinto à vontade para falar em situações de grupo.
8. Quando eu discordo da opinião da maioria em uma reunião, posso "não arredar o pé" sem me sentir desconfortável ou ser agressivo.
9. Quando eu cometo um erro, reconheço que errei.
10. Eu digo aos outros quando o comportamento deles me causa problema.
11. Conhecer pessoas novas em reuniões sociais é algo que faço com facilidade e naturalidade.
12. Quando converso sobre minhas crenças, eu o faço sem rotular as opiniões alheias como "loucas", "estúpidas", "ridículas" ou "irracionais".
13. Eu pressuponho que a maioria das pessoas é competente e confiável e não tenho dificuldade em delegar tarefas aos demais.
14. Quando penso em fazer algo que nunca fiz antes, sinto-me confiante de que aprenderei a fazer.
15. Eu acredito que minhas necessidades sejam tão importantes quanto as alheias e tenho o direito de que elas sejam satisfeitas.

_____ PONTUAÇÃO TOTAL

PONTUAÇÃO:

1. Se a sua pontuação total for igual ou maior que 60, você tem uma filosofia consistentemente assertiva e provavelmente consegue lidar bem com a maioria das situações.
2. Se sua pontuação total estiver entre 45 e 59, você tem um enfoque razoavelmente assertivo, mas pode beneficiar-se de algum treinamento de assertividade.
3. Se a sua pontuação total estiver entre 30 e 44, você pode ser assertivo em algumas situações, mas sua resposta natural é não assertiva nem agressiva. É sugerido treinamento de assertividade.
4. Se a sua pontuação total estiver entre 15 e 29, você tem dificuldade significativa em ser assertivo. É recomendado treinamento de assertividade.

A comunicação assertiva faz parte de um conjunto mais amplo de competências, conhecido como **inteligência emocional (IE)**. Esse conceito – desenvolvido inicialmente por Salovey e Mayer (1990) e elaborado por Goleman (2006) – inclui quatro conjuntos de competências: autoconhecimento (de emoções e comportamentos), percepção social (conscientização dos sentimentos alheios ou empatia), automanejo (que inclui autocontrole) e manejo de relacionamentos (que inclui habilidades de trabalho em equipe e colaboração). Cada uma dessas competências é importante para o desenvolvimento de habilidades necessárias à comunicação assertiva. Para comunicar-se assertivamente, os indivíduos precisam: conhecer os próprios sentimentos e os das outras pessoas; estar cientes de suas emoções e seus comportamentos, desenvolvendo habilidades para controlá-los; e responder de modo a manter efetivamente seus relacionamentos, inclusive habilidades para solucionar conflitos em vez de agravá-los.

> Nas atividades profissionais, a comunicação assertiva e a inteligência emocional (IE) são competências importantes para o sucesso do trabalho em equipe e para a colaboração.

A capacidade de responder de modo assertivo é especialmente importante para enfermeiros empenhados no desenvolvimento adicional de sua profissão. As habilidades de assertividade facilitam a realização de mudanças, que são necessárias para que a imagem da enfermagem seja elevada ao nível de profissionalismo que a maioria dos profissionais da área deseja. A comunicação assertiva é útil também no cenário político, para enfermeiros que optam por envolver-se nos níveis nacional e estadual no sentido de influenciar a legislação e, por fim, melhorar o sistema de saúde do país.

Os profissionais de enfermagem que compreendem e usam as habilidades de assertividade podem, por sua vez, ajudar os pacientes que desejam efetuar mudanças de comportamento, na tentativa de melhorar sua autoestima e seus relacionamentos interpessoais. No entanto, quando um enfermeiro utiliza comunicação assertiva e ensina seus pacientes sobre assertividade, é importante ficar claro que isso não garante necessariamente determinada resposta. Por exemplo, uma esposa pode comunicar assertivamente que se sente sobrecarregada e precisa de mais ajuda de seu marido, mas ainda cabe a ele a decisão de respeitar ou não os desejos dela.

A comunicação assertiva é um meio de transmitir sentimentos e necessidades pessoais de uma maneira que menos provavelmente colocará o receptor na defensiva e mais provavelmente transmitirá a mensagem. Existem evidências de que o treinamento das habilidades de assertividade seja benéfico para atenuar sintomas de depressão e dificuldades interpessoais e melhorar a autoestima, mesmo de pacientes com doença mental grave como esquizofrenia (Maaly et al., 2016; Shean, 2013; Tavakoli et al., 2014). O processo

---

QUADRO 14.2 Situações cotidianas que podem requerer assertividade.

NO TRABALHO

Como você reage quando:

1. Recebe um elogio quanto à sua aparência, ou alguém elogia seu trabalho?
2. É criticado injustamente?
3. É criticado com razão por um superior?
4. Precisa confrontar um subordinado por atrasos repetidos ou lentidão no trabalho?
5. Seu patrão faz uma insinuação sexual ou passa a mão em você?

ENTRE AMIGOS

Como você reage quando:

1. Sente raiva pela maneira como um amigo o tratou?
2. Um amigo pede algo que você considera inaceitável?
3. Precisa pedir um favor a seu amigo?
4. Pede a um amigo para devolver uma quantia emprestada?
5. Precisa negociar com um amigo qual filme ver ou onde se encontrar?

EM PÚBLICO

Como você reage quando:

1. Em um restaurante, o prato solicitado chega frio ou malcozido?
2. Um passageiro que viaja com você no setor de "não fumantes" acende um cigarro?
3. Está em uma loja cujo vendedor não quer ajudar?
4. Alguém passa na sua frente em uma fila?
5. Devolve uma mercadoria inferior para uma loja?

EM CASA

Como você reage quando:

1. Um dos seus pais o critica?
2. Fica irritado com o hábito persistente de alguém que você ama?
3. Todos deixam as tarefas de limpeza para você fazer?
4. Quer dizer "não" a uma visita sugerida a um parente?
5. Seu companheiro se mostra amoroso, mas você não está no "clima"?

De: Powell, T.J., & Enright, S.J. (1990). *Anxiety and stress management*. Londres: Routledge. Com autorização.

INSTRUÇÕES: Preencha todos os quadrinhos com uma avaliação de sua assertividade em uma escala de 5 pontos. A pontuação 0 significa que você não tem qualquer dificuldade em ser assertivo. A pontuação 5 significa que você é totalmente incapaz de ser assertivo. A avaliação final pode ser realizada com base na análise das pontuações:

1. Totalmente por atividade, incluindo todos os diversos tipos de pessoas.
2. Totalmente por pessoa, incluindo todos os diversos tipos de atividade.
3. Caso a caso, considerando as pessoas e atividades específicas.

PESSOA / ATIVIDADE	Amigos do mesmo sexo	Amigos do sexo oposto	Relações íntimas ou cônjuge	Figuras de autoridade	Parentes/ familiares	Colegas e subordinados	Estranhos	Funcionários: garçons, atendentes de loja etc.
Dar e receber elogios								
Pedir favores/ajuda								
Iniciar e manter conversas								
Recusar pedidos								
Expressar opiniões pessoais								
Expressar raiva/descontentamento								
Expressar satisfação, amor ou afeto								
Expressar seus direitos e necessidades								

Figura 14.1 Como avaliar sua assertividade. De: Powell, T.J., & Enright, S.J. (1990). *Anxiety and stress management*. Londres: Routledge. Com autorização.

de enfermagem é um recurso útil para enfermeiros envolvidos em ajudar seus pacientes a aumentarem sua assertividade.

Avaliação

Enfermeiros podem ajudar os pacientes a se conscientizarem melhor de suas reações comportamentais. Existem alguns recursos para avaliar o nível de assertividade, mas é difícil *generalizar* quando se tenta "medir" os comportamentos assertivos. O Quadro 14.2 e a Figura 14.1 são exemplos de questionários de assertividade, que podem ser personalizados para explorar as situações existenciais do paciente de maneira mais específica. Evidentemente, as situações da vida diária que requerem assertividade não são as mesmas para todas as pessoas.

Diagnóstico

Entre os diagnósticos de enfermagem possivelmente aplicáveis aos indivíduos que necessitam de ajuda no campo da assertividade, estão os seguintes:

- Enfrentamento defensivo
- Enfrentamento ineficaz
- Conflito de decisão
- Negação
- Identidade pessoal perturbada
- Sentimento de impotência
- Síndrome do trauma de estupro
- Baixa autoestima
- Interação social prejudicada
- Isolamento social.

Identificação dos resultados e implementação

A meta de enfermeiros que trabalham com indivíduos que necessitam de ajuda no campo da assertividade é ajudá-los a desenvolver relacionamentos interpessoais mais gratificantes. Aqueles que não se sentem bem consigo mesmos permitem que outras pessoas desrespeitem seus direitos, ou ocultam sua autoestima baixa, sendo declarada ou simuladamente agressivos. Todos devem ser informados quanto aos seus direitos humanos. Eles precisam conhecer seus direitos antes mesmo que possam ser afirmados.

Os critérios de resultados são derivados de diagnósticos de enfermagem específicos, e os cronogramas são determinados individualmente. A seguir, há alguns exemplos:

- O paciente verbaliza e aceita a responsabilidade por seu comportamento
- O paciente consegue expressar opiniões e discordar das opiniões alheias de modo socialmente aceitável, sem se sentir culpado
- O paciente consegue verbalizar aspectos positivos de si próprio
- O paciente verbaliza as opções escolhidas em um plano para manter o controle de sua situação existencial
- O paciente aproxima-se das outras pessoas de maneira apropriada a uma interação interpessoal.

No contexto clínico, os enfermeiros podem ensinar aos pacientes técnicas para aumentar suas reações assertivas, o que pode ser realizado individualmente ou em grupo. Depois de conversar sobre essas técnicas, os profissionais podem ajudar seus pacientes a praticá-las por meio de dramatizações (*role-playing*, em inglês). Cada paciente deve elaborar uma lista de exemplos pessoais específicos de situações que lhe causam dificuldade. Em seguida, essas situações são simuladas na terapia, de modo que o paciente possa praticar reações assertivas em condições não ameaçadoras. No contexto de grupo, o *feedback* fornecido pelos colegas pode proporcionar percepções valiosas quanto à efetividade da resposta.

RECOMENDAÇÃO PARA A PRÁTICA CLÍNICA. Uma parte importante desse tipo de intervenção é assegurar que os pacientes estejam conscientes das diferenças entre os comportamentos assertivos, não assertivos, agressivos e passivo-agressivos na mesma situação. Quando a conversa gira em torno de dizer qual é a melhor resposta (assertiva), também é importante discutir outros tipos de resposta, de modo que os pacientes possam começar a reconhecer seu padrão de resposta e realizar as mudanças de acordo com a necessidade.

EXEMPLO CLÍNICO

Linda vai ao hospital-dia 1 vez/semana para participar de terapia de grupo e treinamento de assertividade. Ela teve problemas de depressão e baixa autoestima e está casada com um homem que a ofende verbalmente. Ele é extremamente crítico, raramente está satisfeito com tudo o que Linda faz e a acusa das consequências negativas que ocorrem em sua vida, esteja ela envolvida ou não.

Desde o início do treinamento de assertividade em grupo, a enfermeira que o lidera ensinou aos participantes quais são os direitos humanos básicos e os diversos tipos de padrões de resposta. Quando ela pediu aos participantes que apresentassem ao grupo situações pessoais, Linda se ofereceu como voluntária para conversar sobre um incidente que havia ocorrido em sua casa naquela semana. Ela relatou que acabara de colocar alguns pedaços de frango para assar no forno para o jantar, quando seu filho de 7 anos chegou em casa gritando por ter se machucado. Linda correu para ele e observou que havia sangue escorrendo no lado de sua testa. O menino contou que ele e alguns amigos estavam brincando no parquinho da escola no fim da rua, quando caiu e bateu com a cabeça. Linda levou seu filho ao banheiro para limpar a ferida e aplicar algum medicamento. Joe, seu marido, lia um jornal na sala de estar. Quando ela voltou para olhar o frango assando no forno, este estava queimado e imprestável. Seu marido gritou: "Sua estúpida! Não consegue fazer nada certo!". Linda não respondeu, mas caiu em prantos.

A enfermeira pediu aos outros participantes do grupo que sugerissem algumas ideais quanto à maneira como Linda poderia ter respondido à crítica do marido. Depois de alguma discussão, eles concordaram que ela poderia ter dito: "Eu errei. Não sou estúpida e faço muitas coisas certas.". Eles também conversaram sobre outros tipos de respostas e por que eram menos aceitáveis. Os participantes reconheceram que a falta de resposta verbal de Linda e sua crise de choro foram uma reação não assertiva. Também concordaram quanto a outros exemplos, inclusive os seguintes:

1. Uma resposta agressiva poderia ser "Prepare você o seu jantar!" – atirando a bandeja com o frango porta afora.
2. Uma resposta passivo-agressiva poderia ser preparar sanduíches para o jantar e não falar com Joe por 3 dias.

A prática de reação assertiva começou com a enfermeira e vários participantes do grupo dramatizando o papel de Joe, de modo que Linda pudesse praticar até que se sentisse confortável com a resposta. Ela participou do grupo por 6 meses, apresentando regularmente situações nas quais precisava de ajuda e também aprendendo com as situações apresentadas por outros participantes. Essas sessões semanais lhe deram a autoconfiança de que ela precisava para enfrentar as críticas de Joe. Linda tornou-se consciente dos direitos humanos básicos e, com a prática, conseguiu protegê-los, comunicando-os de maneira assertiva. Alguns meses depois, ela ficou feliz ao relatar ao grupo que Joe parecia menos crítico e que seu relacionamento estava melhorando.

Reavaliação

A etapa de reavaliação requer que enfermeiro e paciente determinem se as técnicas alcançaram ou não os resultados almejados. Ela poderia incluir as seguintes perguntas:

- O paciente consegue aceitar críticas sem entrar na defensiva?
- O paciente consegue expressar seus verdadeiros sentimentos (para cônjuge, amigo, patrão ou outras pessoas) quando seus direitos humanos básicos são desrespeitados?

- O paciente consegue negar um pedido sem se sentir culpado?
- O paciente consegue verbalizar suas qualidades positivas?
- O paciente consegue verbalizar que houve melhora em seus relacionamentos interpessoais?

O treinamento de assertividade visa ampliar e oferecer mais flexibilidade ao estilo de comunicação de um indivíduo, para que ele tenha mais opções de resposta em diversas situações. Embora as mudanças não ocorram facilmente, o treinamento de assertividade pode ser um método efetivo de mudança comportamental. Os enfermeiros podem ajudar as pessoas a tornarem-se mais assertivas, encorajando-as a se tornarem o que desejam, promovendo melhora da autoestima e reforçando o respeito por seus direitos individuais e pelos direitos alheios.

Resumo e pontos fundamentais

- O comportamento assertivo ajuda as pessoas a sentirem-se melhores a respeito de si mesmas porque as estimula a defender seus direitos humanos básicos
- Os direitos humanos básicos têm a mesma importância para todas as pessoas
- Com os direitos fundamentais, segue-se uma quantidade igual de responsabilidades. Parte do processo de ser assertivo inclui assumi-las
- O comportamento assertivo melhora a autoestima e amplia a capacidade de desenvolver relacionamentos interpessoais satisfatórios. Isso é conseguido com honestidade, retidão, pertinência e respeito aos próprios direitos e aos direitos alheios
- Os indivíduos desenvolvem padrões de resposta de várias maneiras, inclusive modelo de desempenho, reforço positivo ou negativo, ou escolha consciente
- Os padrões de resposta podem ser: não assertivo, assertivo, agressivo ou passivo-agressivo
- As pessoas que se comunicam de maneira *não assertiva* buscam agradar aos demais à custa da negação de seus direitos humanos básicos
- As pessoas que se comunicam de maneira *assertiva* defendem os próprios direitos e, ao mesmo tempo, protegem os direitos alheios
- Os indivíduos que reagem *agressivamente* defendem seus direitos e desrespeitam os direitos básicos alheios
- Os indivíduos que reagem de maneira *passivo-agressiva* defendem seus direitos expressando resistência às demandas profissionais e sociais
- Algumas considerações comportamentais importantes associadas ao comportamento assertivo são: contato visual, postura corporal, distanciamento/contato físico, gestos, expressão facial, voz, fluência, sincronização, escuta, pensamentos, conteúdo e persistência
- O uso de afirmações iniciadas com "eu" é uma técnica importante da comunicação assertiva
- A competência no uso das habilidades de inteligência emocional é fundamental ao comportamento e à comunicação assertivos efetivos
- Algumas vezes, pensamentos negativos comprometem a capacidade de uma pessoa reagir assertivamente. As técnicas de supressão dos pensamentos ajudam as pessoas a eliminarem da consciência pensamentos negativos indesejáveis e promoverem o desenvolvimento de uma atitude mais assertiva
- Os enfermeiros podem ajudar as pessoas a aprender e praticar técnicas de assertividade
- O processo de enfermagem é um veículo efetivo de fornecimento de informações e apoio aos pacientes enquanto se esforçam para produzir uma mudança positiva em sua vida.

Questões de revisão

Escolha a resposta mais adequada para cada uma das perguntas a seguir.

1. Seu marido diz: "Você é louca de pensar em entrar para a faculdade! Além disso, você não é suficientemente inteligente para dar conta dos estudos e das tarefas do lar.". Qual das seguintes opções é um exemplo de resposta assertiva?
    a. "Eu farei o que puder e farei o melhor que puder."
    b. (Pensando consigo própria): "Veremos se *ele* gostaria de preparar o jantar para variar".
    c. "É provável que você esteja certo. Talvez eu deva reconsiderar."
    d. "Eu farei o que quiser, quando quiser e você não pode me impedir!"

2. Você espera algumas pessoas para jantar e elas devem chegar em 20 minutos, mas você está quase terminando de preparar e ainda precisa tomar banho e vestir-se. A campainha toca, e é um homem vendendo um produto novo para limpar janelas. Qual das seguintes opções é um exemplo de resposta agressiva?
    a. "Eu não limpo janelas!", e bate a porta na cara dele.
    b. "Eu fico com uma caixa", e lhe entrega um cheque preenchido.

(continua)

Questões de revisão (continuação)

    c. "Certo, eu fico com três frascos." Em seguida, pergunta a si mesma: "Ligarei para essa empresa amanhã e darei queixa ao gerente porque seu vendedor chegou perto da hora do jantar!".
    d. "Estou muito ocupada agora. Não quero comprar nenhum dos seus produtos. Obrigada."

3. Você está em uma sala de cinema na qual é proibido fumar; porém, a pessoa que está sentada ao seu lado acabou de acender um cigarro, e a fumaça é muito irritante. Qual das seguintes opções é um exemplo de resposta assertiva?
    a. Você não diz coisa alguma.
    b. "Por favor, apague seu cigarro. É proibido fumar."
    c. Você fica calada, mas começa a abanar as mãos à sua frente e a tossir alto e convulsivamente.
    d. "Apague seu cigarro, seu porcalhão! Você não sabe ler o aviso 'proibido fumar'?"

4. Você ficou a tarde toda estudando para uma prova de enfermagem e perdeu a noção do tempo. Seu marido espera encontrar o jantar à mesa quando chega do trabalho. Você ainda não começou a cozinhar quando ele entra pela porta e grita: "Por que diabos o jantar não está pronto?". Qual das seguintes opções é um exemplo de resposta passivo-agressiva?
    a. "Sinto muito. O jantar estará ponto em alguns minutos, querido." Contudo, em seguida você caminha lentamente e demora muito tempo para preparar a refeição.
    b. "Eu estou cansada porque estudei a tarde inteira. Prepare seu próprio jantar, seu vagabundo! Estou cansada de ser sua escrava!"
    c. "Ainda não comecei a fazer o jantar. Eu gostaria que você me ajudasse um pouco."
    d. "Sinto muito. Eu sei que você está cansado e faminto. O erro foi todo meu. Que esposa terrível eu sou!"

5. Há 6 meses, você e sua melhor amiga Júlia vêm planejando passar as férias juntas no Havaí. Você economizou e já tem as passagens aéreas para embarcar em 3 semanas. Júlia acabou de ligar para você para dizer que não irá, pois arrumou um novo namorado, com quem vai morar, e que não quer deixá-lo sozinho. Você fica enfurecida com Júlia pela mudança de planos. Qual das seguintes opções é um exemplo de resposta assertiva?
    a. "Eu estou muito decepcionada e com muita raiva. Eu gostaria de conversar sobre isso mais tarde. Depois eu ligo para você."
    b. "Eu estou muito feliz por você, Júlia. Acho maravilhoso você e o Paulo morarem juntos."
    c. Você diz a Júlia que está muito feliz por ela, mas depois diz para outra amiga: "Bem, aqui termina minha amizade com ela."
    d. "O quê? Você não pode fazer isso comigo! Nós fizemos planos. Você está sendo irracional!"

6. Você precisa entregar, no dia seguinte, às 8 h, um relatório da matéria de enfermagem psiquiátrica. A tarefa foi designada há 4 semanas, e seu relatório está pronto para ser entregue. Sua colega de quarto diz: "Eu finalmente terminei de escrever meu relatório, mas agora preciso sair para o trabalho e não tive tempo de digitá-lo. Por favor, querida, você pode digitá-lo para mim? Caso contrário, eu serei reprovada!". Você tem um encontro marcado com seu namorado. Qual das seguintes opções é um exemplo de resposta agressiva?
    a. "Ok, eu vou ligar para o Carlos e cancelar nosso encontro."
    b. "Eu não quero ficar em casa e digitar seu relatório. Eu vou sair com o Carlos."
    c. "Você só pode estar brincando! Afinal, que tipo de idiota você acha que sou?"
    d. "Ok, eu farei." Entretanto, quando sua colega de quarto volta do trabalho à meia-noite, você está dormindo e o relatório não foi digitado.

7. Você foi convidado para atuar em uma comissão na qual não deseja trabalhar. Qual das seguintes opções é um exemplo de resposta não assertiva?
    a. "Obrigado, mas não quero fazer parte dessa comissão."
    b. "Fico feliz em servir." Contudo, depois você não comparece a nenhuma das reuniões.
    c. "Eu preferiria ter meus dentes arrancados!"
    d. "Ok, se eu realmente for necessária, eu irei."

8. Você está a caminho da lavanderia quando encontra um companheiro de dormitório, que frequentemente lhe pede para "lavar algumas peças junto com as suas". Você acha que isso é uma exploração. Ele lhe pergunta aonde você vai. Qual das seguintes opções é um exemplo de resposta passivo-agressiva?
    a. "Estou indo ao jogo do Flamengo. Aonde você pensa que eu iria?"
    b. "Estou indo à lavanderia. Você quer que eu leve alguma coisa sua para lavar com as minhas?"

(continua)

Questões de revisão (continuação)

    c. "Não é da sua conta!"
    d. "Estou indo à lavanderia, mas, por favor, não me peça que lave algumas peças suas. Eu me sinto explorado com isso".

9. Em uma reunião de uma comissão hospitalar, um colega de enfermagem que atuava como presidente da comissão interrompe sua fala sempre que você tenta dizer algo. Na próxima vez que isso acontecer, você pretende responder assertivamente. Qual das seguintes opções é um exemplo de resposta assertiva?
    a. "Você é um péssimo líder, sequer me deixa terminar o que estou tentando dizer!"
    b. Você não diz coisa alguma.
    c. "Desculpe-me. Eu gostaria de terminar minha fala."
    d. Você fica calado, mas não consegue concluir sua fala e não comparece à reunião seguinte.

10. Uma colega de trabalho frequentemente lhe pede emprestado pequenas quantias com a promessa de que devolverá "amanhã". Atualmente, ela deve R$ 60,00 e ainda não lhe pagou nada do que pegou emprestado. Ela pergunta se você pode emprestar alguns reais para o almoço. Qual das seguintes opções é um exemplo de resposta não assertiva?
    a. "Eu decidi que não vou mais lhe emprestar dinheiro até que você me pague o que já pegou emprestado."
    b. "Sinto muito. Hoje tenho apenas o suficiente para pagar meu almoço."
    c. "Toma jeito na vida! Estou cansada de ser sugada o tempo todo por você!"
    d. "Claro, aqui tem 12 reais." Em seguida, aos outros colegas do escritório, você diz: "Jamais empreste dinheiro para a Clara. Ela nunca paga suas dívidas. Se eu fosse vocês, nunca sairia para almoçar com ela!"

Bibliografia

Alberti, R.E., & Emmons, M.L. (2008). *Your perfect right* (9th ed.). Atascadero, CA: Impact Publishers.

Bishop, S. (2013). *Develop your assertiveness*. Philadelphia: Kogan Page.

Davis, M., Eshelman, E.R., & McKay, M. (2008). *The relaxation and stress reduction workbook* (6th ed.). Oakland, CA: New Harbinger Publications.

Goleman, D. (2006). *Working with emotional intelligence*. New York: Bantam.

Hopkins, L. (2013). Assertive communication: Six tips for effective use. *EzineArticles*. Retrieved from http://ezinearticles.com/?Assertive-Communication-6-Tips-For-Effective-Use&id=10259

Lloyd, S.R. (2002). *Developing positive assertiveness* (3rd ed.). Menlo Park, CA: Crisp Publications.

Maaly, I.E.M., Merfat, A.M., & Faten, A.H. (2016). The effectiveness of social skill training on depressive symptoms, self-esteem, and interpersonal difficulties among schizophrenic patients. *International Journal of Advanced Nursing Studies*, 5 (1), 43-50. doi:10.14419/ijans.v5i1.5386

Powell, T.J., & Enright, S.J. (1990). *Anxiety and stress management*. London: Routledge.

Salovey, P., & Mayer, J.D. (1990). Emotional intelligence. *Imagination, Cognition, and Personality*, 9,185-211. doi:0.2190/DUGGP24E-52WK-6CDG

Schuster, P.M. (2000). *Communication: The key to the therapeutic relationship*. Philadelphia: F.A. Davis.

Shean, G.D. (2013). Empirically based psychosocial therapies for schizophrenia. The disconnection between science and practice. *Schizophrenia Research and Treatment*. Retrieved from https://www.hindawi.com/journals/schizort/2013/792769

Sobel, D.S., & Ornstein, R. (1996). *The healthy mind/healthy body handbook*. New York: Patient Education Media.

Tavakoli, P., Setoodeh, G., Dashtbozorgi, B., Komili-Sani, H., & Pakseresht, S. (2014). The influence of assertiveness training on self-esteem in female students of government high schools of Shiraz, Iran: A randomized controlled trial. *Nursing Practice Today 2014*, 1(1), 17-23.

Wolpe, J. (1990). *The practice of behavior therapy* (4th ed.). Elmsford, NY: Pergamon Press.

Promoção da Autoestima 15

TÓPICOS DO CAPÍTULO

Componentes do autoconceito
Desenvolvimento da autoestima
Manifestações de baixa autoestima
Limites
Processo de enfermagem
Resumo e pontos fundamentais
Questões de revisão

CONCEITOS FUNDAMENTAIS

Autoconceito
Autoestima

TERMOS-CHAVE

Autoconsistência
Estímulos contextuais
Estímulos focais
Estímulos residuais
Imagem corporal
Limites
Limites flexíveis
Limites imprecisos
Limites rígidos
Self ideal
Self moral-ético

OBJETIVOS
Após ler este capítulo, o estudante será capaz de:

1. Identificar e definir os componentes do autoconceito.
2. Descrever os fatores que afetam o desenvolvimento da autoestima e sua progressão ao longo da vida.
3. Descrever as manifestações verbais e não verbais da baixa autoestima.
4. Debater o conceito de limites e suas relações com a autoestima.
5. Aplicar o processo de enfermagem aos pacientes que demonstram transtornos da autoestima.

EXERCÍCIOS
Leia o capítulo e responda às seguintes perguntas:

1. As crianças precisam de amor incondicional para desenvolver autoestima positiva. De que forma os pais demonstram amor incondicional?
2. Desde o divórcio de seus pais, Juliette, de 10 anos, e sua mãe se tornaram inseparáveis. Elas passam todo o tempo livre juntas, e Juliette se tornou a confidente de sua mãe. Esse é um exemplo de que tipo de limite?
3. De que forma a progressão nas tarefas do desenvolvimento descritas por Erikson promovem uma autoestima saudável?
4. Cite os três componentes do autoconceito e os significados que os indivíduos atribuem a cada um deles.

Enquanto o termo "autoconceito" descreve os *pensamentos e as crenças* de um indivíduo acerca de si próprio, a expressão "autoestima" se refere ao que as pessoas *sentem* sobre si mesmas. Hosogi e colaboradores (2012) definiram autoestima como um sentimento de autoconsideração, que é indispensável para a adaptação em sociedade. A consciência de si próprio (*i. e.*, a capacidade de formar uma identidade e, em seguida, agir no sentido de valorizá-la) é um fator de diferenciação importante entre os seres humanos e outros animais. Essa capacidade de julgar torna-se um elemento que contribui para o desenvolvimento de transtornos da autoestima.

A promoção da autoestima diz respeito ao processo de interromper autojulgamentos irracionais. Isso tem a ver com ajudar um indivíduo a mudar a forma como percebe e sente a si mesmo. Autoestima saudável significa uma percepção precisa e equilibrada de si, que inclui ser capaz de reconhecer as falhas pessoais, embora mantendo uma opinião favorável acerca das próprias capacidades (Mayo Clinic, 2014). Este capítulo descreve a progressão do desenvolvimento e as manifestações verbais e não verbais da autoestima. O conceito de **limites** e sua relação com a autoestima também são descritos aqui. Os cuidados de enfermagem para pacientes com transtornos de autoestima estão descritos no contexto do processo de enfermagem.

> **CONCEITO FUNDAMENTAL**
> **Autoconceito**
> Autoconceito é o componente cognitivo ou reflexivo da individualidade (self), que se desenvolve por meio da interação dinâmica com o ambiente e da reflexão pessoal para desenvolver um conjunto de crenças acerca de si próprio (Huitt, 2011).

Componentes do autoconceito

Imagem corporal

A **imagem corporal** de um indivíduo é a percepção subjetiva do seu aspecto físico com base na autoavaliação e nas reações e nos comentários de outras pessoas. Gorman e Sultan (2008) afirmam que:

> Imagem corporal é um retrato mental que o indivíduo tem de seu próprio corpo. Afeta significativamente a forma como um indivíduo pensa e sente seu corpo como um todo, suas funções e sensações internas e externas associadas ao físico. A imagem corporal também inclui a noção de como outras pessoas veem o corpo do indivíduo e é fundamental para o autoconceito e a autoestima. (p. 9)

A imagem corporal de um indivíduo pode não coincidir necessariamente com sua aparência real. Por exemplo, pessoas que têm sobrepeso por alguns anos e depois emagrecem comumente têm dificuldade de se perceberem como pessoas magras. Elas podem até continuar a escolher roupas do tamanho que usavam antes de emagrecer.

Os transtornos da imagem corporal do indivíduo podem ocorrer quando há alterações estruturais ou funcionais. Exemplos de alterações da estrutura corporal incluem amputações, mastectomia e desfiguração facial. As alterações funcionais incluem condições como colostomia, paralisia e disfunção erétil. As alterações da imagem corporal frequentemente são vivenciadas como perdas.

Identidade pessoal

Esse componente do autoconceito é formado pelos seguintes elementos: *self* moral-ético, autoconsistência e *self* ideal.

O ***self* moral-ético** é o componente da identidade pessoal que avalia o que a pessoa diz ser. Esse componente da identidade pessoal observa, compara, estabelece padrões e forma juízos que afetam a forma como o indivíduo avalia a si próprio.

Autoconsistência é o componente da identidade pessoal que se esforça para manter uma autoimagem estável. Devido à necessidade de estabilidade e autoconsistência, mesmo quando a autoimagem é negativa, o indivíduo resiste a abandonar a imagem a partir da qual alcançou determinada medida de constância.

O ***self* ideal** está relacionado à percepção do que o indivíduo quer ser, fazer ou se tornar. O conceito de *self* ideal origina-se da percepção que o indivíduo tem das expectativas alheias. Transtornos do autoconceito podem ocorrer quando as pessoas não conseguem alcançar seus ideais e suas expectativas pessoais.

> **CONCEITO FUNDAMENTAL**
> **Autoestima**
> Autoestima é o grau de consideração ou respeito que as pessoas têm por si próprias e é uma medida do valor que elas atribuem às suas capacidades e julgamentos.

Autoestima

Warren (1991) afirmou:

> A autoestima pode ser subdividida em dois componentes: (1) capacidade de dizer "Eu sou importante", "Eu tenho valor" e (2) capacidade de dizer "Eu sou competente", "Eu tenho algo a oferecer aos outros e ao mundo". (p. 1)

Maslow (1970) postulou que os indivíduos devem alcançar a autoestima positiva antes de atingir a autorrealização (ver Capítulo 2, *Saúde Mental e Doença Mental: Conceitos Históricos e Teóricos*). No cotidiano das pessoas, o valor próprio individual é desafiado pelas alterações que ocorrem no ambiente. Com um sentido de valor próprio positivo, os indivíduos conseguem adaptar-se com sucesso às exigências associadas aos estressores situacionais e maturacionais. A capacidade de se adaptar a essas mudanças ambientais fica prejudicada nos indivíduos que têm baixa autoestima.

A autoestima está diretamente relacionada a outros componentes do autoconceito. Assim como a imagem corporal e a identidade pessoal, o desenvolvimento da autoestima é influenciado em grande parte pelas percepções de como o indivíduo é considerado pelos entes queridos. Esse processo começa nos primeiros anos da infância e se estende durante todo o ciclo de vida.

Desenvolvimento da autoestima

A formação da autoestima tem sido o tema de investigação por alguns teóricos e clínicos. Em um estudo longitudinal sobre desenvolvimento da autoestima (Erol & Orth, 2011), vários fatores estavam consistentemente relacionados com autoestima mais alta:

- **Estabilidade emocional**: em todas as faixas etárias, os indivíduos com mais estabilidade emocional tinham autoestima mais alta que as pessoas emocionalmente instáveis
- **Extroversão**: o traço de personalidade da extroversão, que inclui uma personalidade sociável e extrovertida, estava consistentemente associado à autoestima mais alta que o traço de introversão
- **Conscienciosidade**: em todas as faixas etárias, o traço de personalidade da conscienciosidade – que inclui o desejo de ser atencioso, cuidadoso e fazer a coisa certa – estava associado à autoestima mais alta
- **Sentimento forte de controle**: o sentimento de que o indivíduo tem controle das forças que afetam sua vida, ou que consegue ser eficiente, estava associado à autoestima mais alta. Parte do processo de desenvolvimento do sentimento de controle consiste na diferenciação clara entre as coisas que o indivíduo pode controlar e as que estão fora da sua capacidade de controle. Por exemplo, as pessoas podem escolher a forma como se comunicam com os demais, mas não têm controle sobre como os outros reagem. O entendimento claro dessas diferenças reforça o sentimento de estar no controle. Por outro lado, estar excessivamente preocupado com as reações e opiniões de outras pessoas (algo que não é possível controlar) sobre seu valor próprio pode contribuir para que o indivíduo se desvalorize – um componente fundamental da baixa autoestima
- **Comportamento de baixo risco**: em qualquer idade, a tendência a adotar comportamentos perigosos estava associada à autoestima mais baixa, enquanto o comportamento de baixo risco correlacionava-se com autoestima mais alta
- **Saúde geral**: em todas as faixas etárias, a percepção de ser saudável estava associada à autoestima mais alta.

Warren (1991) delineou as seguintes áreas principais que devem ser enfatizadas pelos pais e outras pessoas que trabalham com crianças de forma a estimular o fortalecimento e desenvolvimento de autoestima positiva:

- **Sentimento de competência**: todos precisam sentir-se habilidosos em alguma coisa. Warren (1991) afirmou que: "As crianças não precisam necessariamente ser AS MELHORES em determinada habilidade para que tenham autoestima positiva; o que elas precisam é sentir que conseguiram realizar seus melhores esforços PESSOAIS" (p. 1)
- **Amor incondicional**: as crianças precisam saber que são amadas e aceitas pelos familiares e amigos, independentemente de seu sucesso ou fracasso. O amor incondicional é demonstrado por toque expressivo, elogios realistas e diferenciação entre crítica à pessoa e crítica ao comportamento
- **Sentimento de sobrevivência**: todos fracassam em alguma coisa de tempos em tempos. A autoestima é reforçada quando as pessoas aprendem com o fracasso e reforçam sua percepção de que estão mais fortes por terem passado por essa experiência de fracasso
- **Metas realistas:** a baixa autoestima pode ser resultante da incapacidade de alcançar as metas estabelecidas; e as pessoas podem predispor-se ao fracasso quando estabelecem metas inalcançáveis. As metas podem ser irrealistas quando estão além da capacidade de realização da criança, exigem níveis extraordinários de esforço para que sejam alcançadas e são baseadas em fantasias exageradas
- **Sentimento de responsabilidade**: as crianças reforçam seu autovalor positivo quando áreas de responsabilidade lhe são atribuídas, ou quando existe a expectativa de que concluam determinadas tarefas que elas percebem terem valor para as demais pessoas
- **Orientação para a realidade:** as limitações pessoais são muito comuns em nosso mundo e é importante que as crianças reconheçam e alcancem um equilíbrio saudável entre o que elas podem ter e conquistar e o que está além da sua capacidade ou controle.

Outros fatores foram considerados importantes para o desenvolvimento da autoestima:

- **Reações das outras pessoas:** o desenvolvimento da autoestima pode ser afetado positiva ou negativamente pelas reações alheias (em especial dos entes queridos) e pela forma como os indivíduos percebem essas reações. Ser um exemplo e ensinar às crianças estratégias para avaliar e ser realista em relação às reações das outras pessoas contribui para a capacidade de desenvolver sua autoestima
- **Fatores hereditários**: fatores geneticamente determinados – como aparência física, tamanho ou fragilidade hereditária – podem afetar o desenvolvimento da autoestima. Reforçar os pontos fortes da criança e ajudá-la a identificar os fatores sobre os quais tem domínio ou capacidade de mudar contribui para o sentimento de controle e autoestima
- **Condições ambientais:** o desenvolvimento da autoestima pode ser afetado pelas demandas do ambiente. Por exemplo, a capacidade intelectual pode ser incorporada ao valor próprio de um indivíduo criado em um ambiente acadêmico.

Progressão do desenvolvimento da autoestima ao longo da vida

O desenvolvimento da autoestima progride ao longo de toda a vida. A teoria de Erikson (1963) sobre desenvolvimento da personalidade oferece uma estrutura básica útil como ilustração. Erikson descreveu oito crises de transição ou maturacionais, e suas resoluções podem ter uma influência profunda na autoestima.

Quando uma crise é resolvida com êxito em determinado estágio, o indivíduo desenvolve estratégias de enfrentamento saudáveis, que podem ser utilizadas para ajudar a cumprir as tarefas dos estágios seguintes. Quando o indivíduo não consegue realizar as tarefas de um estágio do desenvolvimento, o crescimento emocional é prejudicado e ele não consegue enfrentar as crises situacionais e maturacionais subsequentes.

Confiança versus desconfiança (do nascimento até 18 meses)

O desenvolvimento da confiança resulta no sentimento de certeza quanto à previsibilidade do ambiente. O desenvolvimento da confiança promove autoestima positiva porque gera autoconfiança, otimismo e certeza quanto à gratificação das necessidades.

A resolução malsucedida leva o indivíduo a vivenciar insatisfação emocional consigo mesmo e desconfiança em relação a outras pessoas, deste modo reforçando autoestima negativa.

Autonomia versus vergonha e dúvida (18 meses a 3 anos)

Com o desenvolvimento psicomotor, o indivíduo ganha mais movimento e independência no ambiente. A criança começa a explorar e experimentar de forma ativa seu ambiente. O sucesso nesse estágio resulta no sentimento de autocontrole e na capacidade de postergar gratificação, bem como no sentimento de autoconfiança na própria capacidade de realizar tarefas.

Esse estágio não é bem desenvolvido quando os comportamentos independentes da criança são limitados, ou quando ela não consegue atender a expectativas irrealistas. A autoestima negativa é reforçada pela falta de autoconfiança, pelo pouco reconhecimento da capacidade de realizar tarefas e pela sensação de ser controlado por outras pessoas.

Iniciativa versus culpa (3 a 6 anos)

A autoestima positiva é alcançada com iniciativas, quando a criatividade é estimulada e o desempenho é reconhecido e reforçado positivamente. Nesse estágio, as crianças esforçam-se para desenvolver um sentimento de propósito e capacidade de iniciar e controlar suas próprias atividades.

Esse é o estágio durante o qual a criança começa a desenvolver consciência. Ela torna-se suscetível a ter seus comportamentos rotulados como "bons" ou "ruins". Orientação e disciplina baseadas principalmente no sentido de envergonhar a criança geram culpa e levam à baixa autoestima.

Produtividade versus inferioridade (6 a 12 anos)

A autoconfiança é conquistada nesse estágio por aprendizagem, competição, realizações bem-sucedidas e reconhecimento por parte de pessoas importantes para o indivíduo, companheiros e conhecidos.

A autoestima negativa é gerada quando tarefas não são realizadas, expectativas irrealistas são alimentadas ou as realizações são repetidamente acompanhadas de *feedback* negativo. Nesses casos, a criança desenvolve um sentimento de inadequação pessoal.

Identidade versus confusão de identidade (12 a 20 anos)

Durante a adolescência, o indivíduo se esforça para redefinir o sentimento de individualidade (*self*). O jovem desenvolve autoestima positiva quando pode vivenciar independência, tomando decisões que afetam sua vida.

A incapacidade de redefinir a identidade resulta no sentimento de incerteza quanto à identidade, dúvida e confusão quanto ao seu papel na vida. Isso pode ocorrer quando os adolescentes são estimulados a continuar em posição dependente; quando a disciplina doméstica é excessivamente rígida, inconsistente ou inexistente; e quando eles não recebem apoio dos pais. Essas condições influenciam o desenvolvimento de baixa autoestima.

Intimidade versus isolamento (20 a 30 anos)

A intimidade é alcançada quando o indivíduo consegue estabelecer um relacionamento duradouro ou um compromisso com outra pessoa, uma causa, instituição ou esforço criativo (Murray, Zentner & Yakimo, 2009). A autoestima positiva é reforçada por meio dessa capacidade de doar-se a outra pessoa.

A incapacidade de desenvolver intimidade acarreta comportamentos como retração e isolamento social, solidão e incapacidade de estabelecer relacionamentos íntimos duradouros. O isolamento ocorre quando há privação ou distorção do amor vivenciado no lar ao longo dos primeiros anos da juventude, resultando em restrição grave à autoestima.

Generatividade versus estagnação (30 a 65 anos)

A generatividade promove autoestima positiva por meio da gratificação das realizações pessoais e profissionais e das contribuições significativas de outras pessoas.

A incapacidade de alcançar generatividade ocorre quando as tarefas anteriores do desenvolvimento não são realizadas e o indivíduo não alcança o grau de maturidade necessário para obter gratificação a partir do envolvimento pessoal com o bem-estar das demais pessoas. O indivíduo não tem valor próprio e torna-se retraído e isolado.

Integridade do ego versus desespero (65 anos ou mais)

A integridade do ego resulta no sentimento de valor próprio e autoaceitação quando o indivíduo revê suas metas de vida, aceitando que algumas foram alcançadas e outras não. O indivíduo tem pouca vontade de efetuar mudanças significativas na forma como sua vida é levada. A autoestima positiva é evidente.

Os indivíduos em desespero nutrem sentimentos de insatisfação pessoal e descontentamento com a forma como sua vida desenrolou-se. Eles se sentem inúteis e desamparados e gostariam de ter uma segunda chance na vida. As tarefas anteriores do desenvolvimento, como autoconfiança, identidade pessoal e envolvimento com o bem-estar de outras pessoas, não foram concluídas. A autoestima negativa predomina.

No final da década de 1990, Erikson elaborou o conceito de transcendência como estágio adicional, que ocorre depois do estágio de integridade *versus* desespero (Erikson & Erikson, 1997). Esse estágio incorpora as tarefas de ampliar os limites pessoais e desenvolver um sentimento mais forte de propósito existencial. A realização dessas tarefas na oitava década de vida ou depois contribui para o sentimento pessoal de valor próprio e satisfação com a vida.

Manifestações de baixa autoestima

Os indivíduos com baixa autoestima percebem-se como incompetentes, mal-amados, inseguros e sem valor próprio, e manifestam comportamentos que demonstram os sentimentos que nutrem por si próprios. A quantidade de manifestações demonstradas é afetada pelo grau de baixa autoestima do indivíduo. O teórico de enfermagem Roy (1976, 2009) classificou esses comportamentos de acordo com os estímulos que desencadeiam as manifestações de baixa autoestima e afirmou a importância de obter essas informações durante o processo de avaliação de enfermagem. Os tipos de estímulo são classificados como *focais*, *contextuais* e *residuais*. A Tabela 15.1 apresenta um resumo desses tipos de fatores determinantes.

TABELA 15.1 Fatores que afetam as manifestações de baixa autoestima.

FOCAIS	CONTEXTUAIS	RESIDUAIS
Qualquer experiência ou situação que leve o indivíduo a questionar ou diminuir seu valor próprio; experiências de perdas são especialmente significativas	1. Alterações corporais causadas por crescimento ou doença	1. Idade e mecanismos de enfrentamento que o indivíduo desenvolveu
	2. Crises maturacionais associadas aos estágios de desenvolvimento	2. Situações de estresse vivenciadas antes e grau de sucesso com que foram enfrentadas
	3. Crises situacionais e capacidade de enfrentamento	3. *Feedback* prévio de pessoas importantes para o indivíduo, que contribuiu para o valor próprio
	4. Percepções do indivíduo quanto ao *feedback* fornecido por pessoas importantes para ele	4. Estratégias de enfrentamento desenvolvidas por meio de experiências com crises de desenvolvimento pregressas
	5. Capacidade de atender às expectativas próprias e alheias	5. Experiências anteriores com impotência e desamparo e a forma como o indivíduo as enfrentou
	6. Sentimento de ter controle sobre a própria condição existencial	6. Enfrentamento das perdas anteriores
	7. Autodefinição pessoal e seu uso para medir o valor próprio	7. Enfrentamento dos fracassos anteriores
	8. A forma como o indivíduo lida com sentimento de culpa, vergonha e impotência	8. Experiências anteriores de atender às expectativas pessoais e alheias
	9. A forma como o indivíduo lida com as alterações necessárias de autopercepção	9. Experiências anteriores com controle próprio e do ambiente e qualidade da reação de enfrentamento
	10. Percepção do que afeta o autoconceito e a forma como o indivíduo lida com esses estímulos	10. Experiência anterior com tomada de decisões e consequências subsequentes
	11. Quantidade de fracassos vivenciados antes que o indivíduo se considere sem valor próprio	11. Experiência anterior com limites da infância e se esses limites eram claros, definidos e reforçados
	12. Grau de autoestima do indivíduo	
	13. A forma como o indivíduo lida com limites do ambiente	
	14. Tipo de apoio recebido de pessoas importantes para o indivíduo e como ele reage a isso	
	15. Percepção e capacidade de expressar sentimentos pessoais	
	16. Sentimento atual do indivíduo quanto a ter esperança e satisfação consigo próprio	

De: Driever, M.J. (1976). Problem of low self-esteem. In C. Roy (Ed.), *Introduction to nursing: An adaptation model* (p. 232-242). Englewood Cliffs, NJ: Prentice-Hall, com autorização.

Estímulos focais

Estímulo focal é o problema *imediato* que ameaça a autoestima e é o estímulo que está gerando o comportamento atual. Exemplos de estímulos focais são romper um relacionamento significativo ou perder o emprego.

Estímulos contextuais

Estímulos contextuais são todos os outros estímulos existentes no ambiente do indivíduo que *contribuem* para o comportamento gerado pelos estímulos focais. Exemplos de estímulos contextuais (relacionados com os estímulos focais citados antes) seriam preocupação e culpa e os efeitos que o divórcio poderia ter nos seus filhos ou a percepção de que a idade avançada poderia interferir na obtenção de um emprego.

Estímulos residuais

Estímulos residuais são as experiências que afetam o comportamento inadaptativo do indivíduo em resposta aos estímulos focais e contextuais. Por exemplo, ter sido criado em um clima de ridicularização e depreciação pode afetar a adaptação atual ao divórcio. As experiências anteriores de diversos empregos perdidos podem afetar as percepções atuais do indivíduo quanto à capacidade pessoal de conseguir um emprego novo.

Sintomas de baixa autoestima

Driever (1976) reconheceu alguns comportamentos demonstrados por indivíduos com baixa autoestima. É evidente que baixa autoestima e depressão têm alguns sinais e sintomas em comum. Na verdade, baixa autoestima é um elemento subjacente de alguns tipos de transtornos depressivos. O Boxe 15.1 descreve esses comportamentos.

Limites

O termo *limite* é usado para descrever o espaço pessoal – físico e psicológico – que os indivíduos reconhecem como próprios. Algumas vezes, os limites são descritos como *fronteiras*: o limite ou o grau com que as pessoas sentem-se confortáveis em um relacionamento. Eles definem e diferenciam o espaço físico e psicológico do indivíduo dos espaços físicos e psicológicos das outras pessoas.

Os limites ajudam as pessoas a definirem-se e fazem parte do processo de individualização. Acima de tudo, refletem a autoestima; limites saudáveis transmitem autorrespeito e expectativa de ser bem tratado nos relacionamentos interpessoais (Collingwood, 2016). Alguns tipos de limites físicos são proximidade física, toque, comportamento sexual, contato visual, privacidade (p. ex., correspondências, portas, nudez, banheiro, telefone) e poluição (p. ex., barulho e fumaça), entre outros. Exemplos de invasão dos limites físicos são ler o diário de outra pessoa, fumar em uma área de não fumantes e tocar em alguém que não quer ser tocado.

BOXE 15.1 Manifestações de baixa autoestima.

1. Perda de apetite/emagrecimento
2. Ingestão alimentar exagerada
3. Constipação intestinal ou diarreia
4. Distúrbios do sono (insônia ou dificuldade de adormecer ou manter o sono)
5. Hipersonia
6. Queixas de fadiga
7. Postura inadequada
8. Afastamento das atividades
9. Dificuldade de iniciar atividades novas
10. Perda de libido
11. Redução da espontaneidade comportamental
12. Expressões de tristeza, ansiedade ou falta de coragem
13. Expressões de sentimentos de isolamento, falta de amabilidade, incapacidade de expressar-se ou defender-se e muita fraqueza para enfrentar ou superar as dificuldades
14. Medo de irritar outras pessoas
15. Evitar situações de autorrevelação ou exposição em público
16. Tendência a ficar em segundo plano, ser ouvinte em vez de participante
17. Sensibilidade às críticas; insegurança
18. Expressão de sentimentos de desamparo
19. Várias queixas de desconforto e dores
20. Expressões de incapacidade de fazer alguma coisa "boa" ou ser produtivo; expressão de sentimentos de inutilidade e inadequação
21. Expressões de autodepreciação, insatisfação e infelicidade consigo mesmo
22. Negação dos sucessos e das realizações anteriores e da possibilidade de sucesso nas atividades atuais
23. Sentimento de que tudo que faz fracassa ou não tem valor
24. Ruminação de problemas
25. Busca aprovação das outras pessoas; faz esforços para ganhar favores, mas não consegue retribuir esse comportamento
26. Ver a si próprio como um peso para as demais pessoas
27. Alienação das outras pessoas pelo apego e autopreocupação
28. Autoacusação
29. Exige segurança, mas não a aceita
30. Comportamento hostil
31. Raiva de si próprio e das outras pessoas, mas dificuldade para expressar abertamente esses sentimentos
32. Capacidade reduzida de desempenhar as responsabilidades assumidas
33. Pouco interesse, motivação ou concentração
34. Autocuidado ou higiene pessoal reduzidos

Adaptado de: Lloyd, S.R. (2002). *Developing positive assertiveness* (3a ed.). Menlo Park, CA: Crisp Learning.

Alguns tipos de limites psicológicos são crenças, sentimentos, escolhas, necessidades, tempo para estar sozinho, interesses, confidências, diferenças pessoais e espiritualidade, entre outros. Exemplos de invasão dos limites psicológicos são: ser criticado por fazer alguma coisa diferente dos outros; confidenciar suas informações pessoais para algumas pessoas e estas as compartilharem com outras; e ser pressionado sobre o que "deve" acreditar, sentir, decidir, escolher ou pensar de determinada forma.

Flexibilidade dos limites

Os limites podem ser rígidos, flexíveis ou imprecisos. O comportamento dos cães e gatos pode ser um bom exemplo ilustrativo de **limites rígidos** e **limites flexíveis**. A maioria dos cães gosta de estar o mais perto possível das pessoas. Quando "seus donos" chegam em casa, o cão provavelmente pula em cima deles. Este animal quer estar onde seus donos estão e fazer o que eles estão fazendo. Os cães têm limites muito flexíveis.

Por outro lado, os gatos têm limites muito bem definidos. Eles fazem o que querem e quando querem, e decidem quão perto ficam de seus donos e quando. Os gatos percebem quando seus donos entram em casa, mas podem sequer reconhecer sua presença (até que eles decidam que chegou a hora de fazê-lo). Seus limites são menos flexíveis que os dos cães.

Limites rígidos

Os indivíduos que têm limites rígidos comumente têm muita dificuldade de confiar nas outras pessoas. Eles mantêm os demais à distância; têm dificuldade de comunicar-se com as pessoas; rejeitam ideias ou experiências novas; e se retraem física e emocionalmente com frequência.

EXEMPLO

Breno e Maria estão sendo atendidos por um terapeuta conjugal porque não conseguem concordar em muitos aspectos relativos à criação dos seus filhos e isso começou a interferir em seu relacionamento. Maria trabalha fora de casa em uma creche e Breno é contador. Maria diz: "Ele nunca trocou uma fralda ou se levantou à noite para atender aos filhos. Agora que eles estão maiores, ele recusa-se a discipliná-los de qualquer forma.". Breno responde: "Em minha família, minha mãe cuidava da casa e dos filhos, enquanto meu pai provia roupas e alimentos. Essa é a forma como deve ser. O trabalho de Maria é criar filhos. Meu trabalho é ganhar dinheiro.". Os limites de Breno são considerados rígidos, porque ele recusa-se a considerar as ideias alheias ou experimentar formas alternativas de fazer as coisas.

Limites flexíveis

Os limites saudáveis são flexíveis. Isto é, os indivíduos precisam ser capazes de abrir mão de seus limites *quando apropriado*. Para que tenham limites flexíveis, os indivíduos precisam estar conscientes de quem é considerado confiável e quando é seguro deixar que outras pessoas invadam seu espaço pessoal.

EXEMPLO

Cristina sempre reserva uma hora para si própria entre às 16 horas e 17 horas. Ela não faz ligações telefônicas e diz para seus filhos que não a perturbem durante essa hora. Ela lê ou toma um longo e prazeroso banho e relaxa, antes que chegue a hora de começar a preparar o jantar. Hoje, seu tempo particular foi interrompido quando sua filha de 15 anos chegou da escola chorando porque não foi escalada para a equipe da torcida organizada do seu time. Cristina usou seu tempo particular para confortar a filha, que estava vivenciando uma reação traumática ao fracasso.

Algumas vezes, os limites podem ser muito flexíveis; e indivíduos com esse tipo de limites são como camaleões. Eles adquirem as "cores" de qualquer pessoa com quem porventura estejam. Isto é, permitem que outras pessoas façam suas escolhas e dirijam seu comportamento.

EXEMPLO

Em um coquetel, Diana concordou com uma pessoa que dizia que o inverno estava tão insuportável que ela dificilmente conseguia sair de casa. Mais tarde, na mesma reunião, concordou com outra pessoa que disse que o inverno parecia mais brando que o habitual.

Limites imprecisos

Limites imprecisos ocorrem quando os limites entre duas pessoas estão entremeados de tal forma que nenhuma das duas consegue ter certeza de onde começa e termina suas próprias fronteiras; ou os limites de um indivíduo podem estar obscurecidos pelos de outro. A pessoa com limites imprecisos pode ser incapaz de diferenciar entre seus sentimentos, desejos e necessidades e os dos outros.

EXEMPLOS

1. Os pais de Fernanda vieram à cidade para uma visita. Eles dizem a ela: "Querida, queremos levar você e Davi para jantar fora esta noite. Qual é seu restaurante favorito?". Fernanda responde automaticamente: "Villa Roma", sabendo que o restaurante italiano é o preferido de Davi.

2. Quando uma mãe tem dificuldade de permitir que sua filha passe pelo processo de individualização, ela pode sentir como se as experiências da filha acontecessem com ela. Por exemplo, Ana cortou seus cabelos sem consentimento da mãe. O estilo de corte era de *spikes* no alto da cabeça. Quando sua mãe viu, ela disse: "Como você se atreve a sair por aí com este cabelo? O que as pessoas pensarão de mim?".

Como estabelecer limites

Os limites são estabelecidos na infância. Limites nocivos são resultados de famílias disfuncionais, problemáticas ou doentias. Os limites estão associados a sentimentos dolorosos que têm origem na família disfuncional e não foram resolvidos. McKay e Fanning (2000) explicaram a correlação entre limites nocivos e transtornos de autoestima e como eles podem originar-se dos exemplos negativos:

> Dar um exemplo de autoestima significa valorizar-se a ponto de tomar cuidado com as próprias necessidades básicas. Quando os pais colocam-se em último lugar ou repetidamente se sacrificam por seus filhos, eles ensinam que um indivíduo tem valor apenas na medida em que serve às outras pessoas. Quando os pais estabelecem limites consistentes e acolhedores e recusam-se a cumprir demandas exageradas, eles emitem a mensagem aos seus filhos de que ambos são importantes e têm necessidades legítimas. (p. 132)

Além da falta de exemplos positivos, os limites nocivos também podem ser resultado de abuso ou negligência. Essas circunstâncias podem atrasar o desenvolvimento psicossocial. Nesses casos, os indivíduos precisam resolver seu processo de sofrimento na idade adulta, de forma que continuem a avançar no processo de desenvolvimento. Eles aprendem a reconhecer sentimentos, trabalhar com questões fundamentais e tolerar sua dor emocional; além de concluir o processo de individualização, conseguir desenvolver limites saudáveis e aprender a reconhecer seu valor próprio.

Processo de enfermagem

Avaliação

Os pacientes com transtornos da autoestima podem apresentar qualquer um dos sintomas descritos no Boxe 15.1. Alguns deles fazem afirmações diretas que refletem culpa, vergonha ou autoconceito negativo, mas geralmente é preciso que o enfermeiro faça perguntas específicas para obter esse tipo de informação. É frequente que pacientes, em especial os que sofreram abuso ou outro trauma grave, ocultem seus sentimentos e medos por anos; e as manifestações comportamentais de baixa autoestima podem não ser prontamente detectáveis.

Existem vários instrumentos para avaliar a autoestima. O Boxe 15.2 é um exemplo. Esse recurso específico

---

BOXE 15.2 Questionário de autoestima.

Coloque um X na coluna que melhor descreve sua resposta para cada afirmação. Cada marcação equivale ao número de pontos colocados acima de cada coluna.

	3. Frequentemente ou muito	2. Às vezes	1. Raramente ou esporadicamente	0. Nunca
1. Fico com raiva ou magoado quando me criticam.				
2. Tenho medo de experimentar coisas novas.				
3. Sinto-me estúpido quando cometo um erro.				
4. Tenho dificuldade de olhar as pessoas nos olhos.				
5. Tenho dificuldade de iniciar uma breve conversa.				
6. Sinto-me desconfortável na presença de estranhos.				
7. Fico envergonhado quando as pessoas me elogiam.				
8. Sinto-me insatisfeito com minha aparência.				
9. Tenho medo de expressar minhas opiniões em um grupo.				
10. Prefiro ficar em casa sozinho que participar de reuniões sociais em grupo.				
11. Tenho dificuldade em aceitar provocações.				
12. Sinto-me culpado quando digo "não" às pessoas.				
13. Temo me comprometer a um relacionamento por medo de rejeição.				
14. Acredito que a maioria das pessoas é mais competente que eu.				
15. Sinto ressentimento das pessoas que são atraentes e bem-sucedidas.				
16. Sinto dificuldade de pensar sobre quaisquer aspectos positivos de minha vida.				
17. Sinto-me desajeitado na presença de figuras de autoridade.				
18. Tenho dificuldade de tomar decisões.				
19. Tenho medo da desaprovação das pessoas.				
20. Sinto-me tenso, estressado ou irritado.				

Os transtornos da autoestima são sugeridos pelas afirmações pontuadas com 3, ou por escores totais acima de 46.

pode ser usado como questionário aplicado pelo próprio paciente, ou pode ser adaptado e usado pelo enfermeiro no formato de perguntas para avaliar o grau de autoestima do paciente.

Diagnóstico e identificação de resultados

A NANDA International aceitou, para uso e teste, quatro diagnósticos de enfermagem relacionados à autoestima. Esses diagnósticos são: baixa autoestima crônica, baixa autoestima situacional, risco de baixa autoestima crônica e risco de baixa autoestima situacional (Herdman & Kamitsuru, 2014). A seguir, esses diagnósticos estão descritos com suas definições e características.

Baixa autoestima crônica

Definição. Autoavaliação negativa e/ou sentimentos negativos persistentes acerca de si próprio ou de suas capacidades.

Características definidoras
- Dependente das opiniões alheias
- Hesitante em experimentar situações novas
- Subestima sua capacidade de lidar com as situações
- Hesitante em experimentar coisas novas
- Comportamento indeciso
- Exagera o *feedback* negativo quanto a si próprio
- Culpa
- Comportamento não assertivo
- Busca exagerada por reafirmação
- Conformidade exagerada
- Vergonha
- Atitude passiva
- Fracassos frequentes nas experiências de vida
- Rejeição de *feedback* positivo.

Baixa autoestima situacional

Definição. Desenvolvimento de percepção negativa do valor próprio como reação a uma situação vigente.

Características definidoras
- Desamparo
- Comportamento indeciso
- Comportamento não assertivo
- Falta de propósitos
- Verbalizações autodepreciativas
- Questionamentos situacionais do valor próprio
- Subestimação da capacidade de lidar com a situação.

Risco de baixa autoestima crônica

Definição. Suscetibilidade à autoavaliação negativa e/ou sentimentos negativos persistentes acerca de si próprio ou de suas capacidades, que pode comprometer a saúde.

Fatores de risco
- Incompatibilidade cultural
- Exposição a situação traumática
- Percepção inadequada de afeto
- Participação inadequada em grupo
- Falta de respeito de outras pessoas
- Enfrentamento ineficaz com perda
- Sentimento de pertencimento insuficiente
- Transtorno psiquiátrico
- Incompatibilidade espiritual
- Fracassos constantes
- *Feedback* negativo constante.

Risco de baixa autoestima situacional

Definição. Suscetibilidade ao desenvolvimento de percepção negativa do valor próprio como reação a uma situação vigente, o que pode comprometer a saúde.

Fatores de risco
- Alterações da imagem corporal
- Alterações do papel social desempenhado
- Comportamento incompatível com valores
- Redução do controle sobre o ambiente
- Transição do desenvolvimento
- Limitação funcional
- História de abandono
- História de abuso
- História de perda
- História de negligência
- História de rejeição
- Falta de reconhecimento pessoal
- Padrão de fracassos repetidos
- Padrão de desamparo recorrente
- Doença física
- Expectativas próprias irrealistas.

Critérios de resultado

Os critérios de resultado incluem metas de curto e longo prazo. Os intervalos de tempo para alcançar cada meta são determinados caso a caso. Os critérios descritos a seguir podem ser usados para avaliar os resultados dos cuidados prestados ao paciente com transtornos da autoestima.

O paciente:
- Consegue expressar aspectos positivos de si próprio e da sua vida
- Consegue aceitar *feedback* positivo das outras pessoas
- Consegue tentar experiências novas
- Consegue aceitar responsabilidade pessoal por seus problemas
- Consegue aceitar crítica construtiva sem ficar defensivo
- Consegue tomar decisões independentes relativas à sua vida

- Estabelece contato visual intermitente apropriado
- Consegue estabelecer relacionamentos interpessoais positivos
- Consegue comunicar assertivamente seus desejos e necessidades às outras pessoas.

Planejamento e implementação

A Tabela 15.2 descreve um plano de cuidados com base em alguns diagnósticos de autoestima aceitos pela NANDA International. Para cada diagnóstico, também são incluídos critérios de resultados, intervenções de enfermagem apropriadas e justificativas.

RECOMENDAÇÃO PARA A PRÁTICA CLÍNICA. Certifique-se de que as metas do paciente sejam realistas. Metas irrealistas são predispostas ao fracasso. Forneça encorajamento e reforço positivo às tentativas de mudar e reconheça as realizações, ainda que pequenas.

TABELA 15.2 Plano de cuidados para pacientes com transtornos relacionados à autoestima.

DIAGNÓSTICO DE ENFERMAGEM: BAIXA AUTOESTIMA CRÔNICA

RELACIONADA A: Falta de afeto/aprovação; fracassos constantes; *feedback* negativo constante

EVIDENCIADA POR: Exagero do *feedback* negativo quanto a si próprio e expressões de culpa e vergonha

Critérios de resultado	Intervenções de enfermagem	Justificativa
O paciente verbaliza aspectos positivos de si próprio e abandona as autoavaliações negativas irracionais	1. Apoiar, acolher e respeitar sem invadir o espaço pessoal do paciente.	1. Indivíduos que por muito tempo têm sentimentos de baixa autoestima podem sentir-se desconfortáveis quando recebem atenção pessoal.
	2. Explorar as imprecisões na autopercepção do paciente.	2. O paciente pode não ver aspectos positivos em si próprio que outras pessoas conseguem perceber; e trazer esses aspectos à consciência pode ajudar a alterar a percepção.
	3. Pedir ao paciente para elaborar uma lista de sucessos e pontos fortes. Fornecer *feedback* positivo.	3. Ajuda o paciente a desenvolver valor próprio interior e comportamentos de enfrentamento novos.
	4. Avaliar o conteúdo do diálogo interior negativo e instruir o paciente acerca do impacto das distorções cognitivas (pensamento irracional) na autoestima.	4. Autoacusação, vergonha e culpa reforçam sentimentos de baixa autoestima. Dependendo da cronicidade e da gravidade do problema, esse provavelmente deve ser o foco da psicoterapia de longa duração. Ajudar o paciente a reconhecer o impacto da cognição negativa na autoestima estabelece as bases para um encaminhamento para tratamento de longa duração, como as terapias cognitivas (ver Capítulo 19, *Terapia Cognitiva*).

DIAGNÓSTICO DE ENFERMAGEM: BAIXA AUTOESTIMA SITUACIONAL

RELACIONADA A: Fracasso (percebido ou real) em uma situação importante para o indivíduo ou perda (percebida ou real) de um conceito valorizado por ele

EVIDENCIADA POR: Comportamento indeciso e expressões de desamparo e inutilidade

Critérios de resultado	Intervenções de enfermagem	Justificativa
O paciente identifica as fontes de ameaça à autoestima e passa pelos estágios dos processos de pesar para superar a perda ou o fracasso.	1. Demonstrar atitude de aceitação; estimular o paciente a expressar-se abertamente.	1. Uma atitude de aceitação aumenta a confiança e comunica ao paciente que o enfermeiro pensa que ele é uma pessoa de valor, independentemente do que é dito.
	2. Estimular o paciente a expressar raiva. Não se colocar na defensiva se a expressão inicial de raiva for dirigida ao enfermeiro/terapeuta. Ajudar o paciente a explorar os sentimentos de raiva e a dirigi-los para o objeto/pessoa pretendido ou outra perda.	2. A verbalização dos sentimentos em um ambiente não ameaçador pode ajudar o paciente a resolver questões persistentes relacionadas à perda.
	3. Ajudar o paciente a evitar ruminação dos eventos passados. Atrair sua atenção, se o paciente insistir.	3. A falta de atenção a esses comportamentos indesejáveis pode desestimular sua repetição.

(continua)

TABELA 15.2 Plano de cuidados para pacientes com transtornos relacionados à autoestima. *(continuação)*

	4. Instruir o paciente quanto à importância de focar os atributos positivos, de forma a melhorar sua autoestima. Estimular conversas sobre as realizações passadas e oferecer apoio para realizar tarefas novas. Reconhecer o empenho positivo e reforçar positivamente as tentativas feitas.	4. Reconhecimento e reforço positivo melhoram a autoestima e estimulam a repetição dos comportamentos desejáveis.

DIAGNÓSTICO DE ENFERMAGEM: RISCO DE BAIXA AUTOESTIMA SITUACIONAL

FATORES DE RISCO: Alterações associadas ao desenvolvimento; limitação funcional; alteração da imagem corporal; perda; história de abuso ou negligência; expectativas pessoais irrealistas; doença física; fracassos/rejeições

Critérios de resultado	Intervenções de enfermagem	Justificativa
A autoestima do paciente é preservada.	1. Estabelecer um ambiente amigável e um relacionamento de confiança.	1. Amplia a capacidade do paciente de lidar com a situação.
	2. Determinar a percepção do paciente quanto à perda/fracasso e o significado disso para ele.	2. A avaliação da causa ou do fator contribuinte é necessária para ajudar o paciente.
	3. Reconhecer a reação da família ou outras pessoas importantes à condição atual do paciente.	3. Fornece dados adicionais à avaliação inicial, com os quais o enfermeiro pode planejar os cuidados prestados ao paciente.
	4. Permitir expressões apropriadas de raiva.	4. Raiva é um estágio do processo normal de pesar e precisa ser vivenciada para que haja progressão.
	5. Informar quanto à normalidade da reação de mágoa do paciente.	5. Os indivíduos que não têm consciência sobre os sentimentos normais associados ao pesar podem sentir-se culpados e tentar negar alguns sentimentos.
	6. Conversar sobre o futuro e ajudar a planejá-lo. Transmitir esperança, mas evitar tranquilização falsa.	6. Em condições de ansiedade e pesar, os indivíduos precisam de ajuda para tomar decisões e resolver problemas. Eles podem achar difícil ou impossível manter qualquer esperança quanto ao futuro.

Reavaliação

A reavaliação é realizada para determinar se as intervenções de enfermagem conseguiram alcançar os objetivos pretendidos com os cuidados prestados. A reavaliação das intervenções de enfermagem para pacientes com transtornos da autoestima pode ser facilitada ao reunir informações com base nos seguintes tipos de perguntas:

- O paciente consegue conversar sobre as realizações passadas e outros aspectos positivos de sua vida?
- O paciente aceita cordialmente elogio e reconhecimento de outras pessoas?
- O paciente consegue tentar experiências novas sem medo extremo de fracassar?
- O paciente agora aceita crítica construtiva sem se tornar excessivamente defensivo e transferir culpa para outras pessoas?
- O paciente assume responsabilidade pessoal pelos problemas, em vez de atribuir sentimentos e comportamentos às outras pessoas?
- O paciente participa das decisões que afetam sua vida?
- O paciente consegue tomar decisões sensatas de modo independente?
- O paciente tornou-se mais assertivo em seus relacionamentos interpessoais?
- Houve melhora das manifestações físicas de autoestima, como contato visual, postura, alterações dos hábitos alimentares e do sono, fadiga, libido, padrões de eliminação, autocuidado e queixas de desconfortos e dores?

Resumo e pontos fundamentais

- O bem-estar emocional depende de o indivíduo ter algum grau de valor próprio – uma percepção de que ele tem algum valor para si mesmo e outras pessoas
- Autoconceito é um componente cognitivo do *self*, que inclui um conjunto de crenças acerca de si próprio
- A imagem corporal inclui a avaliação pessoal que o indivíduo faz quanto aos atributos físicos, funções, sexualidade, bem-estar e aparência
- O componente de identidade pessoal do autoconceito é formado por *self* moral-ético, autoconsistência e *self* ideal

- Autoconsistência é o componente da identidade pessoal que se esforça para manter uma autoimagem estável
- O *self* ideal está relacionado à percepção pessoal do que o indivíduo quer ser, fazer ou se tornar
- A autoestima refere-se ao grau de respeito ou consideração que os indivíduos têm por si próprios e é uma medida do valor que atribuem às suas capacidades e juízos. Ela é influenciada em grande parte pelas percepções de como o indivíduo é percebido por pessoas importantes para ele
- A autoestima elevada está associada à estabilidade emocional, extroversão, conscienciosidade, sentimento de controle, comportamento de baixo risco e melhores condições de saúde. Genética e condições ambientais também podem ser fatores determinantes
- O desenvolvimento da autoestima estende-se por toda a vida. A teoria de Erikson do desenvolvimento da personalidade ressalta a importância de realizar tarefas de desenvolvimento da autoestima. Os comportamentos associados à baixa autoestima são numerosos e estão relacionados a sinais e sintomas de depressão
- Os estímulos que desencadeiam comportamentos associados à baixa autoestima podem ser focais, contextuais e/ou residuais
- Os limites pessoais (ou fronteiras) ajudam os indivíduos a definirem-se e fazem parte do processo de individualização
- Os limites são uma medida da autoestima
- Os limites são físicos e psicológicos e podem ser rígidos, flexíveis ou imprecisos
- Limites nocivos frequentemente resultam de sistemas familiares disfuncionais
- O processo de enfermagem é um recurso disponível para prestar cuidados aos pacientes que precisam de ajuda em razão de transtornos da autoestima
- Os quatro diagnósticos de enfermagem relacionados à autoestima e aceitos pela NANDA International são os seguintes: baixa autoestima crônica, baixa autoestima situacional, risco de baixa autoestima crônica e risco de baixa autoestima situacional.

Questões de revisão

Escolha a resposta mais adequada para cada uma das perguntas a seguir.

1. Carla tem 26 anos e graduou-se na faculdade de direito com nota média de 9/10. Recentemente, ela prestou exame na Ordem dos Advogados e não passou. Por essa razão, ela não conseguiu emprego em uma firma de advocacia. Carla ficou muito deprimida e buscou aconselhamento em uma clínica de saúde mental. Durante a avaliação, ela disse ao enfermeiro psiquiatra: "Eu sou um fracasso total. Sou tão burra, não consigo fazer nada certo.". Qual é o diagnóstico de enfermagem mais apropriado ao caso?
    a. Baixa autoestima crônica.
    b. Baixa autoestima situacional.
    c. Enfrentamento defensivo.
    d. Risco de baixa autoestima situacional.

2. Qual dos seguintes critérios de resultado seria mais apropriado ao paciente descrito na questão 1?
    a. Carla consegue expressar aspectos positivos quanto a si própria e sua situação de vida.
    b. Carla consegue aceitar crítica construtiva sem entrar na defensiva.
    c. Carla consegue estabelecer relacionamentos interpessoais positivos.
    d. Carla consegue aceitar *feedback* positivo de outras pessoas.

3. Amanda tentou ser líder de torcida júnior do time da universidade, mas foi rejeitada. Com 15 anos, ela estava ansiosa por tentar ser líder de torcida da universidade, frequentou aulas de liderança de torcida e praticou muitas horas todos os dias. Contudo, quando fez seus testes, não foi selecionada. Amanda ficou desanimada e sua mãe levou-a à clínica de saúde mental para aconselhamento. Ela disse para o profissional de enfermagem: "Para que tentar? Eu não sou boa em nada!". Qual das seguintes intervenções de enfermagem seria mais apropriada ao problema específico de Amanda?
    a. Estimular Amanda a conversar sobre seus sentimentos de vergonha quanto a um segundo fracasso.
    b. Ajudar Amanda a entender as razões pelas quais não pode fazer parte da equipe.
    c. Ajudar Amanda a compreender a importância do autocuidado e da higiene pessoal adequados à manutenção da autoestima.
    d. Explorar com Amanda as experiências de sucesso e as realizações do passado.

(continua)

Questões de revisão (continuação)

4. O enfermeiro psiquiatra estimulou Amanda (a paciente da questão 3) a expressar sua raiva. Por que essa seria uma intervenção de enfermagem apropriada?
   a. Raiva é a base dos problemas de autoestima.
   b. O enfermeiro suspeita de que Amanda sofreu abuso na infância.
   c. O enfermeiro está tentando conduzir Amanda ao longo do processo de resolução do pesar.
   d. O enfermeiro reconhece que Amanda tem raiva reprimida há muito tempo.

5. Uma estudante de direito reprovada no exame da OAB e uma jovem de 15 anos que não foi selecionada para ser líder de torcida são exemplos de que tipo de estímulos?
   a. Focais.
   b. Contextuais.
   c. Residuais.
   d. Espaciais.

6. O marido diz para a esposa: "O que você quer fazer esta noite?"; a esposa responde: "O que você quiser.". Esse é um exemplo de:
   a. Limites extremamente rígidos.
   b. Violação de limites.
   c. Limites extremamente flexíveis.
   d. Demonstração de respeito pelos limites alheios.

7. Os gêmeos João e Júlio ainda se vestem com roupas parecidas, ainda que sejam adultos e estejam casados. Esse é um exemplo de:
   a. Limites rígidos.
   b. Limites imprecisos.
   c. Violação de limites.
   d. Flexibilidade de limites.

8. A terapeuta de Carolina perguntou se ela aceitaria um abraço. Esse é um exemplo de:
   a. Limite rígido.
   b. Violação de limites.
   c. Limites imprecisos.
   d. Demonstração de respeito pelos limites alheios.

9. Jéssica contou a Andreia um segredo que Eva lhe confidenciou. Esse é um exemplo de:
   a. Limites muito flexíveis.
   b. Violação de limites.
   c. Limites muito rígidos.
   d. Limites imprecisos.

10. Tomás disse para um amigo: "Eu não posso conversar com meu pai até que ele termine de ler seu jornal.". Esse é um exemplo de:
    a. Limite rígido.
    b. Violação de limites.
    c. Limite impreciso.
    d. Limite flexível.

11. Um enfermeiro trabalha com psicoeducação para melhorar a autoestima de Suely, que tem depressão e baixa autoestima. Quais das seguintes opções são importantes para a avaliação do enfermeiro? (Assinale todas as que se apliquem.)
    a. Estímulos focais, contextuais e residuais de Suely.
    b. Capacidade da paciente de estabelecer limites.
    c. Idade da Suely e se ela é casada ou não.
    d. Percepção do enfermeiro quanto à própria capacidade de estabelecer limites apropriados.
    e. Estilo de comunicação predominante da paciente e seu entendimento do que é assertividade.

Bibliografia

Collingwood, J. (2016). The importance of personal boundaries. *PsychCentral*. Retrieved from http://psychcentral.com/lib/the-importance-of-personal-boundaries

Erol, R.Y., & Orth, U. (2011). Self-esteem development from age 14 to 30 years: A longitudinal study. *Journal of Personality and Social Psychology*, 101(3), 607-619. doi:http://dx.doi.org/10.1037/a0024299

Gorman, L.M., & Sultan, D.F. (2008). *Psychosocial nursing for general patient care* (3rd ed.). Philadelphia: F.A. Davis.

Herdman, T.H., & Kamitsuru, S. (Eds.). (2014). *NANDA-I nursing diagnoses: Definitions and classification, 2015–2017*. Oxford: Wiley Blackwell.

Hosogi, M., Okada, A., Fujii, C., Noguchi, K., & Watanabe, K. (2012). Importance and usefulness of evaluating self-esteem in children. *Biopsychosocial Medicine*, 6(9). doi:10.1186/1751-0759-6-9

Huitt, W. (2011). Self and self-views. *Educational Psychology Interactive*. Valdosta, GA: Valdosta State University. Retrieved from www.edpsycinteractive.org/topics/self/self.html

Lloyd, S.R. (2002). *Developing Positive Assertiveness* (3rd ed.). Menlo Park, CA: Crisp Learning.

Mayo Clinic. (2014). Self-esteem check: Too low or just right? Retrieved from www.mayoclinic.org/healthy-lifestyle/adult-health/in-depth/self-esteem/art-20047976

McKay, M., & Fanning, P. (2000). *Self-esteem: A proven program of cognitive techniques for assessing, improving, and maintaining your self-esteem* (3rd ed.). Oakland, CA: New Harbinger Publications.

Murray, R.B., Zentner, J.P., & Yakimo, R. (2009). *Health promotion strategies through the life span* (8th ed.). Upper Saddle River, NJ: Prentice Hall.

Roy, C. (2009). *The Roy adaptation model* (3rd ed.). Upper Saddle River, NJ: Pearson Education.

Warren, J. (1991). Your child and self-esteem. *The Prairie View*, 30(2), 1.

Leitura sugerida

Driever, M.J. (1976). Problem of low self-esteem. In C. Roy (Ed.), *Introduction to nursing: An adaptation model* (pp. 232-242). Englewood Cliffs, N.J.: Prentice-Hall.

Erikson, E.H. (1963). *Childhood and society* (2nd ed.). New York: W.W. Norton.

Erikson, E.H. & Erikson, J.M. (1997). *The life cycle completed: Extended version with new chapters on the ninth stage of development*. New York: W.W. Norton.

Maslow, A. (1970). *Motivation and personality* (2nd ed.). New York: Harper & Row.

Roy, C. (1976). *Introduction to nursing: An adaptation model*. Englewood Cliffs, N.J.: Prentice Hall.

Controle da Raiva e Agressão 16

TÓPICOS DO CAPÍTULO

- Definições de raiva e agressão
- Fatores predisponentes à raiva e agressão
- Processo de enfermagem
- Resumo e pontos fundamentais
- Questões de revisão

TERMOS-CHAVE

Condicionamento operante   Modelo de conduta   Síndrome prodrômica

OBJETIVOS
Após ler este capítulo, o estudante será capaz de:

1. Definir e diferenciar raiva e agressão.
2. Reconhecer quando expressar raiva torna-se um problema.
3. Descrever os fatores predisponentes à expressão maladaptativa da raiva.
4. Aplicar o processo de enfermagem aos pacientes que expressam raiva ou agressão.
   a. Avaliação: descrever as reações físicas e psicológicas à raiva.
   b. Diagnóstico/identificação do resultado: elaborar diagnósticos de enfermagem e critérios de resultado para pacientes que expressam raiva e agressão.
   c. Planejamento/intervenção: descrever as intervenções de enfermagem para pacientes que demonstram expressões maladaptativas de raiva.
   d. Reavaliação: reavaliar se os resultados foram alcançados a partir das intervenções realizadas com pacientes que apresentam expressão maladaptativa de raiva.

CONCEITOS FUNDAMENTAIS

Agressão
Controle da raiva
Raiva

EXERCÍCIOS
Leia o capítulo e responda às seguintes perguntas:

1. Que sinais e sintomas comumente precedem um comportamento violento?
2. Qual é o objetivo do controle da raiva?
3. Quais diagnósticos psiquiátricos estão relacionados ao risco aumentado de violência?
4. Em quais condições o enfermeiro pode decidir que um paciente deve ser contido?

A raiva não precisa ser uma expressão negativa. Raiva é uma emoção humana normal que, quando tratada de forma adequada e expressa de forma assertiva, pode oferecer ao indivíduo força para solucionar problemas e tomar decisões em relação às situações da vida. A raiva torna-se um problema quando não é expressa, ou quando é expressa agressivamente. A violência ocorre quando pessoas perdem o controle de sua raiva. Atos de violência tornaram-se muito comuns nos EUA. Em 2015, de acordo com as estatísticas do Bureau of Justice, 2,7 milhões de pessoas vivenciaram ao menos um episódio de vitimização por violência (Truman & Morgan, 2016). Todos os dias os noticiários publicam crimes violentos e os profissionais de saúde veem os resultados em seu cotidiano de trabalho nos serviços de emergência dos hospitais gerais.[1]

Este capítulo aborda os conceitos de raiva e agressão. Os fatores predisponentes à expressão maladaptativa de raiva estão descritos e o processo de enfermagem é proposto como recurso para prestar cuidados e ajudar os pacientes a controlar sua raiva e agressão.

---

[1] N.R.T.: Em 2016, o Brasil alcançou a marca histórica de 62.517 homicídios, segundo informações do Ministério da Saúde (MS). Para mais informações, acessar: http://www.ipea.gov.br/portal/images/stories/PDFs/relatorio_institucional/180604_atlas_da_violencia_2018.pdf.

Definições de raiva e agressão

> **CONCEITO FUNDAMENTAL**
> **Raiva**
> De acordo com Charles Spielberger – psicólogo clínico mais conhecido por desenvolver o Inventário de Ansiedade Traço-Estado (IDATE; em inglês, *State/Trait Anxiety Inventory*) – raiva é "um estado emocional cuja intensidade varia de irritação branda até ira intensa e fúria". A raiva é acompanhada de alterações biológicas e fisiológicas, como aceleração da frequência cardíaca e elevações da pressão arterial e dos níveis dos hormônios adrenérgicos, como epinefrina e norepinefrina (American Psycological Association [APA], 2017).

> **CONCEITO FUNDAMENTAL**
> **Agressão**
> Existem muitas definições de *agressão*, dependendo do contexto no qual é descrita. Quando se descreve agressão como reação comportamental à raiva, ela é definida como um comportamento que tem como propósito ameaçar ou violar a segurança ou autoestima da vítima. Agressão significa "ir contra", "assaltar" ou "atacar". É uma reação que tem como objetivo infligir dor ou danos aos objetos ou às pessoas (Warren, 1993, p. 119-120). A agressão pode incluir ataques verbais e físicos, cuja intenção é ferir outra pessoa e frequentemente reflete o desejo de dominar e controlar (Kassinove, 2016). Em geral, pode variar de uma reação de autoproteção até um ato de violência destrutiva (Perry, 2016).

Raiva é uma emoção saudável e normal, que funciona como sinal de alerta para nos avisar quando há ameaças ou risco potencial de trauma. Essa emoção libera energia utilizada para uma reação adequada de fuga ou luta e pode variar de irritação branda até fúria. Warren (1993) descreveu alguns aspectos fundamentais da raiva:

- Raiva não é uma emoção primária, mas é comumente vivenciada quase como reação interna automática à mágoa, frustração ou medo
- Raiva é uma reação fisiológica. Ela desencadeia sentimentos de força e prepara o indivíduo para reagir
- Raiva e agressão são significativamente diferentes
- A expressão de raiva é aprendida ao longo da vida
- A expressão de raiva pode ser controlada pelo indivíduo.

A raiva é uma emoção muito poderosa. Quando é suprimida ou escondida, pode desencadear alguns problemas físicos, como enxaqueca, cefaleia, úlceras, colite e até mesmo cardiopatia coronariana. Quando é interiorizada, ela pode causar depressão e baixa autoestima. Quando é expressa de forma inadequada, a raiva frequentemente interfere nos relacionamentos. Quando é suprimida, pode transformar-se em ressentimento, que é comumente evidenciado por comportamento passivo-agressivo negativo.

A raiva desencadeia um estado de preparação para reagir porque há ativação do sistema nervoso simpático. A ativação desse sistema aumenta a frequência cardíaca e pressão arterial, a secreção de epinefrina (que provoca mais ativação fisiológica) e os níveis séricos de glicose, entre outros efeitos. A raiva prepara o corpo fisiologicamente para lutar, e, quando não é resolvida, essa ativação fisiológica pode ser o fator predisponente para alguns problemas de saúde. Mesmo quando a situação que provocou raiva está a quilômetros de distância ou anos, ela pode ser revivida pela memória, reativando a estimulação simpática quando isso ocorre.

A Tabela 16.1 descreve as funções positivas e negativas da raiva.

O termo *raiva* frequentemente tem conotação negativa porque está relacionado à agressão, que é uma forma de exprimir raiva. Algumas vezes, a agressão é usada na tentativa de forçar alguém a atender aos desejos do agressor, mas, em outras, seu único objetivo é infligir punição e dor. Em quase todos os casos, a agressão é uma função negativa ou um uso destrutivo da raiva.

Fatores predisponentes à raiva e agressão

Alguns fatores foram notados na forma como um indivíduo expressa raiva. Alguns teóricos entendem agressão como puramente biológica, enquanto outros sugerem que seja resultante das interações dos indivíduos com seu ambiente. É provável que seja uma combinação desses dois conceitos.

Modelo de conduta

Uma pessoa que seja **modelo de conduta** para a criança é uma das modalidades de aprendizagem mais eficazes. As crianças moldam seu comportamento em uma idade muito precoce, com base nos comportamentos dos cuidadores principais (em geral, pais). A forma como os pais ou outras pessoas importantes expressam raiva torna-se a forma como a criança também expressa esse sentimento.

Dependendo do comportamento dos "modelos", a exemplificação é positiva ou negativa. Muito se tem escrito sobre a criança que sofre abuso e torna-se fisicamente abusiva na idade adulta; isso pode estar associado a uma reação aprendida.

Contudo, os modelos de conduta nem sempre estão no lar. Existem evidências que respaldam a teoria de que a violência na televisão e nos vídeos é um fator predisponente ao comportamento agressivo futuro (American Psychological Association, 2013). Independentemente de o modelo de conduta estar no lar, na comunidade ou na mídia popular, seu papel no desenvolvimento da agressão está bem estabelecido.

TABELA 16.1 Funções da raiva.

FUNÇÕES POSITIVAS OU USOS CONSTRUTIVOS	FUNÇÕES NEGATIVAS OU USOS DESTRUTIVOS
A raiva energiza e mobiliza o corpo para autodefesa.	Sem interpretação cognitiva, a raiva pode acarretar comportamento impulsivo, sem qualquer consideração pelas possíveis consequências negativas.
Quando expressa de maneira assertiva, a raiva pode levar à resolução de conflitos.	Quando é expressa de forma passivo-agressiva ou agressiva, o conflito aumenta e o problema que gerou o conflito não é resolvido.
A ativação provocada pela raiva é um sinal pessoal de ameaça ou injustiça contra si próprio. Esse sinal desencadeia reações de enfrentamento para lidar com o estresse.	A raiva pode provocar agressão quando a reação de enfrentamento é alterada. Pode ser destrutiva quando é descarregada em um objeto ou pessoa não relacionado com o alvo real da raiva.
A raiva é construtiva quando gera um sentimento de controle da situação e o indivíduo consegue controlar assertivamente a situação.	A raiva pode ser destrutiva quando o sentimento de controle é exagerado e o indivíduo usa a força para intimidar outras pessoas.
A raiva é construtiva quando é expressa assertivamente, ajuda a reforçar a autoestima e leva ao entendimento mútuo e ao perdão.	A raiva pode ser destrutiva quando oculta sentimentos sinceros, enfraquece a autoestima e causa hostilidade e fúria.

Adaptada de: Gorman, L.M., & Sultan, D.F. (2008). *Psychosocial Nursing for general patient care* (3a ed.). Philadelphia: F.A. Davis; Waughfield, C.G. (2002). *Mental health concepts* (5a ed.). Albany, NY: Delmar.

Condicionamento operante

O **condicionamento operante** ocorre quando um comportamento específico é reforçado. Reforço positivo é uma reação ao comportamento específico, que é agradável ou oferece recompensa. Reforço negativo é uma reação ao comportamento específico, que impede que ocorra um resultado indesejável.

As reações de raiva podem ser aprendidas por condicionamento operante. Por exemplo, quando uma criança quer alguma coisa e seus pais dizem que não, ela pode ter uma explosão temperamental. Em seguida, quando os pais oferecem à criança um sorvete, a raiva demonstrada durante a explosão temperamental é reforçada positivamente (ou recompensada).

Um exemplo de aprendizagem por reforço negativo seria: uma mãe pede ao filho para guardar seus brinquedos, mas a criança fica com raiva e tem uma explosão temperamental. Se, quando a explosão temperamental começa, a mãe pensa "Oh, não vale a pena tudo isso" e pega ela mesma os brinquedos, a raiva é reforçada negativamente (a criança foi recompensada por não ter que pegar os seus brinquedos).

Fatores neurofisiológicos

A neurofisiologia da agressão é extremamente complexa e, apesar de anos de pesquisas, ainda não está esclarecida por completo. Perry (2016) descreveu os resultados da seguinte forma: "Quaisquer fatores que aumentam a atividade ou a reatividade do tronco encefálico (p. ex., estresse traumático crônico, testosterona, transtornos dos sistemas mediados por serotonina ou norepinefrina) ou reduzem a capacidade modulador das áreas corticais ou límbicas (p. ex., negligência) aumentam a agressividade, a impulsividade e a capacidade de agir com violência". Perda de função do córtex (e, em seguida, redução de sua capacidade modulador) também pode ser uma consequência de alguns processos patológicos, inclusive acidente vascular encefálico, demência, intoxicação por álcool e traumatismo cranioencefálico. Outros fatores implicados como predisponentes à agressão e ao comportamento violento são tumores do encéfalo, especialmente os que se localizam nas áreas do sistema límbico e nos lobos temporais; traumatismo cerebral resultando em alterações encefálicas; e doenças como encefalite (ou fármacos que podem provocar um quadro semelhante à encefalite).

Os indivíduos podem estar geneticamente predispostos à agressão devido aos efeitos das variantes genéticas dos sistemas serotoninérgicos que controlam os níveis de serotonina no sistema nervoso central e periférico, seus efeitos biológicos, sua taxa de produção e sua liberação nas sinapses (Pavlov, Chistiakov & Chekhonin, 2012).

Fatores bioquímicos

O impacto dos hormônios (especialmente testosterona) na agressão tem sido o foco de pesquisas com animais, e, embora este hormônio tenha sido associado à agressividade exacerbada dos animais e nos estudos correlativos com seres humanos, os efeitos da testosterona administrada demonstraram resultados variados (Sadock, Sadock & Ruiz, 2015). Por exemplo, em um estudo controlado no qual foram administrados esteroides anabólico-androgênicos a sujeitos normais, os participantes relataram efeitos positivos e negativos no humor; entre os efeitos negativos estavam raiva, hostilidade e sentimentos violentos (Sadock et al., 2015). Embora a agressão seja modulada por vários sistemas hormonais, a testosterona parece desempenhar um papel fundamental, enquanto os déficits de serotonina foram associados à exacerbação da impulsividade (Vetulani, 2013).

Fatores socioeconômicos

Os índices de violência são altos entre as comunidades pobres dos EUA. A exposição à violência foi reconhecida como impactante nas tendências futuras à agressividade. Ainda existe controvérsia quanto à teoria de que a desigualdade econômica ou a pobreza absoluta é a principal responsável pelos comportamentos agressivos e violentos dentro dessas comunidades. Isto é, a violência ocorre porque os indivíduos percebem-se em desvantagem comparados com outras pessoas, ou a violência ocorre em razão da própria privação? Esses conceitos não estão claramente definidos e ainda são temas de estudo.

Fatores ambientais

Estudos demonstraram que três fatores ambientais aumentam os riscos de agressão: aglomerações populacionais, temperatura e barulho (Archer, 2012). Todos esses três fatores ambientais agravam o estresse, que tem inúmeros efeitos no humor e comportamento. O comportamento atual e as experiências pregressas também são fatores ambientais que afetam a expressão de agressividade. Os três melhores indicadores de comportamento violento nesse contexto são uso de álcool, história de abuso infantil e história de atos de violência com atividade criminosa ou prisões (Sadock et al., 2015). Muitas outras substâncias utilizadas abusivamente foram associadas à agressão, inclusive cocaína, metanfetaminas e anfetaminas, sais de banho, esteroides anabólicos, maconha "sintética", fenciclidina (PCP) e alfa-PVP (também conhecida como *flakka*).

Processo de enfermagem

> **CONCEITO FUNDAMENTAL**
> **Controle da raiva**
> Utilização de várias técnicas e estratégias para controlar as reações a circunstâncias que provocam raiva. O objetivo do controle da raiva é reduzir as reações emocionais (sentimentos) e a atividade fisiológica que elas desencadeiam.

Avaliação

Os enfermeiros precisam estar cientes dos fatores de risco e sintomas associados à raiva e agressão, de forma a concluir uma avaliação precisa. Em uma metanálise sobre prevalência e fatores de risco de violência em pacientes psiquiátricos agudos hospitalizados (Iozzino et al., 2015), os pesquisadores concluíram que cerca de um em cinco pacientes poderia cometer algum ato de violência. Os fatores de risco mais altos eram sexo masculino, diagnóstico de esquizofrenia, uso de drogas ilícitas e história de violência. Prevenção é a melhor intervenção, então os fatores de risco são apresentados para avaliar o potencial de violência.

Raiva

Em muitos casos, a raiva é manifestada das seguintes formas:

- Expressão facial carrancuda
- Punhos cerrados
- Expressões verbais em tom baixo forçadas entre os dentes cerrados
- Gritos e berros
- Contato visual intenso ou desvio do contato visual
- Hipersensibilidade – ofendido facilmente
- Reação defensiva à crítica
- Comportamentos passivo-agressivos
- Falta de controle ou emoções descontroladas
- Desconforto intenso; estado contínuo de tensão
- Face avermelhada
- Expressão facial (afeto) ansiosa, tensa e enraivecida.

A raiva é descrita frequentemente como uma emoção secundária. Por exemplo, pode ser uma reação à mágoa mal resolvida, depressão, medo, ansiedade ou estresse pós-traumático não resolvido. Raiva também é um dos estágios do processo de pesar normal e, deste modo, é uma emoção esperada. Em razão da conotação negativa do termo *raiva*, alguns pacientes não percebem que estão sentindo raiva. Esses indivíduos precisam de ajuda para reconhecer seus sentimentos verdadeiros e entender que raiva é uma emoção perfeitamente aceitável; o *comportamento* do indivíduo em resposta à raiva é que pode ser inaceitável (p. ex., quando ela resulta em agressão).

Agressão

A agressão pode originar-se de alguns estados emocionais, inclusive raiva, ansiedade, culpa, frustração ou desconfiança. Os comportamentos agressivos podem ser classificados como brandos (p. ex., sarcasmo), moderados (p. ex., bater portas), graves (p. ex., ameaças de violência física contra outras pessoas) ou extremos (p. ex., atos de violência física contra outras pessoas). A agressão pode estar associada (embora não limitada) às seguintes características definidoras:

- Andar de um lado para outro, inquietude
- Linguagem corporal ameaçadora
- Ameaças físicas ou verbais
- Alteração do tom de voz, gritos, uso de palavras obscenas, comportamento questionador
- Ameaças de homicídio ou suicídio
- Agitação crescente com reação exagerada aos estímulos ambientais
- Ansiedade de pânico, levando à interpretação distorcida do ambiente
- Desconfiança e postura defensiva
- Humor raivoso, comumente desproporcional à situação
- Destruição de propriedade
- Atos que causam dano físico a outrem.

A agressão frequentemente pode ser diferenciada como reativa ou proativa. A agressão reativa é impulsiva e baseada no medo, enquanto a proativa é predatória e calculada. Em ambos os casos, há intenção de causar danos a outra pessoa, mas os motivos são diferentes. *Intenção* é um requisito da definição de agressão e refere-se ao comportamento com *intenção* de causar danos ou destruição. Os acidentes que causam destruição ou danos *involuntários* não são considerados agressão.

Avaliação dos fatores de risco

Prevenção é o elemento fundamental para controlar o comportamento agressivo ou violento. O indivíduo que se torna violento geralmente sente desamparo intrínseco. Os três fatores citados a seguir foram considerados importantes para a avaliação do potencial de violência:

1. História pregressa de violência.
2. Diagnóstico do paciente.
3. Comportamento atual.

A história pregressa de violência é amplamente reconhecida como fator de risco importante para violência no contexto terapêutico. Outro fator diretamente relacionado ao comportamento agressivo é o diagnóstico do paciente. Diagnósticos como esquizofrenia, depressão maior, transtorno bipolar e transtornos associados ao uso de drogas ilícitas estão diretamente relacionados com comportamento violento (Friedman, 2006). Uso abusivo de substâncias psicoativas e doença mental aumentam o risco de violência. Transtornos neurocognitivos e transtornos de personalidade antissocial, *borderline* e explosiva intermitente também foram associados ao risco de comportamento violento.

Novitsky, Julius e Dubin (2009) afirmaram:

> O controle bem-sucedido da violência está fundamentado na compreensão da dinâmica da violência. Em geral, o comportamento ameaçador de um paciente é uma reação exacerbada aos sentimentos de impotência, desamparo e humilhação (percebida ou real). A agressão raramente ocorre de forma súbita e inesperada. (p. 50)

Novitsky e colaboradores descreveram uma **síndrome prodrômica** com características como ansiedade e tensão, abuso e obscenidades verbais e hiperatividade crescente. Em geral, esses comportamentos crescentes não ocorrem em etapas, na maioria dos casos sobrepõem-se e algumas vezes ocorrem simultaneamente. Os comportamentos associados a esse estágio prodrômico são: postura rígida; punhos e mandíbulas cerrados; afeto sombrio e desafiador; conversa em voz alta e acelerada; discussão e briga; expressões verbais obscenas e ameaçadoras; agitação (andar de um lado para outro); e socos e pontapés.

Na maioria dos casos, o comportamento agressivo é precedido de um período de hiperatividade crescente. Os comportamentos associados à síndrome prodrômica devem ser considerados como uma emergência e exigem atenção imediata. Habilidades aguçadas de observação e conhecimentos básicos necessários à avaliação precisa são fatores fundamentais à previsão do potencial de comportamento violento. O Quadro 16.1 descreve o *Checklist* de Violência de Brøset, que é uma lista de verificação rápida, simples e confiável que pode ser utilizada para avaliar o risco de violência potencial. Estudos demonstraram precisão de 63% para prever violência quando os escores são iguais ou maiores que 2 (Almvik, Woods & Rasmussen, 2000). Também são incluídas técnicas de reversão da escalada de violência.

Diagnóstico e critérios de resultado

A NANDA International não inclui um diagnóstico de enfermagem independente para raiva. O diagnóstico de enfermagem de "pesar complicado" pode ser usado

---

QUADRO 16.1 *Checklist* de violência de Brøset.

Marque 1 ponto para cada comportamento observado. Com escore ≥ 2, as técnicas de reversão da escalada de violência devem ser iniciadas.

Comportamentos	Escore
Confusão	
Irritabilidade	
Explosões temperamentais	
Ameaças físicas	
Ameaças verbais	
Quebra de objetos	
ESCORE TOTAL	

TÉCNICAS DE REVERSÃO DA ESCALADA DE VIOLÊNCIA

- Utilizar voz suave
- Caminhar ao ar livre ou respirar ar fresco
- Identificar consequências
- Participar de atividades em grupo
- Abrir as mãos e adotar postura não ameaçadora
- Adotar técnicas de relaxamento
- Permitir ligações telefônicas
- Expressar preocupação
- Oferecer alimento ou bebida
- Reduzir estimulação e barulhos
- Adotar uma atitude solícita
- Reduzir demandas
- Reduzir tempos de espera e recusa de pedidos
- Redirecionar expressões verbais e limitar contexto
- Distrair com atividade mais positiva (p. ex., música suave, ambiente tranquilo)
- Passar tempo isolado/tempo de quietude/isolamento aberto
- Oferecer fármacos conforme prescrição

Se as técnicas de reversão da escalada de violência falharem:

1. Sugerir fármacos conforme prescrição
2. Tempo isolado ou isolamento sem chave, que pode progredir para isolamento trancado a chave

De: Almvik, R., Woods, P., & Rasmussen, K. (2000). The Broset violence checklist: Sensitivity, specificity and interrater reliability. *Journal of Interpersonal Violence*, 15(2), 1284-1296, com autorização. Técnicas de resolução da escalada de violência reproduzidas com autorização de Barbara Barnes, Milwaukee County Behavioral Health Division.

quando a raiva é expressa inadequadamente e a causa está relacionada a alguma perda.

Os diagnósticos de enfermagem enumerados a seguir podem ser considerados para os pacientes que demonstram expressões inadequadas de raiva ou agressão:

- Enfrentamento ineficaz relacionado a modelos de conduta negativos e sistema familiar disfuncional, evidenciado por gritos, palavrões, agressão de outras pessoas e explosões temperamentais como expressões de raiva
- Risco de violência dirigida a si próprio ou a outras pessoas, relacionado a uma criação em ambiente violento; história de violência.

Critérios de resultado

Os critérios de resultado incluem metas de curto e longo prazo; e os intervalos de tempo devem ser estabelecidos caso a caso. Os seguintes critérios podem ser usados para avaliar o resultado dos cuidados prestados aos pacientes que necessitam de ajuda para controlar raiva e agressão.

O paciente

- Consegue reconhecer quando está com raiva e procura alguém da equipe/grupo de apoio para conversar sobre seus sentimentos
- Consegue assumir responsabilidade por seus sentimentos de raiva
- Demonstra ser capaz de exercer controle interior sobre os sentimentos de raiva
- Consegue dispersar a raiva antes de perder o controle
- Usa a tensão gerada pela raiva de forma positiva
- Não causa danos a si próprio ou aos demais
- Consegue seguir os passos do processo de resolução dos problemas, em vez de tornar-se violento como forma de buscar soluções.

Planejamento e implementação

A Tabela 16.2 descreve um plano de cuidados para pacientes que expressam raiva inadequadamente. Para cada diagnóstico também são incluídos critérios de resultado, intervenções de enfermagem apropriadas e justificativas. A terapia cognitivo-comportamental (TCC) como estratégia para controlar a raiva e evitar agressão é um tratamento baseado em evidência que, em especial quando aplicado às crianças e aos adolescentes, tem demonstrado eficácia na redução da agressão maladaptiva (Smeets et al., 2015). Embora a TCC geralmente seja realizada por enfermeiros com prática avançada e outros especialistas treinados, o enfermeiro psiquiatra generalista pode incorporar os princípios desta modalidade terapêutica em psicoeducação, que constitui o fundamento para o encaminhamento à TCC de longa duração.

Reavaliação

A reavaliação consiste em determinar se as intervenções de enfermagem foram bem-sucedidas para alcançar os objetivos estabelecidos quanto aos cuidados do paciente. Para determinar o sucesso das intervenções para um paciente que expressa raiva de forma inadequada, reúna os seguintes tipos de informação:

- Agora o paciente consegue perceber quando está com raiva?
- O paciente pode assumir responsabilidade por seus sentimentos e dominá-los sem se descontrolar?
- O paciente busca os membros da equipe ou uma pessoa de apoio para conversar sobre seus sentimentos de raiva, quando eles ocorrem?
- O paciente consegue transferir a tensão gerada pela raiva para atividades construtivas?
- Foi possível evitar danos ao paciente e às outras pessoas?
- O paciente consegue solucionar seus problemas favoravelmente, sem frustração indevida e sem se tornar violento?

TABELA 16.2 Plano de cuidados para pacientes que expressam raiva inadequadamente.

DIAGNÓSTICO DE ENFERMAGEM: ENFRENTAMENTO INEFICAZ

RELACIONADO COM: Modelo de conduta negativo e sistema familiar disfuncional

EVIDENCIADO POR: Gritos, palavrões, agressão física de outras pessoas e explosões temperamentais como expressões de raiva

Critérios de resultado	Intervenções de enfermagem	Justificativa
O paciente consegue reconhecer a raiva interior e assume responsabilidade antes de perder o controle.	1. Manter a calma ao lidar com um paciente enraivecido. 2. Estabelecer limites verbais ao comportamento. Delinear claramente as consequências da expressão inadequada de raiva e sempre ir adiante.	1. Raiva expressa pelo enfermeiro certamente provoca mais raiva no paciente. 2. Consistência na aplicação das consequências é essencial para a obtenção de resultados positivos. Inconsistência provoca confusão e estimula o paciente a testar limites.

(continua)

TABELA 16.2 Plano de cuidados para pacientes que expressam raiva inadequadamente. (*continuação*)

Critérios de resultado	Intervenções de enfermagem	Justificativa
	3. Pedir ao paciente para manter um registro dos pensamentos e sentimentos de raiva, o que os desencadearam e como foram tratados.	3. Isso fornece um parâmetro mais objetivo do problema. Apresentar ao paciente alguns princípios básicos da reflexão cognitiva não apenas estimula a resolução de problemas a curto prazo, mas também lança as bases para o encaminhamento para TCC de longa duração, caso essa abordagem seja considerada recomendável.
	4. Evitar tocar no paciente quando ele estiver com raiva.	4. O paciente pode perceber o toque físico como ameaça e pode tornar-se violento.
	5. Ajudar o paciente a descobrir a origem verdadeira da raiva.	5. Em muitos casos, a raiva está sendo deslocada para um objeto ou pessoa mais seguro. Para que haja resolução do conflito, o primeiro passo é identificar a fonte do problema.
	6. Ajudar o paciente a encontrar formas alternativas de aliviar tensão (p. ex., alívios físicos) e formas mais apropriadas de expressar raiva (p. ex., procurar os membros da equipe quando surgem sentimentos de raiva).	6. É provável que o paciente precise de ajuda para encontrar formas mais apropriadas de comportamento para resolver problemas.
	7. Exemplificar formas apropriadas de expressar raiva assertivamente, inclusive com expressões como "Não gosto que me ofendam. Eu fico com raiva quando ouço você falar essas coisas de mim".	7. Exemplificação é um dos métodos mais eficazes de aprendizagem.

DIAGNÓSTICO DE ENFERMAGEM: RISCO DE VIOLÊNCIA DIRIGIDA A SI PRÓPRIO OU A OUTRAS PESSOAS

FATORES DE RISCO: Ter sido criado em um ambiente violento; história de violência

Critérios de resultado	Intervenções de enfermagem	Justificativa
O paciente não causa danos a si próprio ou às outras pessoas, ele verbaliza raiva em vez de agredir outras pessoas.	1. Observar o paciente para detectar escalada de violência (também conhecida como síndrome prodrômica): atividade motora exagerada, chutes e pontapés, postura tensa, afeto desafiador, dentes e punhos cerrados; e questionar, desafiar e ameaçar a equipe.	1. Violência pode ser evitada quando os riscos são detectados a tempo.
	2. Quando esses comportamentos são detectados, a primeira coisa a se fazer é assegurar que a equipe disponível é suficiente para ajudar em uma situação potencialmente violenta. Tentar controlar a raiva iniciando com as medidas menos restritivas.	2. A primeira consideração deve ser dispor de ajuda para controlar uma situação potencialmente violenta. Os direitos do paciente devem ser respeitados, enquanto é necessário evitar danos a ele próprio e aos demais.
	3. Técnicas para lidar com agressão: a. Falar baixo. Dizer: "João, você parece muito enraivecido. Vamos sentar e conversar sobre isso.". (Esteja atento à distância física segura do paciente e assegure a possibilidade de que o enfermeiro saia [p. ex.., assegurar que o paciente não fique em uma posição entre ele e a porta].)	3. As técnicas de controle da agressão promovem a segurança e reduzem o risco de danos ao paciente e aos demais: a. Isso promove uma relação de confiança e pode evitar que o paciente fique mais ansioso, ao mesmo tempo em que as necessidades de segurança do enfermeiro são asseguradas.
	b. Escapes físicos, como exercícios, usar um saco de pancadas ou envolver-se em outras atividades que permitam dispersão adequada de energia. Ofereça-se para ficar com o paciente durante essa atividade.	b. Para o paciente, isso oferece uma forma eficaz de alívio da tensão associada aos níveis elevados de raiva. Ficar com o paciente oferece oportunidade de dar apoio e avaliar sua percepção quanto à eficácia da atividade.

(*continua*)

TABELA 16.2 Plano de cuidados para pacientes que expressam raiva inadequadamente. (*continuação*)

Critérios de resultado	Intervenções de enfermagem	Justificativa
	c. Medicação. Quando a agitação continua a aumentar, oferecer ao paciente a opção de tomar os fármacos voluntariamente. Se ele recusar, reavalie a situação para determinar se há risco iminente para si próprio e outras pessoas.	c. Os tranquilizantes podem acalmar o paciente e evitar agravação da violência.
	d. Pedir ajuda. Afaste-se e retire outros pacientes da área próxima do paciente. Acione o código de violência, aperte o botão de pânico e tome outras medidas estabelecidas pela instituição. Equipe suficiente para demonstrar força pode ser o bastante para arrefecer a situação de agressão e o paciente pode concordar em tomar o fármaco necessário.	d. A segurança do paciente e da equipe tem prioridade máxima. Alguns locais, órgãos de acreditação (p. ex., Joint Commission) e/ou instituições exigem que os membros das equipes que trabalham com pacientes psiquiátricos hospitalizados sejam treinados e/ou certificados em intervenções psiquiátricas emergenciais, para assegurar que sejam adotadas estratégias no melhor interesse da equipe e segurança do paciente.
	e. Isolamento ou contenções. Quando o paciente não pode ser acalmado por uma conversa em voz baixa ou fármacos, pode ser necessário usar contenções mecânicas e/ou isolamento. Assegure-se de que há equipe suficiente para ajudar e lidar adequadamente com um paciente fora de controle. Siga o protocolo de contenção/isolamento estabelecido pela instituição. As contenções devem ser usadas como último recurso, depois que todas as outras intervenções forem infrutíferas e se o paciente estiver claramente sob risco de danos a si próprio ou a outras pessoas.	e. Os pacientes que não têm controle interior de seu próprio comportamento podem necessitar de controles externos (p. ex., isolamento e/ou contenções físicas), de forma a evitar danos a si próprio ou aos demais; contudo, como constituem medidas mais restritivas, elas devem ser usadas apenas como último recurso, quando os profissionais tentaram todas as outras medidas e elas falharam.
	f. Observação e documentação. Nos casos típicos, as normas do hospital estabelecem a necessidade de observação dos pacientes em contenções. Os princípios básicos de segurança incluem que o paciente contido deve ser observado durante todo o período de contenção. Ele deve ser monitorado a cada 15 min para assegurar que a circulação dos membros não esteja comprometida (avaliar temperatura, cor e pulsos). Ajude o paciente a atender às necessidades de nutrição, hidratação e eliminação. Posicionar o paciente de forma adequada para seu melhor conforto, de modo que a respiração não fique obstruída e a broncoaspiração seja evitada. Os pacientes não devem ser contidos em decúbito ventral ou posição prona.	f. A segurança e o bem-estar do paciente são prioridades da enfermagem.
	g. Avaliação contínua. À medida que a agitação diminui, avalie a possibilidade de reduzir ou retirar as contenções. Com a ajuda de outros membros da equipe, retirar uma contenção de cada vez e avaliar a reação do paciente. Isso reduz o risco de lesão ao paciente e à equipe.	g. A retirada gradativa das contenções permite testar o autocontrole do paciente.

(*continua*)

TABELA 16.2 Plano de cuidados para pacientes que expressam raiva inadequadamente. (*continuação*)		
Critérios de resultado	**Intervenções de enfermagem**	**Justificativa**
	h. Reunião de balanço (*debriefing*, em inglês). Quando um paciente perde o controle, é importante que a equipe converse sobre a situação. Essa discussão deve envolver a equipe e o paciente (quando tiver readquirido o controle). A equipe deve conversar sobre os fatores que exigiram uma intervenção em crise; os fatores que contribuíram para o insucesso das intervenções menos restritivas; e as impressões da equipe quanto à segurança e eficácia da intervenção. Quando o paciente readquirir o controle, deve haver uma conversa na qual ele seja estimulado a discutir sobre sua impressão quanto ao que contribuiu para a situação de crise e sobre as intervenções da equipe, além de explorar estratégias para evitar uma situação de crise no futuro. Também é importante conversar sobre a situação com outros pacientes que presenciaram o episódio, de forma que eles compreendam o processo que aconteceu. Alguns pacientes podem temer estarem sob risco de ter uma crise, ou que poderiam ser machucados quando o comportamento de outro paciente torna-se agressivo.	h. A reunião de balanço (*debriefing*) ajuda a atenuar o impacto emocional da intervenção. *Feedback* mútuo é compartilhado e a equipe tem oportunidade de processar e aprender com o que aconteceu.

Resumo e pontos fundamentais

- Raiva é uma emoção humana normal, não necessariamente uma reação negativa
- Quando é usada adequadamente, a raiva pode ser um recurso positivo para solucionar problemas e tomar decisões nas situações cotidianas da vida
- A violência ocorre quando as pessoas perdem o controle de sua raiva
- A raiva é entendida como uma resposta emocional à percepção individual da situação
- Quando é negada ou escondida, a raiva pode desencadear alguns transtornos psicofisiológicos
- Quando a raiva é guardada e voltada para dentro, ela pode causar depressão
- Quando é expressa de forma inadequada, a raiva frequentemente interfere nos relacionamentos interpessoais
- Quando a raiva é suprimida, frequentemente se transforma em ressentimento
- A raiva gera um estado de excitação fisiológica comparável à reação de estresse descrita no Capítulo 1, *Conceito de Adaptação ao Estresse*.
- Agressão é uma das formas como os indivíduos expressam raiva
- Agressão é um comportamento que tem como objetivo ameaçar ou violar a segurança ou a autoestima da vítima
- A agressão pode ser física ou verbal, mas quase sempre tem o propósito de punir
- Agressão é uma função negativa ou uso destrutivo da raiva
- Existem vários fatores predisponentes à forma como as pessoas expressam raiva. Alguns teóricos sugeriram que a etiologia seja unicamente biológica, enquanto outros acreditam que depende de fatores psicológicos e ambientais
- Alguns fatores predisponentes possíveis são os seguintes: modelo de conduta, condicionamento operante, transtornos neurofisiológicos (p. ex., tumores, traumatismo ou doenças cerebrais), fatores bioquímicos (p. ex., níveis altos de androgênios ou outras alterações dos níveis hormonais e transtornos dos neurotransmissores), fatores socioeconômicos (p. ex., viver em condições de pobreza) e fatores ambientais (p. ex., aglomerações físicas, temperatura desconfortável, ingestão de álcool ou drogas ilícitas)
- Os profissionais de enfermagem devem estar conscientes dos sintomas associados à raiva e agressão, de forma a realizar uma avaliação precisa
- Prevenção é o elemento essencial do tratamento do comportamento agressivo ou violento
- Entre os elementos reconhecidos como fatores de risco fundamentais ao potencial de violência entre pacientes psiquiátricos internados estão: (1) sexo masculino, (2) uso de drogas ilícitas, (3) história pregressa de violência e (4) diagnóstico de esquizofrenia
- TCC é uma modalidade terapêutica baseada em evidências para reduzir agressão maladaptiva, sobretudo no tratamento da agressão em crianças e adolescentes.

Questões de revisão

Escolha a resposta mais adequada para cada uma das perguntas a seguir.

1. João tem 27 anos e foi trazido ao setor de emergência por dois policiais. Ele tinha forte odor de álcool e estava agressivo. A concentração de álcool medida em seu sangue era de 293 mg/dℓ. Sua namorada relatou que ele bebe em excesso todos os dias e que é abusivo verbal e fisicamente. Os enfermeiros atribuem a João o diagnóstico de enfermagem de Risco de violência dirigida a outras pessoas. Quais seriam os critérios de resultados apropriados a esse diagnóstico? (Escolha todas as opções que se apliquem.)
    a. O paciente não verbaliza raiva ou agride fisicamente outras pessoas.
    b. O paciente verbaliza raiva em vez de agredir fisicamente outras pessoas.
    c. O paciente não causa danos a si próprio ou às outras pessoas.
    d. O paciente é contido quando se torna verbal ou fisicamente abusivo.

2. João foi hospitalizado com intoxicação alcoólica e comportamento violento; ele estava sentado na sala de estar assistindo à TV com outros pacientes quando o enfermeiro aproximou-se dele para administrar a dose de haloperidol das 17 h. João diz: "Eu sinto que estou no controle agora. Não preciso de mais medicamentos.". A melhor resposta do enfermeiro seria baseada em qual das seguintes afirmações?
    a. João precisa do fármaco, ou se tornará violento.
    b. João sabe que, se não tomar o fármaco por via oral, será contido e receberá uma injeção intramuscular.
    c. João tem o direito de recusar o fármaco, contanto que não haja risco imediato a si próprio ou às outras pessoas.
    d. João precisa tomar o fármaco nesse momento, de forma a manter os níveis sanguíneos adequados.

3. O enfermeiro ouve João, um paciente com histórico de violência, gritando na sala de estar, e observa que ele está mais agitado, com os punhos cerrados, gritando com voz agressiva. João está desafiando e ameaçando a equipe e outros pacientes. A intervenção de enfermagem *prioritária* seria:
    a. Pedir ajuda.
    b. Preparar uma seringa com haloperidol para uso de emergência.
    c. Perguntar ao paciente se ele gostaria de conversar sobre sua raiva.
    d. Dizer ao paciente que, se ele não se acalmar, precisará ser contido.

4. João, um paciente com histórico de violência, foi internado na unidade psiquiátrica do hospital. Ele fica agitado e começa a ameaçar a equipe e outros pacientes. Quando todas as intervenções falham, João é contido no quarto de isolamento para proteger a si próprio e às outras pessoas. Quais das seguintes opções são intervenções para pacientes em contenção? (Escolha todas as opções que se apliquem.)
    a. Verificar a temperatura e os pulsos das extremidades.
    b. Documentar todas as observações feitas.
    c. Explicar ao paciente que a contenção é uma punição por seu comportamento violento.
    d. Manter o paciente em observação e reavaliá-lo repetidamente.
    e. Interromper a ingestão de alimentos e líquidos até que o paciente esteja calmo e possa ser retirado das contenções.

5. Quando for avaliado que um paciente está controlado e não requer mais contenções, como o enfermeiro deve agir?
    a. O enfermeiro deve retirar as contenções.
    b. O enfermeiro deve pedir ajuda para retirar as contenções.
    c. Com ajuda, o enfermeiro deve remover uma contenção de cada vez.
    d. O enfermeiro deve dizer ao paciente que ele precisará esperar até que o médico chegue.

6. Quais dos seguintes procedimentos são importantes logo depois de um episódio de violência na unidade psiquiátrica? (Escolha todas as opções que se apliquem.)
    a. Documentar todas as observações e ocorrências.
    b. Realizar uma reunião de balanço (*debriefing*) com a equipe.
    c. Conversar sobre o ocorrido com outros pacientes que presenciaram o incidente.
    d. Avisar ao paciente que isso poderá ocorrer novamente, se ele tornar-se violento.

7. Um paciente foi contido, mas agora está calmo. Ele pede desculpas ao enfermeiro e diz: "Espero que não tenha machucado ninguém.". A melhor resposta do enfermeiro seria:
    a. "Este é nosso trabalho. Nós sabemos como controlar pacientes violentos."
    b. "Nós compreendemos que você estava fora de controle e realmente não queria machucar ninguém."

(continua)

Questões de revisão (continuação)

   c. "Felizmente, não machucou ninguém. Você não será colocado em contenções, contanto que consiga controlar seu comportamento."
   d. "É uma situação desagradável colocar alguém em contenções, mas precisamos pensar também nos outros pacientes. Não podemos deixar que você machuque outras pessoas. Eu realmente espero que isso não volte a acontecer."

8. João e sua namorada tiveram uma discussão durante sua visita. Qual comportamento do paciente poderia indicar que ele está aprendendo a solucionar adaptativamente suas frustrações?
   a. João diz para o enfermeiro: "Dê-me algum medicamento, antes que eu seja colocado em contenções!".
   b. Quando sua namorada vai embora, João dirige-se à sala de ginástica e bate no saco de pancadas.
   c. João diz para o enfermeiro: "Eu acho que vou ter que largar essa estúpida!".
   d. João diz para sua namorada: "Acho melhor você sair, antes que eu faça alguma coisa da qual me arrependerei.".

9. Quais dos seguintes dados de avaliação o enfermeiro poderia considerar como fatores de risco para possível violência de um paciente? (Escolha todas as opções que se apliquem.)
   a. Diagnóstico de transtorno de somatização.
   b. Diagnóstico de esquizofrenia ou transtorno bipolar.
   c. Intoxicação por drogas ilícitas.
   d. Comportamento questionador e exigente.
   e. História pregressa de violência.

10. Quais das seguintes afirmações sobre *agressão* são verdadeiras? (Escolha todas as opções que se apliquem.)
    a. É direcionada para alguma finalidade.
    b. Tem o propósito de causar danos a uma pessoa ou objeto.
    c. Tem o requisito de *intenção*.
    d. Energiza e mobiliza o corpo para uma reação de autodefesa.

Bibliografia

Almvik, R., Woods, P., & Rasmussen, K. (2000). The Brøset Violence Checklist: Sensitivity, specificity, and interrater reliability. *Journal of Interpersonal Violence*, 15(12), 1284-1296. doi:10.1034/j.1600-0447.106.s412.22.x

American Psychological Association. (2013). Violence in the media: Psychologists study TV and video game violence for potential harmful effects. Retrieved from www.apa.org/action/resources/research-in-action/protect.aspx

American Psychological Association. (2017). Controlling anger before it controls you. Retrieved from www.apa.org/topics/anger/control.aspx

Archer, D. (2012). Environmental stressors and violence. *Psychology Today*. Retrieved from https://www.psychologytoday.com/blog/reading-between-the-headlines/201206/environmentalstressors-and-violence

Friedman, R.A. (2006). Violence and mental illness – How strong is the link? *New England Journal of Medicine*, 355(20), 2064-2066. doi:10.1056/NEJMp068229

Gorman, L.M., & Sultan, D.F. (2008). *Psychosocial nursing for general patient care* (3rd ed.). Philadelphia: F.A. Davis.

Iozzino, L., Ferrari, C., Large, M., Nielssen, O., & Girolamo, G. (2015). Prevalence and risk factors of violence by psychiatric acute inpatients: A systematic review and meta-analysis. *PLoS ONE*, 10(6). doi:10.1371/journal.pone.0128536

Kassinove, H. (2016). How to recognize and deal with anger. Retrieved from www.apa.org/helpcenter/recognize-anger.aspx

Novitsky, M.A., Julius, R.J., & Dubin, W.R. (2009). Nonpharmacologic management of violence in psychiatric emergencies. *Primary Psychiatry*, 16(9), 49-53.

Pavlov, K.A., Chistiakov, D.A., & Chekhonin, V.P. (2012). Genetic determinants of aggression and impulsivity in humans. *Journal of Applied Genetics*, 53(1), 61-82. doi:10.1007/s13353-011-0069-6.

Perry, B. (2016). Aggression and violence: The neurobiology of experience. Retrieved from http://teacher.scholastic.com/professional/bruceperry/aggression_violence.htm

Sadock, B.J., Sadock, V.A., & Ruiz, P. (2015). *Synopsis of psychiatry: Behavioral sciences/clinical psychiatry* (11th ed.). Philadelphia: Lippincott Williams & Wilkins.

Smeets, K.C., Leeijen, A., Van Der Molen, M.J., Scheepers, F.E., Buitelaar, J.K., & Rommelse, N. (2015). Treatment moderators of cognitive behavior therapy to reduce aggressive behavior: A meta-analysis. *European Child Adolescent Psychiatry*, 24, 255-264. doi:10.1007/s00787-014-0592-1

Truman, J. L., & Morgan, R.E. (2016). Criminal victimization, 2015. *Bureau of Justice Statistics*. Retrieved from www.bjs.gov/index.cfm?ty=pbdetail&iid=5804

Vetulani, J. (2013). Neurochemistry of impulsiveness and aggression. *Psychiatria Polska*, 47(1), 103-115.

Leitura sugerida

Warren, N.C. (1993). *Make anger your ally* (3rd ed.). Wheaton, IL: Tyndale House Publishers.

Waughfield, C.G. (2002). *Mental health concepts* (5th ed.). Albany, NY: Delmar.

17 Prevenção de Suicídio

CONCEITOS FUNDAMENTAIS
Suicídio
Avaliação do risco de suicídio
Prevenção de suicídio

TÓPICOS DO CAPÍTULO

Perspectivas históricas
Fatores epidemiológicos
Fatores de risco
Fatores predisponentes: teorias do suicídio
Aplicação do processo de enfermagem ao paciente suicida
Resumo e pontos fundamentais
Questões de revisão

TERMOS-CHAVE

Fatores de risco para suicídio
Plano de segurança colaborativo
Sinais de alerta de suicídio
Suicídio altruísta
Suicídio anômico
Suicídio egoísta

OBJETIVOS

Após ler este capítulo, o estudante será capaz de:

1. Debater as estatísticas epidemiológicas e os fatores de risco associados ao suicídio.
2. Descrever os fatores predisponentes implicados na etiologia do suicídio.
3. Diferenciar entre fatos e mitos acerca do suicídio.
4. Aplicar o processo de enfermagem aos indivíduos que demonstram comportamento suicida.

EXERCÍCIOS
Leia o capítulo e responda às seguintes perguntas:

1. Como idade, raça e sexo estão associados ao risco de suicídio?
2. Sua vizinha lhe diz que está saindo para visitar a cunhada no hospital. Ela foi internada depois de uma tentativa de suicídio. Sua vizinha pergunta: "O que devo dizer para a Jane?". Quais sugestões você poderia dar?
3. Quando João era adolescente, seu pai suicidou-se. Maria, esposa de João, conta ao enfermeiro de saúde mental que teme que João tenha "herdado" essa predisposição de seu pai. Como o enfermeiro deve responder a esse questionamento?
4. O profissional de enfermagem observa que o humor de um paciente em tratamento para depressão e ideação suicida fica repentinamente vivaz e ele diz: "Estou bem agora. Não me sinto mais deprimido.". Por que essa afirmação poderia alertar o enfermeiro para um problema em potencial?
5. Elabore um texto de uma a duas páginas que descreva suas experiências pregressas com suicídio; esclareça seus pensamentos e sentimentos e o impacto potencial em sua prática de enfermagem. (Nota: o autoconhecimento quanto ao problema do suicídio é considerado uma competência essencial para os enfermeiros psiquiatras [American Psychiatric Nurses Association – APNA, 2015] e é relevante para todos os enfermeiros que estão desenvolvendo as habilidades necessárias a esse aspecto da avaliação e intervenção de enfermagem).

Suicídio não é um diagnóstico ou transtorno; é um comportamento. Especificamente, é o ato de tirar a própria vida. Esse termo origina-se das palavras latinas que significam "matar a si próprio". Algumas religiões sustentam que suicídio é um pecado estritamente proibido. Canetto (American Psychiatric Association, 2010) afirmou: "Em toda parte, o comportamento suicida é determinado pela cultura. Mulheres e homens adotam os comportamentos autodestrutivos que são esperados deles em sua própria cultura.". Uma visão secular mais recente tem influenciado a forma como as pessoas entendem o suicídio em nossa sociedade. O apoio crescente ao direito individual de escolher a própria morte em vez de sofrer dor é evidenciado pelo número crescente de regiões que têm discutido ou adotaram leis relativas ao suicídio assistido. Alguns indivíduos têm lutado para defender a causa do suicídio assistido para pacientes com doenças terminais. Em 2008, Oregon era o único estado norte-americano no qual o suicídio assistido por médico era legal. Desde então, outros estados, como Montana, Vermont, Washington e – mais recentemente – Califórnia, adotaram leis semelhantes. O estado do Novo México fez o mesmo, mas a lei foi revogada por um recurso impetrado em agosto de 2015.[1] O suicídio pode ser um ato racional? A maioria das pessoas de nossa sociedade ainda não acredita que isso seja possível.

No campo da psiquiatria, suicídio é considerado um ato irracional associado a uma doença mental, na maioria dos casos, mas não exclusivamente, à depressão. Mais de 90% das pessoas que tentam ou conseguem suicidar-se têm diagnóstico de alguma doença mental (National Institute of Mental Health [NIMH], 2015). Contudo, como essa relação não explica todos os casos de pessoas que tiram a própria vida, não podemos ignorar os indivíduos da comunidade e os pacientes atendidos em contextos não psiquiátricos de atenção à saúde, que também podem estar em risco de suicídio. Este capítulo analisa o suicídio de uma perspectiva epidemiológica e etiológica. Os cuidados prestados aos indivíduos que tentam o suicídio estão descritos no contexto do processo de enfermagem.

Perspectivas históricas

Na Grécia Antiga dizia-se que as pessoas "cometiam" suicídio porque isso era uma ofensa ao estado, e os suicidas não tinham direito a serem enterrados nos cemitérios da comunidade (Minois, 2001). Na cultura militar do Império Romano, algumas pessoas recorriam ao suicídio como forma de escapar de humilhação ou abuso. Na Idade Média, o suicídio era considerado um ato egoísta ou criminoso (Minois, 2001). Aos indivíduos que "cometiam" suicídio, frequentemente era negado o direito de serem enterrados em cemitérios e suas propriedades eram confiscadas e divididas entre os governantes e as cortes de justiça (MacDonald & Murphy, 1991).

A questão do suicídio mudou durante o período da Renascença. Embora ainda fosse considerado reprovável, o entendimento tornou-se filosófico, permitindo que intelectuais debatessem mais livremente esta questão. A maioria dos filósofos dos séculos 17 e 18 condenava o suicídio, mas alguns autores reconheceram uma ligação entre suicídio e melancolia ou outros transtornos mentais graves (Minois, 2001). O suicídio era ilegal na Inglaterra até 1961 e apenas em 1993 foi descriminalizado na Irlanda.

A maioria das religiões considera o suicídio um pecado contra Deus. Judaísmo, cristianismo, islamismo, hinduísmo e budismo condenam o suicídio. Hoje em dia, a igreja católica ainda ensina que o suicídio é errado, que está em oposição ao amor-próprio e ao amor de Deus e que prejudica outras pessoas em razão da experiência de perda e tristeza (Byron, 2016). Contudo, como foi enfatizado por Byron (2016), parte da condenação da igreja pode ter suas raízes na "negação de responsabilidade de entender a dor que leva a essa atitude"; o mesmo autor enfatizou a importância de incentivar "aqueles que estão sofrendo a se abrirem", porque se espera que isso elimine alguns dos tabus quanto à discussão do suicídio dentro da igreja. A substituição do termo "cometer suicídio" (que continua a ser utilizado, mesmo depois da descriminalização do ato) também pode ajudar a reduzir os estigmas e tabus historicamente associados a um debate imparcial sobre suicídio.

Fatores epidemiológicos

Em 2014 – ano mais recente para o qual existem estatísticas publicadas –, 42.773 pacientes morreram por suicídio nos EUA (American Foundation for Suicide Prevention [AFSP], 2016). Esse é o índice de suicídio mais alto em mais de 15 anos. Essas estatísticas colocaram o suicídio como segunda causa mais comum de mortes (depois apenas de lesões não intencionais) entre jovens americanos de 10 a 34 anos; quarta causa principal de morte na faixa etária de 35 a 54 anos; oitava causa de mortes entre indivíduos de 55 a 64 anos; e décima causa de mortes em geral (Centers for Disease Control and Prevention [CDC], 2016).[2] O número de pessoas que tentam suicídio é maior que o de indivíduos que de fato se suicidam (cerca de 12:1) e um número incontável contempla seriamente o ato, embora não o concretize. Como as estatísticas referidas ao número de suicídios refletem apenas os casos que são levados a tratamento, os números podem ser muito maiores. Com o aumento contínuo dos índices de suicídio entre 2000 e 2014, este passou a ser um problema de saúde significativo nos EUA.[3] Além do aumento do número de suicídios, os fatores demográficos também mudaram. No passado,

---

[1] N.R.T.: No Brasil, é proibido instigar ou prestar auxílio para alguém se suicidar. A pessoa que o fizer pode ser condenada a até 6 anos de prisão pelo artigo 122 do Código Penal.

[2] N.R.T.: No Brasil, de acordo com o Ministério da Saúde, ocorrem mais de 10 mil mortes por suicídio por ano. A taxa bruta de suicídio foi de 5,5/100 mil habitantes em 2015. Mais informações na Agenda de Ações Estratégicas para a Vigilância e Prevenção do Suicídio e Promoção da Saúde no Brasil – 2017 a 2020, disponível em: https://www.neca.org.br/wp-content/uploads/cartilha_agenda-estrategica-publicada.pdf.

[3] N.R.T.: No Brasil, o suicídio é um grave problema de saúde pública que envolve questões socioculturais, históricas, psicossociais e ambientais. Sua ocorrência cresce como causa de morte: entre 2000 e 2016, as taxas de suicídio aumentaram 73%, passando de 6.780 para 11.736, segundo dados do Ministério da Saúde, disponíveis na Agenda de Ações Estratégicas para a Vigilância e Prevenção do Suicídio e Promoção da Saúde no Brasil – 2017 a 2020.

os índices mais altos de suicídio estavam relacionados à população idosa, mas atualmente o índice mais elevado de suicídio afeta indivíduos de meia-idade e idosos de 85 anos ou mais. Antes, a taxa de suicídio entre os militares era menor que na população em geral. Contudo, em alguns períodos desde que começou a Guerra do Iraque – inclusive 2010 e 2011 –, mais militares morreram por suicídio que em ações de combate (Nock et al., 2013). Veja uma discussão mais detalhada no Capítulo 38, *Famílias de Militares*.[4]

Incontáveis estudos têm sido realizados para entender mais claramente as melhores estratégias de prevenção, os melhores métodos para avaliar o risco de suicídio, o que diferencia os indivíduos com ideação suicida dos que tentam suicídio e que tipos de tratamentos e intervenções estão fundamentados em evidências. O governo federal norte-americano, por meio da Administração de Serviços de Saúde e Abuso de Drogas (Substance Abuse and Mental Health Services Administration, em inglês), aprovou o movimento Suicídio Zero (Pacto de Ação Nacional para Prevenção do Suicídio) – um esforço para identificar estratégias baseadas em evidência para prevenção de suicídio, razão pela qual essa questão tem atraído muita atenção nesse país. Ao longo dos próximos anos, nosso entendimento e as abordagens terapêuticas poderão mudar drasticamente. Por certo, hoje começamos a reconhecer que – com a elevação dos índices de suicídio – nossas intervenções convencionais não têm atendido de forma adequada às demandas complexas dessas pessoas.[5]

A realidade das diversas concepções acerca do suicídio pode ser confusa. A Tabela 17.1 descreve alguns fatos e mitos aceitos atualmente com referência ao suicídio.

Fatores de risco

Os **fatores de risco de suicídio** são reconhecidos como os fatores relacionados estatisticamente à incidência mais alta de suicídio. Eles devem ser diferenciados dos **sinais de alerta de suicídio**, que são entendidos como os fatores indicativos de preocupação mais imediata. Ambos estão incluídos na avaliação abrangente do risco geral de suicídio.

---

[4]N.R.T.: De acordo com o Ministério da Saúde, no Brasil, os homens são os mais afetados pelo suicídio, especialmente aqueles com 70 anos ou mais. Os suicídios masculinos são duas a quatro vezes mais frequentes, dependendo da faixa etária. A partir dos 70 anos, o risco do homem se suicidar é seis vezes o risco da mulher. Por outro lado, as tentativas de suicídio são 2,2 vezes mais frequentes entre mulheres, em comparação aos homens.

[5]N.R.T.: A prevenção do suicídio é uma das prioridades do Ministério da Saúde (MS) brasileiro e representa um desafio para a saúde pública por se tratar de um fenômeno complexo, multifacetado e de múltiplas determinações, o MS apresenta a Agenda de Ações Estratégicas para a Vigilância e Prevenção do Suicídio e Promoção da Saúde no Brasil – 2017 a 2020.

Estado civil

Existem algumas evidências sugestivas de que o índice de suicídio entre pessoas solteiras que nunca casaram seja duas vezes maior que o dos casados, e que o divórcio aumenta o risco de suicídio, principalmente entre os homens, que têm risco três vezes maior que as mulheres divorciadas de tirarem a própria vida (Sadock, Sadock & Ruiz, 2015). Viúvos e viúvas também fazem parte do grupo de risco mais alto, mas um estudo longitudinal (Kposowa, 2000) concluiu que ser solteiro ou viúvo não afetava os índices de suicídio. Entretanto, as evidências desse estudo confirmaram que os homens divorciados são duas vezes mais propensos a morrer por suicídio que os homens casados. Entre as mulheres, o estudo não mostrou diferenças significativas no risco de suicídio com base no estado civil. Os autores ressaltaram que a evidência é difícil de descartar e pode ser enganosa caso os dados não sejam estratificados com base em diversas variáveis, inclusive idade, condições socioeconômicas e outros fatores.

Entre os indivíduos divorciados e viúvos, os estresses associados às mudanças significativas da vida e à perda são importantes. Existem evidências de que a *alteração* do estado civil aumente o risco de comportamento suicida, principalmente no primeiro ano depois da mudança e em especial entre os indivíduos idosos (Roskar et al., 2011; Yamauchi et al., 2013). Mais uma vez, é importante salientar que os dados demográficos (p. ex., estado civil, idade e sexo) podem fornecer indícios quanto às populações estatisticamente em risco mais alto, mas nenhum desses fatores consegue prever o risco imediato. A avaliação detalhada das variáveis como fatores de risco, sinais de alerta e muitos outros dados é essencial para a identificação dos indivíduos em risco imediato de tentar suicídio.

Sexo

O número de tentativas de suicídios é maior entre as mulheres que os homens, mas estes últimos concretizam o ato com mais frequência. Os suicídios bem-sucedidos representam cerca de 70% das tentativas entre homens e 30% entre mulheres. Esse índice está relacionado à letalidade dos meios usados. As mulheres tendem a *superdosagens*, enquanto os homens usam meios mais letais, como armas de fogo. Essas diferenças entre homens e mulheres também podem refletir as diferentes expectativas sociais: as mulheres são mais propensas a buscar e aceitar ajuda de amigos ou profissionais.

Idade

Em geral, o risco de suicídio e a idade estão diretamente relacionados, sobretudo entre os homens. Enquanto os índices de suicídio mantêm-se quase constantes entre as mulheres durante toda a vida, os índices aumentam com a idade entre os homens. De acordo com a American

TABELA 17.1 Mitos e fatos acerca do suicídio.	
MITOS	**FATOS**
As pessoas que falam sobre suicídio não o concretizam. Suicídio acontece sem aviso.	Oito dentre 10 pessoas que se mataram tinham dado indícios e avisos bem claros quanto às suas intenções suicidas. Indícios muito sutis podem ser ignorados ou descartados por outras pessoas.
Você não pode conter um suicida. Ele ou ela está definitivamente decidido a morrer.	A maior parte dos suicidas é ambivalente quanto aos seus sentimentos de viver ou morrer. A maioria "joga com a morte" e entende isso como um grito para que alguém os salve.
Quando alguém é um suicida em potencial, isso não muda.	A ideação suicida e o risco de suicidar-se oscilam ao longo do tempo e podem ter duração definida. Se tiver apoio e recursos adequados, um indivíduo potencialmente suicida pode ter uma vida normal. Entretanto, várias tentativas de suicídio podem indicar cronicidade mais acentuada da ideação suicida. A reavaliação ao longo do tempo é importante para detectar os riscos no momento.
Melhora depois de depressão grave significa que o risco de suicídio não existe mais.	A maioria dos suicídios ocorre cerca de 3 meses depois de começar a "melhora", quando o paciente tem energia para concretizar suas ideações suicidas.
Comportamento suicida é hereditário ou "vem de família".	Comportamento suicida não é hereditário. Isso é uma questão pessoal, e o suicídio pode ser evitado. Entretanto, o suicídio de um familiar próximo aumenta o risco de suicídio de um indivíduo.
Todos os suicidas são mentalmente enfermos, e suicídio é o ato de um psicótico.	Embora a maioria das pessoas que tentam suicídio seja muito infeliz ou tenha depressão clínica, elas não são necessariamente psicóticas. Essas pessoas apenas não conseguem – nesta fase de sua vida – encontrar uma solução alternativa para um problema que consideram insuperável.
Os pensamentos suicidas e as tentativas de suicídio devem ser considerados como comportamentos de manipulação ou tentativas de chamar a atenção, e não devem ser levados a sério.	Todo comportamento suicida deve ser abordado tendo em mente a gravidade do ato em potencial. A atenção deve ser voltada para a possibilidade de que o indivíduo esteja clamando por ajuda.
Em geral, as pessoas tiram a própria vida ingerindo doses excessivas de drogas ilícitas ou fármacos.	Ferimentos por armas de fogo são a principal causa de morte entre vítimas de suicídio.
Se alguém já tentou suicídio, não tentará novamente.	Cerca de 50 a 80% das pessoas que finalmente conseguem se matar fizeram ao menos uma tentativa antes.
O suicídio sempre acontece em um ato de impulsividade.	As pessoas frequentemente contemplam, imaginam, planejam estratégias, escrevem cartas, postam coisas na internet. Nunca é demais enfatizar a importância da investigação e avaliação detalhadas.
Crianças pequenas (5 a 12 anos) não podem ser suicidas.	Anualmente, 30 a 55 crianças com menos de 12 anos de idade tiram a própria vida, e nem todas têm depressão detectável clinicamente.

De: Cardoza, K. (2016). Six myths about suicide that every parent and educator should know. Disponível em www.npr.org/sections/ed/2016/09/02/478835539; National Alliance on Mental Illness. (2015). Risks of suicide. Disponível em www.nami.org/Learn-More/Mental-Health-Conditions/Related-Conditions/Risk-of-Suicide; The Samaritans. (2015). Suicide myths and misconceptions. Disponível em http://samaritansnyc.org/myths-about-suicide.

Foundation for Suicide Prevention, as estatísticas mais recentes revelaram que, em 2013, o índice mais alto de suicídio ocorreu na faixa etária de 45 a 64 anos e entre os idosos de 85 anos ou mais (AFSP, 2016). No período de 2000 a 2014, estudos demonstraram índices consistentemente altos de suicídio nessas duas faixas etárias, mas o grupo de 45 a 64 anos mostrou aumento contínuo dos índices de suicídio no mesmo período.

Embora os adolescentes possam ter índices de suicídio, estatisticamente, menores que algumas outras faixas etárias, ainda é importante lembrar que suicídio foi a terceira causa principal de mortes nesta população ao longo dos últimos anos e que, em 2013, saltou para a segunda causa mais frequente de morte, posição que manteve em 2014 (CDC, 2016). Vários fatores colocam os adolescentes em risco de suicídio, inclusive comportamentos impulsivos e de alto risco, transtornos de humor não tratados (p. ex., depressão maior e transtorno bipolar), acesso a objetos letais (p. ex., armas de fogo) e uso abusivo de drogas ilícitas. Um estudo recente (Reyes et al., 2015) evidenciou uma relação entre algumas formas de expressar raiva entre os adolescentes e risco de suicídio; especialmente as formas de exprimir raiva com desespero e hostilidade estavam associadas a um aumento da predisposição ao suicídio. As estatísticas mais recentes do Centers for Disease Control and Prevention (CDC) norte-americano indicaram que o meio usado mais comumente para concretizar o suicídio foi armas de fogo, entre os adolescentes do sexo masculino, e asfixia, entre os do sexo feminino (CDC, 2015a).

Entre as crianças com menos de 10 anos, as estatísticas mostram números reduzidos de suicídio, e alguns argumentam que as crianças pequenas não têm capacidade de considerar de forma intencional e concretizar uma tentativa de suicídio. Evidências informais indicam que isso nem sempre é verdade, pois alguns terapeutas relataram crianças de 5 a 9 anos que conversavam diretamente sobre suicídio (Jobes, 2015). Começam a surgir evidências científicas de que o risco seja real entre crianças pequenas (Duran & McGuinness, 2016). Bridge e colaboradores (2015) estudaram uma grande amostra de crianças com idades entre 5 e 11 anos e observaram que, em média, 33 crianças desta faixa etária morrem todos os anos por suicídio nos EUA, em especial por asfixia e enforcamento. Esses pesquisadores também mostraram que o suicídio nunca foi relatado como causa da morte de crianças com menos de 5 anos. Contudo, quando Whalen e colaboradores (2015) estudaram crianças da faixa etária de 3 a 7 anos, eles encontraram ideação suicida em cerca de 11% dos casos. O risco estava relacionado a sexo masculino, transtornos psiquiátricos maternos e doença psiquiátrica da criança. Duran e McGuinness (2016) ressaltaram que as implicações para os cuidados de enfermagem são claras; perguntar diretamente sobre ideação suicida é um "componente necessário dos contatos com crianças nos contextos de atenção à saúde", inclusive serviços de atenção primária, setores de emergência e enfermagem escolar.

Embora os indivíduos idosos representem pouco mais de 13% da população total, eles representam cerca de 15% de todos os suicídios. Em geral, 70% de todos os suicídios ocorrem em homens da raça branca, mas os homens brancos com mais de 80 anos têm o risco mais alto de todos os grupos estratificados por idade, sexo e raça. Na população idosa, cerca de 85% dos suicídios ocorrem no sexo masculino (índice cerca de cinco vezes maior que nas mulheres) e armas de fogo são os meios usados mais comumente para tirar a própria vida (American Association of Suicidology, 2015). O índice global de suicídio entre as mulheres declina depois da idade de 65 anos.

Religião

No passado, os índices de suicídio entre protestantes e judeus era maior que entre os católicos romanos ou muçulmanos, mas o grau de ortodoxia e a afiliação a determinada religião podem ser variáveis importantes (Sadock et al., 2015). Um estudo revelou que os homens e as mulheres que se consideram afiliados a determinada religião tinham menos tendência de tentar suicídio que seus pares não religiosos (Rasic et al., 2009). Os autores demonstraram que a afiliação a uma religião estava associada a menos tentativas de suicídio, tanto na população em geral quanto nos pacientes com transtornos mentais, independentemente da disponibilidade de sistemas de apoio social.

Condição socioeconômica

Indivíduos das classes sociais mais altas e mais baixas têm índices de suicídio maiores que as pessoas da classe média (Sadock et al., 2015). No que se refere a áreas profissionais, os índices de suicídio são mais altos entre médicos, artistas, dentistas, agentes da lei, advogados e agentes de seguros. O número de suicídios é maior entre desempregados que entre empregados e aumenta nos períodos de recessão e depressão econômica.

Etnia

Com respeito à etnia, as estatísticas demonstram que os indivíduos da raça branca têm risco mais alto de suicídio (14,7%), seguidos por índios norte-americanos e nativos do Alasca (10,9%), hispânicos (6,3%), asiáticos (5,9%) e afrodescendentes (5,5%) (CDC, 2016).[6] Estudos recentes evidenciaram duas tendências esclarecedoras quanto aos grupos de risco específicos. Primeiramente, embora os índices de suicídio entre indivíduos da raça branca sejam maiores nos adultos e nos idosos, entre a comunidade de índios norte-americanos, os adultos jovens têm risco mais alto de suicídio que em qualquer outro grupo étnico e este índice é maior que o da população em geral (Almendrala, 2015). O mesmo autor conta a história de um psiquiatra convocado para uma reserva indígena na qual tinham ocorrido 17 suicídios nos últimos 8 meses; os membros dessa comunidade descreviam-se como pessoas "aflitas ou abatidas". De acordo com Almendrala, a segunda tendência preocupante é que os índices de suicídio podem estar subestimados nessa população, porque os atestados de óbito nem sempre descrevem com exatidão a etnia do indivíduo.

Outro estudo recente investigou as tendências de suicídio entre crianças em idade escolar menor que 12 anos (Bridge et al., 2015). Um dado significativo foi que o índice de suicídio entre crianças negras dos EUA de 5 a 11 anos praticamente duplicou no período de 1993 a 2012, enquanto o índice de suicídio global dessa mesma faixa etária permaneceu relativamente estável no mesmo período.[7] A prática de enforcamento e/ou asfixia como meio de tirar a própria vida também aumentou de forma expressiva nessa população. É difícil imaginar o que leva crianças tão pequenas a tirar a própria vida. Os fatores que contribuem para essas tendências recentes não estão bem esclarecidos e estudos adicionais

---

[6]N.R.T.: De acordo com o MS, a população indígena brasileira apresenta as mais altas taxas de suicídio, fenômeno análogo ao de outros países com populações indígenas.

[7]N.R.T.: Segundo dados do Ministério da Saúde (MS) do Brasil, em 2014 as taxas de suicídio entre crianças e jovens, de 10 a 19 anos, chegaram a 814 notificações durante o ano. Destes, 142 casos tinham entre 10 e 14 anos e 672 entre 15 e 19 anos. Mais informações em: http://pepsic.bvsalud.org/scielo.php?script=sci_arttext&pid=S1679-494X2018000100007.

são necessários, inclusive uma revisão do impacto das discrepâncias de acesso aos serviços de saúde em determinadas comunidades e grupos populacionais.

Outros fatores de risco

Como foi mencionado antes, mais de 90% das pessoas que se suicidam têm algum transtorno mental diagnosticável, mais comumente um transtorno do humor ou transtorno associado ao uso abusivo de substâncias psicoativas (NIMH, 2015). Os pacientes hospitalizados por alguma doença psiquiátrica têm risco de suicídio cinco a 10 vezes maior que os grupos com transtornos psiquiátricos da população em geral (Sadock et al., 2015). Esse risco mais alto pode ser um reflexo da gravidade de sua doença mental. Outro estudo recente confirmou o risco mais alto de suicídio no período que se segue à alta de uma internação hospitalar por causas psiquiátricas, especialmente entre os pacientes que não estavam ligados a algum serviço de saúde (Olfson et al., 2016). O risco de suicídio pode aumentar no início do tratamento com antidepressivos. Uma razão possível é que, à medida que as forças do indivíduo retornam, ele pode ser mais capaz de concretizar seus desejos de autodestruição. Embora seja frequente afirmar que o suicídio está estritamente relacionado à depressão, também há um risco detectável de suicídio entre pacientes com esquizofrenia, transtornos bipolares, transtornos de personalidade, distúrbios alimentares, ansiedade e transtornos associados ao uso abusivo de substâncias. Nunca é demais enfatizar a importância da avaliação detalhada do risco de suicídio de qualquer indivíduo que busque os serviços de saúde mental.

Insônia grave está associada a um risco aumentado de suicídio, mesmo quando não há depressão. Consumo de álcool, em especial quando combinado com barbitúricos, aumenta o risco de suicídio. A abstinência de drogas ilícitas estimulantes aumenta o risco de suicídio à medida que o indivíduo começa a "cair". As psicoses, especialmente com alucinações de comando (ouvir vozes que dizem ao paciente para ferir-se ou matar-se), aumentam o risco de suicídio, assim como a coexistência de doenças crônicas, dolorosas e/ou incapacitantes.

Vários estudos sugeriram risco mais alto de suicídio entre homens gays, lésbicas e transexuais (LBGT) (Cassels, 2011; Cochran & Mays, 2000; Eisenberg & Resnick, 2006; King et al., 2008; Plöderl, 2013). Esse risco mais alto pode estar relacionado aos estigmas sociais e à discriminação por fazer parte de um grupo marginalizado. Outros fatores de estresse pessoais (p. ex., isolamento, vitimização e relações interpessoais estressantes com familiares, amigos e membros da comunidade) também são comuns. Um relatório do CDC (2015b) citou que, de acordo com um estudo entre jovens do sexto ano do ensino fundamental ao terceiro ano do ensino médio, as lésbicas, os gays e os bissexuais tinham risco de tentar suicídio duas vezes maior que seus pares heterossexuais (esse estudo não avaliou o risco dos indivíduos transexuais). Entretanto, outro estudo mostrou que os indivíduos transexuais também formavam uma população de alto risco de suicídio, com taxa de prevalência alarmante de 41% ao longo de toda a vida (Stroumsa, 2014). Veja uma descrição mais detalhada do assunto no Capítulo 30, *Questões Relacionadas com a Sexualidade Humana e Disforia de Gênero*.

História familiar de suicídio também está associada a um risco mais alto de suicídio, especialmente entre parentes do mesmo sexo e entre indivíduos que tiveram tentativas de suicídio no passado. Cerca de 50% das pessoas que se suicidam tentaram suicídio antes. Perda de um ente querido por morte ou separação e desemprego ou endividamento financeiro também aumentam o risco.

Nos últimos anos, foram veiculados na mídia algumas notícias de suicídios de pessoas jovens vítimas de *bullying*. Zweig e Dank (2013) demonstraram que 41% dos jovens são vítimas de bullying (em especial, meninos), 17% sofrem assédio virtual (*cyberbullying*, em inglês) e as meninas estão mais sujeitas a sofrer *bullying* psicológico. Evidentemente, *bullying* é uma preocupação muito comum entre os jovens. Klomek, Sourander e Gould (2011) relataram que:

> Estudos realizados com estudantes dos ensinos fundamental e médio demonstraram risco mais alto de comportamento suicida entre jovens que praticam *bullying* e suas vítimas. Os agressores e as vítimas têm riscos mais altos de ideação suicida.

O *bullying* sofrido na internet ou por e-mail (condição conhecida como assédio virtual, ou *cyberbullying*) também foi associado a riscos mais altos de depressão e comportamento suicida entre os jovens. Pesquisadores demonstraram que os agressores e as vítimas de *cyberbullying* tinham mais ideação suicida e mais tendência de tentar suicídio que os que não tinham vivenciado este tipo de agressão dos companheiros (Bauman, Toomey & Walker, 2013; Kinduja & Patchin, 2010). Em um relatório científico sucinto sobre suicídio e *bullying*, Edgerton e Limber (2013) alertaram que, embora estudos demonstrem que as vítimas de *bullying* têm incidência alta de ideação e tentativas de suicídio, não há estudos suficientes para comprovar uma relação de causa e efeito. Outros fatores de risco, como transtornos mentais, parecem desempenhar um papel mais importante.

Fatores predisponentes: teorias do suicídio

Teorias psicológicas

Raiva introvertida

Freud (1957) acreditava que o suicídio era uma resposta à autoaversão intensa. A raiva seria dirigida a um objeto querido, mas por fim seria introvertida e dirigida a si próprio. Em outras palavras, Freud achava que o suicídio ocorria em consequência de um desejo reprimido no passado de matar alguma outra pessoa.

Desesperança/desespero e outros sintomas de depressão

Há muito se sabe que desespero ou desesperança é um sintoma de depressão e um fator contribuinte para a predisposição ao suicídio. Embora os diversos sintomas incluídos nos instrumentos de avaliação do risco de suicídio tentem medir a gravidade da ideação suicida, pesquisas recentes procuraram esclarecer quais sintomas poderiam predispor mais o indivíduo a partir da ideação para as tentativas propriamente ditas. Além da desesperança, a força da intenção do indivíduo de morrer também foi identificada como um fator significativo (Jobes, 2015).

História de agressão e violência

A história de comportamento violento ou atos impulsivos foi associada ao risco aumentado de suicídio (Sadock et al., 2015), embora evidências recentes tenham sugerido que os traços impulsivos sejam mais fortes nos indivíduos com ideação suicida, mas não são necessariamente associados a mais tentativas de suicídio (Klonsky & May, 2015b).

Vergonha e humilhação

Alguns indivíduos concebem o suicídio como um mecanismo de "livrar a própria cara" – uma forma de evitar humilhação pública depois de um fracasso social, por exemplo, perda repentina de *status* ou renda. Em muitos casos, essas pessoas sentem-se muito envergonhadas para buscar tratamento ou outros sistemas de apoio.

Teorias sociológicas

Teoria de Durkheim

A obra clássica de Durkheim (1951) estudou a interação do indivíduo com a sociedade na qual ele vive. Durkheim acreditava que, quanto mais coesa fosse a sociedade e quanto mais integrado como parte da sociedade o indivíduo se sentisse, menores as chances de que ele cometesse suicídio. Esse autor descreveu três categorias sociais de suicídio:

1. **Suicídio egoísta** é uma resposta do indivíduo que se sente distanciado do padrão social. A integração é precária e o indivíduo não se sente parte de qualquer grupo coeso (p. ex., família ou igreja).
2. **Suicídio altruísta** é o contrário de suicídio egoísta. O indivíduo suscetível ao suicídio altruísta está excessivamente integrado ao grupo, que em geral é governado por laços culturais, religiosos ou políticos. A aliança é tão forte que o indivíduo sacrifica sua vida pelo grupo.
3. **Suicídio anômico** é o que ocorre em resposta às mudanças na vida de um indivíduo (p. ex., divórcio, perda do emprego) que interferem em seus sentimentos de proximidade do grupo. Uma interrupção das normas costumeiras de comportamento gera sentimentos de separação e medo de ficar sem o apoio que antes recebia de um grupo coeso.

Teoria interpessoal do suicídio

A teoria interpessoal do suicídio de Thomas Joiner (2005) baseia-se em alguns dos mesmos princípios propostos por Durkheim, que associam a falta de um sentimento de pertencimento ao risco de suicídio. Contudo, a teoria de Joiner introduz o conceito de que ideação suicida e tentativas de suicídio devem ser entendidos como processos diferentes. Esse autor propôs que pouca conectividade e sentimento intenso de sobrecarga interagem entre si de forma a intensificar os pensamentos e desejos suicidas, mas esses aspectos, diante da capacidade plena de suicidar-se, estariam fortemente associados à conversão de ideação para tentativas letais.

Teoria das três etapas

Klonsky e May (2015a), inspirados pela teoria de Joiner e com base nos resultados dos seus próprios estudos, afirmam que a impulsividade é alta entre as pessoas que tentam o suicídio, assim como aquelas que têm pensamentos e nunca fizeram uma tentativa. Os autores buscaram, ainda, identificar os fatores que exacerbam a ideação suicida até um risco real de tentativa de suicídio. Seus estudos apoiaram a seguinte sequência de três etapas:

1. Dor (geralmente psicológica) combinada com desesperança aumenta muito a ideação suicida (tanto para homens quanto mulheres de todas as faixas etárias).
2. Conectividade evita que a ideação suicida seja exacerbada nos indivíduos de risco, mas, quando dor e desesperança suplantam o sentimento de conectividade do indivíduo com as outras pessoas, a ideação suicida torna-se ativa.
3. Quando há ideação suicida intensa e ativa, o indivíduo tenta suicidar-se apenas quando tem capacidade de fazer uma tentativa.

Teorias biológicas

Genética

Estudos com irmãos gêmeos demonstraram um índice de concordância muito mais alto entre gêmeos monozigóticos que entre dizigóticos. Alguns estudos com pessoas que tentaram suicídio enfatizaram as variações genotípicas do gene que codifica o triptofano-hidroxilase e seus resultados sugeriram uma associação significativa ao potencial suicida (Sadock et al., 2015). O triptofano-hidroxilase é uma enzima associada à síntese de serotonina, e os níveis baixos desse mediador têm implicações na depressão e no comportamento suicida. Esses resultados sugeriram uma possível predisposição genética ao comportamento suicida.

Fatores neuroquímicos

Alguns estudos detectaram deficiência de serotonina (refletida por redução dos níveis de ácido 5-hidroxindolacético [5-MIAA] no líquido cerebrospinal) nos pacientes deprimidos que tentaram suicídio (Sadock et al., 2015). Esses estudos e outras pesquisas de necropsia reforçaram a hipótese de que as deficiências de serotonina no sistema nervoso central estejam associadas ao suicídio.

Contudo, uma metanálise recente avaliou os fatores biológicos e demonstrou que, em geral, eles são previsores pouco confiáveis de uma tentativa de suicídio ou morte por suicídio (Chang et al., 2016). Nessa análise, os dois únicos fatores biológicos que alcançaram significado estatístico foram citocinas (compostos químicos envolvidos na reação anti-inflamatória) e níveis baixos de nutrientes presentes nos óleos de peixes (inclusive ômega-3).

Aplicação do processo de enfermagem ao paciente suicida

Nos últimos anos, inúmeros estudos científicos têm sido publicados explorando o tema suicídio sob as mais diversas perspectivas para identificar dados demográficos, fatores de risco, indicadores do risco de tentativas de suicídio e estratégias de prevenção. Muitos desses estudos ajudam os enfermeiros a ampliar seus conhecimentos acerca do fenômeno do suicídio e entender as limitações das pesquisas em elaborar um julgamento clínico sobre as estatísticas de risco *versus* um risco real. Organizações reconhecidas e influentes nos EUA têm defendido a importância de melhorar a qualidade dos cuidados prestados, da documentação e da notificação dos detalhes referidos a eventos sentinela relacionados a tentativas ou mortes por suicídio. Além das estratégias de prevenção do suicídio promovidas pelo governo federal norte-americano, a Joint Commission (2016) estabeleceu padrões que exigem que os hospitais realizem avaliações de risco para "identificar características específicas dos pacientes e circunstâncias ambientais que possam aumentar ou reduzir o risco de suicídio". A American Psychiatric Nurses Association (APNA, 2015; Puntil et al., 2015; Puntil et al., 2013) assumiu um papel de liderança na definição das competências essenciais do enfermeiro psiquiatra ou de saúde mental para a avaliação e a estabilização dos indivíduos em risco de suicídio. O CDC norte-americano (2011) propôs estratégias avançadas para uniformizar a definição e notificação dos atos de violência dirigidos ao próprio indivíduo, de forma a aperfeiçoar a coleta de dados e, por fim, ampliar nossos conhecimentos sobre suicídio e medidas de prevenção.

No cerne dessa abundância de informações está a necessidade de realizar uma avaliação abrangente e precisa, que depende das ações colaborativas com o paciente e outros clínicos e está embasada em estratégias para estabelecer uma relação terapêutica de confiança e comunicação aberta.

Avaliação

Ao avaliar a ideação suicida de um paciente, é importante que os enfermeiros identifiquem e diferenciem entre ideias (pensamentos), planos (intenções) e tentativas (comportamento). Cada um desses fatores da avaliação pode fornecer informações quanto ao nível de risco. Quando o paciente já tentou provocar alguma lesão a si próprio, é importante diferenciar entre *autoagressão suicida* e *autoagressão não suicida*. Essa última modalidade de autoagressão é usada frequentemente como meio de liberar emoções, mas também pode ser uma forma de expressar a gravidade do sofrimento que o paciente está vivenciando (Nock et al., 2013).

Os seguintes itens básicos devem ser considerados durante a realização de uma avaliação do risco de suicídio: fatores demográficos; sintomas apresentados e diagnósticos médico-psiquiátricos; ideias ou tentativas de suicídio; sistema de apoio interpessoal; análise da crise de suicídio; história familiar, clínica e psiquiátrica; e estratégias de enfrentamento. O Dr. David Stacher, na época ocupando o cargo de Surgeon General dos EUA, falou sobre os fatores de risco e os fatores protetores em seu relatório "Uma Convocação à Ação para Evitar Suicídio" (U.S. Public Health Service, 1999). Esse documento deu início a um movimento nacional no sentido de realizar estudos para compreender mais claramente os fatores previsores do risco de suicídio e elaborar intervenções mais eficazes baseadas em evidências. Os modelos atuais diferenciam entre fatores de risco e sinais de alerta, que estão associados a um potencial mais alto de suicídio e comportamento suicida. Também foram identificados fatores de proteção, que estão associados ao potencial mais baixo de suicídio. O Boxe 17.1 relaciona alguns fatores de proteção. A Figura 17.1 ilustra um modelo para diferenciar entre risco de suicídio baixo, alto e iminente. O objetivo desses modelos não é prever uma tentativa de suicídio, mas reconhecer o nível de intervenção necessária para evitá-la.

Indicadores demográficos

Durante a avaliação do risco de suicídio de um paciente, os seguintes indicadores demográficos devem ser considerados. Embora de forma isolada esses fatores não indiquem diretamente o risco de suicídio do indivíduo, eles fornecem informações necessárias à avaliação abrangente dos fatores de risco diretos ou potencializadores:

- **Idade**: em geral, adolescentes e idosos são considerados grupos de alto risco, mas estatísticas recentes

> **BOXE 17.1 Exemplos de fatores protetores.**
>
> - Temperamento resiliente
> - Competência social
> - Habilidades necessárias para enfrentar e solucionar problemas e conflitos
> - Percepção de apoio social oferecido por adultos e companheiros
> - Expectativas positivas, otimismo quanto ao futuro; identificação de metas futuras
> - Conexões com família, escola e comunidade
> - Presença e envolvimento de adultos atenciosos (no caso de adolescentes)
> - Integração com as redes sociais
> - Crenças culturais e religiosas que desestimulam o suicídio e estimulam a preservação da vida
> - Acesso a serviços sociais e cuidados clínicos de qualidade para tratar transtornos físicos, mentais e associados ao uso de substâncias
> - Apoio oferecido em relações contínuas com profissionais clínicos ou da área de saúde mental
> - Acesso limitado aos meios de suicídio altamente letais.

De: Crosby, A.E., Ortega, L., & Melanson, C. (2011). *Self-directed Violence Surveillance: Uniform definitions and recommended data elements, Version 1.0.* Atlanta (GA): Centers for Disease Control and Prevention, National Center for Injury Prevention and Control. Disponível em: www.cec.gov/violenceprevention/pdf/Self-Directed-Violence-a.pdf.

demonstram incidência mais alta na faixa etária de 45 a 64 anos e sugerem que os enfermeiros devem se atentar especialmente para a avaliação do risco de suicídio em todos os grupos etários

- **Sexo**: homens estão mais sujeitos a suicídio que mulheres, mas estas tentam suicídio com mais frequência
- **Etnia/raça**: o CDC norte-americano relatou índices de suicídio mais altos entre os indivíduos da raça branca, seguidos de índios norte-americanos (CDC, 2015a)
- **Estado civil**: indivíduos solteiros, divorciados e viúvos têm riscos mais altos de suicídio que os casados, principalmente durante períodos de alteração do estado civil
- **Condição socioeconômica**: indivíduos das classes socioeconômicas mais altas e mais baixas têm risco maior de suicídio que as pessoas da classe média
- **Profissão**: profissionais de saúde (especialmente médicos), agentes de segurança pública, dentistas, artistas, mecânicos, advogados e agentes de seguro foram reconhecidos como grupos profissionais com riscos mais altos de suicídio (Sadock et al., 2015)
- **Religião**: indivíduos com afiliação religiosa consistente podem ter risco mais baixo de tentativa de suicídio quando acreditam, por exemplo, que suicídio é um pecado imperdoável rigorosamente proibido em sua religião. Por outro lado, indivíduos que não estão afiliados a uma religião que imponha restrições ao suicídio podem ter risco mais alto
- **História familiar**: história familiar de suicídio aumenta o risco pessoal de suicídio
- **Serviço militar**: hoje em dia, os índices de suicídio entre militares são maiores que os da população em geral (Nock et al., 2013).

Sintomas atuais e diagnósticos médico-psiquiátricos

Durante a avaliação, também é importante reunir dados acerca de quaisquer distúrbios físicos ou transtorno psiquiátrico para o qual o paciente esteja em tratamento. Transtornos de humor (depressão maior e transtornos bipolares) são as doenças psiquiátricas associadas mais comumente ao suicídio. Os transtornos associados ao uso de substâncias também estão relacionados com o risco de tentativas de suicídio. Outros transtornos psiquiátricos nos quais o risco de suicídio aumenta são transtornos de ansiedade, esquizofrenia, anorexia nervosa e transtornos de personalidade *borderline* e antissocial. Doenças físicas crônicas e/ou terminais também foram consideradas fatores de risco potencializadores.

Pensamentos ou atos suicidas

Qual é a seriedade da intenção expressa pelo paciente de morrer por suicídio? Ele tem algum plano? Em caso afirmativo, ele dispõe dos meios para isso? Qual é a letalidade dos meios disponíveis? O paciente pretende concretizar seus planos? Ele já tentou suicídio alguma vez? Essas perguntas devem ser feitas pelo profissional que realiza a avaliação de um paciente potencialmente suicida.

As pessoas podem mostrar indícios comportamentais e verbais quanto à intenção do seu ato. Exemplos de indícios comportamentais que podem indicar a decisão de tentar suicídio são: doar posses ou propriedades antes valorizadas, colocar as questões financeiras em ordem, escrever cartas suicidas e apresentar mudança súbita de humor.

Os indícios verbais podem ser diretos e indiretos. Exemplos de afirmações diretas são: "Eu quero morrer" ou "Vou me matar". Exemplos de afirmações indiretas são: "Esta é a última vez que você me verá", "Não pretendo estar aqui por muito tempo doutor, por isso, não se preocupe" ou "Eu não tenho mais qualquer motivo para continuar vivo".

Outros elementos da avaliação incluem determinar se o indivíduo tem um plano de suicídio e, em caso afirmativo, se ele dispõe de meios para concretizá-lo. Quando alguém diz que o suicídio será concretizado com um revólver, ele tem acesso a alguma arma desse tipo? Munição? Quando ele diz que tomará comprimidos, de que tipo seria? Eles estão acessíveis? A letalidade do método escolhido pelo indivíduo com ideação suicida ou por alguém que já tentou suicídio fornece indícios significativos quanto à intenção de matar-se. Por exemplo, o uso de armas de fogo é considerado um meio altamente letal. Perguntar ao paciente "Qual é a chance de que você concretize seu plano?" pode fornecer confirmação verbal do seu nível de intenção.

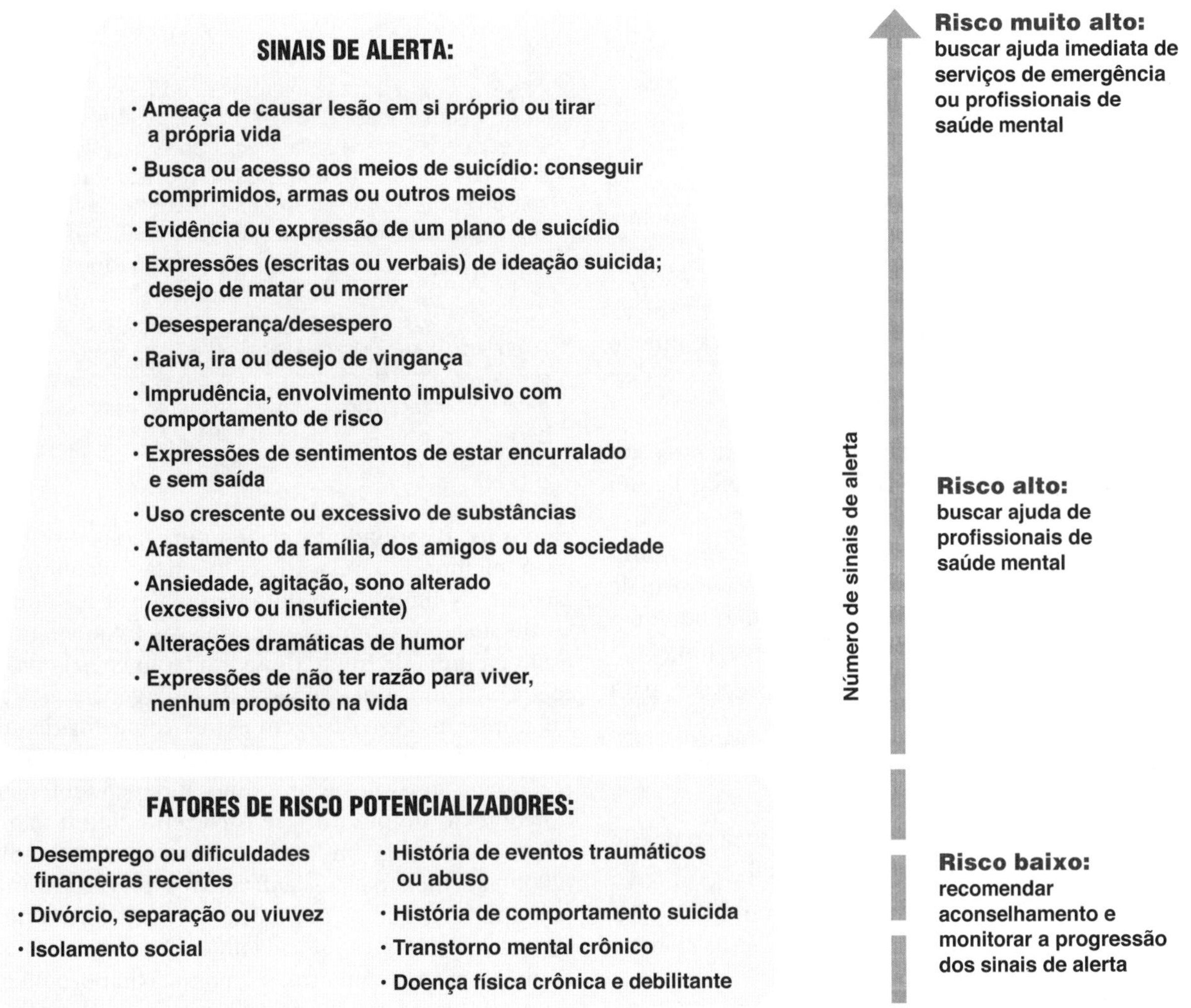

SINAIS DE ALERTA:

- Ameaça de causar lesão em si próprio ou tirar a própria vida
- Busca ou acesso aos meios de suicídio: conseguir comprimidos, armas ou outros meios
- Evidência ou expressão de um plano de suicídio
- Expressões (escritas ou verbais) de ideação suicida; desejo de matar ou morrer
- Desesperança/desespero
- Raiva, ira ou desejo de vingança
- Imprudência, envolvimento impulsivo com comportamento de risco
- Expressões de sentimentos de estar encurralado e sem saída
- Uso crescente ou excessivo de substâncias
- Afastamento da família, dos amigos ou da sociedade
- Ansiedade, agitação, sono alterado (excessivo ou insuficiente)
- Alterações dramáticas de humor
- Expressões de não ter razão para viver, nenhum propósito na vida

FATORES DE RISCO POTENCIALIZADORES:

- Desemprego ou dificuldades financeiras recentes
- Divórcio, separação ou viuvez
- Isolamento social
- História de eventos traumáticos ou abuso
- História de comportamento suicida
- Transtorno mental crônico
- Doença física crônica e debilitante

Risco muito alto: buscar ajuda imediata de serviços de emergência ou profissionais de saúde mental

Risco alto: buscar ajuda de profissionais de saúde mental

Risco baixo: recomendar aconselhamento e monitorar a progressão dos sinais de alerta

(Número de sinais de alerta)

Figura 17.1 Fatores de risco e sinais de alerta para suicídio. Reproduzida com autorização da Ontario Hospital Association.

Sistema de apoio interpessoal

O paciente conta com pessoas que podem lhe apoiar ou a quem podem recorrer durante uma situação de crise? A inexistência de uma rede de relacionamentos gratificantes pode levar um indivíduo a ser considerado em risco alto de suicídio durante uma crise emocional.

Análise da crise suicida

Três elementos da avaliação que aumentam o entendimento da crise suicida atual do paciente são: identificação dos fatores de estresse desencadeantes, história relevante e dificuldades próprias do estágio de vida do paciente

- **Fatores de estresse desencadeantes**: eventos existenciais adversos, quando combinados com outros fatores de risco (p. ex., depressão), podem levar ao suicídio. As situações de estresse da vida acompanhadas de exacerbação dos transtornos emocionais incluem: perda de um ente querido por morte ou divórcio; problemas de relacionamento com pessoas significativas; alterações dos papéis sociais ou ocupacionais desempenhados antes; ou doença física grave
- **História relevante**: o paciente vivenciou repetidos fracassos ou rejeições que possam acentuar sua vulnerabilidade para uma reação disfuncional à situação atual?
- **Dificuldades próprias do estágio de vida do paciente**: a capacidade de tolerar uma perda e decepção frequentemente é menor quando elas ocorrem durante estágios de vida nos quais o indivíduo se esforça para lidar com dificuldades próprias do desenvolvimento (p. ex., adolescência, meia-idade).

História familiar, médica e psiquiátrica

Também é importante avaliar o paciente quanto à história pregressa de tratamento psiquiátrico para depressão, alcoolismo ou tentativas de suicídio anteriores. A história clínica deve ser obtida para determinar a existência de doença crônica, debilitante ou terminal. O paciente tem história familiar de transtorno depressivo e tem algum parente significativo que se suicidou antes?

Estratégias de enfrentamento

De que forma o paciente lidou com situações de crise no passado? Como a situação atual difere das anteriores?

Sintomas atuais

Pesquisadores desenvolveram vários acrônimos para serem usados como regras mnemônicas que resumam os fatores importantes que podem aumentar o risco de comportamento suicida de um paciente. Um deles, de língua inglesa, é o acrônimo IS PATH WARM? (American Association of Suicidology, 2015; Juhnke, Granello & Lebrón-Striker, 2007). Os itens da avaliação e as descrições de cada letra são os seguintes:

Ideação (*ideation*): o indivíduo tem pensamentos suicidas atuais e ativos, especialmente quando há um plano explícito

Uso abusivo de substâncias (*substance abuse*): o indivíduo tem indícios de uso atual e/ou excessivo de álcool ou outras substâncias que alteram o humor

Falta de propósitos na vida (*purposelessness*): o indivíduo expressa pensamentos de que não existe razão para continuar a viver

Raiva (*anger*): o indivíduo expressa raiva ou sentimentos de ira

Encurralado (*trapped*): o indivíduo expressa a crença de que não tem saída para a situação atual

Desesperança/desespero (*hopelessness*): o indivíduo expressa falta de esperança e percebe poucas chances de que haja uma mudança favorável

Afastamento (*withdrawal*): o indivíduo expressa o desejo de afastar-se das outras pessoas, ou começou a afastar-se delas

Ansiedade (*anxiety*): o indivíduo expressa ansiedade, agitação e/ou alterações dos padrões de sono

Imprudência (*recklessness*): o indivíduo envolve-se em atividades imprudentes ou perigosas, com pouca consideração em relação às consequências

Humor (*mood*): o indivíduo demonstra variações dramáticas do humor.

As regras mnemônicas podem ajudar a lembrar dos tipos de sintomas atuais que devem ser avaliados, mas a avaliação global e a estabilização do comportamento suicida são muito mais complexas e devem levar em consideração os sistemas de apoio disponíveis, a disposição do paciente a aceitar ajuda e sua capacidade de estabelecer uma relação terapêutica de confiança com os profissionais de saúde que intervenham a seu favor.

Além das perguntas básicas sobre se o indivíduo tem pensamentos, planos e acesso aos meios para suicidar-se, também é importante reconhecer que os pacientes nem sempre são comunicativos ou sinceros em suas respostas. Pesquisadores elaboraram várias estratégias para melhorar a relação terapêutica colaborativa e facilitar a comunicação durante uma avaliação do risco de suicídio. Como os enfermeiros frequentemente estão na linha de frente dessa avaliação em sua prática médico-cirúrgica nos serviços de emergência, nos ambulatórios, nas escolas e em outros contextos de atenção à saúde, eles precisam ser criteriosos, abrangentes e conscienciosos nesse propósito, independentemente do contexto de prática e se o paciente foi ou não rotulado como alguém com problemas mentais. Shea (2009) afirmou que os enfermeiros precisam avaliar não apenas o que os pacientes dizem de forma direta quanto à sua intenção suicida (intenção declarada), mas também os pensamentos, planos e comportamentos associados à ideação suicida (intenção refletida) e à intenção de suicidar-se que é ocultada do enfermeiro (intenção oculta). A Tabela 17.2 resume os princípios que orientam a avaliação do risco de suicídio.

O modelo CAMS (*Collaborative Assessement and Management of Suicidality*, ou Avaliação Colaborativa e Intervenção no Potencial Suicida, em tradução livre) é uma abordagem baseada em evidências que ressalta a importância das intervenções centradas no paciente e focadas no problema, de forma a construir uma relação colaborativa de confiança para reduzir o risco de comportamento suicida (Jobes, 2012). Esse modelo enfatiza a avaliação, que obrigatoriamente inclui pedir ao paciente para identificar o que está motivando seu desejo de tirar a própria vida, de forma que alternativas (identificar e capitalizar as motivações para viver) possam ser exploradas. Para todos os profissionais de saúde, esse trabalho começa com o desenvolvimento das habilidades necessárias para fazer perguntas básicas e diretas, como "Você pensa em se ferir ou se matar?".

CASE (*Chronological Assessment of Suicide Events*, ou Avaliação Cronológica dos Episódios de Tentativa de Suicídio, em tradução livre) é um modelo para melhorar a comunicação. Essa abordagem é descrita como um guia flexível de entrevista, que inclui técnicas de comunicação destinadas a suscitar e melhorar um *feedback* válido e pormenorizado dos pacientes quanto a tópicos sensíveis como suicídio. Shea (2009) elaborou vários exemplos, como os que estão descritos a seguir:

- *Normalizar* transmite a informação de que o paciente não é o único que vivencia ideação suicida. Exemplo: "Algumas vezes, quando as pessoas passam por muita dor emocional, elas têm pensamentos de suicidar-se. Você já teve qualquer pensamento desse tipo?"
- Perguntar sobre episódios comportamentais em vez de opiniões do paciente pode fornecer informações mais concretas. Exemplo: "O que você fez quando

TABELA 17.2 Princípios diretivos da avaliação do risco de suicídio.

PRINCÍPIOS	EXPLICAÇÃO
A triagem do risco de suicídio deve ser realizada como um componente essencial da avaliação de saúde; e os fatores de risco, os sinais de alerta e as ameaças devem ser levados a sério.	Isso inclui identificar – com base na avaliação detalhada – a situação singular do indivíduo de forma a determinar recursos, consultas e intervenções adicionais necessários para garantir a segurança do paciente.
O estabelecimento de uma relação terapêutica é fundamental para a avaliação bem-sucedida do risco de suicídio.	Isso inclui estabelecer confiança por empatia e respeito, de forma a assegurar um ambiente seguro para que o paciente conte sua história.
A avaliação do risco de suicídio é complexa e desafia o enfermeiro a usar algumas estratégias de comunicação diferentes.	Isso inclui uma investigação dos pensamentos, sentimentos e comportamentos do paciente em várias perspectivas.
A avaliação do risco de suicídio é um processo contínuo e o nível de risco pode aumentar ou diminuir com o transcorrer do tempo.	Isso inclui avaliar ao longo do tempo as variações dos fatores de risco, as alterações do nível de estresse, as variações da intensidade da ideação suicida, as alterações da intenção de suicidar-se e as modificações dos sistemas de apoio.
A colaboração com o paciente e outras fontes de informação aumenta a confiabilidade das decisões clínicas.	Isso inclui informações fornecidas por outras pessoas familiarizadas com o paciente em sua residência, local de trabalho ou escola e outros membros da equipe de saúde. A colaboração também implica que todas as pessoas envolvidas com os cuidados prestados ao paciente trabalham juntas.
A avaliação do risco de suicídio usa linguagem direta, em vez de indireta.	Isso inclui usar termos como "suicídio" e "morte" em vez de "infeliz por viver" ou outras afirmações indiretas. Isso também transmite ao paciente que esses temas podem ser discutidos.
A avaliação do risco de suicídio procura discernir a mensagem subjacente.	Isso inclui tentar perceber quando o paciente está comunicando sofrimento insuportável, sentimento de estar encurralado, desesperança e/ou desejo de evitar mais dor física ou emocional.
A avaliação do risco de suicídio leva em consideração o contexto cultural.	Isso inclui reconhecer que qualquer pessoa – independentemente de raça, religião ou cultura – pode estar em risco de suicídio. Algumas proibições culturais ou religiosas podem afetar a disposição de um indivíduo de conversar de forma aberta sobre seus próprios sentimentos.
A avaliação do risco de suicídio deve ser documentada detalhadamente.	Isso inclui fatores de risco, sinais de alerta, temas subjacentes, nível de risco, decisões clínicas e intervenções recomendadas.

Adaptada de: Perlman, C.M., Neufeld, E., Martin, L., Goy, M., & Hirdes, J.P. (2011). *Risk Assessment Inventory: A resource guide for Canadian healthcare organizations.* Toronto: Ontario Hospital Association e Canadian Patient Safety Institute.

teve esses pensamentos?", "Quantos comprimidos você tomou?", "O que aconteceu em seguida?"
- Pressuposições amigáveis estimulam a continuidade da conversa quando se supõe que haja mais a dizer. Exemplo: "Quais foram as outras vezes em que você tentou suicídio?"
- Negar o específico ajuda quando o paciente em geral nega sua ideação suicida. Essa estratégia estimula pensamentos mais aprofundados e respostas mais claras, quando propõe questões que poderiam evocar memórias de eventos específicos. Exemplo: Depois que o paciente nega ideação suicida em resposta a uma pergunta geral, o enfermeiro pergunta mais especificamente: "Você alguma vez pensou em tomar uma *superdosagem*?", "Você alguma vez pensou em dar um tiro em si próprio?"
- Explorar cronologicamente a tentativa de suicídio atual, as tentativas recentes ou do passado remoto e, por fim, os episódios de suicídio imediato pode ampliar a compreensão do enfermeiro quanto à intenção suicida imediata do paciente no contexto de seu comportamento ao longo do tempo.

Diagnóstico e descrição dos resultados

Os diagnósticos de enfermagem aplicáveis ao paciente suicida são os seguintes:

- Risco de suicídio relacionado a sentimentos de desesperança/desespero
- Desesperança/desespero relacionado à inexistência de sistemas de apoio e percepção de inutilidade.

Critérios de resultado

Os critérios de resultado incluem metas de curto e longo prazos. As linhas de tempo são determinadas caso a caso. Os critérios descritos a seguir podem ser usados para avaliar os resultados dos cuidados prestados ao paciente suicida.

O paciente:

1. Não causou danos físicos a si próprio.
2. Desenvolve um plano de segurança e estabelece metas realistas para si próprio.
3. Expressa algum otimismo e esperança quanto ao futuro.

Planejamento e implementação

A Tabela 17.3 descreve um plano de cuidados para um paciente suicida hospitalizado. Também apresenta os diagnósticos de enfermagem, os critérios de resultado, as intervenções de enfermagem apropriadas e suas justificativas.

Intervenções depois da alta ou no contexto ambulatorial em casos de comportamento suicida

Em alguns casos, pode ficar demonstrado que a intenção suicida não é resoluta e que a internação hospitalar não é necessária. Em vez disso, o paciente com ideação suicida pode ser tratado ambulatorialmente. As recomendações quanto ao tratamento desses pacientes no contexto ambulatorial são as seguintes:

TABELA 17.3 Plano de cuidados para um paciente suicida.

DIAGNÓSTICO DE ENFERMAGEM: RISCO DE SUICÍDIO
RELACIONADA COM: Sentimentos de desesperança/desespero

Critérios de resultado	Intervenções de enfermagem	Justificativa
O paciente não causa ferimentos a si próprio.	1. Pergunte diretamente ao paciente: "Você já pensou em se machucar de alguma forma? Em caso afirmativo, o que planeja fazer? Você tem meios para concretizar seu plano? Até que ponto está decidido a morrer?".	1. O risco de suicídio aumenta acentuadamente quando o paciente tem um plano e meios letais, em especial quando ele tem meios acessíveis para executar seu plano.
	2. Proporcionar um ambiente seguro ao paciente. Remover todos os objetos potencialmente perigosos do seu alcance (objetos pontiagudos, cordas, cintos, laços, objetos de vidro, álcool). Supervisioná-lo de forma atenta durante as refeições e a administração dos fármacos. Quando necessário, efetuar buscas no quarto do paciente.	2. A segurança do paciente é uma prioridade da enfermagem.
	3. Manter o paciente sob rigorosa observação. Dependendo do nível de precaução para evitar suicídio, assegurar contato "um a um", observação visual constante ou verificações a cada 15 min. Colocar o paciente em um quarto próximo do setor de enfermagem; não colocá-lo em um quarto particular. Acompanhar o paciente durante as atividades fora da unidade, se houver indicação. Também pode ser necessário acompanhá-lo ao banheiro.	3. Observação rigorosa é necessária para assegurar que o paciente não cause qualquer tipo de dano a si próprio. Ficar atento às tentativas de fuga e suicídio facilita a prevenção ou a supressão de um comportamento perigoso.
	4. Tomar cuidados especiais com a administração de fármacos.	4. Isso evita superdosagens ou descarte e perda de doses.
	5. Fazer rondas frequentes a intervalos irregulares (em especial à noite, nas primeiras horas da manhã, nas trocas de plantão ou outros períodos previsivelmente atarefados para a equipe).	5. Isso evita que a vigilância realizada pela equipe torne-se previsível. É importante estar ciente da localização do paciente, especialmente quando a equipe está ocupada, menos disponível e à vista do paciente.
	6. Estimular o paciente a expressar sinceramente seus sentimentos, inclusive raiva. Oferecer meios de extravasar hostilidade, se for necessário.	6. Depressão e comportamentos suicidas podem ser entendidos como raiva voltada para o interior do próprio indivíduo. Quando a raiva pode ser verbalizada em um ambiente não ameaçador, o paciente pode, por fim, conseguir eliminar esses sentimentos.

(continua)

TABELA 17.3 Plano de cuidados para um paciente suicida. (*continuação*)

O paciente desenvolve um plano de segurança para controlar pensamentos e desejos de suicidar-se.	1. Estabelecer uma relação terapêutica de confiança para favorecer conversas sinceras sobre suicídio. 2. Ajudar o paciente a desenvolver um plano de segurança que inclua como reconhecer sinais de alerta, estratégias de enfrentamento, pessoas e lugares que lhe possam oferecer apoio e recursos e informações de contato para controle de crises, além de planos para limitar o acesso aos meios letais. 3. Avaliar indícios verbais e não verbais para determinar a probabilidade de o paciente pretender colocar em ação um plano de segurança estabelecido e avaliar os progressos do paciente no sentido de adotar medidas de segurança enquanto ainda está hospitalizado.	1. Gerar confiança e estimular a comunicação livre incentivam o paciente a compartilhar seus pensamentos e sentimentos. 2. A elaboração de um plano de segurança colaborativo abrangente concretiza os recursos e as estratégias de controle. Envolver ativamente o paciente para colaborar com a elaboração do plano de segurança facilita seu domínio e investimento neste processo. 3. A avaliação da segurança do paciente inclui analisar a congruência entre a comunicação verbal e não verbal e seu comportamento.

DIAGNÓSTICO DE ENFERMAGEM: DESESPERANÇA/DESESPERO

RELACIONADA COM: Inexistência de sistemas de apoio e percepção de inutilidade

EVIDENCIADO POR: Indícios verbais (conteúdo desencorajado: "Eu não posso"); embotamento afetivo; falta de iniciativa; pensamentos suicidas ou tentativas de suicídio

Critérios de resultado	Intervenções de enfermagem	Justificativa
O paciente verbaliza algum grau de esperança e aceitação da vida e das situações sobre as quais não tem controle.	1. Identificar os fatores de estresse na vida do paciente que desencadearam a crise atual. Inclui uma avaliação do grau de dor emocional e desesperança em relação a sentimentos de conectividade com outras pessoas, ou falta desses sentimentos. 2. Reconhecer os comportamentos de enfrentamento utilizados no passado e a percepção do paciente quanto à sua eficácia na época e na atualidade. 3. Estimular o paciente a explorar e verbalizar seus sentimentos e percepções acerca das razões que o levam a querer morrer, assim como as razões que o levam a querer viver. 4. Mostrar ao paciente expressões de esperança de forma sutil e positiva (p. ex., "Eu sei que você acha que não consegue ir em frente, mas eu acredito que as coisas possam melhorar para você. O que está sentindo é temporário. Tudo bem senão conseguir ver isso exatamente agora."). 5. Ajudar o paciente a reconhecer os aspectos de sua vida que estão sob seu controle. 6. Identificar os recursos que o paciente pode usar depois da alta se outras crises ocorrerem ou os sentimentos de desesperança e possível ideação suicida prevalecerem.	1. É importante identificar os fatores causadores ou contribuintes, de forma a planejar a ajuda necessária. 2. É importante identificar os pontos fortes do paciente e estimular seu uso na situação de crise atual. 3. O reconhecimento dos sentimentos por trás dos comportamentos ajuda o paciente a iniciar o processo de assumir o controle da própria vida e permite que o enfermeiro ajude o paciente a enfatizar as formas de realçar suas razões para continuar vivo. 4. Mesmo que o paciente se sinta desesperançado, é útil ouvir expressões positivas de outras pessoas. O estado mental atual do paciente pode impedi-lo de reconhecer as coisas positivas de sua vida. É importante aceitar imparcialmente os sentimentos do paciente e reafirmar seu valor e mérito pessoais. 5. A condição emocional do paciente pode interferir em sua capacidade de resolver problemas. Ele pode precisar de ajuda para perceber claramente os benefícios e as consequências das alternativas disponíveis. 6. O paciente deve ser informado quanto às linhas diretas para a prevenção de suicídio ou outros serviços de apoio disponíveis em sua comunidade, junto aos quais ele possa buscar ajuda depois da alta hospitalar. Um plano concreto oferece esperança em face de uma situação de crise.

- O paciente deve ter acesso imediato aos sistemas de apoio e estar ligado a um sistema de atendimento à saúde, considerando que o período que se segue à alta hospitalar é de alto risco. Devem ser tomadas providências para que o paciente fique com familiares ou amigos. Se isso não for possível, a internação hospitalar deve ser reconsiderada
- Um plano de segurança detalhado deve ser elaborado. Ele precisa ser uma consequência da avaliação abrangente dos riscos e de uma discussão colaborativa com o paciente no sentido de resolver o problema. Essa intervenção explora com o paciente o que ele fará para manter sua segurança se houver recidiva ou exacerbação dos pensamentos ou desejo suicida. Veja mais detalhes sobre os componentes essenciais de um plano de segurança no Boxe 17.2
- Um plano de segurança não deve ser confundido com um contrato para evitar suicídio (contratos antissuicídio). Veja mais informações sobre esse tipo de documento no Boxe 17.3
- Envolver familiares ou amigos de forma a assegurar que o ambiente doméstico esteja livre de itens perigosos, como armas de fogo ou fármacos guardados em casa. Forneça às pessoas que apoiam o paciente o número do telefone do terapeuta ou de um profissional do serviço de emergência, caso o terapeuta não esteja acessível
- Inicialmente, pode ser necessário agendar consultas todos os dias ou a cada 48 horas, até que a crise suicida imediata tenha regredido
- Estabelecer uma relação terapêutica de confiança. É importante que o terapeuta envolvido na tentativa

---

BOXE 17.2 Componentes essenciais de um plano de segurança.

De acordo com Stanley e Brown (2008, p. 3-4), os componentes essenciais de um plano de segurança incluem apoio e ajuda da equipe de enfermagem nas seguintes áreas:

1. Reconhecer sinais de alerta que precedem às crises de suicídio.
2. Identificar e utilizar as estratégias de enfrentamento interiores que possam ser usadas pelo paciente sem necessidade de entrar em contato com outras pessoas que dão apoio.
3. Identificar os familiares e amigos que possam dar apoio ao paciente, com os quais possa conversar sobre suicídio e que ajudem ele a resolver uma crise em potencial.
4. Identificar as pessoas e os ambientes sociais saudáveis que possam ser meios de conseguir apoio em geral e distração dos pensamentos e desejo suicidas.
5. Identificar os recursos e informações de contato com profissionais da área de saúde mental e órgãos afins, caso sejam necessários durante uma situação de crise crescente.
6. Ajudar o paciente a solucionar problemas de forma a reduzir a possibilidade de acesso e uso de meios letais.

Quando o plano de segurança é elaborado com o paciente, também é importante reavaliar a adequação desse plano e efetuar uma reavaliação colaborativa das chances de que o paciente coloque-o em ação.

A avaliação do risco de suicídio e a intervenção subsequente devem ser contínuas, porque os pensamentos e a intenção suicida podem mudar ao longo de horas, dias ou intervalos mais longos. Verifique a seguir períodos críticos nos quais o risco deve ser reavaliado e o plano de segurança, reconsiderado (Hoffman, 2013):

1. Quando há alguma mudança na condição clínica ou agravação dos sintomas do paciente.
2. Quando os fármacos ou tratamentos são alterados.
3. Quando outras pessoas significativas identificam situações mais preocupantes.
4. Quando o paciente interrompe o tratamento.

BOXE 17.3 A questão dos contratos antissuicídio.

Uma questão fundamental a ser entendida é a dos contratos antissuicídio, algumas vezes conhecidos como *contratos de segurança*, que é uma estratégia adotada por alguns médicos no contexto de uma relação terapêutica de longa duração, por meio da qual o paciente "promete" entrar em contato com o médico antes de concretizar sua ideação suicida. Os contratos antissuicídio não são o mesmo que um plano de segurança detalhado. Firmar contratos com pacientes é uma questão controversa e frequentemente mal utilizada (Hoffman, 2013; Shea, 2009). Não existem evidências que comprovem a eficácia dessa estratégia como intervenção primária (Drew, 2001; Fredenthal, 2013; Rudd, Mandrusiak & Joiner, 2006). Na verdade, ela pode até ser contraproducente para os pacientes com transtorno *borderline* ou passivo-agressivo (Shea, 2009). Esses contratos nunca devem ser usados em relações de curta duração com pacientes, inclusive atendimentos em serviços de emergência ou durante internações hospitalares breves, ou com pacientes que sejam desconhecidos da equipe ou estejam agitados, psicóticos, impulsivos ou sob efeito de fármacos e álcool (Hoffman, 2013). Também nunca devem ser utilizados com base no pressuposto de que impedem que um paciente tente suicídio.

Shea acrescentou que, quando os médicos estabelecem um contrato de segurança acreditando que este impedirá que o paciente se suicide, eles devem entender que essa abordagem não apenas não "garante coisa alguma [como também] pode trazer uma falsa sensação de segurança" aos profissionais clínicos (2009, p. 21). O perigo subsequente é que os clínicos podem ficar menos atentos ou sentir menos necessidade de reavaliar o paciente, deste modo deixando passar sinais críticos indicativos de exacerbação do risco de suicídio. Fora do contexto de prática psicoterápica e na função de profissionais especializados, os enfermeiros devem evitar absolutamente o uso dos contratos antissuicídio. Mesmo no contexto de psicoterapia, essa estratégia deve ser utilizada com muito cuidado e com finalidades de avaliação específica de curta duração.

Em geral, é importante reconhecer que nem todos os indivíduos suicidas são iguais, de forma que as intervenções devem ser multimodais e os planos de prevenção de suicídio devem ser abrangentes. Pesquisadores desenvolveram alguns modelos e recursos para avaliar o risco de suicídio. Um desses modelos é o SAFE-T (*Suicide Assessment Five-step Evaluation and Triage*), que resume os elementos essenciais da avaliação do risco de suicídio (ver Boxe 17.4).

de suicídio seja um elemento fundamental do sistema de apoio do paciente nessa fase
- Aceitar os sentimentos do paciente sem julgá-los

RECOMENDAÇÃO PARA A PRÁTICA CLÍNICA. Seja direto. Fale abertamente e com naturalidade sobre suicídio. Ouça com atenção e estimule o paciente a expressar seus sentimentos, inclusive raiva.

- Conversar sobre a situação de crise atual da vida do paciente usando a abordagem focada na resolução de problemas. Oferecer alternativas ao suicídio e, ao mesmo tempo, expressar empatia com a dor do paciente, que o levou a considerar o suicídio como opção (Jobes, 2012). Um exemplo desse tipo de comunicação poderia ser:

  > "Eu entendo como essa dor emocional que você está vivenciando o levou a considerar o suicídio, mas gostaria de conversar sobre algumas formas alternativas de atenuar sua dor e reconhecer algumas razões para continuar a viver."

- Ajudar o paciente a reconhecer aspectos de sua vida que estão sob seu controle e os que não podem ser controlados. Conversar sobre os sentimentos associados a essas questões de controle. É importante que o paciente sinta algum controle sobre sua situação existencial, de forma a perceber alguma medida de valor próprio
- O médico ou o enfermeiro habilitado pode prescrever antidepressivos aos pacientes com depressão suicida. É recomendável não prescrever fármacos para mais de 3 dias, nem incluir permissão para revalidar a receita. Em seguida, a prescrição pode ser renovada na próxima consulta de aconselhamento com o paciente

  NOTA: Sadock e colaboradores (2015) afirmaram que:

  > Pacientes com transtornos depressivos têm risco mais alto de suicídio à medida que começam a melhorar e ganhar forças necessárias para planejar e concretizar o suicídio ("suicídio paradoxal"). Em geral, não é recomendável entregar a um paciente deprimido uma prescrição com grande quantidade de antidepressivos, especialmente tricíclicos, no momento da alta hospitalar (p. 366)

- Entre as intervenções psicológicas com eficácia comprovada para reduzir comportamento suicida estão: terapia comportamental dialética, terapia cognitivo-comportamental e CAMS (Jobes, 2015).

Também não existem evidências quanto à eficácia de intervenções isoladas, inclusive internação hospitalar, uso exclusivo de fármacos e contratos antissuicídio como formas de reduzir suicídios (Jobes, 2015). Os pacientes precisam ser envolvidos ativamente como parceiros em cada etapa do processo de avaliação e intervenção.

BOXE 17.4 SAFE-T: cinco etapas de triagem e avaliação do risco de suicídio.

1. Reconhecer os fatores de risco. Atentar aos que podem ser modificados para reduzir o risco.
2. Identificar os fatores de proteção. Atentar aos que podem ser reforçados.
3. Investigar o risco de suicídio. Avaliar pensamentos, planos, comportamento e intenção suicidas.
4. Determinar o nível de risco e intervenção. Escolher a intervenção apropriada para abordar e reduzir o risco de suicídio.
5. Documentar. Registrar os resultados da avaliação de risco, as justificativas, as intervenções e o acompanhamento do paciente.

Reproduzida de: U.S. Department of Health and Human Services, Substance Abuse and Mental Health Services Administration, www.samhsa.gov.

Informação dos familiares e amigos do paciente suicida

As sugestões descritas a seguir são recomendadas aos familiares e amigos de um paciente potencialmente suicida:

- Leve a sério qualquer indício de suicídio. Qualquer pessoa que expresse sentimentos suicidas requer atenção imediata
- Não guarde segredos. Quando um indivíduo potencialmente suicida diz "Promete que não contará a ninguém?", não prometa. Os indivíduos suicidas são ambivalentes quanto a morrer, e o comportamento suicida é um grito por ajuda. Essa ambivalência é que leva o indivíduo a confidenciar seus pensamentos suicidas. Encontre ajuda para o paciente e para si próprio[8]
- Ouça com atenção. Quando um paciente expressa pensamentos suicidas ou se sente deprimido, desesperançado ou inútil, ofereça-lhe apoio. Deixe o paciente saber que você está ao seu lado e quer ajudá-lo a buscar ajuda profissional
- Muitas pessoas acham estranho colocar em palavras o quanto a vida de outro indivíduo é importante para seu próprio bem-estar, mas é importante ressaltar que a vida do paciente é importante para você e outras pessoas. Enfatize especificamente como o suicídio do paciente seria devastador para você e outras pessoas
- Demonstre preocupação com um paciente que expressa pensamentos suicidas. O paciente pode fazer comentários velados ou que soem como se ele estivesse brincando, ou pode mostrar-se retraído e relutante em conversar sobre seus pensamentos e sentimentos. De qualquer forma, faça perguntas, reconheça a dor e os sentimentos de desesperança dele e estimule-o a conversar com alguém mais, caso não se sinta confortável em conversar com você

---

[8] N.R.T.: No Brasil, o Centro de Valorização da Vida (CVV) oferece apoio emocional e prevenção do suicídio, atendendo de forma voluntária todas as pessoas que querem conversar por telefone, e-mail e chat 24 horas por dia. O telefone é 188, e o site https://www.cvv.org.br/

- Esteja familiarizado com os recursos de intervenção em suicídio, inclusive centros de saúde mental e linhas diretas para evitar suicídio
- Assegure-se de que o acesso a armas de fogo ou outros meios autodestrutivos seja restrito
- Transmita cuidado e compromisso em dar apoio. Fleener (2013) propôs as seguintes sugestões específicas para familiares e amigos em suas interações com alguém potencialmente suicida:
  - Reconheça e aceite os sentimentos do paciente e seja um ouvinte atento
  - Tente dar esperança ao paciente e lembre-o de que o que ele está sentindo é temporário
  - Fique com o paciente. Não o deixe sozinho. Se for necessário, vá para onde ele está
  - Demonstre amor e encorajamento. Encoste no paciente, abrace-o, toque-o. Deixe que ele chore e expresse sua raiva
  - Ajude o paciente a buscar ajuda profissional
  - Retire de casa quaisquer objetos que o paciente possa usar para ferir-se
  - Se houver crianças presentes, tente afastá-las de casa. Talvez um amigo ou parente possa levá-las para sua casa. Esse tipo de situação pode ser extremamente traumática para elas
  - NÃO julgue os pacientes suicidas, não demonstre raiva deles, não exacerbe sua culpa, não menospreze seus sentimentos nem lhes diga "sai dessa!". Essa é uma situação muito real e grave para o indivíduo que tem ideação suicida. Sua dor é real. Eles percebem sua situação como desesperadora e acham que não há outra forma de resolvê-la a não ser por suicídio.

Intervenções com familiares e amigos das vítimas de suicídio

O suicídio de um familiar pode desencadear toda uma gama de sentimentos nas pessoas ao redor. Há muito se sabe que o processo de luto dos familiares em relação a um membro que tirou a própria vida é complicado e requer dos profissionais de saúde um entendimento das singularidades do sofrimento por esse tipo de perda. Macnab (1993) identificou os seguintes sintomas que podem ser evidenciados depois do suicídio de um ente querido:

- Sensação de culpa e responsabilidade
- Raiva, ressentimento e ira, que nunca podem encontrar sua "origem"
- Sentimentos exacerbados de emotividade, desesperança, fracasso e desespero
- Autoacusação repetida: "Se eu pelo menos tivesse feito isso", "Se eu não tivesse feito aquilo", "Se simplesmente..."
- Sensação de confusão e busca por uma explicação: "Por que isso aconteceu?", "O que significa isso?", "Como poderia ter sido evitado?", "O que as pessoas irão pensar?"
- Sentimento de mágoa interior; os familiares sentem-se feridos e não entendem como superar isso nem como dar continuidade à própria vida
- Tensão exacerbada depositada nos relacionamentos; sentimento de impaciência, irritabilidade e raiva entre os familiares
- Sentimento exagerado de vulnerabilidade a doenças e sofrimentos em razão dessa carga adicional de estresse emocional.

Leia "*Real People, Real Stories*" ("Histórias Reais sobre Pessoas Reais", em tradução livre) para entender mais claramente as experiências de vida de uma pessoa que perdeu um filho por suicídio. Veja a seguir algumas estratégias recomendadas para ajudar os amigos/familiares das vítimas de suicídio:

- Estimular os pacientes a conversar sobre suicídio, cada um respondendo aos pontos de vista alheios e reconstruindo os eventos. Compartilhar memórias
- Não fazer qualquer acusação ou escolher um "bode expiratório" entre os membros específicos da família. Conversar sobre como cada indivíduo se encaixa na estrutura familiar, antes e depois do suicídio
- Estar atento aos sentimentos de culpa e autorrepressão. Trazer carinhosamente as pessoas para a realidade da situação
- Estimular os familiares e conversar sobre os relacionamentos pessoais com o ente querido que partiu. Enfatizar os aspectos positivos e negativos dos relacionamentos. Enfatizar progressivamente a irracionalidade de quaisquer conceitos idealizados acerca do indivíduo que morreu. Os familiares devem ser capazes de reconhecer aspectos positivos e negativos do indivíduo, antes que a tristeza possa ser resolvida
- Ninguém sofre da mesma forma. Pode parecer que alguns familiares estão superando a dor mais com mais rapidez que outros. Todos os membros da família devem entender que, se isso não ocorrer, não é porque alguns se preocupam menos – é simplesmente que eles vivenciam o sofrimento de forma diferente. Entre as variáveis que entram em jogo nesse fenômeno estão as experiências pregressas de cada indivíduo, os relacionamentos pessoais com o familiar que morreu e o temperamento e as habilidades de enfrentamento de cada um
- Reconhecer como o suicídio provocou desorganização das estratégias de enfrentamento familiar. Reavaliar os relacionamentos familiares no contexto do que ocorreu. Conversar sobre estratégias de enfrentamento que foram bem-sucedidas nos períodos de estresse do passado e trabalhar para restabelecê-las na família. Identificar novas estratégias de enfrentamento adaptativo que possam ser incorporadas.
- Identificar os recursos que possam apoiar os sobreviventes: crenças religiosas e conselheiros espirituais,

Pessoas Reais, Histórias Reais: como sobreviver à perda de um ente querido por suicídio.

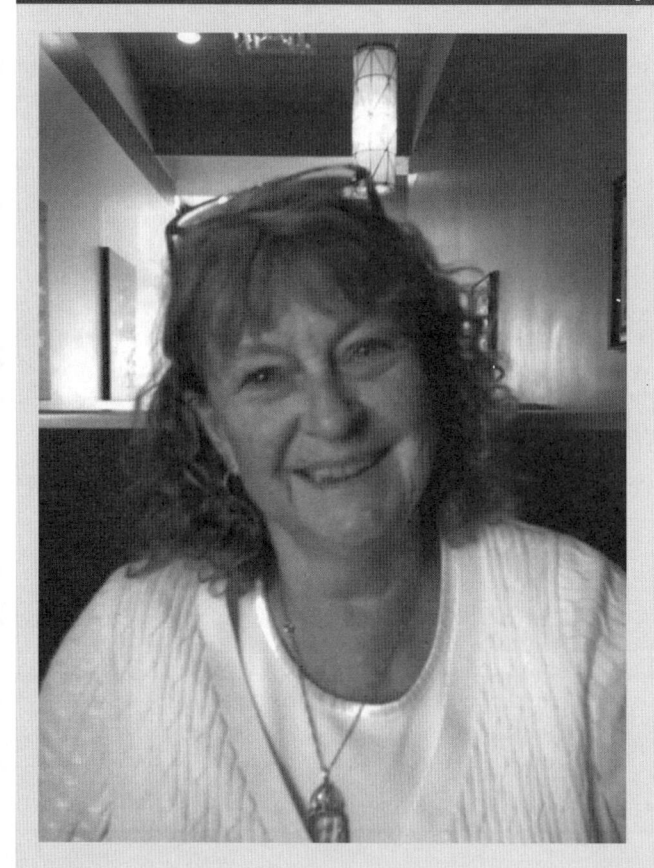

Perder um ente querido por suicídio desencadeia um processo de sofrimento que frequentemente é complicado por estigmas, desinformação, falta de informação e – em alguns casos – um sentimento de alienação das outras pessoas. A história de Emmy descreve sua contínua jornada de luta por causa da perda de seu filho por suicídio.

Karyn: Nós já conversamos sobre isso, mas conte-me mais sobre sua jornada desde a morte de Paul.

Emmy: Meu filho Paul morreu em 1986, com 17 anos. O que mais me lembro é que ninguém falava sobre isso. Dez estudantes morreram na escola em que ele estudava. Dois outros foram por suicídio comprovado.

Karyn: Você quer dizer que ninguém falava sobre isso na escola?

Emmy: Bem, os estudantes da turma de Paul fizeram uma arrecadação para ele, mas a escola não conseguiu decidir como utilizá-la, de forma que ela simplesmente ficou lá por muito tempo. Meu outro filho os ouviu dizer que usariam o dinheiro para comprar suprimentos, então eu fui lá e conversei com eles para ter certeza de que não fariam aquilo. Por fim, a escola construiu um memorial dedicado a todos os estudantes que morreram.

Paul morreu em junho e, em agosto, quando todos os outros estudantes estavam voltando às aulas, eu recebi uma ligação de uma orientadora de sobreviventes de suicídio da comunidade, que me disse que estava organizando uma reunião na escola para conversar sobre suicídio. Eu queria que ela falasse para os alunos da nona e décima séries, mas eles não permitiram. Eu achava que os mais jovens também precisavam falar e aprender sobre isso – eles haviam sido colegas de classe de meu filho e também foram afetados por sua morte. Quando a orientadora interveio, os professores foram instruídos a observar os amigos de Paul em busca de qualquer evidência de comportamento "imitativo", mas isso foi tudo. Para mim, a administração da escola sentia que havia um estigma quanto a conversar sobre a causa de sua morte. Mais tarde, descobri que os alunos mais velhos conversavam sobre Paul em suas salas de estudo. Eles lembravam de meu filho como um amigo que perderam.

Karyn: Como sua família lidou com a morte de Paul?

Emmy: Nós não conversamos sobre Paul por muito tempo; era como se ele não houvesse existido. Estávamos muito separados uns dos outros; cada um seguia seus próprios rumos. Meu marido começou a fazer longos passeios de bicicleta e trabalhava em uma linha direta de prevenção do suicídio. Eu me envolvi intensamente com o trabalho de oferecer um programa para estudantes do ensino médio que se chamava Listening POST (*people offering students time* [pessoas oferecendo tempo aos estudantes, em tradução livre]), que permitia que os estudantes conversassem sobre o que quisessem.

Karyn: Você me disse que ainda mantém contato com vários amigos de Paul.

Emmy: Ah, sim, e com seus filhos também. Contudo, nossa família simplesmente se tornou muito distante. Eu nem sei como meu outro filho passou pelo primeiro ano do ensino médio. Nós íamos a um grupo de sobreviventes de suicídio como família e para mim aquilo era importante, como uma chance de conversar, mas não conversávamos entre nós e, então, nós simplesmente deixamos de ir e as pessoas que conheciam Paul não falaram conosco. *Então,* eu quis conversar com as pessoas que conheciam Paul.

Depois de deixar de participar do grupo de sobreviventes, eu comecei a frequentar as reuniões do CoDA (*Co-Dependents Anonymous* [Codependentes Anônimos, em tradução livre], ainda que não eu acredite que sou codependente. Eu ia mais porque precisava conversar, entender como isso aconteceu. Eu sentia que não estive presente quando ele precisou. Estava ocupada com meu trabalho e talvez não tenha me atentado para o humor dele; sempre ouvi dizer que os rapazes não gostam de falar sobre sentimentos.

Karyn: Sim, acho que também ouvi isso.

Emmy: Eu só lembro daquela noite em que ele disse que amava seu pai e a mim; depois ele foi para a cama e, na manhã seguinte, nós o encontramos. Isso não fazia qualquer sentido para mim. Anos depois, um dos amigos de Paul, que agora tem um filho um adolescente, disse que finalmente poderia me contar do que se lembrava. E havia sinais. Ao que parece, Paul disse a alguns amigos, enquanto tomavam bebida alcoólica: "Você já pensou em se matar?". Todos riram, e nada mais foi dito. Também descobri que Paul havia dito a um colega mais velho, com quem se encontrara em um acampamento da igreja, que ele não queria viver. O rapaz bateu de leve em seus ombros e lhe disse que, se tivesse pensamentos desse tipo de novo, deveria procurá-lo primeiro. Contudo, eles nunca contaram isso para ninguém, e mantiveram o assunto entre si. Eles achavam que sabiam tudo e nunca falaram sobre isso com um adulto. O rapaz ficou transtornado quando soube o que tinha acontecido.

Naquele último final de semana, Paul estava comemorando com seus amigos; havia bebida alcoólica, e o amigo que esteve

(continua)

Pessoas Reais, Histórias Reais: como sobreviver à perda de um ente querido por suicídio. *(continuação)*

com ele me disse que, algum dia, me contaria o que tinha acontecido naquele dia. Contudo, já se passaram 30 anos e ele ainda não o fez. Eu sei que ele estava na festa com uma moça, mas nunca consegui encontrar ou conversar com ela, que mudou de escola.

Karyn: E grande parte dessa informação você conseguiu mais de 10 anos depois da morte de Paul?

Emmy: Sim.

Karyn: Que longa jornada você vem percorrendo para juntar todas as peças.

Emmy: (chorosa) Exato. Tentando juntar as peças, montar o quebra-cabeça, mas nunca conseguindo. É como se você estivesse em um labirinto do qual não conseguisse sair. E eu sentia muita culpa. Hoje reconheço que ele simplesmente fez algumas más escolhas trágicas.

Karyn: Considerando que não "superamos" perdas tão grandes como essa, mas sim reparamos nossa vida com algum entendimento diferente do que é amor e perda, o que tem sido mais útil em seu processo de cura?

Emmy: Sim, acho que houve um momento em que compreendi que não havia problema em sentir alguma felicidade. Estar com pessoas que não me conhecem torna isso mais fácil. Minha fé e o grupo de companheiros foram elementos importantes para a recuperação. O CoDA também me ajudou, porque conversávamos sobre como as pessoas processavam as coisas diferentemente, e pude entender com mais clareza como as pessoas ficam "travadas". Eu costumava dizer que meu outro filho tinha perdido seu irmão, mas não conseguia dizer que eu tinha perdido um filho. Quando precisava preencher um formulário de avaliação de saúde e tinha de responder à pergunta de quantas vezes engravidara, este era o ponto mais difícil, porque eu precisava reconhecer a realidade. E eu fiquei envolvida com todos os rapazes que faziam parte da equipe de atletismo do Paul e com o "Listening POST", e simplesmente falava sobre tudo.

Karyn: Qual é a coisa mais importante que os enfermeiros precisam saber?

Emmy: Na época em que pudemos ter algum contato com enfermeiros, era muito tarde. Antes do que ocorreu, não houve idas ao PS, às consultas médicas ou às instituições de saúde mental. Para que eles possam exercer algum impacto, deveriam atuar em ações preventivas nas escolas. Por exemplo, naquela época eu não sabia fazer perguntas como "Você tem pensamentos sobre causar ferimentos a si próprio?" ou "Você tem algum plano em mente?". E Paul me mostrou um outro lado. Ele não era solitário, tinha muitos amigos, participava ativamente da equipe de atletismo.

Karyn: Eu acho que você não é a única que não aprendeu sobre coisas como avaliação do risco de suicídio. Porque, como você disse, as pessoas não falavam sobre isso no passado. Existe uma organização chamada Red Flags National, que promove ações de educação em saúde mental para estudantes, pais e professores como um componente tradicional da educação em saúde escolar.

Emmy: Sim. Isso precisa ser divulgado. Mesmo hoje, foi útil para mim falar sobre isso. Eu nunca havia tentado explicar essa história antes.

Visite a página www.redflags.org para saber mais sobre a Red Flags National.

---

amigos e parentes próximos e grupos de apoio aos sobreviventes do suicídio. A American Foundation for Suicide Prevention (www.afsp.org) oferece conexão *online* que coloca as pessoas em contato com grupos de sobreviventes específicos de cada estado. O Boxe 17.5 contém uma lista de recursos que fornecem informações e ajuda nas questões referentes ao suicídio.

BOXE 17.5 Recursos disponíveis para prevenção do suicídio [em inglês].

National Suicide Hotline
1.800suicide (24 h)

National Suicide Prevention Lifeline
www.suicidepreventionlifeline.org

American Association of Suicidology
www.suicidology.org

Depression and Bipolar Support Alliance (DBSA)
www.dbsalliance.org

American Foundation for Suicide Prevention
www.afsp.org

National Institute of Mental Health
www.nimh.nih.gov

American Psychiatric Association
www.psych.org

Mental Health America
www.nmha.org

American Psychological Association
www.apa.org

Screening for Mental Health Stop a Suicide Today!
www.stopasuicide.org

Boys Town
Cuida de moças e rapazes problemáticos e famílias em crise. A equipe é treinada para atender ligações telefônicas relacionadas a violência e suicídio.
www.boystown.org

Centre for Suicide Prevention
www.suicideinfo.ca

Centers for Disease Control and Prevention

National Center for Injury Prevention and Control

Division of Violence Prevention
www.cdc.gov/injury/index.html

National Alliance on Mental Illness
www.nami.org

Reavaliação

A reavaliação do paciente potencialmente suicida é um processo contínuo conduzido por meio de repetidas avaliações e da determinação dos objetivos a serem alcançados. Depois que a crise imediata é resolvida, pode ser necessário iniciar psicoterapia de longa duração. As metas a curto prazo da psicoterapia individual ou de grupo poderiam ser:

- Desenvolver e manter um autoconceito mais positivo
- Aprender formas mais eficazes de expressar sentimentos aos outros
- Estabelecer relacionamentos interpessoais bem-sucedidos
- Sentir-se aceito pelas outras pessoas e desenvolver sentimento de pertencimento.

Um indivíduo que pensa em tirar a própria vida sente-se inútil e desesperançado. Essas metas ajudam a reforçar um sentimento de valor próprio, ao mesmo tempo em que oferecem alguma esperança e significado à vida.

Resumo e pontos fundamentais

- Mais de 90% das pessoas que tentam ou morrem por suicídio têm diagnóstico de algum transtorno mental
- Suicídio é a segunda causa principal de mortes entre jovens norte-americanos de 15 a 34 anos, a quarta causa mais comum de mortes na faixa etária de 35 a 44 anos e a quinta causa mais comum de mortes na faixa etária de 45 a 64 anos. Com base em estatísticas recentes, os índices de suicídio mais altos em todas as faixas etárias incidem no grupo de 45 a 64 anos, seguido da faixa etária de 85 anos ou mais
- Pessoas solteiras (que nunca casaram), divorciadas e viúvas podem ter riscos mais altos de suicídio que os indivíduos casados, mas há evidências de que uma alteração recente do estado civil seja um fator de risco direto
- As tentativas de suicídio são mais comuns nas mulheres, mas os homens conseguem suicidar-se com mais frequência
- Homens e mulheres deprimidos que se consideram afiliados a alguma religião têm menos chances de tentar suicídio que seus pares não religiosos
- Indivíduos das classes sociais mais altas e mais baixas têm índices de suicídio maiores que as pessoas das classes médias
- Indivíduos da raça branca têm risco mais alto de suicídio, seguidos de índios norte-americanos e nativos do Alasca, hispânicos, asiáticos e afrodescendentes
- Entre os transtornos psiquiátricos que predispõem as pessoas ao suicídio estão: transtornos do humor, transtornos associados ao uso de substâncias, esquizofrenia, anorexia nervosa, transtornos de personalidade *borderline* e antissocial e transtornos de ansiedade
- Os fatores predisponentes são: raiva internalizada, desesperança/desespero e outros sintomas de depressão grave; história de agressão e violência; vergonha e humilhação; estressores no período de desenvolvimento; influências sociológicas; genética; e fatores neuroquímicos
- A avaliação do risco de suicídio, no contexto de uma relação terapêutica, deve ser um processo colaborativo centrado no paciente e deve explorar cronologicamente os episódios anteriores de tentativa de suicídio, eventos recentes ou passados e intenções imediatas
- A avaliação do nível de intervenção necessária inclui identificar o número de riscos diretos ou potencializadores, assim como o número de sinais de alerta
- É importante que o enfermeiro determine a seriedade das intenções suicidas do paciente, a existência de um plano e a disponibilidade e letalidade dos meios de suicídio
- O indivíduo potencialmente suicida não deve ficar sozinho
- Depois de uma avaliação abrangente do risco de suicídio, deve-se elaborar um plano de segurança, que inclui ajudar o paciente a reconhecer sinais de alerta; identificar e acionar as estratégias de enfrentamento interiores; envolver familiares e amigos como pessoas disponíveis para apoiar o paciente; identificar pessoas e contextos sociais que possam ser usados para distrair o paciente com pensamentos ou desejos suicidas; identificar recursos e informações de contato para intervenção em situação de crise; e definir formas de limitar o acesso aos meios letais
- Depois que uma intervenção em situação de crise está concluída, o paciente pode necessitar de psicoterapia de longa duração, durante a qual ele precisa trabalhar para:
  - Desenvolver e manter um autoconceito mais positivo
  - Aprender formas mais eficazes de expressar sentimentos
  - Melhorar seus relacionamentos interpessoais
  - Alcançar sentimento de pertencimento e alguma esperança na vida.
- Entre as intervenções psicológicas baseadas em evidência estão a terapia comportamental dialética, a terapia cognitivo-comportamental e o modelo CAMS.

Questões de revisão

Escolha a resposta mais adequada para cada uma das perguntas a seguir.

1. Qual dos seguintes pacientes tem risco mais alto de tentar suicídio?
   a. João, que diz estar passando por sofrimento emocional profundo, sente-se desanimado e diz: "Ninguém está presente para me ajudar.".
   b. Kelly, que está em acompanhamento médico por dor crônica incontrolável e usa analgésicos.
   c. Jaime, um índio norte-americano que se graduou há pouco no ensino médio com louvor.
   d. Marcos, um médico que relata estar "esgotado" e considera aposentar-se.

2. O enfermeiro do setor de emergência atende um paciente chamado Nicolas, que expressa ideação suicida. Quais das seguintes opções devem ser consideradas importantes para uma boa avaliação do risco de suicídio? (Escolha todas as opções verdadeiras.)
   a. Colaborar com o paciente.
   b. Fazer perguntas específicas sobre atividades de lazer.
   c. Gerar confiança e estabelecer comunicação aberta com o paciente.
   d. Fazer perguntas específicas ao paciente sobre a seriedade de sua intenção de morrer.
   e. Determinar se o paciente tem um plano elaborado para suicidar-se.

3. Teresa tem 27 anos e foi internada na unidade psiquiátrica depois de receber alta da unidade de tratamento intensivo (UTI), onde foi tratada de uma *superdosagem* intencional do antidepressivo que utilizava (trazodona). A paciente disse ao enfermeiro: "Meu namorado terminou comigo. Estávamos juntos há 6 anos. Eu o amo muito e sei que nunca vou superar.". Qual seria a melhor resposta do enfermeiro?
   a. "Com o tempo, você ficará bem, Teresa."
   b. "Esqueça ele. Há outros peixes no mar."
   c. "Você deve estar muito triste com essa perda."
   d. "Por que você acha que ele terminou o namoro, Teresa?"

4. O enfermeiro definiu que o diagnóstico de enfermagem principal de Teresa era "risco de suicídio" relacionado a sentimentos de desesperança causados pelo rompimento de um relacionamento. Qual seria o critério de resultado mais apropriado para esse diagnóstico?
   a. A paciente não causou lesões físicas a si própria.
   b. A paciente estabelece metas pessoais realistas.
   c. A paciente expressa algum otimismo e esperança no futuro.
   d. A paciente alcançou um estágio de aceitação da perda do relacionamento com seu namorado.

5. Teresa foi hospitalizada depois de uma tentativa de suicídio porque terminou o relacionamento com seu namorado. De que forma a teoria psicanalítica de Freud poderia explicar a tentativa de suicídio dessa paciente?
   a. Ela se sente desamparada quanto ao futuro sem seu namorado.
   b. Sem seu namorado, ela se sente estranha no grupo de amigos.
   c. Ela sente culpa intensa porque seu namorado terminou com ela.
   d. Ela está com raiva porque seu namorado terminou com ela e interiorizou sua raiva para si mesma.

6. Teresa foi hospitalizada depois de uma tentativa de suicídio porque terminou com seu namorado. Ela disse para o enfermeiro: "Quando eu sair daqui, tentarei novamente e, da próxima vez, escolherei um método infalível.". Qual seria a melhor resposta do enfermeiro?
   a. "Você está segura aqui. Estamos cuidando para que nada lhe aconteça de mal."
   b. "Você teve sorte porque sua colega de quarto voltou para casa e a encontrou."
   c. "O que exatamente você pretende fazer?"
   d. "Eu não entendo. Você tem tanta vida pela frente."

7. Ao avaliar o grau de risco de suicídio de um paciente, o enfermeiro detectou as seguintes manifestações comportamentais: depressão grave, retração social, afirmações de inutilidade, dificuldade de realizar as atividades da vida diária e nenhum sistema de apoio próximo. O enfermeiro classificou o risco desse paciente em qual das seguintes opções?
   a. Risco baixo.
   b. Risco alto.
   c. Risco iminente.
   d. Indeterminável.

(continua)

Questões de revisão (continuação)

8. Teresa foi hospitalizada depois de uma tentativa de suicídio e, na unidade psiquiátrica, foram adotadas precauções para evitar uma nova tentativa. Ela admitiu que ainda tem vontade de suicidar-se. Quais das seguintes intervenções seriam mais apropriadas para esse caso? (Escolha todas as opções verdadeiras.)
   a. Restringir o acesso a qualquer objeto potencialmente perigoso ao deixar a paciente em isolamento.
   b. Rever a paciente a cada 15 minutos, a intervalos variados, ou designar um membro da equipe para ficar com ela continuamente.
   c. Conseguir com o médico uma prescrição para Teresa usar um sedativo para acalmá-la e atenuar a ideação suicida.
   d. Não permitir que Teresa participe de quaisquer atividades na unidade enquanto ela estiver sob precauções para suicídio.
   e. Fazer perguntas específicas a Teresa sobre seus pensamentos, planos e intenções de suicidar-se.

9. Quais das seguintes intervenções seriam apropriadas para um paciente colocado sob precauções para suicídio? (Escolha todas as opções verdadeiras.)
   a. Retirar todos os objetos perfurocortantes, cintos e outros artigos potencialmente perigosos do ambiente do paciente.
   b. Acompanhar o paciente durante as atividades fora da unidade.
   c. Reavaliar periodicamente a intensidade da ideação e do desejo de suicidar-se.
   d. Colocar todos os pertences do paciente no armário e explicar-lhe que eles serão devolvidos quando ele não estiver mais sob precauções para suicídio.

10. O sucesso da psicoterapia a longo prazo com Teresa (que tentou suicídio depois de terminar com seu namorado) poderia ser aferido por qual dos seguintes comportamentos?
    a. Teresa tem um novo namorado.
    b. Teresa sente mais valor próprio.
    c. Teresa não usa mais antidepressivos.
    d. Teresa disse ao seu namorado quanta raiva sentia dele por terminar o namoro.

EXERCÍCIOS DE COMUNICAÇÃO

1. O Sr. J. foi levado ao setor de emergência por seu irmão, que está preocupado com o agravamento da depressão do Sr. J. Durante a avaliação, este disse para o enfermeiro: "Nada disso importa. Não há nada que se possa fazer para melhorar isso.". Qual seria a resposta apropriada do enfermeiro?
2. O Sr. J. admitiu para o enfermeiro que tem pensamentos suicidas há algumas semanas. Nesse ponto, qual seria a intervenção de enfermagem indicada para o caso?
3. O Sr. J. disse para o enfermeiro que, desde que sua esposa morreu, há 3 meses, ele não sente mais desejo de viver. Qual seria um exemplo de comunicação empática como resposta a essa afirmação do paciente?

Bibliografia

Almendrala, A. (2015). Native American youth suicide rates are at crisis levels. Retrieved from www.huffingtonpost.com/entry/native-american-youth-suicide-rates-are-at-crisis-levels_us_560c3084e4b0768127005591

American Association of Suicidology. (2015). Know the warning signs. Retrieved from www.suicidology.org/resources/warning-signs

American Foundation for Suicide Prevention. (2016). Suicide statistics. Retrieved from https://afsp.org/about-suicide/suicide-statistics

American Psychiatric Association. (2010). Culture matters in suicidal behavior patterns and prevention, psychologist says. Retrieved from www.apa.org/news/press/releases/2010/08/suicidal-behavior-patterns.aspx

American Psychiatric Nurse's Association. (2015). Psychiatricmental health nursing essential competencies for the assessment and management of individuals at risk for suicide. Retrieved from www.apna.org/i4a/pages/index.cfm?pageID=5684

Bauman, S., Toomey, R.B., & Walker, J.L. (2013). Associations among bullying, cyberbullying, and suicide in high school students. *Journal of Adolescence*, 36(2), 341-350. doi:10.1016/j.adolescence.2012.12.001

Bridge, J.A., Asti, L., Horowitz, L.M., Greenhouse, J.B., Fontanella, C.A., Sheftall, A.H., & Campo, J.V. (2015). Suicide trends among elementary school–aged children in the United States from 1993 to 2012. *JAMA Pediatrics*, 169(7), 673-677. doi:10.1001/jamapediatrics.2015.0465

Byron, W.J. (2016). Do people who commit suicide go to hell? *Catholic Digest*. Retrieved from www.catholicdigest.com/articles/faith/knowledge/2007/04-01/do-people-whocommit-suicide-go-to-hell

Cardoza, K. (2016). 6 myths about suicide that every parent and educator should know. Retrieved from www.npr.org/sections/ed/2016/09/02/478835539

Cassels, C. (2011). "Striking" risk for suicidality, depression in gay teens. *Medscape Medical News*. Retrieved from www.medscape.com/viewarticle/740429

Centers for Disease Control and Prevention. (2016). Leading causes of death, national and regional, 1999–2014. Retrieved from http://webappa.cdc.gov/sasweb/ncipc/leadcaus10_us.html htp://webappa.cdc.gov/sasweb/ncipc/leadcaus10_us.html

Centers for Disease Control and Prevention. (2015a). Suicide facts at a glance, 2015. Retrieved from https://www.cdc.gov/violenceprevention/pdf/suicide-datasheet-a.pdf

Centers for Disease Control and Prevention. (2015b). Gay and bisexual men's health. Retrieved from www.cdc.gov/msmhealth/suicide-violence-prevention.htm

Centers for Disease Control and Prevention. (2011). Self-directed violence surveillance: Uniform definitions and recommended data elements. Retrieved from www.cdc.gov/violenceprevention/pdf/Self-Directed-Violence-a.pdf

Chang, B.P., Franklin, J.C., Ribeiro, J.D., Fox, K.R., Bentley, K.H., Kleiman, E.M., & Nock, M.K. (2016). Biological risk factors for suicidal behaviors: A meta-analysis. Translational Psychiatry, 6(9), e887. doi:10.1038/tp.2016.165

Cochran, S.D., & Mays, V.M. (2000). Lifetime prevalence of suicide symptoms and affective disorders among men reporting same-sex sexual partners: Results from NHANES III. American Journal of Public Health, 90(4), 573-578. doi:10.2105/AJPH.90.4.573

Crosby, A.E., Ortega, L., & Melanson, C. (2011). Self-directed Violence Surveillance: Uniform definitions and recommended data elements, version 1.0. Atlanta, GA: Centers for

Disease Control and Prevention, National Center for Injury Prevention and Control. Retrieved from www.cdc.gov/ violenceprevention/pdf/Self-Directed-Violence-a.pdf

Drew, B. (2001). Self-harm and no-suicide contract in psychiatric inpatient settings. Archives of Psychiatric Nursing, 15(3), 99-106. doi:10.1053/apnu.2001.23748

Duran, S., & McGuinness, T.M. (2016). Suicide in childhood. Journal of Psychosocial Nursing, 54(10), 27-30.

Edgerton, E., & Limber, S. (2013). Research brief: Suicide and bullying. Retrieved from https://www.stopbullying.gov/blog/2013/02/27/research-brief-suicide-and-bullying

Eisenberg, M.E., & Resnick, M.D. (2006). Suicidality among gay, lesbian and bisexual youth: The role of protective factors. Journal of Adolescent Health, 39(5), 662-668. doi:http://dx.doi.org/10.1016/j.jadohealth.2006.04.024

Fleener, P. (2013). How to help a suicidal person. Mental Health Today. Retrieved from www.mental-health-today.com/suicide/sui2.htm

Freedenthal, S. (2013). The use of no-suicide contracts. Retrieved from www.speakingofsuicide.com/2013/05/15/no-suicide-contracts

Hinduja, S., & Patchin, J.W. (2010). Bullying, cyberbullying, and suicide. Archives of Suicide Research, 14(3), 206-221.doi:10.1080/13811118.2010.494133

Hoffman, R. (2013). Contracting for safety: A misused tool. Pennsylvania Patient Safety Advisory, 10(2), 82-84

Jobes, D.A. (2015, September). Clinical suicidology: Innovations in assessment treatment of suicidal risk. Presentation at Psychiatric Grand Rounds, Summa Health Systems, Akron, OH.

Jobes, D.A. (2012). The Collaborative Assessment and Management of Suicidality (CAMS): An evolving evidence-based clinical approach to suicide risk. Suicide and Life Threatening Behavior, 42(6), 640-653. doi:10.1111/j.1943-278X.2012.00119.x

Joiner, T.E. (2005). Why people die by suicide. Cambridge, MA: Harvard University Press.

Juhnke, G.A., Granello, P.F., & Lebrón-Striker, M. (2007). IS PATH WARM? A suicide assessment mnemonic for counselors. ACA Professional Counseling Digest. Retrieved from www.counseling.org/resources/library/ACA%20Digests/ACAPCD-03.pdf

King, M., Semlyen, J., Tai, S.S., Killaspy, H., Osborn, D., Popelyuk, D., & Nazareth, I. (2008). A systematic review of mental disorder, suicide, and deliberate self harm in lesbian, gay, and bisexual people. BMC Psychiatry, 8(70). doi:10.1186 1471-244X-8-70

Klomek, A.B., Sourander, A., & Gould, M.S. (2011). Bullying and suicide: Detection and intervention. Psychiatric Times, 28(2). Retrieved from www.psychiatrictimes.com/suicide/content/article/10168/1795797#

Klonsky, D.E., & May, A.M. (2015a). The three-step theory (3ST): A new theory of suicide rooted in the "ideation-to-action" framework. International Journal of Cognitive Therapy, 8(2), 114–129. doi:10.1521/ijct.2015.8.2.114

Klonsky, D.E., & May, A.M. (2015b). Impulsivity and suicide risk: Review and clinical implications. Psychiatric Times, 32 (8). Retrieved from http://www.psychiatrictimes.com/specialreports/impulsivity-and-suicide-risk-review-and-clinicalimplications/page/0/2

Kposowa, A. (2000). Marital status and suicide in the National Longitudinal Mortality Study. Journal of Epidemiology and Community Health, 54(4), 254-261. doi:http://dx.doi.org/10.1136/jech.54.4.254

National Action Alliance for Suicide Prevention. (2015). What is Zero Suicide? Retrieved from http://actionallianceforsuicideprevention.org/sites/actionallianceforsuicideprevention.org/files/zero_suicide_final6.pdf

National Alliance on Mental Illness. (2015). Risks of suicide. Retrieved from www.nami.org/Learn-More/Mental-Health-Conditions/Related-Conditions/Risk-of-Suicide

National Institute of Mental Health. (2015). Director's blog: The under-recognized public health crisis of suicide. Retrieved from www.nimh.nihgov/about/director/2010/the-under-recognized-public-health-crisis-of-suicide.shtml

Nock, M.K., Deming, C.A., Fullerton, C.S., Gilman, S.E., Goldenberg, M., Kessler, R. C., McCarroll, J.E., & Ursan, R.J. (2013). Suicide among soldiers: A review of psychosocial risk and protective factors. Psychiatry, 76(2), 97-125. doi: 10.1521/ psyc.2013.76.2.97

Olfson, M., Wall, M., Wang, S., Crystal, S., Shang-Min Liu, S.-M., Gerhard, T., & Blanco, C. (2016). Short-term suicide risk after psychiatric hospital discharge. JAMA Psychiatry, 73(11), 1119-1126. doi:10.1001/jamapsychiatry.2016.2035

Perlman, C.M., Neufeld, E., Martin, L., Goy, M., & Hirdes, J.P. (2011). Risk Assessment Inventory: A resource guide for Canadian healthcare organizations. Toronto: Ontario Hospital Association and Canadian Patient Safety Institute.

Plöderl, M., Wagenmakers, E.J., Tremblay, P., Ramsay, R., Kralovek, K., Fartacek, C., & Fartacek, R. (2013). Suicide risk and sexual orientation: A critical review. Archives of Sexual Behavior, 42(5), 715-727. doi:10.1007/s10508-012-0056-y

Puntil, C., York, J., Limandri, B., Greene, P., Arauz, E., & Hobbs, D. (2013). Competency-based training for PMH nurse generalists: Inpatient intervention and prevention of suicide. Journal of the American Psychiatric Nurses Association, 19(4), 205-210. doi:10.1177/1078390313496275

Rasic, D.T., Belik, S.L., Elias, B., Katz, L.Y., Enns, M., & Sareen, J. (2009). Spirituality, religion, and suicidal behavior in a nationally representative sample. Journal of Affective Disorders, 114(1), 32-40. doi:10.1016/j.jad. 2008.08.007

Reyes, M.S., Cayubit, F.O., Angala, M. H., Bries, S.C., Capalungan, J.T., & McCutcheon, L.E. (2015). Exploring the link between adolescent anger expression and tendencies for suicide: A brief report. North American Journal of Psychology, 17(1), 113-118.

Roškar, S., Podlesek, A., Kuzmanić, M., Demšar, L.O., Zaletel, M., & Marušič, A. (2011). Suicide risk and its relationship to change in marital status. Crisis, 32(1), 24-30. doi:10.1027/ 0227-5910/a000054

Rudd, D.M., Mandrusiak, M., & Joiner, T.E. (2006). The case against no-suicide contract: The commitment to treatment statement as a practice alternative. *Journal of Clinical Psychology*, 62(2), 243–251. doi:10.1002/jclp.20227

Sadock, B.J., Sadock, V.A., & Ruiz, P. (2015). *Synopsis of psychiatry: Behavioral sciences/clinical psychiatry* (11th ed.). Philadelphia: Lippincott Williams & Wilkins.

Shea, S.C. (2009). Suicide assessment: Part 1: Uncovering suicidal intent: A sophisticated art; Part 2: Uncovering suicidal intent using the chronological assessment of suicide events. *Psychiatric Times*, 26(12), 1-26. Retrieved from www.psychiatric times.com/display/article/10168/1491291

Stanley, B., & Brown, G.K. (2008). *The safety plan treatment manual to reduce suicide risk: Veteran version*. Washington, DC: U.S. Department of Veterans Affairs.

Stroumsa, D. (2014). The state of transgender health care: Policy, law, and medical frameworks. *American Journal of Public Health*, 104(3), 31-37. doi:10.2105/AJPH.2013.301789

The Joint Commission. (2016). Sentinel Event Alert 56: Detecting and treating suicide ideation in all settings. Retrieved from https://www.jointcommission.org/sea_issue_56

The Samaritans. (2015). Suicide myths and misconceptions. Retrieved from http://samaritansnyc.org/myths-aboutsuicide

Whalen, D., Dixon-Gordon, K., Belden, A., Barch, D., & Luby, J. (2015). Correlates and consequences of suicidal cognitions and behaviors in children ages 3 to 7 years. *Journal of the American Academy of Child & Adolescent Psychiatry*, 54(11), 926-937. doi:10.1016/j.jaac.2015.08.009

Yamauchi, T., Fujita, T., Tachimori, H., Takeshima, T., Inagaki, M., & Sudo, A. (2013). Age-adjusted relative suicide risk by marital and employment status over the past 25 years in Japan. *Journal of Public Health*, 35(1), 49-56. doi:10.1093/pubmed/fds054

Zweig, J., & Dank, M. (2013). Technology, teen dating, violence and abuse, and bullying. *The Urban Institute*. Retrieved from www.urban.org/sites/default/files/alfresco/publication-pdfs/412891

Leitura sugerida

Durkheim, E. (1951). *Suicide: A study of sociology*. Glencoe, IL: Free Press.

Freud, S. (1957). *Mourning and melancholia, Vol. 14* (standard ed.). London: Hogarth Press. (Original work published 1917.)

MacDonald, M., & Murphy, T.R. (1991). *Sleepless souls: Suicide in early modern England*. New York: Oxford University Press.

Macnab, F. (1993). *Brief psychotherapy: An integrative approach in clinical practice*. West Sussex, England: Wiley.

Minois, G. (2001). *History of suicide: Voluntary death in Western culture*. Baltimore: Johns Hopkins University Press.

U.S. Public Health Service (USPHS). (1999). *The Surgeon General's call to action to prevent suicide*. Washington, DC: USPHS.

18 Terapia Comportamental

CONCEITOS FUNDAMENTAIS
Terapia comportamental
Estímulo

TÓPICOS DO CAPÍTULO

Condicionamento clássico
Condicionamento operante
Técnicas de modificação comportamental do paciente
Papel do enfermeiro na terapia comportamental
Resumo e pontos fundamentais
Questões de revisão

TERMOS-CHAVE

Condicionamento clássico
Condicionamento operante
Contrato de contingência
Dessensibilização sistemática
Economia de fichas
Estímulo aversivo
Estímulo condicionado
Estímulo incondicionado
Estímulos discriminativos
Extinção
Generalização de estímulos
Hora do intervalo
Inibição recíproca
Inundação
Modelação
Modelagem
Princípio de Premack
Reforço negativo
Reforço positivo
Resposta condicionada
Resposta incondicionada
Sensibilização encoberta
Sensibilização explícita

OBJETIVOS
Após ler este capítulo, o estudante será capaz de:

1. Debater sobre os princípios dos condicionamentos clássico e operante como fundamentos da terapia comportamental.
2. Identificar as diversas técnicas usadas na modificação do comportamento do paciente.
3. Aplicar os princípios da terapia comportamental usando as etapas do processo de enfermagem.

EXERCÍCIOS
Leia o capítulo e responda às seguintes perguntas:

1. Uma mãe está ensinando seu filho a se vestir. Toda vez que ele faz uma tentativa, ela o elogia enfaticamente, mesmo que tenha cometido vários erros. Ela faz assim até que ele consiga vestir-se de forma adequada. Como é conhecida essa técnica?
2. A técnica de inundação (*flooding*, ou terapia implosiva) é usada para dessensibilizar pacientes aos estímulos fóbicos. Em que casos essa técnica é contraindicada?
3. Um enfermeiro está trabalhando com os pais de uma criancinha que, segundo eles, se atira ao chão, grita e esperneia sempre que as coisas não saem como ela quer. Em geral, eles atendem aos seus desejos para evitar esse tipo de comportamento. O enfermeiro decide ensinar aos pais a técnica de extinção. O que isso implicaria?

Um comportamento é considerado inadaptativo quando não é apropriado à idade, interfere nas funções adaptativas normais ou é mal compreendido por outras pessoas em razão de sua incompatibilidade cultural. De acordo com a teoria da terapia comportamental, o comportamento e a personalidade desenvolvem-se por meio de processos de aprendizagem ou, em termos mais específicos, pela interação do ambiente com a constituição genética do indivíduo. O pressuposto básico dessa abordagem é que os comportamentos problemáticos ocorrem quando há aprendizagem inadequada e, por esta razão, podem ser corrigidos quando o indivíduo tem experiências de aprendizagem adequadas. Os princípios da terapia comportamental como os conhecemos atualmente estão baseados nos estudos do **condicionamento clássico**, de Pavlov (1927), e do **condicionamento operante**, de Skinner (1938). Embora esses conceitos sejam apresentados de forma separada neste capítulo por motivos de clareza expositiva, as intervenções de alteração comportamental frequentemente são combinadas com procedimentos cognitivos (*terapia cognitivo-comportamental*) e questões relacionadas à regulação emocional (*terapia dialético-comportamental*). Os conceitos da terapia cognitiva estão descritos no Capítulo 19, *Terapia Cognitiva*.

Condicionamento clássico

Condicionamento clássico é um processo de aprendizagem descrito inicialmente pelo fisiologista russo Ivan Pavlov. Em suas experiências com cães, com as quais ele esperava aprender mais sobre o processo digestivo, Pavlov descobriu por acaso que os organismos podem aprender a reagir de formas específicas, contanto que sejam condicionados a responder dessas formas. Pavlov descobriu que, conforme seria esperado, os cães salivavam quando começavam a comer os alimentos que lhes eram oferecidos – uma reação reflexa que Pavlov chamou de **resposta incondicionada**. Entretanto, ele também notou que, com o tempo, os cães começavam a salivar quando o alimento era colocado em seu campo de visão, antes que lhes fosse dado para comer. Concluindo que essa reação não era reflexa, mas havia sido aprendida, Pavlov chamou-a de **resposta condicionada**. Ele avançou ainda mais em seus experimentos, introduzindo um estímulo não relacionado, ou seja, que não tinha qualquer conexão prévia com o alimento do animal. Pavlov apresentava o alimento aos animais e, simultaneamente, tocava uma campainha. O animal reagia com a salivação reflexa esperada à apresentação do alimento. Depois de algumas experiências com estímulos combinados (alimento e campainha), Pavlov observou que a salivação reflexa começava a ocorrer quando o animal ouvia o som da campainha, mesmo que não houvesse alimento.

> **CONCEITO FUNDAMENTAL**
> **Estímulo**
> Estímulo é um evento ambiental que interage com e influencia o comportamento de um indivíduo.

A descoberta de Pavlov foi importante para entender como a aprendizagem pode ocorrer. Ele descobriu que as reações incondicionadas (salivação) ocorrem em resposta a estímulos incondicionados (comer). Com o tempo, Pavlov também descobriu que um estímulo não relacionado (som de uma campainha) apresentado junto com um **estímulo incondicionado** pode desencadear a mesma resposta – isto é, a resposta condicionada. O estímulo não relacionado é conhecido como **estímulo condicionado**. A Figura 18.1 ilustra um gráfico do modelo de condicionamento clássico de Pavlov. A Figura 18.2 demonstra um exemplo de aplicação do modelo de condicionamento clássico de Pavlov aos seres humanos. O processo por meio do qual a reação de medo é desencadeada por estímulos semelhantes (todas as pessoas que usam uniformes brancos) é conhecido como **generalização de estímulos**.

Condicionamento operante

O foco do condicionamento operante é diferente do condicionamento clássico. Nesse último caso, o foco são as respostas comportamentais desencadeadas por

Sequência das operações de condicionamento:

1. ENC, --------→ RNC,
   ou estímulo não condicionado   ou resposta não condicionada
   (comer)   (salivação)

2. ENC, --------→ RC,
   ou estímulo não condicionado   ou resposta condicionada
   (ver um alimento)   (salivação)

3. EC, --------→ NR,
   ou estímulo condicionado   nenhuma resposta
   (som de campainha)   ou resposta não relacionada à salivação

4. ENC + EC, --------→ RC,
   ou estímulo não condicionado + estímulo condicionado   ou resposta condicionada
   (alimento)   (som de campainha)   (salivação)

5. EC, --------→ RC,
   ou estímulo condicionado   ou resposta condicionada
   (som de campainha)   (salivação)

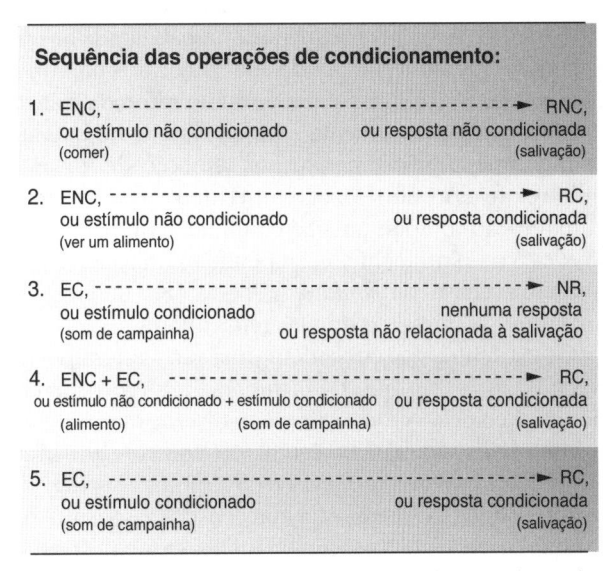

Figura 18.1 Modelo de condicionamento clássico de Pavlov.

Condicionamento clássico e generalização de estímulos

Sujeito: bebê de 6 meses
Sequência das operações de condicionamento:

1. EC, --------→ NR,
   ou estímulo condicionado   ou nenhuma reação
   (enfermeiro A em uniforme branco entra no quarto)

2. ENC, --------→ RNC,
   ou estímulo não condicionado   ou resposta não condicionada
   (enfermeiro A em uniforme branco aplica uma injeção)   (o bebê chora e agarra-se à mãe)

3. EC, --------→ RC,
   ou estímulo condicionado   ou reação condicionada
   (enfermeiro A em uniforme branco entra no quarto)   (o bebê chora e agarra-se à mãe)

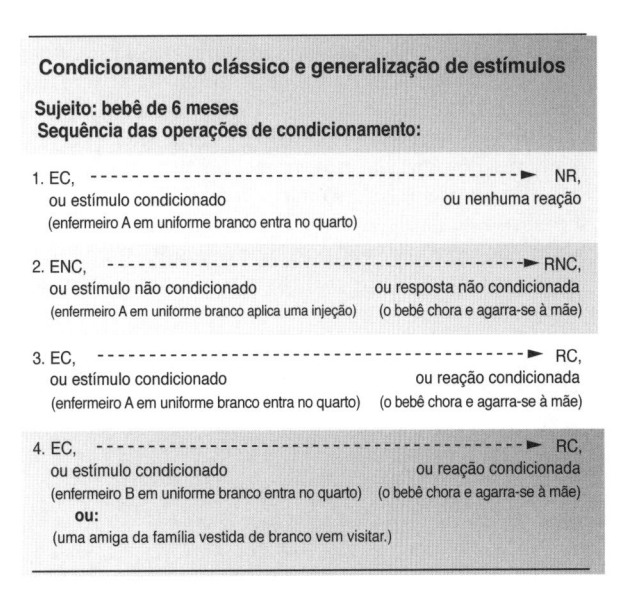

4. EC, --------→ RC,
   ou estímulo condicionado   ou reação condicionada
   (enfermeiro B em uniforme branco entra no quarto)   (o bebê chora e agarra-se à mãe)
   ou:
   (uma amiga da família vestida de branco vem visitar.)

Figura 18.2 Exemplos: condicionamento clássico e generalização de estímulos.

objetos ou eventos específicos. Com o condicionamento operante, as atenções também são voltadas para as consequências da reação comportamental.

O condicionamento operante foi introduzido por B. F. Skinner (1953), um psicólogo norte-americano cuja obra foi profundamente influenciada pela lei do efeito de Edward Thorndike (1911) – isto é, a ligação entre um estímulo e uma resposta é reforçada ou enfraquecida pelas consequências da reação. Para entender o conceito de condicionamento operante, é necessário definir alguns termos.

Conforme foi definido antes, estímulos são eventos ambientais que interagem com e influenciam o comportamento de um indivíduo. Os estímulos podem ocorrer antes ou depois de um comportamento. Um estímulo que se segue a um comportamento (ou reação) é descrito como *reforçador*, e a função é conhecida como *reforço*. Quando o estímulo reforçador aumenta a probabilidade de que o comportamento seja repetido, ele é referido como *reforçador positivo*, e a função é definida como **reforço positivo**. O **reforço negativo** aumenta a probabilidade de que um comportamento seja repetido por remoção de um estímulo reforçador indesejável. Um estímulo que se segue a uma reação comportamental e diminui a probabilidade de que o comportamento seja repetido é conhecido como **estímulo aversivo**, ou *punitivo*. A Tabela 18.1 descreve alguns exemplos desses estímulos reforçadores.

Os estímulos que precedem uma reação comportamental e preveem que determinado reforço ocorrerá são conhecidos como **estímulos discriminativos**. Os estímulos discriminativos estão sob controle do indivíduo. Ele consegue *distinguir* os estímulos e *escolher* de acordo com o tipo de reforço que venha a associar a um estímulo específico. A seguir, há um exemplo ilustrativo do conceito de discriminação:

EXEMPLO

A Sra. M., proveniente de uma instituição asilar de longa permanência, foi internada no hospital há 2 semanas. Ela não tem família e ninguém a visita, é muito solitária. Os enfermeiros A e B têm cuidado da Sra. M. a intervalos regulares durante sua internação no hospital. Quando se sente especialmente solitária, a Sra. M. chama o enfermeiro A ao seu quarto, porque ela aprendeu que este fica e conversa com ela por algum tempo, enquanto o enfermeiro B apenas atende às suas necessidades físicas e sai. Ela não chama mais o enfermeiro B quando precisa de apoio e conforto emocionais.

Depois de várias tentativas, a Sra. M. conseguiu discriminar os estímulos. Ela consegue prever com segurança que chamar o enfermeiro A (e não o B) resulta no reforço que ela deseja

CONCEITO FUNDAMENTAL
Terapia Comportamental
Uma modalidade de psicoterapia cujo objetivo é modificar padrões comportamentais inadaptativos, reforçando os comportamentos mais adaptativos.

Técnicas de modificação comportamental do paciente

Modelagem (*shaping*, em inglês)

Com a **modelagem** do comportamento de outra pessoa, são aplicados reforços com aproximações cada vez maiores da resposta desejável. Por exemplo, para estimular a fala de uma criança autista, o professor pode primeiramente recompensar a criança por (a) observar os lábios do professor, depois (b) emitir qualquer som imitando o professor e, por fim, (c) produzir sons semelhantes à palavra pronunciada pelo professor. Estudos demonstraram que a modelagem é uma técnica eficaz de modificação comportamental para que a criança realize tarefas que ainda não domina por completo, ou que não estão no repertório da criança (Souders et al., 2002).

Modelação (*modeling*, em inglês)

O termo **modelação** refere-se à aprendizagem de comportamentos novos por imitação do comportamento de outras pessoas. Modelos de conduta são indivíduos que têm qualidades ou habilidades que uma pessoa admira e deseja imitar. A modelação ocorre de várias formas. As crianças imitam os padrões comportamentais de seus pais, professores, amigos e outras pessoas. Assim como as crianças, os adultos modelam alguns de seus comportamentos a partir de pessoas que observam na TV e nos filmes. Infelizmente, a modelação pode levar a comportamentos adaptativos e inadaptativos também.

TABELA 18.1 Exemplos de estímulos reforçadores.

TIPO	ESTÍMULO	REAÇÃO COMPORTAMENTAL	ESTÍMULO REFORÇADOR
Positivo	Quarto sujo	A criança limpa seu quarto sujo.	A criança ganha uma recompensa por limpar o quarto.
Negativo	Quarto sujo	A criança limpa seu quarto sujo.	A criança não recebe bronca da mãe.
Aversivo	Quarto sujo	A criança não limpa seu quarto sujo.	A criança recebe bronca da mãe.

No contexto prático, os pacientes podem imitar os comportamentos dos profissionais encarregados de cuidar deles. Isso pode ocorrer de forma natural no ambiente da comunidade terapêutica, mas também ocorre durante uma sessão de terapia na qual o paciente observa um modelo demonstrando comportamentos apropriados em uma encenação (dramatização) do seu problema. Em seguida, o paciente recebe instruções para imitar os comportamentos do modelo em uma encenação semelhante e seu desempenho é reforçado positivamente quando a imitação é apropriada.

Princípio de Premack

Essa técnica, cujo nome originou-se de seu criador, estabelece que uma resposta que ocorre frequentemente (R_1) pode servir como reforço positivo para uma resposta (R_2) que ocorre com menos frequência (Premack, 1959). O **princípio de Premack** é colocado em prática permitindo que R_1 ocorra apenas depois de R_2. Isto é, para estimular mais determinado comportamento que um indivíduo não adota com muita frequência, cria-se uma situação na qual ele precisa demonstrar esse comportamento *antes* de ter permissão para fazer a "coisa divertida" que ele prefere. O comportamento preferido do indivíduo torna-se um reforço para efetuar a alteração comportamental desejada. Por exemplo, Jane tem 13 anos e tem negligenciado seus deveres de casa nas últimas semanas. Ela gasta muito tempo no celular, ligando para seus amigos. Com a aplicação do princípio de Premack, permitir que ela converse ao telefone com seus amigos pode servir como reforço positivo para concluir seus deveres de casa. A Figura 18.3 ilustra um esquema do princípio de Premack aplicado a esse caso.

Extinção

Extinção é a redução progressiva da frequência ou o desaparecimento de uma reação quando um reforço positivo é retirado. Um exemplo clássico dessa técnica é sua utilização com crianças que têm acessos de raiva. As birras continuam enquanto os pais derem atenção a elas, mas diminuem e frequentemente desaparecem quando eles apenas se afastam da criança e ignoram seu comportamento.

Contrato de contingência

No **contrato de contingência**, todas as partes envolvidas estabelecem um contrato. A alteração comportamental desejada e os reforçadores especificados por adotar este comportamento são estabelecidos explicitamente por escrito. As consequências negativas (ou punições) impostas por não cumprir os termos do contrato também são descritas. O contrato é específico quanto à forma como os reforçadores e as punições serão aplicados; contudo, é importante ser flexível, de forma que ocorram renegociações quando necessário.

Economia de fichas

Economia de fichas é um tipo de contrato de contingência no qual os reforçadores dos comportamentos desejados são apresentados na forma de *fichas*. Para executar essa técnica, é essencial determinar previamente os itens e as situações importantes para o paciente, que podem ser usados como reforçadores. Com essa modalidade de terapia, o paciente recebe fichas quando demonstra os comportamentos desejados, que depois podem ser trocadas por privilégios predefinidos. Por exemplo, um paciente pode conseguir "comprar" um lanche ou cigarros com 2 fichas, uma ida à loja de café ou à biblioteca por 5 fichas, ou até mesmo um passeio fora do hospital (se esta for uma possibilidade realista) por outra quantidade predefinida de fichas. O uso da economia de fichas foi desenvolvido na década de 1950 como estratégia para reforçar os comportamentos desejáveis de pacientes esquizofrênicos em internações de longa duração. Embora alguns estudos tenham demonstrado sua eficácia para reforçar comportamentos adaptativos, essa técnica caiu em desuso ao longo do tempo (Dickerson, Tenhula & Green-Paden, 2005). Uma revisão recente da técnica de economia de fichas (Doll, McLaughlin & Barretto, 2013) como estratégia de modificação comportamental enfatizou que a maioria dos estudos data de antes de 1990 e que ela pode ter aplicações significativas hoje em dia, com o advento de mais pesquisas sobre sua utilização nos contextos de prática terapêutica contemporânea.

Hora do intervalo (*time-out*, em inglês)

A técnica da **hora do intervalo** consiste em um estímulo aversivo ou uma punição, durante a qual o paciente é

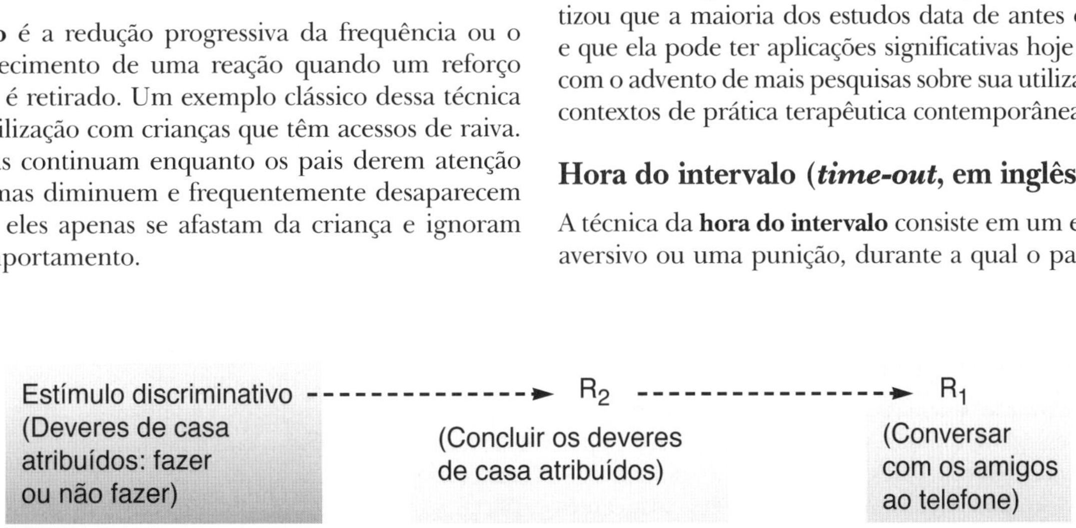

Estímulo discriminativo - - - - - - - - - - ▶ R_2 - - - - - - - - - - - - ▶ R_1
(Deveres de casa atribuídos: fazer ou não fazer) (Concluir os deveres de casa atribuídos) (Conversar com os amigos ao telefone)

Figura 18.3 Exemplo: princípio de Premack.

afastado do ambiente em que o comportamento inaceitável é adotado. Em geral, o paciente é isolado, de forma que não haja o reforço originado da atenção de outras pessoas.

Inibição recíproca

Também conhecida como *contracondicionamento*, a **inibição recíproca** reduz ou elimina um comportamento introduzindo outro mais adaptativo, mas que seja incompatível com o comportamento inaceitável (Wolpe, 1958). Um exemplo seria a introdução de exercícios de relaxamento para um paciente com fobia. O relaxamento é praticado quando o indivíduo está ansioso, de forma que, com o tempo, ele seja capaz de controlar a ansiedade em presença do estímulo fóbico realizando esses exercícios. Relaxamento e ansiedade são comportamentos incompatíveis.

Sensibilização explícita

Sensibilização explícita é um tipo de terapia de aversão, que traz consequências desagradáveis a um comportamento indesejável. Por exemplo, dissulfiram é um fármaco administrado aos indivíduos que desejam parar de beber. Quando ingerem álcool enquanto usam dissulfiram, eles têm sintomas como náusea intensa e vômitos, dispneia, palpitações e cefaleia. Em vez da sensação de euforia experimentada normalmente com a ingestão de álcool (reforço positivo para beber), o indivíduo recebe uma punição grave, cuja finalidade é extinguir o comportamento inaceitável (ingerir álcool).

Sensibilização encoberta

A **sensibilização encoberta** baseia-se na imaginação do indivíduo, em vez de em um fármaco capaz de provocar sintomas desagradáveis. A técnica fica sob controle do paciente e pode ser usada sempre e onde for necessária. O indivíduo aprende a imaginar cenas nauseantes e até mesmo a induzir uma sensação suave de náuseas por imaginação mental. Essa imagem mental é visualizada quando o indivíduo está prestes a sucumbir a um comportamento atrativo, mas indesejável. A técnica é mais eficaz quando combinada com exercícios de relaxamento, que são praticados em vez do comportamento indesejável. A vantagem principal da sensibilização encoberta é que o indivíduo não precisa adotar os comportamentos indesejáveis, mas simplesmente imaginá-los.

Dessensibilização sistemática

Dessensibilização sistemática é uma técnica usada para ajudar pessoas a superar seus medos provocados por um estímulo fóbico. A dessensibilização é "sistemática" porque existe uma hierarquia de eventos desencadeantes de ansiedade, ao longo dos quais o indivíduo progride durante a terapia. Um exemplo de hierarquia de eventos associados ao medo de elevadores poderia ser o seguinte:

1. Conversar sobre andar de elevador com o terapeuta.
2. Olhar para uma gravura de um elevador.
3. Caminhar por um saguão de um prédio e olhar os elevadores.
4. Apertar o botão para chamar o elevador.
5. Entrar no elevador com uma pessoa de confiança; sair antes que as portas fechem.
6. Entrar no elevador com uma pessoa de confiança. Esperar as portas fecharem, depois abri-las e sair.
7. Subir um andar com uma pessoa confiável, depois descer de escada.
8. Subir um andar com uma pessoa confiável e descer de elevador.
9. Andar de elevador sozinho.

À medida que o indivíduo tenta cada uma dessas etapas, ele também pratica exercícios de relaxamento como comportamento antagonista para a ansiedade. Em geral, as técnicas de dessensibilização são usadas no contexto terapêutico, no qual o paciente é instruído a praticar exercícios de relaxamento. Depois de conseguir relaxamento, o paciente usa a imaginação mental para visualizar a sequência hierárquica descrita pelo terapeuta. Se o paciente ficar ansioso, o terapeuta sugere novamente exercícios de relaxamento e propõe uma cena que está em um nível mais baixo da hierarquia. A terapia continua até que o indivíduo consiga progredir por toda a hierarquia com ansiedade controlável. Os efeitos do relaxamento combinados com estímulos imaginários que provocam ansiedade são transferidos à situação real quando o paciente alcançar relaxamento suficiente para suprimir ou inibir as reações à ansiedade (Ford-Martin, 2005). Entretanto, alguns pacientes não conseguem extinguir reações fóbicas por meio da imaginação. Para esses pacientes, pode ser necessária uma *dessensibilização na vida real*. Nesses casos, o terapeuta pode providenciar para que o paciente seja exposto à hierarquia de etapas do processo de dessensibilização, mas em situações da vida real. Os exercícios de relaxamento podem ou não fazer parte da dessensibilização na vida real.

Inundação (*flooding*, em inglês)

Essa técnica, às vezes chamada de *terapia implosiva*, também é usada para dessensibilizar indivíduos aos estímulos fóbicos. Ela difere da dessensibilização sistemática em que, em vez de trabalhar com uma hierarquia de estímulos que provocam ansiedade, o indivíduo é "inundado" com uma apresentação ininterrupta (por meio da imaginação mental) do estímulo fóbico, até que este não provoque mais ansiedade. A **inundação** parece produzir resultados mais rápidos que a dessensibilização sistemática; contudo, alguns terapeutas relatam alterações comportamentais mais duradouras com a dessensibilização sistemática. Também foram suscitadas algumas dúvidas quanto à ética de estimular um paciente a sentir medo e desconforto psicológico prolongados; e, por essa mesma

Estudo de caso

Este exemplo enfatiza os cuidados prestados no ambiente hospitalar, mas essas intervenções podem ser adaptadas e são aplicáveis a diversos contextos de atenção à saúde, inclusive hospitalização parcial, clínica ambulatorial comunitária, saúde domiciliar e prática particular.

AVALIAÇÃO

Pedro, de 8 anos de idade, foi internado na unidade psiquiátrica de um centro médico universitário depois da avaliação realizada por um psiquiatra infantil. Seus pais, Tom e Débora, estão em um impasse, e seu casamento está ameaçado por causa dos conflitos constantes acerca do comportamento de seu filho em casa e na escola. Tom reclama muito que a esposa é excessivamente permissiva com seu filho. Ele relata que Pedro discute e tem acessos de raiva e insiste em continuar em seus jogos, livros e TV sempre que Débora o coloca para dormir, de forma que, todas as noites, o horário de deitar às 20h30 é postergado até 22h30 ou ainda mais. Além disso, é frequente que Débora prepare quatro ou cinco pratos diferentes para o jantar de seu filho, depois que este insiste teimosamente em não comer o que lhe foi preparado. Na escola, vários professores queixaram-se de que a criança é teimosa e questionadora, sempre causa confusão na sala de aula e recusa-se a seguir as regras estabelecidas.

Quando interrogados pelo enfermeiro psiquiatra quanto a outros comportamentos inadaptativos, como destruição de propriedade, roubo, mentira ou comportamento incendiário, os pais negaram que tinham problemas com isso. Durante a entrevista, Pedro sentou-se tranquilamente sem interromper. Ele respondeu às perguntas que lhe foram dirigidas com respostas sucintas e tentou esclarecer os problemas descritos por seus pais e relatados por seus professores. O enfermeiro realizou uma avaliação para excluir história de trauma como explicação alternativa para o comportamento da criança e não havia evidências de trauma na história de Pedro.

Durante os primeiros 3 dias na unidade, foram efetuadas as seguintes avaliações:

1. Pedro perde o controle quando as coisas não saem como ele quer. Ele grita, bate os pés com força no chão e, algumas vezes, chuta os móveis.
2. Pedro recusa-se a seguir as ordens dadas pelos membros da equipe. Ele simplesmente responde: "Não, não vou fazer.".
3. Pedro gosta de adotar comportamentos que perturbam a equipe e outras crianças: arrotar alto, raspar o quadro-negro com as unhas de suas mãos, fazer barulho intenso quando outras crianças tentam assistir à TV ou abrir a boca quando ela está cheia de comida.
4. Pedro acusa outras pessoas quando comete algum erro. Ele derramou leite na hora do almoço, quando correu para pegar um lugar específico, que ele sabia ter sido escolhido por Lucas. Ele acusou Lucas pelo acidente, dizendo: "Por culpa dele eu derramei o leite! Ele me fez tropeçar!".

Depois de concluir as primeiras avaliações, o psiquiatra chegou ao diagnóstico de transtorno desafiador-opositivo.

DIAGNÓSTICOS/DEFINIÇÃO DOS RESULTADOS ESPERADOS

Os diagnósticos de enfermagem e os critérios de resultado para o paciente Pedro foram os seguintes:

DIAGNÓSTICOS DE ENFERMAGEM	CRITÉRIOS DE RESULTADO
Falta de adesão à terapia.	Pedro participa e coopera durante as atividades terapêuticas.
Enfrentamento defensivo.	Pedro assume responsabilidade por seus próprios comportamentos e interage com outras pessoas sem ficar defensivo.
Interação social prejudicada.	Pedro interage com a equipe e com as outras crianças da unidade, adotando comportamentos aceitáveis e apropriados à sua idade.

PLANEJAMENTO/EXECUÇÃO

O enfermeiro do setor de admissão e outros membros da equipe terapêutica elaboraram um contrato de atendimento a Pedro. O contrato estava baseado em um sistema de economia de fichas. Ele conversou com o enfermeiro quanto aos tipos de privilégio que gostaria de ter:

- Ganhar um balde de pipocas para o lanche (2 fichas)
- Assistir à TV por 30 min (5 fichas)
- Ficar acordado até mais tarde nas noites de sexta-feira com outros pacientes (7 fichas)
- Jogar videogames (3 fichas)
- Sair para passear com o enfermeiro até uma loja de presentes e gastar parte do seu dinheiro (8 fichas)
- Sair para participar das atividades de recreação terapêutica fora do hospital, inclusive cinema, zoológico e piqueniques (10 fichas).

As fichas seriam dadas como recompensa aos comportamentos apropriados:

- Levantar da cama quando o enfermeiro chama (1 ficha)
- Vestir a roupa para tomar o café da manhã (1 ficha)
- Participar de todas as refeições de forma apropriada: sem gritar, arrotar, abrir a boca cheia de comida, jogar alimento nos outros; ficando em sua cadeira durante a refeição e colocando sua bandeja no lugar apropriado depois de terminar a refeição (2 fichas × 3 refeições = 6 fichas)
- Concluir as atividades de higiene pessoal (1 ficha)
- Aceitar a responsabilidade pelos próprios erros (1 ficha)
- Não brigar, não usar linguajar obsceno e não "desrespeitar" a equipe (1 ficha)
- Ficar quieto enquanto outros assistem à TV (1 ficha)
- Participar e não perturbar as reuniões da unidade e as sessões de terapia em grupo (2 fichas)
- Não ter acessos de raiva ou birra (1 ficha)
- Seguir as regras da unidade (1 ficha)
- Levantar da cama na hora designada, sem oposição (1 ficha).

As fichas seriam entregues na hora de deitar, contanto que os comportamentos indesejáveis não ocorressem durante o dia. Por exemplo, se Pedro não tivesse acessos de raiva ou birra durante o dia, ele receberia 1 ficha. Do mesmo modo, se tivesse um acesso de raiva (ou adotasse outro comportamento indesejável), ele deveria devolver o número de fichas designadas para aquele comportamento.

(continua)

> **Estudo de caso** (*continuação*)
>
> Nenhuma outra consideração seria dada aos comportamentos inadequados, com exceção de não ganhar ou ter de pagar as fichas.
>
> **EXCEÇÃO:** Se Pedro estivesse recebendo reforço de seus companheiros por seus comportamentos inadequados, a equipe teria a opção de impor "hora do intervalo" ou isolamento, até que o comportamento desaparecesse.
>
> O contrato pode ser negociado a qualquer tempo entre Pedro e a equipe. Outros privilégios ou responsabilidades podem ser acrescentados, na medida em que surjam e sejam considerados apropriados.
>
> Todos os membros da equipe são consistentes com os termos do contrato e não permitem que Pedro os manipule. Não existem exceções sem renegociação do contrato.
>
> **NOTA:** Os pais encontram-se periodicamente com o gerenciador do caso, que também faz parte da equipe terapêutica. Nessas ocasiões, são discutidas técnicas de criação eficazes, assim como outros problemas detectados na relação conjugal. As instruções dos pais são coordenadas com o padrão de modificação comportamental que Pedro está realizando na unidade psiquiátrica. Também é enfatizada a importância de "dar continuidade", além de estimular que os pais se mantenham unidos no processo de disciplina de Pedro. Os comportamentos opositivos são facilitados quando há divisão nas decisões do casal.
>
> **REAVALIAÇÃO**
>
> A reavaliação é realizada para determinar se as intervenções de enfermagem foram bem-sucedidas para alcançar os objetivos dos cuidados prestados ao paciente. A reavaliação pode ser facilitada ao reunir informações com base nas seguintes perguntas:
>
> - Pedro participa e colabora durante as atividades terapêuticas?
> - Ele segue as regras da unidade (inclusive horários das refeições, higiene pessoal e hora de deitar) sem oposição?
> - Pedro assume responsabilidade por seus erros?
> - Ele consegue concluir uma tarefa sem se tornar defensivo?
> - Ele evita interromper outras pessoas enquanto elas falam e não faz barulho quando se espera que haja silêncio?
> - Pedro evita as tentativas de manipular a equipe?
> - Ele consegue expressar raiva adequadamente, sem acessos de raiva ou birra?
> - Ele demonstra comportamento aceitável nas interações com seus companheiros?

razão, alguns pacientes podem preferir evitar esse tipo de terapia. A inundação é contraindicada aos pacientes nos quais a ansiedade intensa possa ser perigosa, como os pacientes cardiopatas ou que demonstrem adaptação psicológica precária (Sadock, Sadock & Ruiz, 2015).

Papel do enfermeiro na terapia comportamental

O processo de enfermagem é o instrumento usado para prestar cuidados de enfermagem aos pacientes que necessitam de ajuda para modificar seu comportamento. As etapas do processo de enfermagem estão ilustradas no seguinte estudo de caso.

Resumo e pontos fundamentais

- O pressuposto básico da terapia comportamental é que comportamentos problemáticos ocorrem quando houve aprendizagem inadequada e, deste modo, eles podem ser corrigidos quando são oferecidas experiências de aprendizagem adequadas
- Os antecedentes dos princípios atuais da terapia comportamental são atribuídos em grande parte aos experimentos laboratoriais de Pavlov e Skinner
- Pavlov descreveu primeiramente um processo que veio a ser conhecido como *condicionamento clássico*
- Em suas experiências com animais de laboratório, Pavlov demonstrou que um estímulo neutro poderia desencadear uma resposta condicionada quando era acompanhado de um estímulo não condicionado. Pavlov considerou que a resposta condicionada era uma reação aprendida e nova
- Em seu modelo de condicionamento operante, Skinner também deu atenção às consequências da resposta como abordagem à aprendizagem de novos comportamentos
- Skinner acreditava que a conexão entre um estímulo e uma resposta era reforçada ou enfraquecida pelas consequências da resposta
- Existem várias técnicas usadas para modificar o comportamento do paciente, inclusive:
  - Modelagem: técnica por meio da qual são aplicados reforços como aproximações progressivamente mais próximas da resposta desejada
  - Modelação: aprendizagem de comportamentos novos por imitação do comportamento de outras pessoas
  - Princípio de Premack: conceito que propõe que uma resposta frequente pode servir como reforço positivo para outra resposta que ocorre com menos frequência
  - Extinção: redução gradativa da frequência ou desaparecimento de uma resposta quando o reforço positivo é retirado
  - Contrato de contingência: contrato especificando uma determinada alteração comportamental e os reforços oferecidos para estimular o indivíduo a adotar os comportamentos desejados
  - Economia de fichas: tipo de contrato de contingência, no qual os reforços dos comportamentos desejados são oferecidos na forma de fichas

- Hora do intervalo (*time-out*): estímulo aversivo ou punição, durante o qual o paciente é afastado do ambiente em que está demonstrando um comportamento inaceitável
- Inibição recíproca: técnica usada para reduzir ou eliminar um comportamento introduzindo outro mais adaptativo, que seja incompatível com o comportamento inaceitável
- Sensibilização explícita: tipo de terapia aversiva que produz consequências desagradáveis por um comportamento indesejável
- Sensibilização encoberta: baseada na imaginação do indivíduo para provocar consequências desagradáveis para comportamentos indesejáveis
- Dessensibilização sistemática: técnica usada para superar fobias, na qual há uma hierarquia de eventos geradores de ansiedade, pela qual o paciente precisa passar
- Inundação (também conhecida como *terapia implosiva*): usada para dessensibilizar pacientes aos estímulos fóbicos "inundando-os" com a apresentação contínua (por imaginação mental) dos estímulos fóbicos, até que não mais provoquem ansiedade
- Os enfermeiros podem usar as técnicas de terapia comportamental para ajudar seus pacientes a modificar padrões comportamentais inadaptativos
- O processo de enfermagem é uma abordagem sistematizada usada para direcionar os cuidados prestados aos pacientes que necessitam desse tipo de ajuda.

Questões de revisão

Escolha a resposta mais adequada para cada uma das perguntas a seguir.

1. Um estímulo reforçador positivo:
   a. Aumenta a probabilidade de que um comportamento seja repetido.
   b. Reduz a probabilidade de que um comportamento seja repetido.
   c. Não tem qualquer influência na modificação de um comportamento.
   d. Sempre resulta em comportamento aceitável.

2. Um estímulo reforçador negativo:
   a. Aumenta a probabilidade de que um comportamento seja repetido.
   b. Reduz a probabilidade de que um comportamento seja repetido.
   c. Não tem qualquer influência na modificação de um comportamento.
   d. Sempre resulta em comportamento inaceitável.

3. Um estímulo aversivo ou punitivo:
   a. Aumenta a probabilidade de que um comportamento seja repetido.
   b. Reduz a probabilidade de que um comportamento seja repetido.
   c. Não tem qualquer influência na modificação de um comportamento.
   d. Sempre resulta em comportamento inaceitável.

Exemplo clínico: B. J. saiu com seus amigos e perdeu a hora de voltar para casa. Ele sabe que sua esposa ficará zangada e gritará com ele por ter chegado tarde. Na volta para casa, ele para em uma floricultura e compra uma dúzia de rosas para a esposa. As Questões 4, 5 e 6 estão relacionadas a esse exemplo.

4. Qual dos seguintes comportamentos é um reforço positivo fornecido pela esposa?
   a. Ela o recebe na porta, aceita as rosas e não diz nada mais quanto ao atraso do marido.
   b. Ela o recebe na porta, grita dizendo que ele está atrasado e o obriga a passar a noite no sofá.
   c. Ela o recebe na porta, demonstra que gostou das rosas e o beija no rosto.
   d. Ela o recebe na porta e diz: "Como você faz isso? Você sabe que sou alérgica a rosas!".

5. Qual dos seguintes comportamentos é um reforço negativo fornecido pela esposa?
   a. Ela o recebe na porta, aceita as rosas e não diz nada mais quanto ao atraso do marido.
   b. Ela o recebe na porta, grita dizendo que ele está atrasado e o obriga a passar a noite no sofá.
   c. Ela o recebe na porta, demonstra que gostou das rosas e o beija no rosto.
   d. Ela o recebe na porta e diz: "Como você faz isso? Você sabe que sou alérgica a rosas!".

6. Qual dos seguintes comportamentos é um reforço aversivo fornecido pela esposa?
   a. Ela o recebe na porta, aceita as rosas e não diz nada mais quanto ao atraso do marido.
   b. Ela o recebe na porta, grita dizendo que ele está atrasado e o obriga a passar a noite no sofá.
   c. Ela o recebe na porta, demonstra que gostou das rosas e o beija no rosto.
   d. Ela o recebe na porta e diz: "Como você faz isso? Você sabe que sou alérgica a rosas!".

(continua)

Questões de revisão (continuação)

7. Sandra tem 14 anos e passa muitas horas depois das aulas assistindo à TV. Ela praticamente parou de praticar lições de piano. Os pais de Sandra pedem um conselho sobre como poderiam estimular a filha a praticar mais. O enfermeiro acha que o princípio de Premack pode ser útil. Qual das seguintes opções ele deve sugerir aos pais de Sandra?
    a. Dizer aos pais de Sandra para recompensá-la todas as vezes que praticar as lições de piano, mesmo que seja por apenas 5 min.
    b. Dizer aos pais de Sandra para ignorar esse comportamento porque, por fim, ela começará a praticar as lições de piano por conta própria.
    c. Dizer aos pais de Sandra para firmar um contrato com a filha, detalhando as consequências que virão se ela não praticar as lições de piano.
    d. Dizer aos pais de Sandra para explicar à filha que ela pode assistir à TV apenas depois de ter praticado lições de piano por uma hora.

8. Júlia tem medo de cães. Para ajudá-la a superar esse medo, o terapeuta usa a técnica de dessensibilização sistemática. Coloque as seguintes etapas na sequência que o terapeuta deve usar.
    a. Olhar para um cão de verdade.
    b. Olhar para um cão de pelúcia.
    c. Acariciar um cão de verdade.
    d. Acariciar um cão de pelúcia.
    e. Passar perto de um cão de verdade.
    f. Olhar para uma gravura de um cão.

Bibliografia

Dickerson, F.B., Tenhula, W.N., & Green-Paden, L.D. (2005). The token economy for schizophrenia: Review of the literature and recommendations for future research. *Schizophrenia Research*, 75(2-3), 405-416. doi:10.1016/j.schres.2004.08.026

Doll, C., McLaughlin, T. F., & Barretto, A. (2013). The token economy: A recent review and evaluation. *International Journal of Basic and Applied Science*, 2(1), 131-149.

Ford-Martin, P.A. (2005). Behavioral therapy. *Gale Encyclopedia of Public Health*. Retrieved from www.healthline.com/galecontent/behavioral-therapy

Sadock, B.J., Sadock, V.A., & Ruiz, P. (2015). *Synopsis of psychiatry: Behavioral sciences/clinical psychiatry* (11th ed.). Philadelphia: Wolters Kluwer.

Souders, M.C., DePaul, D., Freeman, K.G., & Levy, S.E. (2002). Caring for children and adolescents with autism who require challenging procedures. *Pediatric Nursing*, 28(6), 555-564.

Leitura sugerida

Pavlov, I.P. (1927). *Conditioned reflexes*. London: Oxford University Press.

Premack, D. (1959). Toward empirical behavior laws: I. Positive reinforcement. *Psychological Review*, 66(4), 219-233. doi:http://dx.doi.org/10.1037/h0040891

Skinner, B.F. (1938). *The behavior of organisms*. New York: Appleton-Century-Crofts.

Skinner, B.F. (1953). *Science and human behavior*. New York: Macmillan.

Thorndike, E.L. (1911). *Animal intelligence*. New York: Macmillan.

Wolpe, J. (1958). *Psychotherapy by reciprocal inhibition*. Stanford, CA: Stanford University Press.

Terapia Cognitiva 19

TÓPICOS DO CAPÍTULO

- Aspectos históricos
- Indicações da terapia cognitiva
- Objetivos e princípios da terapia cognitiva
- Conceitos básicos
- Técnicas de terapia cognitiva
- Papel do enfermeiro na terapia cognitiva
- Resumo e pontos fundamentais
- Questões de revisão

CONCEITOS FUNDAMENTAIS

Cognitivo
Terapia cognitiva

TERMOS-CHAVE

- Abstração seletiva
- Amplificação
- Decatastrofização
- Diálogo socrático
- Distração
- Esquemas
- Hipergeneralizações
- Inferência arbitrária
- Minimização
- Pensamento catastrófico
- Pensamento dicotômico
- Pensamentos automáticos
- Personalização

OBJETIVOS
Após ler este capítulo, o estudante será capaz de:

1. Descrever as perspectivas históricas da terapia cognitiva.
2. Entender as diversas indicações da terapia cognitiva.
3. Descrever os objetivos, princípios e conceitos básicos da terapia cognitiva.
4. Descrever várias técnicas de terapia cognitiva.
5. Aplicar as técnicas de terapia cognitiva ao contexto do processo de enfermagem.

EXERCÍCIOS
Leia o capítulo e responda às seguintes perguntas:

1. Defina pensamentos automáticos.
2. Por que os pensamentos automáticos são problemáticos para algumas pessoas?
3. Quais são os três componentes principais da terapia cognitiva?
4. João submeteu seu projeto de uma casa a alguns possíveis clientes. Eles pediram algumas alterações. João pensou: "Sou um péssimo arquiteto!". Qual pensamento automático essa afirmação representa?

Wright, Thase e Beck (2008) afirmaram:

> A fala de Epíteto em *Enchiridion*: "As pessoas ficam perturbadas, não pelas coisas, mas pela imagem que formam destas" captura a essência do conceito de que nossas ideias ou pensamentos controlam nossa vida emocional. (p. 1.212).

Esse conceito constitui o fundamento sobre o qual se firma o modelo cognitivo. Em terapia cognitiva, o terapeuta usa vários métodos para alterar o pensamento e o sistema de crenças do paciente, na tentativa de desencadear mudanças comportamentais e emocionais duradouras (Beck, 1995). Cognições distorcidas constituem a base de muitos transtornos emocionais, mentais e comportamentais: com frequência, os pacientes com depressão parecem ser consumidos por pensamentos acerca de si próprios e de como as outras pessoas os veem; pacientes com transtornos de ansiedade comumente são perturbados por pensamentos quanto a eventos passados ou ao futuro; pacientes com transtornos de personalidade em geral se debatem com pensamentos maladaptativos acerca de seus relacionamentos com outras pessoas; e assim por diante. Ajudar os pacientes a mudar a forma como pensam realmente poderia melhorar seu humor e comportamento?

Existem muitas evidências de que isso seja possível (Brenes et al., 2015; Brent et al., 2015; Guille et al., 2015; Rohan et al., 2015; Weck & Neng, 2015).

Este capítulo descreve o desenvolvimento histórico do modelo cognitivo, define os objetivos dessa terapia e detalha várias técnicas de abordagem cognitiva. Além disso, também há uma descrição do papel do enfermeiro na aplicação das técnicas de terapia cognitivo-comportamental aos seus pacientes.

NOTA: Embora neste texto os conceitos sejam apresentados de forma separada por motivos de clareza, os procedimentos de terapia cognitiva frequentemente são combinados com as técnicas de modificação comportamental e são conhecidos como *terapia cognitivo-comportamental* (TCC).

> **CONCEITO FUNDAMENTAL**
> **Cognitivo**
> Relacionado aos processos mentais de pensamento e raciocínio.

Aspectos históricos

A terapia cognitiva tem suas raízes nas pesquisas sobre depressão realizadas no início da década de 1960 por Aaron Beck (1963, 1964). Beck havia sido treinado na visão psicanalítica de Freud sobre a depressão como "raiva voltada para si mesmo". Em suas pesquisas clínicas, Beck começou a observar um tema comum de processamento cognitivo negativo dos pensamentos e sonhos dos seus pacientes deprimidos (Beck & Weishaar, 2011).

Alguns teóricos partiram desse ponto e expandiram o conceito original de Beck. O tema comum é a rejeição da escuta passiva usada em psicanálise em favor de diálogos ativos e diretos com os pacientes (Beck & Weishaar, 2011). O trabalho dos terapeutas comportamentais contemporâneos também influenciou a evolução da terapia cognitiva. As técnicas comportamentais como expectativa de reforço e modelagem estão baseadas em processos cognitivos. Lazarus e Folkman (1984), cujas premissas acerca da *apreciação pessoal* e *enfrentamento* moldam a estrutura conceitual deste livro, também contribuíram substancialmente para a abordagem da terapia cognitiva. O modelo da terapia cognitiva está baseado na cognição do indivíduo ou, mais especificamente, na apreciação cognitiva pessoal de um evento e as emoções e os comportamentos resultantes. A personalidade – que certamente influencia nossa apreciação cognitiva de um evento – é considerada moldável pela interação entre predisposição inata e ambiente (Beck, Davis & Freeman, 2015). Embora alguns tipos de terapia possam estar voltados para a melhoria das estratégias de enfrentamento ou adaptabilidade da reação comportamental, a terapia cognitiva tem como meta modificar as cognições distorcidas acerca de uma situação. Como comportamentos e emoções estão diretamente relacionados aos pensamentos, essa abordagem pressupõe que comportamentos e emoções possam ser modificados como resultado da alteração da forma como um indivíduo pensa.

> **CONCEITO FUNDAMENTAL**
> **Terapia cognitiva**
> Terapia cognitiva é um tipo de psicoterapia baseada no conceito de processamento mental patológico. O foco terapêutico é a modificação das cognições distorcidas e dos comportamentos maladaptativos.

Indicações da terapia cognitiva

Originalmente, a terapia cognitiva foi desenvolvida para tratar depressão, mas hoje é utilizada também para tratar uma gama ampla de transtornos emocionais. Além da depressão, a terapia cognitiva pode ser usada nas seguintes condições clínicas: transtorno do pânico, transtorno de ansiedade generalizada, fobia social, transtorno obsessivo-compulsivo, transtorno do estresse pós-traumático, transtornos alimentares, dependência química, transtornos de personalidade, esquizofrenia, conflitos entre casais, transtorno bipolar, transtornos de ansiedade patológica e transtorno de somatização. Os defensores da terapia cognitiva sugerem que a ênfase da terapia deve ser variada e individualizada de acordo com cada paciente e seu diagnóstico, sintomas e nível de funcionamento específicos (Beck, 1995; Sadock, Sadock & Ruiz, 2015; Wright et al., 2008).

Objetivos e princípios da terapia cognitiva

Beck e colaboradores (1987) definiram os objetivos da terapia cognitiva da seguinte forma:

O paciente:
1. Monitora seus pensamentos automáticos negativos.
2. Reconhece as conexões entre cognição, afeto e comportamento.
3. Examina as evidências contra e a favor dos pensamentos automáticos distorcidos.
4. Substitui essas cognições distorcidas por interpretações mais realistas.
5. Aprende a identificar e alterar as crenças disfuncionais que o predispõem às experiências distorcidas.

A terapia cognitiva é altamente estruturada e tem curta duração – cerca de 12 a 16 semanas (Beck & Weishaar, 2011). Sadock e colaboradores (2015) sugeriram que, quando um paciente não melhora ao final de 25 semanas de terapia, ele deva ser reavaliado quanto ao seu diagnóstico. Embora a terapia deva ser individualizada, os princípios enumerados a seguir embasam a terapia cognitiva de todos os pacientes (Beck, 1995).

Princípio 1. A terapia cognitiva baseia-se em uma formulação sempre mutável do paciente e de seus problemas em termos cognitivos. O terapeuta identifica o evento que desencadeou a cognição distorcida. Os padrões de pensamento atuais, que servem para manter os comportamentos problemáticos, são então revisados. Em seguida, o terapeuta faz algumas suposições quanto a determinados processos de desenvolvimento e padrões persistentes da avaliação cognitiva que possam ter predisposto o paciente às reações emocionais e comportamentais específicas.

Princípio 2. A terapia cognitiva baseia-se em uma aliança terapêutica sólida. Para que a terapia cognitiva seja bem-sucedida, deve existir uma relação de confiança entre o terapeuta e o paciente. O terapeuta precisa transmitir calor humano, empatia, cuidado e consideração positiva genuína. O desenvolvimento de um relacionamento de trabalho entre terapeuta e paciente é um processo individual e pacientes com diversos transtornos necessitam de graus variados de esforço para estabelecer essa aliança terapêutica.

Princípio 3. A terapia cognitiva enfatiza colaboração e participação ativa. A ênfase é voltada ao trabalho colaborativo entre terapeuta e paciente. Eles decidem juntos o que trabalhar em cada sessão, com que frequência devem encontrar-se e quais atribuições de "trabalho de casa" devem ser concluídas entre as sessões.

Princípio 4. A terapia cognitiva é orientada por metas e focada em problemas. No início da terapia cognitiva, o paciente é encorajado a reconhecer o que ele percebe como problema (ou problemas). Com a ajuda do terapeuta, são estabelecidas metas como resultados da terapia. O terapeuta ajuda o paciente a solucionar seus problemas à medida que este reconhece e corrige suas distorções de pensamento.

Princípio 5. A terapia cognitiva enfatiza inicialmente o presente. A resolução das situações angustiantes baseadas no presente em geral resulta na atenuação dos sintomas. Por essa razão, é mais benéfico iniciar com problemas atuais e postergar a mudança de foco para o passado até que: (1) o paciente expresse desejo de fazê-lo, (2) o trabalho com os problemas atuais acarrete pouca ou nenhuma alteração ou (3) o terapeuta decida que é importante determinar como se originaram os pensamentos disfuncionais que afetam a forma atual de pensar do paciente.

Princípio 6. A terapia cognitiva é educativa, tem como objetivo ensinar o paciente a ser seu próprio terapeuta e enfatiza a prevenção de recaídas. Desde o início da terapia, o paciente é instruído quanto à natureza e à evolução do seu transtorno ou distúrbio, quanto ao modelo cognitivo (*i. e.*, como os pensamentos influenciam as emoções e o comportamento) e quanto ao processo de terapia cognitiva. O paciente aprende a estabelecer metas, planejar alteração comportamental e intervir a seu próprio benefício.

Princípio 7. A terapia cognitiva tem como objetivo ter duração limitada. Em geral, os pacientes são atendidos toda semana por alguns meses e, em seguida, em algumas sessões quinzenais e, depois, possivelmente, em algumas sessões mensais. Alguns pacientes desejam sessões de "reforço" periódicas depois de alguns meses.

Princípio 8. As sessões de terapia cognitiva são estruturadas. Cada sessão tem uma estrutura predefinida que inclui: (1) revisar como foi a semana do paciente, (2) estabelecer em conjunto a agenda da próxima sessão, (3) revisar a sessão da semana anterior, (4) revisar o "trabalho de casa" da semana anterior, (5) conversar sobre os itens da agenda da semana corrente, (6) definir o "trabalho de casa" da próxima semana e (7) resumir a sessão da semana corrente. Esse formato foca a atenção nos itens importantes para aproveitar ao máximo o tempo de terapia.

Princípio 9. A terapia cognitiva ensina o paciente a identificar, avaliar e reagir aos seus pensamentos e suas crenças disfuncionais. Por meio de questionamento gentil e revisão dos dados, o terapeuta ajuda o paciente a identificar seus pensamentos disfuncionais, avaliar a validade desses pensamentos e elaborar um plano de ação. É possível conseguir isso ajudando o paciente a examinar as evidências que apoiam ou contradizem a exatidão do pensamento, em vez de questionar ou confrontar diretamente a crença.

Princípio 10. A terapia cognitiva usa várias técnicas para mudar pensamento, humor e comportamento. Técnicas de diversas modalidades de terapia podem ser usadas na estrutura da terapia cognitiva. A ênfase da terapia é voltada para o transtorno específico do paciente e dirigida à modificação das cognições disfuncionais, que contribuem para o comportamento inadaptativo associado ao seu problema. Nas seções subsequentes deste capítulo estão descritos exemplos de transtornos e pensamentos disfuncionais para os quais a terapia cognitiva pode ser benéfica.

Conceitos básicos

Wright e colaboradores (2008) afirmaram: "O foco geral da terapia cognitiva é que as reações emocionais são altamente dependentes das avaliações cognitivas quanto ao significado dos estímulos ambientais" (p. 1.213). Os conceitos básicos são **pensamentos automáticos** e **esquemas** (ou crenças nucleares).

Pensamentos automáticos

Pensamentos automáticos são os que ocorrem rapidamente em resposta a uma situação, sem qualquer análise racional anterior. Em geral, esses pensamentos são negativos e baseados em lógica equivocada. Beck e colaboradores (1987) chamaram esses pensamentos de *erros cognitivos*. A seguir, há alguns exemplos de erros cognitivos comuns:

Inferência arbitrária. Com o tipo de erro cognitivo conhecido como **inferência arbitrária**, o indivíduo chega automaticamente a uma conclusão quanto a um incidente sem que os fatos a apoiem ou mesmo apesar das evidências contrárias.

> **EXEMPLO**
>
> Há 2 meses, a Sra. B. enviou um presente de casamento para a filha de uma amiga de longa data. Ela ainda não recebeu agradecimento pelo presente. A Sra. B. pensa: "Certamente acham que eu tenho mau gosto.".

Hipergeneralização (pensamento absolutista). Conclusões genéricas são **hipergeneralizações** baseadas em um incidente – um tipo de pensamento de "tudo ou nada".

> **EXEMPLO**
>
> Fábio submeteu um artigo para publicação em uma revista de enfermagem, mas o trabalho foi rejeitado. Fábio pensa: "Nenhuma revista jamais terá interesse em qualquer coisa que eu escreva.".

Pensamento dicotômico. Um indivíduo que trabalha com **pensamento dicotômico** percebe as situações em termos de "tudo ou nada", "preto ou branco", "boas ou más".

> **EXEMPLO**
>
> Fábio submeteu um artigo para publicação em uma revista de enfermagem e o editor devolveu o trabalho e pediu para ele reescrever algumas partes. Fábio pensa: "Não sou um bom escritor", em vez de reconhecer que a revisão é uma etapa comum do processo de publicação.

Abstração seletiva. **Abstração seletiva** (algumas vezes descrita como *filtro mental*) é uma conclusão baseada unicamente em determinada parte da evidência. Em geral, a parte selecionada é uma evidência negativa, ou que o indivíduo considera como fracasso, em vez de qualquer êxito alcançado.

> **EXEMPLO**
>
> Jaqueline acabou de concluir o ensino médio com coeficiente de rendimento de 9,78 de um total de 10,00 e conseguiu uma bolsa de estudos em uma grande universidade perto de sua casa. Ela era ativa nos esportes e nas atividades acadêmicas e bem-aceita por seus colegas. Contudo, está muito deprimida e não para de pensar no fato de que não conseguiu bolsa para uma universidade da prestigiada Ivy League, para a qual também se candidatou.

Amplificação. **Amplificação** é exagerar o significado negativo de um evento.

> **EXEMPLO**
>
> Nanci ouviu dizer que sua colega de trabalho está organizando um coquetel para o fim de semana e não a convidou. Nanci pensa: "Ela não gosta de mim.".

Minimização. **Minimização** é desvalorizar o significado positivo de um evento.

> **EXEMPLO**
>
> A Sra. M. sente-se sozinha. Ela telefona para sua neta Ana, que vive em uma cidade próxima, e a convida para visitá-la. Ana pede desculpas, dizendo que precisa sair da cidade a trabalho e não poderá visitá-la desta vez. Enquanto Ana está fora da cidade, liga duas vezes para a Sra. M., mas, apesar disso, a avó sente que sua neta não a ama.

Pensamento catastrófico. **Pensamento catastrófico** é sempre pensar que o pior ocorrerá, sem considerar a probabilidade de ocorrerem desfechos mais favoráveis.

> **EXEMPLO**
>
> No primeiro dia de trabalho de Janete como secretária, seu chefe pediu-lhe para escrever uma carta para outra empresa e, depois, que a colocasse em sua mesa para ele assinar. Assim ela fez e saiu para almoçar. Quando voltou, a carta estava em sua mesa com um erro de tipografia circulado em vermelho e um pedido do chefe para refazer a carta. Janete pensa: "É isso! Eu certamente serei demitida agora!".

Personalização. Quando há **personalização**, o indivíduo assume responsabilidade total pelas situações, sem considerar que outras circunstâncias possam ter contribuído para determinado resultado.

> **EXEMPLO**
>
> Jair vende aspiradores de pó de porta em porta e acabou de fazer uma demonstração de duas horas para a Sra. M. Ao final da demonstração, a Sra. M. disse a Jair que ela gostou de sua demonstração, mas não comprará um aspirador de pó que ele vende. Jair pensa: "Sou um péssimo vendedor" (quando, na verdade, o marido da Sra. M. perdeu o emprego na semana passada e eles não têm dinheiro extra para comprar um aspirador de pó novo agora).

Esquemas (crenças nucleares)

Beck e Weishaar (2011) definiram esquemas cognitivos como:

> Estruturas que contêm as crenças e os pressupostos fundamentais do indivíduo. Os esquemas são elaborados nos primeiros anos de vida, com base na experiência pessoal e na identificação com entes queridos. Esses conceitos são reforçados pelas experiências subsequentes de aprendizagem e, por sua vez, influenciam a formação de crenças, valores e atitudes. (p. 284)

Esses esquemas (ou crenças nucleares) podem ser adaptativos ou maladaptativos, podem ser gerais ou específicos e podem ficar latentes, tornando-se evidentes apenas quando ativados por um estímulo estressante específico. Os esquemas diferem dos pensamentos automáticos pelo fato de serem estruturas cognitivas mais profundas, que servem para "triar" as informações originadas do ambiente. Por essa razão, geralmente é mais difícil modificar esses esquemas do que os pensamentos automáticos. Entretanto, as mesmas técnicas empregadas com os pensamentos automáticos podem ser aplicadas para modificar esquemas. Os esquemas podem ser positivos ou negativos e, em geral, são classificados em duas categorias amplas: os que estão associados ao *desamparo* e os que que estão relacionados a *desamor* (Beck, 1995). A Tabela 19.1 descreve alguns exemplos desses tipos de esquemas.

Técnicas de terapia cognitiva

Os três componentes principais da terapia cognitiva são: aspectos didáticos, técnicas cognitivas e intervenções comportamentais (Sadock et al., 2015).

Aspectos didáticos (educacionais)

Um princípio básico da terapia cognitiva é preparar o paciente para finalmente se tornar seu próprio terapeuta cognitivo. O terapeuta fornece ao paciente informações quanto ao que é terapia cognitiva, como ela funciona e sobre a estrutura do processo cognitivo. Além disso, ele explica quais são as expectativas do paciente e do terapeuta. Tarefas de leitura são oferecidas para reforçar a aprendizagem. Alguns terapeutas usam gravações de vídeo ou áudio de sessões para instruir o paciente acerca da terapia cognitiva. Um componente essencial da terapia cognitiva é uma explicação detalhada da relação entre depressão (ou ansiedade, ou qualquer outra reação maladaptativa que o paciente tenha) e padrões cognitivos distorcidos.

Estratégias cognitivas

As estratégias usadas em terapia cognitiva incluem reconhecer e modificar pensamentos automáticos e esquemas. Pesquisadores elaboraram várias técnicas de terapia cognitiva (Freeman-Clevenger, 2014; Wright et al., 2008), que estão descritas nas seções subsequentes.

Reconhecimento de pensamentos automáticos e esquemas

Diálogo socrático

Com o **diálogo socrático** (também conhecido como *descoberta dirigida*), o terapeuta pede ao paciente para definir o "quem, o que, quando, onde, por que e como" de sua situação. Além disso, o paciente é solicitado a descrever os sentimentos associados às circunstâncias específicas. As perguntas são basicamente reafirmações das palavras do próprio paciente, de forma que elas evidenciem o possível pensamento disfuncional e causem dissonância quanto à validade dos pensamentos.

Relaxamento guiado e ensaio comportamental

O relaxamento guiado tem como propósito reduzir a reação autônoma à ansiedade. As técnicas de relaxamento podem incluir respiração profunda, imaginação, meditação de atenção plena (*mindfulness*) e outros exercícios. Essas técnicas também ampliam a percepção do controle consciente da respiração, dos sintomas de ansiedade e dos pensamentos.

O ensaio comportamental, frequentemente praticado por encenação, oferece ao paciente oportunidades de praticar uma nova forma de reagir às situações estressantes e explorar possíveis resultados com o terapeuta antes de experimentar esse comportamento nas situações da vida real. Encenação (*role-playing*, em inglês) é uma técnica que deve ser usada apenas quando a relação entre paciente e terapeuta é excepcionalmente sólida e há pouca possibilidade de que ocorra transferência maladaptativa. Durante a encenação, o terapeuta assume o papel de um indivíduo em uma situação que desencadeia a reação maladaptativa do paciente. A situação é encenada na tentativa de levar ao reconhecimento do pensamento automático pelo paciente.

Registros dos pensamentos automáticos

Essa técnica – um dos métodos utilizados mais frequentemente para reconhecer pensamentos automáticos – é ensinada e debatida com o paciente durante a sessão de terapia. O registro de pensamentos é atribuído como

TABELA 19.1 Exemplos de tipos de esquemas.		
TIPO DE ESQUEMA	**MALADAPTATIVO/NEGATIVO**	**ADAPTATIVO/POSITIVO**
Desamparo	Não importa o que eu faça, sempre fracassarei.	Se eu tentar e trabalhar muito duro, terei sucesso.
	Eu preciso ser perfeito. Se cometer um erro, colocarei tudo a perder.	Não tenho medo de um desafio. Se cometer algum erro, tentarei novamente.
Desamor	Sou idiota. Ninguém me ama.	Sou uma pessoa adorável.
	Não sou ninguém sem um homem.	As pessoas me respeitam pelo que sou.

"trabalho de casa" para o paciente no intervalo entre as sessões. O terapeuta pede ao paciente para fazer um registro por escrito das situações que ocorrem e dos pensamentos automáticos desencadeados por cada situação. Isso também é conhecido como *registro dos pensamentos em duas colunas*. Alguns terapeutas pedem para seus pacientes fazerem um registro em três colunas, que inclui uma descrição da reação emocional também associada à situação em questão, conforme ilustrado na Tabela 19.2.

Modificação de pensamentos automáticos e esquemas

Questionamento das evidências

Com essa técnica, o paciente e o terapeuta estabelecem o pensamento automático como hipótese; em seguida, o paciente é auxiliado a questionar os fatos associados às suas cognições.

Análise de opções e alternativas

De forma a ajudar o paciente a perceber uma gama mais ampla de possibilidades que as consideradas inicialmente, o terapeuta dirige o paciente no processo de aprender a encontrar alternativas.

Decatastrofização

Com a técnica de decatastrofização, o terapeuta ajuda o paciente a examinar a validade de um pensamento automático negativo. O paciente é ajudado a examinar "qual é a pior coisa que poderia acontecer" e, em seguida, a desenvolver um plano de ação. Mesmo que exista alguma validade, o paciente é encorajado a revisar as formas de lidar adaptativamente com a situação e avançar além da situação de crise atual.

Reatribuição

Por meio do questionamento socrático e da análise dos pensamentos automáticos, essa técnica tem como objetivo reverter a atribuição negativa originada da autoacusação do paciente (comum na depressão) ou a atribuição de culpa unicamente às outras pessoas (comum em alguns transtornos de personalidade), de modo a atribuir responsabilidade de forma mais equilibrada.

Registro diário dos pensamentos disfuncionais (RDPD)

RDPD é um recurso utilizado comumente em terapia cognitiva para ajudar os pacientes a reconhecer e modificar pensamentos automáticos. Duas colunas são acrescentadas ao registro de pensamentos em três colunas, descrito antes. Em seguida, os pacientes são solicitados a classificar a intensidade dos pensamentos e emoções em uma escala de 0% a 100%. A quarta coluna do RDPD pede ao paciente para descrever uma cognição mais racional que o pensamento automático identificado na segunda, assim como classificar a intensidade da crença no pensamento racional. Na quinta coluna, o paciente registra quaisquer alterações que tenham ocorrido em consequência da modificação do pensamento automático e o novo grau de intensidade atribuído a ele. Com esse recurso, o paciente consegue modificar pensamentos automáticos identificando-os e realmente elaborando uma alternativa mais racional. A Tabela 19.3 ilustra um exemplo de RDPD como ampliação do registro de pensamentos em três colunas, que foi ilustrado na Tabela 19.2.

Ensaio cognitivo

Essa técnica utiliza a imaginação mental para descobrir possíveis pensamentos automáticos antes que eles ocorram em uma situação de estresse. Em seguida, inicia-se uma discussão com o objetivo de encontrar formas de modificar as cognições disfuncionais. Por fim, o terapeuta entrega ao paciente "tarefas de casa" para experimentar esses métodos recém-aprendidos em situações reais.

Intervenções comportamentais

Em terapia cognitiva, acredita-se que exista uma relação interativa entre cognições e comportamentos; isto é, que as cognições afetam o comportamento e que este determina as cognições. Com esse conceito teórico em mente, algumas intervenções são estruturas para ajudar o paciente a identificar e modificar cognições e comportamentos inadaptativos.

Os procedimentos descritos a seguir, que são orientados ao comportamento, têm como objetivo ajudar os pacientes a aprender estratégias comportamentais mais adaptativas que, por sua vez, têm efeito positivo

TABELA 19.2 Registro de pensamentos em três colunas.		
SITUAÇÃO	PENSAMENTOS AUTOMÁTICOS	REAÇÃO EMOCIONAL
Minha namorada terminou comigo.	Sou um idiota. Ninguém jamais desejará casar comigo. Eu preciso ser perfeito. Se cometer um erro, colocarei tudo a perder.	Tristeza; depressão
Eu fui preterido em uma promoção.	Chefe estúpido! Ele não sabe como liderar as pessoas. Isso não é justo!	Raiva

TABELA 19.3 Exemplo de registro diário dos pensamentos disfuncionais (RDPD).				
SITUAÇÃO	PENSAMENTO AUTOMÁTICO	REAÇÃO EMOCIONAL	REAÇÃO RACIONAL	RESULTADO: REAÇÃO EMOCIONAL
Minha namorada terminou comigo.	Sou idiota. Ninguém jamais desejará casar comigo. (95%)	Tristeza; depressão. (90%)	Não sou idiota. Existem muitas pessoas como eu. Só porque alguém não quer namorar comigo não significa que ninguém mais quer. (75%)	Tristeza; depressão. (50%)
Eu fui preterido em uma promoção.	Chefe estúpido! Ele não sabe como liderar as pessoas. Isso não é justo! (90%)	Raiva. (95%)	Acho que tenho que admitir que a formação e a experiência do outro cara se encaixam melhor nessa posição que as minhas. O chefe está sendo justo, porque ele preencheu a vaga com base em qualificações. Para a próxima promoção, tentarei melhorar minhas qualificações. (70%)	Raiva. (20%) Desapontamento. (80%) Esperança. (80%)

nas cognições (Basco et al., 2004; Freeman-Clevenger, 2014; Sadock et al., 2015; Wright et al., 2008):

1. **Programação das atividades**: com essa intervenção, o terapeuta pede ao paciente para elaborar um diário de suas atividades de hora em hora, com descrição da rapidez, domínio e prazer com que são realizadas, classificando-as em uma escala de 0 a 10. Em seguida, essa programação é compartilhada com o terapeuta e usada para identificar áreas importantes que exigem concentração durante a terapia.
2. **Atribuição de tarefas classificadas**: essa intervenção é realizada com os pacientes que estão enfrentando uma situação que consideram insuportável. A atividade é dividida em etapas que os pacientes consigam concluir uma de cada vez. Cada subdivisão da atividade tem uma meta e um intervalo de tempo para ser concluída. A conclusão bem-sucedida de cada subdivisão da tarefa ajuda a aumentar a autoestima e reduzir os sentimentos de desamparo.
3. **Distração**: quando as cognições disfuncionais são identificadas, pode-se recorrer à **distração**, pedindo ao paciente para envolver-se com atividades que redirecionem seus pensamentos e o afastem de seus pensamentos intrusivos ou ruminações depressivas que estejam contribuindo para as reações maladaptativas.
4. **Técnicas variadas**: exercícios de relaxamento, treinamento de assertividade, modelo de conduta, treinamento de habilidades sociais e contratos de planejamento de contingências são intervenções comportamentais usadas em terapia cognitiva para ajudar os pacientes a modificar cognições disfuncionais. As técnicas de supressão do pensamento (descritas no Capítulo 14, *Treinamento de Assertividade*) também podem ser empregadas para reestruturar os padrões cognitivos disfuncionais.

Papel do enfermeiro na terapia cognitiva

Algumas técnicas utilizadas em terapia cognitiva se encaixam perfeitamente no âmbito da prática de enfermagem, seja no contexto do generalista ou especialista. A terapia cognitiva requer um entendimento claro dos princípios educacionais e a capacidade de usar as habilidades para resolver problemas, de forma a direcionar os pensamentos do paciente durante um processo de reestruturação. O escopo da prática de enfermagem psiquiátrica contemporânea está em expansão e, embora os enfermeiros psiquiatras utilizem há muitos anos algumas dessas técnicas em diversos graus em suas práticas, é importante que o conhecimento e as habilidades relacionados a esse tipo de terapia sejam ainda mais aprofundados. A utilidade da terapia cognitiva como recurso útil com relação ao custo-benefício favorável foi demonstrada em alguns contextos de saúde mental hospitalar e ambulatorial-comunitários.

O estudo de caso descrito a seguir demonstra o papel do enfermeiro na terapia cognitiva aplicada ao contexto do processo de enfermagem.

Resumo e pontos fundamentais

- A terapia cognitiva está fundamentada na premissa de que a forma como as pessoas pensam afeta significativamente seus sentimentos e comportamentos
- Esse conceito foi apresentado na década de 1960 por Aaron Beck em seu trabalho com pacientes deprimidos. Desde então, ele tem sido ampliado para aplicação em alguns transtornos emocionais
- A terapia cognitiva é uma abordagem de curta duração, altamente estruturada e orientada por metas,

Estudo de caso

AVALIAÇÃO

Breno é um homem branco de 45 anos que foi internado na unidade psiquiátrica de um hospital geral por seu médico de família, Dr. Jones. O médico relatou que seu paciente tornou-se progressivamente desanimado no mês anterior. Sua esposa disse que ele fazia afirmações como "A vida não tem valor" e "Eu acho que poderia tomar de uma vez só todos esses comprimidos que o Dr. Jones prescreveu; então tudo estaria terminado". Ele foi internado às 18:40 h e sua esposa o trouxe em uma cadeira de rodas do setor de admissão. Breno não relata alergias conhecidas e seus sinais vitais no momento da internação eram os seguintes: temperatura de 36,6°C, pulso de 80, frequência respiratória de 16 e pressão arterial de 132/77. Ele mede 1,78 m e pesa 80 kg e foi encaminhado ao psiquiatra plantonista, Dr. Silva. As prescrições incluíam precauções para suicídio nível I; dieta geral; perfil bioquímico e exames simples de urina na parte da manhã; trazodona, 200 mg 3 vezes/dia; e flurazepam, 30 mg na hora de deitar para induzir o sono.

DINÂMICA FAMILIAR

Breno diz que ama sua esposa e seus filhos e não quer lhes causar mal, mas acha que eles não precisam mais dele. O paciente diz: "Eles provavelmente estariam melhor sem mim.". A esposa de Breno parece estar muito preocupada com a condição dele, embora, em seu abatimento, ele não esteja consciente desses sentimentos. Sua mãe vive em um estado vizinho e não o vê com frequência. Breno admite que sente certa amargura por sua mãe ter permitido que ele e seus irmãos "tenham sofrido com a brutalidade física e emocional de seu pai". Os irmãos e suas famílias vivem em estados distantes e ele raramente os vê – apenas durante as reuniões de final de ano. Dentre os três irmãos, Breno sente-se mais próximo do mais velho.

HISTÓRIA MÉDICA/PSIQUIÁTRICA

O pai de Breno morreu há 5 anos por infarto agudo do miocárdio, aos 65 anos. Breno e seus irmãos têm história de colesterol e triglicerídeos altos a partir da idade aproximada de 30 anos. Durante seu exame físico de rotina realizado há 1 mês, o médico de família de Breno detectou sintomas de depressão e prescreveu fluoxetina. A mãe de Breno tem história de episódios depressivos e foi internada uma vez há cerca de 7 anos com depressão; ela usou vários antidepressivos ao longo dos últimos anos. O médico de família de sua mãe também prescreveu diazepam em diversas ocasiões para "acalmar os nervos". Nenhum outro membro da família tem história de transtornos psiquiátricos.

EXPERIÊNCIAS PREGRESSAS

Breno foi o primeiro filho de uma família de quatro. Ele é 2 anos mais velho que sua irmã e 4 anos mais velho que seu irmão, o terceiro filho. Ele tinha 6 anos quando nasceu seu irmão menor, também um menino. O pai de Breno era militar de carreira do exército, e se mudou com sua família várias vezes durante a infância dos filhos. Breno frequentou 15 escolas diferentes desde que entrou no jardim de infância até a graduação no ensino médio.

Ele conta que seu pai era muito autoritário e tinha muitas regras, que esperava que seus filhos seguissem sem questionar. As infrações resultavam em punição severa. Como Breno era o filho mais velho, seu pai achava que ele deveria assumir a responsabilidade pelo comportamento de seus irmãos. O paciente descreveu o castigo físico severo que recebia de seu pai quando ele ou seus irmãos supostamente violavam uma das regras. As punições eram especialmente intensas quando o pai bebia, o que acontecia quase todas as noites e nos finais de semana.

A mãe de Breno era muito passiva. Ele achava que sua mãe tinha medo de seu pai, principalmente quando ele bebia, de forma que se conformava em silêncio com seu estilo de vida e não oferecia resistência, mesmo que não concordasse com sua disciplinação dos filhos. Breno relata que, por diversas vezes, presenciou seu pai abusando fisicamente de sua mãe, em especial quando estava embriagado.

Breno disse que tinha pouquíssimos amigos em sua fase de crescimento. Com todas as mudanças da família, ele desistiu de tentar fazer amigos, porque era muito doloroso afastar-se deles quando chegava a hora de partir. Ele assumiu um emprego de entregador de jornais quando tinha 13 anos e depois, a partir dos 15, trabalhou em restaurantes de *fast-food*. Breno trabalhava arduamente e nunca parecia ter dificuldade de achar um emprego em qualquer lugar para o qual a família se mudasse. Ele diz que gostava de ser independente e de ter a oportunidade de ficar fora de casa, em seu emprego, sempre que fosse possível. "Acho que posso dizer com sinceridade que eu odiava meu pai e o trabalho era uma forma de ficar longe de todo esse estresse que havia em nossa casa. Acho que meu pai também me odiava, porque nunca ficava satisfeito com coisa alguma que eu fizesse. Eu nunca me saía tão bem quanto ele esperava na escola, no trabalho ou mesmo em casa. Quando penso em meu pai hoje, as recordações que tenho são de ser criticado e espancado com um cinto."

Quando concluiu o ensino médio, Breno entrou para a Marinha, onde aprendeu um ofício que praticou depois de sair para conseguir um emprego em uma grande fábrica de aviões. Ele também estudava em uma universidade da localidade à noite, onde conseguiu seu diploma de contador. Quando se formou, foi transferido para o departamento administrativo da empresa de aviões e ocupava a mesma posição nos últimos 12 anos, sem qualquer promoção.

EVENTO DESENCADEANTE

Durante os últimos 12 anos, Breno presenciou algumas promoções de companheiros de trabalho para funções de gerência. Ele foi considerado diversas vezes para essas posições, mas nunca foi selecionado. No mês passado, surgiu uma posição de gerente para a qual Breno sentia estar qualificado. Ele inscreveu-se para essa função, acreditando que tinha boas chances de ser promovido. Entretanto, quando o anúncio foi feito, a posição foi ocupada por um homem mais jovem, que trabalhava na empresa havia apenas 5 anos. Breno pareceu aceitar a decisão, mas, ao longo das últimas semanas, tornou-se cada vez mais retraído. Ele conversava com pouquíssimas pessoas em seu escritório e estava chegando muito atrasado ao seu trabalho. Em casa, comia pouquíssimo, conversava com seus familiares apenas quando lhe faziam alguma pergunta direta, recolhia-se ao seu quarto muito cedo ao anoitecer e não saía de lá até ir para o trabalho na manhã seguinte. Hoje, ele se recusou a sair da cama e ir ao trabalho. Sua esposa convenceu-o a conversar com seu médico de família, que o internou no hospital.

(continua)

Estudo de caso (continuação)

PERCEPÇÃO DO PACIENTE QUANTO À SITUAÇÃO DE ESTRESSE
Breno afirma que, em toda a sua vida, "nunca fui bom o suficiente em coisa alguma. Nunca consegui agradar meu pai e agora não consigo agradar meu chefe. Para que tentar? Vim para o hospital porque minha esposa e meu médico estão com medo de que eu possa matar-me. Preciso admitir que esse pensamento passou pela minha cabeça mais de uma vez. Acho que tenho pouquíssima motivação para continuar a viver. Eu simplesmente não me importo mais."

DIAGNÓSTICO E DEFINIÇÃO DOS RESULTADOS ESPERADOS
A enfermeira Sandra encontrou os seguintes diagnósticos de enfermagem:

1. Risco de suicídio relacionado a humor deprimido e expressão de não ter razão para viver.
2. Baixa autoestima crônica relacionada à falta de *feedback* positivo e desamparo vivenciado, conforme fica evidente pelo sentimento de desvalia, falta de contato visual, isolamento social e aparência pessimista/negativista.

Os seguintes elementos podem ser usados como critérios para avaliar os resultados esperados e planejar os cuidados a serem prestados ao paciente:

O PACIENTE:
1. Não causa danos a si próprio.
2. Expressa esperança quanto ao futuro.
3. Demonstra melhoria da autoestima e da percepção de si próprio como uma pessoa de valor.

PLANEJAMENTO E EXECUÇÃO
A Tabela 19.4 descreve um plano de cuidados de enfermagem para o paciente Breno, que incorpora técnicas utilizadas em terapia cognitiva que estão no âmbito de prática da enfermagem psiquiátrica. Isso inclui psicoeducação, estabelecimento de uma relação terapêutica e intervenções de aconselhamento (American Nurse's Association, American Psychiatric Nurses Association & International Society of Psychiatric-Mental Health Nurses, 2014). As justificativas são apresentadas para cada intervenção.

REAVALIAÇÃO
A reavaliação a ser efetuada tem como objetivo determinar se as intervenções de enfermagem conseguiram alcançar as metas estabelecidas para os cuidados prestados a Breno. Essa reavaliação pode ser facilitada com base nas informações obtidas com as seguintes perguntas:

1. Foi possível evitar que Breno causasse algum dano a si próprio?
2. Os pensamentos de suicídio de Breno desapareceram?
3. Breno sabe onde pode obter ajuda em uma situação de crise?
4. Breno conversou com a equipe e a família sobre sua perda recente?
5. Breno consegue expressar esperança em seu futuro?
6. Breno consegue identificar qualidades positivas em si próprio?
7. Breno demonstra motivação para continuar a viver sem medo de fracassar?

TABELA 19.4 Plano de cuidados para "Breno" (um exemplo de intervenção com terapia cognitiva).

DIAGNÓSTICO DE ENFERMAGEM: RISCO DE SUICÍDIO

RELACIONADO COM: Humor deprimido

Critérios de resultado	Intervenções de enfermagem*	Justificativa*
Breno não causa danos a si próprio.	1. Reconhecer os sentimentos de desespero de Breno.	1. A terapia cognitiva tem como foco o ponto de vista do paciente.
	2. Transmitir afeto, empatia perceptível e sinceridade.	2. Estabelecer uma aliança terapêutica é fundamental para o relacionamento terapêutico focado na solução de problemas.
	3. Colaborar com o paciente para efetuar uma avaliação detalhada do risco de suicídio. (Veja mais informações no Capítulo 17, *Prevenção de Suicídio*.)	3. Realizar uma avaliação colaborativa e um plano de prevenção do suicídio é fundamental ao trabalhar com um paciente em risco de suicídio.
	4. Por meio do questionamento socrático, desafiar o pessimismo irracional. Pedir a Breno para dizer quais problemas o suicídio poderia resolver. Em seguida, tentar levá-lo a pensar em razões para não tentar o suicídio.	4. Essas técnicas ajudam o paciente suicida a pensar além da situação cognitiva imediata.
	5. Iniciar uma conversa séria sobre as alternativas disponíveis.	5. Explorar as alternativas inicia o processo de reavaliação cognitiva contemplando todas as alternativas possíveis.

(continua)

TABELA 19.4 Plano de cuidados para "Breno" (um exemplo de intervenção com terapia cognitiva). (*continuação*)

DIAGNÓSTICO DE ENFERMAGEM: BAIXA AUTOESTIMA CRÔNICA

RELACIONADO COM: Falta de *feedback* positivo e desamparo vivenciado

EVIDENCIADA POR: Sensação de desvalia, falta de contato visual, isolamento social e aparência pessimista/negativista

Critérios de resultado	Intervenções de enfermagem*	Justificativa*
Breno demonstra melhora da autoestima e da percepção de si próprio como uma pessoa de valor.	1. Pedir a Breno para fazer um registro dos pensamentos automáticos em três colunas.	1. Essa técnica ajuda o paciente a perceber suas reações cognitivas.
	2. Ajudar Breno a reconhecer que seu valor como pessoa não está ligado à sua promoção no trabalho. A vida continua e ele conseguirá sobreviver à perda.	2. A técnica de decatastrofização destina-se a ajudar os pacientes a colocar as cognições em uma perspectiva mais equilibrada.
	3. Ajudar Breno a encontrar formas de sentir-se melhor consigo próprio. Por exemplo, Sandra disse que ele poderia gostar de melhorar suas habilidades com computador, mas ele teme que esteja muito velho para isso. Questionar seu pensamento negativo quanto à sua idade incorporando a técnica de "examinar evidências".	3. Criar alternativas ajuda o paciente a reconhecer que pode existir uma gama mais ampla de possibilidades do que as que estão evidentes nesse momento. Examinar evidências pode ajudar Breno a compreender que crescimento pessoal é valioso em qualquer idade.
	4. Pedir a Breno para ampliar seu registro de pensamentos automáticos para três colunas e fazer um registro diário dos pensamentos disfuncionais (RDPD).	4. Os terapeutas cognitivos usam esse recurso para ajudar os pacientes a identificar seus pensamentos automáticos e a modificá-los, elaborando reações mais racionais.
	5. Desestimular a ruminação negativa acerca dos fracassos de Breno. Se ele persistir nisso, pode ser necessário desviar sua atenção. Focar os êxitos do passado e estimular o paciente a realizar novas atividades. Reconhecer as tarefas bem-sucedidas e reforçar positivamente as tentativas efetuadas.	5. A desatenção ao comportamento indesejável pode desestimular sua repetição. Reconhecimento e reforço positivo melhoram a autoestima e estimulam a repetição dos comportamentos desejáveis.

*As intervenções e as justificativas do diagnóstico "Risco de Suicídio" foram adaptadas de: Beck, A.T., & Weishaar, M.E. (2011). Cognitive therapy. In R.J. Corsini, & D. Wedding (Eds.), *Current psychotherapies* (9a ed., pp. 276-309). Belmont, CA: Brooks/Cole; Harvard Medical School. (2003). Confronting suicide – part II. *Harvard Mental Health Letter*, 19(21), 1-5.

que consistem em três componentes principais: aspectos didáticos ou educacionais; técnicas cognitivas; e intervenções comportamentais

- O terapeuta elucida ao paciente a relação entre sua doença e os padrões cognitivos distorcidos. Além disso, ele explica o que é terapia cognitiva e como ela funciona
- O terapeuta ajuda o paciente a reconhecer seus pensamentos automáticos negativos (algumas vezes também referidos como *erros cognitivos*)
- Quando esses pensamentos automáticos são identificados, várias técnicas cognitivas e comportamentais são usadas para ajudar o paciente a modificar os padrões cognitivos disfuncionais
- Atribuições de "tarefas de casa" independentes são uma parte importante da terapia cognitiva
- Algumas técnicas de terapia cognitiva estão no âmbito de prática da enfermagem psiquiátrica e de saúde mental
- À medida que o papel do enfermeiro psiquiatra continua a ser ampliado, os conhecimentos e as habilidades associados às diversas abordagens psicoterápicas precisão ser aperfeiçoados. A terapia cognitiva provavelmente é uma das abordagens que os enfermeiros utilizarão com mais frequência no futuro.

Questões de revisão

Escolha a resposta mais adequada para cada uma das perguntas a seguir.

1. Janete fracassou em sua primeira prova na escola de enfermagem. Ela pensa: "Bem, é isto! Eu nunca serei uma enfermeira.". Que tipo de pensamento automático essa afirmação representa?
   a. Hipergeneralização.
   b. Amplificação.
   c. Pensamento catastrófico.
   d. Personalização.

2. Quando João não foi aceito na faculdade de Direito que escolheu, ele pensou: "Eu sou tão idiota! Nenhuma faculdade de Direito jamais me aceitará.". Que tipo de pensamento automático essa afirmação representa?
   a. Hipergeneralização.
   b. Amplificação.
   c. Abstração seletiva.
   d. Minimização.

3. Os novos sogros de Nanci vieram para jantar pela primeira vez. Quando a sogra de Nanci deixou um pouco de comida no prato, ela pensou: "Devo ser uma péssima cozinheira.". Que tipo de pensamento automático essa afirmação representa?
   a. Pensamento dicotômico.
   b. Hipergeneralização.
   c. Minimização.
   d. Personalização.

4. Bárbara queimou as torradas e pensou: "Sou uma pessoa totalmente incompetente.". Que tipo de pensamento automático essa afirmação representa?
   a. Abstração seletiva.
   b. Amplificação.
   c. Minimização.
   d. Personalização.

5. Odete é uma mulher de 43 anos que sofre de depressão e tem ideação suicida. Ela diz: "Sou uma pessoa inútil; não mereço estar viva.". O terapeuta responde: "Eu gostaria que você pensasse sobre quais problemas o suicídio poderia resolver.". Neste caso, o terapeuta utilizou qual das seguintes técnicas de terapia cognitiva?
   a. Imaginação.
   b. Encenação.
   c. Solução de problemas.
   d. Registro de pensamentos.

6. Como técnica de terapia cognitiva, o registro de pensamentos (duas ou três colunas) ajuda os pacientes a:
   a. Identificar pensamentos automáticos.
   b. Modificar pensamentos automáticos.
   c. Reconhecer alternativas racionais.
   d. Todas as opções anteriores.

7. O registro diário de pensamentos disfuncionais (RDPD) é usado em terapia cognitiva para ajudar os pacientes a:
   a. Identificar pensamentos automáticos.
   b. Modificar pensamentos automáticos.
   c. Reconhecer alternativas racionais.
   d. Todas as opções anteriores.

8. Uma paciente disse ao terapeuta: "Eu simplesmente achei que iria morrer quando meu marido disse que iria me deixar. Se eu tivesse sido uma melhor esposa, ele não teria se apaixonado por outra mulher. A culpa é toda minha.". O terapeuta pediu para a paciente considerar quais responsabilidades o marido poderia ter na separação. O terapeuta utilizou qual técnica de terapia cognitiva?
   a. Reatribuição.
   b. Encenação.
   c. Decatastrofização.
   d. Registro de pensamento.

(continua)

Questões de revisão (continuação)

9. Um paciente disse ao terapeuta: "Eu simplesmente achei que iria morrer quando meu marido disse que iria me deixar. Se eu tivesse sido uma melhor esposa, ele não teria se apaixonado por outra mulher. A culpa é toda minha.". O terapeuta queria utilizar a técnica de "examinar evidências". Qual das seguintes afirmações refletiria essa técnica?
   a. "De que forma você acha que poderia ter sido uma melhor esposa?"
   b. "Tudo bem, você disse que a culpa é toda sua. Vamos conversar sobre por que a culpa poderia ser sua e, em seguida, veremos por que não poderia ter sido sua culpa."
   c. "Vamos conversar sobre o que poderia deixá-la mais feliz."
   d. "Você gostaria que ele ficasse, mesmo que não quisesse realmente isso?"

10. O terapeuta ensina a um paciente que, quando o pensamento de que ele não tem qualquer valor começa a formar-se em sua mente, ele deve começar imediatamente a assobiar uma música popular brasileira. Que técnica de terapia cognitiva o terapeuta utilizou?
    a. Ensaio comportamental.
    b. Treinamento de habilidades sociais.
    c. Distração.
    d. Criação de alternativas.

Bibliografia

Givens, D.B. (2013a). Eye contact. In *The Nonverbal Dictionary of Gestures, Signs, and Body Language Cues.* Retrieved from: http://www.nonverbal-dictionary.org/2012/12/eyescontact.html

Givens, D.B. (2013b). Facial expression. In *The Nonverbal Dictionary of Gestures, Signs, and Body Language Cues.* Retrieved from: http://www.nonverbal-dictionary.org/2012/12/facial-expression.html

Givens, D.B. (2006c). Touch cue. In *The Nonverbal Dictionary of Gestures, Signs, and Body Language Cues.* Retrieved from http://web.archive.org/web/20060627081330/members.aol.com/doder1/touch1.htm

Hughey, J.D. (1990). *Speech communication.* Stillwater: Oklahoma State University.

Institute of Medicine. (2003). *Health professions education: A bridge to quality.* Washington, DC: Institute of Medicine.

Khan, A. (2014). *Principles for personal growth.* Bellevue, WA: YouMe Works.

Knapp, M.L., & Hall, J.A. (2014). *Nonverbal communication in human interaction* (8th ed.). Belmont, CA: Wadsworth.

Simon, M. (2005). *Facial expressions: A visual reference for artists.* New York: Watson-Guptill.

Leitura sugerida

Hall, E.T. (1966). *The hidden dimension.* Garden City, NY: Doubleday.

Hays, J.S., & Larson, K.H. (1963). *Interacting with patients.* New York: Macmillan.

Reece, M., & Whitman, R. (1962). Expressive movements, warmth, and verbal reinforcement. *Journal of Abnormal and Social Psychology, 64,* 234-236. doi:http://dx.doi.org/10.1037/h0039792

Eletroconvulsoterapia 20

TÓPICOS DO CAPÍTULO

- Definição de eletroconvulsoterapia
- Aspectos históricos
- Indicações
- Contraindicações
- Mecanismo de ação
- Efeitos colaterais
- Riscos associados à eletroconvulsoterapia
- Papel do enfermeiro na eletroconvulsoterapia
- Resumo e pontos fundamentais
- Questões de revisão

CONCEITOS FUNDAMENTAIS

Eletroconvulsoterapia

TERMOS-CHAVE

Terapia por coma insulínico
Tratamento farmacoconvulsivante

OBJETIVOS

Após ler este capítulo, o estudante será capaz de:

1. Definir *eletroconvulsoterapia*.
2. Entender os aspectos históricos relativos à eletroconvulsoterapia.
3. Descrever as indicações, as contraindicações, o mecanismo de ação e os efeitos colaterais da eletroconvulsoterapia.
4. Reconhecer os riscos associados à eletroconvulsoterapia.
5. Descrever o papel do enfermeiro na aplicação da eletroconvulsoterapia.

EXERCÍCIOS

Leia o capítulo e responda às seguintes perguntas:

1. A Sra. J. disse ao enfermeiro: "Este formulário de consentimento diz que existe a possibilidade de que a eletroconvulsoterapia (ECT) cause perda irreversível da memória. Eu não quero perder minha memória!". Como o enfermeiro deveria responder a essa paciente?
2. Qual fármaco é comumente administrado antes da ECT para reduzir as secreções?
3. Por que o paciente recebe oxigênio durante o procedimento?

A eletroconvulsoterapia (ECT) tem uma reputação negativa de longa data. Na representação icônica desse tratamento no filme *Um estranho no ninho*, a ECT é um procedimento física e emocionalmente brutal, imposto aos pacientes contra sua vontade com o objetivo de acalmá-los. Hoje em dia, a ECT ainda é uma das abordagens terapêuticas mais controversas para tratar transtornos psicológicos e ainda é tema de debates acalorados entre várias facções das comunidades de profissionais e leigos. Um dos debates mais recentes começou a partir da regra proposta pela FDA norte-americana (U.S. Food and Drug Administration) em 2016, que classificou os aparelhos de ECT na categoria de baixo risco – um rebaixamento de sua classificação anterior como um procedimento de alto risco. Os críticos desse procedimento ofenderam-se com essa proposta e alguns até ameaçaram processar a FDA.

Apesar de sua imagem controversa, a ECT tem sido usada continuamente há mais de 50 anos, mais que qualquer outro tratamento físico para transtornos mentais. Kellner (2010) afirmou que a ECT alcançou essa longevidade porque, quando é administrada de forma adequada para tratar a doença certa, ela pode ajudar tanto quanto ou mais que qualquer outra modalidade de tratamento (Kellner, 2010).

Este capítulo descreve os aspectos históricos, as indicações e contraindicações, o mecanismo de ação, os efeitos colaterais e os riscos associados à ECT. Além disso, o papel do enfermeiro no atendimento aos pacientes submetidos à ECT é descrito no contexto do processo de enfermagem.

Definição de eletroconvulsoterapia

> **CONCEITO FUNDAMENTAL**
> **Eletroconvulsoterapia**
> Indução de uma crise de "grande mal" (convulsões tônico-clônicas generalizadas) por meio da aplicação de uma corrente elétrica no cérebro.

A ECT induz uma crise convulsiva por meio da administração de uma corrente elétrica transmitida por eletrodos aplicados bilateralmente (nas regiões frontais ou frontotemporais bilaterais) ou unilateralmente no lado direito da região frontotemporal. A ECT unilateral direita está associada a menos efeitos colaterais cognitivos e sua eficácia pode ser assegurada quando as doses são ajustadas de forma adequada (Sadock, Sadock & Ruiz, 2015). Embora no passado a ECT unilateral fosse aplicada no hemisfério da mão não dominante, Sadock e colaboradores (2015) salientaram que o hemisfério direito está envolvido na persistência do humor deprimido, independentemente da lateralidade da destreza do indivíduo. A dose da corrente elétrica é regulada de forma cuidadosa por meio do equipamento de ECT.

A intensidade do estímulo elétrico aplicado é uma questão controversa entre os médicos. A estimulação elétrica deve ser forte o bastante para alcançar o limiar convulsivo do paciente, mas este limiar é muito variável de acordo com cada caso. Além disso, o limiar convulsivo de um indivíduo pode aumentar de 25% a 250% durante um ciclo de sessões de ECT. Com esse mecanismo de ação, a ECT atua intrinsecamente como um anticonvulsivante, porque o limiar convulsivo aumenta à medida que o tratamento avança (Sadock et al., 2015).

Observar a ocorrência de atividade convulsiva no paciente nem sempre é o melhor indicador. Os movimentos são mínimos porque um relaxante muscular é administrado antes do tratamento. Em geral, a fase tônica da crise convulsiva se estende por 10 a 15 s e pode ser detectada por uma extensão plantar rígida dos pés. A fase clônica começa em seguida e geralmente se caracteriza por movimentos rítmicos dos músculos, que diminuem em frequência e, por fim, desaparecem. Por causa do relaxante muscular, os movimentos podem ser detectados simplesmente como abalos rítmicos dos dedos dos pés. O monitoramento da atividade eletroencefalográfica (EEG) durante o tratamento fornece evidência de atividade convulsiva tônico-clônica generalizada ("crise de grande mal").

Em média, a maioria dos pacientes necessita de 6 a 12 sessões de tratamento, mas alguns podem precisar de até 20 sessões (Sadock et al., 2015). Em geral, o tratamento é feito em dias alternados, três vezes por semana. Os pacientes que requerem observação e cuidados mais intensos (p. ex., pacientes suicidas, agitados, delirantes, catatônicos ou em fase aguda de mania) são encaminhados para internação; aqueles de menor risco recebem o tratamento em uma instituição ambulatorial.

Aspectos históricos

Desde o início do século 16, existem descrições de crises convulsivas provocadas para tratar transtornos psiquiátricos, embora o mecanismo de indução naquela época fosse a administração de cânfora. No início da década de 1900, o neuropsiquiatra húngaro Ladislas Meduna observou que pacientes epilépticos tinham contagens de células gliais acima da média e que os pacientes esquizofrênicos tinham abaixo, suscitando interesse e estudos adicionais sobre os efeitos clínicos benéficos da indução de crises convulsivas. O primeiro tratamento eletroconvulsivo foi realizado em abril de 1938, pelos psiquiatras italianos Ugo Cerletti e Lucio Bini, em Roma. Antes disso, outras modalidades de terapia somática haviam sido experimentadas, inclusive **coma insulínico** e **tratamento farmacoconvulsivante**.

A terapia por coma insulínico foi introduzida pelo psiquiatra alemão Manfred Sakel em 1933. Esse tratamento era usado para tratar pacientes esquizofrênicos. A injeção de doses repetidas de insulina provocava coma hipoglicêmico que, de acordo com Sakel, era eficaz para atenuar os sintomas da esquizofrenia. Esse tratamento exigia cuidados rigorosos de médicos e enfermeiros durante todos os estágios do coma induzido. Alguns óbitos ocorreram quando os pacientes não reagiram às intervenções destinadas a reverter o coma. A eficácia da terapia por coma insulínico foi questionada e seu uso para tratar transtornos mentais foi interrompido.

O tratamento farmacoconvulsivante foi introduzido em Budapeste em 1934 por Ladislas Meduna (Fink, 2009). Ele provocava convulsões nos pacientes esquizofrênicos com injeções intramusculares de óleo de cânfora. Meduna baseava seu tratamento em observações clínicas e propôs a teoria de que haveria um antagonismo biológico entre esquizofrenia e epilepsia. Desse modo, com a indução de crises convulsivas, ele esperava atenuar os sintomas da esquizofrenia. Como descobriu que a cânfora não era confiável como indutor de crises convulsivas, Meduna começou a usar pentilenotetrazol (metrazol). Havia algum sucesso demonstrável quanto à redução dos sintomas psicóticos e, até a introdução da ECT em 1938, o pentilenotetrazol era o método usado mais comumente para provocar crises convulsivas em pacientes psicóticos. No final da década de 1950, houve um período breve de ressurgimento do tratamento eletroconvulsivo com a introdução do flurotila como alternativa para os pacientes que não consentiam a ECT para tratar depressão e esquizofrenia. O tratamento farmacoconvulsivante não é mais utilizado em psiquiatria.

Nos EUA, a importante contribuição da ECT tem sido, periodicamente, reconhecida para o tratamento das doenças mentais. Entre 1940 a 1960, houve uma aceitação inicial dessa modalidade terapêutica, mas, ao longo dos 20 anos seguintes, a ECT passou a ser questionável pelos psiquiatras e pela opinião pública em geral. Uma segunda onda de aceitação começou em torno de 1980 e tem sido ampliada até hoje. O período de rejeição coincidiu com a introdução dos antidepressivos tricíclicos e dos inibidores de monoaminoxidase; no entanto, terminou quando muitos psiquiatras reconheceram que a suposta substituição amplamente divulgada da ECT por esses compostos químicos não havia sido confirmada (Abrams, 2002). Alguns pacientes melhoraram com a ECT após não responder a outras modalidades de tratamento. Hoje em dia, estima-se que 100.000 pacientes nos EUA e cerca de 2 milhões de pacientes em todo o mundo sejam tratados todos os anos com ECT (Kalapatapu, 2015; Mathew, Amiel & Sackeim, 2013). O paciente típico é uma mulher branca de meia-idade, de nível socioeconômico médio ou alto, tratada para depressão maior em uma clínica particular ou hospital universitário, em geral depois que o tratamento farmacológico mostrou-se ineficaz. Em grande parte devido ao custo envolvido e à necessidade de uma equipe de médicos especialistas altamente treinados, muitos hospitais públicos não conseguem oferecer esse serviço aos seus pacientes.

Indicações

Depressão maior

Estudos demonstraram que a ECT é eficaz como tratamento da depressão grave, principalmente nos pacientes deprimidos que também apresentam sintomas psicóticos, catatonia, lentidão psicomotora e alterações neurovegetativas (p. ex., transtorno do sono, apetite e vigor). Nos casos típicos, a ECT é considerada após tentativas frustradas com antidepressivos. No entanto, a ECT pode ser considerada como modalidade preferível quando há necessidade de uma resposta terapêutica urgente, como é o caso dos pacientes com risco muito alto de suicídio, ou que se recusam a ingerir alimentos e estão nutricionalmente debilitados (Kalapatapu, 2015).

Mania

A ECT está indicada como tratamento dos episódios agudos de mania e, no mínimo, é tão eficaz quanto o lítio (Sadock et al., 2015). Hoje em dia, a ECT raramente é utilizada com essa finalidade, porque o lítio e outros fármacos são muito eficazes em curto e longo prazos. Contudo, estudos demonstraram a eficácia da ECT como tratamento dos pacientes maníacos que não toleram ou não melhoram com lítio e outros fármacos, ou quando existe risco de morte em razão de comportamentos perigosos ou esgotamento físico. A ECT não deve ser usada enquanto o paciente estiver usando lítio, porque este fármaco reduz o limiar convulsivo e pode causar crises convulsivas prolongadas quando combinado com ECT (Sadock et al., 2015).

Evidências recentes apoiaram a utilização da ECT para tratar transtornos bipolares com sintomas mistos (manifestações maníacas e depressivas coexistentes). Essa modalidade é especialmente benéfica, porque é frequente que esse tipo de transtorno bipolar seja mais grave que os outros e tenha índice mais baixo de remissão entre as crises e risco mais alto de suicídio (Palma et al., 2016). No entanto, a ECT ainda é usada apenas quando o paciente não melhora com tratamento farmacológico.

Esquizofrenia

A ECT pode induzir remissões em alguns pacientes com esquizofrenia aguda, principalmente os que demonstram sintomas positivos, catatônicos ou afetivos (depressão ou mania) graves (Sadock et al., 2015). Essa modalidade de tratamento não parece ser útil nos pacientes com esquizofrenia crônica.

Outros transtornos mentais

De acordo com alguns relatos, a ECT foi eficaz para tratar psicoses transitórias, psicose atípica, transtorno obsessivo-compulsivo, *delirium* e transtornos clínicos como síndrome neuroléptica maligna, hipopituitarismo, crises convulsivas incontroláveis e doença de Parkinson, em especial quando também há transtorno depressivo (Kalapatapu, 2015; Sadock et al., 2015). Para as gestantes e pacientes idosos que não conseguem ingerir fármacos, a ECT pode ser uma alternativa mais segura. Oztav e colaboradores (2015) relataram que, embora existam poucos dados publicados quanto à segurança da ECT na gravidez, seus estudos confirmaram os resultados obtidos por outros autores, indicando que ela pode ser segura. Em seu estudo, esses autores também observaram que 40% das gestantes tratadas com ECT tiveram recuperação total. A ECT não é eficaz como tratamento dos transtornos de somatização (a menos que também haja depressão), transtornos de personalidade e transtornos de ansiedade (Sadock et al., 2015).

Contraindicações

A ECT não tem contraindicações absolutas. Contudo, alguns pacientes podem ser considerados em risco mais alto de eventos adversos, que requerem mais cuidados e monitoramento mais rigoroso (Black & Aldreasen, 2014; Eisendrath & Lichtmacher, 2013; Sadock et al., 2015). As condições associadas a riscos mais altos são basicamente cardiovasculares e incluem infarto agudo do miocárdio ou acidente vascular encefálico nos últimos 3 a 6 meses, aneurisma aórtico ou cerebral, hipertensão grave coexistente e insuficiência cardíaca congestiva. Os pacientes com doenças cardiovasculares são considerados de alto risco em razão da reação do organismo à própria crise convulsiva. A reação vagal inicial provoca bradicardia sinusal e hipotensão arterial. Logo depois, essa reação é seguida de taquicardia e hipertensão. Essas alterações podem ser fatais aos pacientes que já têm distúrbios do sistema cardiovascular.

Os pacientes com lesões intracranianas podem estar em risco mais alto de edema ou herniação cerebral depois da ECT, mas esses riscos podem ser reduzidos pelo tratamento prévio com dexametasona quando a lesão coexistente é pequena (Sadock et al., 2015). Pacientes com hipertensão intracraniana também têm risco mais alto em consequência da ampliação do fluxo sanguíneo cerebral durante a crise convulsiva, mas Sadock e colaboradores (2015) observaram que esse risco pode ser atenuado com o controle da pressão arterial do paciente durante o tratamento.

Outros fatores que colocam os pacientes em risco durante a ECT são osteoporose grave, doenças pulmonares agudas e crônicas e gestação de alto risco ou complicada. Como os níveis de ocitocina aumentam depois da ECT, o risco de ocorrerem contrações intrauterinas e nascimento prematuro aumenta, com incidência em torno de 3% a 6% (Oztav et al., 2015).

Mecanismo de ação

A indução de uma crise convulsiva generalizada bilateral pode ter efeitos terapêuticos e adversos, mas o mecanismo exato dos efeitos terapêuticos benéficos da ECT é desconhecido. Diversos componentes do sistema nervoso central são afetados pela ECT, inclusive hormônios, neuropeptídios, fatores neurotróficos e quase todos os neurotransmissores (Kalapatapu, 2015). Entre os neurotransmissores afetados estão serotonina, norepinefrina e dopamina – as mesmas aminas biogênicas alteradas pelos antidepressivos. Entretanto, estudos experimentais com serotonina chegaram a resultados tão variáveis que seu impacto na eficácia da ECT ainda é controverso (Sadock et al., 2015). Com base nas alterações que ocorrem durante a ECT, outros mecanismos de ação possíveis são facilitação da transmissão mediada por GABA e aumento dos opioides endógenos – ambos podem aumentar o limiar convulsivo (Kalapatapu, 2015).

Estudos recentes detectaram aumento da substância cinzenta depois da ECT, principalmente nas áreas do hipocampo e amígdalas (Depping et al., 2016; Pirnia et al., 2016; Sartorius et al., 2015). Como essas áreas do encéfalo mostram redução volumétrica nos pacientes com depressão maior, os resultados desses estudos têm suscitado interesse quanto à possível indução da neuroplasticidade e outros efeitos neurorrestauradores da ECT.

Um estudo recente demonstrou que a resposta terapêutica à ECT pode estar relacionada à modulação da microestrutura da substância branca das vias neurais que conectam as áreas frontais e límbicas, que são alteradas na depressão maior (Lyden et al., 2014). Os resultados dos estudos acerca do mecanismo da eficácia da ECT ainda não estão prontos e suas conclusões são variáveis. É possível que seja uma dinâmica complexa de diversos efeitos interagindo um com o outro.

Efeitos colaterais

Os efeitos colaterais mais comuns da ECT são perda transitória da memória e confusão mental. Os críticos dessa modalidade de tratamento argumentam que essas alterações refletem uma lesão encefálica irreversível. Os defensores insistem que são transitórias e reversíveis. Em um estudo recente realizado para investigar os efeitos em longo prazo da ECT nos pacientes com transtorno bipolar tipo I (Haghighi et al., 2016), as evidências sugeriram que, depois de 2 anos de acompanhamento desses pacientes, as habilidades cognitivas e a memória a curto prazo não teriam sido prejudicadas, embora houvesse menos recidiva dos transtornos de humor, independentemente da gravidade da mania. Outros autores argumentaram que a aplicação de eletrodos bilaterais possa ser mais eficaz que a distribuição lateral direita (DLD), embora esteja associada a mais efeitos colaterais cognitivos. Contudo, as evidências sugerem que uma estimulação mais intensiva associada à DLD aumente sua eficácia (Pulia et al., 2013).

Riscos associados à eletroconvulsoterapia

Mortalidade

Em 2011, a American Psychiatric Nurses Association (APNA) publicou uma declaração de tomada de posição quanto à ECT para "depressão grave comprovadamente resistente ao tratamento com fármacos" (American Psychiatric Nurses Association, 2015). A APNA citou uma taxa de mortalidade menor que a taxa de natalidade. Estudos sugeriram que a taxa de mortalidade associada à ECT fica em torno de 0,002% para cada sessão e 0,01% para cada paciente (Sadock et al., 2015). Embora sua ocorrência seja rara, uma causa significativa de morte provocada por ECT são complicações cardiovasculares (p. ex., infarto agudo do miocárdio ou acidente vascular encefálico), em geral em pacientes que já tinham doença cardíaca. A avaliação e estabilização da doença cardiovascular *antes* da ECT é vital para reduzir os índices de morbimortalidade associados a esse tratamento.

Perda de memória

Quase sempre há algum grau de perda da memória durante o ciclo de tratamento com ECT, mas estudos de acompanhamento sugeriram que a maioria dos pacientes volte ao seu nível cognitivo basal dentro de 6 meses (Sadock et al., 2015). Alguns pacientes relatam déficit de memória persistente e, na maioria dos casos, esses déficits ocorreram nos indivíduos que mostraram pouca melhora com a ECT (Sadock et al., 2015).

Sackeim e colaboradores (2017) publicaram os resultados de um estudo longitudinal sobre os resultados clínicos e cognitivos dos pacientes com depressão maior tratada com ECT em sete hospitais da área metropolitana da cidade de Nova Iorque. Os participantes do estudo foram avaliados logo depois do ciclo de ECT e novamente dentro de 6 meses. Os resultados demonstraram que os déficits cognitivos depois de 6 meses estavam diretamente relacionados ao tipo de aplicação dos eletrodos e à corrente elétrica utilizada. A distribuição bilateral dos eletrodos causou amnésia retrógrada (avaliada 6 meses depois do tratamento) mais grave e persistente que a aplicação unilateral. A extensão da amnésia estava diretamente relacionada ao número de sessões de ECT. Esses pesquisadores também observaram que a estimulação produzida por uma corrente sinusoidal (contínua) causou déficits mais acentuados de curto e longo prazo que a estimulação feita a partir de uma corrente de pulsos curtos (intermitente).

Black e Andreasen (2014) sugeriram que todos os pacientes tratados com ECT devam ser informados quanto à possibilidade de que ocorra algum grau de perda irreversível da memória. Embora o risco de que ocorram esses efeitos pareça mínimo, os pacientes devem estar cientes dos riscos envolvidos antes de consentir com o tratamento.

Lesão cerebral

Os críticos da ECT têm ressaltado a questão preocupante da lesão cerebral secundária em relação ao procedimento. Essa questão foi estudada por meio de várias modalidades de exame de imagem do cérebro e quase todos os estudos concluíram que não há evidência de lesão cerebral causada pela ECT (McClintock & Husain, 2011; Sadock et al., 2015). Estudos citados antes sobre os efeitos neurorrestauradores da ECT sugerem que também há evidências de contradição quanto aos possíveis efeitos cerebrais destrutivos da ECT.

Papel do enfermeiro na eletroconvulsoterapia

Os enfermeiros desempenham um papel fundamental no processo de educação e preparação para a administração da ECT. Esses profissionais oferecem apoio aos pacientes e seus familiares antes, durante e depois do tratamento e ajudam os médicos que o aplicam. O processo de enfermagem permite uma abordagem sistematizada ao prestar cuidados aos pacientes tratados com ECT.

Avaliação

Antes de iniciar a ECT, o paciente precisa ser submetido a um exame físico completo realizado por um médico habilitado. Essa avaliação deve incluir uma investigação detalhada das condições cardiovasculares e respiratórias, além de exames laboratoriais de sangue e urina. Também podem ser feitos uma avaliação ortopédica e exames radiológicos.

O enfermeiro pode ser responsável por assegurar que o paciente assine o termo de consentimento informado. "Nenhum paciente que tenha capacidade de dar consentimento voluntário deve fazer ECT sem consentimento por escrito" e os médicos devem estar conscientes das leis locais, estaduais e federais que regulamentam o uso dessa modalidade de tratamento (Kalapatapu, 2015). Quando a depressão é grave, o paciente não consegue consentir o procedimento e as leis aplicáveis o autorizam, a permissão pode ser obtida dos familiares ou de outro indivíduo legalmente responsável. O consentimento é assinado apenas depois que o paciente ou seu responsável reconhece que entende o procedimento, inclusive efeitos colaterais e riscos potenciais envolvidos.

> O paciente e seus familiares também precisam entender que a ECT é voluntária e que o consentimento pode ser suspenso a qualquer momento (American Psychiatric Association, 2001; Fetterman & Ying, 2011; Vera, 2012). Esse tipo de informação reforça o cuidado centrado no paciente.

Também pode ser necessário que os enfermeiros avaliem as seguintes questões:

- Humor e nível de interação do paciente com outras pessoas
- Indícios de ideação, plano e meios de suicídio
- Nível de ansiedade e medos associados à ECT
- Padrões de pensamento e comunicação
- Memória basal de eventos imediatos e distantes no tempo
- Conhecimento do paciente e dos familiares quanto a indicações, efeitos colaterais e riscos potenciais associados à ECT
- Fármacos usados no passado e atualmente

- Sinais vitais basais e história de alergias
- Capacidade do paciente de realizar as atividades da vida diária.

Diagnóstico e identificação dos resultados

A seleção dos diagnósticos de enfermagem pertinentes ao paciente submetido à ECT baseia-se na avaliação contínua (antes, durante e depois do tratamento). A Tabela 20.1 descreve alguns diagnósticos de enfermagem aplicáveis e os critérios de resultado fornecidos pela reavaliação.

Planejamento e implementação

Em geral, as sessões de ECT são realizadas de manhã. O paciente é colocado em dieta zero (NPO, ou "nada por via oral") por 6 a 8 horas antes do tratamento. As normas de alguns serviços exigem que o paciente fique em dieta zero depois da meia-noite do dia que antecede ao tratamento. Em geral, a equipe terapêutica consiste em psiquiatra, anestesiologista e dois ou mais enfermeiros.

As intervenções de enfermagem efetuadas antes do tratamento são:

- Assegurar que o médico e o anestesiologista tenham obtido consentimento informado e que haja uma autorização assinada no prontuário do paciente
- Garantir que estejam disponíveis os resultados mais recentes dos exames laboratoriais (hemograma completo, exame simples de urina), do eletrocardiograma (ECG) e das radiografias
- Cerca de 1 hora antes do procedimento programado, avaliar e registrar os sinais vitais. Pedir ao paciente para urinar e retirar dentaduras, óculos ou lentes de contato, joias e grampos de cabelo. De acordo com as normas do serviço, o paciente deve usar um avental de hospital ou, se for permitido, suas próprias roupas ou pijamas largos. Nessa ocasião, é melhor que o paciente fique no leito. As grades laterais podem ser elevadas, a menos que as normas do serviço proíbam ou que sejam consideradas inseguras para determinado paciente
- Cerca de 30 minutos antes do tratamento, administrar a pré-medicação conforme a prescrição médica. A prescrição habitual contém sulfato de atropina ou glicopirrolato administrado por via intramuscular. Um desses fármacos pode ser prescrito para reduzir secreções (e evitar aspiração) e contrabalançar os efeitos da estimulação vagal (bradicardia) induzidos pela ECT
- Permanecer com o paciente para ajudar a atenuar seus medos e ansiedade. Manter uma atitude confiante quanto ao procedimento e estimular o paciente a expressar verbalmente seus sentimentos.

Na sala de procedimentos, o paciente é colocado na mesa de tratamento em posição supina e o anestesiologista administra um anestésico de ação curta por via intravenosa. Nos EUA, os dois anestésicos usados mais comumente durante a ECT são metoexital e propofol (Kellner & Bryson, 2012). Alguns estudos demonstraram que o metoexital é preferível porque ele aumenta a duração da crise convulsiva (Pulia et al., 2013) e por ter histórico estabelecido de segurança, eficácia e custo baixo (Kalapatapu, 2015). A duração da crise convulsiva é importante apenas no sentido de que, quando dura menos de 20 segundos, pode ser necessário repetir a estimulação para conseguir uma crise tônico-clônica generalizada plena. A reestimulação pode estar associada à acentuação dos efeitos colaterais cognitivos (Pulia et al., 2013). Também é administrado um relaxante muscular (em geral,

TABELA 20.1 Diagnósticos de enfermagem aplicáveis e critérios de resultados do paciente tratado com ECT.

DIAGNÓSTICOS DE ENFERMAGEM	CRITÉRIOS DE RESULTADO
Ansiedade (moderada a grave) relacionada ao tratamento iminente.	O paciente relata que sente menos ansiedade depois da explicação do procedimento e da expressão dos seus medos.
Pouco conhecimento relacionado à necessidade e aos efeitos colaterais ou riscos da ECT.	O paciente expressa que entende a necessidade e os efeitos colaterais/riscos depois da explicação sobre a ECT.
Risco de lesão relacionada aos riscos associados à ECT.	O paciente é submetido ao tratamento sem desenvolver lesões.
Risco de aspiração relacionado à alteração do nível de consciência logo depois do tratamento.	O paciente não faz aspiração broncopulmonar durante a ECT.
Débito cardíaco reduzido relacionado à estimulação vagal que ocorre durante a ECT.	O paciente mostra perfusão tecidual adequada durante e depois do tratamento (não tem cianose ou alteração grave do estado mental).
Déficit de memória/confusão mental aguda relacionada aos efeitos colaterais da ECT.	O paciente mantém-se orientado quanto à realidade depois do tratamento com ECT.
Déficit de autocuidado relacionado à incapacitação durante o estado pós-ictal.	As necessidades de autocuidado do paciente são atendidas a todo tempo.
Risco de intolerância à atividade relacionada à confusão e perda de memória pós-ictais.	O paciente amplia gradativamente sua participação nas atividades terapêuticas até o nível mais alto de suas capacidades.

cloridrato de succinilcolina) por via intravenosa para evitar contrações musculares graves durante a crise convulsiva, deste modo reduzindo a possibilidade de fraturas ósseas ou luxações. Como a succinilcolina também paralisa os músculos respiratórios, o paciente deve ser oxigenado com oxigênio a 100% durante e depois do tratamento, exceto durante o intervalo curto de estimulação elétrica, até que a respiração espontânea recomece (Kellner e Bryson, 2012). O manguito de pressão arterial deve estar aplicado no membro inferior e inflado acima da pressão sistólica antes de injetar succinilcolina. Isso tem como objetivo assegurar que a atividade convulsiva possa ser observada em um membro que não esteja afetado pelo relaxante muscular.

Um protetor de vias respiratórias ou mordedor é colocado na boca do paciente e posicionado de forma a manter as vias respiratórias desimpedidas. Os eletrodos são aplicados (unilateral ou bilateralmente) nas têmporas para ativar a estimulação elétrica.

As intervenções de enfermagem durante o tratamento incluem:

- Assegurar que as vias respiratórias estejam desimpedidas. Aspirar as vias respiratórias, se necessário
- Ajudar o anestesiologista a administrar oxigenação, conforme necessidade
- Observar as leituras dos equipamentos de monitoramento dos sinais vitais e da função cardíaca
- Apoiar os braços e as pernas do paciente durante a crise convulsiva
- Observar e registrar o tipo e a quantidade de movimentos provocados pela crise convulsiva.

Depois do tratamento, o anestesiologista continua a oxigenar o paciente com O_2 a 100% até que a respiração espontânea recomece. A maioria dos pacientes desperta dentro de 10 a 15 min depois do tratamento e fica confusa e desorientada; entretanto, alguns pacientes dormem por 1 a 2 horas depois da sessão de eletrochoque. Todos os pacientes devem ser cuidadosamente observados nesse período imediato depois do tratamento.

As intervenções de enfermagem no período pós-tratamento incluem:

- Monitorar pulso, respiração e pressão arterial a cada 15 minutos na primeira hora, intervalo durante o qual o paciente deve permanecer no leito
- Colocar o paciente em decúbito lateral para evitar aspiração
- Orientar o paciente no tempo e espaço
- Descrever o que aconteceu
- Tranquilizar o paciente, dizendo que a confusão mental e a perda de memória regredirão e que as memórias voltarão ao normal depois do ciclo de tratamento com ECT
- Permitir que o paciente expresse verbalmente seus medos e ansiedades quanto ao tratamento com ECT
- Permanecer com o paciente até que ele esteja totalmente acordado, orientado e capaz de realizar as atividades de autocuidado sem ajuda
- Proporcionar ao paciente um esquema altamente estruturado de atividades rotineiras de forma a atenuar sua confusão mental.

Reavaliação

A reavaliação da eficácia das intervenções de enfermagem baseia-se na obtenção dos resultados esperados. Essa avaliação final pode ser baseada nas respostas às seguintes perguntas:

- A ansiedade do paciente foi mantida em um nível controlável?
- As instruções do paciente/familiares foram concluídas de forma satisfatória?
- O paciente/familiar expressa verbalmente que entende o procedimento, seus efeitos colaterais e os riscos envolvidos?
- O paciente foi submetido ao tratamento sem sofrer lesão ou aspiração?
- O paciente manteve a perfusão tecidual adequada durante e depois do procedimento? Os sinais vitais permaneceram estáveis?
- Com base na condição do paciente e sua resposta ao tratamento, ele agora está reorientado no tempo, espaço e condição atual?
- Todas as necessidades de autocuidado do paciente foram atendidas?
- O paciente está participando das atividades terapêuticas em seu potencial máximo?
- Qual é o nível de interação social do paciente?

A documentação cuidadosa é um elemento importante da avaliação final. Alguns dados de rotina podem ser reavaliados nos fluxogramas destinados especificamente à ECT. Entretanto, as notas de evolução com descrições detalhadas das alterações comportamentais do paciente são essenciais para avaliar se houve melhora e determinar o número de sessões que precisam ser aplicadas. Avaliação, planejamento e avaliação final contínuos asseguram que o paciente receba cuidados de enfermagem adequados e pertinentes durante todo o ciclo de tratamento. Em alguns casos, é recomendável realizar sessões de ECT de manutenção (seja semanalmente, a cada 2 semanas, ou a cada mês), que são consideradas eficazes para evitar recaídas, embora seja necessária mais evidência a favor dos efeitos benéficos dessa prática (Sadock et al., 2015). Outros tratamentos de estimulação cerebral (p. ex., estimulação magnética transcraniana, estimulação elétrica craniana, magnetoconvulsoterapia e estimulação vagal) oferecem alternativas, que também podem ser benéficas como tratamento dos casos resistentes, mas são necessárias mais pesquisas para demonstrar com clareza a eficácia e as melhores práticas para sua utilização.

> Estudos como o que foi citado antes (Pulia et al., 2013) mostraram que as alterações do anestésico usado (metoexital em vez de propofol) e o aumento da carga de estimulação elétrica melhoraram a qualidade dos procedimentos de ECT e sua eficácia. Pulia (enfermeira dedicada à pesquisa) ressaltou o papel ativo que os enfermeiros podem desempenhar quando colaboram com outros membros da equipe de saúde para assegurar melhoria da qualidade.

Resumo e pontos fundamentais

- A ECT consiste em induzir uma crise convulsiva tônico-clônica generalizada ("grande mal") por meio da aplicação de uma corrente elétrica no cérebro
- A ECT é uma alternativa terapêutica segura e eficaz para pacientes com depressão, mania ou esquizofrenia que não melhoram com outros tipos de tratamento
- A ECT não tem contraindicações exatas, mas algumas condições foram associadas a riscos mais altos e exigem monitoramento cuidadoso e mais atenção. Pacientes com distúrbios cardiovasculares têm risco mais alto de complicações associadas à ECT. Hipertensão intracraniana e lesões intracranianas aumentam os riscos de reações adversas
- Outros fatores que colocam os pacientes em risco são osteoporose grave, doenças pulmonares agudas e crônicas ou complicações gestacionais
- O mecanismo exato de ação da ECT é desconhecido, mas ela causa vários efeitos na atividade neural do sistema nervoso central, inclusive hormônios, neuropeptídios, fatores neurotróficos e quase todos os neurotransmissores. Alguns estudos demonstraram aumento da substância cinzenta, principalmente no hipocampo e nas amígdalas, sugerindo neuroplasticidade e um efeito neurorregenerador positivo com a ECT
- Os efeitos colaterais mais comuns da ECT são déficit de memória e confusão mental transitórios
- Embora seja rara, a morte deve ser considerada um risco associado à ECT. Quando ocorre, a causa mais comum são complicações cardiovasculares
- Praticamente não existem evidências que embasem o conceito de que a ECT cause lesão cerebral irreversível
- O enfermeiro ajuda a realizar a ECT seguindo as etapas do processo de enfermagem antes, durante e depois do tratamento
- Intervenções de enfermagem importantes são garantir a segurança, atenuar a ansiedade e fornecer instruções apropriadas ao paciente
- A contribuição do enfermeiro para a reavaliação contínua do comportamento do paciente é um fator importante para determinar a eficácia terapêutica da ECT.

Questões de revisão

Escolha a resposta mais adequada para cada uma das perguntas a seguir.

1. A eletroconvulsoterapia é prescrita mais comumente para que tipo de doença?
    a. Transtorno bipolar, fase maníaca.
    b. Esquizofrenia paranoide.
    c. Depressão maior.
    d. Transtorno obsessivo-compulsivo.

2. Qual das opções a seguir descreve mais claramente o número médio de sessões de ECT administradas e a duração do tratamento?
    a. Uma sessão por mês, durante 6 a 12 meses.
    b. Uma sessão em dias alternados, 3 vezes/semana, até completar 6 a 12 sessões.
    c. Uma sessão 3 vezes/semana, durante 6 a 12 semanas.
    d. Uma sessão em dias alternados, até completar 10 a 20 sessões.

3. Qual das seguintes condições aumenta o risco de reações adversas associadas à ECT? (Assinale todas as opções verdadeiras.)
    a. Hipertensão intracraniana.
    b. Infarto do miocárdio recente.
    c. Hipertensão grave coexistente.
    d. Insuficiência cardíaca congestiva.
    e. Câncer de mama.

(continua)

Questões de revisão (continuação)

4. A equipe prescreveu ECT para um paciente, que perguntou ao enfermeiro: "Como funciona exatamente a ECT?". Qual das seguintes opções seria a resposta mais apropriada do enfermeiro?
   a. "Não tenho autorização para falar sobre isso, porque isso faz parte do consentimento informado."
   b. "O mecanismo exato é desconhecido, mas existem várias formas de gerar efeitos antidepressivos por meio da ECT."
   c. "A aplicação de um choque no cérebro causa perda de memória, que faz com que você esqueça que está deprimido."
   d. "A neuroplasticidade provocada pela atividade convulsiva impede lesão cerebral adicional."

5. Os efeitos colaterais mais comuns da ECT são:
   a. Perda de memória e lesão cerebral irreversíveis.
   b. Fraturas ósseas e luxações.
   c. Infarto do miocárdio e parada cardíaca.
   d. Perda de memória e confusão mental transitórias.

6. Samuel tem o diagnóstico de depressão maior. Depois de tentativas infrutíferas de tratamento com antidepressivos, o médico de Samuel internou-o para fazer um ciclo de sessões de ECT. O paciente disse ao enfermeiro do setor de admissão: "Eu não quero terminar como o Sr. McMurphy do filme *Um estranho no ninho*! Estou apavorado!". Nessa ocasião, qual seria o diagnóstico de enfermagem prioritário para o caso?
   a. Ansiedade relacionada a pouco conhecimento acerca da ECT.
   b. Risco de lesão relacionada aos riscos associados à ECT.
   c. Pouco conhecimento relacionado à apresentação negativa da ECT na mídia.
   d. Confusão mental aguda relacionada aos efeitos colaterais da ECT.

7. Samuel foi hospitalizado para fazer sessões de ECT e disse para o enfermeiro do setor de admissão: "Eu não quero terminar como o Sr. McMurphy do filme *Um estranho no ninho*! Estou apavorado!". Qual das seguintes afirmações seria mais apropriada para o enfermeiro responder à expressão de preocupação do paciente?
   a. "Samuel, eu garanto que você não acabará como o Sr. McMurphy."
   b. "O médico sabe o que está fazendo. Você não tem razão para se preocupar."
   c. "Samuel, sei que você está apavorado e conversaremos sobre o que pode esperar desse tratamento."
   d. "Eu ficarei com você enquanto se sentir apavorado."

8. Qual é a intervenção de enfermagem prioritária antes de iniciar o tratamento de ECT?
   a. Avaliar e registrar os sinais vitais.
   b. Pedir ao paciente para urinar.
   c. Administrar succinilcolina.
   d. Assegurar que o consentimento informado foi assinado.

9. O sulfato de atropina é administrado ao paciente submetido à ECT com que finalidade?
   a. Atenuar a ansiedade.
   b. Reduzir as secreções.
   c. Relaxar os músculos.
   d. Atuar como anestésico de ação curta.

10. A succinilcolina é administrada ao paciente submetido à ECT com que finalidade?
    a. Atenuar a ansiedade.
    b. Reduzir as secreções.
    c. Relaxar os músculos.
    d. Atuar como anestésico de ação curta.

Bibliografia

Abrams, R. (2002). *Electroconvulsive therapy* (4th ed.). New York: Oxford University Press.

American Psychiatric Association (APA). (2001). *The practice of electroconvulsive therapy: Recommendations for treatment, training, and privileging* (2nd ed.). Washington, DC: APA.

American Psychiatric Nurses Association. (2015). *APNA position statement: Electroconvulsive therapy.* Retrieved from www.apna.org/i4a/pages/index.cfm?pageid=4448

Black, D.W., & Andreasen, N.C. (2014). *Introductory textbook of psychiatry* (6th ed.). Washington, DC: American Psychiatric Publishing.

Depping, M.S., Nolte, H.M., Hirjak, D., & Thoman, P.A. (2016). Cerebellar volume change in response to electroconvulsive therapy in patients with major depression. *Progress in Neuro-Psychopharmacology and Biological Psychiatry.* doi:10.1016/j.pnpbp.2016.09.007

Eisendrath, S.J., & Lichtmacher, J.E. (2013). Psychiatric disorders. In M.A. Papadakis & S.J. McPhee (Eds.), *Current medical diagnosis & treatment* (52nd ed., pp. 1038-1092). New York: McGraw-Hill.

Fetterman, T.C., & Ying, P. (2011). Informed consent and electroconvulsive therapy. *Journal of the American Psychiatric Nurses Association, 17*(3), 219-222. doi:10.1177/1078390311408604

Food and Drug Administration (FDA). (2016). *Electroconvulsive therapy (ECT) devices for class II intended uses: Draft guidance for industry, clinicians and food and drug administration staff.* Retrieved from https://www.fda.gov/downloads/MedicalDevices/.../UCM478942.pdf

Fink, M. (2009). *Electroconvulsive therapy.* New York: Oxford University Press.

Haghighi, M., Barikani, R., Jahangarda, L., Ahmeadpanaha, M., Bajoghli, H., Sadeghi Bahmani, D. . . . Brand, S. (2016). Levels of mania and cognitive performance two years after ECT in patients with bipolar I disorder – Results from a follow-up study. *Comprehensive Psychiatry, 69*(2016), 71-77. doi:http://dx.doi.org/10.1016/j.comppsych.2016.05.009

Kalapatapu, R.K. (2015). Electroconvulsive therapy. *Medscape.* Retrieved from http://emedicine.medscape.com/article/1525957-overview#a1

Kellner, C.H. (2010). Speed of response to ECT. *Psychiatric Times, 27*(5). Retrieved from www.psychiatrictimes.com/display/article/10168/1567001

Kellner, C.H., & Bryson, E.O. (2012). Anesthesia advances add to safety of ECT. *Psychiatric Times, 29*(1). Retrieved from www.psychiatrictimes.com/display/article/10168/2013636

Lyden, H., Espinoza, R.T., Pirnia, T., Clark, K., Joshi, S.H., Leaver, A.M., Woods, R.P., & Narr, K.L. (2014). Electroconvulsive therapy mediates neuroplasticity of white matter microstructure in major depression. *Translational Psychiatry, 4*(4), e380.doi:10.1038/tp.2014.21

Mathew, S.J., Amiel, J.M., & Sackeim, H.A. (2013). Electroconvulsive therapy in treatment-resistant depression. *Psychiatry Weekly.* Retrieved from www.psychweekly.com/aspx/article/article_pf.aspx?articleid=52

McClintock, S.M., & Husain, M.M. (2011). Electroconvulsive therapy does not damage the brain. *Journal of the American Psychiatric Nurses Association, 17*(3), 212-213. doi:10.1177/1078390311407667

Oztav, T., Arslan, M., Corekcioglu, S., Oflezer, C., Canbek, O., & Kurt, E. (2015). Safety of electroconvulsive therapy in pregnancy. *Journal of Mood Disorders, 5*(2), 47-52. doi:10.5455/jmood.20140811124733

Palma, M., Ferreira, B., Borja-Santos, N., Trancas, B., Monteiro, C., & Cardoso, G. (2016). Efficacy of electroconvulsive therapy in bipolar disorder with mixed features. *Depression Research and Treatment, 2016.* doi:http://dx.doi.org/10.1155/2016/8306071

Pirnia, T., Josh, S.H., Leaver, A., & Narr, K. (2016). Electroconvulsive therapy and structural neuroplasticity in neocortical, limbic and paralimbic cortex. *Translational Psychiatry, 6*(6).doi:10.1038/tp.2016.102

Pulia, K., Vaidya, P., Jayaram, G., Hayat, M.J., & Reti, I.M. (2013). ECT treatment outcomes following performance improvement changes. *Journal of Psychosocial Nursing and Mental Health Services, 51*(11), 20-25. doi:10.3928/02793695-20130628-02

Sackeim, H.A., Prudic, J., Fuller, R., Keilp, J., Lavori, P.W., & Olfson, M. (2007). The cognitive effects of electroconvulsive therapy in community settings. *Neuropsychopharmacology, 32*(1), 244-254. doi:10.1038/sj.npp.1301180

Sadock, B.J., Sadock, V.A., & Ruiz, P. (2015). *Synopsis of psychiatry: Behavioral sciences/clinical psychiatry* (11th ed.). Philadelphia: Lippincott Williams & Wilkins.

Sartorius, A., Boehringer, A., Demirakca, J., & Ende, G. (2015). Electroconvulsive therapy increases temporal gray matter volume and cortical thickness. *European Neuropsychopharmacology, 26*(3), 506-517. doi:10.1016/j.euroneuro.2015.12.036

Vera, M. (2012). Nursing notes: Electroconvulsive therapy. Retrieved from http://nurseslabs.com/electroconvulsivetherapy-nursing-care

Modelos de Recovery

21

TÓPICOS DO CAPÍTULO

O que é *recovery*?
Princípios orientadores do *recovery*
Modelos de *recovery*
Intervenções de enfermagem que auxiliam o *recovery*
Resumo e pontos fundamentais
Questões de revisão

CONCEITOS FUNDAMENTAIS
Recovery

TERMOS-CHAVE

Esperança
Modelo de Recuperação Psicológica
Modelo Tidal (Modelo de Recuperação da Saúde Mental)
Modelo WRAP
Propósito

OBJETIVOS
Após ler este capítulo, o estudante será capaz de:

1. Definir *recovery*.
2. Descrever os 10 princípios do *recovery* de acordo com a determinação da agência norte-americana Substance Abuse and Mental Health Services Administration (SAMHSA).
3. Descrever três modelos de *recovery*: Modelo Tidal, Modelo WRAP e Modelo de Recuperação Psicológica.
4. Identificar as intervenções de enfermagem que ajudam os pacientes com doenças mentais em seu processo de recuperação.

EXERCÍCIOS
Leia o capítulo e responda às seguintes perguntas:

1. Qual é o conceito básico de um modelo de *recovery*?
2. Como o *recovery* é reforçado pelos grupos de apoio?
3. Qual é o foco do Modelo Tidal de *recovery*?
4. Qual é o resultado pretendido com o Modelo de Recuperação Psicológica?

Durante muitos anos, acreditava-se que os pacientes com doenças mentais nunca se recuperavam. Em uma visão otimista, a evolução da doença era avaliada em termos de manutenção e, em visão pessimista, a expectativa era de deterioração. O modelo médico enfatizava principalmente o tratamento dos sintomas, em especial com fármacos psicotrópicos. Mas, conforme Jacobs (2015) afirmou, apesar desses tratamentos disponíveis, os pacientes com transtornos mentais "continuam a apresentar sintomas positivos residuais, sintomas negativos e déficits cognitivos acentuados" e, como consequência, apresentavam dificuldade de "recolocar sua vida nos trilhos". Contudo, alguns estudos apontam que muitos pacientes conseguem se esforçar e alcançar a recuperação. Embora os críticos do modelo de *recovery* argumentem que ele está em contradição com o modelo médico científico, outros estudos publicados na literatura realçam o potencial integrativo e complementar quando esses dois modelos são associados (Duckworth, 2015; Jacobs, 2015).

O conceito de *recovery* não é novo. No início, ele começou a ser aplicado ao campo das dependências químicas e era recomendado a indivíduos que se recuperavam de transtornos relacionados ao uso de substâncias psicoativas. Mais recentemente, esse termo passou a ser utilizado pelos profissionais da área de saúde mental, que acreditam que a recuperação dos transtornos mentais também seja possível.

> **CONCEITO FUNDAMENTAL**
>
> *Recovery*
> Um processo de progressão no sentido da melhora da saúde e da qualidade de vida.

O que é *recovery*?

No campo da saúde mental foram propostas algumas definições de *recovery*. A Substance Abuse and Mental Health Services Administration (SAMHSA, 2012) propôs a seguinte:

> A recuperação dos transtornos mentais e dos distúrbios associados ao uso abusivo de substâncias psicoativas é um processo de mudança, por meio do qual indivíduos melhoram suas condições de saúde e bem-estar, levam uma vida independente e esforçam-se para alcançar seu potencial pleno.

Um elemento essencial para o entendimento das definições de *recovery* e seus modelos é o foco na recuperação como um processo contínuo, em vez de um conjunto de intervenções com um *endpoint* bem definido.

A SAMHSA sugere que uma vida em recuperação é apoiada por quatro dimensões principais:

1. **Saúde**: superar ou controlar a própria doença, além de ter uma vida física e emocionalmente saudável.
2. **Lar**: um local estável e seguro para viver.
3. **Propósito**: atividades diárias relevantes (p. ex., trabalho, escola, voluntariado, cuidar de familiares ou atividades criativas) e independência, renda própria e recursos para participar da vida em sociedade.
4. **Comunidade**: relacionamentos e conexões sociais que ofereçam apoio, amizade, amor e **esperança**.

William A. Anthony (1993), diretor-executivo do Centro de Reabilitação Psiquiátrica da Universidade de Boston, propôs a seguinte definição:

> *Recovery* é um processo singular e profundamente pessoal de mudança de atitudes, valores, sentimentos, objetivos, habilidades e/ou papéis do indivíduo. É uma forma de usufruir uma vida gratificante, esperançosa e colaborativa, mesmo com as limitações causadas pela doença. A recuperação envolve o ordenamento de novos significados e propósitos na vida do indivíduo à medida que ele supera os efeitos catastróficos da doença mental. (p. 13)

A President's New Freedom Comission on Mental Health (2003) propôs transformar o modelo de saúde mental, afastando-se do paradigma do cuidado prestado aos pacientes com transtornos mentais graves com base no tratamento médico-psiquiátrico tradicional e avançando em direção ao conceito de recuperação; além disso, a American Psychiatric Association apoiou um modelo de recuperação a partir da perspectiva dos serviços psiquiátricos (Sharfstein, 2005).

Em uma revisão sistemática e síntese das diversas abordagens do que passou a ser conhecido como modelo de *recovery*, Leamy e colaboradores (2011) identificaram cinco processos de recuperação, que formam um fundamento comum ao modelo: conectividade, esperança, otimismo quanto ao futuro, identidade, significado na vida e empoderamento. O paciente é capacitado para assumir o controle primário das decisões relativas ao próprio cuidado. A National Association of Social Workers (NASW, 2006) afirmou: "Os pacientes precisam ser plenamente informados acerca dos benefícios e das consequências potenciais de cada decisão. Além disso, eles precisam conhecer os possíveis resultados, caso se tornem uma ameaça a si próprio ou aos demais.".

Princípios orientadores do *recovery*

Como parte do *Recovery Support Strategic Initiative* (Iniciativa Estratégica de Apoio ao *Recovery*) – um esforço de 1 ano organizado pela agência norte-americana SAMHSA e uma ampla gama de parceiros da comunidade de assistência à saúde comportamental e outros campos – foi elaborada uma definição (descrita antes) operacional de *recovery* dos transtornos de saúde mental e dos transtornos associados ao uso abusivo de substâncias psicoativas. Além disso, também foram delineados os princípios orientadores que apoiam a definição de *recovery*. Esses princípios são os seguintes (SAMHSA, 2012):

- **O *recovery* surge da esperança**: a crença de que o *recovery* é real fornece a mensagem motivadora essencial por um futuro melhor – a mensagem de que as pessoas conseguem e realmente superam os desafios, obstáculos e barreiras interiores e exteriores que elas enfrentam. A esperança é interiorizada e pode ser reforçada por companheiros, familiares, cuidadores, parceiros e outras pessoas. Esperança é o agente catalítico do processo de *recovery*
- **O *recovery* é autoimpulsionado**: autodeterminação e auto-orientação são os fundamentos do *recovery*, as pessoas definem suas próprias metas na vida e planejam seus caminhos singulares na direção dessas metas. Os indivíduos otimizam sua autonomia e independência no maior grau possível, liderando, controlando e exercitando a escolha de serviços e apoios que facilitem sua recuperação e reforcem sua resiliência. Desse modo, eles são empoderados e têm acesso aos recursos de que precisam para tomar decisões conscientes, iniciar a recuperação, reforçar seus pontos fortes e obter ou recuperar o controle de sua vida
- **O *recovery* ocorre de muitas formas**: as pessoas são singulares e têm necessidades, pontos fortes,

preferências, objetivos, culturas e formações diferentes (inclusive experiências traumáticas), que afetam e determinam suas trajetórias até a recuperação. O *recovery* é fundamentado nas múltiplas capacidades, pontos fortes, talentos, habilidades de enfrentamento, recursos e valor intrínseco de cada indivíduo. A trajetória do *recovery* é extremamente individualizada; pode incluir tratamento clínico por profissionais, uso de fármacos, apoio familiar e escolar, abordagens baseadas na fé, grupos de apoio e outras abordagens. A recuperação não é linear e caracteriza-se por crescimento e aprimoramento funcional contínuos, que também podem incluir retrocessos. Como o retrocesso é um componente natural, embora não inevitável, do processo de recuperação, é essencial reforçar a resiliência de todos os pacientes e seus familiares. Abstinência é a abordagem mais segura para os pacientes com transtornos associados ao uso de substâncias psicoativas. O tabagismo e o consumo de substâncias psicoativas ilícitas ou de venda livre não são seguros para ninguém. Em alguns casos, a recuperação pode ser promovida pela criação de um ambiente apoiador. Isso é especialmente aplicável às crianças, que não têm a capacidade legal ou o desenvolvimento para determinar o rumo de sua própria vida

- **O *recovery* é holístico**: a recuperação engloba toda a vida do indivíduo, inclusive a mente, o corpo, o espírito e a comunidade. Essa visão holística inclui a consideração das práticas de autocuidado, família, condições de moradia, emprego, educação, tratamento clínico para doenças mentais e transtornos associados ao uso de substâncias psicoativas, serviços e apoios, cuidados primários de saúde, assistência odontológica, práticas de medicina complementar e alternativas, espiritualidade, criatividade, relações sociais, transporte e participação na vida da comunidade. A gama de serviços e apoios disponíveis deve ser integrada e coordenada

- **O *recovery* é apoiado por companheiros e parceiros**: apoio mútuo e grupos de apoio – inclusive compartilhar conhecimento experiencial e habilidades, além de aprendizagem social – desempenham um papel fundamental na recuperação. Os companheiros estimulam e envolvem uns aos outros e proporcionam um sentimento vital de pertencimento, relações apoiadoras, papéis valorizados e comunidade. Ajudando outras pessoas e retribuindo à comunidade, o próprio indivíduo também é ajudado. Os grupos e serviços de apoio operados pelos próprios companheiros fornecem recursos importantes para ajudar as pessoas ao longo de suas caminhadas de recuperação e melhoria do bem-estar. Na recuperação das dependências, há muito se reconhece o papel fundamental dos grupos de apoio, especialmente nos programas de 12 passos dos Alcoólicos Anônimos. No tratamento das doenças mentais, embora os grupos de apoio formais sejam uma abordagem mais recente, as premissas são semelhantes. Os indivíduos, às vezes descritos como *especialistas do grupo de apoio*, podem ser treinados e/ou certificados em habilidades apoiadoras, mas todos compartilham a experiência de viver com um transtorno mental e, deste modo, podem oferecer uma perspectiva singular de apoio e confiança a relacionamentos duradouros. Com um modelo de *recovery* plenamente executado, os especialistas do grupo de apoio devem ser considerados membros iguais da equipe terapêutica (Getty, 2015). Os profissionais também podem desempenhar um papel importante no processo de *recovery* quando fornecem tratamento clínico e outros serviços, que apoiam os pacientes em seus caminhos de recuperação escolhidos. Embora os companheiros e parceiros desempenhem um papel importante para muitos indivíduos em recuperação, seu papel entre crianças e jovens pode ser ligeiramente diferente. Os grupos de apoio para familiares são muito importantes para as crianças com problemas de saúde comportamental e também podem desempenhar um papel apoiador na recuperação dos jovens

- **O *recovery* é apoiado por relacionamentos e conexões sociais**: um fator importante para o processo de *recovery* é a existência e o envolvimento de pessoas que acreditam que o paciente possa recuperar-se; que ofereçam esperança, apoio e encorajamento; e que sugiram estratégias e recursos para mudar. Familiares, companheiros, cuidadores, grupos religiosos, membros da comunidade e outros parceiros formam redes de apoio fundamentais. Por meio desses relacionamentos, as pessoas deixam para trás padrões existenciais doentios e/ou pouco gratificantes e envolvem-se em novos papéis (p. ex., parceiro, cuidador, amigo, estudante, empregado), que geram um sentimento mais forte de pertencimento, personalidade, capacitação, autonomia, inclusão social e participação comunitária

- **O *recovery* é baseado e influenciado pela cultura**: "é comprovado que características como raça ou etnia, religião, nível socioeconômico baixo, sexo, idade, saúde mental, deficiência, orientação sexual ou identidade de gênero, localização geográfica e outros fatores historicamente relacionados à exclusão ou à discriminação afetam o estado de saúde" (SAMHSA, 2015). As diversas representações da cultura e a formação cultural (inclusive valores, tradições e crenças) são essenciais para determinar a jornada pessoal e as trajetórias de recuperação de cada indivíduo. Além disso, a SAMHSA (2015) ressaltou que "o que pode funcionar na recuperação dos adultos pode ser muito diferente na recuperação de jovens ou adultos idosos. Por exemplo, a promoção da resiliência das pessoas jovens e o tipo de apoios sociais, companheiros-mentores e instrutores de recuperação para adolescentes e jovens em períodos de transição são diferentes dos serviços de apoio à recuperação de adultos e idosos". Os serviços devem ser culturalmente embasados, sintonizados, sensíveis, congruentes e competentes, além de personalizados para atender às necessidades singulares de cada indivíduo

- **O *recovery* é fundamentado na resolução de traumas**: a experiência traumática (p. ex., abuso físico ou sexual, violência doméstica, guerra, desastre e outros eventos) frequentemente é um precursor ou está associada ao uso de substâncias psicoativas, aos transtornos de saúde mental e aos problemas relacionados. Os serviços e grupos de apoio devem ser informados quanto ao trauma para reforçar a segurança (física e emocional) e confiança e promover o livre-arbítrio, a capacitação e a colaboração
- **O *recovery* envolve pontos fortes e responsabilidades de indivíduos, familiares e comunidades**: indivíduos, famílias e comunidades têm pontos fortes e recursos, que funcionam como fundamentos para a recuperação. Além disso, os indivíduos são responsáveis por seu autocuidado e por suas jornadas de recuperação e devem ser apoiados ao falarem de si próprios. Familiares e outras pessoas significativas têm a responsabilidade de apoiar seus entes queridos no processo de recuperação, especialmente crianças e jovens. As comunidades têm a responsabilidade de oferecer oportunidades e recursos que evitem discriminação e facilitem a inclusão social e a recuperação. Os indivíduos em processo de recuperação também têm responsabilidade social e devem ser capazes de reunir-se com companheiros para conversar em grupos sobre seus pontos fortes, necessidades, desejos e aspirações
- **O *recovery* é baseado no respeito**: é crucial para o processo de recuperação que a comunidade, os sistemas e a sociedade aceitem e reconheçam os indivíduos afetados por doenças mentais e transtornos associados ao uso de substâncias psicoativas – inclusive, que protejam seus direitos e eliminem a discriminação. É preciso reconhecer que tomar medidas para iniciar a recuperação pode exigir muita coragem. Nesse aspecto, os elementos particularmente importantes são autoaceitação, desenvolvimento de um sentido de identidade positivo e significativo e recuperação da autoconfiança.

O modelo de *recovery* engloba serviços prestados por profissionais (p. ex., fármacos, terapia, gerenciamento de caso), serviços fornecidos por consumidores (p. ex., ativismo, programas de apoio em grupos, linhas diretas, aconselhamento) e serviços prestados como colaboração (p. ex., instrução para recuperação, planejamento de crise, integração à comunidade, educação quanto aos direitos do consumidor) (Jacobson & Greenley, 2001). Jacobson e Greenley afirmaram:

> Embora uma parte desses serviços possa parecer semelhante aos oferecidos atualmente por alguns sistemas de saúde mental, é importante reconhecer que nem todos eles são orientados para o *recovery*, a menos que incorporem a crença de que a recuperação é possível e tenham o objetivo de promover esperança, cura, capacitação e conexão. (p. 485)

Os conceitos de empoderamento e cuidados prestados por consumidores estão diretamente relacionados ao conceito de cuidados centrados no paciente, que foi proposto pelo Institute of Medicine (2003; hoje em dia denominado National Academy of Medicine) como um dos elementos essenciais para a melhora da qualidade dos cuidados de saúde no futuro. À medida que essa mudança cultural acontece, os enfermeiros precisam estar plenamente conscientes da terminologia e das atitudes que apoiam os modelos de *recovery* centrado no paciente. Por exemplo, no paradigma tradicional, um objetivo a ser alcançado por um paciente seria descrito como: "O paciente segue o regime farmacológico prescrito.". Em um modelo de *recovery* centrado no paciente, um objetivo mais apropriado seria descrito como: "O paciente conversa sobre preferências, vantagens e desvantagens dos fármacos psicotrópicos usados no tratamento de sua doença.".

Modelos de *recovery*

Existem alguns modelos de *recovery* baseados em evidência. A SAMHSA relaciona esses modelos em um banco de dados do National Registry for Evidence-Based Programs and Practices (www.nrepp.samhsa.gov). Neste capítulo estão descritos três desses modelos: *Tidal Model* (Modelo Tidal, em tradução livre), *Wellness Recovery Action Plan* (WRAP, ou Plano de Ação para Recuperação do Bem-Estar, em tradução livre) e *Psychological Recovery Model* (ou Modelo de Recuperação Psicológica, em tradução livre).

Modelo Tidal

O **Modelo Tidal** (*Tidal Model*, em inglês) foi desenvolvido no final da década de 1990 por Phil Barker e Poppy Buchanan-Barker de Newcastle, Reino Unido. É um modelo de enfermagem de recuperação da saúde que pode ser usado como base nos cuidados interdisciplinares na área de saúde mental (Barker & Buchanan-Barker, 2012). Os autores usam a força de uma metáfora para envolver o indivíduo em sofrimento. A metáfora da *água* é usada para descrever como os indivíduos em sofrimento podem *naufragar* física, emocional e espiritualmente (Barker & Buchanan-Barker, 2005). O Modelo Tidal foi o primeiro modelo de recuperação desenvolvido por enfermeiros no contexto prático elaborado praticamente com base em pesquisas de enfermagem em colaboração com usuários e pacientes dos serviços de saúde mental (Barker & Buchanan-Barker, 2005; Brookes, 2006).

O Modelo Tidal adota uma abordagem centrada no indivíduo, para ajudar as pessoas a lidar com os problemas da vida humana que enfrentam. O foco é dirigido à história pessoal do indivíduo, que é onde seus problemas primeiro surgiram e onde pode ocorrer qualquer crescimento, benefício ou recuperação (Barker & Buchanan-Barker, 2000).

Barker e Buchanan-Barker (2005) elaboraram um conjunto de valores essenciais, nos quais se baseia seu modelo. Esses valores, que eles chamam de os *10 Compromissos Tidal*, fornecem aos profissionais de saúde um foco filosófico para empoderar as pessoas a efetuar as mudanças na própria vida, em vez de deixar que os profissionais de saúde tentem modificar ou controlar os "sintomas do paciente" (Buchanan-Barker & Barker, 2008). Com base nesses compromissos, os autores elaboraram as seguintes Competências Tidal, que refletem como os compromissos são cumpridos no contexto clínico:

1. **Valorizar o paciente**: o paciente é estimulado a contar sua própria história. "A história pessoal representa o início e o *endpoint* do encontro terapêutico, abarcando não apenas uma descrição do sofrimento do paciente, como também a esperança de sua resolução" (p. 95). As competências dos profissionais de saúde incluem a capacidade de escutar ativamente a história do indivíduo e ajudá-lo a registrar sua história com suas próprias palavras.
2. **Respeito pela linguagem**: os indivíduos são estimulados a falar com as próprias palavras em seu modo singular de expressar-se. "A linguagem da história – completa com sua gramática e metáforas pessoais incomuns – é o meio ideal para iluminar o caminho para a recuperação. Nós estimulamos as pessoas a falar com suas próprias palavras e sua voz inigualável" (p. 95-96). As competências do profissional de saúde incluem ajudar os indivíduos a expressar (com sua linguagem própria) seu entendimento acerca de suas experiências pessoais por meio de histórias, anedotas e metáforas.
3. **Desenvolvimento de curiosidade genuína**: os enfermeiros e outros cuidadores "precisam expressar interesse genuíno pela história do paciente, de modo a compreender melhor esse indivíduo e suas experiências. A curiosidade genuína reflete um interesse pelo indivíduo e sua experiência singular" (p. 96). As competências dos profissionais de saúde incluem mostrar interesse pela história do paciente, fazer perguntas para esclarecer determinados pontos e ajudá-lo a contar sua história em seu próprio ritmo.
4. **Tornar-se um aprendiz**: o paciente é o especialista da própria história de vida e precisa assumir o papel de líder e decidir o que precisa ser feito. "Os profissionais de saúde podem aprender alguma coisa acerca da força dessa história, mas apenas se conseguirem aplicar-se diligente e respeitosamente à tarefa de tornar-se um aprendiz de 'mente aberta'" (p. 96). As competências dos profissionais de saúde incluem elaborar um plano de cuidados para o paciente com base em suas necessidades ou desejos expressos e ajudá-lo a detectar problemas específicos e formas de resolvê-los.
5. **Uso das ferramentas disponíveis**: o foco é direcionado aos pontos fortes do indivíduo, que são as ferramentas principais para o processo de recuperação. "A história contém exemplos do que 'funcionou' para o paciente no passado, ou as crenças quanto ao que 'poderia funcionar' para ele no futuro. Essa é a ferramenta principal, que precisa ser usada para destravar ou construir a história de recuperação" (p. 96). As competências dos profissionais de saúde incluem ajudar o paciente a reconhecer quais esforços podem ser bem-sucedidos para solucionar os problemas detectados e quais pessoas da vida do paciente podem ajudar.
6. **Criar a mudança**: o paciente e o profissional de saúde decidem juntos o que precisa ser feito de forma imediata. "Qualquer que seja o 'primeiro passo', este é uma etapa crucial, revelando o poder de mudar e potencialmente apontando para a meta final do *recovery*" (p. 96). As competências do profissional de saúde incluem ajudar o paciente a definir qual tipo de mudança representaria um passo na direção da recuperação e o que ele precisa fazer para dar este primeiro passo no sentido de alcançar sua meta.
7. **Dádiva do tempo**: a mudança ocorre quando o paciente e o profissional de saúde gastam tempo de qualidade em uma relação terapêutica. "O desafio é reservar o tempo para as coisas importantes" (Young, 2010; p. 573). As competências dos profissionais de saúde incluem reconhecer (e ajudar o paciente a entender) a importância do tempo dedicado a atender às necessidades do paciente e ao planejamento e implementação dos cuidados.
8. **Revelação de sabedoria pessoal**: as pessoas frequentemente não reconhecem sua própria sabedoria, seus pontos fortes e suas capacidades. "Uma tarefa essencial do profissional de saúde é ajudar o paciente a revelar e valorizar essa sabedoria, de forma que ela possa ser usada para mantê-lo durante toda a jornada de recuperação" (Buchanan-Barker & Barker, 2008; p. 97). As competências dos profissionais de saúde incluem ajudar os pacientes a identificar seus pontos fortes e fracos e desenvolver autoconfiança em sua capacidade de ajudar a si próprio.
9. **Compreensão de que a mudança é constante**: como as mudanças ocorrem constantemente na vida do indivíduo, ele precisa tomar decisões e

fazer escolhas importantes ao longo da trajetória de recuperação, de forma que possa crescer. As competências dos profissionais de saúde incluem ajudar o indivíduo a desenvolver percepção das mudanças que estão ocorrendo e como ele influenciou essas mudanças. "A tarefa do cuidador profissional é desenvolver percepção de como a mudança está ocorrendo e apoiar o paciente a tomar decisões relacionadas à progressão em sua jornada de recuperação" (p. 97).

10. **Transparência**: transparência é importante no processo de desenvolvimento do espírito de equipe entre o paciente e seu cuidador profissional. "Os profissionais estão em posição privilegiada e devem exemplificar confiança sendo transparentes a todo momento, ajudando o paciente a compreender exatamente o que foi feito e por quê" (p. 97). As competências dos profissionais de saúde incluem assegurar que o indivíduo esteja consciente da importância de todas as intervenções e que ele receba cópias de todos os documentos relacionados a seu plano de cuidados.

Young (2010) afirmou:

> O Modelo Tidal não é um diagrama típico para ser usado e seguido. Pelo contrário, é uma forma de pensar, um paradigma de prestação de cuidados centrados no paciente, que ao mesmo tempo é relacional, empoderador e baseado nos pontos fortes desse indivíduo. (p. 574)

Plano de Ação para Recuperação do Bem-estar (WRAP)

O **Modelo WRAP** (do inglês, *Wellness Recovery Action Plan*) foi desenvolvido em 1997 por um grupo de 30 indivíduos que participaram de um seminário de habilidades necessárias à recuperação da saúde mental, que foi conduzido por Mary Ellen Copeland em Vermont. Esse grupo (que incluía pacientes com sintomas psiquiátricos, familiares e cuidadores) definiu a necessidade de um sistema que incorporasse à sua vida cotidiana as habilidades e estratégias que estavam aprendendo no seminário. Segundo as palavras de Copeland (2001):

> [WRAP] é um sistema estruturado para monitorar sintomas desconfortáveis e angustiantes e, por meio de respostas planejadas, reduzir, modificar ou eliminar esses sintomas. Ele também inclui planos de respostas que outras pessoas devem adotar quando os sintomas do paciente tornam impossível que ele continue a tomar decisões, cuidar de si próprio e manter sua própria segurança. (p. 129)

Copeland sugeriu que tudo o que uma pessoa precisa para iniciar o programa é um sistema para armazenar informações (p. ex., um notebook, computador ou gravador de voz) e, possivelmente, um amigo, profissional de saúde ou outra pessoa que lhe possa ajudar e dar *feedback*. O programa é uma sequência de etapas, ao longo das quais o indivíduo consegue monitorar e controlar os sintomas perturbadores que ocorram no cotidiano. Durante esse processo, os pacientes podem ser ajudados por outras pessoas (p. ex., profissionais de saúde, amigos ou outras pessoas significativas), "mas, para que seja efetivo e empoderador, o indivíduo que vivencia os sintomas precisa elaborar o plano para si próprio" (p. 129). As etapas do processo do programa WRAP estão descritas nas seções subsequentes.

Etapa 1: desenvolvimento de mecanismos do bem-estar

Nesta primeira etapa, o paciente elabora uma lista de mecanismos, estratégias e habilidades que ele utilizou no passado (ou que já ouviu falar e deseja experimentar) para ajudar na atenuação dos sintomas perturbadores. Copeland (2001) oferece alguns exemplos:

- Conversar com um amigo ou profissional de saúde
- Participar de grupos de colegas ou trocar experiências
- Praticar exercícios de relaxamento e redução do estresse
- Desenvolver imagens mentais (*mental imagery*)
- Elaborar um diário
- Praticar atividade física
- Frequentar um grupo de apoio
- Fazer algo especial para alguém
- Ouvir música.

Etapa 2: elaboração de lista de manutenção diária

Essa lista é dividida em três partes. Na parte 1 o indivíduo escreve uma descrição de como se sente (ou como gostaria de sentir-se) quando experimenta bem-estar (p. ex., vivaz, alegre, loquaz, feliz, otimista, capaz). Essa informação é usada como ponto de referência. Na parte 2, usando como referência o conjunto de ferramentas para o bem-estar, o indivíduo elabora uma lista de coisas que ele precisa fazer diariamente para manter seu bem-estar. Essa é uma parte importante do plano e deve ser realista, de forma a não predispor o paciente ao fracasso ou gerar frustração adicional. Alguns exemplos da parte 2 seriam os seguintes (Copeland, 2001):

- Fazer três refeições e três lanches saudáveis diariamente
- Beber ao menos 6 copos de 240 mℓ de água
- Evitar cafeína, açúcar, comida processada e bebidas alcóolicas
- Praticar exercícios no mínimo por 30 minutos
- Reservar 20 minutos para relaxamento ou meditação
- Escrever no diário por ao menos 15 minutos
- Tomar os fármacos e os suplementos vitamínicos prescritos

- Passar ao menos 30 minutos em alguma atividade divertida, recompensadora e/ou criativa.

Na parte 3 dessa etapa o indivíduo mantém uma lista de coisas que precisam ser feitas. Ele lê diariamente essa lista como lembrete e os itens podem ser cumpridos em qualquer dia específico, de acordo com a decisão do paciente. Para a parte 3, Copeland (2001) sugeriu os seguintes itens:

- Passar tempo com o orientador ou gerenciador de caso
- Marcar uma consulta com o profissional de saúde
- Passar tempo com um amigo ou parceiro
- Manter-se em contato com a família
- Passar tempo com crianças ou animais de estimação
- Fazer compras na mercearia
- Lavar roupas
- Escrever algumas cartas
- Lembrar-se do aniversário de alguém.

Etapa 3: fatores deflagradores

Essa etapa é dividida em duas partes. Na parte 1, o indivíduo elabora uma lista com eventos ou circunstâncias que, quando ocorrem, causam angústia ou desconforto. Esses fatores deflagradores, também conhecidos como gatilhos emocionais, são situações às quais o paciente é suscetível, ou que desencadearam ou agravaram seus sintomas no passado. Copeland (2001) lista os seguintes exemplos:

- Datas de aniversário de perdas ou traumas
- Exaustão física
- Estresse no trabalho
- Conflitos familiares
- Término de um relacionamento
- Ser julgado, criticado ou provocado
- Problemas financeiros
- Doença física
- Assédio sexual ou comportamento sexual inapropriado
- Uso abusivo de substâncias psicoativas.

Na parte 2, o paciente usa seus mecanismos de bem-estar para elaborar um plano quanto ao que fazer se fatores deflagradores interferirem em seu bem-estar.

Etapa 4: sinais de alerta precoces

Essa etapa é dividida em duas partes. A primeira consiste em identificar sinais sutis que indiquem possível agravamento da situação. Copeland (2001) afirmou: "Reconhecer os primeiros sinais de alerta e revisá-los periodicamente ajuda o paciente a tornar-se mais consciente desses sinais, possibilitando a tomada de providências antes que os sinais piorem" (p. 136). Alguns tipos de sinais iniciais de alerta incluem ansiedade, esquecimento, falta de motivação, afastamento ou isolamento das outras pessoas, irritabilidade crescente, intensificação do tabagismo, uso de substâncias psicoativas ou sentimentos de inutilidade e inadequação. Na parte 2, o paciente elabora um plano de resposta aos sinais iniciais de alerta, de modo que consiga atenuar ou evitar que aumentem. O plano pode incluir itens como consultar um profissional de saúde, intensificar o foco no aconselhamento de colegas, ampliar o tempo utilizado com exercícios de relaxamento ou realizar outras intervenções disponíveis no conjunto de ferramentas para o bem-estar, até que os sinais de alerta diminuam.

Etapa 5: a situação está piorando

Essa etapa é dividida em duas partes. Na parte 1, o paciente elabora uma lista de sintomas indicativos de que a situação piorou. Nessa etapa, os sintomas causam muito desconforto, mas o indivíduo ainda consegue tomar alguma atitude em favor de si próprio. Uma intervenção imediata é necessária para evitar que ocorra uma crise. Os sintomas dessa etapa variam acentuadamente de um indivíduo para outro e, de acordo com Copeland (2001): "Aquilo que pode significar que 'a situação está piorando' para alguém pode significar 'crise' para outro" (p. 137). A autora propôs alguns exemplos de sintomas, inclusive os seguintes:

- Reações irracionais aos acontecimentos e às atitudes de outras pessoas
- Incapacidade de dormir, ou dormir o tempo todo
- Cefaleias
- Não comer, ou comer demais
- Isolamento social
- Pensamentos autodestrutivos
- Uso abusivo de substâncias psicoativas ou fumar vários cigarros em sequência
- Comportamentos bizarros
- Visão de coisas que não existem
- Paranoia.

Na parte 2, o paciente elabora um plano que ele acha que pode ajudá-lo quando os sintomas piorarem a esse ponto. O plano tem de ser muito específico e direto, com instruções claras. A seguir, há alguns exemplos (Copeland, 2001):

- Ligar para meu profissional de saúde; pedir e seguir suas instruções
- Encontrar alguém que fique comigo até que meus sintomas melhorem
- Tomar providências para que eu não consiga me ferir, caso meus sintomas piorem (p. ex., entregar meus fármacos, talão de cheques, cartões de crédito e chaves do carro a algum amigo previamente designado para que sejam mantidos em segurança)
- Assegurar que eu cumpra todos os itens da minha lista de verificação diária

- Participar no mínimo de duas sessões diárias de aconselhamento com companheiros
- Ampliar o uso dos mecanismos de bem-estar (p. ex., exercícios de relaxamento, exercícios físicos, atividades criativas).

Etapa 6: planejamento para crise

Esta etapa identifica os sintomas sugestivos de que os pacientes não conseguem mais cuidar de si próprios, tomar decisões independentes ou manter a própria segurança. Essa etapa é multifacetada e destina-se a ser usada pelos cuidadores em benefício dos pacientes que elaboraram o plano. Ela é composta dos seguintes elementos (Copeland, 2001; p. 130):

- Parte 1: reunir as informações que descrevem como o paciente é quando está bem
- Parte 2: identificar os sintomas indicativos de que outras pessoas precisam assumir a responsabilidade de cuidar do paciente
- Parte 3: fornecer nomes de representantes legais previamente identificados pelo paciente
- Parte 4: incluir os nomes e números dos telefones dos profissionais de saúde; os fármacos usados na ocasião; alergias aos fármacos; fármacos que o paciente preferiria usar, caso fosse necessário acrescentar algum outro; fármacos que o paciente se recusa a tomar
- Parte 5: incluir os tratamentos que o paciente prefere e os que ele deseja evitar
- Parte 6: identificar as preferências do paciente quanto aos serviços terapêuticos (p. ex., *home care*, cuidados na comunidade, centro para descanso)
- Parte 7: identificar outros serviços aceitáveis, caso as preferências anteriores não possam ser colocadas em prática. Também é necessário relacionar os serviços que devem ser evitados
- Parte 8: incluir uma descrição detalhada do que o paciente espera dos seus representantes legais durante uma situação de crise
- Parte 9: elaborar uma lista de indicadores (feita pelo paciente) que comunique aos cuidadores quando seus serviços não forem mais necessários.

O paciente deve atualizar periodicamente seu plano, quando aprender informações novas ou mudar de opinião sobre determinadas situações. A garantia da implementação do plano para uma crise pode ser aumentada se for reconhecido em cartório e assinado na presença de duas testemunhas. Para aumentar ainda mais seu potencial de uso, o paciente pode designar um responsável legalmente reconhecido, embora, por causa da variabilidade dos requisitos legais nos diferentes estados norte-americanos, não existam garantias de que o plano será seguido.

De acordo com Copeland (2001):

> WRAP é um método sistemático destinado a desenvolver habilidades de autogestão e empoderamento. Ele oferece aos pacientes com doença mental um meio de trabalhar de forma mais colaborativa com os profissionais de saúde. O programa é altamente individualizado e contempla as necessidades singulares do indivíduo e sua situação. Ele é aplicável à maioria das doenças/incapacidades de longa duração ou situações problemáticas. Esses benefícios sugerem que o programa pode ser usado de forma mais ampla e deve ser apresentado como opção para pacientes que necessitem de um sistema de autogestão. (p. 149)

Modelo de Recuperação Psicológica

Andresen, Oades e Caputi (2011) definiram recuperação psicológica como "construção de uma vida plena e significativa e de um sentimento positivo de identidade fundamentado em esperança e autodeterminação. A recuperação psicológica é necessária se uma doença mental tem bases biológicas ou resulta da exacerbação dos problemas emocionais gerados pelo estresse" (p. 40). O **Modelo de Recuperação Psicológica** não enfatiza a inexistência de sintomas, mas está focado na autodeterminação do paciente ao longo de seu processo de recuperação.

Ao revisar alguns estudos, Andresen e colaboradores (2011) identificaram quatro componentes, que sempre estavam presentes no processo de recuperação:

- **Esperança**: encontrar e conservar a esperança pela recuperação do indivíduo
- **Responsabilidade**: assumir responsabilidade pela vida e bem-estar do indivíduo
- *Self* **e identidade**: renovar o sentido de *self* e construir uma identidade positiva
- **Significado e propósito**: encontrar propósito e significado na vida.

Andresen e colaboradores (2011) conceituaram um modelo de recuperação em cinco etapas, que eles definiram por integrar em cada estágio os quatro componentes do processo de recuperação. Nos parágrafos subsequentes, há uma explicação desses estágios.

Estágio 1: moratória

Este estágio é reconhecido por apresentar desespero sombrio e confusão. "Ele é chamado moratória porque parece que a 'vida está em suspenso'" (p. 47):

- **Esperança**: no estágio de moratória, prevalece a desesperança. Os pacientes podem até perceber sentimentos de desesperança da parte dos profissionais de saúde quando os planos terapêuticos enfatizam estabilização e manutenção, transmitindo a mensagem de que não há esperança de recuperação
- **Responsabilidade**: no estágio de moratória, o indivíduo sente que não tem qualquer controle e que é impotente para fazer mudanças

- **Self e identidade**: no estágio de moratória, os pacientes sentem-se "como se não soubessem mais quem são" (p. 59). O sentido pessoal de identidade como um membro valioso e atuante da sociedade pode ser perdido quando há o diagnóstico de um transtorno mental
- **Significado e propósito**: o diagnóstico de um transtorno mental grave é um evento traumático, que pode ser desafiador às crenças fundamentais do indivíduo, acarretando perda de significado e propósito na vida.

Estágio 2: conscientização

Neste estágio o indivíduo percebe que existe a possibilidade de recuperação. De acordo com Andresen e colaboradores: "Envolve a conscientização de que existe um *self* possível diferente daquele de uma "pessoa doente": um *self* que é capaz de recuperar-se" (p. 47):

- **Esperança**: no estágio de conscientização surge a esperança de que a vida, na verdade, "não chegou ao fim". Esse sentimento de esperança pode originar-se de outras pessoas significativas, profissionais ou familiares. Os pacientes também podem ser inspirados por outros que se recuperaram. A esperança também pode ser derivada da determinação interior firme e da fé e espiritualidade do indivíduo
- **Responsabilidade**: neste estágio, o paciente desenvolve a percepção da necessidade de assumir o controle de sua vida. Os sentimentos de controle e responsabilidade resultam em empoderamento pessoal, que abre caminho para a recuperação
- **Self e identidade**: no estágio de conscientização, o paciente percebe que é um indivíduo independente de sua doença. "O paciente entende que ainda existe um '*self* intacto' que consegue agir de modo autônomo" (p. 72)
- **Significado e propósito**: no estágio de conscientização, o indivíduo esforça-se para obter uma compreensão pessoal da doença, do que ocorreu e de quais são as implicações da doença para seu futuro. "A busca por um significado da doença pode ser explicada pelas teorias do controle cognitivo, segundo as quais o indivíduo tenta compreender acontecimentos negativos inexplicáveis encontrando uma razão para eles" (p. 74).

Estágio 3: preparação

Este estágio começa com a decisão do paciente de começar a trabalhar por sua recuperação:

- **Esperança**: no estágio de preparação, o indivíduo manifesta esperança em relação à mobilização dos recursos pessoais e exteriores para melhorar o autocuidado e encontrar formas de alcançar as metas. Isso inclui identificar os pontos fortes e fracos, reunir conhecimento e informação e buscar os sistemas de apoio disponíveis
- **Responsabilidade**: no estágio de preparação, assumir responsabilidade significa entender os efeitos da doença e como reconhecer, monitorar e controlar os sintomas. Assumir o controle da própria vida também inclui a capacidade de ser independente e atender às próprias necessidades básicas
- **Self e identidade**: de acordo com Andresen e colaboradores: "Durante o estágio de preparação, o paciente faz um balanço de suas habilidades e capacidades de forma a utilizá-las para descobrir um sentido de identidade positiva" (p. 81). O indivíduo está disposto a assumir riscos e tentar atividades novas para restabelecer o sentido de *self*. Os aspectos perdidos do *self* são redescobertos, novos aspectos são identificados e ambos são incorporados a uma nova identidade pessoal
- **Significado e propósito**: a base de uma vida significativa está em valores fundamentais sólidos. "Viver de acordo com as diretivas pessoais valorizadas confere significado ao trabalho de recuperação e, por isso, algumas pessoas apegam-se com tenacidade às suas metas" (p. 83). Cada indivíduo precisa viver com base em princípios claros, que tornam sua vida pessoalmente valiosa e enriquecedora. As pessoas que vivem com um transtorno mental grave podem precisar de uma reordenação das prioridades e do estabelecimento de novas metas como parte do seu processo de recuperação.

Reconstrução

No estágio de reconstrução ocorre o árduo trabalho de recuperação. O paciente "passa pelas etapas necessárias para trabalhar por suas metas na reconstrução de uma vida significativa" (p. 87):

- **Esperança**: no estágio de reconstrução, o paciente tem esperança e anseia por uma vida mais gratificante. Ele estabelece metas realistas e é estimulado a avançar no processo de recuperação em seu próprio ritmo. A cada êxito, a esperança é renovada
- **Responsabilidade**: "por meio do estabelecimento de metas e do esforço para atendê-las, o paciente começa a assumir o controle ativo de sua vida; não apenas o controle dos sintomas, mas também o envolvimento de apoio social, a melhoria da autoimagem, o processamento das pressões sociais e a construção de competência social" (p. 90). Assumir o controle sobre as decisões terapêuticas e o controle da doença é um elemento essencial do processo de recuperação
- **Self e identidade**: o paciente elabora e fortalece seu sentido de identidade quando é bem-sucedido nos estágios precedentes de desenvolvimento de sua autoidentidade positiva independente da doença e de um sentimento renovado de autoconfiança no

sucesso das novas atividades desempenhadas. No estágio da reconstrução, o trabalho de analisar os valores fundamentais e esforçar-se no sentido de metas compatíveis com seus valores reforça o sentimento de identidade positiva e o compromisso com a recuperação
- **Significado e propósito**: estabelecer metas realistas e ter um senso de identidade conferem sentimento de propósito na vida. As pessoas necessitam de uma razão para recomeçar a cada dia. De acordo com Andresen e colaboradores, "encontrar significado (na vida) é mais do que achar uma ocupação valorizada, é mais parecido com descobrir uma forma de viver. Isso pode incluir as metas vocacionais, embora não se limite a isso. Também inclui analisar a espiritualidade ou filosofia do indivíduo. A própria jornada é uma fonte de significado para muitas pessoas." (p. 99).

Crescimento

O resultado do processo de recuperação psicológica é crescimento. Embora seja chamado de *último* estágio do Modelo de Recuperação Psicológica, é importante lembrar que este é um estágio dinâmico e que o crescimento pessoal é um processo existencial contínuo:

- **Esperança**: no estágio de crescimento, o indivíduo tem um sentimento de otimismo e esperança de um futuro gratificante. As habilidades cultivadas nos estágios precedentes são aplicadas com confiança e o paciente esforça-se para alcançar níveis mais elevados de bem-estar
- **Responsabilidade**: "obter controle demanda compromisso permanente, apesar dos retrocessos" (p. 106). Na fase de crescimento, os pacientes mostram confiança em controlar sua doença e são resilientes quando ocorrem recidivas. Eles são fortalecidos por seus próprios esforços e por seu envolvimento no processo de tomada de decisões quanto ao próprio tratamento
- ***Self* e identidade**: na fase de crescimento, o indivíduo desenvolveu um sentimento positivo e firme de *self* e identidade. De acordo com Andresen e colaboradores: "Muitos pacientes relataram o sentimento de que eram pessoas melhores em consequência de sua luta com a doença. [Em um estudo experimental realizado antes], os participantes relataram que desenvolveram qualidades pessoais como força e coragem; mais confiança em si próprios; desenvoltura e responsabilidade; uma nova filosofia de vida; compaixão e empatia; sentimento de autovalor e um estado de mais felicidade e descontração" (p. 108-109)
- **Significado e propósito**: os pacientes que alcançaram o estágio de crescimento relatam comumente um sentimento mais profundo de significado. Alguns descrevem ter alcançado um sentimento de serenidade e paz, enquanto, para outros, isso significa um tipo de despertar espiritual. Alguns indivíduos encontram recompensa em instruir outros acerca da experiência de ter uma doença mental e recuperar-se.

De acordo com Andresen e colaboradores (2011):

> A recuperação de uma doença mental grave é mais do que ficar fora do hospital ou retornar para algum nível funcional definido arbitrariamente. É mais que apenas lidar com a doença. No estágio de crescimento, a noção de estar bem substitui o conceito de bem-estar. Embora bem-estar implique em ausência de doença, estar bem diz respeito a uma experiência psicológica mais holística de uma vida gratificante. Embora não possamos esperar que todos (inclusive os que não têm transtorno mental) alcancem os níveis mais elevados de autorrealização, podemos esperar que todas as pessoas tenham oportunidade de desenvolver um sentido positivo de *self* e identidade e usufruir uma vida significativa plena de propósito e esperança quanto ao futuro. (p. 113)

Intervenções de enfermagem que auxiliam o *recovery*

No âmbito da prática de enfermagem está a responsabilidade de ajudar em vários aspectos a recuperação dos seus pacientes com transtornos mentais. Caldwell e colaboradores (2010) afirmaram:

> Os enfermeiros precisam desempenhar um papel ativo no *recovery* dos seus pacientes, porque eles estão envolvidos com todos os aspectos do sistema de atenção à saúde e, na maioria dos casos, os enfermeiros são os profissionais responsáveis pela prestação e coordenação dos cuidados ao paciente. O enfermeiro precisa participar do desenvolvimento e da execução de qualquer plano de ação para promover a recuperação de pacientes. (p. 44)

No passado, os enfermeiros tinham como meta primária a promoção de bem-estar no contexto de uma relação colaborativa entre enfermeiro e paciente. Peplau (1991) definiu enfermagem como "um relacionamento humano entre um indivíduo que está doente ou em necessidade de serviços de saúde e um enfermeiro especialmente formado para reconhecer e reagir à necessidade de ajuda" (p. 5-6). Como já foi mencionado, os modelos de *recovery* são intrinsecamente colaborativos, porque os serviços são prestados por profissionais, pacientes e ambos, de forma colaborativa. A Tabela 21.1 descreve alguns exemplos de intervenções e atividades nas quais enfermeiros e pacientes podem colaborar em sua jornada de recuperação.

Se as propostas da President's New Fredom Comission on Mental Health forem plenamente concretizadas, isso significaria melhora da promoção da saúde mental e dos cuidados prestados aos pacientes com transtornos mentais. Muitos enfermeiros que ocupam funções de liderança percebem esse período de reforma do sistema de saúde como uma

TABELA 21.1 Colaboração entre enfermeiro e paciente no processo de *recovery*.

	MODELO TIDAL	MODELO WRAP	MODELO DE RECUPERAÇÃO PSICOLÓGICA
Avaliação	• O paciente conta sua história pessoal • O enfermeiro ouve atentamente e demonstra interesse por sua história • O enfermeiro ajuda o paciente a registrar a história com suas próprias palavras • O paciente identifica problemas específicos que quer resolver • O enfermeiro e o paciente identificam seus pontos fortes e fracos	• O paciente cria um conjunto de recursos para o bem-estar, elaborando uma lista de recursos, estratégias e habilidades que foram úteis no passado • O paciente reconhece seus pontos fortes e fracos • O enfermeiro oferece ajuda e *feedback*	• O paciente sente-se desanimado e impotente • O paciente busca encontrar significado para sua doença • O enfermeiro ajuda transmitindo esperança • O paciente começa a se conscientizar da necessidade de assumir o controle e a responsabilidade por sua própria vida

Intervenções	• O enfermeiro e o paciente determinam o que funcionou no passado
	• O paciente sugere recursos novos que ele gostaria de tentar
	• O paciente decide quais alterações gostaria de fazer e estabelece metas realistas
	• O enfermeiro e o paciente decidem o que precisa ser feito como primeira etapa
	• O enfermeiro fornece *feedback* positivo pelos esforços do paciente para fazer as alterações em sua vida e pelos sucessos alcançados
	• O enfermeiro estimula o paciente a ser tão independente quanto possível, mas oferece ajuda quando é necessária
	• O enfermeiro provém ao paciente a "dádiva do tempo"
		• O paciente elabora uma lista de manutenção diária:
		  • Como se sente quando está bem
		  • O que precisa ser feito diariamente para manter esse bem-estar
		  • Lista para lembrar-se de outras coisas que precisam ser realizadas
		• O paciente identifica os fatores deflagradores de angústia ou sofrimento e reconhece o que precisa fazer se esses elementos interferirem em seu bem-estar
		• O paciente identifica os sinais de piora dos sintomas e elabora um plano para evitar progressão
		• O paciente reconhece quando os sintomas pioraram e precisa de ajuda
		• O paciente identifica quando não consegue mais cuidar de si próprio e toma decisões (por escrito) sobre os procedimentos terapêuticos (que tipo, quem fará, quem representará seus interesses)
		• O enfermeiro oferece apoio, fornece *feedback* e ajuda quando necessário
			• O paciente decide começar a trabalhar por sua recuperação
			• O paciente e o enfermeiro identificam pontos fortes e fracos
			• O enfermeiro ajuda o paciente a entender os efeitos da doença e como reconhecer, monitorar e controlar seus sintomas
			• O paciente determina as alterações que deseja fazer e estabelece metas realistas para reconstruir uma vida significativa
			• O paciente examina sua espiritualidade e filosofia de vida em busca de significado e propósito — que lhe deem uma "razão para recomeçar a cada dia"

Resultados	• O paciente reconhece que a mudança ocorreu e está em andamento • O paciente sente-se empoderado a cuidar de si próprio • O enfermeiro está disponível para dar apoio ao paciente	• O paciente desenvolve habilidades de automanejo • O paciente desenvolve autoconfiança e esperança por um futuro melhor	• O paciente desenvolve autoidentidade positiva distinta de sua doença • O paciente mantém seu compromisso com a recuperação, apesar dos retrocessos • O paciente sente-se otimista e esperançoso quanto a um futuro gratificante

oportunidade para expandir seus papéis e assumir posições fundamentais na educação, na prevenção, na avaliação e no referenciamento. Os enfermeiros são e continuarão a ser essenciais para ajudar pacientes com doenças mentais a manter a maior independência possível, a controlar seus transtornos mentais nos serviços disponíveis na comunidade e a esforçar-se para minimizar as internações hospitalares. Existe uma perspectiva de recuperação dos transtornos mentais e todos os modelos terapêuticos precisam incorporar esperança, confiança e autodeterminação.

Resumo e pontos fundamentais

- *Recovery* é a restauração de um estado ou condição anterior e/ou melhor
- A SAMHSA identifica quatro dimensões principais que promovem o *recovery*: saúde, lar, propósito e comunidade
- A President's New Freedom Commission on Mental Health propôs transformar o sistema de saúde mental, alterando o paradigma de cuidado aos pacientes com doenças mentais graves do modelo

terapêutico médico-psiquiátrico tradicional para o conceito de *recovery*
- A SAMHSA descreveu 10 princípios orientadores que promovem o *recovery*:
  - O *recovery* provém da esperança
  - O *recovery* é autoimpulsionado
  - O *recovery* ocorre de várias formas
  - O *recovery* é holístico
  - O *recovery* é apoiado por companheiros e parceiros
  - O *recovery* é apoiado por relacionamentos e conexões sociais
  - O *recovery* é culturalmente baseado e influenciado
  - O *recovery* é fundamentado na resolução do trauma
  - O *recovery* envolve potenciais e responsabilidades do paciente, da família e da comunidade
  - O *recovery* é baseado no respeito
- Existem muitos modelos de recuperação. Neste capítulo, três foram analisados: o Modelo Tidal, o Plano de Ação para Recuperação do Bem-Estar (*Wellness Recovery Action Plan* [WRAP]) e o Modelo de Recuperação Psicológica
- Os enfermeiros atuam em posições fundamentais para ajudar os pacientes com doença mental em processo de *recovery*. Este capítulo também descreveu as intervenções baseadas nos três modelos de recuperação mencionados anteriormente.

EXERCÍCIOS DE COMUNICAÇÃO

1. José compareceu à consulta na clínica de saúde mental e disse: "Não consigo ficar sentado tranquilamente quando tomo esses fármacos, por isso não quero mais tomá-los.". Com base nos princípios do modelo de *recovery*, cite algumas opções de resposta para esse paciente.
2. Cátia é uma veterana de guerra que foi internada no hospital com depressão, dependência de álcool e queixas de pesadelos angustiantes. Durante a avaliação antes da internação, ela disse: "Não confio em 'gurus de saúde mental'. Você não consegue entender o que eu passei.". Como você responderia e quais princípios do modelo de *recovery* orientarão sua resposta?

Questões de revisão

Escolha a resposta mais adequada para cada uma das perguntas a seguir.

1. Qual das seguintes opções é uma afirmação verdadeira sobre recuperação da saúde mental? (Marque todas as opções verdadeiras.)
   a. O *recovery* na saúde mental aplica-se apenas aos transtornos mentais graves e persistentes.
   b. O *recovery* na saúde mental empodera o paciente.
   c. O *recovery* na saúde mental baseia-se no modelo médico.
   d. O *recovery* na saúde mental é um processo colaborativo.

2. Um enfermeiro ajuda no *recovery* de um paciente com doença mental usando o Modelo Tidal. Qual das seguintes opções é um componente desse modelo?
   a. Mecanismos para o bem-estar.
   b. Lista de manutenção diária.
   c. História pessoal do indivíduo.
   d. Fatores deflagradores.

3. Um enfermeiro ajuda no *recovery* de um paciente com doença mental usando o Modelo de Recuperação Psicológica. O paciente disse para o enfermeiro: "Eu tenho esquizofrenia. Nada pode ser feito. Eu bem que poderia morrer.". Na opinião do enfermeiro, em qual estágio do Modelo de Recuperação Psicológica esse paciente estaria?
   a. Estágio de conscientização.
   b. Estágio de preparação.
   c. Estágio de reconstrução.
   d. Estágio de moratória.

(continua)

Questões de revisão (continuação)

4. Um enfermeiro que ajuda seu paciente no estágio de preparação do Modelo de Recuperação Psicológica poderia incluir qual das seguintes intervenções?
   a. Instruir quanto aos efeitos da doença e como reconhecer, monitorar e controlar os sintomas.
   b. Ajudar o paciente a reconhecer os agentes deflagradores de angústia ou sofrimento.
   c. Ajudar o paciente a elaborar uma lista de manutenção diária.
   d. Ouvir atentamente enquanto o paciente compõe sua história pessoal.

5. Um enfermeiro ajuda na recuperação de um paciente com doença mental usando o modelo WRAP e disse a ele: "Primeiro você precisa criar um conjunto de mecanismos para o bem-estar.". O profissional de enfermagem explicou ao paciente que esse conjunto de recursos para o bem-estar consiste em:
   a. Uma lista de palavras que descrevem como o paciente se sente quando está bem.
   b. Uma lista de coisas que o paciente precisa fazer diariamente para manter o bem-estar.
   c. Uma lista de estratégias que o paciente usou no passado e que ajudaram a atenuar seus sintomas perturbadores.
   d. Uma lista dos profissionais de saúde preferidos pelo paciente e os números dos seus telefones.

Bibliografia

Andresen, R., Oades, L.G., & Caputi, P. (2011). *Psychological recovery: Beyond mental illness*. West Sussex, UK: Wiley.

Anthony, W.A. (1993). Recovery from mental illness: The guiding vision of the mental health service system in the 1990s. *Psychosocial Rehabilitation Journal*, 16(4), 11-23. doi:http://dx.doi.org/10.1037/h0095655

Barker, P.J., & Buchanan-Barker, P. (2000). The tidal model: Reclaiming stories, recovering lives. Retrieved from www.tidalmodel.com

Barker, P.J., & Buchanan-Barker, P. (2005). *The tidal model: A guide for mental health professionals*. London: Brunner-Routledge.

Barker, P.J., & Buchanan-Barker, P. (2012). Tidal model of mental health nursing. *Current Nursing*. Retrieved from currentnursing.com/nursing_theory/Tidal_Model.html

Brookes, N. (2006). Phil Barker: The tidal model of mental health recovery. In A.M. Tomey & M.R. Alligood (Eds.), *Nursing theorists and their work* (6th ed., pp. 696-725). New York: Elsevier.

Buchanan-Barker, P., & Barker, P.J. (2008). The tidal commitments: Extending the value base of mental health recovery. *Journal of Psychiatric and Mental Health Nursing*, 15(2), 93-100. doi:10.1111/j.1365-2850.2007.01209.x

Caldwell, B.A., Sclafani, M., Swarbrick, M., & Piren, K. (2010). Psychiatric nursing practice and the recovery model of care. *Journal of Psychosocial Nursing*, 48(7), 42-48. doi:10.3928/02793695-20100504-03

Copeland, M.E. (2001). Wellness recovery action plan: A system for monitoring, reducing and eliminating uncomfortable or dangerous physical symptoms and emotional feelings. In C. Brown (Ed.), *Recovery and wellness: Models of hope and empowerment for people with mental illness* (pp. 127-150). New York: Haworth Press.

Duckworth, K. (2015). Science meets the human experience: Integrating the medical and recovery models. Retrieved from https://www.nami.org/Blogs/NAMI-Blog/April-2015/Science-Meets-the-Human-Experience-Integrating-th#

Getty, S.M., (2015). Implementing a mental health program using the recovery model. *OT Practice* 20(3), 1-8.

Institute of Medicine. (2003). *Health professions education: A bridge to quality*. Washington, DC: Institute of Medicine.

Jacobs, K.S. (2015). Recovery model of mental illness: A complementary approach to psychiatric care. *Indian Journal of Psychological Medicine*. 37(2): 117-119. doi:10.4103/0253-7176.155605

Jacobson, N., & Greenley, D. (2001). What is recovery? A conceptual model and explication. *Psychiatric Services*, 52(4), 482-485. doi:http://dx.doi.org/10.1176/appi.ps.52.4.482

Leamy, M., Bird, V., LeBoutillier, C., Williams, J., & Slade, M. (2011). Conceptual framework for personal recovery in mental health: Systematic review and narrative synthesis. *British Journal of Psychiatry*, 199, 445-452. doi:10.1192/bjp.bp.110.083733

National Association of Social Workers (NASW). (2006). NASW Practice snapshot: The mental health recovery model. Retrieved from www.socialworkers.org/practice/behavioral_health/0206snapshot.asp?

Peplau, H.E. (1991). *Interpersonal relations in nursing: A conceptual frame of reference for psychodynamic nursing*. New York: Springer.

President's New Freedom Commission on Mental Health. (2003). Achieving the promise: Transforming mental health care in America. Retrieved from govinfo.library.unt.edu/mentalhealthcommission/index.htm

Sharfstein, S. (2005). Recovery model will strengthen psychiatrist-patient relationship. *Psychiatric News*, 40(20), 3. doi:10.1176/pn.40.20.00400003

Substance Abuse and Mental Health Services Administration (SAMHSA). (2012). SAMHSA's working definition of recovery: 10 guiding principles of recovery. [Brochure]. Rockville, MD: SAMHSA.

Substance Abuse and Mental Health Services Administration (SAMHSA). (2015). Recovery and recovery support. Retrieved from www.samhsa.gov/recovery

Young, B.B. (2010). Using the tidal model of mental health recovery to plan primary health care for women in residential substance abuse recovery. *Issues in Mental Health Nursing*, 31(9), 569-575. doi:10.3109/01612840.2010.487969

PARTE 4

Cuidados de Enfermagem para Pacientes com Alterações da Adaptação Psicossocial

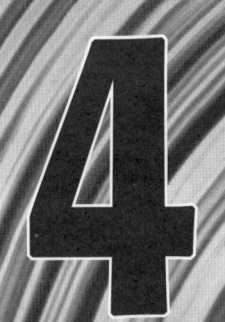

22 Transtornos Neurocognitivos

CONCEITOS FUNDAMENTAIS
Delirium
Neurocognitivo
Demência

TÓPICOS DO CAPÍTULO

Delirium
Transtornos neurocognitivos
Aplicação do processo de enfermagem
Modalidades de tratamento médico
Resumo e pontos fundamentais
Questões de revisão

TERMOS-CHAVE

Afasia
Apraxia
Ataxia
Confabulação
Fenômeno do pôr do sol
Pseudodemência

OBJETIVOS
Após ler este capítulo, o estudante será capaz de:

1. Definir e diferenciar os diversos transtornos neurocognitivos (TNCs).
2. Descrever os fatores predisponentes envolvidos na etiologia dos TNCs.
3. Descrever os sintomas clínicos e usar essa informação para avaliar os pacientes com TNCs.
4. Identificar os diagnósticos de enfermagem comuns aos pacientes com TNCs e selecionar intervenções de enfermagem adequadas a cada um.
5. Identificar tópicos relevantes para o ensino do paciente com TNCs e seus familiares.
6. Discutir critérios para avaliar os cuidados de enfermagem prestados aos pacientes com TNCs.
7. Descrever as diversas modalidades terapêuticas relevantes ao cuidado dos pacientes com TNCs.

EXERCÍCIOS
Leia o capítulo e responda às seguintes perguntas:

1. A etiologia da doença de Alzheimer está associada mais diretamente a uma alteração de qual neurotransmissor?
2. Qual é a diferença entre transtorno neurocognitivo vascular e TNC causado pela doença de Alzheimer?
3. O que é pseudodemência?
4. Qual é a preocupação principal dos enfermeiros que trabalham com pacientes portadores de TNCs?

Transtornos neurocognitivos (TNCs) são distúrbios associados a um déficit clinicamente significativo da cognição ou memória que representa uma alteração significativa do nível funcional preexistente. No passado, esses distúrbios estavam descritos na quarta edição revisada do *Manual Diagnóstico e Estatístico de Transtornos Mentais (DSM-4-TR)* (American Psychiatric Association [APA], 2000) como "Demência, *Delirium*, Transtornos Amnésicos e Outros Transtornos Cognitivos". No *DSM-5*, os TNCs incluem *delirium* e as síndromes conhecidas como TNC maior ou TNC leve, que também são especificados com base na causa subjacente (p. ex., doença de Alzheimer, doença de Parkinson ou outros distúrbios).

Este capítulo descreve os fatores predisponentes, os sintomas clínicos e as intervenções de enfermagem para cuidar de pacientes com TNCs. O objetivo é prestar cuidados de qualidade, respeitar a dignidade do paciente e promover a qualidade de vida, ao mesmo tempo em que oferecem orientação e apoio aos familiares ou cuidadores primários.

> **CONCEITO FUNDAMENTAL**
> *Delirium*
> *Delirium* é um estado mental caracterizado por um distúrbio agudo da cognição, cujos sintomas são confusão mental, excitação, desorientação e obnubilação da consciência de curta duração. Alucinações e ilusões são comuns.

Delirium

Manifestações clínicas e evolução

O *delirium* é caracterizado por um distúrbio da atenção[1] e da consciência[2] e alterações cognitivas que se desenvolvem rapidamente ao longo de um intervalo curto (APA, 2013). Os sintomas do *delirium* incluem dificuldade de manter e alterar o foco da atenção. O paciente se distrai com muita facilidade e precisa ser sempre relembrado para focar a atenção. Prevalece um padrão de pensamento desorganizado, que fica evidente pela fala desconexa, irrelevante, acelerada e incoerente, mudando imprevisivelmente de um assunto para outro. Também há prejuízo da capacidade de raciocinar e adotar um comportamento dirigido por metas. Desorientação no tempo e espaço é frequente, assim como o déficit de memória recente. Prevalecem erros de percepção do ambiente (ilusões) e percepções falsas (alucinações). Transtornos do ciclo sono-vigília são frequentes.

O estado de consciência pode variar de hipervigilância (percepção exacerbada dos estímulos ambientais) a estupor ou semicoma. O sono pode oscilar entre hipersonolência (sono excessivo) e insônia. Sonhos vívidos e pesadelos são comuns.

A atividade psicomotora pode oscilar entre movimentos agitados e sem propósito (p. ex., agitação, hiperatividade, tentativas de golpear um objeto inexistente) a um estado vegetativo semelhante ao estupor catatônico. Em muitos casos, os pacientes têm diversos tipos de tremor.

A instabilidade emocional pode ser evidenciada por medo, ansiedade, depressão, irritabilidade, raiva, euforia ou apatia. Essas emoções podem manifestar-se por choro, pedidos de ajuda, xingamentos, resmungos, gemidos, atos autodestrutivos, tentativas de fugir por medo ou ataques a outras pessoas que são equivocadamente consideradas ameaçadoras. Também são comuns distúrbios da função autônoma, como taquicardia, sudorese, rubor facial, dilatação das pupilas e elevação da pressão arterial.

Em geral, os sintomas de *delirium* começam de forma repentina (p. ex., depois de um traumatismo craniano ou uma crise convulsiva). Em outros casos, os sintomas podem ser precedidos em várias horas ou dias de outras manifestações prodrômicas (p. ex., agitação, dificuldade de pensar claramente, insônia ou hipersonolência e pesadelos). O início mais lento é mais comum quando a causa subjacente é uma doença sistêmica ou um distúrbio metabólico.

Na maioria das vezes, a duração do *delirium* é breve (p. ex., 1 semana; raramente mais que 1 mês) e, com a erradicação da causa subjacente, os sintomas, em geral, diminuem ao longo de um intervalo de 3 a 7 dias, embora em alguns casos possam persistir por até 2 semanas (Sadock, Sadock & Ruiz, 2015). A idade do paciente e a duração do *delirium* afetam a velocidade de regressão dos sintomas. O *delirium* pode ser uma transição a um transtorno cognitivo mais permanente (p. ex., TNC maior) e estar associado a um coeficiente de mortalidade alto, tendo em vista a gravidade dos distúrbios clínicos que o desencadeiam.

Fatores predisponentes

Delirium

Os pacientes mais predispostos a entrar em *delirium* são os que têm distúrbios clínicos, cirúrgicos ou neurológicos graves. Pacientes acima de 65 anos são classificados em um grupo de alto risco, no qual as síndromes geriátricas – como demência, depressão, quedas e abuso do idoso – frequentemente são fatores desencadeantes (Kalish, Gillham & Unwin, 2014). A seguir há alguns exemplos de transtornos que são reconhecidos por causar *delirium* (Black & Andreasen, 2014; Sadock et al., 2015):

- Infecções sistêmicas
- Doenças febris
- Distúrbios metabólicos (p. ex., anormalidades dos eletrólitos), hipercapnia ou hipoglicemia
- Hipoxia e doença pulmonar obstrutiva crônica
- Insuficiência hepática ou renal
- Traumatismo craniano
- Crises convulsivas
- Cefaleias hemicrânicas (enxaquecas)
- Abscesso ou neoplasias cerebrais
- Acidente vascular encefálico
- Deficiência nutricional
- Dor incontrolável
- Queimaduras
- Insolação
- Cirurgias ortopédicas e cardíacas
- Isolamento social

Outras considerações etiológicas

Delirium por intoxicação com substâncias

Nesse subgrupo, os sintomas do *delirium* são atribuídos à intoxicação causada por determinadas substâncias – como álcool, anfetaminas, maconha, cocaína,

---

[1] N.T.: A *atenção* é a capacidade de dirigir a consciência a um estímulo em detrimento de outros existentes no ambiente.

[2] N.T.: *Consciência* é o estado de estar acordado, desperto, vigilante. É a capacidade de o indivíduo entrar em contato com a realidade, perceber e conhecer os seus objetos.

alucinógenos, gases inalatórios, opioides, fenciclidina, sedativos, hipnóticos e ansiolíticos – ou outros compostos desconhecidos (APA, 2013).

Delirium **por abstinência de substâncias**

A abstinência de algumas substâncias pode desencadear sintomas de *delirium*, que podem ser suficientemente graves para justificar atendimento médico. Essas substâncias são álcool, opioides, sedativos, hipnóticos ou ansiolíticos, entre outras.

Delirium **induzido por fármacos**

Entre os fármacos que reconhecidamente desencadeiam *delirium* estão: anticolinérgicos, anti-hipertensivos, corticoides, anticonvulsivantes, digitálicos cardíacos, analgésicos, anestésicos, antineoplásicos, antiparkinsonianos, antagonistas do receptor H_2 (p. ex., cimetidina) e outros (Puri & Treasaden, 2012; Sadock et al., 2015).

Delirium **causado por outro distúrbio clínico ou etiologias múltiplas**

A história clínica, o exame físico ou os resultados dos exames laboratoriais podem mostrar indícios de que os sintomas de *delirium* estão associados a algum outro distúrbio clínico ou a mais de uma causa. As evidências atuais indicam que o *delirium* geralmente é resultado de muitos fatores, em vez de apenas um (Kalish et al., 2014).

> **CONCEITO FUNDAMENTAL**
> **Neurocognitivo**
> As funções cognitivas estão diretamente relacionadas a determinadas áreas do cérebro, que estão envolvidas com as funções de pensar, raciocinar, memorizar, aprender e falar.

Transtornos neurocognitivos

De acordo com o *DSM-5* (APA, 2013), os transtornos neurocognitivos (TNCs) são classificados como leves ou maiores, e são diferenciados principalmente pela gravidade dos sinais e sintomas existentes. Em alguns contextos, um TNC leve pode ser referido como déficit cognitivo leve e sua detecção é fundamental, porque ele pode ser um foco de intervenção imediata para evitar ou postergar a progressão do distúrbio básico. TNC maior ainda é a condição antes descrita como demência no *DSM-4-R* (APA, 2000). Com os transtornos neurocognitivos progressivos, esses dois diagnósticos podem representar estágios mais iniciais e mais avançados do mesmo distúrbio básico. Um desses dois diagnósticos pode ser apropriado (dependendo da gravidade dos sintomas) para alguns outros TNCs resultantes de distúrbios reversíveis ou transitórios. O Boxe 22.1 descreve os critérios do *DSM-5* para definir esses transtornos.

BOXE 22.1 Comparação dos critérios diagnósticos.

TRANSTORNO NEUROCOGNITIVO LEVE

A. Evidência de declínio cognitivo modesto em comparação com o nível de desempenho anterior de um ou mais domínios cognitivos (atenção complexa, função executiva, aprendizagem e memória, linguagem, função perceptivo-motora ou cognição social) com base em:

   1. Preocupação expressa pelo paciente, por um informante confiável ou pelo médico indicando que houve leve declínio da função cognitiva; e
   2. Modesto declínio da função cognitiva, de preferência comprovado por testes neuropsicológicos padronizados ou, em sua ausência, por alguma outra avaliação clínica quantificável.

B. Os déficits cognitivos não interferem na independência do paciente em suas atividades diárias (*i. e.*, as atividades instrumentadas complexas da vida diária, como pagar contas ou controlar os próprios fármacos, estão preservadas, mas podem exigir mais esforço, estratégias compensatórias ou adaptação).

C. Os déficits cognitivos não ocorrem exclusivamente no contexto de um *delirium*.

D. Os déficits cognitivos não são mais bem explicados por algum outro transtorno mental (p. ex., transtorno depressivo maior, esquizofrenia).

TRANSTORNO NEUROCOGNITIVO MAIOR

A. Evidência de declínio cognitivo significativo em comparação com o nível de desempenho anterior de um ou mais domínios cognitivos (atenção complexa, função executiva, aprendizagem e memória, linguagem, função perceptivo-motora ou cognição social) com base em:

   1. Preocupação expressa pelo paciente, por um informante confiável ou pelo médico indicando que houve significativo declínio da função cognitiva; e
   2. Significativo declínio da função cognitiva, de preferência comprovado por testes neuropsicológicos padronizados ou, em sua ausência, por alguma outra avaliação clínica quantificável.

B. Os déficits cognitivos interferem na independência do paciente em suas atividades diárias (*i. e.*, no mínimo, o indivíduo precisa de auxílio em atividades instrumentais complexas da vida diária, como pagar contas ou controlar os próprios fármacos).

C. Os déficits cognitivos não ocorrem exclusivamente no contexto de um *delirium*.

D. Os déficits cognitivos não são mais bem explicados por algum outro transtorno mental (p. ex., transtorno depressivo maior, esquizofrenia).

(continua)

BOXE 22.1 Comparação dos critérios diagnósticos. (*continuação*)	
Especificar se é atribuível a:	**Especificar se é atribuível a:**
• Doença de Alzheimer • Degeneração lobar frontotemporal • Doença dos corpúsculos de Lewy • Doença vascular • Traumatismo cranioencefálico • Uso de fármacos/drogas ilícitas • Infecção pelo HIV • Doença causada por príons • Doença de Parkinson • Doença de Huntington • Outros distúrbios clínicos • Várias etiologias • Causa não especificada.	• Doença de Alzheimer • Degeneração lobar frontotemporal • Doença dos corpúsculos de Lewy • Doença vascular • Traumatismo cranioencefálico • Uso de fármacos/drogas ilícitas • Infecção pelo HIV • Doença causada por príons • Doença de Parkinson • Doença de Huntington • Outros distúrbios clínicos • Várias etiologias • Causa não especificada.
Especificar: **Sem distúrbio comportamental:** quando o transtorno neurocognitivo não está associado a algum distúrbio comportamental clinicamente significativo. **Com distúrbio comportamental** (*especificar o distúrbio*): quando o transtorno neurocognitivo está associado a algum distúrbio comportamental clinicamente significativo (p. ex., sintomas psicóticos, variações do humor, agitação, apatia ou outros sintomas comportamentais).	**Especificar:** **Sem distúrbio comportamental:** quando o transtorno neurocognitivo não está associado a algum distúrbio comportamental clinicamente significativo. **Com distúrbio comportamental** (*especificar o distúrbio*): quando o transtorno neurocognitivo está associado a algum distúrbio comportamental clinicamente significativo (p. ex., sintomas psicóticos, variações do humor, agitação, apatia ou outros sintomas comportamentais). **Especificar a gravidade atual:** **Leve:** Dificuldades com as atividades instrumentais da vida diária (p. ex., arrumar a casa, controlar o dinheiro). **Moderada:** Dificuldades com as atividades básicas da vida diária (p. ex., alimentar-se, vestir-se). **Grave:** Totalmente dependente.

Reproduzido, com autorização, de: American Psychiatric Association. *Manual Diagnóstico e Estatístico dos Transtornos Mentais, Quinta Edição* (Direitos autorais de 2013).

CONCEITO FUNDAMENTAL

Demência (Transtorno Neurocognitivo Maior)
Processo patológico no qual há declínio progressivo da função cognitiva apesar do nível de consciência preservado. A doença consiste em alguns déficits cognitivos e limita significativamente as interações sociais e a atividade ocupacional (Sadock et al., 2015).

Manifestações clínicas, epidemiologia e evolução

Os transtornos neurocognitivos (TNCs) constituem um problema de saúde pública amplo e crescente. Uma metanálise realizada em 2010 detectou 35,6 milhões de indivíduos em todo o mundo vivendo com algum tipo de demência (TNC maior) (National Institute of Aging [NIA], 2015a). Nos EUA,[3] estima-se atualmente que 5,1 milhões de indivíduos idosos de 65 anos ou mais (dos quais 81% têm mais de 75 anos) tenham doença de Alzheimer (DA), que é o tipo mais comum de TNC. A prevalência dessa doença dobra a intervalos de 5 anos depois dos 65 anos, e um dentre três idosos morre em consequência desta doença ou de algum outro tipo de demência (Alzheimer's Association, 2016; NIA, 2015a). A Alzheimer's Association (2015a) relatou que, dentre os pacientes com DA, estima-se que 200.000 tenham menos de 65 anos e quase dois terços sejam mulheres. Até o ano de 2050, as projeções indicam que o número de pacientes de 65

---

[3] N.R.T.: No Brasil são necessários mais estudos nas diversas regiões para avaliar a população idosa e comparar com outros países. Tais estudos permitiriam melhores estimativas de prevalência de demência, porém, alguns mostram uma grande variação nas taxas de prevalência de 5,1 a 17,5%. A diferença entre as taxas pode ser justificada pela diferença entre a população (em relação a área e período de estudos), número da amostra e métodos aplicados (uma ou duas fases; instrumentos de triagem e diagnóstico). A maioria dos estudos selecionados foi da região Sudeste, o que mostra falta de estudos transversais nas demais regiões do Brasil. Assim, esses números não representam a situação real da população idosa brasileira. Para mais informações, consultar Boff MS, Sekyia FS, Bottino CMC. Revisão sistemática sobre prevalência de demência entre a população brasileira. *Rev Med São Paulo*, 94(3), 154-61.

anos ou mais com doença de Alzheimer praticamente triplicará, caso as tendências populacionais atuais persistam e tratamentos profiláticos não sejam disponibilizados (Alzheimer's Association, 2015a). Hoje em dia, os custos com assistência à saúde dos pacientes com demência em estágio terminal são maiores que os acarretados por qualquer outra doença, inclusive câncer e cardiopatia (NIA, 2015b).

Essa disseminação não é resultado de uma "epidemia". O principal fator de risco para DA é o envelhecimento e, nos EUA, a população de adultos idosos continua a crescer. Nos casos típicos, a sobrevida depois do diagnóstico varia de 3 a 12 anos, mas a maior parte desse intervalo transcorre no estágio mais grave da doença (Mitchell, 2015). Apesar dessas estatísticas alarmantes quanto à DA, estudos recentes sugeriram que as demências em geral declinaram nos EUA ao longo dos últimos anos. Essa tendência poderia ser uma alteração transitória, ou estar relacionada aos avanços terapêuticos e educacionais em relação aos fatores de risco associados às doenças cardíacas e ao AVE (NIA, 2015a).

Os TNCs podem ser classificados como primários ou secundários. Os primários são distúrbios como a doença de Alzheimer, na qual o TNC em si é um sinal significativo de doença cerebral orgânica não relacionada diretamente com qualquer outra lesão orgânica. Os secundários são causados por ou estão relacionados a alguma doença ou distúrbio, inclusive doença causada pelo HIV ou traumatismo cerebral.

Nos pacientes com TNCs, os déficits cognitivos são evidentes no raciocínio abstrato, discernimento e controle dos impulsos. As regras convencionais de conduta social frequentemente são desconsideradas. O comportamento pode ser desinibido e inapropriado. Em geral, a aparência e a higiene pessoal são negligenciadas.

A linguagem pode ser afetada ou não. Alguns pacientes podem ter dificuldade de falar o nome dos objetos, ou a linguagem pode parecer vaga e imprecisa. Com as formas graves de TNC, o indivíduo pode ficar totalmente mudo (**afasia**). O paciente pode perceber suas necessidades, mas não saber como comunicá-las a um cuidador.

Alterações da personalidade são comuns com os TNCs e podem ser evidenciadas por uma mudança ou acentuação das características pré-mórbidas. Por exemplo, um indivíduo que antes era muito ativo socialmente pode tornar-se apático e isolado. Um paciente que antes era bem-apessoado pode tornar-se desarrumado em sua aparência. Por outro lado, um indivíduo que tinha dificuldade de confiar nas outras pessoas antes da doença pode demonstrar medo extremo e paranoia como manifestações do TNC.

A reversibilidade do TNC depende da causa básica do distúrbio. O TNC de fato reversível incide apenas em uma porcentagem pequena dos casos e pode ser descrito mais adequadamente como *transitório*. As causas reversíveis de TNC (demência ou sintomas semelhantes à demência) são alguns tumores cerebrais, hematomas subdurais, depressão, reações aos fármacos, hidrocefalia normopressórica, deficiências de vitaminais/nutrientes (em especial B_6 e B_{12}), infecções do sistema nervoso central (SNC), doenças da tireoide e distúrbios metabólicos (hipoglicemia) (Mayo Clinic, 2016a). Na maioria dos pacientes, o TNC tem evolução progressiva irreversível.

À medida que a doença avança, o paciente pode desenvolver **apraxia** ou incapacidade de realizar atividades motoras, apesar da integridade da função motora. O paciente pode mostrar-se irritável e mal-humorado, ou apresentar explosões repentinas geradas por acontecimentos triviais. Ele perde a capacidade de trabalhar ou atender às necessidades pessoais independentemente. Esses pacientes não podem mais ficar sozinhos, porque não compreendem suas limitações e, por esta razão, estão em risco grave de acidentes. Em muitos casos, a perambulação em casa ou no serviço de atenção à saúde torna-se um problema. Nos pacientes com demência avançada, as manifestações clínicas incluem déficits profundos de memória, comunicação verbal mínima, perda da capacidade de andar, incapacidade de realizar as atividades da vida diária (AVDs) e incontinência. As complicações clínicas mais frequentes são distúrbios alimentares e infecções (Mitchell, 2015).

Existem várias causas associadas aos TNCs (veja a seção "Fatores Predisponentes", a seguir), mas a DA é responsável por 50 a 60% de todos os casos (Black & Andreasen, 2014). A natureza progressiva dos sintomas associados à DA é descrita com base em estágios (Alzheimer's Association, 2015a; NIA, 2013; Stanley, Blair & Beare, 2005):

Estágio 1. Nenhum sintoma evidente. No primeiro estágio da doença, não há declínio evidente da memória, apesar das alterações que começam a ocorrer no cérebro.

Estágio 2. Esquecimento. O indivíduo começa a perder coisas ou esquecer nomes de pessoas. Déficits de memória a curto prazo são comuns. O paciente tem consciência de seu declínio intelectual e pode sentir-se envergonhado, gerando ansiedade e depressão, que, por sua vez, podem agravar os sintomas. Manter a organização por meio de listas e uma rotina estruturada pode permitir alguma compensação. Em geral, esses sintomas não são percebidos por outras pessoas.

Estágio 3. Declínio cognitivo leve. Nesse estágio, a interferência no desempenho profissional torna-se perceptível pelos colegas. O paciente pode perder-se enquanto dirige seu automóvel, a concentração pode ser interrompida e a dificuldade de lembrar nomes ou palavras torna-se evidente aos familiares e às pessoas mais próximas. Também há declínio da capacidade de planejar ou organizar.

Estágio 4. Declínio cognitivo leve a moderado. Nesse estágio, o paciente pode esquecer-se de eventos importantes de sua história pessoal, inclusive a data de seu aniversário ou de seus filhos; pode apresentar declínio progressivo da capacidade de realizar tarefas como fazer compras e controlar as finanças pessoais; ou ser incapaz de entender eventos novos da atualidade. Ele pode negar que tem um problema, encobrindo o déficit de memória com **confabulação** (criação de eventos imaginários para preencher as falhas de memória). Depressão e isolamento social são comuns.

Estágio 5. Declínio cognitivo moderado. Nesse estágio, os pacientes perdem a capacidade de realizar algumas AVDs de forma independente, inclusive cuidar da higiene pessoal, vestir-se e arrumar-se, necessitando de ajuda para realizar essas atividades continuamente. Eles podem esquecer endereços, números de telefone e nomes de parentes próximos. Também podem ficar desorientados no tempo e espaço, embora mantenham a consciência de si próprios. Frustração, isolamento e introspecção são comuns.

Estágio 6. Declínio cognitivo moderado a grave. Nesse estágio, o paciente pode não conseguir lembrar-se de eventos importantes de sua vida, ou mesmo o nome de seu cônjuge. Desorientação no ambiente em que se encontra é comum e o paciente pode ser incapaz de lembrar-se do dia, da estação ou do ano atual. Ele pode ser incapaz de realizar AVDs sem ajuda. Incontinências urinária e fecal são comuns. Dormir passa a ser um problema. Os sintomas psicomotores são perambulação, obsessão, agitação e agressividade. Os sintomas parecem piorar no final da tarde ou ao anoitecer – a chamada **síndrome do pôr do sol**. A comunicação torna-se mais difícil e o paciente perde progressivamente as habilidades de linguagem. Em geral, os cuidados institucionais são necessários nesse estágio.

Estágio 7. Declínio cognitivo grave. Nos últimos estágios da doença, o paciente não consegue reconhecer seus familiares. Na maioria dos casos, ele fica acamado e afásico. Podem ocorrer complicações geradas pela imobilidade, inclusive úlceras de pressão e contraturas.

Stanley e colaboradores (2005) descreveram da seguinte forma os últimos estágios da doença de Alzheimer:

> No estágio terminal [do TNC], o indivíduo fica mais limitado a uma cadeira ou um leito. Os músculos são rígidos, podem ocorrer contraturas e os reflexos primitivos podem reaparecer. O paciente pode ter mãos muito ativas e movimentos repetitivos, grunhidos ou outras vocalizações. A função imune está deprimida e, quando somada à imobilidade, a imunodepressão pode predispor pneumonias, infecções urinárias, sepse e úlceras de pressão. O apetite diminui e o paciente tem disfagia; aspiração broncopulmonar é comum. Em geral, há perda de peso. A fala e a linguagem são gravemente reduzidas e a comunicação verbal fica muito prejudicada. O indivíduo pode não reconhecer mais nenhum membro da família. Incontinências urinária e fecal são comuns e os cuidadores precisam realizar a maioria das AVDs para os pacientes. O ciclo sono-vigília é acentuadamente alterado e o paciente fica muito isolado e mais inconsciente do ambiente ou do que lhe cerca. A morte pode ser causada por infecção, sepse ou broncoaspiração, embora não existam muitos estudos acerca das causas de óbito. (p. 358)

Fatores predisponentes

Os TNCs são diferenciados com base em sua etiologia, embora causem sintomas semelhantes quando são evidenciados clinicamente.

Entre as causas de TNC estão as seguintes:

- Doença de Alzheimer
- Degeneração lobar frontotemporal
- Doença dos corpúsculos de Lewy
- Doença vascular
- Traumatismo craniencefálico
- Uso de fármacos/substâncias
- Infecção pelo HIV
- Doença causada por príons
- Doença de Parkinson
- Doença de Huntington
- Distúrbio clínico subjacente
- Várias causas coexistentes
- Causa não especificada.

Transtorno neurocognitivo associado à doença de Alzheimer

A DA é caracterizada por um conjunto de sinais e sintomas classificados como TNC leve ou maior, que evoluem em sete estágios, conforme descrito anteriormente. O início dos sintomas é lento e insidioso e a evolução da doença, em geral, é progressiva e inexorável. Déficit de memória é uma das principais manifestações iniciais.

Hoje em dia, graças ao aperfeiçoamento dos critérios diagnósticos, os médicos podem usar manifestações clínicas específicas para detectar a doença com precisão considerável. O exame de tomografia computadorizada (TC) ou ressonância magnética (RM) demonstra uma patologia degenerativa do cérebro, que inclui atrofia, alargamento dos sulcos corticais e dilatação dos ventrículos cerebrais (Figuras 22.1 e 22.2). Os exames microscópicos mostram incontáveis emaranhados neurofibrilares e placas senis no cérebro dos pacientes com DA. Essas anormalidades fazem parte do processo de envelhecimento normal. Contudo, nos pacientes com DA, elas são demonstradas em quantidades muito maiores e sua profusão é mais marcante no hipocampo e em determinadas partes do córtex cerebral.

Etiologia

A causa exata da doença de Alzheimer é desconhecida, mas especialistas acreditam que, com exceção dos casos raros nos quais mutações genéticas causam DA, diversos

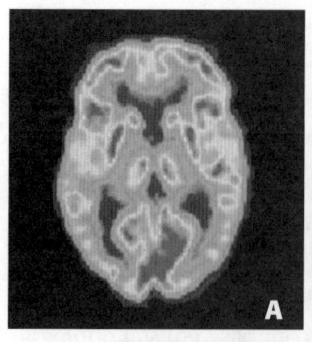

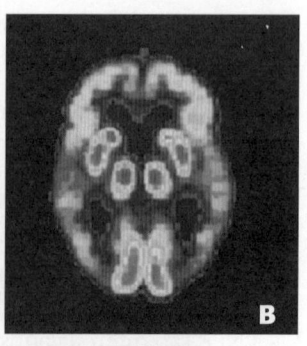

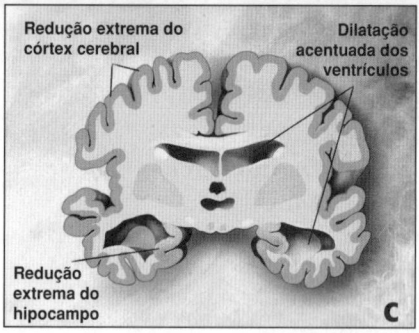

Figura 22.1 Alterações cerebrais na doença de Alzheimer. **A.** Atividade metabólica de um cérebro normal. **B.** Atividade metabólica reduzida no cérebro de um paciente com doença de Alzheimer. **C.** Doença de Alzheimer em estágio terminal com atrofia generalizada e dilatação dos ventrículos e sulcos. (De: Alzheimer's Disease Education & Referral Center, um serviço do National Institute on Aging.)

fatores (em vez de apenas um) levem ao desenvolvimento dessa doença (Alzheimer's Association, 2015a). Isso pode incluir uma combinação de predisposição genética, estilo de vida e fatores ambientais que influenciam as alterações cerebrais que ocorrem ao longo do tempo (Mayo Clinic, 2016b). Várias descobertas de estudos científicos resultaram em algumas hipóteses quanto aos fatores causais ou contribuintes:

- **Anormalidades dos neurotransmissores**: estudos sugeriram que, no cérebro dos pacientes com DA, a enzima necessária para produzir acetilcolina esteja drasticamente reduzida. Essa redução parece ser mais acentuada nos núcleos da base da região do prosencéfalo medial inferior (Sadock et al., 2015). A produção reduzida de acetilcolina diminui a quantidade deste neurotransmissor liberado para as células do córtex e hipocampo, resultando em distúrbios dos processos cognitivos. Outros neurotransmissores que também parecem alterados na DA são norepinefrina, serotonina, dopamina e aminoácido glutamato. Alguns autores sugeriram que, nos pacientes com TNC, o excesso de glutamato resulte na hiperestimulação dos receptores de *N*-metil-D-aspartato (NMDA), que causa aumento do cálcio intracelular e, posteriormente, degeneração neuronal e morte celular. Níveis baixos de somatostatina e corticotrofina também foram demonstrados nos pacientes com DA

- **Placas e emaranhados**: como mencionado anteriormente, quantidades aumentadas de estruturas conhecidas como *placas e emaranhados* formam-se no cérebro dos pacientes com DA. As placas são formadas por um peptídeo conhecido como beta-amiloide (Aβ), que é derivado de uma proteína maior chamada proteína precursora amiloide (PPA) (NIA, 2011). As placas formam-se quando os peptídeos Aβ aglomeram-se e misturam-se com moléculas e outros materiais da célula. Os emaranhados são constituídos de um tipo especial de proteína celular conhecida como *proteína tau*, que confere estabilidade ao neurônio. Nos pacientes com DA, a *proteína tau* está quimicamente alterada (NIA, 2011). Filamentos de proteína tornam-se emaranhados e interferem no sistema de transporte neuronal. Ainda não está claro se essas placas e emaranhados causam a DA ou são consequência da doença; é importante salientar que essas estruturas formam-se em outras doenças, assim como no cérebro normal envelhecido (Sadock et al., 2015). As placas e os emaranhados parecem contribuir para a destruição e morte dos neurônios, que são responsáveis pelo déficit de memória, alterações da personalidade, incapacidade de realizar AVDs e outras manifestações da doença. A quantidade e densidade das placas senis (também conhecidas como *placas amiloides*) encontradas nos exames de necropsia foram correlacionadas com a gravidade da doença (Sadock et al., 2015)

- **Traumatismo craniano**: os pacientes com histórico de traumatismo craniano são mais suscetíveis à DA (Black & Andreasen, 2014). Estudos demonstraram que alguns pacientes que sofreram traumatismo craniano desenvolveram DA mais tarde (alguns anos depois). Essa hipótese tem sido investigada como uma causa possível. Os riscos mais altos estão associados aos pacientes que tiveram traumatismo craniano e têm outros fatores de risco para DA (Smith, 2014)

- **Fatores genéticos**: cerca de 40% dos pacientes com DA têm história familiar da doença e algumas famílias mostram um padrão hereditário sugestivo de transmissão de um possível gene autossômico dominante (Sadock et al., 2015). Alguns estudos sugeriram que os casos de início precoce têm mais chances de ter um padrão familiar que os casos de início tardio; além disso, cerca de um terço à metade dos pacientes podem ter predisposição genética. Alguns estudos indicaram uma relação entre DA e mutações genéticas encontradas nos cromossomos 21, 14 e 1 (Alzheimer's Disease Education & Referral [ADEAR], 2015a). Mutações do cromossomo 21 levam à formação da PPA anormal; mutações do cromossomo 14 levam à formação da pressenilina 1 anormal (*PS-1*); enquanto mutações do cromossomo 1 são responsáveis pela produção de pressenilina 2 anormal (*PS-2*). Todas essas mutações aumentam as

Cortes transversais do cérebro

Normal — Sulco, Giro, Ventrículo, Linguagem, Memória

Doença de Alzheimer — Sulco, Giro, Linguagem, Memória

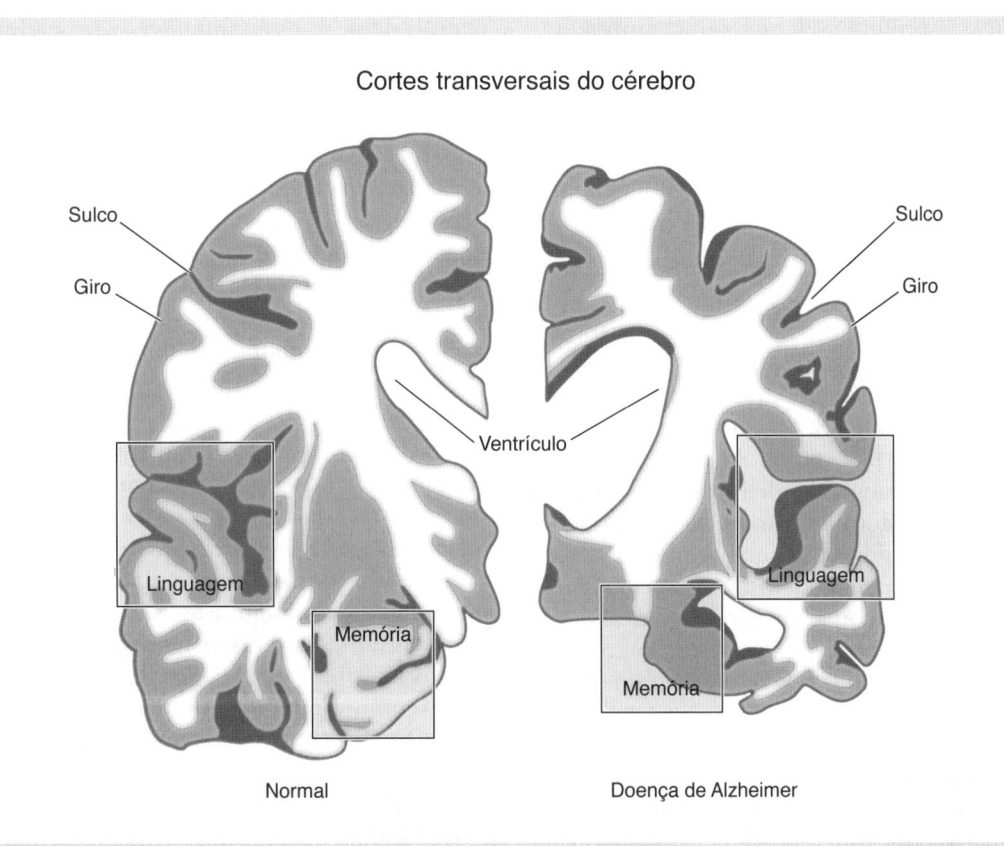

Figura 22.2 Neurobiologia da doença de Alzheimer. (De: American Health Assistance Foundation [2012]. www.ahaf.org/alzdis/about/BrainAlzheimer.htm, com autorização.)

NEUROTRANSMISSORES

A redução do neurotransmissor acetilcolina foi implicada na causa da doença de Alzheimer. As vias colinérgicas originam-se no tronco encefálico e no prosencéfalo basal e inervam áreas como gânglios da base, tálamo, estruturas límbicas, hipocampo e córtex cerebral.

Os corpos cerebrais (neurônios) que dão origem às vias serotoninérgicas (serotonina) estão localizados dentro dos núcleos da rafe do tronco encefálico. Os corpos celulares das vias noradrenérgicas (norepinefrina) estão localizados no *locus* cerúleo. Projeções desses dois neurotransmissores estendem-se por todo o prosencéfalo, córtex pré-frontal, cerebelo e sistema límbico. As vias dopaminérgicas (dopamina) originam-se nas áreas do mesencéfalo e projetam-se ao córtex frontal, ao sistema límbico, aos gânglios da base e ao tálamo. Os neurônios dopaminérgicos do hipotálamo inervam a hipófise posterior.

O glutamato (neurotransmissor excitatório) tem vias predominantemente descendentes com concentrações mais altas no córtex cerebral. Esse neurotransmissor também é encontrado no hipocampo, no tálamo, no cerebelo e na medula espinal.

ÁREAS CEREBRAIS AFETADAS

As áreas cerebrais afetadas pela doença de Alzheimer e os sintomas associados são:
- Lobo frontal: debilitada capacidade de raciocinar; incapacidade de resolver problemas e realizar tarefas conhecidas; falta de discernimento; incapacidade de avaliar se um comportamento é adequado ou não; agressividade
- Lobo parietal: orientação debilitada; percepção visuoespacial comprometida (incapaz de manter-se orientado no próprio ambiente)
- Lobo occipital: comprometimento da interpretação da linguagem; incapacidade de reconhecer objetos familiares
- Lobo temporal: incapacidade de lembrar-se de palavras; incapacidade de usar palavras adequadamente (compreensão da linguagem). Nos estágios finais, alguns pacientes têm alucinações e ilusões
- Hipocampo: déficit de memória. A memória a curto prazo é afetada inicialmente. Mais tarde, o paciente não consegue formar memórias novas
- Amígdalas: transtornos emocionais – depressão, ansiedade, medo, alterações da personalidade, apatia, paranoia
- Neurotransmissores: alterações nos níveis de acetilcolina, dopamina, norepinefrina, serotonina e outros neurotransmissores podem desempenhar um papel importante em comportamentos inquietos, distúrbios do sono, oscilações do humor e agitação.

FÁRMACOS E SEUS EFEITOS NO CÉREBRO

1. Os inibidores de colinesterase (p. ex., donepezila, rivastigmina e galantamina) atuam inibindo a acetilcolinesterase, reduzindo a decomposição da acetilcolina e, deste modo, aumentando as concentrações deste neurotransmissor no cérebro. Os efeitos colaterais mais comuns são sonolência, desconforto gastrintestinal, fadiga e cefaleia.
2. Os antagonistas do receptor de *N*-metil-D-aspartato (NMDA) (p. ex., memantina) atuam bloqueando os receptores de NMDA responsáveis pelo excesso de glutamato; deste modo, impedem a entrada contínua de cálcio dentro das células e, por fim, retardam a decomposição neuronal. Os efeitos colaterais possíveis são tontura, cefaleia e constipação intestinal.

quantidades da proteína Aβ, que é um componente significativo das placas associadas à DA. Indivíduos com síndrome de Down (que têm uma cópia adicional do cromossomo 21) também apresentam quantidades abundantes de placas amiloides e desenvolvem uma síndrome clínica de demência praticamente idêntica à DA (Alvarez, 2016).

Duas variantes genéticas foram identificadas como fatores de risco para DA de início tardio. O gene épsilon 4 da apolipoproteína E (*ApoE ε4*), localizado no cromossomo 19, foi mapeado em 1993. Sua função exata no desenvolvimento da doença de Alzheimer ainda não está clara (ADEAR, 2015a), mas ele foi associado ao aumento das placas amiloides que, conforme mencionado anteriormente, podem contribuir para a morte neuronal e os sintomas progressivos da doença (NIH, 2016). Uma segunda variante genética – gene *SORL1* – foi descoberta em 2007 (Rogaeva et al., 2007). Pesquisadores acreditam que a função do gene alterado resulte na produção excessiva de proteína Aβ tóxica e, mais tarde, na formação das placas associadas à DA.

Embora grande parte dos estudos tenha enfatizado as proteínas tóxicas *amiloide* e *tau* em sua correlação com a DA, pesquisas recentes investigaram outras vias moleculares e celulares que podem estar envolvidas na patogenia dessa doença, inclusive ativação das células gliais, inflamação, sistemas de transporte de glicose e atividade anormal dos circuitos neuronais. Desde que um estudo anterior demonstrou que os corpos cetônicos conferem efeito protetor aos neurônios, alguns estudos enfatizaram o impacto das cetonas na melhoria da memória e aprendizagem. Um estudo recente demonstrou que as dietas ricas em cetonas estavam associadas à redução das proteínas tóxicas relacionadas ao desenvolvimento da doença de Alzheimer (ADEAR, 2015b).

Transtorno neurocognitivo vascular

Com o TNC vascular, os sintomas cognitivos são causados por doenças cerebrovasculares significativas. Quando o fluxo sanguíneo do cérebro está reduzido, ocorre deterioração intelectual progressiva. O fluxo sanguíneo pode ser limitado aos grandes vasos ou às redes microvasculares, de forma que os sintomas variam, dependendo do tipo, da extensão e da localização da lesão vascular (APA, 2013). TNC vascular é a segunda causa mais comum de demência, superado apenas pela DA (Sadock et al., 2015).

O TNC vascular difere da doença de Alzheimer por seu início mais abrupto e evolução muito variável. Nos pacientes com TNC vascular, a progressão dos sintomas ocorre em etapas, em vez da deterioração gradativa; em alguns casos, os sintomas parecem regredir e o indivíduo mostra pensamento extremamente lúcido. A memória pode parecer melhor e o paciente pode sentir-se otimista de que está melhorando, mas logo depois tem declínio funcional adicional com um padrão de progressão flutuante. Esse padrão irregular de declínio parece ser uma causa de ansiedade intensa para os pacientes com essa doença.

Os pacientes com TNC vascular sofrem pequenos acidentes vasculares encefálicos, que destroem algumas áreas do cérebro. O padrão dos déficits é variável, dependendo das regiões cerebrais afetadas. Alguns sinais neurológicos focais encontrados comumente nos pacientes com TNC vascular são fraqueza dos membros, andar de passos curtos e dificuldade de falar. Essa doença é mais comum nos homens que nas mulheres.

Etiologia

O TNC vascular está diretamente relacionado a uma interrupção da irrigação sanguínea do cérebro. Os sintomas são causados pela morte dos neurônios das regiões irrigadas pelos vasos sanguíneos afetados. Vários distúrbios e doenças que interferem na circulação sanguínea foram identificados.

Hipertensão arterial parece ser um dos fatores etiológicos mais importantes dos repetidos AVEs ou infartos cerebrais diminutos. A hipertensão arterial danifica o revestimento dos vasos sanguíneos, e isso pode resultar em sua ruptura com hemorragia subsequente ou acumulação de fibrina dentro do vaso com coagulação intravascular e redução do fluxo sanguíneo. O TNC vascular também pode ser causado por infartos secundários à obstrução dos vasos sanguíneos por matéria particulada levada pela corrente sanguínea ao cérebro. Esses êmbolos podem ser sólidos (p. ex., trombos, restos celulares, agregados de plaquetas), gasosos (p. ex., ar, nitrogênio) ou líquidos (p. ex., gordura depois de traumatismo dos tecidos ou fratura dos ossos longos).

O déficit cognitivo pode desenvolver-se depois de vários pequenos infartos (algumas vezes referidos como *AVEs silenciosos*) ao longo do tempo, ou por um único acidente vascular encefálico envolvendo uma área estratégica do cérebro. Um paciente pode ter TNC vascular e DA simultaneamente. Essa condição é descrita como transtorno neurocognitivo misto, cuja prevalência tende a aumentar à medida que a população envelhece.

Transtorno neurocognitivo frontotemporal

Os sinais e sintomas do TNC frontotemporal são causados pela redução volumétrica dos lombos frontal e temporal anterior do cérebro (National Institute of Neurological Disorders and Stroke [NINDS], 2015). No *DSM-IV-R*, esse tipo de TNC era conhecido como doença de Pick. A causa do TNC frontotemporal é desconhecida, mas um fator genético parece estar envolvido. Os sintomas tendem a ser classificados em dois padrões clínicos: (1) alterações do comportamento e da personalidade e (2) distúrbios da fala e linguagem. As alterações comportamentais comuns são atitudes progressivamente inadequadas, falta de discernimento e inibição e comportamento compulsivo repetitivo. Também pode haver um enfraquecimento acentuado ou perda da capacidade de falar, ou dificuldade crescente de usar e entender a linguagem escrita e falada (Mayo Clinic, 2014). Em razão da coexistência de vários sintomas comportamentais e distúrbios da personalidade, o TNC frontotemporal pode ser confundido com outros transtornos mentais. A doença tem evolução inexorável e geralmente rápida, mas o intervalo de progressão varia de menos de 2 anos em alguns pacientes até mais de 10 anos em outros (NINDS, 2015).

Transtorno neurocognitivo associado a traumatismo cranioencefálico

Os critérios do *DSM-5* definem que esse distúrbio "é causado por um impacto no crânio ou outros mecanismos de aceleração ou deslocamento rápido do cérebro dentro do crânio, com uma ou mais das seguintes manifestações: perda de consciência, amnésia pós-traumática, desorientação e confusão mental, ou sinais neurológicos (p. ex., exames de neuroimagem positivos demonstrando lesão, crises convulsivas de início recente ou agravação marcante de um distúrbio convulsivo preexistente, déficits dos campos visuais, anosmia ou hemiparesia)" (APA, 2013). Amnésia é o sintoma neurocomportamental mais comum depois de um traumatismo craniano. Outros sinais e sintomas podem ser confusão mental e mudanças da fala, visão e personalidade. Dependendo da gravidade da lesão, esses sintomas podem finalmente regredir ou se tornar irreversíveis (Smith, 2014). Traumatismos cranianos repetidos (como os que ocorrem com os boxeadores) podem causar *demência pugilística*, que é uma síndrome evidenciada por labilidade emocional, disartria, ataxia e impulsividade (Sadock et al., 2015).

Transtorno neurocognitivo associado à demência com corpúsculos de Lewy

Clinicamente, o TNC associado aos corpúsculos de Lewy é muito semelhante à DA; contudo, ele tende a progredir com mais rapidez e ocorrências prematuras de alucinações visuais e manifestações de parkinsonismo. Nesse grupo de pacientes, depressão e ilusões também são sintomas comuns. Recentemente, a demência associada aos corpúsculos de Lewy ganhou notoriedade pública quando a necropsia do comediante famoso Robin Williams demonstrou que ele tinha esta doença. A esposa do ator relatou que ele buscou fazer testes neurocognitivos porque estava consciente de um declínio de sua capacidade mental. Ele também tinha sintomas de depressão e, por fim, tirou a própria vida.

Essa doença é diferenciada pela presença dos corpúsculos de Lewy – corpos de inclusão eosinofílicos – localizados no córtex e tronco encefálico (Black & Andreasen, 2014). As concentrações de acetilcolinesterase (ACh) estão reduzidas no cérebro dos pacientes com TNC associado aos corpúsculos de Lewy e, por essa razão, os inibidores de colinesterase tendem a ser mais eficazes nessa população que nos pacientes com doença de Alzheimer (Crystal & Jacobs, 2014). Esses pacientes são altamente sensíveis aos efeitos extrapiramidais dos fármacos antipsicóticos. A doença é progressiva e irreversível e pode representar cerca de 25% de todos os casos de TNC.

Transtorno neurocognitivo associado à doença de Parkinson

Cerca de 75% dos pacientes com doença de Parkinson têm transtorno neurocognitivo (APA, 2013). Essa doença caracteriza-se pela destruição dos neurônios da substância negra e redução da atividade dopaminérgica, resultando em movimentos musculares involuntários, lentidão de movimentos e rigidez com tremor dos membros superiores. Em alguns casos, as anormalidades cerebrais associadas ao TNC causado pela doença de Parkinson são muito semelhantes às que ocorrem na DA.

Transtorno neurocognitivo associado à infecção pelo HIV

A infecção pelo vírus da imunodeficiência humana tipo 1 (HIV-1) pode causar um TNC conhecido como *complexo cognitivomotor associado ao HIV-1*. Também há uma forma menos grave conhecida como *transtorno cognitivomotor menor associado ao HIV-1*. A gravidade dos sintomas está relacionada à extensão da patologia cerebral. A disfunção imune associada à doença causada pelo HIV pode predispor infecções cerebrais secundárias a outros microrganismos, mas o vírus também parece causar diretamente um TNC. Nos estágios iniciais, os sintomas neuropsiquiátricos podem ser evidenciados por alterações quase imperceptíveis do quadro psicológico normal do indivíduo. Nos estágios mais avançados, é comum encontrar anormalidades cognitivas graves, principalmente confusão mental, distúrbios comportamentais e psicoses em alguns casos.

Com o advento dos tratamentos antirretrovirais altamente ativos (*highly active antirretroviral therapies*, ou HAART em inglês), os coeficientes de incidência do TNC associado à infecção pelo HIV estão em declínio. Contudo, é possível que a sobrevida prolongada dos pacientes HIV-positivos que usam esses fármacos possa, na verdade, aumentar o número de indivíduos que desenvolvem TNC associado ao HIV.

Transtorno neurocognitivo induzido por substâncias/fármacos

Reações ou uso excessivo ou abusivo de fármacos/substâncias podem causar transtorno neurocognitivo (Hale & Frank, 2015). Os sintomas são compatíveis com um transtorno neurocognitivo brando ou significativo e persistem depois da duração habitual da intoxicação e da abstinência aguda (APA, 2013). Entre as substâncias que foram associadas ao desenvolvimento de TNCs estão: álcool, sedativos, hipnóticos, ansiolíticos e gases inalatórios. Outras substâncias implicadas são fármacos que causam efeitos colaterais anticolinérgicos e toxinas (p. ex., chumbo e mercúrio).

Transtorno neurocognitivo associado à doença de Huntington

A doença de Huntington é transmitida por um gene com padrão mendeliano dominante. As lesões afetam os gânglios da base e o córtex cerebral. Em geral, os sintomas (p. ex., contração muscular involuntária dos membros ou músculos faciais, distúrbios cognitivos brandos, depressão e apatia) começam entre a idade de 30 a 50 anos. Os pacientes geralmente evoluem a um estado grave de déficit cognitivo e **ataxia** (perda da coordenação motora). A duração média da doença é de 10 a 20 anos, dependendo da gravidade dos sintomas (Huntington's Disease Society of America [HDSA], 2016).

Transtorno neurocognitivo associado à doença de príons

As doenças causadas por príons formam um grupo de distúrbios causados por agentes infecciosos conhecidos como *príons*, que se caracterizam por início insidioso e progressão rápida. As manifestações clínicas incluem anormalidades da coordenação motora e outros distúrbios do movimento, além de demência com deterioração rápida. Esse tipo de TNC é diagnosticado quando biomarcadores característicos são positivos, inclusive lesões demonstráveis no cérebro, tipos específicos de proteínas no líquido cerebrospinal e ondas trifásicas típicas no eletroencefalograma (APA, 2013). Cinco a 15% dos pacientes com doença causada por príons têm um componente genético. Os sintomas podem começar em qualquer idade ao longo da vida adulta, mas, nos casos típicos, incidem entre as idades de 40 a 60 anos. A evolução clínica é extremamente rápida, com intervalo menor que 2 anos entre o diagnóstico e a morte (Rentz, 2008). Nos seres humanos, a forma mais comum de doença causada por príons é conhecida como doença de Creutzfeldt-Jakob (Johns Hopkins Medicine, sem data).

Transtorno neurocognitivo associado a outros distúrbios clínicos

Alguns outros distúrbios clínicos podem causar TNC, inclusive hipotireoidismo, hiperparatireoidismo, insuficiência hipofisária, uremia, encefalite, tumor cerebral, anemia perniciosa, deficiência de tiamina, pelagra, epilepsia descontrolada, insuficiência cardiopulmonar, distúrbios hidreletrolíticos, infecções sistêmicas e do SNC, lúpus eritematoso sistêmico e esclerose múltipla (Black & Andreasen, 2014; Puri & Treasaden, 2012). O Boxe 22.2 resume as causas associadas ao *delirium* e TNC.

Aplicação do processo de enfermagem

Avaliação

A avaliação de enfermagem de um paciente com *delirium* ou TNC leve ou maior baseia-se no conhecimento da sintomatologia associada aos distúrbios descritos

---

BOXE 22.2 Causas implicadas na patogenia do *delirium* e/ou transtorno neurocognitivo leve ou maior.

FATORES BIOLÓGICOS

Hipoxia: qualquer condição que resulte em deficiência de oxigênio no cérebro

Deficiências nutricionais: vitaminas (especialmente complexo B e C); proteínas; e distúrbios hidreletrolíticos

Distúrbios metabólicos: porfiria; encefalopatias associadas à insuficiência hepática, renal, pancreática ou pulmonar; e hipoglicemia

Disfunção endócrina: tireoide, paratireoide, suprarrenal, pâncreas e hipófise

Doença cardiovascular: acidente vascular encefálico, insuficiência cardíaca e aterosclerose

Distúrbios cerebrais primários: epilepsia, doença de Alzheimer, doença de Pick, coreia de Huntington, esclerose múltipla e doença de Parkinson

Infecções: encefalite, meningite, pneumonia, septicemia, neurossífilis (demência paralítica), doença causada pelo HIV, febre reumática aguda e doença de Creutzfeldt-Jakob

Neoplasias intracranianas

Anomalias congênitas: infecções pré-natais, inclusive rubéola materna no primeiro trimestre

FATORES EXÓGENOS

Traumatismo obstétrico: trabalho de parto prolongado, lesões causadas pelo uso de fórceps, outras complicações obstétricas

Traumatismo craniano: concussão, contusões, hemorragia e hematomas

Compostos inalatórios voláteis: gasolina, cola, tinta, removedores, tinta spray, líquidos de limpeza, líquido corretor de máquina datilográfica, vernizes e esmaltes

Metais pesados: chumbo, mercúrio e manganês

Outros elementos metálicos: alumínio

Organofosforados: vários inseticidas

Uso abusivo/dependência de substâncias: álcool, anfetaminas, cafeína, maconha, cocaína, alucinógenos, gases inalatórios, nicotina, opioides, fenciclidina, sedativos, hipnóticos e ansiolíticos

Outros fármacos: anticolinérgicos, anti-histamínicos, antidepressivos, antipsicóticos, antiparkinsonianos, anti-hipertensivos, corticoides e digitálicos

antes neste capítulo. Vários membros da equipe de saúde reúnem dados subjetivos e objetivos. Os enfermeiros clínicos recorrem a diversos métodos para obter informações necessárias para a avaliação.

História clínica

Os enfermeiros desempenham um papel importante na obtenção da história do paciente, inclusive alterações físicas e mentais específicas que ocorreram e idade com que as anormalidades começaram. Quando o paciente não é capaz de fornecer informações adequadas, os dados devem ser obtidos de familiares ou outras pessoas que conheçam a história física e psicossocial do paciente.

Com base na história do paciente, os enfermeiros devem avaliar as seguintes áreas de interesse: (1) tipo, frequência e gravidade das variações de humor, dos distúrbios de comportamento e personalidade e das reações emocionais catastróficas; (2) distúrbios cognitivos, como problemas com capacidade de concentração, raciocínio, resolução de problemas e memória (recente e remota); (3) déficits de linguagem; (4) orientação quanto à individualidade, local, tempo e situação; e (5) adequação do comportamento social.

Além disso, o enfermeiro deve obter informações quanto ao uso pregresso e atual de fármacos, história de uso de álcool e outras substâncias e, possivelmente, exposição a toxinas. As informações sobre a história de sintomas ou doenças específicas (p. ex., doença de Huntington, DA, doença de Pick ou doença de Parkinson) em outros membros da família também podem ser úteis.

Avaliação física

A avaliação dos sistemas físicos pelo enfermeiro e pelo médico tem dois focos principais: sinais de lesão do sistema nervoso e evidência de doenças de outros órgãos que poderiam afetar a função mental. Doenças que acometem diversos sistemas do organismo podem causar confusão mental, perda de memória e distúrbios comportamentais. Essas causas devem ser levadas em consideração na investigação diagnóstica dos transtornos cognitivos. Durante o exame neurológico, o paciente é solicitado a realizar manobras ou responder perguntas que forneçam informações quanto à condição de componentes específicos do cérebro ou dos nervos periféricos. Os testes avaliam o estado mental e o nível de consciência, força muscular, reflexos, sentidos, propriocepção, linguagem e coordenação motora. A avaliação física deve incluir a procura por sinais de abuso ou negligência, triagem de déficits auditivos ou visuais e aplicação de um teste do estado mental (Moussa, 2016). O Boxe 22.3 ilustra um exemplo de exame do estado mental de um paciente com TNC.

BOXE 22.3 Exame do estado mental do paciente com transtorno neurocognitivo.

Nome do paciente _____ Data _____
Idade _____ Sexo _____ Diagnóstico _____

	Máximo	Escore do paciente
1. FLUÊNCIA VERBAL Pedir ao paciente para dizer os nomes de quantos animais ele puder. (Tempo: 60 s) (Escore 1 ponto/2 animais)	10 pontos	_____
2. COMPREENSÃO		
A. Apontar para o teto	1 ponto	_____
B. Apontar para seu nariz e para a janela	1 ponto	_____
C. Apontar para seu pé, para a porta e para o teto	1 ponto	_____
D. Apontar para a janela, para sua perna, para a porta e para seu polegar	1 ponto	_____
3. NOMEAR E ENCONTRAR PALAVRAS Pedir ao paciente para dizer os nomes dos seguintes objetos à medida que você aponta para eles:		
A. Ponteiro do relógio	1 ponto	_____
B. Dentes	1 ponto	_____
C. Sola do sapato	1 ponto	_____
D. Fivela do cinto	1 ponto	_____
E. Articulação dos dedos	1 ponto	_____
4 ORIENTAÇÃO		
A. Data	2 pontos	_____
B. Dia da semana	2 pontos	_____
C. Mês	1 ponto	_____
D. Ano	1 ponto	_____

(continua)

BOXE 22.3 Exame do estado mental do paciente com transtorno neurocognitivo. *(continuação)*

5. **CAPACIDADE DE APRENDER COISAS NOVAS**

    Dizer ao paciente: "Vou lhe falar quatro palavras, para que você guarde na memória.". Pedir a ele para repetir as quatro palavras depois que lhe forem apresentadas inicialmente e, em seguida, dizer-lhe que você pedirá para ele repetir as mesmas palavras mais tarde. Continuar o exame e, a intervalos de 5 e 10 min, pedir ao paciente para lembrar das palavras. Aqui são apresentados três conjuntos diferentes de palavras.

		5 min.	10 min.
A. Marrom (Divertido) (Uva)	2 pontos para cada:	_____	_____
B. Honestidade (Lealdade) (Felicidade)	2 pontos para cada:	_____	_____
C. Tulipa (Cenoura) (Meia)	2 pontos para cada:	_____	_____
D. Colírio (Tornozelo) (Escova de dente)	2 pontos para cada:	_____	_____

6. **HISTÓRIA CONTADA PARA LEMBRANÇA IMEDIATA**

    Dizer ao paciente: "Vou contar uma história curta, para você guardar na memória. Ouça com atenção o que eu ler, porque, quando terminar, pedirei para você contar a história para mim.". Ler a história lenta e cuidadosamente, mas sem fazer pausas de pontuação. Depois de concluir o parágrafo, pedir ao paciente para memorizar a história com tantos detalhes quanto possível. Registrar o número de lembranças certas (informação entre os pontos) e descrever a confabulação, se houver (1 ponto = 1 item lembrado [máximo de 13 pontos]). "Era julho / e a família de Rogério, mãe, pai e quatro filhos, / estava colocando suas malas no vagão do trem / para viajar de férias. Eles estavam saindo para sua viagem anual de férias / para a praia de Gulf Shores. Nesse ano, eles fariam uma parada especial de 1 dia / no Aquário de Nova Orleans. Depois de um longo dia de viagem, eles chegaram ao hotel / mas logo descobriram que, em sua excitação / tinham deixado os gêmeos / e suas malas / no quintal de casa."

7. **MEMÓRIA VISUAL (OBJETOS ESCONDIDOS)**

    Dizer ao paciente que você esconderá alguns objetos atrás dos móveis do consultório (mesa, leito) e pedirá para ele lembrar onde estão. Esconda quatro ou cinco objetos comuns (p. ex., chaves, caneta, martelo de testar reflexos) em vários locais à vista do paciente. Depois de alguns minutos, peça ao paciente para achar os objetos escondidos (1 ponto para cada objeto encontrado).

A. Moeda	1 ponto	_____
B. Caneta	1 ponto	_____
C. Pente	1 ponto	_____
D. Chaves	1 ponto	_____
E. Garfo	1 ponto	_____

8. **APRENDIZAGEM DE PARES RELACIONADOS**

    Dizer ao paciente que você lerá uma lista de palavras – duas de cada vez (p. ex., grande-pequeno). Diga que espera que ele lembre os pares de palavras. Quando o indivíduo tiver entendido bem as instruções, leia a primeira lista de palavras na velocidade de 1 par por segundo. Depois de ler a primeira lista, testar a memória do paciente pedindo a ele para repeti-la. Citar a primeira palavra de um par e perguntar a qual ela está ligada. Corrigir as respostas erradas e passar para o próximo par. Depois de concluir a lembrança da primeira lista, esperar 10 segundos e continuar com a segunda lista e pedir para lembrar.

    Listas de apresentação

1	2
A. Alto/baixo	a. Bom/ruim
B. Casa/aluguel	b. Livro/página
C. Bom/ruim	c. Alto/baixo
D. Livro/página	d. Casa/aluguel

    Listas

1	2		
A. Casa	a. Alto	2 pontos	_____
B. Livro	b. Bom	2 pontos	_____
C. Alto	c. Casa	2 pontos	_____
D. Bom	d. Livro	2 pontos	_____

(continua)

BOXE 22.3 Exame do estado mental do paciente com transtorno neurocognitivo. (*continuação*)		
9. HABILIDADE CONSTRUTIVA		
Pedir ao paciente para redesenhar essa figura e desenhar os outros dois objetos:	3 pontos	_____
Desenhar uma margarida em um vaso de flor	3 pontos	_____
Desenhar um relógio com todos os números e marcando 2h30	3 pontos	_____

10. CÁLCULOS COMPLEXOS POR ESCRITO

A. Adição	108 +79	1 ponto	_____
B. Subtração	605 −86	1 ponto	_____
C. Multiplicação	108 ×36	1 ponto	_____
D. Divisão	559 ÷ 43	1 ponto	_____

11. INTERPRETAÇÃO DE DITADOS
Pedir ao paciente para explicar os seguintes ditados. Anotar as respostas.

A. Não adianta chorar sobre o leite derramado.	2 pontos	_____
B. Roma não foi construída em um dia.	2 pontos	_____
C. Quem não tem cão, caça com gato.	2 pontos	_____
D. Vivendo é que se aprende.	2 pontos	_____
E. Antes tarde do que nunca.	2 pontos	_____

12. SEMELHANÇAS
Pedir ao paciente para explicar a similaridade ou relação entre cada um dos seguintes pares:

A. Nabo .... Couve-flor	2 pontos	_____
B. Carro .... Avião	2 pontos	_____
C. Mesa .... Estante	2 pontos	_____
D. Poema .... Romance	2 pontos	_____
E. Cavalo .... Maçã	2 pontos	_____
	Máximo: 100 pontos	_____

Indivíduos normais

Faixa etária	Escore médio (desvio-padrão)
40-49	80,9 (9,7)
50-59	82,3 (8,6)
60-69	75,5 (10,5)
70-79	66,9 (9,1)
80-89	67,9 (11,0)

Pacientes com doença de Alzheimer

Estágio	Escore médio (desvio-padrão)
I	57,2 (9,1)
II	37,0 (7,8)
III	13,4 (8,1)

Adaptado de: Strub R.L., Black, F.W. (2000). *The mental status examination in neurology* (4a ed.). Philadelphia: F.A. Davis. Com autorização.

Como parte da investigação diagnóstica, pode ser solicitada uma bateria de testes psicológicos. Os resultados desses testes podem ser usados para esclarecer o diagnóstico diferencial entre TNC e **pseudodemência** (depressão). Depressão é uma das doenças mentais mais comuns na população idosa, mas é frequente que não seja diagnosticada e tratada de forma adequada. Os sintomas cognitivos da depressão podem ser semelhantes aos do TNC, e, em vista da prevalência deste último na população idosa, os médicos frequentemente ficam muito ansiosos para firmar este diagnóstico. A Tabela 22.1 ilustra uma comparação dos sintomas do TNC e da pseudodemência (depressão). Os enfermeiros podem ajudar a concluir essa avaliação observando e documentando cuidadosamente essas diferenças sutis em alguns casos.

Exames laboratoriais diagnósticos

O enfermeiro também pode ser solicitado para ajudar o paciente a preencher as requisições médicas para realizar exames laboratoriais diagnósticos especiais. Alguns desses exames são realizados para excluir outros fatores associados à demência, inclusive amostras de sangue e urina para detectar diversas infecções; provas de função hepática para excluir hepatopatia; glicemia para excluir diabetes ou hipoglicemia; eletrólitos para afastar a possibilidade de distúrbios hidreletrolíticos; dosagens dos hormônios tireóideos para hipotireoidismo; dosagem de vitamina B_{12} para excluir deficiências nutricionais; e triagem para álcool e substâncias psicoativas de forma a afastar a possibilidade de intoxicação. Um teste de reagina plasmática rápida (RPR) para sífilis e testes para HIV devem ser incluídos quando o paciente tem risco mais alto dessas infecções (Moussa, 2016). As imagens de tomografia computadorizada (TC) permitem avaliar o tamanho e a forma do cérebro, enquanto a ressonância magnética (RM) fornece imagens computadorizadas dos tecidos moles do encéfalo. A TC e a RM são úteis para demonstrar áreas de atrofia encontradas nos pacientes com DA e podem detectar outros processos patológicos, que fazem parte do diagnóstico diferencial. A punção lombar pode ser realizada para examinar o líquido cerebrospinal em busca de evidências de infecção do SNC ou hemorragia, quando existe essa possibilidade. A tomografia por emissão de pósitrons (PET) é usada para avaliar a atividade metabólica do cérebro que, na opinião de alguns pesquisadores, é importante para o diagnóstico precoce da DA. Moussa (2016) alertou que existem controvérsias quanto à realização rotineira dos exames de neuroimagem e alguns autores acreditam que eles sejam solicitados desnecessariamente. Moussa acrescentou que, embora existam testes genotípicos capazes de identificar marcadores genéticos da apolipoproteína E (que poderiam sugerir risco aumentado de desenvolver DA), eles não estão indicados para uso clínico.

Diagnósticos de enfermagem e identificação dos resultados

Com base nas informações obtidas durante a avaliação, o enfermeiro completa o banco de dados do paciente, a partir do qual ele pode escolher os diagnósticos de enfermagem mais apropriados. A Tabela 22.2 fornece uma lista de comportamentos do paciente e os diagnósticos de enfermagem da NANDA-I que correspondem a esses comportamentos e podem ser usados para planejar os cuidados a serem prestados a um paciente com TNC.

TABELA 22.1 Comparação entre transtorno neurocognitivo e pseudodemência (depressão).

SINTOMA	TRANSTORNO NEUROCOGNITIVO	PSEUDODEMÊNCIA (DEPRESSÃO)
Progressão dos sintomas	Lenta	Rápida
Memória	Déficits progressivos; a perda de memória recente é mais acentuada que a da memória remota; pode confabular para encobrir os "lapsos" de memória; não se queixa de perda da memória	Mais parecida com "esquecimento"; nenhum indício de déficit progressivo; perdas iguais de memória recente e remota; queixa-se de déficits; nenhuma confabulação (maior tendência a responder "Eu não sei")
Orientação	Desorientado no tempo e espaço; pode perambular em busca de situações conhecidas	Orientado no tempo e espaço; sem perambulação
Desempenho de tarefas	Desempenho consistentemente ruim, mas se esforça para realizar as tarefas	Desempenho variável; faz pouco esforço para realizar as tarefas
Gravidade dos sintomas	Piores à medida que o dia transcorre	Melhores à medida que o dia transcorre
Sofrimento afetivo	Aparentemente despreocupado	Expressa sofrimento intenso
Apetite	Inalterado	Reduzido
Atenção e concentração	Reduzidas	Preservadas

TABELA 22.2 Atribuição dos diagnósticos de enfermagem aos comportamentos comumente associados aos transtornos neurocognitivos.

COMPORTAMENTOS	DIAGNÓSTICOS DE ENFERMAGEM
Quedas, perambulação, dificuldade de coordenação, confusão mental, interpretação equivocada do ambiente (ilusões, alucinações), incapacidade de entender os riscos ambientais, déficits de memória	Risco de traumatismo
Desorientação, confusão mental, déficits de memória, interpretação equivocada do ambiente, desconfiança, paranoia	Processos mentais perturbados* Déficit de memória
Alucinações (ouvir vozes, ter visões, sentir que alguma coisa rasteja na pele)	Percepção sensorial perturbada*
Agressividade, combatividade (bater, arranhar ou chutar)	Risco de violência dirigida às outras pessoas
Incapacidade de dizer os nomes dos objetos, esquecimento das palavras, dificuldade de encontrar a palavra certa, confabulação, incoerência, expressa-se com gritos e ordens	Comunicação verbal prejudicada
Incapacidade de realizar as atividades da vida diária: alimentar-se, vestir-se, cuidar da higiene pessoal, ir ao banheiro	Déficit de autocuidado (especificar)
Expressões de vergonha e autodepreciação, isolamento social progressivo, apatia, atividade limitada, retração, humor deprimido	Baixa autoestima situacional Sentimento de pesar

*Esses diagnósticos de enfermagem foram adaptados com base na lista de diagnósticos de enfermagem da NANDA-I, mas são usados dentro das finalidades deste texto.

Critérios de resultado

Os critérios descritos a seguir podem ser usados para determinar os resultados dos cuidados prestados a um paciente com TNC.

O paciente:

- Não teve lesão física
- Não causou danos a si próprio ou às outras pessoas
- Manteve sua orientação para a realidade no melhor nível possível em relação ao caso
- Consegue comunicar-se com o cuidador habitual
- Realiza as AVDs com ajuda (ou, no caso de um paciente incapacitado, tem suas necessidades antecipadas pelo cuidador)
- Conversa sobre aspectos positivos de si próprio e da vida.

Planejamento e implementação

Os cuidados prestados a um paciente com TNC devem ser focados nas necessidades imediatas e na manutenção da segurança pessoal.

Risco de trauma

Como o paciente tem déficits das funções cognitiva e psicomotora, é importante assegurar que o ambiente seja tão seguro quanto possível para evitar acidentes. A NANDA-I definiu *Risco de trauma* como "suscetibilidade à lesão (p. ex., ferida, queimadura, fratura) tecidual acidental, que pode comprometer a saúde" (Herdman & Kamitsuru, 2014). A Tabela 22.3 ilustra esse diagnóstico de enfermagem no formato de um plano de cuidados.

Metas do paciente

Os critérios de resultado incluem metas de curto e longo prazos. Os intervalos de tempo são determinados caso a caso.

Metas a curto prazo

- O paciente pede ajuda para caminhar ou realizar outras atividades (desde que sejam compatíveis com sua capacidade cognitiva)
- O paciente tem comportamento tranquilo com agitação mínima
- O paciente não sofre lesão física.

Meta a longo prazo

- O paciente não sofre lesão física.

Intervenções

As intervenções recomendadas para evitar lesão física dos pacientes com déficit cognitivo são as seguintes:

- Arrumar os móveis e outros itens do quarto de forma a compensar as limitações do paciente. Guardar itens usados frequentemente ao alcance fácil do paciente
- Manter o leito na posição mais baixa possível. Se as normas da instituição ou do órgão de acreditação permitirem, o uso limitado das grades laterais pode ser uma medida de segurança
- O quarto próximo ao posto de enfermagem pode ajudar a assegurar que o paciente fique sob supervisão atenta. Em alguns casos, pode ser necessária observação pessoal e direta, principalmente quando o paciente está delirante
- Se o paciente for fumante, cigarros e isqueiros devem ser mantidos no posto de enfermagem e

TABELA 22.3 Plano de cuidados para um paciente com transtorno neurocognitivo.		
DIAGNÓSTICO DE ENFERMAGEM: RISCO DE TRAUMA		
RELACIONADA COM: Déficits das funções cognitiva e psicomotora		
Critérios de resultado	**Intervenções de enfermagem**	**Justificativa**
Metas a curto prazo • O paciente pede ajuda quando precisa caminhar ou realizar outras atividades (desde que sejam compatíveis com sua capacidade cognitiva) • O paciente tem comportamento tranquilo com agitação mínima • O paciente não sofre lesão física Meta a longo prazo • O paciente não sofre lesão física	As seguintes medidas podem ser adotadas: A. Arrumar os móveis e outros itens do quarto de forma a compensar as limitações do paciente. B. Guardar itens usados frequentemente ao alcance fácil do paciente. C. Manter o leito na posição mais baixa possível quando o paciente não estiver sob supervisão imediata. Acolchoar as grades e a cabeceira do leito se houver história de crises convulsivas. Manter as grades laterais elevadas quando o paciente estiver no leito (se a norma da instituição permitir). D. Colocar o paciente em um quarto próximo do posto de enfermagem; observá-lo frequentemente. E. Ajudar o paciente a caminhar. F. Manter iluminação fraca durante a noite. G. Se o paciente for fumante, cigarros e isqueiros devem ser mantidos no posto de enfermagem e entregues ao paciente apenas quando outra pessoa puder ficar com ele enquanto fuma. H. Orientar frequentemente o paciente quanto a lugar, tempo e situação. I. Se o paciente tiver tendência a perambular, oferecer uma área na qual ele possa fazer isso sem riscos. J. Pode ser necessário usar contenções suaves quando o paciente estiver muito desorientado e hiperativo.	Para garantir a segurança do paciente

entregues ao paciente apenas quando outra pessoa puder ficar com ele enquanto fuma
- Ajudar o paciente a caminhar. Fornecer uma bengala ou andador para melhorar o equilíbrio e instruir o paciente quanto ao uso correto. Transportá-lo em uma cadeira de rodas quando forem necessárias transferências mais distantes
- Ensinar ao paciente o modo de segurar nos corrimões quando estiverem disponíveis, ou pedir ajuda para caminhar, desde que seja cognitivamente capaz de fazê-lo.

Para o paciente agitado
- Manter um ambiente com pouca estimulação para os pacientes com distúrbios da função cognitiva. Irritabilidade, hostilidade, agressividade e comportamentos psicóticos são sintomas problemáticos, que precisam ser controlados nos pacientes com transtornos cognitivos. Em muitos casos, esses comportamentos dificultam que a família cuide de seus entes queridos e é uma causa comum de institucionalização. Nos EUA, 16% dos pacientes com demência morrem nos hospitais e a maioria em asilos (Mitchell, 2015). Essa questão precisa ser mais bem considerada, porque muitas famílias resistem à ideia de institucionalização, mas não estão preparadas para lidar com as pesadas exigências de cuidar de um paciente com TNC
- No passado, os fármacos antipsicóticos eram usados para ajudar a controlar os sintomas comportamentais dos pacientes com TNC. Entretanto, o controle do comportamento não psicótico com antipsicóticos não é uma indicação aceita oficialmente e pode ter implicações legais; esta é uma questão terapêutica difícil, porque 90% dos pacientes com TNC têm sintomas comportamentais em alguma fase da progressão de sua doença (Rice & Humphries, 2014). Os antipsicóticos tradicionais também são problemáticos em razão de sua tendência a causar efeitos colaterais extrapiramidais. Os antipsicóticos atípicos mais modernos mostraram alguma eficácia no controle desses sintomas. Embora os antipsicóticos ainda sejam utilizados com essa finalidade por alguns médicos, a FDA (Food and Drug Administration, dos EUA) fez incluir nas bulas alertas em negrito contra seu uso nos pacientes idosos com

psicose associada a um TNC. Nessa população de pacientes, esses fármacos foram associados a um aumento da mortalidade
- Manter uma atitude tranquila e pouco exigente e evitar pressionar o paciente a realizar atividades que ele não quer. Discutir com alguns pacientes com TNCs pode apenas aumentar a probabilidade de que ocorra agitação. Praticar exercícios de relaxamento e caminhar com o paciente podem trazer algum benefício
- A literatura de enfermagem recente tem enfatizado novas intervenções baseadas em evidências para atenuar a ansiedade e agitação, inclusive dança, uma terapia baseada em movimentos rítmicos (Lapum & Bar, 2016) e terapia com bonecas (Shin, 2015).

Para o paciente que perambula

Algumas razões foram propostas para explicar por que pacientes com TNC perambulam. Alguns médicos associaram o comportamento de perambular ao estresse e à ansiedade acentuada, ou à agitação incontrolável. Outros relacionaram esse comportamento aos estágios do declínio cognitivo. Quando a memória diminui e o medo se instala, os pacientes podem perambular em busca de algo que lhes pareça familiar. Caminhar mais à noite pode estar relacionado à desorganização do ritmo diurno. De qualquer forma, o comportamento de perambulação associado ao TNC pode acarretar muitos problemas aos cuidadores. Perambulação frequentemente é um problema no estágio intermediário do TNC, mas é menos comum nos estágios mais avançados. Os pacientes recém-chegados a uma instituição asilar podem perambular na tentativa de orientar-se no novo ambiente. O comportamento de perambulação também pode ser atribuído a causas físicas, como fome, sede e urgência urinária ou fecal. Quando o comportamento de perambulação começa depois de um período longo de estabilidade, é provável que possa estar ocorrendo uma nova complicação – médica, psiquiátrica ou cognitiva. *Delirium* pode desencadear início súbito do comportamento de perambulação. Os objetivos do controle da perambulação são garantir a segurança do paciente, evitar invasão dos aposentos de outras pessoas e tentar determinar os fatores que possam contribuir para este comportamento. Ao cuidar de um paciente que perambula, é importante ter em mente as seguintes intervenções:

- Manter o paciente com uma agenda estruturada de atividades recreativas e horários rígidos para alimentação e hábitos higiênicos
- Oferecer um local seguro e reservado para que o paciente caminhe e perambule
- Caminhar com o paciente por algum tempo e redirecioná-lo gentilmente de volta à unidade de cuidados
- Assegurar que as portas de saída sejam controladas eletronicamente.

Processos mentais perturbados/déficit de memória e percepção sensorial perturbada

Processos mentais e percepção sensorial perturbados foram redefinidos como diagnósticos de enfermagem pela NANDA-I, mas estão mantidos aqui por sua conveniência para a descrição de comportamentos específicos. Nesse caso, esses diagnósticos são evidenciados por desorientação, confusão mental e interpretação distorcida do ambiente, inclusive ilusões, delírios e alucinações. *Processos mentais perturbados* são definidos como distúrbios das operações e atividades cognitivas. *Percepção sensorial perturbada* é definida como "alteração da quantidade ou do padrão de estímulos recebidos, acompanhada de redução, exagero, distorção ou limitação da reação a estes estímulos" (NANDA-I, 2012, p. 490). *Déficit de memória* é definido como a "incapacidade de lembrar ou recordar de algumas informações ou habilidades comportamentais" (Herdman & Kamitsuru, 2014, p. 259).

Metas do paciente

Os critérios de resultado incluem metas de curto e longo prazos. Os intervalos de tempo são definidos caso a caso.

Metas a curto prazo

- O paciente usa as medidas oferecidas (p. ex., relógios, calendários, identificação do quarto) para manter sua orientação à realidade
- O paciente tem menos episódios de confusão mental aguda.

Meta a longo prazo

- O paciente mantém-se orientado para a realidade na medida do possível em razão de sua capacidade cognitiva.

Intervenções

Para o paciente desorientado

- Tentar manter o paciente orientado à realidade na medida do possível
- Usar relógios e calendários com números grandes e fáceis de ler
- Colocar sinais grandes e coloridos nas portas para identificar os quartos dos pacientes, banheiros, salas de atividades, refeitórios e capela
- Permitir que o paciente mantenha quantos itens pessoais forem possíveis. Mesmo uma cadeira familiar antiga no quarto pode trazer algum grau de conforto
- Se for possível, estimular os familiares e amigos próximos a fazer parte do cuidado prestado ao paciente para reforçar sentimentos de segurança e orientação
- Oferecer ao paciente rádio, TV e música se estas forem diversões de que ele gosta; isso pode reforçar o sentimento de familiaridade no ambiente

- Assegurar que o nível de ruídos seja controlado, para evitar estimulação excessiva. Um estudo demonstrou que o uso de tampões de ouvido durante a noite diminuiu o risco de *delirium* em 53% e que os pacientes relataram que dormiam melhor (Van Rompaey et al., 2012)
- Deixar o paciente ver álbuns de fotografias antigas e fazer terapia de reminiscência. Essas medidas são excelentes para orientar o paciente à realidade
- Manter consistência dos membros da equipe e cuidadores na medida do possível. A familiaridade faz com que o paciente sinta-se mais confortável e seguro
- Monitorar continuamente os efeitos colaterais dos fármacos. Anormalidades fisiológicas do idoso podem alterar a reação do organismo a determinados fármacos. Os efeitos tóxicos podem agravar as anormalidades dos processos cognitivos
- Houve algumas críticas quanto à orientação para a realidade dos pacientes com TNC (principalmente com doença moderada a grave), sugerindo que a reaprendizagem constante do material contribua para problemas de humor e autoestima (Spector et al., 2000). Ver mais informações no Boxe 22.4.

BOXE 22.4 Terapia de validação.

Algumas pessoas acreditam que não é útil (e possa ser até cruel em algumas situações) tentar insistir para que um paciente com TNC moderado a grave tente apreender o que nós conhecemos como "mundo real". Allen (2000) afirmou:

> Não existe outra alternativa eficaz senão aceitar tudo aquilo que o paciente com demência afirma ser sua realidade, não importa quão irreal isso nos pareça. Não existe um meio eficaz de "forçar" um paciente demente a ligar-se ao mundo "real". Os cuidadores mais frustrados são os que não aceitam esse fato simples: o mundo da demência é definido pela vítima da doença.

A Terapia de Validação (TV) foi desenvolvida por Naomi Feil, assistente social especializada em gerontologia, que descreveu o processo como "comunicar-se com um paciente idoso desorientado validando e respeitando seus sentimentos em qualquer tempo ou lugar como fatos reais para ele, mesmo que isso possa não corresponder à nossa realidade do 'aqui e agora'" (Day, 2013). Feil sugeriu que o princípio da validação seja verdadeiro para o paciente com TNC porque as pessoas vivem em vários níveis de consciência (Feil, 2013). Feil sugeriu que, quando um paciente pede para ver seu cônjuge, mas este já está morto há muitos anos, em algum nível de consciência ele conhece a verdade. Tentar repetidamente dizer que seu cônjuge está morto pode servir apenas para desencadear episódios repetidos de pesar e sofrimento, à medida que o paciente recebe a informação "nova" toda vez que lhe é fornecida (Allen, 2000).

A terapia de validação busca validar os sentimentos e as emoções do paciente com TNC. Frequentemente, essa terapia também incorpora técnicas de redirecionamento. Allen (2000) afirmou: "A chave é 'concordar' com o que eles querem, mas, por meio de conversas e 'direcionamento', levá-los a outra coisa sem que percebam que realmente estão sendo direcionados. Isso é terapia de validação e redirecionamento".

EXEMPLOS
Sra. V. (agitada): Esta velha roubou meu relógio! Eu sei que foi ela. Ela entra no quarto das pessoas e leva nossas coisas. Chamamos ela 'mãos leves'!
Enfermeiro: Esse relógio é muito importante para você. Já procurou por ele no quarto?
Sra. V.: Meu marido me deu e ficará aborrecido quando souber que o perdi. Tenho medo de contar para ele.
Enfermeiro: Tenho certeza de que você sente muita falta do seu marido. Conte-me como era quando estavam juntos. Que tipo de coisas vocês faziam para se divertir?
Sra. V.: Nós viajamos muito: Itália, Inglaterra, França. A comida era maravilhosa.
Enfermeiro: Por falar em comida, está na hora do almoço. Vou com você até o refeitório.
Sra. V.: Sim, eu realmente estou com fome.
Nesse caso, o enfermeiro validou os sentimentos da Sra. V. quanto a não conseguir encontrar seu relógio. Ele não negou que havia sido roubado, nem fez a Sra. V. lembrar que seu marido estava morto. (*Nota:* um conceito da TV é que, em algum nível, a Sra. V. sabia que seu marido estava morto.) O enfermeiro validou as emoções que a paciente sentia por ter perdido seu marido. Mencionou momentos especiais que a Sra. V. e seu marido haviam passado juntos, o que serviu para melhorar o humor e levantar a autoestima da paciente. Por fim, ela foi redirecionada para o refeitório para almoçar. (Finalmente, o relógio foi encontrado no armário de remédios da Sra. V., onde tinha sido guardado por ela por motivos de segurança.)

Feil (2013) ofereceu outro exemplo:

> Quando um residente pergunta se sua esposa está morta, os cuidadores respondem: "Ela virá aqui para vê-lo mais tarde". O residente pode não se lembrar bem, mas fica ligado a essa afirmação. Todos os dias, continua a perguntar por sua esposa e os cuidadores continuam a mentir. Por fim, ele perde a confiança nos cuidadores quando percebe que o que eles dizem não é verdade. Com base na TV, os cuidadores devem estimular o residente a conversar sobre sua esposa. Eles poderiam validar suas emoções e estimulá-lo a expressar suas necessidades, aceitando o fato de que há uma razão para seu comportamento. O residente não simplesmente se "esqueceu de que sua esposa estava morta"; ele sente necessidade de expressar pesar por sua perda. A questão ainda não está encerrada. Quando a emoção é expressa e alguém escuta com empatia, ela é atenuada. O velho homem não precisa mais buscar por sua esposa. Ele sente-se seguro com os cuidadores, nos quais confia. Em um nível mais profundo, ele sempre soube que sua esposa estava morta. (p. 3, 4).

Para o paciente com ilusões e alucinações

- Desviar (minimizar) o foco do pensamento ilusório. Não discordar das histórias inventadas. Em vez disso, corrigir gentilmente o paciente, tranquilizá-lo dizendo que ele está seguro e orientar a conversação para assuntos envolvendo situações e pessoas reais
- Nunca discutir com o paciente; isso apenas serviria para acentuar sua ansiedade e agitação
- Não ignorar os relatos de alucinações quando está claro que o paciente as tem experimentado. É importante que o enfermeiro ouça do paciente uma explicação para a alucinação. Essas percepções são muito reais e comumente muito assustadoras para o paciente. A menos que sejam controladas de forma adequada, as alucinações podem agravar e gerar comportamentos perturbadores e até mesmo hostis. Os tipos mais comuns de alucinação dos pacientes com TNC são visuais e auditivas. O médico pode tratar essas manifestações psiquiátricas com antipsicóticos
- Avaliar os efeitos colaterais dos fármacos como fator potencialmente contribuinte para os distúrbios da percepção sensorial
- Verificar se o aparelho auditivo está funcionando de forma adequada e assegurar que não esteja emitindo ruídos estranhos
- Examinar os óculos para assegurar que o paciente esteja de fato utilizando seus próprios óculos
- Avaliar outros possíveis fatores que possam contribuir para as ilusões ou alucinações visuais. Os pacientes frequentemente veem rostos em estampas de tecidos ou quadros na parede. É possível também que um espelho seja responsável por percepções distorcidas. Pode ser necessário removê-lo ou cobri-lo
- Assegurar o paciente de que ele está seguro. Pode ser necessário permanecer com o paciente por algum tempo, até que esteja calmo
- Nunca argumentar que a alucinação não é real. Tentar fazer com que o paciente saiba que, embora você não tenha a mesma experiência, entende o quão perturbadora a alucinação é para ele
- Distrair o paciente. Há menos chances de ocorrer alucinações quando o paciente está ocupado ou envolvido com o que acontece ao seu redor. Focar situações e pessoas reais
- Avaliar se as alucinações são problemáticas para o paciente. Nem todas são perturbadoras.

EXEMPLO

Uma mulher idosa aproximou-se do posto de enfermagem e disse: "Estou muito aborrecida. A mulher que está em meu quarto recusa-se a abaixar minha cama para eu dormir.". O enfermeiro poderia responder: "Irei com você até seu quarto e veremos se sua cama está abaixada.". O enfermeiro conversou com a paciente sobre algo que ocorreu durante o dia e, pouco depois, elas chegaram ao seu quarto, mas não houve qualquer menção adicional a uma mulher no quarto.

Comunicação verbal prejudicada

Quando os pacientes com disfunção cognitiva começam a perder a capacidade de processar a comunicação verbal, a forma como as palavras são expressas torna-se tão importante quanto o que é dito. A NANDA-I definiu *Comunicação verbal prejudicada* como "redução, atraso ou incapacidade de receber, processar, transmitir e/ou usar um sistema de símbolos" (Herdman & Kamitsuru, 2014).

Metas do paciente

Os critérios de resultado incluem metas de curto e longo prazos. Os intervalos de tempo variam caso a caso.

Metas a curto prazo

- O paciente consegue fazer com que o cuidador principal compreenda suas necessidades
- O paciente consegue entender as comunicações básicas em interações com o cuidador principal.

Metas a longo prazo

- Nos estágios mais avançados da doença, quando o paciente não consegue comunicar-se, as necessidades devem ser antecipadas e atendidas pelo cuidador principal.

Intervenções

- Adotar uma abordagem calma e tranquilizadora nas interações com o paciente
- Usar palavras simples, falar lenta e claramente e manter contato cara a cara com o paciente
- Sempre se identificar ao paciente e dirigir-se a ele usando o nome em cada encontro
- Usar linguagem não verbal (gestos) para ajudar o paciente a compreender o que você quer que ele faça, se possível
- Fazer apenas uma pergunta (ou dar apenas uma instrução) de cada vez e oferecer ao paciente bastante tempo para processar a informação e responder. Pode ser necessário reformular a pergunta quando estiver claro que o paciente não compreendeu o significado
- Sempre tentar se aproximar pela frente. Uma abordagem ou toque inesperado por trás pode sobressaltar e incomodar o paciente, e, em alguns casos, pode desencadear um comportamento agressivo
- Manter consistência na composição da equipe e dos cuidadores na medida do possível. Isso aumenta o sentimento de conforto e segurança e facilita o processo de comunicação eficaz com o paciente
- Quando o paciente se torna verbalmente agressivo, manter a calma e validar seus sentimentos: "Sei que

está sendo difícil para você. Você está sempre tão ocupado e ativo e cuida de tantas pessoas. Talvez pudesse falar comigo sobre algumas dessas pessoas"
- Quando for claramente conveniente, tocar e transmitir afeto ao comunicar-se. Alguns pacientes reagem a um abraço ou a um aperto de mão quando não responderam a nenhuma outra coisa.

Déficit de autocuidado

É importante que os pacientes mantenham-se tão independentes quanto possível pelo máximo de tempo viável. Eles devem ser encorajados a realizar suas AVDs da melhor forma que conseguirem. A NANDA-I definiu *déficit de autocuidado* como "capacidade reduzida de realizar ou concluir as atividades" (Herdman & Kamitsuru, 2014).

Metas do paciente

Os critérios de resultado incluem metas de curto e longo prazos. Os intervalos de tempo variam caso a caso.

Meta a curto prazo
- O paciente participa das AVDs com a ajuda do cuidador.

Metas a longo prazo
- O paciente realiza as AVDs da melhor forma possível
- As necessidades não satisfeitas são atendidas pelo cuidador.

Intervenções
- Assegurar ao paciente um ambiente simples e organizado, detectar os déficits de autocuidado e oferecer ajuda conforme necessário
- Oferecer tempo o bastante para que o paciente conclua suas tarefas
- Fornecer ajuda e apoio para que o paciente tenha ações independentes, conversando com ele enquanto a tarefa é realizada uma etapa de cada vez
- Adotar um horário estruturado de atividades, que não se altere de um dia para outro
- Assegurar que as AVDs contemplem, na medida do possível, a rotina habitual do paciente
- Evitar confusão, assegurando consistência na designação dos cuidadores diários
- Avaliar continuamente a capacidade do paciente de atender às próprias necessidades nutricionais, garantir a própria segurança, seguir o esquema terapêutico e comunicar a necessidade de ajuda para realizar as atividades que não consiga concluir de forma independente. Antecipar-se às necessidades que não sejam verbalmente comunicadas
- Quando o paciente estiver prestes a receber alta para ser cuidado por seus familiares, avaliar a capacidade destes de antecipar-se e atender às suas necessidades não satisfeitas. Fornecer informações que ajudem os cuidadores a assumir essa responsabilidade.
- Assegurar que eles estejam cientes dos sistemas de apoio disponíveis na comunidade, junto aos quais eles podem buscar ajuda quando necessária. Exemplos incluem centros-dia para adultos, serviços de arrumação e reparos de residências, serviços de substituição dos cuidadores e escritório local de uma organização de apoio nacional. A seguir, há dois exemplos de recursos úteis:
  - Para informações sobre DA:
    ABRAz (Associação Brasileira de Alzheimer): www.abraz.org.br
  - Para informações sobre doença de Parkinson:
    Associação Brasil Parkinson:
    www.parkinson.org.br

Conceito de mapeamento dos cuidados

O conceito de plano de cuidados no formato de mapa conceitual (ver Capítulo 9, *Processo de Enfermagem na Prática de Saúde Mental e Psiquiátrica*) é uma estratégia de ensino e aprendizagem diagramática que permite a visualização das inter-relações entre diagnósticos médicos, diagnósticos de enfermagem, dados da avaliação e intervenções. A Figura 22.3 ilustra um exemplo do conceito de plano de cuidados no formato de mapa conceitual para um paciente com TNC.

Instruções ao paciente e seus familiares

Assim como em todas as áreas de enfermagem, o papel de instrutor do paciente é importante na prática psiquiátrica. O Boxe 22.5 apresenta uma lista de temas relevantes sobre TNC para instruir o paciente e seus familiares.

Reavaliação

Na última etapa do processo de enfermagem, realiza-se uma reavaliação para determinar se as intervenções de enfermagem conseguiram alcançar as metas de cuidado pretendido. A reavaliação do paciente com TNC baseia-se em uma série de metas a curto prazo, em vez de metas a longo prazo. As metas são avaliadas em termos de redução da taxa de progressão da doença, em vez de interromper ou curar a doença. As questões pertinentes à avaliação final podem incluir as seguintes:
- O paciente sofreu alguma lesão?
- O paciente mantém-se orientado no tempo, individualidade, lugar e situação da melhor medida possível, considerando sua capacidade cognitiva?
- O paciente consegue atender às suas necessidades básicas? As necessidades que não podem ser satisfeitas pelo paciente são atendidas pelos cuidadores?
- A confusão mental é atenuada pelos objetos familiares e por uma rotina de horários estruturados para as atividades?
- Os cuidadores em perspectiva têm informações quanto à progressão da doença do paciente?

Resumo clínico: Sara, 82 anos, viúva há muitos anos, foi internada em uma instituição de cuidados de longa permanência com diagnóstico de TNC secundário à doença de Alzheimer. Ela está confusa quanto ao seu ambiente e diz para o enfermeiro: "Acho que já fiquei tempo suficiente aqui. É hora de ir para casa. Vou ligar agora para meu marido, para que ele venha me buscar.". A paciente anda de um lado para outro na unidade e não consegue encontrar seu quarto. Ela tenta sair da clínica por uma porta trancada e o alarme dispara. Com muita relutância, permite que o enfermeiro a ajude a preparar-se para se deitar. O enfermeiro percebe que ela está acordada no meio da noite e perambula pelos quartos dos outros pacientes. Na manhã seguinte, Sara aparece no refeitório descalça e usando seu pijama. O enfermeiro elabora o seguinte plano de cuidados no formato de mapa conceitual para Sara.

Sinais e sintomas
- Déficits das funções cognitiva e psicomotora

Sinais e sintomas
- Desorientação
- Confusão mental
- Déficits de memória
- Interpretação distorcida do ambiente

Sinais e sintomas
- Incapacidade de realizar as atividades da vida diária

Diagnóstico de enfermagem
Risco de trauma

Diagnóstico de enfermagem
Processos mentais perturbados

Diagnóstico de enfermagem
Déficit de autocuidado

Ações de enfermagem
- Arrumar os móveis para facilitar a mobilidade da paciente
- Manter o leito abaixado
- Ajudar a paciente a caminhar
- Manter a luz noturna acesa
- Oferecer um local seguro para perambular
- Manter um nível baixo de estimulação no ambiente.

Ações de enfermagem
- Usar relógios e calendários com números grandes
- Colocar sinais nas portas para identificar os quartos de cada paciente
- Permitir que a paciente guarde seus pertences pessoais
- Falar lenta e claramente, mantendo contato cara a cara
- Distrair a paciente com ilusões e alucinações.

Ações de enfermagem
- Oferecer tempo para que as tarefas sejam concluídas
- Fornecer instruções passo a passo
- Assegurar um ambiente simples e organizado
- Providenciar consistência na designação dos cuidadores
- Antecipar e atender às necessidades não satisfeitas.

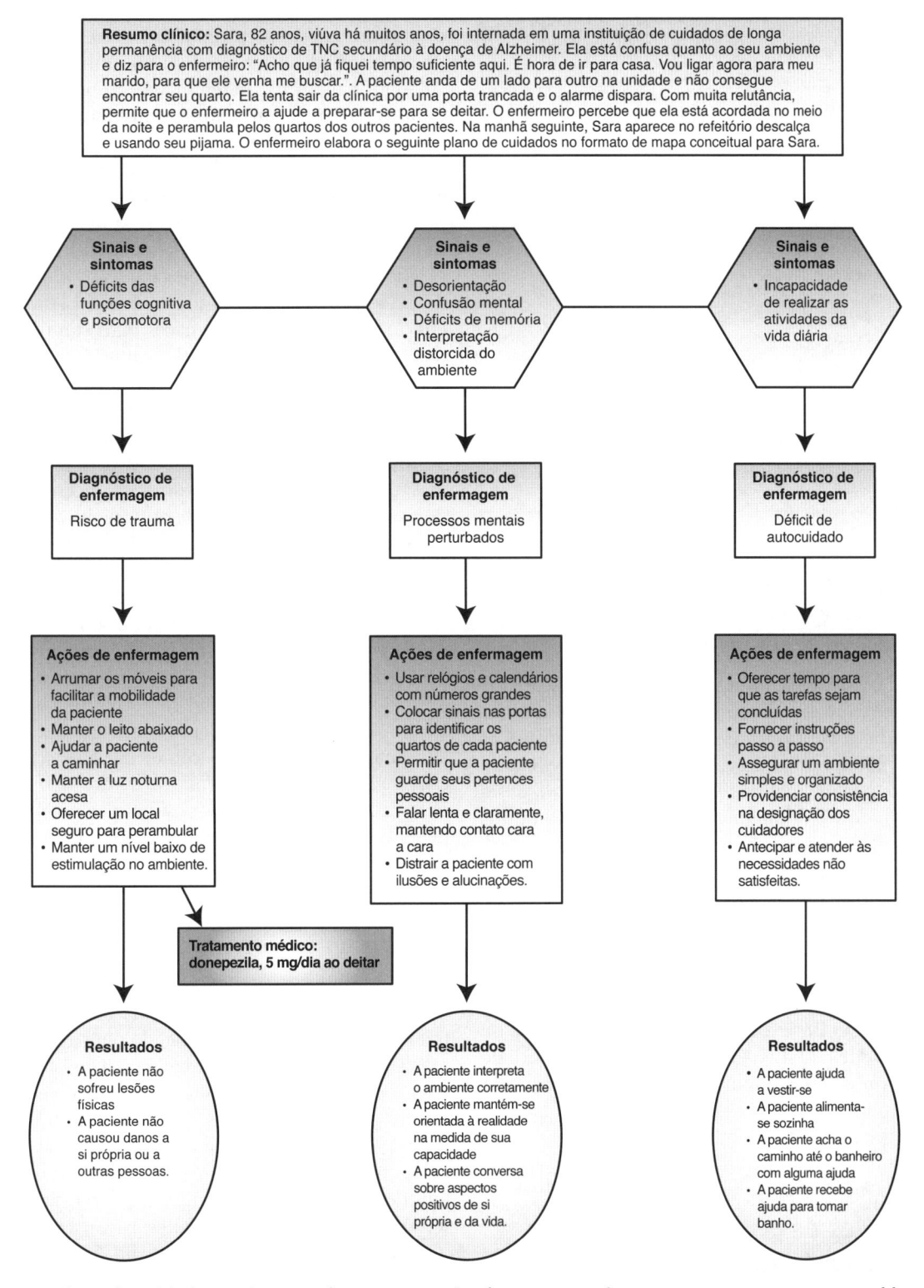

Tratamento médico: donepezila, 5 mg/dia ao deitar

Resultados
- A paciente não sofreu lesões físicas
- A paciente não causou danos a si própria ou a outras pessoas.

Resultados
- A paciente interpreta o ambiente corretamente
- A paciente mantém-se orientada à realidade na medida de sua capacidade
- A paciente conversa sobre aspectos positivos de si própria e da vida.

Resultados
- A paciente ajuda a vestir-se
- A paciente alimenta-se sozinha
- A paciente acha o caminho até o banheiro com alguma ajuda
- A paciente recebe ajuda para tomar banho.

Figura 22.3 Plano de cuidados no formato de mapa conceitual para um paciente com transtorno neurocognitivo grave.

- Os cuidadores têm informações sobre onde obter ajuda e apoio para cuidar do seu ente querido?
- Os cuidadores em perspectiva receberam instruções sobre como garantir a segurança do paciente, atenuar a confusão mental e desorientação e lidar com seus comportamentos difíceis (p. ex., hostilidade, raiva, depressão, agitação)?
- O paciente consegue manter a melhor qualidade de vida possível, apesar das limitações impostas por sua doença?

> **BOXE 22.5** Tópicos para instrução do paciente/familiares relevantes sobre transtornos neurocognitivos.
>
> 1. Tipo de doença:
>   A. Causas possíveis
>   B. O que esperar
>   C. Sinais e sintomas
> 2. Controle da doença:
>   A. Formas de garantir a segurança do paciente
>   B. Como manter a orientação à realidade
>   C. Como fornecer ajuda para realizar as AVDs
>   D. Informações nutricionais
>   E. Comportamentos difíceis
>   F. Administração dos fármacos
>   G. Questões relacionadas a higiene e eliminações
> 3. Serviços de apoio:
>   A. Ajuda financeira
>   B. Assistência jurídica
>   C. Grupos de apoio aos cuidadores
>   D. Cuidado temporário
>   E. Cuidados de saúde domiciliares.

Educação em Qualidade e Segurança para Enfermeiros (*Quality and Safety Education for Nurses*, ou QSEN em inglês)

O Institute of Medicine (atualmente, National Academy of Medicine), em seu relatório *Health Professions Education: A Bridge to Quality* (Greiner, Knebel & Institute of Medicine, 2003; Educação para Profissionais de Saúde: Uma Ponte para a Qualidade, em tradução livre), desafiou as faculdades de medicina, enfermagem e outras profissões da área de saúde a assegurar que seus alunos obtenham um conjunto essencial de competências, de forma a atender às necessidades do sistema de atenção à saúde no século 21. Essas competências incluem *prestar cuidados centrados no paciente, trabalhar em equipes interdisciplinares, adotar práticas baseadas em evidências, aplicar processos de melhoria da qualidade, manter a segurança e utilizar informática*. O Boxe 22.6 descreve uma estratégia de ensino no modelo QSEN. O uso desse tipo de atividade tem como propósito equipar o instrutor e o aluno com diretrizes para alcançar conhecimento, habilidades e atitudes necessários para obter competências de qualidade e segurança em enfermagem.

Modalidades de tratamento médico

Delirium

O primeiro passo do tratamento do *delirium* deve ser identificar e corrigir as causas subjacentes. Também é necessário considerar equilíbrio hidreletrolítico, hipoxia, anoxia e complicações do diabetes. Os membros da equipe devem permanecer com o paciente o tempo todo para monitorar seu comportamento e intervir com reorientação e tranquilização. O nível de ruídos do ambiente deve ser mantido no mínimo.

Alguns médicos preferem não prescrever fármacos para os pacientes em *delirium*, considerando que outras substâncias poderiam apenas agravar a síndrome de disfunção cerebral. Entretanto, psicose com agitação e agressividade demonstrada pelo paciente em *delirium* pode exigir contenção química e/ou mecânica para garantir sua segurança pessoal. A escolha do tratamento específico depende da consideração das condições clínicas do paciente e da causa básica do *delirium*. Antipsicóticos em doses baixas são os fármacos mais comumente usados no tratamento do *delirium*. Contudo, duas metanálises recentes chegaram a resultados variados. Uma delas analisou 15 estudos e concluiu que os antipsicóticos de segunda geração são benéficos (e preferíveis ao haloperidol) no tratamento do *delirium* (Kishi et al., 2015), mas outra metanálise de 19 estudos concluiu que as evidências não apoiam o uso de antipsicóticos para evitar ou tratar *delirium* (Neufeld et al., 2016). O haloperidol ainda é usado para tratar manifestações psicóticas, mas, como ele foi associado ao prolongamento do intervalo QT, os enfermeiros precisam monitorar a função cardíaca do paciente (Sadock et al., 2015). Quando a causa do TNC é abstinência de substâncias, é comum administrar um benzodiazepínico (p. ex., lorazepam) (Eisendrath & Lichtmacher, 2012). De acordo com alguns estudos, melatonina (um suplemento comercializado sem prescrição) e ramelteona (um fármaco vendido sob prescrição para tratar insônia) foram considerados potencialmente benéficos para evitar e tratar *delirium*, porque os níveis de melatonina estavam alterados nos pacientes com esse distúrbio (Alagiakrishnan, 2016).

Transtorno neurocognitivo

Depois de estabelecer o diagnóstico definitivo de um TNC, é fundamental considerar sua causa ao escolher o tratamento. O foco deve ser voltado para a detecção e resolução dos processos potencialmente reversíveis. Sadock e colaboradores (2015) observaram que, quando há um quadro aparente de demência, é essencial concluir uma investigação clínica para identificar a síndrome e suas causas, porque "cerca de 15% dos pacientes com demência têm doenças reversíveis, contanto que o tratamento seja iniciado antes que ocorram danos irreversíveis" (p. 704).

Também é reconhecida e aceita a necessidade de medidas gerais de suporte com providências para segurança, estimulação, tolerância e nutrição. Alguns fármacos foram experimentados com graus variados de sucesso no tratamento dos pacientes com TNC. Alguns desses fármacos estão descritos nas seções subsequentes, tendo como base os sintomas para os quais são indicados. A Tabela 22.4 ilustra um resumo dos fármacos usados nos pacientes com TNC.

> **BOXE 22.6** Estratégia de ensino no modelo QSEN.
>
> **ATRIBUIÇÃO: INTERLIGAR A PRÁTICA BASEADA EM EVIDÊNCIAS A UM PROCEDIMENTO DE ENFERMAGEM**
> Orientação à realidade dos pacientes com transtorno neurocognitivo
> **Domínio de competência:** Prática baseada em evidências
> Objetivos da aprendizagem. O aluno:
> - Encontrará um artigo sobre prática baseada em evidências para orientação à realidade dos pacientes com TNCs e realizará uma comparação e confrontação dessa informação com os protocolos estabelecidos pelo hospital ou outro órgão designado com experiência clínica
> - Determinará se a prática baseada em evidências é adotada nesse protocolo e reconhecerá os obstáculos ou desafios à inclusão da prática baseada em evidências no contexto clínico.
>
> **Visão geral da estratégia:**
> Essa atribuição tem como finalidade familiarizar o estudante com os papéis e as responsabilidades dos diversos membros da equipe interprofissional e avaliar os processos que promovem o trabalho e a colaboração em equipe no ambiente terapêutico. Os estudantes podem ser designados para atividades específicas em preparação para uma reunião de discussão clínica, ou solicitados a preparar uma designação reflexiva por escrito sobre as funções da equipe de tratamento interprofissional envolvida na comunidade terapêutica.
> 1. Pesquisar sobre intervenção de enfermagem para orientação à realidade dos pacientes com TNC. Reconhecer os prós e contras e as questões éticas associadas a essa intervenção (principalmente com pacientes portadores de TNC avançado).
> 2. Encontrar um artigo de revista sobre a intervenção na prática baseada em evidência.
> 3. Localizar o protocolo do serviço sobre orientação à realidade dos pacientes com TNC.
> 4. Comparar e contrastar o protocolo do serviço com a equipe da unidade que executa a intervenção. Se houver discrepâncias com o protocolo escrito, quais são elas e por que ocorrem?
> 5. Comparar e contrastar o protocolo do hospital com a informação encontrada no artigo de prática baseada em evidências.
> 6. Depois da conferência, resumir o artigo sobre prática baseada em evidências para a equipe clínica e descrever as informações reunidas ao longo de todo o dia de prática clínica. Conversar sobre quaisquer dilemas éticos associados à intervenção.
> 7. Elaborar um documento relatando suas reflexões e impressões pessoais acerca dessa intervenção.
>
> Adaptado, com autorização, da estratégia de ensino submetida por Chris Tesch, Instrutora da University of South Dakota, Sioux Falls, SD. ©2009 QSEN; http://qsen.org.

Déficit cognitivo

Os inibidores de colinesterase são usados frequentemente para tratar déficits cognitivos brandos a moderados associados à DA e têm eficácia comprovada no tratamento dos pacientes com demência com corpúsculos de Lewy (Crystal & Jacobs, 2014) (Donepezila em doses mais altas também foi aprovado para tratar DA moderada a grave). Algumas das manifestações clínicas da DA parecem ser resultantes da deficiência do neurotransmissor acetilcolina. No cérebro, a acetilcolina é inativada pela enzima acetilcolinesterase. Donepezila, rivastigmina e galantamina atuam inibindo essa enzima e isso retarda a decomposição da acetilcolina

TABELA 22.4 Alguns fármacos usados no tratamento dos pacientes com transtorno neurocognitivo.

FÁRMACO	CLASSIFICAÇÃO	INDICAÇÃO	DOSE DIÁRIA (mg)	EFEITOS COLATERAIS
Donepezila	Inibidor de colinesterase	Déficit cognitivo	5 a 10	Insônia, tontura, desconforto gastrintestinal (GI) e cefaleia
Rivastigmina	Inibidor de colinesterase	Déficit cognitivo	6 a 12	Tontura, cefaleia, desconforto GI e fadiga
Galantamina	Inibidor de colinesterase	Déficit cognitivo	8 a 24	Tontura, cefaleia e desconforto GI
Memantina	Antagonista do receptor de NMDA	Déficit cognitivo	5 a 20	Tontura, cefaleia e constipação intestinal
Memantina de liberação prolongada + donepezila	Agente anti-Alzheimer	Demências associadas ao Alzheimer moderadas a graves	Memantina LP 14 a 28 mg e donepezila 10 mg, uma vez ao dia	Cefaleia, náusea, vômito, tontura, diarreia e pouco apetite
Risperidona*	Antipsicótico	Agitação, agressividade, alucinações, transtornos mentais e perambulação	1 a 4 (aumentar a dose com cuidado)	Agitação, insônia, cefaleia e sintomas extrapiramidais

(continua)

TABELA 22.4 Alguns fármacos usados no tratamento dos pacientes com transtorno neurocognitivo. (continuação)

FÁRMACO	CLASSIFICAÇÃO	INDICAÇÃO	DOSE DIÁRIA (mg)	EFEITOS COLATERAIS
Olanzapina*	Antipsicótico	Agitação, agressividade, alucinações, transtornos mentais e perambulação	5 (aumentar a dose com cuidado)	Hipotensão, tontura, sedação, constipação intestinal, aumento do peso e boca seca
Quetiapina*	Antipsicótico	Agitação, agressividade, alucinações, transtornos mentais e perambulação	Dose inicial de 25 (aumentar lentamente)	Hipotensão, taquicardia, tontura, sonolência, cefaleia, constipação intestinal e boca seca
Haloperidol*	Antipsicótico	Agitação, agressividade, alucinações, transtornos mentais e perambulação	1 a 4 (aumentar a dose com cuidado)	Boca seca, borramento visual, hipotensão ortostática, sintomas extrapiramidais e sedação
Pimavanserina	Antipsicótico	Alucinações e delírios associados especificamente à psicose da doença de Parkinson. Nota: este fármaco não foi aprovado para tratar psicose com demência, exceto psicose associada à doença de Parkinson	34 mg/dia (17 mg, 2 vezes/dia)	Edema periférico, náuseas, confusão mental, alucinações, constipação intestinal e distúrbio da marcha
Sertralina	Antidepressivo (ISRS)	Depressão	50 a 100	Fadiga, insônia, sedação, desconforto GI, cefaleia e tontura
Paroxetina	Antidepressivo (ISRS)	Depressão	10 a 40	Tontura, cefaleia, insônia, sonolência e desconforto GI
Nortriptilina	Antidepressivo (tricíclico)	Depressão	30 a 50	Anticolinérgico, hipotensão ortostática, hipotensão, sedação e arritmia
Lorazepam**	Ansiolítico (benzodiazepínico)	Ansiedade	1 a 2	Sonolência, tontura, desconforto GI, hipotensão, tolerância e dependência
Oxazepam**	Ansiolítico (benzodiazepínico)	Ansiedade	10 a 30	Sonolência, tontura, desconforto GI, hipotensão, tolerância e dependência
Temazepam**	Hipnótico-sedativo (benzodiazepínico)	Insônia	15	Sonolência, tontura, desconforto GI, hipotensão, tolerância e dependência
Zolpidem	Hipnótico-sedativo (não benzodiazepínico)	Insônia	5	Cefaleia, sonolência, tontura e desconforto GI
Zaleplon	Hipnótico-sedativo (não benzodiazepínico)	Insônia	5	Cefaleia, sonolência, tontura e desconforto GI
Eszopiclona	Hipnótico-sedativo (não benzodiazepínico)	Insônia	1 a 2	Cefaleia, sonolência, tontura, desconforto GI e gosto desagradável
Ramelteona	Hipnótico-sedativo (não benzodiazepínico)	Insônia	8	Tontura, fadiga, sonolência e desconforto GI

(continua)

TABELA 22.4 Alguns fármacos usados no tratamento dos pacientes com transtorno neurocognitivo. *(continuação)*				
FÁRMACO	**CLASSIFICAÇÃO**	**INDICAÇÃO**	**DOSE DIÁRIA (mg)**	**EFEITOS COLATERAIS**
Trazodona	Antidepressivo (heterocíclico)	Depressão e insônia	50	Tontura, sonolência, boca seca, borramento visual e desconforto GI
Mirtazapina	Antidepressivo (tetracíclico)	Depressão e insônia	7,5 a 15	Sonolência, boca seca, constipação intestinal e aumento do apetite

*Embora os médicos ainda possam prescrever esses fármacos a pacientes de baixo risco, nenhum antipsicótico foi aprovado pela FDA para tratar pacientes com psicose associada a um TNC. Todos os antipsicóticos têm em sua bula alertas em negrito quanto ao risco aumentado de provocar morte dos pacientes idosos com TNC.
**Os benzodiazepínicos devem ser usados apenas como tratamento de curta duração.

e, deste modo, aumenta as concentrações deste neurotransmissor no córtex cerebral. Como a ação desses fármacos depende da existência de neurônios funcionalmente preservados, seus efeitos podem diminuir à medida que o processo patológico avança; também não há evidência de que esses fármacos alterem a evolução do processo degenerativo subjacente.

Em 2003, a FDA aprovou outro fármaco (memantina), neste caso um antagonista do receptor de NMDA. A memantina foi aprovada para tratar DA moderada a grave. Estudos que avaliaram o uso desse fármaco para tratar doença de Parkinson e demência com corpúsculos de Lewy chegaram a resultados inconclusivos (Schwarz, Froelich & Burns, 2012). Os níveis altos de glutamato no cérebro dos pacientes com DA parecem contribuir para os sintomas da doença e para o declínio funcional. Esses níveis altos são causados por uma disfunção na transmissão mediada pelo glutamato. Na neurotransmissão normal, o glutamato desempenha um papel essencial na aprendizagem e memória porque estimula os receptores de NMDA a permitirem a entrada de quantidades controladas de cálcio dentro do neurônio. Isso gera as condições propícias ao processamento das informações. Nos pacientes com DA, há liberação contínua de glutamato, que resulta na entrada ininterrupta do cálcio nas células neurais. Por fim, esse aumento da concentração intracelular de cálcio resulta em danos e morte dos neurônios. A memantina pode proteger as células contra o excesso de glutamato bloqueando parcialmente os receptores de NMDA. Estudos clínicos demonstraram que a memantina conseguiu melhorar a função cognitiva e a capacidade de realizar as AVDs nos pacientes com DA moderada a grave. Embora não interrompa ou reverta os efeitos da doença, estudos comprovaram que esse fármaco retarda a progressão dos declínios cognitivo e funcional (Salloway & Correia, 2009). Como a ação da memantina é diferente da que se observa com os inibidores de colinesterase, estudos têm avaliado a possibilidade de usar simultaneamente memantina e um inibidor. Entretanto, o tratamento combinado com inibidores de acetilcolinesterase e memantina ainda é controverso, porque os resultados das pesquisas realizadas chegaram a conclusões conflitantes (Schwarz et al., 2012). Em 2014, a FDA aprovou uma dessas combinações, que inclui memantina e donepezila.

Hoje em dia, existem estudos em andamento para testar uma vacina contra DA. Um estudo liderado pelo Instituto Karolinska da Suécia relatou resultados positivos com o uso da vacina CAD106, que foi desenvolvida para ativar as defesas imunes do organismo contra o amiloide Aβ (Winblad et al., 2012). Até agora, as vacinas ativas não demonstraram eficácia nos seres humanos e, em alguns casos, mostraram-se perigosas, de forma que o foco das pesquisas mudou para o desenvolvimento de vacinas passivas (McDonald, 2014). Os estudos com vacinas foram realizados continuamente ao longo dos últimos anos, mas não houve avanços significativos. Contudo, em 2016, um grupo de pesquisadores americanos e australianos relatou uma vacina "muito promissora" que, segundo os autores, atua nas proteínas amiloide e tau, ambas implicadas na patogenia da DA. É evidente que o interesse dessas pesquisas é grande, com investimentos governamentais em estudos com vacinas para DA estimados em mais de US$ 1 bilhão em 2016 (LaVigne, 2016). Os pesquisadores acreditam que a vacina traga benefícios profiláticos e terapêuticos (Davtyan et al., 2016). Eles esperam (dependendo dos resultados das experiências clínicas bem-sucedidas com seres humanos) dispor de um tratamento exequível dentro de 3 a 5 anos (LaVigne, 2016).

Em um estudo patrocinado pelo National Institute on Aging e outros, três fármacos foram avaliados como prevenção de uma forma rara e agressiva da DA autossômica dominante (Bateman et al., 2012). Esses estudos clínicos incluíram indivíduos portadores de mutações e, deste modo, geneticamente predispostos a desenvolver DA em idade jovem – em geral, na 3ª, 4ª ou 5ª década de vida. Até hoje, nenhum fármaco foi claramente identificado ou aprovado como agente profilático para essa doença. Genotipagem e aconselhamento genético são opções viáveis à avaliação e ao tratamento (National Center for Advancing Translational Sciences, 2015). Os antipsicóticos foram associados a um aumento da mortalidade dos pacientes com demência e Moussa (2016) recomendou que os médicos usem doses baixas de quetiapina ou olanzapina apenas "nos pacientes com sintomas graves e incapacitantes, depois de informar os familiares quanto ao risco de mortalidade".

Ginkgo biloba é um suplemento popular vendido sem prescrição, que é divulgado por seus efeitos potencialmente benéficos de melhorar o déficit cognitivo e os sintomas da demência. Algumas das ações desse fármaco são: dilatar vasos sanguíneos, reduzir a viscosidade do sangue, modificar os neurotransmissores e reduzir a quantidade de radicais livres do oxigênio (Birks & Grimley, 2009). Contudo, em uma revisão sistemática de 36 estudos, Birks e Grimley concluíram que as evidências a favor de seus efeitos benéficos para a disfunção cognitiva ou a demência são inconsistentes e duvidosas.

Estudos mais recentes focaram o composto químico resveratrol, que está presente nas cascas de uvas, cacau e outros alimentos. Essa substância tem sido divulgada por suas propriedades antienvelhecimento e por suas funções neuroprotetoras, assim como por sua ação potencial de reduzir a formação das placas amiloides associadas à DA (Turner et al., 2015). O mais recente desses estudos (Turner et al., 2015) encontrou evidências promissoras de que doses altas de resveratrol (até 2.000 mg/dia) tenham efeitos neurológicos centrais nos biomarcadores da DA. Os pesquisadores alertam que são necessários estudos adicionais para entender plenamente o impacto dessas alterações na evolução da DA.

Quanto aos tratamentos não farmacológicos da disfunção cognitiva dos pacientes com TNC, estudos demonstraram que a reabilitação cognitiva (que inclui educação quanto aos pontos fortes e fracos da função cognitiva, recondicionamento cognitivo e estratégias compensatórias) está associada a alguma evidência de melhora modesta nos domínios cognitivos, embora as pesquisas estejam em seus estágios iniciais (Dancis & Cotter, 2015). Estudos recentes também sugeriram que a meditação de atenção plena (*mindfulness*, em inglês) cause alterações detectáveis nas estruturas cerebrais relacionadas à memória e às reações emocionais e, deste modo, possa ter efeitos benéficos no tratamento dos TNCs (Sorrell, 2015).

Agitação, agressividade, alucinações, transtornos mentais e perambulação

No passado, os médicos prescreviam antipsicóticos para controlar agitação, agressividade, alucinações, transtornos mentais e perambulação dos pacientes com TNC. Os antipsicóticos atípicos como risperidona, olanzapina, quetiapina e ziprasidona eram comumente preferidos por sua menor tendência de causar efeitos colaterais anticolinérgicos e extrapiramidais. Contudo, em 2005, depois de revisar alguns estudos, a FDA determinou a inclusão de alertas em negrito nas bulas de todos os antipsicóticos atípicos, ressaltando que eles estão associados ao aumento do risco de morte entre pacientes idosos que apresentam comportamentos psicóticos associados a um TNC. A maioria dos óbitos parecia estar relacionada a causas cardiovasculares. Em julho de 2008, com base nos resultados de vários estudos, a FDA ampliou esse alerta para incluir também todos os antipsicóticos de primeira geração, inclusive haloperidol e perfenazina. Isso impõe um dilema clínico aos médicos que consideravam esses fármacos úteis aos seus pacientes e alguns têm preferido continuar a utilizá-los nos pacientes que não têm doença vascular cerebral e nos quais outras técnicas comportamentais foram ineficazes. Ainda assim, apenas com consentimento dos parentes ou guardiães, que devem estar plenamente conscientes dos riscos e benefícios.

Em 2016, a FDA aprovou outro fármaco – pimavanserina – especificamente para tratar alucinações e delírios da psicose associada à doença de Parkinson. Os mecanismos de ação desse fármaco são desconhecidos, mas ele parece ser benéfico por suas ações como agonista e antagonista da serotonina.

Efeitos anticolinérgicos

Muitos fármacos antipsicóticos, antidepressivos e anti-histamínicos causam efeitos colaterais anticolinérgicos, que incluem confusão mental, borramento visual, constipação intestinal, boca seca, tontura e dificuldade de urinar. Os indivíduos idosos, em especial os que têm TNC, são particularmente sensíveis a esses efeitos porque têm reservas colinérgicas reduzidas. Muitos idosos também têm risco mais alto de desenvolver uma síndrome de toxicidade anticolinérgica em razão dos efeitos anticolinérgicos aditivos dos diversos fármacos que utilizam (Hall, Hall & Chapman, 2009).

Depressão

Algumas estimativas calcularam que até 40% dos pacientes com DA também têm depressão maior (Alzheimer's Association, 2015b). Frequentemente, é difícil reconhecer os sintomas da depressão nesses casos e, às vezes, diferenciar entre TNC e depressão – que afeta raciocínio, memória, sono e apetite e interfere no cotidiano do paciente. É claro, a coexistência de depressão nos pacientes com TNC complica e agrava as limitações funcionais impostas pela doença.

Fármacos antidepressivos são usados ocasionalmente para tratar depressão em pacientes com TNC. De acordo com alguns especialistas, os inibidores seletivos da receptação de serotonina (ISRSs) são considerados a primeira opção de tratamento da depressão dos pacientes idosos, tendo em vista seu perfil favorável de efeitos colaterais, embora seja necessário avaliar a coexistência de hiponatremia, porque esses fármacos estão associados a esta complicação. Os antidepressivos tricíclicos são evitados com frequência por seus efeitos colaterais cardíacos e anticolinérgicos. Trazodona pode ser uma boa opção quando é administrada à hora de deitar como tratamento para depressão e insônia.

Além do fato de que a depressão é comum entre os pacientes com DA, estudos sugeriram que ela pode ser um fator de risco para o desenvolvimento da doença (Caraci et al., 2010; Geerlings et al., 2008; Wilson et al., 2014). Várias teorias foram propostas para explicar essa relação, inclusive a de que a depressão causa danos diretos ao cérebro por meio dos efeitos do estresse e da inflamação crônica; outra teoria sugeriu que a depressão possa ser um sinal inicial de demência (Bowers, 2014). Quaisquer que sejam as causas, Wilson e colaboradores (2014) demonstraram que depressão é um fator de risco independente para o desenvolvimento de demência. Embora os antidepressivos possam ser prescritos aos pacientes com demência, uma revisão dos estudos realizados indicou que a eficácia desses fármacos nessa população ainda não está comprovada (Schwarz et al., 2012).

Ansiedade

Nos estágios iniciais de um TNC, a deterioração progressiva da função mental é uma fonte significativa de ansiedade. É importante que os pacientes sejam encorajados a expressar verbalmente seus sentimentos e medos associados a essa perda. Essas intervenções podem ajudar a reduzir a ansiedade dos pacientes com TNC.

Os ansiolíticos podem ser úteis, mas não devem ser usados rotineiramente ou por períodos prolongados. Os menos tóxicos e mais eficazes são os benzodiazepínicos. Alguns exemplos são diazepam, clordiazepóxido, alprazolam, lorazepam e oxazepam. Estudos foram realizados para avaliar a possibilidade de que o uso prolongado de benzodiazepínicos possa, na verdade, contribuir para o desenvolvimento de demência, mas os resultados foram inconclusivos (Billioti de Gage et al., 2014; Gray et al., 2016). Os fármacos com meias-vidas mais curtas (p. ex., lorazepam e oxazepam) são preferíveis aos que têm ação mais longa (p. ex., diazepam) e aumentam os riscos de sedação excessiva e quedas. Os barbitúricos não são ansiolíticos apropriados porque frequentemente causam confusão mental e excitação paradoxal nos pacientes idosos.

Distúrbios do sono

Distúrbios do sono são comuns nos pacientes com TNC e comumente pioram à medida que a doença avança. Insônia e perambulação noturna causam muita angústia e sofrimento aos familiares, que têm a responsabilidade de proteger seus entes queridos. Na verdade, os distúrbios do sono estão entre os mais comuns problemas que suscitam a necessidade de internar o paciente em uma instituição de cuidados a longo prazo.

Alguns médicos tratam distúrbios do sono com hipnótico-sedativos. Os benzodiazepínicos podem ser úteis em alguns casos, mas estão indicados apenas por intervalos relativamente curtos. Exemplos de fármacos dessa classe são flurazepam, temazepam e triazolam. Sedação durante o dia, deterioração cognitiva, risco de quedas e agitação paradoxal dos pacientes idosos são efeitos particularmente preocupantes desses fármacos. Os hipnótico-sedativos não benzodiazepínicos, como zolpidem, zaleplon, eszopiclona e ramelteona, e os antidepressivos trazodona e mirtazapina também podem ser prescritos. Sedação diurna também é um efeito colateral problemático associado a esses fármacos. Como foi mencionado anteriormente, os barbitúricos não devem ser usados nos pacientes idosos. Em geral, os distúrbios do sono são persistentes e a maioria dos médicos prefere usar fármacos apenas para ajudar um paciente que passa por uma situação de estresse de curta duração. Entre as intervenções comportamentais aos distúrbios do sono que podem evitar a necessidade de usar indutores do sono, principalmente nos estágios iniciais do TNC, estão as seguintes: levantar sempre à mesma hora todas as manhãs; evitar dormir durante o dia; praticar atividade física regular no máximo até 4 horas antes da hora de deitar; alimentar-se adequadamente; evitar álcool, cafeína e nicotina; e recolher-se para dormir sempre à mesma hora todas as noites. Em razão do potencial extremo de reações farmacológicas adversas nos pacientes idosos, dos quais alguns podem já estar usando vários fármacos,

Estudo de caso e exemplo de plano de assistência

HISTÓRIA CLÍNICA E AVALIAÇÃO DE ENFERMAGEM

Carmen é uma senhora viúva de 81 anos e vive na mesma cidade pequena e na mesma casa em que vivia com seu marido, que morreu há 16 anos. Ela e seu marido criaram duas filhas – Joana e Nanci – que vivem com seus maridos em uma grande cidade localizada a cerca de 2 horas de onde Carmen mora. Elas visitam sua mãe a cada 1 a 2 meses. A viúva tem quatro netos crescidos, que vivem em estados distantes e a veem nas festas de final de ano.

Há cerca de 1 ano, as filhas de Carmen começaram a receber relatos de amigos e outros membros da família quanto a incidentes nos quais ela se mostrava esquecida (p. ex., esqueceu de ir à festa de aniversário de uma prima, tomou uma rua errada e ficou perdida no caminho para a casa de uma sobrinha [onde havia estado várias vezes], voltou à igreja em busca de algo que pensou ter esquecido [embora não soubesse dizer o que era] e enviou presentes de aniversário às pessoas em datas erradas). Durante as visitas, Joana

(continua)

Estudo de caso e exemplo de plano de assistência (*continuação*)

(filha mais velha) encontrou contas vencidas sem pagar, em alguns casos com meses de atraso. A arrumadeira e o jardineiro disseram a Joana que Carmen esquecia de pagar-lhes e outras vezes tentava pagar duas ou até três vezes. Ela ficava muito confusa quando tentava preencher sua caixa de comprimidos semanais, uma atividade que fazia facilmente no passado. Centenas de dólares desapareceram de sua carteira e ela não soube dizer a Joana o que foi feito do dinheiro.

Em seguida, Joana e seu marido mudaram-se para a pequena cidade onde Carmen vivia. Eles compraram uma casa e Joana passou a visitar sua mãe diariamente, assumiu o controle das finanças e assegurava-se de que ela tomasse seus medicamentos, embora a filha trabalhasse em uma empresa que exigia viagens ocasionais para fora da cidade. À medida que os meses passaram, as funções cognitivas de Carmen deterioraram. Ela queimou a comida no forno, saiu de casa deixando o forno aberto, esqueceu de tomar seus medicamentos, perdeu-se enquanto dirigia, faltou às consultas e esqueceu-se dos nomes de seus vizinhos que conhecia há muitos anos. Ela começou a perder peso porque se esquecia de fazer as refeições.

Carmen foi avaliada por um neurologista, que diagnosticou transtorno neurocognitivo associado à doença de Alzheimer. Como achavam que Carmen precisaria de cuidados ininterruptos por 24 h, Joana e Nanci tomaram a difícil decisão de interná-la em uma clínica de cuidados de longa duração. Nessa clínica, sua condição continuou a piorar. Carmen perambulava para cima e para baixo nas salas (dia e noite) e caiu duas vezes, uma enquanto tentava sair da cama. Ela precisava de ajuda para tomar banho e vestir-se e desenvolveu incontinência urinária. Os enfermeiros encontraram-na tentando sair do prédio e dizendo: "Vou atravessar a rua para visitar minha filha". Certo dia, ela apareceu para o desjejum usando pijamas no refeitório coletivo, sem perceber que não tinha se vestido. Carmen não consegue formar memórias novas e, algumas vezes, usa confabulação para preencher os lapsos de memória. Ela faz algumas perguntas repetidamente, algumas vezes se esforçando para encontrar a palavra certa; não consegue mais dizer os nomes certos dos objetos existentes em seu ambiente; e não tem qualquer noção de tempo.

Joana visita sua mãe todos os dias, enquanto Nanci a visita toda semana, ambas se apoiando pessoalmente ou por telefone. Carmen sempre fica feliz por vê-las, mas não consegue mais se lembrar dos seus nomes. As filhas duvidam que ela saiba quem são.

DIAGNÓSTICOS DE ENFERMAGEM E IDENTIFICAÇÃO DE RESULTADOS

Com base nos dados da avaliação, o enfermeiro estabeleceu os seguintes diagnósticos de enfermagem para Carmen:

1. **Risco de trauma** relacionado aos déficits das funções cognitiva e psicomotora; perambulação; quedas.
   A. **Critérios de resultado**: Carmen não sofre lesões durante sua permanência na clínica.
   B. **Metas a curto prazo**:
      Carmen não sofre quedas enquanto perambula pelas salas e corredores
      Carmem não sofre quedas ao sair da cama.
2. **Processos mentais perturbados** relacionados à degeneração cerebral e evidenciados por desorientação, confusão mental e déficits de memória.
   A. **Critérios de resultado**: Carmen mantém-se orientada à realidade na medida do possível, de acordo com sua capacidade cognitiva.
   B. **Metas a curto prazo**:
      Carmen consegue encontrar seu quarto
      Carmen consegue comunicar suas necessidades à equipe da clínica.
3. **Déficit de autocuidado** relacionado às limitações cognitivas, desorientação, confusão mental e déficits de memória.
   A. **Critérios de resultado**: Carmem realiza as AVDs o melhor possível diante de sua capacidade.
   B. **Metas a curto prazo**:
      Carmen ajuda a vestir-se
      Carmen coopera com as idas até o banheiro
      Carmem lava-se no chuveiro com a ajuda do enfermeiro.

PLANEJAMENTO E IMPLEMENTAÇÃO
Risco de trauma

As seguintes intervenções de enfermagem podem ser realizadas ***para garantir a segurança da paciente:***

1. Arrumar os móveis do quarto de Carmen de forma que ela possa movimentar-se livremente.
2. Guardar os objetos usados com frequência onde ela possa alcançá-los facilmente.
3. Usar uma "cama baixa" ou, possivelmente, colocar seu colchão no chão para evitar quedas do leito.
4. Instalar um alarme de leito para alertar o posto de enfermagem quando Carmen estiver fora da cama.
5. Manter uma iluminação fraca no quarto à noite.
6. Durante o dia e ao anoitecer, manter uma área bem iluminada onde Carmen possa perambular em segurança.
7. Assegurar que todas as portas de saída sejam controladas eletronicamente.
8. Colocar música suave e manter um nível baixo de estimulação no ambiente.

Processos mentais perturbados

As seguintes intervenções de enfermagem podem ser realizadas ***para ajudar a manter a orientação e facilitar a memória e o reconhecimento.***

1. Usar relógios e calendários com números grandes e fáceis de ler.
2. Colocar uma placa na porta do quarto de Carmen com seu nome e pendurar um objeto pessoal em sua porta.
3. Pedir a Joana para trazer objetos pessoais de Carmen para colocar em seu quarto, mesmo uma cadeira favorita, se for possível. Pedir também um álbum de fotografias antigas, caso tenha.
4. Manter o número de membros da equipe e de cuidadores no mínimo para promover familiaridade.
5. Falar de forma lenta e clara olhando diretamente para a face de Carmen.
6. Fazer terapia de reminiscência com Carmen. Pedir-lhe para compartilhar com você momentos felizes de sua vida. Essa técnica ajuda a atenuar a depressão e melhora a autoestima.
7. Mencionar a data e a hora nas conversas casuais. Dizer "chuvas da primavera", "flores de verão", "folhas de outono". Enfatizar os dias festivos.
8. Corrigir gentilmente e com naturalidade as percepções distorcidas e focar eventos e pessoas reais quando ocorrerem

(*continua*)

Estudo de caso e exemplo de plano de assistência (*continuação*)

percepções irreais. Validar seus sentimentos associados às situações pregressas e atuais de sua vida.
9. Monitorar efeitos colaterais dos fármacos, porque os efeitos tóxicos de alguns fármacos podem agravar os processos mentais perturbados.

DÉFICIT DE AUTOCUIDADO

As seguintes intervenções de enfermagem podem ser realizadas *para assegurar que todas as necessidades de Carmen sejam atendidas*.

1. Determinar o que Carmen pode fazer independentemente e em quais atividades ela precisa de ajuda.
2. Oferecer bastante tempo para que Carmen execute as atividades que estejam dentro de sua capacidade. Vestir a paciente com roupas fáceis de retirar ou trocar (inclusive com Velcro) aumenta a independência.
3. Oferecer ajuda e apoio para realizar ações independentes, explicando à paciente as tarefas passo a passo.
4. Assegurar um horário estruturado para as atividades, que não deve mudar de um dia para outro.
5. Garantir que Carmen coma seus lanches entre as refeições.
6. Levar Carmem ao banheiro regularmente (de acordo com seu padrão de eliminação habitual, como depois das refeições, antes de deitar ou ao se levantar pela manhã).
7. Para evitar que a paciente fique molhada de urina durante a noite, oferecer líquidos a cada 2 horas durante o dia e limitar a ingestão de líquidos depois das 18 h.
8. Para promover sono mais reparador e menos perambulação durante a noite, reduzir os cochilos no final da tarde e estimular a paciente a fazer exercícios sentada, caminhar e brincar de jogar bola. Oferecer lanches ricos em carboidratos à hora de deitar também pode ser útil.

AVALIAÇÃO FINAL

Os critérios de resultado identificados para Carmen foram alcançados. A paciente não teve lesão, não caiu da cama e continua a perambular em uma área segura. Ela consegue encontrar seu próprio quarto, mas algumas vezes precisa de ajuda, quando está ansiosa e confusa. Carmen tem alguma dificuldade de comunicar suas necessidades à equipe, mas as pessoas que trabalham frequentemente com ela conseguem antecipá-las. Todas as AVDs são realizadas e Carmen ajuda a vestir-se e arrumar-se, faz quase metade por conta própria. A perambulação noturna foi reduzida, música suave na hora de deitar ajuda a paciente a relaxar.

---

o tratamento farmacológico da insônia deve ser considerado apenas quando as tentativas de intervenção não farmacológica são ineficazes.

Resumo e pontos fundamentais

- Os transtornos neurocognitivos constituem um problema de saúde pública amplo e crescente
- *Delirium* é uma alteração da consciência e da cognição, que se desenvolve de forma rápida em curto período. O nível de consciência é frequentemente alterado e a atividade psicomotora pode oscilar entre movimentos involuntários agitados e um estado vegetativo semelhante ao estupor catatônico
- Em geral, os sintomas do *delirium* começam de forma muito repentina e frequentemente são reversíveis e de curta duração
- O *delirium* pode ser causado por uma doença clínica sistêmica, intoxicação ou abstinência de substâncias, ingestão de fármacos ou exposição a uma toxina. TNC é uma síndrome de disfunção intelectual adquirida persistente, que varia de branda a grave com acometimento funcional de vários domínios da atividade mental, inclusive memória, linguagem, habilidades visuoespaciais, emoção ou personalidade e cognição
- Demência (também descrita como TNC grave no *DSM-5*) é um declínio progressivo das funções cognitivas sem comprometimento do nível de consciência
- Os sinais e sintomas dos TNCs são insidiosos e desenvolvem-se lentamente. Na maioria dos pacientes, a doença tem evolução progressiva irreversível
- O TNC pode ser causado por anomalias genéticas, doenças cardiovasculares, infecções, distúrbios neurofisiológicos e outras doenças clínicas
- Os cuidados de enfermagem com os pacientes com TNC são descritos nas seis etapas do processo de enfermagem
- Os objetivos dos cuidados prestados aos pacientes com uma síndrome aguda são erradicar a causa, promover a segurança do paciente e facilitar sua recuperação ao nível funcional mais alto possível
- Os objetivos dos cuidados prestados aos pacientes com um transtorno progressivo crônico são preservar a dignidade do paciente, reduzir a velocidade de progressão dos sintomas, maximizar a capacidade funcional e manter a melhor qualidade de vida possível, considerando as limitações impostas pela doença
- As intervenções de enfermagem também têm como propósitos ajudar os familiares ou cuidadores primários do paciente a entender e lidar com as alterações esperadas em consequência de um transtorno neurocognitivo progressivo crônico
- Também é importante fornecer instruções quanto à progressão da doença, expectativas quanto às alterações comportamentais do paciente, medidas para facilitar os cuidados prestados e fontes de ajuda e apoio à medida que familiares e cuidadores enfrentam física e emocionalmente as demandas impostas por uma doença que está aos poucos afastando seu ente querido deles.

Questões de revisão

Escolha a resposta mais adequada para cada uma das perguntas a seguir.

1. Qual(is) das seguintes opções é(são) exemplo(s) de transtorno neurocognitivo (TNC) causado por um distúrbio tratável (reversível)? (Escolha todas as opções certas.)
    a. Esclerose múltipla.
    b. Doença de Huntington.
    c. Distúrbio eletrolítico.
    d. Doença causada pelo HIV.
    e. Deficiência de folato.

2. A Sra. G. teve o diagnóstico de TNC associado à doença de Alzheimer. Qual é a causa dessa doença?
    a. Vários infartos cerebrais pequenos.
    b. Alcoolismo crônico.
    c. Abscesso cerebral.
    d. Causa desconhecida.

3. A Sra. G. teve o diagnóstico de TNC associado à doença de Alzheimer. Qual das seguintes opções é a intervenção de enfermagem *principal* para cuidar dessa paciente?
    a. Assegurar que ela receba os alimentos dos quais gosta para evitar fome.
    b. Assegurar que o ambiente seja seguro para evitar lesões.
    c. Assegurar que ela conviva com outros pacientes para evitar isolamento social.
    d. Assegurar que ela cuide de suas próprias AVDs para evitar dependência.

4. Qual(is) dos seguintes fármacos está(ão) indicado(s) para melhorar a função cognitiva dos pacientes com doença de Alzheimer branda a moderada? (Escolha todas as opções certas.)
    a. Donepezila.
    b. Rivastigmina.
    c. Risperidona.
    d. Sertralina.
    e. Galantamina.

5. A Sra. G. tem TNC associado à doença de Alzheimer e disse para o enfermeiro: "Tenho um encontro esta noite. Eu sempre tenho um encontro no Natal.". Qual das seguintes opções seria a resposta mais apropriada?
    a. "Não seja boba: não estamos no Natal, Sra. G."
    b. "Hoje é terça, 21 de outubro, Sra. G. Logo serviremos o jantar e, então, sua filha virá para visitá-la."
    c. "Com quem seria seu encontro, Sra. G.?"
    d. "Acho que a senhora precisa tomar mais algum medicamento, Sra. G. Eu o trarei para a senhora agora."

6. Além dos distúrbios da cognição e orientação, os pacientes com doença de Alzheimer também podem apresentar anormalidades em qual(is) das seguintes funções? (Escolha todas as opções certas.)
    a. Personalidade.
    b. Visão.
    c. Linguagem.
    d. Audição.
    e. Mobilidade.

7. A Sra. G. tem TNC associado à doença de Alzheimer e apresenta dificuldade de dormir e perambula pela clínica durante a noite. Qual das seguintes intervenções de enfermagem seria *mais adequada* para melhorar o sono da paciente?
    a. Pedir ao médico para prescrever alprazolam.
    b. Assegurar que a Sra. G. tenha uma soneca à tarde, de forma que não fique excessivamente cansada à hora de deitar.
    c. Dar à Sra. G. uma xícara de chá com mel na hora de deitar.
    d. Assegurar que a Sra. G. tenha atividade física regular durante o dia.

8. O enfermeiro do plantão noturno encontrou a Sra. G., uma paciente com doença de Alzheimer, perambulando no corredor às 4 h manhã e tentando abrir a porta para o jardim lateral. Qual resposta do enfermeiro provavelmente refletiria uma avaliação mais precisa da situação?
    a. "Essa porta leva ao pátio, Sra. G. Agora é noite. Você não quer ir lá fora agora, não é?"
    b. "Você parece confusa, Sra. G. O que a incomoda?"
    c. "Essa é a porta do pátio, Sra. G. Você está procurando o banheiro?"
    d. "Você está se sentindo só? Talvez gostaria de voltar para seu quarto e conversar um pouco."

(continua)

Questões de revisão (continuação)

9. Qual dos seguintes fatores *não* está associado ao aumento da incidência de TNC associado à doença de Alzheimer?
    a. Vários infartos cerebrais pequenos.
    b. História familiar de doença de Alzheimer.
    c. Traumatismo craniano.
    d. Idade avançada.

10. O Sr. Silva é um paciente hospitalizado com diagnóstico de TNC vascular. Para explicar essa doença aos familiares do Sr. Silva, qual das seguintes afirmações do enfermeiro está certa?
    a. "Ele provavelmente viverá por mais tempo do que se a doença fosse Alzheimer."
    b. "O TNC vascular tem progressão passo a passo. Isso explica por que algumas vezes ele parece estar bem."
    c. "O TNC vascular é causado por placas e emaranhados que se formam no cérebro."
    d. "A causa do TNC vascular é desconhecida."

11. Qual(is) das seguintes intervenções é(são) mais apropriada(s) para ajudar um paciente com doença de Alzheimer a realizar suas AVDs? (Escolha todas as opções certas.)
    a. Realizar as AVDs por ele, enquanto estiver no hospital.
    b. Entregar ao paciente uma lista por escrito com as atividades que se espera que faça.
    c. Ajudar o paciente com instruções passo a passo.
    d. Dizer ao paciente que, se os cuidados matutinos não forem concluídos até 9 h, eles serão realizados para ele pelo auxiliar de enfermagem, de forma que ele possa participar da terapia em grupo.
    e. Estimular o paciente e dar tempo suficiente para que faça independentemente o maior número possível de AVDs.

TESTE SUAS HABILIDADES DE RACIOCÍNIO CRÍTICO

João, 62 anos, contador, começou a ter dificuldade de lembrar-se de detalhes necessários para o desempenho de suas atividades profissionais. Ele também tem problemas em casa, porque não consegue controlar bem suas finanças e esquece-se de pagar as contas. Tem sido cada vez mais difícil para ele desempenhar suas funções profissionais e, por fim, João foi forçado a aposentar-se. A deterioração cognitiva piorou e ele logo começou a ter problemas comportamentais. Ficou mal-humorado, física e verbalmente agressivo, com suspeita de quase todos ao seu redor. Sua esposa e seu filho convenceram-lhe a procurar um médico, que recomendou internação hospitalar para fazer exames.

Na avaliação inicial do paciente, ele estava plenamente alerta e cooperativo, mas era evidente que estava ansioso e irritado. João pensou que estava em seu escritório e não conseguiu dizer em que ano estava, não conseguia dizer os nomes dos seus parentes ou irmãos, nem sabia quem era o atual presidente do país. João não conseguia realizar cálculos aritméticos simples, escrever uma frase correta ou copiar um desenho. Ele interpretava ditados concretamente e tinha dificuldade ao descrever as semelhanças entre objetos relacionados.

Os exames laboratoriais séricos não detectaram quaisquer anormalidades, mas a TC evidenciou atrofia cortical acentuada. O diagnóstico clínico foi transtorno neurocognitivo associado à doença de Alzheimer.

Responda às seguintes perguntas relativas ao caso em questão:
1. Identifique os dados de avaliação pertinentes, com base nos quais os cuidados de enfermagem devem ser planejados.
2. Qual é o diagnóstico de enfermagem principal no caso de João?
3. Como os resultados esperados poderiam ser definidos?

EXERCÍCIOS DE COMUNICAÇÃO

1. A Sra. B. está internada na unidade de pacientes com doença de Alzheimer. O enfermeiro ouve a paciente dizer: "Garçom! Garçom! Por que vocês não me servem aqui?".
2. Como o enfermeiro responderia adequadamente a essa pergunta da Sra. B.?
3. A Sra. B. tomou seu desjejum há cerca de uma hora e disse para o enfermeiro: "Estou esperando e esperando por meu café da manhã. Na fazenda, o café estava sempre pronto às 6 h. Como eram bons aqueles dias!".
    - Como o enfermeiro responderia adequadamente a esse comentário da Sra. B.?

FILMES RELACIONADOS

Diário de uma paixão (doença de Alzheimer)

Longe dela (doença de Alzheimer)

Iris (doença de Alzheimer)

Bibliografia

Alagiakrishnan, K. (2016). Delirium medications. Retrieved from http://emedicine.medscape.com/article/288890-medication

Allen, J. (2000). Using validation therapy to manage difficult behaviors. *Prism Innovations. ElderCare Online*. Retrieved from www.ec-online.net/community/Activists/difficultbehaviors.htm

Alvarez, N. (2016). Alzheimer disease in Down syndrome. Retrieved from http://emedicine.medscape.com/article/1136117-overview

Alzheimer's Association. (2015a). 2015 Alzheimer's disease facts and figures. *Alzheimer's & Dementia 2015*, 11(3). Retrieved from www.alz.org/facts/downloads/facts_figures_2015.pdf

Alzheimer's Association. (2015b). Depression and Alzheimer's. Retrieved from www.alz.org/care/alzheimers-dementiadepression.asp

Alzheimer's Association. (2016). 2016 Alzheimer's disease facts and figures. *Alzheimer's & Dementia 2016*, 12(4). Retrieved from https://www.alz.org/documents_custom/2016-factsand-figures.pdf

Alzheimer's Disease Education & Referral. (2015a). Alzheimer's disease genetics. National Institute on Aging. Retrieved from www.nia.nih.gov/alzheimers/publication/alzheimers-diseasegenetics-fact-sheet

Alzheimer's Disease Education & Referral. (2015b). Translating knowledge into promising treatments. National Institute on Aging. Retrieved from https://www.nia.nih.gov/alzheimers/publication/2013-2014-alzheimers-disease-progress-report/translating-knowledge-promising

American Psychiatric Association (APA). (2000). *Diagnostic and statistical manual of mental disorders* (4th ed.) Text revision. Washington, DC: APA.

American Psychiatric Association (APA). (2013). *Diagnostic and statistical manual of mental Disorders* (5th ed.). Washington, DC: APA.

Bateman, R.J., Xiong, C., Benzinger, T.L.S., Fagan, A.M., Goate, A., Fox, N.C., Marcus, D.S., . . . Morris, J.C. (2012). Clinical and biomarker changes in dominantly inherited Alzheimer's disease. *New England Journal of Medicine*, 367(9), 795-804. doi:10.1056/NEJMoa1202753

Billioti de Gage, S., Moride, Y., Ducruet, T., Kurth, T., Verdoux, H., Tournier, M., . . . Bégaud, B. (2014). Benzodiazepine use and risk of Alzheimer's disease: Case-control study. *British Medical Journal*, 349, g5205. doi:http://dx.doi.org/10.1136/bmj.g5205

Birks, J., & Grimley, E.J. (2009). Ginkgo biloba for cognitive impairment and dementia. *Cochrane Database of Systematic Reviews*, 21(1), CD003120. doi:10.1002/14651858.CD003120

Black, D.W., & Andreasen, N.C. (2014). *Introductory textbook of psychiatry* (6th ed.). Washington, DC: American Psychiatric Publishing.

Bowers, E.S. (2014). Depression as a risk factor for dementia. Retrieved from www.everydayhealth.com/news/depressionrisk-factor-dementia

Caraci, F., Copani, A., Nicoletti, F., & Drago, F. (2010). Depression and Alzheimer's disease: Neurobiological links and common pharmacological targets. *European Journal of Pharmacology*, 626(1), 64-71. doi:10.1016/j.ejphar.2009.10.022

Crystal, H.A., & Jacobs, D.H. (2014). Dementia with Lewy bodies: Treatment and management. *Medscape 2014*. Retrieved from emedicine.medscape.com/article/1135041-treatment

Dancis, A., & Cotter, V.T. (2015). Diagnosis and management of cognitive impairment in Parkinson's disease. *Journal for Nurse Practitioners*, 11(30), 307-313. doi:http://dx.doi.org/10.1016/j.nurpra.2014.11.023

Davtyan, H., Zagorski, K., Rajapaksha, H., Hovakimyan, A., Davtyan, A., Petrushina, I., & Ghochikyan, A. (2016). Alzheimer's disease AdvaxCpG- adjuvanted MultiTEPbased dual and single vaccines induce high-titer anti bodies against various forms of tau and Aβ pathological molecules. *Scientific Reports*, 6, 28912; doi:10.1038/srep28912.

Day, C.R. (2013). Validation therapy: A review of the literature. *Validation Training Institute*. Retrieved from www.vfvalidation.org/web.php?request=article1

Eisendrath, S.J., & Lichtmacher, J.E. (2012). Psychiatric disorders. In S.J. McPhee, M.A. Papadakis, & M.W. Rabow (Eds.). *Current medical diagnosis and treatment 2012* (pp. 1010-1064). New York: McGraw-Hill.

Feil, N. (2013). It is never good to lie to a person who has dementia. *Validation Training Institute, Inc.* Retrieved from www.vfvalidation.org//web.php?request=article5

Geerlings, M.I., den Heijer, T., Koudstaal, P.J., Hofman, A., & Breteler, M.M.B. (2008). History of depression, depressive symptoms, and medial temporal lobe atrophy and the risk of Alzheimer disease. *Neurology*, 70(15), 1258-1264. doi:10.1212/01.wnl.0000308937.30473.d1

Gray, S.L., Dublin, S., Yu, O., Walker, R., Anderson, M., Hubbard, R.A., & Larson, E.B. (2016). Benzodiazepine use and risk of incident dementia or cognitive decline: Prospective population based study. *British Medical Journal*, 352, i90. doi:http://dx.doi.org/10.1136/bmj.i90

Greiner, A., Knebel, E., & Institute of Medicine. (2003). *Health professions education: A bridge to quality*. Washington, DC: National Academies Press.

Hale, K.L., & Frank, J. (2015). Dementia causes. *eMedicineHealth*. Retrieved from www.emedicinehealth.com/script/main/art.asp?articlekey=59089&pf=3&page=2

Hall, R., Hall, R., & Chapman, M.J. (2009). Anticholinergic syndrome: Presentations, etiological agents, differential diagnosis, and treatment. *Clinical Geriatrics*, 17(11), 22-28.

Herdman, T.H., & Kamitsuru, S. (Eds.). (2014). *NANDA International nursing diagnoses: Definitions and classification 2015-2017* (10th ed.). Chichester, UK: Wiley Blackwell.

Huntington's Disease Society of America. (2016). What is Huntington's disease? Retrieved from http://hdsa.org/what-is-hd

Johns Hopkins Medicine. (No date). Prion diseases. *Health Library*. Retrieved from www.hopkinsmedicine.org/healthlibrary/conditions/nervous_system_disorders/prion_diseases_134,56

Kalish, V.B., Gillham, J.E., & Unwin, B. (2014). Delirium in older persons: Evaluation and management. *American Family Physician*, 90(3), 150-158. Retrieved from www.aafp.org/afp/2014/0801/p150.html

Kishi, T., Hirota, T., Matsunaga, S., & Iwata, N. (2015). Antipsychotic medications for the treatment of delirium: A systematic review and meta-analysis of randomised controlled trials. *Journal of Neurology, Neurosurgery, and Psychiatry*, 87(7), 767-774. doi:10.1136/jnnp-2015-311049

Lapum, J.L., & Bar, R.J. (2016). Dance for individuals with dementia. *Journal of Psychosocial Nursing*, 54(3), 31-34. doi:10.3928/02793695-20160219-05

LaVigne, P. (2016). Alzheimer's vaccine: Researchers target brain proteins in mouse study. *Vaccination Reaction*. Retrieved from www.thevaccinereaction.org/2016/08/alzheimers-vaccineresearchers-target-brain-proteins-in-mouse-study

Mayo Clinic. (2016a). Dementia: Symptoms and causes. Retrieved from www.mayoclinic.org/diseases-conditions/dementia/symptoms-causes/dxc-20198504

Mayo Clinic. (2016b). Alzheimer's disease: Symptoms and causes. Retrieved from www.mayoclinic.org/diseases-conditions/alzheimers-disease/symptoms-causes/dxc-20167103

Mayo Clinic. (2014). Frontotemporal dementia. Retrieved from www.mayoclinic.com/health/frontotemporal-dementia/DS00874

McDonald, I. (2014). Could an Alzheimer's disease vaccine be a reality? *Dementia News*. Retrieved from https:/www.dementia researchfoundation.org.au/blog/could-alzheimer%E2%80%99s-disease-vaccine-be-reality

Mitchell, S. (2015). Advanced dementia. *New England Journal of Medicine*, 372(26), 2533-2540. doi:10.1056/NEJMcp1412652

Moussa, M. (2016). Alzheimer's disease. *Cardiology News*. Retrieved from http://www.mdedge.com/ecardiologynews/dsm/4936/hospital-medicine/alzheimers-disease

NANDA International (NANDA-I). (2012). *Nursing diagnoses: Definitions and classification 2012–2014*. Hoboken, NJ: Wiley-Blackwell.

National Center for Advancing Translational Sciences. (2015). Early-onset familial autosomal dominant Alzheimer disease. Retrieved from https://rarediseases.info.nih.gov/diseases/12798/early-onset-autosomal-dominant-alzheimer-disease

National Institute of Neurological Disorders and Stroke. (2015). NINDS frontotemporal dementia information page. National Institutes of Health. Retrieved from www.ninds.nih.gov/disorders/picks/picks.htm

National Institute on Aging. (2011) *Alzheimer's disease: Unraveling the mystery*. NIH Publication No. 08-3782. Washington, DC:

National Institutes of Health, U.S. Department of Health and Human Services.

National Institute on Aging. (2013). About Alzheimer's disease: Symptoms. Retrieved from www.nia.nih.gov/alzheimers/topics/symptoms

National Institute on Aging. (2015a). 2014-2015 Alzheimer's disease progress report: Advancing research toward a cure. Retrieved from https://www.nia.nih.gov/alzheimers/publication/2014-2015-alzheimers-disease-progress-report/introduction

National Institute on Aging. (2015b). Health care costs for dementia found greater than for any other disease. Retrieved https://www.nia.nih.gov/newsroom/2015/10/health-care-costs-dementia-found-greater-any-otherdisease

National Institutes of Health. (2016). APOE gene: Apolipoprotein E. *Genetics Home Reference*. Retrieved from https://ghr.nlm.nih.gov/gene/APOE#conditions

Neufeld, K.J., Yue, J., Robinson, T.N., Inouye, S.K., & Needham, D.M. (2016). Antipsychotic medication for prevention and treatment of delirium in hospitalized adults: A systematic review and meta-analysis. *Journal of the American Geriatrics Society*, 64(4), 705-14. doi:10.1111/jgs.14076

Puri, B.K., & Treasaden, I.H. (2012). *Textbook of psychiatry* (3rd ed.). Philadelphia: Churchill Livingstone Elsevier.

Rentz, C. (2008). Nursing care of the person with sporadic Creutzfeldt-Jakob disease. *Journal of Hospice and Palliative Nursing*, 10(5), 272-282. doi:10.1097/01

Rice, J., & Humphries, C. (2014). Off-label use of antipsychotic drugs in patients with dementia. *Journal for Nurse Practitioners*, 10(3), 200-204. doi:http://dx.doi.org/10.1016/j.nurpra.2013.11.017

Rogaeva, E., Meng, Y., Lee, J.H., Gu, Y., Kawarai, T., Zou, F., . . . St. George-Hyslop, P. (2007). The neuronal sortilin-related receptor SOR1 is genetically associated with Alzheimer disease. *Nature Genetics*, 39(2), 168-177. doi:10.1038/ng1943

Sadock, B.J., Sadock, V.A., & Ruiz, P. (2015). *Synopsis of psychiatry: behavioral sciences/clinical psychiatry* (11th ed.). Philadelphia: Lippincott Williams & Wilkins.

Salloway, S., & Correia, S. (2009). Alzheimer disease: Time to improve its diagnosis and treatment. *Cleveland Clinic Journal of Medicine*, 76(1), 49-58. doi:10.3949/ccjm.76a.072178

Schwarz, S., Froelich, L., & Burns, A. (2012). Pharmacologic treatment of dementia. *Current Opinion in Psychiatry*, 25(6), 542-550. doi:10.1097/YCO.06013e328358e4f2

Shin, J.H. (2015). Doll therapy: An intervention for nursing home residents with dementia. *Journal of Psychosocial Nursing*, 53(1), 13-18. doi:10.3928/02793695-20141218-03

Smith, G. (2014). Can a head injury cause or hasten Alzheimer's disease or other types of dementia? Mayo Clinic. Retrieved from www.mayoclinic.org/diseases-conditions/alzheimers-disease/expert-answers/alzheimers-disease/FAQ-20057837

Sorrell, J.M. (2015). Meditation for older adults. *Journal of Psychosocial Nursing*, 53(5), 15-19. doi:10.3928/02793695-20150330-01

Spector, A., Davies, S., Woods, B., & Orrell, M. (2000). Reality orientation for dementia: A systematic review of the evidence of effectiveness from randomized controlled trials. *The Gerontologist*, 40(2), 206-212. doi:https://doi.org/10.1093/geront/40.2.206

Stanley, M., Blair, K.A., & Beare, P.G. (2005). *Gerontological nursing: Promoting successful aging with older adults* (3rd ed.). Philadelphia: F.A. Davis.

Strub, R.L., & Black, F. W. (2000). *The mental status examination in neurology*, (4th ed.). Philadelphia: F.A. Davis.

Turner, R.S., Thomas, R.G., Craft, S., van Dyck, C.H., Mintzer, J., Reynolds, B.A. . . . Alzheimer's Disease Cooperative Study. (2015). A randomized, double-blind, placebo-controlled trial of resveratrol for Alzheimer disease. *Neurology*, 85(16), 1383-1391. doi:10.1212/WNL.0000000000002035

Van Rompaey, B., Elseviers, M.M., Van Drom, W., Fromont, V., & Jorens, P.G. (2012). The effect of earplugs during the night on the onset of delirium and sleep perception: A randomized controlled trial in intensive care patients. *Critical Care*, 16(3), R73. doi:10.1186/cc11330

Wilson, R.S., Capuano, A.W., Boyle, P.A., Hoganson, G.M., Hizel, L.P., Shah, R.C., . . . Bennett, D.A. (2014). Clinicalpathologic study of depressive symptoms and cognitive decline in old age. *Neurology*, 83(8), 702-709. doi: http:// dx.doi.org/10.1212/WNL.0000000000000715

Winblad, B., Andreasen, N., Minthon, L., Floesser, A., Imbert, G., Dumortier, T., . . . Graf, A. (2012). Safety, tolerability, and antibody response of active Aβ immunotherapy with CAD106 in patients with Alzheimer's disease: Randomized, double-blind, placebo-controlled, firstin-human study. *The Lancet: Neurology*, 11(7), 597-604.doi:10.1016/S1474-4422(12)70140-0

23 Transtornos Mentais e Comportamentais Decorrentes do Uso de Substância Psicoativa e Outros Tipos de Dependência

CONCEITOS FUNDAMENTAIS
Drogadição
Intoxicação
Abstinência

TÓPICOS DO CAPÍTULO

- Definição de drogadição
- Definição de transtornos decorrentes do uso de substância psicoativa
- Fatores predisponentes dos transtornos decorrentes do uso de substâncias psicoativas
- Dinâmica dos transtornos associados ao uso de substâncias psicoativas
- Aplicação do processo de enfermagem
- O enfermeiro dependente químico
- Codependência
- Modalidades de tratamento para transtornos associados ao uso de substância psicoativa
- Dependências não químicas
- Resumo e pontos fundamentais
- Questões de revisão

TERMOS-CHAVE

- Alcoólicos Anônimos
- Anfetaminas
- Ascite
- Canabinoides
- Codependência
- Desintoxicação
- Diagnóstico duplo
- Dissulfiram
- Encefalopatia de Wernicke
- Encefalopatia hepática
- Fenciclidina
- Jogadores Anônimos
- Opioides
- Programas de grupos de apoio
- Psicose de Korsakoff
- Tratamento substitutivo
- Varizes esofágicas

OBJETIVOS
Após ler este capítulo, o estudante será capaz de:

1. Definir *drogadição*, *intoxicação* e *abstinência*.
2. Discutir os fatores predisponentes implicados na etiologia dos transtornos decorrentes do uso de substância psicoativa e outros tipos de dependência.
3. Identificar a sintomatologia e usar esta informação na avaliação dos pacientes com diversos transtornos decorrentes do uso de substância psicoativa e outros tipos de dependência.
4. Identificar os diagnósticos de enfermagem comuns aos pacientes com transtornos decorrentes do uso de substância psicoativa e outros tipos de dependência e determinar as intervenções de enfermagem apropriadas a cada um.
5. Identificar os temas relevantes de orientação do paciente e seus familiares para transtornos decorrentes do uso de substância psicoativa e outros tipos de dependência.
6. Descrever os critérios de resultado relevantes para a reavaliação dos cuidados de enfermagem prestados aos pacientes com transtornos decorrentes do uso de substância psicoativa e outros tipos de dependência.
7. Discutir os transtornos decorrentes do uso de substância psicoativa e outros tipos de dependência no contexto da profissão de enfermagem.
8. Definir *codependência* e identificar as características comportamentais associadas ao transtorno.
9. Debater o tratamento da codependência.
10. Descrever as várias modalidades relevantes para o tratamento dos pacientes com transtornos decorrentes do uso de substância psicoativa e outros tipos de dependência.

EXERCÍCIOS
Leia o capítulo e responda às seguintes perguntas:

1. Quais são as consequências físicas da deficiência de tiamina associada ao alcoolismo crônico?
2. Definir tolerância no contexto da dependência física de uma substância psicoativa.
3. Descrever dois tipos de reações tóxicas que podem ocorrer com o uso de alucinógenos.
4. Descrever as tendências atuais da epidemia do uso de opioides nos EUA.
5. O que é tratamento substitutivo?

Os transtornos mentais e comportamentais decorrentes do uso de substância psicoativa e outros tipos de dependência podem ser divididos em dois grupos: drogadição e transtornos causados pelo uso de substância psicoativa (intoxicação, abstinência, *delirium*, transtorno neurocognitivo, psicose, transtorno bipolar, transtorno depressivo, transtorno obsessivo-compulsivo, transtorno de ansiedade, disfunção sexual e transtornos do sono). Este capítulo aborda drogadição, intoxicação e abstinência. Os demais transtornos decorrentes do uso de substância psicoativa estão incluídos nos capítulos que abordam sintomatologias semelhantes (p. ex., o transtorno depressivo decorrente do uso de substância psicoativa está incluído no Capítulo 25, *Transtornos Depressivos*; o transtorno de ansiedade decorrente do uso de substância psicoativa está descrito no Capítulo 27, *Ansiedade, Transtorno Obsessivo-Compulsivo e Transtornos Relacionados*). Neste capítulo, também há uma descrição do transtorno associado ao jogo, que é uma dependência não química.

As substâncias psicoativas estão muito difundidas em nossa sociedade. Algumas substâncias que alteram o humor, inclusive álcool etílico, cafeína e nicotina, são socialmente aceitáveis e usadas de forma moderada por muitos norte-americanos adultos.[1] Nossa sociedade até desenvolveu relativa indiferença a episódios ocasionais de uso abusivo dessas substâncias, embora seus impactos negativos na saúde estejam bem documentados.

Além disso, inúmeras substâncias são produzidas com fins medicinais. Isso inclui estimulantes do sistema nervoso central (SNC) (p. ex., **anfetaminas**), depressores do SNC (p. ex., hipnóticos e ansiolíticos) e muitas outras substâncias de venda livre e destinadas a atenuar praticamente qualquer tipo de sofrimento humano real ou imaginário.

Algumas substâncias psicoativas ilícitas conquistaram certo grau de aceitação social em algumas subculturas da sociedade. Maconha e haxixe com certeza não são inofensivos, ainda que seu uso comece a ser legalizado em alguns estados norte-americanos.[2] Os efeitos do uso prolongado dessas substâncias ainda estão em fase de estudos, enquanto os efeitos perigosos de outras (p. ex., LSD [dietilamida do ácido lisérgico], **fenciclidina**, cocaína e heroína) estão bem documentados.

Este capítulo descreve as manifestações físicas e comportamentais e as consequências pessoais e sociais associadas ao uso abusivo ou à dependência de álcool e de outros depressores do SNC, estimulantes do SNC, **opioides**, alucinógenos e/ou canabinoides, assim como à dependência não química dos jogos.

---
[1] N.R.T.: O que não difere dos brasileiros em idade adulta.
[2] N.R.T.: No Brasil, o Sistema Nacional de Políticas Públicas sobre Drogas (Sisnad) prescreve medidas para prevenção do uso indevido, atenção e reinserção social de usuários e dependentes de substâncias. Esse sistema estabelece normas para repressão à produção não autorizada e ao tráfico ilícito de substâncias psicoativas e define crimes (Lei no 11.343, de 23 de agosto de 2006).

Também são analisadas variações de atitudes acerca do consumo e padrões de uso de substâncias. Por exemplo, ingerir álcool etílico é considerado por muitas pessoas como parte da cultura universitária, enquanto, ao mesmo tempo, o uso e excesso de substâncias são especialmente prevalentes na faixa etária de 18 a 24 anos. Os transtornos associados ao uso de substâncias psicoativas são diagnosticados com mais frequência nos homens do que nas mulheres, mas a razão homem:mulher varia de acordo com a classe da substância.

Este capítulo inclui uma descrição de codependência e do tratamento para uso abusivo de substâncias psicoativas. Os transtornos decorrentes do uso de substâncias psicoativas por profissionais de enfermagem também são discutidos aqui. Os cuidados de enfermagem para pacientes com transtornos decorrentes do uso de substâncias psicoativas e outros tipos de dependência são descritos no contexto das seis etapas do processo de enfermagem. Por fim, vários tratamentos médicos e outras modalidades terapêuticas são descritos.

Definição de drogadição

> **CONCEITO FUNDAMENTAL**
> **Drogadição**
> Transtorno primário crônico dos mecanismos de recompensa, motivação, memória e circuitos cerebrais relacionados, no qual uma disfunção desses circuitos está relacionada ao ato de buscar patologicamente gratificação e/ou alívio por meio do uso de substância psicoativa e outros comportamentos. (American Society of Addiction Medicine [ASAM], 2015.)

Drogadição

A *Quinta Edição do Manual Diagnóstico e Estatístico de Transtornos Mentais (DSM-5)* (American Psychiatric Association [APA], 2013) descreve os critérios diagnósticos da drogadição de substâncias específicas, inclusive álcool, maconha, alucinógenos, inalantes, opioides, sedativo-hipnóticos, estimulantes e tabaco. Considera-se que um indivíduo tenha um transtorno decorrente do uso de substância psicoativa quando seu uso interfere na capacidade de cumprir as obrigações no trabalho, na escola ou no lar. Em geral, o indivíduo gostaria de controlar o uso da substância psicoativa, mas as tentativas são infrutíferas e o uso continua a aumentar. Os desejos intensos levam-no a gastar tempo excessivo tentando obter mais substância ou se recuperando dos efeitos do seu uso. O uso da substância psicoativa causa problemas de relacionamento interpessoal e o indivíduo torna-se socialmente isolado. É frequente pacientes com transtornos decorrentes do uso de substância psicoativa se envolverem com atividades perigosas quando estão sob seu efeito e continuarem a utilizá-la, embora saibam que o uso contribui para um problema físico e/ou psicológico. A drogadição é evidente quando o indivíduo desenvolve tolerância e a dose da substância psicoativa necessária para obter o efeito desejado aumenta continuamente. Os sinais/sintomas típicos da substância psicoativa específica ocorrem quando o paciente dependente tenta interromper seu uso.

> **BOXE 23.1** Classes de substâncias psicoativas.
>
> Os seguintes agentes estão associados a drogadição e transtornos decorrentes do uso de substância psicoativa.
> 1. Álcool etílico
> 2. Cafeína
> 3. Maconha
> 4. Alucinógenos
> 5. Inalantes
> 6. Opioides
> 7. Sedativos, hipnóticos e ansiolíticos
> 8. Estimulantes
> 9. Tabaco

Definição de transtornos decorrentes do uso de substância psicoativa

> **CONCEITO FUNDAMENTAL**
> **Intoxicação**
> Estado físico e mental de euforia e exaltação emocional ou letargia e torpor.

Intoxicação por substância psicoativa

A intoxicação por substância psicoativa é definida pelo desenvolvimento de uma síndrome reversível de sinais e sintomas após o uso excessivo de uma substância. Os sintomas são específicos de cada substância e ocorrem durante ou pouco depois do seu uso. Há efeito direto no SNC e distúrbios das funções físicas e psicológicas. O discernimento é comprometido (resultando em comportamentos inadaptativos e inapropriados) e o desempenho profissional e social é prejudicado.

> **CONCEITO FUNDAMENTAL**
> **Abstinência**
> Readaptação fisiológica e mental associada à interrupção do uso de uma substância que causa dependência.

Abstinência de substância psicoativa

A abstinência de substância psicoativa ocorre quando há redução ou interrupção súbita do uso de uma substância utilizada com regularidade por um período prolongado. A síndrome específica de cada substância psicoativa inclui sinais e sintomas físicos clinicamente significativos, assim como alterações psíquicas, como anormalidades do pensamento, dos sentimentos e do comportamento. O Boxe 23.1 define as classes de substâncias psicoativas.

Fatores predisponentes dos transtornos decorrentes do uso de substâncias psicoativas

Alguns fatores foram implicados na predisposição ao uso abusivo de substância psicoativa. Hoje em dia, nenhuma teoria isolada consegue explicar adequadamente a causa desse problema. A interação de diversos elementos forma um conjunto complexo de determinantes que influenciam a suscetibilidade de um indivíduo ao uso abusivo de substância psicoativa.

Fatores biológicos

Genética

Fatores hereditários parecem estar envolvidos no desenvolvimento dos transtornos decorrentes do uso de substância psicoativa, especialmente no alcoolismo. Os filhos de pais alcoólicos têm probabilidade quatro vezes maior de tornarem-se alcoólicos, em comparação com outros indivíduos (*American Academy of Child and Adolescent Psychiatry*, 2015). Estudos com gêmeos demonstraram que os gêmeos monozigóticos (um óvulo – geneticamente idênticos) têm taxa mais alta de concordância para alcoolismo que os gêmeos dizigóticos (dois óvulos – geneticamente diferentes) (Black & Andreasen, 2014). Além disso, os filhos biológicos de pais alcoólicos têm incidência muito mais alta de alcoolismo que os filhos de pais não alcoólicos, independentemente de terem sido criados pelos pais biológicos ou adotivos (Puri & Treasaden, 2011). Pesquisas científicas continuam a descobrir influências genéticas na drogadição, mas, hoje em dia, os cientistas estimam que a genética seja responsável por 40 a 60% da suscetibilidade individual (National Institute on Drug Abuse [NIDA], 2014).

Bioquímica

Embora existam evidências que mostram a ocorrência de alterações da estrutura e neuroquímica do cérebro no processo de desenvolvimento da drogadição, ainda existem controvérsias em relação a essas alterações explicarem por completo a causa desse transtorno ou não. Entre os neurotransmissores aparentemente envolvidos no uso abusivo de substâncias psicoativas estão os sistemas opioides, as catecolaminas (em especial dopamina) e o ácido gama-aminobutírico (GABA) (Sadock, Sadock & Ruiz, 2015). Quando são ativados, os circuitos neuronais que transmitem prazer e gratificação parecem ser responsáveis pelas sensações prazerosas associadas à substância psicoativa, assim como por criar uma "memória" que desencadeia o desejo de usá-la repetidamente. Essas vias neurais são conhecidas como circuitos de recompensa cerebral. Com o tempo, o cérebro tenta compensar essa ativação excessiva reduzindo os níveis desses neurotransmissores, resultando no desconforto físico associado à abstinência da substância. Nesse ponto, o usuário de substância psicoativa pode continuar a utilizá-la simplesmente para aliviar seu mal-estar.

Os céticos quanto às teorias bioquímicas da drogadição argumentam que, como os indivíduos com dependência química têm a capacidade de modificar seu comportamento, a drogadição é mais provavelmente uma interação complexa de vários fatores, em vez de um processo bioquímico isolado. Embora as pesquisas em andamento continuem a esclarecer os mecanismos específicos da drogadição, a American Society of Addiction Medicine (2015) e o Surgeon General (em relatório emblemático sobre drogadição nos EUA) (U.S. Department of Health and Human Services [HHS], 2016) concordam que drogadição é uma doença do cérebro.

Fatores psicológicos

Influências do desenvolvimento

A abordagem psicodinâmica à etiologia da drogadição enfatiza um superego punitivo e a fixação na fase oral do desenvolvimento psicossexual (Sadock et al., 2015). Os indivíduos com superego punitivo recorrem às substâncias psicoativas para atenuar a ansiedade inconsciente e intensificar os sentimentos de poder e autovalorização. Sadock e colaboradores (2015) afirmaram: "Como um tipo de automedicação, o álcool pode ser usado para controlar o pânico; os opioides, para atenuar a raiva; e as anfetaminas, para aliviar a depressão" (p. 619-620).

Fatores relacionados à personalidade

Certos traços de personalidade foram associados a uma tendência mais acentuada ao comportamento de drogadição. Alguns médicos acreditam que baixa autoestima, depressão frequente, passividade, traços de personalidade antissocial, incapacidade de relaxar ou postergar a gratificação e incapacidade de comunicar-se de forma efetiva sejam comuns aos pacientes que fazem uso excessivo de substâncias psicoativas. Esses traços de personalidade não são necessariamente *preditivos* do comportamento de drogadição, mas, por motivos ainda não compreendidos por completo, eles acompanham esse problema com frequência. Em alguns casos, o usuário de substâncias psicoativas pode estar se automedicando para tratar sintomas de depressão ou ansiedade.

Fatores cognitivos

Há muitos anos, padrões de pensamento irracional foram reconhecidos como um problema fundamental da drogadição. Ainda não está claro se esses padrões contribuem para o desenvolvimento ou apenas perpetuam uma drogadição existente, mas a influência que eles exercem é muito aceita. Twerski (1997) descreveu esses padrões cognitivos como "pensamentos de drogadição" e sugeriu que, quando não são contidos, possam culminar em outras drogadições, mesmo quando o indivíduo deixa de usar a substância da qual se tornou inicialmente dependente. Alguns exemplos de pensamento irracional associado à drogadição com frequência são: negação ("Eu não sou de fato dependente"), projeção ("A culpa por eu usar substâncias psicoativas é de minha esposa") e racionalização ("Eu uso substâncias psicoativas porque sinto dor"). Estudos demonstraram os efeitos benéficos da análise desses padrões cognitivos e sua influência no comportamento problemático (a base da terapia cognitivo-comportamental) durante o tratamento das dependências (NIDA, 2012).

Fatores socioculturais

Aprendizagem social

Os efeitos comportamentais da modelação, imitação e identificação podem ser observados a partir dos primeiros anos da infância. A família parece ter uma influência importante na relação com o uso de substâncias. Estudos demonstraram que é mais provável que crianças e adolescentes usem substâncias psicoativas se seus pais fornecem um exemplo desse comportamento. Os colegas frequentemente exercem uma influência substancial na criança ou no adolescente, que é encorajado a experimentar. A modelação pode continuar a ser um fator que leva ao uso de substâncias psicoativas quando o indivíduo entra no mercado de trabalho, principalmente quando as condições oferecem muitas horas de lazer com colegas de trabalho e a ingestão de álcool é valorizada como forma de expressar coesão do grupo.

Condicionamento

Condicionamento é um termo usado para descrever uma resposta aprendida, que ocorre após exposição repetida a um estímulo. O uso abusivo de substâncias psicoativas pode se tornar uma reação aprendida à própria substância e ao ambiente no qual ela é usada. Muitas substâncias psicoativas geram uma experiência de prazer, que incentiva o usuário a repeti-la; deste modo, são as propriedades intrinsecamente reforçadoras das substâncias causadoras de dependência que "condicionam" o indivíduo a buscar sempre seu uso.

O ambiente no qual a substância psicoativa é utilizada também contribui para esse reforço. Se o ambiente for agradável, em geral, o uso de substâncias aumenta. Além disso, como a substância induz um estado de prazer, o usuário frequentemente associa o ambiente a esse sentimento e, como consequência, ao uso de substâncias psicoativas. Acredita-se que estímulos aversivos no ambiente estão associados à redução do uso de substâncias psicoativas.

Influências étnicas e culturais

Fatores próprios à cultura do indivíduo ajudam a estabelecer os padrões de uso de substâncias psicoativas porque moldam atitudes, influenciam padrões de consumo baseado na aceitação cultural e determinam a disponibilidade das substâncias psicoativas. Há séculos, franceses e italianos consideram o vinho um componente essencial das refeições em família, mesmo para crianças. A incidência de dependência do álcool é baixa e intoxicações alcoólicas agudas não são comuns. Contudo, a possibilidade de ocorrerem efeitos fisiológicos crônicos associados ao consumo de álcool durante toda a vida não pode ser ignorada.

Historicamente, a incidência de dependência do álcool tem sido alta nas culturas dos povos nativos dos EUA e do Alasca.[3] As taxas de mortalidade associada ao álcool são 514% maiores nos grupos de povos nativos dos EUA e do Alasca do que na população norte-americana em geral (Purnell, 2014). Os boletins da Veterans Administration demonstram que 45% dos veteranos dos grupos de povos nativos dos EUA e do Alasca são dependentes de álcool – um índice duas vezes maior que o dos veteranos de outros grupos. Entre as teorias propostas para tentar explicar a prevalência do alcoolismo nessas comunidades estão inclusas: a dificuldade do organismo dessa população em metabolizar o álcool; os filhos que modelam os hábitos de ingestão alcoólica dos seus pais; o desemprego e a pobreza; e a tentativa de preencher a lacuna deixada pelo abandono da religião tradicional dos grupos de povos nativos dos EUA e do Alasca.

A incidência da dependência de álcool é maior nos povos do norte europeu do que nos países do sul da Europa. Na Irlanda, os problemas com álcool são mais frequentes que em todas as outras regiões do mundo (Wilson, 2013), e ingerir álcool faz parte da cultura social, na medida em que os *pubs* são considerados núcleos de interação social.

A incidência do alcoolismo em asiáticos é relativamente baixa, talvez em consequência da intolerância genética ao álcool. Alguns asiáticos desenvolvem sintomas desagradáveis quando o ingerem, como ruborização, cefaleia, náuseas e palpitações. Estudos sugeriram que uma isoenzima variante, que converte rapidamente álcool em acetaldeído, assim como a inexistência de uma enzima necessária para oxidar este último composto, resultem na acumulação rápida de acetaldeído, que causa os sintomas desagradáveis (Hanley, 2017). Alguns povos nativos dos EUA também relatam sintomas semelhantes, e, como o índice de alcoolismo é mais alto neste grupo étnico (Hanley, 2017), a influência dessa variação física é desconhecida.

Dinâmica dos transtornos associados ao uso de substâncias psicoativas

Transtorno associado ao uso de álcool

Definição da substância

Álcool é uma substância natural formada pela reação de fermentação do açúcar por esporos de leveduras. Embora existam muitos tipos de álcool, a substância presente nas bebidas alcoólicas é conhecida cientificamente como álcool etílico, cuja fórmula química é C_2H_5OH. Sua abreviatura (etanol) é encontrada algumas vezes nos prontuários dos pacientes, documentos e publicações.

Por definição estrita, o álcool é classificado como um alimento porque contém calorias; contudo, a substância não tem valor nutricional. Diversas bebidas alcoólicas são produzidas a partir de diferentes fontes de açúcar no processo de fermentação. Por exemplo, a cerveja é produzida com cevada maltada; o vinho, com uvas ou frutos vermelhos; o uísque, com cereais maltados; e rum, com melaço de cana. As bebidas destiladas (p. ex., uísque, *scotch*, gin, vodca e outros destilados) tem seus nomes derivados da concentração adicional do álcool por um processo conhecido como *destilação*.

O teor de álcool varia de acordo com o tipo de bebida. Por exemplo, a maioria das cervejas norte-americanas contém 3 a 6% de álcool, os vinhos variam de 10 a 20% e as bebidas destiladas têm 40 a 50% de álcool. Independentemente da bebida em questão, um drinque médio contém o mesmo teor de álcool – 350 mℓ

---

[3] N.R.T.: Alguns estudos realizados pela Fundação Nacional de Saúde (FUNASA) demonstram que o uso abusivo de álcool (e o etilismo) aparece como um dos principais agravos de saúde das populações indígenas brasileiras. Entretanto, ainda há poucos dados oficiais sobre a realidade epidemiológica e a prevalência do uso de álcool e outras substâncias nessas populações (SUPERA – Sistema para detecção do uso abusivo e dependência de substâncias psicoativas. *O uso de substâncias psicoativas no Brasil: módulo 1*. 11. ed. Brasília: Secretaria Nacional de Políticas sobre Drogas, 2017, 146p).

de cerveja, 90 a 150 ml de vinho e um drinque com 30 ml de uísque contêm cerca de 15 ml de álcool. Se consumidos com a mesma rapidez, todas essas bebidas produzem o mesmo efeito no organismo.

O álcool causa um efeito depressor no SNC, que acarreta alterações de humor e comportamento proporcionais à concentração de álcool no sangue. Nos EUA, a maioria dos estados considera intoxicação legal como nível sanguíneo de álcool de 0,08%.

O organismo metaboliza cerca de 15 ml de álcool por hora, de forma que não seriam esperadas alterações comportamentais em um indivíduo que ingeriu lentamente apenas um drinque médio por hora. Entretanto, outros fatores influenciam esses efeitos, inclusive constituição física do indivíduo e se o estômago continha alimento no momento em que o álcool foi ingerido. O álcool também parece ter efeitos mais acentuados quando o indivíduo está emocionalmente estressado ou cansado.

Aspectos históricos

O consumo de álcool teve seu início no período neolítico, enquanto o de cerveja e vinho datam de cerca de 6400 a.C. Com a introdução do processo de destilação pelos árabes na Idade Média, os alquimistas acreditavam que o álcool fosse a resposta para todos os seus sofrimentos. O termo *whiskey*, que significa "água da vida", tornou-se amplamente conhecido.

Os povos nativos dos EUA e do Alasca bebiam cerveja e vinho antes da chegada dos primeiros imigrantes brancos. O refinamento do processo de destilação tornou bebidas com teor elevado de álcool facilmente disponíveis. Nos primeiros anos do século 19, um renomado médico da época, Benjamin Rush, começou a identificar o consumo excessivo e crônico de álcool como doença e um tipo de dependência. Os princípios religiosos rígidos sobre os quais esse país foi constituído logo levaram a um movimento vigoroso no sentido de proibir a venda de bebidas alcoólicas.

Em meados do século 19, 13 estados promulgaram leis proibitivas nesse sentido. A proibição mais notável do consumo de álcool nos EUA vigorou entre 1920 e 1933. As restrições compulsórias dos hábitos sociais do país resultaram na criação de mercados clandestinos rentáveis, que resultaram na proliferação de atividades criminosas. Além disso, o país perdia milhões de dólares em receitas federais, estaduais e municipais oriundas dos impostos e das taxas de importação de bebidas alcoólicas. É difícil contrapor essas perdas financeiras à devastação humana e aos custos sociais acarretados pelo uso de álcool que vigoram atualmente nos EUA.

Padrões de consumo

Cerca de dois terços (66,6%) dos norte-americanos com 12 anos de idade ou mais relatam que consomem álcool, e 6,4% preenchem os critérios de um transtorno associado ao uso de álcool (Substance Abuse and Mental Health Services Administration [SAMHSA], 2015).[4]

Por que as pessoas bebem? Nos EUA, os padrões vigentes mostram que as pessoas ingerem bebidas alcoólicas para realçar o sabor dos alimentos servidos às refeições; em reuniões sociais, para facilitar o relaxamento e a convivência entre os convidados; e para acentuar uma sensação de celebração em ocasiões especiais como casamentos, nascimentos e aniversários. Uma bebida alcoólica (vinho) também é usada como parte do ritual sacro de algumas cerimônias religiosas. Terapeuticamente, álcool é o ingrediente principal de muitos medicamentos comercializados com ou sem prescrição médica, que são preparados d forma concentrada. Por essa razão, o álcool pode ser inofensivo e agradável – algumas vezes, até benéfico –, se usado de modo responsável e com moderação.

Entretanto, como muitas outras substâncias psicoativas, o álcool pode ser usado de forma excessiva. Na verdade, atualmente o álcool é reconhecido como a terceira substância psicoativa que mais causa transtornos nos EUA, superado apenas pelo uso indevido de fármacos controlados e maconha (SAMHSA, 2015). Todos os anos ocorrem 88 mil mortes relacionadas ao consumo exagerado de álcool, que também é a terceira causa principal de mortes relacionadas ao estilo de vida nos EUA (National Council on Alcoholism and Drug Dependence, 2017). Além disso, o uso do álcool é um fator envolvido em mais de 50% dos homicídios, suicídios e acidentes de trânsito. É comum episódios de violência doméstica estarem relacionados ao álcool. O alcoolismo contribui para as três principais causas de doença: cardiopatia, câncer e acidente vascular encefálico. Independentemente do período, até 40% dos leitos hospitalares dos EUA são ocupados para tratar problemas de saúde relacionados à ingestão de álcool. A síndrome alcoólica fetal causada pela exposição pré-natal ao álcool é a principal causa conhecida de retardamento mental nos EUA (Vaux, 2016).

Jellinek (1952) delineou as quatro fases de progressão do padrão de ingestão alcoólica. Esse modelo contempla certa variabilidade individual.

Fase I: A Fase Pré-Alcoolismo

Essa fase caracteriza-se pela ingestão de álcool para atenuar o estresse cotidiano e a tensão existencial.

---

[4] N.R.T.: Em estudo realizado no Brasil, a prevalência do uso de bebidas alcoólica nos últimos 30 dias, na população brasileira, é de 30,1% – o que representa aproximadamente 46 milhões de habitantes. O estudo mostra, ainda, que uma maior proporção de homens (74,3%) reportou o consumo de bebidas alcoólicas na vida, comparado a 59,0% das mulheres; e o consumo de álcool nos últimos 30 dias é de, em ordem decrescente, entre indivíduos de 25 a 34 anos (38,2%), 18 a 24 anos (35,1%) e 35 a 44 anos (34,6%). Bastos FIPM et al. (Org.). *III Levantamento Nacional sobre o uso de drogas pela população brasileira*. Rio de Janeiro: FIOCRUZ/ICICT, 2017. 528 p.

Desde criança, o indivíduo pode ter observado seus pais ou outros adultos ingerindo álcool e desfrutando de seus efeitos. A criança aprende que a ingestão de álcool é um método aceitável de lidar com o estresse. Mais tarde, o indivíduo desenvolve tolerância e a dose necessária para produzir o efeito desejado aumenta continuamente.

Fase II: A Fase de Alcoolismo Inicial

Essa fase começa com "apagões" – períodos breves de amnésia, que ocorrem durante ou logo depois de um período de ingestão alcoólica. Nessa fase, o álcool não é mais uma fonte de prazer ou alívio para o indivíduo, mas uma substância *necessária*. Os comportamentos comuns nessa fase são esconder bebidas ou beber em segredo; preocupar-se com a ingestão e a manutenção do abastecimento de álcool; engolir rapidamente as bebidas; e "apagões" mais frequentes. O indivíduo sente-se muito culpado e torna-se defensivo quanto ao seu hábito alcoólico. É evidente o uso excessivo de negação e racionalização.

Fase III: A Fase Crucial

Nessa fase, o indivíduo perde o controle da ingestão de álcool e a dependência fisiológica é muito evidente. Essa perda de controle foi descrita como incapacidade de escolher se beberá ou não. Bebedeiras que se estendem por algumas horas até várias semanas são comuns. Esses episódios caracterizam-se por adoecimento, perda da consciência, miséria e degradação. Nessa fase, o indivíduo encontra-se extremamente doente. Raiva e agressividade são manifestações comuns. Ingerir álcool é o único foco e o indivíduo está disposto a arriscar perder tudo que antes era importante na tentativa de manter sua dependência. Nessa fase da doença, é comum que o indivíduo tenha perdido emprego, casamento, família, amigos e – acima de tudo – respeito próprio.

Fase IV: A Fase Crônica

Essa fase caracteriza-se por degradação física e emocional. Em geral, o indivíduo passa mais tempo embriagado que sóbrio. A degradação emocional é evidenciada por profundo desamparo e autopiedade. A dificuldade de perceber a realidade pode resultar em psicose. Manifestações físicas potencialmente fatais são evidentes em quase todos os sistemas do organismo. A abstinência involuntária de álcool desencadeia uma síndrome aterradora com sinais e sintomas como alucinações, tremores, crises convulsivas, agitação extrema e pânico. Depressão e ideação suicida são comuns. A abstinência súbita de álcool pode ser fatal para alcoólicos pesados de longa data.

Efeitos sistêmicos

O álcool pode acarretar depressão do SNC, que é generalizada, reversível e não seletiva. Cerca de 20% do teor alcoólico de um único drinque são absorvidos de forma direta e imediata para a corrente sanguínea através da parede gástrica. Ao contrário dos outros "alimentos", o álcool não precisa ser digerido. O sangue o leva diretamente para o cérebro, onde atua nas áreas de controle central deprimindo a atividade cerebral. Os 80% restantes do teor alcoólico de um drinque são processados de forma um pouco mais lenta nos segmentos proximais do intestino e levados à corrente sanguínea. Alguns instantes depois da ingestão do álcool, ele pode ser detectado em todos os tecidos, órgãos e secreções do corpo. A rapidez da absorção é influenciada por diversos fatores. Por exemplo, a absorção é mais lenta quando o drinque é ingerido devagar em vez de engolido com rapidez; quando o estômago contém alimentos; e quando a bebida é vinho ou cerveja em vez de uma bebida destilada.

Em doses baixas, o álcool causa relaxamento, desinibição, perda da concentração, sonolência, fala arrastada e sono. O uso abusivo crônico acarreta distúrbios fisiológicos em diversos sistemas do organismo. Essas complicações incluem – mas não se limitam a – as descritas nas seções subsequentes.

Neuropatia periférica

A neuropatia periférica caracteriza-se por lesão dos nervos e provoca sensações de dor, ardência, formigamento ou ferroadas nas extremidades. Cientistas acreditam que essa lesão é resultado direto da deficiência de vitaminas do complexo B, principalmente tiamina. Deficiências nutricionais são comuns nos alcoólicos crônicos porque eles não ingerem quantidades suficientes de nutrientes e porque o efeito tóxico do álcool provoca má absorção dos nutrientes. Esse processo é reversível quando o consumo de álcool é interrompido e os nutrientes necessários são repostos. Caso contrário, o paciente tem perda de massa muscular e paralisia irreversíveis.

Miopatia alcoólica

A miopatia alcoólica pode ser uma condição aguda ou crônica. Nos casos agudos – condição também conhecida como *miopatia alcoólica necrosante aguda* ou *rabdomiólise alcoólica* –, o indivíduo apresenta subitamente dor, edema e fraqueza musculares com mioglobinúria (urina avermelhada). O nível de creatinoquinase pode estar elevado antes do início dos sintomas. Estudos experimentais sugeriram que ingestão de álcool e desnutrição sejam as bases do desenvolvimento dessa síndrome (Lanska, 2016). Em geral, os sinais e sintomas musculares são generalizados, mas a dor e o edema podem acometer seletivamente as panturrilhas ou outros grupos musculares. Os exames laboratoriais demonstram níveis altos das enzimas creatinofosfoquinase (CPK), desidrogenase láctica (LDH), aldolase e aspartato aminotransferase (AST). Os sinais/sintomas da miopatia alcoólica crônica são perda de massa e fraqueza progressiva dos músculos esqueléticos. Dor, hipersensibilidade e níveis altos das enzimas musculares associados à miopatia aguda não ocorrem nos pacientes com miopatia crônica.

A miopatia alcoólica parece ser causada pela mesma deficiência de vitaminas do complexo B que contribui para a neuropatia periférica. Os sintomas melhoram com a abstinência de álcool e a reintrodução de uma dieta nutritiva com suplementos vitamínicos.

Encefalopatia de Wernicke

Encefalopatia de Wernicke é a forma mais grave da deficiência de tiamina dos pacientes alcoólicos. Os sinais e sintomas incluem paralisias dos músculos extraoculares, diplopia, ataxia, sonolência e torpor. Se o tratamento de reposição de tiamina não for iniciado imediatamente, o paciente morre.

Psicose de Korsakoff

Nos pacientes alcoólicos, a **psicose de Korsakoff** caracteriza-se por uma síndrome de confusão mental, perda da memória recente e confabulação. Essa síndrome é encontrada frequentemente nos pacientes que se recuperam da encefalopatia de Wernicke. Nos EUA, essas duas síndromes são agrupadas e denominadas de forma popular como *síndrome de Wernicke-Korsakoff*. O tratamento consiste em reposição parenteral ou oral de tiamina.

Miocardiopatia alcoólica

O efeito do álcool no coração consiste em acúmulo de lipídios nas células miocárdicas, resultando em uma condição de dilatação e enfraquecimento do coração. As manifestações clínicas da miocardiopatia alcoólica geralmente estão relacionadas a insuficiência cardíaca ou arritmias. Os sinais e sintomas são redução da tolerância aos esforços, taquicardia, dispneia, edema, palpitações e tosse seca. Os exames laboratoriais mostram níveis altos das enzimas CPK, AST, alanina aminotransferase (ALT) e LDH. Também pode haver anormalidades no eletrocardiograma e as radiografias do tórax demonstram sinais de insuficiência cardíaca congestiva (ICC).

O tratamento consiste em abstinência alcoólica total permanente. O tratamento da ICC pode incluir repouso, oxigênio suplementar, digitalização, restrição de sódio e diuréticos. O prognóstico é favorável se a doença é tratada nos estágios iniciais. A taxa de mortalidade é alta nos pacientes com sintomas graves.

Esofagite

A esofagite – inflamação e dor no esôfago – ocorre em consequência dos efeitos tóxicos do álcool na mucosa esofágica e dos vômitos frequentes associados à ingestão excessiva.

Gastrite

Os efeitos do álcool no estômago incluem inflamação da mucosa gástrica, que se evidencia por desconforto epigástrico, náuseas, vômitos e distensão. O álcool destrói a barreira protetora da mucosa gástrica e permite que o ácido clorídrico provoque erosões na parede do estômago. A lesão dos vasos sanguíneos pode desencadear hemorragias.

Pancreatite

A pancreatite pode ser classificada como *aguda* ou *crônica*. Em geral, a pancreatite aguda começa 1 ou 2 dias depois da ingestão excessiva de álcool. Os sinais/sintomas são dor epigástrica intensa e contínua, náuseas, vômitos e distensão abdominal. A pancreatite crônica resulta em insuficiência pancreática, que causa esteatorreia, desnutrição, perda de peso e diabetes melito.

Hepatite alcoólica

Hepatite alcoólica é uma inflamação do fígado causada pela ingestão excessiva crônica de álcool. As manifestações clínicas incluem fígado aumentado e doloroso à palpação, náuseas e vômitos, letargia, anorexia, contagem alta de leucócitos, febre e icterícia. **Ascite** (acúmulo de líquido na cavidade abdominal) e emagrecimento podem ser evidentes nos casos mais graves. Com tratamento – que inclui abstinência rigorosa de álcool, nutrição adequada e repouso –, o paciente pode ter recuperação completa. Os casos graves podem evoluir para cirrose ou **encefalopatia hepática**.

Cirrose hepática

A cirrose hepática pode ser causada por qualquer fator patogênico que provoque lesão crônica do fígado. Cirrose é o estágio terminal da hepatopatia alcoólica e resulta da ingestão crônica excessiva de álcool. Nesses casos, há destruição generalizada das células hepáticas, que são substituídas por tecido fibrótico. As manifestações clínicas são náuseas e vômitos, anorexia, emagrecimento, dor abdominal, icterícia, edema, anemia e distúrbios da coagulação sanguínea. O tratamento inclui abstinência de álcool, correção da desnutrição e medidas de suporte para evitar complicações da doença. Entre as complicações da cirrose estão as seguintes:

- **Hipertensão porta**: A elevação da pressão sanguínea na circulação porta é causada pela irrigação sanguínea reduzida do fígado cirrótico
- **Ascite**: Condição na qual se acumula líquido seroso em excesso na cavidade abdominal, a ascite é uma consequência da hipertensão porta. A pressão elevada provoca extravasamento de líquidos da superfície do fígado para a cavidade abdominal
- **Varizes esofágicas**: Varizes esofágicas são dilatações das veias normais do esôfago em consequência da

pressão elevada secundária à irrigação sanguínea deficiente no fígado cirrótico. À medida que essa pressão aumenta, as dilatações varicosas rompem e provocam hemorragia e morte em alguns casos
- **Encefalopatia hepática**: Essa complicação grave é uma consequência da incapacidade do fígado cirrótico de converter amônia em ureia para ser excretada. A elevação progressiva da amônia sérica acarreta deterioração progressiva das funções mentais, apatia, euforia ou depressão, transtornos do sono, confusão mental crescente, progressão ao coma e, eventualmente, morte. O tratamento consiste em abstinência completa de álcool, restrição da ingestão proteica e redução da amônia intestinal usando neomicina ou lactulose (National Library of Medicine, 2015).

Leucopenia

A formação, função e mobilidade dos leucócitos ficam reduzidas nos alcoólicos crônicos. Essa condição é conhecida como *leucopenia* e coloca o paciente em alto risco de contrair doenças infecciosas e ter recuperação complicada.

Trombocitopenia

A produção e a sobrevida das plaquetas são reduzidas em consequência dos efeitos tóxicos do álcool. Isso coloca o paciente alcoólico em risco de sangramento. A abstinência de álcool reverte rapidamente essa deficiência.

Disfunção sexual

O álcool interfere na produção normal e manutenção dos hormônios masculinos e femininos e a ingestão crônica pode interferir na capacidade do fígado de metabolizar compostos estrogênicos (Sadock et al., 2015). Nas mulheres, isso pode significar alterações do ciclo menstrual e redução ou perda da fertilidade. Nos homens, os níveis hormonais alterados causam redução da libido, desempenho sexual insatisfatório e fertilidade reduzida. A atrofia testicular pode causar ginecomastia.

Ingestão de álcool na gravidez

Síndrome alcoólica fetal

A exposição pré-natal ao álcool pode causar diversas anormalidades fetais – conhecidas como *distúrbios do espectro alcoólico fetal* (DEAFs) – dentre as quais a síndrome alcoólica fetal (SAF) é a mais grave. A SAF inclui anormalidades físicas, mentais, comportamentais e/ou de aprendizagem com implicações por toda a vida. As crianças podem ter dificuldades de aprendizagem, memória, concentração, comunicação, visão, audição ou uma combinação destas (Centers for Disease Control and Prevention [CDC], 2016a). Outros DEAFs são distúrbio do desenvolvimento neural relacionado ao álcool (DDNRA) e anomalias congênitas relacionadas ao álcool (ACRAs).

Durante a gestação, não existe uma quantidade ou um período de ingestão segura de álcool, porque o etanol pode causar danos fetais em qualquer estágio do desenvolvimento (CDC, 2016a; Vaux, 2016). Por isso, a ingestão de álcool deve ser evitada pelas gestantes ou pelas mulheres que estejam tentando engravidar. As estimativas da prevalência da SAF variam de 0,2 a 1,5 por 1.000 nascidos vivos (CDC, 2016a).[5] Vaux (2016) acrescenta que a SAF acomete todos os grupos étnicos e raciais de forma independente – o elemento comum ao desenvolvimento da síndrome alcoólica fetal é mulheres que ingerem grandes quantidades de álcool na gravidez. Maier e West (2013) afirmaram:

> O número de mulheres que bebem grandes quantidades de álcool na gravidez é maior que o número total de crianças diagnosticadas com SAF ou DDNRA – isso significa que nem todas as crianças cujas mães ingeriram álcool durante a gestação desenvolvem SAF ou DDNRA. Além disso, a gravidade do acometimento pela SAF ou pelo DDNRA difere caso a caso. Vários fatores podem contribuir para essa variabilidade nas consequências do alcoolismo materno.

Esses fatores incluem, mas não se limitam aos seguintes:

- Padrão de ingestão alcoólica materna
- Diferenças no metabolismo materno
- Diferenças na suscetibilidade genética
- Época em que o álcool é ingerido durante a gestação
- Variações na vulnerabilidade das diversas regiões do cérebro.

Sadock e colaboradores (2015) relataram que as mulheres com transtornos associados à ingestão de álcool correm 35% de risco de gerar crianças com anomalias congênitas. As crianças com SAF podem ter as seguintes características ou demonstrar os seguintes comportamentos (CDC, 2016a):

- Características faciais anormais (ver Figura 23.1)
- Circunferência craniana pequena
- Comprimento abaixo da média
- Baixo peso
- Déficit de coordenação
- Comportamento hiperativo
- Dificuldade de prestar atenção
- Déficit de memória
- Dificuldades na escola
- Problemas de aprendizagem

---

[5]N.T.: Para informações no Brasil, consulte o *site* SAF – Síndrome Alcoólica Fetal, em: http://www.gravidezsemalcool.org.br/sobreasaf, da Sociedade de Pediatria de São Paulo.

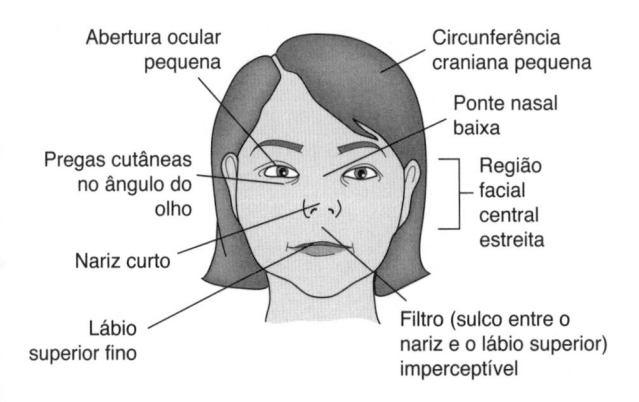

Figura 23.1 Características faciais da síndrome alcoólica fetal. (Segundo o National Institute of Alcohol Abuse and Alcoholism of the National Institutes of Health, Washington, D.C.).

- Atrasos da fala e linguagem
- Déficit intelectual ou QI baixo
- Raciocínio fraco e discernimento prejudicado
- Problemas de sono e sucção no primeiro ano de vida
- Déficits de visão ou audição
- Anormalidades do coração, dos rins ou dos ossos.

Os exames de neuroimagem das crianças com SAF mostram anormalidades no tamanho e na forma do cérebro. Os lobos frontais e o cerebelo frequentemente são menores que o normal e o corpo caloso e os núcleos da base, em geral, são afetados. Estudos demonstraram que, com frequência, as crianças com SAF correm risco de apresentar transtornos psiquiátricos, mais comumente transtorno de déficit de atenção e/ou hiperatividade (Vaux, 2016). A SAF também pode ocorrer junto com transtornos de humor, de ansiedade, alimentares, de apego reativo e de conduta (Elias, 2013).

As crianças com SAF precisam de cuidados e tratamento por toda a vida. A síndrome não tem cura, mas pode ser evitada. O Surgeon General's Advisory on Alcohol Use in Pregnancy (Declaração do Surgeon General sobre Uso de Álcool na Gravidez, em tradução livre) afirma:

> Os profissionais de saúde devem perguntar rotineiramente sobre ingestão de álcool por mulheres em idade fértil, informar-lhes quanto aos riscos do consumo de álcool na gestação e aconselhar-lhes a não ingerir bebidas alcoólicas durante a gestação. (Carmona, 2005, p. 1)

Intoxicação alcoólica

Os sintomas da intoxicação alcoólica são desinibição dos impulsos sexuais ou agressivos, instabilidade de humor, discernimento prejudicado, dificuldades de desempenho social ou profissional, fala arrastada, déficit de coordenação motora, instabilidade da marcha, nistagmo e rubor facial. Em geral, a intoxicação ocorre quando os níveis sanguíneos de álcool estão na faixa de 100 a 200 mg/dℓ. Mortes ocorrem quando os níveis alcançam a faixa de 400 a 700 mg/dℓ.

Abstinência de álcool

Quatro a 12 h depois da suspensão ou redução da ingestão prolongada (vários dias ou mais) de álcool em grande quantidade, podem ocorrer os seguintes sinais e sintomas de abstinência: tremor grosseiro das mãos, língua e pálpebras; náuseas e vômitos; mal-estar ou fraqueza; taquicardia; sudorese; elevação da pressão arterial; ansiedade; humor deprimido ou irritabilidade; alucinações ou ilusões transitórias; cefaleia; e insônia. Em cerca de 1% dos pacientes alcoólicos, as complicações da síndrome de abstinência podem progredir para *delirium da abstinência alcoólica* (Sadock et al., 2015). Doenças clínicas coexistentes podem aumentar esse risco. Em geral, o *delirium* começa no segundo ou terceiro dia depois da interrupção ou redução da ingestão de álcool. Os sinais e sintomas são os mesmos descritos para a síndrome de *delirium* (Capítulo 22, *Transtornos Neurocognitivos*).

Transtornos decorrentes do uso de sedativos, hipnóticos ou ansiolíticos

Perfil da substância

Os fármacos sedativos, hipnóticos e ansiolíticos têm estruturas químicas diversificadas e podem causar diversos graus de depressão do SNC, desde alívio tranquilizador da ansiedade até anestesia, coma e morte. Em geral, esses fármacos são classificados como (1) barbitúricos, (2) hipnóticos não barbitúricos e (3) ansiolíticos. Os efeitos produzidos por essas substâncias dependem da dose e da potência do fármaco administrado.

A Tabela 23.1 descreve uma lista selecionada de fármacos incluídos nesse grupo.

Existem vários elementos básicos característicos a todos os depressores do SNC:

1. **Os efeitos dos depressores do SNC são aditivos entre si e com o estado comportamental do usuário.** Por exemplo, quando essas substâncias psicoativas são combinadas ou ingeridas com álcool, os efeitos depressivos são agravados. Em muitos casos, esses efeitos depressivos intensos são imprevisíveis e podem ser fatais. Da mesma forma, um paciente mentalmente deprimido ou fisicamente esgotado pode ter reação exagerada a uma dose da substância psicoativa que, nos indivíduos normais ou excitados, teria efeitos apenas brandos.

2. **Os depressores do SNC podem causar dependência fisiológica.** Se doses altas de depressores do SNC forem administradas repetidamente durante intervalos longos, há um período de hiperexcitabilidade neurológica central com a abstinência deles. Essa resposta pode ser muito grave e até mesmo causar crises convulsivas e morte.

TABELA 23.1 Sedativos, hipnóticos e ansiolíticos.

CLASSE	NOMES GENÉRICOS
Ansiolíticos	Alprazolam
	Clordiazepóxido
	Clonazepam
	Clorazepato
	Diazepam
	Lorazepam
	Oxazepam
	Meprobamato
Barbitúricos	Amobarbital
	Pentobarbital
	Secobarbital
	Butabarbital
	Fenobarbital
Hipnóticos não barbitúricos	Hidrato de cloral
	Estazolam
	Flurazepam
	Temazepam
	Triazolam
	Quazepam
	Eszopiclona
	Ramelteona
	Zaleplon
	Zolpidem
Outros	Flunitrazepam
	Ácido gama-hidroxibutírico (gama-hidroxibutirato; GHB)

3. **Os depressores do SNC podem causar dependência psíquica.** Os depressores do SNC podem desencadear compulsão psíquica ao uso intermitente ou contínuo da substância para obter níveis máximos de atividade funcional ou sentimento de bem-estar.
4. **Pode haver tolerância e dependência cruzadas entre os diversos depressores do SNC.** A tolerância cruzada ocorre quando uma substância psicoativa diminui a intensidade da reação a outra substância. Dependência cruzada é uma condição na qual uma substância psicoativa pode suprimir os sinais/sintomas da abstinência associados à dependência física de outra substância psicoativa (Julien, 2014).

Aspectos históricos

Durante o século 19, duas condições muito comuns – ansiedade e insônia – eram tratadas com opioides, sais de brometo, hidrato de cloral, paraldeído e álcool etílico (Julien, 2014). Como os opioides eram conhecidos por sua capacidade de causar dependência física, os sais de brometo acarretavam risco de intoxicação crônica por brometo e o hidrato de cloral e o paraldeído tinham gosto e odor desagradáveis, o álcool passou a ser o agente depressor mais prescrito. Entretanto, muitos pacientes recusavam-se a ingerir álcool porque não apreciavam seu sabor ou por motivos morais, enquanto outros tendiam a tomar doses maiores que as prescritas. Por isso, continuaram as buscas por um fármaco sedativo mais conveniente.

Embora o ácido barbitúrico tenha sido sintetizado pela primeira vez em 1864, apenas em 1912 o fenobarbital foi introduzido em medicina como fármaco sedativo e tornou-se o primeiro representante de um grupo estruturalmente semelhante de fármacos conhecidos como barbitúricos (Julien, 2014). Desde então, foram sintetizados mais de 2.500 derivados barbitúricos, embora pouco mais de uma dúzia ainda sejam utilizados na prática médica. O uso ilícito desses fármacos sem indicação clínica cresceu ao longo das décadas de 1930 e 1940.

Os esforços para desenvolver fármacos depressores que não fossem derivados de barbitúricos aumentaram. Em meados da década de 1950, o campo dos depressores do SNC foi ampliado com a introdução dos fármacos não barbitúricos como glutetimida etclorvinol, metiprilon e meprobamato. A introdução dos benzodiazepínicos ocorreu em torno de 1960 com a comercialização do clordiazepóxido, pouco depois seguido de seu derivado, diazepam. O uso desses fármacos e de outros do mesmo grupo cresceu muito e hoje eles são amplamente prescritos na prática médica. A margem de segurança desses fármacos é maior que a dos barbitúricos e outros depressores não barbitúricos. Contudo, é provável que o uso prolongado, mesmo que de doses moderadas, cause dependências física e psíquica, que estão associadas a uma síndrome de abstinência típica e potencialmente grave.

Padrões de uso

Dentre todos os fármacos usados na prática clínica, os sedativos, hipnóticos e ansiolíticos estão entre os mais prescritos. Sadock e colaboradores (2015) relataram que cerca de 15% dos norte-americanos usaram um benzodiazepínico prescrito por médico.[6]

Existem dois padrões de drogadição descritos. O primeiro começa no indivíduo cujo médico prescreveu inicialmente um depressor do SNC para tratar ansiedade ou insônia. Por qualquer outra razão, o indivíduo aumenta a dose ou a frequência além da que foi prescrita pelo médico. O uso desse fármaco é justificado com base no controle dos sintomas, mas, à medida que a tolerância aumenta, doses progressivamente maiores são necessárias para alcançar o efeito desejado. O comportamento de buscar a substância psicoativa é evidente à medida que o indivíduo busca prescrições com vários médicos para manter suprimentos suficientes.

O segundo padrão refere-se aos adolescentes ou jovens adultos (na segunda década de vida), que usam fármacos obtidos de forma ilícita na companhia de seus amigos. O objetivo inicial é alcançar uma sensação de euforia.[7] Em geral, a substância psicoativa é usada de forma social e intermitente. Esse padrão de uso intermitente leva à utilização regular e níveis extremos de tolerância. Também é comum combinar o uso desses fármacos com outras substâncias. A drogadição física e psíquica desencadeia comportamentos exacerbados de busca pela substância psicoativa, na maioria das vezes por meio de fornecedores ilegais.

Efeitos sistêmicos

Os fármacos sedativos, hipnóticos e ansiolíticos deprimem as atividades do cérebro, nervos, músculos e tecidos cardíacos. A ação primária desse grupo de fármacos ocorre nos tecidos neurais. Entretanto, doses altas também podem ter efeitos em outros sistemas do organismo. Eles reduzem a taxa metabólica de vários tecidos em todo o corpo e deprimem qualquer sistema que utilize energia (Julien, 2014). Doses grandes são necessárias para produzir esses efeitos. Em doses menores, esses fármacos parecem ser mais seletivos em suas ações depressoras e exercem seus efeitos nos centros encefálicos encarregados da manutenção da consciência (p. ex., sistema de ativação reticular ascendente, formação reticular e sistema de projeções talâmicas difusas).

Como mencionado anteriormente, esses fármacos podem causar todos os graus de depressão do SNC – desde sedação branda até morte. O nível de depressão é determinado pela dose e potência do fármaco usado. Na Figura 23.2, um *continuum* demonstra como doses crescentes desses fármacos determinam o grau de depressão do SNC.

A seguir, há uma descrição dos efeitos fisiológicos desses fármacos.

Efeitos no sono e nos sonhos

O uso de barbitúricos reduz o tempo de sono transcorrido em sonhos (sono REM). Durante a abstinência, os sonhos tornam-se vívidos e exagerados. Insônia e sonhos exagerados como reação de rebote (também conhecida como *rebote REM*) são frequentes com a abstinência repentina após uso prolongado desses fármacos como indutores do sono (Julien, 2014).

Depressão respiratória

Os barbitúricos inibem o sistema de ativação reticular e causam depressão respiratória, resultando em *superdosagem* letal (Sadock et al., 2015). Além disso, podem gerar efeitos aditivos quando usados ao mesmo tempo em que outros depressores do SNC, criando uma condição potencialmente fatal.

Efeitos cardiovasculares

Doses altas podem causar hipotensão. Com as doses orais habituais, observa-se redução discreta da pressão arterial. Doses altas de barbitúricos podem reduzir o débito cardíaco, a irrigação sanguínea cerebral e a contratilidade miocárdica por efeito direto (Lafferty & Abdel-Kariem, 2014).

Função renal

Em doses suficientemente altas para produzir anestesia, os barbitúricos podem suprimir a função renal. Contudo, com as doses habituais dos fármacos sedativo-hipnóticos, não há evidências de ação direta nos rins.

Efeitos hepáticos

Em doses suficientemente altas para causar intoxicação aguda, os barbitúricos podem desencadear icterícia. Esses fármacos estimulam a produção das enzimas hepáticas, que reduzem os níveis plasmáticos dos barbitúricos e de outros fármacos metabolizados no

---

[6] N.R.T.: As classes de medicamentos mais consumidas no Brasil de forma não prescrita, ou consumidas de forma diferente da prescrita, são as de benzodiazepínicos (3,9%), opiáceos (2,9%) e anfetamínicos (1,4%).
[7] N.R.T.: No mesmo estudo brasileiro citado nas notas anteriores (BASTOS et al., 2017), constatou-se que o consumo de medicamentos não prescritos variou de 0,3% entre os indivíduos de 12 a 17 anos a 1,6% entre indivíduos de 35 a 44 anos. Bastos FIP M et al. *III Levantamento Nacional sobre o uso de drogas pela população brasileira*. Rio de Janeiro: FIOCRUZ/ICICT, 2017. 528 p.

Normal → Alívio da ansiedade → Desinibição → Sedação → Hipnose (sono) → Anestesia geral → Coma → Morte

→→→ Doses crescentes do fármaco →→→

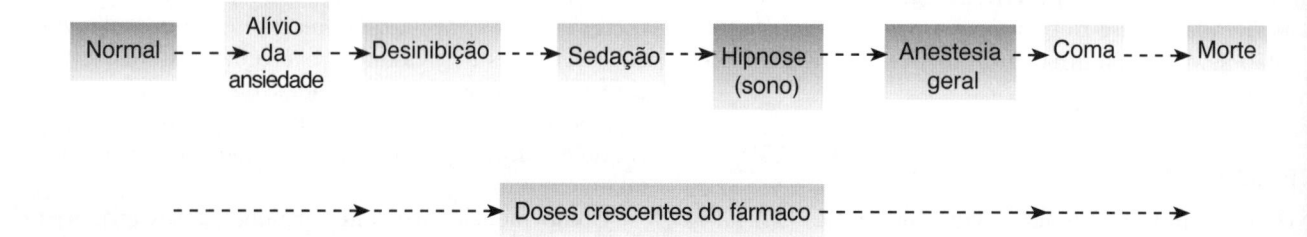

Figura 23.2 *Continuum* de depressão do SNC com o aumento progressivo das doses de fármacos sedativos, hipnóticos e ansiolíticos.

fígado. Doença hepática preexistente pode predispor o paciente a lesão hepática adicional com o uso excessivo de barbitúricos.

Temperatura corporal

Doses altas de barbitúricos podem reduzir acentuadamente a temperatura corporal, mas as doses habituais não causam alterações significativas.

Função sexual

Os depressores do SNC tendem a desencadear uma resposta bifásica. No início, há aumento da libido, provavelmente em consequência dos efeitos desinibidores primários, mas depois o prazer sexual é reduzido. Nos homens, essa resposta inicial é seguida de redução da capacidade de manter uma ereção.

Intoxicação por sedativos, hipnóticos e ansiolíticos

O *DSM-5* (APA, 2013) descreve intoxicação por sedativos, hipnóticos ou ansiolíticos como alterações psicológicas ou comportamentais inadaptativas e significativas do ponto de vista clínico, que se desenvolvem durante ou logo após o uso de um desses fármacos. Essas alterações inadaptativas podem incluir comportamento agressivo ou sexualmente inapropriado, instabilidade do humor, discernimento prejudicado ou dificuldades de desempenho profissional ou social. Outros sinais e sintomas muito associados ao uso dos depressores do SNC são: fala arrastada, problemas na coordenação motora, instabilidade da marcha, nistagmo, déficits de atenção ou memória e torpor ou coma.

Outras substâncias psicoativas desse grupo incluem o ácido hidroxibutírico (GHB) e o flunitrazepam. Como todos os depressores do SNC, eles provocam um estado de desinibição, excitação, embriaguez e amnésia. Essas substâncias têm sido amplamente usadas no golpe conhecido como "boa noite, Cinderela" (drogar uma pessoa para estupro ou roubo), porque podem ser dissolvidas em bebidas com facilidade e provocam amnésia anterógrada, ou seja, incapacidade de recordar os eventos vivenciados sob sua ação (Walton-Moss et al., 2013).

Abstinência de sedativos, hipnóticos ou ansiolíticos

A abstinência de sedativos, hipnóticos ou ansiolíticos causa uma síndrome típica, com sinais e sintomas que se desenvolvem depois de uma redução acentuada ou interrupção da ingestão prolongada ou de doses altas (APA, 2013). O início dos sintomas depende do fármaco que o indivíduo parou de usar. No caso dos sedativo-hipnóticos de ação curta (p. ex., alprazolam e lorazepam), os sinais/sintomas podem começar de 12 a 24 horas depois da última dose, alcançam intensidade máxima entre 24 e 72 horas e regridem em 5 a 10 dias. Os sinais/sintomas da abstinência de fármacos com meias-vidas mais longas (p. ex., diazepam, fenobarbital, clordiazepóxido) podem começar 2 a 7 dias depois, alcançam intensidade máxima entre o quinto e o oitavo dias e regridem em 10 a 16 dias.

A abstinência grave é mais provável quando um fármaco foi utilizado em doses altas por períodos longos. Entretanto, sinais/sintomas de abstinência também foram descritos com doses moderadas utilizadas por intervalos relativamente curtos. Os sintomas de abstinência são: hiperatividade autônoma (p. ex., sudorese ou aceleração da frequência do pulso acima de 100), tremores exagerados das mãos, insônia, náuseas ou vômitos, alucinações, ilusões, agitação psicomotora, ansiedade ou crises convulsivas do tipo grande mal.

Transtornos associados ao uso de estimulantes do SNC

Definição da substância

Os estimulantes do SNC são conhecidos pela estimulação comportamental e agitação psicomotora que causam. Suas estruturas moleculares e seus mecanismos de ação variam amplamente. O grau de estimulação neural causada por determinado fármaco depende da área do encéfalo ou da medula espinal afetada e do mecanismo celular fundamental da hiperexcitabilidade. O *DSM-5* (APA, 2013) classifica os transtornos associados à cafeína e ao tabaco em classes diagnósticas diferentes. De acordo com os propósitos deste livro, essas substâncias também são incluídas entre os transtornos decorrentes do uso de estimulantes do SNC.

Os subgrupos dessa classe são definidos com base nas semelhanças dos mecanismos de ação. Os *estimulantes psicomotores* agem aumentando ou potencializando as ações dos neurotransmissores como norepinefrina, epinefrina ou dopamina. Os *estimulantes celulares gerais* (cafeína e nicotina) agem diretamente na atividade celular. A cafeína inibe a enzima fosfodiesterase e aumenta os níveis de adenosina-3',5'-fosfato cíclico (cAMP), que é um composto químico envolvido no aumento das taxas metabólicas celulares. A nicotina estimula as sinapses ganglionares. Isso aumenta as quantidades de acetilcolina, que estimula a transmissão dos impulsos neurais para todo o sistema nervoso autônomo. A Tabela 23.2 inclui uma lista dos fármacos ou substâncias incluídos nesses grupos.

Os dois estimulantes mais comuns e utilizados são cafeína e nicotina. A cafeína está facilmente acessível em qualquer supermercado e mercearia como ingrediente comum do café, chá, refrigerantes à base de cola e chocolate. Nicotina é a substância psicoativa principal dos produtos que contêm tabaco. Quando utilizados com moderação, esses estimulantes tendem a atenuar a fadiga e aumentar a agilidade mental. Em geral, essas substâncias psicoativas são aceitas como parte de nossa cultura; contudo, com a conscientização social crescente acerca dos riscos à saúde associados aos produtos que contêm tabaco, seu uso passou a ser estigmatizado em alguns círculos sociais.

Por causa do potencial de causar dependência fisiológica, nos EUA, os estimulantes mais potentes são controlados pela Controlled Substances Act. Esses estimulantes controlados estão disponíveis para uso terapêutico apenas com prescrição médica; contudo, também são fabricados de forma clandestina e muito distribuídos no mercado ilícito. Mais recentemente, surgiram outros estimulantes sintéticos, como mefedrona, 3,4-metilenodioxipirovalerona (MDPV), metilona e outros; como suas estruturas químicas foram alteradas, no início não foram reconhecidas como substâncias controladas ou reguladas pelo governo federal. Em outubro de 2011, a DEA (U.S. Drug Enforcement Administration – agência de fiscalização antidrogas) dos EUA publicou uma regulamentação de emergência proibindo a posse e o uso dessas substâncias (exceto quando autorizado por lei). Hoje em dia, são classificadas como substâncias da Classe I, que é a categoria mais restritiva da lei Controlled Substances Act. Essa regulamentação veio em resposta aos relatos de episódios de comportamento violento associado ao uso dessas substâncias.

Desde então, começou a ser distribuída nos EUA outra catinona sintética – alfa-PVP (α-pirrolidinopentiofenona) – cuja estrutura química é semelhante, embora não idêntica, à mefedrona – 3,4-metilenodioxipirovalerona (MDPV) – e à metilona. Essa substância psicoativa pode ser inalada, injetada, ingerida e vaporizada para inalação em cigarros eletrônicos. A vaporização é uma

TABELA 23.2 Estimulantes do SNC.

CLASSE	NOMES GENÉRICOS
Anfetaminas	Dextroanfetamina Metanfetamina 3,4-metilenodioxianfetamina (MDMA)* Anfetamina + dextroanfetamina
Cafeína	Café, chá, refrigerantes de cola, chocolate
Cocaína	Cloridrato de cocaína
Estimulantes não anfetamínicos	Fendimetrazina Benzofetamina Dietilpropiona Fentermina Sibutramina** Metilfenidato Dexametilfenidato Modafinila
Estimulantes sintéticos	3,4-metilenodioxipirovalerona* (MDPV) 4-metilmetcatinona (mefedrona, 4-MMC)* Metilona* Etilona Dibutilona Alfa-PVP
Nicotina	Cigarros, charuto, cachimbo, rapé

*Relacionados aos alucinógenos. **Esse fármaco não é mais comercializado nos EUA.

via de administração especialmente perigosa porque sua absorção é imediata e existem relatos de mortes causadas por *superdosagem*, suicídio e ataque cardíaco. Contudo, embora a alfa-PVP fosse considerada um risco significativo à saúde em 2014 e 2015, não houve relatos de óbitos em 2016, desde que a China (único fornecedor dessa substância psicoativa) proibiu a produção e exportação da alfa-PVP (Storrs, 2016). Entretanto, Storrs também relatou que, quando um estimulante sintético é banido, ele geralmente é substituído por outro. Por exemplo, quando a China baniu a metilona (uma substância semelhante à alfa-PVP) em 2014, ela foi substituída pela etilona; depois que a etilona foi banida, uma substância semelhante, conhecida como dibutilona, começou a ser distribuída. Esse padrão impõe um esforço contínuo da FDA e da DEA para identificar e agir sempre que uma nova variante sintética chega ao público (em geral, quando acarreta consequências graves à saúde ou mortes).

Aspectos históricos

Cocaína é o estimulante mais potente obtido da natureza. Ela é extraída das folhas da coca, que é cultivada nos altiplanos andinos da América do Sul desde tempos pré-históricos. Os nativos da região mastigam as folhas da planta para obter efeito revigorante e alívio do cansaço.

A folha de coca deve ser misturada com cal para liberar o alcaloide cocaína. A fórmula química da forma pura da substância foi desenvolvida em 1960. Os médicos começaram a usar essa substância como anestésico em cirurgias oculares, nasais e faríngeas, mas também era usada nos EUA na forma de um elixir à base de morfina e cocaína, destinado a aliviar o sofrimento associado às doenças terminais. Hoje em dia, essas indicações terapêuticas são obsoletas.

A cocaína alcançou algum grau de aceitação em certos círculos sociais; é distribuída ilicitamente na forma de pó cristalino branco e é comum ser misturada com outros ingredientes para aumentar seu volume e gerar mais lucro. Em geral, a cocaína é "inalada" e os usuários crônicos podem ter sintomas semelhantes à congestão nasal de um resfriado comum. Seus efeitos intensamente prazerosos geram um potencial extraordinário de dependência psicológica.

Outra preparação de cocaína utilizada com frequência nos EUA é produzida pelo processamento da cocaína em pó com amônia ou bicarbonato de sódio e água, seguida de aquecimento para retirar as moléculas de cloridrato (Publishers Group, 2012). O termo *crack* (nome popular dessa combinação) refere-se ao estalido que o usuário ouve ao fumar a mistura. Como esse tipo de cocaína pode ser facilmente vaporizada e inalada, seus efeitos têm início muito rápido. Veja o relato da experiência de Alan com drogadição de *crack* e álcool em "Pessoas Reais, Histórias Reais".

A anfetamina foi produzida pela primeira vez em 1887. Pouco depois, surgiram vários derivados dessa substância e seu uso clínico começou em 1927. As anfetaminas eram muito utilizadas com finalidades clínicas ao longo da década de 1960, mas o reconhecimento do potencial de uso abusivo reduziu drasticamente seu uso clínico. Hoje em dia, as anfetaminas são prescritas apenas para tratar narcolepsia (uma doença rara que acarreta desejo incontrolável de dormir), transtornos de hiperatividade das crianças e alguns casos de obesidade. A produção clandestina de anfetaminas para

---

Pessoas Reais, Histórias Reais: Alan Brunner.

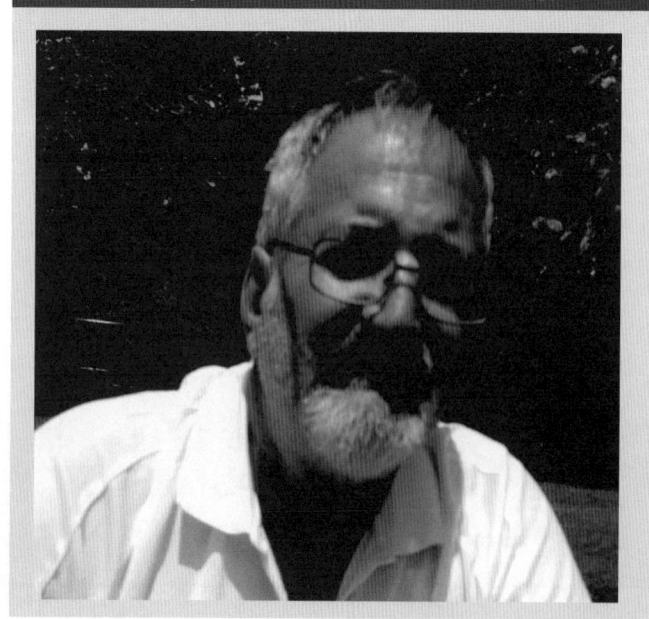

Os transtornos decorrentes do uso de substância psicoativa frequentemente seguem um padrão de progressão que se estende por um período longo. A história de Alan é um exemplo desse processo. Veja também o Capítulo 8, *Comunicação Terapêutica*, que descreve uma interação com Alan incorporando a entrevista motivacional. Reflita sobre questões importantes em educação preventiva primária. Considere exemplos de intervenções que são ineficazes ou desfavoráveis para o usuário e o profissional de saúde. Incorpore a essas reflexões o entendimento do que é codependência.

Karyn: Diga-me quando foi a primeira vez que você usou substâncias psicoativas ou álcool.

Alan: Eu tinha 15 anos quando comecei a fumar maconha e 16 quando tomei meu primeiro drinque. Quando eu estava no ensino médio, o uso da maconha passou de episódios ocasionais para várias vezes por semana. Eu sabia que isso era um problema, mas a ingestão alcoólica progredia muito mais gradativamente. Durante anos, eu bebia apenas nos finais de semana. Durante algum tempo, eu e meu amigo dividíamos um litro de bebida alcoólica nos finais de semana. Por fim, cada um tomava 1..., depois 2... Eu bebia apenas cerveja. Certa vez, na adolescência, tomei 200 mℓ de vodca

(continua)

Pessoas Reais, Histórias Reais: Alan Brunner. (*continuação*)

e fiquei extremamente mal. Minha mãe não tentou me salvar, me ajudar a melhorar ou esconder o que eu tinha feito. Eu precisava viver as consequências e isso provavelmente era uma boa coisa; nunca mais bebi vodca. Contudo, beber cerveja tornou-se cada vez mais frequente e a quantidade aumentava de forma progressiva. Ainda assim, precisei de mais 35 anos para reconhecer que isso era um problema!

Karyn: Havia alguma história de alcoolismo em sua família?

Alan: Ah, sim...vários parentes. Meu pai tinha problemas com álcool e isso levou meus pais a se divorciarem quando eu tinha 14 anos. Quando tinha 19 anos, fui morar com meu pai e, em seguida, comecei a beber durante a semana também – assim como ele. Meu pai sempre trabalhou e tinha uma base ética firme, embora fosse um alcoólico inveterado; por isso, pensei: "Desde que eu seja capaz de beber de forma que isso não interfira em meu trabalho, então não há problema". Também me lembro de ter pensado: "É apenas cerveja; eu não uso drogas 'pesadas' ou 'fortes', como cocaína – eu NUNCA faria isto".

Karyn: Então, o consumo de cerveja aumentou enquanto você vivia com seu pai?

Alan: Inicialmente sim, mas depois eu me envolvi com pessoas e amigos que gostavam de beber. Mudei-me para morar com um amigo e, em geral, nós bebíamos uma caixa de cerveja todas as noites. Em seguida, iniciei um negócio de reparo de automóveis com um amigo, que também bebia muito – nós tínhamos cerveja no local de trabalho. Pouco depois, não saíamos da loja até que toda a cerveja tivesse acabado. Mais tarde, envolvi-me com corridas de automóvel e, nesse ambiente, havia álcool e cocaína em abundância.

Karyn: Lembro que você disse que usava cocaína. Foi nesse momento que começou a usar?

Alan: Não, na verdade, eu comecei uma amizade com um diácono da minha igreja, provavelmente porque nós dois gostávamos de beber. Ele foi a pessoa que me apresentou a cocaína.

Karyn: Então, você começou a usar cocaína junto com álcool?

Alan: Exatamente, mesmo que eu pensasse que nunca faria isso. Contudo, descobri que, se usasse cocaína, tinha muito mais energia e conseguia ficar acordado por mais tempo, de forma que pudesse ser um etilista "bem melhor". (Risos.)

Karyn: Conte-me como você percebeu que o uso de substâncias psicoativas era um problema.

Alan: Bem, em determinado momento, eu bebia em casa porque era um desperdício de "boa oportunidade para beber" me reunir com outras pessoas. Então, na maioria das vezes, ficava sentado em casa bebendo sozinho no escuro e a cerveja nem chegava até a geladeira. A cocaína colocou-me em contato com algumas pessoas muito más. Eu sabia que precisava sair dessa de alguma forma e, quando comecei a usar cocaína, eu disse: "Uma coisa que nunca usarei é crack", mas depois comecei também a usar isso e foi então que as coisas desmoronaram por completo.

Karyn: Desmoronaram?

Alan: Eu estava acumulando um monte de problemas legais. Primeiro, eu tinha recebido algumas multas por dirigir embriagado e direção imprudente, mas agora eram processos por porte de drogas e parafernálias necessárias, dirigir com carteira de habilitação vencida, mais multas por dirigir embriagado e por conduta desordeira. E o crack arranca sua alma! Você fica sempre buscando o "barato" que teve pela primeira vez que usou, mas nunca o obtém, então continua usando mais. Por isso, um dos meus amigos chamava o crack de "preciso", porque você precisa da substância... E não se preocupa com MAIS NADA – você não se importa se morrer.

Karyn: Você disse que está "limpo" e sóbrio há 7 anos. Como mudou de vida?

Alan: Eu tinha tantos processos na justiça que meu advogado recomendou que eu aceitasse passar algum tempo na prisão (3 a 10 dias) e acabasse com isso, mas o juiz ofereceu tratamento em vez de prisão; eu disse a ele que era exatamente isso que queria, porque sabia do que precisava. Contudo, disseram-me que, se eu violasse o programa terapêutico, ficaria preso por 1 ano. Então, eu saiba que estava assumindo um grande risco ao iniciar o tratamento, mas também sabia que era a única saída – e sentia que precisa disso.

Karyn: Então, qual é o seu plano de prevenção de recaídas?

Alan: Eu tenho um padrinho do AA e fazemos alguns encontros, mas não tão frequentes quanto eram antes. Eu nunca me permito sentir muito orgulho por minha sobriedade, porque sei que tudo isso poderia me levar a um drinque. Desde que me lembre de que sou vulnerável eu não fico muito convencido. Também tenho muita ajuda da família, especialmente de minha mãe. Ela me apoiou em todas as etapas do processo de tratamento. Ter pessoas que o apoiem é essencial. O relacionamento que mantive por muitos anos terminou, em grande parte porque ela dizia aos meus orientadores que queria que eu parasse, mas não era a favor da abstinência completa – ela também era muito festeira. Se continuasse nessa relação, eu achava (e meus orientadores também) que colocaria minha sobriedade em risco.

Karyn: O que você acha importante que os profissionais de saúde saibam ou façam para ajudar alguém que tem problemas com uso de substâncias psicoativas?

Alan: Antes de mais nada, a pessoa precisa querer ajuda. Você não pode consertar outra pessoa, não pode ajudar alguém que não quer ser ajudado.

Karyn: Concordo, isso é muito importante. Acho que os profissionais de saúde (e os familiares que cuidam do indivíduo) pensam que podem "consertar" qualquer problema de saúde e isso pode culminar em intervenções inefetivas e insalubres para o usuário e o prestador de cuidados de saúde.

Alan: Sim, eu também gostaria de dizer que os profissionais de saúde precisam saber como identificar os sintomas de problemas com o uso de substâncias.

Karyn: Como?

Alan: Como alguém ter "tremores", não olhar para você quando responde às suas perguntas, acusar outras pessoas por suas condições e consequências, conversar evasivamente... Nunca pergunte a alguém: "Você é alcoólico ou dependente de drogas?", porque sempre dizemos não, a menos que estejamos em recuperação – a negação é muito forte. Também acho que ser imparcial é importante, porque é possível encontrar formas de abrir as portas para conversar sobre os problemas. Se você é teimoso e crítico, acho que isso reforça a negação. Seria bom fazer uma pergunta como: "Você alguma vez ficou embriagado e não conseguiu lembrar-se do que ocorreu na ocasião?". Porque ter "apagões" é um indício claro de problemas com álcool. Talvez não consiga "consertar" alguém, mas pode "plantar sementes" e manter a esperança de que informação e educação terão algum impacto em alguma ocasião. Acho que, por isso, pessoas que estão em processo de recuperação podem ser tão úteis quanto cuidadores de saúde, porque podem compartilhar sua história de dependência e, como a maioria das pessoas acha que são absolutamente singulares, ouvir a história de outros que estiveram no mesmo lugar em que elas estão agora pode acender o interruptor de luz e ajudar o indivíduo a reconhecer sua própria necessidade de tratamento.

distribuição no mercado ilícito tornou-se um negócio rentável. As metanfetaminas podem ser fumadas, inaladas, injetadas ou ingeridas. Os efeitos incluem euforia intensa depois de fumar ou injetar e início mais lento após inalação ou ingestão. A metanfetamina cristalizada, outra formulação, é produzida pela recristalização lenta das metanfetaminas em pó depois da diluição com um solvente como metanol, etanol, isopropanol ou acetona (Publishers Group, 2012). Essa preparação em cristais grandes de D-metanfetamina incolor e inodora é conhecida comumente como *cristal* ou *ice* por causa de seu aspecto. Em geral, os cristais de metanfetamina são fumados em um cachimbo semelhante ao usado com *crack*.

Os primórdios da história da cafeína são desconhecidos e estão envoltos em lendas e mitos. A cafeína foi descoberta inicialmente no café, em 1820, e no chá 7, anos depois. Em algumas culturas, essas duas bebidas são muito aceitas e apreciadas como um "revigorante".

O uso do tabaco tem uma história longa; os maias esculpiram gravuras datadas de 600 a 1000 d.C., que são as evidências mais antigas que parecem ilustrar que o tabaco era fumado. Introduzido na Europa em meados do século 16, seu uso cresceu rapidamente e logo se espalhou no Oriente. O tabaco chegou à América com o assentamento das primeiras colônias. Hoje em dia, a planta é cultivada em muitos países do mundo e, embora o tabagismo esteja diminuindo na maioria dos países industrializados, ainda é um problema grave nas regiões em desenvolvimento.

Padrões de uso

Por causa dos seus efeitos prazerosos, os estimulantes do SNC têm grande potencial de uso abusivo. Em 2014, cerca de 1,5 milhão de norte-americanos eram usuários de cocaína (SAMHSA, 2015).[8] O uso dessa substância é mais prevalente em norte-americanos com 18 a 25 anos.

Muitas pessoas que usam de forma abusiva ou são dependentes de estimulantes do SNC começam a usá-los por seu efeito supressor do apetite, na tentativa de controlar o peso. Doses progressivamente mais altas são ingeridas na tentativa de manter os efeitos prazerosos. Com o uso continuado, esses efeitos diminuem, enquanto os efeitos disfóricos aumentam. O desejo persistente de usar a substância psicoativa continua apesar dos efeitos adversos desagradáveis causados pelo uso crônico.

[8]N.R.T.: Pesquisa realizada em 2017, no Brasil, citada em notas anteriores, apontou que 9,9% dos brasileiros relatam ter usado substâncias ilícitas uma vez – 7,7% da população consumiu maconha, haxixe ou skank; 3,1%, cocaína; 2,8%, solventes; e 0,9%, crack. Além de substâncias ilícitas, o estudo mapeou o consumo de álcool: 16,5% dos participantes indicaram exagerar na dosagem. Homens consumiam em uma única ocasião cinco doses ou mais de bebidas; e mulheres, quatro doses ou mais (BASTOS et al., 2017).

Em geral, os estimulantes do SNC caracterizam-se pelo uso diário ou praticamente cotidiano, intermitente ou contínuo. É frequente que indivíduos que utilizam essas substâncias de forma intermitente se envolvam em "farras" com substâncias psicoativas, durante as quais consomem doses altíssimas, que são seguidas por 1 ou 2 dias de recuperação. Esse período de recuperação caracteriza-se por sinais/sintomas muito desagradáveis e intensos e, por isso, é frequentemente referido como *crash* (drástica redução no humor e na energia).

O indivíduo que consome todos os dias pode usar doses grandes ou pequenas, várias vezes por dia ou apenas em determinada hora do dia. A dose consumida geralmente aumenta com o tempo, à medida que o indivíduo desenvolve tolerância. Os usuários crônicos tendem a depender dos estimulantes do SNC para sentirem-se mais poderosos, confiantes e decisivos. Em geral, eles entram em um padrão de usar "estimulantes" de manhã e "depressores" (p. ex., álcool ou ansiolíticos/hipnóticos) à noite.

O norte-americano mediano consome duas xícaras de café (cerca de 200 mg de cafeína) por dia. A cafeína é consumida em diversas quantidades por cerca de 90% da população. Com um nível de ingestão diária de cafeína na faixa de 500 a 600 mg, manifestações como ansiedade, insônia e depressão são comuns e a cafeína pode causar dependência e abstinência. O consumo de cafeína é prevalente entre as crianças, assim como entre os adultos. A Tabela 23.3 lista algumas fontes comuns de cafeína.

Depois da cafeína, a nicotina – um dos ingredientes ativos do tabaco – é a substância psicoativa mais utilizada na sociedade norte-americana. Com base em estatísticas

TABELA 23.3 Fontes comuns de cafeína (bebidas e alimentos).

FONTE	TEOR DE CAFEÍNA (MG)
Barra de chocolate, 30 g	22
Bebida energética concentrada, 30 mℓ	215 a 240
Cacau, 150 a 180 g	20
Café moído, 150 a 180 mℓ	90 a 125
Café instantâneo, 150 a 180 mℓ	60 a 90
Café descafeinado, 150 a 180 mℓ	3
Chá instantâneo, 150 a 180 mℓ	45
Chá moído, 150 a 180 mℓ	70
Chá verde, 240 mℓ	15 a 30
Chocolate ao leite, 240 g	2 a 7
Energético Red Bull®, 360 mℓ	115
Refrigerantes à base de cola, 240 a 360 mℓ	60

referidas a 2014, 55,2 milhões de norte-americanos eram fumantes ativos de cigarros, 12 milhões fumavam charutos e 8,7 usavam tabaco sem fumaça (SAMHSA, 2015).[9] A partir de 1964, quando foi publicado o primeiro relatório de saúde pública sobre tabagismo, a porcentagem total de fumantes entrou em declínio. Entretanto, a porcentagem de mulheres e adolescentes fumantes declinou mais lentamente que a dos homens adultos. Ainda que o tabagismo esteja em declínio, pacientes com transtornos mentais e indivíduos em tratamento de dependência química têm índices mais altos que a população em geral; cerca de 93% dos dependentes em tratamento e 40% das pessoas com transtornos mentais informam ser tabagistas (SAMHSA, 2015).

Os perigos do tabagismo passivo ainda são considerados um risco significativo à saúde. O CDC norte-americano (2016b) relatou que, anualmente, o tabagismo passivo causa mais de 49 mil mortes de não fumantes por doença cardíaca, acidente vascular cerebral e câncer de pulmão, enquanto mil recém-nascidos/lactentes morrem em consequência dos efeitos associados ao tabagismo materno durante a gestação. Além disso, o tabagismo aumenta o risco de mortalidade infantil associada à síndrome de morte infantil súbita.

Efeitos sistêmicos

Os estimulantes do SNC formam um grupo de substâncias farmacológicas capazes de excitar todo o sistema nervoso. Esse efeito é produzido aumentando a atividade ou ampliando as ações dos neurotransmissores envolvidos diretamente na ativação física e estimulação comportamental. As reações fisiológicas variam de acordo com a potência e a dose da substância psicoativa.

Efeitos no sistema nervoso central

A estimulação do SNC provoca tremor, inquietude, anorexia, insônia, agitação psicomotora e hiperatividade motora. Anfetaminas, estimulantes não anfetamínicos e cocaína causam estado de alerta exacerbada, resistência aumentada à fadiga, excitação, euforia e sentimentos subjetivos de maior agilidade mental e força muscular. O uso crônico dessas substâncias pode causar comportamento compulsivo, paranoia, alucinações e comportamento agressivo (Publishers Group, 2012).

Efeitos cardiovasculares/pulmonares

As anfetaminas podem aumentar as pressões sanguíneas sistólica e diastólica, acelerar a frequência cardíaca e provocar arritmias cardíacas (Publishers Group, 2012). Essas substâncias também relaxam a musculatura lisa dos brônquios.

Nos casos típicos, a intoxicação por cocaína aumenta as demandas miocárdicas de oxigênio e acelera a frequência cardíaca. Pode ocorrer vasoconstrição significativa, que acarreta infarto do miocárdio, fibrilação ventricular e morte súbita. A cocaína inalada pode causar hemorragia pulmonar, bronquiolite crônica e pneumonia. Rinite é uma consequência da inalação crônica de cocaína.

A ingestão de cafeína pode aumentar a frequência cardíaca, causar palpitações e extrassístoles e desencadear arritmias cardíacas. A cafeína causa dilatação dos vasos sanguíneos pulmonares e sistêmicos e constrição dos vasos sanguíneos cerebrais.

A nicotina estimula o sistema nervoso simpático, o que resulta em aumentos da frequência cardíaca, pressão arterial e contratilidade cardíaca; e, deste modo, aumenta o consumo de oxigênio e a demanda de fluxo sanguíneo do miocárdio. As contrações da musculatura lisa do estômago associadas à fome são inibidas e, deste modo, a nicotina tem efeito anorético suave.

Efeitos gastrintestinais e renais

Os efeitos gastrintestinais (GI) das anfetaminas são imprevisíveis até certo ponto; contudo, a redução da motilidade do tubo GI frequentemente causa constipação intestinal. A contração do esfíncter vesical dificulta a micção. A cafeína tem efeito diurético nos rins. A nicotina estimula o hipotálamo a secretar hormônio antidiurético, que reduz a excreção de urina. Como a nicotina aumenta o tônus e a atividade do intestino, algumas vezes pode provocar diarreia.

A maioria dos estimulantes do SNC causa elevação discreta da taxa metabólica e graus variados de anorexia. Anfetaminas e cocaína podem elevar a temperatura corporal.

Função sexual

Os estimulantes do SNC parecem exacerbar o desejo sexual dos homens e das mulheres. As mulheres – mais comumente que os homens – relatam que os estimulantes fazem com que se sintam mais sensuais e tenham mais orgasmos. Na verdade, alguns homens podem ter disfunção sexual quando usam esses estimulantes. Contudo, na maioria das pessoas, essas substâncias têm efeito afrodisíaco potente.

Intoxicação por estimulantes do SNC

A intoxicação por estimulantes do SNC causa alterações psicológicas e comportamentais inadaptativas, que se desenvolvem durante ou logo depois do uso dessas substâncias. Nos casos típicos, a intoxicação por anfetaminas e cocaína causa euforia e embotamento afetivo; dificuldades de socialização; hipervigilância; hipersensibilidade nos relacionamentos pessoais; ansiedade, tensão ou raiva; comportamentos

---
[9] N.R.T.: Estima-se que, no Brasil, 9% da população seja dependente de nicotina, conforme estudo citado em notas anteriores (BASTOS et al., 2017).

estereotipados; ou discernimento prejudicado. Nos casos graves de intoxicação por anfetaminas, os sinais e sintomas podem incluir perda da memória, psicose e agressividade violenta. Os efeitos sistêmicos são taquicardia ou bradicardia, midríase, pressão arterial alta ou baixa, transpiração ou calafrios, náuseas ou vômitos, emagrecimento, agitação ou lentidão psicomotora, fraqueza muscular, depressão respiratória, dor torácica, arritmias cardíacas, confusão mental, crises convulsivas, discinesia, distonias ou coma (APA, 2013).

Em geral, a intoxicação por cafeína ocorre depois da ingestão de mais de 250 mg. Os sinais e sintomas são inquietude, irritabilidade, excitação, insônia, rubor facial, diurese, transtornos digestórios, abalos musculares, divagação de pensamentos e fala, taquicardia ou arritmia cardíaca, períodos de resistência extrema à fadiga e agitação psicomotora (APA, 2013).

Abstinência de estimulantes do SNC

A abstinência de estimulantes do SNC evidencia-se pela ocorrência de uma síndrome de abstinência típica, que começa algumas horas ou dias depois da interrupção ou redução do uso prolongado de doses altas (APA, 2013). Em geral, essa síndrome é denominada *crash*, um termo apropriado, porque os sinais e sintomas incluem fadiga, cãibras, depressão, cefaleia e pesadelos. A disforia pode ser suficientemente intensa para aumentar o risco de suicídio. Em geral, os sintomas de abstinência mais graves ocorrem dentro de 2 a 4 dias depois da interrupção ou redução do uso (Black & Andreasen, 2014).

O *DSM-5* (APA, 2013) descreve que a interrupção repentina da ingestão diária prolongada de cafeína pode provocar uma síndrome de abstinência. Os sinais e sintomas começam nas primeiras 24 h depois da última dose ingerida e podem incluir cefaleia, fadiga, sonolência, humor disfórico, irritabilidade, dificuldade de concentração, sintomas gripais, náuseas e vômitos e/ou dor e rigidez musculares.

A abstinência de nicotina causa humor disfórico ou deprimido; insônia; irritabilidade, frustração ou raiva; ansiedade; dificuldade de concentração; inquietude; frequência cardíaca baixa; e aumento do apetite ou do peso (APA, 2013). Uma síndrome branda de abstinência da nicotina pode ocorrer quando um fumante substitui seus cigarros habituais por outros com teores mais baixos de nicotina (Sadock et al., 2015).

Transtornos decorrentes do uso de inalantes

Definição das substâncias

Os transtornos associados ao uso de inalantes são causados pela inalação de hidrocarbonetos alifáticos e aromáticos encontrados em compostos como combustíveis, solventes, colas, propelentes de aerossol e solventes de tinta. Exemplos específicos desses compostos são gasolina, removedor de verniz, fluido de isqueiro, cola de aviação, cimento de borracha, líquido de limpeza, tinta em *spray*, polidores de sapatos e líquido corretor de datilografia. O tolueno (metilbenzeno, toluol ou fenilmetano) é um ingrediente comum de vários compostos inalantes (p. ex., tintas, colas e gasolina) e causa efeitos mentais logo depois da inalação.

Aspectos históricos

O uso de inalantes para alterar a consciência ou em rituais religiosos data de tempos antigos. No início do século 19, éter, clorofórmio e óxido nitroso eram inalados com finalidade recreativa. Na década de 1960, a inalação de substâncias por seus efeitos recreativos foi ampliada para incluir uma gama ampla de produtos, inclusive polidor de calçados, tintas e removedores, fluido de isqueiro e gasolina. O uso de substâncias inalantes por crianças e adolescentes norte-americanos é disseminado hoje em dia.

Padrões de uso

As substâncias inalantes são facilmente acessíveis, lícitas e de baixo custo; esses três fatores tornam essas substâncias atraentes às crianças, adolescentes e jovens adultos. O uso mais frequente ocorre na faixa etária de 12 a 17 anos, e essa é a única classe de substâncias usadas com mais frequência por adolescentes mais jovens que por adolescentes de mais idade (NIDA, 2015). Um estudo nacional do governo estadunidense sobre uso de substâncias psicoativas em 2014 revelou que 8% dos norte-americanos de 12 anos ou mais disseram ter usado inalantes (NIDA, 2015). Uma atualização animadora desse estudo (NIDA, 2016) mostrou declínio do uso de algumas substâncias por adolescentes ao longo dos últimos 5 anos, inclusive inalantes. Os adolescentes mais jovens inalam mais comumente cola, gasolina e tintas em *spray*. Entre os adolescentes de mais idade, a inalação de óxido nitroso é mais comum, enquanto, entre os adultos, os nitritos (p. ex., nitritos de amila) são os inalantes usados com mais frequência, por seus efeitos de alteração do estado mental (APA, 2015).

Um dos métodos de uso é "inalar" (*huffing*, em inglês) – quando um pedaço de pano embebido com a substância é aplicado na boca e no nariz e o vapor é inalado. Outro método comum é conhecido como "respirar na sacola" (*bagging*, em inglês), quando a substância é colocada em uma sacola de papel ou plástico, da qual o usuário inala a substância. A substância também pode ser inalada diretamente de um recipiente ou borrifada na boca ou no nariz.

Sadock e colaboradores (2015) relataram que:

O uso de inalantes por adolescentes pode ser mais comum quando os pais ou irmãos mais velhos usam substâncias psicoativas ilícitas. O uso desse tipo de substância por adolescentes também está associado ao aumento da probabilidade de ocorrerem distúrbios de conduta ou transtorno de personalidade antissocial. (p. 657)

Existem relatos de tolerância às substâncias inalantes quando são usadas em doses altas. Também há descrições de uma síndrome de abstinência branda, que não parece ser clinicamente significativa. Entre crianças com transtornos decorrentes do uso de inalantes, os produtos podem ser usados várias vezes por semana, com frequência nos finais de semana e depois das aulas. Adultos dependentes dessas substâncias podem usá-las várias vezes por dia ou durante "farras" com inalantes, que se estendem por um período de vários dias.

Efeitos sistêmicos

Os inalantes são absorvidos pelos pulmões e alcançam logo o SNC. Em geral, atuam como depressores do SNC (Black & Andreasen, 2014). Os efeitos têm duração relativamente curta (vários minutos até algumas horas), dependendo da substância específica e da dose consumida.

Efeitos no sistema nervoso central

Os inalantes podem causar lesões nos sistemas nervosos central e periférico. Podem ocorrer sinais e sintomas de disfunção neurológica como ataxia, neuropatias sensorimotoras e periféricas, distúrbios da fala e tremor. Outros efeitos neurológicos centrais associados ao uso de inalantes em doses altas são ototoxicidade, encefalopatia, parkinsonismo e destruição da bainha protetora ao redor de algumas fibras neurais do encéfalo e sistema nervoso periférico (Walton-Moss et al., 2013).

Efeitos respiratórios

Os efeitos respiratórios da inalação dessas substâncias variam de tosse e sibilos a dispneia, enfisema e pneumonia. A resistência das vias respiratórias aumenta por causa da inflamação. Walton-Moss e colaboradores (2013) também ressaltaram que pode ocorrer asfixia em consequência da inalação de substâncias colocadas em sacolas de plástico ou papel.

Efeitos gastrintestinais

Essas substâncias podem causar dor abdominal, náuseas e vômitos, assim como erupção ao redor da boca e do nariz do usuário. Odores incomuns no hálito também são frequentes. Existem relatos de que o uso prolongado causa hepatotoxicidade.

Efeitos no sistema renal

Insuficiência renal aguda ou crônica e síndrome hepatorrenal podem ocorrer com a inalação dessas substâncias. Estudos descreveram os efeitos tóxicos renais da exposição ao tolueno, que se evidenciam por acidose tubular renal, hipopotassemia, hipofosfatemia, hipercloremia, azotemia, piúria estéril, hematúria e proteinúria (McKeown, 2015).

Intoxicação por substâncias inalantes

O *DSM-5* define intoxicação por substâncias inalantes como "alterações psicológicas ou comportamentais problemáticas e clinicamente significativas, que se desenvolvem durante ou pouco depois da exposição aos inalantes" (APA, 2013). Os sinais e sintomas são semelhantes aos da intoxicação alcoólica e podem incluir os seguintes (APA, 2013; Black & Andreasen, 2014):

- Tontura e ataxia
- Euforia, excitação e desinibição
- Nistagmo, borramento visual e diplopia
- Fala arrastada
- Reflexos hipoativos
- Lentidão psicomotora e letargia
- Fraqueza muscular generalizada
- Estupor ou coma (com doses mais altas).

Transtorno decorrente do uso de opioides

Definição das substâncias

O termo *opioides* refere-se a um grupo de substâncias que incluem ópio, derivados opiáceos e substitutos sintéticos. Os opioides têm efeitos sedativos e analgésicos e seus usos médicos principais são como analgésicos, antidiarreicos e antitussígenos. Esses fármacos causam dependência porque são capazes de induzir tolerância e dependência fisiológica e psicológica. Atualmente, os EUA estão lutando para reagir a uma epidemia sem precedentes de uso abusivo de opioides.

Os opioides são substâncias populares usadas de forma abusiva porque dessensibilizam o usuário à dor física e psíquica e provocam sentimento de euforia. Outras manifestações comuns são letargia e indiferença ao ambiente.

Em geral, os usuários de opioides passam boa parte do tempo alimentando o hábito. Indivíduos dependentes de opioides raramente conseguem manter um emprego estável que sustente suas necessidades e, por isso, conseguem recursos financeiros com amigos, parentes ou quaisquer outras pessoas que ainda não foram afastadas por seu comportamento de dependência química. É comum que indivíduos dependentes de opioides recorram a meios ilícitos para conseguir recursos financeiros, inclusive roubo, assalto, prostituição ou tráfico de substâncias psicoativas.

Os métodos de administração das substâncias opioides incluem ingerir, cheirar, fumar e aplicar injeções intramusculares e intravenosas. A Tabela 23.4 contém uma lista selecionada de substâncias opioides.

TABELA 23.4 Opioides e substâncias relacionadas.	
CLASSE	**NOMES GENÉRICOS**
Derivados de opioides	Heroína
	Hidromorfona
	Oxicodona
	Hidrocodona
Opioides naturais	Ópio (componente de vários fármacos antidiarreicos)
	Morfinano
	Codeína (componente de vários analgésicos e supressores da tosse)
	Kratom (*Mitragyna speciosa*)
Opioides sintéticos	Meperidina
	Metadona
	Pentazocina
	Fentanila
	Carfentanila
	Desomorfina
	U-47700

Quando utilizados sob supervisão rigorosa, os opioides são indispensáveis à prática médica. Esses fármacos são os mais efetivos conhecidos para aliviar dor intensa. Entretanto, também induzem um efeito prazeroso no SNC, que estimula seu uso abusivo. A dependência fisiológica e psicológica que ocorre com os opioides, bem como o desenvolvimento de tolerância intensa, contribuem para a busca contínua do dependente por mais substância por quaisquer meios disponíveis.

Aspectos históricos

Em sua forma pura, o ópio é uma substância gomosa marrom-escuro obtida das vagens amadurecidas da papoula. Existem referências ao uso de opioides nas culturas egípcia, grega e árabe datadas de 3000 a.C. Durante os séculos 16 e 17, o ópio tornou-se amplamente utilizado com finalidades medicinas e recreativas em toda a Europa. A maior parte do suprimento de ópio provinha da China, onde foi introduzido pelos comerciantes árabes no final do século 17. A morfina (principal componente ativo do ópio) foi isolada em 1803, pelo químico europeu Friedrich Sertürner. Desde então, a morfina, em vez do ópio puro, tem sido usada em todo o mundo como tratamento médico da dor e diarreia. Esse processo foi facilitado em 1853, com o desenvolvimento da seringa hipodérmica, que tornou possível injetar no corpo morfina diluída para obter alívio rápido da dor.

Esse avanço também originou um novo tipo de usuário de opioides nos EUA: indivíduos que eram capazes de autoadministrar a substância por via injetável. Além disso, o grande afluxo de imigrantes chineses aos EUA durante esse período introduziu o ópio fumado neste país. Na primeira metade do século 20, a dependência do ópio já estava muito difundida.

Em resposta às preocupações quanto à prevalência da dependência do ópio, em 1914 o governo norte-americano promulgou o Harrison Narcotic Act, que criou controles rigorosos de acesso aos opioides. Até então, essas substâncias estavam livremente disponíveis ao público sem prescrição. Essa lei proibiu o uso de opioides sem indicações clínicas e tornou ilícito o uso de heroína. Hoje em dia, os usos terapêuticos dessas substâncias são amplamente alardeados entre os profissionais da área médica, mas o tráfico ilícito de substâncias psicoativas para finalidades recreativas ainda resiste à maioria das medidas de controle.

Padrões de uso

A progressão da dependência de opioides pode seguir dois padrões comportamentais típicos. O primeiro ocorre com os indivíduos que conseguem o fármaco por prescrição de um médico para aliviar algum problema clínico. O uso abusivo e a dependência ocorrem quando o indivíduo aumenta a dose e a frequência de uso, justificando seu comportamento como tratamento dos sintomas. O indivíduo torna-se obcecado por conseguir mais e mais da substância, consultando vários médicos para repor e manter seu suprimento.

O segundo padrão comportamental ocorre com indivíduos que usam opioides com finalidades recreativas e conseguem a substância de fontes ilícitas. Os opioides podem ser usados isoladamente para obter efeitos eufóricos, ou combinados com estimulantes ou outras substâncias psicoativas para intensificar a euforia ou contrabalançar os efeitos depressores da substância. Esses indivíduos desenvolvem tolerância e dependência, que os levam a conseguir a substância por quaisquer meios necessários para manter o hábito.

Em 2014, um estudo do governo norte-americano relatou que existem atualmente mais de 435 mil usuários de heroína na faixa etária de 12 anos ou mais (SAMHSA, 2016). Esse mesmo estudo estimou que 4,3 milhões de pessoas usaram (sem indicação clínica) fármacos psicoterápicos vendidos com prescrição. A partir de 1999, os índices de prescrição de analgésicos potentes e o número de óbitos associados às *superdosagens* de opioides quadruplicaram (CDC, 2016 c). Alguns estados têm procurado criar controles mais rigorosos às práticas de prescrição de opioides, e o ano de 2012 marcou o início de um declínio dos índices de prescrição desses fármacos nos EUA. Entretanto, a tendência a longo prazo comprova um aumento de 76 milhões de prescrições de opioides em 1991 para 207 milhões em 2013 (NIDA, 2014). O CDC relatou que, todos os dias, 44 pessoas morrem por *superdosagem* de analgésicos potentes de venda controlada. Os fármacos envolvidos mais comumente nas mortes por *superdosagem* com prescrição são hidrocodona, oxicodona, oximorfona e metadona.

Uma tendência alarmante é o aumento significativo das mortes por *superdosagem* associadas a fentanila misturada com heroína. Essa combinação causa *superdosagem* acidental com frequência porque a fentanila é 30 a 50 vezes mais potente que a heroína pura (CDC, 2016 c). Ainda mais recentemente, a carfentanila (uma substância potente usada em geral na captura de animais selvagens), 100 vezes mais potente que a fentanila e 10 mil vezes mais potente que a morfina, tem causado *superdosagens* acidentais rápidas e mortes frequentes quando combinada com heroína (National Institutes of Health [NIH], 2016).

Muito semelhante à tendência observada com as anfetaminas sintéticas, conforme descrito antes neste capítulo, um novo opioide sintético (U-47700) surgiu em 2015 e foi responsável por 46 mortes em 2016, até que a substância foi classificada em caráter de emergência na Classe I, de forma a permitir que a DEA tenha mais tempo para obter dados sobre a substância (Duffy, 2016). Kratom (uma planta do Sudeste Asiático que provoca efeitos semelhantes aos dos opioides) surgiu nos EUA e depois foi banido; contudo, essa decisão foi revertida quando pesquisadores argumentaram que ela poderia ajudá-los a desenvolver meios de controlar as dependências de opioides e álcool, além de tratar dores crônicas (MPR, 2016). Hoje em dia, a epidemia de opioides ainda está fora de controle, mas vários esforços nacionais foram envidados para lidar com essa crise de saúde pública. Pesquisadores publicaram uma Diretriz de Prática Nacional relacionada ao uso de fármacos para tratar transtornos associados ao uso de opioides (ASAM, 2015) e, pela primeira vez na história dos EUA, o Surgeon General declarou que o uso de substâncias psicoativas ilícitas e o uso abusivo de fármacos vendidos sob prescrição é uma prioridade nacional de saúde e comprometeu-se com a necessidade de pesquisas e opções terapêuticas adicionais (HHS, 2016).

Efeitos sistêmicos

Algumas vezes, os opioides são classificados como *analgésicos narcóticos*. Esses fármacos produzem seus efeitos principais basicamente no SNC, olhos e tubo GI. O uso crônico de morfina, ou a intoxicação aguda por morfina, é evidenciado por uma síndrome de sedação, constipação intestinal crônica, frequência respiratória baixa e pupilas puntiformes. A intensidade dos sinais/sintomas depende em grande parte da dose usada. Os seguintes efeitos fisiológicos são comuns com o uso de opioides.

Efeitos no sistema nervoso central

Todos os opioides, derivados opiáceos e derivados sintéticos dos opioides afetam o SNC. As manifestações clínicas comuns são euforia, alterações do humor e obnubilação mental. Outros efeitos neurológicos centrais comuns são sonolência e redução da dor. A constrição pupilar ocorre em resposta à estimulação do nervo oculomotor. A depressão dos centros respiratórios bulbares do sistema nervoso central causa depressão respiratória. O efeito antitussígeno é atribuído à supressão do centro da tosse localizado no bulbo. As náuseas e os vômitos comumente associados à ingestão de opioides estão relacionados à estimulação dos centros bulbares que desencadeiam essas reações.

Efeitos digestórios

Esses fármacos causam efeitos profundos no trato digestório. O tônus do estômago e intestino aumenta, enquanto a atividade peristáltica dos intestinos diminui. Esses efeitos provocam redução acentuada do trânsito alimentar ao longo do trato digestório. Essas alterações constituem um efeito terapêutico notável no controle da diarreia grave. Na verdade, até hoje não foram desenvolvidos fármacos mais eficazes que os opioides com essa finalidade. Entretanto, constipação intestinal e até mesmo impacção fecal podem ser complicações graves do uso crônico de opioides.

Efeitos cardiovasculares

Em doses terapêuticas, os opioides têm efeito mínimo na função cardíaca. A morfina é amplamente utilizada para reverter edema pulmonar e dor associada ao infarto do miocárdio de pacientes cardiopatas. Em doses altas, os opioides causam hipotensão, que pode ser consequência da ação direta no coração ou da liberação de histamina induzida pelos opioides.

Função sexual

O uso de opioides deprime a função sexual e reduz a libido, enquanto o uso crônico foi associado à disfunção erétil (Deyo et al., 2013). Ejaculação retardada, impotência e incapacidade de chegar ao orgasmo (homens e mulheres) também podem ocorrer.

Intoxicação por opioides

A intoxicação por opioides causa alterações comportamentais ou psicológicas significativas e clinicamente problemáticas, que se desenvolvem durante ou logo depois do uso desses fármacos (APA, 2013). Os sinais e sintomas incluem euforia inicial seguida de apatia, disforia, agitação ou lentidão psicomotora e discernimento prejudicado. Os sinais e sintomas físicos incluem miose (ou midríase causada por anoxia secundária a uma *superdosagem* grave), sonolência, fala arrastada e déficit de atenção ou memória (APA, 2013). Os sintomas são compatíveis com a meia-vida da maioria dos opioides e geralmente se estendem por várias horas. A intoxicação grave por opioides pode causar depressão respiratória, coma e morte.

Abstinência de opioides

A abstinência de opioides causa uma síndrome que começa depois da interrupção ou redução do uso prolongado de doses altas de um opioide ou substância semelhante. Os sinais e sintomas incluem humor disfórico, náuseas ou vômitos, dor muscular, lacrimejamento ou rinorreia, midríase, piloereção, sudorese, diarreia, bocejos, febre e insônia (APA, 2013). Com o uso das substâncias de ação curta (p. ex., heroína), os sinais/sintomas de abstinência começam 6 a 8 h depois da última dose, alcançam intensidade máxima em 1 a 3 dias e regridem progressivamente ao longo de 5 a 10 dias (Walton-Moss et al., 2013). Com as substâncias de ação mais longa (p. ex., metadona), os sintomas de abstinência começam dentro de 1 a 3 dias depois da última dose, alcançam intensidade máxima entre 4 e 6 dias e regridem por completo em 14 a 21 dias. A abstinência de substâncias de ação ultracurta (p. ex., meperidina) começa rapidamente, alcança intensidade máxima em 8 a 12 h e regride por completo dentro de 4 a 5 dias (Sadock et al., 2015).

Transtorno decorrente do uso de alucinógenos

Definição das substâncias

As substâncias alucinógenas podem distorcer a percepção de realidade do indivíduo, alterar a percepção sensorial e provocar alucinações. Por isso, essas substâncias são referidas algumas vezes como "substâncias que expandem a mente". Alguns dos efeitos dessas substâncias foram comparados aos de um surto psicótico. Contudo, na maioria dos casos, as alucinações vivenciadas por um indivíduo com esquizofrenia são auditivas, enquanto as alucinações induzidas por substâncias psicoativas geralmente são visuais. As distorções da percepção são descritas por alguns usuários como experiências espirituais, porque provocam o sentimento de despersonalização (observar-se como alguém fora da experiência), ou sentimento de paz consigo próprio e o Universo. Outros usuários, que descrevem suas experiências como "viagens ruins", relatam sentimentos de pânico e medo de morrer ou enlouquecer. Um risco comumente associado aos alucinógenos consiste em *flashbacks* (ou rememoração espontânea do estado alucinogênico sem exposição à substância), que podem ocorrer meses depois da última dose da substância.

O uso repetitivo pode causar tolerância, que estimula os usuários a tomar doses progressivamente mais altas. Nenhum sinal de dependência física é detectável quando o uso da substância é interrompido; contudo, o uso repetido parece causar dependência psíquica às experiências perceptivas alteradas que o usuário pode associar aos episódios de utilização do alucinógeno (Sadock et al., 2015). Essa dependência psíquica varia de acordo com a substância, a dose e o usuário em questão. Os alucinógenos são muito imprevisíveis quanto aos efeitos que podem induzir cada vez que são usados.

Algumas substâncias alucinógenas têm semelhanças estruturais. Algumas são produzidas por processos sintéticos, enquanto outras são encontradas naturalmente em plantas e fungos. A Tabela 23.5 contém uma lista selecionada de alucinógenos.

Aspectos históricos

Os alucinógenos têm sido usados ao longo de todos os períodos históricos em muitas culturas para obter experiências religiosas e místicas, inclusive em cerimônias dos astecas, índios mexicanos e hindus (Parish, 2015). O uso dos cactos peiote como parte de cerimônias religiosas na região sudoeste dos EUA ainda ocorre atualmente, embora esse uso ritual tenha diminuído muito.

O LSD foi sintetizado pela primeira vez em 1943, pelo Dr. Albert Hoffman, como um recurso de pesquisa clínica para estudar a etiologia bioquímica da esquizofrenia. Pouco depois, a substância entrou no mercado ilícito e seu uso abusivo começou a sobrepujar os estudos científicos.

O uso abusivo de alucinógenos alcançou níveis máximos no final da década de 1960, diminuiu na década seguinte e voltou a conquistar aceitação na década de 1980, com as chamadas "drogas sintéticas" (p. ex., 3,4-metilenodioxianfetamina [MDMA]; "ecstasy"; e metoxianfetamina [MDA]). A fenciclidina (PCP), outro alucinógeno, foi desenvolvida na década de 1950 como anestésico, mas essa indicação foi suspensa em razão de efeitos adversos graves. Essa substância ainda é usada de forma ilícita e, em geral, combinada com maconha. Alguns óbitos foram atribuídos diretamente ao uso da PCP e várias mortes acidentais ocorreram em consequência de *superdosagens* e das alterações comportamentais que a substância provoca. A quetamina (um derivado da PCP) também é usada como anestésico pré-operatório e utilizada abusivamente por suas propriedades psicodélicas. A quetamina provoca efeitos semelhantes aos da PCP, embora menos intensos. Hoje em dia, a quetamina também está em

TABELA 23.5 Alucinógenos.

CLASSE	NOMES GENÉRICOS
Alucinógenos naturais	Mescalina (principal componente ativo dos cactos peiote) Psilocibina e psilocina (componentes ativos dos cogumelos Psilocybe) Ololiuqui (sementes de ipomeia, ou Salvia divinorum)
Alucinógenos sintéticos	Dietilamida do ácido lisérgico (LSD) – produzida sinteticamente a partir de um produto fúngico encontrado no arroz ou de uma substância química existente nas sementes de ipomeia Dimetiltriptamina (DMT) e dietiltriptamina (DET) – análogos químicos da triptamina 2,5-Dimetoxi-4-metilanfetamina (DOM) Fenciclidina (PCP) Quetamina 3,4-Metilenodioxianfetamina (MDMA)* Metoxianfetamina (MDA) 3,4-Metilenodioxipirrovalerona (MDPV)* 4-Metilmetcatinona (mefedrona, 4-MMC)* Metilona

*Associados a estimulantes do SNC.

fase de estudos quanto aos efeitos benéficos potenciais no tratamento da depressão e do transtorno de estresse pós-traumático.

Várias indicações terapêuticas do LSD foram sugeridas, inclusive tratamento do alcoolismo crônico e atenuação de dores incontroláveis por outros meios (p. ex., dor associada a doenças malignas). É necessário realizar muitos estudos adicionais acerca da utilidade terapêutica do LSD. Hoje em dia, não há evidência real quanto à segurança e eficácia dessa substância nos seres humanos.

Padrões de uso

O uso dos alucinógenos, em geral, é episódico. Como as faculdades cognitivas e perceptivas são profundamente afetadas por essas substâncias, o usuário precisa afastar-se por algum tempo de suas atividades cotidianas normais para consumi-las. De acordo com um estudo nacional publicado em 2014, 1,2 milhão de pessoas relataram ter usado alucinógenos no mês anterior (SAMHSA, 2105).

Assim como outros alucinógenos, o LSD não causa dependência física nem sinais/sintomas de abstinência (Sadock et al., 2015). Contudo, a tolerância ao LSD e aos outros alucinógenos desenvolve-se rapidamente a um grau acentuado. A recuperação da tolerância também é muito rápida (4 a 7 dias), de forma que o usuário consegue obter, de forma repetida e frequente, o efeito desejado da substância.

Em geral, a PCP é usada de forma intermitente em "orgias" que podem se estender por vários dias. Entretanto, alguns usuários crônicos usam fenciclidina todos os dias. A PCP não causa dependência física, mas a dependência psíquica evidenciada por desejo intenso de usar a substância foi descrita em usuários crônicos à medida que desenvolvem tolerância. Ao que parece, a tolerância desenvolve-se rapidamente com o uso dessa substância.

A psilocibina é um dos componentes do cogumelo *Psilocybe*, nativo dos EUA e do México. A ingestão desses cogumelos provoca um efeito semelhante ao do LSD, embora com duração mais curta. Hoje em dia, essa substância alucinógena pode ser produzida sinteticamente.

Hoje em dia, mescalina é a única substância alucinógena utilizada de forma lícita com finalidades religiosas pelos membros da Igreja Americana Nativa dos EUA. Ela é o principal ingrediente ativo dos cactos peiote. Assim como outros alucinógenos, a mescalina não causa dependência física ou psíquica, mas a tolerância pode desenvolver-se rapidamente com seu uso frequente.

Salvia é uma erva da família da hortelã que produz efeitos alucinógenos quando as folhas secas são mastigadas, os sucos extraídos são ingeridos, ou a fumaça exalada das folhas em combustão é inalada. Esse alucinógeno específico é divulgado e vendido na internet, porque atualmente não é regulamentado pelo Controlled Substances Act, embora alguns estados norte-americanos e outros países tenham limitado ou proibido seu uso (NIDA, 2015).

Entre os alucinógenos mais populares da cultura atual estão as substâncias classificadas como derivados anfetamínicos. Isso inclui a 2,5-dimetoxi-4-metilanfetamina (DOM, STP), a MDMA e a MDA. Em doses baixas, essas substâncias produzem o "barato" associado aos estimulantes do SNC. Em doses mais altas, ocorrem efeitos alucinógenos. Essas substâncias existem há muitos anos, mas foram redescobertas em meados da década de 1980. Por causa do crescimento rápido do uso sem indicação clínica dessas substâncias, em 1985 a DEA impôs em caráter de emergência a classificação da MDMA como substância da Classe I. A MDMA (ou *ecstasy*) é uma substância sintética com propriedades estimulantes e alucinógenas. Sua estrutura química é semelhante à da metanfetamina e da mescalina, e o *ecstasy* tornou-se amplamente disponível em todo o mundo. Por causa de sua popularidade crescente, a demanda por essa substância resultou na produção e venda de comprimidos e cápsulas que não contêm apenas MDMA. Algumas dessas preparações contêm substâncias como metanfetamina, PCP, anfetamina, quetamina e *p*-metoxianfetamina (PMA, um estimulante com propriedades alucinógenas; mais tóxica que a MDMA). Essa prática aumentou os riscos associados ao uso do *ecstasy*.

Efeitos sistêmicos

Os efeitos provocados pelos diversos alucinógenos são praticamente imprevisíveis. A variedade de efeitos pode estar relacionada à dose usada, ao estado mental do usuário e ao ambiente onde a substância é utilizada. Alguns efeitos são relatados com frequência (APA, 2013; Julien, 2014; Sadock et al., 2015).

Efeitos fisiológicos

- Náuseas e vômitos
- Calafrios
- Midríase
- Aumentos da frequência do pulso, da pressão arterial e da temperatura corporal
- Tontura branda
- Tremores
- Perda do apetite
- Insônia
- Transpiração
- Redução da frequência respiratória
- Elevação da glicose sanguínea

Efeitos psíquicos

- Percepção exacerbada de cor, textura e som
- Intensificação da percepção do próprio corpo
- Distorção da visão
- Sensação de tempo mais lento
- Acentuação de todos os sentimentos: amor, sensualidade, ódio, alegria, raiva, dor, terror e desespero
- Medo de perder o controle
- Paranoia e pânico
- Euforia e bem-estar extremo
- Projeção de si próprio em imagens semelhantes a sonhos
- Serenidade e paz
- Despersonalização
- Dissolução da percepção de realidade
- Libido exacerbada

Os efeitos dos alucinógenos nem sempre são prazerosos para o usuário. Existem dois tipos de reações tóxicas descritas. A primeira é uma *reação de pânico*, ou "viagem ruim". Os sintomas incluem ansiedade extrema, medo e excitação. O indivíduo tem alucinações e medo de enlouquecer. Paranoia e psicose aguda podem ser evidentes.

O segundo tipo de reação tóxica aos alucinógenos são os *flashbacks*. Esse fenômeno consiste em repetições espontâneas e transitórias de uma experiência induzida antes pelo LSD, que ocorrem sem que o indivíduo tenha usado a substância novamente. O *DSM-5* (APA, 2013) define essa condição como *transtorno persistente da percepção induzido por alucinógenos*. Vários estudos relataram que 15 a 80% dos usuários de alucinógenos relatam ter vivenciado *flashbacks* (Sadock et al., 2015). Nos casos típicos, esses episódios duram alguns minutos ou menos.

Intoxicação por alucinógenos

Os sintomas da intoxicação por alucinógenos ocorrem durante ou pouco depois do uso da substância. As alterações psicológicas ou comportamentais inadaptativas incluem ansiedade extrema ou depressão, ideias de referência (um tipo de pensamento ilusório de que todas as atividades observadas no ambiente do indivíduo fazem "referência" [ou dizem respeito] a ele), medo de perder a própria razão, ideação paranoide e discernimento prejudicado (APA, 2013). Alterações da percepção ocorrem quando o indivíduo está plenamente desperto e alerta e acontecem intensificações das percepções, despersonalização, perda do sentido de realidade, ilusões, alucinações e sinestesias (APA, 2013). Como as alucinações são simpaticomiméticas, elas podem causar taquicardia, hipertensão arterial, sudorese, turvação da visão, midríase e tremores (Black & Andreasen, 2014).

Os sintomas da intoxicação por fenciclidina são imprevisíveis. Os sinais/sintomas específicos são dose-dependentes e podem incluir impulsividade, discernimento prejudicado, agressividade e disposição a brigas, ou o indivíduo pode mostrar-se tranquilo ou em torpor ou coma. Os sinais e sintomas físicos são nistagmo vertical ou horizontal, hipertensão arterial, taquicardia, ataxia, baixa sensibilidade à dor, rigidez muscular e crises convulsivas. Os sinais/sintomas da intoxicação por quetamina podem ser semelhantes aos causados pela fenciclidina.

Os efeitos gerais da MDMA (*ecstasy*) são aumento da frequência cardíaca, pressão sanguínea e temperatura corporal; desidratação; confusão mental; insônia; e paranoia. As *superdosagens* podem causar ataques de pânico, alucinações, hipertermia grave, desidratação e crises convulsivas. Mortes podem ocorrer em consequência da insuficiência renal ou cardiovascular.

Transtorno decorrente do uso de canabinoides (derivados da *Cannabis*)

Definição das substâncias

Canabinoide é a substância ilícita mais utilizada nos EUA (NIDA, 2015) e a quarta substância psicoativa usada mais frequentemente, depois da cafeína, álcool e nicotina (Sadock et al., 2015). Os canabinoides foram legalizados em alguns estados norte-americanos para uso medicinal e/ou recreativo. O componente psicoativo principal das plantas do gênero *Cannabis* é o delta-9-tetraidrocanabinol (THC), que faz parte naturalmente da planta *Cannabis sativa*, cultivada com facilidade nos climas quentes. Maconha é a preparação canabinoide mais disponível, e é composta de folhas, caules e flores secas da planta. Haxixe é uma preparação concentrada e mais potente da resina derivada das extremidades florescentes da planta. O óleo de haxixe é uma preparação muito concentrada de THC obtida com a fervura do haxixe em um solvente e a filtração da matéria sólida (Publishers Group, 2012). Os produtos derivados das plantas do gênero *Cannabis* geralmente são inalados na forma de cigarros enrolados sem apertar, ou podem se inalados por meio do uso de vaporizadores para reduzir a exposição aos irritantes e às toxinas presentes na fumaça. As preparações de *Cannabis* também podem ser ingeridas VO quando misturadas com alimentos, mas é necessário ingerir cerca de duas a três vezes a quantidade de erva para igualar a potência obtida por inalação de sua fumaça (Sadock et al., 2015).

Em doses moderadas, os canabinoides provocam efeitos semelhantes aos do álcool e outros depressores do SNC. Com a depressão dos centros encefálicos superiores, eles emitem menos influências inibitórias para os centros inferiores. No passado, havia alguma controvérsia quanto à classificação dessas substâncias. Elas são narcóticos, embora sejam classificadas legalmente como substâncias controladas. Não são alucinógenas, embora possam causar alucinações quando utilizadas em doses muito altas. Também não são sedativo-hipnóticos, embora possam ser muito semelhantes às substâncias desta classe. Assim como os sedativo-hipnóticos, as ações dos canabinoides ocorrem no sistema de ativação reticular ascendente.

Estudos demonstraram que os derivados da *Cannabis* causam dependência psíquica e tolerância. Existe controvérsia quanto à possibilidade de essas substâncias causarem dependência física. No passado, os sinais e sintomas atribuídos à abstinência dessas substâncias não eram considerados clinicamente significativos para que elas fossem incluídas no *DSM*. Contudo, o Grupo de Trabalho Relacionado com Drogas do *DSM-5* descobriu que estudos subsequentes tinham fornecido dados significativos a favor da abstinência de canabinoides como uma síndrome válida e confiável, que pode afetar negativamente as tentativas dos usuários de manter-se em abstinência. O diagnóstico Abstinência de Canabinoides foi incluído no *DSM-5*.

A Tabela 23.6 descreve as preparações de *Cannabis* usadas com frequência.

Aspectos históricos

Os produtos à base de *Cannabis sativa* são utilizados terapeuticamente há cerca de 5 mil anos (Julien, 2014). No início, *Cannabis* era usada na China e na Índia como antisséptico e analgésico. Mais tarde, o uso dessa substância disseminou-se pelo Oriente Médio, África e leste da Europa.

Nos EUA, o interesse médico acerca do uso da *Cannabis* começou nos primeiros anos do século 19. Muitos artigos foram publicados descrevendo seu uso com diversas finalidades. A substância era usada com fins medicinais quase tão comumente quanto o AAS é consumido hoje em dia, e podia ser adquirida sem prescrição em qualquer farmácia. Seu uso era recomendado por suas propriedades antibacterianas e anticonvulsivantes, para reduzir a pressão intraocular e atenuar a dor, para ajudar no tratamento da asma, melhorar o apetite e aumentar a motivação em geral.

As preparações de *Cannabis* caíram em descrédito principalmente por causa da extrema variação de potência entre os lotes das preparações medicinais, que eram atribuídas às variações do teor de THC das diferentes plantas utilizadas. Outros fármacos eram preferíveis por seu grau mais acentuado de solubilidade e pelo início de ação mais rápido que os produtos à base de *Cannabis*. Uma lei federal pôs fim ao seu uso lícito em 1937, depois que ficou demonstrada uma associação entre maconha e atividade criminosa. Na década de 1960, a maconha tornou-se símbolo da "geração contestadora" e alcançou níveis máximos como substância de uso ilícito abusivo.

Hoje em dia, continuam a ser realizados estudos sobre os possíveis usos terapêuticos dos canabinoides. Alguns estudos demonstraram que efetivamente atenuam náuseas e vômitos associados à quimioterapia antineoplásica, enquanto outros fármacos fracassam. Os canabinoides também são usados para tratar dor crônica, glaucoma, esclerose múltipla, síndrome de imunodeficiência adquirida e epilepsia (Sadock et al., 2015).

TABELA 23.6 Canabinoides.

CLASSE	PREPARAÇÕES COMUNS
Canabinoides naturais	Maconha Haxixe
Canabinoides sintéticos	SPN (substâncias psicoativas novas) em pó ou líquido para uso por inalação

Atualmente, nos EUA, ainda há defensores que enaltecem a utilidade terapêutica e defendem a legalização dos canabinoides. Grupos como a ACT (Alliance for Cannabis Therapeutics, ou Aliança pelo Uso Terapêutico da *Cannabis*, em tradução livre) e a NORML (National Organization for the Reform of Marijuana, ou Organização Nacional pela Reabilitação da Maconha, em tradução livre) têm pressionado muito no sentido de permitir que pacientes doentes tenham acesso à substância. O uso médico da maconha foi legalizado por alguns estados norte-americanos. A U.S. Drug Enforcement Agency (2013) declarou:

> A DEA apoia a continuidade dos estudos sobre usos medicinais potenciais dos ingredientes ativos da maconha. Até janeiro de 2013, havia 125 pesquisadores registrados junto à DEA para realizar estudos com maconha, extratos da erva e outros derivados não tetraidrocanabinol existentes na planta, inclusive canabidiol e canabinol. Esses estudos incluem avaliação do potencial de uso abusivo, efeitos sistêmicos/psíquicos, efeitos adversos, potencial terapêutico e detecção. Desses pesquisadores, 18 foram liberados para conduzir estudos com maconha inalada por seres humanos. Contudo, hoje em dia, **as evidências indicam com clareza que a maconha inalada é perigosa**. Independentemente da doença clínica avaliada, outros fármacos já aprovados pela FDA foram comprovados como mais seguros e efetivos que a maconha inalada. (p. 5)

Hoje em dia, existem duas preparações farmacêuticas aprovadas pela FDA que contêm componentes da maconha ou compostos sintéticos relacionados. O dronabinol é um composto sintético e foi aprovado pela FDA para tratar náuseas e vômitos associados ao tratamento do câncer e emagrecimento grave causado pela AIDS. A nabilona também foi aprovada pela FDA com essa finalidade. Um terceiro fármaco é um *spray* oromucoso que contém THC e canabidiol. Nos EUA, esse fármaco pode ser prescrito apenas com uma autorização especial da FDA para uso em determinados pacientes (Sadock et al., 2015).

Padrões de uso

Em sua Pesquisa Nacional Sobre Uso de Drogas e Saúde de 2014, a SAMHSA (2015) relatou que cerca de 22,2 milhões de norte-americanos de 12 anos ou mais eram usuários ilícitos de maconha. Essa estimativa representa quase 8,4% da população de 12 anos ou mais.[10]

Muitas pessoas consideram equivocadamente que os canabinoides são substâncias com pouco potencial de uso abusivo. Essa desinformação tem facilitado o uso da substância por pessoas que acreditam que ela seja inofensiva. Embora tenda a diminuir rápido, o uso crônico causa tolerância. À medida que se desenvolve tolerância, também há dependência física, que acarreta uma síndrome de abstinência quando seu uso é interrompido.

Uma controvérsia acerca do uso de maconha (em especial em razão de várias tentativas de âmbito estadual a favor da legalização nos EUA) é se esta substância pode ser uma "porta de entrada" para o uso de outras substâncias psicoativas ilícitas. DuPont (2016), primeiro diretor do National Institute on Drug Abuse (NIDA), afirmou que o uso da maconha está correlacionado positivamente com o uso de álcool, tabaco, cocaína e metanfetamina, e que é três vezes mais provável que os indivíduos dependentes de maconha desenvolvam dependência de heroína.

Efeitos sistêmicos

A seguir, há um resumo com alguns efeitos atribuídos ao uso da maconha. Sem dúvida, à medida que os estudos continuam, logo estarão disponíveis mais evidências quanto aos efeitos fisiológicos e psicológicos.

Efeitos cardiovasculares

A exposição aos canabinoides causa taquicardia e hipotensão ortostática (NIH, 2012). Com a redução da pressão arterial, o suprimento de oxigênio do miocárdio diminui. Por sua vez, a taquicardia aumenta a demanda de oxigênio.

Efeitos respiratórios

A maconha queimada produz mais "alcatrão" que o mesmo peso seco de tabaco. Por causa do método usado para fumar maconha – isto é, a fumaça é retida nos pulmões pelo maior tempo possível para obter o efeito desejado –, mais alcatrão é depositado nos pulmões, acarretando efeitos deletérios.

Embora a reação inicial à inalação da maconha seja a broncodilatação, que, deste modo, melhora a função respiratória, o uso crônico causa doença obstrutiva das vias respiratórias (NIH, 2012). Os usuários frequentes de maconha comumente têm laringite, bronquite, tosse e rouquidão. A fumaça da maconha contém mais carcinógenos que a fumaça do tabaco; por isso, doença pulmonar e câncer de pulmão são riscos reais aos usuários de doses altas (NIH, 2012).

Efeitos no sistema reprodutor

Alguns estudos demonstraram que, com o uso frequente da maconha, os homens podem ter redução da contagem de espermatozoides e alterações de sua motilidade e estrutura. Nas mulheres, o uso frequente de maconha pode causar supressão ovulatória, distúrbios do ciclo menstrual e alterações dos níveis hormonais.

---

[10] N.R.T.: A maconha é a substância ilícita mais consumida no Brasil, segundo pesquisa. Dados do 3º Levantamento Nacional sobre o Uso de Drogas pela População Brasileira (BASTOS et al., 2017), divulgado pela Fundação Oswaldo Cruz (Fiocruz), apontam que 7,7% dos brasileiros de 12 a 65 anos já usaram maconha ao menos uma vez na vida. A segunda substância com maior consumo no país é a cocaína em pó (3,1%).

Efeitos no sistema nervoso central

Os efeitos agudos da maconha no SNC são dose-dependentes. Muitas pessoas relatam sensação de exaltação – o equivalente a estar "embriagado" com álcool. Os sinais e sintomas incluem sentimentos de euforia, inibições relaxadas, desorientação, despersonalização e relaxamento. Com doses mais altas, podem ocorrer alterações sensoriais, como dificuldades de percepção de tempo e distância, déficits de memória recente e problemas de aprendizagem. Os sintomas fisiológicos podem incluir tremores, rigidez muscular e eritema da conjuntiva. Em geral, os efeitos tóxicos são evidenciados por reações de pânico. Estudos demonstraram que o uso muito frequente desencadeia psicose aguda autolimitada, que tem duração breve quando a substância é eliminada do corpo (Julien, 2014).

O uso frequente e prolongado dos canabinoides também está associado a uma condição conhecida como *síndrome amotivacional*. Essa síndrome é definida por falta de motivação para persistir ou concluir uma tarefa que requeira atenção continuada. Os pacientes são descritos como "apáticos e adinâmicos e, em geral, engordam e parecem preguiçosos" (Sadock et al., 2015). Existem evidências de que o uso prolongado também comprometa as funções cognitivas como memória, atenção e organização; esses déficits também contribuem para alguns dos sintomas associados à síndrome amotivacional.

Função sexual

Existem relatos de que a maconha intensifica a experiência sexual dos homens e das mulheres. A percepção sensorial intensificada e a sensação de que o tempo transcorre mais lentamente parecem aumentar a satisfação sexual. Além disso, a maconha melhora a função sexual porque anula as inibições de certas atividades, que em geral seriam bloqueadas.

Intoxicação por canabinoides

A intoxicação por canabinoides evidencia-se por alterações comportamentais ou psicológicas clinicamente significativas, que ocorrem durante ou pouco depois do uso da substância. Os sinais e sintomas incluem déficit de coordenação motora, euforia, ansiedade, sensação de que o tempo transcorre mais devagar, discernimento e memória prejudicados e isolamento social. Os sinais e sintomas físicos são hiperemia conjuntival, apetite exagerado, boca seca e taquicardia (APA, 2013). O comprometimento das habilidades motoras persiste por 8 a 12 horas e interfere na operação de veículos automotivos. Esses efeitos são aditivos ao álcool, que é usado comumente junto com canabinoides (Sadock et al., 2015). O *delirium* decorrente de intoxicação por canabinoides caracteriza-se por déficit cognitivo significativo e dificuldade de realizar tarefas. Doses mais altas também podem deprimir o nível de consciência.

A NIDA (2015) relatou uma tendência recente de aumento das *superdosagens* associadas aos canabinoides sintéticos. Essas substâncias estão relacionadas ao THC, mas são significativamente mais potentes e perigosas que a maconha. Os sinais e sintomas incluem agitação psicomotora, hipertensão arterial, tremores e crises convulsivas, náuseas e vômitos, alucinações, paranoias e comportamento violento.

Abstinência de canabinoides

O *DSM-5* descreve uma síndrome com sinais e sintomas associados à interrupção do uso frequente e prolongado de canabinoides. Esses sinais e sintomas ocorrem dentro de 1 semana depois da cessação do uso e podem incluir os seguintes:

- Irritabilidade, raiva ou agressividade
- Nervosismo, inquietude ou ansiedade
- Transtornos do sono (p. ex., insônia, sonhos perturbadores)
- Perda do apetite ou emagrecimento
- Humor deprimido
- Sinais/sintomas físicos como dor abdominal, tremores, sudorese, febre, calafrios ou cefaleia.

As Tabelas 23.7 e 23.8 incluem resumos das substâncias psicoativas, inclusive com sintomas de intoxicação, abstinência, uso, *superdosagem*; usos terapêuticos potenciais; e exemplos de nomes comerciais. A dinâmica dos transtornos decorrentes do uso de substância psicoativa usando o modelo transacional de estresse e adaptação se encontra na Figura 23.3.

Aplicação do processo de enfermagem

Avaliação

Na fase pré-introdutória da formação de um relacionamento com seu paciente, o enfermeiro precisa examinar seus próprios sentimentos acerca de trabalhar com um paciente que usa substâncias psicoativas ilícitas. Quando esses comportamentos são considerados moralmente errados pelo enfermeiro e ele interiorizou esses conceitos desde os primeiros anos de vida, pode ser difícil suprimir sentimentos críticos. A função que o álcool ou outras substâncias psicoativas desempenhou (ou desempenha) na vida do enfermeiro quase certamente afetará como ele interage com um paciente que apresenta algum transtorno decorrente do uso de substância psicoativa.

Como essas atitudes são interpretadas? Algumas pessoas podem ter capacidade de introspecção suficiente para saber se têm questões não resolvidas relacionadas ao uso de substâncias psicoativas ilícitas. Em

TABELA 23.7 Substâncias psicoativas: resumo.

CLASSE DA SUBSTÂNCIA	SINAIS/SINTOMAS DE USO	USOS TERAPÊUTICOS	SINAIS/SINTOMAS DE SUPERDOSAGEM	EXEMPLOS DE NOMES COMERCIAIS
DEPRESSORES DO SNC Álcool etílico	Relaxamento, desinibição, falta de concentração, sonolência, fala arrastada, sono	Antídoto da intoxicação por metanol; ingrediente de muitas preparações farmacêuticas	Náuseas e vômitos, respirações superficiais, pele fria e úmida, pulsos fracos e rápidos, coma, possível morte	Álcool etílico, cerveja, gin, rum, vodca, bourbon, uísque, licores, vinho, conhaque, xerez, cachaça, champanhe
Outros (barbitúricos e não barbitúricos)	Iguais aos do álcool	Alívio da ansiedade e insônia; anticonvulsivantes e anestésicos	Ansiedade, febre, agitação psicomotora, alucinações, desorientação, tremores, delirium, convulsões, possível morte	Secobarbital Amobarbital Pentobarbital Diazepam Clordiazepóxido Hidrato de cloral Meprobamato
ESTIMULANTES DO SNC Anfetaminas e substâncias semelhantes	Hiperatividade, agitação psicomotora, euforia, insônia, perda do apetite	Tratamento da narcolepsia, hipercinesia e perda de peso	Arritmias cardíacas, cefaleia, convulsões, hipertensão arterial, taquicardia, coma e possível morte	Dextroanfetamina Benzfetamina Dietilpropiona Fendimetrazina Metilfenidato Dexmetilfenidato Sibutramina Modafinila
Cocaína	Euforia, hiperatividade, inquietude, loquacidade, pulso acelerado, pupilas dilatadas, rinite		Alucinações, convulsões, edema pulmonar, insuficiência respiratória, coma, parada cardíaca, possível morte	Cloridrato de cocaína
Estimulantes sintéticos	Agitação, insônia, irritabilidade, tontura, redução da capacidade de pensar claramente, taquicardia, dor torácica	Depressão, paranoia, transtorno delirante, ideação suicida, crises convulsivas, ataques de pânico, náuseas e vômitos, ataque cardíaco, AVE	Taquicardia, hipertensão arterial, sangramentos nasais, alucinações, comportamento agressivo	Mefedrona, MDPV (3,4-emtilenodioxipirrovalerona)
OPIOIDES	Euforia, letargia, sonolência, falta de motivação, pupilas contraídas	Analgésicos; antidiarreicos e antitussígenos; metadona para tratamento substitutivo; heroína não tem uso terapêutico	Respirações superficiais, pulso lento, pele úmida, edema pulmonar, parada respiratória, convulsões, coma e possível morte	Heroína Morfina Codeína Hidromorfona Meperidina Metadona Oxicodona Pentazocina Ópio

(continua)

TABELA 23.7 Substâncias psicoativas: resumo. *(continuação)*				
CLASSE DA SUBSTÂNCIA	SINAIS/SINTOMAS DE USO	USOS TERAPÊUTICOS	SINAIS/SINTOMAS DE *SUPERDOSAGEM*	EXEMPLOS DE NOMES COMERCIAIS
ALUCINÓGENOS	Alucinações visuais, desorientação, confusão mental, transtorno delirante paranoide, euforia, ansiedade, pânico, pulso acelerado	O LSD foi sugerido para tratar alcoolismo crônico e atenuação de dores intratáveis	Agitação, hiperatividade extrema, violência, alucinações, psicose, convulsões, possível morte	LSD PCP Mescalina DMT STP, DOM MDMA Quetamina MDPV
CANABINOIDES	Relaxamento, loquacidade, desinibição, euforia, oscilações do humor	A maconha é usada para aliviar náuseas e vômitos associados à quimioterapia antineoplásica e reduzir a pressão intraocular do glaucoma	Fadiga, paranoia, ideias delirantes, alucinações, possível psicose	*Cannabis sativa* Haxixe Maconha

outros casos, pode ser mais útil conversar sobre essas questões em grupo, quando se pode receber *feedback* quanto às percepções de outras pessoas.

Seja isoladamente ou em grupo, o enfermeiro pode ampliar sua compreensão quanto às atitudes e aos sentimentos relacionados ao uso de substâncias psicoativas respondendo aos seguintes tipos de pergunta. Como estão descritas adiante, as perguntas são específicas para uso de álcool, mas podem ser adaptadas a qualquer substância

- Quais são os meus padrões de ingestão de álcool?
- Se bebo, por que faço isso? Quando, onde e quanto bebo?
- Se não bebo, por que me abstenho?
- Eu me sinto bem com meus padrões de ingestão de álcool?
- Se eu decidir que não beberei mais, isso seria um problema para mim?
- O que aprendi com meus pais quanto a ingerir álcool?
- Minhas atitudes quanto a isso mudaram na minha vida adulta?
- Quais são meus sentimentos acerca de pessoas que se embriagam?
- Isso parece ser mais aceitável para algumas pessoas que para outras?
- Alguma vez eu já usei termos como "pinguço", "bêbado" ou "pé de cana" para me referir a algumas pessoas que bebem exageradamente, ao mesmo tempo que desconsidero isso em outras pessoas?
- Alguma vez já me permiti beber descontroladamente?
- A ingestão de álcool (por mim ou outras pessoas) afetou minha vida de alguma forma?
- Eu considero o consumo abusivo de álcool e outras substâncias psicoativas um sinal de fraqueza? Um problema moral? Uma doença?

A menos que os enfermeiros compreendam e aceitem por completo suas próprias atitudes e sentimentos, eles não podem ser empáticos aos problemas de seus pacientes. Os indivíduos em recuperação precisam entender que são aceitos pelo que são, independentemente de seus comportamentos no passado. Os enfermeiros precisam ser capazes de separar o paciente de seus comportamentos e aceitar que as pessoas têm valor positivo incondicional.

Entrevista motivacional

Entrevista motivacional é uma abordagem que pode ser utilizada no processo de avaliação e intervenção para pacientes com qualquer doença, embora no início tenha conquistado popularidade no tratamento de pacientes com transtornos associados ao uso de substâncias psicoativas. Essa abordagem usa habilidades como empatia, validação, perguntas que não possam ser respondidas com "sim ou não" e reflexão para analisar a motivação, os pontos fortes e a disposição do paciente para mudar. Algumas das perguntas descritas

TABELA 23.8 Resumo dos sinais e sintomas associados às síndromes de intoxicação e abstinência.

SUBSTÂNCIA	INTOXICAÇÃO	ABSTINÊNCIA	COMENTÁRIOS
Álcool	Agressividade, discernimento prejudicado, atenção reduzida, irritabilidade, euforia, depressão, labilidade emocional, fala arrastada, perda da coordenação motora, marcha vacilante, nistagmo, rubor facial	Tremores, náuseas/vômitos, mal-estar, fraqueza, taquicardia, sudorese, hipertensão arterial, ansiedade, humor deprimido, irritabilidade, alucinações, cefaleia, insônia, convulsões	A abstinência do álcool começa 4 a 6 h depois do último drinque. Pode progredir para *delirium tremens* no segundo ou terceiro dia. O uso de clordiazepóxido ou oxazepam é comum como tratamento substitutivo.
Anfetaminas e substâncias semelhantes	Agressividade, sentimento de grandiosidade, atenção exacerbada, agitação psicomotora, discernimento prejudicado, taquicardia, midríase, hipertensão arterial, sudorese ou calafrios, náuseas e vômitos	Ansiedade, humor deprimido, irritabilidade, desejo incontrolável de usar a substância, fadiga, insônia ou hipersonolência, agitação psicomotora, ideação paranoide e suicida	Em geral, os sintomas da abstinência alcançam intensidade máxima dentro de 2 a 4 dias, mas depressão e irritabilidade podem persistir por meses. Podem ser administrados antidepressivos.
Cafeína	Inquietude, nervosismo, excitação, insônia, rubor facial, diurese, queixas gastrintestinais, tremores musculares, fluxo de pensamentos acelerado, loquacidade, arritmia cardíaca, períodos de resistência acentuada à fadiga, agitação psicomotora	Cefaleia	A cafeína está presente no café, chá, refrigerante de cola, cacau, chocolate, alguns analgésicos de venda livre, antigripais e estimulantes.
Canabinoides	Euforia, ansiedade, suspeita exagerada, sensação de que o tempo transcorre lentamente, discernimento prejudicado, isolamento social, taquicardia, eritema conjuntival, apetite exagerado, alucinações	Inquietude, irritabilidade, insônia, perda do apetite, humor deprimido, tremores, febre, calafrios, cefaleia e dor de estômago	A intoxicação ocorre imediatamente e estende-se por cerca de 3 h. A substância ingerida é absorvida mais devagar e tem efeitos mais duradouros.
Cocaína	Euforia, agressividade, sentimento de grandiosidade, atenção exacerbada, agitação psicomotora, discernimento prejudicado, hipertensão arterial, midríase, sudorese ou calafrios, náuseas e vômitos, alucinações, *delirium*	Depressão, ansiedade, irritabilidade, fadiga, insônia ou hipersonolência, agitação psicomotora, ideação paranoide ou suicida, apatia, isolamento social	Doses altas de cocaína podem causar convulsões e morte por arritmias cardíacas ou paralisia respiratória.
Fenciclidina e substâncias semelhantes	Disposição exagerada a brigar, agressividade, impulsividade, agitação psicomotora, discernimento prejudicado, nistagmo, taquicardia e hipertensão arterial, reação atenuada à dor, ataxia, disartria, rigidez muscular, crises convulsivas, hiperacusia, *delirium*		O *delirium* pode começar 24 h depois do uso da fenciclidina, ou pode ocorrer até 1 semana depois da recuperação de uma superdosagem da substância.
Inalantes	Disposição exagerada a brigar, agressividade, apatia, discernimento prejudicado, tontura, nistagmo, fala arrastada, marcha instável, letargia, reflexos deprimidos, tremor, borramento visual, torpor ou coma, euforia e irritação ao redor dos olhos, da garganta e do nariz		A intoxicação ocorre 5 min após a inalação. Os sintomas persistem por 60 a 90 min. Doses altas podem causar morte por depressão do SNC ou arritmia cardíaca.
Nicotina		Ânsia pela nicotina, irritabilidade, raiva, frustração, ansiedade, dificuldade de concentração, bradicardia, apetite exagerado, aumento do peso, tremor, cefaleias, insônia	Os sinais/sintomas de abstinência começam 24 h depois da última dose e diminuem em intensidade ao longo dos dias, semanas ou meses

(continua)

TABELA 23.8 Resumo dos sinais e sintomas associados às síndromes de intoxicação e abstinência. (*continuação*)			
SUBSTÂNCIA	**INTOXICAÇÃO**	**ABSTINÊNCIA**	**COMENTÁRIOS**
Opioides	Euforia, letargia, sonolência, apatia, disforia, discernimento prejudicado, constrição das pupilas, sonolência, fala arrastada, constipação intestinal, náuseas, frequência respiratória e pressão arterial reduzidas	Desejo incontrolável de usar a substância, náuseas/vômitos, dor muscular, lacrimejamento ou rinorreia, midríase, piloereção ou sudorese, diarreia, bocejos, febre, insônia	Os sinais/sintomas de abstinência começam 6 a 8 h depois da última dose, alcançam intensidade máxima no 3º dia e regridem em 5 a 10 dias. Os intervalos são mais curtos com a meperidina e mais longos com a metadona.
Sedativos, hipnóticos e ansiolíticos	Desinibição dos impulsos sexuais ou agressivos, labilidade de humor, discernimento prejudicado, fala arrastada, perda da coordenação motora, marcha instável, déficit de atenção ou memória, desorientação, confusão mental	Náuseas/vômitos, mal-estar, fraqueza, taquicardia, sudorese, ansiedade, irritabilidade, hipotensão ortostática, tremor, insônia, crises convulsivas	A abstinência pode progredir para *delirium*, geralmente na 1ª semana depois da última dose. Barbitúricos ou benzodiazepínicos de ação longa podem ser usados no tratamento substitutivo da síndrome de abstinência.

antes poderiam ser facilmente reformuladas para avaliar as atitudes e os sentimentos do paciente. Por meio desse processo, o paciente é capacitado a tornar-se um parceiro ativo na elaboração das metas do tratamento, ao mesmo tempo em que investiga as razões da resistência à mudança de comportamento. Por exemplo, em vez de dizer ao paciente que ele precisa abster-se de álcool e precisa frequentar as reuniões de 12 passos, o profissional de saúde pode ajudar o paciente a esclarecer o que ele pretende alcançar e, em seguida, facilitar o processo explorando as vantagens e desvantagens da mudança comportamental desejada.

> A entrevista motivacional é uma abordagem centrada no paciente, que encoraja o empoderamento e a participação ativa e, deste modo, funciona bem com outras duas tendências atuais da enfermagem psiquiátrica e de saúde mental: reconhecer a importância dos cuidados centrados no paciente, como competência essencial de enfermagem (Institute of Medicine, 2003) e o modelo de *recovery* (ver descrição mais detalhada deste assunto no Capítulo 21, *Modelos de Recovery*).

Ferramentas de avaliação

Os enfermeiros frequentemente conduzem entrevistas de admissão. Várias ferramentas de avaliação são apropriadas ao uso em unidades de dependência química. O Capítulo 9, *Processo de Enfermagem na Prática de Saúde Mental e Psiquiátrica*, ilustra uma história de enfermagem e uma ferramenta de avaliação. Com alguma adaptação, pode ser usado para a obtenção de um banco de dados sobre pacientes que usam substâncias psicoativas. O Boxe 23.2 ilustra uma história clínica e uma avaliação de enfermagem, que poderia ser usada em conjunto com a avaliação biopsicossocial geral.

A CIWA-Ar (Clinical Institute Withdrawal Assessment of Alcohol Scale), versão revisada, é um recurso excelente utilizado em muitos hospitais para avaliar o risco e a gravidade da síndrome de abstinência alcoólica. Essa escala pode ser usada na avaliação inicial, assim como no monitoramento contínuo dos sintomas da abstinência de álcool. O Boxe 23.3 apresenta uma cópia da CIWA-Ar.

Existem outros recursos de triagem para determinar se um indivíduo tem problemas com substâncias psicoativas. Dois desses recursos desenvolvidos pela American Psychiatric Association para diagnosticar alcoolismo são o MAST (Michigan Alcoholism Screening Test, ou Teste de Triagem para Alcoolismo de Michigan, em tradução livre) e o Questionário CAGE (Boxes 23.4 e 23.5). Alguns serviços de psiquiatria administram esses questionários a todos os pacientes admitidos para ajudar a determinar se há algum problema secundário ao álcool, além do problema psiquiátrico que levou à sua internação (condição descrita algumas vezes como **diagnóstico duplo**). Esses instrumentos podem ser adaptados para diagnosticar também problemas com outras substâncias.

Diagnóstico duplo

Se um paciente tiver diagnósticos simultâneos de uma doença mental e um transtorno decorrente do uso de substâncias psicoativas, ele pode ser encaminhado a um programa especial voltado para os dois transtornos. As abordagens de aconselhamento tradicional usam mais confrontação, que é considerada apropriada aos pacientes com diagnósticos duplos. A maioria dos programas para pacientes com diagnósticos duplos adota uma abordagem mais apoiadora e menos confrontadora.

Os grupos de apoio de colegas são elementos importantes do programa terapêutico. Os membros do grupo proporcionam encorajamento e conselhos

```
                    Evento desencadeante
    (Qualquer evento suficientemente estressante para colocar em risco um ego já debilitado;
   o evento desencadeante do indivíduo dependente pode ser o desenvolvimento de sintomas de abstinência)
                              │
                              ▼
Fatores predisponentes
  Influências genéticas:      Fatores hereditários e bioquímicos potenciais
  Experiências pregressas:    Modelos de conduta negativos, condicionamento positivo, influências culturais/étnicas
  Condições existentes:       Atraso do desenvolvimento do ego, traços de personalidade dependente
                              │
                              ▼
                      Apreciação cognitiva
                              │
                              ▼
                         * Primária *
                              │
                              ▼
              (Ameaça percebida à autoimagem ou integridade física)
                              │
                              ▼
                        * Secundária *
                              │
                              ▼
Mecanismos de enfrentamento ineficazes relacionados ao ego debilitado
Mecanismos de defesa utilizados: negação, regressão, racionalização, projeção
                              │
                              ▼
                       Tipo de resposta
                              │
                              ▼
         Adaptativa ◄──── Inadaptativa ────►
                              │
                ┌─────────────┴─────────────┐
                ▼                           ▼
        Uso abusivo de              Dependência de
     substâncias psicoativas     substâncias psicoativas
```

Uso abusivo de substâncias psicoativas
1. Usa substâncias psicoativas sabendo que elas causam problemas em uma ou mais esferas da vida
2. Usa substâncias psicoativas em situações fisicamente perigosas

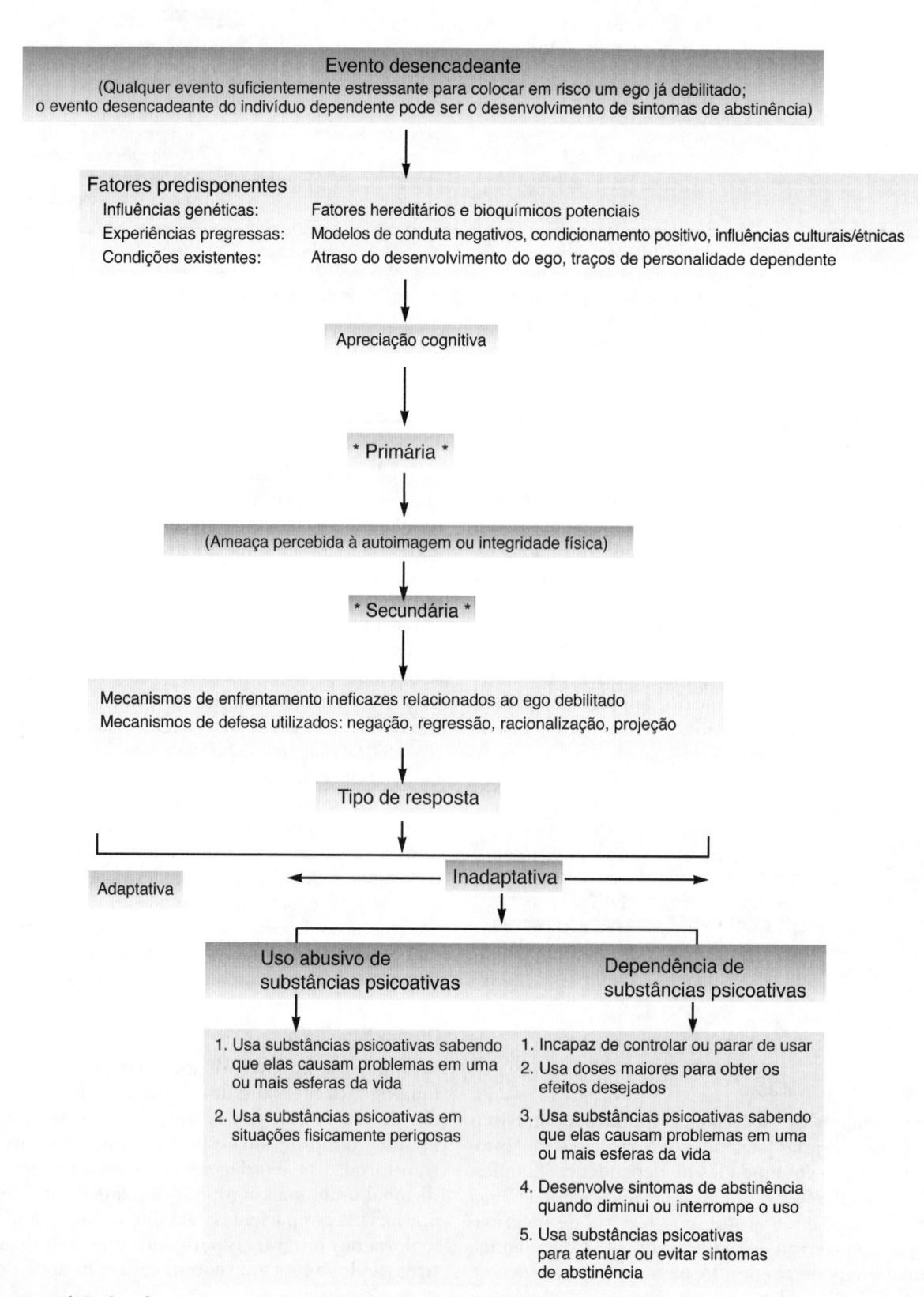

Dependência de substâncias psicoativas
1. Incapaz de controlar ou parar de usar
2. Usa doses maiores para obter os efeitos desejados
3. Usa substâncias psicoativas sabendo que elas causam problemas em uma ou mais esferas da vida
4. Desenvolve sintomas de abstinência quando diminui ou interrompe o uso
5. Usa substâncias psicoativas para atenuar ou evitar sintomas de abstinência

Figura 23.3 Dinâmica dos transtornos decorrentes do uso de substâncias psicoativas usando o modelo transacional de estresse e adaptação.

BOXE 23.2 História clínica e avaliação de enfermagem.*

1. Durante seu período de crescimento, alguém de sua família usava álcool ou outros tipos de substâncias psicoativas?
2. Em caso afirmativo, de que forma o uso dessas substâncias psicoativas afetava sua condição familiar?
3. Quando você usou álcool/substâncias psicoativas pela primeira vez?
4. Há quanto tempo você tem bebido/usado substâncias psicoativas regularmente?
5. Qual é o seu padrão de utilização de álcool/outras substâncias psicoativas?
    1. Quando você usa essas substâncias psicoativas?
    2. O que você usa?
    3. Quanto você usa?
    4. Onde e com quem você usa substâncias psicoativas?
6. Quando você bebeu/usou substâncias psicoativas da última vez? O que usou e quanto consumiu?
7. O uso de substância(s) psicoativa(s) traz algum problema para você? Descreva. Inclua familiares, amigos, trabalho, escola e outros contextos.
8. Você sofreu algum tipo de acidente causado pelo uso de substâncias psicoativas?
9. Você alguma vez foi detido ou preso por beber/usar substâncias psicoativas?
10. Você alguma vez tentou parar de beber/usar substâncias psicoativas? Em caso afirmativo, qual foi o resultado? Teve algum sintoma físico como tremores, cefaleia, insônia, transpiração ou convulsões?
11. Você alguma vez teve perda de memória enquanto estava sob o efeito de álcool/substâncias psicoativas?
12. Descreva 1 dia típico de sua vida.
13. Existem alterações que você gostaria de fazer em sua vida? Em caso afirmativo, quais são?
14. Quais são seus planos ou ideias quanto ao que você precisa fazer para que essas mudanças ocorram?

*Para ser usado em conjunto com a história de enfermagem e a avaliação biopsicossocial (ver Capítulo 9, *Processo de Enfermagem na Prática de Saúde Mental e Psiquiátrica*).

BOXE 23.3 Clinical Institute Withdrawal Assessment of Alcohol Scale – Versão revisada.

Paciente: **Data:**   **Hora**

Pulso ou frequência cardíaca aferido em um minuto: **Pressão arterial:**

NÁUSEAS E VÔMITOS – Perguntar: "Você se sente enjoado? Você vomitou?". Observação.

0 = sem náuseas ou vômitos
1 = náuseas brandas, sem vômitos
2
3
4 = náuseas intermitentes com vômito "seco"
5
6
7 = Náuseas constantes, ânsia de vômito e vômitos frequentes

DISTÚRBIOS TÁTEIS – Perguntar: "Você tem sensações de coceira, alfinetadas e agulhadas, alguma ardência ou dormência, ou sente como se vermes rastejassem sob sua pele?". Observação.

0 = nenhuma sensação
1 = coceira, alfinetadas e agulhadas, ardência ou dormência muito leve
2 = coceira, alfinetadas e agulhadas, ardência ou dormência leve
3 = coceira, alfinetadas e agulhadas, ardência ou dormência moderada
4 = alucinações moderadamente graves
5 = alucinações graves
6 = alucinações extremamente graves
7 = alucinações contínuas

TREMOR – Braços esticados e dedos das mãos afastados. Observação.

0 = nenhum tremor
1 = nenhum tremor visível, mas perceptível ao contato das pontas dos dedos
2
3
4 = tremor moderado com os braços do paciente esticados
5
6
7 = tremor intenso, mesmo quando os braços não estão esticados

DISTÚRBIOS AUDITIVOS – Perguntar: "Você está mais perceptivo aos sons ao seu redor? Algum desses sons é ruidoso? Esses sons o amedrontam? Você ouve alguma coisa que o perturba? Ouve coisas que sabe que não existem?". Observação.

0 = nenhum som
1 = sons muito suaves ou pouquíssimo amedrontadores
2 = sons suaves ou pouco amedrontadores
3 = sons moderados ou moderadamente amedrontadores
4 = alucinações moderadamente graves
5 = alucinações graves
6 = alucinações extremamente graves
7 = alucinações contínuas

(continua)

BOXE 23.3 Clinical Institute Withdrawal Assessment of Alcohol Scale – Versão revisada. (*continuação*)

SUDORESE PAROXÍSTICA – Observação.

0 = nenhuma transpiração visível
1 = transpiração pouco perceptível: palmas das mãos úmidas
2
3
4 = gotas de suor evidentes na fronte
5
6
7 = sudorese profusa

ANSIEDADE – Perguntar: "Você se sente nervoso?". Observação.

0 = nenhuma ansiedade; à vontade
1 = levemente ansioso
2
3
4 = moderadamente ansioso ou defensivo, de forma que a ansiedade é inferida
5
6
7 = equivalente aos estados de pânico agudo, como ocorre com delirium grave ou reações esquizofrênicas agudas

AGITAÇÃO PSICOMOTORA – Observação.

0 = atividade normal
1 = um pouco acima do normal
2
3
4 = moderadamente agitado e inquieto
5
6
7 = anda de um lado para outro durante a maior parte da entrevista, ou se debate constantemente

DISTÚRBIOS VISUAIS – Perguntar: "A luz parece brilhar mais para você? A cor da luz é diferente? Ela faz seus olhos doerem? Você vê alguma coisa que o perturba? Vê coisas que não existem?" Observação.

0 = nenhuma sensibilidade anormal
1 = hipersensibilidade muito suave
2 = hipersensibilidade suave
3 = hipersensibilidade moderada
4 = alucinações moderadamente graves
5 = alucinações graves
6 = alucinações extremamente graves
7 = alucinações contínuas

CEFALEIA, SENSAÇÃO DE PESO NA CABEÇA – Perguntar: "Você sente que sua cabeça está diferente? Sente como se houvesse uma faixa ao redor de sua cabeça?". Não pontue se houver tontura ou vertigem. Nos demais casos, pontue a gravidade.

0 = nenhuma alteração
1 = muito suave
2 = suave
3 = moderada
4 = moderadamente grave
5 = grave
6 = muito grave
7 = extremamente grave

ORIENTAÇÃO E EMBOTAMENTO DO SENSÓRIO – Perguntar: "Que dia é hoje? Onde você está? Quem sou eu?"

0 = orientado; consegue fazer somas consecutivas
1 = não consegue fazer somas consecutivas, ou tem dúvida quanto à data
2 = desorientado quanto à data – no máximo 2 dias no calendário
3 = desorientado quanto à data – mais de 2 dias no calendário
4 = desorientado no tempo e no espaço

A CIWA-Ar não está protegida por direitos autorais e pode ser reproduzida livremente. Essa avaliação usada para monitorar os sintomas de abstinência requer cerca de 5 min para ser concluída. O escore máximo é de 67 (ver instrumento de avaliação). Os pacientes com escores menores que 10 em geral não necessitam de fármacos adicionais para abstinência.

Escore total da CIWA-Ar _____
Iniciais do avaliador _____
Escore máximo possível: 67

De: Sullivan, J.T., Sykora, K., Schneiderman, J., Naranjo, C.A., & Sellers, E.M. (1989). Assessment of alcohol withdrawal: The revised Clinical Institute Withdrawal Assessment for Alcohol scale (CIWA-Ar). *British Journal of Addiction*, 84(11), 1353-1357.

BOXE 23.4 Michigan Alcoholism Screening Test (MAST).

Responda às seguintes perguntas colocando um "x" embaixo de sim ou não.*

	Sim	Não
1. Você gosta de beber uma vez ou outra?	0	0
2. Você acha que bebe normalmente? (Por "normalmente", queremos dizer que você bebe menos ou tanto quanto a maioria das pessoas.)		2
3. Você alguma vez acordou de manhã depois de tomar alguns drinques na noite anterior e percebeu que não conseguia se lembrar de parte da noite?	2	
4. Alguma vez sua esposa, marido, pai/mãe ou outro parente próximo ficou preocupado ou se queixou de seu hábito de beber?	1	
5. Você consegue parar de beber sem muito esforço depois de um ou dois drinques?		2
6. Você alguma vez se sentiu culpado quanto ao hábito de beber?	1	
7. Seus amigos ou parentes acham que você é um etilista social?		2
8. Você consegue parar de beber quando quer?		2
9. Você alguma vez frequentou uma reunião dos Alcoólicos Anônimos (AA)?	5	
10. Você já se envolveu em luta corporal quando estava alcoolizado?	1	
11. Sua bebida alguma vez causou problemas entre você e sua esposa, marido, pai/mãe ou outro parente?	2	
12. Sua esposa, marido ou outro familiar alguma vez procurou outra pessoa para obter ajuda para seu hábito de beber?	2	
13. Você já perdeu amigos por causa do hábito de beber?	2	
14. Você já teve problemas no trabalho ou na escola por causa do seu hábito de beber?	2	
15. Você já perdeu seu emprego por causa do hábito de beber?	2	
16. Você alguma vez negligenciou suas obrigações, sua família ou seu trabalho por dois ou mais dias em sequência porque estava bebendo?	2	
17. Você bebe frequentemente antes do meio-dia?	1	
18. Alguém já lhe disse que você tem problemas no fígado? Cirrose?	2	
19. Depois de beber muito, você já teve delirium tremens (DT), tremores intensos, ouviu vozes ou viu coisas que realmente não existiam?	5	
20. Você já procurou alguém para obter ajuda quanto ao seu hábito de beber?	5	
21. Você já foi internado em algum hospital por causa do hábito de beber?	5	
22. Você já foi paciente de um hospital psiquiátrico ou enfermaria psiquiátrica de um hospital geral quando o hábito de beber era parte do problema que resultou na internação hospitalar?	2	
23. Você já se consultou em alguma clínica psiquiátrica ou de saúde mental, ou foi atendido por algum médico, assistente social ou clérigo para obter ajuda com algum problema emocional, em que a bebida fazia parte do problema?	2	
24. Você já foi detido por embriaguez ao volante, dirigir embriagado ou dirigir sob o efeito de bebidas alcoólicas? (Em caso afirmativo, quantas vezes? _____)	2 ea	
25. Você já foi detido ou levado em custódia, mesmo que por algumas horas, em razão do seu comportamento quando estava embriagado? (Em caso afirmativo, quantas vezes? _____)	2 ea	

*Os itens são pontuados abaixo da resposta que poderia indicar problemas com álcool. Método de pontuação: 0 a 3 pontos = nenhum problema com álcool; 4 pontos = possível problema com álcool; 5 pontos ou mais = indica problema com álcool. Segundo Selzer, M.L. (1971) The Michigan alcohol screening test: The quest for a new diagnostic instrument. American Journal of Psychiatry, 127(12): 1653-1658, com autorização.

BOXE 23.5 Questionário CAGE.

1. Alguma vez você sentiu que deveria diminuir a quantidade de bebida (*Cutdown*, em inglês)?
2. Você fica aborrecido (*Annoyed*, em inglês) quando as pessoas criticam seu hábito de beber?
3. Alguma vez você se sentiu culpado (*Guilty*, em inglês) pelo seu hábito de beber?
4. Alguma vez você bebeu logo de manhã para "acalmar os nervos" ou se livrar de uma ressaca (*Eyeopener*, em inglês)?

Pontuação: 2 ou 3 respostas com "sim" sugerem problemas com álcool. De: Mayfield, D., McLeod, G., & Hall, P. (1974). The CAGE questionnaire: Validation of a new alcoholism screening instrument. *American Journal of Psychiatric*, 131(10):1121-1123, com autorização.

práticos uns aos outros. A terapia psicodinâmica pode ser útil a alguns pacientes com diagnósticos duplos porque analisa a história pessoal de como os transtornos psiquiátricos e o uso abusivo de substâncias psicoativas reforçam um ao outro e como o ciclo pode ser rompido. Terapias cognitivo-comportamentais também ajudam a treinar os pacientes a monitorar seus humores e padrões mentais, que levam ao uso de substâncias psicoativas. A orientação dos pacientes sobre habilidades de enfrentamento e controle de estresse também promove a manutenção de abstinência e o enfrentamento da ânsia pelas substâncias psicoativas.

Os pacientes com diagnósticos duplos devem ser instruídos quanto aos programas de recuperação de 12 passos (p. ex., Alcoólicos Anônimos ou Narcóticos Anônimos). Alguns pacientes com diagnósticos duplos são resistentes a frequentar programas de 12 passos e, com frequência, evoluem mais de forma mais favorável nos grupos de apoio de dependentes químicos destinados a pacientes com transtornos psiquiátricos.

Os grupos de apoio a dependentes químicos geralmente são incorporados à programação regular para os pacientes psiquiátricos com diagnósticos duplos. O paciente internado em um serviço psiquiátrico ou inscrito em um programa terapêutico de hospital-dia frequenta periodicamente um grupo de dependentes químicos combinado com alguma outra terapia de atividade programada. Os tópicos são dirigidos às áreas singulares para os pacientes com transtornos mentais (p. ex., misturar fármacos com substâncias psicoativas) e aos temas que são comuns para os usuários de substâncias psicoativas sem transtornos mentais. Os pacientes são encorajados a conversar sobre seus problemas pessoais.

A frequência ininterrupta às reuniões dos grupos de 12 passos é recomendada no momento da alta da unidade terapêutica. O envolvimento dos familiares também é requisitado e as estratégias preventivas são descritas. É comum recorrer à modalidade de gerenciamento individualizado de casos e o êxito do programa frequentemente é assegurado por essa supervisão direta.

Diagnósticos de enfermagem e descrição dos resultados

A próxima etapa do processo de enfermagem é identificar os diagnósticos de enfermagem pertinentes com base na análise dos dados reunidos durante a fase de avaliação. O paciente que usa abusivamente ou é dependente de substâncias psicoativas sem dúvida tem algumas necessidades físicas e emocionais desatendidas. A Tabela 23.9 apresenta uma lista de comportamentos do paciente e os diagnósticos de enfermagem da NANDA-I que correspondem a esses comportamentos e podem ser usados para planejar os cuidados prestados aos pacientes com transtornos associados ao uso de substâncias psicoativas.

TABELA 23.9 Identificação dos diagnósticos de enfermagem aplicáveis aos comportamentos associados comumente aos transtornos decorrentes do uso de substâncias psicoativas.

COMPORTAMENTOS	DIAGNÓSTICOS DE ENFERMAGEM
O paciente faz afirmações como "Eu não tenho problemas com (a substância psicoativa). Eu posso parar quando quiser". Demora a buscar ajuda; não percebe os problemas relacionados ao uso de substâncias psicoativas; minimiza o uso de substâncias psicoativas; não consegue admitir o impacto da doença em seu padrão de vida	Negação
O paciente usa substâncias químicas de forma abusiva; comportamento destrutivo dirigido a si próprio e aos demais; incapacidade de atender às necessidades básicas; incapacidade de atender às expectativas relacionadas ao papel a ser desempenhado; assume riscos	Enfrentamento ineficaz
O paciente apresenta emagrecimento, palidez das mucosas e conjuntivas, turgor cutâneo reduzido, distúrbios eletrolíticos e anemia; ingere álcool em vez de alimentar-se	Nutrição desequilibrada: menos que as necessidades físicas/Déficit de volume de líquidos
Fatores de risco: desnutrição, disfunção imune, baixa resistência à exposição de patógenos	Risco de infecção
O paciente critica a si próprio e aos demais, tem comportamento autodestrutivo (usa substâncias psicoativas de forma abusiva como mecanismo de enfrentamento), história familiar disfuncional	Baixa autoestima crônica
O paciente nega que a substância psicoativa é perigosa; continua a usá-la apesar das consequências evidentes	Déficit de conhecimento
PARA O PACIENTE EM ABSTINÊNCIA DE DEPRESSORES DO SNC:	
Fatores de risco: excitação exagerada do SNC (tremores, hipertensão arterial, náuseas e vômitos, alucinações, ilusões, taquicardia, ansiedade e crises convulsivas)	Risco de lesão
PARA O PACIENTE EM ABSTINÊNCIA DE ESTIMULANTES DO SNC:	
Fatores de risco: sensação extrema de lassidão e depressão; "colapso"; ideação suicida	Risco de suicídio

Critérios de resultado

Os critérios enumerados a seguir podem ser usados para avaliar os resultados dos cuidados prestados ao paciente com transtornos decorrentes do uso de substâncias psicoativas.

O paciente:

- Não teve qualquer lesão física
- Não causou danos a si próprio ou às outras pessoas
- Aceita a responsabilidade por seu comportamento
- Reconhece a relação entre problemas pessoais e uso de substância(s) psicoativa(s)
- Demonstra mecanismos de enfrentamento mais adaptativos, que possam ser usados em situações de estresse (em vez de usar substâncias psicoativas)
- Não tem sinais ou sintomas de infecção ou desnutrição
- Mostra indícios de melhora do autoconceito, envolve-se em novos projetos sem medo de fracassar e demonstra comportamento menos defensivo aos demais
- Verbaliza a importância da abstinência do uso de substâncias psicoativas para manter seu bem-estar máximo.

Planejamento e implementação

No caso de pacientes que usam substâncias psicoativas de modo abusivo, a etapa de implementação é um processo demorado, que frequentemente começa com a **desintoxicação** e progride até a abstinência completa. As seções subsequentes descrevem um grupo de diagnósticos de enfermagem selecionados, com metas de curto e longo prazos e intervenções de enfermagem para cada um deles.

Risco de lesão

A definição de *risco de lesão* é "suscetibilidade a lesão física por condições ambientais que interagem com os recursos adaptativos e defensivos do indivíduo que pode comprometer a saúde" (Herdman & Kamitsuru, 2014; p. 386).

Metas do paciente

Os critérios de resultado incluem metas de curto e longo prazos. Os intervalos de tempo são determinados individualmente.

Meta a curto prazo

1. A condição do paciente é estabilizada em 72 horas.

Meta a longo prazo

2. O paciente não desenvolve lesão física.

Intervenções

Para o paciente em abstinência de substâncias psicoativas

- Avaliar o grau de desorientação do paciente para determinar as medidas específicas de segurança necessárias
- Obter uma história do uso de substâncias psicoativas, se possível. É importante determinar o tipo de substância(s) psicoativa(s) usada(s), a ocasião e a dose usada da última vez, a duração e a frequência do uso abusivo e a quantidade utilizada diariamente
- Como é frequente que a história subjetiva não seja exata, obter uma amostra de urina para análises laboratoriais das concentrações das substâncias psicoativas
- É importante manter o paciente em um ambiente mais tranquilo possível. Estímulos excessivos podem acentuar a agitação do paciente. O ideal é um quarto particular
- Observar frequentemente os comportamentos do paciente. Se a gravidade de sua condição justificar, pode ser necessário designar um membro da equipe para assistência individual
- Acompanhar e ajudar o paciente a caminhar, e usar uma cadeira de rodas para transportá-lo por distâncias longas
- Acolchoar a cabeceira e as grades laterais do leito com toalhas grossas para proteger o paciente em caso de uma crise convulsiva
- Pode ser necessário adotar precauções para suicídio dos pacientes em abstinência de estimulantes do SNC
- Assegurar que cigarros, isqueiros, fósforos e outros objetos potencialmente perigosos sejam guardados fora do alcance do paciente
- Orientar repetidamente o paciente para a realidade e seu ambiente
- Monitorar os sinais vitais do paciente a cada 15 minutos no início e com menos frequência à medida que os sintomas agudos regredirem
- Seguir o regime terapêutico conforme a prescrição médica. As intervenções psicofarmacológicas utilizadas comumente para tratar intoxicações por substâncias psicoativas e síndrome de abstinência estão descritas adiante neste capítulo, na seção "Modalidades de tratamento para transtornos associados ao uso de substância psicoativa".

Negação

A definição de *negação* é "tentativa consciente ou inconsciente de negar o conhecimento ou o significado de um evento para reduzir ansiedade e/ou medo, o que leva a prejuízo da saúde" (Herdman & Kamitsuru, 2014; p. 335). A Tabela 23.10 descreve esse diagnóstico de enfermagem no formato de um plano de cuidados.

TABELA 23.10 Plano de cuidados para um paciente com transtorno associado ao uso de substâncias psicoativas.

DIAGNÓSTICO DE ENFERMAGEM: NEGAÇÃO

RELACIONADA COM: Estratégias de enfrentamento ineficazes para controlar a ansiedade

EVIDENCIADA POR: Afirmações indicativas de que não há problema com o uso de substâncias psicoativas

Critérios de resultado	Intervenções de enfermagem	Justificativa
Meta a curto prazo: • O paciente desvia sua atenção dos estímulos externos e foca os resultados comportamentais associados ao uso de substâncias psicoativas	1. Iniciar o trabalho para estabelecer uma relação de confiança entre enfermeiro-paciente. Ser honesto e cumprir todas as promessas. 2. Demonstrar ao paciente uma atitude de aceitação. Assegurar que ele entenda que "Não é você, mas seu comportamento que é inaceitável".	1. Confiança é a base de uma relação terapêutica. 2. A atitude de aceitação reforça os sentimentos de dignidade e valor próprio.
Meta a longo prazo: • O paciente verbaliza a aceitação de seu comportamento e reconhece a relação entre uso de substâncias psicoativas e problemas pessoais.	3. Fornecer informações para corrigir ideias equivocadas sobre uso abusivo de substâncias psicoativas. O paciente pode racionalizar seu comportamento com afirmações como: "Eu não sou alcoólico. Posso parar de beber a qualquer momento, se quiser. Além de tudo, eu só bebo cerveja", ou "Eu fumo maconha apenas para relaxar antes das aulas. Qual o problema? Eu conheço muitas pessoas que fazem isso. Além do mais, ninguém vai preso por fumar maconha". 4. Identificar os comportamentos inadaptativos ou as situações recentes que ocorreram na vida do paciente e conversar sobre o fato de que o uso de substâncias psicoativas pode ter contribuído para isso. 5. Fazer confrontação com gentileza. Não permitir que o paciente crie fantasias sobre o próprio estilo de vida (p. ex., "Em minha opinião, na última vez em que você ingeriu álcool" ou "O resultado do laboratório demonstrou que você estava sob efeito do álcool quando se envolveu naquele acidente que feriu três pessoas"). 6. Não aceitar racionalização ou projeção à medida que o paciente tenta desculpar-se ou acusar outras pessoas pela situação gerada por seu próprio comportamento. 7. Estimular a participação do paciente nas atividades de grupo. 8. Demonstrar reconhecimento positivo imediato às percepções que o paciente tem acerca da doença e à aceitação da responsabilidade pelo próprio comportamento. 9. Utilizar as técnicas de entrevista motivacional para começar a explorar as motivações e a disposição de mudar do paciente.	3. Existem muitos mitos acerca do uso de substâncias psicoativas específicas. Informações factuais apresentadas de forma imparcial e verdadeira, explicando quais comportamentos são transtornos associados ao uso de substâncias psicoativas, pode ajudar o paciente a focar seus próprios comportamentos como uma doença para a qual ele precisa de ajuda. 4. O primeiro passo para reduzir a negação do paciente é fazer com que ele perceba a relação entre uso de substâncias psicoativas e problemas pessoais. 5. A confrontação interfere na capacidade do paciente de recorrer à negação; uma atitude gentil preserva a autoestima e evita colocar o paciente na defensiva. 6. Racionalização e projeção prolongam a negação de que existem problemas na vida do paciente em razão do uso de substâncias psicoativas. 7. O *feedback* dos companheiros frequentemente é mais bem aceito que o *feedback* de figuras de autoridade. A pressão do grupo pode ser um fator poderoso, assim como o relacionamento com indivíduos que estejam vivenciando ou que já tiveram problemas semelhantes. 8. O reforço positivo aumenta a autoestima e favorece a repetição dos comportamentos desejáveis. 9. A adoção de uma abordagem centrada no paciente – que inclua técnicas como reflexão, perguntas que não possam ser respondidas com "sim ou não" e validação – estimula o paciente a envolver-se ativamente na solução dos problemas.

Metas do paciente

Os critérios de resultado incluem metas de curto e longo prazos. Os intervalos de tempo são determinados caso a caso.

Meta a curto prazo

- O paciente foca sua atenção nos resultados comportamentais associados ao uso de substâncias psicoativas.

Meta a longo prazo

- O paciente expressa verbalmente que assume responsabilidade por seu próprio comportamento e reconhece a relação entre uso de substâncias psicoativas e problemas pessoais.

Intervenções

- Começar a trabalhar para estabelecer uma relação de confiança entre o enfermeiro e o paciente. Ser honesto e cumprir todas as promessas
- Demonstrar ao paciente uma atitude de aceitação. Garantir que ele entenda que "Não é *você*, mas seu *comportamento* que é inaceitável". A atitude de aceitação ajuda a reforçar os sentimentos de dignidade e valor próprio do paciente
- Fornecer informações para corrigir ideias equivocadas sobre uso de substâncias psicoativas. O paciente pode racionalizar seu comportamento com afirmações como "Eu não sou alcoólatra. Posso parar de beber a qualquer momento, se quiser. Além disso, eu só bebo cerveja", ou "Eu fumo maconha apenas para relaxar antes das aulas. Qual o problema? Eu conheço muitas pessoas que fazem isso. Além do mais, ninguém vai preso por fumar maconha". Existem muitos mitos acerca do uso de substâncias psicoativas específicas. Informações factuais apresentadas de uma forma imparcial e verdadeira, explicando quais comportamentos são transtornos decorrentes do uso de substâncias psicoativas, pode ajudar o paciente a focar seus comportamentos como uma doença para a qual ele precisa de ajuda
- Identificar os comportamentos inadaptativos ou as situações recentes que ocorreram na vida do paciente e conversar sobre o fato de que o uso de substâncias psicoativas pode ter contribuído para isso. O primeiro passo para reduzir a negação do paciente é fazer com que ele perceba a relação entre uso de substâncias e problemas pessoais
- Confrontar com gentileza. Não permitir que o paciente crie fantasias sobre o próprio estilo de vida. A confrontação interfere na capacidade do paciente de recorrer à negação; uma atitude gentil preserva a autoestima e evita colocar o paciente na defensiva
- Reconhecer o uso de racionalização ou projeção à medida que o paciente tenta desculpar-se ou acusar outras pessoas pela situação gerada por seu próprio comportamento. Racionalização e projeção prolongam a negação de que existem problemas na vida do paciente em razão do uso de substâncias
- Estimular a participação do paciente nas atividades de grupo. O *feedback* dos companheiros frequentemente é mais bem aceito que o *feedback* de figuras de autoridade. A pressão de grupo gerada pelos indivíduos que estejam vivenciando ou que já tiveram problemas semelhantes também pode ter influência poderosa na confrontação da negação
- Demonstrar reconhecimento positivo imediato às percepções que o paciente tem acerca da doença e à aceitação da responsabilidade pelo próprio comportamento. O reforço positivo aumenta a autoestima e favorece a repetição dos comportamentos desejáveis.

RECOMENDAÇÃO PARA A PRÁTICA CLÍNICA. É importante falar de forma objetiva e imparcial com um paciente em processo de negação. Exemplos: "A minha opinião é que, da última vez que você bebeu, você..." ou "O resultado do laboratório mostrou que o seu nível de álcool no sangue era 250 quando você se envolveu naquele acidente automobilístico".

Enfrentamento ineficaz

A definição de *enfrentamento ineficaz* é "incapacidade de fazer uma avaliação válida dos estressores, opções inadequadas de respostas e/ou incapacidade de usar os recursos disponíveis" (Herdman & Kamitsuru, 2014; p. 326).

Metas do paciente

Os critérios de resultado incluem metas de curto e longo prazos. Os intervalos de tempo são determinados individualmente.

Meta a curto prazo

- O paciente consegue expressar seus sentimentos em relação ao uso de substâncias como método de enfrentamento do estresse.

Meta a longo prazo

- O paciente consegue descrever verbalmente o uso dos mecanismos de enfrentamento adaptativos, em vez do uso abusivo de substâncias, em resposta ao estresse.

Intervenções

- Passar tempo com o paciente e estabelecer uma relação de confiança
- Estabelecer limites ao comportamento manipulador. Assegurar que o paciente saiba o que é aceitável, o que não é e as consequências de violar os limites estabelecidos. Assegurar que todos os membros da equipe mantenham consistência nessa intervenção. Estimular o paciente a expressar verbalmente seus

sentimentos, medos e ansiedades. Responder a quaisquer perguntas que ele possa fazer acerca da doença. A verbalização dos sentimentos em um ambiente imparcial pode ajudar o paciente a resolver problemas de longa data
- Explicar os efeitos do uso de substâncias psicoativas no organismo. Enfatizar que o prognóstico está diretamente relacionado à abstinência. Muitos pacientes não têm conhecimentos suficientes quanto aos efeitos deletérios do uso abusivo de substâncias psicoativas no organismo
- Explorar com o paciente as opções disponíveis para ajudar a atenuar as situações de estresse, em vez de recorrer ao uso de substâncias psicoativas (p. ex., entrar em contato com vários membros dos Alcoólicos Anônimos ou Narcóticos Anônimos, praticar exercícios físicos e técnicas de relaxamento, meditação). O paciente pode ter recorrido persistentemente ao uso de substâncias psicoativas e, deste modo, ter pouco ou nenhum conhecimento sobre respostas adaptativas ao estresse
- Reforçar de forma positiva as evidências de que o paciente consegue postergar de forma adequada a gratificação desejada. Estimular o paciente a ser o mais independente possível nas atividades de autocuidado. Fornecer *feedback* positivo às tomadas de decisão independentes e ao uso efetivo das habilidades de resolução de problemas.

Processos familiares disfuncionais

O diagnóstico *processos familiares disfuncionais* ocorre quando "as funções fisiológicas, psicossociais e espirituais da unidade familiar estão cronicamente desorganizadas, resultando em conflito, negação dos problemas, resistência às mudanças, resolução inefetiva de problemas e uma série de crises autoperpetuadas" (Herdman & Kamitsuru, 2014; p. 290).

Metas do paciente

Os critérios de resultado incluem metas de curto e longo prazos. Os intervalos de tempo são determinados individualmente.

Metas a curto prazo

- Os familiares participam dos programas e grupos de terapia individual e familiar
- Os familiares reconhecem os comportamentos de enfrentamento ineficazes e suas consequências
- A família inicia e planeja as mudanças necessárias em seu estilo de vida.

Meta a longo prazo

- Os familiares tomam medidas para modificar comportamentos autodestrutivos e que contribuem para a drogadição do paciente.

Intervenções

- Revisar a história familiar; examinar os papéis desempenhados pelos membros da família, o nível atual de funcionamento, as circunstâncias envolvidas no uso de álcool, os pontos fortes e as áreas de crescimento. Investigar como os familiares têm lidado com a dependência química do paciente (p. ex., negação, repressão, racionalização, mágoa, solidão, projeção). Pessoas permissivas também têm os mesmos sentimentos que o paciente e usam métodos inefetivos de enfrentamento da situação, necessitando de ajuda para aprender estratégias de enfrentamento novas e efetivas
- Determinar a extensão dos comportamentos permissivos evidenciados pelos membros da família; analisá-los em cada familiar e no paciente. Comportamentos permissivos são os que inibem em vez de promover mudanças. Familiares e amigos podem concordar com o uso continuado de substâncias porque o usuário convenceu-lhes de que esta é a forma mais útil de mostrar seu amor. Em muitos casos, os usuários de substâncias psicoativas contam com outras pessoas para encobrir sua incapacidade de lidar com as responsabilidades diárias, mas é menos provável que isso promova a necessidade de mudança
- Fornecer informações sobre comportamentos permissivos e características da drogadição ao usuário e às outras pessoas envolvidas. Tomar consciência e reconhecer comportamentos (p. ex., fuga e encobrimento, descumprimento de responsabilidades, racionalização e subserviência) oferece uma oportunidade de os indivíduos iniciarem o processo de mudança
- Identificar e conversar sobre a possibilidade de comportamentos sabotadores por parte dos membros da família. Ainda que os familiares possam expressar verbalmente um desejo de que o usuário se abstenha das substâncias psicoativas, a realidade da dinâmica interativa é que eles podem, de forma inconsciente, não querer sua recuperação, porque isso poderia afetar os papéis desempenhados pelos próprios membros da família na relação. Além disso, eles podem receber empatia ou atenção de outras pessoas (ganhos secundários)
- Ajudar o cônjuge do paciente a entender que a abstinência e o uso de substâncias psicoativas não são responsabilidades dele e que o consumo de substâncias pelo paciente pode ou não mudar, apesar do seu envolvimento com o tratamento. Os cônjuges precisam entender e aceitar que o único comportamento que eles conseguem controlar é o seu próprio
- Envolver a família nos planos para a alta da unidade terapêutica. Uso abusivo de substâncias psicoativas é uma doença da família. Como a família está a

tal ponto acostumada com esse comportamento, os membros precisam de ajuda para adaptar-se ao comportamento novo de sobriedade/abstinência. Estimular a participação nas associações de autoajuda (p. ex., Alcoólicos Anônimos, Al-Anon, Alateen, CoDA e terapia familiar profissional). Essas organizações colocam o paciente e sua família em contato direto com os sistemas de apoio necessários à manutenção da sobriedade e facilitam a resolução dos problemas.

Conceito de mapeamento dos cuidados

O plano de cuidados no formato de mapa conceitual (ver Capítulo 9) é uma estratégia de ensino e aprendizagem esquematizada que permite perceber visualmente as relações entre diagnósticos médicos, diagnósticos de enfermagem, dados da avaliação e tratamentos. A Figura 23.4 ilustra o exemplo de um plano de cuidados no formato de mapa conceitual para um paciente com transtorno decorrente do uso de substâncias psicoativas.

Resumo Clínico: João, 56 anos, foi preso por dirigir embriagado. Ele avançou o sinal vermelho e provocou um acidente, no qual outra pessoa foi ferida. Ele foi levado ao hospital e internado na unidade de desintoxicação de álcool e substâncias psicoativas. Depois de um processo de desintoxicação sem intercorrências, João foi transferido para a unidade de reabilitação. Ele disse para o enfermeiro: "Eu não tenho problema com álcool. Consigo parar quando eu quiser. Além disso, qual é o problema?". Ele disse ao enfermeiro que tem um emprego muito estressante e que consumir bebidas alcoólicas ajuda a relaxar. João está pálido e seu peso está abaixo do ideal para sua altura. Ele admitiu que, algumas vezes, não faz refeições regulares e bebe até cair no sono. Sua pele está seca e descamativa. Os exames laboratoriais revelaram evidências de desnutrição e desidratação. O enfermeiro elaborou o seguinte plano de cuidados no formato de mapa conceitual para seu paciente.

Sinais e sintomas
- "Eu não tenho problema com álcool. Consigo parar quando eu quiser."

Sinais e sintomas
- Uso do álcool como estratégia de enfrentamento

Sinais e sintomas
- Pele seca
- Palidez
- Peso abaixo do ideal
- Resultados laboratoriais positivos para desnutrição

Sinais e sintomas
- Incapacidade de expressar verbalmente os efeitos fisiológicos do uso abusivo de álcool
- "Qual é o problema?"

Diagnóstico de enfermagem
Negação ineficaz

Diagnóstico de enfermagem
Enfrentamento ineficaz

Diagnóstico de enfermagem
Nutrição desequilibrada: menos que as necessidades corporais

Diagnóstico de enfermagem
Déficit de conhecimento

Intervenções de enfermagem
- Aceitar o paciente incondicionalmente
- Reconhecer como o álcool contribuiu para os comportamentos inadaptativos
- Não permitir que o paciente culpe outras pessoas pelos comportamentos associados ao uso abusivo de álcool

Intervenções de enfermagem
- Estabelecer limites ao comportamento manipulador
- Praticar estratégias de enfrentamento alternativas e mais adaptativas
- Fornecer *feedback* positivo quando o paciente aceita postergar gratificação e usa estratégias de enfrentamento adaptativas

Intervenções de enfermagem
- Consultar um nutricionista
- Documentar diariamente o balanço hídrico e o peso corporal
- Monitorar a ingestão proteica do paciente com disfunção hepática
- Limitar a ingestão de sódio para reduzir a retenção de líquido
- Oferecer refeições leves e frequentes com alimentos que não causem irritação gástrica

Intervenções de enfermagem
- Avaliar o nível de conhecimento e a disposição de aprender do paciente
- Incluir outras pessoas significativas no processo de ensino
- Fornecer informações sobre os efeitos sistêmicos do álcool
- Instruir quanto à possibilidade de usar dissulfiram

Resultados
- Expressa verbalmente a relação entre uso de álcool e problemas pessoais
- Assume responsabilidade pelos próprios comportamentos

Resultados
- Verbaliza e demonstra estratégias de enfrentamento adaptativas como alternativas ao uso de álcool como reação ao estresse

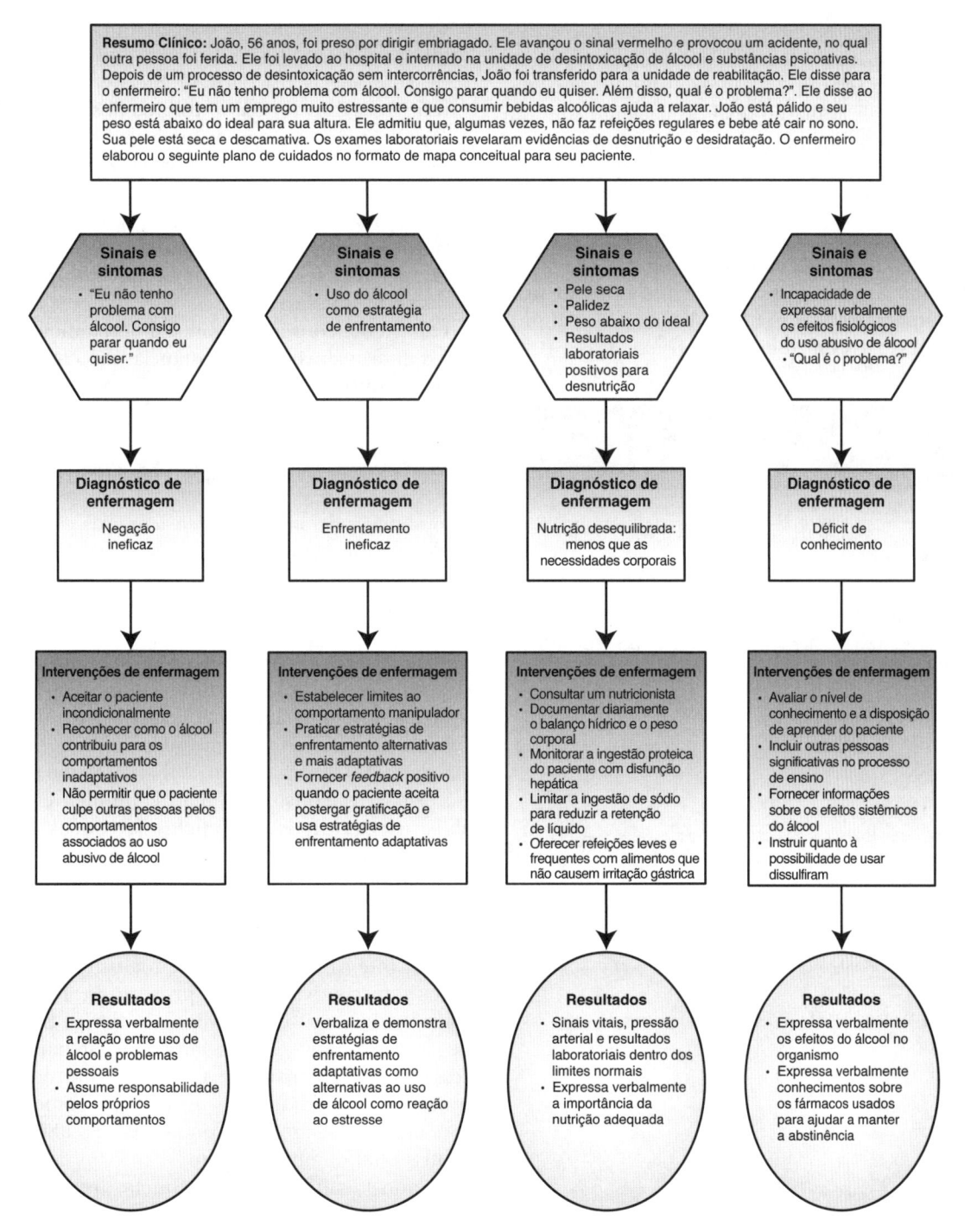

Resultados
- Sinais vitais, pressão arterial e resultados laboratoriais dentro dos limites normais
- Expressa verbalmente a importância da nutrição adequada

Resultados
- Expressa verbalmente os efeitos do álcool no organismo
- Expressa verbalmente conhecimentos sobre os fármacos usados para ajudar a manter a abstinência

Figura 23.4 Plano de cuidados no formato de mapa conceitual para pacientes com alcoolismo.

Orientação do paciente e da família

Assim como em todas as áreas de enfermagem, o papel de orientação do paciente é importante no contexto psiquiátrico. O Boxe 23.6 apresenta uma lista de tópicos relevantes de orientação do paciente/familiares em relação aos transtornos decorrentes do uso de substâncias psicoativas. Outros exemplos de guias de orientação do paciente estão disponíveis *online*.

Reavaliação

A última etapa do processo de enfermagem consiste na reavaliação para determinar se as intervenções de enfermagem conseguiram alcançar as metas de cuidado pretendidas. A avaliação final do paciente com um transtorno associado ao uso de substâncias psicoativas pode ser realizada utilizando as informações obtidas pelas seguintes perguntas de reavaliação:

- A desintoxicação ocorreu sem complicações?
- O paciente ainda está na fase de negação?
- O paciente assume responsabilidade por seu próprio comportamento? Ele reconheceu que tem problemas pessoais com substâncias psicoativas?
- O paciente conseguiu correlacionar seus problemas pessoais com o uso de substâncias psicoativas?
- O paciente ainda justifica ou acusa outras pessoas por seu comportamento de usar substâncias psicoativas?
- O paciente manteve a abstinência química durante o tratamento?
- O paciente coopera com o tratamento?
- O paciente evita comportamento manipulador e violação dos limites?
- O paciente consegue expressar verbalmente motivação para adotar estratégias de enfrentamento adaptativas e alternativas em substituição ao uso de substâncias psicoativas? Ele demonstrou como usar essas estratégias? O reforço positivo estimula a repetição desses comportamentos adaptativos?
- O estado nutricional foi normalizado? O paciente ingere uma dieta adequada ao seu tamanho e nível de atividade? Ele consegue conversar sobre a importância da nutrição saudável?
- O paciente desenvolveu infecções durante a internação hospitalar?
- O paciente consegue expressar verbalmente os efeitos do uso abusivo de substâncias psicoativas no seu organismo?

BOXE 23.6 Temas de orientação do paciente/família sobre transtornos decorrentes do uso de substâncias psicoativas.

NATUREZA DA DOENÇA

1. Efeitos das substâncias psicoativas no organismo
    1. Álcool etílico
    2. Outros depressores do SNC
    3. Estimulantes do SNC
    4. Alucinógenos
    5. Inalantes
    6. Opioides
    7. Canabinoides
2. Formas pelas quais o uso da substância psicoativa afeta a vida do paciente.

TRATAMENTO DA DOENÇA

1. Atividades para substituir a substância psicoativa em períodos de estresse
2. Técnicas de relaxamento
    1. Relaxamento progressivo
    2. Contrair e relaxar
    3. Respiração profunda
    4. Treinamento autógeno
3. Habilidades para solucionar problemas
4. Elementos essenciais à nutrição saudável

SERVIÇOS DE APOIO

1. Ajuda financeira
2. Assistência jurídica
3. Alcoólicos Anônimos (ou outro grupo de apoio específico para outras substâncias psicoativas)
4. Pessoa de suporte

O enfermeiro dependente químico

Uso abusivo de substâncias psicoativas e drogadição podem comprometer o desempenho físico, psicológico, social e profissional das pessoas. Isso é um problema especialmente grave quando o indivíduo é responsável todos os dias por vidas de outras pessoas. Cerca de 10% da população em geral tem dependência química. Em um estudo, pesquisadores descobriram que a prevalência do uso abusivo de substâncias psicoativas em enfermeiros empregados era de 5,1% (Monroe et al., 2013). Álcool é a substância psicoativa consumida mais comumente de forma abusiva, seguido de perto pelos narcóticos. Os enfermeiros que usam substâncias psicoativas são ainda mais vulneráveis porque frequentemente lidam com substâncias controladas quando prestam cuidados aos seus pacientes.

Durante anos, os enfermeiros usuários de substâncias psicoativas foram protegidos, promovidos, transferidos, ignorados ou demitidos. Esses tipos de reação apenas agravavam o problema. São necessários programas que incluam a notificação e o tratamento imediatos da drogadição como doença, com ênfase na segurança pública e na reabilitação do profissional de enfermagem.

Como identificar um enfermeiro usuário de substâncias psicoativas? É fácil ignorar algo que *poderia* ser um problema. Negação por parte do enfermeiro dependente química e dos seus colegas ainda é a defesa mais forte adotada para evitar lidar com os problemas associados ao uso de substâncias psicoativas. Nos EUA, alguns estados têm leis de notificação obrigatória, que exigem que o conselho estadual de enfermagem seja notificado. É difícil cumprir essas leis e os hospitais nem sempre aderem à notificação compulsória, alguns optam por não notificar o conselho estadual de enfermagem se o enfermeiro buscar ativamente tratamento e não colocar seus pacientes em risco.

Foram identificados alguns indícios de dependência química em profissionais de enfermagem (Ellis & Hartley, 2012). Esses sinais não são fáceis de detectar e variam de acordo com a substância psicoativa usada. O absenteísmo pode ser alto quando o fornecedor dessas substâncias está localizado longe da área de trabalho, ou o profissional de enfermagem pode raramente perder dias de trabalho quando a fonte da substância psicoativa está no próprio trabalho. Alguns sinais possíveis são aumento da "perda" de fármacos, incidência mais alta de contagens incorretas de narcóticos e numerosos formulários de liberação de fármacos controlados que sejam mais assinados pelo enfermeiro usuário que por suas colegas.

Falta de concentração, dificuldade de cumprir prazos, reações impróprias e déficit de memória ou recordação geralmente ocorrem nas fases avançadas da doença. O usuário também pode ter problemas de relacionamento. Outros sinais possíveis são irritabilidade, oscilações do humor, tendência a isolar-se, desculpas elaboradas para justificar o comportamento, aparência descuidada, coordenação motora prejudicada, fala arrastada, rubor facial, desempenho inconsistente no trabalho e uso frequente da área de descanso. O enfermeiro pode medicar frequentemente pacientes de outros enfermeiros e estes podem queixar-se de que sua dor não é controlada de forma adequada. Também podem ocorrer discrepâncias na documentação. Em condições ideais, o comportamento suspeito é reconhecido pelos colegas e a intervenção deve ser realizada antes que o enfermeiro dependente químico chegue aos estágios avançados da drogadição. Por mais desconfortável que possa ser contar a um supervisor sobre a possibilidade de que um colega esteja usando substâncias psicoativas, isto é para o bem da saúde do enfermeiro e é extremamente importante para garantir a segurança dos pacientes.

Se a pessoa apresentar comportamento suspeito, é importante manter registros objetivos e cuidadosos. A confrontação com um enfermeiro que usa substâncias psicoativas certamente resulta em hostilidade e negação, ela deve ocorrer na presença de um supervisor ou de outro enfermeiro e deve incluir oferecimento de ajuda para buscar tratamento. Se uma notificação ao conselho estadual de enfermagem for efetuada, deve haver documentação factual dos eventos e das ações específicas, não uma descrição diagnóstica do problema causado pelo uso de substâncias psicoativas.

Em geral, cada caso é decidido individualmente. O conselho estadual pode negar, suspender ou revogar a licença do enfermeiro com base em uma notificação de uso abusivo de substâncias psicoativas por um enfermeiro. Nos EUA, alguns conselhos estaduais de enfermagem aprovaram penas alternativas, que possibilitam que os enfermeiros dependentes químicos evitem uma ação disciplinar quando concordam em buscar tratamento. Alguns conselhos executam seus próprios programas de tratamento, enquanto outros encaminham o enfermeiro aos recursos disponíveis na comunidade ou aos programas de apoio da associação estadual de enfermagem. O tratamento pode exigir a conclusão bem-sucedida de programas terapêuticos em regime de internação ou ambulatorial, ou sessões de aconselhamento individual ou em grupo; a evidência de frequência regular aos grupos de apoio ao enfermeiro ou um programa de 12 passos; os resultados negativos nos testes toxicológicos aleatórios; e a manutenção do emprego ou participação em atividades voluntárias durante o período de suspensão. Quando se considera que é seguro para o enfermeiro voltar a trabalhar, ele fica sob monitoramento rigoroso por vários anos e faz testes de triagem toxicológica aleatórios. Além disso, é necessário que o enfermeiro exerça suas atividades em condições especificamente definidas por um período de tempo preestabelecido.

Em 1982, a Câmara dos Representantes da American Nurses Association (ANA) adotou uma resolução nacional para prestar ajuda aos enfermeiros dependentes químicos. Desde então, a maioria das associações estaduais de enfermagem elaborou (ou está elaborando) programas para enfermeiros com transtornos decorrentes do uso de substâncias psicoativas ou transtornos psiquiátricos. Os profissionais que dirigem esses programas são enfermeiros que fazem parte das associações estaduais, assim como enfermeiros que se recuperam da dependência química. Por isso, esses esforços também são conhecidos como **programas de apoio de colegas.**

Os programas de apoio de colegas esforçam-se para intervir precocemente, reduzir riscos para os pacientes e aumentar as chances de recuperação dos enfermeiros. A maioria dos estados norte-americanos dispõe de uma linha direta, para a qual o enfermeiro dependente ou um colega que faz a intervenção pode ligar, ou números de telefones dos membros da comissão de apoio de colegas. Nos casos típicos, estabelece-se um contrato detalhando o método de tratamento, que pode ser executado por várias organizações, inclusive programas de apoio ao empregado, Alcoólicos Anônimos, Narcóticos Anônimos, prática privada ou clínicas ambulatoriais. O grupo de apoio funciona com contatos regulares com o enfermeiro dependente, geralmente ao longo de um período de 2 anos. Os programas desse tipo ajudam os enfermeiros dependentes a reconhecer seu problema, obter tratamento necessário e reconquistar credibilidade em sua profissão.

Codependência

O conceito de **codependência** surgiu da necessidade de definir comportamentos disfuncionais evidenciados por familiares de um dependente químico. Mais tarde, esse termo foi ampliado de forma a incluir todos os membros das famílias que guardam segredos de maus-tratos físicos ou emocionais ou condições patológicas. Viver nessas condições gera necessidades desatendidas de autonomia e autoestima e um sentimento profundo de impotência. O indivíduo codependente consegue ter algum sentimento de controle apenas quando atende plenamente às necessidades de outras pessoas. O indivíduo abdica de sua identidade pessoal e os limites que o separam da outra pessoa tornam-se obscuros. O codependente desconsidera suas próprias necessidades e desejos, de forma a atender às demandas exteriores e às necessidades de outras pessoas. A codependência também pode ser entendida como "um relacionamento disfuncional consigo próprio".

Os traços associados à personalidade codependente são variados. Em determinada relação, a autovalorização do indivíduo codependente provém do companheiro, cujos sentimentos e comportamentos determinam como ele sente-se e comporta-se. Para que o indivíduo codependente sinta-se bem, seu companheiro precisa estar feliz e comportar-se adequadamente. Se o companheiro não estiver feliz, o codependente sente-se responsável por *fazê-lo* feliz. A vida doméstica do codependente é carregada de estresse. Os limites do ego são difusos e os comportamentos frequentemente são misturados com os do companheiro disfuncional. É comum haver negação de que o problema existe. Os sentimentos são mantidos sob controle e a ansiedade pode ser liberada na forma de doenças associadas ao estresse ou comportamentos compulsivos como comer, gastar dinheiro, trabalhar ou usar substâncias psicoativas.

Wesson (2013) descreveu os seguintes comportamentos típicos da codependência. Ela afirmou que os codependentes:

- Têm uma longa história de focar seus pensamentos e comportamentos em outra pessoa
- São "pessoas que vivem para agradar as outras" e fazem quase tudo para conseguir sua aprovação
- No exterior, parecem ser muito competentes, mas na verdade sentem-se carentes, desamparados ou talvez totalmente inúteis
- Tiveram experiências de maus-tratos ou negligência emocional na infância
- Exteriormente, são focados nos outros e sabem muito pouco como dirigir sua própria vida com base no seu sentimento de individualidade.

O enfermeiro codependente

Determinadas características da codependência foram associadas à profissão de enfermagem. A escassez de enfermeiros e os níveis crescentes de gravidade dos pacientes podem levar os profissionais de enfermagem a cuidar e atender às necessidades de todos, exceto as próprias. Muitos profissionais de saúde criados em lares com um dependente químico ou em famílias disfuncionais por outras razões correm risco de ativar as tendências codependentes não resolvidas. Os enfermeiros que assumiram o papel de "reparadores" de suas famílias disfuncionais de origem durante a infância podem tentar assumir novamente essa função em sua profissão de cuidar de outras pessoas. Eles são atraídos para uma profissão na qual são necessários, mas nutrem sentimentos de ressentimento por receberem tão pouco em retorno. Suas necessidades emocionais não são atendidas, mas eles continuam a negar que elas existem. Em vez disso, essas necessidades emocionais desatendidas podem ser evidenciadas pela adoção de comportamentos compulsivos, inclusive trabalhar ou gastar exageradamente, dependência química ou ingestão alimentar descontrolada.

Os enfermeiros codependentes sentem necessidade de estar no controle. Comumente esforçam-se para alcançar um nível irreal de desempenho profissional. Sua autovalorização origina-se do sentimento de serem necessários às outras pessoas e manterem controle do ambiente. Eles nutrem a dependência alheia e assumem responsabilidade pela felicidade e pelo contentamento das outras pessoas. Raramente expressam seus verdadeiros sentimentos e fazem o que for necessário para preservar a harmonia e manter controle. Esses enfermeiros correm alto risco de esgotamento físico e emocional.

Tratamento da codependência

Cermak (1986) identificou quatro estágios do processo de recuperação dos indivíduos com personalidade codependente:

Estágio I – Estágio de Sobrevivência. Nessa primeira fase, os indivíduos codependentes precisam começar a abrir mão da negação de que existem problemas, ou que sua capacidade pessoal não é ilimitada. Esse período inicial de abandono da negação é muito emocional e muito doloroso.

Estágio II – Estágio da Reidentificação. A reidentificação ocorre quando os indivíduos codependentes conseguem ter um vislumbre de si próprios depois de quebrar o sistema de negação. Eles aceitam o rótulo de codependentes e assumem responsabilidade por seu próprio comportamento disfuncional. Os codependentes tendem a iniciar a reidentificação apenas após serem convencidos de que é mais doloroso continuar como estão. Eles aceitam suas limitações e estão prontos para enfrentar as questões da codependência.

Estágio III – Estágio das Questões Fundamentais. Nesse estágio, o codependente em processo de recuperação precisa encarar o fato de que suas relações não podem ser controladas por sua vontade. Cada parceiro precisa ser independente e autônomo. O objetivo desse estágio é desapegar-se dos problemas existenciais, que ocorrem por causa de tentativas orgulhosas e voluntariosas de controlar coisas que estão além da capacidade de controle do indivíduo.

Estágio IV – Estágio de Reintegração. Esse é um estágio de autoaceitação e disposição de mudar, quando os codependentes abrem mão do poder *sobre outras pessoas* que não era seu por direito, mas recuperam o poder *pessoal* que têm. A integridade é alcançada com base na autoconsciência, honestidade e conexão com a consciência espiritual do indivíduo. O controle é conseguido por autodisciplina e autoconfiança.

Os grupos de autoajuda mostraram-se úteis ao tratamento da codependência. Grupos formados por familiares de dependentes químicos (p. ex., Al-Anon) podem ser úteis. No Brasil, um desses grupos, que tem suas bases filosóficas nos 12 passos dos Alcoólicos Anônimos, é:

CoDA Brasil: Codependentes Anônimos do Brasil: www.codabrasil.org

Modalidades de tratamento para transtornos associados ao uso de substância psicoativa

Alcoólicos Anônimos

Alcoólicos Anônimos (AA) é uma das principais organizações de autoajuda para tratamento do alcoolismo. Ela foi fundada em 1935 por dois alcoólicos – o corretor Bill Wilson e o médico Bob Smith – que descobriram que conseguiam manter-se sóbrios com apoio mútuo. Eles conseguiram isso não como profissionais, mas como parceiros que compartilhavam suas experiências em comum. Pouco depois, eles começaram a trabalhar com outros alcoólicos que, por sua vez, trabalharam com outros. O movimento cresceu e, surpreendentemente, alcoólicos que tinham sido tratados sem sucesso por profissionais conseguiam manter a abstinência por meio da ajuda mútua.

Hoje em dia, existem grupos de AA em quase todas as regiões. Os grupos de autoajuda são baseados no conceito de apoio de pares – aceitação e compreensão da parte de outros que passaram pelos mesmos problemas. A única exigência para que alguém faça parte do grupo é o desejo do alcoólico de parar de beber. A cada membro recém-chegado é designado um membro de apoio, com o qual o novato pode buscar ajuda quando se sente tentado a beber.

Um estudo realizado em 2014 pelo General Service Office of Alcoholics Anonymous (Alcoholics Anonymous, 2015) revelou as seguintes estatísticas: os membros de 30 anos ou menos representavam 12% do total e a média de idade dos membros do AA era de 50 anos; as mulheres representavam 38%; 89% eram brancos, 4% eram afrodescendentes, 3% eram hispânicos, 1% era de povos nativos dos EUA e 3% eram norte-americanos de origem asiática ou de outras minorias. Cerca da metade (49%) das pessoas inscritas no AA tinham sido encaminhadas por um profissional de saúde ou uma organização de tratamento. A única finalidade do AA é ajudar seus membros a manter a sobriedade. Quando essa meta é alcançada, espera-se então que eles ajudem outros alcoólicos. Os 12 passos que embasam a filosofia do AA estabelecem diretrizes específicas sobre como alcançar e manter a sobriedade (Boxe 23.7).

O AA reconhece o alcoolismo como doença e defende a abstinência completa como única cura, enfatizando que o alcoólico nunca pode voltar a beber socialmente sem correr riscos. O AA estimula os membros a buscar sobriedade 1 dia de cada vez. As 12 tradições são afirmações dos princípios que governam a organização.

O AA tem sido usado como modelo de vários grupos de autoajuda associados aos problemas de dependência. A Tabela 23.11 relaciona alguns desses grupos e organizações. Os enfermeiros precisam estar plena e detalhadamente informados quanto aos grupos de autoajuda disponíveis e sua importância como recurso terapêutico do *continuum* de cuidados de saúde, de forma que possam usá-los como fonte de referência para seus pacientes com transtornos associados ao uso de substâncias.

Tratamento farmacológico

Dissulfiram

Dissulfiram é um fármaco que pode ser administrado como meio de impedir que indivíduos alcoólicos voltem a ingerir álcool. A ingestão de álcool durante o tratamento com dissulfiram desencadeia uma síndrome de sinais e sintomas, que causa desconforto significativo ao indivíduo e pode até mesmo levar à morte quando o nível sanguíneo de álcool é alto. As reações variam de acordo com a sensibilidade do indivíduo e o volume de álcool ingerido.

O dissulfiram inibe a enzima aldeído desidrogenase e, deste modo, bloqueia a oxidação do álcool na etapa

BOXE 23.7 Alcoólicos Anônimos.

OS 12 PASSOS

1. Admitimos que éramos impotentes perante o álcool – que tínhamos perdido o domínio sobre nossas vidas.
2. Viemos a acreditar que um Poder superior a nós mesmos poderia devolver-nos à sanidade.
3. Decidimos entregar nossa vontade e nossa vida aos cuidados de Deus, na forma em que O concebíamos.
4. Fizemos minucioso e destemido inventário moral de nós mesmos.
5. Admitimos perante Deus, perante nós mesmos e perante outro ser humano, a natureza exata de nossas falhas.
6. Prontificamo-nos inteiramente a deixar que Deus removesse todos esses defeitos de caráter.
7. Humildemente rogamos a Ele que nos livrasse de nossas imperfeições
8. Fizemos uma relação de todas as pessoas a quem tínhamos prejudicado e dispusemo-nos a reparar os danos a elas causados.
9. Fizemos reparações diretas dos danos causados a tais pessoas, sempre que possível, salvo quando fazê-las significasse prejudicá-las ou a outrem.
10. Continuamos fazendo o inventário pessoal e, quando estávamos errados, nós o admitíamos prontamente.
11. Procuramos, através da prece e da meditação, melhorar nosso contato consciente com Deus, na forma em que O concebemos, rogando apenas o conhecimento de Sua vontade em relação a nós, e forças para realizar essa vontade.
12. Tendo experimentado um despertar espiritual, graças a estes Passos, procuramos transmitir esta mensagem aos alcoólicos e praticar estes princípios em todas as nossas atividades.

AS 12 TRADIÇÕES

1. Nosso bem-estar comum deve estar em primeiro lugar; a recuperação individual depende da unidade do Alcoólicos Anônimos.
2. Para nosso propósito de Grupo, há somente uma autoridade suprema – um Deus amantíssimo que Se manifesta em nossa consciência de grupo. Nossos líderes são apenas servidores de confiança; não governam.
3. O único requisito para ser membro do Alcoólicos Anônimos é o desejo de parar de beber.
4. Cada grupo deve ser autônomo, salvo em assuntos que digam respeito a outros grupos ou ao Alcoólicos Anônimos em seu conjunto.
5. Cada grupo é animado de um único propósito primordial – o de transmitir sua mensagem ao alcoólico que ainda sofre.
6. Nenhum grupo de Alcoólicos Anônimos deverá jamais emprestar o nome de Alcoólicos Anônimos, endossar ou financiar qualquer sociedade parecida ou empreendimento alheio à Irmandade, a fim de que problemas de dinheiro, propriedade e prestígio não nos afastem de nosso propósito primordial.
7. Todos os grupos de Alcoólicos Anônimos deverão ser totalmente autossuficientes, rejeitando quaisquer doações de fora.
8. O Alcoólicos Anônimos deverá manter-se sempre não profissional, embora nossos centros de serviços possam contratar funcionários especializados.
9. O Alcoólicos Anônimos como tal, jamais deverá ser organizado; podemos, porém, criar juntas ou comitês de serviço diretamente responsáveis perante aqueles a quem prestam serviços.
10. O Alcoólicos Anônimos não opina sobre questões que lhe são alheias; portanto, o nome de Alcoólicos Anônimos jamais deverá aparecer em controvérsias públicas.
11. Nossa política de relações públicas baseia-se na atração em vez da promoção; precisamos sempre manter o anonimato pessoal na imprensa, no rádio e nos filmes.
12. O anonimato é o alicerce espiritual de todas as nossas tradições, lembrando-nos sempre da necessidade de colocar os princípios acima das personalidades.

Os 12 passos e as 12 tradições estão aqui reproduzidos com autorização do Alcoholics Anonymous World Services, Inc. (AAWS). A permissão para reproduzir os 12 passos e as 12 tradições não significa que o AAWS revisou ou aprovou o conteúdo dessa publicação, ou que o AA necessariamente concorda com as opiniões aqui expressas. AA é um programa apenas de recuperação do alcoolismo. O uso dos 12 passos e das 12 tradições em conjunto com programas e atividades padronizados do AA, mas que abordam outros problemas – ou em qualquer outro contexto fora do AA –, não o implica de alguma outra forma.

em que o acetaldeído é convertido em acetato. Isso resulta no acúmulo de acetaldeído no sangue, que parece causar os sinais e sintomas associados à reação dissulfiram-álcool. Esses sinais e sintomas persistem enquanto o álcool é metabolizado. A taxa de eliminação do álcool não parece ser alterada.

Os sinais/sintomas da reação dissulfiram-álcool podem começar 5 a 10 minutos depois da ingestão de álcool. Reações leves podem ocorrer quando os níveis sanguíneos de álcool são de apenas 5 a 10 mg/dℓ. Os sinais/sintomas são plenamente desenvolvidos quando os níveis estão na faixa de 50 mg/dℓ e podem incluir ruborização cutânea, sensação pulsátil na cabeça e no pescoço, dificuldade respiratória, tontura, náuseas e vômitos, sudorese, hiperventilação, taquicardia, hipotensão, fraqueza, borramento visual e confusão mental. Quando o nível sanguíneo de álcool alcança o nível de cerca de 125 a 150 mg/dℓ, podem ocorrer reações graves, como depressão respiratória, colapso cardiovascular, arritmias, infarto do miocárdio, insuficiência cardíaca congestiva aguda, perda da consciência, convulsões e morte.

O dissulfiram não deve ser administrado até que se tenha certeza de que o paciente não ingeriu álcool no mínimo nas últimas 12 horas. Se o uso do dissulfiram for interrompido, é importante que o paciente saiba que a hipersensibilidade ao álcool pode persistir por até 2 semanas. A ingestão de álcool ou substâncias que

TABELA 23.11 Grupos de ajuda para dependentes.	
GRUPO	**MEMBROS**
Adult Children of Alcoholics (ACOA; no Brasil, Filhos Adultos de Alcoólicos)	Adultos que cresceram com um familiar alcoólico em casa
Al-Anon	Famílias de alcoólicos
Alateen	Filhos adolescentes de alcoólicos
Children Are People (Crianças São Gente, em tradução livre)	Crianças em idade escolar com um familiar alcoólico
Cocaine Anonymous (Cocaína Anônimos, em tradução livre)	Dependentes de cocaína
Codependentes Anônimos (CoDA)	Famílias de usuários de álcool ou outras substâncias
Comedores Compulsivos Anônimos (CCA)	Dependentes de alimentos compulsivos
Families Anonymous (Famílias Anônimas, em tradução livre)	Pais de filhos que usam substâncias psicoativas
Fumantes Anônimos	Dependentes de nicotina
Fumantes de Maconha Anônimos	Fumantes de maconha
Jogadores Anônimos	Dependentes de jogos
Nar-Anon	Famílias de dependentes de narcóticos
Narcóticos Anônimos	Dependentes de narcóticos
Nicotina Anônimos	Dependentes de nicotina
Pílulas Anônimos Brasil	Dependentes de várias substâncias simultâneas
Women for Sobriety (WFS, ou Mulheres pela Sobriedade, em tradução livre)	Mulheres alcoólicas

contenham álcool durante esse intervalo de 2 semanas pode provocar uma reação dissulfiram-álcool.

O paciente tratado com dissulfiram deve saber que algumas substâncias contêm álcool. Produtos como xaropes para tosse e resfriado, extrato de baunilha, loções de pós-barba, águas de colônia, enxaguatórios bucais, removedores de esmalte de unha e álcool isopropílico podem desencadear os sinais/sintomas descritos, caso sejam ingeridos ou mesmo esfregados na pele. O paciente precisa ler atentamente os rótulos dos produtos e informar a todos os médicos, dentistas ou outros profissionais de saúde que usa dissulfiram. Além disso, o paciente deve portar um cartão explicando a participação no programa de tratamento com dissulfiram, as consequências possíveis deste tratamento e os sintomas que podem indicar uma situação de emergência.

O paciente precisa ser cuidadosamente avaliado antes de começar o tratamento com dissulfiram. Um exame médico meticuloso é realizado antes de iniciar o tratamento e, em geral, é necessário assinar um formulário de consentimento. O dissulfiram é contraindicado para pacientes em risco alto de ingerir álcool. Também é contraindicado para pacientes psicóticos com doença cardíaca, renal ou hepática grave.

O tratamento com dissulfiram não cura alcoolismo. Ele é apenas uma medida para ajudar o indivíduo a controlar seu desejo de forma a evitar a ingestão alcoólica compulsiva. Os pacientes tratados com dissulfiram são instruídos a buscar outras formas de ajuda para seu problema, inclusive AA ou outro grupo de apoio, de forma a facilitar o processo de recuperação.

Outros fármacos usados para tratar alcoolismo

A naltrexona (um antagonista dos narcóticos) foi aprovada pela FDA em 1994 para tratar dependência do álcool. Esse fármaco, que já tinha sido aprovado em 1984 para tratar dependência de heroína, atua nos mesmos receptores cerebrais que produzem as sensações de prazer quando a heroína ou outros opiáceos ligam-se a eles, mas não desencadeia o mesmo "barato do narcótico" e não causa dependência. Embora o álcool não se ligue a esses receptores cerebrais, uma revisão sistemática dos estudos realizados demonstrou que a naltrexona tem a mesma eficácia no tratamento do alcoolismo (Garbutt et al., 1999). Em comparação com pacientes tratados com placebo, os participantes do grupo tratado com naltrexona demonstraram índices globais de recaída significativamente menores e ingeriam menos drinques por dia quando voltavam a beber. Em outro estudo de grande porte com veteranos (homens, em sua maioria), Krystal e colaboradores (2001) concluíram que as evidências disponíveis não apoiam o uso da naltrexona para tratar homens com dependência crônica grave de álcool. Desse modo, os estudos que avaliaram a eficácia dos inibidores seletivos da receptação de serotonina (ISRSs) para reduzir o desejo intenso de ingerir álcool pelos indivíduos dependentes chegaram a resultados inconclusivos (National Institute on Alcohol Abuse and Alcoholism, 2000). Um grau maior de sucesso foi observado em alcoólicos moderados em comparação com etilistas pesados.

Em agosto de 2004, a FDA aprovou o uso do acamprosato para manter a abstinência alcoólica em pacientes dependentes que estão abstinentes no início do tratamento. O mecanismo de ação desse fármaco na manutenção da abstinência alcoólica não está totalmente esclarecido. A hipótese é de que ele recupere o equilíbrio normal entre excitação e inibição neuronais interagindo com os sistemas dos neurotransmissores glutamato e ácido gama-aminobutírico (GABA). O acamprosato não é efetivo em pacientes que não passaram pelo processo de desintoxicação e não alcançaram abstinência alcoólica antes de iniciar o tratamento. Esse fármaco é recomendado para uso simultâneo com terapia psicossocial.

Aconselhamento

Aconselhamento individual é realizado frequentemente para ajudar pacientes que usam substâncias psicoativas. A relação terapêutica é direcionada por metas e a duração do aconselhamento pode variar de semanas a anos. Os focos são a realidade atual, o desenvolvimento de uma relação terapêutica funcional e o fortalecimento das qualidades do ego. O terapeuta tem de ser terno, gentil e imparcial, embora capaz de estabelecer firmemente limites. Estudos demonstraram com consistência que as características pessoais dos terapeutas são muito determinantes do resultado alcançado pelos pacientes. Além das habilidades técnicas de aconselhamento, algumas qualidades importantes do terapeuta afetam o resultado da terapia, inclusive percepção intuitiva, respeito, sinceridade, solidez e empatia (SAMHSA, 2014).

O aconselhamento do paciente que usa substâncias passa por várias fases, todas elas com duração indeterminada. Na primeira fase, realiza-se uma avaliação. Dados factuais são reunidos para determinar se o paciente de fato tem problema com substâncias psicoativas; isto é, quais são as substâncias que têm limitado repetidamente seu desempenho favorável em uma ou mais áreas significativas da vida.

Depois da avaliação, na fase de estabelecimento da relação terapêutica, o terapeuta ajuda o paciente a aceitar que o uso de substâncias psicoativas causa problemas em áreas significativas da vida e que ele não consegue evitar que isso ocorra. O paciente expressa o desejo de mudar. A força do sistema de negação é avaliada pela duração e extensão dos efeitos adversos causados pela substância na vida do indivíduo. Desse modo, pacientes com problemas menos graves associados ao uso de substâncias psicoativas de início recente têm menos dificuldade nessa fase que os indivíduos com comprometimento significativo de longa duração. Além disso, o paciente esforça-se para obter autocontrole e abster-se de usar substâncias psicoativas.

Depois que o problema foi identificado e a abstinência foi alcançada, o paciente precisa elaborar um plano operacional concreto para passar pelas primeiras semanas de abstinência. Treinamento antecipatório por meio de dramatização ajuda o indivíduo a praticar como reagirá quando as substâncias psicoativas estiverem prontamente disponíveis e o impulso de usar for forte.

O aconselhamento frequentemente inclui a família ou familiares específicos. Com a terapia de família, o terapeuta tenta ajudar cada familiar a compreender como ele afeta e é afetado pelo comportamento de usar substâncias psicoativas. As qualidades ou os pontos fortes da família são mobilizados e seus membros são estimulados a avançar em uma direção positiva. Em muitos casos, são feitas referências para grupos de autoajuda como Al-Anon, Nar-Anon, Alateen, Famílias Anônimas e Filhos Adultos de Alcoólicos.

Terapia de grupo

A terapia de grupo há muito é considerada um agente de mudança poderoso para indivíduos que usam substâncias psicoativas. Nos grupos, esses indivíduos conseguem compartilhar suas experiências com outras pessoas que passam por problemas semelhantes. Eles conseguem "ver a si próprios nas outras pessoas" e, deste modo, confrontar suas defesas contra a abstinência da substância. Eles podem reconhecer atitudes e defesas semelhantes nos outros participantes. Além disso, os grupos oferecem aos participantes a capacidade de comunicar diretamente suas necessidades e sentimentos.

Nos grupos educativos orientados por metas, o líder fica encarregado de apresentar o material associado ao uso abusivo de substâncias psicoativas e seus efeitos na vida do indivíduo. Outros grupos educativos com potencial efetivo incluem técnicas de assertividade e treinamento de relaxamento. Os grupos educativos são diferentes dos grupos de psicoterapia, cujo foco é ajudar os indivíduos e entender e lidar com sentimentos e situações difíceis, principalmente quando estão relacionados ao uso de substâncias psicoativas.

Os grupos de terapia e os grupos de autoajuda (p. ex., AA) complementam-se. Enquanto nos grupos de autoajuda o foco é alcançar e manter a abstinência, no grupo de terapia o indivíduo pode aprender estratégias de enfrentamento mais adaptativas, como lidar com problemas que podem ocorrer ou ser agravados pelo hábito anterior de usar substâncias psicoativas e formas de melhorar a qualidade de vida e agir mais efetivamente sem substâncias psicoativas.

Psicofarmacologia para intoxicação e abstinência de substâncias psicoativas

Vários fármacos são usados para reduzir a intensidade dos sintomas de um paciente que está em abstinência ou sob os efeitos do uso excessivo de álcool ou outras substâncias. O **tratamento substitutivo** pode ser necessário para reduzir os efeitos potencialmente fatais da intoxicação ou da abstinência de algumas substâncias. A gravidade da síndrome de abstinência depende da substância específica usada, do tempo de uso, da dose consumida e da taxa com que a substância é eliminada do organismo.

Álcool

Os benzodiazepínicos constituem a classe farmacológica mais utilizada como tratamento substitutivo na abstinência alcoólica. Clordiazepóxido, oxazepam, lorazepam e diazepam são os fármacos mais usados. A abordagem recomendada ao tratamento da abstinência alcoólica com benzodiazepínicos é iniciar com doses relativamente altas e reduzir todos os dias as doses em 20 a 25%, até que a abstinência seja alcançada. Doses adicionais podem ser administradas para controlar sinais e sintomas persistentes (Black & Andreasen, 2014). Nos pacientes com doença hepática, o acúmulo de fármacos de ação mais longa (clordiazepóxido e diazepam) pode ser problemático e é mais conveniente utilizar benzodiazepínicos com ação mais curta (lorazepam ou oxazepam).

Alguns médicos prescrevem anticonvulsivantes (p. ex., carbamazepina, ácido valproico ou gabapentina) para controlar as crises convulsivas associadas à abstinência. Esses fármacos são especialmente úteis para pacientes que apresentam episódios repetidos de abstinência alcoólica, que parecem suscitar episódios de abstinência ainda mais graves, inclusive com crises convulsivas que podem causar lesão cerebral (Julien, 2014). Esses anticonvulsivantes são utilizados com sucesso na abstinência aguda e também para controlar o desejo de voltar a consumir álcool etílico a longo prazo.

O protocolo de tratamento comumente inclui um polivitamínico combinado com injeções diárias ou administração oral de tiamina. É frequente os alcoólicos crônicos terem deficiência dessa vitamina. O tratamento de reposição é necessário para evitar neuropatia, confusão mental e encefalopatia.

Opioides

Exemplos de opioides são: ópio, morfina, codeína, heroína, hidromorfona, oxicodona e hidrocodona. Os analgésicos narcóticos da classe dos opioides sintéticos são meperidina, metadona, pentazocina e fentanila.

A intoxicação por opioides é tratada com antagonistas de opioides como naloxona, naltrexona ou nalmefeno. Em 2015, a FDA aprovou uma preparação intranasal de cloridrato de naloxona em um processo de aprovação "acelerada" em resposta ao aumento das mortes associadas às *superdosagens* de opioides, em especial por depressão respiratória e parada cardíaca. De acordo com alguns estudos, essa preparação começa a agir em dois minutos, mas precisa ser administrada rapidamente para evitar morte (Brown, 2015). O *spray* nasal de naloxona pode causar abstinência grave nos pacientes dependentes de opioides.

Os sinais e sintomas da abstinência de opioides, conforme descritos antes, persistem por intervalos variáveis, dependendo do tipo de opioide (ver seção "Abstinência de opioides"). O tratamento da síndrome de abstinência inclui repouso, suporte nutricional adequado e substituição por metadona. Quando prescrito, esse fármaco é administrado no primeiro dia em doses suficientes para suprimir os sinais/sintomas da abstinência. Em seguida, a dose é reduzida progressivamente ao longo de um período especificado. À medida que a dose de metadona diminui, a recidiva dos sintomas de abstinência pode ser atenuada pelo acréscimo de clonidina.

Em outubro de 2002, a FDA aprovou duas preparações de buprenorfina para tratar dependência de opioides. A buprenorfina é menos potente que a metadona, mas é considerada um pouco mais segura e causa menos efeitos adversos, o que a torna especialmente interessante para pacientes com dependência leve ou moderada. Os pacientes podem ter acesso ao tratamento com buprenorfina em consultórios habilitados, oferecendo uma alternativa às clínicas autorizadas a distribuir metadona. Nos EUA, os médicos são qualificados para prescrever buprenorfina se tiverem certificação em dependência fornecida pela American Society of Addiction Medicine, pela American Academy of Addiction Psychiatric, pela American Psychiatric Association ou por outra organização semelhante. No passado, o número de pacientes a que cada médico podia fornecer tratamento ambulatorial com buprenorfina era de 100, mas, em resposta à epidemia crescente de dependência de opioides, foi promulgado um aditivo lícito em agosto de 2016, que contém estipulações quanto ao credenciamento necessário em medicina de drogadição ou psiquiatria especializada em dependências químicas e as condições permissíveis desta prática (SAMHSA, 2016). Também existe uma preparação sublingual que contém uma combinação de buprenorfina e naloxona.

A clonidina também é usada para suprimir os sinais/sintomas da abstinência de opioides. Como monoterapia, não é tão efetiva quanto a metadona, mas não causa dependência e é uma medida efetiva que possibilita abstinência de opioides por tempo suficiente para facilitar a conclusão do tratamento de manutenção com metadona.

Depressores do SNC

Na maioria dos casos, o tratamento substitutivo para abstinência dos depressores do SNC (especialmente barbitúricos) é combinado com fenobarbital (um barbitúrico de ação prolongada). Primeiro, administra-se uma dose necessária para suprimir os sinais/sintomas da abstinência. Depois de conseguir estabilizar o paciente, a dose é reduzida gradativamente em 30 mg/dia, até que a abstinência esteja concluída. Os benzodiazepínicos de ação longa são usados comumente no tratamento substitutivo quando o paciente faz uso abusivo de um depressor do SNC não barbitúrico.

Estimulantes do SNC

Em geral, o tratamento da intoxicação por estimulantes do SNC começa com ansiolíticos como clordiazepóxido, e avança para neurolépticos (antipsicóticos) como haloperidol. Os antipsicóticos devem ser administrados com cuidado, em vista de sua tendência a reduzir o limiar convulsivo. As crises convulsivas repetidas são controladas com diazepam intravenoso.

A abstinência de estimulantes do SNC não é a mesma emergência clínica associada aos depressores do SNC. Em geral, o tratamento visa reduzir a ânsia pelo agente estimulante e controlar a depressão grave. O paciente é colocado em um ambiente tranquilo para que possa dormir e alimentar-se conforme a necessidade ou vontade. Precauções para evitar suicídio podem ser necessárias. Fármacos antidepressivos podem ser úteis para tratar os sintomas de depressão.

Alucinógenos e canabinoides

Terapia substitutiva não é necessária para essas substâncias psicoativas. Quando ocorrem reações adversas como ansiedade ou pânico, benzodiazepínicos (p. ex., diazepam ou clordiazepóxido) podem ser prescritos para evitar que o paciente ou outras pessoas sejam feridas. As reações psicóticas podem ser tratadas com fármacos antipsicóticos.

Dependências não químicas

Transtorno do jogo

O *DSM-5* define transtorno associado ao jogo como comportamento problemático de jogar persistente e recorrente, levando a sofrimento ou disfunção clinicamente significativa (APA, 2013). A preocupação com jogo e o impulso de jogar, em geral, são intensificados quando o indivíduo está sob estresse. Alguns jogadores compulsivos descrevem uma sensação física de inquietude e antecipação, que pode ser aliviada apenas quando fazem uma aposta. Blume (2013) afirmou:

> Em alguns casos, a primeira alteração do comportamento de jogar levando à jogatina compulsiva começa com uma "grande vitória", que resulta no desenvolvimento rápido de preocupação, tolerância e perda do controle. Vencer desencadeia sentimentos de *status* diferenciado, poder e onipotência. O jogador depende cada vez mais dessa atividade para enfrentar desapontamentos, problemas e estados emocionais negativos, colocando de lado sua conexão emocional com familiares e amigos.

À medida que a necessidade de jogar aumenta, o indivíduo é forçado a conseguir dinheiro de qualquer forma possível. Isso pode incluir empréstimos de dinheiro de fontes ilícitas ou venda de objetos pessoais (ou que pertencem a outras pessoas). À medida que as dívidas de jogo crescem, ou impedem a necessidade de continuar a jogar, o indivíduo pode recorrer desesperadamente à falsificação, roubo ou mesmo desfalques. As relações familiares são perturbadas e a limitação do desempenho profissional pode evidenciar-se por faltas ao trabalho para jogar.

Em geral, o transtorno do jogo começa na adolescência; contudo, comportamentos compulsivos raramente ocorrem antes dos primeiros anos da vida adulta. Esse transtorno, na maioria das vezes, tem evolução crônica com períodos de piora e melhora, que dependem em grande parte do estresse psicossocial. As estimativas de prevalência do transtorno do jogo variam de 3 a 5%, mas cerca de 1% da população atende aos critérios de transtorno do jogo (Sadock et al., 2015). Essa condição é mais comum nos homens que nas mulheres.

Vários traços de transtorno da personalidade foram associados ao transtorno do jogo. Em uma revisão sistemática e uma metanálise (Dowling et al., 2015), os mais prevalentes eram traços narcisistas, antissociais, transtorno de personalidade esquiva, transtorno obsessivo-compulsivo e personalidade *borderline*. Os pesquisadores concluíram que, em qualquer contexto de tratamento dos transtornos associados ao jogo, é preciso incluir a triagem e o tratamento dessas comorbidades comuns.

O transtorno do jogo pode ser transitório e agravar durante os períodos de estresse ou depressão, ou pode ser persistente (APA, 2013). O Boxe 23.8 descreve os critérios diagnósticos do transtorno do jogo.

Fatores predisponentes ao transtorno do jogo

Influências biológicas

Genéticas. Estudos com famílias e gêmeos demonstraram prevalência mais alta de jogo patológico nos familiares de pacientes com esse diagnóstico. Black e colaboradores (2014) demonstraram que os parentes de primeiro grau dos jogadores compulsivos tinham probabilidade 8 vezes maior de desenvolver o mesmo problema, sugerindo predisposição genética subjacente.

Fisiológicas. Estudos dos sistemas de receptores de dopamina implicaram este neurotransmissor na patogenia dos traços de personalidade dependente, inclusive transtorno de jogo patológico (Weiss & Pontone, 2014). O apoio a essa associação provém dos estudos que demonstraram uma correlação entre desenvolvimento de comportamentos patológicos de jogar depois que os pacientes foram tratados com agonistas dos receptores de dopamina (Moore, Glenmullen & Mattison, 2014).

> **BOXE 23.8** Critérios diagnósticos do transtorno do jogo.
>
> A. Comportamento problemático de jogar persistente e recorrente, levando a sofrimento ou comprometimento clinicamente significativo, conforme indicado pela apresentação de quatro (ou mais) das seguintes alterações em um período de 12 meses:
>   1. Necessidade de apostar quantias cada vez maiores a fim de obter a excitação desejada.
>   2. Inquietude ou irritabilidade quando tenta reduzir ou interromper o hábito de jogar.
>   3. Tentativas malsucedidas repetidas de reduzir ou interromper o hábito de jogar.
>   4. Preocupação frequente com jogo (p. ex., pensamentos persistentes sobre experiências pregressas com jogo; avaliação de possibilidades ou planejamento da próxima quantia a ser apostada; pensamentos sobre como conseguir dinheiro para jogar).
>   5. Com frequência, joga quando se sente angustiado (p. ex., sentimento de impotência, culpa, ansiedade ou depressão).
>   6. Depois de perder dinheiro no jogo, frequentemente retorna outro dia para ficar quite ("recuperar o prejuízo").
>   7. Mentiras para esconder a extensão do envolvimento com jogo.
>   8. Prejuízos ou perda de relacionamento significativo, emprego ou alguma oportunidade educacional ou profissional por causa do jogo.
>   9. Dependência de outras pessoas para conseguir dinheiro para saldar dívidas financeiras desesperadoras causadas pelo jogo.
> B. O comportamento patológico de jogar não é mais bem explicado por um episódio de mania.
>
> *Especificar se é:*
> **Episódico:** O paciente atende aos critérios diagnósticos mais de uma vez, mas os sintomas regridem entre os períodos de jogatina, ao menos durante vários meses.
> **Persistente:** O paciente tem sintomas constantes e atende aos critérios diagnósticos por vários anos.
>
> *Especificar se está:*
> **Em remissão inicial:** Quando todos os critérios que definem comportamento patológico de jogar são atendidos, nenhum desses critérios foi atendido durante um intervalo de 3 meses no mínimo e 12 meses no máximo.
> **Em remissão prolongada:** Quando todos os critérios que definem comportamento patológico de jogar são atendidos, nenhum desses critérios foi atendido durante um período de 12 meses ou mais.
>
> *Especificar a gravidade atual:*
> **Leve:** Preenche 4 a 5 critérios
> **Moderada:** Preenche 6 a 7 critérios
> **Grave:** Preenche 8 a 9 critérios

Reproduzido com autorização de: Diagnostic and Statistical Manual of Mental Disorders, 5a edição (2013), American Psychiatric Association.

Teorias bioquímicas sugerem que, ironicamente, tanto ganhar como perder (talvez em razão da excitação provocada por correr um risco) estimulam os centros encefálicos de recompensa e prazer. Isso poderia contribuir para o desejo persistente e repetido de jogar, mesmo quando o indivíduo não ganha.

Influências psicossociais

Sadock e colaboradores (2015) relataram que as seguintes condições podem ser fatores predisponentes ao desenvolvimento do comportamento patológico de jogar: "perda de um dos pais por morte, separação, divórcio ou abandono antes que a criança complete 15 anos; padrão disciplinar inadequado dos pais (omissão, inconsistência ou rigidez excessiva); exposição e disponibilidade de jogos na adolescência; ênfase familiar nos símbolos materiais e financeiros; e pouca ênfase familiar em poupar, planejar e fazer orçamentos" (p. 691).

Modalidades de tratamento para transtorno associado ao jogo

Como a maioria dos jogadores patológicos nega que tenha problemas, o tratamento é difícil. Na verdade, a maioria dos jogadores compulsivos busca tratamento apenas quando enfrenta problemas legais, pressões de familiares ou outras queixas psiquiátricas. Terapia comportamental, terapia cognitivo-comportamental, entrevista motivacional, programas de 12 passos (Jogadores Anônimos) e estratégias de autoajuda (p. ex., biblioterapia) são usados para tratar comportamento patológico de jogar, com graus variados de sucesso. Cerca de um terço dos pacientes com esses transtornos recupera-se naturalmente, sem necessidade de tratamento (Rash, Weinstock & Van Patten, 2016). Alguns fármacos são usados com resultados efetivos no tratamento do comportamento patológico de jogar. ISRSs e clomipramina são usados para tratar transtornos obsessivo-compulsivos e podem ter efeitos benéficos nos pacientes com transtornos associados ao jogo que têm traços obsessivo-compulsivos e comorbidade associados. Lítio, carbamazepina e naltrexona também se mostraram efetivos.

O tratamento mais efetivo do comportamento patológico de jogar é participar dos **Jogadores Anônimos** (JA).[11] Essa organização de terapia inspirativa de grupo tem suas bases no modelo dos Alcoólicos Anônimos.

---

[11] N.E.: No Brasil, ver http://www.jogadoresanonimos.org.br/.

Estudo de caso e exemplo de plano de cuidados

HISTÓRIA CLÍNICA E AVALIAÇÃO DE ENFERMAGEM

A polícia trouxe Dan ao setor de emergência do hospital local em torno das 21 h. Sua esposa, Cassandra, ligou para o 190 quando Dan tornou-se violento e ela começou a temer por sua segurança. Dan foi demitido do seu emprego de capataz de uma fábrica por ter se recusado a seguir as ordens do seu supervisor em um projeto. Durante uma limpeza realizada depois de sua demissão, foram encontradas várias garrafas de aguardente em sua área de trabalho.

Cassandra disse que Dan começou a beber pouco depois de chegar em casa, ao meio-dia de hoje. Ele deu um soco no nariz dela e um soco no estômago quando ela derramou no ralo da pia da cozinha o conteúdo de uma garrafa que ele estava bebendo. A polícia atendeu ao seu chamado e trouxe Dan ao hospital com as mãos algemadas. Quando eles chegaram ao hospital, Dan estava calmo e parecia embriagado e sonolento. O nível de álcool no seu sangue era de 247 mg/dℓ. Ele foi internado na unidade de desintoxicação do hospital com diagnóstico de intoxicação alcoólica.

Cassandra contou ao enfermeiro do setor de internação que Dan e ela estavam cassados há 12 anos. Ele bebia socialmente antes disso, mas a quantidade ingerida aumentou ao longo dos anos. Dan tem tido muito estresse no trabalho; ele odeia seu trabalho, seu chefe e seus colegas; está deprimido há muito tempo. Ele nunca teve uma relação amorosa com seus pais, que agora já estão mortos. Durante os últimos anos, sua rotina tem sido chegar em casa, começar a beber imediatamente e continuar até apagar e dormir. Ela disse que tentou levá-lo a buscar ajuda para o problema com bebida, mas ele recusou e disse que não tem problema algum. Cassandra começou a chorar e disse ao enfermeiro: "Não podemos continuar assim. Eu não sei o que fazer!".

DIAGNÓSTICOS DE ENFERMAGEM E DESCRIÇÃO DOS RESULTADOS

Com base nos resultados da avaliação, o enfermeiro escolheu os seguintes diagnósticos de enfermagem para o caso Dan:
1. Risco de lesão relacionada à agitação psicomotora provocada pela abstinência de álcool.
   a. Meta a curto prazo: A condição do paciente estabiliza-se dentro de 72 h.
   b. Meta a longo prazo: Dan não sofre lesão física.
2. Negação ineficaz relacionada à baixa autoestima, desenvolvimento do ego prejudicado e medos e ansiedades coexistentes.
   a. Meta a curto prazo: Dan foca sua atenção imediata nas alterações comportamentais necessárias para alcançar sobriedade.
   b. Meta a longo prazo: Dan assume responsabilidade por seu comportamento de beber e reconhece a relação entre álcool e problemas pessoais.

PLANEJAMENTO E IMPLEMENTAÇÃO

Risco de lesão

As seguintes intervenções de enfermagem podem ser realizadas na tentativa de garantir a segurança do paciente:
1. Avaliar o grau de desorientação do paciente; orientá-lo repetidamente para a realidade e seu ambiente.
2. Obter uma história da ingestão de álcool.
3. Coletar amostra de urina para exames laboratoriais.
4. Colocar Dan em um quarto silencioso (particular, se possível).
5. Assegurar que isqueiros/fósforos, cigarros e outros objetos potencialmente perigosos sejam guardados fora do alcance do paciente.
6. Observar Dan frequentemente. Aferir os sinais vitais a cada 15 a 30 min.
7. Monitorar os sinais de abstinência algumas horas depois da internação. Ficar atento aos sinais de:
   Frequência cardíaca acelerada
   Tremores
   Cefaleia
   Sudorese
   Agitação psicomotora; inquietude
   Náuseas
   Febre
   Convulsões.
8. Administrar o esquema terapêutico conforme a prescrição médica (geralmente um benzodiazepínico, tiamina e polivitamínico).

Negação

As seguintes intervenções de enfermagem podem ser realizadas na tentativa de ajudar Dan a assumir responsabilidade pelas consequências comportamentais associadas ao alcoolismo:
1. Conquistar a confiança de Dan passando tempo com ele, sendo honesto e cumprindo todas as promessas.
2. Assegurar que Dan entenda que não é ele, mas seu comportamento que é inaceitável.
3. Fornecer a ele informações precisas sobre os efeitos do álcool. Fazer isso de forma objetiva e imparcial.
4. Realçar os fatos recentes negativos que ocorrem na vida de Dan e associar o uso de álcool a esses eventos. Ajudar o paciente a entender essa relação.
5. Fazer confrontações com cuidado: "Sim, sua esposa ligou para a polícia. Você a agrediu fisicamente e ela estava com medo. Além disso, o nível de álcool no seu sangue era de 247 quando chegou. Naquele momento, você com certeza não tinha controle de seu comportamento.".
6. Rejeitar quaisquer explicações para o consumo de bebidas alcoólicas. Apontar os comportamentos de racionalização e projeção, que prolongam o período de negação do distúrbio. Ele precisa assumir responsabilidade direta por beber (sem apresentar explicações ou acusar outras pessoas por isso). Dan precisa compreender que somente ele tem controle sobre seu comportamento.
7. Estimular Dan a participar da terapia de grupo durante a internação e frequentar os Alcoólicos Anônimos depois do tratamento. O *feedback* fornecido por seus companheiros é um fator importante para ajudá-lo a reconhecer seus problemas e, por fim, manter a sobriedade.
8. Encorajar Cassandra a frequentar as reuniões do Al-Anon. Ela pode ser beneficiada com as experiências de outras pessoas que passaram e ainda enfrentam os mesmos tipos de problemas que ela.
9. Ajudar Dan a encontrar formas de enfrentar suas dificuldades, além de usar álcool, inclusive praticar exercícios, esportes e técnicas de relaxamento. Ele deve escolher o que é mais apropriado ao seu caso e receber feedback positivo por seus esforços para mudar.

AVALIAÇÃO FINAL

Os critérios de resultado identificados para esse caso foram atendidos. Dan apresentou abstinência alcoólica sem complicações e não apresentou indícios de lesão física. O paciente expressa verbalmente que compreende a relação entre seus problemas pessoais e seu alcoolismo e assume responsabilidade por seu comportamento. Além disso, ele diz que entende que a dependência do álcool é uma doença que requer apoio e tratamento contínuos e, por isso, frequenta regularmente as reuniões do Alcoólicos Anônimos. Cassandra também frequenta regularmente as reuniões do Al-Anon.

Resumo e pontos fundamentais

- Um indivíduo é considerado dependente de substâncias psicoativas quando não consegue controlar seu uso, mesmo sabendo que elas interferem em suas funções normais; quando são necessárias doses cada vez maiores para produzir os efeitos desejados; e quando sintomas típicos de abstinência ocorrem depois de interromper ou reduzir drasticamente o uso

- A intoxicação por substâncias psicoativas é definida como ocorrência de uma síndrome reversível de alterações comportamentais ou psicológicas inadaptativas atribuídas aos efeitos fisiológicos diretos de uma substância no SNC, que ocorrem durante ou imediatamente depois do uso (ou da exposição) da substância

- A abstinência de uma substância psicoativa é definida pela ocorrência de uma alteração comportamental inadaptativa específica da substância, com alterações fisiológicas e cognitivas concomitantes atribuíveis à interrupção ou à redução do uso prolongado de doses altas da substância

- A etiologia dos transtornos associados ao uso de substâncias psicoativas é desconhecida. Vários fatores contribuintes foram implicados, inclusive genética, alterações bioquímicas, influências do desenvolvimento, traços de personalidade, aprendizagem social, condicionamento e fatores étnicos e culturais

- Sete grupos de substâncias foram descritos neste capítulo com base em perfis da substância, aspectos históricos, padrões de uso e excesso e efeitos no organismo. Esses grupos incluem álcool, outros depressores do SNC, estimulantes do SNC, opioides, alucinógenos, inalantes e canabinoides

- O enfermeiro usa o processo de enfermagem como meio de prestar cuidados aos pacientes com transtornos associados ao uso de substâncias psicoativas

- O enfermeiro precisa primeiramente examinar seus próprios sentimentos acerca do uso abusivo de substâncias psicoativas por si próprio e por outras pessoas. Apenas os enfermeiros que conseguem aceitar e ser imparciais quanto aos comportamentos associados ao uso de substâncias psicoativas serão efetivos quando trabalham com esses pacientes

- Cuidados especiais são prestados aos pacientes com diagnósticos duplos de doença mental e transtornos associados ao uso de substâncias psicoativas

- A dependência de substâncias psicoativas é um problema que também afeta muitos enfermeiros. A maioria dos conselhos e associações estaduais de enfermagem norte-americanos dispõe de recursos estabelecidos para ajudar os profissionais de enfermagem drogadictos

- Indivíduos criados em famílias com dependentes químicos aprendem os padrões de comportamento disfuncional, que levam para a vida adulta. Esses padrões comportamentais disfuncionais são conhecidos como *codependência*. Os codependentes sacrificam suas necessidades pessoais para atender às necessidades alheias e obter algum sentimento de controle. Muitos enfermeiros também têm traços de codependência

- As modalidades de tratamento para transtornos associados ao uso de substâncias psicoativas incluem grupos de autoajuda, terapia de bloqueio, aconselhamento individual e terapia de grupo. O tratamento farmacológico substitutivo é usado frequentemente com pacientes que sofrem intoxicação ou síndromes de abstinência. As modalidades de tratamento são usadas no contexto hospitalar ou ambulatorial, dependendo da gravidade do comprometimento

- De acordo com o *DSM-5*, o transtorno de jogo patológico, ou simplesmente transtorno do jogo, é definido como comportamento problemático de jogar de forma persistente e repetida, resultando em sofrimento ou limitações significativas do ponto de vista clínico

- A preocupação com jogo e o impulso de jogar são intensificados quando o indivíduo está sob estresse. Muitos jogadores compulsivos descrevem uma sensação física de inquietude e antecipação, que pode ser aliviada apenas quando eles apostam

- Estudos sugeriram um possível componente genético na etiologia do transtorno associado ao jogo. Também foram sugeridas anormalidades dos sistemas de neurotransmissores serotoninérgicos, noradrenérgicos e dopaminérgicos

- Algumas influências psicossociais foram implicadas como fatores predisponentes ao transtorno associado ao jogo, inclusive padrões de relacionamento familiar disfuncional

- Terapia comportamental, terapia cognitiva e psicanálise são usadas para tratar transtorno associado ao jogo, com graus variados de sucesso. Fármacos como ISRSs, clomipramina, lítio, carbamazepina e naltrexona também usados com essa finalidade

- Jogadores Anônimos é uma organização de terapia inspirativa de grupo baseada no modelo dos Alcoólicos Anônimos que tem se mostrado muito efetiva para ajudar indivíduos que desejam parar de jogar compulsivamente.[12]

---

[12] N.E.: No Brasil, ver http://www.jogadoresanonimos.org.br/.

Questões de revisão

Escolha a resposta mais adequada para cada uma das perguntas a seguir.

1. O Sr. Antônio foi internado no hospital depois de um período longo de bebedeira intensa. Sua esposa contou que, há alguns anos, ele é um etilista pesado. Os resultados dos exames laboratoriais demonstram que seu nível de álcool no sangue era de 250 mg/dℓ. O paciente foi colocado na unidade de dependentes químicos para desintoxicação. Quando se espera que ocorram os primeiros sinais e sintomas da abstinência alcoólica?
   a. Várias horas depois da última dose.
   b. 2 a 3 dias depois da última dose.
   c. 4 a 5 dias depois da última dose.
   d. 6 a 7 dias depois da última dose.

2. Os sinais e sintomas de abstinência alcoólica são:
   a. Euforia, hiperatividade e insônia.
   b. Depressão, ideação suicida e hipersonolência.
   c. Sudorese, náuseas, vômitos e tremores.
   d. Instabilidade da marcha, nistagmo e desorientação mental grave.

3. Qual dos seguintes fármacos o médico tem mais probabilidade de prescrever a um paciente com síndrome de abstinência alcoólica?
   a. Haloperidol.
   b. Clordiazepóxido.
   c. Metadona.
   d. Fenitoína.

4. Dan foi internado na unidade de reabilitação de alcoólicos depois de ser demitido por beber no trabalho e disse para o enfermeiro: "Eu não tenho problema com álcool. Posso controlar minha bebida melhor que qualquer outra pessoa que conheço. Meu chefe é um idiota! Eu não faltei mais dias que meus colegas de trabalho". Qual seria a melhor resposta do enfermeiro?
   a. "Talvez seu chefe esteja enganado, Dan."
   b. "Você está aqui porque sua bebida está interferindo com seu trabalho, Dan."
   c. "Caia na real, Dan! Você é um bêbado e sabe disso!"
   d. "Por que você acha que seu chefe é idiota, Dan?"

5. Dan foi internado na unidade de reabilitação de alcoólicos depois de ser demitido por beber no trabalho e disse para o enfermeiro: "Eu não tenho problema com álcool. Posso controlar minha bebida melhor que qualquer outra pessoa que conheço. Meu chefe é um idiota! Eu não faltei mais dias que meus colegas de trabalho". Qual é o mecanismo de defesa que ele está usando?
   a. Negação.
   b. Projeção.
   c. Transferência.
   d. Racionalização.

6. Dan foi internado na unidade de reabilitação de alcoólicos depois de ser demitido por beber no trabalho. Os amigos de copo de Dan vieram visitá-lo e, quando eles saíram, o enfermeiro sentiu cheiro de álcool no seu hálito. Qual das seguintes medidas seria a melhor intervenção para o paciente nesse momento?
   a. Vasculhar seu quarto em busca de evidências.
   b. Perguntar: "Você bebeu álcool, Dan?"
   c. Enviar uma amostra de urina do paciente para triagem toxicológica no laboratório.
   d. Dizer a Dan: "Esses rapazes não poderão visitá-lo novamente aqui na unidade".

7. Dan começou a frequentar as reuniões do AA. Qual das seguintes afirmações do paciente descreve a finalidade dessa organização?
   a. "Eles afirmam que me ajudarão a ficar sóbrio."
   b. "Eu ficarei sem beber no AA, então poderei tomar uns goles socialmente uma vez ou outra."
   c. "AA é apenas para aqueles que chegaram ao fundo do poço."
   d. "Se eu perder meu emprego, o AA me ajudará a encontrar outro."

8. Com base em qual dos seguintes sintomas o enfermeiro poderia identificar um usuário crônico de cocaína?
   a. Pupilas contraídas e transparentes.
   b. Narinas vermelhas e irritadas.
   c. Dores musculares.
   d. Hiperemia conjuntival.

(continua)

Questões de revisão (continuação)

9. Um usuário dependente de heroína provavelmente tem qual dos seguintes sinais/sintomas de abstinência?
   a. Frequência cardíaca e pressão arterial altas.
   b. Tremores, insônia e convulsões.
   c. Déficit de coordenação e marcha instável.
   d. Náuseas e vômitos, diarreia e sudorese.

10. Um usuário de múltiplas substâncias psicoativas disse o seguinte: "Calmantes fazem eu me sentir bem depois de usar anfetamina". Como o enfermeiro poderia interpretar essa afirmação?
    a. Ele usa anfetaminas e ansiolíticos.
    b. Ele usa álcool e cocaína.
    c. Ele é psicótico.
    d. Ele usa narcóticos e maconha.

11. Um paciente internado no setor de emergência apresenta forte odor de álcool e sua esposa relatou que, nos últimos 25 anos, ele é um etilista pesado. Quais dos seguintes resultados da avaliação clínica são compatíveis com alcoolismo crônico? (Escolha todas as opções certas.)
    a. O paciente queixa-se de fraqueza nas pernas e sua marcha é instável.
    b. O abdômen do paciente está distendido.
    c. O paciente relata que tossiu e escarrou sangue.
    d. O paciente relata que tem visão dupla.
    e. Os exames de sangue revelam leucopenia.

Implicações das pesquisas para a prática baseada em evidências

Majer, J.M., Payne, J.C., & Jason, L.A. (2015). Recovery resources and psychiatric severity among persons with substance use disorders. Community Mental Health Journal 51(4), 437 a 444. doi: 10.1007/s10597-014 a 9762-3.

DESCRIÇÃO DO ESTUDO: Esse estudo avaliou a influência do apoio social e da autoeficácia na manutenção da abstinência de pacientes que receberam alta do tratamento hospitalar para transtornos associados ao uso de substâncias psicoativas. Os participantes (n = 270) estavam em grande parte desempregados, com uma média de 6,3 condenações anteriores; a maior parte (41,4%) relatava estar usando opioides/heroína, enquanto os restantes usavam cocaína (27,8%), álcool (12,8%), múltiplas substâncias psicoativas (11,3%) e maconha (6,4%).

RESULTADOS DO ESTUDO: Os autores demonstraram que os pacientes com quadros psiquiátricos mais graves tinham níveis mais baixos de autoeficácia pessoal para manter a abstinência, mesmo que não houvesse diferença significativa quanto ao apoio social. Os pesquisadores sugeriram que os recursos habituais de apoio social (p. ex., programas de 12 passos) possam não ser suficientes para os pacientes com comorbidades psiquiátricas. A eficiência pessoal na manutenção da abstinência pode ser prejudicada pela disfunção cognitiva associada à doença psiquiátrica, mas, quaisquer que sejam os fatores contribuintes, a eficiência pessoal está diretamente relacionada à redução das recaídas.

IMPLICAÇÕES PARA A PRÁTICA DE ENFERMAGEM: Os pesquisadores ressaltaram que as intervenções relacionadas a habilidades de enfrentamento e controle do estresse aumentaram a autoeficácia na manutenção da abstinência. Os enfermeiros podem desempenhar um papel ativo nesse tipo de treinamento dos pacientes nas unidades psiquiátricas de internação hospitalar. A ênfase aplicada a essas intervenções para pacientes com transtornos coexistentes associados ao uso de substâncias pode oferecer uma base segura de prevenção das recaídas depois da alta nesse grupo.

TESTE SUAS HABILIDADES DE RACIOCÍNIO CRÍTICO

Cristina, 23 anos, estudante de direito do primeiro ano, está noiva de um residente de cirurgia do hospital universitário local. Ela tem se esforçado para obter bons resultados na faculdade de direito, porque quer que seus pais – dois advogados famosos na cidade – sintam orgulho dela. Cristina nunca quis fazer qualquer outra coisa que não praticar advocacia e isso também era o que seus pais esperavam que ela fizesse.

As notas de Cristina nos exames intermediários não foram tão altas quanto ela esperava, de forma que ela aumentou o número de horas de estudo diário, mantendo-se acordada a noite toda durante vários dias da semana. A estudante começou a tomar grandes quantidades de café para ficar acordada, mas ainda assim adormecia enquanto tentava estudar na biblioteca e no seu apartamento. À medida que as provas finais se aproximavam, ela começou a entrar em pânico achando que não seria capaz de manter o ritmo de estudo que achava ser necessário para tirar as notas que esperava.

Uma das colegas de turma de Cristina disse-lhe que ela precisava de alguma "anfetamina" para conseguir energia extra para estudar. Sua colega acrescentou: "Todos os alunos usam. Dificilmente alguém consegue passar pela faculdade de direito sem isso". A colega entregou a Cristina o nome de um fornecedor.

TESTE SUAS HABILIDADES DE RACIOCÍNIO CRÍTICO (continuação)

Ela entrou em contato com ele, que lhe forneceu quantidades suficientes de anfetamina para passar nas provas finais. Cristina ficou muito animada, porque sentia muita energia, não precisava dormir e conseguia estudar por mais horas do que necessitava para seus exames. Entretanto, quando os resultados foram divulgados, ela não foi aprovada em duas matérias e precisaria repeti-las em aulas extras, caso quisesse continuar na mesma turma no outono. A estudante continuou a repor seu suprimento de anfetaminas com seu contato, até que ele disse que não tinha mais para entregar. Cristina ficou enlouquecida e roubou um talão de prescrição de seu noivo e falsificou sua assinatura para conseguir mais comprimidos.

Ela começou a usar doses crescentes da substância para manter a excitação que queria sentir. Seu comportamento tornou-se instável. Ontem, seu noivo recebeu uma ligação de uma farmácia pedindo para esclarecer uma prescrição de anfetaminas que Cristina havia preenchido. Ele insistiu para que ela se internasse na unidade de dependentes químicos para desintoxicação.

Na unidade, Cristina parecia cansada e deprimida, movimentava-se muito lentamente e queria dormir o tempo todo. Ela repetia para o enfermeiro: "Sou um verdadeiro fracasso. Nunca serei uma advogada como meus pais. Sou muito burra. Eu só queria morrer."

Responda às seguintes perguntas relativas ao caso Cristina:
1. Qual é o diagnóstico de enfermagem principal para esse caso?
2. Descreva as intervenções de enfermagem importantes para Cristina?
3. Além da segurança física, qual seria a principal meta a curto prazo que os enfermeiros deveriam estabelecer para a paciente?

EXERCÍCIOS DE COMUNICAÇÃO

1. Tom é um paciente da unidade de tratamento de alcoolismo. Ele disse para o enfermeiro: "Meu chefe e minha esposa aliaram-se contra mim. Eles acham que tenho problema com álcool. Eu não tenho problemas com álcool! Posso parar a qualquer momento que quiser!"
   - Qual seria a resposta adequada do enfermeiro para essas afirmações do paciente?
2. Tom disse para o enfermeiro: "Minha cabeça dói. Não consegui dormir muito bem na noite anterior. Estou ficando trêmulo e está calor aqui! Eu poderia tomar uma xícara de café e fumar um cigarro?"
   - Como o enfermeiro poderia responder adequadamente a essas afirmações do paciente?
3. Tom disse: "Tudo bem, eu perdi alguns dias de trabalho. Todos ficam doentes uma vez ou outra. Não acho que minha esposa preocupa-se com o que acontece comigo. Ela e meu chefe estão juntos e decidiram que eu preciso ficar aqui, ou perderei meu emprego".
   - Qual seria a resposta adequada do enfermeiro a essas afirmações do paciente?

FILMES RELACIONADOS

Temporada de caça (alcoolismo)

Vício maldito (alcoolismo)

Eu chorarei amanhã (alcoolismo)

Quando um homem ama uma mulher (alcoolismo)

Marcas de um passado (dependência de cocaína)

28 dias (dependência de múltiplas substâncias)

O ocaso de uma estrela (dependência de heroína)

Dançando como loucos (dependência de sedativos)

A rosa (dependência de múltiplas substâncias)

Bibliografia

Alcoholics Anonymous. (2015). Alcoholics Anonymous 2014 membership survey. Retrieved from www.aa.org/assets/en_US/p-48_membershipsurvey.pdf

American Academy of Child and Adolescent Psychiatry. (2011). *Facts for families: Children of alcoholics*. Retrieved from http://www.aacap.org/App_Themes/AACAP/docs/facts_for_families/17_children_of_alcoholics.pdf

American Psychiatric Association (APA). (2013). *Diagnostic and statistical manual of mental disorders* (5th ed.). Washington, DC: APA.

American Society of Addiction Medicine. (2015). The ASAM national practice guideline for the use of medications in the treatment of addiction involving opioid use. Retrieved from www.asam.org/docs/default-source/practice-support/guidelines-and-consensus-docs/asam-national-practiceguideline-supplement.pdf

Black, D., Coryell, W., Crowe, R., McCormick, B., Shaw, M., & Allen, J.A. (2014). Direct, controlled, blind family study of DSM-IV pathological gambling. *Journal of Clinical Psychiatry*, 75(3), 215-221. doi:10.4088/JCP.13m08566

Black, D.W., & Andreasen, N.C. (2014). *Introductory textbook of psychiatry* (6th ed.). Washington, DC: American Psychiatric Publishing.

Blume, S.G. (2013). Pathological gambling: Recognition and intervention. Retrieved from http://education.iupui.edu/soe/programs/graduate/counselor/readings_n_docs/reading4.pdf

Brown, T. (2015). FDA approves Narcan nasal spray to treat opioid overdose. Retrieved from www.medscape.com/viewarticle/854716

Carmona, R.H. (2005). *Surgeon general's advisory on alcohol use in pregnancy*. Washington, DC: U.S. Department of Health and Human Services.

Centers for Disease Control and Prevention. (2016a). Fetal alcohol spectrum disorders (FASDs). Retrieved from www.cdc.gov/ncbddd/fasd/index.html

Centers for Disease Control and Prevention. (2016b). Smoking and tobacco use. Retrieved from www.cdc.gov/tobacco/data_statistics/vital_signs/index.htm

Centers for Disease Control and Prevention. (2016c). Injury prevention and control: Prescription drug overdose. Retrieved from www.cdc.gov/drugoverdose/epidemic/index.html

Deyo, R.A., Smith, D.H., Johnson, E.S., Tillotson, C.J., Donovan, M., Yang, X., & Dobscha, S.K. (2013). Prescription opioids for back pain and use of medications for erectile dysfunction. *Spine*, 38(11), 909-915. doi:10.1097/BRS.0b013e3182830482

Dowling, N.A., Cowlishaw, S., Jackson, A.C., Merkouris, S.S., Francis, K.L., & Christensen, D.R. (2015). The prevalence of comorbid personality disorders in treatment-seeking problem gamblers: A systematic review and meta-analysis. *Journal of Personality Disorders*, 29(6):735-754. doi:10.1521/pedi_2014_28_168

Duffy, S. (2016). DEA classifies deadly synthetic opioid as schedule I. www.empr.com/news/dea-classifies-deadly-syntheticopioid-as-schedule-i/article/572194

DuPont, R.L. (2016). Marijuana has proven to be a gateway drug. Retrieved from www.nytimes.com/roomfordebate/2016/04/26/is-marijuana-a-gateway-drug/marijuana-has-proven-to-bea-gateway-drug

Elias, E. (2013). Improving awareness and treatment of children with fetal alcohol spectrum disorders and co-occurring psychiatric disorders. Retrieved from https://www.jbsinternational.com/sites/default/files/FASDpaperfinal_INT.pdf

Ellis, J.R., & Hartley, C.L. (2012). *Nursing in today's world: Trends, issues, and management* (10th ed.). Philadelphia: Lippincott Williams & Wilkins.

Hanley, C.E. (2017). Navajos. In J.N. Giger (Ed.), *Transcultural nursing: Assessment and intervention* (7th ed.). St. Louis, MO: Mosby.

Herdman, T.H., & Kamitsuru, S. (Eds.). (2014). *NANDA International nursing diagnoses: Definitions and classification 2015–2017* (10th ed.). Chichester, UK: Wiley Blackwell.

Institute of Medicine. (2003). *Health professions education: A bridge to quality*. Washington, DC: Institute of Medicine.

Julien, R.M. (2014). *A primer of drug action: A comprehensive guide to actions, uses and side effects of psychoactive drugs* (13th ed.). New York: Worth Publishers.

Krystal, J.H., Cramer, J.A., Krol, W.F., Kirk, G.F, & Rosenheck, R.A, for the Veterans Affairs Naltrexone Cooperative Study 425 Group. (2001). Naltrexone in the treatment of alcohol dependence. *New England Journal of Medicine*, 345(24), 1734-1739. doi:10.1056/NEJMoa011127

Lafferty, K.A., & Abdel-Kariem, R. (2014). Barbiturate toxicity. Retrieved from http://emedicine.medscape.com/article/813155-overview

Lanska, D. (2016). Alcoholic myopathy. *Medlink Neurology*. Retrieved from www.medlink.com/article/alcoholic_myopathy

Maier, S.E., & West, J.R. (2013). Drinking patterns and alcoholrelated birth defects. *National Institute on Alcohol Abuse and Alcohol*. National Institutes of Health. Retrieved from http://pubs.niaaa.nih.gov/publications/arh25-3/168-174.htm

Majer, J.M., Payne, J.C., & Jason, L.A. (2015). Recovery resources and psychiatric severity among persons with substance use disorders. *Community Mental Health Journal* 51(4), 437-444. doi:10.1007/s10597-014-9762-3

McKeown, N.J. (2015). Toluene toxicity. *Medscape Reference: Drugs, diseases, and procedures*. Retrieved from http://emedicine.medscape.com/article/818939-overview

Monroe, T.B., Kenaga, H., Dietrich, M.S., Carter, M.A., & Cowan, R.L. (2013). The prevalence of employed nurses identified or enrolled in substance use monitoring programs. *Nursing Research* 62(1), 10-15. doi:10.1097/NNR.0b013e31826ba3ca

Moore, T. J., Glenmullen, J., & Mattison, D.R. (2014). Reports of pathological gambling, hypersexuality, and compulsive shopping associated with dopamine receptor agonist drugs. *JAMA Internal Medicine*, 174(12), 1930-1933. doi:10.1001/jamainternmed.2014.5262

MPR. (2016). DEA reverses decision to ban kratom. Retrieved from www.empr.com/news/dea-reverses-decision-to-ban-kratom/article/559547

National Council on Alcoholism and Drug Dependence. (2017). Facts about alcohol. Retrieved from www.ncadd.org

National Institute on Alcohol Abuse and Alcoholism. (2000). *Tenth Special Report to the U.S. Congress on Alcohol and Health*. Bethesda, MD: The Institute.

National Institute on Drug Abuse. (2012). *Principles of drug addiction treatment: A research-based guide* (3rd ed.). National Institutes of Health. Retrieved from https://www.drugabuse.gov/publications/principles-drug-addiction-treatment-researchbased-guide-third-edition/evidence-based-approaches-to-drugaddiction-treatment/behavioral

National Institute on Drug Abuse. (2014). Drugs, brains, and behavior: The science of addiction. National Institutes of Health. Retrieved from www.drugabuse.gov/publications/drugs-brains-behavior-science-addiction/drug-abuse-addiction

National Institute on Drug Abuse. (2015). Trends and statistics. National Institutes of Health. Retrieved from https://www.drugabuse.gov/related-topics/trends-statistics

National Institute on Drug Abuse. (2016). Drug facts: High school and youth trends. Retrieved from https://www.drugabuse.gov/publications/drugfacts/high-school-youth-trends

National Institutes of Health. (2012). *Research report series— Marijuana abuse*. NIH Publication Number 12-3859. Revised July 2012. Washington, DC: U.S. Department of Health and Human Services.

National Institutes of Health. (2016). Carfentanil. Retrieved from https://pubchem.ncbi.nlm.nih.gov/compound/carfentanil

National Library of Medicine. (2015). Loss of brain function— Liver disease. Retrieved from www.nlm.nih.gov/medlineplus/ency/article/000302.htm

Parish, B.S. (2015). *Hallucinogen use*. Retrieved from http://emedicine.medscape.com/article/293752-overview

Publishers Group. (2012). *Streetdrugs: A drug identification guide*. Plymouth, MN: Publishers Group.

Puri, B.K., & Treasaden, I.H. (2011). *Textbook of psychiatry* (3rd ed.). Philadelphia: Churchill Livingstone Elsevier.

Purnell, L. (2014). *Culturally competent health care* (3rd ed.). Philadelphia: F.A. Davis.

Rash, C.J., Weinstock, J., & Van Patten, R. (2016). A review of gambling disorder and substance use disorders. *Dovepress* 7, 3-13. doi:https://doi.org/10.2147/SAR.S83460

Sadock, B.J., Sadock, V.A., & Ruiz, (2015). *Synopsis of psychiatry: Behavioral sciences/clinical psychiatry* (11th ed.). Philadelphia: Lippincott Williams & Wilkins.

Storrs, C. (2016). Is street drug flakka gone for good? Retrieved from www.cnn.com/2016/04/18/health/flakka-drugdisappearance/index.html

Substance Abuse and Mental Health Services Administration (SAMHSA). (2014). *Clinical supervision and professional development of the substance abuse counselor*. Treatment Improvement Protocol (TIP) Series 52, DHHS Publication No. SMA 09-4435. Rockville, MD: SAMHSA.

Substance Abuse and Mental Health Services Administration (SAMHSA). (2015). Alcohol, tobacco, and other drugs. Retrieved from www.samhsa.gov/atod

Substance Abuse and Mental Health Services Administration (SAMHSA). (2016). Medication-Assisted Treatment (MAT). Retrieved from www.samhsa.gov/medication-assistedtreatment

Twerski, A. (1997). *Addictive thinking: Understanding self-deception* (2nd ed.) Center City, MN: Hazelden.

U.S. Department of Health and Human Services (HHS), Office of the Surgeon General. (2016). *Facing addiction in America: The surgeon general's report on alcohol, drugs, and health.* Washington, DC: HHS

U.S. Drug Enforcement Administration. (2013). The DEA position on marijuana. Retrieved from www.justice.gov/dea/ docs/marijuana_position_2011.pdf

Vaux, K.K. (2016). Fetal alcohol syndrome. Retrieved from http://emedicine.medscape.com/article/974016-overview

Walton-Moss, B., Becker, K., Kub, J., & Woodruff, K. (2013). *Substance abuse: Commonly abused substances and the addiction process* (2nd ed.). Brockton, MA: Western Schools.

Weiss, H.D., & Pontone, G.M. (2014). Dopamine receptor agonist drugs and impulse control disorders. *JAMA Internal Medicine*, 174(12), 1935-1937. doi:10.1001/jamainternmed. 2014.4097

Wesson, N. (2013). Codependence: What is it? How do I know if I am codependent? Retrieved from www.wespsych.com/codepend.html

Wilson, S. (2013). People of Irish heritage. In L.D. Purnell (Ed.), *Transcultural health care: A culturally competent approach* (4th ed.). Philadelphia: F.A. Davis.

Leitura sugerida

Cermak, T.L. (1986). *Diagnosing and treating co-dependence.* Center City, MN: Hazelton Publishing.

Garbutt, J.C., West, S.L., Carey, T.S., Lohr, K.N., & Crews, F.T. (1999). Pharmacological treatment of alcohol dependence: A review of the evidence. *Journal of the American Medical Association*, 281(14), 1318-1325. doi:http://dx.doi.org/10.1001/ jama.281.14.1318

Jellinek, E.M. (1952). Phases of alcohol addiction. *Quarterly Journal of Studies on Alcohol*, 13(4), 673-684. doi:http://dx.doi.org/10.15288/QJSA.1952.13.673

Mayfield, D., McLeod, G., & Hall, P. (1974). The CAGE questionnaire: Validation of a new alcoholism screening instrument. *American Journal of Psychiatry*, 131(10), 1121-1123. doi:10.1176/ajp.131.10.1121

Selzer, M.L. (1971). The Michigan Alcoholism Screening Test: The quest for a new diagnostic instrument. *American Journal of Psychiatry*, 127(12), 1653-1658. doi:http://dx.doi.org/10.1176/ajp.127.12.1653

Sullivan, J.T., Sykora, K., Schneiderman, J., Naranjo, C.A., & Sellers, E.M. (1989). Assessment of alcohol withdrawal: The revised Clinical Institute Withdrawal Assessment for Alcohol scale (CIWA-Ar). *British Journal of Addiction*, 84(11), 1353-1357. doi:10.1111/j.1360-0443.1989.tb00737.x

Espectro de Esquizofrenia e Outros Transtornos Psicóticos

24

CONCEITOS FUNDAMENTAIS
Psicose

TÓPICOS DO CAPÍTULO

- Natureza do problema
- Fatores predisponentes
- Outros espectros de esquizofrenia e transtornos psicóticos
- Aplicação do processo de enfermagem
- Modalidades de tratamento para esquizofrenia e outros transtornos psicóticos
- Resumo e pontos fundamentais
- Questões de revisão

TERMOS-CHAVE

- Alucinações
- Anedonia
- Anosognosia
- Catatonia
- Circunstancialidade
- Delírios
- Ecolalia
- Ecopraxia
- Estereotipia verbal
- Flexibilidade cérea
- Ginecomastia
- Ilusões
- Livre associação
- Neologismo
- Paranoia
- Pensamento mágico
- Perseveração do pensamento
- Salada de palavras
- Sintomas extrapiramidais
- Tangencialidade
- Treinamento de habilidades sociais

OBJETIVOS
Após ler este capítulo, o estudante será capaz de:

1. Discutir os conceitos de esquizofrenia e outros transtornos psicóticos.
2. Identificar os fatores predisponentes ao desenvolvimento desses transtornos.
3. Descrever os diversos tipos de esquizofrenia e outros transtornos psicóticos.
4. Identificar a sintomatologia associada a esses transtornos e usar essa informação na avaliação do paciente.
5. Formular diagnósticos de enfermagem e resultados esperados a partir dos cuidados dos pacientes com esquizofrenia e outros transtornos psicóticos.
6. Identificar tópicos de ensino relevantes para os pacientes e seus familiares sobre esquizofrenia e outros transtornos psicóticos.
7. Descrever as intervenções de enfermagem apropriadas para os comportamentos associados a esses transtornos.
8. Descrever os critérios relevantes à avaliação dos cuidados de enfermagem prestados aos pacientes com esquizofrenia e outros transtornos psicóticos.
9. Discutir sobre as modalidades terapêuticas aplicáveis à esquizofrenia e outros transtornos psicóticos.

EXERCÍCIOS
Leia o capítulo e responda às seguintes perguntas:

1. Enumere os neurotransmissores supostamente envolvidos em diversos sintomas esquizofrênicos.
2. O que é transtorno esquizoafetivo?
3. Qual é a diferença entre delírios e alucinações?
4. Qual foi o primeiro fármaco antipsicótico atípico desenvolvido? Por que ele não é mais considerado primeira opção de tratamento da esquizofrenia?

O termo *esquizofrenia* foi criado em 1908 pelo psiquiatra suíço Eugen Bleuler e tem origem nos termos gregos *schizo* ("cisão ou divisão") e *phrenos* ("mente").

Ao longo dos anos, amplos debates têm ocorrido em torno do conceito de esquizofrenia. Várias definições foram propostas para descrever esse transtorno e muitas abordagens terapêuticas foram recomendadas, mas nenhuma se mostrou consistentemente eficaz ou satisfatória.

Embora ainda existam controvérsias, dois fatores gerais parecem conquistar a aceitação dos médicos. O primeiro é que a esquizofrenia provavelmente não é uma condição patológica única. A 5ª Edição do *Manual Diagnóstico e Estatístico de Transtornos Mentais (DSM-5)* sustenta esse conceito quando descreve a esquizofrenia como um dos transtornos que compõem o espectro de esquizofrenia (American Psychiatric Association [APA], 2013). Ainda que o consenso atual aponte para a esquizofrenia como um transtorno do desenvolvimento neural (Álvarez et al., 2015), os transtornos do espectro de esquizofrenia podem ter várias influências etiológicas, inclusive predisposição genética, disfunção bioquímica, fatores fisiológicos e estresse psicossocial.

O segundo fator de consenso entre os médicos é que hoje não existe (e talvez nunca exista) um tratamento único capaz de curar a esquizofrenia. Atualmente, a eficácia do tratamento depende de uma abordagem multidisciplinar abrangente, que inclui fármacos e vários outros tipos de cuidados psicossociais, como **treinamento de habilidades sociais** e funcionais, reabilitação e recuperação e terapia de família. As evidências atuais sugerem que uma abordagem abrangente centrada no paciente oferece as melhores chances de recuperação e melhoria da qualidade de vida dessa população.

Entre todas as doenças mentais que causam sofrimento em nossa sociedade, a esquizofrenia provavelmente é responsável por internações hospitalares mais longas;[1] desorganização mais grave da vida familiar; custos mais exorbitantes para indivíduos e governos; e mais medo que qualquer outro transtorno mental. Como a esquizofrenia impõem riscos enormes à vida e à felicidade e ainda representa um enigma sem solução, esse transtorno mental provavelmente também tem sido mais estudado que qualquer outra doença mental.

O risco de suicídio é uma preocupação significativa entre pacientes esquizofrênicos. Cerca de um terço dos pacientes com esquizofrenia tenta suicídio e aproximadamente um em 10 morre por suicídio (Black & Andreasen, 2014). Este capítulo discute as diversas teorias apresentadas quanto aos fatores predisponentes implicados na patogenia da esquizofrenia. Também descreve a sintomatologia associada às diversas categorias diagnósticas. Os cuidados de enfermagem são apresentados no contexto das seis etapas do processo de enfermagem. Por fim, as diversas dimensões do tratamento médico são analisadas.

Natureza do problema

> **CONCEITO FUNDAMENTAL**
> **Psicose**
> Transtorno mental grave no qual há desorganização da personalidade, deterioração das funções sociais e perda de contato com a realidade ou distorção desta. Também pode haver evidências de alucinações e pensamento delirante. A psicose pode ocorrer com ou sem um distúrbio orgânico coexistente.

Talvez nenhum transtorno psíquico seja tão incapacitante quanto a esquizofrenia. Nos casos típicos, os distúrbios dos processos mentais, da percepção e do afeto causam, invariavelmente, deterioração grave das funções sociais e ocupacionais.

Na população em geral, a prevalência da esquizofrenia ao longo da vida é de cerca de 1% (Sadock, Sadock & Ruiz, 2015).[2] Em geral, os sinais e sintomas começam no final da adolescência ou nos primeiros anos da vida adulta, embora indivíduos de meia-idade ou idosos também possam desenvolvê-los. A esquizofrenia de início precoce ocorre quando os sintomas começam na infância e na adolescência (antes de 18 anos). Embora seja rara, essa condição é reconhecida como um distúrbio progressivo do desenvolvimento neural que tem evolução crônica e causa sintomas graves (Sadock et al., 2015). Alguns estudos sugeriram que os sintomas começam em idade mais precoce nos homens que nas mulheres. O padrão de desenvolvimento da esquizofrenia pode ser descrito em quatro fases: pré-mórbida, prodrômica, psicótica ativa (episódio de esquizofrenia aguda) e residual.

Fase I: Pré-mórbida

Os sinais e sintomas pré-mórbidos são os que ocorrem antes que surjam evidências claras de um transtorno

---

[1] N.R.T.: No Brasil, a partir de 6 de abril de 2001, com a promulgação da Lei 10.216/2001, iniciou-se em todo o território uma reorientação do modelo assistencial, levando-se em consideração o transtorno mental grave e persistente, em que se enquadram as esquizofrenias. Com essa reorganização por meio da implantação de Centros de Atenção Psicossocial (CAPS), o número de internações hospitalares caiu. (Miliauskas CR et al. Associação entre internações psiquiátricas, cobertura de CAPS e atenção básica em regiões metropolitanas do RJ e SP, Brasil. *Ciênc Saúde Colet* [online]. 2019, vol. 24, n.5, p. 1935-44. Disponível em: http://www.scielo.br/scielo.php?script=sci_arttext&pid=S1413-81232019000501935&lng=en&nrm=iso. Acesso em: 26 out. 2020. Epub: 30 de maio de 2019. ISSN 1413-8123. Disponível em: https://doi.org/10.1590/1413-81232018245.18862017. Acesso em: 26 out. 2020.)

[2] N.R.T.: O Brasil apresenta a mesma prevalência (Miguel EC, Gentil V, Gattaz WF [Orgs.]. *Clínica Psiquiátrica*. 1. ed. São Paulo: Manole, 2011. v. 2. 2259p.)

e podem incluir traços de personalidade ou comportamentos bem definidos. Os indícios de personalidade e comportamento pré-mórbidos podem incluir timidez e isolamento social extremo, dificuldades de relacionamento com companheiros, baixo desempenho escolar e comportamentos antissociais evidentes. Sadock e colaboradores (2015) afirmaram:

> Na história pré-mórbida típica de esquizofrenia, embora nem sempre ocorra, pacientes tinham personalidade esquizoide ou esquizotípica evidenciada por comportamento quieto, passivo e introvertido; na infância, tinham poucos amigos. Os adolescentes pré-esquizofrênicos podem não ter amigos e encontros afetivos e podem evitar esportes em equipe. Eles podem apreciar [atividades solitárias] que permitem um afastamento das atividades sociais. (p. 311)

Pesquisas recentes têm focado a fase pré-mórbida na esperança de que o reconhecimento dos biomarcadores e indivíduos em risco potencial possa evitar a progressão da doença ou levar a uma intervenção precoce (Clark et al., 2016).

Fase II: Prodrômica

Os sintomas prodrômicos se manifestam mais claramente como sinais de esquizofrenia em desenvolvimento do que os sintomas pré-mórbidos. A fase prodrômica da esquizofrenia começa com uma alteração do estado funcional pré-mórbido e estende-se até o início dos sintomas psicóticos inequívocos. Essa fase pode durar apenas algumas semanas ou meses, mas a maioria dos estudos sugeriu que o intervalo médio da fase prodrômica varia de 2 a 5 anos. Durante essa fase, o indivíduo começa a mostrar sinais de deterioração funcional significativa. Cinquenta por cento dos pacientes queixam-se de sintomas depressivos (APA, 2013). Isolamento social é comum e podem começar a surgir sinais de disfunção cognitiva. Além disso, alguns pacientes adolescentes mostram comportamento obsessivo-compulsivo de início súbito durante a fase prodrômica (Sadock et al., 2015).

O reconhecimento dos comportamentos associados à fase prodrômica oferece uma oportunidade de melhorar o prognóstico a longo prazo. As recomendações terapêuticas atuais incluem intervenções que oferecem apoio aos problemas detectados, terapias cognitivas para atenuar a alteração funcional, intervenções familiares para melhorar os recursos de enfrentamento e reforço escolar para reduzir a possibilidade de abandono. Existe certa controvérsia quanto ao benefício do tratamento farmacológico durante a fase prodrômica; contudo, há evidências sugestivas de que o prognóstico seja melhor quando uma abordagem terapêutica abrangente é iniciada na ocasião do primeiro surto psicótico (Insel, 2015).

Fase III: Psicótica ativa (surto esquizofrênico agudo)

Esquizofrenia é um transtorno mental crônico que se caracteriza por ter episódios agudos nos quais os sintomas são mais graves. Na fase ativa da doença, os sintomas psicóticos geralmente são marcantes. O Boxe 24.1 descreve os critérios diagnósticos de esquizofrenia com base no *DSM-5* (APA, 2013).

Fase IV: Residual

A esquizofrenia caracteriza-se por períodos de remissão e exacerbação e, por isso, é descrita como um transtorno episódico, embora também seja uma doença crônica. Em geral, a fase residual segue-se à fase ativa da doença, durante a qual os sintomas da fase ativa estão ausentes ou são menos marcantes. Os sintomas negativos (ver Boxe 24.3) podem persistir; durante essa fase, é comum observar embotamento afetivo e dificuldade de desempenhar as funções sociais. Por muito tempo, acreditou-se que esses sintomas residuais fossem persistentes e estáveis, mas estudos recentes questionaram essa crença com base em evidências de que os sintomas negativos podem melhorar com o tempo (Savill et al., 2015). A disfunção residual frequentemente agrava à medida que ocorrem episódios adicionais de psicose ativa.

Prognóstico

É difícil prever o prognóstico dos pacientes com esquizofrenia, mas não é comum observar retorno completo ao nível funcional pré-mórbido. Entretanto, vários fatores foram associados a um prognóstico mais favorável, inclusive nível funcional alto na fase pré-mórbida, início da doença em idade mais avançada, sexo feminino, início súbito dos sintomas sem um fator desencadeante evidente (em contraste com início gradativo e insidioso), transtorno do humor coexistente, regressão rápida dos sintomas da fase ativa, sintomas residuais mínimos, inexistência de anormalidades cerebrais estruturais, funções neurológicas normais e nenhuma história familiar de esquizofrenia (Black & Andreasen, 2014; Puri & Treasaden, 2011; Sadock et al., 2015).

Fatores predisponentes

A causa da esquizofrenia ainda é desconhecida. O mais provável é que nenhum fator singular possa ser implicado na etiologia; em vez disto, a doença provavelmente resulta de uma combinação de fatores biológicos, psicológicos e ambientais.

> **BOXE 24.1** Critérios para o diagnóstico de esquizofrenia com base no DSM-5.
>
> A. Dois (ou mais) dos seguintes sintomas presentes em um espaço significativo de tempo durante um período de 1 mês (ou menos, se forem controlados adequadamente). Ao menos um deles deve ser (1), (2) ou (3).
>   1. Delírios
>   2. Alucinações
>   3. Discurso desorganizado (p. ex., descarrilamento ou incoerência frequentes)
>   4. Comportamento grosseiramente desorganizado ou catatônico
>   5. Sintomas negativos (i. e., expressão emocional embotada ou avolição)
> B. Durante um período significativo do tempo decorrido desde o aparecimento do transtorno, o nível de desempenho em uma ou mais áreas funcionais importantes (p. ex., trabalho, relacionamentos interpessoais ou autocuidado) está acentuadamente abaixo do nível alcançado antes do início dos sintomas (ou, quando o início ocorre na infância ou na adolescência, incapacidade de alcançar o nível esperado de desempenho interpessoal, acadêmico ou profissional).
> C. Os sinais persistentes de perturbação estendem-se por um período mínimo de 6 meses. Esse período deve incluir no mínimo 1 mês com sintomas (ou menos, se forem controlados adequadamente) que devem atender ao Critério A (i. e., sintomas da fase ativa) e pode incluir espaços de tempo com sintomas prodrômicos ou residuais. Durante esses períodos prodrômicos ou residuais, as manifestações do transtorno podem ser evidenciadas apenas por sintomas negativos, ou por dois ou mais dos sintomas listados no Critério A, embora presentes de forma atenuada (p. ex., crenças estranhas, experiências perceptivas incomuns).
> D. Transtorno esquizoafetivo e transtorno depressivo ou bipolar com manifestações psicóticas foram descartados porque: 1) não ocorreram episódios de depressão maior ou mania coexistentes com os sintomas da fase ativa; ou 2) quando ocorreram distúrbios do humor durante a fase de sintomas ativos, eles estiverem presentes por um intervalo curto da duração total das fases ativa e residual da doença.
> E. O transtorno não pode ser atribuído aos efeitos fisiológicos de alguma substância (p. ex., droga ilícita, fármacos) ou algum distúrbio clínico.
> F. Quando há história de espectro de autismo ou algum distúrbio da comunicação com início na infância, o diagnóstico adicional de esquizofrenia é estabelecido apenas quando há delírios ou alucinações acentuados, além dos outros sintomas necessários ao diagnóstico da esquizofrenia também presentes no mínimo por 1 mês (ou menos, quando tratados adequadamente).
>
> *Especificar se:* no momento primeiro episódio está em fase aguda, parcial ou remissão completa; episódios repetidos estão atualmente em fase aguda, parcial ou remissão completa; contínuos; indeterminados; com catatonia
> *Especificar:* gravidade atual.

Reproduzido, com autorização, de: *Manual Diagnóstico e Estatístico dos Transtornos Mentais*, Quinta Edição (Direitos autorais de 2013). American Psychiatric Association.

Fatores biológicos

Além dos fatores resumidos nas seções subsequentes, o Capítulo 3, *Conceitos de Psicobiologia*, contém uma revisão mais detalhada das implicações biológicas dos transtornos psiquiátricos.

Genética

As evidências sugestivas de uma suscetibilidade genética à esquizofrenia têm aumentado. Alguns estudos demonstraram que os parentes de pacientes esquizofrênicos têm probabilidade muito maior de desenvolver a doença do que a população em geral. Embora o risco de desenvolver esquizofrenia em alguma época da vida seja de cerca de 1%, na maioria dos estudos populacionais, os irmãos de um paciente diagnosticado têm risco de 10% de desenvolver a doença; além disso, indivíduos que têm um dos pais com esquizofrenia têm probabilidade de 5 a 6% de desenvolver a doença (Black & Andreasen, 2014).

Ainda não está claro qual é o padrão hereditário da esquizofrenia. Estudos atuais têm buscado identificar um ou mais genes importantes para a suscetibilidade à doença e que outros biomarcadores podem prever o risco de desenvolvê-la. Okazaki e colaboradores (2016) estudaram a expressão dos genes em amostras de sangue periférico dos pacientes internados com psicose aguda e descobriram que uma combinação específica de genes (CDK4, MCM7 e POLD4) diferenciava esses pacientes dos controles. Tal descoberta sugeriu que essa combinação pode ser um biomarcador genético da esquizofrenia e também pode esclarecer alguns aspectos da fisiopatologia da doença. Os autores concluíram que as alterações da expressão de um ácido ribonucleico mensageiro (mRNA) associado ao gene CDK4 podem ser biomarcadores potenciais de um traço e transtorno esquizofrênico. Também há estudos em andamento para identificar as influências genéticas da esquizofrenia que poderão aprofundar nossos conhecimentos acerca das influências multivariadas do desenvolvimento dessa doença e, talvez, reconhecer implicações terapêuticas.

Entre os gêmeos monozigóticos, a incidência de esquizofrenia é quatro a cinco vezes maior que a incidência entre gêmeos dizigóticos (fraternos), e cerca de 50 vezes maior que a da população em geral (Sadock et al., 2015). Os gêmeos idênticos criados afastados têm o mesmo risco de desenvolver esquizofrenia que os gêmeos criados juntos. Contudo, isoladamente, a constituição genética não pode explicar o desenvolvimento da esquizofrenia; em cerca de 50% dos casos, apenas um dos gêmeos idênticos desenvolve a doença.

Fatores bioquímicos

A teoria biológica mais antiga e amplamente estudada como explicação da esquizofrenia atribui um papel patogênico à bioquímica cerebral anormal. Os conceitos de um "distúrbio químico" como explicação dessa doença mental foram sugeridos por alguns teóricos a partir de meados do século 19.

A hipótese da dopamina

Essa teoria sugere que a esquizofrenia ou sintomas semelhantes podem ser causados pelo excesso de atividade neuronal dopamina-dependente no cérebro (Figura 24.1). Essa atividade excessiva pode estar relacionada com a produção ou liberação aumentada desse neurotransmissor nas terminações neurais, sensibilidade exagerada dos seus receptores, aumento excessivo dos receptores de dopamina ou uma combinação desses mecanismos (Sadock et al., 2015).

Existe apoio farmacológico a essa hipótese. As anfetaminas aumentam os níveis de dopamina e causam sintomas semelhantes aos de uma psicose. Os antipsicóticos (p. ex., clorpromazina ou haloperidol) reduzem os níveis cerebrais de dopamina porque bloqueiam seus receptores e, deste modo, atenuam os sintomas psicóticos, inclusive os que são desencadeados pelas anfetaminas.

Estudos de necropsia cerebral de pacientes esquizofrênicos demonstraram aumento significativo da contagem média de receptores dopaminérgicos em cerca de dois terços dos casos. Essa observação sugere que o aumento da quantidade de receptores dopaminérgicos possa não ser o problema único ou central em todos os pacientes com esquizofrenia. Pacientes com sintomas positivos, como delírios e alucinações (descritos como sintomas *positivos* porque são "acrescentados" ao quadro clínico), reagem mais favoravelmente aos fármacos que reduzem os níveis de dopamina do que os pacientes com sintomas negativos (déficits como apatia, pobreza de raciocínio e perda da motivação). O Boxe 24.3 apresenta mais informações sobre sintomas positivos e negativos.

Desse modo, a posição atual quanto à hipótese da dopamina é que os sintomas positivos da esquizofrenia podem estar relacionados com as quantidades aumentadas de receptores dopaminérgicos no cérebro, porque esses sintomas melhoram com os antipsicóticos que bloqueiam esses receptores.

Outras hipóteses bioquímicas

Vários outros compostos bioquímicos foram implicados como fatores predisponentes à esquizofrenia. Estudos sugeriram anormalidades de neurotransmissores como norepinefrina, serotonina, acetilcolina e ácido gama-aminobutírico (GABA) e em neurorreguladores (p. ex., prostaglandinas e endorfinas). O excesso de serotonina foi sugerido como causa dos sintomas positivos e negativos da esquizofrenia. A eficácia de fármacos como clozapina (antagonista potente da serotonina) reforça essa hipótese (Sadock et al., 2015).

Estudos recentes implicaram o neurotransmissor glutamato na etiologia da esquizofrenia. O receptor de *N*-metil-D-aspartato (NMDA) é ativado pelos neurotransmissores glutamato e glicina. Estudos farmacológicos demonstraram que a classe farmacêutica dos antagonistas do glutamato (p. ex., fenciclidina [PCP] e quetamina) pode causar sintomas semelhantes aos da esquizofrenia em indivíduos que não têm essa doença (Hashimoto, 2006; Stahl, 2013). Em um estudo, os participantes que desenvolveram sintomas psicóticos semelhantes aos da esquizofrenia depois de usarem quetamina foram tratados com um fármaco experimental (um inibidor do transportador 1 de glicina) (D'Souza et al., 2012). Os autores demonstraram que esse fármaco atenuou os sintomas psicóticos induzidos pelo antagonismo dos receptores de NMDA por ação da quetamina; por isso, espera-se que ele também possa ter efeitos benéficos no tratamento da esquizofrenia. Apesar da evidência de uma relação entre glutamato e esquizofrenia (Hu et al., 2014), é necessário realizar mais estudos sobre suas implicações terapêuticas. Estudos realizados antes enfatizaram a tentativa de reduzir os níveis de glutamato dos pacientes com doença avançada, mas pesquisas recentes demonstraram que os níveis de glutamato podem ser mais importantes na *transição* para psicose. Essa teoria é apoiada pelo fato de que os primeiros episódios psicóticos frequentemente são desencadeados por estresse – vale lembrar que os níveis de glutamato aumentam em condições de estresse (Nauert, 2015). Quando os níveis de glutamato estão muito altos, o hipocampo torna-se hipermetabólico e depois começa a atrofiar. A atrofia do hipocampo foi considerada uma anormalidade significativa em alguns pacientes esquizofrênicos. No futuro, talvez seja possível demonstrar que as intervenções dirigidas ao metabolismo do glutamato são benéficas aos pacientes de alto risco, ou aos que se encontram em estágios iniciais da doença, de modo a evitar seu início ou postergar sua progressão (Nauert, 2015).

Os antipsicóticos convencionais atuais agem basicamente nos receptores dopaminérgicos do cérebro. Os antipsicóticos mais novos (2ª geração) têm muita afinidade com os receptores serotoninérgicos. A hipótese do glutamato na patogenia da esquizofrenia sugere possibilidades de novos marcadores que sinalizem o início da doença e novas abordagens à prevenção e ao tratamento inicial.

Fatores fisiológicos

Estudos publicados na literatura médica identificaram alguns fatores físicos. Entretanto, seus mecanismos etiopatogênicos específicos na esquizofrenia são desconhecidos.

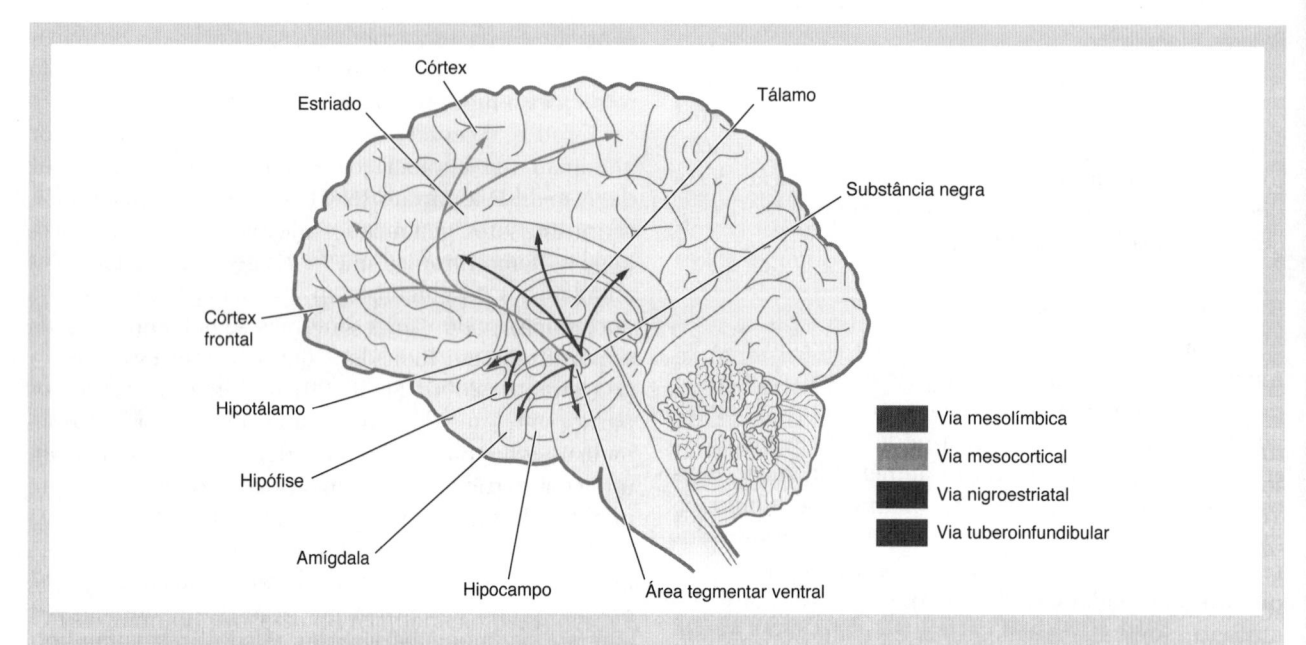

Figura 24.1 Neurobiologia da esquizofrenia.

NEUROTRANSMISSORES
Alguns neurotransmissores foram implicados na etiologia da esquizofrenia: dopamina, norepinefrina, serotonina, glutamato e GABA. O sistema dopaminérgico foi estudado de maneira mais ampla e relacionado diretamente com os sintomas associados à esquizofrenia.

ÁREAS CEREBRAIS AFETADAS
As quatro vias dopaminérgicas (circuitos que transmitem dopamina às diversas partes do encéfalo) identificadas são:
- *Via mesolímbica*: começa na área tegmentar ventral (ATV) e projeta-se nas áreas do sistema límbico, inclusive núcleo acumbente, amígdala e hipocampo. A via mesolímbica está associada às funções de memória, emoção, excitação e prazer. A atividade excessiva do circuito mesolímbico foi implicada como causa dos sintomas positivos da esquizofrenia (p. ex., alucinações, delírios). O bloqueio da dopamina nessa via é o mecanismo de ação dos antipsicóticos para reduzir as alucinações e delírios.
- *Via mesocortical:* começa na ATV e projeta-se no córtex. O circuito mesocortical está envolvido na cognição, comportamento social, planejamento, solução de problemas, motivação e reforço da aprendizagem. Os sintomas negativos da esquizofrenia (p. ex., embotamento afetivo, falta de motivação e anedonia) foram associados à atividade reduzida do circuito mesocortical.
- *Via nigroestriatal*: começa na substância negra e termina no núcleo estriado dos gânglios da base. Esse circuito está associado ao controle motor. A degeneração dessa via está associada à doença de Parkinson e, como os antipsicóticos típicos também bloqueiam a ação da dopamina nessa via, esses fármacos causam efeitos adversos extrapiramidais e discinesia tardia semelhantes à doença de Parkinson.
- *Via tuberoinfundibular*: começa no hipotálamo e projeta-se à hipófise. Esse circuito está associado à função endócrina, digestão, metabolismo, fome, sede, controle da temperatura e excitação sexual. O bloqueio da dopamina nessa via está associado à elevação dos níveis de prolactina (hiperprolactinemia), que podem causar galactorreia (eliminação de leite pelos mamilos) nos homens e nas mulheres, disfunção erétil e anorgasmia.

ANTIPSICÓTICOS

Tipo	Afinidade pelos receptores	Efeitos adversos associados
Antipsicóticos convencionais	D_2 (dopamina) – forte	Sintomas extrapiramidais (SEPs), hiperprolactinemia, síndrome neuroléptica maligna
Fenotiazinas		
27/Haloperidol		
Atenuam os sintomas psicóticos; melhoram os sintomas positivos, mas agravam os sintomas negativos	Graus variáveis de afinidade por: ACh (acetilcolina)	Efeitos anticolinérgicos
	Receptor 1 (norepinefrina)	Taquicardia, tremores, insônia, hipotensão postural
	H1 (histamina)	Aumento do peso, sedação
	5-HT (serotonina) – fraca	Probabilidade pequena de causar disfunção ejaculatória
Antipsicóticos novos (atípicos):	5-HT – forte	Disfunção sexual, distúrbio digestório, cefaleia

(continua)

ANTIPSICÓTICOS (continuação)		
Tipo	**Afinidade pelos receptores**	**Efeitos adversos associados**
Clozapina, olanzapina, quetiapina, aripiprazol, risperidona, iloperidona, ziprasidona, paliperidona, asenapina, lurasidona	D_2 – fraca a moderada	Probabilidade pequena de causar SEPs
	Graus variáveis de afinidade por: ACh	Efeitos anticolinérgicos
	Alfa-adrenérgicos	Taquicardia, tremores, insônia, hipotensão postural
Melhoram os sintomas psicóticos, atenuam os sintomas positivos e melhoram os sintomas negativos	H_1	Aumento do peso, sedação

Infecções virais

Sadock e colaboradores (2015) demonstraram que dados epidemiológicos indicam incidência alta de esquizofrenia depois da exposição pré-natal ao vírus *influenza*. Segundo esses autores:

> Outros dados que apoiam uma hipótese viral são o número aumentado de anomalias físicas congênitas, incidência mais alta de complicações da gestação e do parto, sazonalidade do nascimento compatível com infecção viral, acumulação geográfica de casos na população adulta e sazonalidade das internações hospitalares. (p. 305)

O efeito dos anticorpos autoimunes no cérebro tem sido estudado no campo da psiconeuroimunologia e existem evidências sugestivas de que esses anticorpos possam ser responsáveis pelo desenvolvimento de ao menos alguns casos de esquizofrenia depois de infecções por um patógeno neurotóxico (especialmente exposição pré-natal ao *Toxoplasma gondii*) (Matheson, Shepherd & Carr, 2014). Pesquisas atuais estão investigando o papel das citocinas na inflamação e os efeitos específicos desses compostos químicos no cérebro.

Anormalidades anatômicas

Com o uso das tecnologias de neuroimagem, estudos detectaram anormalidades estruturais nos cérebros dos pacientes com esquizofrenia. Dilatação dos ventrículos é a alteração mais frequente; contudo, também há relatos de alguma redução da substância cinzenta. Como mencionado antes, a redução volumétrica do hipocampo demonstrada nos estudos de neuroimagem pode indicar risco de transição a um primeiro episódio psicótico (Harrisberger et al., 2016). Os estudos que enfatizam o risco de ocorrer o primeiro surto psicótico são importantes, porque o tratamento imediato está associado a prognósticos mais favoráveis. Por fim, espera-se que esses estudos também indiquem estratégias profiláticas.

A ressonância magnética demonstrou simetria reduzida dos lobos cerebrais e reduções das dimensões das estruturas do sistema límbico dos pacientes com esquizofrenia. Evidências consideráveis fornecidas por estudos de necropsia sugeriram anormalidades dos lobos pré-frontais e, de acordo com alguns relatos, pacientes submetidos à lobotomia pré-frontal apresentaram alguns sintomas semelhantes aos da esquizofrenia (Sadock et al., 2015).

Estudos de imageamento com tensor de difusão detectaram anormalidades generalizadas na substância branca dos pacientes esquizofrênicos (Viher et al., 2016). Essas anormalidades da microestrutura da substância branca parecem estar associadas principalmente aos sintomas negativos e aos distúrbios comportamentais e psicomotores.

Estudos de longa duração com pacientes esquizofrênicos detectaram redução do volume encefálico, principalmente nas áreas temporal e pré-ventricular (Veijola et al., 2014). Foi sugerido que o uso crônico dos antipsicóticos pode contribuir para essa redução, mas as implicações não são claras. Veijola e colaboradores demonstraram que a gravidade dos sintomas, o nível funcional e o declínio das funções cognitivas não estavam relacionados com essa redução do volume encefálico.

Distúrbios eletrofisiológicos

Vários estudos avaliaram a resposta auditiva de estabilidade modulada a 40 Hz (uma medida da atividade elétrica do cérebro) e detectaram disfunções dos circuitos neurais nos pacientes esquizofrênicos. Uma metanálise recente (Thunè, Recasens & Uhlhaas, 2016) desses estudos encontrou evidência robusta dessa disfunção nos pacientes esquizofrênicos. O significado das disfunções desses circuitos não está bem definido, mas elas podem indicar outro biomarcador para determinar o risco ou avaliar a gravidade da doença.

Doenças físicas

Várias doenças clínicas são conhecidas por causarem crises psicóticas agudas, inclusive doença de Huntington, hipotireoidismo ou hipertireoidismo, hipoglicemia, distúrbios do cálcio, epilepsia do lobo temporal, doença de Wilson, neoplasias do sistema nervoso central (SNC), encefalite, meningite, neurossífilis, acidente vascular encefálico (AVE), entre outras (Mathews et al., 2013). Veja uma relação mais completa na Tabela 24.2.

Fatores psicológicos

As concepções teóricas iniciais da esquizofrenia enfatizavam os relacionamentos familiares como influências mais determinantes do desenvolvimento da doença, provavelmente em vista da evidente inexistência de informações relacionadas com uma conexão biológica. Essas teorias iniciais implicavam dificuldades de comunicação entre pais e filhos, basicamente condenando as mães como esquizofrenogênicas (causadores de esquizofrenia nos seus filhos) em razão de um estilo de vida problemático conhecido como *comunicação de duplo-vínculo*. Essa teoria não tem mais qualquer credibilidade. Hoje em dia, os pesquisadores focam seus estudos na esquizofrenia como um distúrbio cerebral. Ainda que os padrões de comunicação familiar não sejam mais uma explicação plausível da etiologia da esquizofrenia, os sintomas dessa doença podem contribuir para um transtorno significativo da comunicação e dos relacionamentos entre os familiares. Por essa razão, os fatores psicológicos sempre devem fazer parte de uma avaliação abrangente. Além disso, há evidências sugestivas de que traumas na infância (especialmente traumatização repetida) estejam associados (além de muitas outras influências) ao desenvolvimento da esquizofrenia (Álvarez et al., 2015; Matheson et al., 2014). Uma abordagem informativa ao trauma também deve fazer parte de qualquer avaliação psicossocial abrangente.

Influências ambientais

Fatores socioculturais

Alguns estudos tentaram relacionar esquizofrenia com classe social. Estatísticas epidemiológicas demonstraram que mais pacientes de classes socioeconômicas inferiores desenvolviam sintomas associados à esquizofrenia, quando comparados aos grupos socioeconômicos mais altos (Puri & Treasaden, 2011). Esse fato pode ser explicado pelas condições associadas à pobreza, inclusive acomodações domésticas aglomeradas, nutrição inadequada, ausência de cuidados pré-natais, escassez de recursos para lidar com situações de estresse e sentimentos de desesperança de escapar do ciclo de pobreza.

Uma visão alternativa é a *hipótese do rebaixamento*, que sugere que, em razão dos sintomas característicos da doença, os pacientes esquizofrênicos tenham dificuldade de manter empregos rentáveis e sejam "rebaixados" a uma classe socioeconômica inferior (ou não conseguem ascender de um grupo socioeconômico mais baixo). Os defensores dessa hipótese consideram que as condições sociais precárias sejam uma consequência, em vez de uma causa da esquizofrenia.

Eventos estressantes de vida

Alguns estudos foram realizados para determinar se as crises psicóticas poderiam ser desencadeadas por eventos estressantes de vida. Nenhuma evidência científica sugere que o estresse cause esquizofrenia. Contudo, é provável que o estresse possa contribuir para a gravidade e evolução da doença. Hoje se sabe que o estresse extremo pode desencadear surtos psicóticos e, por esta razão, também poderia provocar sintomas nos indivíduos geneticamente suscetíveis à esquizofrenia. Os eventos estressantes de vida também podem estar associados à exacerbação dos sintomas esquizofrênicos e aos índices mais altos de recidivas.

Canabinoides e suscetibilidade genética

Estudos da suscetibilidade genética à esquizofrenia relacionaram determinados genes (*COMT* e *ATK1*) com risco mais alto de desenvolver psicoses, principalmente entre adolescentes que têm esta suscetibilidade genética e usam canabinoides (Radhakrishnan, Wilkinson & D'Souza, 2014). Maconha e canabinoides sintéticos podem induzir sintomas semelhantes aos da esquizofrenia. Nos indivíduos com psicose preexistente, os canabinoides podem agravar os sintomas. O mais importante é que o risco aumentado de transtornos psicóticos (inclusive esquizofrenia) combinados com o uso de maconha sugere a influência do estilo de vida na expressão dos genes e aponta para a possibilidade de que vários fatores desempenhem um papel importante para a etiologia dessa doença.

Integração teórica e modelo transacional

A etiologia da esquizofrenia ainda é desconhecida. Nenhuma teoria ou hipótese conseguiu apresentar uma explicação clara para essa doença. Aparentemente, à medida que o número de estudos realizados sobre o tema aumenta, mais evidências acumulam-se a favor do conceito de causas múltiplas na patogenia da esquizofrenia. Em uma revisão sistemática da literatura sobre esquizofrenia, Matheson e colaboradores (2014) concluíram que as evidências mais robustas sugerem que a doença seja uma disfunção neural generalizada acompanhada por vários efeitos psicológicos, que respondem moderadamente à terapia psicossocial e aos tratamentos biomédicos:

> Os pacientes têm funções cognitivas relativamente pobres e alterações na estrutura do cérebro sutis e diversificadas, distúrbios eletrofisiológicos cerebrais, padrões de sono desorganizados, anomalias físicas mínimas, sinais neurológicos brandos e distúrbios sensoriais. Existem marcadores de infecção, inflamação e anormalidades imunes; e a mortalidade, por diversos motivos, é maior. O risco de desenvolver esquizofrenia aumenta com uso de maconha, complicações da gestação e do parto, exposição pré-natal ao *Toxoplasma gondii*, infecções virais do sistema nervoso central na infância, condições precárias de vida na infância, urbanização e imigração (primeira e segunda gerações), principalmente em determinados grupos étnicos. Também há evidentes atrasos do desenvolvimento psicomotor e quocientes de inteligência mais baixos na infância e adolescência. (p. 3387)

Apesar das incontáveis pesquisas e do conhecimento que dispomos acerca da esquizofrenia, necessitamos de muito mais até que tenhamos um entendimento completo sobre essa doença.

Uma forma de entender a progressão até a psicose aguda é explorando os fatores predisponentes e a reação do indivíduo a esses estressores. A Figura 24.2 ilustra a dinâmica da esquizofrenia com base no modelo transacional de estresse e adaptação.

Outros espectros de esquizofrenia e transtornos psicóticos

O *DSM-5* (APA, 2013) reconhece um espectro de transtornos psicóticos organizados de modo a refletir uma progressão psicopatológica do menos ao mais grave. O nível de gravidade é determinado pelo grau, número e duração dos sinais e sintomas psicóticos.

Vários distúrbios podem receber a especificação adicional *Com Manifestações Catatônicas*, cujos critérios estão descritos no Boxe 24.2. Entre os transtornos aos quais é possível acrescentar essa especificação estão: transtorno psicótico breve, transtorno esquizofreniforme, esquizofrenia, transtorno esquizoafetivo e transtorno psicótico induzido por drogas. Essa designação também pode ser aplicada ao transtorno do desenvolvimento neural, ao transtorno depressivo maior e aos transtornos bipolar tipos I e II (APA, 2013).

O *DSM-5* inicia a seção sobre espectro de transtornos psicóticos com Transtorno de Personalidade Esquizotípica. De acordo com os propósitos deste livro de texto, esse transtorno está incluído no Capítulo 32, *Transtornos de Personalidade*.

Transtorno delirante

O transtorno delirante caracteriza-se pela ocorrência de delírios vivenciados por um período mínimo de 1 mês (APA, 2013). Quando ocorrem, as alucinações não são proeminentes e o comportamento não é bizarro. O *DSM-5* estabelece que uma especificação pode ser acrescentada para definir quando os delírios são considerados *bizarros* (*i. e.*, quando o pensamento é "claramente implausível, incompreensível e não derivado das experiências existenciais comuns" [p. 91]). Os subtipos do transtorno delirante são os seguintes:

Tipo erotomaníaco

Nesse tipo de delírio, o indivíduo acredita que alguém – em geral, de uma condição mais elevada – está apaixonado por ele. Pessoas famosas frequentemente são sujeitos dos delírios erotomaníacos. Em alguns casos, o delírio é mantido em segredo, mas alguns indivíduos podem seguir, entrar em contato ou tentar de alguma outra maneira coagir o objeto de seu delírio.

Tipo grandioso

Indivíduos com delírios de grandiosidade têm conceitos irracionais sobre seu valor próprio, talento, conhecimento ou poder. Eles podem acreditar que mantêm um relacionamento especial com alguma pessoa famosa, ou mesmo assumir a identidade desta pessoa (acreditando que a personalidade real seja um impostor). Delírios grandiosos de natureza religiosa podem levar à suposição da identidade de uma divindade ou líder religioso.

Tipo ciumento

O conteúdo dos delírios ciumentos está centrado na ideia de que o parceiro sexual do indivíduo é infiel. A ideia é irracional e injustificada, mas o indivíduo delirante busca por evidências que justifiquem sua crença. O parceiro sexual é confrontado (e, algumas vezes, agredido fisicamente) quanto à sua infidelidade imaginária. O amante imaginário do parceiro sexual também pode ser objeto de ataques. Além disso, são comuns tentativas de restringir a autonomia do parceiro sexual na tentativa de suprimir a infidelidade imaginária.

Tipo persecutório

Nos delírios persecutórios (tipo mais comum), os pacientes acreditam que estão sendo perseguidos ou tratados maldosamente de alguma maneira. Temas frequentes desses delírios são que o indivíduo é vítima de emboscadas, é enganado ou trapaceado, está sendo seguido e espionado, envenenado ou drogado. O indivíduo pode estar obcecado e exagerar uma pequena rejeição (real ou imaginária) até que se torne foco de um sistema delirante. Pode dirigir queixas repetidamente às autoridades legais, e a insatisfação por não ter suas exigências atendidas pode resultar em violência contra o objeto do delírio.

Tipo somático

Indivíduos com delírios somáticos têm crenças falsas e persistentes de que têm algum tipo de doença médica, ou que apresentam alterações de algum órgão ou função do corpo.

Tipo misto

Quando o transtorno delirante é *misto*, os delírios são graves, mas nenhum tema específico predomina.

Transtorno psicótico breve

Esse transtorno é reconhecido pelo início súbito de sintomas psicóticos, que podem ou não ser precedidos por uma condição de estresse psicossocial grave. Esses sintomas persistem de 1 dia a menos de 1 mês e, por fim, há recuperação completa do nível funcional pré-mórbido (APA, 2013). O paciente vivencia perturbação

```
                    Evento desencadeante
    (qualquer evento estressante o suficiente para colocar em risco um ego já enfraquecido)
```

Fatores predisponentes
Influências genéticas: História familiar de esquizofrenia
Possíveis anormalidades bioquímicas
Possível anomalia congênita

Experiências pregressas: Exposição pré-natal a uma infecção viral

Condições existentes: Estrutura cerebral anormal
Doença física como epilepsia, doença de Hungtingon, tumor cerebral ou parkinsonismo
Habilidades de enfrentamento ineficazes

Percepção cognitiva

* Primária *

(Ameaça percebida à autoimagem ou integridade física)

* Secundária *

Mecanismos de enfrentamento ineficazes relacionados ao ego enfraquecido
Mecanismos de defesa utilizados: negação, regressão, projeção, identificação e/ou religiosidade

Qualidade da resposta

Adaptativa ← Inadaptativa →

Primeira crise psicótica ou agravação dos sintomas esquizofrênicos

Alucinações — Afeto inapropriado
Delírios — Comportamento bizarro
Isolamento social — Apatia
Violência — Autismo

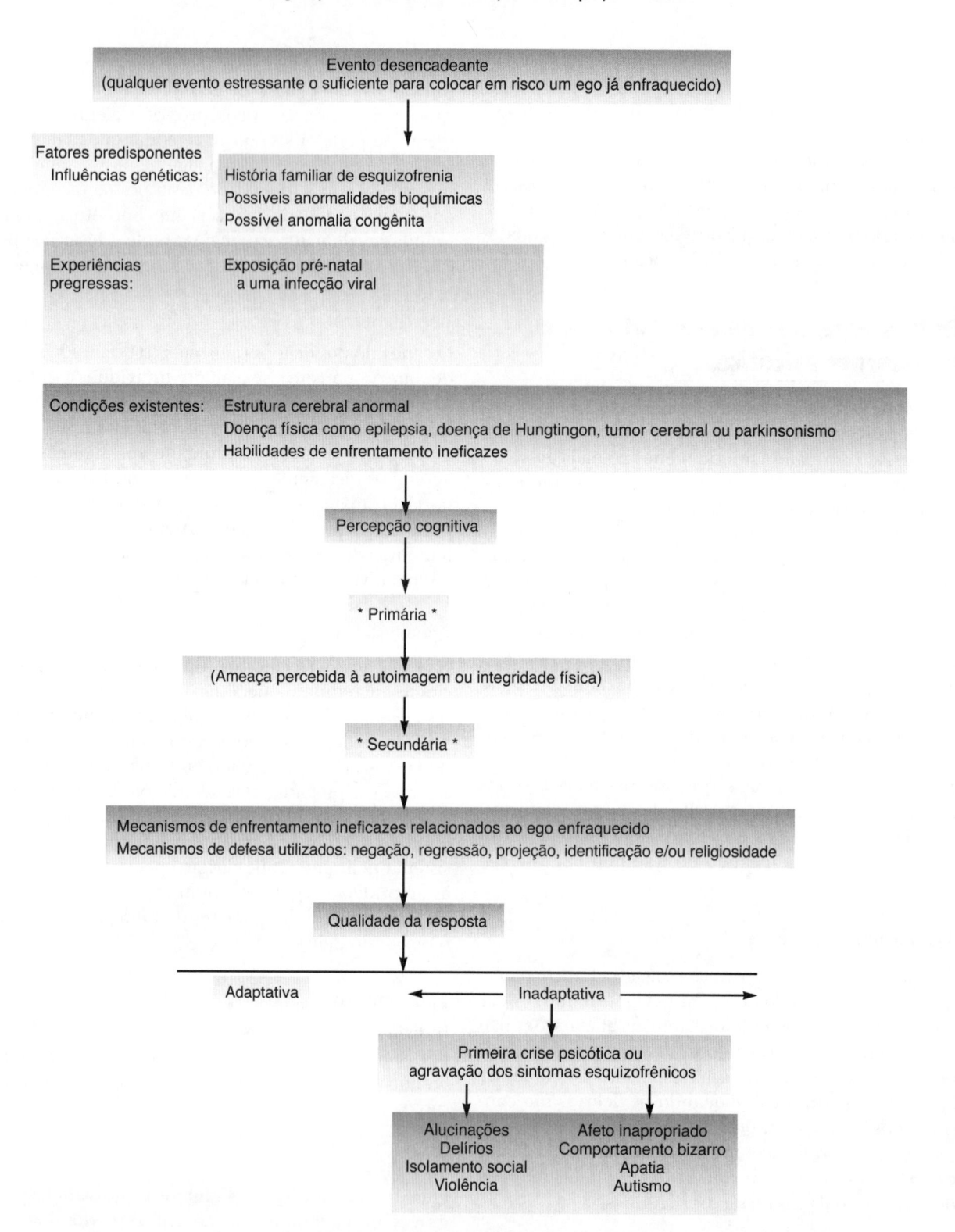

Figura 24.2 Dinâmica da esquizofrenia com base no modelo transacional de estresse e adaptação.

emocional, perplexidade ou confusão incontrolável. Os indícios de percepção alterada da realidade podem incluir discurso incoerente, delírios, alucinações, comportamento bizarro e desorientação. Pacientes com transtornos de personalidade preexistentes (na maioria dos casos, transtornos de personalidade histriônica, narcisista, paranoide, esquizotípica e *borderline*) parecem ser mais suscetíveis ao transtorno psicótico breve (Sadock et al., 2015), que também pode estar associado a manifestações catatônicas (ver Boxe 24.2).

Transtorno psicótico induzido por fármacos/drogas

As alucinações e os delírios marcantes associados a esse transtorno são atribuídos diretamente à intoxicação ou abstinência de drogas, ou à exposição a um fármaco ou toxina. Esse diagnóstico é estabelecido quando os sintomas são mais numerosos e graves que os encontrados comumente nas intoxicações ou síndromes de abstinência (APA, 2013). História clínica, exame físico e resultados dos exames laboratoriais constituem evidências de que os sintomas começaram durante uma intoxicação ou abstinência de drogas, ou depois da exposição a algum fármaco ou toxina. A Tabela 24.1 apresenta as substâncias capazes de induzir transtornos psicóticos, que também podem estar associados a manifestações catatônicas (ver Boxe 24.2).

Transtorno psicótico associado a outras doenças clínicas

As manifestações essenciais desse transtorno são alucinações e delírios marcantes, que podem ser atribuídos diretamente a outra doença clínica (APA, 2013). Esse diagnóstico não pode ser estabelecido quando os sintomas ocorrem durante um surto de *delirium*. A Tabela 24.2 relaciona algumas doenças clínicas que podem causar sintomas psicóticos.

Transtorno catatônico causado por outras doenças clínicas

O transtorno catatônico caracteriza-se pelos sinais e sintomas descritos no Boxe 24.2. Esse diagnóstico é estabelecido quando as manifestações clínicas baseadas em história médica, exame físico e resultados dos exames laboratoriais podem ser atribuídas diretamente às consequências fisiológicas de alguma outra doença clínica (APA, 2013). As doenças mentais associadas à **catatonia** são distúrbios metabólicos (p. ex., encefalopatia hepática, cetoacidose diabética, hipotireoidismo ou hipertireoidismo, hipoadrenalismo ou hiperadrenalismo, hipercalcemia e deficiência de vitamina B_{12}) e outros distúrbios neurológicos (p. ex., epilepsia, tumores, doença vascular cerebral, traumatismo craniano e encefalite) (APA, 2013; Mathews et al., 2013).

Transtorno esquizofreniforme

As manifestações essenciais desse transtorno são idênticas às da esquizofrenia, com exceção de que a duração (inclusive as fases prodrômica, ativa e residual) estende-se por 1 mês no mínimo e 6 meses no máximo (APA, 2013). Quando esse diagnóstico é estabelecido enquanto o paciente ainda tem sintomas, embora estejam presentes há menos de 6 meses, o diagnóstico é classificado como "provisório". O diagnóstico é convertido em esquizofrenia quando o quadro clínico persiste por mais de 6 meses. Em muitos casos, o transtorno esquizofreniforme tem prognóstico favorável quando o afeto do paciente não está embotado ou suprimido; quando os sintomas psicóticos têm início rápido em relação a quando o comportamento incomum foi percebido; ou quando o nível de desempenho social e ocupacional era satisfatório antes do adoecimento (APA, 2013). Esse transtorno também pode estar associado a manifestações catatônicas (ver Boxe 24.2).

Transtorno esquizoafetivo

Esse transtorno evidencia-se por sinais e sintomas de esquizofrenia combinados com um elemento marcante de sintomatologia associada aos transtornos de humor (depressão ou mania). O paciente pode parecer deprimido com lentidão psicomotora e ideação suicida, ou os sintomas podem incluir euforia, grandiosidade e hiperatividade. O fator decisivo para o diagnóstico do transtorno esquizoafetivo é a ocorrência de alucinações e/ou delírios, que persistem por 2 semanas no mínimo, mesmo que não haja um transtorno de humor significativo (APA, 2013). Entretanto, os sintomas marcantes de um transtorno de humor devem ser evidentes na maior parte do tempo. Em geral, o prognóstico do transtorno esquizoafetivo é melhor que de outros transtornos esquizofrênicos, mas pior que o dos transtornos de humor isoladamente (Black & Andreasen, 2014). Esse transtorno também pode estar associado a manifestações catatônicas (ver Boxe 24.2).

Aplicação do processo de enfermagem

Esquizofrenia – dados da avaliação básica

Os critérios diagnósticos da esquizofrenia foram descritos nas seções anteriores deste capítulo. Conforme mencionado, os sintomas podem ocorrer em fases, dentre as quais a esquizofrenia representa a fase ativa do transtorno. Os sintomas associados à fase ativa estão descritos nesta seção.

Na primeira etapa do processo de enfermagem, o enfermeiro reúne um banco de dados, a partir do qual pode escolher os diagnósticos de enfermagem aplicáveis e elaborar um plano de cuidados. Essa etapa do processo de enfermagem é extremamente importante porque o reconhecimento do problema, os objetivos dos cuidados a serem prestados e os critérios de resultado não podem ser definidos com clareza sem uma avaliação bem conduzida.

A avaliação do paciente esquizofrênico é um processo complexo que se baseia nas informações reunidas de algumas fontes. Os pacientes que estão em um episódio agudo de esquizofrenia raramente conseguem trazer contribuições significativas à sua história clínica. Os dados podem ser adquiridos com familiares, quando estão disponíveis; nos prontuários médicos, quando existem;

BOXE 24.2 Critérios diagnósticos do especificador "catatonia".

O quadro clínico é dominado por três (ou mais) dos seguintes sintomas:

1. Estupor (*i. e.*, nenhuma atividade psicomotora; não se relaciona ativamente com o ambiente)
2. Catalepsia (*i. e.*, indução passiva de uma postura mantida contra a gravidade)
3. Flexibilidade cérea (*i. e.*, resistência suave e uniforme ao posicionamento do corpo pelo examinador)
4. Mutismo (*i. e.*, pouquíssima ou nenhuma resposta verbal [excluir se houver afasia diagnosticada])
5. Negativismo (*i. e.*, oposição ou nenhuma resposta às instruções ou aos estímulos externos)
6. Fixação postural (*i. e.*, manutenção espontânea e ativa de uma postura contra a gravidade)
7. Maneirismo (*i. e.*, caricatura circunstancial e estranha das ações normais)
8. Estereotipia (*i. e.*, movimentos repetitivos, anormalmente frequentes, sem qualquer objetivo)
9. Agitação não influenciada por estímulos externos
10. Expressões faciais grotescas ("caretas")
11. Ecolalia (*i. e.*, repetição do que outras pessoas falam)
12. Ecopraxia (*i. e.*, repetição dos movimentos das outras pessoas)

Reproduzido, com autorização, de: *Manual Diagnóstico e Estatístico dos Transtornos Mentais, Quinta Edição* (Direitos autorais de 2013). American Psychiatric Association.

TABELA 24.1 Substâncias que podem causar transtornos psicóticos.

Drogas predisponentes ao uso abusivo	Álcool
	Alucinógenos
	Anfetaminas e compostos semelhantes
	Cocaína
	Fenciclidina e drogas semelhantes
	Inalantes
	Maconha
	Opioides
	Sedativos, hipnóticos e ansiolíticos
Fármacos	Anestésicos e analgésicos
	Anticolinérgicos
	Anticonvulsivantes
	Antidepressivos
	Anti-histamínicos
	Anti-hipertensivos
	Anti-inflamatórios não hormonais
	Antimicrobianos
	Antineoplásicos
	Antiparkinsonianos
	Corticoides
	Dissulfiram
	Fármacos cardiovasculares
	Fármacos gastrintestinais
	Relaxantes musculares
Toxinas	Anticolinesterásicos
	Dióxido de carbono
	Inseticidas organofosforados
	Gases de ação neural
	Monóxido de carbono
	Substâncias voláteis (p. ex., combustíveis, tintas, gasolina, tolueno)

De: Black, D.W., & Andreasen, N.C. (2014). *Introductory textbook of psychiatric* (6ª ed.). Washington, D.C.: American Psychiatric Publishing; Freudenreich, O. (2010). Differential diagnosis of psychotic symptoms: Medical "mimics". *Psychiatric Times*, 27(12), 52-61.

TABELA 24.2 Doenças clínicas sistêmicas que podem causar sintomas psicóticos.

Abscessos cerebrais
Deficiência de vitaminas (p. ex., B12)
Distúrbios hidreletrolíticos
Distúrbios metabólicos (p. ex., hipoxia, hipercapnia, hipoglicemia)
Doença cerebrovascular
Doença de Huntington
Doença de Wilson
Doença hepática
Doença renal
Encefalite
Encefalite herpética
Enxaquecas
Epilepsia do lobo temporal
Hidrocefalia normopressórica
Hipoadrenocorticismo
Hipoparatireoidismo ou hiperparatireoidismo
Hipotireoidismo ou hipertireoidismo
Infecções do SNC
Lúpus eritematoso sistêmico
Meningite
Neoplasias malignas
Neurossífilis
Porfiria intermitente aguda
Síndrome de Cushing
Surdez
Traumatismo do SNC

De: Black, D.W., & Andreasen, N.C. (2014). *Introductory textbook of psychiatric* (6ª ed.). Washington, DC: American Psychiatric Publishing; Freudenreich, O. (2010) Differential diagnosis of psychotic symptoms: Medical "mimics". *Psychiatric Times*, 27(12), 52 a 61. Sadock, B.J., Sadock, V.A., & Ruiz, P. (2015). *Synopsis of psychiatry: Behavioral sciences/clinical psychiatry* (11ª ed). Philadelphia: Lippincott Williams & Wilkins.

ou com outras pessoas que se encontram em posição de descrever a progressão do comportamento do paciente.

O enfermeiro deve estar familiarizado com os comportamentos que são comuns à esquizofrenia, de modo a realizar uma avaliação adequada do paciente esquizofrênico. Os sintomas da esquizofrenia são descritos comumente como positivos e negativos. Os sintomas positivos são os que estão presentes no paciente esquizofrênico, mas que não seriam esperados em um indivíduo sem a doença – algumas vezes, eles são referidos como manifestações "acrescentadas". Por outro lado, os sintomas negativos são os que refletem uma redução das funções normais (funções que foram "subtraídas" pela doença). Embora nem sempre isso ocorra, a maioria dos pacientes tem uma combinação desses dois tipos de sintomas.

Os sintomas positivos estão associados a estruturas encefálicas normais demonstradas à tomografia computadorizada e respondem relativamente bem ao tratamento. Sadock e colaboradores (2015) descobriram que os sintomas positivos tendem a agravar com o transcorrer do tempo, enquanto os sintomas negativos ou "déficits" são debilitantes para a vida social e também podem piorar. Os antipsicóticos atípicos são recomendados como opções mais eficazes para tratar sintomas negativos, mas os pesquisadores continuam a buscar fármacos que tratem especificamente os déficits cognitivos graves, que são mais problemáticos para os pacientes esquizofrênicos. Esses sintomas negativos incluem déficits de memória, atenção, linguagem e funções executivas e podem impactar dramaticamente a capacidade funcional geral do paciente (Fioravanti, Bianchi & Cinti, 2012).

Os sintomas positivos e negativos associados à esquizofrenia estão descritos a seguir. É importante ressaltar que nem todos os pacientes esquizofrênicos têm todos esses sintomas. Bora (2015) relatou que, nos pacientes que desenvolvem déficits cognitivos, a idade de início é variada, enquanto MacCabe e colaboradores (2012) demonstraram que um subgrupo de pacientes com esquizofrenia não tem disfunção cognitiva, mesmo na vida adulta. Além dos sintomas propriamente ditos, alguns fatores contribuem para as limitações e o declínio funcionais, inclusive comorbidades metabólicas, uso crônico de drogas, estresse, frequência e gravidade dos surtos, sintomas residuais e anulação social (Bora, 2015). O Boxe 24.3 contém um resumo dos sintomas positivos e negativos.

Sintomas positivos

Anormalidades do conteúdo do pensamento

Delírios. **Delírios** são crenças pessoais equivocadas incompatíveis com a inteligência ou a formação cultural do indivíduo. O paciente continua a sustentar essas crenças, apesar da comprovação clara de que elas são falsas ou irracionais. Os delírios são subdivididos de acordo com seu conteúdo. Alguns dos tipos mais comuns estão descritos a seguir:

- **Delírio de perseguição:** o paciente sente-se ameaçado e acredita que outras pessoas tenham a intenção de feri-lo ou persegui-lo de alguma maneira (p. ex., "O FBI vasculhou meu quarto e quer me matar"; "Não posso tomar banho neste banheiro, os enfermeiros colocaram uma câmera para verem tudo o que faço")
- **Delírio de grandiosidade**: o paciente tem um sentimento exacerbado de importância, poder, conhecimento ou identidade (p. ex., "Eu sou Jesus Cristo")
- **Delírio de referência**: o paciente psicótico acredita que fatos que acontecem no ambiente estão relacionados com ele (p. ex., "Alguém está tentando me enviar uma mensagem por meio dos artigos dessa revista [ou jornal ou programa de TV]; preciso desvendar o código, de modo que possa compreender a mensagem"). Os delírios de referência são crenças equivocadas e persistentes, das quais o paciente não abre mão, apesar das evidências em contrário. As *ideias* de referência são menos rígidas que os delírios referenciais. Por exemplo, um paciente com ideias referenciais pode acreditar que outras pessoas que estão rindo na sala debocham dele, mas, com informações adicionais, ele é capaz de reconhecer que poderia haver outras explicações para o comportamento delas
- **Delírios de controle ou influência**: o paciente acredita que determinados objetos ou pessoas têm controle sobre seu comportamento (p. ex., "O dentista fez uma obturação em meu dente; agora eu recebo transmissões por meio da obturação que controlam o que eu penso e faço")
- **Delírios somáticos**: o paciente tem ideias equivocadas quanto ao funcionamento do próprio corpo (p. ex., "Tenho 70 anos e serei a pessoa mais velha a dar à luz um filho. O doutor disse que não estou grávida, mas eu sei que sim")
- **Delírios niilistas**: o paciente tem uma ideia equivocada de que ele próprio, uma parte de si mesmo, outras pessoas ou o mundo não existe ou foi destruído (p. ex., "O mundo não existe mais"; "Eu não tenho um coração").

Paranoia. Os pacientes com **paranoia** têm suspeitas extremas das outras pessoas e dos seus atos, ou de suas intenções aparentes (p. ex., "Não vou comer isso. Sei que está envenenado").

Pensamento mágico. Quando tem um **pensamento mágico**, o paciente acredita que seus pensamentos ou comportamentos tenham controle sobre situações ou pessoas específicas (p. ex., a mãe que acreditava que, se ralhasse de certa maneira com seu filho, ele poderia

BOXE 24.3 Sintomas positivos e negativos da esquizofrenia.

SINTOMAS POSITIVOS

Delírios (invariáveis, crenças equivocadas)
Persecutório – crença de que o indivíduo está sendo perseguido por outra(s) pessoa(s)
Referencial – crença de que os estímulos do ambiente estão referidos especificamente ao indivíduo
Grandioso – crença de que o indivíduo tem grandeza excepcional
Somático – crenças centradas nas funções do próprio corpo

Alucinações (percepções sensoriais sem estímulos externos)
Auditivas (mais comuns na esquizofrenia)
Visuais
Táteis
Olfatórias
Gustativas
(Nota: as alucinações podem ser um elemento normal da experiência religiosa de alguns contextos culturais.)

Desorganização dos pensamentos (evidenciada no discurso)
Livre associação
Tangencialidade
Circunstancialidade
Incoerência (inclusive "salada de palavras")
Neologismos
Estereotipia verbal
Ecolalia

Atividades motoras grosseiramente desorganizadas ou anormais (inclusive catatonia)
Hiperatividade
Hipervigilância
Hostilidade
Agitação
Comportamento infantil
Catatonia (varia de uma postura rígida ou bizarra e falta de reatividade até ausência absoluta de reação verbal ou comportamental ao ambiente)
Excitação catatônica (atividade motora excessiva e desnecessária)
Movimentos estereotipados repetitivos
Maneirismos ou posturas incomuns

SINTOMAS NEGATIVOS

Falta de expressividade emocional
Embotamento afetivo
Falta de mobilidade da cabeça e das mãos, que contribuem para a expressão durante a comunicação
Falta de entonação vocal

Redução ou falta de motivação para concluir atividades intencionais (avolição)
Negligência das atividades da vida diária

Redução da comunicação verbal (alogia)

Redução do interesse por interações e relacionamentos sociais (associabilidade)
Retração social
Dificuldade de estabelecer relacionamentos

Redução da capacidade de pensar abstratamente
Interpretação concreta dos acontecimentos e da comunicação de outras pessoas

Os sintomas positivos consistem nas manifestações que estão presentes (ou são "acrescentadas") nos pacientes esquizofrênicos, mas que geralmente não ocorrem nos indivíduos normais. Os sintomas negativos consistem nos déficits ou limitações (funções que são "subtraídas" pela doença) dos pacientes esquizofrênicos.
De: American Psychiatric Association (APA) (2013). *Manual Diagnóstico e Estatístico de Transtornos Mentais* (5ª edição), Washington, DC: APA. Kay, S.R., Fizbein, A., & Opler, L.A. (1987). The positive and negative syndrome scale (PANSS) for schizophrenia. *Schizophrenia Bulletin*, 13(2), 261-276.

ser roubado dela). O pensamento mágico é comum nas crianças (p. ex., "Está chovendo; o céu está triste"; "Nevou na noite anterior porque eu queria muito, muito mesmo, que nevasse").

Distúrbios dos processos mentais evidenciados no discurso

Livre associação. O pensamento desse tipo caracteriza-se por um discurso no qual as ideias passam de um tema para outro não relacionado. Nos casos típicos, o paciente com **livres associações** não está consciente de que os temas são desconexos. Quando esse transtorno é grave, o discurso pode ser incoerente (p. ex., "Nós queríamos pegar o ônibus, mas o aeroporto ocupou todo o trânsito. Dirigir é o bilhete quando você quer ir a algum lugar. Ninguém precisa de um bilhete para ir para o céu. Nós temos tudo em nossos bolsos").

Neologismos. **Neologismos** são palavras recém-inventadas que não têm significado para outras pessoas, mas têm um significado simbólico para o paciente (p. ex., "Ela queria dar-me uma carona em seu novo *uniforo*").

Estereotipia verbal. A escolha de palavras é determinada por seus sons, frequentemente adquirindo a forma de rima, que cria uma **estereotipia verbal**. Por exemplo, "Está muito quente. Eu sou quente e crente. O ouro foi para o outro".

Salada de palavras. **Salada de palavras** é um grupo de palavras que parecem ser reunidas aleatoriamente, sem qualquer conexão lógica (p. ex., "A maior parte das ações para frente aumenta a vida dupla e joga no círculo uniforme").

Circunstancialidade. O paciente com **circunstancialidade** demora a chegar ao ponto de uma comunicação, porque se empenha para dar detalhes desnecessários e tediosos. Em geral, o ponto é alcançado, mas apenas depois de repetidas interrupções do entrevistador para manter o paciente no caminho certo.

Tangencialidade. O termo **tangencialidade** refere-se a um desvio ou afastamento do tema da discussão e dificuldade de manter o foco e a atenção.

Perseveração. O paciente com **perseveração** repete persistentemente a mesma palavra ou ideia em resposta às diferentes perguntas. Esse sintoma é manifestação de um distúrbio do processamento mental, no qual o paciente fica "grudado" a um pensamento em especial.

Ecolalia. O termo **ecolalia** consiste em repetir palavras ou frases proferidas por outras pessoas. Nas criancinhas, isso é uma fase normal do desenvolvimento, mas nas crianças autistas a ecolalia pode persistir depois da primeira infância. Nos adultos, ecolalia é um sinal neurológico significativo de um transtorno mental, que ocorre com esquizofrenia, AVCs e outros distúrbios neurológicos.

Distúrbios da percepção

Alucinações. As **alucinações** (ou percepções sensoriais falsas, que não estão associadas a estímulos externos reais) podem afetar qualquer um dos cinco sentidos. Os tipos de alucinação são:

- **Auditivas**: alucinações auditivas são percepções falsas de sons. Na maioria dos casos, as alucinações auditivas são vozes, mas o paciente pode relatar estalidos, ruídos de água corrente, música e outros sons. As alucinações de comando são "vozes", que transmitem ordens ao indivíduo. Estas são potencialmente perigosas quando as ordens são atos de violência contra si próprio ou outras pessoas. Alucinações auditivas são o tipo mais comum na esquizofrenia
- **Visuais**: essas alucinações são percepções visuais falsas, que podem consistir em imagens formadas (p. ex., pessoas) ou amorfas (p. ex., lampejos de luz). Nos pacientes esquizofrênicos, as alucinações visuais ocorrem em 27% das vezes (e 15% nos pacientes com psicose afetiva). Nos casos típicos, esse tipo de alucinação coincide com as alucinações auditivas e está associado a prognósticos mais desfavoráveis (Waters et al., 2014)
- **Táteis**: as alucinações táteis são percepções falsas do sentido tátil, comumente de que alguma coisa anda sobre ou por debaixo da pele. Uma alucinação tátil específica é formigamento – uma sensação de que algo está rastejando sobre ou abaixo da pele
- **Gustativas**: é uma percepção falsa de paladar. Na maioria dos casos, as alucinações gustativas são descritas como gostos desagradáveis
- **Olfatórias**: alucinações olfatórias são percepções falsas do sentido do olfato.

Ilusões. **Ilusões** são percepções ou interpretações equivocadas de estímulos externos reais. Isso pode ocorrer durante a fase prodrômica e persistir na fase residual, assim como na fase ativa.

Ecopraxia. O paciente com **ecopraxia** imita os movimentos realizados por outras pessoas. Os mecanismos responsáveis pela ecopraxia associada à esquizofrenia não estão bem esclarecidos, mas as evidências atuais sugerem que ela possa envolver um distúrbio da atividade neuronal espelhada na presença de distúrbios sociocognitivos e déficits de automonitoramento, o que culmina no comportamento psicomotor imitativo (Urvakhsh et al., 2014).

Sintomas negativos

Distúrbios do afeto

O termo "afeto" descreve as manifestações visuais associadas aos sentimentos ou ao estado emocional de um indivíduo.

Afeto inapropriado. O afeto é inapropriado quando o estado emocional do indivíduo é incompatível com as circunstâncias (p. ex., uma mulher jovem que ri quando lhe contam que sua mãe morreu).

Afeto embotado ou uniforme. O afeto é considerado embotado quando o estado emocional é muito inexpressivo. O paciente com afeto embotado parece estar destituído de qualquer emoção (ou expressão evidente de sentimentos).

Apatia

O paciente esquizofrênico frequentemente demonstra indiferença ou desinteresse por seu ambiente. Afeto embotado ou uniforme é uma manifestação da apatia emocional.

Avolição

Volição suprimida tem a ver com a incapacidade de iniciar alguma atividade intencional. No paciente esquizofrênico, isso pode assumir a forma de interesse inadequado, falta de motivação, negligência das atividades da vida diária (inclusive higiene pessoal e aparência) ou incapacidade de escolher uma sequência lógica de ações em determinada situação. A dificuldade de desempenho social pode evidenciar-se por isolamento social, desapego emocional e falta de respeito por convenções sociais.

Falta de interesse ou habilidades de interação interpessoal

Alguns pacientes com esquizofrenia aguda apegam-se às outras pessoas e invadem o espaço pessoal dos demais, demonstrando comportamentos que não são aceitáveis cultural e socialmente. Outros podem mostrar ambivalência nos relacionamentos sociais. Por fim, há também pacientes evitam qualquer tipo de relacionamento (associabilidade).

Falta de discernimento

Alguns pacientes não têm consciência de que estão doentes ou com um transtorno, mesmo quando os sintomas parecem evidentes para outras pessoas. O termo usado para descrever isso é **anosognosia**. O *DSM-5* descreve esse sintoma como "indicador mais comum de falta de adesão ao tratamento e prevê índices mais altos de recidiva, episódios mais comuns de tratamento involuntário, função psicossocial comprometida, agressividade e evolução desfavorável da doença" (APA, 2013; p. 101).

Adinamia

Adinamia é uma deficiência de força ou vigor. O paciente esquizofrênico pode não ter forças suficientes para realizar as atividades da vida diária ou interagir com outras pessoas.

Anedonia

Anedonia é a incapacidade de sentir prazer. É um sintoma particularmente incapacitante, que leva alguns pacientes e tentar suicídio.

Incapacidade de pensar abstratamente

O pensamento concreto (ou interpretação literal do ambiente) representa regressão a um nível de desenvolvimento cognitivo mais baixo. O pensamento abstrato é comprometido em alguns pacientes esquizofrênicos. Por exemplo, o paciente com esquizofrenia pode ter muita dificuldade de descrever o significado abstrato de frases como "Estou subindo pelas paredes" ou "Está chovendo canivetes".

Manifestações associadas

Flexibilidade cérea

A expressão **flexibilidade cérea** descreve uma condição na qual o paciente esquizofrênico deixa que partes do seu corpo sejam colocadas em posições bizarras ou desconfortáveis. Esse sintoma está associado à catatonia. Quando é colocado em determinada posição, o braço (ou a perna ou a cabeça) continua nessa posição por longos períodos, independentemente de quão desconfortável seja para o paciente. Por exemplo, o enfermeiro pode colocar o braço do indivíduo esticado para aferir a pressão arterial. Quando o manguito é retirado, este mantém seu braço na mesma posição que foi colocado para aferir a pressão.

Posturas atípicas

Esse sintoma ocorre quando o paciente assume voluntariamente posturas bizarras ou impróprias.

Movimentos incomuns

Andar para frente e para trás e balançar o corpo (oscilação rítmica e lenta do tronco para frente e para trás com base nos quadris fixos, geralmente na posição sentada) são comportamentos psicomotores comuns do paciente esquizofrênico.

Regressão

Regressão é voltar a um nível mais primário de desenvolvimento. Esse mecanismo de defesa primário na esquizofrenia pode ser uma tentativa disfuncional de atenuar a ansiedade. Ela constitui a base de alguns dos comportamentos associados a essa doença.

Anormalidades dos movimentos oculares

As anormalidades dos movimentos oculares podem evidenciar-se de várias formas, inclusive dificuldade de manter o foco em um objeto fixo e dificuldade de acompanhar suavemente um objeto em movimento. Um estudo (Benson et al., 2012) demonstrou que os testes simples dos movimentos oculares conseguem detectar com precisão excepcional essas anormalidades comuns na esquizofrenia.

Diagnósticos e descrição dos resultados esperados

Com base nas informações obtidas durante a avaliação, o enfermeiro completa o banco de dados do paciente, a partir do qual ele escolhe os diagnósticos de enfermagem apropriados. A Tabela 24.3 apresenta uma lista de comportamentos do paciente e os diagnósticos de enfermagem (de acordo com

TABELA 24.3 Atribuição dos diagnósticos de enfermagem aos comportamentos associados comumente aos transtornos psicóticos.

COMPORTAMENTOS	DIAGNÓSTICOS DE ENFERMAGEM
Comunicação prejudicada (respostas inadequadas); sequência de pensamentos desordenada; oscilações rápidas de humor; dificuldade de concentração; desorientação; interrupção do discurso no meio da frase; inclinação da cabeça para um lado como se estivesse escutando	Percepção sensorial perturbada*
Pensamento delirante; incapacidade de concentrar-se; volição reduzida; incapacidade de resolver problemas, abstrair ou conceituar; suspeição extrema das outras pessoas; interpretação equivocada do ambiente	Processos do pensamento perturbados*
Retração social; afeto embotado, triste; dilema necessidade-medo; preocupação com os próprios pensamentos; expressão de sentimento de rejeição ou isolamento imposto por outras pessoas; incapacidade de comunicar-se; busca estar sozinho	Isolamento social
Fatores de risco: linguagem corporal agressiva (p. ex., contrai os punhos e as mandíbulas, postura ameaçadora), agressividade verbal; excitação catatônica; alucinações de comando; reações de fúria; história de violência; atos de agressividade declarada; destruição proposital de objetos do ambiente; comportamento autodestrutivo; atos suicidas ativos e agressivos	Risco de violência: dirigida a si próprio ou a outros
Livre associação de ideias; neologismos; salada de palavras; estereotipia do pensamento; ecolalia; verbalizações que refletem pensamento concreto; dificuldade de manter contato visual; dificuldade de expressar pensamentos verbalmente; verbalização inadequada	Comunicação verbal prejudicada
Dificuldade de realizar tarefas relacionadas com cuidados de higiene pessoal; vestir-se; arrumar-se; comer; e usar o banheiro para atender às necessidades fisiológicas	Déficit de autocuidado
Cuidado negligente do paciente quanto às necessidades humanas básicas ou ao tratamento da doença; negação extrema ou preocupação exagerada e persistente quanto à própria doença; depressão; hostilidade; e agressividade	Enfrentamento familiar prejudicado
Incapacidade de assumir responsabilidade por práticas básicas de saúde; história de comportamento desfavorável à preservação da saúde; não expressa interesse em ampliar comportamentos saudáveis; clara falta de conhecimento acerca das práticas de saúde básicas; anosognosia (falta de percepção da própria doença)	Manutenção da saúde ineficaz
Ambiente doméstico inseguro, sujo e desorganizado; familiares expressam dificuldade de manter seu lar em condições seguras e confortáveis	Manutenção do lar prejudicada

*Esses diagnósticos foram redefinidos com base na lista de diagnósticos aprovados pela NANDA-I. Eles são utilizados dessa maneira porque são mais compatíveis com os comportamentos detectados. Adaptada de: Herdman, T.H., & Kamitsuru, S. (Eds.). (2014). *NANDA-I nursing diagnoses: Definitions and classification*, 2015-2017. Chicester, UK: WileyBlackwell.

a NANDA) que correspondem a esses comportamentos, que podem ser usados para planejar os cuidados prestados aos pacientes com transtornos psicóticos.

Critérios de resultado

Os seguintes critérios podem ser usados para avaliar os resultados alcançados a partir de cuidados prestados ao paciente esquizofrênico.

O paciente:

- Demonstra que é capaz de relacionar-se satisfatoriamente com outras pessoas
- Reconhece distorções da realidade
- Não feriu a si mesmo ou a outros
- Percebe realisticamente a si próprio
- Demonstra ser capaz de perceber corretamente o ambiente
- Mantém a ansiedade em nível controlável
- Renuncia à necessidade de delírios e alucinações
- Demonstra ser capaz de confiar nas outras pessoas
- Usa comunicação verbal apropriada nas interações entre outras pessoas
- Realiza as atividades da vida diária independentemente.

Planejamento e implementação

A seção a seguir descreve um grupo selecionado de diagnósticos de enfermagem com metas de curto e longo prazos e intervenções de enfermagem para cada um deles. Em geral, as intervenções de enfermagem devem ter como objetivo conquistar confiança, porque suspeição é um sintoma comum dessa doença.

> Adotar uma abordagem de comunicação passiva em vez de diretiva, que oferece ao paciente a oportunidade de tomar suas decisões quanto às atividades, metas terapêuticas e outros aspectos de sua assistência, é importante para conquistar confiança e incorporar uma abordagem centrada no paciente.

Além disso, os enfermeiros devem estar conscientes de suas próprias atitudes, de modo a evitar que a estigmatização desse paciente seja perpetuada, porque esse comportamento é comumente responsável por levá-lo a evitar tratamento com profissionais de saúde. Uma forma de reduzir o estigma é familiarizar-se com pessoas reais com esse transtorno, em vez de confiar em representações fictícias (e, algumas vezes, equivocadas) dessa população de pacientes que são divulgadas na mídia. (Ver "Pessoas Reais, Histórias Reais", com introdução do Dr. Fred Frese.)

Algumas instituições adotam um modelo de gerenciamento de casos para coordenar os cuidados prestados (ver Capítulo 9, *Processo de Enfermagem na Prática de Saúde Mental e Psiquiátrica*). De acordo com os modelos de gerenciamento de casos, o plano de cuidados pode assumir a forma de uma "trilha" de raciocínio crítico. Em geral, as abordagens de equipe aos cuidados do paciente são consideradas essenciais para a obtenção de resultados positivos e para a recuperação.

> Os enfermeiros precisam colaborar eficientemente com outros membros da equipe (inclusive assistentes sociais, gerenciadores de casos, psiquiatras, capelães e conselheiros) de modo a identificar e reagir às necessidades de cuidados complexos desses pacientes.

Percepção sensorial perturbada: auditiva/visual

A *percepção sensorial prejudicada* foi redefinida como diagnóstico de enfermagem pela NANDA International (NANDA-I), mas ela é preservada neste texto em razão de sua conveniência para descrever comportamentos específicos. Esse diagnóstico pode ser definido como percepções sensoriais incompatíveis com estímulos externos e pode incluir as percepções auditivas, visuais, táteis, olfatórias e gustativas. As seguintes intervenções de enfermagem tratam especificamente das alucinações auditivas, que é o tipo encontrado mais comumente na esquizofrenia. A Tabela 24.4 descreve esse diagnóstico de enfermagem no formato de um plano de cuidados.

Metas do paciente

Os critérios de resultado incluem metas de curto e longo prazos. Os intervalos de tempo são determinados caso a caso.

Meta a curto prazo

- O paciente conversa com o enfermeiro ou terapeuta sobre o conteúdo das alucinações dentro de 1 semana.

Meta a longo prazo

- O paciente consegue definir e testar a realidade, reduzindo ou eliminando a ocorrência de alucinações

---

Pessoas Reais, Histórias Reais: Dr. Fred Frese.

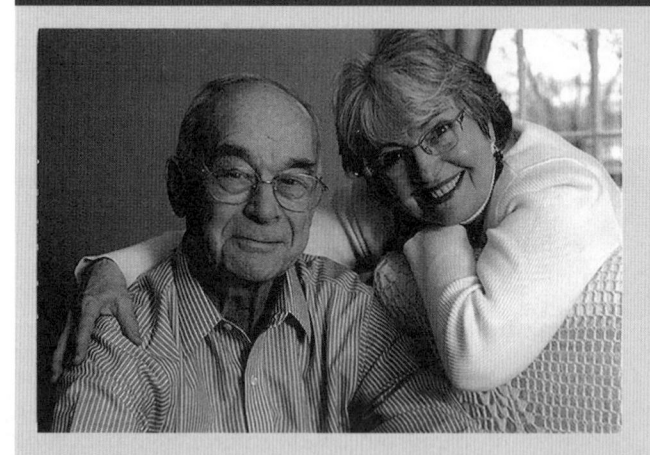

Os pacientes esquizofrênicos ainda são marginalizados, mal compreendidos e estigmatizados. Mesmo no contexto de cuidados à saúde, existem evidências demonstrando que alguns ambientes são muito hostis para os pacientes com transtornos mentais graves. Uma forma de começar a combater a estigmatização dos pacientes com doenças mentais é conhecê-los pessoalmente. O Dr. Fred Frese é psicólogo credenciado e palestrante, escritor e defensor renomado no campo de doenças mentais no mundo todo.

Karyn: Você poderia compartilhar um pouco de sua história como paciente esquizofrênico?

Dr. Frese: Eu tinha 25 anos quando tive meu primeiro surto. Eu estava na Marinha e – eu sei que tinha visto antes o filme *Sob o Domínio do Mal* – comecei a pensar que os vietnamitas estavam usando as mesmas estratégias do filme para nos controlar. Quando contei minhas teorias ao meu oficial de comando, fui hospitalizado involuntariamente e, ao longo dos próximos 10 anos, fui e voltei de hospitais – na maior parte das vezes, contra minha vontade – com diversos fármacos prescritos, vivendo em muitos lugares diferentes e desempregado.

Karyn: Você fez algum tratamento ou fizeram alguma intervenção que você considerou útil para sua recuperação?

Dr. Frese: Bem, naquela época, acreditava-se que não era possível se recuperar da esquizofrenia. Mesmo recentemente, tenho ouvido algumas pessoas que têm um familiar esquizofrênico dizerem: "Não há como alguém com essa doença melhorar". Contudo, isso está começando a mudar, e agora que o governo norte-americano (por meio da SAMHSA – Substance Abuse and Mental Health Services Administration) voltou a adotar a abordagem do modelo de recuperação, acredito que os cuidados de saúde melhorarão. Eu me lembro de terem dito que meu cérebro estava em processo de deterioração progressiva e que eu nunca seria capaz de viver de modo independente. Contudo, eu provavelmente passei cerca de 1 ano de minha vida internado em hospitais. Quando as leis mudaram e eu soube que, para hospitalizar alguém de maneira involuntária, essa pessoa teria que ser considerada uma ameaça iminente a si própria ou às outras pessoas, conversei com alguns profissionais de saúde para convencê-los a não me internar. Na última tentativa de internação, eu realmente corri e fugi, ainda que estivesse em péssimas condições.

(continua)

Pessoas Reais, Histórias Reais: Dr. Fred Frese. (*continuação*)

Karyn: Então, como conhecia as leis, você poderia ser praticamente seu próprio advogado e argumentar sua defesa, não é mesmo?

Dr. Frese: Sim, e naquela época eu estava na faculdade e tinha conseguido um emprego no que hoje é o Department of Mental Health and Addiction Services. Eu me lembro que vivia no corredor de algum alojamento de universitários e um dos estudantes, que me via todos os dias andando de um lado para outro sem fazer nada, sugeriu que eu poderia ser elegível a um emprego público em razão de minha formação militar. Quando entrei com meu pedido, a recepcionista leu meu histórico de internações por doença mental e disse que eu jamais conseguiria o emprego – mas consegui. Na última vez que estive em um hospital, fui voluntariamente, porque sabia que precisava tomar alguns fármacos, mas eles achavam que eu precisava ser hospitalizado e não aceitei; por isso, saí correndo.

Karyn: Parece que você estava atuando em várias frentes – formação universitária, trabalho – e, ao mesmo tempo, lutava eventualmente com sintomas da doença. Você também trabalhava na área de saúde mental. O ambiente de trabalho era acolhedor?

Dr. Frese: Nem sempre. Mesmo entre meus colegas de trabalho, parecia que, quando alguma coisa estranha acontecia, eles achavam que tinha algo errado comigo.

Karyn: O que você quer dizer com "alguma coisa estranha"?

Dr. Frese: Por exemplo, uma vez, quando perceberam que eu passava muito tempo interagindo com pacientes, eles deduziram que eu estava "piorando de novo"; e a próxima coisa que soube foi que ativaram um "alerta azul" e queriam me internar. Contudo, naquela época, o diretor médico simplesmente me disse para ficar algum tempo fora do trabalho. Eu jamais soube por que eles chamaram aquele alerta azul.

Karyn: Então, você ficou internado por muito tempo e hoje é reconhecido internacionalmente por todo o seu trabalho em defesa dos pacientes portadores de transtornos mentais. Em sua opinião, o que mais contribuiu para sua recuperação?

Dr. Frese: Não, eu não voltei a ser internado desde que me casei. Acho que isso teve um papel fundamental em minha recuperação: ter uma pessoa na qual você pode confiar para lhe dar *feedback* e dizer quando era necessário tomar mais medicamento.

Karyn: Qual é o papel dos fármacos em sua recuperação?

Dr. Frese: Isso é muito relativo. Precisamos de mais estudos para identificar quem, entre todos os pacientes esquizofrênicos, poderia ser mais beneficiado pelo uso contínuo versus intermitente de fármacos, redução das doses ou nenhum tratamento farmacológico. As pesquisas genéticas são promissoras, mas ainda não estão concluídas. É difícil dizer a alguém o que fazer sem conhecer suas circunstâncias pessoais e, mesmo que soubéssemos, isso pode ser muito difícil.

Karyn: Em sua opinião, o que é mais importante que os futuros enfermeiros saibam quanto ao que devem fazer ou dizer quando encontrarem algum paciente esquizofrênico em um contexto de atenção à saúde (p. ex., no setor de emergência)?

Dr. Frese: Ainda que estudos tenham demonstrado que as teorias de Freud quanto à psicanálise e terapia orientada por *insight* não tenham qualquer efeito favorável no tratamento dos pacientes esquizofrênicos e podem até mesmo ser deletérias, essas ideias continuam a influenciar o pensamento dos profissionais de saúde. Eu diria aos enfermeiros para esquecerem os conceitos psicanalíticos quando estiverem tratando de pacientes esquizofrênicos. Ainda persistem os pressupostos de que algo ruim aconteceu na infância do paciente e que a culpa provavelmente é da família. Essa não é uma forma recomendável de estabelecer relacionamentos e pode prejulgar ou isolar a pessoa que poderia oferecer ajuda inestimável.

Desse modo, eu poderia dizer aos futuros enfermeiros: não formem preconceitos a meu respeito simplesmente porque tenho um diagnóstico ou uso determinado tipo de fármaco – não tente colocar a culpa dos meus sintomas em alguém. Tratem-me com gentileza e respeito, não reajam a mim com surpresa e descrença, intimidação ou deboche. Ouvir o que o paciente tem a dizer é o melhor modo de estabelecer e manter um relacionamento. Ainda que o paciente diga alguma coisa que não faz qualquer sentido para você, a melhor resposta é: "Isso é muito interessante: conte-me mais sobre isto.".

Se quiser saber mais sobre o Dr. Frese, visite a página www.fredfrese.com

---

- Essa meta pode não ser realista para pacientes com doença grave e persistente que tenham alucinações auditivas há muitos anos. Uma meta mais realista poderia ser
- O paciente diz que entende que as vozes são resultado de sua doença e demonstra meios de interromper as alucinações.

Intervenções

- Observar o paciente para detectar sinais de alucinações (o paciente se posiciona como se ouvisse alguém falar, ri ou conversa consigo mesmo; para de falar no meio das frases). Perguntar: "Você está ouvindo outras vozes?"; "Consegue diferenciar essas vozes da minha?". Intervenção precoce pode evitar reações agressivas às alucinações de comando (p. ex., vozes que ordenam ao paciente que se machuque ou se mate)
- Evitar tocar no paciente, ou pedir permissão para fazê-lo. O paciente pode perceber o toque como algo ameaçador e reagir de maneira agressiva ou defensiva
- A atitude de aceitação estimula o paciente a compartilhar com você o conteúdo de suas alucinações. Perguntar: "O que as vozes dizem para você?". Essa informação é importante para avaliar o risco à segurança do paciente ou de outras pessoas em razão das alucinações de comando. Perguntar: "Essas vozes lhe parecem familiares, ou lhe parecem estranhas?" Essa pergunta pode dar algum indício quanto à quem o paciente atribui a origem das vozes.

> **RECOMENDAÇÃO PARA A PRÁTICA CLÍNICA.** Não reforce as alucinações. Diga "as vozes" em vez de palavras como "elas", que podem significar validação. Leve o paciente a saber que você não tem as mesmas percepções que ele. Por exemplo, é possível dizer: "Entendo que as vozes são reais para você, mas não ouço nenhuma voz falando." Essa afirmação transmite sinceridade e respeito pela experiência do paciente como algo real e, ao mesmo tempo, estabelece as bases para a avaliação de intervenções terapêuticas para lidar com o problema.

TABELA 24.4 Plano de cuidados para pacientes com esquizofrenia.

DIAGNÓSTICO DE ENFERMAGEM: PERCEPÇÃO SENSORIAL PERTURBADA – AUDITIVA/VISUAL

RELACIONADA COM: Ansiedade de pânico, solidão extrema e introspecção

EVIDENCIADA POR: Reações inadequadas, sequência de pensamentos desordenada, oscilações rápidas de humor, dificuldade de concentração e desorientação

Critérios de resultado	Intervenções de enfermagem	Justificativa
Meta a curto prazo: • O paciente conversa sobre o conteúdo das alucinações com o enfermeiro ou terapeuta dentro de 1 semana. **Metas a longo prazo:** • O paciente consegue definir e testar a realidade, reduzindo ou eliminando a ocorrência de alucinações. *Nota:* essa meta pode não ser realista para pacientes com doença grave e persistente, que têm alucinações auditivas há muitos anos. Uma meta mais realista poderia ser: • O paciente diz que entende que as vozes são resultado de sua doença e demonstra meios de interromper as alucinações.	1. Observar o paciente para detectar sinais de alucinações (o paciente se posiciona como se ouvisse alguém falar, ri ou conversa consigo mesmo; para de falar no meio das frases). Perguntar: "Você está ouvindo vozes novamente?". 2. Evitar tocar no paciente sem lhe avisar antes. 3. A atitude de aceitação estimula o paciente a compartilhar com você o conteúdo de suas alucinações. Perguntar: "O que as vozes lhe dizem?". 4. Não reforçar as alucinações. Dizer "as vozes em vez de palavras como "eles", que implicam validação. Levar o paciente a saber que você não tem a mesma percepção que ele. Dizer: "Ainda que eu saiba que as vozes são reais para você, eu não ouço qualquer voz falando". 5. Ajudar o paciente a compreender a ligação entre ansiedade exacerbada e a ocorrência de alucinações. 6. Tentar distrair o paciente da alucinação. 7. Em alguns casos, as alucinações auditivas persistem depois que o surto psicótico agudo regride. Ouvir rádio ou assistir à TV ajuda a distrair a atenção de alguns pacientes que ouvem vozes. Outros melhoram com uma intervenção conhecida como desligamento das vozes. Com essa técnica, o enfermeiro instrui o paciente a dizer em voz alta: "Vá embora!" ou "Deixe-me só em uma tentativa consciente de eliminar a percepção auditiva alterada.	1. Intervenção precoce pode evitar reações agressivas às alucinações de comando. 2. O paciente pode perceber o toque como ameaçador e reagir de maneira agressiva. 3. Essa pergunta é importante para evitar a possibilidade de danos ao paciente ou às outras pessoas em consequência das alucinações de comando. 4. É importante que o enfermeiro seja honesto, e o paciente precisa aceitar que a percepção não é real, de modo que as alucinações sejam eliminadas. 5. Quando o paciente consegue aprender a interromper um episódio de ansiedade crescente, as alucinações podem ser evitadas. 6. A participação em atividades interpessoais e a explicação da situação real ajudam a trazer o paciente de volta à realidade. 7. Essas atividades ajudam o paciente a exercer algum controle consciente sobre a alucinação.

DIAGNÓSTICO DE ENFERMAGEM: COMUNICAÇÃO VERBAL PREJUDICADA

RELACIONADA COM: Ansiedade de pânico, regressão, retração social, pensamentos irrealistas desordenados

EVIDENCIADA POR: Livre associação de ideias, neologismos, salada de palavras, estereotipia verbal, ecolalia, verbalizações que refletem pensamento concreto, dificuldade de manter contato visual

Critérios de resultado	Intervenções de enfermagem	Justificativa
Meta a curto prazo: • O paciente demonstra ser capaz de manter-se em um assunto, estabelecendo contato visual intermitente apropriado com o enfermeiro ou terapeuta por 5 min.	1. Tentar decodificar os padrões de comunicação incompreensíveis. Buscar validação e esclarecimento dizendo: "É isto o que você quer dizer com...?" ou "Eu não entendi o que você quer dizer com isto. Por favor, poderia explicar para mim?".	1. Essas técnicas revelam como o paciente é percebido por outras pessoas, ao mesmo tempo em que a responsabilidade por não ser entendido é aceita pelo enfermeiro.

(continua)

TABELA 24.4 Plano de cuidados para pacientes com esquizofrenia. (*continuação*)

Critérios de resultado	Intervenções de enfermagem	Justificativa
Meta a longo prazo: • No momento da alta do ambiente terapêutico, o paciente demonstra ser capaz de estabelecer comunicação verbal de modo socialmente aceitável com profissionais de saúde e outras pessoas de seu convívio.	2. Manter as atribuições dos membros da equipe com a maior consistência possível. 3. A técnica de verbalizar o que está implícito é usada com paciente que estão mudos (que não conseguem ou querem falar). Por exemplo: "Deve ter sido uma fase muito difícil para você quando sua mãe se foi. Você deve ter se sentido muito só". 4. Antecipar e atender às necessidades dos pacientes até que o padrão de comunicação eficaz seja recuperado. 5. Orientar o paciente para a realidade quando necessário. Chamá-lo por seu nome. Validar os aspectos da comunicação que ajudam a diferenciar entre o que é real e irreal. 6. Dar explicações no nível de compreensão do paciente. Exemplo: "Pegue a colher, coloque algumas batatas amassadas nela e leve-a até sua boca.	2. A consistência aumenta a confiança e facilita o entendimento entre o paciente e o enfermeiro. 3. Essa abordagem transmite empatia e pode estimular o paciente a revelar seus problemas dolorosos. 4. A segurança e o conforto do paciente são prioridades de enfermagem. 5. Essas técnicas podem ajudar a recuperar os padrões de comunicação eficaz do paciente. 6. Como o pensamento concreto prevalece, as frases abstratas e os clichês devem ser evitados, porque tendem a ser mal interpretados.

DIAGNÓSTICO DE ENFERMAGEM: DÉFICIT DE AUTOCUIDADO

RELACIONADA COM: Retração social, regressão, ansiedade de pânico, déficits de percepção ou cognição, incapacidade de confiar

EVIDENCIADA POR: Dificuldade de realizar as atividades relacionadas com cuidados de higiene pessoal, vestir-se, arrumar-se, alimentar-se e atender às necessidades de eliminação

Critérios de resultado	Intervenções de enfermagem	Justificativa
Meta a curto prazo: • O paciente expressa verbalmente o desejo de realizar as atividades da vida diária (AVDs) ao final de 1 semana. Meta a longo prazo: • O paciente consegue realizar as AVDs de modo independente e demonstra disposição para fazê-lo no momento da alta do ambiente terapêutico.	1. Ajudar o paciente a realizar as atividades de autocuidado conforme a necessidade. Alguns pacientes profundamente retraídos podem necessitar de cuidados totais. 2. Estimular o paciente a realizar independentemente o maior número de atividades. Dar reforço positivo às tarefas que ele realizou sozinho. 3. Usar comunicação concreta para mostrar ao paciente o que se espera dele. Fornecer instruções passo a passo para ajudá-lo a realizar as AVDs. Exemplo: "Tire seu pijama e coloque-o na gaveta. Pegue sua blusa e suas calças no armário e vista. Penteie seus cabelos e escove seus dentes". 4. Podem ser necessárias abordagens criativas para os pacientes que não estejam comendo: por exemplo, permitir que eles abram seus próprios alimentos embalados ou enlatados; outra opção é servir alimentos em travessas. 5. Quando o paciente não atende às próprias necessidades de eliminação, estabelecer um horário estruturado para isso.	1. A segurança e o conforto do paciente são prioridades de enfermagem. 2. Desempenho independente e reforço positivo melhoram a autoestima e promovem a repetição dos comportamentos desejáveis. 3. Como o pensamento concreto prevalece, as explicações dadas ao paciente devem estar no seu nível de compreensão concreta. 4. É possível que essas técnicas ajudem o paciente paranoide, que pode suspeitar de que está sendo envenenado com alimentos ou medicamentos. 5. Um horário estruturado ajuda o paciente a estabelecer um padrão, de modo que possa desenvolver o hábito de atender às necessidades de eliminação sem ajuda de outras pessoas.

- Avaliar o grau de ansiedade do paciente e ajudá-lo a entender que a agravação da ansiedade pode provocar alucinações. Quando o paciente consegue aprender a interromper um quadro de ansiedade crescente, esses episódios podem ser atenuados ou evitados
- Tentar distrair o paciente com alucinações. Participação em atividades interpessoais e explicação da situação real ajudam o paciente a focar a realidade
- Em alguns casos, as alucinações auditivas persistem depois da regressão do surto psicótico agudo. Ouvir rádio ou assistir à TV ajuda a distrair alguns pacientes com alucinações auditivas. Outros melhoram com uma intervenção conhecida como *desligamento de vozes*. Com essa técnica, o indivíduo é instruído a dizer em voz alta: "Vá embora!" ou "Deixe-me sozinho", deste modo exercendo algum controle sobre seu comportamento
- Avaliar o risco de suicídio. Alguns pacientes tiram sua própria vida para fugir de alucinações persistentes, perturbadoras ou amedrontadoras.

Processos de pensamento perturbados

O diagnóstico *processos de pensamento perturbados* foi redefinido como diagnóstico de enfermagem pela NANDA-I, mas está conservado neste texto por sua conveniência para descrever comportamentos específicos. Nesse caso, esse diagnóstico é evidenciado por comportamentos que indicam a ocorrência de pensamento delirante, suspeição e interpretação equivocada do ambiente. O diagnóstico é definido por uma perturbação das operações e atividades cognitivas.

Metas do paciente

Os critérios de resultado incluem metas de curto e longo prazos. Os intervalos de tempo são determinados caso a caso.

Meta a curto prazo

- Ao final de 2 semanas, o paciente reconhece e verbaliza que as ideias falsas ocorrem nos momentos de ansiedade exacerbada.

Meta a longo prazo

Dependendo da cronicidade da doença, escolher a meta a longo prazo mais realista para o paciente:

- No momento da alta do ambiente terapêutico, as expressões verbais do paciente refletem pensamentos baseados na realidade, sem qualquer evidência de ideação delirante
- No momento da alta do ambiente terapêutico, o paciente consegue diferenciar entre pensamento delirante e realidade.

Intervenções

- Demonstrar aceitação da necessidade que o paciente tem de manter uma crença falsa, mas indicar que você não compartilha dessa crença. O paciente precisa entender que você não vê a ideação delirante como algo real
- Não argumentar ou negar a crença. Discutir com o paciente ou negar a crença não tem qualquer propósito útil, porque as ideias delirantes não são eliminadas por essa abordagem e o desenvolvimento de uma relação de confiança pode ser impedido.

> **RECOMENDAÇÃO PARA A PRÁTICA CLÍNICA.** Use *dúvida razoável* como técnica terapêutica. Por exemplo, quando o paciente diz: "O FBI está grampeando meu cérebro", o enfermeiro pode responder: "Entendo que você acredita que isso seja verdade, mas eu pessoalmente acho difícil aceitar que seja assim.".

- Reforçar e focar a realidade. Embora estimular inicialmente o paciente a descrever seus pensamentos delirantes possa ajudar a entender sua experiência e conquistar confiança, o enfermeiro deve desencorajar longas ruminações sobre o pensamento irracional. Conversar sobre fatos e pessoas reais. Veja no Boxe 24.4 uma lista de intervenções que podem ser úteis quando o enfermeiro trabalha com um paciente extremamente desconfiado.

> **BOXE 24.4** Intervenções para trabalhar com pacientes desconfiados.
>
> Os pacientes que tendem a manter ideação suspeitosa são suscetíveis a interpretar equivocadamente informações e estímulos sociais de seu ambiente; isso pode ser um obstáculo para a comunicação e para o estabelecimento de uma relação terapêutica. A seguir, há algumas intervenções usadas para facilitar a comunicação positiva e estabelecer relacionamentos confiáveis.
>
> - Para reforçar a confiança, usar os mesmos membros da equipe sempre que for possível; ser sincero e cumprir todas as promessas
> - Evitar contato físico. Pedir ao paciente autorização antes de tocá-lo para realizar algum procedimento como aferir a pressão arterial. Os pacientes desconfiados frequentemente percebem o toque como algo ameaçador e podem reagir de maneira agressiva ou defensiva
> - Evitar rir, sussurrar ou falar em voz baixa quando o paciente consegue vê-lo mas não consegue ouvir o que é dito
> - Pacientes muito desconfiados podem acreditar que estão sendo envenenados e recusar os alimentos servidos em bandejas previamente preparadas. Pode ser necessário oferecer alimentos enlatados com um abridor, ou servi-los em travessas
> - Os pacientes podem acreditar que estão sendo envenenados por seus fármacos e tentar descartar os comprimidos ou as cápsulas. Depois de administrar os fármacos, pode ser necessário examinar a boca do paciente para ter certeza de que os comprimidos realmente foram engolidos
> - Atividades competitivas podem ser ameaçadoras para os pacientes desconfiados. As atividades que favorecem um relacionamento pessoal com o enfermeiro ou o terapeuta são melhores
> - Manter uma abordagem assertiva, prática e sincera com os pacientes desconfiados. As abordagens excessivamente diretivas ou carinhosas podem agravar a desconfiança do paciente.

Risco de violência: direcionada a si próprio ou a outros

O diagnóstico *risco de violência direcionada a si próprio ou a outros* foi definido pela NANDA-I como "suscetibilidade a comportamentos nos quais um indivíduo demonstra que pode ser física, emocional e/ou sexualmente nocivo a outros" (Herdman & Kamitsuru, 2014, pp. 410-411).

Metas do paciente

Os critérios de resultado incluem metas de curto e longo prazos. Os intervalos de tempo são determinados caso a caso.

Metas a curto prazo

- Dentro de [determinado tempo], o paciente consegue reconhecer os sinais de ansiedade e agitação crescentes e relatá-los à equipe (ou outro cuidador), de modo a conseguir ajuda por meio de intervenções
- O paciente não causa danos a si próprio ou a outros.

Meta a longo prazo

- O paciente não causa danos a si próprio ou a outras pessoas.

Intervenções

- Manter um nível baixo de estímulo no ambiente do paciente (iluminação fraca, poucas pessoas, decoração simples, nível baixo de ruído ambiente). A ansiedade aumenta em um ambiente com estimulação excessiva. O paciente desconfiado e agitado pode perceber as pessoas como ameaçadoras
- Observar frequentemente o comportamento do paciente enquanto você realiza suas atividades rotineiras para evitar que aumente sua desconfiança. Observação atenta é necessária, de modo que uma intervenção oportuna possa ser realizada quando necessário para garantir a segurança do paciente (e de outras pessoas)
- Avaliar a ocorrência de ideação suicida e/ou alucinações de comando que possam estar instruindo o paciente a causar danos a si próprio ou a outros; remover do ambiente do indivíduo todos os objetos perigosos, de modo que ele não possa utilizá-los para ferir-se ou ferir outras pessoas

RECOMENDAÇÃO PARA A PRÁTICA CLÍNICA. Intervenha ao primeiro sinal de exacerbação da ansiedade, agitação ou agressividade verbal ou comportamental. Utilize uma abordagem empática em relação aos sentimentos do paciente: "Você parece ansioso [ou frustrado ou raivoso] quanto a essa situação. Como posso ajudá-lo?". Validar os sentimentos do paciente transmite uma atitude de cuidado e oferecer ajuda aumenta a confiança.

- É importante manter uma atitude calma diante do paciente. À medida que a ansiedade dele aumenta, ofereça algumas alternativas: participar de atividades físicas (p. ex., saco de pancadas, exercícios), conversar sobre a situação, tomar um fármaco ansiolítico. Dar alternativas confere ao indivíduo a sensação de ter algum controle sobre a situação
- Dispor de membros da equipe em número suficiente para fazer uma exibição de força ao paciente, caso seja necessário. Isso mostra ao indivíduo que a situação está sob controle e assegura alguma segurança física à equipe
- Quando o paciente não pode ser acalmado por "conversas tranquilizadoras" ou fármacos e coloca em risco iminente a própria segurança ou de outras pessoas, pode ser necessário usar contenções. A opção menos restritiva deve ser escolhida quando se planejam intervenções aplicáveis a um paciente violento. As contenções devem ser usadas como último recurso, depois que todas as outras intervenções forem infrutíferas, e apenas quando o paciente representar claramente um risco a si próprio ou a outras pessoas
- Quando as contenções são consideradas necessárias, é preciso assegurar que estejam disponíveis membros da equipe em número suficiente para ajudar e seguir o protocolo estabelecido pela instituição. À medida que a agitação diminui, deve-se avaliar a possibilidade de retirar ou reduzir as contenções do paciente; retirar uma contenção de cada vez e, ao mesmo tempo, analisar a reação do indivíduo. Isso reduz o risco de danos ao paciente e à equipe.

Comunicação verbal prejudicada

O diagnóstico *comunicação verbal prejudicada* foi definido pela NANDA-I como "capacidade diminuída, retardada ou ausente para receber, processar, transmitir e/ou usar um sistema de símbolos" (Herdman & Kamitsuru, 2014; p. 261). Esse plano de cuidados também está descrito na Tabela 24.4.

Metas do paciente

Os critérios de resultado incluem metas de curto e longo prazos. Os intervalos de tempo são determinados caso a caso.

Meta a curto prazo

- O paciente demonstra ser capaz de manter-se em um assunto, estabelecendo contato visual intermitente e apropriado com o enfermeiro ou o terapeuta por 5 minutos.

Meta a longo prazo

- No momento da alta do ambiente terapêutico, o paciente demonstra ser capaz de estabelecer comunicação verbal de maneira socialmente aceitável com os profissionais de saúde e outras pessoas de seu convívio.

Intervenções

- Aumentar a confiança e facilitar o entendimento mantendo, na medida do possível, invariáveis os membros da equipe designados para cuidar do paciente. De maneira não ameaçadora, explicar ao paciente como seu comportamento e suas expressões verbais são percebidos pelas outras pessoas e podem afastá-lo delas

> **RECOMENDAÇÃO PARA A PRÁTICA CLÍNICA.** Tente decodificar os padrões de comunicação incompreensíveis. Busque validação e esclarecimento dizendo: "É isso que você quer dizer com...?" ou "Não entendo o que você quer dizer com isso. Por favor, poderia me explicar melhor?". Essas técnicas revelam ao paciente como ele é percebido pelas demais pessoas e demonstram escuta ativa e interesse por compreender o que ele tenta transmitir. Intervenha ao primeiro sinal de exacerbação da ansiedade, agitação ou agressividade verbal ou comportamental. Utilize uma abordagem empática em relação aos sentimentos do paciente: "Você parece ansioso [ou frustrado ou raivoso] quanto a essa situação. Como posso ajudá-lo?". Validar os sentimentos do paciente transmite uma atitude de cuidado e oferecer ajuda aumenta a confiança.

- Antecipar e atender às necessidades do paciente, até que a comunicação eficaz seja restabelecida
- Orientar o paciente para a realidade conforme necessário e chamá-lo pelo nome. Validar os aspectos da comunicação que ajudam a diferenciar entre o que é real ou não. Essas técnicas podem facilitar a recuperação dos padrões de comunicação eficaz do paciente

> **RECOMENDAÇÃO PARA A PRÁTICA CLÍNICA.** Quando o paciente não consegue ou não quer falar (mutismo), usar a técnica de *verbalizar o que está implícito* tem efeito terapêutico. Por exemplo: "Deve ter sido muito difícil para você quando sua mãe se foi. Você deve ter se sentido muito só". Essa abordagem transmite empatia, aumenta a confiança e, por fim, pode estimular o paciente a conversar sobre questões dolorosas.

- Como um dos sintomas do paciente pode ser pensamento concreto, devem ser evitadas fases abstratas, clichês e piadas, porque eles provavelmente seriam mal interpretados. As explicações devem ser fornecidas no nível de compreensão do paciente.

> **RECOMENDAÇÃO PARA A PRÁTICA CLÍNICA.** Fale com simplicidade e use linguagem concreta para evitar erros de interpretação pelo paciente. Por exemplo: "Pegue a colher, coloque um pouco de purê de batatas nela e leve-a à sua boca".

Plano de cuidados no formato de mapa conceitual

O plano de cuidados no formato de mapa conceitual (ver Capítulo 9) é uma estratégia de ensino e aprendizagem esquematizada, que possibilita visualizar as inter-relações entre diagnósticos médicos, diagnósticos de enfermagem, resultados da avaliação e tratamentos. A Figura 24.3 ilustra o exemplo de um plano de cuidados no formato de mapa conceitual para um paciente esquizofrênico.

Orientação do paciente/familiares

Assim como em todas as áreas de enfermagem, o papel do instrutor do paciente é importante para a psiquiatria. O Boxe 24.5 contém uma relação de temas para orientação do paciente esquizofrênico e seus familiares.

Reavaliação

Na última etapa do processo de enfermagem, o enfermeiro faz uma reavaliação para determinar se as intervenções de enfermagem conseguiram alcançar os objetivos pretendidos. A reavaliação das intervenções de enfermagem para um paciente com exacerbação da psicose esquizofrênica pode ser facilitada quando são reunidas informações obtidas com os seguintes tipos de pergunta:

- O paciente estabeleceu confiança em ao menos um dos membros da equipe?
- O grau de ansiedade é mantido em níveis controláveis?
- O pensamento delirante ainda é frequente?
- Há indícios de atividade alucinogênica? O paciente compartilha o conteúdo das alucinações, principalmente quando são ouvidas ordens?
- O paciente consegue interromper os episódios de ansiedade crescente usando mecanismos de enfrentamento adaptativo?
- O paciente fica facilmente agitado?
- O paciente consegue interagir adequadamente com outras pessoas?
- O paciente participa voluntariamente das atividades terapêuticas?
- A comunicação verbal é compreensível?
- O paciente aceita os fármacos prescritos? Ele reconhece verbalmente a importância de tomar os fármacos com frequência e a longo prazo? Ele diz que compreende os possíveis efeitos adversos e quando deve buscar ajuda de um médico?
- O paciente passa tempo com outras pessoas, em vez de isolar-se?
- O paciente consegue realizar independentemente as atividades da vida diária?
- O paciente consegue dizer quais recursos pode buscar para obter ajuda fora do hospital?
- Os familiares receberam informações quanto a grupos de apoio dos quais podem participar e nos quais podem buscar ajuda para lidar com seu ente querido doente?
- Quando o paciente vive sozinho, ele conta com alguém que possa ajudá-lo com a manutenção do lar e da saúde?

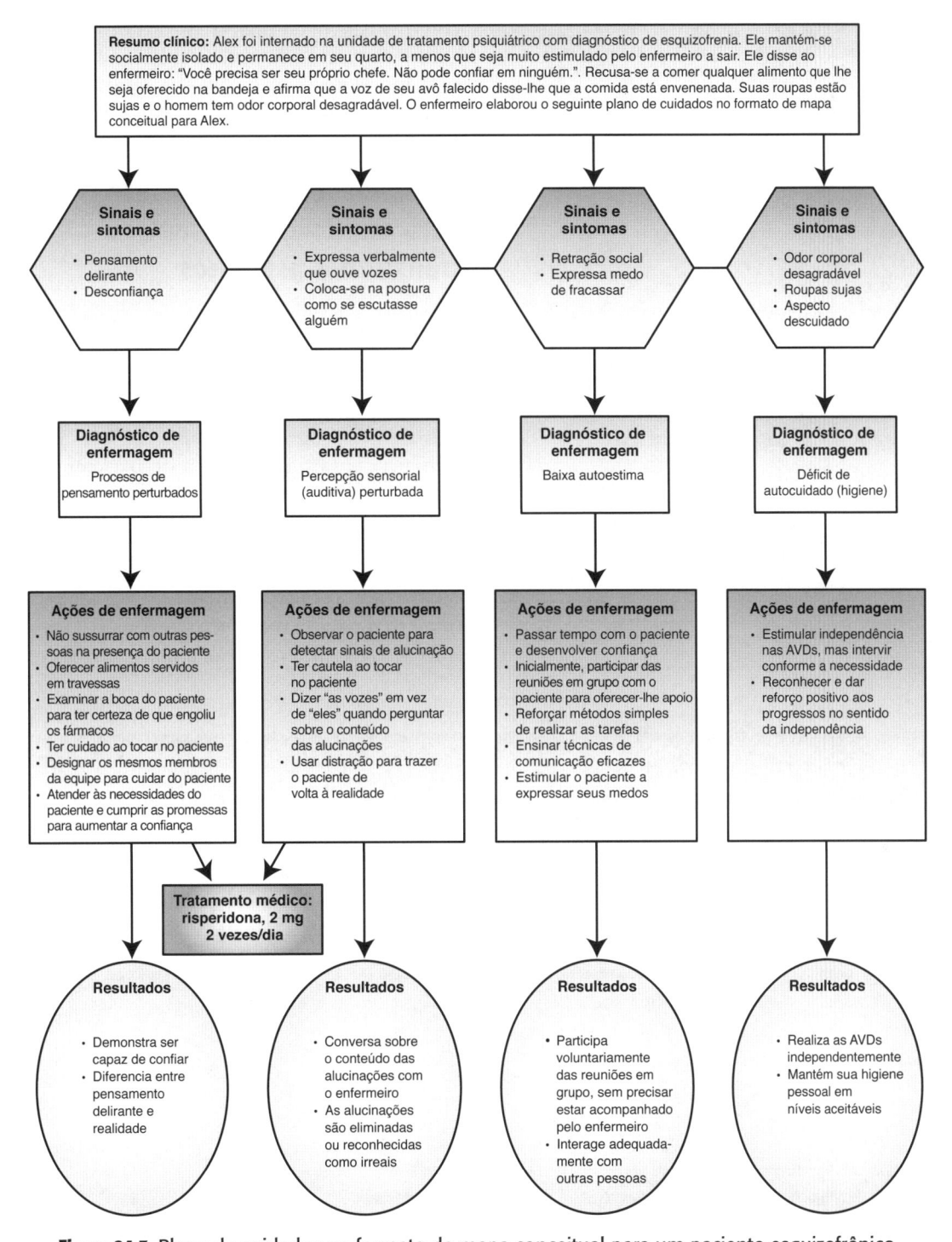

Figura 24.3 Plano de cuidados no formato de mapa conceitual para um paciente esquizofrênico.

Educação de Qualidade e Segurança para Enfermeiros (QSEN, em inglês)

O Institute of Medicine (hoje National Academy of Medicine), em seu relatório *Educação dos Profissionais de Saúde: Uma Salto de Qualidade* (Institute of Medicine [IOM], 2003), desafiou as faculdades de medicina, enfermagem e outras profissões da área de saúde a assegurar que seus graduandos alcancem um conjunto básico de competências, de modo a atender às necessidades do sistema de saúde do século 21. Essas competências são: *prestar cuidados centrados no paciente, trabalhar em equipes interdisciplinares, adotar práticas baseadas em evidência, aderir aos programas de melhoria da qualidade, manter a segurança e utilizar informática.* O Boxe 24.6 ilustra uma estratégia de ensino no modelo QSEN. O uso desse tipo de atividade tem

> **BOXE 24.5** Temas para orientação do paciente e seus familiares sobre esquizofrenia.
>
> **NATUREZA DA DOENÇA**
> 1. O que se deve esperar à medida que a doença avança
> 2. Sintomas associados à doença
> 3. Meios como os familiares podem reagir aos comportamentos associados à doença
>
> **TRATAMENTO DA DOENÇA**
> 1. Relação entre exacerbações dos sintomas e períodos de estresse
> 2. Controle adequado dos fármacos prescritos
> 3. Efeitos adversos dos fármacos
> 4. Importância de não deixar de usar os fármacos prescritos
> 5. Quando entrar em contato com um profissional de saúde
> 6. Técnicas de relaxamento
> 7. Treinamento de habilidades sociais
> 8. Treinamento de habilidades necessárias à vida diária
>
> **SERVIÇOS DE APOIO**
> 1. Ajuda financeira
> 2. Apoio jurídico
> 3. Grupos de apoio para cuidadores
> 4. Descanso periódico para os cuidadores
> 5. Cuidados de saúde domiciliares
> 6. Opções de tratamento residencial

como objetivo equipar o instrutor e os estudantes com diretrizes para obter conhecimento, habilidades e atitudes necessários para a aquisição de competências de qualidade e segurança em enfermagem.

Modalidades de tratamento para esquizofrenia e outros transtornos psicóticos

Psicoterapias

Psicoterapia individual

A psicoterapia individual orientada para a recuperação e as terapias cognitivas são intervenções baseadas em evidência para o tratamento de pacientes esquizofrênicos, mas essas técnicas devem ser complementares a uma abordagem em equipe multiprofissional. Em todos os casos, o foco principal deve refletir esforços para atenuar a ansiedade e aumentar a confiança.

Em muitos casos, estabelecer uma relação terapêutica é particularmente difícil, porque o paciente esquizofrênico é muito solitário, embora evite proximidade

> **BOXE 24.6** Estratégia de ensino no modelo QSEN.
>
> **ATRIBUIÇÃO OU ATIVIDADE: USAR EVIDÊNCIAS PARA RESOLVER PROBLEMAS CLÍNICOS**
> Intervenção para um paciente agressivo
> **Domínio de competência:** Prática baseada em evidências
> **Objetivos da aprendizagem:** O estudante:
> - Conseguirá diferenciar entre opinião clínica e resumos de pesquisas e evidências
> - Explicará o papel das evidências para determinar a melhor prática clínica de intervenção com pacientes agressivos
> - Reconhecerá as discrepâncias entre o que é observado no contexto terapêutico e o que foi reconhecido como melhor prática
> - Diferenciará as razões válidas e inválidas para modificar a prática clínica baseada em evidências em razão da experiência clínica ou outras razões
> - Participará efetivamente da coleta de dados apropriados e outras atividades de pesquisa
> - Entenderá as próprias limitações de conhecimento e experiência clínica, antes de decidir quando se desviar das melhores práticas baseadas em evidências.
>
> **Revisão das estratégias:**
> 1. Investigar os estudos relacionados com os tipos de intervenção para pacientes agressivos.
> 2. Reconhecer as melhores práticas descritas na literatura. Como essas melhores práticas foram determinadas?
> 3. Comparar e contrastar as intervenções da equipe com as melhores práticas descritas na literatura.
> 4. Investigar todas as percepções da equipe acerca de como intervir com um paciente agressivo. Como a equipe desenvolveu essas percepções?
> 5. Os membros da equipe percebem quaisquer problemas associados à sua prática em contraste com a melhor prática descrita na literatura? Em caso afirmativo, como eles gostariam que o problema fosse resolvido?
> 6. Descrever os aspectos éticos associados à intervenção para um paciente agressivo.
> 7. Qual é sua percepção pessoal acerca da melhor evidência disponível até agora em relação à necessidade de intervir com um paciente agressivo? Existem situações nas quais você pode pensar quando for possível que se desvie do melhor padrão de prática?
> 8. Quais dúvidas você tem sobre como intervir com um paciente agressivo que ainda não foram resolvidas pelos estudos atuais?

Adaptado da estratégia de ensino submetida por Pamela M. Ironside, Associate Professor, Indiana University School of Nursing, Indianapolis, IN. © 2009 QSEN; http://qsen.org. Reproduzido com autorização.

e confiança. É provável que esses indivíduos reajam às tentativas de aproximação com desconfiança, ansiedade, agressividade ou regressão. O sucesso das intervenções pode ser alcançado com honestidade, direcionamento simples e atitudes que respeitem a privacidade e dignidade humana deles. Afeto exagerado e demonstrações de amizade provavelmente são encarados com confusão e desconfiança.

Depois de estabelecida a relação interpessoal terapêutica, a orientação para a realidade é mantida por meio da observação do comportamento do paciente em seus relacionamentos. Instruções são fornecidas ao paciente para ajudá-lo a reconhecer as fontes de perigo real ou imaginário e meios de reagir adequadamente. Também devem ser experimentados métodos para facilitar a comunicação interpessoal, a expressão das emoções e a tolerância das frustrações.

Terapia de grupo

Alguns estudos demonstraram que a terapia de grupo para pacientes esquizofrênicos é eficaz, especialmente no contexto ambulatorial e quando é combinada com fármacos. De acordo com Sadock et al. (2015):

> A terapia de grupo para pacientes esquizofrênicos geralmente é focada em planos, problemas e relacionamentos da vida real. Alguns pesquisadores duvidam que a interpretação dinâmica e a terapia de *insight* tenham algum valor nos pacientes típicos com esquizofrenia. Contudo, a terapia de grupo é eficaz para reduzir o isolamento social, reforçar o sentimento de coesão e facilitar a exploração da realidade pelos pacientes esquizofrênicos. (p. 322)

No contexto hospitalar, a terapia de grupo é menos produtiva. Em geral, o tratamento hospitalar é indicado quando os sintomas e a desorganização social estão em seu nível máximo. Nessas ocasiões, o mais benéfico para os pacientes é expô-los a menos estímulos possíveis. Como a terapia de grupo pode ser intensa e altamente estimulante, é provável que seja contraproducente no início do tratamento.

A terapia de grupo para pacientes esquizofrênicos tem sido mais útil ao longo da evolução prolongada da doença. A interação social, o sentimento de coesão, a identificação e a exploração da realidade conseguidos no contexto de grupo melhoram comprovadamente os processos terapêuticos desses pacientes. Os grupos que oferecem um ambiente acolhedor parecem ser mais úteis aos pacientes esquizofrênicos do que os que adotam uma abordagem mais confrontadora.

Terapia comportamental

A modificação comportamental tem uma história de sucesso qualificado no sentido de reduzir a frequência dos comportamentos bizarros, perturbadores e distorcidos e promover os comportamentos apropriados. Entre os fatores que levam a resultados mais favoráveis estão:

- Definir metas com clareza e o modo de alcançá-las
- Atribuir reforços positivos, negativos e aversivos aos comportamentos adaptativos e inadaptativos
- Dar instruções simples e concretas e usar estímulos para o comportamento desejado.

A terapia comportamental pode ser um recurso terapêutico poderoso para ajudar os pacientes a modificar comportamentos indesejáveis. No contexto terapêutico, o profissional de saúde pode usar elogios e outros reforços positivos para ajudar o paciente esquizofrênico a reduzir a frequência das atitudes inadaptativas ou distorcidas. Uma limitação desse tipo de terapia é a incapacidade demonstrada por alguns pacientes esquizofrênicos de generalizar o que aprenderam no contexto terapêutico para a vida em comunidade.

Tratamentos de socialização

Treinamento de habilidades sociais

O treinamento de habilidades sociais é usado para ajudar os pacientes a superar as dificuldades de relacionamento e comunicação interpessoais, que em geral são complicadas pela incapacidade do indivíduo de perceber claramente as reações das outras pessoas. Mueser, Bond e Drake (2002) descreveram da seguinte maneira esse tipo de treinamento:

> A premissa básica do treinamento de habilidades sociais é que as habilidades interpessoais complexas requerem a integração suave de uma combinação de comportamentos mais simples, inclusive *comportamentos não verbais* (p. ex., expressão facial, contato visual); *aspectos paralinguísticos* (p. ex., tom de voz e afeto); *conteúdo verbal* (i. e., adequação do que é dito); e *tolerância interativa* (p. ex., latência da resposta, quantidade de tempo usado para falar). Essas habilidades específicas podem ser ensinadas sistematicamente e, por meio do processo de *modulação* (i. e., aproximações sucessivas recompensadoras até alcançar a meta desejada), repertórios comportamentais complexos podem ser adquiridos.

Disfunção social é uma marca característica da esquizofrenia. Dificuldades de relacionamento interpessoal estão incluídas como parte dos critérios diagnósticos que definem esquizofrenia no *DSM-5* (APA, 2013). Hoje em dia, tem sido dedicada atenção considerável à melhoria das habilidades sociais desses pacientes.

No treinamento de habilidades sociais, o processo educativo é centrado na dramatização. O terapeuta escolhe uma série de cenários breves, que devem ser situações típicas que o paciente encontra em sua vida diária e depois elevadas em termos do nível de dificuldade. O profissional de saúde pode atuar como modelo de alguns comportamentos. Por exemplo: "Veja como eu balanço minha cabeça para cima e para baixo e olho para seu rosto enquanto você fala". Essa demonstração é seguida da dramatização pelo paciente. O terapeuta fornece *feedback* imediato quanto à apresentação do paciente. Apenas repetições incontáveis asseguram respostas progressivamente mais suaves e naturais.

O progresso é orientado pelas necessidades e limitações do paciente. O foco é colocado em pequenas unidades de comportamento e o treinamento avançada muito gradativamente. Questões muito ameaçadoras são evitadas e a ênfase é voltada para as habilidades funcionais relevantes às atividades da vida diária. A terapia de meio, que enfatiza a interação do paciente com seu ambiente social, pode oferecer oportunidades de treinamento das habilidades sociais.

Terapia de família

Esquizofrenia é uma doença que pode confundir, perturbar e algumas vezes destruir famílias. Mesmo quando as famílias parecem lidar bem com a doença, há um impacto notável na saúde física e mental dos parentes quando um membro tem a doença.

A importância do papel ampliado da família no seguimento dos pacientes esquizofrênicos foi reconhecida por diversos autores e isso tem estimulado o interesse por programas de intervenção familiar destinados a apoiar o sistema familiar, evitar ou postergar recaídas e ajudar a manter o paciente na comunidade. Esses programas psicoeducacionais tratam a família como um recurso, em vez de um fator de estresse, com foco na resolução de problemas concretos e comportamentos específicos para lidar com estresse. Esses programas reconhecem as bases biológicas da esquizofrenia e o impacto que o estresse tem na capacidade funcional do paciente. Ao fornecerem à família informações sobre a doença e sugestões de como lidar de modo eficaz com o problema, os programas psicoeducacionais reduzem as chances de recaída do paciente e de possível desenvolvimento de doença mental nos parentes previamente saudáveis.

Mueser et al. (2002) afirmaram que, embora os modelos de intervenção familiar para esquizofrenia sejam diferentes quanto às suas características e métodos, os programas terapêuticos eficazes têm alguns elementos em comum:

- Todos os programas são de longa duração (em geral, 9 meses a 2 anos ou mais)
- Todos fornecem aos pacientes e seus familiares informações quanto à doença e seu tratamento
- Têm como foco aumentar a adesão aos fármacos prescritos
- Procuram reduzir o estresse da família e melhorar o funcionamento familiar.

Asen (2002) sugeriu as seguintes intervenções para famílias de pacientes esquizofrênicos:

- Estabelecer um forte laço com os cuidadores
- Melhorar o clima emocional dentro da família reduzindo o estresse e a carga imposta aos parentes
- Ampliar a capacidade dos parentes de antecipar e resolver problemas
- Reduzir as expressões de raiva e culpa pelos familiares
- Manter expectativas razoáveis quanto à forma como o familiar doente deveria comportar-se
- Estimular os parentes a estabelecerem limites apropriados, ao mesmo tempo em que mantêm algum grau de afastamento
- Promover mudanças desejáveis nos comportamentos e sistemas de crenças dos parentes.

Nos casos típicos, a terapia de família consiste em um programa breve de orientação familiar quanto à esquizofrenia e um programa mais prolongado de contatos com familiares que visa reduzir as manifestações declaradas de conflito e melhorar os padrões de comunicação e resolução dos problemas pela família. A resposta a esse tipo de terapia tem sido dramática. Estudos demonstraram claramente que é possível alcançar um resultado mais favorável com o tratamento do paciente esquizofrênico quando o sistema familiar é incluído no plano de cuidados.

Terapia comunitária integrativa

Terapia comunitária integrativa (TCI) é um programa baseado em evidência de gestão de casos, que utiliza uma abordagem em equipe para prestar serviços de tratamento psiquiátrico, reabilitação e apoio social aos pacientes com transtornos mentais graves e persistentes (como esquizofrenia). Alguns estados norte-americanos utilizam outros para esse tipo de terapia, inclusive equipes terapêuticas móveis e programas de apoio comunitário. Os programas terapêuticos integrativos são adaptados individualmente a cada paciente, têm o objetivo de ser proativos e incluem ensinar habilidades básicas à vida, ajudar pacientes a trabalharem com órgãos comunitários e apoiar os indivíduos para que desenvolvam uma rede de apoio social. As expectativas vocacionais são enfatizadas e os ambientes de trabalho sustentados (*i. e.*, oficinas compartilhadas) são elementos importantes do programa terapêutico. Outros serviços prestados são terapia para dependência química, programas psicoeducacionais, apoio e orientação da família, intervenção móvel em crise e atendimento às necessidades de cuidados de saúde.

As responsabilidades são compartilhadas por vários membros da equipe, inclusive psiquiatras, enfermeiros, assistentes sociais, terapeutas de reabilitação vocacional e orientadores especializados em dependência química. Os serviços são prestados na residência do paciente; em sua vizinhança; em restaurantes, parques ou lojas da comunidade; ou em qualquer situação na qual o indivíduo necessite de ajuda. Esses serviços estão disponíveis 24 h por dia durante o ano inteiro e a TCI é classificada como estratégia de intervenção de longa duração. Um estudo recente avaliou o impacto da intervenção *Housing First* (uma intervenção que prioriza o realojamento rápido dos pacientes esquizofrênicos em situação de rua) e demonstrou que, quando esse tipo de abordagem foi combinado com TCI, a adesão ao tratamento farmacológico aumentou de 50% para 78%. Além disso, essas intervenções combinadas ampliaram a integração do paciente à comunidade, melhoraram a estabilidade residencial e reduziram as condenações por crimes praticados (Rezansoff et al., 2016).

Outros estudos demonstraram que a TCI reduziu o número de internações hospitalares e diminuiu os custos da assistência prestada aos pacientes. Embora seja descrita como uma abordagem "paternalista" e "coercitiva" por seus críticos, a TCI tem prestado serviços essenciais e melhorado a qualidade de vida de muitos pacientes incapacitados de viver em um ambiente menos estruturado. Uma das limitações é que os programas terapêuticos desse tipo são demorados e muito trabalhosos.

Modelo de *Recovery*

Existem estudos apoiando a recuperação (*recovery*) como objetivo alcançável pelos pacientes esquizofrênicos (Lysaker, Roe & Buck, 2010). De acordo com esses autores (2010):

> A recuperação – no sentido de uma condição na qual o indivíduo não enfrenta dificuldades associadas à doença – do paciente esquizofrênico pode ocorrer, mas o resultado modal parece ser aquele no qual as dificuldades relacionadas aos sintomas, ao desempenho social e ao trabalho parecem ser enfrentadas periodicamente, ainda que com sucesso. (p. 40)

O Capítulo 21 deste livro (*Modelos de* Recovery) descreve os modelos conceituais de recuperação dos transtornos mentais. O modelo de *recovery* tem sido usado principalmente no atendimento aos pacientes com transtornos mentais graves, inclusive esquizofrenia e transtorno bipolar. Contudo, as bases teóricas desse modelo são aplicáveis a todos os pacientes portadores de transtornos emocionais que requeiram ajuda e desejem controlar e organizar sua vida de maneira mais independente.

Weiden (2010) reconheceu dois tipos de recuperação da esquizofrenia: funcional e processual. A recuperação funcional enfatiza o nível funcional do paciente em áreas como relacionamentos, trabalho, vida independente e outras atividades. O indivíduo pode ou não ter sintomas de esquizofrenia em atividade.

Weiden (2010) também sugeriu que a recuperação pode ser entendida como um processo. Com a recuperação processual, não há um desfecho definido, ela estende-se por toda a vida do indivíduo e envolve colaboração entre o paciente e seu médico. O indivíduo define metas baseadas em valores pessoais, ou o que ele define como aquilo que confere significado e propósito à vida. O médico e o paciente trabalham juntos para elaborar um plano terapêutico compatível com as metas estabelecidas. No modelo de recuperação processual, o paciente ainda pode ter sintomas da doença. Weiden (2010) afirmou:

> Os pacientes não precisam estar em remissão, nem esta é obrigatoriamente uma meta desejável (ou provável) quando se inicia um programa terapêutico orientado para a recuperação. Contanto que o paciente (e seus familiares) compreenda que o plano terapêutico de recuperação processual não deve ser confundido com "cura" ou até mesmo "remissão", então não se pode esperar resultados além dos possíveis.

O conceito de *recovery* do paciente esquizofrênico ainda é controverso entre os médicos e muitos desafios apresentam-se aos profissionais da área de pesquisa. Os modelos de recuperação têm algumas semelhanças com a TCI, porque ambos envolvem necessariamente o apoio de diversos recursos, mas os modelos de recuperação também ressaltam a dimensão da participação ativa e capacitação do paciente para tomar decisões. Alguns argumentam que essa abordagem é difícil de adotar com pacientes que não entendem sua própria doença ou necessidade de tratamento. Além disso, não há consenso sobre o que constitui "recuperação" e existem muitos conceitos envolvidos.

> Apesar disso, o potencial e a expectativa são de que, à medida que esses modelos sejam mais bem estudados e mais claramente definidos, eles ofereçam uma abordagem terapêutica abrangente, protetora e acolhedora para o cuidado centrado no paciente.

Abordagem RAISE

A abordagem RAISE (do inglês *Recovery After an Initial Schizophrenic Episode* ao tratamento da esquizofrenia baseia-se em uma iniciativa ampla do NIMH (National Institute of Mental Health) lançada em 2008 e nos resultados de estudos publicados até 2015, que demonstraram vários efeitos benéficos dessa abordagem depois do primeiro surto esquizofrênico. Insel (2015) descreveram a abordagem RAISE da seguinte maneira:

> Cuidados especializados coordenados para o primeiro episódio de psicose. Com esse tipo de cuidado, o paciente jovem que tem seu primeiro episódio psicótico trabalha com uma equipe de especialistas no sentido de elaborar um plano terapêutico individualizado que combina psicoterapia voltada para a recuperação, tratamento farmacológico em doses baixas, orientação e apoio à família, gestão de casos e apoio vocacional ou educacional. Os cuidados especializados coordenados enfatizam decisões compartilhadas, inclusive envolvendo familiares (quando possível).

A abordagem RAISE incorpora alguns elementos de outras modalidades terapêuticas, inclusive terapia comunitária, modelos de recuperação, terapias familiares e modelos de cuidado abrangente. No entanto, também acrescenta a dimensão de intervenção precoce por ocasião do primeiro episódio de psicose. Os resultados dos estudos que avaliaram essa abordagem ao longo de 5 anos são promissores quanto à melhoria dos cuidados prestados a essa população quando a intervenção começa ao surgirem os primeiros sinais e sintomas psicóticos. Os resultados benéficos incluíram adesão mais ampla aos programas terapêuticos; melhora acentuada dos sintomas, relacionamentos interpessoais e qualidade de vida; mais envolvimento com as metas vocacionais ou educacionais; e internações hospitalares menos frequentes que as referidas aos pacientes tratados com abordagens terapêuticas mais tradicionais (Insel, 2015).

A expectativa dessa abordagem terapêutica é que, por meio de uma intervenção precoce abrangente, as consequências incapacitantes crônicas da esquizofrenia possam ser evitadas ou atenuadas.

Tratamento psicofarmacológico

A clorpromazina foi introduzida no arsenal terapêutico norte-americano em 1952. Naquela época, esse fármaco era combinado com barbitúricos como anestésicos cirúrgicos. Com a ampliação do seu uso, as propriedades psicotrópicas do fármaco ficaram evidentes e, em 1954, a clorpromazina foi comercializada como antipsicótico nos EUA. O desenvolvimento e a comercialização de outros fármacos antipsicóticos aconteceram logo em seguida.

Os antipsicóticos também são conhecidos como *neurolépticos,* que, no passado, eram chamados de tranquilizantes maiores. Esses fármacos são eficazes no tratamento das manifestações agudas e crônicas da esquizofrenia e no tratamento de manutenção para evitar exacerbação dos sintomas esquizofrênicos. Sem tratamento farmacológico, estima-se que 72% dos pacientes tenham uma recidiva do surto psicótico dentro de 1 ano. Esse índice de recidiva pode ser reduzido para cerca de 23% com o tratamento farmacológico contínuo (Dixon, Lehman & Levine, 2010).

O prognóstico da esquizofrenia frequentemente é definido com base no paradigma dos terços. Um terço dos pacientes obtém melhora significativa e duradoura. Esse grupo pode nunca voltar a ter outros episódios psicóticos depois do primeiro. Um terço pode ter alguma melhora, com recidivas intermitentes e limitações residuais. O nível ocupacional desse segundo grupo deve ser mais baixo em razão de sua doença, ou os pacientes podem viver socialmente isolados. Por fim, um terço desenvolve incapacidade grave e irreversível. Em geral, esse grupo não melhora com tratamento farmacológico e mantêm a doença grave persistente enquanto vivem. Os homens têm prognósticos mais desfavoráveis que as mulheres, que reagem melhor ao tratamento com antipsicóticos.

Como mencionado antes, a eficácia dos antipsicóticos aumenta quando eles são combinados com terapia psicossocial. Como as manifestações psicóticas da doença regridem com o uso desses fármacos, os pacientes tratados geralmente são mais cooperativos durante a terapia psicossocial. Contudo, são necessárias várias semanas para que os antipsicóticos controlem com eficácia os sintomas positivos, o que frequentemente resulta na interrupção do tratamento. Os pacientes e seus familiares precisam ser instruídos quanto à importância de aguardar (em geral, algumas semanas) até que seja possível determinar a eficácia do fármaco.

Os antipsicóticos são classificados como *típicos* (antipsicóticos tradicionais de primeira geração) ou *atípicos* (antipsicóticos novos). A Tabela 24.5 apresenta alguns exemplos de antipsicóticos utilizados comumente. A seguir, há uma descrição desses fármacos. O Capítulo 4, *Psicofarmacologia*, tem informações mais detalhadas sobre o assunto.

Indicações

Os antipsicóticos são usados para tratar esquizofrenia e outros transtornos psicóticos. Alguns deles também são utilizados para tratar transtorno bipolar com manifestações maníacas (olanzapina, aripiprazol, clorpromazina, quetiapina, risperidona, asenapina, ziprasidona e cariprazina).

Mecanismo de ação

Os antipsicóticos típicos atuam bloqueando os receptores dopaminérgicos pós-sinápticos dos gânglios da base, hipotálamo, sistema límbico, tronco encefálico e bulbo. Além disso, eles têm afinidade variável com receptores colinérgicos, alfa$_1$-adrenérgicos e histaminérgicos. Os efeitos antipsicóticos também podem estar associados à inibição da transmissão dopaminérgica dos impulsos neurais nas sinapses.

Os antipsicóticos atípicos produzem efeitos mais fracos como antagonistas dos receptores dopaminérgicos que os fármacos típicos, mas são antagonistas mais potentes dos receptores serotoninérgicos (de serotonina, ou 5-hidroxitriptamina) do tipo 2A (5-HT$_{2A}$). Além disso, eles atuam como antagonistas dos receptores colinérgicos, histaminérgicos e adrenérgicos. No Capítulo 4, há uma descrição detalhada sobre contraindicações, precauções, efeitos adversos e interações farmacológicas associadas aos antipsicóticos.

Efeitos adversos

Os efeitos desses fármacos estão relacionados com o bloqueio dos receptores com os quais têm afinidade variável. O bloqueio dos receptores dopaminérgicos parece ser responsável por controlar os sintomas positivos da esquizofrenia. O bloqueio dos receptores de dopamina também causa **sintomas extrapiramidais**

TABELA 24.5 Antipsicóticos.

GRUPO	NOME GENÉRICO	CATEGORIA DE RISCO GESTACIONAL/MEIA-VIDA (HORAS)	FAIXA DE DOSE DIÁRIA (MG)
Antipsicóticos típicos (1ª geração, tradicionais)	Clorpromazina	C/24	40 a 400
	Flufenazina	C/HCl: 18; decanoato: 6,8 a 9,6 dias	2,5 a 10
	Haloperidol	C/cerca de 18 (oral); cerca de 3 semanas (decanoato IM)	1 a 100
	Loxapina	C/8	20 a 250
	Perfenazina	C/9 a 12	12 a 64
	Pimozida	C/cerca de 55	1 a 10
	Proclorperazina	C/3 a 5 (oral); 6,9 (IV)	15 a 150
	Tioridazina	C/24	150 a 800
	Tiotixeno	C/34	6 a 30
	Trifluoperazina	C/18	4 a 40
Antipsicóticos atípicos (novos, segunda geração)	Aripiprazol	C/75 a 146	10 a 30
	Asenapina	C/24	10 a 20
	Brexpiprazol	NA/19 a 91	2 a 4
	Cariprazina	NA/48 a 96	1,5 a 6
	Clozapina	B/8 (dose única); 12 (estado de equilíbrio)	300 a 900
	Iloperidona	C/18 a 33	12 a 24
	Lurasidona	B/18	40 a 80
	Olanzapina	C/21 a 54	5 a 20
	Paliperidona	C/23	6 a 12
	Quetiapina	C/cerca de 6	300 a 400
	Risperidona	C/3 a 20	4 a 8
	Ziprasidona	C/cerca de 7 (oral); 2-5 (IM)	40 a 160

(SEPs) e elevação do nível de prolactina (galactorreia; **ginecomastia**). (A Tabela 24.6 contém uma relação dos fármacos usados comumente para tratar SEPs.) O bloqueio colinérgico causa efeitos adversos anticolinérgicos (boca seca, borramento visual, constipação intestinal, retenção urinária e taquicardia). O bloqueio dos receptores alfa$_1$-adrenérgicos causa tontura, hipotensão ortostática, tremores e taquicardia reflexa. O bloqueio dos receptores de histamina é responsável por aumento de peso e sedação.

O plano terapêutico deve incluir o monitoramento dos efeitos adversos dos antipsicóticos e a instrução do paciente/familiares quanto às precauções de segurança durante o tratamento com antipsicóticos. (No Capítulo 4 há uma lista com os efeitos adversos e as intervenções de enfermagem pertinentes.)

Instrução do paciente e familiar quanto ao uso de antipsicóticos

O paciente deve:

- Ter cuidado ao dirigir ou operar máquinas ou equipamentos perigosos, porque podem ocorrer tontura e sonolência
- Dar continuidade ao tratamento prolongado e não interrompê-lo subitamente, porque isto poderia causar sinais e sintomas de abstinência como náuseas, vômitos, tontura, gastrite, cefaleia, taquicardia, insônia e tremores
- Usar loção/creme protetor solar e roupas protetoras ao se expor ao ar livre. A pele fica mais suscetível à queimadura solar, que pode ocorrer depois da exposição por apenas 30 min
- Apresentar-se semanalmente (durante o tratamento com clozapina) para colher amostras de sangue e obter o suprimento semanal do fármaco
- Relatar imediatamente ao médico a ocorrência de qualquer um dos seguintes sinais e sintomas: dor ao deglutir, febre, mal-estar, sangramento incomum, equimoses ao mais leve traumatismo, náuseas e vômitos repetidos, cefaleia intensa, taquicardia, dificuldade de urinar, abalos musculares, tremores, urina escura, micção ou sede excessiva, fome exagerada, fraqueza, fezes claras, pele ou olhos amarelados, perda da coordenação muscular ou erupção cutânea
- Levantar-se lentamente da posição deitada ou sentada para evitar queda repentina da pressão arterial

TABELA 24.6 Fármacos antiparkinsonianos usados para tratar efeitos adversos extrapiramidais dos antipsicóticos.

Indicação	Usados para tratar várias causas de parkinsonismo e reações extrapiramidais induzidas por fármacos.
Ação	Recupera o equilíbrio natural entre acetilcolina e dopamina no SNC. O desequilíbrio é atribuído à deficiência de dopamina, que resulta em atividade colinérgica excessiva.
Contraindicações e precauções	Os fármacos antiparkinsonianos estão contraindicados para hipotensão ortostática os pacientes com hipersensibilidade. Os anticolinérgicos devem ser evitados nos pacientes com glaucoma de ângulo fechado; obstruções do piloro, duodeno ou colo vesical; hipertrofia da próstata; ou miastenia *gravis*. É recomendável cautela ao administrar esses fármacos em pacientes com insuficiência hepática, renal ou cardíaca; pacientes idosos e debilitados; pacientes com tendência a desenvolver retenção urinária; ou indivíduos expostos a temperaturas ambientes altas.
Efeitos adversos comuns	Efeitos anticolinérgicos (boca seca, borramento visual, constipação intestinal, íleo paralítico, retenção urinária, taquicardia, temperatura elevada, sudorese diminuída), náusea/desconforto gastrintestinal, sedação, tontura, hipotensão ortostática, aumento da psicose.

GRUPO QUÍMICO	NOME GENÉRICO	CATEGORIA GESTACIONAL/ MEIA-VIDA (HORAS)	FAIXA DE DOSES DIÁRIAS (MG)
Anticolinérgicos	Benzitropina	C/Desconhecida	1 a 8
	Biperideno	C/18,4 a 24,3	2 a 6
	Triexifenidil	C/5,6 a 10,2	1 a 15
Anti-histamínicos	Difenidramina	C/4 a 15	25 a 200
Agonistas dopaminérgicos	Amantadina	C/10 a 25	200 a 300

Estudo de caso e exemplo de plano de cuidados

HISTÓRIA CLÍNICA E AVALIAÇÃO DE ENFERMAGEM

Fábio tem 22 anos. Ele entrou para os Fuzileiros Navais logo depois de concluir o ensino médio, com 18 anos, para servir por 3 anos. Ele passou seu último ano no Afeganistão. Quando o tempo de alistamento terminou, Fábio voltou à sua cidade natal e casou-se com uma jovem, que fora sua colega de classe no ensino médio. O jovem sempre foi quieto, um pouco retraído, com pouquíssimos amigos. Ele era filho único de mãe solo que nunca se casou e não conhecia seu pai. Sua mãe morreu em um acidente automobilístico na primavera do ano anterior ao de seu alistamento militar.

Ao longo do último ano, Fábio tornou-se progressivamente mais isolado e retraído. Ele não tem emprego fixo, mas presta serviços quando consegue. Suzana, sua esposa, trabalha como secretária e é o sustento principal da casa. Nos últimos tempos, o marido tornou-se muito desconfiado de Suzana e a seguiu algumas vezes até seu trabalho. Ele também apareceu em seu ambiente profissional, acusando-a de ter casos com alguns homens do escritório.

Na noite anterior, quando Suzana chegou do trabalho, Fábio estava escondido dentro do armário. Ela não sabia que ele estava em casa. Quando começou a despir-se, ele pulou para fora do armário segurando uma enorme faca de cozinha e ameaçou matá-la por "ser infiel.". A mulher conseguiu fugir, correu até a casa de um vizinho e chamou a polícia.

Fábio contou aos policiais que tinha recebido uma mensagem de rádio do oficial-comandante dos Fuzileiros Navais dizendo-lhe que ele não poderia permitir que sua esposa continuasse a cometer adultério e que a única forma de evitar isto seria matá-la. O policial levou Fábio ao setor de emergência do hospital de veteranos, onde ele ficou internado na unidade psiquiátrica. Suzana está ajudando o enfermeiro a completar a história de admissão.

Suzana disse ao enfermeiro que ela nunca foi infiel a Fábio e não sabe por que ele acredita que ela fez isso. Fábio conta ao enfermeiro que vem "recebendo ordens do meu oficial-comandante pelo do rádio de meu carro, desde que voltei do Afeganistão.". O homem sobreviveu a um acidente de helicóptero no Afeganistão, no qual todos morreram, exceto ele e outra pessoa. Fábio disse: "Preciso obedecer às ordens do meu OC. Deus me salvou para destruir os pecadores.".

Depois de uma avaliação, o psiquiatra fez o diagnóstico de esquizofrenia. Ele prescreveu olanzapina oral administrada na dose diária de 10 mg e a mesma dose de olanzapina IM se ficar agitado.

DIAGNÓSTICOS DE ENFERMAGEM E DESCRIÇÃO DOS RESULTADOS

Com base nos resultados da avaliação, o enfermeiro escolheu os seguintes diagnósticos de enfermagem para o paciente:

1. **Risco de violência dirigida a si próprio ou a outros** relacionado com mágoas não resolvidas pela perda de sua mãe; culpa de sobrevivente depois do acidente de helicóptero; alucinações de comando; e história de violência.
   a. **Metas a curto prazo:**
      Fábio buscará os membros da equipe se a ansiedade e a agitação começarem a aumentar
      Fábio não causará danos a si próprio ou às outras pessoas.
2. **Percepção sensorial perturbada: Auditiva,** relacionada com a ansiedade e agitação exacerbadas, abstração de si próprio e estresse com intensidade suficiente para ameaçar seu ego já enfraquecido.
   a. **Metas a curto prazo:**
      Fábio conversará com o enfermeiro sobre o conteúdo de suas alucinações
      Fábio manterá sua ansiedade em níveis controláveis.
   b. **Meta a longo prazo:** Fábio conseguirá definir e testar a realidade, reduzindo ou eliminando a ocorrência de alucinações.

PLANEJAMENTO E IMPLEMENTAÇÃO

Risco de violência dirigida a si próprio ou a outros

1. Manter a menor estímulo possível no ambiente de Fábio.

(continua)

Estudo de caso e exemplo de plano de cuidados *(continuação)*

2. Monitorar frequentemente seu comportamento, mas enquanto realiza suas atividades rotineiras, de modo a não gerar suspeitas da parte do paciente.
3. Ficar atento aos seguintes sinais (considerados prodrômicos de comportamento agressivo): atividade motora exagerada, agitação, agressões físicas, postura tensa, desconfiança, dentes e punhos cerrados, atitudes exigentes e desafios ou ameaças aos membros da equipe.
4. Se o paciente ficar agressivo, manter uma atitude tranquila. Tentar conversar; oferecer o fármaco prescrito ou atividades físicas para distrair.
5. Se essas intervenções forem ineficazes, fazer uma demonstração de força com alguns membros da equipe.
6. Utilizar contenções apenas como último recurso e se Fábio estiver em risco claro de causar danos a si próprio ou aos demais.
7. Ajudar Fábio a reconhecer a mágoa não resolvida e a fixação no estágio de raiva ou negação do processo de luto.
8. Estimular Fábio a conversar sobre a perda de sua mãe e seus companheiros fuzileiros no Afeganistão.
9. Estimular Fábio a conversar sobre seus sentimentos de culpa associados ao fato de ter sobrevivido, enquanto outros morreram.
10. Estabelecer um contrato a curto prazo com Fábio, determinando que ele busque ajuda dos membros da equipe se estiver pensando em ferir a si próprio ou aos demais. Quando esse contrato vencer, firmar outro e assim por diante.

Percepção sensorial perturbada: auditiva
1. Monitorar o comportamento do paciente para detectar sinais de que ele esteja ouvindo vozes: postura como se ouvisse alguém falando, falar e rir consigo próprio, parar de falar no meio das frases.
2. Se esses comportamentos forem detectados, perguntar para Fábio: "Você está ouvindo vozes novamente?".

3. Estimular Fábio a compartilhar o conteúdo de suas alucinações. Essa informação é importante para orientar uma intervenção imediata, caso o conteúdo da alucinação contenha ordens para ferir-se ou causar danos aos demais.
4. Dizer a Fábio: "Eu entendo que as vozes são reais para você, mas eu não ouço quaisquer vozes falando". É importante que o paciente compreenda a diferença entre o que é real e irreal.
5. Tentar ajudar o paciente a reconhecer que as vozes frequentemente aparecem quando ele está ansioso com alguma coisa e sua agitação aumenta.
6. Ajudar Fábio a reconhecer essa ansiedade crescente e ensinar a ele métodos para evitar que agrave.
7. Usar atividades de distração para trazer o paciente de volta à realidade. O envolvimento com pessoas e situações reais ajuda a distraí-lo das alucinações.
8. Ensinar Fábio a usar a técnica de *apagamento das vozes*. Quando ele ouvir a voz do OC (ou de outra pessoa), deve gritar: "Vá embora!" ou "Deixe-me sozinho"! Essas ordens podem ajudar a diminuir os sons de vozes e trazer ao paciente uma sensação de controle da situação.

AVALIAÇÃO FINAL

Os critérios descritivos dos resultados esperados para o paciente Fábio foram alcançados. Quando sente-se especialmente ansioso ou se torna agitado, ele busca os membros da equipe para obter tranquilização e ajuda para manter sua ansiedade em níveis controlados. Fábio firma contratos de curta duração com a equipe para que não cause danos a si próprio. Tem apresentado menos alucinações auditivas e aprendeu a usar a técnica de apagamento de vozes para controlar esse distúrbio. O paciente começa a reconhecer sua posição no processo de pesar e tem trabalhado para resolver a mágoa em seu próprio ritmo.

- Tomar goles frequentes de água, usar gomas de mascar sem açúcar ou chupar balas duras se tiver queixa de boca seca. Higiene bucal adequada (escovação e bochechos frequentes) também é muito importante
- Conversar com o médico sobre tabagismo durante o tratamento com antipsicóticos. O fumo acelera o metabolismo desses fármacos e são necessários ajustes das doses para obter o efeito terapêutico desejado
- Agasalhar-se bem no inverno e evitar exposição prolongada às temperaturas muito baixas ou altas. Com o uso desses fármacos, é mais difícil manter a temperatura corporal
- Evitar ingerir bebidas alcoólicas durante o tratamento com antipsicóticos. Álcool e antipsicóticos potencializam os efeitos adversos um do outro
- Evitar o uso de outros fármacos (inclusive produtos vendidos sem prescrição) sem autorização do médico. Alguns fármacos contêm substâncias que interagem com os antipsicóticos e podem ser perigosos
- Estar ciente dos possíveis riscos do tratamento com antipsicóticos durante a gestação. A segurança desses fármacos na gravidez ainda não foi estabelecida. Os antipsicóticos parecem atravessar com facilidade a barreira placentária e, por esta razão, o feto pode desenvolver efeitos adversos a esses fármacos. Informar ao médico imediatamente em caso de gestação confirmada, suspeita ou planejada
- Estar ciente dos efeitos adversos dos antipsicóticos. Ler os materiais impressos fornecidos pelos profissionais de saúde sobre automedicação
- Continuar a usar o fármaco prescrito, mesmo que se sinta bem e ele pareça desnecessário. Os sintomas podem recidivar se o tratamento for interrompido
- Levar sempre consigo um cartão ou outro tipo de identificação descrevendo os fármacos usados.

Interrupção do tabagismo

O cigarro foi reconhecido como um importante risco à saúde dos pacientes esquizofrênicos, porque sua prevalência é três vezes maior que na população em geral; algumas estimativas sugeriram que cerca de 88% dos pacientes esquizofrênicos e 70% dos portadores de transtorno bipolar sejam fumantes (Kranjac, 2016). Além dos riscos evidentes de doença pulmonar crônica e câncer, o tabagismo acentua a eficácia de alguns psicotrópicos. No passado, acreditava-se que a vareniclina (um agonista nicotínico usado para parar de fumar) agravasse os sintomas e até aumentasse o risco de suicídio dos pacientes com transtornos mentais. Entretanto, uma metanálise recente (Wu et al., 2016) concluiu que a vareniclina é eficaz para ajudar essa população a parar de fumar e que "não havia evidência clara de efeitos neuropsiquiátricos ou outras reações adversas, em comparação com o placebo" (p. 1554). Em qualquer contexto, um componente importante do tratamento é avaliar a motivação do paciente para deixar de fumar e explorar as opções terapêuticas viáveis, inclusive intervenções psicológicas.

Resumo e pontos fundamentais

- Entre todos os transtornos mentais, a esquizofrenia certamente causa maiores ônus pessoais, emocionais e sociais. Essa doença é uma terrível ameaça à vida e felicidade, embora ainda seja um enigma para a comunidade médica
- Durante muitos anos, houve pouco consenso sobre a definição conceitual de esquizofrenia. O *DSM-5* (APA, 2013) definiu critérios específicos para o diagnóstico desse transtorno
- Na maioria dos casos, os primeiros sintomas da esquizofrenia aparecem nos primeiros anos da vida adulta. O desenvolvimento dessa doença pode ser dividido em quatro fases: (1) pré-mórbida, (2) prodrômica, (3) psicótica ativa (esquizofrenia propriamente dita) e (4) residual
- A causa da esquizofrenia ainda é desconhecida. As pesquisas continuam e a maioria dos psiquiatras atuais entende que esquizofrenia é um distúrbio cerebral com pouca ou nenhuma dependência das influências psicossociais
- A esquizofrenia resulta mais provavelmente de uma combinação de influências, inclusive genética, disfunção bioquímica e fatores fisiológicos e ambientais
- Hoje, um espectro de esquizofrenia e outros transtornos psicóticos foram identificados. Isso inclui (em ordem crescente de gravidade psicopatológica) transtorno de personalidade esquizotípica, transtorno delirante, transtorno psicótico breve, transtorno psicótico induzido por drogas, transtorno psicótico associado a outras doenças clínicas, transtorno esquizofreniforme, transtorno esquizoafetivo e esquizofrenia
- Os cuidados de enfermagem necessários para os pacientes esquizofrênicos são prestados com base nas seis etapas do processo de enfermagem
- A avaliação de enfermagem baseia-se no conhecimento dos sinais e sintomas associados ao conteúdo e a forma do pensamento, percepção, afeto, sentido de *self*, volição, relacionamento interpessoal e relação com o mundo exterior e comportamento psicomotor
- Essas manifestações comportamentais podem ser classificadas como *positivas* (exacerbação ou distorção das funções normais) ou *negativas* (diminuição ou perda das funções normais)
- Os antipsicóticos ainda constituem a base do tratamento dos transtornos psicóticos. Os antipsicóticos atípicos passaram a ser as primeiras opções de tratamento e são usados para controlar os sintomas positivos e negativos da esquizofrenia. Esses fármacos têm perfis de efeitos adversos mais favoráveis que os antipsicóticos tradicionais (típicos)
- Os pacientes esquizofrênicos necessitam de tratamento integrativo prolongado com fármacos e outras intervenções. Algumas dessas abordagens terapêuticas são psicoterapia individual ou de grupo, terapia comportamental, treinamento de habilidades sociais, terapia do meio, terapia de família e terapia comunitária integrativa. Para a maioria dos pacientes, a abordagem terapêutica mais eficaz parece ser uma combinação de fármacos antipsicóticos e terapia psicossocial
- Alguns médicos têm optado por uma abordagem terapêutica baseada em um modelo de recuperação, semelhante à que é usada a muitos anos para tratar dependência química. A premissa básica de um modelo de recuperação é capacitação do paciente. O modelo de recuperação tem como objetivos garantir que os pacientes tenham controle básico sobre decisões quanto à própria assistência e possibilitar que indivíduos com transtornos mentais tenham vidas significativas em uma comunidade de sua escolha, ao mesmo tempo em que se esforçam por alcançar seu potencial pleno
- Em geral, as famílias desses pacientes necessitam de apoio e orientação quanto aos transtornos psicóticos. O foco deve ser como lidar com o diagnóstico, entender a doença e sua evolução, aprender sobre os fármacos usados e conhecer meios de controlar os sintomas
- A abordagem terapêutica baseada em evidência mais recente (RAISE) demonstra que a intervenção precoce durante o primeiro episódio de psicose pode melhorar significativamente o prognóstico desses pacientes
- Existe risco de suicídio (cerca de 10%) entre pacientes esquizofrênicos, de modo que a avaliação desse risco sempre deve ser considerada como um elemento fundamental da avaliação final desses indivíduos.

Questões de revisão

Escolha a resposta mais adequada para cada uma das perguntas a seguir.

1. João tem 21 anos e foi diagnosticado com esquizofrenia. Ele é socialmente isolado e tem ouvido vozes que lhe dizem para matar seus pais. O paciente foi internado na unidade psiquiátrica do setor de emergência do hospital. A *primeira* intervenção de enfermagem para esse paciente seria:
   a. Aplicar uma injeção de clorpromazina.
   b. Assegurar um ambiente seguro para ele e outras pessoas.
   c. Aplicar contenções.
   d. Prescrever uma dieta nutritiva.

2. Ao tratar de um paciente em surto psicótico agudo com comportamento desconfiado, o objetivo principal seria:
   a. Promover sua interação entre outras pessoas.
   b. Atenuar sua ansiedade e reforçar sua confiança.
   c. Melhorar seu relacionamento com os pais.
   d. Estimular sua participação em atividades terapêuticas.

3. O enfermeiro está cuidando de um paciente esquizofrênico. As prescrições médicas incluem uma dose IM inicial de 100 mg de clorpromazina, seguida de 50 mg VO 2 vezes/dia e 2 mg de benzitropina oral, 2 vezes/dia, quando necessário. Por que o médico prescreveu clorpromazina?
   a. Para atenuar os sintomas extrapiramidais.
   b. Para evitar síndrome neuroléptica maligna.
   c. Para atenuar os sintomas psicóticos.
   d. Para induzir o sono.

4. O enfermeiro está cuidando de um paciente esquizofrênico. As prescrições médicas incluem uma dose IM inicial de 100 mg de clorpromazina, seguida de 50 mg VO 2 vezes/dia e 2 mg de benzitropina oral, 2 vezes/dia, quando necessário. Como a benzitropina foi prescrita "de acordo com a necessidade", qual das seguintes avaliações realizadas pelo enfermeiro poderia indicar a necessidade de usar esse fármaco?
   a. Nível crescente de agitação do paciente.
   b. Queixa de dor ao deglutir.
   c. Pele do paciente com tonalidade amarelada.
   d. Ocorrência de espasmos musculares.

5. Breno é um paciente da unidade psiquiátrica com diagnóstico de esquizofrenia. Ele começou a dizer para o enfermeiro que a CIA está à sua procura e que o matará quando encontrar. A resposta mais apropriada do enfermeiro seria:
   a. "Isso é ridículo, Breno. Ninguém quer lhe fazer mal."
   b. "A CIA não está interessada em pessoas como você, Breno."
   c. "Por que você acha que a CIA quer matá-lo?"
   d. "Eu sei que você acredita nisso, Breno, mas realmente é difícil para mim acreditar."

6. Breno é um paciente da unidade psiquiátrica com diagnóstico de esquizofrenia. Ele começou a dizer para o enfermeiro que a CIA está à sua procura e que o matará quando encontrar. A crença desse paciente é um exemplo de:
   a. Delírio de perseguição.
   b. Delírio de referência.
   c. Delírio de controle ou influência.
   d. Delírio de grandeza.

7. O enfermeiro está entrevistando um paciente da unidade psiquiátrica. O indivíduo inclina sua cabeça para o lado, para de falar no meio de uma frase e ouve com atenção. Com base nesses sinais, o enfermeiro pode saber que o paciente provavelmente está apresentando:
   a. Delírios somáticos.
   b. Estupor catatônico.
   c. Alucinações auditivas.
   d. Pseudoparkinsonismo.

(continua)

Questões de revisão (continuação)

8. O enfermeiro está entrevistando um paciente da unidade psiquiátrica. O indivíduo inclina sua cabeça para o lado, para de falar no meio de uma frase e ouve atentamente. O enfermeiro reconhece esses comportamentos como um sintoma de sua doença. A intervenção de enfermagem mais apropriada para esse sintoma seria:
   a. Pedir ao paciente para descrever seus sintomas físicos.
   b. Pedir ao paciente para descrever o que está ouvindo.
   c. Administrar uma dose de benzitropina.
   d. Ligar para o médico para obter instruções adicionais.

9. Quando um paciente se torna agressivo e violento de maneira repentina na unidade, qual das seguintes abordagens seria melhor para o enfermeiro usar *primeiramente*?
   a. Envolver o paciente em atividades motoras intensas para aliviar sua tensão acumulada.
   b. Administrar uma dose de clorpromazina (prescrita conforme a necessidade) para manter o paciente calmo.
   c. Pedir ajuda suficiente para controlar a situação sem riscos.
   d. Demonstrar ao paciente que seu comportamento é inaceitável e que não será permitido.

10. O foco principal da terapia de família para pacientes esquizofrênicos e seus familiares seria:
    a. Conversar sobre comportamentos concretos adaptativos para resolver problemas e lidar com o estresse.
    b. Apresentar os familiares a outras pessoas com o mesmo problema.
    c. Manter o paciente e seus familiares em contato com o sistema de saúde.
    d. Melhorar a interação familiar e ampliar os conhecimentos acerca da doença.

11. Um paciente recém-internado no hospital relata ao enfermeiro que "Eu não entendo por que me trouxeram para aqui. Eu estava simplesmente saindo de meu apartamento quando os policiais disseram que eu viesse com eles". Isso é um exemplo de qual sintoma de esquizofrenia?
    a. Delírio de referência.
    b. Livre associação.
    c. Anosognosia.
    d. Alucinações auditivas.

12. Estudos recentes sobre a abordagem RAISE como tratamento da esquizofrenia incorporaram qual(is) dos seguintes elementos como determinantes de um prognóstico mais favorável? (Marque todas as opções verdadeiras.)
    a. Intervenção precoce no primeiro episódio psicótico.
    b. Promoção das intervenções de capacitação e/ou orientação.
    c. Impregnação rápida com doses altas de antipsicóticos.
    d. Tratamento compulsório ordenado por juiz.
    e. Psicoterapia focada na recuperação.

TESTE SUAS HABILIDADES DE RACIOCÍNIO CRÍTICO

Sara é uma mulher solteira de 23 anos, que foi recém-internada na unidade psiquiátrica por seus pais. Eles explicaram que, ao longo dos últimos meses, Sara tornou-se progressivamente retraída. Ela ficava em seu quarto sozinha, mas, nos últimos tempos, eles ouviram que ela falava e ria consigo mesma.

Sara saiu de casa pela primeira vez com 18 anos para cursar uma faculdade. Seu desempenho foi bom no primeiro trimestre, mas ela voltou depois do Natal e começou a acusar sua colega de quarto de ter-lhe roubado seus pertences. Ela começou a escrever para seus pais dizendo que sua colega de quarto queria matá-la e que estava colocando todas as outras pessoas contra ela. Sara disse que temia por sua vida, começou a faltar às aulas e ficava em sua cama na maior parte do tempo. Algumas vezes, trancava-se em seu armário. Seus pais a trouxeram para casa e ela foi internada com diagnóstico de esquizofrenia. Desde então, Sara tem sido tratada com um antipsicótico e frequenta algumas aulas de uma universidade local da comunidade.

Sara disse ao enfermeiro do setor de admissão que deixou de tomar seu medicamento há 4 semanas porque o farmacêutico que o fornecia estava planejando matá-la. Ela acredita que o farmacêutico está tentando envenená-la e disse que obteve essa informação por uma mensagem na TV. À medida que Sara fala, o enfermeiro percebe que algumas vezes ela interrompe sua fala no meio da frase e põe-se a ouvir; outras vezes, inclina sua cabeça para um lado e move seus lábios como se estivesse conversando.

Responda às seguintes perguntas relativas ao caso Cristina:
1. Com base nos dados da avaliação, qual seria a intervenção de enfermagem mais urgente para trabalhar com Sara?
2. Qual seria o diagnóstico de enfermagem para esse problema?
3. Quais intervenções precisariam ser realizadas antes que o enfermeiro tenha êxito em seu trabalho com Sara?

Implicações das pesquisas para a prática baseada em evidências

Castillo, E.G., Rosati, J., Williams, C., Pessin, N., & Lindy, D.C. (2015). Metabolic syndrome screening and assertive community treatment: A quality improvement study. *Journal of the American Psychiatric Nurses Association, 21*(4), 233 a 243.

DESCRIÇÃO DO ESTUDO: Como parte de um estudo de melhoria da qualidade, os autores buscaram aperfeiçoar a triagem para síndrome metabólica como avaliação da saúde física dos pacientes com transtorno mental grave (TMG) tratados em um programa de terapia comunitária integrativa (TCI). Um dos pressupostos básicos era que as doenças físicas não estivessem sendo acompanhadas adequadamente e, nos casos típicos, não fossem tratadas até que ocorresse alguma complicação médica. Essa condição foi reconhecida como um problema significativo para a qualidade do atendimento, porque alguns estudos demonstraram que pacientes com TMG geralmente têm expectativa de vida 25 anos menor que a população em geral. Um dos contribuintes principais (mais importante até que suicídio ou acidentes) é a síndrome metabólica e as sequelas cardiometabólicas, como hipertensão, diabetes e dislipidemia. Uma amostra numerosa de pacientes (N = 199) concordou em participar do estudo e foi avaliada a partir de cinco parâmetros considerados diagnósticos da síndrome metabólica: circunferência abdominal, pressão arterial, glicose sanguínea em jejum, triglicerídeos e colesterol-lipoproteína de alta densidade. A equipe do programa de TCI também prestava serviços adicionais de apoio para reforçar a adesão à realização de todos os exames laboratoriais – na forma de lembretes, ajuda para contornar as dificuldades de transporte e, até mesmo, acompanhando os pacientes às consultas quando fosse solicitado.

RESULTADOS DO ESTUDO: Embora alguns dos obstáculos detectados à adesão exigissem apoio da equipe, que lhes tomava tempo, 141 pacientes concluíram todos os cinco parâmetros da triagem. Cinquenta e três por cento dos pacientes preencheram os critérios de síndrome metabólica e, dentre os que não atenderam a esses critérios, apenas nove *não* tinham fatores de risco. Desse modo, os autores detectaram diagnósticos pré-clínicos ou clínicos de hipertensão (68% dos participantes), diabetes (15%) e dislipidemia (53%). Os autores concluíram que os resultados justificam a triagem rotineira para síndrome metabólica entre os pacientes com TMG.

IMPLICAÇÕES PARA A PRÁTICA DE ENFERMAGEM:

O Institute of Medicine (IOM, 2003) reconheceu a melhoria da qualidade de vida como um conjunto de competências necessárias para que os enfermeiros prestem cuidados de saúde mais seguros e eficazes. Esse estudo é um exemplo de profissionais de saúde que reconhecem um problema potencial em relação à qualidade dos serviços prestados e definem os resultados necessários para melhorá-los com base nos resultados do seu estudo. À medida que revisam a literatura atual e pensam criticamente sobre os contextos de prática na qual atuam, os enfermeiros podem assumir uma função de liderança nos estudos sobre melhoria da qualidade, como o que foi citado antes. Esse estudo em particular realçou o fato de que riscos significativos à saúde da população de pacientes com TMG podem passar despercebidos, a menos que seja realizada rotineiramente uma triagem para esses riscos. Às vezes, as necessidades complexas dos pacientes com TMG em razão do tratamento dos seus sintomas mentais têm prioridade e colocam em segundo plano os cuidados com outros riscos à saúde. Os enfermeiros devem ser criteriosos de modo a prestar serviços holísticos de qualidade aos pacientes com TMG, porque alguns desses riscos à saúde contribuem para abreviar significativamente a expectativa de vida quando não são levados em consideração.

EXERCÍCIOS DE COMUNICAÇÃO

1. Helena, paciente da unidade psiquiátrica, tem o diagnóstico de esquizofrenia. Ela vive em um lar provisório e, na noite anterior, começou a gritar que "alienígenas estavam a caminho para tomar conta de nosso corpo! A mensagem é nítida e clara!". O supervisor do lar provisório ficou assustado e ligou para 192. Quando estava sendo internada na unidade psiquiátrica, Helena disse ao enfermeiro: "Eu sou especial! Eu recebo mensagens de um ser superior! Estamos com um grande problema!".
    - Como o enfermeiro poderia responder adequadamente a essa afirmação da paciente?
2. O enfermeiro percebeu que Helena fica sentada isolada em um canto do quarto. Ela parecia conversar consigo mesma e inclinava a cabeça para o lado, como se estivesse escutando alguma coisa.
    - Como o enfermeiro poderia intervir nessa condição da paciente?
3. Helena disse para o enfermeiro: "Precisamos dar uma volta. Sozinhos somos apenas idiotas. Chegou a hora de tirar uma nota.".
    - Como o enfermeiro poderia responder adequadamente a essa afirmação da paciente?

FILMES RELACIONADOS

Nunca lhe prometi um jardim de rosas (esquizofrenia)

Uma mente brilhante (esquizofrenia)

O pescador de ilusões (esquizofrenia)

Bennie & John – Corações em conflito (esquizofrenia)

Além da escuridão (esquizofrenia)

Teoria da conspiração (paranoia)

Estranha obsessão (transtorno delirante)

O solista (esquizofrenia)

Of Two Minds (inédito no Brasil) (esquizofrenia)

Bibliografia

Álvarez, M.J., Masramon, H., Peña, C., Pont, M., Gourdier, C., Roura-Poch, P., & Arrufat, F. (2015). Cumulative effects of childhood traumas: Polytraumatization, dissociation, and schizophrenia. *Community Mental Health Journal*, 51(1), 54-62. doi:10.1007/s10597-014-9755-2

American Psychiatric Association (APA). (2013). *Diagnostic and statistical manual of mental disorders* (5th ed.) Washington, DC: APA.

Asen, E. (2002). Outcome research in family therapy: Family intervention for psychosis. *Advances in Psychiatric Treatment*, 8, 230-238. doi:10.1192/apt.8.3.230

Benson, P.J., Beedie, S.A., Shephard, E., Giegling, I., Rujescu, G., St. Clair, D. (2012). Simple viewing tests can detect eye movement abnormalities that distinguish schizophrenia cases from controls with exceptional accuracy. *Biological Psychiatry (72)* 9, 716-724.

Black, D.W., & Andreasen, N.C. (2014). *Introductory textbook of psychiatry* (6th ed.). Washington, DC: American Psychiatric Publishing.

Bora, E. (2015). Neurodevelopmental origin of cognitive impairment in schizophrenia. *Psychological Medicine*, 45(1), 1-9. doi:10.1017/S0033291714001263

Castillo, E.G., Rosati, J., Williams, C., Pessin, N., & Lindy, D.C. (2015). Metabolic syndrome screening and assertive community treatment: A quality improvement study. *Journal of the American Psychiatric Nurses Association*, 21(4), 233-243. doi:10.1177/1078390315598607

Clark, S.R., Baune, B.T., Schubert, K.O., Lavoie, S., Smesny, S., Rice, S.M., & Amminger, G.P. (2016). Prediction of transition from ultra-high risk to first-episode psychosis using a probabilistic model combining history, clinical assessment and fatty-acid biomarkers. *Translational Psychiatry*, 6(9), e897. doi:10.1038/tp.2016.170

Dixon, L.B., Lehman, A.F., & Levine, J. (2010). Conventional antipsychotic medications for schizophrenia. Retrieved from www.mental-health-matters.com

D'Souza, D.C., Singh, N., Elander, J., Carbuto, M., Pittman, B., Udo de Haes, J., . . . Schipper, J. (2012). Glycine transporter inhibitor attenuates the psychotomimetic effects of ketamine in healthy males: Preliminary evidence. *Neuropsychopharmacology* 37(4), 1036-1046. doi:10.1038/npp.2011.295

Fioravanti, M., Bianchi, V., & Cinti, M.E. (2012). Cognitive deficits in schizophrenia: An updated meta-analysis of the scientific evidence. *BMJ Psychiatry* 12(64), 1-20. doi:10.1186/1471-244X-12-64

Fohrman, D.A., & Stein, M.T. (2006). Psychosis: Six steps rule out medical causes in kids. *Journal of Family Practice Online*, 5(2). Retrieved from www.jfponline.com/pages.asp?aid=3887

Freudenreich, O. (2010). Differential diagnosis of psychotic symptoms: Medical "mimics." *Psychiatric Times*, 27(12), 52-61.

Harrisberger, F., Smieskova1, R., Vogler, C., Egli, T., Schmidt, A., Lenz, C, . . . Borgwardt, S. (2016). Impact of polygenic schizophrenia-related risk and hippocampal volumes on the onset of psychosis. *Translational Psychiatry*, 6, e868. doi:10.1038/ tp.2016.143

Hashimoto, K. (2006). Glycine transporter inhibitors as therapeutic agents for schizophrenia. *Recent Patents on CNS Drug Discovery*, 1(1), 43-53. doi:https://doi.org/10.2174/157488906775245336

Herdman, T.H., & Kamitsuru, S. (Eds.). (2014). *NANDA-I nursing diagnoses: Definitions and classification, 2015–2017*. Chichester, UK: Wiley Blackwell.

Hu, W., MacDonald, M.L., Elswick, D.E., & Sweet, R.A. (2014). The glutamate hypothesis of schizophrenia: Evidence from human brain tissue studies. *Annals of the New York Academy of Sciences*, 1338(1), 38-57 [Abstract]. doi:.10.1111/nyas.12547

Insel, T. (2015). Director's blog: New hope for treating psychosis. Retrieved from www.nimh.nih.gov/about/director/2015/new-hope-for-treating-psychosis.shtml

Institute of Medicine. (2003). *Health professions education: A bridge to quality*. Washington, DC: National Academies Press. Kay, S.R., Fiszbein, A., & Opler, L.A. (1987). The positive and negative syndrome scale (PANSS) for schizophrenia. *Schizophrenia Bulletin*, 13(2), 261-276. doi:10.1093/schbul/13.2.261

Kranjac, D. (2016). Pharmacotherapy for smoking cessation in adults with neuropsychiatric illness. Retrieved from www.psychiatryadvisor.com/addiction/smoking-cessation-inadults-with-neuropsychiatric-illness/article/518385

Lysaker, P.H., Roe, D., & Buck, K.D. (2010). Recovery and wellness amidst schizophrenia: Definitions, evidence, and the implications for clinical practice. *Journal of the American sychiatric Nurses Association*, 16(1), 36-42. doi:10.1177/1078390309353943

MacCabe, J.H., Wicks, S., Löfving, S., David, A.S., Berndtsson, Å., Gustafsson, . . . & Dalman, C. (2013). Decline in cognitive performance between ages 13 and 18 years and the risk for psychosis in adulthood: A Swedish longitudinal cohort study in males. *JAMA Psychiatry* 70(3), 261-270. doi:10.1001/2013.jamapsychiatry.43

Matheson, S.L., Shepherd, A.M., & Carr, V.J. (2014). How much do we know about schizophrenia and how well do we know it? Evidence from the Schizophrenia Library. *Psychological Medicine—London*, 44(6), 3387-3405. doi:10.1017/S0033291714000166

Mathews, M., Tesar, G.E., Fattal, O., & Muzina, D.J. (2013) Schizophrenia and acute psychosis. Retrieved from www.clevelandclinicmeded.com/medicalpubs/diseasemanagement/psychiatry-psychology/schizophrenia-acute-psychosis

Mueser, K.T., Bond, G.R., & Drake, R.E. (2002). Communitybased treatment of schizophrenia and other severe mental disorders: Treatment outcomes. *Medscape Psychiatry & Mental Health eJournal*. Retrieved from www.medscape.com/viewarticle/430529

Nauert, R. (2015). Excess neurotransmitter in brain may trigger schizophrenia. *Psych Central*. Retrieved from http:// psychcentral.com/news/2013/04/19/excess-neurotransmitterin- brain-may-trigger-schizophrenia/53880.html

Okazaki, S, Boku, S, Otsuka, I, Mouri, K., Aoyama, S., Shiroiwa, K., . . . Hashimoto, A. (2016). The cell cycle-related genes as biomarkers for schizophrenia. *Progress Neuropsychopharmacology and Biological Psychiatry*, 70(suppl. 9), 85-91. doi:10.1016/j.pnpbp.2016.05.005

Puri, B.K., & Treasaden, I.H. (2011). *Textbook of psychiatry* (3rd ed.). Philadelphia: Churchill Livingstone Elsevier.

Radhakrishnan, R., Wilkinson, S. T., & D'Souza, D.C. (2014). Gone to pot—A review of the association between cannabis and psychosis. *Frontiers in Psychiatry* 5(54). doi:10.3389/fpsyt. 2014.00054

Rezansoff, S., Moniruzzaman, A., Fazel, S., McCandless, L., Procyshyn, R., & Somers, J.M. (2016). Housing First improves adherence to antipsychotic medication among formerly homeless adults with schizophrenia: Results of a randomized controlled trial. *Schizophrenia Bulletin*. doi:10.1093/schbul/sbw136

Sadock, B.J., Sadock, V.A., & Ruiz, P. (2015). *Synopsis of psychiatry: Behavioral sciences/clinical psychiatry* (11th ed.). Philadelphia: Lippincott Williams & Wilkins.

Savill, M., Banks, C., Khanom, H., & Priebe, S. (2015). Do negative symptoms of schizophrenia change overtime? A meta-analysis of longitudinal data. *Psychological Medicine)*, 45, 1613–1627. doi:10.1017/S0033291714002712

Stahl, S.M. (2013). *Stahl's essential psychopharmacology: Neuroscientific basis and practical applications* (4th ed.). New York: Cambridge University Press.

Thunè, H., Recasens, M., & Uhlhaas, P.J. (2016). The 40-Hz auditory steady-state response in patients with schizophrenia: A meta-analysis. *JAMA Psychiatry*. Retrieved from http:// jamanetwork.com/journals/jamapsychiatry/article-abstract/2566207

Urvakhsh, M.M., Thirthalli, J., Aneelraj, D., Jadhav, P., Gangadhar, B.N., & Keshavan, M.S. (2014). Mirror neuron dysfunction in schizophrenia and its functional implications: A systematic review. *Schizophrenia Research*, 160(1-3), 9-19. doi:http://dx.doi.org/10.1016/j.schres.2014.10.040

Veijola, J., Guo, J.Y., Moilanen, J.S., Jaaskelainen, E., Miettunen, J., Kyllonen, M., . . . Murray, G. (2014). Longitudinal changes in total brain volume in schizophrenia: Relation to symptom severity, cognition and antipsychotic medication. *PLoS ONE*, 9(7), e101689. doi:10.1371/journal.pone.0101689

Viher, P.V., Stegmayer, K., Giezendanner, S., Federspiel, A., Bohlhalter, S., Vanbellingen, T., . . . Walthera, S. (2016). Cerebral white matter structure is associated with DSM-5 schizophrenia symptom dimensions. *Neuroimage: Clinical*, 12(suppl. 7), 93-99. doi:http://dx.doi.org/10.1016/j.nicl. 2016.06.013

Waters, F., Collerton, D., Ffytche, D.H., Jardri, R., Pins, D., Dudley, R., . . . Laroi, F. (2014). Visual hallucinations in the psychosis spectrum and comparative information from neurodegenerative disorders and eye disease. *Schizophrenia Bulletin*, 40(suppl. 4), 233-245. doi:10.1093/schbul/sbu036

Weiden, P.J. (2010). Is recovery attainable in schizophrenia? *Medscape Psychiatry & Mental Health*. Retrieved from www. medscape.com/viewarticle/729750

Wu, Q., Gilbody, S., Peckham, E., Brabyn, S., & Parrott, S. (2016). Varenicline for smoking cessation and reduction in people with severe mental illnesses: Systematic review and metaanalysis. *Addiction*, 111(9):1554-67. doi:10.1111/add.13415. Epub 2016 Jun 9.

25 Transtornos Depressivos

CONCEITOS FUNDAMENTAIS
Depressão
Humor

TÓPICOS DO CAPÍTULO

Retrospectiva histórica
Epidemiologia
Tipos de transtornos depressivos
Fatores predisponentes
Implicações no desenvolvimento

Aplicação do processo de enfermagem
Modalidades terapêuticas para depressão
Resumo e pontos fundamentais
Questões de revisão

TERMOS-CHAVE

Atraso psicomotor
Depressão pós-parto
Distimia

Melancolia
Terapia cognitiva
Transtorno disfórico pré-menstrual

OBJETIVOS
Após ler este capítulo, o estudante será capaz de:

1. Relatar uma retrospectiva histórica da depressão.
2. Discutir sobre as estatísticas epidemiológicas relativas à depressão.
3. Descrever os diversos tipos de transtorno depressivo.
4. Identificar os fatores predisponentes ao desenvolvimento da depressão.
5. Discutir as implicações da depressão de acordo com o estágio de desenvolvimento.
6. Identificar os sintomas associados à depressão e usar essa informação durante a avaliação do paciente.
7. Formular diagnósticos de enfermagem e metas de cuidados para pacientes com depressão.
8. Identificar temas para instrução do paciente e seus familiares acerca da depressão.
9. Descrever intervenções de enfermagem apropriadas aos comportamentos associados à depressão.
10. Descrever critérios relevantes para a avaliação dos cuidados de enfermagem prestados aos pacientes com depressão.
11. Discutir as diversas modalidades aplicáveis ao tratamento da depressão.

EXERCÍCIOS
Leia o capítulo e responda às seguintes perguntas:

1. A depressão está relacionada mais diretamente às alterações de quais neurotransmissores?
2. Na adolescência, é muito difícil diferenciar entre depressão e o comportamento intempestivo comum nos adolescentes. Qual é o melhor indício para detectar transtorno depressivo na adolescência?
3. Os comportamentos associados à depressão frequentemente se alteram de acordo com as variações diurnas dos níveis dos neurotransmissores. Descreva as diferenças desse fenômeno entre as formas moderada e grave da depressão.
4. Nos EUA, todos os antidepressivos têm um alerta em negrito e letras maiúsculas. Qual é?

A depressão provavelmente é uma das doenças psiquiátricas mais antigas e também uma das que são diagnosticadas com mais frequência. As primeiras descrições dos sintomas depressivos datam praticamente da época em que começou a escrita.

Um período ocasional de "melancolia", ou sentimento de tristeza e abatimento, é comum nas pessoas saudáveis e considerado uma reação normal aos desapontamentos do dia a dia. Esses episódios são breves, na medida em que o indivíduo adapte-se à perda, mudança ou fracasso (real ou imaginário) que vivenciou. A depressão é patológica quando a adaptação é ineficaz e os sintomas são significativos o suficiente para interferir nas funções normais.

> **CONCEITO FUNDAMENTAL**
>
> **Depressão**
> Alteração do humor evidenciada por sentimento de tristeza, desânimo e pessimismo. Também há perda de interesse pelas atividades habituais e pode haver sintomas somáticos evidentes. Alterações do apetite, padrões de sono e cognição são comuns.

Este capítulo enfatiza as diversas manifestações dos transtornos depressivos e suas implicações na prática de enfermagem. Inicialmente, o texto aborda uma retrospectiva histórica e uma estatística epidemiológica da depressão. Em seguida, são descritos os fatores predisponentes implicados na etiologia da depressão, que servem como base para estudar a dinâmica dessa doença. Também são demonstradas as semelhanças e diferenças entre transtornos depressivos e reação de pesar normal.

Este texto também descreve os transtornos depressivos específicos aos indivíduos em diversos estágios de desenvolvimento. Para isso, há uma explicação dos sintomas, que pode ser usada como base de conhecimento para avaliar pacientes deprimidos. Os cuidados de enfermagem são descritos no contexto das seis etapas do processo de enfermagem. Por fim, as diversas modalidades de tratamento clínico são descritas.

> **CONCEITO FUNDAMENTAL**
>
> **Humor**
> Humor é uma emoção onipresente e persistente, que pode ter influências profundas na forma como o indivíduo percebe o mundo. Exemplos de humor são: depressão, alegria, exaltação, raiva e ansiedade. O afeto é descrito como uma reação emocional externa perceptível, que está associada a alguma experiência. A expressão *embotamento afetivo* refere-se ao estado no qual um indivíduo não tem expressão emocional; essa condição é encontrada comumente nos pacientes com depressão grave.

Retrospectiva histórica

Algumas culturas antigas (p. ex., babilônica, egípcia e hebraica) acreditavam na origem sobrenatural ou divina dos transtornos do humor. No livro de Samuel do Antigo Testamento, diz-se que a depressão do rei Saul foi infligida por um "espírito maligno" enviado por Deus para "atormentá-lo".

A partir do século 5 a.C. e ao longo de todo o século 3 d.C., a comunidade médica da Grécia sustentou um ponto de vista "não divino" quanto à depressão. Essa perspectiva representava o pensamento de Hipócrates, Celso e Galeno, entre outros. Esses pensadores rejeitavam enfaticamente o conceito de origem divina e consideravam o cérebro como sede de todos os estados emocionais. Hipócrates acreditava que a **melancolia** era causada pelo efeito do excesso de bile negra no cérebro – uma substância muito tóxica produzida no baço ou intestino. Melancolia é uma forma grave de transtorno depressivo, no qual os sintomas são exagerados e o indivíduo perde o interesse ou prazer em quase todas as atividades.

Durante a Renascença, surgiram muitas outras teorias inéditas. Alguns acreditavam que a depressão era resultado da obstrução da circulação do ar, "ruminação" mental excessiva ou situações fora do controle do indivíduo. A depressão está descrita nas principais obras literárias desse período, inclusive *Rei Lear*, *Macbeth* e *Hamlet*, de Shakespeare.

As teorias contemporâneas foram substancialmente moldadas pelos estudos de Sigmund Freud, Emil Kraepelin e Adolf Meyer. Com a evolução das teorias baseadas nesses modelos propostos no início do século 20, a hipótese atual quanto aos transtornos do humor, em geral, inclui fatores intrapsíquicos, comportamentais e biológicos. Essas perspectivas apoiam a noção de uma etiologia multifatorial no desenvolvimento dos transtornos de humor.

Epidemiologia

Transtorno depressivo maior (TDM) é uma das principais causas de debilidade nos EUA.[1] Além das limitações impostas pela própria doença, estudos recentes relacionaram a depressão ao risco aumentado de doença arterial coronariana (também uma das principais causas de morte), especialmente entre as mulheres com mais de 65 anos (Jiang *et al.*, 2016). Em 2014, 6,6% da população de 18 anos ou mais (15,6 milhões de pessoas) tiveram ao menos um episódio de depressão maior no ano anterior (Substance Abuse and Mental Health Services Administration [SAMHSA], 2015). A prevalência da depressão em todas as faixas etárias é de cerca de 17%, e isso a torna o transtorno psiquiátrico mais comum (Sadock, Sadock & Ruiz, 2015). Além disso, há evidências de que a incidência de depressão esteja aumentando entre os adolescentes e

---

[1] N.R.T.: No Brasil, 5,8% da população sofre com esse problema, o que afeta um total de 11,5 milhões de pessoas. Segundo os dados da OMS, o Brasil é o país com maior prevalência de depressão da América Latina e o segundo com maior prevalência nas Américas, ficando atrás somente dos EUA, que tem 5,9% de deprimidos (World Health Organization – WHO. Depression and Other Common Mental Disorders – Global Health Estimates. 2017. Disponível em: http://apps.who.int/iris/bitstream/10665/254610/1/WHO-MSD-MER-2017.2-eng.pdf?ua=1. Acesso em: abr. 2020.)

jovens adultos norte-americanos, principalmente entre as meninas adolescentes. Entre 2005 e 2014, a incidência aumentou de 4,5 para 5,7% entre rapazes adolescentes, e de 13,1 para 17,3% entre moças adolescentes (Mojtabai, Olfson ,& Han, 2016). As razões desses aumentos são desconhecidas, mas sua alta incidência levou alguns pesquisadores a considerarem depressão como "resfriado comum dos transtornos psiquiátricos" e a presente geração como "era da melancolia".

Idade e sexo

Estudos indicaram que a incidência dos transtornos depressivos é maior entre as mulheres que entre os homens, com relação quase de 2:1. Sadock e colaboradores (2015) salientaram que essa constatação é uma "observação quase universal, independentemente de país ou cultura" (p. 349). A diferença entre os sexos é menos marcante na faixa etária de 44 a 65 anos, mas depois dessa idade as mulheres tornam a mostrar ser muito mais suscetíveis à depressão que os homens. Esse fato pode estar relacionado tanto às diferenças de gênero como aos papéis sociais, às oportunidades econômicas e sociais e às mudanças que ocorrem com o envelhecimento. A construção dos estereótipos de gênero, ou *socialização de gênero*, promove características femininas típicas, como desamparo, passividade e emotividade, que estão associadas à depressão. Por outro lado, alguns estudos sugeriram que as características "masculinas" estejam associadas à autoestima mais exaltada e a menos depressão.

Classe social

Alguns estudos sugeriram uma relação inversa entre classe social e relato de sintomas depressivos. Contudo, ainda não há uma ligação causal bem definida na relação entre nível socioeconômico e doenças mentais. Um relatório do National Center for Health Statistics demonstrou que, na faixa etária de 45 a 64 anos, a depressão era cinco vezes mais prevalente nos indivíduos situados abaixo da linha de pobreza (National Center for Health Statistics [NCHS], 2012). Um estudo detectou aumento mais expressivo da incidência de depressão no envelhecimento em indivíduos de classes mais abastadas (Green & Benzeval, 2009). Nauert (2010) publicou um estudo que demonstrou que os tratamentos atuais foram menos eficazes para os pacientes da classe operária do que para os seus correspondentes da classe média, tanto para os que fizerem terapia quanto para os que usaram fármacos. Essa observação pode ter alguma influência nos níveis mais altos de depressão entre os membros das classes socioeconômicas inferiores. Ainda é necessário realizar estudos adicionais para saber se essas observações estão relacionadas com a falta de acesso aos recursos terapêuticos e ao tratamento imediato, com a dificuldade de lidar com diversos fatores de estresse associados ao bem-estar socioeconômico ou com uma combinação de vários fatores.

Raça e cultura

Alguns estudos não mostraram relação consistente entre raça e transtorno afetivo. Um problema encontrado quando as comparações raciais foram revisadas é a classe socioeconômica da raça a ser investigada. Amostras populacionais de pacientes não brancos em geral incluem subgrupos das classes socioeconômicas predominantemente mais baixas, que são comparadas a populações brancas das classes sociais média e alta.

Outras pesquisas sugeriram um segundo fator problemático no estudo das comparações raciais. Os médicos tendem a diagnosticar transtornos de humor com menos frequência e esquizofrenia com mais frequência nos pacientes que têm procedências raciais ou culturais diferentes das suas (Sadock *et al.*, 2015). Esse erro diagnóstico pode ser resultado dos obstáculos de linguagem entre os pacientes e os médicos, que não estão familiarizados com os elementos culturais da linguagem e do comportamento de indivíduos não brancos.

Estado civil

Alguns estudos sugeriram que o casamento tem efeito positivo no bem-estar psíquico, em comparação aos indivíduos solteiros ou que não têm relação de intimidade com outra pessoa. Outros estudos indicaram que o estado civil não é, isoladamente, um indicador válido do risco de depressão (Lapate *et al.*, 2014; LaPierre, 2004). Alguns desses estudos reconheceram a idade como variável importante para o risco de depressão entre indivíduos solteiros e casados. Lapate e colaboradores (2014) demonstraram que o estresse conjugal estava associado ao risco elevado de depressão, sugerindo que o estresse social também possa ser uma variável importante a ser considerada.

Sazonalidade

Os estudos que investigaram se a sazonalidade é uma causa de depressão chegaram a resultados variados. O *Manual Diagnóstico e Estatístico de Transtornos Mentais, 5ª Edição (DSM-5)* (APA, 2013), usa o termo *padrão sazonal* para descrever e especificar qualquer transtorno depressivo que ocorra em "períodos característicos do ano" (p. 187). Os autores assinalam que os episódios depressivos são mais comuns no outono ou inverno, mas alguns pacientes têm recaídas durante o verão. Os autores de um estudo de grande porte relataram que os índices de prevalência da depressão com padrões sazonais variaram de 1 a 12%, mas, em seu estudo envolvendo 5.549 pacientes atendidos em contextos de atenção primária, não havia evidência de padrões sazonais com o TDM (Winthorst *et al.*, 2011). Em outro estudo, Cobb e colaboradores (2014) mostraram que havia um pequeno pico significativo dos sintomas depressivos nos meses de inverno, mas, ao longo do acompanhamento desses pacientes por mais de 20 anos, o padrão de sazonalidade no inverno não se confirmou. O transtorno afetivo sazonal (TAS) ainda é referido popularmente como uma condição independente, embora o *DSM-5* não o inclua como um diagnóstico separado. Os benefícios alegados da fototerapia podem apoiar uma causa sazonal da depressão nos meses do inverno, quando é comum haver menos exposição à luz solar natural, mas ainda são necessários estudos adicionais para demonstrar uma relação causal.

Tipos de transtornos depressivos

Transtorno depressivo maior

O TDM caracteriza-se por humor deprimido ou perda do interesse ou prazer nas atividades habituais; desempenhos social e ocupacional prejudicados por no mínimo 2 semanas; e nenhuma história de comportamento maníaco e sintomas que não possam ser atribuídos ao uso de substâncias ou uma condição clínica sistêmica. Além disso, o diagnóstico de TDM é especificado com base em ser um *episódio isolado* (primeira experiência do indivíduo com um episódio de depressão maior) ou *recidivante* (o paciente tem história de outros episódios de depressão maior). A definição diagnóstica também especifica a gravidade dos sintomas (brandos, moderados ou graves) e se há evidência de manifestações psicóticas, catatônicas ou melancólicas. Também podem ser incluídas considerações quanto à ocorrência de ansiedade e à gravidade do risco de suicídio. O TDM deve ser diferenciado do transtorno esquizoafetivo, no qual o paciente apresenta sintomas de um transtorno de humor, além dos sinais e sintomas esquizofrênicos. Leia em "Pessoas Reais, Histórias Reais" o caso de Josh, que relata sua experiência com depressão e, por fim, seu diagnóstico de transtorno esquizoafetivo. O Boxe 25.1 descreve os critérios diagnósticos do TDM de acordo com o *DSM-5* (APA, 2013).

BOXE 25.1 Critérios diagnósticos do transtorno depressivo maior.

A. Cinco (ou mais) dos seguintes sintomas estão presentes durante o mesmo período de 2 semanas e representam uma mudança em relação ao nível funcional anterior; ao menos um dos sintomas é (1) humor deprimido ou (2) perda de interesse ou prazer. *Nota*: Isso não inclui sintomas claramente atribuíveis a alguma outra doença clínica.

B. Humor deprimido na maior parte do dia, quase todos os dias, conforme indicado por relato subjetivo (p. ex., sente-se triste, vazio, sem esperança) ou por observação de outras pessoas (p. ex., parece choroso). *Nota*: nas crianças e nos adolescentes, isso pode significar humor irritável.

   3. Acentuada diminuição do interesse ou prazer em todas ou quase todas as atividades, na maior parte do dia, quase todos os dias (conforme indicado por relato subjetivo ou observação direta).

D. Emagrecimento significativo sem estar em dieta ou aumento do peso (p. ex., uma alteração de mais de 5% do peso corporal em 1 mês), ou redução ou aumento do apetite quase todos os dias. *Nota*: nas crianças, considerar a incapacidade de alcançar o ganho ponderal esperado.

   5. Insônia ou sonolência exagerada quase todos os dias.

   6. Agitação ou lentidão psicomotora quase todos os dias (detectável por outras pessoas, não apenas sentimentos subjetivos de inquietude ou morosidade).

   7. Fadiga ou perda do vigor quase todos os dias.

   8. Sentimentos de inutilidade ou culpa exagerada ou inapropriada (que pode ser um pensamento delirante) quase todos os dias (não simplesmente autoacusação ou culpa por estar doente).

   9. Redução da capacidade de pensar ou se concentrar, ou indecisão, quase todos os dias (seja por relato subjetivo ou observação direta por outras pessoas).

   10. Pensamentos recorrentes de morte (não simplesmente medo de morrer), ideação suicida recidivante sem um plano específico, ou uma tentativa de suicídio ou um plano específico de cometer suicídio.

B. Os sintomas causam sofrimento clinicamente significativo ou limitações nas áreas social, ocupacional ou outras funções importantes.

C. O episódio não pode ser atribuído aos efeitos fisiológicos de alguma substância ou outra doença clínica.

   Nota: os critérios A-C descrevem um episódio de depressão maior.

   Nota: as reações a uma perda significativa (p. ex., viuvez, ruína financeira, perdas acarretadas por um desastre natural, uma doença clínica ou limitação física/mental grave) podem incluir sentimentos como tristeza profunda, ruminação mental quanto à perda, insônia, perda do apetite e emagrecimento – que estão descritos no critério A e podem assemelhar-se a um episódio depressivo. Embora esses sintomas possam ser compreensíveis ou considerados apropriados diante da perda, também é necessário considerar com cuidado a possibilidade de um episódio de depressão maior sobreposto às reações normais a alguma perda significativa. Essa decisão requer inevitavelmente o exercício de bom senso clínico baseado na história pessoal do paciente e nas normas culturais de expressão do sofrimento no contexto de alguma perda.

D. A ocorrência do episódio de depressão maior não é mais bem explicada por transtorno esquizoafetivo, esquizofrenia, transtorno esquizofreniforme, transtorno delirante ou outro transtorno do espectro esquizofrênico não especificado e outros transtornos psicóticos.

E. Nunca houve um episódio de mania ou hipomania.

Especificar:
Com transtorno ansioso
Com manifestações mistas
Com manifestações melancólicas
Com manifestações atípicas
Com manifestações psicóticas associadas a transtorno de humor
Com manifestações psicóticas desassociadas de transtorno de humor
Com catatonia
Com início em torno do parto
Com padrão sazonal

Reproduzido do Manual Diagnóstico e Estatístico de Transtornos Mentais, 5ª Edição (Direitos autorais de 2013). American Psychiatric Association.

Pessoas reais, histórias reais: a experiência de Josh* com depressão e transtorno esquizoafetivo.

Reflita sobre os fatores que podem contribuir para as percepções de Josh acerca de sua doença e suas percepções quanto às contribuições dos profissionais de saúde para seu processo de recuperação.

Karyn: Fale-me sobre a época em você soube pela primeira vez que tinha um transtorno de humor [Josh havia dito que tinha depressão. Quando começamos a entrevista, eu não sabia que seu diagnóstico real era transtorno esquizoafetivo].

Josh: Eu estava no final do ensino médio e progredia bem. Na época, eu fazia cursos de colocação profissional avançada (CPA) e, de repente, tirei nota F na matéria de inglês. Nada parecido com isso tinha acontecido antes. Comecei a ficar mais retraído. Como fumava maconha com meus amigos, imaginava se isso teria algum efeito. Concluí o ensino médio e, em seguida, frequentei uma universidade por 2 anos, até que os sintomas realmente vieram à tona. Fui desligado da equipe de futebol e, por isso, fiquei um pouco desapontado, mas me tornei ainda mais retraído e deprimido. Eu tinha ideias de suicídio e um plano para concretizá-lo. Foi necessário que eu tirasse licença da faculdade e simplesmente parei de fazer tudo; fiquei muito isolado. Quatro anos depois, tive o diagnóstico de transtorno esquizoafetivo.

Karyn: O que você achou desse diagnóstico?

Josh: Achei que estava errado. Eu de fato tinha certa dificuldade de acompanhar objetos em movimento com os olhos, e isso ainda acontece quando não durmo o suficiente. Hoje em dia, quando penso nisso, lembro que houve uma época na faculdade em que pensei que meus colegas de quarto estavam falando de mim; e outra, depois, em que comecei a pensar que as pessoas do quarto ao lado também falavam de mim. Eu lia muitas coisas. Algumas vezes, pensava ter visto alguma coisa no canto do meu campo de visão e outras, ouvia vozes.

Karyn: Deve ter sido difícil, ou mesmo assustador, ter esses sintomas e receber esse diagnóstico. Como foi isso para você?

Josh: Sim, foi, mas fiquei feliz por ter um diagnóstico, porque então eu sabia que poderia lidar com ele. Ao mesmo tempo, contudo, eu pensava que tinha sido muito rápido, e eles logo começaram a prescrever pílulas. Se eu pudesse fazer tudo de novo, teria só confiado nos médicos, mas me rebelei contra os fármacos várias vezes – algumas, porque tinham efeitos adversos como discinesia tardia; ou porque eu estava convencido de que os medicamentos estavam piorando meu estado e até me fazendo mal; e, certa vez, simplesmente abandonei o tratamento porque eu não tinha as coisas que desejava, como casamento, um diploma universitário ou uma carreira. Em alguns momentos pensei: "Posso ser mais inteligente que isso e vou superar". No entanto, eu estava muito perturbado e incoerente. Todas as vezes que parava de usar os medicamentos, começava a ficar retraído, deprimido, ouvir vozes e, por fim, eu simplesmente não conseguia fazer coisa alguma senão culpá-los por isso. Eu tentava esconder o fato de que tinha parado de usar os remédios, mas isso sempre ficava evidente. Hoje eu continuo a usar os medicamentos, porque sei que preciso fazer isto.

Karyn: Você tem estado muito bem desde então!

Josh: [risos] Sim, demorei 8 anos para concluir meu curso universitário, mas hoje tenho um bom emprego em tecnologia da informática, em um sistema de um grande hospital, e vivo com meus próprios recursos. Eu estava noivo e, embora não tenha dado certo, estou namorando de novo e tenho esperança de construir um relacionamento sério.

Karyn: O que você pensa que foi mais importante para auxiliar sua recuperação?

Josh: Meus pais me apoiaram durante todo o processo. Eles eram meu único apoio, e eu não queria que outras pessoas soubessem de meu "problema". Consegui ficar com meus pais até que fosse capaz de andar com as próprias pernas, e isso foi realmente importante. Da última vez que parei de usar meus medicamentos, precisei ler os registros dos processos legais para lembrar de tudo o que tinha acontecido, mas sei que houve acusações por transgressões. Tive problemas com a polícia e também com meus pais, que por fim chamaram uma equipe de intervenção em crises; então fui internado contra minha vontade. Estive no hospital por cerca de 30 dias, onde vi pessoas que não tinham lar nem quem as apoiassem; elas estavam de fato em péssimas condições. Saber que eu tinha um lugar para viver de fato me ajudou. Além disso, eu tinha um emprego e algum sucesso no trabalho, o que de certa maneira me deu foco. Meu trabalho consiste basicamente em cálculos matemáticos, ou seja, não requer muitos desafios às minhas habilidades sociais. Isso foi útil para mim porque, embora algumas pessoas possam ser autodidatas em habilidades sociais, eu nunca fui. Meu trabalho me permite ter grandes *insights*, ser excêntrico e não precisar tentar entender as pessoas.

Karyn: O que você pensa sobre o impacto dos profissionais de saúde com os quais você interagiu?

Josh: Eu trabalho em um hospital e, por isso, aprecio muito o trabalho duro desses profissionais. Encontrei uma enfermeira que me deu bons conselhos e muito apoio. Ela me fez algumas perguntas questionadoras e confrontou-me diversas vezes. Isso foi difícil, mas ela estava fazendo seu trabalho e eu estava tentando esconder-me de minha doença. Ela me disse que os medicamentos poderiam perder a eficácia se eu não os usasse ou continuasse o tratamento desde as fases iniciais da minha doença; então isso me encorajou a tomá-los.

Também tive um bom serviço de saúde comunitária – um gestor de casos, um psiquiatra e um especialista em saúde comportamental que achei especialmente apoiador, porque ele conversava sobre coisas espirituais e isso me deixou à vontade para explorar outras questões.

No hospital, os enfermeiros trabalhavam a maior parte do tempo na estação de enfermagem, e isso provavelmente era melhor para sua segurança, mas ainda assim eu conseguia conversar com eles, que me diziam que estava tudo bem por eu estar ali. Isso foi importante, porque eu não tinha certeza do que estava acontecendo comigo e eles simplesmente conversavam sobre os problemas normais do dia a dia. Eles se pareciam mais com pessoas afetuosas do que profissionais frios e distantes. Hoje, frequento os encontros da National Alliance on Mental Illness, porque quero conscientizar as pessoas que têm problemas mentais (e seus familiares) de que os profissionais conseguiam enxergar coisas que eu não poderia ver na época em que estava sintomático, por isso é importante confiar no processo. Também quero que os familiares saibam que ter apoio constante da família foi um fator determinante para mim, mesmo quando estava enfrentando problemas com a Lei e eles facilitaram minha internação, ainda que fosse contra minha vontade.

*Como esse paciente pediu anonimato, seu nome foi alterado.

Transtorno depressivo persistente (distimia)

As características da **distimia** são semelhantes ou, de algum modo, mais brandas que as atribuíveis ao TDM. Os pacientes distímicos descrevem seu humor como triste ou deprimido ("no buraco"). Contudo, não há evidência de sintomas psicóticos. A manifestação essencial é humor cronicamente deprimido (ou, talvez, humor irritável nas crianças ou nos adolescentes) na maior parte do dia, na maioria dos dias, ao menos por 2 anos (1 ano para crianças e adolescentes). Esse diagnóstico é especificado como de *início precoce* (ou seja, quando ocorre antes de 21 anos de idade) ou *início tardio* (quando começa com 21 anos ou mais). O Boxe 25.2 descreve os critérios diagnósticos do transtorno depressivo persistente (distimia) de acordo com o *DSM-5*.

Transtorno disfórico pré-menstrual

As manifestações essenciais do **transtorno disfórico pré-menstrual** (TDPM) são: humor acentuadamente deprimido, ansiedade exagerada, variações de humor e redução do interesse nas atividades habituais durante a semana que precede ao início da menstruação. Os sintomas melhoram depois da menstruação e são mínimos ou indetectáveis na semana seguinte (APA, 2013). O Boxe 25.3 descreve os critérios diagnósticos propostos no *DSM-5*.

Transtorno depressivo induzido por substâncias/fármacos

Os sintomas associados ao transtorno depressivo induzido por substâncias/fármacos são considerados consequência direta dos efeitos fisiológicos da substância (p. ex., uma droga ilícita, fármaco ou exposição a uma toxina). Esse transtorno causa sofrimento clinicamente significativo ou limitações na área social, ocupacional ou outras atividades funcionais importantes. O humor deprimido está associado à *intoxicação* ou à *abstinência* de fármacos e/ou substâncias como álcool, anfetaminas, cocaína, alucinógenos, opioides, substâncias semelhantes à fenciclidina, sedativos, hipnóticos ou ansiolíticos. Os sinais e sintomas atendem a todos os critérios de um transtorno depressivo relevante (APA, 2013).

Alguns fármacos são conhecidos por causar sintomas do humor. As classes implicadas são anestésicos, analgésicos, anticolinérgicos, anticonvulsivantes, anti-hipertensivos, antiparkinsonianos, antidispépticos, fármacos cardiovasculares, anticoncepcionais orais, psicotrópicos, relaxantes musculares, corticoides e sulfonamidas. Alguns exemplos específicos são citados na descrição dos fatores predisponentes aos transtornos depressivos.

BOXE 25.2 Critérios diagnósticos do transtorno depressivo persistente (distimia).

A. Humor deprimido na maior parte do dia, na maioria dos dias, conforme indicado por relato subjetivo ou observação direta de outras pessoas, ao menos por 2 anos. *Nota*: nas crianças e nos adolescentes, o humor pode ser irritável e a duração mínima é de 1 ano.

B. Durante o período deprimido, presença de dois (ou mais) dos seguintes:
 1. Falta de apetite ou ingestão alimentar exagerada.
 2. Insônia ou sonolência excessiva.
 3. Fadiga ou falta de energia.
 4. Baixa autoestima.
 5. Dificuldade de concentrar-se ou tomar decisões.
 6. Sentimento de desesperança.

C. Durante o período de 2 anos (1 ano para crianças e adolescentes) com o transtorno, o indivíduo nunca deixou de ter esses sintomas dos critérios A e B por mais de 2 meses seguidos.

D. Os critérios de um transtorno depressivo significativo podem estar presentes continuamente ao longo de 2 anos.

E. Nunca houve um episódio de mania ou hipomania e os critérios diagnósticos do transtorno ciclotímico nunca foram preenchidos.

F. O transtorno não pode ser mais bem explicado por transtorno esquizoafetivo persistente, esquizofrenia, transtorno delirante ou outro transtorno do espectro esquizofrênico especificado ou não especificado, ou por outro transtorno psicótico.

G. Os sintomas não podem ser atribuídos aos efeitos fisiológicos de alguma substância (p. ex., droga ilícita, fármaco) ou outra doença clínica (p. ex., hipotireoidismo).

H. Os sintomas podem causar sofrimento clinicamente significativo, ou limitações nas áreas social, ocupacional ou outras funções importantes.

Especificar:
Com transtorno ansioso
Com manifestações mistas
Com manifestações melancólicas
Com manifestações atípicas
Com manifestações psicóticas associadas a transtorno de humor
Com manifestações psicóticas desassociadas de transtorno de humor
Com início em torno do parto

Especificar:
Com síndrome distímica pura
Com episódio de depressão maior persistente
Com episódios de depressão maior intermitentes associados a episódio atual
Com episódios de depressão maior intermitente não associados a episódio atual

Especificar se:
Em remissão parcial
Em remissão total

Especificar se:
Início precoce (antes de 21 anos de idade)
Início tardio (com 21 anos ou mais)

Especificar se:
Branda
Moderada
Grave

> **BOXE 25.3** Critérios diagnósticos do transtorno disfórico pré-menstrual.
>
> A. Na maioria dos ciclos menstruais, no mínimo cinco sintomas devem estar presentes na última semana antes do início da menstruação. Eles devem começar a melhorar poucos dias depois do início da menstruação e tornarem-se mínimos ou imperceptíveis na semana subsequente à menstruação.
> B. Um (ou mais) dos seguintes sintomas devem estar presentes:
>   1. Labilidade afetiva acentuada (p. ex., variações de humor; sentir-se repentinamente triste ou lacrimoso; ou mostrar sensibilidade exacerbada à rejeição).
>   2. Irritabilidade ou raiva extremada, ou agravamento dos conflitos interpessoais.
>   3. Humor acentuadamente deprimido, sentimento de desesperança, ou pensamentos autodepreciativos.
>   4. Ansiedade acentuada, tensão, sentir-se estressada ou no limite.
> C. Um (ou mais) dos seguintes sintomas também deve ocorrer, de modo a totalizar cinco sintomas quando estes são combinados com os sintomas descritos no critério B (ver anteriormente).
>   1. Redução do interesse pelas atividades habituais (p. ex., trabalho, estudo, amigos ou *hobbies*).
>   2. Dificuldade subjetiva de concentrar-se.
>   3. Letargia, fadiga ao menor esforço ou perda acentuada de energia.
>   4. Alteração acentuada do apetite, ingestão alimentar excessiva ou desejo incontrolável de alimentos específicos.
>   5. Sonolência excessiva ou insônia.
>   6. Sentimento de estar sobrecarregada ou fora de controle.
>   7. Sinais e sintomas físicos como hipersensibilidade ou congestão das mamas, dor articular ou muscular, sensação de estar "inchada" e aumento do peso.
>   *Nota:* os sintomas descritos nos critérios A-C devem estar presentes na maioria dos ciclos menstruais decorridos ao longo do último ano.
> D. Os sintomas estão associados a sofrimento clinicamente significativo ou interferem no trabalho, estudo, atividades sociais habituais ou relacionamentos interpessoais (p. ex., evitar atividades sociais, queda de produtividade e perda de eficiência no trabalho, estudo ou tarefas domésticas).
> E. O transtorno não é simplesmente uma exacerbação dos sintomas de alguma outra doença, como TDM, transtorno de pânico, transtorno depressivo persistente (distimia) ou transtorno de personalidade (embora possa coexistir com qualquer uma delas).
> F. O critério A deve ser confirmado por avaliações diárias repetidas realizadas ao longo de, no mínimo, dois ciclos menstruais sintomáticos. (*Nota:* antes dessa confirmação, esse diagnóstico pode ser estabelecido em caráter provisório.)
> G. Os sintomas não podem ser atribuídos aos efeitos físicos de alguma substância (p. ex., droga ilícita, fármaco ou outro tipo de tratamento) ou outra doença clínica (p. ex., hipertireoidismo).

Transtorno depressivo associado a outra doença clínica

Esse transtorno caracteriza-se por sinais e sintomas associados a um episódio de depressão maior que podem ser atribuídos aos efeitos fisiopatológicos de outra doença clínica (APA, 2013). A depressão causa sofrimento clinicamente significativo ou limitação na área social, ocupacional ou outras atividades funcionais importantes. Os tipos de efeitos fisiopatológicos estão descritos na seção sobre fatores predisponentes à depressão.

Fatores predisponentes

A etiologia da depressão é desconhecida. Nenhuma teoria ou hipótese proposta oferece uma explicação inequívoca para essa doença. As evidências a favor de uma etiologia múltipla continuam a acumular-se, de modo que a suscetibilidade pessoal à depressão é resultante dos efeitos combinados de fatores genéticos, bioquímicos e psicossociais. A seguir, estão descritos alguns postulados teóricos.

Teorias biológicas

Genética

Os transtornos afetivos têm sido detalhadamente investigados quanto à relevância dos fatores hereditários. Diversos estudos sugeriram uma relação genética, mas ainda não foi possível demonstrar um mecanismo de transmissão genética bem definido.

Estudos com gêmeos

Estudos com gêmeos sugeriram uma relação etiológica bem definida entre genética e transtornos afetivos, inclusive depressão em suas diversas formas. Alguns estudos estimaram que a hereditariedade representa cerca de 40 a 50% (Lohoff, 2010). Os estudos com gêmeos que investigaram especificamente os transtornos unipolares recidivantes de depressão maior (TUR-DM) calcularam o risco de desenvolver essa doença em 37% entre os gêmeos "com um componente significativo de risco ambiental individual singular, embora com pouco risco ambiental compartilhado" (Lohoff, 2010, p. 539). Esses resultados sugerem que, embora os estudos com gêmeos tenham demonstrado um risco genético, eles não explicam todos os casos de depressão. Os riscos ambientais não representam apenas uma variável importante, mas também são singularmente pessoais.

Estudos familiares

A maioria dos estudos familiares demonstrou que a depressão maior era mais comum entre os parentes biológicos de primeiro grau dos pacientes com esse transtorno do que na população em geral (Black & Andreasen, 2014). As evidências a favor de um risco aumentado de desenvolver transtorno depressivo entre os subgrupos com história familiar positiva são muito convincentes. É improvável que fatores ambientais aleatórios possam ser responsáveis pela concentração dos casos da doença em determinadas famílias.

Estudos de adoção

O apoio à hereditariedade como fator etiológico da depressão provém de estudos com crianças adotadas de pais biológicos deprimidos. Alguns estudos demonstraram um aumento de três vezes na incidência de depressão entre os filhos de parentes biológicos com transtorno depressivo, mas outros não evidenciaram qualquer diferença nos índices de incidência dos transtornos de humor (Sadock et al., 2015). Por outro lado, os estudos de adoção também são realizados para avaliar os efeitos de ser criado por um genitor adotivo (em especial por uma mãe adotiva) com depressão e os riscos de desenvolver depressão entre indivíduos geneticamente diferentes. Um ponto curioso é que esses estudos evidenciaram risco aumentado de depressão (além de transtorno de oposição desafiante e transtorno de conduta) entre filhos adotados, o que não poderia ser explicado apenas pela genética (Natsuaki et al., 2014). Também nesse caso, essa observação sugere que os fatores ambientais ainda podem desempenhar um papel importante para a etiologia dos transtornos depressivos.

Fatores bioquímicos

Aminas biogênicas

Alguns autores sugeriram a hipótese de que os transtornos depressivos possam estar relacionados com uma deficiência dos neurotransmissores como norepinefrina, serotonina e dopamina nos receptores cerebrais funcionalmente importantes. No passado, a hipótese das aminas biogênicas proposta para explicar os transtornos de humor originou-se da observação de que a reserpina (um anti-hipertensivo que reduz os níveis cerebrais das aminas como a norepinefrina) estava associada ao desenvolvimento de uma síndrome depressiva. A norepinefrina (uma catecolamina) foi reconhecida como um componente essencial à mobilização do organismo para enfrentar situações de estresse. Os neurônios que contêm serotonina são fundamentais para a regulação de muitas funções psicobiológicas, como humor, ansiedade, excitação, vigilância, irritabilidade, pensamento, cognição, apetite, agressividade, ciclos de sono-vigília, ingestão alimentar e motilidade intestinal. Alguns estudos demonstraram que o triptofano (aminoácido precursor da serotonina) aumenta a eficácia dos fármacos antidepressivos e, às vezes, pode ser intrinsecamente eficaz como antidepressivo. Os níveis de dopamina no sistema mesolímbico do cérebro parecem ter uma influência importante para o humor e comportamento dos seres humanos. Os suprimentos reduzidos dessas aminas biogênicas inibem a transmissão dos estímulos de uma fibra neuronal para outra e isso resulta na impossibilidade de que as células despolarizem ou se tornem eletricamente carregadas (ver Figura 25.1).

Mais recentemente, a teoria das aminas biogênicas foi ampliada para incluir outro neurotransmissor – a acetilcolina. Como os fármacos colinérgicos têm efeitos profundos no humor, no eletroencefalograma, no sono e nas funções neuroendócrinas, alguns estudos sugeriram que o problema da depressão e mania possa ser um desequilíbrio entre aminas biogênicas e acetilcolina. A transmissão colinérgica parece exagerada nos pacientes deprimidos e insuficiente nos pacientes maníacos (Sadock et al., 2015). A função exata que qualquer neurotransmissor possa desempenhar na etiologia da depressão é incerta, porque não é possível dosar os níveis desses compostos químicos no cérebro. Alguns estudos sugeriram a hipótese de que, como os inibidores seletivos da receptação de serotonina (ISRSs) são fármacos que aumentam os níveis de serotonina, as concentrações baixas deste neurotransmissor no cérebro devem ser responsáveis pela depressão. Entretanto, os ISRSs também são eficazes no tratamento da ansiedade, e isso resultou na hipótese de que os níveis baixos de serotonina sejam responsáveis por esse transtorno. Além disso, níveis *muito* altos de serotonina também foram implicados nos estados de ansiedade e na esquizofrenia. Todas essas informações aparentemente contraditórias levaram alguns pesquisadores atuais a acreditar que os neurotransmissores como serotonina podem ser mais bem definidos como moduladores dos estados emocionais exacerbados, em vez de estar associados a qualquer emoção específica (Sadock et al., 2015). À medida que se acumulam evidências experimentais, a ampliação do conhecimento acerca das aminas biogênicas certamente contribuirá para o entendimento mais claro e o tratamento mais eficaz dessa doença.

Distúrbios neuroendócrinos

Os distúrbios neuroendócrinos podem desempenhar um papel importante para a patogenia ou persistência do transtorno depressivo. Essa hipótese foi sugerida com base na observação de que transtornos graves do humor são detectados durante a administração de determinados hormônios, ou nos pacientes que desenvolvem espontaneamente doenças endócrinas.

Eixo hipotalâmico-hipofisário-suprarrenal

Nos pacientes deprimidos, o sistema comum de inibição hormonal é falho, resultando na secreção excessiva de cortisol. Esse nível sérico alto de cortisol constitui a base do teste de supressão com dexametasona, que é realizado em alguns casos para determinar se um paciente tem depressão reversível com intervenções somáticas.

Eixo hipotalâmico-hipofisário-tireóideo

O fator de liberação da tireotrofina (TRF) secretado pelo hipotálamo estimula a liberação do hormônio de estimulação da tireoide (TSH) pela adeno-hipófise.

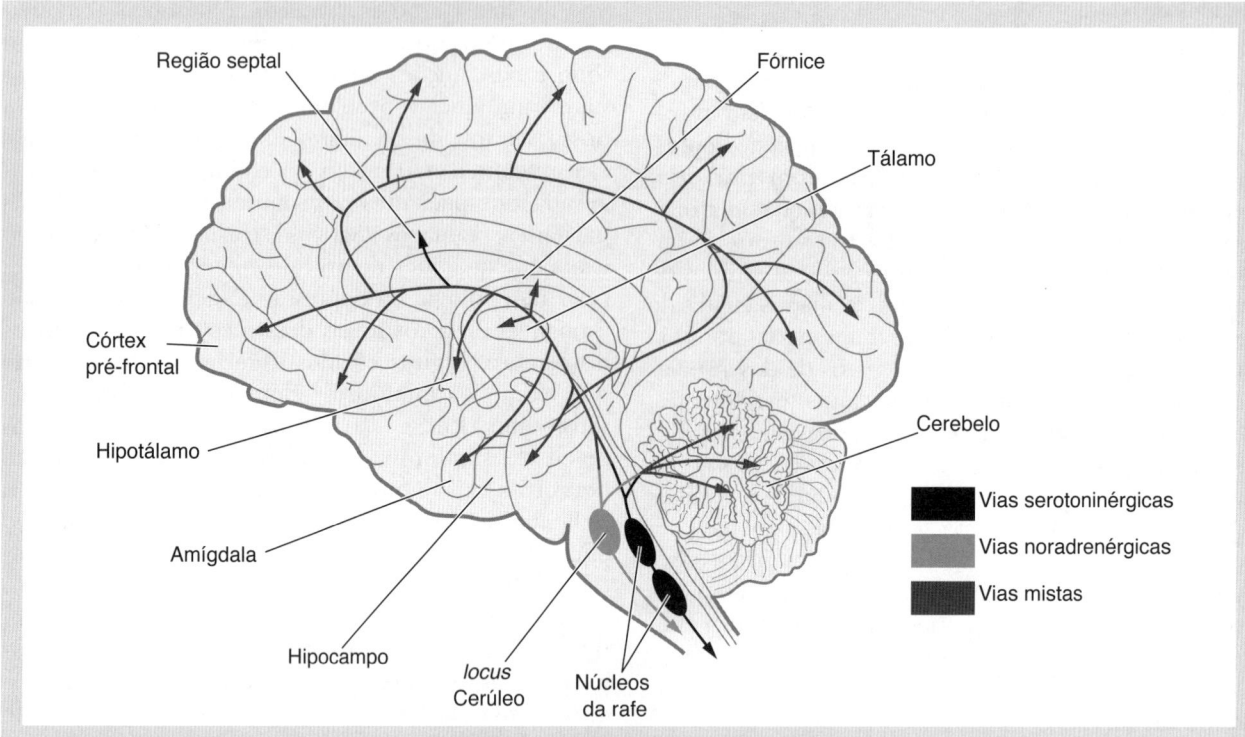

Figura 25.1 Neurobiologia da depressão.

NEUROTRANSMISSORES

Embora outros neurotransmissores também tenham sido implicados na fisiopatologia da depressão, as anormalidades da serotonina e norepinefrina foram estudadas com mais detalhes.

Os neurônios (corpos cerebrais) que originam as vias serotoninérgicas estão situados dentro dos núcleos da rafe, localizados, por sua vez, no tronco encefálico. Os neurônios que usam norepinefrina como neurotransmissor originam-se do *locus* cerúleo. Projeções dessas duas vias de neurotransmissores estendem-se por todo o prossencéfalo, córtex pré-frontal, cerebelo e sistema límbico.

ÁREAS CEREBRAIS AFETADAS

As áreas cerebrais afetadas pela depressão e os sintomas que causam são os seguintes:
- Hipocampo: déficits de memória, sentimento de indignidade ou falta de valor pessoal, desesperança e culpa
- Amígdala: anedonia, ansiedade, motivação reduzida
- Hipotálamo: sono e apetite reduzidos ou exagerados; perdas de vigor e libido
- Outras estruturas límbicas: distúrbios emocionais
- Córtex pré-frontal: humor deprimido; dificuldade de concentração
- Cerebelo: lentidão/agitação psicomotora.

ANTIPSICÓTICOS

Todos os fármacos que aumentam os níveis de serotonina, norepinefrina ou ambas podem atenuar os sintomas emocionais e vegetativos da depressão. Entre os fármacos que produzem esses efeitos estão os que bloqueiam a receptação pré-sináptica dos neurotransmissores, ou bloqueiam os receptores das terminações neurais (tricíclicos; ISRSs; ISRNs) e os que inibem a monoaminoxidase (uma enzima envolvida no metabolismo das monoaminas como serotonina, norepinefrina e dopamina, também conhecidos como IMAOs.

Os efeitos adversos desses fármacos estão relacionados com a ação bloqueadora dos receptores dos neurotransmissores específicos. Os tricíclicos (p. ex., imipramina, amitriptilina) e os tetracíclicos (p. ex., mirtazapina, maprotilina) bloqueiam a receptação e/ou os receptores de serotonina, norepinefrina, acetilcolina e histamina. Os ISRSs são inibidores seletivos da receptação de serotonina. Outros fármacos, como a bupropiona, venlafaxina e duloxetina, bloqueiam a receptação de serotonina e norepinefrina e também atuam como inibidores fracos da dopamina.

O bloqueio da receptação de norepinefrina causa efeitos adversos como tremores, arritmias cardíacas, disfunção sexual e hipertensão. O bloqueio da receptação de serotonina causa efeitos adversos como distúrbios digestórios, agitação exagerada e disfunção sexual. O bloqueio da receptação de dopamina causa o efeito adverso de hiperativação psicomotora. O bloqueio da receptação de acetilcolina causa boca seca, borramento visual, constipação intestinal e retenção urinária. O bloqueio da receptação de histamina provoca sedação, aumento do peso e hipotensão.

Por sua vez, o TSH estimula a glândula tireoide. Uma resposta deprimida do TSH ao TRF exógeno administrado é detectada em cerca de 25% dos pacientes deprimidos e parece estar associada ao risco elevado de recidiva da doença, apesar do tratamento com antidepressivos (Sadock et al., 2015). Cerca de 4,6% da população norte-americana têm hipotireoidismo (mais comum nas mulheres) e depressão é um sintoma comumente associado (além de muitos outros sintomas) (National Institutes of Health [NIH], 2016a). A dosagem laboratorial do nível de TSH é importante para diferenciar entre transtornos depressivos e doenças da tireoide, porque neste último grupo os sintomas de depressão são tratados com reposição hormonal em vez de antidepressivos.

Fatores fisiológicos

Os sintomas depressivos causados por uma doença não relacionada com transtornos do humor, ou que ocorrem como efeito adverso de determinados fármacos, são conhecidos como depressão *secundária*. A depressão secundária pode estar relacionada com efeitos adversos dos fármacos, doenças neurológicas, distúrbios eletrolíticos ou hormonais, deficiências nutricionais e outros distúrbios fisiológicos ou psicológicos.

Efeitos adversos dos fármacos

Alguns fármacos usados isoladamente ou em diversas combinações com outros compostos podem causar uma síndrome depressiva. Os mais comuns são os que têm efeito direto no sistema nervoso central, inclusive ansiolíticos, antipsicóticos, hipnótico-sedativos (inclusive barbitúricos e opioides) e anticonvulsivantes estabilizadores do humor. Alguns fármacos utilizados para tratar doenças clínicas sistêmicas também foram associados à depressão (Vann, 2015) e muitos são citados a seguir:

- Antibacterianos, antifúngicos e antivirais
- Antimaláricos (inclusive mefloquina)
- Anti-hipertensivos (como betabloqueadores e bloqueadores do canal de cálcio) e estatinas
- Antineoplásicos (inclusive vincristina e zidovudina)
- Fármacos de uso dermatológico (inclusive isotretinoína e finasterida)
- Hormônios (inclusive anticoncepcionais)
- Inibidores não nucleosídios da transcriptase reversa (fármacos usados para tratar infecção pelo HIV)
- Fármacos de ação respiratória (inibidores dos leucotrienos)
- Corticoides
- Fármacos usados para ajudar a parar de fumar (vareniclina)
- Anticonvulsivante (p. ex., vigabatrina).

Doenças neurológicas

Os pacientes que tiveram acidente vascular encefálico (AVE) podem ter desânimo ou abatimento, que não está relacionado com a gravidade do AVE. Essas queixas caracterizam um transtorno depressivo real e os antidepressivos podem ser indicados como tratamento. Tumores encefálicos, especialmente os que se localizam na área do lobo temporal, com frequência causam sintomas depressivos. Depressão agitada pode fazer parte do quadro clínico associado à doença de Alzheimer, doença de Parkinson e doença de Huntington. Nos pacientes com esclerose múltipla, agitação e inquietude também podem indicar depressão coexistente.

Distúrbios eletrolíticos

Níveis muito altos de bicarbonato de sódio ou cálcio podem causar sintomas depressivos, assim como déficits de magnésio e sódio. O potássio também foi implicado na síndrome depressiva. Sinais e sintomas foram descritos com níveis altos ou baixos de potássio no organismo.

Distúrbios hormonais

A depressão está associada à disfunção do córtex suprarrenal e é detectada comumente nos pacientes com doença de Addison e síndrome de Cushing. Outras doenças endócrinas que podem causar sintomas de depressão são hipoparatireoidismo, hiperparatireoidismo, hipotireoidismo e hipertireoidismo.

Desequilíbrios dos níveis dos hormônios estrogênio e progesterona foram implicados como fatores predisponentes ao TDPM, embora a causa exata ainda não esteja definida. A interação entre essas anormalidades hormonais tem impacto nos níveis de serotonina, que pode contribuir para a depressão associada ao TDPM. Estudos também demonstraram que as pacientes com TDPM têm depressão e ansiedade subjacentes, de modo que é possível que as alterações hormonais agravem um transtorno mental preexistente (Thielen, 2015).

Deficiências nutricionais

Deficiências de proteínas, carboidratos, vitamina B_1 (tiamina), vitamina B_2 (riboflavina), vitamina B_6 (piridoxina), vitamina B_9 (folato), vitamina B_{12}, ferro, zinco, cálcio, cromo, iodo, lítio, selênio, potássio é ácidos ômega-3 foram associadas aos sintomas depressivos (Sathyanarayana Rao et al., 2008; Shimelpfening, 2012). Um estudo de grande porte publicado há pouco tempo também demonstrou que a deficiência de vitamina D estava relacionada com sintomas depressivos (Shin et al., 2016). Por essa razão, não é surpreendente que pacientes com anorexia nervosa e deficiências nutricionais significativas frequentemente tenham depressão como comorbidade.

Outros distúrbios fisiológicos

Outros distúrbios associados à depressão secundária são doenças do colágeno, como lúpus eritematoso sistêmico (LES) e poliarterite nodosa; doenças cardiovasculares como miocardiopatia, insuficiência cardíaca congestiva e infarto do miocárdio; infecções como encefalite, hepatite, mononucleose, pneumonia e sífilis; e distúrbios metabólicos como diabetes melito e porfiria.

Teorias psicossociais

Teoria psicanalítica

Em 1917, Freud publicou seu artigo clássico intitulado "Luto e Melancolia". Nesse estudo, o autor definiu as manifestações típicas da melancolia como:

> "... um desânimo profundamente penoso, cessação de interesse pelo mundo externo, perda da capacidade de amar, inibição de toda e qualquer atividade e diminuição dos sentimentos de autoestima a ponto de encontrar expressão em autorrecriminação e autoenvilecimento, culminando em uma expectativa delirante de punição".

Freud observou que a melancolia ocorria depois da perda de um objeto amado, seja de fato por morte ou emocionalmente por rejeição, ou da perda de alguma outra abstração de valor do indivíduo. Ele sugeriu que, na melancolia, a raiva reprimida do paciente seria dirigida para dentro, em razão da sua identificação com o objeto perdido (Sadock *et al.*, 2015).

Freud também acreditava que o indivíduo predisposto à melancolia experimentaria ambivalência nos relacionamentos amorosos. Por essa razão, ele postulou que, quando a perda é incorporada ao *self* (ego), a parte hostil da ambivalência que foi sentida pelo objeto perdido era então dirigida interiormente contra o próprio ego.

Teoria da aprendizagem

O modelo de "desesperança aprendida" originou-se dos experimentos de Seligman com cães (1973). Os animais eram expostos à estimulação elétrica, da qual não conseguiam escapar. Mais tarde, quando tinham a oportunidade de evitar a experiência traumática, os cães reagiam com desesperança e não faziam qualquer tentativa de fugir. Nos seres humanos que passam por vários fracassos (reais ou percebidos), há um estado semelhante de desesperança. O indivíduo desiste de qualquer tentativa subsequente de ser bem-sucedido. Seligman sugeriu a hipótese de que a desesperança aprendida predisponha os indivíduos à depressão, impondo um sentimento de falta de controle sobre suas condições de vida. Eles tornam-se deprimidos na medida em que se sentem sem esperança porque aprendem que, não importa o que façam, não terá resultado. A desesperança aprendida pode ser especialmente deletéria nos primeiros anos de vida, porque o sentimento de controle do próprio ambiente é um fundamento importante para o desenvolvimento emocional subsequente.

Teoria da perda do objeto

A teoria da perda do objeto sugere que os transtornos depressivos são consequência de abandono ou, de alguma maneira, separação de uma pessoa significativa durante os primeiros 6 meses de vida. Como a mãe representa a fonte principal de segurança da criança durante esse período, ela é considerada o "objeto". Essa inexistência de ligação, que pode ser física ou emocional, gera sentimentos de desesperança e desamparo, que contribuem para os padrões depressivos em resposta às perdas que ocorrem ao longo da vida.

O conceito de "depressão anaclítica" foi introduzido em 1946 pelo psiquiatra René Spitz em referência às crianças que se tornavam deprimidas depois de serem separadas de suas mães por períodos longos durante os primeiros anos de vida. Conforme descrita por Spitz, essa condição incluía sintomas como choro excessivo, anorexia, retração social, **atraso psicomotor**, estupor e disfunção generalizada dos processos normais de crescimento e desenvolvimento. Alguns pesquisadores sugeriram que as perdas da vida adulta afetam os indivíduos muito mais gravemente na forma de depressão quando eles passaram por perdas nos primeiros anos de vida.

Teoria cognitiva

Beck e colaboradores (1979) apresentaram uma teoria que sugere que a anormalidade primária da depressão seja cognitiva, em vez de afetiva. A causa básica da depressão seriam distorções cognitivas, que acarretam atitudes negativas de derrota. Beck e colaboradores reconheceram três dessas distorções cognitivas que, em sua opinião, atuam como fundamentos para a depressão:

1. Expectativas negativas quanto ao ambiente
2. Expectativas negativas quanto a si próprio
3. Expectativas negativas quanto ao futuro

Essas distorções cognitivas originam-se de alguma anormalidade do desenvolvimento cognitivo e o indivíduo sente-se inadequado, inútil e rejeitado pelas outras pessoas. A expectativa quanto ao futuro é de pessimismo e desesperança.

Os teóricos cognitivos sustentam que a depressão seja resultado de pensamentos negativos. Isso contrasta com as outras teorias, que sugerem que os pensamentos negativos ocorram quando o indivíduo já está deprimido. A **terapia cognitiva** tem como foco ajudar o indivíduo a alterar o humor modificando o modo como ele pensa. O indivíduo aprende a controlar as distorções mentais negativas que resultam em pessimismo, letargia, procrastinação, indecisão e baixa autoestima (ver Capítulo 19, *Terapia Cognitiva*).

Modelo transacional

Nenhuma teoria ou hipótese consegue oferecer, sozinha, uma explicação totalmente convincente para os transtornos depressivos. As evidências a favor de uma etiologia multifatorial continuam a crescer. O modelo transacional reconhece os efeitos combinados dos fatores genéticos, bioquímicos e psicossociais na susceptibilidade pessoal à depressão. A Figura 25.2 ilustra a dinâmica da depressão com base no modelo transacional de estresse e adaptação.

Implicações no desenvolvimento

Infância

Apenas nos últimos anos, pesquisadores chegaram a um consenso quanto à definição do TDM como uma condição clínica detectável nas crianças e nos adolescentes; ele pode ser reconhecido com base em critérios semelhantes aos aplicados aos adultos. Entretanto, os sintomas depressivos frequentemente são diferentes na infância e o quadro clínico modifica-se à medida que a idade aumenta (Anxiety and Depression Association of America, 2016; Sadock *et al.*, 2015):

- **Até a idade de 3 anos**: Os sinais e sintomas podem incluir distúrbios alimentares, birra ou pirraça, falta de vivacidade e expressividade emocional, déficit de crescimento ou atrasos do desenvolvimento da fala ou do controle motor grosseiro
- **3 a 5 anos**: Os sinais e sintomas comuns podem ser propensão para sofrer acidentes, fobias, agressividade e autorreprovação excessiva por infrações mínimas. Também são comuns alucinações auditivas congruentes ao humor. A incidência de depressão entre as crianças pré-escolares foi estimada em 0,3 a 0,9%
- **6 a 8 anos**: A criança pode apresentar queixas físicas vagas e comportamento agressivo. As crianças dessa faixa etária podem apegar-se excessivamente aos pais e evitar entrar em contato com pessoas desconhecidas ou novos desafios. Elas podem ficar atrás de seus colegas de classe no que se refere às habilidades sociais e ao desempenho acadêmico
- **9 a 12 anos**: Os sinais e sintomas comuns são pensamentos mórbidos, preocupação exagerada e baixa autoestima. Essas crianças podem pensar que estão deprimidas porque desapontaram seus pais de alguma forma. Também pode haver falta de interesse em brincar com amigos. A incidência de depressão entre as crianças em idade escolar foi estimada em 2 a 3%.

Outros sinais e sintomas de depressão na infância podem ser hiperatividade, delinquência, problemas escolares, queixas psicossomáticas, distúrbios do sono e padrão alimentar, isolamento social, pensamento delirante e pensamentos ou atos suicidas. A APA (2013) incluiu no *DSM-5* uma nova categoria diagnóstica no capítulo sobre transtornos depressivos. Esse transtorno infantil é referido como *transtorno disruptivo da desregulação do humor*. O Boxe 25.4 descreve os critérios diagnósticos desse transtorno depressivo.

As crianças podem tornar-se depressivas por várias razões. Em algumas crianças deprimidas, há uma predisposição genética a esse transtorno mental que, mais tarde, é desencadeado por alguma situação de estresse. Entre os fatores desencadeantes comuns estão: afastamento físico ou emocional do cuidador principal, separação conjugal ou divórcio dos pais, morte de um ente querido (ser humano ou animal de estimação), mudança de moradia, fracasso acadêmico ou doença física. Em todos os casos, o denominador comum é uma perda.

O foco da terapia das crianças deprimidas é atenuar seus sintomas e fortalecer suas habilidades de enfrentamento e adaptação, com a expectativa de possivelmente evitar problemas psicológicos futuros. Alguns estudos demonstraram que a depressão infantil não tratada pode causar problemas subsequentes na adolescência e vida adulta. A maioria das crianças é tratada ambulatorialmente. Em geral, a internação hospitalar da criança deprimida ocorre apenas quando houve uma tentativa concreta de suicídio, quando as condições domésticas impedem a adesão a um regime terapêutico ou quando a criança precisa ser separada do lar em razão de privação psicossocial.

É comum utilizar terapia de família e terapia parental para ajudar a criança deprimida. A recuperação é facilitada com apoio emocional e orientação aos familiares. Em geral, as crianças com mais de 8 anos de idade participam da terapia de família. Em alguns casos, terapia individual pode ser mais conveniente para crianças maiores. Os fármacos como antidepressivos podem ser importantes para o tratamento das crianças, principalmente quando elas têm formas mais graves e recidivantes de depressão. Os ISRSs são eficazes, em especial quando combinados com terapias psicossociais. Entretanto, como há certa preocupação de que os antidepressivos possam desencadear comportamento suicida na faixa etária jovem, a Food and Drug Administration (FDA) norte-americana incluiu um alerta em negrito (descrito na seção subsequente) na bula de todos os antidepressivos. O National Institute of Mental Health (2016) ressaltou:

> Em alguns casos, crianças, adolescentes e adultos jovens (menos de 25 anos) podem ter intensificação dos pensamentos ou comportamentos suicidas quando usam antidepressivos, especialmente nas primeiras semanas depois de iniciar o tratamento ou quando a dose é alterada. Esse alerta da FDA norte-americana (Food and Drug Administration) também afirma que pacientes de todas as idades tratados com antidepressivos devem ser monitorados com cuidado, em especial nas primeiras semanas de tratamento.

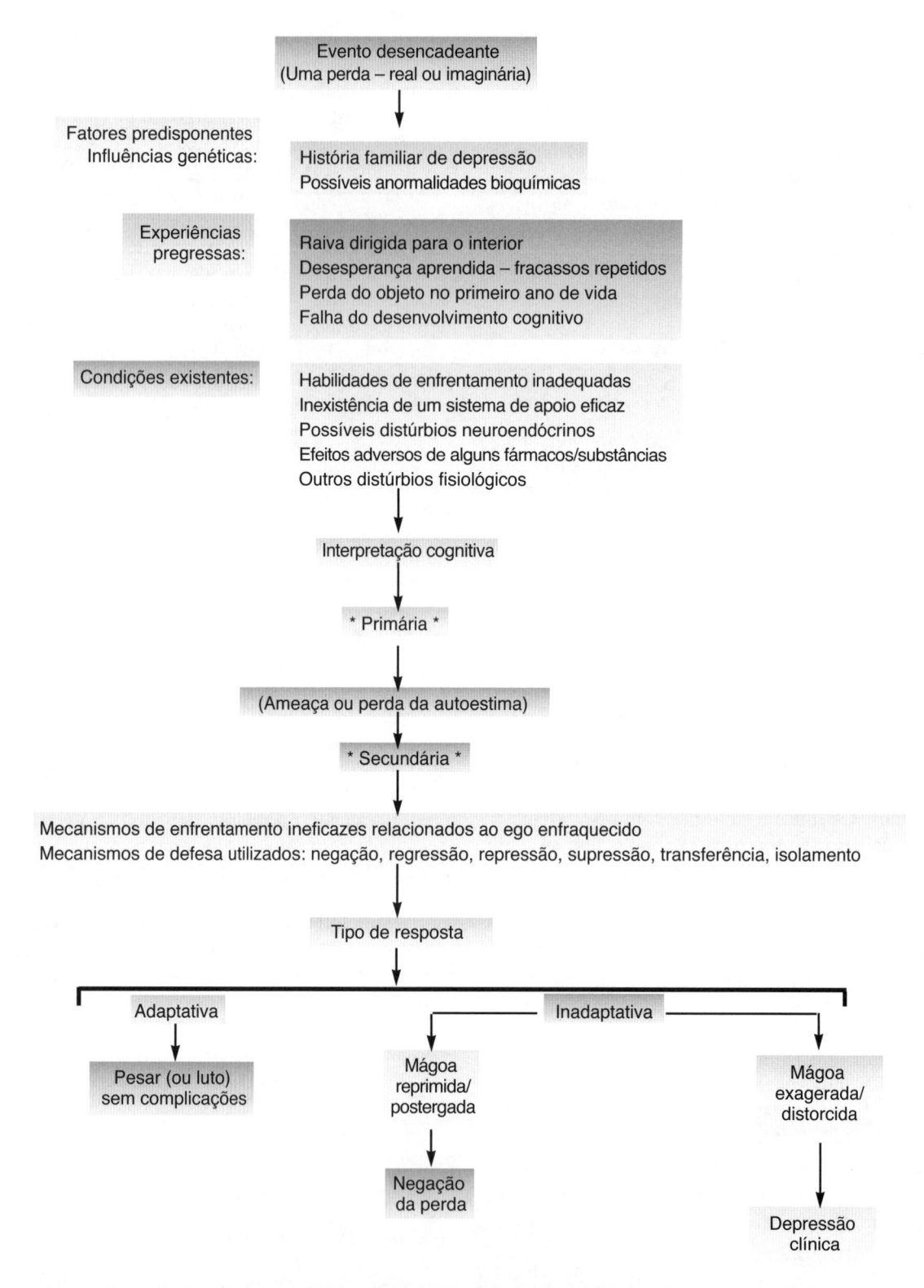

```
                    Evento desencadeante
                   (Uma perda – real ou imaginária)
                              │
                              ▼
Fatores predisponentes
Influências genéticas:        História familiar de depressão
                              Possíveis anormalidades bioquímicas

    Experiências              Raiva dirigida para o interior
    pregressas:               Desesperança aprendida – fracassos repetidos
                              Perda do objeto no primeiro ano de vida
                              Falha do desenvolvimento cognitivo

Condições existentes:         Habilidades de enfrentamento inadequadas
                              Inexistência de um sistema de apoio eficaz
                              Possíveis distúrbios neuroendócrinos
                              Efeitos adversos de alguns fármacos/substâncias
                              Outros distúrbios fisiológicos
                              │
                              ▼
                      Interpretação cognitiva
                              │
                              ▼
                          * Primária *
                              │
                              ▼
                  (Ameaça ou perda da autoestima)
                              │
                              ▼
                          * Secundária *
                              │
                              ▼
Mecanismos de enfrentamento ineficazes relacionados ao ego enfraquecido
Mecanismos de defesa utilizados: negação, regressão, repressão, supressão, transferência, isolamento
                              │
                              ▼
                        Tipo de resposta
                              │
          ┌───────────────────┼───────────────────┐
       Adaptativa                        Inadaptativa
          │                   │                   │
          ▼                   ▼                   ▼
    Pesar (ou luto)       Mágoa               Mágoa
    sem complicações      reprimida/          exagerada/
                          postergada          distorcida
                              │                   │
                              ▼                   ▼
                          Negação             Depressão
                          da perda            clínica
```

Figura 25.2 Dinâmica da depressão com base no modelo transacional de estresse e adaptação.

Adolescência

Detectar depressão nos adolescentes pode ser ainda mais difícil que nas crianças menores. Os sentimentos de tristeza, solidão, ansiedade e desesperança associados à depressão podem ser percebidos como estresses emocionais normais do crescimento. Por essa razão, alguns jovens com sintomas atribuídos aos "ajustes normais" da adolescência não recebem a ajuda de que necessitam. Depressão é uma causa importante de suicídio entre os adolescentes e esta é a segunda causa mais comum de mortes na faixa etária de 15 a 24 anos (NCHS, 2015).

BOXE 25.4 Critérios diagnósticos do transtorno disruptivo da desregulação do humor.

A. Explosões temperamentais recorrentes e graves manifestadas por linguagem (p. ex., agressões verbais) e/ou comportamento (p. ex., agressividade física dirigida a outras pessoas ou propriedade), que são consideravelmente desproporcionais em intensidade ou duração à situação ou provocação.

B. As explosões temperamentais são incompatíveis com o nível de desenvolvimento.

C. As explosões temperamentais ocorrem, em média, três ou mais vezes/semana.

D. O humor entre as explosões temperamentais é persistentemente irritável ou enraivecido na maior parte do dia e pode ser observado por outras pessoas (p. ex., pais, professores, colegas).

E. Os critérios A-D estão presentes há 12 meses ou mais. Durante todo esse intervalo, o indivíduo não teve um período de 3 meses consecutivos ou mais sem que demonstrasse todos os sintomas descritos nesses critérios.

F. Os critérios A e D estão presentes no mínimo em três situações (i. e., em casa, na escola e entre os companheiros) e são graves ao menos em uma delas.

G. O diagnóstico não deve ser estabelecido pela primeira vez antes de 6 anos ou depois de 18 anos de idade.

H. Com base na história ou observação clínica, a idade de início dos critérios A-E foi antes de 10 anos.

I. Nunca houve um período bem demarcado que durasse mais que 1 dia durante o qual foram atendidos todos os critérios sintomáticos, exceto quanto à duração, de um episódio de mania ou hipomania. *Nota*: uma exaltação de humor compatível com o nível de desenvolvimento (p. ex., no contexto de um evento extremamente positivo ou em sua antecipação) não deve ser considerada como sintoma de mania ou hipomania.

J. Os comportamentos não ocorrem exclusivamente durante um episódio de TDM e não são mais bem explicados por outro transtorno mental (p. ex., transtorno do espectro autista, transtorno do estresse pós-traumático, transtorno da ansiedade de separação, transtorno depressivo persistente [distimia]).

Nota: esse diagnóstico não pode coexistir com transtorno de oposição desafiante, transtorno explosivo intermitente ou transtorno bipolar, embora possa coexistir com outros, inclusive TDM, transtorno de déficit de atenção/hiperatividade, transtorno de conduta e transtornos associados ao uso de substâncias. Os indivíduos cujos sintomas preenchem os critérios de transtorno disruptivo da desregulação do humor e transtorno de oposição desafiante devem ser diagnosticados como portadores apenas do primeiro transtorno. Quando o indivíduo já teve um episódio de mania ou hipomania, o diagnóstico de transtorno disruptivo da desregulação do humor não deve ser estabelecido.

K. Os sintomas não podem ser atribuídos aos efeitos fisiológicos de alguma substância, ou a outra doença clínica ou neurológica.

Reproduzido do Manual Diagnóstico e Estatístico de Transtornos Mentais, 5a Edição (Direitos autorais de 2013). American Psychiatric Association.

Os sinais e sintomas comuns de depressão na adolescência são expressões inadequadas de raiva, agressividade, fugir de casa, delinquência, retração social, exibição sexual, uso abusivo de substâncias, inquietude e apatia. Outros sintomas comuns são perda da autoestima, distúrbios do sono e de ingestão alimentar e queixas psicossomáticas.

Diante disso, como diferenciar entre transtornos do humor e comportamento tempestuoso típico da adolescência? O melhor indício de um transtorno do humor é alguma manifestação perceptível de *mudança comportamental persistente por várias semanas*. Um exemplo disso seria um adolescente normalmente expansivo e extrovertido que se torna retraído e se isola; um estudante aplicado, que antes sempre tirava notas altas, mas agora tem desempenho insatisfatório e falta às aulas; e um adolescente em geral autoconfiante, que há pouco tempo se tornou irritável sem razão clara e torna-se defensivo diante de outras pessoas.

Os adolescentes podem tornar-se deprimidos por todas as mesmas razões descritas na seção sobre depressão na infância. Contudo, na adolescência, depressão é uma manifestação comum de estresse e conflitos de independência associados ao processo de amadurecimento normal. Depressão também pode ser uma reação à morte de um genitor, parente ou amigo, ou ao rompimento de um namoro. Essa percepção de abandono da parte dos pais ou de um relacionamento mais íntimo parece ser a condição desencadeante imediata mais comum de suicídio na adolescência.

O tratamento do adolescente deprimido frequentemente é ambulatorial. A internação hospitalar pode ser necessária quando a depressão é grave ou existe risco de suicídio iminente; quando as condições familiares impedem a realização do tratamento domiciliar; quando a condição física do paciente impede o atendimento às necessidades biológicas pessoais; ou quando o adolescente expressa intenção de causar danos a si próprio ou a outros familiares.

Além da intervenção psicossocial de apoio, o tratamento com antidepressivos pode fazer parte da abordagem terapêutica aos adolescentes com transtornos de humor. Contudo, como mencionado antes, a FDA norte-americana publicou um alerta informativo de saúde pública à população leiga quanto ao risco aumentado de ideação e comportamento suicidas entre crianças e adolescentes tratados com antidepressivos. O alerta em negrito incluído na bula de todos os fármacos antidepressivos descreve esse risco e enfatiza a necessidade de manter monitoramento atento dos pacientes que começaram a usar antidepressivos. A terminologia consultiva não proíbe o uso dos antidepressivos nas crianças e nos adolescentes. Em vez disso, ela alerta quanto ao risco aumentado de ideação suicida e recomenda que os médicos que prescrevem antidepressivos contraponham esse risco à necessidade clínica.

A fluoxetina foi aprovada pela FDA norte-americana para tratar depressão de crianças de 8 anos ou mais, enquanto o escitalopram foi aprovado em 2009 para tratar TDM de adolescentes de 12 anos ou mais. Os ISRSs (como sertralina, citalopram e paroxetina) e os ISRSNs (inibidores seletivos da receptação de serotonina-norepinefrina, inclusive duloxetina, venlafaxina e desvenlafaxina) não foram aprovados para tratar depressão das crianças ou dos adolescentes, embora sejam prescritos às crianças por médicos com "indicação *off-label*" – uma indicação para a qual não foram aprovados pela FDA. Em junho de 2003, a FDA norte-americana recomendou que a paroxetina não fosse administrada a crianças e adolescentes para tratar TDM. Conforme foi publicado pela Mayo Clinic (2016a), a análise dos antidepressivos realizada pela FDA detectou que 4% dos pacientes que usam esses fármacos relataram intensificação da ideação suicida e que nenhuma das crianças desse estudo de fato se suicidou. No entanto, o risco potencial é considerado significativo o suficiente, de modo que, antes de prescrever antidepressivos às crianças e aos adolescentes, os riscos devem ser cuidadosamente reavaliados em comparação com os efeitos benéficos esperados.

Idade avançada

Depressão é o transtorno psiquiátrico mais comum entre os idosos, que representam até 14,5% da população norte-americana total (Administration on Aging, 2016). Isso não é surpreendente quando se considera o valor exagerado que a sociedade ocidental atribui à juventude, ao vigor e à preservação da produtividade. Essas atitudes sociais reforçam repetidamente os sentimentos de baixa autoestima, desamparo e desesperança, que se tornam mais comuns e intensos à medida que a idade aumenta. Além disso, as habilidades de enfrentamento adaptativo dos indivíduos idosos podem ser muito desafiadas por situações de estresse significativo, inclusive dificuldades financeiras, doenças físicas, alterações das funções fisiológicas e percepção crescente da morte iminente. O problema é agravado com frequência pelas repetidas perdas que os indivíduos sofrem durante sua vida, inclusive cônjuge, amigos, filhos, lar e independência. Um fenômeno conhecido como *sobrecarga de luto* ocorre quando indivíduos vivenciam tantas perdas em sua vida que não conseguem lidar com uma reação de pesar antes que outra comece. A sobrecarga de luto predispõe os indivíduos idosos aos transtornos depressivos. A população idosa está aumentando e estima-se que, até 2030, um em cada cinco norte-americanos terá mais de 65 anos (CDC, 2013). No futuro, os tratamentos antidepressivos baseados em evidência ainda serão um ponto focal dos cuidados prestados a essa população.

Embora representem apenas cerca de 14,5% da população total, os idosos contabilizam uma porcentagem proporcionalmente maior dos suicídios ocorridos nos EUA. Na faixa etária de 65 a 84 anos, a prevalência de suicídio é de 16,6%; na faixa etária de 85 anos ou mais, a prevalência de suicídio sobe para 19,3% (American Foundation for Suicide Prevention, 2016). O maior número de casos ocorre entre homens brancos, cujo índice é quase quatro vezes maior que o índice nacional.

Alguns sinais e sintomas de depressão dos idosos são semelhantes aos apresentados pelos adultos mais jovens. Contudo, as síndromes depressivas são frequentemente confundidas com outras doenças associadas ao processo de envelhecimento. É comum que os sintomas de depressão sejam confundidos com transtorno neurocognitivo (TNC), quando na verdade déficit de memória, pensamento confuso ou apatia atribuído a um TNC pode de fato ser causado pela depressão. Essa condição é descrita comumente como *pseudodemência*. Acordar mais cedo e ter menos apetite (sintomas típicos da depressão) são comuns em muitos indivíduos idosos, que não estão deprimidos. Outro fato que agrava essa situação é que algumas doenças clínicas (p. ex., distúrbios endócrinos, neurológicos, nutricionais e metabólicos) se evidenciam por sinais e sintomas clássicos de depressão com frequência. Alguns fármacos usados comumente pelos indivíduos idosos (p. ex., antidepressivos, corticoides e analgésicos) também podem ter efeito depressivo.

A depressão acompanha algumas doenças comuns na população idosa, inclusive doença de Parkinson, câncer, artrite e estágios iniciais da doença de Alzheimer. Nesses casos, o tratamento da depressão pode evitar sofrimento desnecessário e ajudar os indivíduos acometidos a lidar com seus problemas médicos.

O tratamento mais eficaz para depressão do paciente idoso parece ser uma combinação de abordagens psicossociais e biológicas. Os antidepressivos são usados levando em consideração as alterações fisiológicas da absorção, distribuição, eliminação e sensibilidade dos receptores cerebrais, que são próprias do envelhecimento. Em razão dessas alterações, as concentrações plasmáticas desses fármacos podem alcançar níveis muito altos, apesar do uso de doses orais moderadas. Os efeitos adversos anticolinérgicos associados aos antidepressivos tricíclicos podem ser problemáticos para os idosos, e os ISRSs foram associados à indução de hiponatremia significativa nessa população, de forma que é essencial reavaliar e monitorar cuidadosamente.

A eletroconvulsoterapia (ECT) é uma alternativa importante para tratar depressão maior do idoso, em especial quando se leva em consideração os efeitos adversos problemáticos dos antidepressivos nessa população. A resposta à ECT parece ser mais lenta à medida que o indivíduo envelhece e os efeitos terapêuticos têm curta duração. Alguns estudos demonstraram que a ECT geralmente é segura como tratamento de curta duração para depressão no final da vida (Van der Wurff *et al.*, 2003). Essa modalidade pode ser considerada o tratamento preferível para pacientes idosos com risco de suicídio iminente, ou que não conseguem tolerar os fármacos antidepressivos. A confusão mental – um efeito adverso da ECT, que em geral se estende por alguns minutos a várias horas – é comumente mais acentuada na população idosa (Mayo Clinic, 2016b).

Outras abordagens terapêuticas são psicoterapias interpessoal, comportamental, cognitiva, em grupo e de família. O tratamento eficaz do paciente idoso deprimido pode trazer alívio ao sofrimento e oferecer um novo significado à vida em razão do sentimento de produtividade renovado.

Depressão pós-parto

No período puerperal, a gravidade dos sintomas depressivos varia de um sentimento de tristeza até depressão moderada ou grave com manifestações psicóticas. Na verdade, cerca de 50% desses episódios começam antes do nascimento do bebê (APA, 2013), e o início dos sintomas durante a gestação (inclusive *baby blues*) aumenta o risco de desenvolver depressão maior no puerpério. Depressão maior com manifestações psicóticas ocorre em 1 a 2 de cada mil mulheres puérperas.

Os sinais e sintomas de *baby blues* incluem preocupação exagerada, tristeza e fadiga depois de ter o bebê. Esses sintomas acometem cerca de 80% das mães e em geral regridem espontaneamente dentro de 1 a 2 semanas (NIH, 2016b).

Os sinais e sintomas da **depressão pós-parto** moderada são descritos como humor deprimido com variações de um dia para outro (mais dias "ruins" que "bons"), agravamento ao final do dia e queixas de fadiga, irritabilidade, perda do apetite, distúrbios do sono e perda da libido. Além disso, a mãe que ganhou bebê há pouco expressa muita preocupação quanto à sua capacidade de cuidar do seu filho. Esses sinais e sintomas começam um pouco mais tarde que as queixas atribuídas ao *baby blues* e demoram de algumas semanas a vários meses para regredir.

A depressão pós-parto com manifestações psicóticas caracteriza-se por humor deprimido, agitação, indecisão, falta de concentração, culpa e atitude anormal para com as funções fisiológicas. Os sintomas podem ser graves e incapacitantes. Algumas pacientes podem relatar perda do interesse ou rejeição do bebê, ou medo mórbido de que ele possa ser ferido, acompanhado por delírios e alucinações. Os riscos de suicídio e infanticídio não devem ser desconsiderados. A probabilidade de que a psicose pós-parto recidive nas gestações subsequentes varia de 30 a 50% (APA, 2013).

A etiologia da depressão pós-parto ainda é desconhecida. O *baby blues* pode estar associado a alterações hormonais, metabolismo do triptofano ou anormalidades do transporte transmembrana no período pós-parto imediato. Além de estarem expostas a essas mesmas alterações somáticas, as mulheres com sintomas moderados a graves provavelmente são mais suscetíveis à depressão em razão de fatores como hereditariedade, educação, experiências nos primeiros anos de vida, personalidade ou condições sociais. História de depressão parece ser um fator de risco da depressão pós-parto (Sword *et al.*, 2012). A etiologia da depressão pós-parto quase certamente é uma combinação de fatores hormonais, metabólicos e psicossociais.

O tratamento da depressão pós-parto varia com a gravidade da doença. A depressão com manifestações psicóticas pode ser tratada com antidepressivos e psicoterapia de apoio, terapia de grupo e talvez terapia de família. Os casos de depressão moderada podem ser estabilizados com psicoterapia de apoio e assistência constante à manutenção do lar, até que os sintomas depressivos regridam. Em geral, o *baby blues* não requer tratamento adicional além de uma explicação tranquilizadora do médico ou enfermeiro de que tais alterações são comuns e regridem em pouco tempo. Apoio e conforto adicionais de outras pessoas significativas também são importantes.

Aplicação do processo de enfermagem

Dados da avaliação básica

As manifestações clínicas da depressão podem ser entendidas como um *continuum*, que varia de sintomas transitórios até depressão grave, dependendo da gravidade do transtorno. De tempos em tempos, todas as pessoas ficam deprimidas em resposta aos desapontamentos existenciais, e esses sintomas tendem a ser transitórios. Contudo, a depressão grave é marcada por sofrimento significativo, que interfere nas funções sociais, ocupacionais, cognitivas e emocionais.

Os pacientes gravemente deprimidos também podem mostrar perda de contato com a realidade. Esse grau de depressão está associado à falta absoluta de prazer em todas as atividades, e "ruminações" mentais sobre suicídio são comuns. TDM é uma forma de depressão grave. A Figura 25.3 ilustra o *continuum* dos transtornos depressivos.

Existem algumas escalas de avaliação disponíveis para determinar a gravidade dos sintomas depressivos. Algumas delas precisam ser aplicadas por profissionais da área médica, enquanto outras podem ser autoadministradas. Dois exemplos são a Escala de Zung para Autoavaliação da Depressão e a Escala de Depressão de Beck. A Escala de Avaliação da Depressão de Hamilton (EADH) é um dos instrumentos mais amplamente utilizados e é aplicada por profissionais de saúde. Essa escala foi revista e atualizada ao longo dos anos e, hoje em dia, existem várias versões em uso. A versão original (ver Boxe 25.5) tem 17 itens e destina-se a avaliar humor, sentimento de culpa,

Depressão transitória	Depressão branda	Depressão moderada	Depressão grave
Desapontamentos do cotidiano existencial	Reação de pesar normal	Distimia	Transtorno depressivo maior

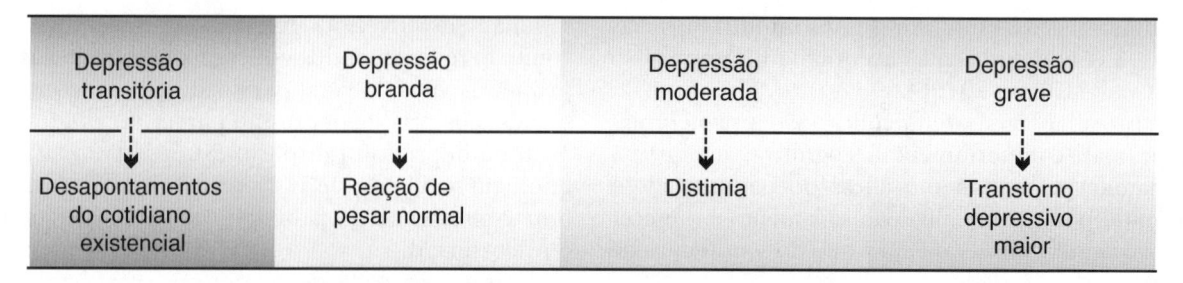

Figura 25.3 *Continuum* dos transtornos depressivos.

ideação suicida, distúrbios do sono, graus de ansiedade e perda de peso.

Os sintomas depressivos podem ser descritos por alterações em quatro esferas de atuação do ser humano: (1) afetiva; (2) comportamental; (3) cognitiva; e (4) fisiológica. As anormalidades encontradas em cada uma dessas esferas variam de acordo com a gravidade dos sintomas depressivos.

Depressão transitória

Nesse nível do *continuum* depressivo, os sinais e sintomas não são necessariamente disfuncionais; na verdade, eles podem ser considerados como parte da ampla diversidade de reações emocionais típicas dos seres humanos, que são desencadeadas pelos desapontamentos da vida cotidiana. A depressão transitória regride de forma rápida e o indivíduo consegue focar de novo outras metas e realizações. As alterações encontradas são:

- **Afetivas**: tristeza, desânimo, abatimento emocional e períodos de melancolia
- **Comportamentais**: alguns episódios de choro ocasionais
- **Cognitivas**: certa dificuldade de parar de pensar nos aborrecimentos pessoais
- **Fisiológicas**: sensação de cansaço e indiferença.

Depressão branda

Nos pacientes com depressão branda, os sinais e sintomas são semelhantes aos associados ao sentimento de pesar normal. As alterações detectadas nos casos de depressão branda são as seguintes:

- **Afetivas:** negação dos sentimentos, raiva, ansiedade, culpa, desesperança, desamparo, tristeza, desânimo
- **Comportamentais**: humor lacrimoso, regressão, inquietude, agitação, afastamento das pessoas
- **Cognitivas**: preocupação com perda, autoacusação, ambivalência, acusação de outras pessoas
- **Fisiológicas**: anorexia ou ingestão alimentar excessiva, insônia ou sonolência exagerada, cefaleia, dor lombar ou torácica ou outras queixas associadas à perda de um ente querido.

Depressão moderada

Distimia (também conhecida como transtorno depressivo persistente) é um exemplo de depressão moderada e constitui um transtorno mais problemático que, de acordo com o *DSM-5*, caracteriza-se por sintomas persistentes há 2 anos no mínimo (APA, 2013). Os sinais e sintomas associados a esse transtorno são os seguintes:

- **Afetivos**: sentimento de tristeza, desânimo, desesperança, sentimento de impotência, desamparo; aparência soturna e pessimista; baixa autoestima; dificuldade de sentir prazer nas atividades habituais
- **Comportamentais:** movimentos físicos vagarosos (i. e., lentidão psicomotora); postura recurvada; fala lenta; expressões verbais reduzidas, possivelmente com "ruminação" acerca de fracassos na vida ou arrependimentos; isolamento social com foco em si próprio; pode haver uso exagerado de fármacos/drogas ilícitas; possível comportamento autodestrutivo; diminuição do interesse por higiene pessoal e aparência
- **Cognitivos:** processos mentais mais lentos; dificuldade de concentrar-se e dirigir a atenção; pensamentos obsessivos e repetitivos, geralmente refletindo pessimismo e negativismo; expressões verbais e comportamentais indicativas de ideação suicida
- **Fisiológicos**: anorexia ou ingestão alimentar excessiva; insônia ou sonolência exagerada; distúrbios do sono; amenorreia; perda da libido; cefaleia; dor lombar, torácica ou abdominal; perda de vigor físico; fadiga e indiferença; sente-se melhor no início da manhã e vai piorando à medida que o dia transcorre (possivelmente em razão das variações diurnas dos níveis dos neurotransmissores que afetam o humor e o nível de atividade).

Depressão grave

A depressão grave (também conhecida como transtorno depressivo maior) caracteriza-se por um agravamento dos sintomas descritos na depressão moderada (ver Boxe 25.2). Os sintomas de depressão grave são os seguintes:

BOXE 25.5 Escala de avaliação da depressão de Hamilton (EADH).

Instruções: para cada item, assinale um número que melhor representa o paciente.

1. **Humor deprimido (tristeza, desesperança, desamparo, sentimento de inutilidade)**
   0 = Ausente.
   1 = Esses sentimentos são relatados apenas quando o paciente é questionado especificamente.
   2 = Esses sentimentos são relatados espontaneamente pelo paciente.
   3 = O paciente expressa esses sentimentos não verbalmente, isto é, por expressões faciais, postura, voz, disposição lacrimosa.
   4 = O paciente relata praticamente todos esses sentimentos por expressões verbais e não verbais espontâneas.

2. **Sentimento de culpa**
   0 = Ausente.
   1 = Autoacusação; sente que decepcionou as pessoas.
   2 = Pensamentos de culpa ou "ruminação" sobre erros ou atos reprováveis do passado.
   3 = A doença atual é entendida como punição. Delírios de culpa.
   4 = O paciente ouve vozes acusadoras ou denunciadoras e/ou tem experiências de alucinações visuais amedrontadoras.

3. **Suicídio**
   0 = Ausente.
   1 = Sente que não vale a pena viver.
   2 = Gostaria que estivesse morto, ou qualquer pensamento de matar-se.
   3 = Ideação ou atos suicidas.
   4 = Tentativas de suicídio (qualquer tentativa séria, marcar 4).

4. **Insônia: primeiras horas da noite**
   0 = Nenhuma dificuldade de adormecer.
   1 = Relata dificuldade ocasional de adormecer, isto é, mais de meia hora para conseguir dormir.
   2 = Queixa de que não consegue adormecer.

5. **Insônia: meio da noite**
   0 = Nenhuma dificuldade.
   1 = Relata ficar inquieto e perturbado durante a noite.
   2 = Acorda durante a noite – marcar 2 para qualquer saída da cama (exceto para micção).

6. **Insônia: primeiras horas da manhã**
   0 = Nenhuma dificuldade.
   1 = Acorda nas primeiras horas da manhã, mas volta a dormir.
   2 = Não consegue adormecer novamente quando sai da cama.

7. **Trabalho e atividades**
   0 = Nenhuma dificuldade.
   1 = Pensamentos e sentimentos de incapacidade, fadiga ou fraqueza relacionada com atividades, trabalho ou *hobbies*.
   2 = Perda do interesse por atividades, *hobbies* ou trabalho – relatada diretamente pelo paciente, ou detectada indiretamente por indiferença, indecisão e vacilação (sente que precisa esforçar-se para trabalhar ou realizar as atividades habituais).
   3 = Diminuição do tempo despendido em atividades, ou redução da produtividade. Marcar 3 quando o paciente não passa no mínimo 3 horas do dia em atividade (trabalho ou *hobbies*), exceto tarefas rotineiras.
   4 = O paciente deixou de trabalhar em razão da doença atual. Marcar 4 quando o paciente não se envolve com qualquer atividade, exceto tarefas rotineiras, ou quando não executa as tarefas rotineiras sem ajuda.

8. **Lentidão psicomotora (lentidão de pensamento e fala, capacidade reduzida de concentrar-se, atividade motora limitada)**
   0 = Fala e pensamentos normais.
   1 = Lentidão branda durante a entrevista.
   2 = Lentidão marcante durante a entrevista.
   3 = Conversa difícil.
   4 = Estupor evidente.

9. **Agitação**
   0 = Ausente.
   1 = Inquietude.
   2 = Brinca com as mãos, mexe nos cabelos etc.
   3 = Anda de um lado para outro, não consegue ficar parado.
   4 = Torce as mãos, rói as unhas, arranca os cabelos, morde os lábios.

10. **Ansiedade (psíquica)**
    0 = Ausente.
    1 = Tensão subjetiva e irritabilidade.
    2 = Preocupação com pequenas coisas.
    3 = Apreensão evidente na face ou fala.
    4 = Medos expressos espontaneamente.

11. **Ansiedade (somática): manifestações fisiológicas de ansiedade (p. ex., boca seca, indigestão, diarreia, cólicas, eructações, palpitações, cefaleia, tremor, hiperventilação, suspiros, aumento da frequência das micções, sudorese, rubor)**
    0 = Ausente.
    1 = Branda.
    2 = Moderada.
    3 = Grave.
    4 = Incapacitante.

12. **Sintomas somáticos (digestórios)**
    0 = Ausentes.
    1 = Perda do apetite, mas se alimenta espontaneamente. Fortes sensações no abdome.
    2 = Dificuldade de alimentar-se sem que outros insistam. Pede ou exige fármacos para constipação intestinal ou sintomas digestivos.

13. **Sintomas somáticos (gerais)**
    0 = Ausentes.
    1 = Sensação de peso nos membros, dorso ou cabeça. Dor lombar, cefaleia, dores musculares. Fadiga e perda de energia aos mínimos esforços.
    2 = Marcar 2 quando há qualquer sintoma bem definido.

14. **Sintomas genitais (p. ex., perda da libido, piora do desempenho sexual, distúrbios menstruais)**
    0 = Ausentes.
    1 = Brandos.
    2 = Graves.

15. **Hipocondria**
    0 = Ausente.
    1 = Fixação em si próprio (funções físicas).
    2 = Preocupação com a saúde.
    3 = Queixas frequentes, pedidos de ajuda etc.
    4 = Delírios hipocondríacos.

(continua)

BOXE 25.5 Escala de avaliação da depressão de Hamilton (EADH). (*continuação*)

16. Perda de peso (marcar A ou B)
    A. De acordo com a história relatada pelo paciente:
       0 = Nenhuma alteração do peso.
       1 = Provável perda de peso associada à doença atual.
       2 = Perda de peso confirmada associada à doença atual.
    B. De acordo com pesagens objetivas semanais:
       0 = Perda de menos de 0,5 kg por semana.
       1 = Perda de mais de 0,5 kg por semana.
       2 = Perda de mais de 1 kg por semana.
17. Discernimento
    0 = Reconhece que está deprimido e doente.
    1 = Reconhece que está doente, mas atribui sua causa à má alimentação, clima, excesso de trabalho, vírus, necessidade de repouso etc.
    2 = Nega absolutamente que está doente.

PONTUAÇÃO:
0 a 6 = Nenhuma evidência de transtorno depressivo.
7 a 17 = Depressão branda.
18 a 24 = Depressão moderada.
> 24 = Depressão grave.

PONTUAÇÃO TOTAL _____

De: Hamilton, M. (1960). A rating scale for depression. *Journal of Neurology, Neurosurgery & Psychiatry*, 23, 56-62. A EADH é de domínio público.
Os sintomas depressivos podem ser descritos por alterações em quatro esferas de atuação do ser humano: (1) afetiva, (2) comportamental, (3) cognitiva e (4) fisiológica. As anormalidades encontradas em cada uma dessas esferas variam de acordo com a gravidade dos sintomas depressivos.

- **Afetivos**: sentimento de desespero completo, desesperança e inutilidade; afeto embotado (invariável), aparentemente destituído de expressão emocional; sentimentos prevalentes de nulidade e vazio; apatia; solidão; tristeza; incapacidade de sentir prazer
- **Comportamentais**: lentidão psicomotora tão grave que os movimentos físicos podem literalmente ocorrer em "câmera lenta", ou comportamento psicomotor evidenciado por movimentos rápidos, agitados e inúteis; postura recurvada; senta-se em posição encurvada; anda de forma lenta, com membros rígidos; comunicação quase inexistente (quando há expressão verbal, ela pode refletir pensamentos delirantes); nenhum cuidado com higiene pessoal e aparência; isolamento social é comum, praticamente com nenhuma disposição de interagir com outras pessoas
- **Cognitivos**: pensamentos delirantes prevalentes, com predomínio de delírios persecutórios e somáticos; confusão mental, indecisão e incapacidade de concentrar-se; alucinações evidenciadas por interpretação equivocada do ambiente; autodepreciação excessiva, autoacusação e pensamentos de suicídio. *NOTA*: em razão do vigor físico muito reduzido e dos processos mentais mais lentos, o paciente pode não conseguir concretizar sua ideação suicida. Contudo, a vontade de suicidar-se é intensa com esse nível de depressão
- **Fisiológicos**: desaceleração geral de todo o corpo, evidenciada por digestão lenta, constipação intestinal e retenção urinária; amenorreia; sentimento de impotência; perda da libido; anorexia; emagrecimento ou aumento do peso associado às alterações do apetite; variações do padrão de sono, inclusive dificuldade de adormecer, acordar nas primeiras horas da manhã; sente-se pior no início da manhã e um pouco melhor à medida que o dia transcorre (assim como na depressão moderada, isso pode refletir as variações diurnas dos níveis dos neurotransmissores que regulam o humor e a atividade).

Diagnóstico e descrição dos resultados esperados

Com base nas informações obtidas por meio da avaliação de enfermagem, o enfermeiro completa o banco de dados do paciente, a partir do qual ele pode escolher os diagnósticos de enfermagem apropriados. A Tabela 25.1 contém uma relação dos comportamentos do paciente e os diagnósticos de enfermagem da NANDA-I correspondentes, que podem ser usados para planejar os cuidados prestados ao paciente deprimido.

Critérios de resultado

Os critérios a seguir podem ser usados para avaliar os resultados dos cuidados prestados ao paciente deprimido.

O paciente:
- Não causou danos a si próprio
- Conversa sobre os próprios sentimentos com a equipe e familiares
- Expressa esperança
- Estabelece metas realistas para si
- Não tem mais medo de experimentar atividades novas
- Consegue identificar aspectos da vida que consegue controlar
- Expressa satisfação pessoal e apoio obtido com as práticas espirituais
- Interage voluntária e adequadamente com outras pessoas
- Consegue manter-se orientado à realidade
- Consegue concentrar-se, raciocinar, resolver problemas e tomar decisões
- Ingere uma dieta bem balanceada com lanches, para evitar perda de peso e manter o estado nutricional
- Dorme 6 a 8 h por noite e relata sentir-se descansado
- Toma banho, lava e penteia os cabelos e veste-se com roupas limpas sem necessitar de ajuda.

TABELA 25.1 Atribuição dos diagnósticos de enfermagem aos comportamentos comumente associados à depressão.	
COMPORTAMENTOS	**DIAGNÓSTICOS DE ENFERMAGEM**
Humor deprimido; sentimento de desesperança e inutilidade; raiva dirigida interiormente para si próprio; interpretação equivocada da realidade; ideação suicida, plano de suicidar-se e meios disponíveis.	Risco de suicídio
Depressão, preocupação com pensamentos de perda, autoacusação, tentativa de evitar mágoas, expressão inadequada de raiva, dificuldade de desempenhar os papéis sociais esperados na vida.	Pesar complicado
Expressões de desesperança, inutilidade, culpa e vergonha; hipersensibilidade à mais leve crítica; atitude pessimista e negativa; falta de contato visual; expressões verbais de autonegação.	Baixa autoestima
Apatia, expressões verbais de falta de controle; dependência de outras pessoas para atender às necessidades pessoais.	Sentimento de impotência
Expressões de raiva dirigidas a Deus e de falta de significado na vida; mudanças repentinas nas práticas espirituais, recusa-se a interagir com outras pessoas significativas ou líderes espirituais.	Angústia espiritual
Afastamento das pessoas, dificuldade de comunicar-se, busca estar sozinho, interação disfuncional com outras pessoas, desconforto em interações sociais.	Isolamento social/interação social prejudicada
Pensamentos inadequados, confusão mental, dificuldade de concentrar-se e resolver problemas, interpretação equivocada do ambiente, déficit de memória.	Processos mentais perturbados*
Perda de peso, tônus muscular reduzido, palidez das conjuntivas e mucosas, turgor cutâneo reduzido, fraqueza.	Nutrição desequilibrada: menos que as necessidades corporais
Dificuldade de adormecer ou manter o sono, falta de energia, dificuldade de concentrar-se, expressa verbalmente que não se sente descansado.	Insônia
Cabelos despenteados, roupas desleixadas, odor corporal desagradável.	Déficit de autocuidado (higiene, asseio pessoal)

*Esse diagnóstico foi redefinido na relação de diagnósticos aprovados da NANDA-I. Ele é utilizado aqui porque é mais compatível com os comportamentos observados.

Planejamento e implementação

A seção subsequente descreve um grupo de diagnósticos de enfermagem selecionados, com descrição das metas de curto e longo prazos e intervenções de enfermagem para cada um deles.

Algumas instituições usam um modelo de gerenciamento de casos para coordenar os cuidados prestados ao paciente (ver explicações mais detalhadas no Capítulo 9, *Processo de Enfermagem na Prática de Saúde Mental e Psiquiátrica*). Com os modelos de gerenciamento de casos, o plano de cuidados pode adquirir a forma de um *critical pathway* (sequência de decisões críticas).

Risco de suicídio

A definição de *risco de suicídio* é "suscetibilidade a lesão autoinfligida que ameaça a vida" (Herdman & Kamitsuru, 2014, p. 417). Veja mais informações sobre intervenções de enfermagem para esse diagnóstico no Capítulo 17, *Prevenção de Suicídio*.

Metas do paciente

Os critérios de resultados incluem metas de curto e longo prazos. Os intervalos de tempo são determinados caso a caso.

Metas a curto prazo

- O paciente busca a equipe quando sente vontade incontrolável de ferir-se
- O paciente não causa danos a si próprio.

Meta a longo prazo

- O paciente não causa danos a si próprio.

Intervenções

- Assegurar um ambiente seguro para o paciente. Remover todos os objetos potencialmente perigosos do alcance do indivíduo (objetos pontiagudos, cintos ou correias, gravatas, objetos de vidro, álcool). Supervisionar com atenção o paciente durante as refeições e a administração dos fármacos. Realizar buscas no quarto, se forem consideradas necessárias
- Avaliar com frequência a existência e o risco de letalidade da ideação suicida. A intensidade da ideação suicida pode mudar ao longo das horas ou dos dias, de modo que é importante avaliar os dados subjetivos e objetivos para determinar o risco atual. Conversar sobre o desejo de suicidar-se com uma pessoa confiável pode trazer algum alívio para o paciente

---

RECOMENDAÇÃO PARA A PRÁTICA CLÍNICA. Perguntar diretamente ao paciente: "Você tem pensado em matar-se?"; "Você tem pensado em causar algum tipo de ferimento em si próprio?"; "Em caso afirmativo, o que planeja fazer? Você dispõe de meios para concretizar esse plano?"; "Até que ponto sua intenção de matar-se é séria?". O risco de suicídio aumenta muito quando o paciente tem um plano elaborado, intenções sérias e, principalmente, quando dispõe de meios para concretizar seu plano.

- Demonstrar atitude de aceitação incondicional ao paciente como uma pessoa valiosa. (Ver informações mais detalhadas sobre avaliação e estratégias de intervenção pertinentes no Capítulo 17.)
- Estimular o paciente a participar de forma ativa na elaboração de um plano de segurança. (Ver recomendações para elaborar planos de segurança no Capítulo 17.) Em geral, os pacientes potencialmente suicidas são muito ambivalentes quanto aos seus sentimentos. Conversar sobre medidas para garantir a segurança com uma pessoa confiável pode proporcionar ajuda antes que o paciente entre em uma situação de crise.

> **RECOMENDAÇÃO PARA A PRÁTICA CLÍNICA.** Seja direto. Converse abertamente e em termos concretos quanto ao suicídio. Ouça com atenção e estimule o paciente a expressar seus sentimentos, inclusive raiva. Aceite os sentimentos dele de maneira imparcial.

- Manter o paciente sob observação atenta. Dependendo do nível da precaução para evitar suicídio, assegurar contato pessoal direto, observação visual constante ou verificações no mínimo a cada 15 min com intervalos irregulares. Colocar o paciente em um quarto localizado perto da estação de enfermagem; não permitir que ele fique em um quarto particular. Acompanhá-lo durante as atividades fora da enfermaria, caso seja necessária supervisão; se for necessário, acompanhá-lo até mesmo quando ele for ao banheiro. Observação rigorosa é necessária para garantir que o paciente não cause qualquer dano a si próprio de alguma forma. Estar atento às tentativas de fuga e suicídio aumenta as chances de conseguir evitar ou sustar um comportamento suicida
- Prestar atenção especialmente à administração dos fármacos. Isso evita *superdosagens* ou descarte de doses pelo paciente
- Fazer rondas a intervalos *irregulares* e frequentes (em especial durante a noite, nas primeiras horas da manhã, nas mudanças de turno ou em outros períodos que costumam ser atarefados para a equipe). Isso evita que a vigilância da equipe seja previsível. É importante saber onde o paciente está, principalmente quando a equipe está atarefada, indisponível ou menos atenta
- Estimular expressões verbais sinceras dos sentimentos. Por meio de investigação e conversas, ajudar o paciente a reconhecer indícios de esperança em sua vida
- Estimular o paciente a expressar sentimento de raiva dentro de limites apropriados. Oferecer um método seguro de liberação da hostilidade. Ajudar o paciente a identificar a fonte real da raiva e trabalhar no sentido de desenvolver habilidades de enfrentamento adaptativas que possam ser usadas fora do ambiente terapêutico. Depressão e comportamento suicida podem ser entendidos como raiva dirigida interiormente para si próprio. Quando essa raiva pode ser verbalizada em um ambiente não ameaçador, o paciente pode conseguir pôr fim a esses sentimentos
- Identificar os recursos comunitários que o paciente pode usar como sistema de apoio e aos quais possa pedir ajuda se tiver vontade de suicidar-se depois da alta hospitalar. Ter um plano concreto para buscar ajuda durante uma crise pode desestimular ou evitar comportamentos autodestrutivos
- Orientar o paciente para a realidade, se necessário. Esclarecer percepções sensoriais ou interpretações equivocadas do ambiente. Ter o cuidado de não menosprezar os medos do paciente ou indicar desaprovação de suas expressões verbais
- O mais importante: passar tempo com o paciente. Isso proporciona sensação de segurança e confiança e, ao mesmo tempo, transmite a seguinte mensagem: "Eu quero passar algum tempo com você porque acho que você é uma pessoa valiosa".

Pesar complicado

A definição de *pesar complicado* é um "distúrbio que ocorre depois da morte de um ente querido [ou qualquer outra perda significativa para o indivíduo], em que a experiência de sofrimento que acompanha o luto não atende às expectativas normais e manifesta-se como perturbação funcional" (Herdman & Kamitsuru, p. 339). A Tabela 25.2 descreve esse diagnóstico de enfermagem no formato de um plano de cuidados.

Metas do paciente

Os critérios de resultados incluem metas de curto e longo prazos. Os intervalos de tempo são determinados caso a caso.

Metas a curto prazo
- O paciente expressa a raiva provocada pela perda
- O paciente reconhece estratégias de enfrentamento e padrões mentais racionais em resposta à perda

Meta a longo prazo
- O paciente consegue reconhecer sua própria posição no processo de luto e, ao mesmo tempo, avança no sentido da resolução em seu próprio ritmo.

Intervenções

- Determinar o estágio de pesar no qual o paciente está estagnado. Reconhecer os comportamentos associados a esse estágio. É importante realizar uma avaliação inicial bem detalhada, de modo a elaborar um plano de cuidados eficazes para os pacientes em processo de pesar

TABELA 25.2 Plano de cuidados para um paciente deprimido.

DIAGNÓSTICO DE ENFERMAGEM: PESAR COMPLICADO

RELACIONADA COM: Perda real ou imaginária, sobrecarga de luto

EVIDENCIADA POR: Negação da perda, expressão inadequada de raiva, idealização ou obsessão pelo objeto perdido, incapacidade de realizar as atividades da vida diária

Critérios de resultado	Intervenções de enfermagem	Justificativa
Metas a curto prazo: • O paciente expressa raiva pela perda • O paciente verbaliza comportamentos associados ao pesar normal. Meta a longo prazo: • O paciente consegue reconhecer sua própria posição no processo de pesar, ao mesmo tempo em que avança no sentido da resolução em seu próprio ritmo.	1. Determinar o estágio de pesar no qual o paciente está fixado. Reconhecer os comportamentos associados a esse estágio. 2. Desenvolver um relacionamento de confiança com o paciente. Demonstrar empatia, preocupação e consideração positiva incondicional. Ser honesto e cumprir todas as promessas. 3. Transmitir uma atitude de aceitação e permitir que o paciente expresse seus sentimentos abertamente. 4. Estimular o paciente a expressar sua raiva. Não entrar na defensiva quando a expressão inicial de raiva é transferida para o enfermeiro ou para o terapeuta. Ajudar o paciente a explorar seus sentimentos de raiva, de forma que eles possam ser dirigidos à pessoa ou situação real pretendida. 5. Ajudar o paciente a descarregar sua raiva reprimida por meio da participação em atividades motoras intensas (p. ex., caminhadas a passos acelerados, corrida, exercícios físicos, vôlei, saco de pancadas, bicicleta ergométrica). 6. Explicar os estágios normais do processo de luto e os comportamentos associados a cada um deles. Ajudar o paciente a compreender que os sentimentos como culpa e raiva dirigida ao objeto perdido são apropriados e aceitáveis durante o processo de luto e devem ser expressos, em vez de reprimidos. 7. Estimular o paciente a rever seu relacionamento com o objeto perdido. Com apoio e sensibilidade, esclarecer a realidade da situação nas áreas em que o paciente expressou percepções equivocadas. 8. Dizer ao paciente que chorar é uma reação aceitável. Tocar no paciente também pode ser terapêutico. 9. Estimular o paciente a buscar ajuda espiritual durante esse período, qualquer que seja a forma desejável por ele. Avaliar as necessidades espirituais do paciente e, na medida do possível, ajudá-lo a atender a essas demandas.	1. Dados precisos obtidos com a avaliação inicial são necessários para o planejamento eficaz dos cuidados necessários ao paciente em processo de luto. 2. Confiança é a base da relação terapêutica. 3. A atitude de aceitação transmite ao paciente a mensagem de que você o considera uma pessoa valiosa. A confiança é reforçada. 4. A verbalização dos sentimentos em um ambiente não ameaçador pode ajudar o paciente a solucionar questões não resolvidas. 5. Exercício físico oferece um meio seguro e eficaz de descarregar tensão acumulada. 6. Expressar aceitação dos sentimentos associados ao processo de luto normal pode ajudar a atenuar parte da culpa que essas reações provocam. 7. O paciente precisa desfazer percepções idealizadas e conseguir aceitar os aspectos positivos e negativos do objeto perdido, antes que seja possível finalizar o processo de luto. 8. Algumas culturas acreditam que seja importante manter-se estoico e evitar chorar em público. Indivíduos de determinadas culturas não se sentem à vontade quando são tocados. É importante estar consciente das influências culturais antes de realizar esse tipo de intervenção. 9. O paciente pode encontrar conforto nos rituais religiosos com os quais está familiarizado.

- Desenvolver um relacionamento de confiança com o paciente. Demonstrar empatia, compreensão e consideração positiva incondicional. Ser honesto e cumprir todas as promessas. Demonstrar atitude de aceitação e estimular o paciente a expressar livremente seus sentimentos
- Estimular o paciente a expressar raiva. Não entrar na defensiva quando a expressão inicial de raiva é transferida para o enfermeiro ou o terapeuta. Ajudar o paciente a explorar seu sentimento de raiva, de modo que os sentimentos possam ser dirigidos à pessoa ou à situação realmente pretendida
- Ajudar o paciente a descarregar a raiva acumulada por meio da participação em atividades motoras exaustivas (p. ex., caminhadas a passos rápidos, corridas, exercícios físicos, vôlei, socar um saco de pancada, exercícios em bicicleta). Os exercícios físicos oferecem um método seguro e eficaz para descarregar a tensão acumulada
- Explicar os estágios de pesar e os comportamentos associados a cada um deles. Ajudar o paciente a compreender que sentimentos como culpa e raiva dirigida ao objeto/ente perdido são aceitáveis e apropriados ao longo do processo e devem ser expressos, em vez de reprimidos. Perceber que os sentimentos associados ao pesar são aceitáveis pode ajudar a atenuar parte da culpa desencadeada por essas reações
- Estimular o paciente a rever sua relação com o objeto/entidade perdido. Com apoio e sensibilidade, esclarecer a realidade da situação nas áreas em que o paciente expressou distorções de percepção. O paciente precisa abrir mão de uma percepção idealizada e conseguir aceitar os aspectos positivos e negativos do objeto/entidade perdido, de modo que possa concluir o processo de pesar
- Dizer ao paciente que ele pode chorar. Você pode conseguir isso por meio de tranquilização verbal e, em alguns casos, de contato físico acolhedor. O ato de tocar no paciente também deve levar em consideração as influências culturais e a história de traumas pregressos antes que seja incluído como parte da intervenção
- Ajudar o paciente a solucionar problemas à medida que ele tenta descobrir métodos mais adaptativos para lidar com a perda vivenciada. Fornecer *feedback* positivo para as estratégias detectadas e as decisões tomadas
- Estimular o paciente a conseguir ajuda espiritual durante esse período, qualquer que seja a modalidade mais desejável para ele. Avaliar as necessidades espirituais do paciente e, na medida da necessidade, ajudá-lo a atender a essas demandas. (Ver mais informações sobre avaliação e intervenções espirituais no Capítulo 6, *Conceitos Culturais e Espirituais Relevantes à Enfermagem em Saúde Mental e Psiquiátrica*.)
- Estimular o paciente a frequentar um grupo de apoio para pessoas que passam por experiências de vida semelhantes à sua. Ajudá-lo a encontrar um grupo de apoio desse tipo.

Baixa autoestima/déficit no autocuidado

A definição de *baixa autoestima* é "avaliação e/ou sentimentos negativos acerca de si próprio ou de suas capacidades [seja de longa duração ou como resposta a uma situação presente]" (Herdmann & Kamitsuru, p. 271-272). Por outro lado, a definição de *déficit de autocuidado* é "capacidade reduzida de realizar ou concluir [atividades da vida diária (AVDs)] sem ajuda" (Herdman & Kamitsuru, 2014, p. 242-245).

Metas do paciente

Metas a curto prazo

- O paciente expressa verbalmente os atributos que aprecia em si próprio
- O paciente participa das AVDs com ajuda de um profissional de saúde.
- Metas a longo prazo
- No momento da alta do ambiente terapêutico, o paciente demonstrará sentimentos mais estáveis de valor próprio, evidenciados por expressão verbal de aspectos positivo pessoais, realizações pregressas e perspectivas futuras
- No momento da alta do ambiente terapêutico, o paciente demonstrará sentimentos mais estáveis de valor próprio, estabelecendo metas realistas e tentando alcançá-las e, desse modo, demonstrando menos medo do fracasso
- No momento da alta do ambiente terapêutico, o paciente conseguirá realizar independente e satisfatoriamente as AVDs.

Intervenções

- Acolher o paciente e passar tempo com ele, mesmo que o pessimismo e negativismo possam parecer reprováveis. Enfatizar os pontos fortes e as realizações positivas e minimizar os fracassos
- Estimular a participação nos grupos terapêuticos que ofereçam métodos simples de realização pessoal. Estimular o paciente a ser o mais independente possível
- Estimular o paciente a reconhecer as áreas que precisam ser mudadas e oferecer ajuda para apoiar seu esforço
- Ensinar técnicas de assertividade: capacidade de reconhecer as diferenças entre comportamentos passivo, assertivo e agressivo e a importância de respeitar os direitos humanos alheios, ao mesmo tempo em que seus direitos humanos básicos são respeitados
- Ensinar técnicas de comunicação eficaz, inclusive o uso de frases que comecem com "Eu"
- Enfatizar formas de evitar juízos de valor

- Estimular a independência na realização das AVDs, mas interferir quando o paciente não consegue realizá-las

> **RECOMENDAÇÃO PARA A PRÁTICA CLÍNICA.** Reconheça e expresse reforço positivo em relação às realizações independentes. (P. ex.: "Sr. J., vejo que o senhor vestiu roupas limpas e penteou os cabelos.")

- Demonstrar ao paciente meios de realizar as atividades com as quais ele tem dificuldade. Quando o indivíduo está deprimido, ele pode necessitar de demonstrações simples e concretas das atividades que, em condições normais, poderiam ser realizadas sem dificuldade
- Manter registros detalhados da ingestão de alimentos e líquidos. Oferecer lanches nutritivos e líquidos entre as refeições. O paciente pode não tolerar grandes volumes de alimento durante as refeições e, por isso, pode necessitar de outros complementos nutricionais oferecidos ao longo do dia, de modo a assegurar nutrição adequada
- Antes do paciente dormir, efetuar as intervenções de enfermagem que promovem o sono, inclusive massagem nas costas; banho morno; bebidas quentes não estimulantes; música suave; e exercícios de relaxamento.

Sentimento de impotência

A definição de *sentimento de impotência* é "experiência vivida de falta de controle sobre uma situação, inclusive uma percepção de que as próprias ações não afetam significativamente um resultado" (Herdman & Kamitsuru, 2014, p. 343.)

Metas do paciente

Meta a curto prazo

- O paciente participa das decisões relativas ao próprio cuidado dentro do intervalo de 5 dias.

Meta a longo prazo

- O paciente consegue encontrar meios eficazes de solucionar problemas, de modo que tenha controle sobre sua vida no momento da alta do ambiente terapêutico e, desse modo, seu sentimento de impotência seja atenuado.

Intervenções

- Estimular o paciente a assumir o máximo de responsabilidade possível por realizar as práticas de autocuidado. No estágio mais agudo da depressão grave, os pacientes podem ter dificuldade extrema de tomar decisões. Nesse período, pode ser mais útil usar *comunicação ativa* para ajudar o paciente a realizar até mesmo as AVDs. Por exemplo, "Está na hora do almoço", em vez de "Você gostaria de almoçar agora?". Avaliações contínuas são importantes para que o indivíduo possa ser estimulado a fazer escolhas no menor tempo possível. Oferecer escolhas ao paciente sempre que possível reforça seu sentimento de controle. Por exemplo:
  - Incluir o paciente no estabelecimento das metas de cuidado que ele deseja alcançar
  - Permitir que o paciente estabeleça os próprios horários para as atividades de autocuidado
  - Assegurar ao paciente a privacidade necessária
  - Fornecer *feedback* positivo para as decisões tomadas. Respeitar o direito do paciente de tomar essas decisões independentemente e evitar que ele seja influenciado no sentido do que possa parecer mais lógico.
- Ajudar o paciente a estabelecer metas realistas. Metas inalcançáveis predispõem o indivíduo ao fracasso e reforçam o sentimento de impotência
- Ajudar o paciente a reconhecer as áreas que ele pode controlar em sua vida. A condição emocional dele interfere em sua capacidade de resolver problemas. Ele precisa de ajuda para perceber claramente os benefícios e as consequências das alternativas disponíveis
- Conversar com o paciente sobre as áreas de sua vida que não estão sob seu controle. Estimular a expressão verbal de sentimentos relacionados com sua incapacidade em uma tentativa de lidar com questões não resolvidas e aceitar o que não pode ser modificado.

Plano de cuidados no formato de mapa conceitual

Plano de cuidados no formato de mapa conceitual é uma abordagem usada para planejar e organizar os cuidados de enfermagem (ver Capítulo 9) que permite visualizar as relações entre diagnósticos médicos, diagnósticos de enfermagem, resultados das avaliações e tratamentos. A Figura 25.4 ilustra o exemplo de um plano de cuidados no formato de mapa conceitual.

Orientações ao paciente e seus familiares

Assim como em todas as outras áreas de enfermagem, o papel de instrutor do paciente é importante para a psiquiatria. O Boxe 25.6 contém uma lista de temas de instrução do paciente e seus familiares que é relevante para a depressão.

Reavaliação dos cuidados prestados ao paciente deprimido

Na última etapa do processo de enfermagem, o enfermeiro faz uma reavaliação para determinar se as intervenções de enfermagem foram bem-sucedidas no sentido de alcançar as metas pretendidas com os cuidados prestados. A reavaliação das intervenções de enfermagem para um paciente deprimido pode ser

Resumo clínico: Judite, 56 anos, tem se mostrado desanimada há cerca de 3 meses, desde que seu marido, com quem estava casada havia 30 anos, a deixou para viver com uma secretária de 26 anos, que trabalhava no escritório dele. Judite perdeu peso e raramente sai de casa. Hoje, o divórcio foi finalizado. Quando Carla, filha de Judite, foi à sua casa, descobriu que a mãe tinha tomado vários comprimidos dos seus medicamentos dizendo que "tinha tomado quantidade suficiente para me colocar para dormir por muito tempo". Carla convenceu Judite a ir ao hospital e sua mãe foi internada na unidade psiquiátrica com o diagnóstico de transtorno depressivo maior. A paciente disse para o enfermeiro: "Tenho muita raiva do meu marido! Eu seria capaz de matá-lo! Como ele pôde fazer isso comigo? Acho que foi culpa minha. Eu não sou tão bonita quanto sua namorada". Em seguida, ela disse: "Qual é a finalidade de continuar viva? Agora, ninguém mais ficaria comigo. Estou velha e não tenho razão alguma para viver". O enfermeiro elaborou o seguinte plano de cuidados no formato de mapa conceitual para Judite.

Sinais e sintomas
- Humor deprimido
- Sentimento de inutilidade e desesperança
- Raiva dirigida a si própria

Sinais e sintomas
- Fixação no estágio de raiva do processo de pesar
- Isolamento social
- Obsessão com a perda
- Emagrecimento

Sinais e sintomas
- Comentários autodepreciativos
- Expressões de inutilidade
- Atitude pessimista e negativista

Sinais e sintomas
- Sentimento de não ter controle sobre a situação vivida
- Incapacidade de perceber alguma melhora na situação vivida

Diagnóstico de enfermagem
Risco de suicídio

Diagnóstico de enfermagem
Pesar complicado

Diagnóstico de enfermagem
Baixa autoestima

Diagnóstico de enfermagem
Sentimento de impotência

Intervenções de enfermagem
- Perguntar sobre pensamentos, planos e meios de suicidar-se
- Tornar o ambiente seguro
- Colaborar com a paciente para elaborar um plano de segurança
- Manter a paciente sob observação constante
- Fazer rondas frequentes a intervalos variáveis
- Estimular a expressão sincera e aberta dos sentimentos

Intervenções de enfermagem
- Determinar o estágio no qual a paciente está no processo de pesar
- Desenvolver confiança
- Explorar os sentimentos de raiva
- Explicar os comportamentos normais associados ao pesar
- Estimular uma revisão sincera do relacionamento perdido

Intervenções de enfermagem
- Passar tempo com a paciente e conquistar sua confiança
- Enfatizar os pontos fortes e minimizar os fracassos
- Estimular a participação em grupos de apoio
- Ajudar a paciente a efetuar as mudanças de comportamento necessárias
- Ensinar técnicas de assertividade e comunicação eficaz

Intervenções de enfermagem
- Estimular a participação no estabelecimento de metas e nas decisões
- Assegurar que as metas sejam realistas
- Estimular a expressão dos sentimentos acerca das áreas que não estão sob controle da paciente

Tratamento médico: sertralina, 100 mg/dia VO

Resultados
- A paciente não se feriu
- A paciente nega ideação suicida
- A paciente colabora no sentido de estabelecer um plano de segurança contínua

Resultados
- A paciente consegue conversar sobre seus sentimentos acerca da perda
- A paciente reconhece sua posição no processo de pesar
- A obsessão com a perda regrediu

Resultados
- A paciente estabelece metas realistas para si própria
- A paciente expressa verbalmente aspectos positivos de si própria, do passado, de suas realizações e das perspectivas futuras

Resultados
- A paciente participa das decisões acerca de sua condição
- A paciente aceita os aspectos de sua vida sobre os quais não tem controle

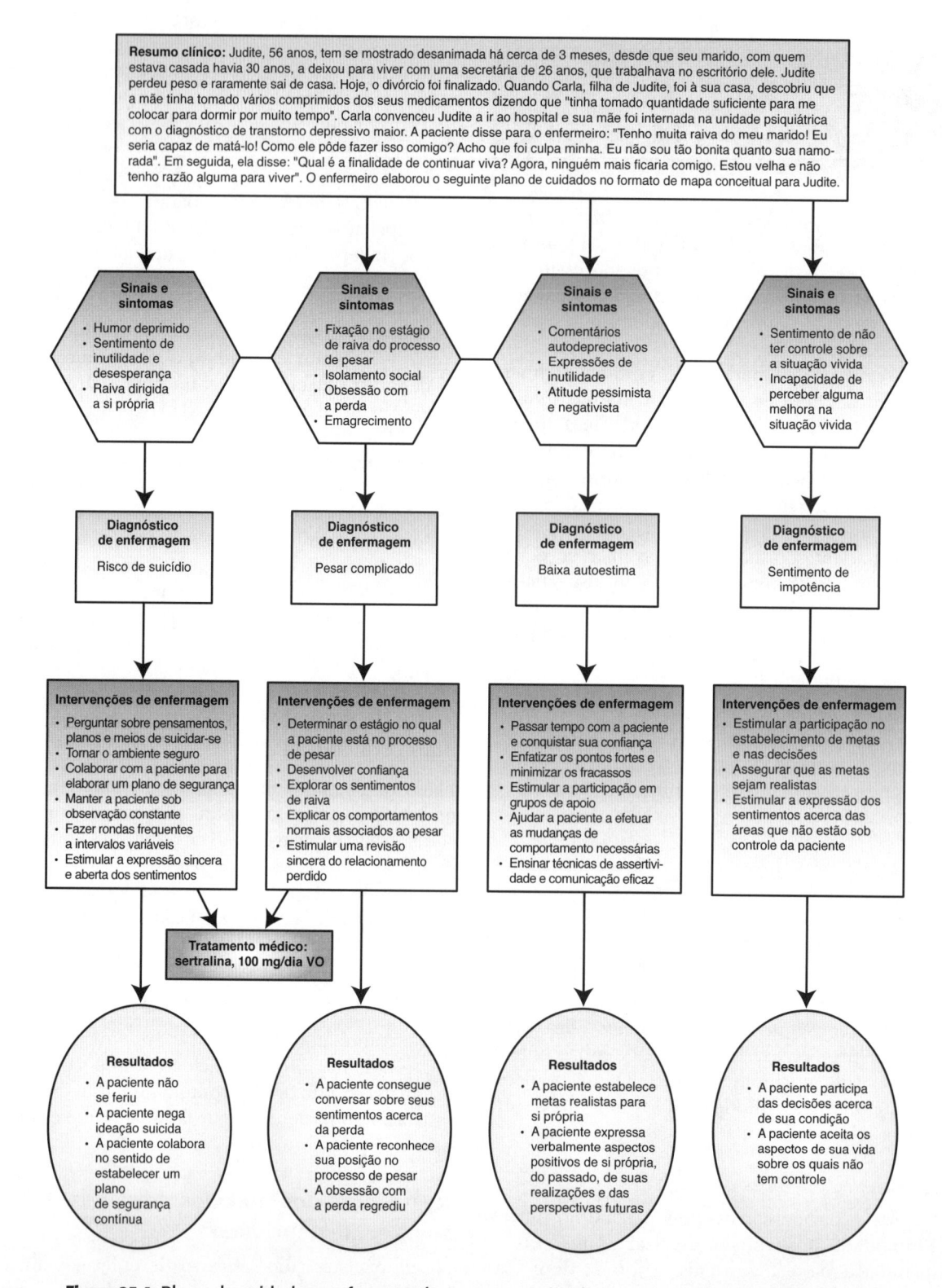

Figura 25.4 Plano de cuidados no formato de mapa conceitual para um paciente com depressão.

> **BOXE 25.6** Temas de orientação do paciente e seus familiares sobre depressão.
>
> **NATUREZA DA DOENÇA**
> 1. Estágios do processo de pesar e sintomas associados a cada estágio
> 2. O que é depressão?
> 3. Por que as pessoas ficam deprimidas?
> 4. Quais são os sinais e sintomas de depressão?
>
> **TRATAMENTO DA DOENÇA**
> 1. Controle dos fármacos usados
>   a. Efeitos adversos desagradáveis
>   b. Efeitos adversos que devem ser relatados ao médico
>   c. Importância de usar os fármacos prescritos regularmente
>   d. Tempo necessário para obter o efeito desejado
>   e. Dieta (necessária quando são usados inibidores de MAO)
> 2. Técnicas de assertividade
> 3. Técnicas de controle do estresse
> 4. Formas de melhorar a autoestima
> 5. Eletroconvulsoterapia
>
> **SERVIÇOS DE APOIO**
> 1. Linha direta para prevenção do suicídio
> 2. Grupos de apoio
> 3. Ajuda jurídica e/ou financeira

facilitada quando o enfermeiro reúne informações usando os seguintes tipos de pergunta:

- Foi possível evitar que o paciente causasse algum dano a si próprio?
- A ideação suicida desapareceu?
- O paciente sabe onde buscar ajuda quando tiver pensamentos suicidas fora do ambiente hospitalar?
- O paciente conversou sobre a perda recente com a equipe e os familiares?
- O paciente consegue expressar verbalmente os sentimentos e comportamentos associados a cada estágio do processo de pesar e reconhece em que estágio se encontra neste processo?
- A obsessão e a idealização do objeto perdido desapareceram?
- A raiva dirigida ao objeto perdido foi expressa da maneira adequada?
- O paciente estabeleceu metas realistas para si próprio?
- O paciente consegue expressar verbalmente aspectos positivos de si próprio, das realizações pregressas e das perspectivas futuras, inclusive vontade de viver?
- O paciente consegue identificar as áreas de sua vida sobre as quais tem controle?
- O paciente consegue participar das práticas religiosas habituais e sente-se satisfeito e apoiado por elas?
- O paciente procurar interagir adequadamente com outras pessoas?
- O paciente mantém-se orientado para a realidade, sem indícios de pensamento delirante?
- O paciente consegue concentrar-se e tomar decisões relativas ao autocuidado?
- O paciente tem escolhido e consumido alimentos com nutrientes e calorias suficientes para manter o peso e o estado nutricional?
- O paciente dorme sem dificuldade e acorda sentindo-se descansado?
- O paciente demonstra valorizar sua aparência cuidando da higiene pessoal e arrumando-se?
- As queixas somáticas regrediram?

Educação de Qualidade e Segurança para Enfermeiros (QSEN, em inglês)

O relatório *Educação dos Profissionais de Saúde: Uma Salto de Qualidade* (Institute of Medicine, 2003) desafiou as faculdades de medicina, enfermagem e outras profissões da área de saúde a assegurar que seus graduandos alcancem um conjunto básico de competências, de forma a atender às necessidades do sistema de saúde do século 21. Essas competências são: *prestar cuidados centrados no paciente, trabalhar em equipes interdisciplinares, adotar práticas baseadas em evidência, aderir aos programas de melhoria da qualidade, manter a segurança e utilizar informática*. O Boxe 25.7 ilustra uma estratégia de ensino no modelo QSEN. O uso desse tipo de atividade tem como objetivo equipar o instrutor e os estudantes com diretrizes a fim de obter conhecimento, habilidades e atitudes necessários para a aquisição de competências de qualidade e segurança em enfermagem.

Modalidades terapêuticas para depressão

Psicoterapia individual

Estudos demonstraram a importância dos laços satisfatórios de proximidade para a prevenção da depressão e também o papel dos relacionamentos rompidos no desenvolvimento desse transtorno mental. Com esse conceito em mente, a psicoterapia interpessoal enfatiza as relações interpessoais atuais do paciente. Quando é aplicada aos indivíduos deprimidos, essa modalidade de psicoterapia passa por três fases e intervenções.

Fase I

Durante a primeira fase, o paciente é avaliado para determinar a gravidade da doença. Ele recebe informações detalhadas acerca da natureza da depressão, padrões sintomáticos, incidência, evolução clínica e opções de tratamento. Quando a depressão é grave, estudos demonstraram que a psicoterapia interpessoal é mais eficaz se for combinada com antidepressivos.

BOXE 25.7 Estratégia de ensino no modelo QSEN.

ATRIBUIÇÃO OU ATIVIDADE: DESVIOS DE PRÁTICA DA EQUIPE
Colocar um paciente sob precauções para suicídio

Domínio de competência: Prática baseada em evidência; cuidados centrados no paciente; melhoria da qualidade; segurança; trabalho em equipe e colaboração

Objetivos da aprendizagem. O estudante:
- Demonstrará habilidades necessárias para detectar defasagem entre a prática da unidade e o que foi reconhecido como melhor prática
- Demonstrará habilidades necessárias para encontrar padrões de prática profissional e artigos publicados na literatura sobre como colocar um paciente sob precauções para suicídio
- Demonstrará as habilidades necessárias para respeitar as preferências do paciente dentro dos limites de segurança e prática terapêutica
- Demonstrará atitudes e comportamentos que expressem que ele valoriza o trabalho em equipe e deseja contribuir para manter os padrões de segurança e cuidados eficazes.

Revisão das estratégias: essa atribuição (ou atividade) pretende familiarizar o estudante com as normas, os procedimentos, os padrões de cuidado e outras diretrizes de prática de enfermagem baseadas em evidências e estimular os estudantes a observar a prática de enfermagem realmente desempenhada nas unidades, de forma a avaliar adoção, desvios ou "atalhos" dessas normas, procedimentos, padrões e diretrizes por parte dos enfermeiros habilitados durante a realização dos procedimentos de enfermagem. Os seguintes aspectos dessa atribuição podem orientar os estudantes na preparação da discussão de casos clínicos, na redação de um artigo ou na reunião de todas as informações para apresentação na forma de pôster.

1. Reconhecer a necessidade de colocar um paciente sob precauções para suicídio.
2. Encontrar materiais impressos sobre as normas ou procedimentos de enfermagem vigentes em sua instituição ou unidade e responder às seguintes perguntas:
    a. Qual foi o grau de dificuldade para encontrar materiais impressos sobre normas/procedimentos?
    b. Os enfermeiros habilitados sabem onde encontrar esses materiais impressos sobre normas/procedimentos?
    c. Como a norma/o procedimento foi transmitida(o) originalmente à equipe?
    d. A norma/o procedimento é baseada(o) em evidência?
    (Revisar as normas de prática correntes publicadas por organizações profissionais e/ou órgãos de supervisão e acreditação [p. ex., The Joint Comission, CDC] e/ou artigos publicados na literatura.)
3. Observar os enfermeiros habilitados da unidade colocando um paciente sob precauções para suicídio e descrever:
    a. Quais medidas o enfermeiro habilitado tomou.
    b. De que maneira o enfermeiro habilitado desviou-se da norma/do procedimento impresso.
    c. O que levou o enfermeiro a usar os atalhos que tomou.
    d. O maior número de detalhes possível.
4. Promova um debate sobre por que os enfermeiros habilitados podem ou não seguir as normas e procedimentos impressos da instituição. Reflita sobre oportunidades e desafios da prática baseada em evidência e sua implementação no cotidiano de enfermagem no contexto clínico.
5. Converse sobre qual seria sua resposta apropriada, como enfermeiro habilitado, se descobrisse uma prática insegura que desvia dos padrões, normas ou procedimentos estabelecidos.

Adaptado com autorização da estratégia pedagógica proposta por Lisa Day, Assistant Clinical Professor, UCSF, School of Nursing, San Francisco, CA © 2009 QSE; http://qsen.org.

O paciente é estimulado a continuar a trabalhar e participar de suas atividades habituais durante a terapia. Ele também precisa negociar um contrato terapêutico mutuamente aceitável.

Fase II

Nessa fase, a terapia tem como objetivo ajudar o paciente a resolver as reações complicadas frente ao pesar. Isso pode incluir resolver a ambivalência de um relacionamento perdido e ajudar a estabelecer novas relações. Outras áreas enfatizadas durante a terapia podem ser disputas interpessoais entre o paciente e outra pessoa significativa, transições difíceis nos diversos ciclos de desenvolvimento da vida e compensação dos déficits interpessoais que possam interferir na capacidade do indivíduo de iniciar ou manter relacionamentos interpessoais.

Fase III

Durante a última fase da psicoterapia interpessoal, o contrato terapêutico é desfeito. Com ênfase em tranquilização, esclarecimento dos estados emocionais, facilitação da comunicação interpessoal, avaliação das percepções pessoais e desempenho nos relacionamentos interpessoais, a psicoterapia interpessoal consegue ajudar os pacientes deprimidos a recuperar níveis mais equilibrados de desempenho social.

Terapia de grupo

A terapia de grupo é uma dimensão importante do tratamento multimodal do paciente deprimido. Depois que a fase aguda da doença termina, os grupos podem oferecer um ambiente favorável, no qual os pacientes podem conversar sobre questões de sua vida que desencadeiam, mantêm ou se originam de um transtorno afetivo grave. O elemento de apoio do grupo proporciona sentimento de segurança à medida que são debatidas e resolvidas questões difíceis ou embaraçosas. Alguns grupos têm outros propósitos específicos, inclusive ajudar a monitorar problemas relacionados como fármacos prescritos ou funcionar como meio de aprofundar o entendimento acerca desse transtorno afetivo e seu tratamento. Os grupos terapêuticos ajudam seus membros a alcançar um senso de perspectiva de sua condição e estimulam o estabelecimento de relacionamentos com outras pessoas que têm os mesmos problemas. O paciente sente esperança quando consegue ver que ele não é o único ou não está sozinho na experiência de ter um transtorno afetivo.

Os grupos de autoajuda também oferecem outra oportunidade de apoio ao paciente deprimido. Em geral, esses grupos são liderados por indivíduos com o mesmo problema e não têm como propósito substituir ou competir com a terapia profissional. Em vez disso, eles oferecem apoio suplementar, que frequentemente aumenta a adesão ao regime terapêutico. Exemplos de grupos de autoajuda são DBSA (Depression and Bipolar Support Aliance), Deprimidos Anônimos, Recovery International e GrifShare (grupos de apoio à recuperação do luto). Embora os grupos de autoajuda não sejam comunidades de psicoterapia, eles possibilitam experiências de apoio complementar importantes, que frequentemente têm efeitos terapêuticos favoráveis para os participantes.

Terapia de família

Os objetivos finais de trabalhar com famílias de pacientes com transtornos do humor são controlar os sintomas e iniciar/recuperar o funcionamento adaptativo familiar. Assim como ocorre com a terapia de grupo, a abordagem mais eficaz parece ser uma combinação de intervenções psicoterápicas e farmacoterapêuticas. Sadock e colaboradores (2015) afirmaram:

> A terapia de família está indicada quando o transtorno coloca em risco o casamento ou o funcionamento familiar do paciente, ou quando o transtorno do humor é agravado ou mantido pela condição familiar. A terapia de família investiga o papel do paciente com transtorno de humor no bem-estar psicológico global de toda a família; além disso, ela examina o papel de toda a família na perpetuação dos sintomas do paciente (p. 373).

Terapia cognitiva

Na terapia cognitiva, o paciente aprende a controlar as distorções de pensamento que contribuem para o desenvolvimento e a perpetuação dos transtornos do humor. De acordo com o modelo cognitivo, a depressão caracteriza-se por uma tríade de distorções negativas relacionadas com as expectativas referidas ao ambiente, self e futuro. O ambiente e as atividades nele realizadas são percebidos como não gratificantes; o *self* é desvalorizado sem qualquer base real; e não há esperanças quanto ao futuro.

Os objetivos gerais da terapia cognitiva são conseguir alívio dos sintomas no menor tempo possível; ajudar o paciente a reconhecer os padrões disfuncionais de pensamento e comportamento; e direcionar o indivíduo à evidência e à lógica que de fato testam a validade do pensamento disfuncional (ver Capítulo 19, *Terapia Cognitiva*). Essa modalidade de terapia enfatiza a mudança dos "pensamentos automáticos" que ocorrem espontaneamente e contribuem para o transtorno afetivo. A seguir, há alguns exemplos de pensamentos automáticos que podem ser distorções cognitivas comuns na depressão:

- **Personalização:** "Sou o único que fracassou"
- **Tudo ou nada:** "Sou um fracasso completo"
- **Leitura mental:** "Ele acha que sou tolo"
- **Desvalorização dos pontos positivos:** "As outras questões eram fáceis. Qualquer imbecil conseguiria acertá-las".

O terapeuta pede ao paciente para descrever as evidências que apoiam e refutam o pensamento automático. Em seguida, ele revisa com o paciente a lógica subjacente às inferências. Outra técnica consiste em avaliar o que mais provavelmente teria acontecido se os pensamentos automáticos do indivíduo fossem verdadeiros. Por fim, as implicações das consequências são debatidas.

Os pacientes não devem ficar desanimados quando uma técnica parece não estar funcionando. Isoladamente, nenhuma técnica funciona com todas as pessoas. Ele deve ser tranquilizado de que qualquer uma entre diversas técnicas pode ser usada e que ele e o terapeuta podem explorar essas possibilidades.

A terapia cognitiva tem conseguido resultados animadores no tratamento da depressão. Na verdade, os resultados de vários estudos com pacientes deprimidos demonstraram que, em alguns casos, a terapia cognitiva pode ser igualmente ou mais eficaz que os fármacos antidepressivos (Amick *et al.*, 2015; Page & Hooke, 2012; Siddique *et al.*, 2012).

Eletroconvulsoterapia

A eletroconvulsoterapia (ECT) consiste em desencadear uma crise convulsiva do tipo grande mal (generalizada) por meio da aplicação de uma corrente elétrica no cérebro. A ECT é eficaz para pacientes com ideação suicida aguda e no tratamento da depressão grave, especialmente dos pacientes que também têm sintomas psicóticos, lentidão psicomotora e distúrbios neurodegenerativos (p. ex., transtornos do sono, apetite ou vigor). Em geral, essa modalidade de tratamento é considerada apenas depois que uma tentativa de tratamento com antidepressivos mostrou-se ineficaz (ver uma descrição detalhada no Capítulo 20, *Eletroconvulsoterapia*).

Estimulação magnética transcraniana

Estimulação magnética transcraniana (EMT) é um procedimento usado para tratar depressão por meio da estimulação dos neurônios cerebrais. A EMT consiste na aplicação de pulsos muito curtos de energia magnética para estimular os neurônios de áreas localizadas do córtex cerebral – algo semelhante à atividade elétrica observada com a ECT. Contudo, ao contrário dessa última modalidade terapêutica, as ondas elétricas geradas pela EMT não provocam atividade convulsiva generalizada (George, Taylor & Short, 2013). As ondas são transmitidas por um espiral aplicado no couro cabeludo das áreas cerebrais envolvidas na regulação do humor. O procedimento não é invasivo e geralmente é considerado seguro. Um ciclo típico de tratamento consiste em sessões de 40 min, 3 a 5 vezes/semana, durante 4 a 6 semanas (Raposelli, 2015). Alguns médicos acreditam que a EMT seja muito promissora como tratamento da depressão, enquanto outros são céticos. Em um estudo realizado no King's College de Londres, os pesquisadores compararam a eficácia da EMT com a da ECT no tratamento da depressão grave (Eranti *et al.*, 2007). Os autores concluíram que a ECT é significativamente mais eficaz como tratamento de curta duração para depressão e sugeriram a necessidade de realizar mais estudos clínicos cuidadosos sobre EMT. Em outro estudo (Connolly *et al.*, 2012), os autores demonstraram que 24,7% dos pacientes tratados com EMT estavam em remissão depois de 6 semanas. Os índices de remissão obtidos com a ECT variaram de 17 a 70%. Embora os índices de eficácia pareçam pequenos ou muito variados, essas duas modalidades terapêuticas oferecem opções aos pacientes refratários às outras abordagens terapêuticas. Magnezi e colaboradores (2016) compararam a ECT com a EMT e demonstraram que, embora a primeira fosse mais eficaz que a segunda e, além disso, atenuasse os sintomas de ansiedade, a ECT estava associada a uma incidência muito mais alta (60%) de efeitos adversos associados principalmente à perda de memória. Na perspectiva dos pacientes, a EMT, ainda assim, foi considerada preferível à ECT (se o procedimento estivesse coberto pelos planos de saúde); isso poderia estar relacionado com os estigmas associados à ECT.

George e colaboradores (2013) afirmaram:

> Desde que foi aprovada pela FDA norte-americana, a EMT geralmente tem sido segura e bem tolerada, com incidência baixa de interrupção prematura do tratamento; os efeitos terapêuticos obtidos parecem ser no mínimo tão duradouros quanto os conseguidos com outros tratamentos antidepressivos. Além disso, a EMT mostrou ser promissora em vários outros transtornos psiquiátricos, em especial no tratamento de dores agudas e crônicas (p. 17).

Mais recentemente, pesquisadores compararam a EMT ao tratamento farmacológico e demonstraram que ambos eram eficazes, embora a EMT tivesse relação de custo-benefício mais favorável (Raposelli, 2015). Hoje em dia, nem as empresas de seguro de saúde cobrem esse tipo de tratamento e, por isso, sob o ponto de vista do paciente, ele pode ser uma alternativa mais dispendiosa. Raposelli demonstrou que até 40% dos pacientes com TDM não melhoram com tratamento farmacológico, de modo que as alternativas como ECT e EMT podem oferecer esperança de recuperação aos pacientes com depressão resistente ao tratamento.

Estimulação do nervo vagal e estimulação cerebral profunda

Quando foi avaliada como tratamento da epilepsia, a estimulação do nervo vagal (ENV) melhorou o humor dos pacientes. Esse tratamento consiste em implantar um dispositivo eletrônico na pele para estimular o nervo vago. O mecanismo de ação é desconhecido, mas estudos preliminares demonstraram que alguns pacientes com depressão crônica recidivante melhoraram quando foram tratados com ENV (Sadock *et al.*, 2015). Hoje em dia, há estudos em andamento para avaliar sua eficácia.

Outra abordagem terapêutica nova é a estimulação cerebral profunda (ECP), que é um tipo de psicocirurgia. Assim como ocorre na ENV, esse procedimento consiste em implantar um eletrodo com o objetivo de estimular a função cerebral. Contudo, ao contrário da ENV, a ECP consiste na colocação de um implante profundo, que requer craniotomia. A ECP foi bem estudada para determinar sua segurança e eficácia em outros distúrbios, e atualmente há estudos controlados em andamento. Hoje em dia, a ECP é reservada para os pacientes com depressão ou transtorno obsessivo-compulsivo grave e incapacitante que não melhorem com qualquer outra modalidade de tratamento conservador (Sadock *et al.*, 2015).

Fototerapia

Estudos demonstraram que a prevalência de depressão com padrão sazonal chega a 10%, embora varie de acordo com a região geográfica (Kurlansik & Ibay, 2013). O *DSM-5* descreve essa condição como transtorno depressivo maior recidivante com padrão sazonal, mas ela também é conhecida comumente como transtorno afetivo sazonal (TAS).

Algumas teorias sugerem que o TAS esteja relacionado com o nível do hormônio melatonina (Cotterell, 2010), que é produzido pela glândula pineal. A melatonina desempenha um papel importante para a regulação dos ritmos biológicos de sono e atividade. Ela é sintetizada durante o ciclo de escuridão e seu nível diminui durante o período de luminosidade do dia. Durante os meses com intervalo mais longo de escuridão, a produção de melatonina aumenta, e isso parece provocar os sintomas de TAS nos indivíduos suscetíveis. Outros estudos sugeriram que as oscilações sazonais do transportador de serotonina estão associadas à variação da exposição à luz solar (McMahon et al., 2016).

Alguns estudos demonstraram que a fototerapia (ou exposição terapêutica à luz) é um tratamento eficaz para TAS. A fototerapia é administrada em uma "caixa de luz" com 10.000 lux que contém tubos de luz fluorescente branca cobertos por uma tela plástica, que bloqueia os raios ultravioleta. O paciente senta-se de frente para a caixa com os olhos abertos (embora não deva olhar diretamente para a luz). Em geral, o tratamento começa com sessões de 10 a 15 minutos e aumenta aos poucos para 30 a 45 minutos. O mecanismo de ação parece estar relacionado com a estimulação da retina, que incita a redução do nível de melatonina e aumenta a concentração de serotonina no cérebro (Rodriguez, 2015). Um estudo recente demonstrou efeitos terapêuticos benéficos da fototerapia também nos transtornos afetivos não sazonais (Lam et al., 2015). Alguns pacientes percebem melhora imediata (depois de alguns dias), enquanto outros podem demorar várias semanas para melhorar. Os efeitos adversos parecem estar relacionados com o nível de exposição e incluem cefaleia, fadiga ocular, náuseas, irritabilidade, fotofobia (sensibilidade ocular à luz) ou insônia e agitação, mas estes efeitos geralmente são brandos e de curta duração (Kurlansik & Ibay, 2013). Estudos sobre tratamento do TAS demonstraram que a fototerapia e os antidepressivos têm eficácia comparável. Um estudo comparou a eficácia da fototerapia para TAS com tratamento com fluoxetina na dose diária de 20 mg (Lam et al., 2015). Os autores concluíram que "A fototerapia mostrou início de resposta mais rápido e incidência menor de alguns efeitos adversos associados à fluoxetina, mas não havia outras diferenças significativas quanto à eficácia da fototerapia e dos antidepressivos" (p. 805). Embora a melhora seja detectada comumente dentro de 2 semanas, a maioria dos pacientes tem recaídas a curto prazo. Por essa razão, o tratamento deve ser mantido até o período esperado de remissão espontânea; por exemplo, mudança de estação para primavera ou verão (Kurlansik & Ibay, 2013).

Psicofarmacologia

Em geral, os antidepressivos são considerados como primeira opção para tratar depressão clínica grave e também são usados para tratar outros transtornos depressivos. Esse grupo inclui antidepressivos tricíclicos, tetracíclicos, inibidores de monoaminoxidase (MAO), ISRSs, ISRNs e ISRS/ISRN mistos. A Tabela 25.3 apresenta exemplos de antidepressivos utilizados comumente. O leitor pode encontrar uma descrição detalhada desses fármacos no Capítulo 4, *Psicofarmacologia*. Além dos efeitos adversos e das questões de segurança abordadas nesse capítulo, é importante ressaltar que os antidepressivos podem causar *superdosagens* fatais, razão pela qual os pacientes potencialmente suicidas devem ser observados com atenção e o risco de suicídio, avaliado com frequência durante o tratamento com antidepressivos.

> **RECOMENDAÇÃO PARA A PRÁTICA CLÍNICA.** Nos EUA, as bulas de todos os antidepressivos contêm um alerta em negrito quanto ao risco aumentado de suicídio entre crianças e adolescentes.

> **RECOMENDAÇÃO PARA A PRÁTICA CLÍNICA.** À medida que os antidepressivos começam a fazer efeito e melhoram o humor, o paciente pode ter mais disposição física e/ou mental para executar seu plano de suicídio. Em geral, o potencial suicida aumenta à medida que a depressão melhora. O enfermeiro deve estar especialmente atento à exaltação súbita do humor.

Orientação do paciente e seus familiares quanto aos antidepressivos

O paciente deve:

- Continuar a tomar o fármaco prescrito, mesmo que os sintomas não tenham melhorado. O efeito terapêutico pode demorar até 4 semanas para começar. Depois desse intervalo, se não houver melhora, o médico poderá prescrever outro fármaco
- Tomar cuidado ao dirigir ou operar equipamentos ou máquinas perigosas, porque podem ocorrer tontura e sonolência. Quando esses efeitos adversos são persistentes ou interferem com as AVDs, o paciente deve relatá-los ao médico. Pode ser necessário ajustar as doses
- Manter o tratamento e não interrompê-lo abruptamente, porque isso poderia provocar sintomas de abstinência como náuseas, vertigem, insônia, cefaleia, mal-estar, pesadelos e recidiva dos sintomas para os quais o fármaco foi prescrito
- Usar loção protetora solar e roupas de proteção ao permanecer algum tempo ao ar livre. A pele pode estar mais sensível à queimadura solar
- Relatar imediatamente ao médico a ocorrência de quaisquer destes sintomas: dor ao deglutir, febre, mal-estar, pele amarelada, sangramento incomum, equimoses ao mais leve estímulo, frequência cardíaca acelerada, dificuldade de urinar, anorexia/perda de peso, atividade convulsiva, rigidez ou dor no pescoço e dor torácica
- Levantar-se lentamente da posição deitada ou sentada para evitar redução súbita da pressão arterial

TABELA 25.3 Fármacos usados no tratamento da depressão.

CLASSE FARMACOLÓGICA	NOME GENÉRICO*	CATEGORIA DE RISCO GESTACIONAL/ MEIA-VIDA (HORAS)	FAIXA DE DOSE DIÁRIA PARA ADULTOS (MG)+	VARIAÇÃO DOS NÍVEIS TERAPÊUTICOS
Tricíclicos	Amitriptilina	D/31 a 46	50 a 300	110 a 250 (inclusive metabólito)
	Amoxapina	C/8	50 a 300	200 a 500
	Clomipramina	C/19 a 37	25 a 250	80 a 100
	Desipramina	C/12 a 24	25 a 300	125 a 300
	Doxepina	C/8 a 24	25 a 300	100 a 200 (inclusive metabólito)
	Imipramina	D/11 a 25	30 a 300	200 a 350 (inclusive metabólito)
	Nortriptilina	D/18 a 44	30 a 100	50 a 150
	Protriptilina	C/67 a 89	15 a 60	100 a 200
	Trimipramina	C/7 a 30	50 a 300	180 (inclusive metabólito)
Inibidores seletivos da receptação de serotonina (ISRSs)	Citalopram	C/cerca de 35	20 a 40	Não determinada com certeza
	Escitalopram	C/27 a 32	10 a 20	Não determinada com certeza
	Fluoxetina	C/1 a 16 dias (inclusive metabólito)	20 a 80	Não determinada com certeza
	Fluvoxamina	C/13,6 a 15,6	50 a 300	Não determinada com certeza
	Paroxetina	D/21 (CR: 15 a 20)	10 a 50 (CR: 12,5 a 75)	Não determinada com certeza
	Sertralina	C/26 a 104 (inclusive metabólito)	25 a 200	Não determinada com certeza
	Vilazodona (também atua como agonista serotoninérgico parcial)	C/25	40	Não determinada com certeza
	Vortioxetina	C/66	5 a 20	Não determinada com certeza
Inibidores de monoaminoxidase	Isocarboxazida	C/desconhecida	20 a 60	Não determinada com certeza
	Fenelzina	C/2 a 3	45 a 90	Não determinada com certeza
	Tranilcipromina	C/2,4 a 2,8	30 a 60	Não determinada com certeza
	Selegilina	C/18 a 25 (inclusive metabólitos)	6/24h a 12/24 h (adesivo)	Não determinada com certeza
Antidepressivos atípicos	Bupropriona		200 a 450	Não determinada com certeza
	Maprotilina	B/21 a 25	25 a 225	200 a 300 (inclusive metabólito)
	Mirtazapina	C/20 a 40	15 a 45	Não determinada com certeza
	Nefazodona++	C/2 a 4	200 a 600	Não determinada com certeza
	Trazodona	C/4 a 9	150 a 600	800 a 1.600

(continua)

TABELA 25.3 Fármacos usados no tratamento da depressão. *(continuação)*

CLASSE FARMACOLÓGICA	NOME GENÉRICO*	CATEGORIA DE RISCO GESTACIONAL/ MEIA-VIDA (HORAS)	FAIXA DE DOSE DIÁRIA PARA ADULTOS (MG)+	VARIAÇÃO DOS NÍVEIS TERAPÊUTICOS
Inibidores seletivos da receptação de serotonina-norepinefrina	Desvenlafaxina	C/11	50 a 400	Não determinada com certeza
	Duloxetina	C/8 a 17	40 a 60	Não determinada com certeza
	Venlafaxina	C/5 a 11 (inclusive metabólito)	75 a 375	Não determinada com certeza
Combinações psicoterapêuticas	Olanzapina e fluoxetina	C/(ver cada fármaco específico)	6/25 a 12/50	Não determinada com certeza
	Clordiazepóxido e fluoxetina	D/(ver cada fármaco específico)	20/50 a 40/100	Não determinada com certeza
	Perfenazina e amitriptilina	C-D/(ver cada fármaco específico)	6/30 a 16/200	Não determinada com certeza

*Essa tabela contém apenas os nomes genéricos dos fármacos. +As doses devem ser tituladas lentamente; o início da resposta terapêutica pode ocorrer dentro de 1 a 4 semanas. ++A Bristol-Myers Squibb retirou voluntariamente do mercado sua marca comercial de nefazodona (Serzone®) em 2004. Hoje em dia, várias outras empresas farmacêuticas têm seus equivalentes genéricos.

- Tomar goles frequentes de água, mastigar gomas sem açúcar ou chupar balas duras se a boca seca for um problema. A higiene oral adequada (escovar os dentes e passar fio dental frequentemente) é muito importante
- Atentar para não ingerir os seguintes alimentos ou fármacos enquanto estiver usando IMAOs: queijos curtidos, vinho (em especial Chianti), cerveja, chocolate, bebidas à base de cola, café, chá, nata, carnes defumadas e processadas, fígado bovino ou de frango, figos enlatados, molho de soja, alimentos fermentados ou muito maduros, arenque em conserva, passas, caviar, iogurte, produtos levedados, feijões grandes, remédios para resfriado e pílulas para emagrecer. Isso poderia causar crise hipertensiva potencialmente fatal
- Evitar fumar durante o tratamento com antidepressivos tricíclicos. O tabagismo acelera o metabolismo desses fármacos e torna necessário ajustar a dose para obter o mesmo efeito terapêutico
- Evitar ingerir álcool durante o tratamento com antidepressivos. Essas substâncias potencializam os efeitos uma da outra
- Evitar usar outros fármacos (inclusive medicamentos vendidos sem prescrição) sem autorização do médico enquanto estiver usando antidepressivos. Alguns fármacos contêm substâncias que podem desencadear crise hipertensiva potencialmente fatal quando são combinados com antidepressivos
- Avisar imediatamente ao médico se ocorrerem ereções penianas prolongadas ou inapropriadas durante o tratamento com trazodona. Quando a ereção persiste por mais de uma hora, buscar atendimento médico no serviço de emergência. Essa condição é rara, mas ocorreu em alguns indivíduos tratados com trazodona. Se não forem adotadas medidas imediatas, o paciente poderá ficar impotente
- Atentar para não "duplicar" a dose de bupropiona se esquecer de tomar uma, a menos que o médico oriente o paciente a fazer isso. A administração desse fármaco em doses fracionadas diminui o risco de convulsões e outros efeitos adversos
- Seguir as instruções corretas para aplicar adesivo transdérmico de selegilina:
  - Aplicar o adesivo na pele seca e intacta da parte superior do dorso, segmento proximal da coxa ou superfície externa do braço
  - Aplicar o adesivo praticamente na mesma hora todos os dias em outra área da pele depois de retirar e descartar o adesivo usado
  - Lavar cuidadosamente as mãos depois de aplicar o adesivo
  - Evitar expor a área de aplicação a calor direto (p. ex., compressas quentes, cobertores elétricos, lâmpadas de aquecimento, banheira com água quente ou luz solar direta prolongada)
  - Se o adesivo cair, aplicar um novo em outro local e seguir todas as regras novamente.
- Estar consciente dos riscos potenciais associados ao uso de antidepressivos na gravidez. A segurança desses fármacos na gravidez e lactação não está definitivamente estabelecida. Os antidepressivos parecem atravessar com facilidade a barreira placentária e, quando isso ocorre, o feto pode apresentar efeitos adversos. Informar ao médico na mesma hora se houver suspeita, se planejar ou se suspeitar de que está grávida
- Entender os efeitos adversos dos antidepressivos. Ler os materiais impressos fornecidos pelos profissionais de saúde sobre autoadministração segura
- Sempre portar um cartão ou outro dispositivo de identificação descrevendo os fármacos em uso.

Farmacogenômica

Estudos genéticos recentes demonstraram que variações genéticas podem prever se um paciente responderá ou não ao tratamento com ISRSs (Lee, 2015). Isso é importante porque, conforme ressaltado pelo autor, cerca de 30 a 50% dos pacientes não melhoram com o primeiro antidepressivo que lhes foi prescrito. Não é de admirar que pacientes e seus familiares frequentemente expressem frustração quando os fármacos e as doses são alterados na tentativa de encontrar o antidepressivo e a dose certa que seja eficaz em seu caso. A genotipagem também se mostrou favorável à identificação dos pacientes que podem ter maior tendência a desenvolver determinados efeitos adversos. Um estudo citado por Lee demonstrou que as populações asiáticas com um genótipo específico tinham risco mais elevado de desenvolver o efeito adverso de disfunção sexual associada aos ISRSs. Essa informação poderia ser útil, porque disfunção sexual é uma das principais razões pelas quais muitos pacientes preferem deixar de usar esses fármacos. Hoje em dia, essa área de pesquisa está em seus primórdios e são necessários mais estudos para demonstrar os benefícios da testagem rotineira, a razão de custo-benefício e a possibilidade de obter resultados oportunos, de modo que o tratamento possa ser iniciado imediatamente.

Resumo e pontos fundamentais

- Depressão é uma das doenças psiquiátricas mais antigas e ainda é comum hoje em dia. Na verdade, depressão é tão comum que é conhecida como "resfriado comum dos transtornos psiquiátricos"
- A causa dos transtornos depressivos não está esclarecida por completo. Alguns fatores como genética, influências bioquímicas e experiências psicossociais provavelmente contribuem para o desenvolvimento desse transtorno
- A depressão secundária ocorre como resposta a outros distúrbios fisiológicos
- Os sintomas de depressão estendem-se por um *continuum* de gravidade, que inclui formas brandas e transitórias até os transtornos mais graves
- A depressão incide em todas as fases de desenvolvimento, inclusive infância, adolescência, senescência e puerpério
- O tratamento da depressão inclui psicoterapia individual e em grupo, terapia cognitiva, eletroconvulsoterapia, fototerapia, EMT e psicofarmacologia
- Os cuidados de enfermagem para pacientes deprimidos são prestados com base nas seis etapas do processo de enfermagem.

Estudo de caso e exemplo de plano de cuidados

HISTÓRIA CLÍNICA E AVALIAÇÃO DE ENFERMAGEM

Saulo é um homem branco de 45 anos que foi internado na unidade psiquiátrica de um hospital geral por seu médico de família, Dr. João, que relatou que o paciente tornou-se progressivamente abatido ao longo dos últimos meses. A esposa de Saulo relatou que ele tem dito coisas como "A vida não tem sentido" e "Acho que eu poderia tomar todos esses comprimidos que o Dr. João prescreveu de uma vez só; então, tudo estaria acabado". Saulo disse que ama sua esposa e seus filhos e não quer causar-lhes mal, mas sente que eles não precisam mais dele. O paciente disse: "Eles provavelmente se sairão melhor sem mim.". Sua esposa parece estar muito preocupada com sua condição, embora, em seu abatimento, ele pareça insensível aos seus sentimentos. A mãe de Saulo (uma viúva) vive em um estado vizinho e ele não a vê com frequência. Seu pai era alcoólico e abusava fisicamente de Saulo e seus irmãos. Ele admitiu que sente alguma mágoa de sua mãe por ter permitido que ele e seus irmãos "sofressem com a brutalidade física e emocional de seu pai". Seus irmãos e familiares vivem em estados distantes e ele os vê raramente durante as reuniões de final de ano.

Saulo conseguiu um diploma universitário trabalhando em tempo integral à noite para pagar seus estudos. Ele está empregado no setor administrativo de uma grande empresa. Ao longo dos últimos 12 anos, Saulo viu alguns de seus colegas serem promovidos para posições de gerência. Ele foi considerado para várias dessas posições, mas nunca foi escolhido. No mês passado, surgiu uma vaga de gerente para a qual estava qualificado. Ele pleiteou essa posição acreditando que tinha boa chance de ser promovido. Contudo, sua esposa relatou que, quando foi feito o anúncio de que a vaga tinha sido ofertada a outro homem mais jovem que estava na empresa há apenas 5 anos, Saulo inicialmente expressou raiva e depois pareceu aceitar a decisão. Contudo, ao longo das últimas semanas, tornou-se cada vez mais retraído. Ele conversa com pouquíssimas pessoas no escritório e está ficando para trás em seu trabalho. Em casa, come muito pouco, conversa com seus familiares apenas quando lhe perguntam alguma coisa, e não sai à rua até que esteja na hora de sair para o trabalho na manhã seguinte. Hoje, Saulo recusou-se a sair para o trabalho e disse à sua esposa que não via razão para viver. Ela o convenceu a conversar com seu médico de família, que o internou no hospital depois de ouvir que Saulo confessou o desejo de pôr fim à própria vida. O psiquiatra fez o diagnóstico de Transtorno Depressivo Maior.

DIAGNÓSTICOS DE ENFERMAGEM E DESCRIÇÃO DOS RESULTADOS

Com base nos dados da avaliação, o enfermeiro escolheu os seguintes diagnósticos de enfermagem:

1. Risco de suicídio relacionado com o humor deprimido e expressões de não ter razão para viver.
   a. Metas a curto prazo:
      - Saulo conversa com a equipe sobre sua ideação suicida e suas intenções de suicidar-se
      - Saulo colabora com o enfermeiro no sentido de elaborar um plano de preservação da segurança.
   b. Meta a longo prazo:
      - Saulo não causa danos a si próprio durante a internação hospitalar.

Estudo de caso e exemplo de plano de cuidados *(continuação)*

2. Pesar complicado relacionado com perdas não resolvidas (promoção no emprego e relacionamentos insatisfatórios entre pais e filhos) evidenciado por raiva expressa sobre a perda de uma oportunidade de trabalho e desejo de pôr fim à própria vida.
   a. Meta a curto prazo:
      - Saulo conversa sobre a raiva do chefe e de seus pais dentro de 1 semana.
   b. Meta a longo prazo:
      - Saulo reconhece verbalmente sua posição no processo de pesar e começa a progredir no sentido da resolução no momento da alta do ambiente terapêutico.

PLANEJAMENTO E IMPLEMENTAÇÃO
RISCO DE SUICÍDIO

As seguintes intervenções de enfermagem foram selecionadas para cuidar de Saulo:

1. Estabelecer uma relação de confiança com Saulo que facilite conversas abertas e imparciais sobre ideação suicida e pensamentos e sentimentos semelhantes.
2. Perguntar diretamente a Saulo: "Você pensou em pôr fim à própria vida? Em caso afirmativo, o que planejou fazer? Você dispõe de meios para concretizar seu plano?".
3. Assegurar um ambiente seguro. Retirar todos os objetos potencialmente perigosos do alcance imediato (objetos perfurantes, cintos, correias, gravatas, objetos de vidro).
4. Avaliar o risco de suicídio a cada turno de trabalho e detectar quaisquer alterações do grau de desesperança. Estimular expressões sinceras dos sentimentos. Por meio de investigação e discussão, ajudar Saulo a reconhecer sinais de esperança em sua vida (participando de atividades que ele considera gratificantes além do seu trabalho).
5. Permitir que Saulo expresse seus sentimentos de raiva dentro de limites adequados. Estimular o uso da sala de ginástica e outras atividades para liberar energia de forma adequada. Ajudar o paciente a reconhecer a origem de sua raiva e trabalhar para desenvolver habilidades de enfrentamento adaptativas que possam ser usadas fora do hospital (p. ex., caminhadas, academia de ginástica disponível aos empregados da empresa).
6. Identificar os recursos comunitários que ele possa usar como sistema de apoio e nos quais possa busca ajuda quando tiver sentimentos suicidas (p. ex., linha direta para prevenção de suicídio; psiquiatra ou assistente social do centro de saúde mental da comunidade; linha direta de ajuda do hospital).
7. Apresentar Saulo aos grupos de apoio e instrução dos filhos de pacientes alcoólicos (ACoA).
8. Passar algum tempo com Saulo. Isso ajuda o paciente a sentir-se seguro e protegido, ao mesmo tempo que transmite a mensagem de que ele é uma pessoa valiosa.

PESAR COMPLICADO

As seguintes intervenções de enfermagem foram selecionadas para cuidar de Saulo:

1. Conversar com Saulo sobre os estágios do processo de pesar e estimular o paciente a explorar seus sentimentos, de forma que ele possa entender a ligação entre mágoa e raiva.
2. Estabelecer uma relação de confiança com Saulo. Demonstrar empatia e cuidado. Ser honesto e cumprir todas as promessas.
3. Transmitir uma atitude de aceitação – de forma que Saulo não tenha medo de expressar abertamente seus sentimentos.
4. Permitir que Saulo expresse verbalmente sua raiva. A expressão inicial de raiva pode ser transferida aos profissionais de saúde. Se isso ocorrer, não assumir postura de defensiva. Pedir a Saulo para escrever cartas (que não serão postadas) ao seu chefe e aos seus pais explicando-lhes seus sentimentos verdadeiros. Conversar sobre esses sentimentos com o paciente e, em seguida, destruir as cartas.
5. Ajudar Saulo a dispersar raiva acumulada por meio da participação em atividades motoras desgastantes (caminhadas a passos acelerados, corridas, exercícios físicos, jogar vôlei, socar um saco de pancadas, andar de bicicleta ou outros equipamentos).
6. Ajudar Saulo a entender que os sentimentos como culpa e raiva de seu chefe e seus pais são apropriados e aceitáveis durante o processo de pesar. Ajudar o paciente a entender também que ele precisa superar esses sentimentos e passar para o próximo estágio, de forma que finalmente possa sentir-se melhor. Reconhecer que os sentimentos associados ao processo de pesar normal são aceitáveis pode ajudar a atenuar parte da culpa gerada por essas reações. Reconhecer por que ele está vivenciando esses sentimentos pode ajudá-lo a resolvê-los.
7. Estimular Saulo a revisar seu relacionamento com seus pais. Instruir o paciente quanto aos papéis e comportamentos comuns dos membros de uma família com paciente alcoólico. Estimular Saulo a reconhecer seus papéis e comportamentos em sua família de origem. Ajudá-lo a solucionar seus problemas à medida que ele tenta descobrir métodos de enfrentamento mais adaptativos. Recomendar alternativas ao pensamento negativo automático (p. ex., técnicas para parar de pensar). Fornecer feedback positivo às estratégias identificadas e às decisões tomadas.
8. Estimular Saulo a obter apoio espiritual durante esse período, na forma que lhe for desejável. Avaliar as necessidades espirituais (ver Capítulo 6, Conceitos Culturais e Espirituais Relevantes à Enfermagem em Saúde Mental e Psiquiátrica) e, na medida que for necessário, ajudar o paciente a satisfazer essas demandas. Saulo pode sentir-se confortado com os rituais religiosos com os quais está familiarizado.

REAVALIAÇÃO

Os critérios de resultado identificados para Saulo foram alcançados. Ele procurou os membros da equipe quando os sentimentos suicidas afloraram e elaborou um plano de segurança, que se diz disposto a seguir. O paciente não causou qualquer dano a si próprio. Ele não mais expressa verbalmente pensamentos de suicídio e demonstra esperança no futuro. Consegue verbalizar os nomes dos recursos fora do hospital junto aos quais pode solicitar ajuda se tiver recaída dos pensamentos suicidas. Saulo consegue expressar verbalmente os estágios normais do processo de pesar e os comportamentos associados a cada um. Ele consegue reconhecer sua posição no processo de pesar e expressa com sinceridade seus sentimentos acerca da perda da promoção no emprego e relacionamentos satisfatórios entre pais e filho. Saulo expressa disposição de continuar a explorar comportamentos e mecanismos de enfrentamento por meio da participação nas reuniões da ACoA de sua comunidade.

Questões de revisão

Escolha a resposta mais adequada para cada uma das perguntas a seguir.

1. Margarete tem 68 anos e ficou viúva há 6 meses. Desde que seu marido morreu, sua irmã relata que Margarete tornou-se socialmente retraída, perdeu peso e, todos os dias, não faz nada além de ir ao cemitério onde seu marido foi enterrado. Hoje, ela disse à sua irmã: "Não tenho mais razão alguma para viver". Margarete foi internada no hospital com transtorno depressivo maior. O diagnóstico de enfermagem *prioritário* para esse caso seria:
    a. Nutrição desequilibrada: menos que as necessidades corporais.
    b. Pesar complicado.
    c. Risco de suicídio.
    d. Isolamento social.

2. O médico prescreveu sertralina na dose oral de 50 mg, 2 vezes/dia, para Margarete, uma viúva de 68 anos com transtorno depressivo maior. Depois de 3 dias de tratamento com esse fármaco, a paciente disse para o enfermeiro: "Não acho que esse medicamento esteja fazendo algum bem. Não me sinto nem um pouco melhor". Qual seria a resposta mais apropriada do enfermeiro?
    a. "Relaxe, Margarete. Você tem tantas razões para estar feliz..."
    b. "Em alguns casos, demora algumas semanas para que o medicamento produza melhora dos sintomas."
    c. "Eu direi isso para o médico, Margarete. Talvez ele prescreva algo diferente."
    d. "Procure não pensar muito sobre seus sintomas, Margarete. Por que você não se junta com outros pacientes na sala de estar?"

3. O objetivo da terapia cognitiva dos pacientes deprimidos é:
    a. Reconhecer e alterar os padrões de pensamento disfuncionais.
    b. Eliminar os sintomas e iniciar ou restabelecer o funcionamento familiar adaptativo.
    c. Alterar os neurotransmissores que produzem humor deprimido.
    d. Fornecer *feedback* de companheiros que passam por experiências semelhantes.

4. As instruções fornecidas aos pacientes que usam IMAOs incluem qual das seguintes opções?
    a. Reposição de líquidos e sódio quando necessário, dosagens frequentes dos níveis do fármaco no sangue, sinais e sintomas de toxicidade.
    b. Uso contínuo por toda a vida, possível discinesia tardia, vantagens de tomar uma injeção a cada 2 a 4 semanas.
    c. Uso por um período curto, possível tolerância aos efeitos benéficos, redução progressiva e cuidadosa da dose do fármaco ao final do tratamento.
    d. Dieta de restrição de tiramina, proibição do uso concomitante de outros fármacos vendidos livremente sem avisar ao médico.

5. Um paciente expressou interesse por tratamentos alternativos para depressão com variações sazonais e fez perguntas ao enfermeiro sobre fototerapia. Qual(is) das seguintes opções é(são) tema(s) de ensino baseado(s) em evidência que o enfermeiro poderia compartilhar com seu paciente? (Escolha todas as opções certas.)
    a. A fototerapia tem eficácia comprovada comparável à dos antidepressivos.
    b. A fototerapia deve ser aplicada regularmente, até que a estação mude.
    c. A fototerapia deve ser usada apenas quando a ECT for ineficaz.
    d. Os efeitos adversos como cefaleia, náuseas ou agitação – quando ocorrem – geralmente são brandos e transitórios.
    e. A fototerapia causa sedação, de forma que a melhor hora de aplicação é à hora de dormir.

6. Um paciente foi admitido recentemente à unidade psiquiátrica com diagnóstico de transtorno depressivo maior. Qual(is) das seguintes manifestações comportamentais o enfermeiro poderia encontrar? (Escolha todas as opções certas.)
    a. Postura recurvada.
    b. Pensamento delirante.
    c. Sentimento de desesperança.
    d. Paciente sente-se melhor de manhã e piora à medida que o dia transcorre.
    e. Anorexia.

(continua)

Questões de revisão (continuação)

7. Um paciente com depressão pergunta ao enfermeiro: "Por que eles estão investigando minha função tireóidea, quando eu claramente tenho depressão e não estou acima do peso?" Qual das seguintes opções seria uma resposta apropriada?
   a. A hipofunção da glândula tireoide pode causar depressão.
   b. Depressão é comprovadamente uma doença hormonal.
   c. Reposição de hormônio tireóideo é a primeira opção de tratamento para a maioria dos pacientes com depressão.
   d. Todas as opções anteriores.

8. Uma paciente cujo marido morreu há 6 meses tem o diagnóstico de transtorno depressivo maior. Ela disse para o enfermeiro: "Eu comecei a sentir raiva porque Haroldo morreu e me deixou sozinha; se ele tivesse parado de fumar há alguns anos! Contudo, depois comecei a sentir-me culpada por ter esses sentimentos". Qual seria a resposta adequada do enfermeiro?
   a. "Sim, ele deveria ter parado de fumar. Então, ele provavelmente não teria desenvolvido câncer de pulmão."
   b. "Eu posso compreender como você se sente."
   c. "Esses sentimentos são normais como reação a uma perda."
   d. "Pense apenas nos bons tempos que vocês tiveram quando ele estava vivo."

9. Um paciente com depressão aguda isolou-se em seu quarto e só fica sentado olhando fixamente para longe. Qual das seguintes opções é o melhor exemplo de uma abordagem de comunicação ativa com o paciente?
   a. "Você gosta de praticar exercícios?"
   b. "Venha comigo. Vou com você à terapia de grupo."
   c. "Você gostaria de ir à terapia de grupo, ficar na cama ou sair para a sala de estar para fazer algumas atividades?"
   d. "Por que fica em seu quarto o tempo todo?"

10. Sandra foi internada no hospital com transtorno depressivo maior e faz afirmações negativas repetitivas quanto a si própria. Quais das seguintes intervenções poderiam ser consideradas apropriadas para fortalecer a autoestima positiva da paciente? (Escolha todas as opções certas.)
    a. Ensinar habilidades de comunicação assertiva.
    b. Fazer comentários positivos quando ela conclui uma tarefa ou alcança uma meta.
    c. Dizer a Sandra que você não conversará com ela a menos que pare de pensar negativamente sobre si própria.
    d. Dispor-se a passar algum tempo com ela adotando uma abordagem imparcial acolhedora.

Implicações das pesquisas para a prática baseada em evidências

Pessagno, R.A., & Hunker, D. (2012). Using short-term group psychotherapy as an evidence-based intervention for first-time mothers at risk for postpartum depression. *Perspectives in Psychiatric Care*, 49(3), 202 a 209. doi:10.1111/j.1744-6163.2012.00350.x

DESCRIÇÃO DO ESTUDO: O objetivo desse estudo foi determinar se a psicoterapia de grupo de curta duração (8 semanas) diminui o risco de desenvolver depressão pós-parto (DPP) entre as primíparas em risco de ter esse problema. A amostra consistiu em 16 mulheres com idades dentre 20 e 38 anos (média: 28,5 anos). Todas eram brancas e a maioria era católica. Treze eram casadas, duas eram "juntadas" e uma era solteira. Dois grupos de psicoterapia com oito mulheres em cada um reuniram-se 1 vez/semana, durante 8 semanas, a partir do primeiro mês depois da alta hospitalar. Cada sessão de psicoterapia durava 90 min, e os dois grupos eram liderados pelo mesmo enfermeiro com prática avançada em enfermagem psiquiátrica. Todas as participantes preencheram o questionário EPDS (Edinburgh Postnatal Depression Scale) 3 dias após o nascimento do bebê, e todas alcançaram escores iguais ou maiores que 11, que foram estabelecidos como indicativos de risco alto de DPP com base nos critérios do hospital participante (um hospital comunitário de New Jersey). Os grupos de psicoterapia adotaram um formato não estruturado com um modelo teórico focado nos relacionamentos interpessoais. Segundo os autores desse estudo: "O foco era estruturado de forma a oferecer as melhores oportunidades de desenvolver habilidades aplicáveis às novas funções das mães, enfrentar depressão e estresse, promover habilidades de comunicação com seus maridos e parceiros e compartilhar suas experiências pessoais semanalmente". O questionário EPDS foi aplicado a todas as participantes ao final das 8 sessões.

RESULTADOS DO ESTUDO: O escore médio do EPDS pré-intervenção para o grupo 1 foi de 16,13; o escore do grupo 2 foi de 15,5. Isso colocava as participantes desses dois grupos em risco de DPP. Depois da intervenção, o escore médio das participantes do grupo 1 era de 6,36 e o do grupo 2 de 6,63. O questionário EPDS foi aplicado 6 meses depois da intervenção para avaliar seus efeitos a longo prazo. Nessa ocasião, os dois grupos demonstraram

(continua)

Implicações das pesquisas para a prática baseada em evidências (continuação)

redução significativa dos escores do EPDS, indicando um efeito persistente da intervenção em grupo para as participantes. Os autores afirmaram: "Isso sugere que a psicoterapia de grupo possa ter efeitos de longa duração no sentido de reduzir o risco de DPP entre mulheres primíparas".

IMPLICAÇÕES PARA A PRÁTICA DE ENFERMAGEM: Os resultados desse estudo indicaram que, principalmente nos estados que exigem triagem para DPP, a adoção de intervenções não farmacológicas (p. ex., psicoterapia de grupo de curta duração) oferece uma opção para as mulheres que decidem não usar fármacos. Segundo os autores: "No mercado atual dos serviços de saúde, coloca-se ênfase significativa na importância das modalidades de tratamento farmacológico da APN psiquiátrica, mas a intervenção usada nesse estudo apoia a necessidade de educação e treinamento continuados para a prática avançada de enfermagem psiquiá¬trica de psicoterapeutas com habilidades para atuar em psicoterapia de grupo.".

Implicações das pesquisas para a prática baseada em evidências

Schomerus, G., Matschinger, H., & Angermeyer, M.C. (2014). Causal beliefs of the public and social acceptance of persons with mental illness: A comparative analysis of schizophrenia, depression and alcohol dependence. *Psychological Medicine* 4(2), 303 a 314. doi: 10.1017/S003321971300072X

DESCRIÇÃO DO ESTUDO: O objetivo desse estudo foi avaliar se as explicações biológicas propostas para as doenças mentais (inclusive esquizofrenia, depressão e dependência de ál¬cool) melhoram as percepções individuais e a tolerância das pessoas a esses transtornos. Esse estudo foi realizado na Alemanha com uma amostra numerosa (N = 3642). Os pesquisadores usaram "modelos de caminho" para comparar diversas variáveis como crenças de que essas doenças sejam causadas por fatores biogênicos, estresse corrente e/ou condições adversas na infância. Em seguida, com base nessas crenças, os pesquisadores identificaram as atitudes dos participantes e a aceitação social dos pacientes com doença mental.

RESULTADOS DO ESTUDO: As crenças biogênicas como causa de doen¬ça mental estavam associadas à menor aceitação dos pacientes com esquizofrenia e depressão, mais à maior aceitação dos pacientes com dependência de álcool. A aceitação social mais baixa estava relacionada às percepções das diferenças e dos perigos, que se acreditavam estar "encravados na rocha" quando a doença era entendida como de origem genética (uma simplificação exagerada da influência dos fatores genéticos). O estresse corrente como causa de doen¬ça mental foi associado à maior aceitação dos pacientes esquizofrênicos, enquanto a crença na adversidade na infância como causa estava associada à menor aceitação dos pacientes com depressão.

IMPLICAÇÕES PARA A PRÁTICA DE ENFERMAGEM: A estigmatização (uma atitude de desvalorização da capacidade pessoal de atuar em sociedade em consequência de uma doença ou limitação física/mental) foi reconhecida como um dos obstáculos principais à recuperação dos pacientes portadores de transtornos mentais. Esse estudo fornece evidência de que precisamos estar mais atentos quando instruímos nossos pacientes e seus familiares. Na verdade – e com base nas evidências atuais –, as doenças mentais provavelmente são causadas por diversos fatores, inclusive suscetibilidade genética, estresse corrente e traumas pregressos. Em muitos casos, os transtornos mentais são explicados apenas como doenças biogênicas do cérebro e, algumas vezes, essa explicação é interpretada de forma equivocada como fato conhecido, quando na verdade grande parte de nossos conhecimentos acerca da causa das doenças mentais é teórica. Os pesquisadores concluíram que podemos não estar ajudando nossos pacientes ou combatendo estigmas quando tentamos simplificar excessivamente as explicações de causalidade.

Ao interpretar os resultados de um estudo como esse, é importante considerar quais variáveis poderiam ter influenciado seus resultados. Por exemplo, as crenças culturais sobre doença mental e fatores biogênicos existentes na Alemanha poderiam ser diferentes dos que são vigentes em outras partes do mundo? Essas questões podem ser investigadas como temas de estudo adicional. Curiosamente, os pesquisadores citaram um estudo realizado por Hansell e colaboradores em 2011,* que revisaram os sites da internet nos EUA e descobriram que as informações fornecidas por universidades e órgãos governamentais tinham maior tendência a oferecer uma visão equilibrada dos possíveis fatores causais, enquanto os sites de órgãos não governamentais e indústrias farmacêuticas tendiam a exagerar as causas biológicas. Os enfermeiros precisam ser cautelosos quanto à confiabilidade de suas fontes de informação, de forma a manter a confiança do público nas informações que são compartilhadas. A conclusão é que, como enfermeiros, precisamos assegurar que estamos oferecendo informações equilibradas baseadas na evidência atual quando instruímos nossos pacientes. Isso é fundamental quando se pretende fornecer informações precisas aos pacientes e seus familiares e, como esse estudo sugeriu, pode facilitar a luta contra a estigmatização das pessoas com transtornos mentais.

*Hansell, J., Bailin, A.P., Franke, K.A., Kraft, J.M., Wu, H.Y, Kazi, N.F. (2011). Conceptually sound thinking about depression: An Internet survey and its implications. *Professional Psychology: Research and Practice*, 42(5):382-390. doi: 10.1037/a0025608.

TESTE SUAS HABILIDADES DE RACIOCÍNIO CRÍTICO

Carolina tem 17 anos é uma estudante do último ano do nível médio. Ela vai se formar em 1 mês e planeja estudar em uma universidade estadual localizada a algumas horas de viagem de sua casa. Carolina sempre tirou boas notas na escola, participava de muitas atividades e era líder da torcida organizada do time de sua escola. Ela namorava um zagueiro do time – Alan – desde o último verão e tinham conversado várias vezes sobre irem juntos ao baile de formatura. Cerca de 1 mês antes da formatura, Alan rompeu com Carolina e começou a namorar Sara, que ele levou ao baile de formatura. Desde então, Carolina mostrou-se abatida. Ela não quer sair com seus amigos, largou a torcida organizada do time, suas notas caíram e ela perdeu 5 kg. Ela frequenta a maioria das aulas, mas passa as tardes e os fins de semana sozinha em seu quarto, ouvindo música, chorando e dormindo. Seus pais ficaram muito preocupados e entraram em contato com o médico de família, que levou Carolina a internar-se na unidade psiquiátrica do hospital local. O psiquiatra atendente estabeleceu o diagnóstico de Transtorno Depressivo Maior. Carolina disse ao enfermeiro: "Algumas vezes, eu saio andando sem rumo tentando encontrar Alan e Sara. Não sei por que ele terminou comigo. Eu me odeio! Eu simplesmente quero morrer!".

Responda às seguintes perguntas sobre o caso de Carolina:
1. Qual é o diagnóstico de enfermagem principal aplicável ao caso?
2. Para determinar a gravidade do problema, quais são as avaliações de enfermagem importantes que precisam ser realizadas?
3. Qual fármaco o médico poderia prescrever para Carolina?
4. Qual problema a FDA norte-americana associou a esse fármaco?

---

1. Carla, de 75 anos, é paciente da unidade psiquiátrica e tem o diagnóstico de transtorno depressivo maior. Ela disse para o enfermeiro: "Eu nunca pensei que minha vida fosse terminar assim. Perdi meu marido, todos os meus amigos e minha casa.".
   - Como o enfermeiro poderia responder de forma adequada a essa afirmação da paciente?
2. "Eu passei toda a minha vida cuidando de outras pessoas. Agora, ninguém mais cuida de mim. Sinto que sou muito inútil."
   - Como o enfermeiro poderia responder de forma adequada a essa afirmação da paciente?
3. "Não sei por que ninguém se preocupa em cuidar de mim. Eu realmente não tenho razão alguma para viver."
   - Como o enfermeiro poderia responder de forma adequada a essa afirmação da paciente?

FILMES RELACIONADOS

- *Geração Prozac* (depressão)
- *Nó na garganta* (depressão)
- *Noite de desamor* (depressão)
- *O príncipe das marés* (depressão/suicídio)

Bibliografia

Administration on Aging. (2016). Aging statistics. Retrieved from www.aoa.acl.gov/aging_statistics/index.aspx

American Foundation for Suicide Prevention. (2016). Suicide statistics. Retrieved from https://afsp.org/about-suicide/suicidestatistics

American Psychiatric Association. (2013). Diagnostic and statistical manual of mental disorders (5th ed.). Washington, DC: American Psychiatric Publishing.

Amick, H.R., Gartlehner, G., Gaynes, B.N., Forneris, C., Asher, G.N., Morgan, L.C., ... Lohr, K.N. (2015). Comparative benefits and harms of second generation antidepressants and cognitive behavioral therapies in initial treatment of major depressive disorder: Systematic review and meta-analysis. British Medical Journal, 351, h6019. doi:http://dx.doi.org/10.1136/bmj.h6019

Anxiety and Depression Association of America. (2016). Anxiety and depression in children. Retrieved from https://www.adaa.org/living-with-anxiety/children/anxiety-and-depression

Black, D.W., & Andreasen, N.C. (2014). Introductory textbook of psychiatry (6th ed.). Washington, DC: American Psychiatric Publishing.

Centers for Disease Control and Prevention (CDC). (2013). The state of aging and health in America 2013. Atlanta, GA: CDC.

Cobb, B.S., Coryell, W.H., Cavanough, J., Keller, M., Solomon, D., Endicott, J., ... Fiedorowicz, J.G. (2014). Seasonal variation of depressive symptoms in unipolar major depressive disorder. Comprehensive Psychiatry 55(8), 1891-1899. doi:10.1016/j.comppsych.2014.07.021

Connolly, K.R., Helmer, A., Christancho, M.A., Christancho, P., & O'Reardon, J.P. (2012). Effectiveness of transcranial magnetic stimulation in clinical practice post FDA approval in the United States: Results observed with the first 100 consecutive cases at an academic medical center. Journal of Clinical Psychiatry, 73(4), 567-573. doi:10.4088/JCP.11m07413

Cotterell, D. (2010). Pathogenesis and management of seasonal affective disorder. Progress in Neurology and Psychiatry 14(5), 18-25. doi:10.1002/pnp.173

Eranti, S., Mogg, A., Pluck, G., Landau, S., Purvis, R., Brown, R.G., ... McLoughlin, D.M. (2007). A randomized, controlled trial with 6-month follow-up of repetitive transcranial magnetic stimulation and electroconvulsive therapy for severe depression. American Journal of Psychiatry, 164(1), 73-81. doi:10.1176/ajp.2007.164.1.73

George, M.S., Taylor, J.J., & Short, E.B. (2013). The expanding evidence base for rTMS treatment of depression. Current Opinion in Psychiatry, 26(1), 13-18. doi:10.1097/YCO.0b013e32835ab46d

Green, M.J., & Benzeval, M. (2009). Social class differences in anxiety and depression across the life course: Evidence from three cohorts in the west of Scotland. Journal of Epidemiology and Community Mental Health, 63(Suppl. 2), 19. doi:10.1136/jech.2009.096701s

Herdman, T.H., & Kamitsuru, S. (Eds.). (2014). NANDA-I nursing diagnoses: Definitions and classification, 2015–2017. Chichester, UK: Wiley Blackwell.

Institute of Medicine. (2003). Health professions education: A bridge to quality. Washington, DC: National Academies Press.

Jiang, X., Asmaro, R., O'Sullivan, D.O., Budnik, E., & Schnatz, P.F. (2016). Depression may be one of the strongest risk factors for coronary artery disease in women aged <65 years: A 10-year prospective longitudinal study. Abstract S-17. Presented at NAMS 2016 Annual Meeting; October 5–8, 2016; Orlando, FL.

Kurlansik, S.L., & Ibay, A.D. (2013). Seasonal affective disorder. Indian Journal of Clinical Practice. 24(7), 607-610.

Lam, R.W., Levitt, A.J., Levitan, R.D., Michelak, E., Morehouse, R., Rammasubbu, R., . . . Tam, E.M. (2015). Efficacy of bright light treatment, fluoxetine, and the combination in patients with non-seasonal major depressive disorder: A randomized clinical trial. JAMA Psychiatry, 73(1), 56-63. doi:10.1001/jamapsychiatry.2015.2235

Lapate, R.C., Van Reekum, C.M., Schaefer, S.M., Greischar, L.L., Norris, C.J., Bachhuber, D., . . . Davidson, R.J. (2014). Prolonged marital stress is associated with short-lived responses to positive stimuli. Psychophysiology 51(6), 499-509. doi:10.1111/psyp.12203

LaPierre, T.A. (2004). An investigation of the role of age and life stage in the moderation and mediation of the effect of marital status on depression. Paper presented at the annual meeting of the American Sociological Association, Hilton San Francisco & Renaissance Parc 55 Hotel, San Francisco, August 14, 2004. Retrieved from www.allacademic.com/meta/p109917_index.html

Lee, K.C. (2015). Using pharmacogenomics to aid antidepressant prescribing. Psychiatry Advisor. Retrieved from www.psychiatryadvisor.com/mood-disorders/using-pharmaco-genomicsto-aid-antidepressant prescribingarticle/394244/2

Lohoff, F.W. (2010). Overview of the genetics of major depressive disorder. Current Psychiatry Reports, 12(6), 539-546. doi:10.1007/s11920-010-0150-6

Magnezi, R., Aminov, E., Shmuel, D., Dreifuss, M., & Dannon, P. (2016). Comparison between neurostimulation techniques repetitive transcranial magnetic stimulation vs electroconvulsive therapy for the treatment of resistant depression: Patient preference and cost-effectiveness. Patient Preference and Adherence, 10,1481-1487. doi:10.2147/PPA.S105654

Mayo Clinic. (2016a). Antidepressants for children and teens. Retrieved from www.mayoclinic.org/diseases-conditions/teen-depression/in-depth/antidepressants/art-20047502

Mayo Clinic. (2016b). Electroconvulsive therapy. Retrieved from www.mayoclinic.org/tests-procedures/electroconvulsivetherapy/basics/risks/prc-20014161

McMahon, B., Andersen, S.B., Madsen, M.K., Hjordt, L.V., Hageman, I., Dam, H., . . . Knudsen, G.M. (2016). Seasonal difference in brain serotonin transporter binding predicts symptom severity in patients with seasonal affective disorder. Brain, 139(Pt 5), 1605-1614. doi:10.1093/brain/aww043

Mojtabai, R., Olfson, M., & Han, B. (2016). National trends in the prevalence and treatment of depression in adolescents and young adults. Pediatrics, 138(6), 9. doi:10.1542/peds.2016-1878

National Center for Health Statistics. (2012). Health, United States, 2011: With special feature on socioeconomic status and health. Hyattsville, MD: U.S. Department of Health and Human Services.

National Center for Health Statistics. (2015). Faststats. Retrieved from www.cdc.gov/nchs/fastats/depression.htm

National Institutes of Health. (2016a). Hypothyroidism. Retrieved from https://www.niddk.nih.gov/health-information/healthtopics/endocrine/hypothyroidism/Pages/fact-sheet.aspx

National Institutes of Health. (2016b). Postpartum depression facts. Retrieved from https://www.nimh.nih.gov/health/publications/postpartum-depression-facts/index.shtml

National Institute of Mental Health. (2016). Depression. Retrieved from https://www.nimh.nih.gov/health/topics/depression/index.shtml

Natsuaki, M.N., Shaw, D.S., Neiderhiser, J.M, Ganiban, J., Gordon, H.T., Reiss, D., & Leve, L.D. (2014). Raised by depressed parents: Is it an environmental risk? Clinical Child and Family Psychology Review, 17(4), 357-367 doi:10.1007/s10567-014-0169-z.

Nauert, R. (2010). Social class influences depression treatment. Psych Central. Retrieved from http://psychcentral.com/news/2010/11/08/social-class-influences-depression-treatment/20632.html

Page, A.C., & Hooke, G.R. (2012). Effectiveness of cognitive behavioral therapy modified for inpatients with depression. International Scholarly Research Notices, 2012(4). doi:http://dx.doi.org/10.5402/2012/461265

Pessagno, R.A., & Hunker, D. (2012). Using short-term group psychotherapy as an evidence-based intervention for firsttime mothers at risk for postpartum depression. Perspectives in Psychiatric Care, 49(3), 202-209. doi:10.1111/j.1744-6163.2012.00350.x

Raposelli, D. (2015). Is TMS cost effective? Psychiatric Times. Retrieved from www.psychiatrictimes.com/major-depressivedisorder/tms-cost-effective

Rodriguez, T. (2015). Using bright light therapy beyond seasonal affective disorder. Psychiatry Advisor. Retrieved from www.psychiatryadvisor.com/mood-disorders/depression-moodwinter-season-light-sad-antidepressant/article/457643

Sadock, B.J., Sadock, V.A., & Ruiz, P. (2015). Synopsis of psychiatry: Behavioral sciences/clinical psychiatry (11th ed.). Philadelphia: Lippincott Williams & Wilkins.

Sathyanarayana Rao, T.S., Asha, M.R., Ramsh, B.M., & Jagannatha Rao, K.S. (2008). Understanding nutrition, depression, and mental illness. Indian Journal of Psychiatry, 50(2), 77-82. doi:10.4103/0019-5545.42391

Schimelpfening, N. (2012). A good vitamin supplement could be just what the doctor ordered. Retrieved from http://depression.about.com/cs/diet/a/vitamin.htm

Schomerus, G., Matschinger, H., & Angermeyer, M.C. (2014). Causal beliefs of the public and social acceptance of persons with mental illness: A comparative analysis of schizophrenia, depression, and alcohol dependence. Psychological Medicine 44(2), 303-314. doi:10.1017/S003321971300072X

Shin, Y.C., Jung, C.H., Kim, H.J., Kim, E.J., &, Lim, S.W. (2016). The associations among vitamin D deficiency, C-reactive protein, and depressive symptoms. Journal of Psychosomatic Research, 90, 98-104. doi:http://dx.doi.org/10.1016/ j.jpsychores.2016.10.001

Siddique, J., Chung, J.Y., Brown, C.H., & Miranda, J. (2012). Comparative effectiveness of medication versus cognitive behavioral therapy in a randomized controlled trial of lowincome young minority women with depression. Journal of Consulting and Clinical Psychology, 80(6), 995-1006. doi:10.1037/a0030452

Substance Abuse and Mental Health Services Administration, Center for Behavioral Health Statistics and Quality. (2015). Results from the 2014 National Survey on Drug Use and Health: Mental health detailed tables [Table 1.45A]. Retrieved from www.samhsa.gov/data/sites/default/files/NSDUH-MHDetTabs2014/NSDUH-MHDet-Tabs2014.htm#tab1-45a

Sword, W., Clark, A.M., Hegadoren, K., Brooks, S., & Kingston, D. (2012). The complexity of postpartum mental health and illness: A critical realist study. Nursing Inquiry, 19(1), 51-62.doi:10.1111/j.1440-1800.2011.00560.x

Thielen, J. (2015). Premenstrual syndrome. Mayo Clinic. Retrieved from www.mayoclinic.org/diseases-conditions/premenstrualsyndrome/expert-answers/pmdd/faq-20058315

Van der Wurff, F.B., Stek, M.L., Hoogendijk, W.J.G., & Beekman, A.T.F. (2003). Electroconvulsive therapy for the depressed elderly [review content assessed as up-to-date: January 21, 2007]. Cochrane Database of Systematic Reviews 2003, Issue 2, Art. no.: CD003593, doi:10.1002/14651858.CD003593

Vann, M.R. (2015). Prescription drugs that cause depression. Retrieved from www.everydayhealth.com/depression/prescription-drugs-that-cause-depression.aspx

Winthorst, W., Post, W., Meesters, Y., Penninx, B., & Nolen, W.A. (2011). Seasonality in depressive and anxiety symptoms among primary care patients and in patients with depressive and anxiety disorders; results from the Netherlands Study of Depression and Anxiety. BMC Psychiatry. 11(1), 1-18.doi:10.1186/1471-244X-11-198

Leitura sugerida

Beck, A.T., Rush, A.J., Shaw, B.F., & Emery, G. (1979). Cognitive theory of depression. New York: Guilford Press.

Freud, S. (1957). Mourning and melancholia, vol. 14 (standard ed.). London: Hogarth Press. (Original work published 1917.)

Seligman, M.E.P. (1973). Fall into helplessness. Psychology Today, 7, 43-48.6054_Ch25_494-532 27/07/17 5:52 PM Page 532

26
Transtorno Bipolar e Outros Transtornos Semelhantes

CONCEITO FUNDAMENTAL
Mania

TÓPICOS DO CAPÍTULO

Perspectiva histórica
Epidemiologia
Tipos de transtornos bipolares
Fatores predisponentes
Implicações no desenvolvimento

Aplicação do processo de enfermagem ao transtorno bipolar (mania)
Modalidades de tratamento para transtorno bipolar (mania)
Resumo e pontos fundamentais

TERMOS-CHAVE

Delírio maníaco
Fuga de ideias
Hipomania

Transtorno bipolar
Transtorno ciclotímico

OBJETIVOS
Após ler este capítulo, o estudante será capaz de:

1. Descrever as perspectivas históricas do transtorno bipolar.
2. Debater sobre as estatísticas epidemiológicas relacionadas com o transtorno bipolar.
3. Descrever os diversos tipos de transtorno bipolar.
4. Identificar os fatores predisponentes para o desenvolvimento do transtorno bipolar.
5. Debater sobre as características do transtorno bipolar de acordo com o estágio de desenvolvimento.
6. Identificar a sintomatologia associada ao transtorno bipolar e usar essa informação durante a avaliação do paciente.
7. Elaborar diagnósticos de enfermagem e metas de cuidados para pacientes em episódio maníaco.
8. Selecionar temas relevantes de orientação ao paciente e seus familiares sobre o transtorno bipolar.
9. Descrever intervenções de enfermagem apropriadas aos pacientes em episódio maníaco.
10. Descrever critérios relevantes à avaliação final dos cuidados de enfermagem prestados aos pacientes em episódio maníaco.
11. Debater sobre as diversas modalidades de tratamento aplicáveis ao transtorno bipolar.

EXERCÍCIOS
Leia o capítulo e responda às seguintes perguntas:

1. Qual é o fármaco geralmente mais associado ao desencadeamento de episódios maníacos?
2. Qual é o padrão de conversa dos pacientes em episódio maníaco?
3. Qual é a diferença entre transtorno ciclotímico e transtorno bipolar? Por que um paciente em tratamento com lítio deve medir dosagens periódicas dos níveis sanguíneos do fármaco?

No Capítulo 25, *Transtornos Depressivos*, definimos *humor* como uma emoção dominante e persistente, que pode ter profunda influência na cosmovisão (percepção de mundo) do indivíduo. Exemplos de humor são: depressão, alegria, euforia, raiva e ansiedade. Por outro lado, a definição de *afeto* é qualquer reação emocional exterior observável associada a uma experiência de vida.

O capítulo anterior enfatizou as consequências do sentimento de pesar complicado quando este se evidencia por transtornos depressivos. Este capítulo descreve os transtornos de humor que se manifestam por ciclos de mania e depressão – condição conhecida como **transtorno bipolar**. Inicialmente, apresentamos uma retrospectiva histórica e as estatísticas epidemiológicas relacionadas com o transtorno bipolar. Os fatores predisponentes implicados na etiologia dessa doença constituem a base para estudar a dinâmica do transtorno bipolar.

Também descrevemos as implicações do transtorno bipolar relevantes às crianças e aos adolescentes. Em seguida, há uma explicação dos sintomas da doença, que serve como base de conhecimentos para avaliar um paciente com transtorno bipolar. Os cuidados de enfermagem são descritos no contexto das seis etapas do processo de enfermagem. Por fim, descrevemos várias modalidades de tratamento clínico.

CONCEITO FUNDAMENTAL
Mania
Alteração do humor que pode ser evidenciada por sentimentos de euforia, autoestima exaltada, grandiosidade, hiperatividade, agitação, pensamentos descontrolados e fala acelerada. A mania pode fazer parte do transtorno bipolar, pode ser causada por algum outro distúrbio clínico ou ocorrer em resposta ao uso de alguma substância ou droga ilícita.

Perspectiva histórica

As primeiras descrições documentadas dos sintomas associados ao transtorno bipolar datam de cerca do segundo século, na Grécia antiga. Areteu da Capadócia, um médico grego, é creditado por associar esses extremos de humor como parte da mesma doença. Ele descreveu pacientes que, às vezes, conseguiam rir e brincar dia e noite sem parar, mas que em outros tempos pareciam "entorpecidos, abatidos e tristonhos" (Burton, 2012). Sua impressão de que essas oscilações de humor faziam parte da mesma doença não conquistou aceitação até muitos séculos depois.

Nos escritos antigos, a mania era classificada junto com todas as outras formas de "loucura extrema". No ano de 1025, o médico persa Avicena escreveu o livro *O Cânon da Medicina*, no qual descreveu mania como "loucura brutal evidenciada por início e remissão rápidos com agitação e irritabilidade".

O conceito moderno de transtorno maníaco-depressivo começou a ser elaborado no século 19. Em 1854, Jules Baillarger prestou informações à Academia de Medicina do Império Francês, nas quais usou o termo *insanidade bimodal* para descrever a doença. No mesmo ano, Jean-Pierre Falret descreveu o mesmo transtorno – períodos alternados de depressão e excitação maníaca – com o temo *insanidade circular* (Burton, 2012). Falret também observou que esse transtorno tinha bases genéticas, uma hipótese que é aceita hoje em dia (Krans & Cherney, 2016).

O entendimento atual do transtorno bipolar foi moldado pelos estudos de Emil Kraepelin, que primeiro cunhou o termo *maníaco-depressivo* em 1913. Ele acrescentou que o transtorno caracterizava-se por episódios agudos seguidos de períodos relativamente assintomáticos. Em 1980, a American Psychiatric Association adotou o termo *transtorno bipolar* como categoria diagnóstica da doença maníaco-depressiva na terceira edição do *Manual Diagnóstico e Estatístico de Transtornos Mentais*. Esse termo descrevia um período de exaltação do humor e excitação como característica definidora do transtorno, que o diferenciava dos outros transtornos psicóticos ou transtornos do humor. Além disso, esse termo substituiu a designação de *mania* porque a descrição dos pacientes como "maníacos" era considerada estigmatizante (Krans & Cherney, 2016).

Epidemiologia

O transtorno bipolar afeta cerca de 5,7 milhões de norte-americanos adultos, ou cerca de 2,6% da população norte-americana de 18 anos ou mais em determinado ano. Entre esses casos, 82,9% são considerados graves (National Institute of Mental Health [NIMH], 2015).[1] No que se refere ao sexo, a incidência do transtorno bipolar é praticamente igual (razão de 1,2 para 1 entre os sexos feminino e masculino). A média de idade por ocasião do início do transtorno bipolar é de 25 anos e, depois do primeiro episódio maníaco, o transtorno tende a recidivar. Ao contrário dos transtornos depressivos, o transtorno bipolar parece ser mais comum nas classes socioeconômicas mais altas (Sadock, Sadock, & Ruiz, 2015). Transtorno bipolar é a sexta causa mais comum de incapacidade na faixa etária de meia-idade, mas, entre os pacientes que melhoram com o uso de lítio (cerca de 33% dos que são tratados com esse fármaco), o transtorno bipolar é tratável, sem quaisquer episódios subsequentes. Infelizmente, muitos pacientes passam anos sem um diagnóstico exato ou tratamento e, em alguns casos, as consequências podem ser devastadoras.

Tipos de transtornos bipolares

O transtorno bipolar caracteriza-se por oscilações de humor entre depressão profunda e euforia extrema (mania) intercaladas por períodos de normalidade. Delírios ou alucinações podem ou não fazer parte do quadro clínico e o início dos sintomas pode mostrar um padrão sazonal.

---
[1] N.R.T.: No Brasil, as estimativas de prevalências apresentam-se, aproximadamente, de 3 a 5% da população (Kerr-Corrêa F, Torresan RC. Transtorno bipolar e gênero. In: Del-Porto JÁ, Delporto KO, Grinberg LP. *Transtorno bipolar: fenomenologia, clínica e terapêutica*. São Paulo: Atheneu, 2010, p. 549-94).

Durante um episódio de mania, o humor é exaltado, expansivo ou irritável. O transtorno é suficientemente grave para causar limitação expressiva das atividades ocupacionais ou sociais cotidianas e dos relacionamentos interpessoais, ou o paciente precisa ser hospitalizado para evitar danos a si próprio ou às outras pessoas. A atividade motora é excessiva e frenética. Alguns pacientes podem ter manifestações psicóticas. O Boxe 26.1 descreve os critérios diagnósticos de um episódio maníaco de acordo com o *Manual Diagnóstico e Estatístico de Transtornos Mentais, 5ª Edição (DSM-5)* (APA, 2013).

O termo **hipomania** define um grau até certo ponto mais brando desse quadro clínico. A hipomania não é suficientemente grave para causar limitação acentuada das funções sociais ou ocupacionais, ou exigir internação hospitalar, além de não incluir manifestações psicóticas. O Boxe 26.2 descreve os critérios diagnósticos de um episódio de hipomania com base no *DSM-5*.

O quadro diagnóstico da depressão associada ao transtorno bipolar é semelhante ao descrito para transtorno depressivo maior, embora com uma diferença principal: o paciente deve ter história de um ou mais episódios maníacos. Quando o quadro clínico inclui sintomas associados à depressão e à mania, o diagnóstico é também especificado pela expressão *com manifestações mistas*.

Transtorno bipolar tipo I

Transtorno bipolar do tipo I é o diagnóstico atribuído a um paciente que apresenta um episódio maníaco ou tem história de um ou mais episódios de mania. O paciente também pode ter desenvolvido episódios de depressão. Esse diagnóstico é especificado pelo episódio comportamental atual ou mais recente. Por exemplo, o especificador poderia ser *episódio maníaco único* – para descrever indivíduos que têm o primeiro episódio de mania – ou *episódio maníaco, hipomaníaco, misto* ou *depressivo atual* (ou mais recente) – para descrever pacientes que tiveram episódios repetidos de transtorno do humor. Também pode haver manifestações psicóticas ou catatônicas.

Transtorno bipolar tipo II

A categoria diagnóstica do transtorno bipolar tipo II caracteriza-se por episódios repetidos de depressão maior com ocorrência transitória de hipomania. Os pacientes aos quais esse diagnóstico é atribuído podem ter sintomas (ou história) de depressão ou hipomania. Esses indivíduos nunca desenvolvem um episódio de mania completo e os sintomas "não são suficientemente graves para causar limitação acentuada das funções ocupacionais ou sociais, ou exigir internação hospitalar" (APA, 2013, p. 133). O diagnóstico pode ser especificado com a descrição de que o episódio atual ou mais recente foi hipomaníaco, depressivo ou teve manifestações mistas. Quando a síndrome atual é um episódio de depressão maior, também pode haver manifestações psicóticas ou catatônicas.

Transtorno ciclotímico

A manifestação essencial do **transtorno ciclotímico** é uma variação de humor crônica com duração mínima de 2 anos, que envolve vários períodos de humor exaltado – embora não atendam aos critérios de um episódio

---

BOXE 26.1 Critérios diagnósticos de um episódio maníaco.

A. Um período bem demarcado de humor anormal e persistentemente exaltado, expansivo ou irritável e hiperatividade motivada por metas ou vigor exagerado, que perduram por no mínimo 1 semana e estão presente na maior parte do dia, quase todos os dias (ou com qualquer duração, se for necessária internação hospitalar).

B. Durante o período de transtorno do humor com atividade ou vigor exagerados, três (ou mais) dos seguintes sintomas (quatro se houver apenas humor irritável) estão presentes em grau significativo e representam uma alteração notável do comportamento habitual:
  1. Autoestima exacerbada ou grandiosidade.
  2. Necessidade reduzida de sono (p. ex., sente-se descansado depois de dormir apenas 3 h).
  3. Mais loquaz que o habitual ou se sente pressionado a continuar conversando.
  4. Fuga de ideias ou experiência subjetiva de que os pensamentos estão descontrolados.
  5. Distração fácil (*i. e.*, a atenção é atraída facilmente para estímulos externos sem importância ou irrelevantes) relatada pelo paciente ou observada por outras pessoas.
  6. Hiperatividade motivada por metas (seja socialmente, no trabalho ou na escola ou sexualmente) ou agitação psicomotora (*i. e.*, atividade sem propósito ou objetivo).
  7. Envolvimento excessivo em atividades com potencial alto de trazer consequências negativas (p. ex., envolver-se em farras de compras sem controle, indiscrições sexuais ou investimentos em negócios insensatos).

C. O transtorno de humor é suficientemente grave a ponto de causar limitação acentuada das funções ocupacionais ou sociais, exigir internação hospitalar para evitar danos a si próprio ou às outras pessoas ou gerar manifestações psicóticas associadas.

D. O episódio não pode ser atribuído aos efeitos fisiológicos de alguma substância (p. ex., droga ilícita, fármaco ou outro tipo de tratamento) ou a algum outro distúrbio clínico. *Nota*: um episódio maníaco completo que surja durante o tratamento antidepressivo (p. ex., fármacos ou eletroconvulsoterapia), mas que persista em nível plenamente sindrômico por mais tempo que o efeito fisiológico do tratamento, constitui evidência suficiente de um episódio maníaco e, por isso, de um diagnóstico de transtorno bipolar tipo I.

Reproduzido com autorização de: *Manual Diagnóstico e Estatístico de Transtornos Mentais, 5ª Edição* (Direitos autorais de 2013). American Psychiatric Association.

BOXE 26.2 Critérios diagnósticos de um episódio hipomaníaco.

A. Um período bem demarcado de humor anormal e persistentemente exaltado, expansivo ou irritável; e hiperatividade motivada por metas ou vigor exagerado, que persiste por no mínimo 4 dias seguidos e está presente na maior parte do dia, quase todos os dias.
B. Durante o período de transtorno do humor com atividade ou vigor exagerado, três (ou mais) dos seguintes sintomas (quatro, se houver apenas humor irritável) estão presentes em grau significativo e representam uma alteração notável do comportamento habitual:
   1. Autoestima exacerbada ou grandiosidade.
   2. Necessidade reduzida de sono (p. ex., sente-se descansado depois de dormir apenas 3 h).
   3. Mais loquaz que o habitual ou pressiona para continuar conversando.
   4. Fuga de ideias, ou experiência subjetiva de que os pensamentos estão acelerados.
   5. Distração fácil (i. e., a atenção é atraída facilmente para estímulos externos sem importância ou irrelevantes) relatada pelo paciente ou observada por outras pessoas.
   6. Hiperatividade motivada por metas (seja socialmente, no trabalho ou na escola, ou sexualmente) ou agitação psicomotora (i. e., atividade sem propósito ou objetivo).
   7. Envolvimento excessivo em atividades com potencial alto de trazer consequências negativas (p. ex., envolver-se em farras de compras sem controle, indiscrições sexuais ou investimentos em negócios insensatos).
C. O episódio está associado a uma alteração funcional inequívoca, que não é característica do indivíduo quando ele está assintomático.
D. O transtorno de humor e a alteração funcional são percebidos por outras pessoas.
E. O episódio não é suficientemente grave para causar limitação acentuada das funções ocupacionais ou sociais, ou exigir internação hospitalar. Quando há manifestações psicóticas, o episódio é maníaco por definição.
F. O episódio não pode ser atribuído aos efeitos fisiológicos de alguma substância (p. ex., droga ilícita, fármaco ou outro tipo de tratamento).

Nota: um episódio hipomaníaco completo que surja durante o tratamento antidepressivo (p. ex., fármacos ou eletroconvulsoterapia), mas que persista em nível plenamente sindrômico por mais tempo que o efeito fisiológico desse tratamento, constitui evidência suficiente de um episódio maníaco e, por isso, define o diagnóstico de hipomania. Entretanto, recomenda-se cautela, de forma que um ou dois sintomas (em especial irritabilidade exacerbada, inquietude ou agitação depois de usar um antidepressivo) não sejam considerados suficientes para firmar o diagnóstico de um episódio hipomaníaco, nem necessariamente indicar uma diátese bipolar.

Reproduzido com autorização de: *Manual Diagnóstico e Estatístico de Transtornos Mentais, 5ª Edição* (Direitos autorais de 2013). American Psychiatric Association.

---

hipomaníaco –, além de períodos repetidos de humor deprimido de gravidade ou duração insuficiente para atender aos critérios de depressão maior. O paciente nunca fica assintomático por um período maior que 2 meses. O Boxe 26.3 descreve os critérios diagnósticos do transtorno ciclotímico com base no *DSM-5*.

Transtorno bipolar induzido por fármacos/substâncias

O transtorno de humor associado a essa condição é considerado uma consequência direta dos efeitos fisiológicos de alguma substância (p. ex., uso ou abstinência de droga ilícita ou fármaco). O transtorno de humor pode incluir humor exaltado, expansivo ou irritável com autoestima exacerbada, necessidade reduzida de sono e distração aos menores estímulos. O transtorno causa sofrimento clinicamente significativo ou limitação das funções sociais, ocupacionais ou de outras áreas importantes.

Os transtornos de humor estão associados à *intoxicação* por substâncias como álcool, anfetaminas, cocaína, alucinógenos, inalantes, opioides, fenciclidina, sedativos, hipnóticos e ansiolíticos. Sintomas também podem ocorrer durante a *abstinência* de substâncias como álcool, anfetaminas, cocaína, sedativos, hipnóticos e ansiolíticos.

BOXE 26.3 Critérios diagnósticos do transtorno ciclotímico.

A. Durante no mínimo 2 anos (pelo menos 1 ano para crianças e adolescentes) ocorrem vários episódios de sintomas hipomaníacos que não atendem aos critérios de episódio hipomaníaco e períodos repetidos de sintomas depressivos, que também não atendem aos critérios de depressão maior.
B. Durante o período maior que 2 anos (1 ano para crianças e adolescentes), os períodos de hipomania e depressão estão presentes por no mínimo metade desse tempo e o paciente não fica assintomático por mais de 2 meses de cada vez.
C. Os critérios diagnósticos de depressão maior, mania ou hipomania nunca estão presentes.
D. Os sintomas do Critério A não podem ser mais bem explicados pelo diagnóstico de transtorno esquizoafetivo, esquizofrenia, transtorno esquizofreniforme, transtorno delirante ou outros distúrbios especificados ou não especificados do espectro esquizofrênico e outros transtornos psicóticos.
E. Os sintomas não podem ser atribuídos aos efeitos fisiológicos de alguma substância (p. ex., droga ilícita ou fármaco) ou algum outro distúrbio clínico (p. ex., hipertireoidismo).
F. Os sintomas causam sofrimento clinicamente significativo ou limitação das funções sociais, ocupacionais ou de outras áreas importantes.

Especificar se:
Com transtorno de ansiedade

Reproduzido com autorização de: *Manual Diagnóstico e Estatístico de Transtornos Mentais, 5ª Edição* (Direitos autorais de 2013). American Psychiatric Association.

Alguns fármacos são conhecidos por provocar alterações do humor. As classes farmacológicas são anestésicos, analgésicos, anticolinérgicos, anticonvulsivantes, anti-hipertensivos, antiparkinsonianos, antiulcerosos, fármacos de ação cardíaca, anticoncepcionais orais, psicotrópicos, relaxantes musculares, corticoides e sulfonamidas. Alguns exemplos específicos estão incluídos na descrição dos fatores predisponentes associados aos transtornos bipolares.

Transtorno bipolar associado a outro distúrbio clínico

Esse transtorno caracteriza-se por humor anormal, exaltado, expansivo ou irritável de maneira persistente com atividade ou vigor exacerbados, ao que parece, como consequências fisiológicas diretas de alguma outra doença clínica (APA, 2013). O transtorno de humor causa sofrimento clinicamente significativo ou limitação das funções ocupacionais, sociais ou de outras áreas importantes. Os tipos de efeitos fisiológicos estão descritos na discussão sobre os fatores predisponentes associados aos transtornos bipolares.

Fatores predisponentes

A causa exata do transtorno bipolar ainda não está definida. Evidências científicas sugerem um desequilíbrio bioquímico cerebral, embora a causa desse problema ainda seja desconhecida. As teorias que consideram uma combinação de fatores hereditários e desencadeantes ambientais (eventos estressantes) parecem ter mais credibilidade.

Teorias biológicas

Influências genéticas

Estudos sugeriram que o transtorno bipolar esteja fortemente associado a uma predisposição genética coexistente. A favor dessa teoria, existem evidências de estudos com famílias, gêmeos e adoções. Um estudo de grande porte que investigou as variações genéticas associadas a cinco transtornos mentais principais demonstrou que esquizofrenia e transtornos bipolares tinham cerca de 15% de variações genéticas em comum (NIMH, 2013).

Estudos de gêmeos

Estudos com gêmeos detectaram índice de concordância do transtorno bipolar entre gêmeos homozigóticos na faixa de 60 a 80%, em comparação com 10 a 20% entre os heterozigóticos. Como os homozigóticos têm os mesmos genes e os heterozigóticos compartilham cerca de 50% dos seus genes, há evidências claras de que a genética desempenha um papel etiológico importante. Entretanto, como dois gêmeos idênticos nem sempre desenvolvem transtorno bipolar, outros fatores também devem estar envolvidos. É provável que estejam envolvidos alguns genes diferentes e também fatores ambientais, embora os pesquisadores ainda não tenham definido como estes fatores interagem e causam transtorno bipolar (NIMH, 2012).

Estudos de famílias

Em geral, os estudos de famílias demonstraram que, quando um genitor tem transtorno de humor, o risco de que seu filho tenha um transtorno de humor varia de 10 a 25% (Sadock et al., 2015). Sadock e colaboradores relataram que "história familiar de transtorno bipolar acarreta risco mais alto de transtornos do humor em geral e, especificamente, risco muito maior de transtorno bipolar" (p. 352). Quando os dois genitores têm o transtorno de humor, o risco é duas a três vezes maior. Isso também foi demonstrado nos estudos com crianças nascidas de pais com transtorno bipolar que foram adotadas ao nascer e criadas por pais adotivos sem evidência da doença.

Outros estudos genéticos

Soreff e McInnes (2012) afirmaram:

> As evidências fornecidas pela primeira fase dos estudos de associação genômica ampla forneceram apoio combinado a dois genes específicos: *ANK3* (anquirina G) e *CACNA1C* (subunidade alfa-1C do canal de cálcio tipo L regulado por voltagem) em uma amostra de 4.387 casos e 6.209 controles.

A proteína *ANK3* localizada na primeira parte do axônio está envolvida na capacidade de despolarização de um neurônio. Estudos demonstraram que o carbonato de lítio (fármaco usado mais comumente para evitar episódios maníacos) reduz a expressão do gene *ANK3* (Leussis et al., 2013). A proteína *CACNA1C* regula a entrada e saída do cálcio das células e é o local de ação dos bloqueadores do canal de cálcio usados algumas vezes para tratar transtorno bipolar.

Estudos recentes avaliaram, em específico, os fatores associados à eficácia do lítio e identificaram "alguns genes possivelmente relacionados a neurotransmissores, sinalizadores intracelulares, neuroproteção, ritmos circadianos e outros mecanismos patogenéticos do transtorno bipolar [que] foram associados ao efeito profilático do lítio" (Rybakowski, 2014, p. 353). Evidências fornecidas por outro estudo recente demonstraram que alguns conjuntos de genes comuns tinham expressão alterada nos pacientes com esquizofrenia, transtorno bipolar e depressão (Darby, Yolken & Sabunciyan, 2016). Em termos mais específicos, os genes ribossômicos tinham expressão exagerada, enquanto os genes associados às conexões neuronais (inclusive sinalização por GABA ou ácido gama-aminobutírico) tinham expressão reduzida. Os pesquisadores sugeriram que essa descoberta possa levar a uma forma de alterar o processamento do RNA e a síntese proteica como alvos de intervenção terapêutica. Estudos genéticos em andamento continuarão a esclarecer as influências genéticas associadas ao desenvolvimento dos transtornos bipolares e os fatores genéticos que afetam a resposta ao tratamento.

Influências bioquímicas

Aminas biogênicas

Estudos mais antigos associaram os sintomas da mania a um excesso funcional de norepinefrina e dopamina. Aparentemente, o neurotransmissor serotonina se mantém em níveis baixos na depressão e mania, mas os mecanismos exatos e as influências bioquímicas são complexos e ainda não estão esclarecidos por completo. Por exemplo, ainda que a baixa concentração de serotonina desempenhe um papel significativo na depressão e nos estados maníacos, os inibidores seletivos da receptação de serotonina (ISRSs) algumas vezes desencadeiam episódios maníacos e mudança rápida das oscilações de humor dos pacientes com transtornos bipolares. É provável que diversos fatores afetem a função da serotonina nessa doença. Acetilcolina é outro neurotransmissor aparentemente relacionado com os sintomas do transtorno bipolar. Os fármacos que afetam a transmissão colinérgica, em especial os agonistas colinérgicos, podem atenuar os sintomas maníacos (Sadock et al., 2015). Níveis excessivos de glutamato (um neurotransmissor excitatório) foram associados ao transtorno bipolar. Alguns dos estabilizadores de humor usados para tratar transtorno bipolar inibem as ações do glutamato. O apoio principal às hipóteses dos neurotransmissores são os efeitos que os fármacos neurolépticos produzem nos níveis das aminas biogênicas e a redução resultante dos sintomas da doença.

Embora vários neurotransmissores tenham sido implicados como moduladores dos sintomas, a causa do transtorno bipolar ainda é desconhecida.

Influências fisiológicas

Fatores neuroanatômicos

Anormalidades neuroanatômicas foram associadas à disfunção do córtex pré-frontal, gânglios da base, lobos temporais e frontais do prosencéfalo e áreas do sistema límbico, inclusive amígdala, tálamo e estriado. Os diversos sinais e sintomas do transtorno bipolar podem estar relacionados com essas áreas específicas de disfunção (Semeniken & Dudás, 2012). Sadock e colaboradores (2015) relataram que a tomografia por emissão de prótons (PET) – um exame altamente reprodutível – demonstrou função reduzida das áreas cerebrais anteriores do lado esquerdo dos pacientes com depressão e reduções mais acentuadas da atividade cerebral do lado direito dos pacientes com mania. Embora a etiologia do transtorno bipolar ainda não possa ser definida apenas como um distúrbio neuroanatômico, é evidente que os transtornos de humor – inclusive transtorno bipolar – envolvem alguma alteração patológica do encéfalo.

Efeitos adversos dos fármacos

Alguns fármacos usados para tratar doenças somáticas são conhecidos por desencadear uma reação maníaca. Entre esses fármacos, os mais comuns são corticoides usados com frequência para tratar doenças crônicas como esclerose múltipla e lúpus eritematoso sistêmico. Alguns pacientes que tiveram seu primeiro episódio maníaco durante o tratamento com corticoides apresentaram remissão espontânea confirmada dos sintomas maníacos anos depois. Anfetaminas, antidepressivos e doses altas de anticonvulsivantes e narcóticos também podem desencadear um episódio maníaco.

Teorias psicossociais

Com a ênfase nas pesquisas sobre os fatores predisponentes genéticos e bioquímicos, o interesse acerca das teorias psicossociais declinou nos últimos anos. Desse modo, as doenças como esquizofrenia e transtorno bipolar são mais comumente entendidas como patologias do cérebro com causas biológicas. Entretanto, vários estudos confirmaram uma relação entre trauma (abusos físico, emocional e sexual) na infância e o desenvolvimento de transtorno bipolar (Aas et al., 2016; Etain et al., 2013; Janiri et al., 2015; Watson et al., 2013). Aas e colaboradores (2016) demonstraram que o trauma na infância interage com genes de diversas vias metabólicas, que determinam não apenas um aumento do risco de desenvolver transtorno bipolar, mas também o início precoce, sintomas mais graves, uso abusivo de substâncias e risco de suicídio. À medida que as pesquisas continuam, a interação entre fatores genéticos e situações de estresse psicossocial torna-se mais evidente. É necessário realizar mais estudos para traduzir essas conexões em aplicações terapêuticas ou profiláticas práticas.

Modelo transacional de estresse e adaptação

O transtorno bipolar certamente resulta de uma interação entre determinantes genéticos, biológicos e psicossociais. O modelo transacional leva em consideração esses determinantes etiológicos, assim como as influências associadas às experiências pregressas, aos distúrbios coexistentes e à percepção do evento da parte do indivíduo. A Figura 26.1 ilustra a dinâmica do transtorno maníaco bipolar com base no modelo transacional de estresse e adaptação.

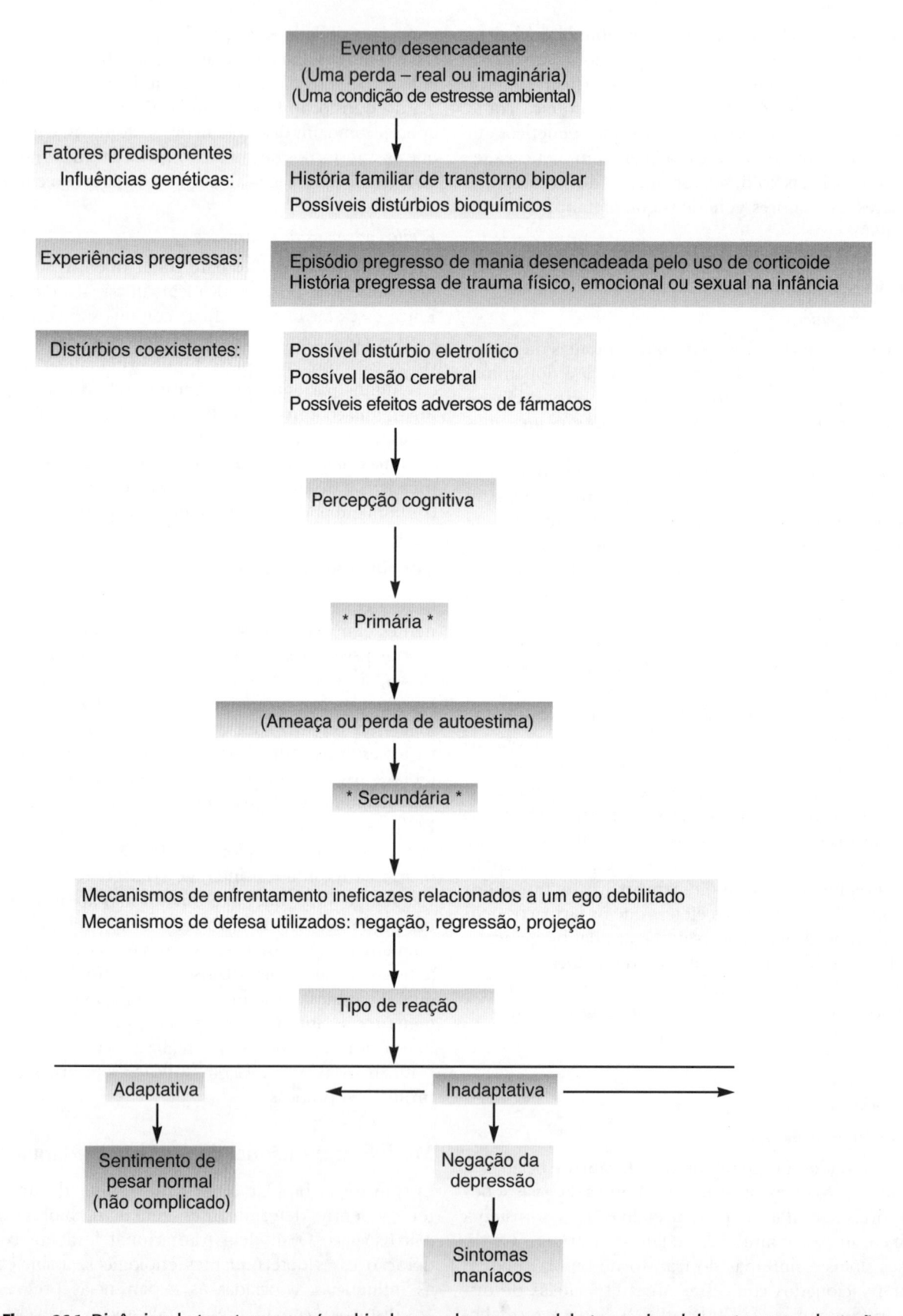

```
                    ┌─────────────────────────────────┐
                    │      Evento desencadeante        │
                    │  (Uma perda – real ou imaginária)│
                    │ (Uma condição de estresse ambiental)│
                    └─────────────────────────────────┘
                                    │
                                    ▼
Fatores predisponentes
  Influências genéticas:    História familiar de transtorno bipolar
                            Possíveis distúrbios bioquímicos

Experiências pregressas:    Episódio pregresso de mania desencadeada pelo uso de corticoide
                            História pregressa de trauma físico, emocional ou sexual na infância

Distúrbios coexistentes:    Possível distúrbio eletrolítico
                            Possível lesão cerebral
                            Possíveis efeitos adversos de fármacos
                                    │
                                    ▼
                            Percepção cognitiva
                                    │
                                    ▼
                               * Primária *
                                    │
                                    ▼
                        (Ameaça ou perda de autoestima)
                                    │
                                    ▼
                               * Secundária *
                                    │
                                    ▼
        Mecanismos de enfrentamento ineficazes relacionados a um ego debilitado
        Mecanismos de defesa utilizados: negação, regressão, projeção
                                    │
                                    ▼
                               Tipo de reação
                                    │
        ────────────────────────────┴────────────────────────────
                │                                       │
           Adaptativa    ◄──────────────────►    Inadaptativa
                │                                       │
                ▼                                       ▼
         Sentimento de                          Negação da
         pesar normal                           depressão
         (não complicado)                           │
                                                    ▼
                                               Sintomas
                                               maníacos
```

Figura 26.1 Dinâmica do transtorno maníaco bipolar com base no modelo transacional de estresse e adaptação.

Implicações no desenvolvimento

Infância e adolescência

Estudos estimaram que a prevalência dos transtornos bipolares na adolescência oscile em torno de 1%. Nas crianças menores, esse transtorno é muito raro, mas seu diagnóstico costuma ser difícil nas crianças e nos adolescentes (Sadock et al., 2015). Ao longo da última década, o diagnóstico do transtorno bipolar tipo I na infância aumentou e isso levou pesquisadores a investigar com mais profundidade os fatores que contribuem para essa tendência. Aparentemente, existe uma relação entre transtorno de déficit de atenção/hiperatividade (TDAH) e desenvolvimento de transtorno bipolar na juventude, mas estudos não confirmaram esta teoria (Hassan et al., 2011; Sadock et al., 2015).

Outras pesquisas também demonstraram que os jovens diagnosticados com esse transtorno tinham mais comumente um conjunto de sinais e sintomas atípicos, inclusive transtornos do humor mal definidos, irritabilidade crônica e explosões temperamentais. O *DSM-5* acrescentou um diagnóstico novo – *transtorno disruptivo da desregulação do humor* – que descreve com mais clareza esse quadro sintomático. Depois disso, um estudo longitudinal com crianças portadoras de irritabilidade não episódica descobriu que, embora elas tivessem risco mais alto de ansiedade e depressão, em geral não tinham risco mais alto de desenvolver transtorno bipolar (Sadock et al., 2015). Além disso, Sadock e colaboradores relataram que, quando a mania do tipo clássico associada ao transtorno bipolar ocorre na adolescência, ela frequentemente é acompanhada por fuga de ideias, delírios de grandiosidade ou perseguição e alucinações. Como os estudos familiares demonstraram um risco familiar associado ao transtorno bipolar, sempre que uma criança apresenta sintomas relacionados com humor (inclusive depressão) e há história familiar desse distúrbio, deve-se avaliar com cuidado a possibilidade de desenvolver transtorno bipolar.

Modalidades de tratamento

Psicofarmacologia

Historicamente, o tratamento preferencial para transtornos bipolares tem sido monoterapia com estabilizadores de humor tradicionais (p. ex., lítio, divalproato de sódio, carbamazepina) ou antipsicóticos atípicos (p. ex., olanzapina, quetiapina, risperidona ou aripiprazol). Quando não há resposta adequada à monoterapia inicial, recomenda-se outro fármaco também administrado isoladamente. O acréscimo de um segundo fármaco é indicado quando a monoterapia é ineficaz.

Em um estudo mais recente realizado para avaliar a preponderância dos dados experimentais, Hazell e Jairam (2012) encontraram "evidências a favor do uso dos antipsicóticos de segunda geração (ASGs), poucas evidências a favor do uso das combinações de ASG com estabilizador de humor e nenhuma evidência favorável à monoterapia com estabilizadores de humor" (p. 264). Os autores sugeriram que o tratamento de primeira linha para mania nas crianças e nos adolescentes seja um ASG, sem qualquer vantagem evidente associada ao acréscimo de um segundo fármaco.

TDAH é a comorbidade diagnosticada com mais frequência nas crianças e nos adolescentes com transtorno bipolar. Como os estimulantes podem agravar a mania, recomenda-se que os fármacos usados para tratar TDAH sejam introduzidos apenas depois do controle dos sintomas bipolares com um estabilizador do humor (Jain & Jain, 2014). Os fármacos não estimulantes indicados para tratar TDAH (p. ex., atomoxetina, bupropiona e antidepressivos tricíclicos) também podem desencadear conversões para mania ou hipomania.

Nas crianças e nos adolescentes, o transtorno bipolar parece ser uma doença crônica com risco alto de recidiva. O tratamento de manutenção inclui os mesmos fármacos usados para tratar sintomas agudos, embora existam poucos estudos científicos realizados para avaliar o tratamento de manutenção das crianças com transtorno bipolar. A American Academy of Child and Adolescent Psychiatry (AACAP) recomenda aos pais que considerem o transtorno bipolar como uma doença crônica muito semelhante ao diabetes e à epilepsia (2010). Desse modo, alguns pacientes necessitam de tratamento prolongado ou por toda a vida. A AACAP recomenda aos pais que, mesmo quando seus filhos pareçam estar em remissão, conversem com seu médico sobre os riscos e benefícios de interromper o tratamento.

Intervenções familiares

Embora o tratamento farmacológico seja aceito como abordagem principal à estabilização dos sintomas agudos, estudos demonstraram que uma combinação de fármacos e intervenções psicoterápicas desempenha um papel importante para a prevenção das recidivas e na promoção da adaptação. A adesão ao tratamento deve ser enfatizada como um elemento essencial à prevenção das recaídas.

A dinâmica e as atitudes familiares podem desempenhar um papel crucial no prognóstico quanto à recuperação do paciente. As intervenções com familiares devem incluir orientações que ampliem o entendimento de que ao menos parte dos comportamentos negativos da criança é atribuível a uma doença que precisa ser tratada, em vez de uma reação voluntária e deliberada do paciente.

Estudos demonstraram que a terapia psicoeducacional focada na família (TPEF) é uma abordagem eficaz para reduzir as recidivas e aumentar a adesão ao tratamento farmacológico dos pacientes com transtorno bipolar (Miklowitz et al., 2013). Além disso,

Miklowitz e colaboradores descobriram que os pacientes tratados com TPEF, que demonstravam risco elevado de desenvolver transtorno bipolar (pacientes que tinham sintomas depressivos e um parente de primeiro grau com transtorno bipolar) recuperavam-se mais rapidamente do que os que faziam apenas sessões educativas. A TPEF inclui sessões psicoeducacionais acerca do transtorno bipolar (*i. e.*, sintomas, diagnóstico precoce, causa, tratamento e autotratamento), treinamento de comunicação e treinamento de habilidades necessárias para a resolução de problemas. Ensinar ao paciente e seus familiares quais são os primeiros sinais de alerta e como reagir oferece a eles um sistema de apoio necessário e à família, os recursos requeridos para fornecer esse apoio.

Aplicação do processo de enfermagem ao transtorno bipolar (mania)

Dados da avaliação inicial

Os sintomas dos estados maníacos podem ser descritos com base em três estágios: hipomania, mania aguda e **delírio maníaco**. A seguir, há uma descrição dos sintomas relacionados com humor, cognição e percepção e atividade e comportamento encontrados em cada estágio.

Estágio I: hipomania

Nesse estágio, o transtorno não é grave o suficiente para causar limitação acentuada das funções ocupacionais ou sociais, ou exigir internação hospitalar (APA, 2013).

Humor

O humor de um paciente em hipomania é alegre e expansivo. Contudo, a irritabilidade subjacente vem à tona rapidamente quando os desejos e as vontades do indivíduo não são satisfeitos. A índole do indivíduo em hipomania é volátil e flutuante (ver Boxe 26.2).

Cognição e percepção

As percepções de si próprio são exaltadas – o indivíduo tem ideias exaltadas de valor e capacidade. O pensamento é desordenado em razão do fluxo rápido das ideias. A percepção do ambiente é aguçada, mas o indivíduo distrai-se com tanta facilidade por estímulos irrelevantes que é difícil realizar atividades definidas por metas.

Atividade e comportamento

Os indivíduos em hipomania apresentam atividade motora exacerbada. Eles são considerados extrovertidos e sociáveis e, por isso, estabelecem muitos relacionamentos. Entretanto, carecem de profundidade de personalidade e afeto para estabelecer relacionamentos íntimos. Esses indivíduos falam e riem muito, geralmente em voz alta e muitas vezes de maneira inapropriada. Também é comum encontrar libido exacerbada. Alguns pacientes têm anorexia e emagrecimento. A autopercepção exaltada leva alguns indivíduos hipomaníacos a envolver-se em comportamentos inapropriados, como ligar para o presidente do Brasil ou assumir dívidas com um cartão de crédito sem que disponham de recursos para pagar.

Estágio II: mania aguda

Os sintomas de mania aguda podem ser resultantes da progressão dos sintomas hipomaníacos ou podem desenvolver-se primariamente. A maioria dos pacientes tem limitações funcionais acentuadas e requer internação hospitalar (ver Boxe 26.1).

Humor

A mania aguda caracteriza-se por euforia e exaltação. O paciente parece estar "ligado" constantemente. Entretanto, o humor sempre está sujeito a variações frequentes, alternando com facilidade para irritabilidade e raiva, ou até mesmo tristeza e choro.

Cognição e percepção

Nos pacientes em mania aguda, a cognição e percepção tornam-se fragmentadas e, com frequência, psicóticas. O pensamento acelerado progride para frenesi de ideias, conexões exacerbadas de pensamentos e oscilações rápidas e súbitas de um pensamento para outro (**fuga de ideias**); pode ser evidenciado por um fluxo ininterrupto de fala acelerada e exaltada (loquacidade) até o ponto de ser extremamente difícil conversar com o paciente. Quando a fuga de ideias é grave, a fala pode ser desorganizada e incoerente. A desatenção afeta todas as áreas. A atenção pode ser desviada mesmo por estímulos mínimos. Alucinações e delírios (em geral, paranoides e de grandiosidade) são comuns.

Atividade e comportamento

A atividade psicomotora é excessiva e o interesse sexual é exacerbado. Há dificuldade de controlar impulsos e baixa tolerância à frustração. Um indivíduo normalmente discreto pode tornar-se desinibido no aspecto social e sexual. Também é comum gastar em excesso. Na mania aguda, é comum o paciente ter pouca percepção quanto ao seu comportamento e estilo de comunicação. Algumas vezes, essa falta de percepção evidencia-se por descrições inverídicas dos fatos e negação dos problemas diante de um confronto por amigos ou familiares, que podem ser interpretados como mentirosos. A energia parece inesgotável e a necessidade de dormir diminui. Um indivíduo em mania aguda pode passar muitos dias sem dormir e, apesar disso, não se sentir cansado. Ele pode negligenciar a higiene e aparência pessoal. O estilo de vestir-se pode tornar-se desorganizado, exibicionista ou bizarro e é comum que esses pacientes usem maquiagem ou joias e adereços em excesso.

Estágio III: delírio maníaco

Delírio maníaco é uma forma grave da doença, que se caracteriza por obnubilação grave da consciência e intensificação dos sintomas associados à mania aguda. Essa condição tornou-se relativamente rara com a introdução dos fármacos antipsicóticos.

Humor

O humor do paciente delirante é muito lábil. Ele pode demonstrar sentimentos de desespero e logo passar para alegria descontrolada e êxtase, ou pode tornar-se irritável ou totalmente indiferente ao ambiente. Também pode haver ansiedade alcançando níveis de pânico.

Cognição e percepção

A cognição e percepção caracterizam-se por obnubilação da consciência acompanhada por confusão mental, desorientação e estupor em alguns casos. Outras manifestações comuns são religiosidade, delírios de grandeza ou perseguição e alucinações visuais ou auditivas. O paciente é muito desatento e incoerente.

Atividade e comportamento

A atividade psicomotora é frenética e caracteriza-se por movimentos agitados e despropositais. A segurança desses pacientes está em risco, a menos que esse grau de atividade seja contido. Se não houver alguma intervenção, os resultados podem ser exaustão, lesão de si próprio ou de outras pessoas e, por fim, morte.

Diagnóstico e descrição dos resultados

Com base nas informações obtidas durante a avaliação, o enfermeiro completa o banco de dados do paciente, a partir do qual pode escolher os diagnósticos de enfermagem apropriados. A Tabela 26.1 apresenta uma lista com comportamentos do paciente e diagnósticos de enfermagem da NANDA International que correspondem a esses comportamentos. Tais diagnósticos podem ser usados para planejar os cuidados prestados ao paciente em episódio maníaco.

Critérios de resultado

Os seguintes critérios podem ser usados para avaliar os resultados dos cuidados prestados ao paciente com um episódio maníaco.

O paciente:

- Não tem sinais de lesão física
- Não causou danos a si próprio ou às outras pessoas
- Não apresenta mais sinais de agitação física
- Ingere uma dieta bem balanceada com lanches para evitar perda de peso e manter o estado nutricional
- Expressa verbalmente uma percepção real do ambiente
- Expressa verbalmente que a atividade alucinatória cessou e não demonstra comportamento perceptível sugestivo de alucinações
- Assume a responsabilidade pelo próprio comportamento

TABELA 26.1 Atribuição dos diagnósticos de enfermagem aos comportamentos demonstrados comumente por pacientes em episódio maníaco.

COMPORTAMENTOS	DIAGNÓSTICOS DE ENFERMAGEM
Hiperatividade extrema; agitação crescente e falta de controle dos movimentos despropositais e potencialmente lesivos	Risco de lesão
Excitação maníaca, pensamento delirante, alucinações e impulsividade	Risco de violência: dirigida a si próprio ou outras pessoas
Emagrecimento, amenorreia, recusa ou incapacidade de ficar quieto por tempo suficiente para comer	Nutrição desequilibrada: menos que as necessidades corporais
Delírios de grandeza e perseguição; interpretação equivocada do ambiente	Processos de pensamento perturbados*
Alucinações auditivas e visuais; desorientação	Percepção sensorial perturbada*
Incapacidade de estabelecer relacionamentos gratificantes, manipulação das pessoas para satisfazer seu próprio desejo, adoção de comportamentos inadequados de interação social	Interação social prejudicada
Dificuldade de adormecer, dorme apenas por períodos curtos	Insônia

*Esses diagnósticos foram redefinidos com base na lista de diagnósticos aprovados pela NANDA-I. Eles são utilizados nesta tabela porque são mais compatíveis com os comportamentos detectados.

- Não manipula as outras pessoas para satisfazer as próprias necessidades
- Interage adequadamente com outras pessoas
- Consegue adormecer dentro de 30 minutos depois de deitar-se
- Consegue dormir 6 a 8 horas por noite sem usar fármacos.

Planejamento e implementação

A seção subsequente descreve um grupo selecionado de diagnósticos de enfermagem com metas de curto e longo prazos e intervenções de enfermagem para cada diagnóstico. Algumas instituições usam um modelo de gerenciamento de casos para coordenar os cuidados prestados (ver uma explicação mais detalhada no Capítulo 9, *Processo de Enfermagem na Prática de Saúde Mental e Psiquiátrica*). De acordo com os modelos de gerenciamento de casos, o plano de cuidados pode assumir a forma de uma trajetória crítica (*critical pathway*, em inglês).

Risco de violência: direcionada a si próprio ou às outras pessoas

A definição do diagnóstico de enfermagem *Risco de violência direcionada a si próprio ou às outras pessoas* é "vulnerável a comportamentos com os quais o indivíduo demonstra que pode ser perigoso física, emocional e/ou sexualmente [a si próprio ou às outras pessoas]" (Herdman; Kamitsuru, 2014, p. 410-411).

Metas do paciente

Os critérios de resultado incluem metas de curto e longo prazos. Os intervalos de tempo são determinados caso a caso.

Metas a curto prazo

- Dentro de um período especificado, o paciente reconhecerá os sinais de ansiedade e agitação crescentes e relatará isso à equipe (ou a outros cuidadores) de forma a conseguir ajuda para uma intervenção.
- O paciente não causará danos a si próprio ou às outras pessoas.

Meta a longo prazo

- O paciente não causará danos a si próprio ou às outras pessoas.

Intervenções

- Manter um nível baixo de estimulação no ambiente do paciente (iluminação fraca, poucas pessoas, decoração simples, nível baixo de ruídos). O nível de ansiedade aumenta em um ambiente muito estimulante. Um paciente agitado e desconfiado pode perceber as pessoas como ameaçadoras
- Avaliar problemas coexistentes com uso de substâncias psicoativas. Entre os pacientes com transtorno bipolar, a incidência de problemas coexistentes associados ao uso de substâncias é alta. Os problemas causados pelo uso de substâncias podem aumentar o risco de que o paciente cause dano a si próprio ou às outras pessoas. Além disso, o uso de substâncias químicas que alteram o humor, além das que são prescritas pelo médico, pode tornar mais difícil a avaliação dos efeitos do tratamento farmacológico (ver mais informações sobre transtornos associados ao uso de substâncias e as intervenções de enfermagem aplicáveis no Capítulo 23, *Transtornos Mentais e Comportamentais Decorrentes do Uso de Substância Psicoativa e Outros Tipos de Dependência*)
- Observar frequentemente o comportamento do paciente. Fazer isso enquanto executa as atividades rotineiras, de modo a evitar que ele fique desconfiado. A observação atenta é necessária para que, se preciso, possa ser realizada alguma intervenção para garantir a segurança do paciente (e de outras pessoas)
- Retirar do ambiente do paciente todos os objetos perigosos, de maneira que ele não possa utilizá-los para causar dano a si próprio ou às outras pessoas quando estiver em estado de confusão e agitação
- Intervir ao primeiro sinal de ansiedade, agitação ou agressividade verbal ou comportamental exacerbada. Oferecer uma resposta empática aos sentimentos do paciente: "Você parece ansioso (ou frustrado ou enraivecido) com essa situação. Como eu posso ajudá-lo?". A validação dos sentimentos do paciente transmite uma atitude acolhedora e o oferecimento de ajuda reforça a confiança. Como o paciente pode ser distraído pelo mais leve estímulo, oferecer uma distração também pode ajudar a atenuar a ansiedade e a distração
- Manter uma atitude calma diante do paciente. À medida que a ansiedade dele aumenta, oferecer algumas alternativas: participar de alguma atividade física (p. ex., socar um saco de pancadas, praticar exercícios físicos), conversar sobre a situação ou tomar um fármaco ansiolítico. O oferecimento de alternativas ao indivíduo reforça o sentimento de que ele tem algum controle sobre a situação
- Dispor de equipe numericamente suficiente para fazer uma demonstração de força ao paciente, se necessário. Isso mostra ao indivíduo que a situação está sob controle e oferece alguma segurança física aos membros da equipe
- Quando o paciente não puder se acalmado por uma "conversa tranquilizadora" ou fármacos, pode ser necessário usar contenções mecânicas.

RECOMENDAÇÃO PARA A PRÁTICA CLÍNICA. Ao planejar as intervenções para um paciente violento, deve-se optar pela utilização da "alternativa menos restritiva". As contenções devem ser usadas apenas como último recurso – ou seja, depois que todas as outras intervenções forem infrutíferas e o paciente estiver claramente em risco de causar dano a si próprio ou às outras pessoas.

- Quando as contenções são consideradas necessárias, assegurar que dispõe de um número suficiente de membros da equipe para ajudar. Seguir o protocolo estabelecido pela instituição
- À medida que a agitação diminui, avaliar se o paciente está pronto para que as contenções sejam retiradas ou reduzidas. Retirar uma contenção de cada vez enquanto avalia a reação do paciente. Isso reduz o risco de lesão do paciente e dos membros da equipe.

Interação social prejudicada

A definição de *interação social prejudicada* é "interação social quantitativamente insuficiente ou excessiva, ou qualitativamente insatisfatória" (Herdman & Kamitsuru, 2014, p. 301). A Tabela 26.2 descreve esse diagnóstico de enfermagem no formato de um plano de cuidados.

Metas do paciente

Os critérios de resultado incluem metas de curto e longo prazos. Os intervalos de tempo são determinados caso a caso.

Meta a curto prazo

- Depois de 1 semana, o paciente expressará verbalmente quais dos seus comportamentos interativos são adequados e quais são inadequados.

Meta a longo prazo

- O paciente demonstrará que usa habilidades interativas apropriadas, o que fica evidente pela inexistência (ou redução) de manipulação das outras pessoas para satisfazer os próprios desejos.

TABELA 26.2 Plano de cuidados para um paciente em episódio maníaco.

DIAGNÓSTICO DE ENFERMAGEM: INTERAÇÃO SOCIAL PREJUDICADA

RELACIONADA COM: Processos mentais delirantes (delírio de grandiosidade e/ou perseguição); ego enfraquecido; e baixa autoestima

EVIDENCIADA POR: Incapacidade de estabelecer relacionamentos gratificantes e manipulação das pessoas para satisfazer aos próprios desejos

Critérios de resultado	Intervenções de enfermagem	Justificativa
Meta a curto prazo: • Depois de 1 semana, paciente diz quais dos seus comportamentos interativos são apropriados e quais são inadequados.	1. Reconhecer para que servem os comportamentos manipuladores do paciente: atenuar os sentimentos de insegurança reforçando os sentimentos de poder e controle. 2. Impor limites aos comportamentos manipuladores. Explicar ao paciente o que se espera e quais são as consequências quando os limites são violados. Os termos das limitações devem ser acordados por todos os membros da equipe que trabalham com o paciente.	1. Entender o que motiva a manipulação pode facilitar a aceitação do paciente e de seu comportamento. 2. O paciente não consegue estabelecer seus próprios limites, de forma que isso precisa ser feito para ele. A menos que a aplicação das consequências por violar os limites seja consistente, o comportamento manipulador não poderá ser eliminado.
Meta a longo prazo: • O paciente demonstra que usa habilidades interativas apropriadas, o que fica evidente pela inexistência (ou redução) de manipulação das outras pessoas para satisfazer os próprios desejos.	3. Não discutir, negociar ou tentar argumentar com o paciente. Simplesmente explicar os limites e as expectativas. Confrontá-lo assim que possível quando as interações com outras pessoas são manipuladoras ou exploradoras. Aplicar as consequências preestabelecidas ao comportamento inaceitável.	3. Como o paciente pode ser suscetível a comportamentos impulsivos, imprudente ou motivado pela busca de prazer sem consideração pelas consequências, ele deve receber *feedback* imediato quando seu comportamento é inaceitável. Consistência na aplicação das consequências é essencial para alcançar resultados favoráveis. Inconsistência gera confusão e estimula o indivíduo a testar seus limites.
	4. Reforçar positivamente os comportamentos não manipuladores. Explorar os sentimentos e ajudar o paciente a buscar formas mais adequadas de lidar com eles.	4. O reforço positivo melhora a autoestima e estimula a repetição dos comportamentos desejáveis.
	5. Ajudar o paciente a reconhecer que precisa aceitar as consequências do próprio comportamento e evitar atribuí-las às outras pessoas.	5. O paciente precisa assumir responsabilidade por seus próprios comportamentos antes que possa efetuar alguma mudança adaptativa.
	6. Ajudar o paciente a reconhecer seus aspectos positivos, suas realizações e seus sentimentos positivos quanto a isso.	6. À medida que a autoestima melhora, o paciente sente menos necessidade de manipular as outras pessoas para sua gratificação pessoal.

Intervenções

- Reconhecer para que servem os comportamentos manipuladores do paciente: atenuar os sentimentos de insegurança reforçando os sentimentos de poder e controle. Entender o que motiva a manipulação pode facilitar a aceitação do paciente e de seu comportamento
- Impor limites aos comportamentos manipuladores. Explicar ao paciente o que se espera e quais são as consequências quando os limites são violados. Os termos das limitações devem ser acordados por todos os membros da equipe que trabalham com ele. O paciente não consegue estabelecer seus próprios limites, de forma que isso precisa ser feito para ele. A menos que a aplicação das consequências por violar os limites seja consistente, o comportamento manipulador não poderá ser eliminado. Estudos demonstraram que o transtorno de personalidade borderline coexistente é um risco entre os indivíduos com transtorno bipolar (ver mais informações sobre as manifestações clínicas do transtorno de personalidade borderline e as intervenções de enfermagem pertinentes no Capítulo 32, *Transtornos de Personalidade*)
- Não discutir, negociar ou tentar argumentar com o paciente. Simplesmente explicar os limites e as expectativas. Os pacientes em episódio maníaco podem ser muito convincentes em seus esforços para satisfazer seu próprio desejo. Confrontá-lo assim que possível quando as interações com outras pessoas são manipuladoras ou exploradoras. Aplicar as consequências preestabelecidas ao comportamento inaceitável. Em razão da forte influência do id no comportamento do indivíduo, ele deve receber *feedback* imediato quando suas atitudes são inaceitáveis. Consistência na aplicação das consequências é essencial para alcançar resultados favoráveis. Inconsistência gera confusão e estimula o paciente a testar seus limites
- Reforçar positivamente os comportamentos não manipuladores. Explorar os sentimentos e ajudar o paciente a buscar formas mais adequadas de lidar com eles
- Ajudar o paciente a reconhecer que precisa aceitar as consequências do próprio comportamento e evitar atribuí-las às outras pessoas. O paciente precisa assumir responsabilidade por seus próprios comportamentos, antes que possa efetuar alguma mudança adaptativa
- Ajudar o paciente a reconhecer seus aspectos positivos, suas realizações e seus sentimentos positivos quanto a isso. À medida que a autoestima melhora, o indivíduo sente menos necessidade de manipular as outras pessoas para sua gratificação pessoal.

Nutrição desequilibrada: menos que as necessidades corporais/insônia

A definição do diagnóstico de enfermagem *nutrição desequilibrada: menos que as necessidades corporais* é "ingestão de nutrientes insuficiente para atender às necessidades metabólicas" (Herdman & Kamitsuru, 2014; p. 161). A definição de *insônia* é "anormalidade qualitativa ou quantitativa do sono, que interfere nas funções normais" (p. 209).

Metas do paciente

Os critérios de resultado incluem metas de curto e longo prazos. Os intervalos de tempo são determinados caso a caso.

Metas a curto prazo

- O paciente tomará pequenas porções de alimento e lanches entre as refeições, suficientes para atender às quotas nutricionais diárias recomendadas
- Dentro de 3 dias, com a ajuda de um indutor do sono, o paciente conseguirá dormir por 4 a 6 horas sem acordar.

Metas a longo prazo

- O paciente não terá sinais ou sintomas de desnutrição
- No momento da alta do ambiente terapêutico, o paciente conseguirá ter 6 a 8 horas de sono ininterrupto sem usar indutores do sono.

Intervenções

- Em colaboração com o nutricionista, determinar a quantidade de calorias necessárias para fornecer nutrição suficiente para a manutenção ou aumento apropriado do peso (de acordo com a estrutura corporal e a estatura). Descobrir os gostos e as aversões do paciente e, na medida do possível, fornecer os alimentos favoritos. O indivíduo tem mais tendência a ingerir os alimentos de sua preferência
- Fornecer ao paciente "comidinhas" e bebidas nutritivas hiperproteicas e ricas em calorias que possam ser consumidas "em movimento". Em razão do estado de hiperatividade, os pacientes têm dificuldade de ficar parados por tempo suficiente para fazer uma refeição. Esses indivíduos têm maior tendência a ingerir alimentos e bebidas que possam ser carregados e consumidos com pouco esforço. Manter sempre disponível na unidade sucos e lanches. Uma ingestão nutricional adequada é necessária para compensar o aumento das necessidades calóricas geradas pela hiperatividade
- Manter um registro detalhado da ingestão, das perdas e das contagens de calorias; pesar o paciente todos os dias; administrar suplementos de vitaminas e sais minerais conforme a prescrição médica; monitorar os resultados dos exames laboratoriais; e relatar ao médico quaisquer alterações significativas. É importante analisar com cuidado os dados que possibilitem uma avaliação objetiva do estado nutricional do paciente
- Avaliar o nível de atividade do paciente. Ele pode ignorar ou não estar consciente da sensação de fadiga.

Observar se há sinais como inquietude crescente; tremores finos; fala arrastada; e círculos de edema e escurecimento sob os olhos. O paciente pode entrar em colapso por exaustão física quando a hiperatividade é contínua e ele não consegue descansar
- Monitorar os padrões de sono. Assegurar um horário estruturado de atividades, que inclua períodos definidos para cochilos ou repouso. Dados iniciais precisos são importantes para planejar os cuidados destinados a ajudar o paciente a contornar esse problema. Um horário estruturado que inclua tempo para breves cochilos ajuda o indivíduo hiperativo a obter repouso necessário
- O paciente deve evitar a ingestão de bebidas cafeinadas como chá, café e refrigerantes à base de cola. Cafeína é um estimulante do sistema nervoso central (SNC) e pode interferir no descanso e no sono do paciente
- Antes da hora de deitar, adotar medidas de enfermagem que promovam o sono, inclusive massagem nas costas, banho quente, bebidas quentes não estimulantes, música suave e exercícios de relaxamento
- Administrar os sedativos conforme a prescrição para ajudar o paciente a dormir até que o padrão de sono seja normalizado.

Plano de cuidados no formato de mapa conceitual

O plano de cuidados no formato de mapa conceitual (ver Capítulo 9) é uma estratégia diagramática de ensino e aprendizagem que permite visualizar as relações entre diagnósticos médicos, diagnósticos de enfermagem, resultados da avaliação e tratamentos. A Figura 26.2 ilustra o exemplo de um plano de cuidados no formato de mapa conceitual para um paciente em episódio maníaco.

Orientações ao paciente e seus familiares

Assim como em todas as áreas de enfermagem, o papel de orientar o paciente é importante para o setor de psiquiatria. O Boxe 26.4 contém uma lista de temas pertinentes sobre o transtorno bipolar para instrução do paciente e da família.

Avaliação final dos cuidados prestados ao paciente em episódio maníaco

Na última etapa do processo de enfermagem, o enfermeiro deve fazer uma reavaliação para determinar se as intervenções de enfermagem conseguiram alcançar os objetivos pretendidos. A avaliação final das intervenções de enfermagem para os pacientes em episódio maníaco pode ser facilitada ao obter informações usando as seguintes perguntas:

- O paciente conseguiu evitar lesão a si próprio?
- Foi possível evitar violência dirigida ao paciente ou às outras pessoas?
- A agitação desapareceu?
- O estado nutricional e o peso estabilizaram? O paciente consegue escolher alimentos que assegurem nutrição adequada?
- Os delírios e as alucinações cessaram? O paciente consegue interpretar corretamente seu ambiente?
- O paciente consegue tomar decisões quanto ao cuidado pessoal? A higiene e a aparência pessoal melhoraram?
- O comportamento do paciente é socialmente aceitável? Ele consegue interagir de maneira adequada com outras pessoas? Ele parou de manipular as outras pessoas para satisfazer aos próprios desejos?
- O paciente consegue dormir 6 a 8 horas por noite e acordar sentindo-se descansado?
- O paciente compreende a importância do tratamento farmacológico de manutenção? Ele entende que os sintomas podem retornar se o fármaco for interrompido?
- O paciente tratado com lítio pode dizer quais são os primeiros sinais de toxicidade do lítio? Ele compreende a necessidade de fazer dosagens mensais do nível sanguíneo de lítio?

Modalidades de tratamento para transtorno bipolar (mania)

Psicoterapia individual

De acordo com uma revisão das evidências sobre psicoterapia para pacientes com transtorno bipolar, Swartz e Swanson (2014) concluíram que as psicoterapias específicas para essa doença, quando combinadas com tratamento farmacológico, alcançam resultados melhores em comparação ao uso exclusivo de fármacos. Existem evidências de efeitos benéficos com psicoeducação, terapia cognitivo-comportamental (TCC), TPEF, terapia interpessoal e de ritmo social (TIPRS) e gerenciamento integrado de caso (Strakowski, 2016).

TIPRS é um tipo de terapia destinada especificamente aos pacientes bipolares. Desenvolvida por Frank (2005), essa modalidade de terapia enfatiza meios de ajudar os pacientes a regularem seus ritmos sociais ou atividades diárias (p. ex., ciclo de sono-vigília e rotinas de exercício) que, de outra maneira, poderiam perturbar os ritmos biológicos básicos e contribuir para os transtornos de humor. Em combinação com essa abordagem terapêutica, a TIPRS também incorpora princípios da terapia interpessoal para ajudar os pacientes a lidar com problemas de relacionamento.

Resumo clínico: Samuel e Janete estão casados há 1 ano. Três meses atrás, Samuel chamou sua esposa para conversar e disse-lhe que não queria mais estar casado e que estava de partida para assumir um emprego no Japão. Janete ficou histérica, depois deprimida e, por fim, pareceu aceitar a situação. Ela fez um novo corte de cabelo, comprou muitas roupas novas e começou a frequentar muitas festas com Nanci, sua colega de quarto. Janete começou a perder peso, exercitava-se excessivamente e dormia muito pouco. Tornou-se muito promíscua, parou de menstruar e disse a Nanci: "Acho que estou grávida!". Noite passada, as duas foram a um bar. Janete começou a pagar bebidas "por conta da casa". Ela falava muito alto e de maneira inapropriada, subiu no balcão do bar e anunciou a todos que havia recebido uma "mensagem" de que seria ganhadora do prêmio multimilionário da loteria naquela noite. Quando o proprietário do bar finalmente a pediu que saísse, a mulher tornou-se violenta, atirando-lhe objetos e destruindo seu estabelecimento. O proprietário do bar chamou a polícia, e Janete foi levada ao setor de emergência de um hospital. Ela foi internada na unidade psiquiátrica com diagnóstico de transtorno bipolar tipo I, episódio maníaco. A paciente estava agitada e inquieta. O enfermeiro elaborou o seguinte plano de cuidados no formato de mapa conceitual para ela.

Sinais e sintomas
- Agitação crescente
- Hiperatividade extrema

Sinais e sintomas
- Excitação maníaca
- Pensamentos delirantes
- Alucinações

Sinais e sintomas
- Emagrecimento
- Amenorreia

Diagnóstico de enfermagem
Risco de lesão

Diagnóstico de enfermagem
Risco de violência dirigida a si próprio ou às outras pessoas

Diagnóstico de enfermagem
Nutrição desequilibrada: menos que as necessidades corporais

Intervenções de enfermagem
- Reduzir o nível de estimulação
- Designar um quarto particular para o paciente
- Retirar objetos perigosos do ambiente
- Permanecer com o paciente quando ele estiver agitado
- Oferecer atividades físicas.
- Administrar tranquilizantes conforme a prescrição

Intervenções de enfermagem
- Observar o paciente a intervalos de 15 min
- Retirar objetos pontiagudos, cintos e outros itens perigosos do ambiente
- Manter uma atitude calma
- Dispor de um número de membros da equipe suficiente para uma demonstração de força, se necessário
- Administrar tranquilizantes conforme a prescrição
- Aplicar contenções físicas, se necessário

Intervenções de enfermagem
- Oferecer petiscos ricos em proteínas e calorias
- Dispor de sucos e lanches na unidade
- Determinar diariamente a ingestão, as perdas, as contagens de calorias e o peso
- Oferecer os alimentos prediletos.
- Administrar suplementos de vitaminas e sais minerais
- Sentar-se com o paciente durante as refeições

Tratamento médico: olanzapina oral, 15 mg/dia

Resultados
- Nenhuma evidência de lesão física
- Regressão dos sinais de agitação física

Resultados
- O paciente não causou danos a si próprio ou às outras pessoas
- Não há indícios de delírios ou alucinações

Resultados
- O paciente consome uma dieta bem balanceada
- O estado nutricional é normalizado
- O peso é estabilizado

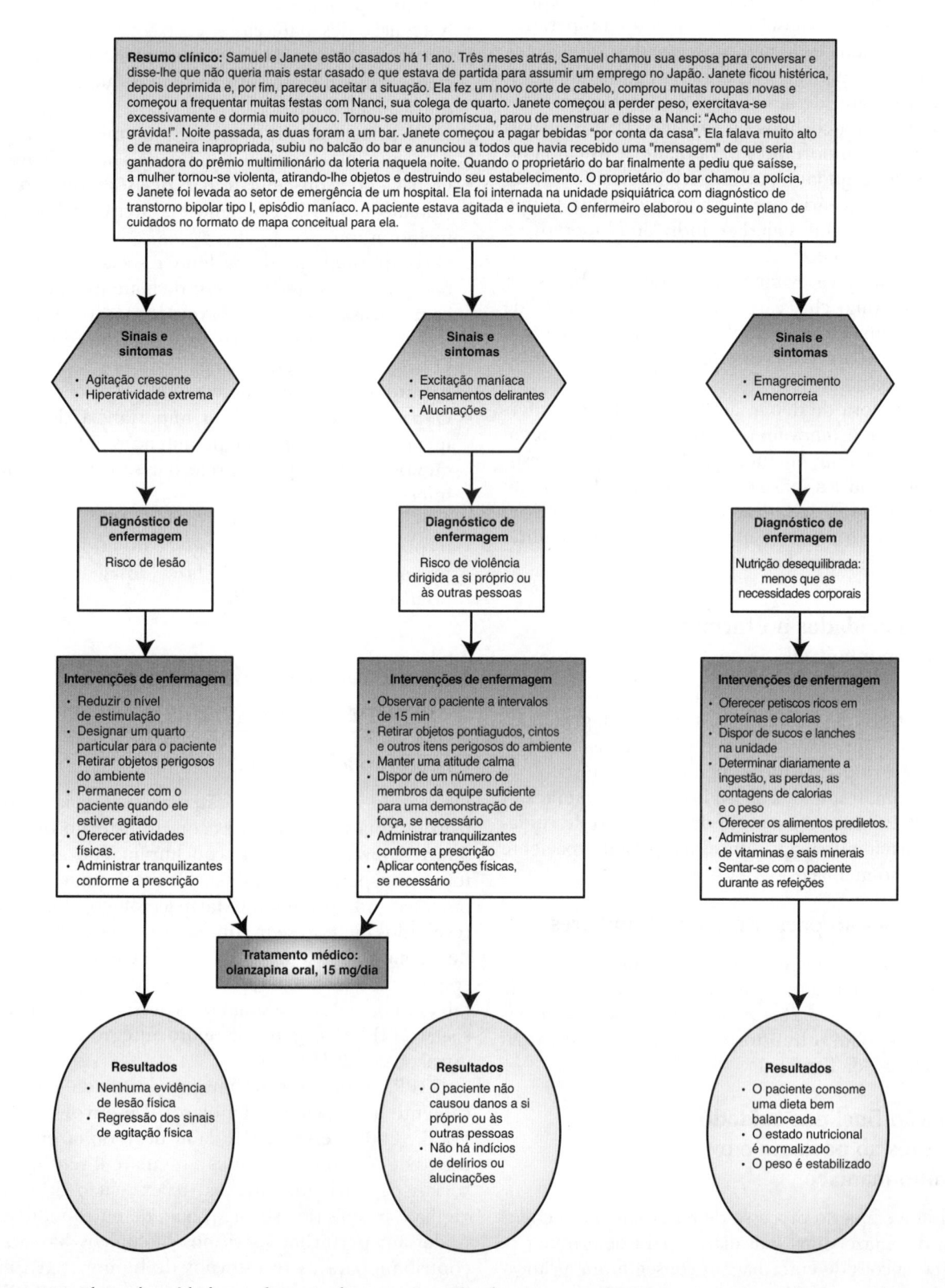

Figura 26.2 Plano de cuidados no formato de mapa conceitual para um paciente com transtorno bipolar em fase maníaca.

> **BOX 26.4** Temas pertinentes sobre o transtorno bipolar para instrução do paciente e da família.
>
> **NATUREZA DA DOENÇA**
> 1. Causas do transtorno bipolar
> 2. Natureza cíclica da doença
> 3. Sintomas de depressão
> 4. Sintomas de mania
>
> **TRATAMENTO DA DOENÇA**
> 1. Tratamento farmacológico
>   a. Lítio
>   b. Outros
>   1) Carbamazepina
>   2) Ácido valproico
>   3) Clonazepam
>   4) Verapamil
>   5) Lamotrigina
>   6) Gabapentina
>   7) Topiramato
>   8) Oxcarbazepina
>   9) Olanzapina
>   10) Risperidona
>   11) Clorpromazina
>   12) Aripiprazol
>   13) Quetiapina
>   14) Ziprasidona
>   15) Asenapina
>   c. Efeitos adversos
>   d. Sinais e sintomas de toxicidade do lítio.
>   e. Importância dos exames laboratoriais periódicos.
>   f. Importância de não interromper o tratamento, mesmo quando se sente bem.
> 2. Técnicas de assertividade
> 3. Controle da raiva
>
> **SERVIÇOS DE APOIO**
> 1. Linha direta para casos de crise
> 2. Psicoterapia individual
> 3. Ajuda financeira e/ou jurídica

Terapia de grupo

Depois que a fase aguda da doença regride, os grupos podem oferecer condições para os pacientes conversarem sobre os problemas existenciais que um transtorno afetivo grave causa, mantém ou origina. A psicoeducação em grupo e a TCC em grupo têm efeitos benéficos comprovados nessa população (Swartz & Swanson, 2014). O elemento de apoio do grupo pode gerar um sentimento de segurança na medida em que questões difíceis ou embaraçosas sejam discutidas e resolvidas. Alguns grupos têm outras finalidades específicas, inclusive ajudar a monitorar questões relacionadas com o fármaco usado ou funcionar como meio de promoção da educação relativa ao transtorno afetivo e seu tratamento.

Os grupos de apoio ajudam seus membros a colocar seu problema de saúde em perspectiva e, concretamente, estimulam os participantes a conectarem-se com outras pessoas que têm o mesmo problema.

O indivíduo sente esperança quando consegue perceber que não está sozinho ou é diferente porque tem um transtorno afetivo.

Os grupos de autoajuda oferecem outro tipo de apoio aos pacientes com transtorno bipolar. Em geral, são liderados pelos próprios participantes e não têm o objetivo de substituir ou competir com a terapia profissional. Eles oferecem apoio complementar, que reforça com frequência a adesão ao esquema de tratamento médico. Exemplos de grupos de autoajuda são DBSA (Depression and Bipolar Support Alliance) e Child and Adolescent Bipolar Foundation, que colocam pacientes em contato com seus grupos de apoio locais. Embora os grupos de autoajuda não sejam grupos de psicoterapia, eles asseguram importantes experiências de apoio adjuvante, que frequentemente trazem benefícios terapêuticos aos participantes.[2]

Terapia de família

Os objetivos principais de trabalhar com famílias dos pacientes com transtornos do humor são eliminar os sintomas e iniciar ou recuperar o funcionamento familiar adaptativo. Alguns estudos com pacientes bipolares demonstraram que a terapia comportamental de família, quando combinada com o uso de fármacos, reduz expressivamente os índices de recidiva, em comparação com o uso simples de fármacos.

De acordo com Sadock e colaboradores (2015):

> A terapia de família é indicada quando o transtorno mental coloca em risco o casamento ou o funcionamento da família do paciente, ou quando o transtorno do humor é desencadeado ou mantido pela situação familiar. A terapia de família analisa o papel do indivíduo com transtorno de humor no bem-estar psicológico global de toda a família; além disso, esta modalidade de terapia examina o papel de todos os familiares na manutenção dos sintomas do paciente. (p. 373)

O funcionamento da família e os relacionamentos conjugais dos pacientes bipolares são, com frequência, problemáticos, em especial quando os sintomas contribuem para a infidelidade conjugal e para os problemas financeiros relacionados com o comportamento do paciente de gastar em excesso. Independentemente de a intervenção ser efetuada na forma de orientação ou apoio à família, terapia formal ou uma combinação dessas modalidades, não há dúvida de que as famílias precisam ser envolvidas no tratamento do paciente sempre que for possível.

---

[2] N.R.T.: O Brasil conta com uma associação que tem por missão: informar e educar a sociedade sobre a natureza dos transtornos afetivos; apoiar psicossocialmente os portadores de depressão, transtorno bipolar, seus familiares e amigos; e reduzir o estigma e melhorar a qualidade de vida dos portadores de transtornos afetivos. Ela pode ser consultada no seguinte endereço: http://www.abrata.org.br/

Terapia cognitiva

Com a terapia cognitiva, o paciente aprende a controlar as distorções de pensamento, que são consideradas um fator importante para o desenvolvimento e a manutenção dos transtornos de humor. De acordo com o modelo cognitivo, a depressão caracteriza-se por uma tríade de distorções negativas relacionadas com expectativas quanto ao ambiente, ao *self* e ao futuro. O ambiente e as atividades nele desempenhadas são percebidos como insatisfatórios; o *self* é desvalorizado sem razões concretas; e o futuro é percebido como desesperador. Com base nesse mesmo modo, a mania caracteriza-se por cognições e percepções exageradamente positivas. O paciente percebe o *self* como muito valorizado e poderoso. A vida é vivenciada com autoafirmação exagerada e o futuro é percebido com otimismo fantasioso.

As metas gerais da terapia cognitiva são obter alívio sintomático no menor tempo possível, ajudar o paciente a detectar os padrões disfuncionais de pensamento e comportamento e orientar o indivíduo quanto à evidência e lógica que efetivamente colocam em dúvida a validade do pensamento disfuncional (ver Capítulo 19, *Terapia Cognitiva*). Essa modalidade tem como foco principal modificar os "pensamentos automáticos" que ocorrem de maneira espontânea e contribuem para a distorção afetiva. Exemplos de pensamentos automáticos dos pacientes com mania bipolar são:

- Personalização: "Eu sou a única razão pela qual meu marido é um empresário bem-sucedido."
- Tudo ou nada: "Tudo o que faço é ótimo."
- Leitura mental: "Ela acha que eu sou maravilhoso."
- Desvalorização dos aspectos negativos: "Nenhum desses erros é realmente importante."

O terapeuta pede ao paciente para descrever as evidências que apoiam ou refutam os pensamentos automáticos. Em seguida, a lógica subjacente às inferências é reavaliada com o indivíduo. Outra técnica consiste em avaliar o que provavelmente aconteceria se os pensamentos automáticos fossem verdadeiros. Por fim, o terapeuta e o paciente conversam sobre as consequências.

O paciente não deve desanimar quando uma técnica não parece estar funcionando, nenhuma técnica específica funciona com todas as pessoas. Ele deve ser tranquilizado de que qualquer uma das diversas técnicas pode ser usada e que o paciente e seu terapeuta podem explorar essas possibilidades.

Modelo de *recovery*

Estudos científicos apoiam o conceito de *recovery* como meta alcançável por pacientes com transtorno bipolar. Os modelos conceituais de recuperação de transtornos mentais estão descritos no Capítulo 21, *Modelos de Recovery*.

O modelo de *recovery* é usado principalmente para cuidar de pessoas com transtornos mentais graves como esquizofrenia e transtorno bipolar. Contudo, os conceitos desse modelo podem ser aplicados a todos os indivíduos que apresentam distúrbios emocionais e necessitam de ajuda e que expressam desejo de assumir o controle e gerenciar sua vida de modo mais independente.

Em pessoas com transtorno bipolar, o *recovery* é um processo contínuo. O indivíduo estabelece metas baseadas em seus valores pessoais, ou em valores que ele define como determinantes de significado e propósito na vida. O terapeuta e o paciente trabalham juntos para elaborar um plano de tratamento que esteja alinhado com as metas estabelecidas por ele. Durante o processo de *recovery*, o paciente ainda pode ter sintomas. De acordo com Weiden (2010):

> Os pacientes não precisam estar em remissão, nem a remissão precisa ser obrigatoriamente uma meta desejada (ou provável) quando se inicia um plano de tratamento orientado para o *recovery*. Contanto que o paciente (e seus familiares) entenda que um processo de *recovery* pelo plano terapêutico não significa o mesmo que uma promessa de "cura", ou mesmo "remissão", assim não existe o risco de prometer algo exagerado.

No processo de *recovery*, o paciente e seu terapeuta trabalham com estratégias para ajudar o indivíduo com transtorno bipolar a assumir o controle e tratar sua doença. Algumas dessas estratégias estão citadas a seguir (Carolla, 2013; National Alliance on Mental Illness [NAMI], 2008):

- Demonstrar autoconhecimento
- Tornar-se um especialista da doença
- Tomar os fármacos regularmente
- Reconhecer os primeiros sintomas
- Identificar e atenuar as causas de estresse
- Saber quando buscar ajuda
- Desenvolver um sistema de apoio pessoal
- Controlar os fatores relacionados com o estilo de vida, como tempo de sono e exercícios físicos
- Elaborar um plano para emergências.

Durante o processo de *recovery*, os pacientes trabalham ativamente com as estratégias que identificaram como promotoras de seu bem-estar. O terapeuta atua como apoio para ajudar o paciente a tomar as medidas necessárias para alcançar as metas que ele estabeleceu antes.

Embora não exista cura para o transtorno bipolar, existem tratamentos e intervenções eficazes. O *recovery* é possível quando o paciente é capacitado e envolvido ativamente em uma abordagem terapêutica multimodal à doença.

Eletroconvulsoterapia

Às vezes, episódios de mania aguda são tratados com eletroconvulsoterapia (ECT), em especial quando o paciente não tolera ou não responde ao lítio ou outros fármacos indicados, ou quando sua vida está em risco em razão de comportamentos perigosos ou exaustão. Veja uma descrição detalhada da ECT no Capítulo 20, *Eletroconvulsoterapia*.

Tratamento psicofarmacêutico com estabilizadores do humor

Durante muitos anos, carbonato de lítio era o fármaco preferido para tratar e controlar mania bipolar. Entretanto, nos últimos anos, alguns pesquisadores e clínicos têm conseguido resultados satisfatórios com outros fármacos, inclusive anticonvulsivantes que têm efeito estabilizador do humor, seja isoladamente ou em combinação com lítio. (Ver uma descrição detalhada das indicações, ações, contraindicações e outros aspectos de segurança relativos aos estabilizadores do humor no Capítulo 4, *Psicofarmacologia*.)

Lítio e estabilizadores do humor têm eficácia demonstrada no tratamento da depressão bipolar. Hoje em dia, existem três fármacos aprovados pela Food and Drug Administration (FDA) para essa finalidade: a combinação de olanzapina com fluoxetina; quetiapina; e lurasidona (Strakowski, 2016). Os antidepressivos têm pouca evidência de eficácia no tratamento da depressão bipolar como adjuvantes aos estabilizadores do humor. Além disso, Strakowski reconheceu que os antidepressivos estão associados a um risco de 40% de desencadear conversão potencial da depressão para mania nos indivíduos com transtorno bipolar.

Os pacientes que respondem ao tratamento com lítio podem ficar praticamente assintomáticos por longos períodos. Cerca de 33% das pessoas tratadas com esse fármaco respondem de modo favorável (Rybakowski, 2014), por isso é importante dispor de outras opções farmacológicas para tratar essa doença. Como o transtorno bipolar é uma doença crônica intermitente, a maioria dos pacientes é mantida em tratamento farmacológico durante toda a vida. Veja uma lista dos fármacos usados com frequência para tratar transtorno bipolar na Tabela 26.3. Assim como outros fármacos, o lítio causa efeitos adversos. O mais importante é saber que sua faixa terapêutica (0,6 a 1,2 mEq/ℓ) pode causar efeitos tóxicos e que o fármaco é potencialmente fatal quando essas doses são ultrapassadas.

Orientações ao paciente e seus familiares sobre tratamento com lítio
O paciente deve:

- Tomar os fármacos prescritos regularmente, mesmo quando se sente bem. A interrupção do tratamento pode resultar na recidiva dos sintomas
- Ter cuidado e não dirigir ou operar equipamentos perigosos até que os níveis de lítio estejam estabilizados. Sonolência e tontura podem ocorrer
- Alimentar-se bem e não limitar a ingestão dietética de sódio. Ele deve ingerir vários alimentos saudáveis e evitar comer "porcarias". O paciente deve tomar seis a oito copos grandes de água diariamente e evitar a ingestão excessiva de bebidas cafeinadas (café, chá, refrigerantes à base de cola), que aumentam o débito urinário
- Avisar ao médico se tiver vômitos ou diarreia. Esses sintomas podem causar perda de sódio e aumentar o risco de toxicidade do lítio
- Portar um cartão ou outro dispositivo de identificação descrevendo que ele usa lítio
- Saber que dieta deve fazer se começar a aumentar de peso. Incluir quantidades suficientes de sódio e outros nutrientes, embora reduza o número de calorias
- Estar consciente dos riscos de engravidar durante o tratamento com lítio. Usar as informações fornecidas pelos profissionais de saúde quanto aos métodos contraceptivos. Avisar imediatamente ao médico se estiver grávida ou planejar engravidar
- Entender os efeitos adversos e sintomas associados à toxicidade do lítio. Avisar ao médico se tiver algum dos seguintes sinais e sintomas: náuseas e vômitos persistentes, diarreia volumosa, ataxia, borramento visual, tinido, débito urinário excessivo, tremores crescentes ou confusão mental
- Ler os materiais impressos fornecidos pelos profissionais de saúde durante o tratamento de manutenção autoadministrado. Comparecer às consultas de acompanhamento ambulatorial agendadas; fazer dosagens do nível sérico de lítio a cada 1 a 2 meses, ou conforme a solicitação do médico.

Orientações ao paciente e seus familiares sobre tratamento com anticonvulsivantes estabilizadores do humor
O paciente deve:

- Evitar que o tratamento seja interrompido repentinamente. Quando é necessário interromper o tratamento, o médico poderá dar instruções para que a dose seja reduzida progressivamente
- Relatar ao médico qualquer um dos seguintes sintomas: erupção cutânea, sangramento incomum, equimoses espontâneas, dor ao deglutir, febre, mal-estar, urina escura e coloração amarelada da pele ou dos olhos

RECOMENDAÇÃO PARA A PRÁTICA CLÍNICA. A FDA norte-americana exige que todos os fármacos antiepilépticos (anticonvulsivantes) tenham em sua bula um alerta indicando que o uso desses fármacos aumenta os riscos de ideação e comportamentos suicidas. Os pacientes em tratamento com anticonvulsivantes devem ser monitorados para detectar o desenvolvimento ou agravamento da depressão, ideação ou comportamentos suicidas, ou quaisquer alterações incomuns do humor ou atitudes.

TABELA 26.3 Estabilizadores do humor.

CLASSIFICAÇÃO: NOME GENÉRICO	CATEGORIA DE RISCO GESTACIONAL/ MEIA-VIDA/INDICAÇÕES	MECANISMO DE AÇÃO	CONTRAINDICAÇÕES/PRECAUÇÕES	FAIXA POSOLÓGICA DIÁRIA DO ADULTO/ VARIAÇÃO PLASMÁTICA TERAPÊUTICA
ANTIMANÍACOS				
Carbonato de lítio	D/24 h/ • Prevenção e tratamento dos episódios maníacos do transtorno bipolar *Indicações não oficiais:* • Neutropenia • Cefaleia em salvas (profilaxia) • Dependência do álcool • Bulimia • Psicose afetiva pós-parto • Psicose induzida por corticoides	Parcialmente esclarecido, mas pode modular os efeitos de vários neurotransmissores (p. ex., norepinefrina, serotonina, dopamina, glutamato e GABA), que parecem desempenhar um papel importante para a sintomatologia do transtorno bipolar (podem ser necessárias 1 a 3 semanas até que os sintomas regridam)	Hipersensibilidade Doença cardíaca ou renal, desidratação, deficiência de sódio, lesão cerebral, gravidez e lactação Cautela nos pacientes com doenças da tireoide, diabetes, retenção urinária, história de crises convulsivas e idosos	Mania aguda: 1.800 a 2.400 mg Manutenção: 900 a 1.200 mg/ Mania aguda: 1 a 1,5 mEq/ℓ Manutenção: 0,6 a 1,2 mEq/ℓ
ANTICONVULSIVANTES				
Carbamazepina	D/25 a 65 h (inicial); 12 a 17 h (doses subsequentes)/ • Epilepsia • Neuralgia do trigêmeo *Indicações não oficiais:* • Transtorno bipolar • Esquizofrenia resistente • Tratamento da abstinência alcoólica • Síndrome das pernas inquietas • Neuralgia pós-herpética	O mecanismo de ação no tratamento do transtorno bipolar é desconhecido	Hipersensibilidade Tratamento com IMAOs, lactação Cautela nos idosos; doença hepática renal ou cardíaca; e gravidez	200 a 1.600 mg/ 4 a 12 mcg/mℓ
Clonazepam	C/18 a 60 h/ • Epilepsias dos tipos "pequeno mal", acinética e mioclônica • Transtorno do pânico *Indicações não oficiais:* • Episódios maníacos agudos • Movimentos descontrolados das pernas durante o sono • Neuralgias	O mecanismo de ação no tratamento do transtorno bipolar é desconhecido	Hipersensibilidade, glaucoma, doença hepática, lactação Cautela nos idosos; doença hepática ou renal; e gravidez	0,5 a 20 mg/ 0,02 a 0,08 mcg/mℓ
Ácido valproico	D/5 a 20 h/ • Epilepsia • Episódios maníacos • Profilaxia de enxaqueca • Tratamento adjuvante da esquizofrenia	O mecanismo de ação no tratamento do transtorno bipolar é desconhecido	Hipersensibilidade, doença hepática Cautela nos idosos; doença renal ou cardíaca; e gravidez e lactação	5 mg/kg a 60 mg/kg/ 50 a 150 mcg/mℓ

(continua)

TABELA 26.3 Estabilizadores do humor. (continuação)				
Lamotrigina	C/cerca de 33 h/ • Epilepsia *Indicação não oficial:* • Transtorno bipolar	O mecanismo de ação no tratamento do transtorno bipolar é desconhecido	Hipersensibilidade Cautela na insuficiência renal ou hepática; gravidez e lactação; e crianças < 16 anos	100 a 200 mg/ Indeterminada
Gabapentina	C/5 a 7 h/ • Epilepsia • Neuralgia pós-herpética *Indicações não oficiais:* • Transtorno bipolar • Profilaxia de enxaqueca • Dor neuropática • Tremores associados à esclerose múltipla	O mecanismo de ação no tratamento do transtorno bipolar é desconhecido	Hipersensibilidade e crianças < 3 anos Cautela na insuficiência renal; gravidez e lactação; crianças; e idosos	900 a 1.800 mg/ Indeterminada
Topiramato	C/21 h/ • Epilepsia • Profilaxia de enxaqueca *Indicações não oficiais:* • Transtorno bipolar • Cefaleia em salvas • Bulimia • Transtorno alimentar compulsivo • Emagrecimento para obesidade	O mecanismo de ação no tratamento do transtorno bipolar é desconhecido	Hipersensibilidade Cautela na insuficiência renal ou hepática; gravidez e lactação; crianças; e idosos	50 a 400 mg/ Indeterminada
Oxcarbazepina	C/2 a 9 h/ • Epilepsia *Indicações não oficiais:* • Transtorno bipolar • Neuropatia diabética • Neuralgia	O mecanismo de ação no tratamento do transtorno bipolar é desconhecido	Hipersensibilidade Cautela na insuficiência renal ou hepática; gravidez e lactação; crianças; e idosos	600 a 2.400 mg/ Indeterminada
ANTIPSICÓTICOS (TODOS)				
Olanzapina	C/21 a 54 h/ • Esquizofrenia • Episódios maníacos agudos • Tratamento do transtorno bipolar • Agitação associada à esquizofrenia ou mania *Indicações não oficiais:* • Transtorno obsessivo-compulsivo	A eficácia na esquizofrenia parece ser uma combinação do antagonismo dos receptores dopaminérgicos e serotoninérgicos tipo 2 (5 HT2). O mecanismo de ação no tratamento da mania é desconhecido. A ação pode ser mediada pelos efeitos do antagonismo dos receptores dopaminérgicos e serotoninérgicos (5 HT2a)	Hipersensibilidade, crianças e lactação Cautela na doença hepática ou cardiovascular; história de crises convulsivas, coma ou outros estados de depressão do SNC; hipertrofia prostática; glaucoma de ângulo fechado; diabetes ou fatores de risco para diabetes; gravidez; pacientes idosos e debilitados; e história de tentativas de suicídio	10 a 20 mg/ Indeterminada

(continua)

TABELA 26.3 Estabilizadores do humor. (continuação)

CLASSIFICAÇÃO: NOME GENÉRICO	CATEGORIA DE RISCO GESTACIONAL/ MEIA-VIDA/INDICAÇÕES	MECANISMO DE AÇÃO	CONTRAINDICAÇÕES/PRECAUÇÕES	FAIXA POSOLÓGICA DIÁRIA DO ADULTO/ VARIAÇÃO PLASMÁTICA TERAPÊUTICA
Olanzapina com fluoxetina	C/(ver fármacos específicos)/ • Tratamento dos episódios de depressão associados ao transtorno bipolar			6/25 a 12/50 mg/ Indeterminada
Aripiprazol	C/50 a 80 h/ • Mania bipolar • Esquizofrenia			10 a 30 mg/ Indeterminada
Lurasidona	B/18 h/ • Episódios de depressão do transtorno bipolar tipo I • Esquizofrenia			20 a 120 mg/ Indeterminada
Clorpromazina	C/24 h/ • Mania bipolar • Esquizofrenia • Vômitos, soluços • Porfiria intermitente aguda • Ansiedade pré-operatória *Indicação não oficial:* • Cefaleias hemicrânicas			75 a 400 mg/ Indeterminada
Quetiapina	C/6 h/ • Esquizofrenia • Episódios maníacos agudos			100 a 800 mg/ Indeterminada
Risperidona	C/3 a 20 h/ • Mania bipolar • Esquizofrenia *Indicações não oficiais:* • Distúrbios comportamentais graves das crianças • Distúrbios comportamentais associados ao autismo • Transtorno obsessivo-compulsivo			1 a 6 mg/ Indeterminada
Ziprasidona	C/7 h (oral)/ • Mania bipolar • Esquizofrenia • Agitação aguda associada à esquizofrenia			40 a 160 mg/ Indeterminada
Asenapina	C/24 h/ • Esquizofrenia • Mania bipolar			10 a 20 mg/ Indeterminada

- Ter cuidado e não dirigir ou operar equipamentos perigosos até que a reação ao fármaco usado seja estabelecida
- Evitar a ingestão de bebidas alcoólicas e outros fármacos obtidos sem prescrição ou aprovação do médico
- Sempre portar um cartão de identificação com o nome do fármaco que utiliza.

Orientações ao paciente e seus familiares sobre tratamento com bloqueadores do canal de cálcio

O paciente deve:

- Tomar o fármaco durante as refeições se houver desconforto gastrintestinal
- Tomar cuidado ao dirigir ou operar equipamentos perigosos. Sonolência, tontura e borramento visual podem ocorrer
- Evitar interromper o tratamento repentinamente. Isso pode desencadear distúrbios cardiovasculares. O médico fará prescrições para reduzir progressivamente a dose do fármaco quando for necessário interromper o tratamento
- Relatar imediatamente ao médico a ocorrência de qualquer um dos seguintes sintomas: batimentos cardíacos irregulares, dificuldade de respirar, edema das mãos e dos pés, tontura grave, dor torácica, variações graves do humor e cefaleia grave e persistente
- Levantar-se lentamente da posição deitada ou sentada para evitar queda repentina da pressão arterial
- Evitar ingerir outros fármacos (inclusive os de venda livre) sem autorização do médico
- Sempre portar um cartão descrevendo os fármacos que utiliza.

Orientações ao paciente e seus familiares sobre tratamento com antipsicóticos

O paciente deve:

- Tomar cuidado ao dirigir ou operar equipamentos perigosos. Sonolência e tontura podem ocorrer
- Evitar interromper o tratamento repentinamente. Isso pode desencadear sinais e sintomas de abstinência, inclusive náuseas, vômitos, tontura, gastrite, cefaleia, taquicardia, insônia e tremores. O médico fará prescrições para reduzir progressivamente a dose do fármaco quando for necessário interromper o tratamento
- Usar protetor solar e roupas protetoras quando ficar algum tempo ao ar livre. A pele é mais sensível às queimaduras solares, que podem ocorrer depois de apenas 30 minutos de exposição
- Relatar imediatamente ao médico a ocorrência de qualquer um dos seguintes sintomas: dor ao deglutir, febre, mal-estar, sangramento incomum, equimoses ao mais leve traumatismo, náuseas e vômitos persistentes, cefaleia grave, frequência cardíaca acelerada, dificuldade de urinar, abalos e tremores musculares, urina escura, micções volumosas, sede e fome exageradas, fraqueza, fezes claras, pele ou olhos amarelados, perda da coordenação muscular ou erupção cutânea
- Levantar-se lentamente da posição deitada ou sentada para evitar queda repentina da pressão arterial
- Tomar goles frequentes de água, mastigar chiclete sem açúcar ou chupar balas duras se houver queixa de boca seca. Higiene oral adequada (escovação e bochechos frequentes) é muito importante
- Consultar o médico quanto ao hábito de fumar durante o tratamento com antipsicóticos. O tabagismo aumenta o metabolismo desses fármacos e exige ajustes das doses para alcançar o efeito terapêutico desejado
- Vestir roupas leves no clima quente e evitar exposição prolongada às temperaturas muito altas ou baixas. É mais difícil manter a temperatura corporal quando esses fármacos são usados
- Evitar ingerir álcool durante o tratamento com antipsicóticos. Esses fármacos potencializam os efeitos do álcool
- Evitar tomar outros fármacos (inclusive os de venda livre) sem autorização do médico. Algumas preparações contêm substâncias que interagem com os antipsicóticos e podem causar efeitos perigosos
- Estar consciente dos riscos de usar antipsicóticos durante a gravidez. A segurança desses fármacos durante a gestação ainda não foi estabelecida. Os antipsicóticos parecem atravessar facilmente a barreira placentária; neste caso, o feto pode ter efeitos adversos atribuídos aos fármacos
- Entender os efeitos adversos dos antipsicóticos. Consultar materiais impressos fornecidos pelos profissionais de saúde quanto à autoadministração segura
- Manter o tratamento mesmo que esteja sentindo-se bem. Os sintomas podem retornar quando o fármaco é interrompido
- Sempre portar um cartão ou outro dispositivo de identificação descrevendo os fármacos que usa.

Resumo e pontos fundamentais

- O transtorno bipolar evidencia-se por variações de humor entre depressão profunda e exaltação e euforia extremas
- Influências genéticas foram claramente associadas ao desenvolvimento do transtorno bipolar. Vários fatores fisiológicos (p. ex., distúrbios bioquímicos e eletrolíticos) e também alterações estruturais do cérebro foram implicados na patogenia da doença. Os efeitos adversos de alguns fármacos também podem provocar sintomas maníacos. Sozinha, nenhuma teoria consegue explicar a etiologia do transtorno bipolar e é provável que essa doença seja causada por uma combinação de diversos fatores

Estudo de caso e exemplo de plano de assistência.

HISTÓRIA CLÍNICA E AVALIAÇÃO DE ENFERMAGEM

Carla, mulher de 32 anos, mudou-se recentemente para a cidade de Nova Iorque vindo de Omaha, Nebraska, onde trabalhava como repórter de televisão. Ela achava que Omaha havia se tornado "muito entediante" e queria experimentar a vida em uma cidade grande. Carla tem história de transtorno bipolar do tipo I e é mantida em tratamento com lítio deste que tinha 23 anos. Quando chegou na cidade de Nova Iorque, a repórter parou de usar lítio porque seus comprimidos acabaram e ela não conseguiu encontrar um médico para revalidar sua prescrição. Vivendo em um apartamento de baixo custo e mantendo-se com suas economias, Carla tem procurado emprego em sua área de trabalho preferida, mas já se passaram 2 meses e ainda não conseguiu um. Ela está ficando ansiosa porque suas economias estão no final, perdeu peso e tem dificuldade de dormir.

Hoje, depois de duas entrevistas malsucedidas, Carla foi a um bar e começou a beber. Ela pagou várias rodadas de drinques para todas as pessoas do bar e disse ao garçom para "colocar em minha conta". O garçom ligou para a polícia e Carla recusou-se a pagar a conta, tornando-se agressiva e descontrolada. O garçom disse que ela começou a gritar dizendo que conhecia o prefeito, que estava a caminho para ajudá-la a conseguir um emprego, e que, se eles não a deixassem em paz, contaria ao prefeito como estava sendo tratada. A repórter pegou seu celular e disse que estava ligando para o prefeito. Quando as outras pessoas presentes no bar começaram a rir, ela passou então a xingá-las dizendo que elas "se arrependeriam do dia em que riram dela". Quando a polícia chegou, Carla resistiu e precisou ser contida fisicamente. O policial levou-a ao setor de emergência de um hospital da comunidade, onde foi internada com o diagnóstico de transtorno bipolar do tipo I, atualmente em episódio maníaco. O psiquiatra prescreveu olanzapina (10 mg IM em dose inicial e 10 mg/dia VO), carbonato de lítio (600 mg 2 vezes/dia VO) e suplementos vitamínicos todos os dias. Ele pediu que o nível de lítio fosse dosado antes de administrar a primeira dose do fármaco.

DIAGNÓSTICOS DE ENFERMAGEM E DESCRIÇÃO DOS RESULTADOS ESPERADOS

Com base nos resultados da avaliação, o enfermeiro do setor de admissão elaborou os seguintes diagnósticos de enfermagem para o caso:

1. **Risco de violência dirigida a si própria ou às outras pessoas**, relacionado com hiperatividade maníaca, pensamentos delirantes e impulsividade.
   a. **Meta a curto prazo:**
      - A agitação e hiperatividade serão mantidas em nível controlável com a administração do tranquilizante.
   b. **Meta a longo prazo:**
      - Carla não causará danos a si própria ou às outras pessoas durante a internação hospitalar.
2. **Nutrição desequilibrada: menos que as necessidades corporais**, relacionada com falta de apetite e agitação física excessiva, evidenciada por perda de peso.
   c. **Meta a curto prazo:**
      - Carla conseguirá ingerir petiscos suficientes e lanches entre as refeições, de modo a alcançar as quotas diárias recomendadas de nutrientes.
   d. **Meta a longo prazo:**
      - Carla começa a readquirir peso e não apresenta sinais ou sintomas de desnutrição.

PLANEJAMENTO E IMPLEMENTAÇÃO

Risco de violência dirigida a si própria ou às outras pessoas
As seguintes intervenções de enfermagem foram selecionadas para o caso:

1. Instalar a paciente em um quarto particular localizado perto da estação de enfermagem. Observar frequentemente seu comportamento.
2. Retirar do ambiente todos os objetos perigosos.
3. Planejar algumas atividades físicas para Carla (p. ex., exercícios em esteira, socar um saco de pancadas) e períodos regulares de descanso durante o dia.
4. Administrar o tranquilizante de acordo com a prescrição médica.
5. Monitorar os níveis de lítio 3 vezes/dia durante a primeira semana de tratamento. Estar atento aos sinais e sintomas de toxicidade (p. ex., ataxia, borramento da visão, diarreia profusa, náuseas e vômitos persistentes, tinido).
6. Assegurar que haja um número suficiente de membros da equipe para intervir se a paciente tornar-se agitada e agressiva.

Nutrição desequilibrada: menos que as necessidades corporais
As seguintes intervenções de enfermagem foram selecionadas para o caso:

1. Conversar com o nutricionista para elaborar uma dieta adequada para que a paciente normalize a nutrição e ganhe peso. Assegurar que sua dieta inclua alimentos da preferência de Carla.
2. Assegurar que Carla tenha acesso a petiscos e lanches entre as refeições, caso ela não consiga ou não fique parada por tempo suficiente para concluir uma refeição.
3. Manter um registro detalhado da ingestão, perda e contagem de calorias.
4. Pesar a paciente diariamente.
5. Administrar o suplemento vitamínico conforme a prescrição médica.
6. Sentar-se com a paciente durante as refeições.

AVALIAÇÃO FINAL

Os critérios de resultado escolhidos para o caso foram alcançados. A paciente não causou qualquer tipo de dano a si própria ou às outras pessoas. Ela consegue expressar verbalmente os recursos extra-hospitalares a que pode recorrer em caso de necessidade. Com a ajuda da assistente social, Carla inscreveu-se para receber seguro-desemprego e começará a receber ajuda dentro de 2 semanas. A paciente ganhou 4,5 kg no hospital e diz que compreende a importância de manter a nutrição adequada. Ela tem usado seus fármacos com frequência e tem uma consulta agendada com um enfermeiro psiquiatra, que a atenderá a cada 2 semanas e garantirá que ela esteja usando os fármacos prescritos e realizando os exames laboratoriais solicitados. Carla disse que entende a importância de usar os fármacos prescritos regularmente. Ela tem uma atitude esperançosa, mas realista, quanto à possibilidade de achar emprego na cidade de Nova Iorque e disse que estabelecerá para si própria uma data-limite, depois da qual planeja voltar para sua casa em Omaha, onde poderá ficar perto de seus familiares e amigos.

- Os sintomas maníacos podem ser classificados em um contínuo de três fases, cada uma reconhecida pelo grau de gravidade: fase I, hipomania; fase II, mania aguda; e fase III, delírio maníaco
- Os sintomas do transtorno bipolar podem ocorrer nas crianças e adolescentes, assim como nos adultos
- O tratamento do transtorno bipolar consiste em terapia individual, terapias de grupo e família, terapia cognitiva, ECT e fármacos. Na maioria dos casos, o tratamento mais eficaz parece ser uma combinação de fármacos psicotrópicos e terapia psicossocial
- Alguns médicos preferem um período de tratamento baseado em um modelo de recuperação semelhante ao que é usado há muitos anos para tratar dependência química. A premissa básica do modelo de recuperação é a capacitação do indivíduo e tem como objetivo permitir que os pacientes tenham o máximo de controle sobre as decisões relacionadas com o seu tratamento e deixar que os portadores de transtornos mentais levem vidas significativas na comunidade que escolherem, ao mesmo tempo em que se esforçam por alcançar seu potencial pleno
- Durante muitos anos, o tratamento farmacológico preferido para mania bipolar era carbonato de lítio. Hoje em dia, alguns outros fármacos são usados com resultados satisfatórios, inclusive anticonvulsivantes e antipsicóticos
- O lítio está associado a uma faixa exígua entre os níveis terapêuticos e tóxicos do fármaco. Os níveis séricos devem ser monitorados periodicamente durante o tratamento de manutenção.

Questões de revisão

Escolha a resposta mais adequada para cada uma das perguntas a seguir.

1. Margarete, uma mulher viúva de 68 anos, foi trazida ao setor de emergência por sua cunhada. A paciente tem história de transtorno bipolar e tem sido tratada com fármacos há muitos anos. Sua cunhada relatou que Margarete parou de tomar seus fármacos há alguns meses por acreditar que eles não fossem mais necessários. Agora, ela apresenta-se agitada, andando de um lado para outro, exigente e falando muito alto. Sua cunhada relata que Margarete tem comido muito pouco, está emagrecendo e quase nunca dorme. "Eu tenho medo de que ela possa ter um colapso!". Margarete foi internada na unidade psiquiátrica. Qual é o diagnóstico de enfermagem *prioritário* para esse caso?
   a. Nutrição desequilibrada: menos que as necessidades corporais, relacionada com a recusa em alimentar-se.
   b. Risco de lesão relacionado com hiperatividade.
   c. Padrão de sono perturbado relacionado com agitação.
   d. Enfrentamento ineficaz relacionado com negação da depressão.

2. Margarete, 68 anos, tem diagnóstico de transtorno bipolar, atualmente em episódio maníaco. Ela está muito hiperativa e perdeu peso. Uma forma de melhorar a ingestão nutricional adequada da paciente seria:
   a. Sentar-se com a paciente durante as refeições para garantir que ela coma toda a comida de sua bandeja.
   b. Pedir à sua cunhada para trazer de casa todos os seus alimentos, porque ela sabe o que Margarete gosta ou não.
   c. Oferecer petiscos e lanches hipercalóricos, que Margarete possa comer "enquanto anda de um lado para outro".
   d. Dizer a Margarete que ela ficará restrita ao seu quarto até começar a ganhar peso.

3. O médico prescreveu carbonato de lítio (600 mg 3 vezes/dia) para um paciente com transtorno bipolar do tipo I recém-diagnosticado. A faixa entre os níveis terapêuticos e tóxicos do lítio é muito exígua. Durante a fase de mania *aguda*, a faixa terapêutica do lítio é:
   a. 1,0 a 1,5 mEq/ℓ.
   b. 10 a 15 mEq/ℓ.
   c. 0,5 a 1,0 mEq/ℓ.
   d. 5 a 10 mEq/ℓ.

4. Embora no passado lítio fosse o fármaco preferido para tratar mania, vários outros fármacos também são usados hoje em dia com resultados satisfatórios. Qual(is) dos seguintes fármacos é(são) usado(s) para tratar transtorno bipolar? (Assinale todas as opções verdadeiras.)
   a. Olanzapina.
   b. Oxicodona.
   c. Carbamazepina.
   d. Gabapentina.
   e. Tranilcipromina.

5. Margarete, uma viúva de 68 anos em episódio maníaco, foi internada na unidade psiquiátrica depois de ser trazida ao setor de emergência por sua cunhada. Margarete disse: "Minha cunhada simplesmente está com ciúmes de mim! Ela está tentando fazer-me parecer louca!". Esse comportamento é um exemplo de:

(continua)

Questões de revisão (continuação)

   a. Delírio de grandeza.
   b. Delírio de perseguição.
   c. Delírio de referência.
   d. Delírio de controle ou influência.

6. Nas crianças com transtorno bipolar, qual é a comorbidade mais comum?
   a. Esquizofrenia.
   b. Transtornos associados ao uso de drogas.
   c. Transtorno desafiador opositivo.
   d. Transtorno de hiperatividade e déficit de atenção.

7. Um enfermeiro está instruindo um paciente quanto ao tratamento com lítio e explicando os sinais e sintomas de toxicidade. Qual das seguintes condições o enfermeiro deve dizer ao paciente para ficar atento?
   a. Febre, dificuldade de engolir e mal-estar.
   b. Tinido, diarreia profusa e ataxia.
   c. Cefaleia occipital, palpitações e dor torácica.
   d. Erupção cutânea, elevação extrema da pressão arterial e bradicardia.

8. Uma paciente em episódio maníaco chegou à área de terapia do meio (*milieu*) vestida com roupas provocantes e exibindo partes íntimas do corpo. Qual das seguintes intervenções de enfermagem seria mais apropriada ao caso?
   a. Dizer à paciente que ela não pode usar esses trajes enquanto estiver no hospital.
   b. Não fazer coisa alguma e permitir que ela aprenda com a reação dos seus companheiros de terapia.
   c. Caminhar tranquilamente com ela de volta ao seu quarto e ajudá-la a vestir-se com algo mais apropriado.
   d. Explicar que, se usar esses trajes, ela precisará ficar no seu quarto.

9. O enfermeiro está priorizando os diagnósticos de enfermagem do plano de cuidados de um paciente em episódio maníaco. Numere os diagnósticos em ordem de prioridade apropriada:
   ____ Padrão de sono perturbado, evidenciado por dormir apenas 4 a 5 h por noite.
   ____ Risco de lesão relacionada com hiperatividade maníaca.
   ____ Interação social prejudicada, evidenciada por manipulação das outras pessoas.
   ____ Nutrição desequilibrada: menos que as necessidades corporais, evidenciada por emagrecimento e turgor cutâneo reduzido.

10. Uma criança com transtorno bipolar também tem transtorno de déficit de atenção e hiperatividade (TDAH). Qual seria o tratamento mais provável para essas duas comorbidades?
    a. Nenhum fármaco seria administrado para tratar os dois transtornos.
    b. Um fármaco seria administrado para tratar simultaneamente os dois transtornos.
    c. O transtorno bipolar seria estabilizado antes de iniciar o tratamento para TDAH.
    d. O TDAH seria tratado antes do transtorno bipolar.

Implicações nas pesquisas para a prática baseada em evidências

Morris, R., Lobban, F., Riste, L., Davies, L., Holland, F., Long, R., ... Jones, S. (2016). Clinical effectiveness and acceptability of structure group psychoeducation versus optimized unstructured peer support for patients with remitted bipolar disorder (PARADES): A pragmatic, multicenter, observer-blind, randomized controlled superiority trial. The Lancet Psychiatry, 3(11), 1029-1038. doi:10.1016/S2215-0366(16)30302-9.

DESCRIÇÃO DO ESTUDO: Esse estudo buscou evidências de eficácia da psicoeducação em grupo versus apoio de companheiros para pacientes com transtorno bipolar em remissão. Os participantes (N = 304) foram distribuídos randomicamente a uma dentre duas estratégias de intervenção e a eficácia foi medida no tempo desde a distribuição randômica até o próximo episódio de transtorno bipolar.

RESULTADOS DO ESTUDO: Os pesquisadores demonstraram que não havia diferença significativa de eficácia entre as duas intervenções. Entretanto, no subgrupo de participantes que tiveram menos de oito episódios de transtorno bipolar no passado, a psicoeducação alcançou resultados mais favoráveis.

IMPLICAÇÕES NA PRÁTICA DE ENFERMAGEM: A psicoeducação em grupo e o apoio de companheiros têm resultados favoráveis demonstrados, mas, conforme relatado pelos autores desse estudo, seus resultados sugerem que a intervenção precoce por psicoeducação em grupo pode trazer benefícios importantes para pacientes com transtorno bipolar. Os enfermeiros desempenham um papel importante, tanto para aplicação da psicoeducação como para a indicação dos pacientes para terapia de grupo. A avaliação dos episódios pregressos de transtorno bipolar do paciente e a realização de psicoeducação nos estágios iniciais do processo patológico podem melhorar o prognóstico. Além disso, os enfermeiros podem desempenhar um papel ativo na condução e participação de pesquisas semelhantes para identificar as intervenções que mostram as melhores evidências de resultados positivos. Isso constitui o fundamento da prática baseada em evidência.

TESTE SUAS HABILIDADES DE RACIOCÍNIO CRÍTICO

Alice tem 29 anos e trabalha na equipe de digitação de uma grande empresa há 6 anos. Recentemente, seu supervisor imediato aposentou-se e ela foi promovida a supervisora no lugar de outros 20 funcionários do seu departamento. Alice ficou lisonjeada pela promoção, mas também ansiosa quanto à responsabilidade adicional de sua posição. Pouco depois da promoção, ela ouviu por acaso dois de seus antigos colegas de trabalho dizerem: "Por que cargas d'água ela foi escolhida? Ela não é a melhor da empresa. Só sei que eu certamente não conseguirei respeitá-la como chefe!". A ansiedade e a insegurança de Alice aumentaram depois que ouviu esses comentários.

Pouco depois que Alice assumiu suas novas responsabilidades, seus amigos e colegas de trabalho perceberam uma mudança. Ela tinha muita energia e trabalhava muitas horas seguidas em seu emprego. Alice começou a falar muito alto e rapidamente. Sua colega de alojamento notou que ela dormia muito pouco, embora quase nunca se mostrasse cansada. Todas as noites, saía para ir a bares e danceterias. Às vezes, trazia ao seu apartamento homens que tinha acabado de conhecer, às vezes, homens que nunca tinha visto. Ela comprou muitas roupas e maquiagem e mudou seu penteado para um estilo mais jovial. Alice não conseguiu pagar sua parte do aluguel e suas contas, mas chegou em casa com um novo automóvel conversível. Quando sua colega de apartamento pediu-lhe para pagar sua parte do aluguel, ela perdeu o controle e gritou dizendo "Cuide da sua vida!".

Alice tornou-se irritável no trabalho e vários dos seus subordinados reportaram seu comportamento ao gerente da empresa. Quando o gerente a confrontou por suas atitudes, ela perdeu o controle, gritou palavrões e começou a atirar tudo que estava ao seu alcance em todos os que estivessem por perto. Os funcionários da segurança conseguiram contê-la e levaram-na ao setor de emergência do hospital, onde foi internada na unidade psiquiátrica. Alice não tinha história pregressa de transtorno psiquiátrico.

O psiquiatra a diagnosticou com transtorno bipolar do tipo I e prescreveu olanzapina (10 mg IM em dose inicial e 15 mg/dia em dose oral de manutenção) e carbonato de lítio.

Responda às seguintes perguntas relativas ao caso Cristina:
1. Quais são as considerações mais importantes para o enfermeiro que cuida da paciente?
2. Por que Alice teve o diagnóstico de transtorno bipolar do tipo I?
3. O médico deveria solicitar uma dosagem do nível de lítio depois de 4 a 6 dias de tratamento. A quais sintomas o enfermeiro deveria estar atento?
4. Por que o médico prescreveu olanzapina, além do carbonato de lítio?

FILMES RELACIONADOS

Sede de viver (transtorno bipolar)

Call me Anna (transtorno bipolar)

Céu azul (transtorno bipolar)

Uma mulher sob influência (transtorno bipolar)

EXERCÍCIOS DE COMUNICAÇÃO

1. Roberto, um paciente recém-internado com o diagnóstico de transtorno bipolar, disse para o enfermeiro: "Estou olhando para o céu, azul é a cor dos meus olhos também. Eu fui para a Flórida de avião."
   - Como o enfermeiro poderia reagir a essa afirmação do paciente?
2. João está em fase maníaca de transtorno bipolar e passava de uma cadeira para outra na sala de estar dos pacientes durante o horário de visita, anunciando em voz alta aos visitantes que ele era um ginasta famoso. Ele começou a dar cambalhotas e quase atingiu um visitante
   - Como o enfermeiro poderia reagir ao comportamento desse paciente nessa ocasião?

Bibliografia

Aas, M., Henry, C., Andreassen, O.A. Bellivier, F., Melle, I., & Etain, B. (2016). The role of childhood trauma in bipolar disorders. *International Journal of Bipolar Disorders*, 4(2), 1-10. doi:10.1186/s40345-015-0042-0

American Academy of Child and Adolescent Psychiatry. (2010). Parents medication guide for bipolar disorder in children and adolescents. Retrieved from www.parentsmedguide.org

American Psychiatric Association. (2013). *Diagnostic and statistical manual of mental disorders* (5th ed.). Washington, DC: American Psychiatric Publishing.

Burton, N. (2012). A short history of bipolar disorder. Retrieved from https://www.psychologytoday.com/blog/hide-and-seek/201206/short-history-bipolar-disorder

Carolla, B. (2013). Putting people in the bipolar driver's seat. Retrieved from www.nami.org/About-NAMI/NAMI-News/Putting-People-in-the-Bipolar-Driver's-Seat

Darby, M.M., Yolken, R.H., & Sabunciyan, S. (2016). Consistently altered expression of gene sets in postmortem brains of individuals with major psychiatric disorders. *Translational Psychiatry*, 6(9), e890. doi:10.1038/tp.2016.173

Etain, B., Aas, M., Andreassen, O.A., Lorentzen, S., Dieset, I., Gard, S., . . . Henry, C. (2013). Childhood trauma is associated with severe clinical characteristics of bipolar disorders. *Journal of Clinical Psychiatry*, 74(10), 991-998.

Frank E. (2005). *Treating bipolar disorder: A clinician's guide to interpersonal and social rhythm therapy*. New York: Guilford Press.

Hassan, A., Agha, S.S., Langley, K., & Thapar, A. (2011). Prevalence of bipolar disorder in children and adolescents with attentiondeficit hyperactivity disorder. *British Journal of Psychiatry*, 198(3), 195-198. doi:10.1192/bjp.bp.110.078741

Hazell, P., & Jairam, R. (2012). Acute treatment of mania in children and adolescents. *Current Opinion in Psychiatry*, 25(4), 264-270. doi:10.1097/YCO.0b013e328353d467

Herdman, T.H., & Kamitsuru, S. (Eds.). (2014). *NANDA-I nursing diagnoses: Definitions and classification, 2015–2017*. Chichester, UK: Wiley Blackwell.

Jain, R., & Jain, S. (2014). Facing the diagnostic challenge of comorbid bipolar disorder and ADHD. Retrieved from www.

psychiatryadvisor.com/adhd/facing-the-diagnosticchallenge-of-comorbid-bipolar-disorder-and-adhd/article/370068

Janiri, D., Sani, G., Danese, E., Simonetti, A., Ambrosi, E., Angeletti, G., . . . Girardi, P. (2015). Childhood traumatic experiences of patients with bipolar disorder type I and type II. *Journal of Affective Disorders*, 175(8), 92-97. doi:http://dx.doi.org/10.1016/j.jad.2014.12.055

Krans, B., & Cherney, K. (2016). The history of bipolar disorder. Retrieved from www.healthline.com/health/bipolar-disorder/history-bipolar#1

Leussis, M.P., Berry-Scott, E.M., Saito, M., Jhuang, H., Haan, G., Alkan, O., . . . Petryshen, T.L. (2013). The ANK3 bipolar disorder gene regulates psychiatric-related behaviors that are modulated by lithium and stress. *Biological Psychiatry*, 73(7), 683-696. doi:10.1016/j.biopsych.2012.10.016

Miklowitz, D.J., Schneck, C.D., Singh, M.K., Taylor, D.O., George, E.L., Cosgrove, V., . . . Chang, K.D. (2013). Early intervention for symptomatic youth at risk for bipolar disorder: A randomized trial of family-focused therapy. *Journal of the American Academy of Child and Adolescent Psychiatry*, 52(2), 121-131. doi:http://dx.doi.org/10.1016/j.jaac.2012.10.007

Morriss, R., Lobban, F., Riste, L., Davies, L., Holland, F., Long, R., . . . Jones, S. (2016). Clinical effectiveness and acceptability of structured group psychoeducation versus optimised unstructured peer support for patients with remitted bipolar disorder (PARADES): A pragmatic, multicentre, observer-blind, randomised controlled superiority trial. *The Lancet Psychiatry*, 3(11), 1029-1038. doi:10.1016/S2215-0366(16)30302-9

National Alliance on Mental Illness. (2008). Understanding bipolar disorder and recovery. Retrieved from www.nami.org

National Institute of Mental Health. (2012). Bipolar disorder in adults. Retrieved from www.nimh.nih.gov/health/publications/bipolar-disorder-in-adults/bipolar_disorder_adults_cl508_144295.pdf

National Institute of Mental Health. (2013). New data reveal the extent of genetic overlap between major mental disorders: Schizophrenia, bipolar disorder share the most common genetic variation [press release]. Retrieved from www.nimh.nih.gov/news/science-news/2013/new-datareveal-extent-of-genetic-overlap-between-major-mentaldisorders.shtml

National Institute of Mental Health. (2015). Bipolar disorder among adults. Retrieved from www.nimh.nih.gov/health/statistics/prevalence/bipolar-disorder-among-adults.shtml

Rybakowski, J. (2014). Factors associated with lithium efficacy in bipolar disorder *Harvard Review of Psychiatry*, 22(6), 353-357. doi:10.1097/HRP.0000000000000006

Sadock, B.J., Sadock, V.A., & Ruiz, P. (2015). *Synopsis of psychiatry: Behavioral sciences/clinical psychiatry* (11th ed.). Philadelphia: Lippincott Williams & Wilkins.

Semeniken, K.R., & Dudás, B. (2012). Bipolar disorder: Diagnosis, neuroanatomical and biochemical background. In M. Juruena (Ed.), *Clinical, research and treatment approaches to affective disorders*. Rijeka, Croatia: InTech.

Soreff, S., & McInnes, L.A. (2012). Bipolar affective disorder. *E-medicine: Psychiatry*. Retrieved from http://emedicine.medscape.com/article/286342-overview

Strakowski, S. (2016). A guide to treating unipolar and bipolar depression. Retrieved from www.medscape.com/viewarticle/871539#vp_6

Swartz, H., & Swanson, J. (2014). Psychotherapy for bipolar disorder in adults: A review of the evidence. *American Psychiatric Publishing*,12(3), 251-266. doi:10.1176/appi.focus.12.3.251

Watson, S., Gallagher, P., Dougall, D., Porter, R., Moncrieff, J., Ferrier, I.N., & Young, A.H. (2013). Childhood trauma in bipolar disorder. *Australian and New Zealand Journal of Psychiatry*. 48(6), 564-70. doi:10.1177/0004867413516681

Weiden, P.J. (2010). Is recovery attainable in schizophrenia? *Medscape Psychiatry & Mental Health*. Retrieved from www.medscape.com/viewarticle/729750

Ansiedade, Transtorno Obsessivo-Compulsivo e Transtornos Relacionados

27

TÓPICOS DO CAPÍTULO

- Aspectos históricos
- Estatísticas epidemiológicas
- Quanto é demais?
- Aplicação do processo de enfermagem | Avaliação
- Diagnósticos de enfermagem e descrição dos resultados
- Planejamento e implementação
- Avaliação final
- Modalidades de tratamento
- Resumo e pontos fundamentais
- Questões de revisão

CONCEITOS FUNDAMENTAIS

- Ansiedade
- Compulsões
- Fobia
- Obsessões
- Pânico

TERMOS-CHAVE

- Agorafobia
- Dessensibilização sistemática
- Fobia específica
- Inundação (exposição intensiva a estímulos aversivos)
- Terapia de reversão de hábitos
- Terapia implosiva
- Transtorno de acumulação compulsiva
- Transtorno de ansiedade generalizada
- Transtorno de ansiedade social
- Transtorno de pânico
- Transtorno obsessivo-compulsivo

OBJETIVOS

Após ler este capítulo, o estudante será capaz de:

1. Diferenciar entre estresse, ansiedade e medo.
2. Debater os aspectos históricos e as estatísticas epidemiológicas relacionados com ansiedade, transtorno obsessivo-compulsivo e transtornos relacionados.
3. Diferenciar entre ansiedade normal e ansiedade psiconeurótica.
4. Descrever os tipos de ansiedade, transtorno obsessivo-compulsivo e transtornos relacionados e reconhecer os sinais e sintomas associados a cada um deles. Usar essa informação na avaliação do paciente.
5. Identificar os fatores predisponentes ao desenvolvimento de ansiedade, transtorno obsessivo-compulsivo e transtornos relacionados.
6. Elaborar diagnósticos de enfermagem e definir critérios de resultados para pacientes com ansiedade, transtorno obsessivo-compulsivo e transtornos relacionados.
7. Descrever as intervenções de enfermagem apropriadas para comportamentos associados à ansiedade, transtorno obsessivo-compulsivo e transtornos relacionados.
8. Selecionar temas relevantes sobre ansiedade, transtorno obsessivo-compulsivo e transtornos relacionados para orientar o paciente e seus familiares.
9. Reavaliar os cuidados de enfermagem prestados aos pacientes com ansiedade, transtorno obsessivo-compulsivo e transtornos relacionados.
10. Debater sobre as diversas modalidades de tratamento aplicáveis aos pacientes com ansiedade, transtorno obsessivo-compulsivo e transtornos relacionados.

EXERCÍCIOS

Leia o capítulo e responda às seguintes perguntas:

1. Quais são os sintomas de um paciente com agorafobia?
2. Qual neurotransmissor está relacionado com a patogenia do transtorno obsessivo-compulsivo?
3. Quais são alguns dos fatores predisponentes associados à tricotilomania (transtorno de arrancar cabelos)?
4. Qual é a intervenção de enfermagem principal para um paciente com ansiedade de pânico?

A cantora, atriz e produtora Barbra Streisand relatou sua experiência de lidar com um transtorno de ansiedade depois de uma apresentação na qual se esqueceu da letra de uma canção:

> Eu não conseguia encontrar as palavras... foi chocante para mim esquecê-las! Por isso, não achei a menor graça. Alguns cantores até se saem bem quando se esquecem da letra. Eles sempre se esquecem de algumas palavras, mas de alguma forma acham engraçado. Lembro que não consegui pensar assim. Fiquei profundamente chocada! Eu não cantei e, por 27 anos, cobrei às pessoas por essa noite... Foi como: "Deus, eu não sei. O que será de mim se isso acontecer de novo?". (ABC News, 2005)

Barbra Streisand, que depois teve o diagnóstico de transtorno de ansiedade social, conta uma história semelhante à de muitas outras pessoas que têm transtornos de ansiedade. A interferência no desempenho social, ocupacional e outras áreas de atividade pode ser profunda. Streisand buscou terapia e tratamento farmacológico e, desde então, voltou a atuar nos palcos. Sua história realça não apenas o impacto que os transtornos de ansiedade podem ter na vida das pessoas, mas também que o tratamento pode ser bem-sucedido e melhorar sua qualidade de vida.

> **CONCEITO FUNDAMENTAL**
> **Ansiedade**
> Sentimento de desconforto, apreensão ou temor relacionado com a antecipação de um perigo cuja causa frequentemente é inespecífica ou desconhecida. A ansiedade é entendida como um transtorno (patológico) quando os medos e as crises de ansiedade são exagerados (em determinado contexto cultural) e ocorrem problemas comportamentais associados, inclusive interferência no desempenho social e ocupacional (American Psychiatric Association [APA], 2013).

As pessoas vivenciam ansiedade todos os dias. A ansiedade é um estímulo para as realizações da vida e uma força necessária para a sobrevivência. Comumente, o termo *ansiedade* é usado como sinônimo de *estresse*; contudo, esses dois termos não significam a mesma coisa. Estresse (ou, para ser mais exato, uma situação estressante) é uma pressão externa que o indivíduo é levado a enfrentar. Ansiedade é a reação emocional subjetiva a essa situação de estresse. (Ver uma revisão sobre ansiedade como reação psicológica ao estresse no Capítulo 2, *Saúde Mental e Doença Mental: Conceitos Históricos e Teóricos*.)

É possível diferenciar a ansiedade do *medo* porque a primeira é um processo emocional, enquanto o segundo é um processo cognitivo. O medo envolve a percepção intelectual de algum estímulo ameaçador, enquanto a ansiedade representa a reação emocional a essa percepção.

Este capítulo enfatiza os transtornos que se caracterizam por reações de ansiedade exageradas e comumente incapacitantes. Aspectos históricos e estatísticos epidemiológicos são apresentados. Os fatores predisponentes implicados na etiologia desses transtornos constituem o arcabouço para estudar a dinâmica das fobias, transtornos obsessivo-compulsivos (TOCs), transtorno de ansiedade generalizada (TAG), transtorno de pânico e outros transtornos de ansiedade. Este capítulo descreve várias teorias quanto à causa, mas o mais provável é que uma combinação de fatores contribua para a etiologia desses transtornos. A Figura 27.1 ilustra a neurobiologia dos transtornos de ansiedade.

Uma explicação dos sinais e sintomas desses transtornos deve servir como base de conhecimento para avaliar pacientes com transtornos de ansiedade ou obsessivo-compulsivos. Os cuidados de enfermagem estão descritos no contexto do processo de enfermagem. Por fim, diversas modalidades de tratamento são apresentadas.

Aspectos históricos

Pessoas vivenciaram ansiedade ao longo de todas as eras. Contudo, assim como o medo, a ansiedade não foi claramente definida ou isolada como uma condição independente pelos psiquiatras ou psicólogos antes dos séculos 19 e 20. Na verdade, o que hoje entendemos como ansiedade era identificada no passado apenas por seus sintomas fisiológicos, enfatizando basicamente o sistema cardiovascular. Os médicos usavam inúmeros termos diagnósticos na tentativa de definir esses sintomas. Por exemplo, neurose cardíaca, síndrome de Da Costa, coração irritável, taquicardia nervosa, astenia neurocirculatória, coração de soldado, neurose vasomotora e astenia vasorregulatória são apenas alguns termos sob os quais a ansiedade ficou oculta por muitos anos (Sadock, Sadock & Ruiz, 2015).

Freud introduziu primeiramente o termo *neurose de ansiedade* em 1895. Ele escreveu: "Eu descrevo essa síndrome como 'neurose de ansiedade' porque todos os seus componentes podem ser agrupados em torno do sintoma principal de ansiedade" (Freud, 1959). Essa conceituação tentava invalidar o conceito preexistente de que o problema era apenas físico, embora os médicos que praticavam medicina interna estivessem prontos para aceitar as implicações psicológicas dos sintomas algum tempo antes. Na verdade, foi apenas durante a Segunda Guerra Mundial que as dimensões psicológicas dos diversos distúrbios cardíacos funcionais foram reconhecidas.

Durante muitos anos, os transtornos de ansiedade foram entendidos como distúrbios unicamente de base psicológica ou biológica. Hoje em dia, pesquisadores enfatizam a interdependência entre mente e corpo,

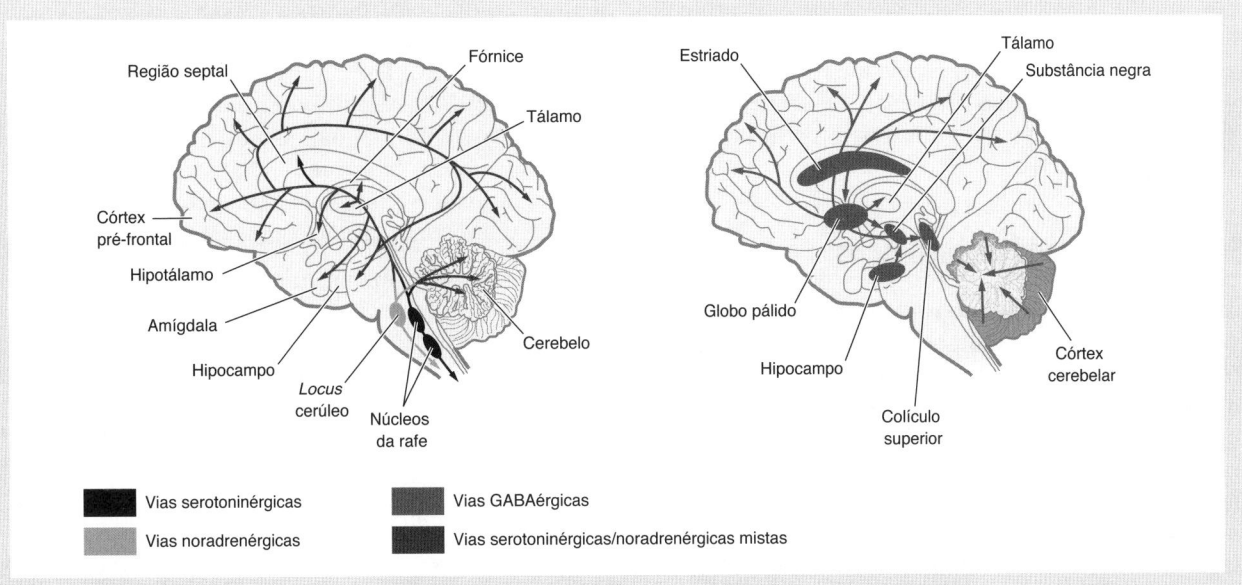

Figura 27.1 Neurobiologia dos transtornos de ansiedade.

NEUROTRANSMISSORES

Embora outros neurotransmissores também tenham sido implicados na fisiopatologia dos transtornos de ansiedade, os mais importantes parecem ser as vias que usam serotonina, norepinefrina e ácido gama-aminobutírico (GABA).

Os corpos celulares (neurônios) que originam as vias serotoninérgicas estão situados dentro dos núcleos da rafe localizada no tronco encefálico. Os níveis de serotonina parecem reduzidos nos pacientes com transtornos de ansiedade (como fica evidente pela eficácia dos ISRSs no tratamento desses transtornos), mas alguns estudos sugeriram que a serotonina possa ter um efeito modular na reação às emoções intensas em geral. Os corpos celulares das vias noradrenérgicas originam-se do *locus* cerúleo. Os níveis de norepinefrina parecem aumentados nos pacientes com transtornos de ansiedade. GABA é o principal neurotransmissor inibitório do encéfalo e é responsável por reduzir e tornar mais lenta a atividade celular. Esse neurotransmissor é sintetizado a partir do ácido glutâmico e tem a vitamina B6 como cofator. Ele está presente em quase todas as regiões do cérebro e seus níveis parecem estar reduzidos nos pacientes com transtornos de ansiedade (o que possibilita um aumento da excitabilidade celular).

ÁREAS CEREBRAIS AFETADAS

As áreas cerebrais afetadas nos transtornos de ansiedade e os sintomas que elas acarretam são os seguintes:
- Amígdala: medo; sintoma especialmente importante para os transtornos de pânico e fobias
- Hipocampo: associado à memória relacionada com as reações ao medo
- *Locus* cerúleo: excitação.
- Tronco encefálico: ativação respiratória; controle da frequência cardíaca
- Hipotálamo: ativação da reação ao estresse
- Córtex frontal: interpretações cognitivas
- Tálamo: integração dos estímulos sensoriais
- Gânglios da base: tremor.

ANSIOLÍTICOS	AÇÃO	EFEITOS ADVERSOS
Benzodiazepínicos	Aumenta a afinidade do receptor GABA$_2$ pelo neurotransmissor GABA	Sedação, tontura, fraqueza, ataxia, desempenho motor prejudicado, dependência, síndrome de abstinência
ISRSs	ISRSs: bloqueiam a recaptação de serotonina pela terminação neural pré-sináptica e aumentam a concentração de serotonina nas sinapses	ISRSs: náuseas, diarreia, cefaleia, insônia, sonolência, disfunção sexual
ISRSNs	ISRSNs: inibem a recaptação de serotonina e norepinefrina pelos neurônios; aumentam levemente a recaptação de dopamina	ISRSNs: cefaleia, boca seca, náuseas, sonolência, tontura, insônia, astenia, constipação intestinal, diarreia
Fármacos noradrenérgicos (p. ex., propranolol, clonidina)	Propranolol: bloqueia a atividade dos receptores beta-adrenérgicos. Clonidina: estimula os receptores alfa-adrenérgicos	Propranolol: bradicardia, hipotensão, fraqueza, fadiga, impotência, distúrbio gastrintestinal, broncospasmo. Clonidina: boca seca, sedação, fadiga, hipotensão
Barbitúricos	Depressão do SNC. Também causam efeitos relacionados com os sistemas hepático e cardiovascular	Sonolência, agitação, confusão, ataxia, tontura, bradicardia, hipotensão, constipação intestinal
Buspirona	Agonista parcial do receptor T-HT$_{1A}$	Tontura, sonolência, boca seca, cefaleia, irritabilidade, náuseas, insônia

e os transtornos de ansiedade são exemplos excelentes dessa relação complexa. É provável que diversos fatores, inclusive genéticos, psicológicos e relacionados com o desenvolvimento e ao ambiente, desempenhem um papel importante para a etiologia dos transtornos de ansiedade.

Estatísticas epidemiológicas

Transtornos de ansiedade são os transtornos mentais mais comuns e acarretam limitações funcionais e sofrimento consideráveis (Anxiety and Depression Association of America [ADAA], 2016). Os dados estatísticos são muito variados, mas a maioria concorda em que os transtornos de ansiedade são mais comuns nas mulheres que nos homens (razão de 2:1, no mínimo). Os índices de prevalência (ADAA, 2016) dos transtornos de ansiedade na população geral são os seguintes:

- Fobias específicas – 8,7%
- Transtorno de ansiedade social – 6,8%
- Transtorno de estresse pós-traumático – 3,5%
- Transtorno de ansiedade generalizada – 3,1%
- Transtorno de pânico – 2,7%
- Transtorno obsessivo-compulsivo – 1%.

Nos EUA, as prevalências para qualquer transtorno de ansiedade foram estimadas em 18,1% dos adultos e 25,2% das crianças e adolescentes com idades de 13 a 18 anos (National Institute of Mental Health [NIMH], 2015).[1] As comorbidades comuns são algum outro transtorno de ansiedade, depressão e uso de drogas ilícitas. Os fatores que predispõem essas comorbidades são história de doença psiquiátrica nos pais, traumas da infância e experiências existenciais negativas (Hofmeijer-Sevink et al., 2012). Contudo, independentemente dos fatores contribuintes, as comorbidades estão associadas a prognósticos mais desfavoráveis, utilização mais frequente dos serviços de saúde e limitações funcionais mais graves. Estudos dos padrões familiares sugeriram que é provável que exista uma predisposição familiar aos transtornos de ansiedade.

Quanto é demais?

Em geral, a ansiedade é entendida como uma reação normal a algum perigo ou risco real à integridade biológica ou ao autoconceito. A ansiedade normal desaparece quando o risco ou a ameaça não está mais presente.

É difícil estabelecer uma demarcação precisa entre ansiedade normal e patológica. A normalidade é determinada pelos padrões sociais: ou seja, o que é considerado normal em Chicago (EUA) pode não ser no Cairo (Egito). Pode haver até diferenças regionais no mesmo país, ou diferenças culturais na mesma região. Desse modo, quais são os critérios que podem ser usados para determinar se a reação de ansiedade de um indivíduo é normal? A ansiedade pode ser considerada anormal ou patológica quando:

1. É desproporcional à situação que a gerou.

> **EXEMPLO**
> A Sra. C. presenciou um grave acidente automobilístico há 4 semanas quando dirigia seu automóvel e, desde então, ela se recusa a dirigir, até mesmo a uma mercearia localizada a poucos quilômetros de sua casa. Quando está disponível, seu marido precisa levá-la para qualquer lugar que ela precise ir.

2. Interfere no desempenho social, ocupacional ou em outras áreas funcionais importantes.

> **EXEMPLO**
> Em razão da ansiedade associada à atividade de dirigir seu automóvel, a Sra. C. foi forçada a demitir-se de seu emprego em um banco situado no centro da cidade, porque não havia transporte disponível.

É evidente que, quando a ansiedade torna-se exagerada e persistente, os seres humanos reagem de diversas maneiras, que provavelmente representam uma interação complexa entre suscetibilidade genética, influências bioquímicas e fatores ambientais. Na seção subsequente, as diversas manifestações clínicas da ansiedade patológica estão descritas.

Aplicação do processo de enfermagem – Avaliação

> **CONCEITO FUNDAMENTAL**
> **Pânico**
> Sentimento súbito e avassalador de terror ou tragédia iminente. Em geral, essa forma mais grave de ansiedade emocional está acompanhada por sinais e sintomas fisiológicos, comportamentais e cognitivos, que são considerados extremamente intensos e assustadores.

Transtorno de pânico

Dados da avaliação inicial

O **transtorno de pânico** caracteriza-se por *ataques de pânico* repetidos com início imprevisível, que se evidenciam por apreensão, medo ou terror extremo, comumente associado ao sentimento de uma tragédia iminente (é frequente os pacientes acharem que estão morrendo) e desconforto físico intenso. As sensações

---

[1] N.R.T.: O Brasil, segundo dados da Organização Mundial da Saúde (OMS), tem o maior número de pessoas ansiosas do mundo: 18,6 milhões de brasileiros (9,3% da população) convivem com o transtorno; estima-se a prevalência atual dos transtornos de ansiedade em 7,3% (4,8 a 10,9%) (World Health Organization (WHO). *Depression and other common mental disorders: global health estimates*. Genebra: WHO; 2017).

físicas podem ser tão intensas que o indivíduo acredita que esteja sofrendo um ataque cardíaco ou outra doença muito grave. Os sintomas aparecem de maneira repentina e inexplicável; isto é, eles não ocorrem pouco antes ou durante a exposição a alguma situação que em geral causa ansiedade (como acontece nos pacientes com fobia específica). As manifestações clínicas não são desencadeadas por situações nas quais o indivíduo é o foco da atenção das outras pessoas (como se evidencia nos casos de transtorno de ansiedade social). A contribuição dos fatores físicos para a etiologia desse transtorno foi descartada.

A *Quinta Edição do Manual Diagnóstico e Estatístico de Transtornos Mentais* (*DSM-5*) (APA, 2013) define que ao menos quatro sintomas descritos a seguir devem estar presentes para que se possa estabelecer o diagnóstico de um ataque de pânico:

- Palpitações, batimentos cardíacos exagerados ou frequência cardíaca acelerada
- Sudorese
- Tremores ou abalos
- Sensações de dificuldade de respirar ou opressão
- Sensações de engasgo
- Dor ou desconforto torácico
- Náuseas ou desconforto abdominal
- Sensação de tontura, instabilidade, vertigem ou desmaio
- Calafrios ou sensação de calor
- Parestesias (sensações de dormência ou formigamento)
- Perda de contato com a realidade (sentimento de irrealidade) ou despersonalização (sentimento de estar desligado de si próprio)
- Medo de perder o controle ou enlouquecer
- Medo de morrer.

Em geral, os ataques de pânico duram alguns minutos ou, mais raramente, algumas horas. O paciente, com frequência, apresenta graus variados de irritação e apreensão entre as crises. Sintomas depressivos também são comuns.

A média de idade do início do transtorno de pânico é na segunda década de vida. A frequência e gravidade dos ataques de pânico são muito variadas. Alguns pacientes podem ter ataques de gravidade moderada a cada semana; outros podem ter ataques menos graves com menos sintomas várias vezes por semana. Por fim, certos pacientes podem ter ataques de pânicos intercalados por semanas ou meses. O transtorno pode persistir por algumas semanas ou meses, ou se estender por alguns anos. Em alguns casos, o indivíduo apresenta períodos de remissão e exacerbação. Ataques de pânico com poucos sintomas ("crises de medo", que não atendem aos critérios de um ataque de pânico) podem ser um fator de risco para episódios subsequentes e transtorno de pânico propriamente dito. Outros fatores de risco reconhecidos são suscetibilidade genética, tendência a ter emoções negativas, história de abuso físico ou sexual na infância e tabagismo (APA, 2013).

Transtorno de ansiedade generalizada

Dados da avaliação inicial

O **transtorno de ansiedade generalizada** (TAG) caracteriza-se por ansiedade e preocupação exageradas, persistentes e sem uma razão real, que ocorrem na maior parte do tempo por no mínimo 6 meses, mas não podem ser atribuídas a fatores orgânicos específicos, como intoxicação por cafeína ou hipertireoidismo. A ansiedade e a preocupação estão associadas à tensão muscular, inquietude ou sensação de estar tenso ou no limite (APA, 2013). Esses sintomas são semelhantes aos da ansiedade encontrada na população em geral, mas, ao contrário da típica, os sintomas de TAG são intensos o suficiente para causar limitações clinicamente significativas no desempenho social ou ocupacional, ou em outras áreas funcionais importantes. O indivíduo com frequência evita atividades ou situações que possam ter desfechos negativos, ou despende tempo e esforço consideráveis preparando-se para essas atividades. É comum a ansiedade e a preocupação acarretarem procrastinação de comportamentos ou decisões, e o indivíduo busca repetidamente ser tranquilizado por outras pessoas.

O transtorno pode começar na infância ou adolescência, mas, em geral, não começa depois da segunda década de vida. Sintomas depressivos são comuns e diversas queixas somáticas também podem fazer parte do quadro clínico. O TAG tende a ser crônico com exacerbações associadas ao estresse e oscilações na evolução da doença.

Teorias quanto à etiologia dos transtornos de pânico de ansiedade generalizada

Teoria psicodinâmica

A teoria psicodinâmica enfatiza a incapacidade do ego de intervir quando há algum conflito entre o id e o superego, acarretando ansiedade. Por diversas razões (relacionamentos insatisfatórios entre pais e filhos; amor condicional; ou gratificação condicionada), o desenvolvimento do ego pode ser atrasado. Quando problemas de desenvolvimento das funções do ego comprometem a capacidade de modular a ansiedade, o indivíduo recorre a mecanismos inconscientes para resolver o conflito. O uso dos mecanismos de defesa em vez de enfrentamento e habilidades de resolução dos problemas gera reações inadaptativas à ansiedade.

Teoria cognitiva

A hipótese principal da teoria cognitiva é que os padrões de pensamento deturpados, distorcidos ou contraproducentes acompanham ou precedem os comportamentos inadaptativos e os transtornos emocionais (Sadock et al., 2015). Um distúrbio desse mecanismo cognitivo fundamental provoca transtornos subsequentes do sentimento e comportamento. Em razão do pensamento distorcido, a ansiedade é mantida por uma interpretação equivocada ou disfuncional de determinada situação. O indivíduo também perde a capacidade de racionalizar um problema, seja físico ou interpessoal. Desse modo, ele sente-se vulnerável a determinada situação, e o pensamento distorcido resulta em uma interpretação irracional, que leva a um resultado negativo.

Aspectos biológicos

Estudos científicos da correlação psicobiológica dos transtornos de pânico e ansiedade generalizada sugeriram algumas possibilidades.

Genética. Estudos genéticos detectaram variações de genes específicos, que podem estar associadas aos transtornos de ansiedade (inclusive transtornos obsessivo-compulsivos e pânico); outros estudos sugeriram que as variações genéticas podem afetar a sensibilidade dos centros de processamento emocional do cérebro (Ressler & Smoller, 2016). Estudos com gêmeos detectaram risco hereditário entre 30 e 40%. Contudo, conforme foi enfatizado por Ressler e Smoller, os resultados dos estudos genéticos sugerem um risco, mas os fatores genéticos não são determinantes da doença; além disto, ironicamente, alguns estudos genéticos recentes esclareceram o impacto dos fatores ambientais na interação entre genes, em vez de indicarem apenas influências genéticas.

Aspectos neuroanatômicos. Estudos de imagem da estrutura encefálica dos pacientes com transtornos de pânico sugeriram alterações patológicas dos lobos temporais, principalmente hipocampo e amígdala (Sadock et al., 2015). Distúrbios funcionais do sistema límbico (em geral conhecido como "cérebro emocional") e do córtex cerebral frontal também foram demonstrados nos pacientes com transtornos de ansiedade.

Influências bioquímicas. Elevações anormais do lactato sanguíneo foram detectadas nos pacientes com transtorno de pânico. Da mesma maneira, a infusão de lactato de sódio nos pacientes com ansiedade desencadeou sintomas do transtorno de pânico. Alguns estudos sugeriram que os pacientes com transtorno de pânico podem ser mais sensíveis à hipercapnia (que aumenta os níveis de lactato), e os testes de exposição ao dióxido de carbono (CO_2) confirmaram essa hipersensibilidade (Amaral et al., 2013). Além disso, estudos com vários fármacos e modalidades de terapia (inclusive terapia cognitivo-comportamental) evidenciaram redução da sensibilidade à inalação de CO_2 depois do tratamento, sugerindo uma relação entre níveis de lactato e redução da ansiedade.

Fatores neuroquímicos. Existem evidências mais claras de alterações do neurotransmissor norepinefrina como causa do transtorno de pânico. A norepinefrina é conhecida por mediar a excitação e causar hiperexcitação e ansiedade. Esse fato foi demonstrado por um agravamento expressivo da ansiedade depois da administração de fármacos que aumentam a quantidade de norepinefrina disponível nas sinapses (p. ex., ioimbina). Os níveis dos neurotransmissores serotonina e ácido gama-aminobutírico (GABA) parecem estar reduzidos nos pacientes com transtornos de ansiedade. Essas hipóteses estão relacionadas com a eficácia dos benzodiazepínicos (que aumentam a atividade do GABA) e dos inibidores seletivos de recaptação da serotonina (ISRSs, que aumentam a atividade desse mediador). Do mesmo modo, alguns estudos demonstraram que exercícios de respiração profunda aumentam os níveis de GABA no tálamo por estimulação das vias vagais com reduções subsequentes da frequência cardíaca e melhoria da regulação emocional e das reações ao estresse (Gerbard & Brown, 2016). Os estudos sobre a função da serotonina nos transtornos de ansiedade produziram resultados variados (Sadock et al., 2015).

> **CONCEITO FUNDAMENTAL**
> **Fobia**
> Medo irracional, intenso e persistente de um objeto, atividade ou situação específica, que acarreta um desejo incontrolável de evitar o estímulo temido (Venes, 2014). Nos casos típicos, as reações incluem ansiedade ou ataques de pânico.

Fobias

Os dois tipos mais comuns de fobia são **agorafobia** e transtorno de ansiedade social (fobia social). A prevalência da agorafobia em um período de 12 meses é de 0,8%, e cerca de 40% dos casos são classificados como graves (NIMH, 2015). A prevalência do transtorno de ansiedade social no mesmo período é de 7% (APA, 2013).

Agorafobia

Dados da avaliação inicial

A tradução literal da palavra grega *agorafobia* é "medo de ir ao mercado". Esse termo define o medo que alguns indivíduos relatam de estar em lojas e mercados ao ar livre, embora possa estar mais relacionado com o medo de estar vulnerável em um ambiente menos seguro (Black & Andreasen, 2014). O indivíduo sente medo de estar em locais ou situações das quais poderia ser difícil fugir, ou nas quais não poderia obter ajuda se tivesse sintomas do transtorno de pânico. É possível que ele tenha vivenciado um ou mais sintomas semelhantes no passado e que se mostre preocupado com sua recidiva. O Boxe 27.1 descreve os critérios diagnósticos da agorafobia com base no *DSM-5*.

Na maioria dos casos, os sintomas começam na segunda e terceira décadas de vida e persistem por alguns anos. Esse diagnóstico é mais comum nas mulheres que nos homens. A limitação imposta pelo transtorno pode ser grave. Nos casos extremos, o indivíduo não consegue sair de casa sem estar acompanhado por um amigo ou parente. Quando isso não é possível, o paciente fica totalmente confinado ao seu ambiente doméstico.

Transtorno de ansiedade social (fobia social)

Dados da avaliação inicial

Transtorno de ansiedade social é um medo exagerado de situações nas quais o indivíduo poderia fazer algo constrangedor ou ser avaliado pejorativamente por outras pessoas. O indivíduo tem preocupação extrema quanto à possibilidade de ficar exposto ao escrutínio de outras pessoas e teme situações sociais ou nas quais precise desempenhar alguma atividade que poderia gerar constrangimento (APA, 2013). Em alguns casos, o medo pode ser muito bem definido (p. ex., medo de falar ou comer em público, medo de usar um banheiro público ou medo de escrever na presença de outras pessoas). Em outros, a fobia social pode envolver situações sociais gerais, inclusive dizer coisas ou responder perguntas de modo a provocar riso de outras pessoas. Com frequência, a exposição à situação fóbica desencadeia sentimentos de ansiedade e pânico com sudorese, taquicardia e dispneia.

Em geral, os sintomas do transtorno de ansiedade social começam no final da infância ou nos primeiros anos da adolescência e tornam-se crônicos, algumas vezes persistindo por toda a vida. Esse transtorno parece ser mais comum nas mulheres que nos homens (Puri & Treasaden, 2011). A limitação interfere no desempenho ocupacional ou social e causa sofrimento acentuado. O Boxe 27.2 descreve os critérios diagnósticos do transtorno de ansiedade social com base no *DSM-5*.

Fobia específica

Dados da avaliação inicial

A **fobia específica** caracteriza-se por medo de objetos ou situações específicas, que poderiam eventualmente causar algum risco (p. ex., cobras, lugares altos), mas a reação do indivíduo a essas situações ou objetos é exagerada, inapropriada e irracional.

As fobias específicas, com frequência, são detectadas quando outros transtornos de ansiedade tornam-se o foco do atendimento médico. Em geral, o tratamento é dirigido ao diagnóstico primário, porque ele costuma causar mais sofrimento e interfere mais no desempenho funcional do que a fobia específica. O diagnóstico de uma fobia específica é firmado apenas quando o medo irracional limita as atividades do indivíduo e interfere em seu cotidiano.

O indivíduo fóbico pode estão tão ansioso quanto (ou menos que) qualquer outra pessoa, até que seja exposto ao objeto ou à situação que desencadeia a fobia. A exposição ao estímulo fóbico desencadeia sintomas

---

BOXE 27.1 Critérios diagnósticos da agorafobia.

A. Medo ou ansiedade acentuada quanto a duas (ou mais) das seguintes situações:
   1. Usar transporte público (p. ex., automóveis, ônibus, trens, barcos e aviões).
   2. Estar em espaços abertos (p. ex., estacionamentos, mercados, pontes).
   3. Estar em espaços fechados (p. ex., lojas, teatros, cinemas).
   4. Ficar em filas ou ambientes lotados.
   5. Estar fora de casa sozinho.

B. O indivíduo tem medo dessas situações porque tem pensamentos de que seria difícil escapar ou conseguir ajuda caso tivesse sintomas semelhantes ao pânico ou outros sintomas incapacitantes ou constrangedores (p. ex., medo de sofrer uma queda nos pacientes idosos, medo de incontinência).

C. As situações que provocam agorafobia quase sempre causam medo ou ansiedade.

D. O indivíduo evita efetivamente as situações que provocam agorafobia, exige a presença de alguma companhia ou as vivencia com medo ou ansiedade intensa.

E. O medo ou a ansiedade é desproporcional ao perigo real acarretado pelas situações que desencadeiam agorafobia e ao contexto sociocultural.

F. O medo, a ansiedade ou o comportamento de fuga é persistente e, nos casos típicos, persiste por 6 meses ou mais.

G. O medo, a ansiedade ou o comportamento de fuga causa sofrimento clinicamente significativo ou limitação das atividades sociais, ocupacionais ou de outras áreas funcionais importantes.

H. Quando há alguma outra doença clínica (p. ex., doença intestinal inflamatória, doença de Parkinson), o medo, a ansiedade ou o comportamento de fuga é claramente exagerado.

I. O medo, a ansiedade ou o comportamento de fuga não pode ser mais bem explicado pelos sintomas de algum outro transtorno mental – por exemplo, os sintomas não se limitam à fobia específica (tipo situacional); não envolvem apenas situações sociais (p. ex., como ocorre com o transtorno de ansiedade social); e não estão relacionados apenas com obsessões (p. ex., nos pacientes com transtorno obsessivo-compulsivo); também não estão relacionados com defeitos ou anomalias do aspecto físico (p. ex., como ocorre no transtorno dismórfico corporal), situações que lembrem episódios traumáticos (p. ex., no transtorno de estresse pós-traumático) ou medo de separação (p. ex., nos pacientes com transtorno de ansiedade de separação).

Reproduzido com autorização de: *Manual Diagnóstico e Estatístico de Transtornos Mentais, 5ª Edição* (Direitos autorais de 2013). American Psychiatric Association.

> **BOXE 27.2** Critérios diagnósticos do transtorno de ansiedade social (fobia social).
>
> A. Medo ou ansiedade acentuada relacionada com uma ou mais situações sociais nas quais o indivíduo possa estar exposto ao escrutínio de outras pessoas. Alguns exemplos são: interações sociais (como manter uma conversa, encontrar-se com pessoas desconhecidas), ser observado (como ao comer ou beber) e realizar alguma atividade ou exibição na frente de outras pessoas (como dar uma palestra). *Nota*: nas crianças, a ansiedade deve ocorrer nos contextos que incluem seus amigos, e não apenas durante as interações entre adultos.
> B. O indivíduo tem medo de agir de modo a demonstrar sintomas de ansiedade que possam ser avaliados negativamente (*i. e.*, medo de ser humilhado ou envergonhado; medo de rejeição ou causar ofensas às outras pessoas).
> C. As situações sociais quase sempre provocam medo ou ansiedade. *Nota*: nas crianças, o medo ou a ansiedade pode ser expresso por choro, explosões temperamentais, comportamento de agarrar-se às outras pessoas familiares, retração social ou medo de falar em público.
> D. As situações sociais são evitadas ou vivenciadas com medo ou ansiedade intensa.
> E. O medo ou a ansiedade é desproporcional ao perigo real imposto pela situação social e ao contexto sociocultural.
> F. O medo, a ansiedade ou o comportamento de fuga é persistente e, nos casos típicos, estende-se por 6 meses ou mais.
> G. O medo, a ansiedade ou o comportamento de fuga causa sofrimento clinicamente significativo ou limitação do desempenho ocupacional ou social, ou de outras áreas funcionais importantes.
> H. O medo, a ansiedade ou o comportamento de fuga não pode ser atribuído aos efeitos fisiológicos de alguma substância (p. ex., uma droga ilícita ou um fármaco) ou a alguma outra doença clínica.
> I. O medo, a ansiedade ou o comportamento de fuga não pode ser mais bem explicado como sintomas de alguma outra doença mental, inclusive transtorno de pânico, transtorno dismórfico corporal ou transtorno do espectro autista.
> J. Quando há alguma outra doença clínica (p. ex., doença de Parkinson, obesidade, desfiguração causada por queimaduras ou acidentes), o medo, a ansiedade ou o comportamento de fuga não está diretamente relacionado com a doença de base ou é exagerado.
>
> *Especificar se:*
> **Ansiedade apenas durante o desempenho:** quando o medo é limitado a falar ou realizar alguma atividade em público.

Reproduzido com autorização de: *Manual Diagnóstico e Estatístico de Transtornos Mentais, 5ª Edição* (Direitos autorais de 2013). American Psychiatric Association.

incontroláveis de pânico, inclusive palpitações, sudorese, tontura e dificuldade de respirar. Na verdade, esses sinais e sintomas podem ocorrer como reação ao fato de o indivíduo simplesmente *pensar* sobre o estímulo fóbico. Em todos os casos, o paciente sabe que seu medo é exagerado ou irracional, mas se sente incapaz de mudar, mesmo que às vezes consiga suportar o estímulo fóbico quando tem ansiedade intensa.

As fobias podem começar praticamente em qualquer faixa etária. Com frequência, os casos que começam na infância regridem sem tratamento, mas os que começam ou persistem até a vida adulta, em geral, requerem terapia. As fobias específicas são mais comuns nas mulheres que nos homens.

Ainda que esse transtorno seja relativamente comum na população em geral, é raro as pessoas buscarem tratamento, a menos que a fobia interfira em sua capacidade funcional. É claro, um indivíduo que tem medo de cobras, mas que vive no 23º andar de um prédio de apartamentos no centro da cidade, provavelmente não seria incomodado pela fobia, a menos que decidisse se mudar para uma área onde tais animais sejam abundantes. Por outro lado, o medo de elevadores pode muito bem interferir no desempenho diário do indivíduo.

As fobias específicas são classificadas de acordo com o estímulo que as desencadeia. A Tabela 27.1 apresenta uma lista com algumas das fobias conhecidas, mas esta relação sem dúvida não está completa. As pessoas podem desenvolver fobias a quase qualquer objeto ou situação e qualquer indivíduo que tenha um pouco de conhecimento sobre grego ou latim pode elaborar uma classificação das fobias e, deste modo, tornar as possibilidades de fobia praticamente ilimitadas.

Teorias quanto à etiologia das fobias

A causa das fobias é desconhecida. Contudo, existem várias teorias capazes oferecer algum entendimento acerca da etiologia.

Teoria psicanalítica

A teoria clássica de Freud associava as fobias a uma transferência simbólica da ansiedade originada da ansiedade de castração. Os psicanalistas atuais aceitam essa teoria do desenvolvimento das fobias, mas acreditam que a ansiedade de castração não seja a única causa. Eles acreditam que outros medos inconscientes também possam ser expressos simbolicamente na forma de fobias. Por exemplo, uma criança do sexo feminino que sofreu abusos sexuais de um familiar adulto quando ele a levava para passear em seu barco cresceu com medo irracional e intenso de qualquer tipo de embarcação. A teoria psicanalítica defende que o medo daquele homem foi reprimido e transferido para embarcações. As embarcações transformaram-se em um símbolo inconsciente da pessoa temida, mas que a criança considerava mais seguro porque seu medo de barcos evitava que ela confrontasse seu medo real.

Teoria da aprendizagem

Nos indivíduos com fobias, o condicionamento clássico pode ser explicado da seguinte maneira: um estímulo estressante desencadeia uma reação "não condicionada" de medo. Quando o estímulo estressante é associado sempre a um objeto inofensivo, tal objeto acaba provocando a reação "condicionada": medo. O medo torna-se uma fobia quando o indivíduo

TABELA 27.1 Classificação das fobias específicas.	
CLASSIFICAÇÃO	MEDO
Acrofobia	Altura
Ailurofobia (elurofobia ou galeofobia)	Gatos
Algofobia	Dor
Antrofobia	Flores
Antropofobia	Seres humanos
Aquafobia	Água
Aracnofobia	Aranhas
Astrofobia	Relâmpagos
Belonefobia	Agulhas
Brontofobia	Trovões
Claustrofobia	Lugares fechados
Cinofobia	Cães
Dementofobia	Insanidade
Equinofobia	Cavalos
Gamofobia	Casamento
Herpetofobia	Lagartos, répteis
Homofobia	Homossexualidade
Murofobia	Camundongos
Misofobia	Sujeira, germens, contaminação
Numerofobia	Números
Nictofobia	Escuridão
Ocofobia	Viajar de automóvel
Ofidiofobia	Serpentes
Pirofobia	Fogo
Escolecifobia	Vermes
Siderodromofobia	Trilhos ou viagem de trem
Tafofobia	Ser queimado vivo
Tanatofobia	Morte
Tricofobia	Cabelos ou pelos
Triscaidecafobia	Número 13
Xenofobia	Estranhos ou estrangeiros
Zoofobia	Animais

evita conscientemente o objeto inofensivo para fugir do medo.

Alguns teóricos da aprendizagem defendem que os medos sejam respostas condicionadas e, como consequência, aprendidas pela obtenção de recompensas por certos comportamentos. No caso das fobias, quando o indivíduo evita o objeto fóbico, ele consegue fugir do medo – o que, na verdade, é uma recompensa poderosa.

As fobias também podem ser adquiridas por aprendizagem ou imitação direta (modelação: p. ex., uma mãe que demonstra medo de algum objeto atua como modelo para seu filho, que também pode desenvolver fobia do mesmo objeto).

Teoria cognitiva

Os teóricos cognitivos defendem que a ansiedade seja resultado de cognições distorcidas ou autoinstruções que provocam ansiedade. Dois tipos de cognição distorcida foram avaliados: autoafirmações depreciativas e crenças irracionais. Os teóricos cognitivos acreditam que alguns indivíduos agarrem-se a pensamentos negativos e irracionais que provocam reações de ansiedade. O indivíduo começa a buscar comportamentos de fuga para evitar reações de ansiedade e desenvolve fobias.

Uma teoria de certa maneira semelhante à cognitiva é a hipótese do *locus* de controle. Johnson e Sarason (1978) sugeriram que indivíduos com *locus* de controle interno ou externo poderiam reagir de modo diferente às mudanças de vida. Esses pesquisadores propuseram que a orientação do *locus* de controle pode ser uma variável importante para o desenvolvimento das fobias. É provável que indivíduos com *locus* de controle externo, que apresentam crises de ansiedade durante um período de estresse, sejam diagnosticados erroneamente como portadores de ansiedade atribuível a alguma fonte externa (p. ex., áreas superlotadas) ou doença (p. ex., ataque cardíaco). Eles podem sentir que a ansiedade está fora de seu controle. A Figura 27.2 ilustra um modelo gráfico da relação entre *locus* de controle e desenvolvimento de fobias.

Aspectos biológicos

Estruturas neuroanatômicas. Áreas específicas do córtex pré-frontal e amígdalas desempenham um papel importante para o armazenamento e a recuperação de informações relacionadas com eventos ameaçadores ou potencialmente fatais. Eventos futuros semelhantes podem ativar essas memórias e, em seguida, as amígdalas desencadeiam a liberação de hormônios da reação

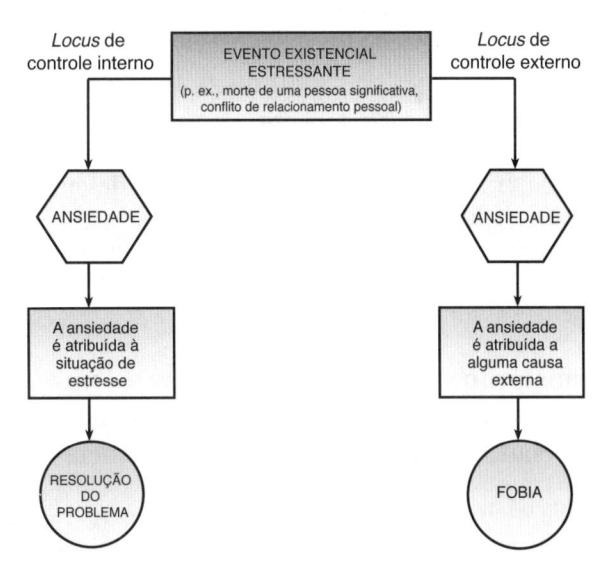

Figura 27.2 *Locus* de controle como causa determinante das fobias.

de "fuga-ou-luta" e o indivíduo vivencia estresse exacerbado e medo, como se a ameaça original estivesse acontecendo de novo (Nordqvist, 2016). Outros pesquisadores (Dias & Ressler, 2014) demonstraram que a exposição traumática dos genitores cria "memórias" genéticas que são transmitidas às gerações subsequentes por meio dos gametas paternos/maternos e, em seguida, expressos na forma de fobias por seus filhos.

Temperamento. As crianças sentem medo como parte do desenvolvimento normal. A maioria dos bebês tem medo de sons altos. Os medos comuns das crianças que têm entre 2 e 6 anos de idade são pessoas estranhas, animais, escuro e medo de ser separado dos pais ou de outras pessoas importantes. Durante os anos escolares, as crianças têm medo da morte e ansiedade quanto ao desempenho escolar. Entre os adolescentes, são comuns medos de rejeição social e ansiedade quanto ao desempenho sexual.

Os medos inatos fazem parte das características ou tendências gerais dos recém-nascidos e afetam a maneira como eles reagem a situações específicas. Em geral, os medos inatos não alcançam a intensidade de uma fobia, mas isso pode acontecer quando são reforçados pelos eventos que ocorrem mais tarde, ao longo da vida. Por exemplo, uma menina de 4 anos tem medo de cães. Contudo, com 5 anos, ela supera seu medo e brinca com seu próprio cachorrinho e com os cães dos vizinhos, sem sentir medo. Mais tarde, quando tem 19 anos, ela é mordida por um cão de rua e desenvolve fobia a cães.

Experiências de vida

Algumas experiências do início da vida podem abrir espaço para reações fóbicas nas fases subsequentes. Alguns pesquisadores acreditam que as fobias – especialmente as específicas – sejam símbolos dos objetos ou situações originais que causaram ansiedade e foram reprimidos. Por exemplo:

- Uma criança que foi punida sendo trancada em um armário desenvolve fobia de elevadores ou outros espaços fechados
- Uma criança que caiu de uma escada desenvolve fobia de lugares altos
- Uma mulher jovem que sobreviveu a um acidente aéreo na infância, no qual seus pais morreram, desenvolve fobia de aviões.

Transtorno de ansiedade associado a outra doença clínica e transtorno de ansiedade associado ao uso de fármacos/substâncias

Dados da avaliação inicial

Os sintomas associados a esses transtornos são consequências fisiológicas diretas de outra doença clínica, intoxicação ou abstinência de substâncias ou exposição a algum fármaco. Algumas doenças clínicas foram associadas ao desenvolvimento de sintomas de ansiedade, inclusive doenças cardíacas como infarto do miocárdio, insuficiência cardíaca congestiva e prolapso da valva mitral; distúrbios endócrinos como hipoglicemia, hipotireoidismo ou hipertireoidismo e feocromocitoma; distúrbios respiratórios como doença pulmonar obstrutiva crônica e hiperventilação; e doenças neurológicas como epilepsia parcial complexa, neoplasias e encefalite.

Os cuidados de enfermagem prestados aos pacientes com esse problema devem levar em consideração a causa primária da ansiedade. Cuidados de enfermagem holística são essenciais para assegurar que as necessidades psicológicas e fisiológicas do paciente sejam atendidas. Também é importante considerar as intervenções de enfermagem apropriadas à doença clínica específica.

O diagnóstico de um transtorno de ansiedade induzido por substâncias é estabelecido apenas quando os sintomas de ansiedade são desproporcionais aos que ocorrem comumente durante a intoxicação ou síndrome de abstinência e exigem cuidados clínicos independentes. Deve haver indícios de intoxicação ou abstinência com base na história clínica, exame físico ou resultados laboratoriais que confirmem o diagnóstico. O transtorno de ansiedade associado ao uso de substâncias pode estar relacionado com as seguintes substâncias: álcool, anfetaminas, cocaína, alucinógenos, sedativos, hipnóticos, ansiolíticos, cafeína, maconha ou outros compostos (APA, 2013). Os cuidados de enfermagem prestados aos pacientes com transtorno de ansiedade associado ao uso de substâncias devem levar em consideração o tipo de droga e o contexto no qual os sintomas ocorrem (ou seja, intoxicação ou síndrome de abstinência).

> **CONCEITO FUNDAMENTAL**
> **Obsessões**
> Pensamentos intrusivos, repetitivos e angustiantes. Embora o paciente saiba que são irracionais, eles continuam repetindo-se e não podem ser ignorados.

> **CONCEITO FUNDAMENTAL**
> **Compulsões**
> Comportamentos ou processos mentais ritualizados e repetitivos que o paciente sente-se obrigado a realizar para atenuar a ansiedade associada aos pensamentos obsessivos (APA, 2013).

Transtorno obsessivo-compulsivo

Dados da avaliação inicial

As manifestações clínicas do **transtorno obsessivo-compulsivo** (TOC) incluem obsessões, compulsões ou ambas, cuja gravidade é significativa o suficiente para causar sofrimento ou limitações das atividades sociais, ocupacionais ou de outras áreas funcionais importantes (APA, 2013). O indivíduo sabe que o comportamento é exagerado ou irracional, mas, por causa do alívio do desconforto que ele promove, sente-se compelido a manter esse comportamento. Entre as compulsões comuns estão lavar as mãos, arrumar, conferir, orar, contar e repetir palavras silenciosamente (APA, 2013).

Esse transtorno é igualmente comum entre os homens e as mulheres. Pode começar na infância, mas, na maioria dos casos, tem início na adolescência ou nos primeiros anos da vida adulta. Em geral, a evolução é crônica e pode ser complicada por depressão ou uso de drogas ilícitas. O TOC é diagnosticado com mais frequência entre indivíduos solteiros, mas é provável que esse dado reflita a dificuldade que eles têm de manter relacionamentos interpessoais (Sadock et al., 2015). O Boxe 27.3 descreve os critérios diagnósticos do TOC com base no *DSM-5*.

Transtorno dismórfico corporal

Dados da avaliação inicial

O **transtorno dismórfico corporal** caracteriza-se por uma crença exagerada de que o corpo está deformado ou tem algum tipo de defeito ou falha. As queixas mais comuns são falhas imaginárias ou discretas da face ou cabeça (p. ex., rugas ou cicatrizes); formato do nariz; pelos faciais excessivos; e assimetria facial (Puri & Treasaden, 2011). Outras queixas podem estar relacionadas com algum aspecto das orelhas, olhos, boca, lábios ou dentes. Alguns pacientes podem ter queixas sobre outras partes do corpo e, em alguns casos, realmente existe alguma falha. Contudo, o significado dessa falha é exagerado de modo irracional e a preocupação do indivíduo é sem dúvida excessiva. Essas crenças são diferenciadas dos delírios porque os pacientes com transtorno dismórfico corporal estão conscientes de que sua preocupação é exagerada. Entretanto, em alguns casos, indivíduos com esse transtorno também desenvolvem transtornos psicóticos.

Os pacientes com transtorno dismórfico corporal frequentemente têm outras comorbidades psiquiátricas. Um estudo demonstrou que 90% desses indivíduos tinham DM, cerca de 70% tinham algum transtorno de ansiedade (em geral, TOC) e 30% já tinham apresentado um transtorno psicótico (Sadock et al., 2015). Podem ocorrer limitações das atividades sociais e ocupacionais em razão da ansiedade excessiva sentida pelo paciente devido à falha imaginária. A história clínica dele pode

---

BOXE 27.3 Critérios diagnósticos do transtorno obsessivo-compulsivo.

A. Presença de obsessões, compulsões ou ambas.
A definição de obsessão é:
1. Pensamentos, desejos incontroláveis ou imagens recorrentes e persistentes que ocorrem por algum tempo durante o período de atividade da doença e são intrusivos e indesejáveis; na maioria dos casos, causam ansiedade ou sofrimento intenso.
2. O indivíduo tenta ignorar ou suprimir esses pensamentos, desejos intensos ou imagens, ou neutralizá-los com algum outro pensamento ou ação (*i. e.*, executar algum ato compulsivo).

A definição de compulsão é:
1. Comportamentos (p. ex., lavar as mãos, arrumar, conferir) ou processos mentais (p. ex., orar, contar, repetir palavras silenciosamente) repetitivos, que o indivíduo sente-se impelido a executar em resposta a uma obsessão, ou de acordo com regras que precisam ser seguidas de maneira rigorosa.
2. Os comportamentos ou processos mentais têm como propósito impedir ou atenuar a ansiedade ou sofrimento, ou evitar algum evento ou situação temida; contudo, esses comportamentos ou processos mentais não estão conectados realisticamente com o que se destinam a neutralizar ou evitar, ou são claramente exagerados. *Nota*: crianças pequenas podem não conseguir articular os propósitos desses comportamentos ou processos mentais.

B. As obsessões ou compulsões consomem tempo (p. ex., tomam mais de uma hora por dia) ou causam sofrimento clinicamente significativo ou limitações das atividades sociais, ocupacionais ou de outras áreas funcionais importantes.

C. Os sintomas obsessivo-compulsivos não podem ser atribuídos aos efeitos fisiológicos diretos de alguma substância (p. ex., droga ilícita ou fármaco) ou outra doença clínica.

D. O transtorno não pode ser mais bem explicado por sintomas de outro transtorno mental (p. ex., preocupações exageradas, como ocorre nos pacientes com TAG; preocupação com a aparência, como se evidencia no transtorno dismórfico corporal; dificuldade de desfazer-se ou compartilhar bens próprios, como nos pacientes com transtorno de acumulação compulsiva; arrancar os cabelos, como se observa na tricotilomania [transtorno de arrancar os cabelos]; escoriações autoprovocadas [transtorno de beliscar a pele]; comportamento estereotipado, como ocorre nos pacientes com transtorno de movimentos estereotipados; comportamento alimentar ritualizado, como ocorre nos transtornos alimentares; preocupação com substâncias psicoativas ou jogo, como se observa nos indivíduos com transtorno associado ao uso de substâncias ou outras dependências; preocupação com ter alguma doença, como no transtorno de ansiedade hipocondríaca; desejos ou fantasias sexuais persistentes, como se observa nas parafilias; impulsos incontroláveis, com ocorre nos transtornos disruptivos, de controle dos impulsos e de conduta; ruminações de culpa, como se observa na depressão maior (DM); inserção de pensamento ou preocupações delirantes, como ocorre no espectro esquizofrênico e outros transtornos psicóticos; ou padrões comportamentais repetitivos, p. ex., transtorno do espectro autista).

Especificar se:
Com discernimento preservado ou comprometido
Com discernimento prejudicado
Com discernimento ausente/crenças delirantes

Especificar se:
Relacionado a tiques repetitivos

Reproduzido com autorização de: *Manual Diagnóstico e Estatístico de Transtornos Mentais, 5ª Edição* (Direitos autorais de 2013). American Psychiatric Association.

incluir várias consultas com cirurgiões plásticos e dermatologistas no desejo insaciável de corrigir a falha imaginária. Em razão disso, o paciente pode passar por procedimentos cirúrgicos desnecessários.

O Boxe 27.4 descreve os critérios diagnósticos do transtorno dismórfico corporal com base no *DSM-5*.

Tricotilomania (transtorno de arrancar os cabelos/pelos)

Dados da avaliação inicial

O *DSM-5* define esse transtorno como hábito repetitivo de arrancar os próprios cabelos/pelos, resultando em perda pelos (APA, 2013). O impulso é precedido por uma sensação crescente de tensão e resulta no sentimento de alívio ou gratificação depois de arrancar os cabelos ou pelos do corpo. As áreas mais comuns das quais os pelos são arrancados são couro cabeludo, supercílios e pálpebras, mas o transtorno também pode afetar qualquer área corporal na qual cresçam pelos. As áreas de perda dos pelos estão, com frequência, localizadas no lado oposto ao da mão dominante. Os pacientes raramente relatam sentir dor quando arrancam os cabelos/pelos, embora não seja comum que se queixem de formigamento e prurido.

Outros transtornos psiquiátricos estão comumente associados à tricotilomania. As comorbidades psiquiátricas mais comuns são DM, TAG, TOC, outros transtornos de controle dos impulsos e transtorno associado ao uso de substâncias psicoativas (Kaplan, 2012).

Em geral, a tricotilomania começa na infância, e é sete vezes mais prevalente em crianças e adolescentes (idades entre 4 e 17 anos) que nos adultos (Yasgur, 2015). Esse transtorno pode estar associado ao hábito de roer unhas, balançar a cabeça, coçar-se, morder ou outros atos de automutilação. Esse fenômeno é mais comum nas mulheres que nos homens. Alguns estudos sugeriram que a tricotilomania afeta cerca de 4% da população em geral (Yasgur, 2015).

Transtorno de acumulação compulsiva

Dados da avaliação inicial

O *DSM-5* define a manifestação essencial do **transtorno de acumulação compulsiva** como "dificuldades persistentes de descartar ou partilhar pertences, independentemente do seu valor real" (APA, 2013; p. 248). Além disso, o diagnóstico pode ser especificado pela expressão *com aquisição excessiva*, que se refere à necessidade exagerada de continuar a adquirir itens (seja por compra ou outros meios). Nas edições anteriores do *DSM*, o transtorno de acumulação era considerado como um dos sintomas do TOC. Contudo, no *DSM-5*, esse transtorno foi reclassificado como um problema diagnosticável.

Os pacientes com transtorno de acumulação compulsiva colecionam objetos, até que todos os espaços disponíveis da casa estejam ocupados. Entre as pilhas de objetos acumulados, pode haver pouquíssimo espaço para transitar. Alguns indivíduos também acumulam alimentos e animais e reúnem dezenas ou centenas de animais de estimação, comumente em condições sanitárias precárias (Mayo Clinic, 2014a).

O transtorno de acumulação compulsiva afeta cerca de 700 mil a 1,4 milhão de norte-americanos, mas poucos recebem tratamento adequado (Symonds & Janney, 2013). Esse transtorno é diagnosticado com mais frequência nos homens, e é quase três vezes mais comum nos adultos idosos (idades de 55 a 94 anos) do que nos mais jovens (idades de 34 a 44 anos) (APA, 2013). Independentemente de quando começam, os sintomas parecem se agravar a cada década de vida. Os sinais e sintomas associados são perfeccionismo, indecisão, ansiedade, depressão, dificuldade de focar a atenção e dificuldade de planejar e organizar tarefas (APA, 2013; Symonds & Janney, 2013). Além do TOC, o transtorno de acumulação compulsiva está associado a índices altos de comorbidades como transtornos de personalidade dependente, esquiva, esquizotípica e paranoide (Sadock et al., 2015). Estudos também demonstraram que o transtorno de acumulação

---

BOXE 27.4 Critérios diagnósticos do transtorno dismórfico corporal.

A. Preocupação com uma ou mais falhas ou defeitos imaginários na aparência física que não são observáveis ou parecem sem importância para outras pessoas.

B. Em alguma fase da evolução do transtorno, o indivíduo mostrou comportamentos (p. ex., olhar-se no espelho, arrumar-se excessivamente, beliscar a pele, buscar reafirmação) ou processos mentais (p. ex., comparar sua aparência com outras pessoas) repetitivos em resposta às preocupações com sua aparência.

C. A preocupação causa sofrimento clinicamente significativo ou limitação das atividades sociais, ocupacionais ou de outras áreas funcionais importantes.

D. A preocupação com a aparência não pode ser mais bem explicada por preocupações com teor de gordura ou peso corporal de um indivíduo cujos sintomas atendem aos critérios diagnósticos de um transtorno alimentar.

Especificar se:
Com dismorfia muscular

Especificar se:
Com discernimento preservado ou comprometido
Com discernimento prejudicado
Com discernimento ausente/crenças delirantes

Reproduzido com autorização de: *Manual Diagnóstico e Estatístico de Transtornos Mentais, 5ª Edição* (Direitos autorais de 2013). American Psychiatric Association.

compulsiva é mais comum em determinadas famílias e pode haver predisposição genética.

O tratamento do transtorno de acumulação compulsiva tem obtido resultados variados. Em geral, é difícil convencer os pacientes com esse transtorno de que estão de fato doentes. A mudança é lenta e os índices de recaída são altos; quando os pertences ou animais são retirados do paciente, eles frequentemente são logo substituídos, de modo a gerar conforto emocional (Mayo Clinic, 2014a). Psicoeducação acerca do transtorno quase sempre é a primeira intervenção e, na maioria dos casos, o tratamento inclui uma combinação de terapia cognitivo-comportamental e fármacos como os ISRS. Familiares e amigos podem interpretar erroneamente esse transtorno como preguiça ou desmazelo. A psicoeducação que inclui o sistema de apoio do paciente ajuda a elaborar um plano de recuperação. Alguns especialistas detectaram mágoas não resolvidas associadas ao comportamento de acumulação compulsiva, que podem oferecer outra opção de intervenção psicológica.

Teorias quanto à etiologia do transtorno obsessivo-compulsivo e transtornos relacionados

Teoria psicanalítica

Os teóricos psicanalistas sugerem que os pacientes com TOC tenham ego subdesenvolvido (por diversas razões: relacionamentos insatisfatórios entre pais e filhos, amor condicional ou gratificação transitória). A teoria psicanalítica entende os pacientes com TOC como indivíduos que regrediram a estágios de desenvolvimento anteriores ao do superego infantil – características hostis, rigorosas e punitivas, que então reaparecem como parte da psicopatologia. Regressão e uso de mecanismos de defesa (isolamento, anulação, transferência, formação reativa) causam os sintomas clínicos das obsessões e compulsões (Sadock et al., 2015).

Teoria da aprendizagem

Os teóricos da aprendizagem explicam o comportamento obsessivo-compulsivo como uma resposta condicionada a um evento traumático. O evento traumático causa ansiedade e desconforto e o indivíduo aprende a evitar esses sentimentos desviando da situação à qual eles estão associados. Esse tipo de aprendizagem é conhecido como *evitação passiva* (manter-se longe da causa). Quando a evitação passiva não é possível, o indivíduo aprende a desenvolver comportamentos que ofereçam alívio da ansiedade e desconforto associados à situação traumática. Esse tipo de aprendizagem é conhecido como *evitação ativa* e descreve o padrão comportamental do paciente com TOC (Sadock et al., 2015).

De acordo com essa interpretação clássica do condicionamento, um evento traumático deve marcar o início dos comportamentos obsessivo-compulsivos. Entretanto, em uma parcela expressiva dos pacientes, o início do comportamento é gradativo e os pacientes atribuem o início de seus problemas às situações de estresse em geral, em vez de a um ou mais eventos traumáticos.

Influências psicossociais

O início da tricotilomania pode estar relacionado com situações de estresse em mais de 25% dos casos. Outros fatores implicados são problemas de relacionamento entre mãe e filho, medo de ser abandonado e perda recente de um objeto. Em alguns casos, a tricotilomania foi associada a traumas da infância, mas Woods (citado por Kaplan, 2012) sugere que apenas 5% dos pacientes tenham tricotilomania comórbida e transtorno de estresse pós-traumático (TEPT).

Aspectos biológicos

Genética. A tricotilomania tem hereditariedade de 38% entre gêmeos monozigóticos e nenhuma concordância entre gêmeos dizigóticos. Pesquisadores demonstraram que vários genes provavelmente estavam associados à suscetibilidade biológica a esse transtorno (Kaplan, 2012). Anormalidades estruturais de várias áreas do cérebro e alterações dos sistemas de neurotransmissores opioides endógenos e serotonina também foram detectadas.

A genética também desempenha um papel importante para o desenvolvimento do transtorno de acumulação compulsiva. Estudos com famílias e gêmeos indicaram que cerca de 50% dos pacientes com esse problema tinham um parente com transtorno de acumulação compulsiva (APA, 2013).

Estruturas neuroanatômicas. Estudos recentes sugeriram que alguns distúrbios neurobiológicos possam desempenhar um papel importante para a patogenia e persistência do TOC. Anormalidades de várias regiões do encéfalo foram implicadas na neurobiologia dessa doença. Estudos de neuroimagem e avaliação neurocognitiva detectaram distúrbios das reações de inibição motora (capacidade de interromper uma ação depois de ser iniciada) nos pacientes com TOC e tricotilomania (Kaplan, 2012). Nos pacientes com transtorno de acumulação repetitiva, os exames de neuroimagem sugeriram menos atividade no córtex cingulado – área do encéfalo que conecta a parte emocional do cérebro às estruturas superiores que controlam o pensamento (Saxena, 2013). Yasgur (2015) relatou que "modelos animais e exames de imagem cerebral dos pacientes com tricotilomania sugeriram anormalidades das regiões neurais envolvidas na cognição (córtex frontal), regulação do afeto (amígdala-formação hipocampal) e aprendizagem de hábitos (putâmen). Outro estudo sugeriu que a tricotilomania pode estar associada a uma anormalidade do processamento da gratificação no sistema nervoso central".

Aspectos fisiológicos. Estudos de eletrofisiologia, eletroencefalografia do sono e função neuroendócrina sugeriram que existem alguns aspectos em comum nos transtornos depressivos e TOC (Sadock et al., 2015). Convergências neuroendócrinas foram sugeridas por estudos nos quais um terço dos pacientes com TOC tinha falha de supressão no teste de supressão com dexametasona e secreção reduzida de hormônio do crescimento depois da infusão de clonidina.

Fatores bioquímicos. Alguns estudos implicaram o neurotransmissor serotonina como fator importante para a etiologia dos comportamentos obsessivo-compulsivos. Entre os fármacos usados para atenuar os sintomas do TOC estão clomipramina e ISRSs – aparentemente, ambos bloqueiam a recaptação neuronal de serotonina e, deste modo, potencializam a atividade serotoninérgica do sistema nervoso central (ver Figura 27.1). O sistema serotoninérgico também pode ser um fator etiológico importante para o transtorno dismórfico corporal. Essa relação pode estar refletida na incidência alta de comorbidade de depressão grave e transtorno de ansiedade e na resposta favorável obtida com fármacos que atuam especificamente no sistema serotoninérgico.

Modelo transacional de estresse e adaptação

Ansiedade, TOC e outros transtornos relacionados são causados quase certamente por diversos fatores coexistentes. Na Figura 27.3, há uma ilustração gráfica dessa teoria de causalidade múltipla de acordo com o modelo transacional de estresse e adaptação.

Escalas de avaliação

Existem algumas escalas de avaliação para medir a gravidade dos sintomas de ansiedade. Algumas precisam ser aplicadas por médicos, enquanto outras podem ser administradas pelo próprio paciente. Exemplos de escalas de autoavaliação são as seguintes: Beck Anxiety Inventory (Inventário de Ansiedade de Beck, em tradução livre) e Zung Self-Rated Anxiety Scale (Escala Autoaplicável de Ansiedade de Zung, em tradução livre). Uma das escalas administradas por médicos, mais amplamente usada, é a Hamilton Anxiety Rating Scale (Escala de Ansiedade de Hamilton), que é aplicada em contextos experimentais e clínicos. Essa escala consiste em 14 itens e avalia os sintomas somáticos e psíquicos de ansiedade (sofrimento psicológico e queixas físicas associados à ansiedade). O Boxe 27.5 contém uma cópia da escala de Hamilton.

Diagnósticos de enfermagem e descrição dos resultados

Os diagnósticos de enfermagem são formulados com base nos dados obtidos durante a fase de avaliação e nos conhecimentos acumulados acerca dos fatores predisponentes ao distúrbio. A Tabela 27.2 apresenta uma lista de comportamentos do paciente e os diagnósticos de enfermagem com base na NANDA International (NANDA-I) que correspondem a esses comportamentos. Tais diagnósticos podem ser usados para planejar os cuidados a serem prestados aos pacientes com ansiedade, TOC e transtornos relacionados.

Critérios de resultado

Os seguintes critérios podem ser usados para avaliar os resultados dos cuidados prestados ao paciente com transtornos de ansiedade.

O paciente:

- Consegue reconhecer os sinais de ansiedade crescente e intervém antes de chegar ao nível de pânico (transtornos de pânico e ansiedade generalizada)
- Consegue manter a ansiedade em um nível controlável e toma decisões independentes quanto às situações de vida (transtornos de pânico e ansiedade generalizada)
- Atua adaptativamente na presença do objeto ou situação que provoca fobia, sem apresentar ansiedade de pânico (transtorno de pânico)
- Expressa verbalmente um plano de ação futuro para reagir quando estiver frente ao objeto ou à situação que provoca fobia, sem desenvolver ansiedade de pânico (transtorno de pânico)
- Consegue manter a ansiedade em um nível controlável sem recorrer aos comportamentos ritualizados (TOC)
- Demonstra mais estratégias de enfrentamento adaptativo que comportamento ritualizado para lidar com a ansiedade (TOC)
- Expressa verbalmente uma percepção realista acerca de sua aparência e demonstra sentimentos que refletem uma imagem corporal positiva (transtorno dismórfico corporal)
- Expressa verbalmente e demonstra estratégias mais adaptativas para enfrentar situações estressantes (tricotilomania).

Planejamento e implementação

Plano de cuidados para um paciente com ansiedade, TOC e transtornos relacionados

A seção subsequente apresenta um conjunto de diagnósticos de enfermagem selecionados, com metas de

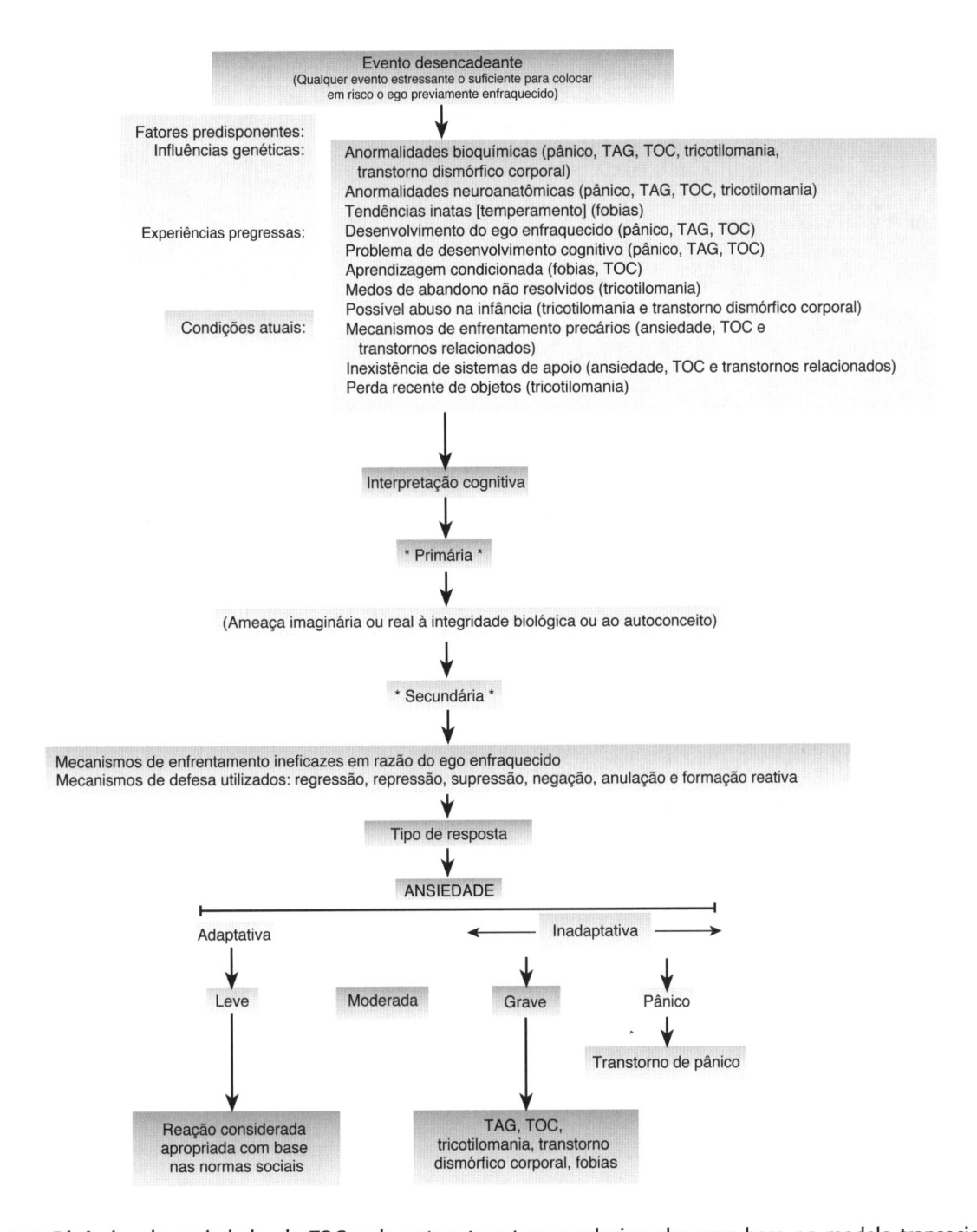

Figura 27.3 Dinâmica da ansiedade, do TOC e de outros transtornos relacionados com base no modelo transacional de estresse e adaptação.

curto e longo prazo e intervenções de enfermagem para cada diagnóstico.

Algumas instituições usam um modelo de gestão de casos para coordenar os cuidados prestados (ver uma explicação mais detalhada no Capítulo 9, *Processo de Enfermagem na Prática de Saúde Mental e Psiquiátrica*). De acordo com os modelos de gestão de casos, o plano de cuidados deve ter a forma de uma trajetória crítica (*critical pathway*, em inglês).

Ansiedade (pânico)

A definição de *ansiedade* é um "sentimento vago e desagradável de desconforto ou temor, acompanhado por uma reação do sistema nervoso autônomo (a causa frequentemente é inespecífica ou desconhecida do paciente); sentimento de apreensão causada pela antecipação de um perigo. Ansiedade é um sinal de alerta, que nos avisa de algum perigo iminente e garante que

BOXE 27.5 Escala de Ansiedade de Hamilton.

A seguir, há descrições dos sintomas associados com mais frequência à ansiedade. Atribua ao paciente um escore de 0 a 4 (para cada um dos 14 itens) que descreva mais precisamente a gravidade dos seus sintomas.

0 = Nenhum sintoma   1 = Brando   2 = Moderado   3 = Grave   4 = Muito grave

ESCORE

1. **Humor ansioso**
   _____
   Preocupações, pessimismo, antecipação temerosa, irritabilidade

2. **Tensão**
   _____
   Sentimentos de tensão, cansaço ao menor esforço, reação de sobressalto, choro fácil, tremores, sensação de inquietude, incapacidade de relaxar

3. **Medos**
   _____
   De escuro, estranhos, ficar sozinho, animais, trânsito, multidões

4. **Insônia**
   _____
   Dificuldade de adormecer, sono interrompido, sono não reparador e fadiga ao acordar, sonhos, pesadelos, terrores noturnos

5. **Função intelectual**
   _____
   Dificuldade de concentração, memória fraca

6. **Humor deprimido**
   _____
   Perda de interesse, falta de prazer nos passatempos habituais, depressão, desperta cedo, perambulação noturna

7. **Queixas somáticas (musculares)**
   _____
   Dores e desconforto, abalos, rigidez, tremores mioclônicos, ranger dos dentes, voz instável, tônus muscular aumentado

ESCORE

8. **Queixas somáticas (sensoriais)**
   _____
   Tinido, borramento visual, ondas de frio/calor, sensação de fraqueza ou formigamento

9. **Sintomas cardiovasculares**
   _____
   Taquicardia, palpitações, dor torácica, vasos sanguíneos pulsantes, sensação de desmaio

10. **Sintomas respiratórios**
    _____
    Pressão ou aperto no peito, sensação de asfixia, arquejos, dispneia

11. **Sintomas digestórios**
    _____
    Dificuldade de engolir, flatulência, dor e distensão abdominais, sensação de ardência, náuseas/vômitos, borborigmos, diarreia, constipação intestinal, emagrecimento

12. **Sintomas geniturinários**
    _____
    Aumento da frequência urinária, urgência urinária, amenorreia, menorragia, perda da libido, ejaculação precoce, disfunção erétil

13. **Sistemas referidos ao sistema nervoso autônomo**
    _____
    Boca seca, ruborização, palidez, tendência a transpirar, vertigem, cefaleia de tensão

14. **Comportamento durante a avaliação**
    _____
    Inquieto, agitado ou andando de um lado para outro, tremor das mãos, cenho carregado, face corada, suspiros ou respiração rápida, palidez facial, engole ou limpa repetidamente a garganta

Escore total do paciente: _____

CLASSIFICAÇÃO:

14 a 17 = Ansiedade leve

18 a 24 = Ansiedade moderada

25 a 30 = Ansiedade grave

De: Hamilton, M. (1959). The assessment of anxiety states by rating. *British Journal of Medical Psychology*, 32(1), 50 a 55. A Escala de Ansiedade de Hamilton é de domínio público.

---

tomemos medidas para lidar com a ameaça" (Herdman & Kamitsuru, 2014, p. 323). A Tabela 27.3 descreve esse diagnóstico de enfermagem no formato de um plano de cuidados.

Metas do paciente

Os critérios de resultado incluem metas de curto e longo prazos. Os intervalos de tempo são determinados caso a caso.

Meta a curto prazo

- Dentro de 1 semana, o paciente conseguirá verbalizar formas de intervir quando tem ansiedade crescente.

Meta a longo prazo

- No momento da alta do ambiente terapêutico, o paciente conseguirá reconhecer os sintomas iniciais de ansiedade e intervir antes que chegue ao nível de pânico.

TABELA 27.2 Atribuição de diagnósticos de enfermagem aos comportamentos associados com mais frequência à ansiedade, ao transtorno obsessivo-compulsivo e aos transtornos relacionados.

COMPORTAMENTOS/QUEIXAS	DIAGNÓSTICOS DE ENFERMAGEM
Palpitações, tremores, sudorese, dor torácica, dispneia, medo de enlouquecer, medo de morrer (*transtorno de pânico*); preocupação excessiva, dificuldade de concentração, distúrbios do sono (*TAG*)	Ansiedade (grave/pânico)
Expressões verbais de não ter controle sobre a situação atual; nenhuma participação nas decisões relativas ao próprio cuidado ou à condição de vida; expressões de dúvida acerca do desempenho de papéis (*transtornos de pânico e ansiedade generalizada*)	Impotência
Comportamento direcionado para evitar um objeto ou uma situação temida (*transtorno fóbico*)	Medo
Fica sozinho em casa, tem medo de sair sozinho (*agorafobia*)	Isolamento social
Comportamento ritualizado; pensamentos obsessivos, incapacidade de atender às próprias necessidades básicas; nível grave de ansiedade (*TOC*)	Enfrentamento ineficaz
Incapacidade de atender aos padrões habituais de responsabilidade porque precisa realizar rituais (*TOC*)	Desempenho de papéis ineficaz
Preocupação com uma falha/defeito imaginário; expressões verbais exageradas de alguma anormalidade física real que possa existir; consultas repetidas com cirurgiões plásticos ou dermatologistas em busca de alívio do problema (*transtorno dismórfico corporal*)	Imagem corporal prejudicada
Hábito repetitivo e compulsivo de arrancar os próprios cabelos/pelos (*tricotilomania*)	Controle de impulsos ineficaz

Intervenções de enfermagem

- Não deixar o paciente com ansiedade de pânico sozinho. Ficar com ele e tranquilizá-lo de que está seguro e protegido. Com esse nível de ansiedade, os pacientes frequentemente têm medo de morrer ou "enlouquecer". Eles necessitam da presença de alguém confiável que possa lhes garantir que estão seguros
- Adotar sempre uma abordagem consistente, tranquila e não ameaçadora. A ansiedade é contagiosa e pode ser transferida da equipe para o paciente e vice-versa. O paciente consegue sentir-se seguro na presença de um membro calmo da equipe
- Usar palavras simples e mensagens curtas, falar calma e claramente para explicar as experiências que acontecem no hospital. Em uma situação de ansiedade extrema, o paciente não consegue entender nada além de uma comunicação mais elementar
- Durante os períodos de ansiedade extrema, o paciente pode ter hiperventilação, que reduz a quantidade de dióxido de carbono e pode causar vertigem, taquicardia, dispneia, dormência ou formigamento das mãos ou dos pés e síncope. Quando há hiperventilação, ajudar o paciente a respirar dentro de um pequeno saco de papel mantido frente à boca e nariz. Ele deve fazer seis a 12 respirações naturais alternando com períodos curtos de respiração diafragmática. Essa técnica descrita aqui não deve ser usada pelos indivíduos com doença cardíaca ou respiratória, inclusive doença arterial coronariana, asma ou doença pulmonar obstrutiva crônica
- Manter o ambiente imediato com pouca estimulação (iluminação fraca, poucas pessoas, decoração simples). Um ambiente estimulante pode aumentar o nível de ansiedade
- Administrar os tranquilizantes de acordo com a prescrição médica. Avaliar a eficácia e os efeitos adversos dos fármacos
- Depois que o nível de ansiedade diminuir, investigar possíveis razões para sua ocorrência. Para que o paciente consiga aprender a interromper a ansiedade crescente, ele primeiro precisa aprender a reconhecer os fatores que a desencadeiam
- Explicar os sinais e sintomas de ansiedade crescente e meios de interromper sua progressão. Conversar sobre modos de interromper a progressão da ansiedade, inclusive técnicas de relaxamento, exercícios de respiração profunda, exercícios físicos, caminhadas curtas, corridas a passos curtos e meditação. O paciente decide qual método é mais apropriado para ele. As técnicas de relaxamento causam uma reação fisiológica oposta à que é causada pela ansiedade. As atividades físicas descarregam o excesso de energia de uma maneira saudável.

TABELA 27.3	Plano de cuidados para um paciente com ansiedade, transtorno obsessivo-compulsivo e transtornos relacionados.	
DIAGNÓSTICO DE ENFERMAGEM: ANSIEDADE DE PÂNICO		
RELACIONADA COM: Ameaça imaginária ou real à integridade biológica ou ao autoconceito		
EVIDENCIADA POR: Alguns ou todos os sintomas físicos descritos no *DSM-5*		
Critérios de resultado	**Intervenções de enfermagem**	**Justificativa**
Metas a curto prazo: • Dentro de 1 semana, o paciente expressa verbalmente formas de intervir quando tiver ansiedade crescente.. Meta a longo prazo: • No momento da alta do ambiente terapêutico, o paciente consegue reconhecer os sintomas iniciais de ansiedade e intervir antes que chegue ao nível de pânico.	1. Ficar com o paciente e dizer-lhe que ele está seguro e resguardado. Não deixar o paciente com ansiedade de pânico sozinho. 2. Adotar sempre uma abordagem consistente, tranquila e não ameaçadora. 3. Usar palavras simples e mensagens curtas, falar calma e claramente para explicar as experiências que acontecem no hospital. 4. Durante os períodos de ansiedade extrema, o paciente pode ter hiperventilação, que reduz a quantidade de dióxido de carbono e pode causar vertigem, taquicardia, dispneia, dormência ou formigamento das mãos ou dos pés e síncope. Quando há hiperventilação, ajudar o paciente a respirar dentro de um pequeno saco de papel mantido frente à boca e nariz. Ele deve fazer seis a 12 respirações naturais alternando com períodos curtos de respiração diafragmática. 5. Manter o ambiente imediato com pouca estimulação (iluminação fraca, poucas pessoas, decoração simples). 6. Administrar os tranquilizantes de acordo com a prescrição médica. Avaliar a eficácia e os efeitos adversos. 7. Depois que o nível de ansiedade diminuir, investigar possíveis razões para sua ocorrência. 8. Explicar os sinais e sintomas de ansiedade crescente e formas de interromper sua progressão (técnicas de relaxamento, inclusive exercícios de respiração profunda e meditação, ou exercícios físicos como caminhadas curtas e corridas a passos curtos).	1. O paciente pode temer pela própria vida. A presença de uma pessoa confiável transmite o sentimento de segurança e tranquiliza o paciente quanto à sua segurança pessoal. 2. A ansiedade é contagiosa e pode ser transferida da equipe para o paciente e vice-versa. O paciente consegue sentir-se seguro na presença de um membro calmo da equipe. 3. Em uma situação de ansiedade extrema, o paciente não consegue entender nada além de uma comunicação mais elementar. 4. A hiperventilação pode provocar acidentes e a segurança do paciente é uma prioridade de enfermagem. A técnica descrita aqui não deve ser usada pelos pacientes com doença cardíaca ou respiratória, inclusive doença arterial coronariana, asma ou doença pulmonar obstrutiva crônica. 5. Um ambiente estimulante pode aumentar o nível de ansiedade. 6. Os ansiolíticos atenuam os efeitos imobilizantes da ansiedade. 7. Reconhecer um ou mais fatores desencadeantes é o primeiro passo para que o paciente consiga interromper a progressão da ansiedade. 8. As técnicas de relaxamento causam uma reação fisiológica oposta à que é causada pela ansiedade. As atividades físicas descarregam o excesso de energia de um modo saudável.

Medo

A definição de *medo* é "resposta a uma ameaça sentida, que é conscientemente reconhecida como risco real" (Herdman & Kamitsuru, 2014, p. 336).

Metas do paciente

Os critérios de resultado incluem metas de curto e longo prazos. Os intervalos de tempo são determinados caso a caso.

Meta a curto prazo

- O paciente conversará sobre o objeto ou a situação que provoca fobia com um profissional de saúde do ambiente terapêutico (especificar o tempo).

Meta a longo prazo

- No momento da alta do ambiente terapêutico, o paciente será capaz de desempenhar suas funções habituais na presença do objeto ou situação que provoca fobia sem sentir ansiedade de pânico.

Intervenções de enfermagem

- Investigar a percepção do paciente quanto à ameaça à integridade física ou ao autoconceito. Tranquilizá-lo dizendo que ele está seguro e protegido. É importante compreender a percepção do indivíduo quanto ao objeto ou situação que provoca fobia, de modo a ajudar a avançar no processo de dessensibilização

- Conversar sobre a realidade da situação com o paciente, de forma a reconhecer os aspectos que podem ser mudados e os que não podem. O indivíduo precisa aceitar a realidade da situação (aspectos que não pode mudar) antes de avançar no sentido de atenuar seus medos. Por exemplo, um homem que tem medo de viajar de avião e cuja ocupação atual requer voos aéreos de longa distância precisa aceitar a necessidade de vencer o medo de voar, de maneira que possa manter-se no emprego atual
- Incluir o paciente nas decisões relacionadas com a escolha de estratégias alternativas de enfrentamento. Por exemplo, o indivíduo pode escolher evitar o estímulo fóbico ou tentar eliminar o medo associado a ele. Estimular o paciente a fazer escolhas reforça o sentimento de poder e ajuda a aumentar o sentimento de valor próprio
- Quando o paciente decidir trabalhar para eliminar o medo, podem ser usadas técnicas de dessensibilização sistemática ou terapia implosiva. (Ver uma explicação dessas técnicas na seção "Modalidades de tratamento", no final deste capítulo.) Dessensibilização sistemática é um plano de modificação comportamental destinado a expor gradativamente o indivíduo ao objeto ou à situação (seja real ou imaginária), até que não sinta mais medo. Com a terapia implosiva, o paciente é "inundado" com estímulos relacionados com o objeto ou a situação que provoca fobia (em vez de em etapas progressivas), até que a ansiedade associada ao objeto ou à situação desapareça. O medo diminui à medida que as sensações físicas e os sentimentos psíquicos são atenuados em reposta à exposição repetida ao estímulo fóbico sob condições controladas
- Estimular o paciente a explorar os sentimentos subjacentes que possam estar contribuindo para seus medos irracionais e a enfrentá-los, em vez de suprimi-los. A exploração dos sentimentos subjacentes pode ajudar o indivíduo a confrontar conflitos não resolvidos e desenvolver habilidades de enfrentamento mais adaptativas.

Enfrentamento ineficaz

A definição de *enfrentamento ineficaz* é "incapacidade de fazer uma análise válida das condições de estresse, das opções inadequadas de respostas adotadas e/ou incapacidade de usar os recursos disponíveis" (Herdman & Kamitsuru, 2014, p. 326.)

Metas do paciente
Os critérios de resultado incluem metas de curto e longo prazos. Os intervalos de tempo são determinados caso a caso.

Meta a curto prazo
- Dentro de 1 semana, o paciente diminuirá a adoção de comportamentos ritualizados pela metade.

Meta a longo prazo
- No momento da alta do ambiente terapêutico, o paciente demonstrará que é capaz de enfrentar com eficácia seu problema, sem recorrer a comportamentos obsessivo-compulsivos ou dependência exagerada.

Intervenções de enfermagem
- Trabalhar com o paciente para determinar os tipos de situações que agravam a ansiedade e desencadeiam comportamentos ritualizados. Para que o paciente aprenda a interromper a ansiedade crescente, ele precisa primeiro aprender a reconhecer os fatores que a desencadeiam
- No início, atender às necessidades de dependência do paciente de acordo com o que ele precisar. Eliminar repentina e completamente todas as possibilidades de dependência que poderiam gerar ansiedade intensa no paciente. Estimular a independência e dar reforço positivo aos comportamentos independentes. O reforço positivo aumenta a autoestima e pode reforçar a repetição dos comportamentos desejados
- No início do tratamento, assegurar tempo suficiente para os rituais. O enfermeiro não deve julgar ou expressar verbalmente desaprovação do comportamento. Negar ao paciente essa atividade pode desencadear ansiedade no nível de pânico. Níveis baixos de ansiedade oferecem melhores condições para explorar pensamentos, sentimentos e comportamentos associados; além disso, ansiedade leve é mais favorável ao ensino e à aprendizagem
- Apoiar os esforços do paciente no sentido de explorar o significado e propósito do comportamento. É provável que ele não esteja consciente da relação entre problemas emocionais e comportamentos compulsivos. Reconhecer e aceitar esse fato é importante, antes que possam ocorrer mudanças
- Estabelecer um horário estruturado de atividades para o paciente, inclusive tempo suficiente para a realização dos seus rituais. O paciente ansioso necessita de muitas atividades estruturadas em sua vida. Ele precisa de ajuda para tomar decisões e horários estruturados transmitem uma sensação de segurança e conforto para lidar com as atividades da vida diária
- Começar gradativamente a limitar o tempo despendido com comportamentos ritualizados à medida que o paciente torne-se mais envolvido com outras atividades. A ansiedade é atenuada quando ele consegue substituir os comportamentos ritualizados por outros mais adaptativos. Dar reforço positivo aos comportamentos não ritualizados
- Ajudar o paciente a aprender meios de interromper pensamentos obsessivos e comportamentos ritualizados com técnicas como "supressão dos pensamentos" (ver Capítulo 19, *Terapia Cognitiva*) e

relaxamento, inclusive exercícios físicos ou outra atividade construtiva com a qual o paciente sinta-se confortável. O conhecimento e a prática das técnicas de enfrentamento mais adaptativas ajudam o paciente a mudar e abandonar reações inadaptativas à ansiedade.

Distúrbio na imagem corporal

A definição de *distúrbio na imagem corporal* é "confusão na imagem mental do eu físico" (Herdman & Kamitsuru, 2014; p. 275).

Metas do paciente

Os critérios de resultado incluem metas de curto e longo prazos. Os intervalos de tempo são determinados caso a caso.

Meta a curto prazo

- O paciente expressará verbalmente quais as alterações da estrutura ou função física que estão exageradas de forma desproporcional em relação às alterações de fato existentes. (O intervalo de tempo para alcançar essa meta deve ser determinado com base na situação de cada paciente.)

Meta a longo prazo

- No momento da alta do ambiente terapêutico, o paciente expressará verbalmente uma percepção corporal realista com base na estrutura ou função verdadeira.

Intervenções de enfermagem

- Avaliar a percepção do paciente quanto à própria imagem corporal. Ter em mente que essa imagem é real para o paciente, mesmo que ele possa reconhecer que é um exagero. Os dados obtidos durante a avaliação são necessários para a elaboração de um plano de cuidados bem definidos. A negação dos sentimentos do paciente impede o estabelecimento de uma relação terapêutica de confiança
- Ajudar o paciente a perceber que sua imagem corporal está distorcida ou desproporcional em relação à importância de alguma anomalia de fato existente. Antes que o paciente possa aceitar a realidade e atenuar o significado da anomalia imaginária, é preciso reconhecer que existe uma distorção de percepção
- Estimular a verbalização dos medos e das ansiedades associados às situações estressantes da vida. Conversar sobre estratégias alternativas de enfrentamento adaptativo. A verbalização dos sentimentos para uma pessoa confiável pode ajudar o paciente a superar questões não resolvidas. O conhecimento de outras estratégias de enfrentamento pode ajudar o paciente a reagir ao estresse de forma mais adaptativa no futuro
- Envolver o paciente nas atividades que reforçam um sentimento favorável acerca de si próprio com base na aparência. Quando o paciente consegue sentir autossatisfação baseada em realizações e aceitação incondicional, o significado da anormalidade imaginária ou da anomalia física mínima é atenuado
- Indicar o paciente a grupos de apoio com pessoas que tenham histórias semelhantes (p. ex., Adult Children of Alcoholics [ACOA, ou Filhos Adultos de Alcoólicos, em tradução livre]; Victms of Incest [Vítimas de Incesto], Survivors of Suicide [SOS, ou Sobreviventes de Suicídio, em tradução livre] ou Adults Abused as Children [Adultos Abusados na Infância, em tradução livre).

Controle de impulsos ineficaz

A definição de *controle de impulsos ineficaz* é "um padrão de reações rápidas e não planejadas a estímulos internos ou externos, sem levar em conta as consequências negativas dessas reações para o indivíduo impulsivo ou outras pessoas" (Herdman & Kamitsuru, 2014, p. 256.)

Metas do paciente

Os critérios de resultado incluem metas de curto e longo prazos. Os intervalos de tempo são determinados caso a caso.

Meta a curto prazo

- O paciente expressará verbalmente meios adaptativos de lidar com estresse por outros meios que não seja arrancar os próprios cabelos/pelos (o intervalo de tempo é determinado caso a caso).

Meta a longo prazo

- O paciente conseguirá demonstrar estratégias de enfrentamento adaptativo em resposta ao estresse e deixará de arrancar os próprios cabelos/pelos (o intervalo de tempo é determinado caso a caso).

Intervenções de enfermagem

- Apoiar o paciente em seus esforços para deixar de arrancar os cabelos/pelos. Ajudá-lo a entender que é possível interromper esse comportamento. O indivíduo sabe que o comportamento é inadaptativo, mas não tem esperanças de parar. O apoio oferecido pelo enfermeiro gera confiança
- Assegurar que seja transmitida uma atitude imparcial e que sejam evitadas críticas ao comportamento do paciente. A atitude de aceitação reforça os sentimentos de dignidade e valor próprio
- Ajudar o paciente durante o treinamento de reversão de hábitos (TRH), que, de acordo com alguns estudos, é um recurso eficaz para tratar tricotilomania. O TRH consiste em três componentes:
  - **Treinamento de conscientização**: ajudar o paciente a tomar consciência das situações nas quais a

tricotilomania ocorre com mais frequência (p. ex., o indivíduo aprende a reconhecer desejos incontroláveis, pensamentos ou sensações que precedem o comportamento; o terapeuta chama a atenção do paciente a cada vez que o comportamento ocorre). A conscientização ajuda a pessoa a reconhecer as situações nas quais o comportamento ocorre ou tem mais tendência de ocorrer e transmite a ela um sentimento de autocontrole reforçado
- **Treinamento de reações competitivas**: nessa fase, o paciente aprende a substituir o hábito irrefreável de arrancar os próprios cabelos/pelos por outras reações. Por exemplo, quando ele sente desejo intenso de arrancar os cabelos/pelos, sugerir que cerre os punhos, contraia os músculos dos braços e "trave" seus braços, de forma a tornar impossível arrancar os próprios cabelos/pelos naquele momento. Substituir com um comportamento incompatível pode ajudar a extinguir o comportamento indesejável
- **Apoio social**: estimular os familiares a participar da terapia e fornecer *feedback* positivo para as tentativas de reversão do hábito. O *feedback* positivo melhora a autoestima e aumenta a vontade do paciente de continuar a terapia. Isso também fornece aos familiares indícios quanto à medida que podem utilizar na tentativa de ajudar o paciente em tratamento.
- Depois que o paciente estiver consciente das situações em que arranca os próprios cabelos/pelos, sugerir que ele segure algum objeto (uma bola, um peso de papéis ou outro item) em suas mãos sempre que estiver diante de uma situação em que espera o comportamento indesejado. Ocupar as mãos pode ajudar a impedir comportamentos sem que o paciente tenha consciência
- Praticar as técnicas de controle do estresse: respiração profunda, meditação, alongamento, exercícios físicos, escutar música suave. A tricotilomania parece ocorrer nas situações de ansiedade exacerbada
- Apoiar e encorajar o paciente quando ocorrem recaídas. Ajudá-lo a entender a importância de não interromper a terapia quando parecer que a mudança não está ocorrendo tão rapidamente quanto ele gostaria. Embora algumas pessoas percebam redução do comportamento indesejável dentro de poucos dias, a maioria demora meses para notar mudanças mais significativas.

Plano de cuidados no formato de mapa conceitual

O plano de cuidados no formato de mapa conceitual (ver Capítulo 9) é uma estratégia sistematizada de ensino e aprendizagem, que possibilita visualizar as inter-relações entre diagnósticos médicos, diagnósticos de enfermagem, resultados da avaliação e tratamentos.

A Figura 27.4 ilustra o exemplo de um plano de cuidados no formato de mapa conceitual.

Orientações ao paciente e seus familiares

Assim como em todas as áreas de enfermagem, o papel de instrutor do paciente é importante para a especialidade psiquiátrica. O Boxe 27.6 contém uma lista de temas para instrução do paciente e seus familiares quanto aos transtornos de ansiedade.

Reavaliação

Na última etapa do processo de enfermagem, o enfermeiro faz uma reavaliação de modo a determinar se as intervenções de enfermagem conseguiram alcançar os objetivos propostos. A avaliação final das intervenções de enfermagem para pacientes com ansiedade, TOC ou transtornos relacionados pode ser facilitada com base nas informações reunidas a partir dos seguintes tipos de pergunta:

- O paciente consegue reconhecer os sinais e sintomas de ansiedade crescente?
- O paciente consegue usar as habilidades aprendidas para interromper a ansiedade crescente antes que chegue ao nível de pânico?
- O paciente consegue demonstrar as atividades (p. ex., técnicas de relaxamento, exercícios físicos) mais apropriadas para ele e que possam ser usadas para manter a ansiedade em um nível controlável?
- O paciente consegue manter a ansiedade em um nível controlável sem usar qualquer fármaco?
- O paciente pode descrever verbalmente um plano a longo prazo para evitar ansiedade de pânico diante de situações estressantes?
- O paciente pode conversar sobre o objeto ou a situação fóbica sem ficar ansioso?
- O paciente consegue desempenhar suas funções quando é exposto ao objeto ou à situação fóbica sem ter ansiedade de pânico?
- O paciente com TOC consegue evitar comportamentos ritualizados quando o nível de ansiedade aumenta?
- O paciente com TOC pode demonstrar comportamentos substitutivos para manter a ansiedade em um nível controlável?
- O paciente com TOC entende a relação entre ansiedade crescente e dependência dos comportamentos ritualizados para sentir alívio?
- O paciente com tricotilomania consegue parar de arrancar os próprios cabelos/pelos?
- O paciente com tricotilomania consegue substituir este hábito por um comportamento mais adaptativo quando sente vontade irrefreável de arrancar seus próprios cabelos/pelos?

Resumo clínico: durante seu último ano na faculdade, Clarice – agora com 24 anos – começou a ter ataques de pânico. Durante todos os anos do curso, ela sentiu ansiedade intensa e procurou consultar-se com um terapeuta pois sentia-se ansiosa de modo intenso antes de provas. O médico da faculdade prescreveu buspirona (15 mg/dia), que ajudou e atenuou alguns dos seus sintomas. Clarice casou-se logo depois da formatura e trabalha como *designer* em *home office*. Ela precisa visitar clientes em seus escritórios várias vezes por semana. Mais recentemente, começou a ter ataques de pânico quando chegava a hora de fazer visitas aos seus clientes. Na clínica de saúde mental, Clarice disse ao enfermeiro psiquiatra: "Só de pensar em sair de minha casa, eu entro em pânico! Tenho dores no peito, dificuldade de respirar, tontura, sinto como se fosse desmaiar! Meus clientes começaram a ficar aborrecidos comigo, porque tenho faltado aos meus compromissos. Não sei o que fazer!". O enfermeiro elaborou o seguinte plano de cuidados no formato de mapa conceitual para esse caso.

Sinais e sintomas
- Medo de sair de casa para visitar os clientes

Sinais e sintomas
- Palpitações
- Sudorese
- Dispneia
- Dor torácica
- Tontura
- Parestesia

Diagnóstico de enfermagem
Medo

Diagnóstico de enfermagem
Ansiedade de pânico

Intervenções de enfermagem
- Tranquilizar a paciente quanto à sua segurança
- Estimular a paciente a expressar verbalmente seus medos
- Conversar sobre a realidade da situação
- Ajudar a paciente e escolher estratégias de enfrentamento alternativas
- Ajudar a paciente a enfrentar os sentimentos subjacentes que possam estar contribuindo para seus medos irracionais

Intervenções de enfermagem
- Tranquilizar a paciente quanto à sua segurança
- Manter a calma
- Dar explicações simples
- Assegurar um ambiente com poucos estímulos
- Administrar tranquilizantes conforme a prescrição
- Estimular a expressão verbal da situação atual
- Ensinar formas de interromper a ansiedade crescente

Prescrição médica: alprazolam (0,5 mg/dia)

Resultados
- A paciente conversa sobre sua fobia sem ansiedade excessiva
- A paciente consegue sair de casa e desempenhar suas funções, mantendo a ansiedade em níveis controláveis

Resultados
- A paciente reconhece os sinais e sintomas de ansiedade crescente e intervém de modo a evitar pânico
- A paciente recorre às atividades adaptativas (exercícios, relaxamento) para manter a ansiedade em níveis controláveis

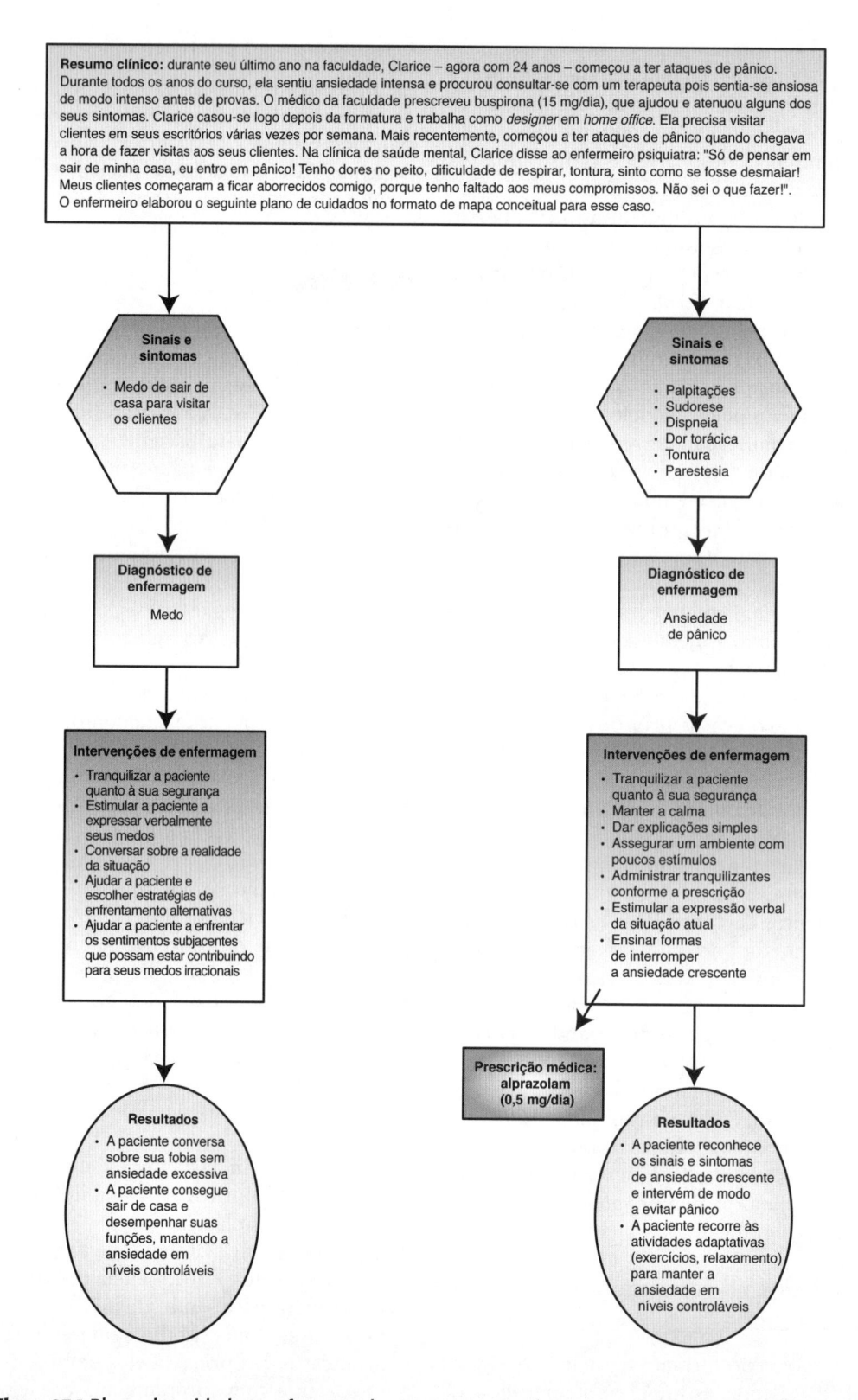

Figura 27.4 Plano de cuidados no formato de mapa conceitual para um paciente com agorafobia.

- O paciente com transtorno dismórfico corporal consegue expressar verbalmente uma percepção realista e aceitação satisfatória de sua aparência física?

BOXE 27.6 Temas de ensino do paciente e seus familiares acerca de ansiedade, transtorno obsessivo-compulsivo e transtornos relacionados.

NATUREZA DA DOENÇA
1. O que é ansiedade?
2. Com o que a ansiedade poderia estar relacionada?
3. O que é TOC?
4. O que é transtorno dismórfico corporal?
5. O que é tricotilomania?
6. Sinais e sintomas dos transtornos de ansiedade.

TRATAMENTO DA DOENÇA
1. Tratamento médico:
   - Efeitos adversos potenciais
   - Intervalo até que os fármacos comecem a fazer efeito
   - O que se pode esperar desses fármacos
   a. Para transtorno de pânico e ansiedade generalizada
      1) Benzodiazepínicos
      2) Buspirona
      3) Antidepressivos tricíclicos
      4) ISRSs
      5) ISRSNs
      6) Propranolol
      7) Clonidina
   b. Para transtornos fóbicos
      1) Benzodiazepínicos
      2) Antidepressivos tricíclicos
      3) Propranolol
      4) ISRSs
   c. Para TOC
      1) ISRSs
      2) Clomipramina
   d. Para transtorno dismórfico corporal
      1) Clomipramina
      2) Fluoxetina
   e. Para tricotilomania (transtorno de arrancar cabelos/pelos)
      1) Clorpromazina
      2) Amitriptilina
      3) Carbonato de lítio
      4) ISRSs/pimozida
      5) Olanzapina
2. Controle do estresse
   a. Formas de interromper a ansiedade crescente
      1) Técnicas de relaxamento
         a) Relaxamento muscular progressivo
         b) Imaginação dirigida
         c) Música
         d) Meditação
         e) Yoga
         f) Exercícios físicos

SERVIÇOS DE APOIO
1. Linha direta para atendimento em crise
2. Grupos de apoio
3. Psicoterapia individual

Modalidades de tratamento

Psicoterapia individual

A maioria dos pacientes sente atenuação marcante da ansiedade quando tem oportunidade de conversar sobre suas dificuldades com um terapeuta interessado e empático. A psicoterapia de apoio tem como propósito ajudar pacientes a reconhecerem seus pontos fortes e explorar mecanismos de enfrentamento adaptativo. A psicoterapia orientada ao *insight*, que tem suas raízes na psicologia freudiana, tem como objetivo ajudar os pacientes a identificar, explorar e resolver conflitos psicológicos internos que estejam contribuindo para a ansiedade.

O psicoterapeuta também pode usar explicações lógicas e racionais para ampliar o entendimento do paciente acerca das diversas situações que geram ansiedade em sua vida. As informações obtidas durante a psicoeducação também podem ser apresentadas ao paciente durante as sessões de psicoterapia individual.

Terapia cognitiva

O modelo cognitivo está relacionado com a maneira como as pessoas reagem às próprias percepções cognitivas subjetivas quanto aos eventos estressantes. A ansiedade é vivenciada quando a interpretação cognitiva é de um perigo com o qual o indivíduo acha que não consegue lidar. A cognição distorcida pode contribuir para a ansiedade e transtornos relacionados quando as interpretações pessoais são persistentemente negativas. Interpretações negativas automáticas provocam insegurança, avaliações negativas e pessimismo. A ansiedade é mantida por essa interpretação disfuncional de determinada situação.

A terapia cognitiva busca ajudar o paciente a reduzir as reações à ansiedade alterando as distorções cognitivas. A ansiedade é descrita como um resultado dos pensamentos *automáticos* exagerados.

A terapia cognitiva para ansiedade é breve e limitada no tempo – em geral, dura de 5 a 20 sessões. A terapia breve desestimula a dependência do terapeuta, que é comum nos transtornos de ansiedade, além de reforçar a autossuficiência do paciente.

Um requisito necessário para o sucesso da terapia cognitiva é uma relação terapêutica saudável. Para que o processo terapêutico ocorra, o paciente deve ser capaz de conversar abertamente sobre seus medos e sentimentos. Um elemento importante da terapia consiste em estimular o paciente a enfrentar situações amedrontadoras para que possa interpretá-las de modo realista e conversar sobre elas para alcançar esse objetivo. A terapia é um esforço colaborativo entre paciente e terapeuta.

Em vez de fornecer sugestões e explicações, o terapeuta faz perguntas para estimular o paciente a corrigir seus pensamentos que provocam ansiedade. Desse modo, o terapeuta o estimula a tomar consciência dos pensamentos, examiná-los para detectar distorções cognitivas, substituí-los por pensamentos mais sensatos e, por fim, desenvolver novos padrões cognitivos.

A terapia cognitiva é muito bem estruturada e ordenada, e isso é importante para os pacientes com ansiedade ou transtornos relacionados, que frequentemente estão confusos e inseguros. O foco é solucionar os problemas atuais. Juntos, paciente e terapeuta trabalham para reconhecer e corrigir pensamentos e comportamentos inadaptativos que mantêm um problema e impedem sua solução.

A terapia cognitiva baseia-se em educação. A premissa é que o indivíduo tem ansiedade porque aprendeu formas inadequadas de pensar sobre e reagir às experiências de vida. Na prática, a expectativa é que os pacientes consigam aprender meios mais eficazes de reagir a essas experiências por reformulação cognitiva. As tarefas de casa – um elemento fundamental da terapia cognitiva – oferecem uma abordagem voltada para a resolução de problemas como forma de superar a ansiedade vivenciada por longo tempo. Com base na realização desses "experimentos" pessoais, o terapeuta avalia a eficácia das estratégias e técnicas específicas.

Terapia comportamental

A modificação comportamental é usada para tratar tricotilomania. Várias técnicas foram experimentadas, inclusive dessensibilização oculta e TRH. Isso pode incluir um sistema de reforços positivos e negativos na tentativa de modificar o comportamento de arrancar os próprios cabelos/pelos. No caso da TRH, que é uma tentativa de extinguir o comportamento indesejável, o paciente aprende a tornar-se mais consciente de que arranca os cabelos/pelos, reconhecer quando isso ocorre e substituir esse hábito por uma estratégia de enfrentamento mais adaptativa. (Ver intervenções de enfermagem citadas no diagnóstico de enfermagem da seção "Controle de impulsos ineficaz".)

Outras modalidades de terapia comportamental são **dessensibilização sistemática** e **terapia implosiva** (ou **inundação**). Essas técnicas são usadas comumente para tratar pacientes com transtornos fóbicos e modificar comportamentos estereotipados dos pacientes com TOC. Estudos também demonstraram que essas técnicas são eficazes em diversas outras situações que provocam ansiedade.

Dessensibilização sistemática

Com a dessensibilização sistemática, o paciente é exposto gradativamente ao estímulo fóbico em uma situação imaginária ou real. Esse conceito foi introduzido por Joseph Wolpe em 1958 e baseia-se nos princípios do condicionamento comportamental. A ênfase é colocada em inibição recíproca ou contracondicionamento.

A *inibição recíproca* é definida como atenuação da ansiedade antes da tentativa de reduzir o comportamento que busca evitar. A justificativa que baseia esse conceito é que o relaxamento é o contrário da ansiedade, ou seja, as pessoas não podem estar ansiosas e relaxadas ao mesmo tempo.

A dessensibilização sistemática por inibição recíproca tem dois elementos principais:

1. Treinamento em técnicas de relaxamento.
2. Exposição progressiva a uma hierarquia de estímulos temidos enquanto o indivíduo está relaxado.

O paciente aprende a arte do relaxamento usando técnicas que sejam mais eficazes para ele (p. ex., relaxamento progressivo, imaginação mental dirigida, exercícios de contrair e relaxar, meditação). Quando ele domina a técnica de relaxamento, começa então a exposição ao estímulo fóbico. O terapeuta pede ao paciente para apresentar uma lista hierarquizada de situações relacionadas com o estímulo fóbico em ordem crescente da mais perturbadora para a menos estressante. Quando se encontra em estado de relaxamento máximo, o terapeuta pode pedir ao paciente para imaginar o estímulo fóbico. A exposição inicial é focada em um conceito do estímulo fóbico que desencadeia a menor intensidade de medo ou ansiedade. Nas sessões subsequentes, o paciente é exposto gradativamente a estímulos que são mais temidos. As sessões podem ser realizadas na imaginação, em situações da vida real (ao vivo) ou, algumas vezes, em combinações dessas duas. A seguir, há um estudo de caso no qual foi utilizada dessensibilização sistemática.

Terapia implosiva (inundação)

Terapia implosiva (ou inundação) é um processo terapêutico no qual o paciente precisa imaginar situações durante um período de tempo longo, ou participar de situações da vida real nas quais se sente extremamente amedrontado. O treinamento com técnicas de relaxamento nem sempre faz parte dessa terapia. É preciso reservar muito tempo para essas sessões, porque períodos breves podem ser ineficazes ou mesmo perigosos. A sessão termina quando o paciente reage com níveis significativamente menores de ansiedade em comparação com o início da sessão.

Com a terapia implosiva, o terapeuta "inunda" o paciente com informações relacionadas com a situação que lhe provoca ansiedade. O terapeuta descreve as situações que causam ansiedade em detalhes vívidos e é orientado pela reação do paciente; quanto mais ansiedade é provocada, mais eficaz é o procedimento terapêutico. O mesmo tema é mantido enquanto gerar ansiedade. A terapia é mantida até que o tema não mais cause ansiedade exagerada no paciente. De acordo com Sadock e colaboradores (2015):

> **Estudo de caso – Dessensibilização sistemática.**
>
> Carlos tinha medo de elevadores. Ele era conhecido por subir 24 andares de escadas de um prédio comercial para evitar elevadores. A empresa de seguros em que trabalhava tinha planos de se transferir, muito em breve, para um edifício ainda mais alto, no qual os escritórios ficariam no 32º andar. Carlos buscou ajuda de um terapeuta para ajudá-lo a superar seu medo. Ele aprendeu a alcançar um estado de tranquilidade e bem-estar usando uma combinação de imaginação dirigida e técnicas de relaxamento progressivo. No estado de relaxamento, Carlos inicialmente foi instruído a imaginar o saguão de elevadores. Nas sessões seguintes e sempre em estado de relaxamento, Carlos conseguiu se imaginar entrando em um elevador, vendo a porta ser fechada, subindo de elevador até o 32º andar e saindo dele quando a porta se abriu. A progressão incluía estar acompanhado nessas atividades por seu terapeuta e, por fim, fazê-las sozinho.
>
> A terapia também incluiu cinco sessões ao vivo, nas quais Carlos foi exposto ao estímulo fóbico em condições reais (sempre depois de chegar a um estado de relaxamento). Essa técnica – combinação de imaginação com procedimentos ao vivo – foi bem-sucedida nesse caso, e o paciente não teve mais seu emprego ameaçado pelo medo de elevadores, embora trabalhasse em uma sala do 32º andar.

Muitos pacientes recusam a terapia implosiva em razão do desconforto psicológico exigido. Essa técnica também está contraindicada quando a ansiedade intensa poderia ser perigosa para um paciente (p. ex., portadores de doença cardíaca ou adaptação psíquica precária). A técnica é mais eficaz com fobias específicas. (p. 879)

Psicofarmacologia

Ansiolíticos

Os fármacos usados para tratar ansiedade também são conhecidos como *ansiolíticos* e, no passado, eram descritos como *tranquilizantes menores*. Os ansiolíticos são usados para tratar transtornos de ansiedade, sintomas de ansiedade, abstinência aguda de álcool, espasmos da musculatura esquelética, transtornos convulsivos, estado de mal epiléptico e sedação pré-operatória. Não existem estudos avaliando seu uso e eficácia por períodos maiores que 4 meses. Tradicionalmente, os benzodiazepínicos são os fármacos principais usados para tratar estados de ansiedade aguda e são adjuvantes terapêuticos importantes porque a atenuação da ansiedade é essencial para a aprendizagem e adaptação. Como esses fármacos causam dependência, eles em geral são usados em intervenções de curta duração. Buspirona e outros ISRSs também têm eficácia comprovada no tratamento dos transtornos de ansiedade e não causam dependência. (Ver uma descrição mais detalhada das contraindicações, precauções e outras questões de segurança relacionadas com essa classe farmacológica no Capítulo 4, *Psicofarmacologia*.)

A Tabela 27.4 apresenta alguns exemplos de ansiolíticos usados comumente.

Fármacos indicados para transtornos específicos

Transtornos de pânico e ansiedade generalizada

Ansiolíticos. Os benzodiazepínicos são usados com sucesso no tratamento da fase aguda do TAG. Esses fármacos podem ser prescritos para serem usados conforme a necessidade, ou seja, quando o paciente sente-se mais ansioso que o comum. Alprazolam, lorazepam e clonazepam são particularmente eficazes no tratamento do transtorno de pânico. Os riscos principais associados ao tratamento com benzodiazepínicos são dependência e tolerância físicas, que podem predispor o uso abusivo. Como os sintomas da síndrome de abstinência podem ser fatais, os pacientes devem ser alertados para evitarem interrupção repentina do tratamento, cuja dose deve ser reduzida progressivamente até concluir o tratamento. Em razão desse potencial de causar dependência, os benzodiazepínicos foram suplantados por inibidores seletivos de recaptação de serotonina (ISRSs), inibidores de recaptação de serotonina-norepinefrina (ISRSNs) e buspirona como primeira opção de tratamento.

O ansiolítico buspirona é eficaz em cerca de 60 a 80% dos pacientes com transtorno de ansiedade generalizada (Sadock et al., 2015). Uma desvantagem desse fármaco é a demora de 10 a 14 dias até que possa aliviar os sintomas. Contudo, as vantagens de não causar dependência e tolerância físicas podem tornar a buspirona o fármaco preferível para tratar TAG.

Antidepressivos. Vários antidepressivos são eficazes como ansiolíticos "maiores". Os antidepressivos tricíclicos como clomipramina e imipramina são usados com sucesso por pacientes com transtorno de pânico. Contudo, depois da introdução dos ISRSs, os tricíclicos são menos utilizados em razão de sua tendência de causar efeitos adversos graves nas doses altas necessárias para atenuar os sintomas do transtorno de pânico.

Os ISRSs são eficazes no tratamento do transtorno de pânico: paroxetina, fluoxetina e sertralina foram aprovadas pela FDA norte-americana (Food and Drug Administration) para essa indicação. A venlafaxina (um IRSN) também foi aprovada pela FDA para tratar transtorno de pânico. Pacientes com essa doença parecem ser mais sensíveis ao tratamento com antidepressivos e, por isso, as doses usadas no início são menores e depois são aumentadas lentamente.

Os ISRSs e os ISRSNs são as primeiras opções de tratamento para TAG (Mayo Clinic, 2014b). A FDA aprovou paroxetina, escitalopram, duloxetina e venlafaxina de liberação prolongada para tratar TAG.

TABELA 27.4 Ansiolíticos.

CLASSE	NOME GENÉRICO	CATEGORIAS CONTROLADAS	CATEGORIA DE RISCO GESTACIONAL/ MEIA-VIDA (HORAS)	VARIAÇÃO DA DOSE DIÁRIA PARA ADULTOS (MG)	EFEITOS ADVERSOS COMUNS DOS ANSIOLÍTICOS
Anti-histamínicos	Hidroxizina		C/3	100 a 400	• Sonolência, confusão mental, letargia.
Benzodiazepínicos	Alprazolam	CIV	D/6,3 a 26,9	0,75 a 4	• Tolerância; dependências física e psicológica (não se aplica à buspirona). Depois de uso prolongado, a dose deve ser reduzida progressivamente
	Clordiazepóxido	CIV	D/5 a 30	15 a 100	
	Clonazepam	CIV	D/18 a 50	1,5 a 20	
	Clorazepato	CIV	D/40 a 50	15 a 60	
	Diazepam	CIV	D/20 a 80	4 a 40	• Potencializam os efeitos de outros depressores do SNC. O paciente não deve ingerir álcool ou outros depressores do SNC durante o tratamento
	Lorazepam	CIV	D/10 a 20	2 a 6	
	Oxazepam	CIV	D/5 a 20	30 a 120	
	Midazolam*	CIV	D/2 a 6 Adultos	5	
					• Podem agravar sintomas de depressão.
Derivado do carbamato	Meprobamato	CIV	D/6 a 17	400 a 1.600	• Hipotensão ortostática. O paciente não deve levantar-se rapidamente da posição deitada ou sentada.
Azaspirodecanediona	Buspirona		B/14	15 a 60	• Excitação paradoxal. Avisar imediatamente ao médico se ocorrerem sintomas opostos aos desejados • Boca seca • Náuseas e vômitos. Pode ser ingerido com alimento ou leite • Discrasias sanguíneas. Sintomas como dor ao deglutir, equimoses ao mais leve estímulo e sangramento incomum devem ser relatados imediatamente ao médico • Início de ação tardio (buspirona). Intervalo de 10 a 14 dias até que os sintomas de ansiedade comecem a diminuir com buspirona. Esse fármaco não é recomendado para administração conforme a necessidade.

*Usado principalmente para sedação pré-operatória, ansiolítico e sedação consciente. Nota: os antidepressivos (que também são usados para tratar transtornos de ansiedade) estão descritos no Capítulo 25, Transtornos Depressivos.

Os antidepressivos atípicos (p. ex., nefazodona e mirtazapina), embora não tenham sido aprovados pela FDA para tratar transtornos de ansiedade, também foram considerados eficazes (Bhatt, 2016).

Anti-hipertensivos. Vários estudos chamaram atenção para a eficácia dos betabloqueadores (p. ex., propranolol) e agonistas dos receptores alfa$_2$ (p. ex., clonidina) na atenuação dos sintomas de ansiedade (Bhatt, 2016). O propranolol tem ação potente nas manifestações somáticas da ansiedade (p. ex., palpitações, tremores), mas seus efeitos são menores no componente psíquico da ansiedade. Aparentemente, esse fármaco é mais eficaz para tratar ansiedade situacional aguda (p. ex., ansiedade antes de desempenho; ansiedade antes de provas), mas não é a primeira opção para tratar transtornos de pânico e ansiedade generalizada. O propranolol também se mostrou eficaz para atenuar os estados de hiperexcitação por até 1 semana depois de *flashbacks* nos pacientes com transtorno de estresse pós-traumático (TEPT) (Bhatt, 2016).

A clonidina é eficaz para bloquear os efeitos da ansiedade aguda em situações como abstinência de opioides e nicotina. Contudo, esse fármaco tem pouca eficácia no tratamento prolongado dos transtornos de pânico e ansiedade generalizada, principalmente porque os pacientes desenvolvem tolerância aos efeitos ansiolíticos.

Anticonvulsivantes. A pregabalina (um derivado do GABA) pode ser eficaz no tratamento dos transtornos de ansiedade, mas é uma substância controlada da classe V e, por essa razão, pode causar risco de dependência ou desvio para uso ilícito (Bhatt, 2016).

Transtornos fóbicos

Ansiolíticos. Os benzodiazepínicos são eficazes no tratamento do transtorno de ansiedade social (fobia social). Estudos controlados demonstraram a eficácia do alprazolam e clonazepam na redução dos sintomas da ansiedade social. Ambos são bem tolerados e têm início de ação rápido. Contudo, em razão do seu potencial de uso abusivo e dependência, eles não são considerados como primeira opção para tratamento desse transtorno.

Antidepressivos. O antidepressivo tricíclico imipramina e o inibidor de monoaminoxidase (IMAO) fenelzina são eficazes para atenuar os sintomas de agorafobia e transtorno de ansiedade social. Nos últimos anos, os ISRSs passaram a ser considerados a primeira opção de tratamento da fobia social e paroxetina e sertralina foram aprovadas para essa finalidade. Outros estudos clínicos sugeriram eficácia de outros antidepressivos, inclusive nefazodona, venlafaxina e bupropiona. Em geral, as fobias específicas não são tratadas com fármacos, a menos que sejam acompanhadas por ataques de pânico.

Anti-hipertensivos. Os betabloqueadores propranolol e atenolol foram experimentados com sucesso nos pacientes que tinham ansiedade de desempenho antecipada ou "medo de palco". Esse tipo de reação fóbica causa sintomas como sudorese das palmas das mãos, pulso acelerado, tremores das mãos, boca seca, dificuldade de respirar, náuseas e perda de memória. Os betabloqueadores parecem ser muito eficazes para atenuar esses sintomas em alguns pacientes.

Transtorno obsessivo-compulsivo

Antidepressivos. Os ISRSs como fluoxetina, paroxetina, sertralina e fluvoxamina foram aprovados pela FDA norte-americana para tratar TOC. Nos pacientes com esse transtorno, podem ser necessárias doses maiores que as eficazes para o tratamento da depressão. Os efeitos adversos comuns são distúrbios do sono, cefaleia e inquietude. Em geral, esses efeitos são transitórios e menos problemáticos que os causados pelos antidepressivos tricíclicos.

O antidepressivo tricíclico clomipramina foi o primeiro fármaco aprovado pela FDA norte-americana para tratar TOC. A clomipramina é mais seletiva para a recaptação de serotonina que quaisquer outros antidepressivos tricíclicos. A eficácia desse fármaco no tratamento do TOC está bem demonstrada, embora seus efeitos adversos (p. ex., efeitos também associados a todos os antidepressivos tricíclicos) possam torná-lo menos recomendável que os ISRSs.

Transtorno dismórfico corporal

Antidepressivos. Os resultados mais favoráveis do tratamento farmacológico do transtorno dismórfico corporal são obtidos com clomipramina e fluoxetina. Estudos demonstraram que esses fármacos atenuam os sintomas em mais de 50% dos pacientes com esse problema (Sadock et al., 2015).

Tricotilomania

Nenhum fármaco é comprovadamente eficaz em todos os pacientes com tricotilomania, mas os ISRSs produziram resultados moderados em alguns casos desse transtorno (Elston & Ellis, 2016).

Resumo e pontos fundamentais

- Ansiedade é uma força necessária para a sobrevivência e tem sido vivenciada por seres humanos de todas as eras
- A ansiedade foi descrita inicialmente como um transtorno fisiológico reconhecível por seus sintomas físicos, em especial manifestações cardíacas. As implicações psicológicas desses sintomas não foram reconhecidas até o início do século 20
- A ansiedade é considerada uma reação normal a um perigo real ou uma ameaça à integridade biológica ou ao autoconceito
- A normalidade da ansiedade vivenciada em resposta a uma situação de estresse é definida por padrões sociais e culturais
- Os transtornos de ansiedade são no mínimo duas vezes mais comuns nas mulheres que nos homens
- Estudos que avaliaram os padrões familiares sugeriram que exista predisposição familiar aos transtornos de ansiedade
- O *DSM-5* reconhece várias categorias gerais de ansiedade e transtornos relacionados. Isso inclui transtornos de pânico e ansiedade generalizada, transtornos fóbicos e TOC e transtornos semelhantes, inclusive transtorno dismórfico corporal e tricotilomania. Os transtornos de ansiedade também

Estudo de caso e exemplo de plano de assistência

HISTÓRIA CLÍNICA E AVALIAÇÃO DE ENFERMAGEM

Eliane tem 34 anos e é mãe de Amanda, uma menina de 7 anos. O marido de Eliane, Cristiano, trouxe-a ao setor de emergência quando ela começou a queixar-se de dor torácica e dificuldade de respirar. Os exames diagnósticos excluíram doença cardíaca, e Eliane foi encaminhada para avaliação psiquiátrica. Cristiano estava presente na consulta inicial. Ele explicou ao enfermeiro que Eliane tornara-se cada vez mais "nervosa e temperamental" nos últimos anos. Há 4 anos, quando Amanda tinha 3 anos e ficava em uma creche 2 vezes/semana, a menina contraiu uma infecção muito grave por influenza, que complicou com pneumonia. Ela foi hospitalizada e seu prognóstico era duvidoso por algum tempo, embora por fim tenha se recuperado por completo. Entretanto, desde aquela época, Eliane ficava muito ansiosa quanto à saúde dos seus familiares. Ela é exigente quanto à arrumação da casa, esfrega os pisos 3 vezes/semana, lava as roupas de cama todos os dias e usa cloro em todas as bancadas e maçanetas de portas várias vezes por dia. Além disso, limpa as peças de madeira 2 vezes/semana e lava as mãos sem parar, até que fiquem vermelhas e visivelmente rachadas. Cristiano explicou que sua esposa fica muito aborrecida quando não consegue realizar todos os seus rituais de limpeza, de acordo com uma programação atribuída por si própria. Naquela tarde, Amanda chegou do colégio com um bilhete de uma professora dizendo que uma criança da sua sala tinha recebido o diagnóstico de meningite. Cristiano disse ao enfermeiro: "Eliane simplesmente desabou. Ela ficou transtornada, começou a chorar e relatou dificuldade de respirar. Em seguida, começou a sentir dores no peito. Foi então que a trouxe ao hospital.". Eliane foi internada na unidade psiquiátrica com o diagnóstico de TOC. O médico prescreveu alprazolam (0,5 mg 3 vezes/dia) e paroxetina (20 mg/dia pela manhã).

O enfermeiro do turno da noite encontrou a paciente acordada às 2 horas da madrugada esfregando o chuveiro com uma toalha de rosto. Ela se recusou a dormir na cama, afirmando que certamente estava contaminada. Quando o enfermeiro do turno da manhã começou a fazer a ronda matutina, encontrou Eliane no banheiro lavando as mãos.

DIAGNÓSTICOS DE ENFERMAGEM E DESCRIÇÃO DOS RESULTADOS

Com base nos dados da avaliação, o enfermeiro selecionou os seguintes diagnósticos de enfermagem para Eliane:

1. Ansiedade de pânico relacionada com ameaça à integridade biológica e evidenciada por dor torácica e dispneia.
   a. Meta a curto prazo: a paciente conseguirá relaxar com os efeitos dos fármacos prescritos.
   b. Meta a longo prazo: a paciente conseguirá manter a ansiedade em um nível controlável.
2. Enfrentamento ineficaz relacionado com ansiedade e ego enfraquecido, evidenciado por comportamento compulsivo de limpar e lavar as mãos.
   a. Meta a curto prazo: dentro de 3 dias, a paciente diminuirá o tempo gasto para realizar os rituais.
   b. Meta a longo prazo: a paciente demonstrará que é capaz de enfrentar eficazmente seu problema, sem recorrer a comportamentos ritualizados.

PLANEJAMENTO E IMPLEMENTAÇÃO

Ansiedade de pânico

As seguintes intervenções de enfermagem foram planejadas para Eliane:

1. Permanecer com a paciente e tranquilizá-la de que está segura e que não está prestes a morrer.
2. Manter uma atitude calma e não ameaçadora.
3. Falar muito clara e pausadamente e usar palavras e mensagens simples.
4. Manter as luzes baixas, fazer menos barulho possível e permitir o menor número necessário de pessoas no ambiente.
5. Administrar alprazolam e paroxetina conforme a prescrição médica. Monitorar a eficácia e os efeitos adversos.
6. Depois de vários dias, quando a ansiedade tiver diminuído, conversar com Eliane sobre as situações que provocaram o ataque de pânico.
7. Explicar à paciente os sinais indicativos de que o nível de ansiedade está aumentando.
8. Ensinar estratégias que ela possa usar para interromper o agravamento da ansiedade. Eliane pode escolher o que lhe parecer melhor: exercícios de relaxamento, atividade física, meditação.

ENFRENTAMENTO INEFICAZ

As seguintes intervenções de enfermagem foram planejadas para Eliane:

1. Inicialmente, permitir que Eliane gaste todo o tempo que precisar para lavar suas mãos, arrumar seu quarto, trocar suas próprias roupas de cama etc. Negar que ela faça esses rituais poderia resultar em um ataque de pânico.
2. Iniciar conversas com Eliane acerca de seu comportamento. Por fim, ela precisará entender que esses rituais são a forma que ela usa para manter a ansiedade sob controle.
3. Depois de alguns dias, começar a reduzir o tempo que Eliane pode despender com seus rituais. Encaminhar a paciente aos grupos e atividades que ocupem seu tempo e a distraiam de suas obsessões.
4. Conversar com Eliane sobre os tipos de situação que agravam sua ansiedade. Ajudar a paciente a relacionar essas ocasiões de ansiedade exacerbada com a iniciação do comportamento ritualizado.
5. Ajudar a paciente a resolver problemas e tomar decisões sobre formas mais adaptativas de reagir às situações que intensificam sua ansiedade.
6. Explorar os medos da paciente quanto à saúde de sua filha. Ajudar a paciente a reconhecer quais medos são legítimos e quais são irracionais.
7. Conversar sobre possíveis atividades nas quais ela possa participar e que possam distraí-la das obsessões de contaminação. Fazer sugestões e encorajar a paciente a segui-las. Exemplos podem ser participação em cursos da universidade pública local, trabalhar como voluntária no hospital local ou assumir um emprego de meio expediente.
8. Explicar à paciente que ela provavelmente receberá alta hospitalar com prescrição de paroxetina. Instruí-la quanto ao fármaco, como deve ser usado, possíveis efeitos adversos e o que deve ser relatado ao médico.
9. Sugerir que ela possa ser beneficiada por frequentar um grupo de apoio a indivíduos com transtornos de ansiedade. Se ela ficar interessada, ajudar a localizar um que possa ser conveniente e apropriado para a paciente.

REAVALIAÇÃO

Os critérios descritivos dos resultados esperados para o caso foram alcançados. A paciente continuou calma durante a internação hospitalar enquanto usava os fármacos prescritos. Os comportamentos ritualizados diminuíram rapidamente durante sua permanência no hospital. Ela conversou sobre as situações que, em sua opinião, aumentavam a ansiedade. Eliane aprendeu técnicas de relaxamento e começou a praticá-los todos os dias. Ela planeja começar a fazer pequenas corridas e tem o número de telefone de um grupo de apoio a portadores de ansiedade, para o qual planeja ligar. A paciente diz que espera que o grupo de apoio a ajude a manter-se racional quanto à saúde de sua filha. Ela sabe o que é paroxetina e planeja usar este fármaco todos os dias pela manhã.

- podem ser causados por outras doenças clínicas e intoxicação ou síndrome de abstinência de drogas ilícitas ou outras substâncias
- O transtorno de pânico caracteriza-se por ataques de pânico repetidos, cujo início é imprevisível e que se evidenciam por apreensão intensa, medo e mal-estar físico
- O transtorno de ansiedade generalizada evidencia-se por ansiedade e preocupação crônicas exageradas e sem bases reais
- O transtorno de ansiedade social consiste em medo exagerado de situações nas quais o indivíduo possa fazer algo constrangedor ou ser avaliado negativamente por outras pessoas
- Fobia específica é um medo exagerado, persistente e intenso, ou medo sem razão concreta, quando o indivíduo é exposto ou espera ser exposto ao contato com um objeto ou uma situação específica
- Agorafobia é o medo de estar em locais ou situações das quais poderia ser difícil escapar, ou nas quais não se poderia obter ajuda caso o indivíduo fique ansioso
- O TOC consiste em obsessões ou compulsões recorrentes, que são suficientemente graves a ponto de interferir nas funções sociais e ocupacionais
- O transtorno dismórfico corporal é uma crença exagerada de que o corpo é deformado ou defeituoso em algum aspecto específico
- A tricotilomania (transtorno compulsivo de arrancar os próprios cabelos/pelos) é um transtorno impulsivo, que se caracteriza pelo hábito repetido de arrancar os próprios cabelos/pelos, resultando em áreas perceptíveis de ausência de pelos ou cabelos
- O transtorno de acumulação compulsiva é definido pela dificuldade persistente de desfazer-se ou partilhar de suas posses ou bens, independentemente de seu valor real
- A hipótese mais provável é que alguns elementos contribuam para o desenvolvimento desses transtornos, inclusive fatores psicossociais, influências biológicas e experiências de aprendizagem
- As modalidades de tratamento para os transtornos de ansiedade e outros transtornos relacionados incluem psicoterapia individual, terapia cognitivo-comportamental (inclusive terapia implosiva, dessensibilização sistemática e TRH) e fármacos
- Os enfermeiros podem ajudar os pacientes com transtornos de ansiedade e outros transtornos relacionados a entender e ampliar seus conhecimentos acerca de sua própria doença
- As intervenções de enfermagem enfatizam ajudar os pacientes a aprender técnicas com as quais eles possam interromper a ansiedade crescente, antes que alcance proporções incontroláveis, assim como substituir os padrões comportamentais inadaptativos por habilidades de enfrentamento adaptativas.

Questões de revisão

Escolha a resposta mais adequada para cada uma das perguntas a seguir.

1. A Sra. D. tem o diagnóstico de agorafobia. Qual dos seguintes comportamentos seria mais típico desse transtorno?
    a. A Sra. D. tem ansiedade de pânico quando se depara com serpentes.
    b. A Sra. D. recusa-se a viajar de avião.
    c. A Sra. D. não se alimenta em locais públicos.
    d. A Sra. D. não sai de casa por medo de estar em algum local de onde não possa sair.

2. Qual das seguintes opções seria o tratamento mais apropriado para um paciente com agorafobia?
    a. Diazepam, 10 mg/dia.
    b. Terapia de grupo com outros pacientes com o mesmo problema.
    c. Enfrentar o medo com aumento progressivo da exposição.
    d. Hipnose.

3. Com a terapia implosiva, o paciente com ansiedade fóbica deve:
    a. Aprender exercícios de relaxamento.
    b. Ser submetido ao próprio medo em intensidade crescente.
    c. Ser instruído a interromper a sessão terapêutica logo que sentir ansiedade.
    d. Ter exposição intensa a vários estímulos associados ao objeto ou à situação que provoca fobia.

4. Uma paciente com TOC gasta diariamente muitas horas lavando suas mãos. A razão mais provável para explicar por que ela lava tanto as mãos é porque isso:
    a. Alivia sua ansiedade.
    b. Reduz as chances de adquirir infecções.
    c. Produz um sentimento de controle da própria vida.
    d. Melhora seu autoconceito.

(continua)

Questões de revisão (continuação)

5. O plano de cuidados *inicial* para uma paciente com TOC que lava obsessivamente suas mãos poderia incluir qual das seguintes intervenções de enfermagem?
   a. Manter trancada a porta do banheiro do quarto da paciente, de modo que ela não possa lavar as mãos repetidamente.
   b. Organizar os horários da paciente de forma que ela disponha de bastante tempo para lavar suas mãos.
   c. Colocar a paciente em isolamento, até que prometa parar de lavar tanto suas mãos.
   d. Explicar esse comportamento à paciente, porque ela provavelmente não está consciente de que é uma reação inadaptativa.

6. Uma paciente com TOC diz para o enfermeiro: "Hoje completam 4 dias desde que cheguei aqui e estou sentindo-me melhor. Eu me sinto bem nessa unidade e não me sinto mais desconfortável com os membros da equipe ou outros pacientes". Em vista dessa mudança, qual intervenção de enfermagem seria mais apropriada?
   a. Dar atenção aos comportamentos ritualizados sempre que ocorrerem e enfatizar que eles são inapropriados.
   b. Ignorar os comportamentos ritualizados, porque eles são eliminados quando não são reforçados.
   c. Estabelecer limites ao tempo que a paciente pode gastar com seu comportamento ritualizado.
   d. Continuar a dar à paciente todo o tempo que precisar gastar com seu comportamento ritualizado.

7. Ana tem tricotilomania. Ela está em tratamento na clínica de saúde mental com TRH (terapia de reversão de hábitos). Qual(is) dos seguintes elementos poderia(m) ser incluído(s) nessa terapia? (Assinale todas as opções certas.)
   a. Treinamento de percepção.
   b. Treinamento de reação competitiva.
   c. Apoio social.
   d. Hipnoterapia.
   e. Terapia aversiva.

8. Josélia é uma paciente recém-internada na clínica de saúde mental. Ela tem o diagnóstico de transtorno dismórfico corporal. Qual dos seguintes fármacos seria mais provável que o enfermeiro psiquiatra prescrevesse para essa paciente?
   a. Alprazolam.
   b. Diazepam.
   c. Fluoxetina.
   d. Olanzapina.

9. Um paciente em ataque de pânico acabou de ser trazido ao setor de emergência. Qual seria a *prioridade* de enfermagem para esse paciente?
   a. Permanecer com o paciente e tranquilizá-lo quanto à própria segurança.
   b. Administrar uma dose de diazepam.
   c. Deixar o paciente sozinho em um quarto silencioso, de forma que ele possa acalmar-se.
   d. Estimular o paciente a conversar sobre o que provocou o ataque de pânico.

10. José tem o diagnóstico de TAG. Seu médico prescreveu buspirona na dose de 15 mg/dia. José disse para o enfermeiro: "Por que eu preciso tomar esse medicamento todos os dias? O médico de um amigo meu prescreveu alprazolam para ele e disse-lhe para tomar apenas quando se sentir ansioso". Qual das seguintes opções seria a resposta mais adequada do enfermeiro?
    a. "Alprazolam não é eficaz para tratar transtorno de ansiedade generalizada".
    b. "A buspirona precisa ser usada diariamente para que seja eficaz".
    c. "Perguntarei ao médico se ele pode trocar a prescrição para que sua dose de buspirona seja tomada apenas se for necessário, de forma que você não a precise tomar todos os dias".
    d. "Na verdade, seu amigo deveria ter usado alprazolam todos os dias".

Implicações das pesquisas para a prática baseada em evidências

Uebelacker, L.A., Weisberg, R., Millman, M., Yen, S., & Keller, M. (2013). Prospective study of risk factors for suicidal behavior in individuals with anxiety disorders. *Psychological Medicine*, 43, 1465-1474. doi: 10.1017/S0033291712002504.

DESCRIÇÃO DO ESTUDO: Reconhecendo que o risco de suicídio é maior entre os pacientes com transtorno de ansiedade, os pesquisadores iniciaram um estudo prospectivo com 676 pacientes com diagnóstico de algum transtorno de ansiedade para descobrir os fatores associados, que poderiam prever uma incidência mais alta de tentativas de suicídio nessa população. Eles estudaram essa amostra populacional por 12 anos na tentativa de determinar se alguns tipos específicos de transtorno de ansiedade, comorbidades psiquiátricas, saúde física ou funções sociais/ocupacionais estariam associados ao risco futuro de tentativas de suicídio entre pacientes com transtornos de ansiedade.

RESULTADOS DO ESTUDO: De acordo com a hipótese dos pesquisadores, as comorbidades como transtorno de estresse pós-traumático, depressão maior (DM), transtorno depressivo intermitente (TDI), epilepsia, dor e funções sociais/ocupacionais insatisfatórias previam um intervalo mais curto até uma tentativa de suicídio. DM e TDI foram fatores predisponentes independentes do intervalo até uma tentativa de suicídio, mesmo quando esses transtornos foram controlados pela história pregressa de tentativas de suicídio. Nenhum tipo específico de transtorno de ansiedade previu intervalo mais curto até as tentativas de suicídio. Os autores concluíram que, nessa amostra de pacientes com transtornos de ansiedade, os previsores mais fidedignos de tentativas de suicídio futuras eram história pregressa de tentativas de suicídio e comorbidades de outros transtornos do humor.

IMPLICAÇÕES NA PRÁTICA DE ENFERMAGEM: Suicídio é um problema de saúde mental significativo nos EUA e o aumento de sua incidência levou os pesquisadores a investigar as variáveis associadas mais diretamente ao risco de suicídio. Os resultados desse estudo enfatizaram a importância de avaliar sintomas de depressão e ideação suicida entre pacientes com transtornos de ansiedade. (Ver uma descrição mais detalhada dos instrumentos de avaliação disponíveis hoje em dia e as intervenções associadas aos riscos de suicídio no Capítulo 17, *Prevenção de Suicídio*.) Estudos recentes sobre o tema suicídio têm ampliado rapidamente nossa base de conhecimentos acerca desse problema de saúde, de maneira que enfermeiros que atuam em qualquer contexto de prática precisam manter-se informados quanto às últimas pesquisas, de modo a aumentar a segurança e melhorar a qualidade dos cuidados prestados a essa população.

TESTE SUAS HABILIDADES DE RACIOCÍNIO CRÍTICO

Sara tem 25 anos e foi levada por seus amigos ao setor de emergência. Eles estavam em um jantar quando, repentinamente, Sara apertou o peito e começou a sentir dificuldade de respirar. Ela se queixou de náuseas enquanto transpirava muito. Quando chegou ao hospital, estava um pouco mais calma. Ela negava qualquer tipo de dor e o eletrocardiograma e os resultados dos exames laboratoriais estavam normais.

Sara contou ao enfermeiro do setor de admissão que ela tinha histórico desses "ataques" desde o segundo ano do ensino médio. Ela sabia que seus pais tinham expectativas de que a filha seguisse seus passos e se tornasse advogada. Além disso, eles esperavam que Sara tirasse notas para ingressar em alguma conceituada universidade da Ivy League. Ela teve seu primeiro ataque quando tirou nota B na prova de inglês durante seu segundo semestre na faculdade. Desde aquela época, tem apresentado os mesmos sintomas esporadicamente, em geral quando sente que precisa alcançar níveis de excelência. Ela conseguiu formar-se com louvor na Universidade de Harvard.

Na semana anterior, Sara foi promovida em seu escritório de advocacia. O primeiro caso que lhe passaram para atuar sozinha seria representando um casal que estava processando o médico por erro profissional e negligência porque seu bebê morrera ao nascer. A advogada tem apresentado esses sintomas de pânico diariamente ao longo da última semana e disse: "Sinto-me como se fosse enlouquecer!".

A paciente foi transferida para a unidade psiquiátrica. O psiquiatra estabeleceu o diagnóstico de transtorno de pânico.

Responda às seguintes perguntas relativas ao caso Sara:
1. Qual seria o diagnóstico de enfermagem prioritário para esse caso?
2. Qual é a intervenção de enfermagem prioritária para Sara?
3. Que tratamento você esperaria que o médico prescrevesse para essa paciente?

EXERCÍCIOS DE COMUNICAÇÃO

1. João foi internado há pouco na unidade psiquiátrica com transtorno de pânico e aproximou-se do enfermeiro com queixas de dormência nos dedos das mãos e dispneia.
   - Que respostas apropriadas o enfermeiro poderia fornecer?

2. Depois de participar de uma reunião em grupo na qual conversaram sobre padrões de pensamento irracionais, João perguntou ao enfermeiro: "Como funciona a terapia cognitivo-comportamental?"
   - Que respostas apropriadas o enfermeiro poderia fornecer para a pergunta desse paciente?

FILMES RELACIONADOS

Melhor é impossível (TOC)

O aviador (TOC)

Nosso querido Bob (fobias)

Copycat – A vida imita a morte (agorafobia)

Máfia no divã (transtorno de pânico)

Um corpo que cai (fobia específica)

Bibliografia

ABC News. (2005). Barbra Streisand looks back on twenty-five years. Retrieved from http://abcnews.go.com/Primetime/ Entertainment/story?id=1147020&page=1

Amaral, J.M., Spadaro, P.T., Pereira, V.M., Oliveira e Silva, A.C., & Nardi, A.E. (2013). The carbon dioxide challenge test in panic disorder: A systematic review of preclinical and clinical research. *Revista Brasileira de Psiquiatria*, 35(3), 318-331. doi:http://dx.doi.org/10.1590/1516-4446-2012-1045

American Psychiatric Association. (2013). *Diagnostic and statistical manual of mental disorders* (5th ed.). Washington, DC: American Psychiatric Publishing.

Anxiety and Depression Association of America. (2016). Facts and statistics. Retrieved from https://www.adaa.org/about-adaa/ press-room/facts-statistics

Bhatt, N. (2016). Anxiety disorders. Retrieved from http://emedicine.medscape.com/article/286227-overview#a2

Black, D.W., & Andreasen, N.C. (2014). *Introductory textbook of psychiatry* (6th ed.). Washington, DC: American Psychiatric Publishing.

Dias, B.G., & Ressler, K.J. (2014). Parental olfactory experience influences behavior and neural structure in subsequent generations. *Nature Neuroscience* 17, 86-96. doi:10.1038/nn.3594

Elston, D.M., & Ellis, C.R. (2016). Trichotillomania. Retrieved from http://emedicine.medscape.com/article/1071854- overview#a3

Gerbard, P.L. & Brown, R.P. (2016). Neurobiology and neuro- physiology of breath practices in psychiatric care. *Psychiatric Times*. Retrieved from www.psychiatrictimes.com/special- reports/neurobiology-and-neurophysiology-breath-practices-psychiatric-care

Herdman, T.H., & Kamitsuru, S. (Eds.). (2014). *NANDA-I nursing diagnoses: Definitions and classification, 2015–2017*. Chichester, UK: Wiley Blackwell.

Hofmeijer-Sevink, M.K., Batelaan, N.M., van Megen, H.J., Penninx, B.W., Cath, D.C., van den Hout, M.A., & van Balkom, A.J. (2012). Clinical relevance of comorbidity in anxiety disorders: A report from the Netherlands Study of Depression and Anxiety (NESDA). *Journal of Affective Disorders*, 137(1-3), 106-112. doi:http://dx.doi.org/10.1016/j.jad. 2011.12.008

Kaplan, K. (2012). Update on trichotillomania. *Psychiatric Times*. Retrieved from www.psychiatrictimes.com/apa2012/update-trichotillomania

Mayo Clinic. (2014a). Hoarding. Retrieved from www.mayoclinic.com/health/hoarding/DS00966

Mayo Clinic (2014b). Generalized anxiety disorder. Retrieved from www.mayoclinic.org/diseases-conditions/generalized- anxiety-disorder/basics/treatment/con-20024562

National Institute of Mental Health (NIMH). (2015). Health topics. Retrieved from www.nimh.nih.gov/index.shtml

Nordqvist, C. (2016). Phobias: Causes, symptoms, and diagnosis. Retrieved from www.medicalnewstoday.com/articles/ 249347.php

Puri, B.K., & Treasaden, I.H. (2011). *Textbook of psychiatry* (3rd ed.). Philadelphia: Churchill Livingstone Elsevier.

Ressler, K., & Smoller, J. (2016). The genetics of anxiety disorders. Retrieved from https://www.adaa.org/resources-professionals/podcasts/genetics-anxiety-disorders

Sadock, B.J., Sadock, V.A., & Ruiz, P. (2015). *Synopsis of psychiatry: Behavioral sciences/clinical psychiatry* (11th ed.). Philadelphia: Lippincott Williams & Wilkins.

Saxena, S. (2013). Medicines for the treatment of hoarding. *International OCD Foundation*. Retrieved from www. ocfoundation.org/hoarding/medication.aspx

Symonds, A., & Janney, R. (2013). Shining a light on hoarding disorder. *Nursing 2013*, 43(10), 22-28. doi:10.1097/01.NURSE.0000434310.68016.18

Uebelacker, L.A., Weisberg, R., Millman, M., Yen, S., & Keller, M. (2013). Prospective study of risk factors for suicidal behavior in individuals with anxiety disorders. *Psychological Medicine*, 43, 1465-1474. doi:10.1017/S0033291712002504

Venes, D. (Ed.). (2014). *Taber's medical dictionary* (22nd ed.). Philadelphia: F.A. Davis.

Yasgur, B. S. (2015). Managing trichotillomania: A coordinated approach to compulsive hair pulling. *Psychiatry Advisor*. Retrieved from www.psychiatryadvisor.com/obsessive-compulsive- disorders/managing-trichotillomania-compulsive-hair-pulling/ article/432260/?

Leitura sugerida

Freud, S. (1959). On the grounds for detaching a particular syn- drome from neurasthenia under the description "anxiety neurosis." In The standard edition of the complete psychological works of Sigmund Freud (Vol. 3). London: Hogarth Press.

Hamilton, M. (1959). The assessment of anxiety states by rating. *British Journal of Medical Psychology*, 32(1), 50-55. doi:10.1111/j.2044-8341.1959.tb00467.x

Johnson, J.H., & Sarason, I.B. (1978). Life stress, depression and anxiety: Internal-external control as moderator variable. *Journal of Psychosomatic Research*, 22(3), 205-208. doi:http://dx.doi. org/10.1016/0022-3999(78)90025-9

Transtornos Relacionados com Trauma e Estresse

28

CONCEITOS FUNDAMENTAIS
Estresse
Trauma

TÓPICOS DO CAPÍTULO

Dados históricos e estatísticas epidemiológicas
Aplicação do processo de enfermagem –
  Transtornos relacionados com trauma
Aplicação do processo de enfermagem –
  Transtornos relacionados com estresse
Modalidades de tratamento
Resumo e pontos fundamentais
Questões de revisão

TERMOS-CHAVE

Transtorno de adaptação   Transtorno de estresse agudo   Transtorno de estresse pós-traumático

OBJETIVOS
Após ler este capítulo, o estudante será capaz de:

1. Debater sobre os aspectos históricos e as estatísticas epidemiológicas relativos aos transtornos relacionados com trauma e estresse.
2. Descrever os diversos tipos de transtornos relacionados com trauma e estresse e reconhecer a sintomatologia associada a cada um deles; usar essas informações na avaliação do paciente.
3. Identificar os fatores predisponentes para o desenvolvimento dos transtornos relacionados com trauma e estresse.
4. Elaborar diagnósticos de enfermagem e metas de cuidados para pacientes com transtornos relacionados com trauma e estresse.
5. Descrever as intervenções de enfermagem apropriadas aos comportamentos associados aos transtornos relacionados com trauma e estresse.
6. Realizar reavaliação dos cuidados de enfermagem prestados aos pacientes com transtornos relacionados com trauma e estresse.
7. Descrever as diversas modalidades de tratamento aplicáveis aos transtornos relacionados com trauma e estresse.

EXERCÍCIOS
Leia o capítulo e responda às seguintes perguntas:

1. De acordo com a teoria psicossocial, quais são as duas variáveis consideradas como melhores previsores do transtorno de estresse pós-traumático (TEPT)?
2. Qual é o fator associado ao desenvolvimento do transtorno de adaptação?
3. Quais são os elementos que determinam a reação de uma pessoa a uma situação de estresse?
4. Quais são os fármacos considerados como primeira opção de tratamento psicofarmacológico para TEPT?

Em 2011, um terremoto e um *tsunami* de grandes proporções ceifaram milhares de vidas e destruíram cidades do leste do Japão. Yuri Sato, uma enfermeira de saúde pública encarregada de ajudar sobreviventes, compartilhou sua experiência (Frances, 2015):

> Como enfermeiros de saúde pública, nossas tarefas imediatas eram tratar vítimas feridas e doentes; reunir e distribuir fármacos; e responder às condições desesperadoras dos moradores das cidades. Nossa equipe montou e administrou um posto de socorro e uma área de evacuação e acolhimento social para as vítimas que necessitassem de cuidados de enfermagem urgentes; adotamos contramedidas para evitar doenças infecciosas; e providenciamos suprimentos de alimentos e saneamento em condições de emergência... Como o desastre atingiu a cidade inteira, achei-me dominada por um sentimento de dúvida e ansiedade. Questionamentos irrompiam sem

parar em minha mente: "O que são cuidados de saúde mental quando todos nós sofremos tanto?" Contudo, como o pesar havia abatido sobre todos, estávamos totalmente focados em não perder mais uma vida sequer por suicídio ou acidente... As pessoas ainda não conseguiam aceitar as mortes dos seus familiares, parentes e amigos – e o fato de que muitos ainda estavam desaparecidos. Eu ouvia com frequência: "Eu deveria ter morrido". Também me sentia assim, mas tinha trabalho a fazer, que não me permitia pensar muito em minhas próprias perdas e sentimentos a respeito.

Traumas como esse colocam em prova a própria essência do espírito humano e seu bem-estar emocional. Qualquer pessoa que ouvisse o relato das lembranças da Sra. Sato sem dúvida concordaria que os eventos foram (e são) profundamente traumáticos. Para algumas, o estresse associado ao trauma ainda causa sofrimento significativo persistente e interfere na capacidade de desempenhar suas funções habituais. Isso resulta nas condições conhecidas como transtornos relacionados com trauma e estresse.

A *Quarta Edição Revisada do Manual Diagnóstico e Estatístico de Transtornos Mentais (DSM-IV-TR)* (American Psychiatric Association [APA], 2000) classificava o **transtorno de estresse pós-traumático** (TEPT) e o **transtorno de estresse agudo** entre os transtornos de ansiedade. O **transtorno de adaptação** era classificado separadamente e reconhecido como uma "reação psicológica a uma ou mais condições de estresse detectáveis" (APA, 2000, p. 679). No *DSM-5* (APA, 2013), todos esses transtornos foram reunidos em um único capítulo – *Transtornos Relacionados com Trauma e Estressores*. Essa reclassificação "reflete o reconhecimento crescente do trauma como fator desencadeante, enfatizando a etiologia comum em detrimento da fenomenologia comum" (Friedman et al., 2011, p. 737).

Este capítulo enfatiza os transtornos que ocorrem depois da exposição a uma situação de estresse reconhecível, ou a um evento traumático extremo. O texto apresenta estatísticas epidemiológicas e debate os fatores predisponentes associados à etiologia desses transtornos. Também há uma explicação da sintomatologia, que serve como base de conhecimento para avaliar pacientes com transtornos relacionados com trauma e estresse. Os cuidados de enfermagem estão descritos no contexto do processo de enfermagem e, por fim, várias modalidades de tratamento são descritas.

Dados históricos e estatísticas epidemiológicas

No passado, o conceito de reação pós-traumática estava implícito nos termos *trauma pós-guerra, fadiga de combate, neurose de acidente* e *neurose pós-traumática*. Descrições dos sintomas e das síndromes caracterizados por manifestações semelhantes às do TEPT podem ser encontradas nos escritos de todos os séculos. Na primeira metade do século 20, a neurose pós-traumática era entendida como incapacidade do ego de controlar o grau de desorganização desencadeada por uma experiência traumática. Entre as décadas de 1950 e 1970, pouquíssimos artigos foram publicados sobre neurose pós-traumática. Após essa escassez, nas décadas de 1970 e 1980 houve crescimento de pesquisas e matérias sobre o tema. Muitos artigos escritos nesse período diziam respeito aos veteranos da Guerra do Vietnã. Evidentemente, a reativação do interesse em torno do TEPT estava relacionada com o trauma psíquico associado a esse conflito.

A categoria diagnóstica "Transtorno de Estresse Pós-Traumático" só apareceu na terceira edição do *DSM*, publicada em 1980, depois da demanda imposta pelos números crescentes de problemas apresentados pelos veteranos da Guerra do Vietnã e pelas vítimas de diversos desastres. O *DSM-IV-TR* (2000) descrevia o trauma que precede ao TEPT como um evento fora do âmbito da experiência humana comum, inclusive estupro, guerra, agressão física, tortura ou desastres naturais ou provocados pelo ser humano.

Cerca de 60% dos homens e 50% das mulheres são expostos a algum evento traumático ao longo de sua vida (Department of Veterans Affairs, 2016). As mulheres têm mais chances de sofrer agressão sexual e abuso sexual na infância, enquanto os homens estão mais sujeitos a sofrer acidentes, agressões físicas, trauma de guerra ou risco iminente à vida ou a acidentes. Embora a prevalência da exposição a traumas seja alta, menos de 10% das vítimas desenvolvem TEPT, que parece ser mais comum nas mulheres que nos homens.

Conforme mencionado antes, no passado os indivíduos que apresentavam reações de estresse depois da exposição a um evento traumático extremo tinham o diagnóstico de TEPT. Por essa razão, as reações de estresse às experiências de vida "normais" (p. ex., divórcio, fracasso, rejeição) eram caracterizadas como transtornos de adaptação (Friedman, 1996).

Alguns estudos sugeriram que os transtornos de adaptação provavelmente são muito comuns. De acordo com Sadock, Sadock e Ruiz (2015):

> Os transtornos de adaptação estão entre os diagnósticos psiquiátricos mais comuns na população de pacientes hospitalizados por problemas clínicos e cirúrgicos. De acordo com um estudo, 5% dos pacientes internados em um hospital ao longo de um período de 3 anos foram classificados como portadores de algum transtorno de adaptação. Até 50% dos pacientes com problemas médicos específicos ou fatores de estresse têm o diagnóstico de transtornos de adaptação. (p. 446)

Os transtornos de adaptação são mais frequentes nas mulheres, nos indivíduos solteiros e nos adolescentes (Black & Andreasen, 2014). Eles podem ocorrer em qualquer faixa etária entre a infância e a senescência.

Aplicação do processo de enfermagem – Transtornos relacionados com trauma

> **CONCEITO FUNDAMENTAL**
>
> **Trauma**
>
> Uma experiência extremamente angustiante, que provoca choque emocional grave e pode ter efeitos psicológicos de longa duração.

Transtorno de estresse pós-traumático e transtorno de estresse agudo

Dados da avaliação inicial

Puri e Treasaden (2011) descreveram o TEPT como "reação a um trauma extremo, que provavelmente causa sofrimento profundo a quase todos, inclusive desastres naturais ou provocados pelo ser humano, guerras, acidentes graves, presenciar morte violenta de outras pessoas, ser vítima de tortura, terrorismo, estupro ou outros crimes" (p. 197). Esses sintomas não estão relacionados com as experiências comuns como pesar não complicado, conflito conjugal ou doença crônica, mas estão associados a eventos que podem ser angustiantes para quase todos. O indivíduo pode sofrer um trauma sozinho ou na presença de outras pessoas.

Os sintomas característicos incluem reviver repetidamente o evento traumático, grau acentuado e persistente de ansiedade ou excitação, ou embotamento generalizado da capacidade de reagir. Memórias persistentes e desagradáveis ou pesadelos relativos ao evento são comuns. Alguns pacientes não conseguem lembrar-se de alguns aspectos do trauma.

Sintomas de depressão são comuns entre os pacientes com TEPT e podem ser graves o suficiente para justificar o diagnóstico de um transtorno depressivo associado. Nos casos em que um trauma com risco à vida é vivenciado com outras pessoas, os sobreviventes frequentemente descrevem sentimentos dolorosos de culpa porque sobreviveram enquanto outros perderam sua vida. Esses indivíduos também podem expressar trauma e sentimento de culpa por coisas que fizeram para sobreviver. Uso de drogas ilícitas, raiva, comportamento agressivo e problemas de relacionamento são comuns. O quadro sintomático completo deve estar presente há mais de 1 mês e interferir de forma significativa nas funções sociais, ocupacionais ou outras áreas importantes. O transtorno de estresse pós-traumático pode ocorrer em qualquer idade. Os sintomas podem começar nos primeiros 3 meses após o trauma, ou pode haver um intervalo de vários meses ou anos. O Boxe 28.1 descreve os critérios diagnósticos do TEPT de acordo com o *DSM-5*.

O *DSM-5* descreve uma condição semelhante ao transtorno de estresse pós-traumático conhecida como *transtorno de estresse agudo (TEA)*. Existem semelhanças

---

BOXE 28.1 Critérios diagnósticos do transtorno de estresse pós-traumático.

Nota: os critérios descritos a seguir aplicam-se a adultos, adolescentes e crianças com mais de 6 anos.

A. Exposição a uma ameaça ou situação concreta de morte, lesão grave ou violência sexual de uma (ou mais) das seguintes formas:
   1. Vivenciar diretamente o(s) evento(s) traumático(s).
   2. Presenciar pessoalmente o(s) evento(s) que afetou(aram) outras pessoas.
   3. Saber que o(s) evento(s) traumático(s) ocorreu(ram) com um familiar próximo ou amigo íntimo. Nos casos de risco ou morte real de um familiar ou amigo, o(s) evento(s) deve(m) ter sido violento(s) ou acidental(is).
   4. Vivenciar exposição repetida ou extrema aos detalhes aversivos do(s) evento(s) traumático(s) (p. ex., primeiros socorristas que recolhem restos de corpos humanos; policiais expostos repetidamente aos detalhes de abuso infantil). *Nota*: o critério A4 não se aplica à exposição por mídia eletrônica, TV, filmes ou fotografias, a menos que essa exposição esteja relacionada com o trabalho do indivíduo.

B. Ocorrência de um (ou mais) dos seguintes sintomas intrusivos associados ao(s) evento(s) traumático(s), começando depois que o(s) evento(s) ocorreu(ram):
   1. Memórias angustiantes intrusivas, involuntárias e recorrentes do(s) evento(s) traumático(s). *Nota*: nas crianças de mais de 6 anos, podem ocorrer recorrentes brincadeiras nas quais os temas ou aspectos do(s) evento(s) traumático(s) estão expressos.
   2. Repetição de sonhos angustiantes nos quais o conteúdo e/ou componente afetivo do sonho está relacionado com o(s) evento(s) traumático(s). *Nota*: nas crianças, os sonhos podem ser assustadores, mas sem conteúdo reconhecível.
   3. Reações de dissociação (p. ex., *flashbacks*) nas quais o indivíduo sente ou atua como se o(s) evento(s) traumático(s) estivesse(m) se repetindo. (Essas reações podem ocorrer ao longo de um *continuum* no qual a expressão mais extrema é uma perda completa da consciência do que ocorre à volta.) *Nota*: nas crianças, a reencenação específica do trauma pode ocorrer nas brincadeiras.
   4. Sofrimento psíquico intenso ou prolongado durante a exposição a estímulos internos ou externos que simbolizam ou se assemelham a algum aspecto do(s) evento(s) traumático(s).
   5. Reações fisiológicas graves aos estímulos internos ou externos que simbolizam ou se assemelham ao(s) evento(s) traumático(s).

C. Comportamento de evitar persistentemente os estímulos associados ao(s) evento(s) traumático(s), que começa depois da ocorrência deste(s) evento(s). Isso pode ser evidenciado da seguinte maneira:
   1. Evitar ou fazer esforços para evitar memórias, pensamentos ou sentimentos angustiantes sobre ou diretamente associados ao(s) evento(s) traumático(s).
   2. Evitar ou fazer esforços para evitar estímulos externos (pessoas, locais, conversas, atividades, objetos, situações) na forma de lembranças que despertam memórias, pensamentos ou sentimentos sobre ou diretamente associados ao(s) evento(s) traumático(s).

(continua)

BOXE 28.1 Critérios diagnósticos do transtorno de estresse pós-traumático. (*continuação*)

D. Alterações negativas das cognições e do humor associadas ao(s) evento(s) traumático(s) que começam ou pioram depois desse(s) evento(s). Isso pode ser evidenciado por dois ou mais das seguintes maneiras:
  1. Incapacidade de lembrar-se de algum aspecto importante do(s) evento(s) traumático(s) (nos casos típicos, em consequência de amnésia dissociativa e não de outros fatores como traumatismo craniano, intoxicação alcoólica ou uso de substâncias psicoativas).
  2. Crenças ou expectativas negativas persistentes e exageradas quanto a si próprio, outras pessoas ou ao mundo (p. ex.: "Eu sou ruim", "Não se pode confiar em ninguém", "O mundo é completamente perigoso", "Meu sistema nervoso inteiro está completamente arruinado").
  3. Cognições distorcidas e persistentes acerca da causa ou das consequências do(s) evento(s) traumático(s), que levam o indivíduo a acusar a si próprio ou outras pessoas.
  4. Estado emocional negativo persistente (p. ex., medo, terror, raiva, culpa ou vergonha).
  5. Interesse ou participação muito reduzida em atividades importantes para o indivíduo.
  6. Sentimento de separação ou estranheza em relação às outras pessoas.
  7. Incapacidade persistente de ter emoções positivas (p. ex., incapacidade de sentir felicidade, satisfação ou sentimentos amorosos).

E. Alterações acentuadas no nível de excitação e reatividade associadas ao(s) evento(s) traumático(s), que começam ou pioram depois da ocorrência desse(s) evento(s) e podem ser evidenciadas por dois ou mais das seguintes maneiras:
  1. Comportamento irritável e explosões de raiva (com nenhuma ou pouca provocação), em geral expressos por agressão verbal ou física às pessoas ou aos objetos.
  2. Comportamento imprudente ou autodestrutivo.
  3. Hipervigilância.
  4. Reação exagerada a um susto.
  5. Dificuldade de concentrar-se.
  6. Problemas de sono (p. ex., dificuldade de adormecer ou manter o sono, ou sono agitado).

F. A duração dos sintomas (critérios B, C, D e E) é maior que 1 mês.
G. O transtorno causa sofrimento clinicamente significativo ou limitações das funções sociais, ocupacionais ou de outras áreas importantes.
H. O transtorno não pode ser atribuído aos efeitos fisiológicos de alguma substância (p. ex., álcool, fármacos) ou outra doença clínica.

Especificar se:
Com sintomas dissociativos (despersonalização ou perda do sentido de realidade)
Com expressão embotada (os critérios diagnósticos não eram totalmente atendidos até pelo menos 6 meses depois do evento)

Reproduzido com autorização de: *Manual Diagnóstico e Estatístico de Transtornos Mentais, 5ª Edição* (Direitos autorais de 2013). American Psychiatric Association.

---

entre esses dois transtornos no que se refere aos eventos traumáticos desencadeantes e à sintomatologia, mas os sintomas têm duração definida nos pacientes com TEA, ou seja, estendem-se por até 1 mês depois do trauma. Por definição, quando os sintomas persistem por mais de 1 mês, o diagnóstico seria TEPT. O Boxe 28.2 descreve os critérios diagnósticos do TEA com base no *DSM-5*.

Fatores predisponentes dos transtornos relacionados com trauma

Teoria psicossocial

O modelo psicossocial amplamente aceito busca explicar porque determinados indivíduos expostos a um trauma extremo desenvolvem transtornos relacionados com trauma e outros, não. Entre as variáveis consideradas estão características relacionadas com (1) a experiência traumática, (2) o indivíduo e (3) o ambiente no qual ocorre a recuperação.

Experiência traumática

As características específicas do trauma são consideradas determinantes cruciais da reação prolongada de um indivíduo ao estresse:

- Gravidade e duração da condição de estresse
- Grau de preparação antecipada para o evento
- Exposição à morte
- Número de vítimas envolvidas em risco à vida
- Grau de controle para evitar recidiva
- Local onde o trauma foi vivenciado (p. ex., ambiente familiar, no lar, em um país do exterior).

Indivíduo

Entre as variáveis consideradas importantes como determinantes da reação de um indivíduo ao trauma estão as seguintes:

- Força do ego
- Eficácia dos mecanismos de enfrentamento
- Psicopatologia preexistente
- Desfechos das experiências pregressas com estresse e trauma
- Tendências comportamentais (temperamento)
- Estágio de desenvolvimento psicossocial atual
- Fatores demográficos (p. ex., idade, nível socioeconômico, educação).

Ambiente no qual ocorre a recuperação

O tipo de ambiente no qual o indivíduo tenta superar a experiência traumática está relacionado com o prognóstico. Entre as variáveis ambientais estão as seguintes:

- Disponibilidade de apoios sociais
- Grau de coesão e proteção entre a família e os amigos
- Atitudes da sociedade frente à experiência
- Influências da cultura e subcultura.

BOXE 28.2 Critérios diagnósticos do transtorno de estresse agudo.

A. Exposição a uma ameaça ou situação concreta de morte, lesão grave ou violência sexual de uma (ou mais) dos seguintes modos:
   1. Vivenciar diretamente o(s) evento(s) traumático(s).
   2. Presenciar pessoalmente o(s) evento(s) que afetou(aram) outras pessoas.
   3. Saber que o(s) evento(s) traumático(s) ocorreu(ram) com um familiar próximo ou amigo íntimo. Nos casos de risco ou morte real de um familiar ou amigo, o(s) evento(s) deve(m) ter sido violento(s) ou acidental(is).
   4. Vivenciar exposição repetida ou extrema aos detalhes aversivos do(s) evento(s) traumático(s) (p. ex., primeiros socorristas que recolhem restos de corpos humanos; policiais expostos repetidamente aos detalhes de abuso infantil). *Nota*: isso não se aplica à exposição por mídia eletrônica, TV, filmes ou fotografias, a menos que essa exposição esteja relacionada com o trabalho do indivíduo.
B. Ocorrência de nove (ou mais) dos seguintes sintomas de qualquer uma das cinco categorias: intromissão, humor negativo, dissociação, comportamento esquivo e nível exacerbado de excitação, que começam ou pioram depois do(s) evento(s) traumático(s).

SINTOMAS INTRUSIVOS
1. Memórias angustiantes intrusivas, involuntárias e recorrentes do(s) evento(s) traumático(s). *Nota*: nas crianças, podem ocorrem recorrentes brincadeiras nas quais os temas ou aspectos do(s) evento(s) traumático(s) estão expressos.
2. Sonhos angustiantes repetidos, nos quais o conteúdo e/ou componente afetivo do sonho está relacionado com o(s) evento(s) traumático(s). *Nota:* nas crianças, os sonhos podem ser assustadores, mas sem conteúdo reconhecível.
3. Reações de dissociação (p. ex., *flashbacks*) nas quais o indivíduo sente ou atua como se o(s) evento(s) traumático(s) estivesse(m) se repetindo. (Essas reações podem ocorrer ao longo de um *continuum*, no qual a expressão mais extrema é uma perda completa da consciência do que ocorre à volta.) *Nota:* nas crianças, a reencenação específica do trauma pode ocorrer nas brincadeiras.
4. Reações fisiológicas graves ou prolongadas aos estímulos internos ou externos que simbolizam ou se assemelham ao(s) evento(s) traumático(s).

HUMOR NEGATIVO
5. Incapacidade persistente de vivenciar emoções positivas (p. ex., incapacidade de sentir felicidade, satisfação ou sentimentos amorosos).

SINTOMAS DISSOCIATIVOS
6. Sentido alterado de realidade do ambiente à volta ou de si próprio (p. ex., o indivíduo percebe-se sob a perspectiva de outra pessoa, estado de torpor, sensação de que o tempo transcorre mais lentamente).
7. Incapacidade de lembrar-se de um aspecto importante do(s) evento(s) traumático(s) (nos casos típicos, em consequência da amnésia dissociativa e não de outros fatores, como traumatismo craniano, intoxicação alcoólica ou uso de substâncias psicoativas).

SINTOMAS DE EVITAÇÃO
8. Evitar ou fazer esforços para evitar memórias, pensamentos ou sentimentos angustiantes sobre ou diretamente associados ao(s) evento(s) traumático(s).
9. Evitar ou fazer esforços para evitar estímulos externos (pessoas, locais, conversas, atividades, objetos, situações) na forma de lembranças que despertam memórias, pensamentos ou sentimentos sobre ou diretamente relacionados com o(s) evento(s) traumático(s).

SINTOMAS DE HIPEREXCITAÇÃO
10. Problemas de sono (p. ex., dificuldade de adormecer ou manter o sono, ou sono agitado).
11. Comportamento irritável e explosões de raiva (com nenhuma ou pouca provocação), em geral expressos por agressão verbal ou física às pessoas ou aos objetos.
12. Hipervigilância.
13. Dificuldade de concentração.
14. Reação exagerada a um susto.

C. A duração dos sintomas (sintomas do Critério B) é de 3 dias a 1 mês depois da exposição traumática. *Nota:* nos casos típicos, os sintomas começam logo depois do trauma, mas deve haver persistência por no mínimo 3 dias e no máximo 1 mês para que os critérios diagnósticos sejam atendidos.
D. O transtorno causa sofrimento clinicamente significativo ou limitações das funções sociais, ocupacionais ou de outras áreas importantes.
E. O transtorno não pode ser atribuído aos efeitos fisiológicos diretos de uma substância (p. ex., álcool ou fármacos) ou a outra doença clínica (p. ex., traumatismo cranioencefálico leve) e não é mais bem explicado por um transtorno psicótico de curta duração.

Reproduzido com autorização de: *Manual Diagnóstico e Estatístico de Transtornos Mentais, 5ª Edição* (Direitos autorais de 2013). American Psychiatric Association.

Nos estudos com veteranos do Vietnã, os melhores previsores do desenvolvimento do TEPT eram gravidade da situação de estresse e grau de isolamento psicossocial no ambiente em que ocorria a recuperação.

Teoria da aprendizagem

Os teóricos da aprendizagem entendem reforço negativo como comportamentos que levam à redução de uma experiência aversiva e, deste modo, reforçam e resultam em sua repetição. Os comportamentos de evitação e o embotamento psíquico em resposta a um trauma são mediados por reforço negativo (comportamentos que reduzem a dor emocional do trauma). Transtornos comportamentais como raiva, agressividade e uso de álcool e outras substâncias são os padrões comportamentais reforçados por sua capacidade de atenuar os sentimentos indesejáveis.

Teoria cognitiva

Os modelos cognitivos levam em consideração a interpretação cognitiva de um evento e focam as pressuposições que o indivíduo tem acerca do mundo. Epstein (1991) descreveu três crenças fundamentais que a maioria das pessoas constrói dentro de uma teoria de realidade pessoal:

1. O mundo é benevolente e uma fonte de prazer/alegria.
2. O mundo faz sentido e é controlável.
3. O *self* é digno de mérito (p. ex., amável, bondoso e competente).

À medida que as situações existenciais ocorrem, espera-se algum desequilíbrio até que haja acomodação à circunstância alterada e ela seja assimilada à teoria de realidade do indivíduo. O indivíduo é vulnerável aos transtornos relacionados com trauma quando suas crenças fundamentais são invalidadas por uma experiência traumática que não pode ser compreendida, assim como quando os sentimentos de desamparo e desesperança prevalecem. Nessas condições, a interpretação pessoal do ambiente pode ser drasticamente alterada.

Aspectos biológicos

A exposição ao trauma foi associada à hiperatividade do sistema nervoso simpático, à atividade excessiva das amígdalas e à redução do volume do hipocampo – todas essas são reações neurobiológicas ao estresse exacerbado. Disfunções do eixo hipotalâmico-hipofisário-suprarrenal (HHSR), sejam causadas por estresse crônico ou exposição a uma condição de estresse extremo, também foram associadas a alguns transtornos psiquiátricos, inclusive TEPT, depressão, doença de Alzheimer e uso abusivo de substâncias psicoativas, bem como a doenças clínicas, como distúrbios inflamatórios e doença cardiovascular (Valentino & Van Bockstaele, 2015). Além disso, anormalidades neuroendócrinas – por exemplo, anormalidades dos níveis de serotonina, glutamato, hormônios tireóideos e opioides endógenos (entre outros) – também foram associadas às reações de estresse e ao TEPT. Valentino e Van Bockstaele (201) demonstraram que a ativação dos opioides endógenos pode tanto atenuar o estresse quanto reproduzir a reação ao estresse, dependendo de quais receptores opioides sejam ativados. Outros estudos demonstraram que os opioides administrados pouco depois da exposição a um trauma reduziram a incidência do TEPT, sugerindo um efeito protetor. Contudo, a ativação crônica pode sensibilizar os neurônios e aumentar a suscetibilidade às recaídas induzidas por estresse. Lanius (2013) debateu os efeitos da ativação repetida dos receptores opioides, inclusive o efeito de exacerbar o potencial de dependência às outras substâncias, ou até mesmo à experiência condicionada de obter alívio quando o estresse traumático é revivido. Esse autor demonstrou que os antagonistas opioides (p. ex., naltrexona) tinham eficácia terapêutica comprovada.

Outros sistemas biológicos também foram implicados na sintomatologia do TEPT. Receptores dos neurotransmissores como norepinefrina, dopamina e benzodiazepínicos também estão aparentemente desregulados nos pacientes com esse transtorno. Ainda não está claro se esses fatores sugerem suscetibilidade ao TEPT ou se essas alterações resultam das tentativas do cérebro de processar a experiência traumática. Assim como outros transtornos psíquicos, é provável que haja uma interação complexa entre fatores biológicos, sociais e psicológicos.

Cuidados informados às vítimas de trauma

Especialistas ressaltam a importância dos cuidados informados às vítimas de trauma como elemento essencial para a melhora da qualidade do atendimento prestado aos pacientes dentro e fora dos serviços de atenção à saúde comportamental (Hoper, Bassuk & Olivet, 2010; Substance Abuse and Mental Health Services Administration [SAMHSA], 2015). O National Center for Trauma-Informed Care (SAMHSA, 2015) chamou a atenção do país para essa abordagem fundamental. Em geral, a expressão "cuidados informados às vítimas de trauma" descreve uma abordagem filosófica que valoriza a percepção e o entendimento do trauma durante a avaliação, o planejamento e a prestação de cuidados de saúde. O SAMHSA propôs os princípios descritos a seguir para definir essa abordagem. Os cuidados informados às vítimas de trauma:

- Compreendem o impacto generalizado do trauma e os diversos caminhos para a recuperação
- Reconhecem os sinais e sintomas do trauma nos pacientes, familiares, equipe de atendimento e todas as pessoas envolvidas com o sistema
- Respondem integrando plenamente os conhecimentos sobre trauma às políticas, procedimentos e práticas
- Buscam resistir ativamente à repetição do trauma.

Hopper e colaboradores (2010) debateram a utilização dessa abordagem junto à população de moradores de rua (um problema significativo para indivíduos com transtornos mentais graves). Os autores descreveram diversas experiências traumáticas que culminaram na condição de desabrigo e nas comorbidades que, com frequência, estavam associadas, inclusive depressão, uso de substâncias psicoativas e doença mental grave. Ignorar a importância do trauma ou prestar cuidados desinformados deixa essa população vulnerável à recidiva da vitimização e "complica ainda mais os serviços necessários" (p. 81). Trauma na infância – inclusive abusos físico, emocional e sexual – também é reconhecido frequentemente como um fator importante para o desenvolvimento de transtornos comportamentais, distúrbios alimentares, alguns transtornos de personalidade, depressão e uso abusivo de substâncias. Quando não entendem por completo o impacto dos traumas pregressos nos problemas de saúde atuais do paciente, os profissionais de saúde podem inadvertidamente repetir a experiência traumática do indivíduo. Mesmo as intervenções como reclusão e contenção – que se destinam a garantir a segurança do paciente quando está em risco iminente à própria integridade ou de outras pessoas – podem reviver a experiência traumática de um paciente com história de trauma.

Um elemento intrínseco a essa definição é a importância de que os profissionais de saúde estejam conscientes do impacto do trauma em si próprios, porque isso pode impactar sua eficácia na prestação de cuidados aos seus pacientes.

> As intervenções consideradas como cuidado informado às vítimas de trauma realçam a importância de respeitar o paciente, colaborar e interligar, fornecer informações quanto às conexões entre trauma e outros problemas de saúde, transmitir esperança e capacitar a vítima de trauma a direcionar e orientar seu plano de recuperação (a essência do cuidado centrado no paciente).

Diagnósticos de enfermagem e descrição dos resultados

Os diagnósticos de enfermagem são estabelecidos com base nos dados reunidos durante a fase de avaliação e nos conhecimentos básicos quanto aos fatores predisponentes a esse transtorno. A seguir, estão relacionados alguns diagnósticos de enfermagem comuns para os pacientes com transtornos relacionados com trauma:

- Síndrome pós-trauma relacionada com eventos angustiantes situados além da experiência humana habitual, evidenciada por *flashbacks*, lembranças intrusivas, pesadelos e embotamento psíquico relacionado com o evento, dissociação ou amnésia
- Pesar complicado relacionado com a perda do *self* percebido antes do trauma – ou outras perdas reais ou imaginárias ocorridas durante ou depois do evento – evidenciado por irritabilidade e suscetibilidade a explosões temperamentais, autodestrutividade, uso abusivo de substâncias psicoativas, expressões verbais de culpa por ter sobrevivido ou culpa por algum comportamento necessário à sobrevivência.

É possível utilizar os seguintes critérios para avaliar os resultados obtidos a partir dos cuidados prestados aos pacientes com um transtorno relacionado com trauma.

O paciente:

- Consegue reconhecer o evento traumático e o impacto que ele teve em sua vida
- Tem vivenciado menos *flashbacks*, memórias intrusivas e pesadelos em comparação com quando foi internado (ou no início do tratamento)
- Pode demonstrar estratégias de enfrentamento adaptativas (p. ex., técnicas de relaxamento, imaginação dirigida, música, arte)
- Consegue concentrar-se e estabeleceu metas realistas para o futuro
- Incluiu outras pessoas significativas no processo de recuperação e aceita sua ajuda de forma receptiva
- Diz que não tem pensamentos ou intenção de causar dano a si próprio
- Tem trabalhado com os sentimentos de culpa do sobrevivente
- Consegue dormir o suficiente para evitar risco de acidente
- Descreve verbalmente os recursos aos quais pode recorrer em busca de ajuda em situações de estresse
- Frequenta um grupo de apoio com indivíduos que se recuperaram ou estão em processo de recuperação de experiências traumáticas semelhantes
- Expressa verbalmente o desejo de relegar o trauma ao passado e seguir adiante com sua vida.

Planejamento e implementação

A seção subsequente descreve um grupo de diagnósticos de enfermagem com metas de curto e longo prazos e intervenções de enfermagem para cada um deles.

Síndrome pós-trauma

A definição de *síndrome pós-trauma* é "uma resposta inadaptativa e sustentada a um evento traumático opressivo" (Herdman & Kamitsuru, 2014; p. 315). A Tabela 28.1 descreve esse diagnóstico de enfermagem no formato de um plano de cuidados.

Metas do paciente

Os critérios de resultado incluem metas de curto e longo prazos. Os intervalos de tempo são determinados caso a caso.

Metas a curto prazo

- O paciente iniciará um processo de recuperação sadio e o processo de cura psicológica (dentro do intervalo de tempo especificado para o caso)
- O paciente demonstrará ser capaz de lidar com as reações emocionais de forma apropriada para seu caso.

Meta a longo prazo:

- O paciente vai incorporar a experiência traumática à sua personalidade, restabelecer relacionamentos significativos e determinar metas realistas para o futuro.

Intervenções de enfermagem

- Um paciente vítima de trauma pode desconfiar de outras pessoas do seu ambiente. Antes de começar a cuidar desse paciente, é necessário estabelecer uma relação de confiança. De forma a reforçar a segurança, designar os mesmos membros da equipe sempre

TABELA 28.1 Plano de cuidados para o paciente com um transtorno relacionado com trauma.

DIAGNÓSTICO DE ENFERMAGEM: SÍNDROME PÓS-TRAUMA

RELACIONADA COM: Evento angustiante considerado além da faixa de experiências humanas habituais.

EVIDENCIADA POR: *Flashbacks*, lembranças intrusivas, pesadelos, embotamento psíquico relacionado com o evento, dissociação ou amnésia.

Critérios de resultado	Intervenções de enfermagem	Justificativa
Metas a curto prazo: • O paciente iniciará um processo de recuperação sadio e o processo de cura psicológica (dentro do intervalo de tempo especificado para o caso) • O paciente demonstrará ser capaz de lidar com as reações emocionais de maneira apropriada para seu caso. **Meta a longo prazo:** • O paciente vai incorporar a experiência traumática em sua personalidade, restabelecer relacionamentos significativos e determinar metas realistas para o futuro.	1. a. Designar os mesmos membros da equipe sempre que possível. b. Adotar uma abordagem não ameaçadora, realista e amigável. c. Respeitar os desejos do paciente quanto às interações entre outras pessoas do sexo oposto nessa fase (particularmente importante quando o trauma foi estupro). d. Manter consistência; cumprir todas as promessas; transmitir aceitação; passar tempo com o paciente. 2. Permanecer com o paciente durante os períodos em que ele tem *flashbacks* e pesadelos. Tranquilizá-lo quanto à segurança e proteção pessoais e que esses sintomas não são incomuns depois de um trauma da magnitude do que ele sofreu. 3. Obter uma história detalhada com outras pessoas significativas quanto ao trauma e reações específicas do paciente. 4. Estimular o paciente a conversar sobre o trauma em seu próprio ritmo. Assegurar um ambiente não ameaçador e privado e incluir outras pessoas significativas, se o indivíduo quiser. Reconhecer e validar os sentimentos do paciente da forma como são expressos. 5. Conversar sobre estratégias de enfrentamento usadas em resposta ao trauma, assim como as que foram usadas no passado em outras situações de estresse. Descobrir as que foram mais úteis e conversar sobre estratégias alternativas para o futuro. Incluir os sistemas de apoio disponíveis, inclusive influências culturais e religiosas. Reconhecer as estratégias de enfrentamento inadaptativas (p. ex., uso de substâncias psicoativas, reações psicossomáticas) e praticar estratégias de enfrentamento mais adaptativas como possível reação futura às situações traumáticas. 6. Ajudar o paciente a tentar entender o trauma pelo qual passou, se for possível. Conversar sobre os sentimentos de vulnerabilidade e o "lugar" do indivíduo no mundo depois do trauma.	1. Um paciente vítima de trauma pode desconfiar de outras pessoas do seu ambiente. Todas essas intervenções têm como propósito facilitar o estabelecimento de uma relação de confiança. 2. A presença de uma pessoa confiável pode acalmar os medos quanto à segurança pessoal e tranquilizar o paciente de que ele não está "enlouquecendo". 3. Os diversos tipos de trauma desencadeiam reações diferentes nos pacientes (p. ex., traumas provocados por outro ser humano frequentemente provocam mais humilhação e culpa nas vítimas do que os traumas associados aos desastres naturais). 4. Esse processo de *debriefing* é o primeiro passo no sentido da resolução. 5. A resolução da reação pós-trauma depende em grande parte da eficácia das estratégias de enfrentamento utilizadas. 6. A reação ao trauma depende em grande parte da dissolução das crenças básicas adotadas pela vítima quanto a si própria e o mundo. A assimilação do evento à própria personalidade requer que algum grau de significado associado ao evento seja incorporado às crenças básicas, que afetam a maneira como o indivíduo por fim conseguirá reinterpretar seu *self* e o mundo (Epstein, 1991).

que possível. Adotar uma abordagem não ameaçadora, realista e amigável. Pedir permissão antes de usar o toque terapêutico como intervenção. Respeitar os desejos do paciente quanto às interações entre outras pessoas do sexo oposto nessa fase (particularmente importante quando o trauma foi estupro). Manter a consistência, cumprir todas as promessas e transmitir aceitação

- Permanecer com o paciente durante os períodos em que ele tem *flashbacks* e pesadelos. Tranquilizá-lo quanto à segurança e proteção pessoais e de que esses sintomas não são incomuns depois de um trauma da magnitude do que ele sofreu. A presença de uma pessoa confiável pode acalmar os medos em relação à segurança pessoal e tranquilizar o paciente de que ele não está "enlouquecendo"
- Obter uma história detalhada com outras pessoas significativas quanto ao trauma e reações específicas do paciente. Os diversos tipos de trauma desencadeiam reações diferentes nos pacientes. Por exemplo, os traumas provocados por outro ser humano frequentemente provocam mais humilhação e culpa nas vítimas do que os traumas associados aos desastres naturais)
- Estimular o paciente a conversar sobre o trauma em seu próprio ritmo. Assegurar um ambiente não ameaçador e privado e incluir outras pessoas significativas, se o paciente quiser. Reconhecer e validar os sentimentos do indivíduo da forma como são expressos. Esse processo de *debriefing* é o primeiro passo no sentido da resolução
- Conversar sobre estratégias de enfrentamento usadas em resposta ao trauma, assim como as que foram usadas no passado em outras situações de estresse. Descobrir as que foram mais úteis e conversar sobre estratégias alternativas para o futuro. Pacientes que passaram por traumas múltiplos ou prolongados podem melhorar com a terapia de longa duração focada no TEPT. Incluir os sistemas de apoio disponíveis, inclusive influências culturais e religiosas. Reconhecer as estratégias de enfrentamento inadaptativas (p. ex., uso de substâncias psicoativas, reações psicossomáticas) e praticar estratégias de enfrentamento mais adaptativas como possível reação futura às situações traumáticas. A resolução da reação pós-trauma depende em grande parte da eficácia das estratégias de enfrentamento utilizadas
- Ajudar o paciente a tentar entender o trauma pelo qual passou, se for possível. Conversar sobre os sentimentos de vulnerabilidade e o "lugar" do indivíduo no mundo depois do trauma. A reação ao trauma depende em grande parte da dissolução das crenças básicas adotadas pela vítima quanto a si própria e o mundo. A assimilação do evento à própria personalidade requer que algum grau de significado associado ao evento seja incorporado às crenças básicas, que afetam a forma como o indivíduo por fim conseguirá reinterpretar seu *self* e o mundo (Epstein, 1991).

Pesar complicado

A definição de *pesar complicado* é um "distúrbio que ocorre depois da morte de uma pessoa significativa [ou qualquer outra perda significativa para o indivíduo], na qual a experiência de sofrimento que acompanha o luto não pode atender às expectativas normais e manifesta-se como prejuízo funcional" (Herdmann & Kamitsuru, 2014, p. 339).

Metas do paciente

Os critérios de resultado incluem metas de curto e longo prazos. Os intervalos de tempo são determinados caso a caso.

Meta a curto prazo

- O paciente expressará verbalmente seus sofrimentos (culpa, raiva, autoacusação, desesperança) associados ao trauma.

Meta a longo prazo

- O paciente demonstrará progressos no processo de lidar com os estágios de pesar e expressará verbalmente sentimento de otimismo e esperança quanto ao futuro.

Intervenções de enfermagem

- Reconhecer os sentimentos de culpa ou autoacusação que o paciente possa expressar. É comum sentir culpa por ter sobrevivido a um trauma no qual outros morreram. O paciente precisa conversar sobre esses sentimentos e reconhecer que ele não é responsável pelo que aconteceu, mas deve assumir a responsabilidade por sua própria recuperação
- Determinar o estágio no qual o paciente está fixado no processo de pesar. Conversar sobre a normalidade dos sentimentos e comportamentos relacionados com cada estágio de pesar. Saber qual é o estágio no qual o paciente está é importante para a escolha de intervenções precisas. O paciente pode sentir-se culpado quando acredita ser inaceitável ter esses sentimentos. Saber que eles são normais pode proporcionar algum alívio
- Avaliar o impacto do trauma na capacidade do paciente de reiniciar suas atividades comuns do cotidiano. Considerar áreas como trabalho, relacionamento conjugal e padrões de sono. Depois de um trauma, as vítimas correm grande risco de sofrer acidentes em razão da perda da capacidade de concentrar-se e resolver problemas e da falta de sono suficiente. Isolamento e comportamentos esquivos podem interferir nos relacionamentos interpessoais

- Determinar se o paciente tem pensamentos e comportamentos autodestrutivos. O trauma pode causar sentimentos de desesperança e desvalia, que aumentam o risco de suicídio
- Determinar o uso de estratégias de enfrentamento inadaptativas, inclusive uso de substâncias psicoativas. Esses comportamentos interferem e atrasam o processo de recuperação
- Identificar os recursos disponíveis na comunidade, junto aos quais o paciente pode buscar ajuda quando tiver problemas com pesar complicado persistente. Existem grupos de apoio para vítimas de vários tipos de trama na maioria das comunidades. O envolvimento dos sistemas de apoio no ambiente de recuperação foi reconhecido como um previsor significativo do sucesso da resolução de traumas.

Plano de cuidados no formato de mapa conceitual

O plano de cuidados no formato de mapa conceitual (ver Capítulo 9, *Processo de Enfermagem na Prática de Saúde Mental e Psiquiátrica*) é uma estratégia diagramática de ensino e aprendizagem que permite visualizar as inter-relações entre diagnósticos médicos, diagnósticos de enfermagem, resultados das avaliações e tratamentos. A Figura 28.1 ilustra o exemplo de um plano de cuidados no formato de mapa conceitual de um paciente com transtorno relacionado com trauma.

Reavaliação

A reavaliação é realizada para determinar se as intervenções de enfermagem conseguiram alcançar os objetivos almejados com os cuidados prestados. A reavaliação das intervenções de enfermagem do paciente com transtorno relacionado com trauma pode ser facilitada pelas informações obtidas usando os seguintes tipos de perguntas:

- O paciente consegue conversar sobre o evento traumático sem ter ansiedade de pânico?
- O paciente conversa voluntariamente sobre o evento traumático?
- O paciente consegue conversar sobre as mudanças que ocorreram em sua vida depois do evento traumático?
- O paciente ainda tem *flashbacks*?
- O paciente consegue dormir sem usar fármacos?
- O paciente tem pesadelos?
- O paciente aprendeu novas estratégias de enfrentamento adaptativas, que o ajudem no processo de recuperação?
- O paciente demonstra que consegue usar essas novas estratégias de enfrentamento nos momentos de estresse?
- O paciente consegue descrever os estágios do processo de pesar e os comportamentos normais associados a cada um deles?
- O paciente consegue reconhecer o estágio em que se encontra nesse processo?
- A culpa do paciente foi aliviada?
- O paciente consegue manter ou reatar relacionamentos satisfatórios com outras pessoas?
- O paciente consegue encarar o futuro com otimismo?
- O paciente participa regularmente de um grupo de apoio com vítimas de experiências traumáticas semelhantes?
- O paciente tem um plano de ação para lidar com os sintomas, se eles retornarem?

Aplicação do processo de enfermagem – Transtornos relacionados com estresse

Transtornos de adaptação – Dados da avaliação inicial

> **CONCEITO FUNDAMENTAL**
> **Estresse**
> Percepções, emoções, ansiedades e eventos interpessoais, sociais ou financeiros considerados ameaçadores à saúde física, segurança pessoal ou bem-estar do indivíduo (Venes, 2014).

O transtorno de adaptação caracteriza-se por uma reação inadaptativa a uma (ou mais) condição de estresse, que resulta no desenvolvimento de sintomas emocionais ou comportamentais clinicamente significativos (APA, 2013). Essa reação ocorre cerca de 3 meses depois do início da condição de estresse, mas não persiste por mais de 6 meses depois que a situação de estresse ou suas consequências desapareceram.

O paciente mostra limitações das funções sociais e ocupacionais, ou apresenta sintomas muito aquém do que seria uma reação esperada à condição de estresse. O que se espera é que os sintomas regridam logo depois da resolução da situação de estresse ou, quando ela persiste, depois que o indivíduo alcança um novo nível de adaptação.

A condição de estresse propriamente dita pode ser qualquer uma, mas a reação do indivíduo a uma situação estressante específica não pode ser prevista. Quando um indivíduo é muito predisposto ou vulnerável a uma reação inadaptativa, pode-se instalar uma forma grave do transtorno, que, para a maioria das pessoas, seria apenas uma condição de estresse leve a moderada. Por outro lado, uma pessoa menos vulnerável pode desenvolver apenas uma forma leve do transtorno em resposta ao que outras poderiam considerar uma condição de estresse grave.

Resumo clínico: Carlos é um veterano de 29 anos que atuou em duas missões no Afeganistão. Há 2 anos, ele deu baixa do exército com honras e voltou ao seu trabalho como montador de uma grande empresa de automóveis. Sua esposa relata que ele começou a ter pesadelos, parece raivoso e amargo e sente-se culpado por ter sobrevivido enquanto alguns de seus companheiros morreram. Há pouco tempo, enquanto trabalhava em seu jardim, Carlos atirou-se ao chão ao ouvir o som de um helicóptero que sobrevoava sua casa. Ultimamente, no seu trabalho, ele tem andado muito agitado e irritável com os níveis altos de ruído da fábrica – comportamento que está comprometendo sua produtividade. Carlos foi diagnosticado com transtorno de estresse pós-traumático. O enfermeiro de saúde mental elaborou o seguinte plano de cuidados no formato de mapa conceitual para seu caso.

Sinais e sintomas
- *Flashbacks*
- Lembranças intrusivas
- Pesadelos
- Embotamento psíquico/amnésia

Sinais e sintomas
- Irritabilidade
- Tendência a explosões temperamentais
- Agitação
- Culpa do sobrevivente

Diagnóstico de enfermagem
Síndrome pós-trauma

Diagnóstico de enfermagem
Pesar complicado

Intervenções de enfermagem
- Aceitar o paciente, conquistar sua confiança
- Permanecer com o paciente durante os momentos de *flashbacks*
- Estimular o paciente a conversar sobre o trauma quando ele estiver pronto
- Conversar sobre estratégias de enfrentamento
- Ajudar o paciente a tentar compreender o trauma e como ele poderá ser assimilado à sua personalidade

Intervenções de enfermagem
- Reconhecer os sentimentos de culpa ou autoacusação
- Avaliar o estágio em que o paciente está no processo de pesar
- Avaliar o impacto do trauma na capacidade do paciente de retomar suas AVDs
- Determinar se o paciente tem pensamentos ou comportamentos autodestrutivos
- Avaliar o uso de estratégias de enfrentamento inadaptativas (p. ex., uso de substâncias psicoativas)

Tratamento médico: paroxetina, 20 mg/dia, pela manhã

Resultados
- O paciente conversa sobre seu trauma sem entrar em pânico
- O paciente tem menos *flashbacks*/pesadelos
- O paciente consegue dormir sem usar fármacos
- O paciente demonstra que usa estratégias de enfrentamento adaptativas

Resultados
- O paciente entende em que estágio se encontra no processo de pesar
- O paciente diz que sentiu alívio dos seus sentimentos de culpa
- O paciente mantém relacionamentos satisfatórios
- O paciente encara o futuro com otimismo

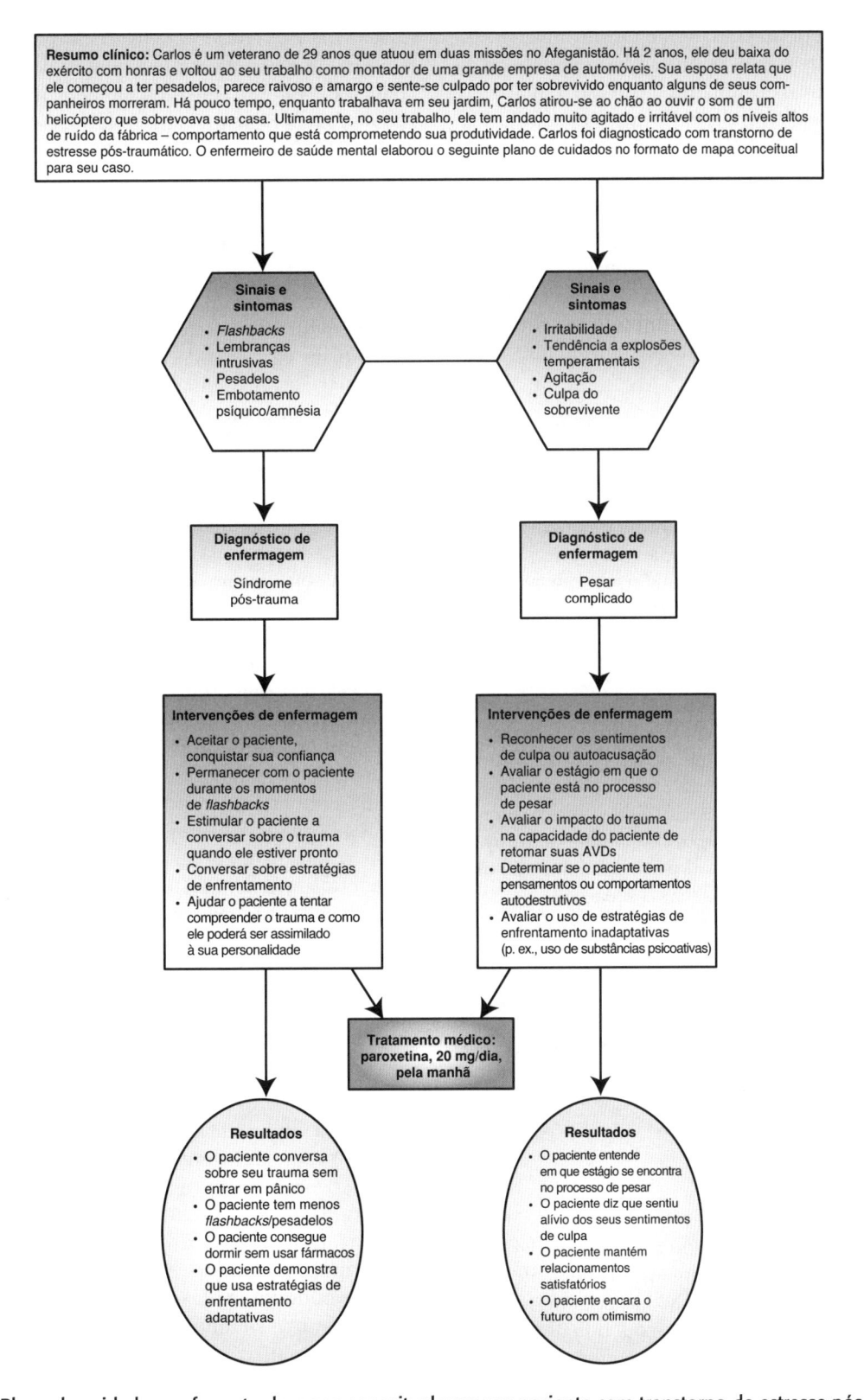

Figura 28.1 Plano de cuidados no formato de mapa conceitual para um paciente com transtorno de estresse pós-traumático.

Os transtornos de adaptação estão associados a algumas manifestações clínicas. As seguintes categorias definidas pelo *DSM-5* (APA, 2013) são diferenciadas pelas manifestações predominantes da reação inadaptativa.

Transtorno de adaptação com humor deprimido

Essa categoria é o transtorno de adaptação diagnosticado mais comumente. O quadro clínico é de um transtorno de humor predominante, embora menos acentuado que a depressão maior. Os sintomas (p. ex., humor deprimido, estado lacrimoso e sentimento de desesperança) são mais acentuados que o esperado ou que uma reação normal à condição de estresse identificada.

Transtorno de adaptação com ansiedade

Essa categoria descreve uma reação inadaptativa a uma condição de estresse, na qual a manifestação predominante é ansiedade. Por exemplo, os sintomas podem ser irritação, preocupação e inquietude. O profissional de saúde precisa diferenciar entre esse diagnóstico e outros transtornos de ansiedade.

Transtorno de adaptação misto (com humor deprimido e ansiedade)

As manifestações predominantes dessa categoria incluem transtornos do humor (depressão, sentimento de desesperança e tristeza) e sintomas de ansiedade (irritabilidade, preocupação e inquietude), que são mais intensos que o esperado ou considerado normal como reação a uma condição de estresse.

Transtorno de adaptação com distúrbio de conduta

Essa categoria caracteriza-se por uma conduta na qual há violação dos direitos alheios ou das principais normas e regras sociais apropriadas à idade. Exemplos: absentismo, vandalismo, direção perigosa, agressão física e desrespeito às outras responsabilidades legais. O diagnóstico diferencial deve incluir outros distúrbios de conduta ou transtorno de personalidade antissocial, ambos com duração mais longa e reações repetitivas a diversas situações.

Transtorno de adaptação com anormalidades combinadas das emoções e conduta

As manifestações predominantes dessa categoria incluem problemas emocionais (p. ex., ansiedade, depressão) e distúrbios de conduta, com os quais há violação dos direitos alheios ou das principais normas e regras sociais apropriadas à idade (p. ex., absentismo, vandalismo, agressão física).

Transtorno de adaptação não especificado

Esse subtipo é aplicado quando a reação inadaptativa não é compatível com qualquer uma das categorias descritas anteriormente. O indivíduo pode ter queixas físicas, comportamento retraído ou dificuldades no trabalho ou nos estudos, mas sem demonstrar perturbação significativa das emoções ou da conduta.

Fatores predisponentes dos transtornos de adaptação

Teoria biológica

Doenças crônicas, como transtornos neurocognitivos ou do desenvolvimento intelectual, parecem limitar a capacidade do indivíduo de adaptar-se ao estresse, tornando-o mais suscetível a desenvolver um transtorno de adaptação. Fatores genéticos também podem afetar os riscos pessoais de reação inadaptativa ao estresse (Sadock et al., 2015).

Teorias psicossociais

Alguns defensores da teoria psicanalítica entendem os transtornos de adaptação como uma reação inadaptativa ao estresse causada por trauma nos primeiros anos de vida, dependência exagerada e atraso do desenvolvimento do ego. Freud (1964) sugeriu a hipótese de que experiências traumáticas da infância produziriam pontos de fixação, aos quais o indivíduo poderia provavelmente regredir durante os períodos de estresse. Outros psicanalistas enfatizam as características pré-natais que contribuem para a forma com as pessoas reagem ao estresse. Em alguns casos, o transtorno de adaptação é precipitado por uma condição estressante significativa, que se conecta com um ponto de vulnerabilidade do ego individual normal sob outros aspectos.

Alguns estudos descreveram como fatores predisponentes aos transtornos de adaptação as seguintes condições: estágio de desenvolvimento, duração da condição de estresse e sistemas de apoio disponíveis. Quando uma condição estressante ocorre e o indivíduo não tem maturidade, sistemas de apoio disponíveis ou estratégias de enfrentamento adequadas para se adaptar, as funções normais são prejudicadas e isso acarreta sintomas psíquicos ou somáticos. O transtorno também pode estar relacionado com um processo de pesar disfuncional. O indivíduo pode fixar-se no estágio de negação ou raiva com mecanismos de defesa inadequados para concluir o processo de pesar.

Modelo transacional de estresse e adaptação

Por que algumas pessoas conseguem enfrentar situações de estresse de forma adaptativa e até se fortalecem com a experiência enquanto outras, além de não serem capazes de enfrentá-las adaptativamente, podem até desenvolver disfunção psicopatológica? O modelo transacional de estresse e adaptação leva em consideração a interação entre indivíduo e ambiente.

O tipo de situação estressante que o indivíduo vivencia pode influenciar sua adaptação. As situações de estresse por choque repentino ocorrem sem aviso, enquanto as situações de estresse contínuo são aquelas nas quais o indivíduo fica exposto por um período longo. Embora alguns estudos tenham enfatizado as reações das pessoas às condições de estresse por choque agudo, as situações de estresse contínuo são citadas mais com mais frequência como desencadeantes de disfunção adaptativa.

Fatores circunstanciais e interpessoais provavelmente contribuem para a reação de uma pessoa ao estresse. Entre os fatores circunstanciais estão condições econômicas gerais e pessoais; oportunidades de trabalho e recreação; e disponibilidade de apoios sociais como familiares, amigos, vizinhos e grupos de apoio cultural ou religioso.

Fatores interpessoais como vulnerabilidade constitucional também foram implicados na predisposição aos transtornos de adaptação. Alguns estudos sugeriram que uma criança com temperamento difícil (definida como aquela que chora e grita o tempo todo; adapta-se lentamente às mudanças; e tem padrões irregulares de fome, sono e eliminação) tem risco mais alto de desenvolver um transtorno de adaptação. Outros fatores individuais que poderiam influenciar a capacidade de adaptação a uma mudança dolorosa na vida são habilidades sociais, estratégias de enfrentamento, coexistência de transtornos psiquiátricos, grau de adaptabilidade e nível de inteligência.

Diagnósticos de enfermagem e descrição dos resultados

Os diagnósticos de enfermagem são elaborados com base nos dados reunidos durante a fase de avaliação e nos conhecimentos básicos acerca dos fatores que predispõem esse transtorno psíquico. Entre os diagnósticos de enfermagem que podem ser usados para um paciente com transtorno de adaptação estão os seguintes:

- Pesar complicado relacionado com perda imaginária ou real de algum conceito de valor importante para o indivíduo, evidenciado por interferência nas funções necessárias para a vida, regressão no desenvolvimento ou queixas somáticas
- Comportamento de saúde propenso a risco, relacionado com uma alteração das condições de saúde que exija modificação do estilo de vida (p. ex., doença crônica, limitação física), evidenciado por incapacidade de resolver problemas ou estabelecer metas realistas para o futuro (diagnóstico apropriado ao indivíduo com transtorno de adaptação quando a condição de estresse desencadeante foi uma mudança das condições de saúde)
- Ansiedade (moderada a grave) relacionada com uma crise circunstancial e/ou conjugal, evidenciada por inquietude, desesperança crescente e produtividade reduzida.

Critérios de resultado

É possível utilizar os seguintes critérios para avaliar os resultados obtidos a partir dos cuidados prestados aos pacientes com um transtorno de adaptação.

O paciente:

- Descreve os comportamentos aceitáveis associados a cada estágio do processo de pesar
- Demonstra reinvestimento no ambiente
- Realiza as atividades da vida diária independentemente
- Demonstra ser capaz de desempenhar adequadamente as funções sociais e ocupacionais
- Diz que tem consciência da mudança de suas condições de saúde e dos efeitos que isso terá em seu estilo de vida
- Resolve problemas e estabelece metas realistas para o futuro
- Demonstra ser capaz de lidar eficazmente com a mudança do estilo de vida.

Planejamento e implementação

A seção a seguir descreve um grupo de diagnósticos de enfermagem selecionados, com metas de curto e longo prazos e intervenções de enfermagem para cada um deles.

Pesar complicado

A definição de *pesar complicado* é "distúrbio que ocorre depois da morte de uma pessoa significativa [ou qualquer outra perda significativa para o indivíduo], no qual a experiência de sofrimento que acompanha o luto não pode atender às expectativas normais e manifesta-se como prejuízo funcional" (Herdmann & Kamitsuru, 2014, p. 339).

Metas do paciente

Os critérios de resultado incluem metas de curto e longo prazos. Os intervalos de tempo são determinados caso a caso.

Meta a curto prazo

- Até o final da primeira semana, o paciente expressará verbalmente raiva pela perda de pessoa/objeto.

Meta a longo prazo

- O paciente conseguirá descrever os comportamentos associados aos estágios normais de pesar e determinar seu próprio estágio no processo, embora avançando a seu próprio ritmo no sentido da resolução.

Intervenções de enfermagem

- Determinar o estágio do processo de pesar no qual o paciente está fixado e reconhecer os comportamentos associados a esse estágio. Para elaborar um plano de cuidados eficazes para esses indivíduos, é necessária uma base de dados iniciais pormenorizados
- Desenvolver uma relação de confiança com o paciente e demonstrar empatia e cuidado. Ser honesto e sempre cumprir as promessas. Confiança é a base de qualquer relação terapêutica

- Transmitir uma atitude de aceitação, de modo que o paciente não sinta medo de expressar seus sentimentos abertamente. A atitude de aceitação transmite a mensagem de que você acredita que o paciente é uma pessoa digna de valor. A confiança é reforçada
- Permitir que o paciente expresse sua raiva. Não ficar defensivo se a expressão inicial de raiva for transferida para o enfermeiro ou o terapeuta. Ajudar o paciente a explorar seus sentimentos de raiva, de forma que possam ser dirigidos ao objeto ou à pessoa pretendida. A verbalização dos sentimentos em um ambiente não ameaçador pode ajudar o paciente a superar problemas não resolvidos
- Ajudar o paciente a descarregar a raiva acumulada por meio da participação em atividades motoras de alto impacto (p. ex., caminhadas a passos rápidos, corridas, exercícios físicos, partida de vôlei, socar um saco de pancadas, exercícios em bicicleta ergométrica). Os exercícios físicos oferecem meios seguros e eficazes de descarregar raiva acumulada
- Explicar ao paciente os estágios normais do processo de pesar e os comportamentos associados a cada um deles. Ajudar o paciente a compreender que os sentimentos como culpa e raiva pelo objeto/conceito perdido são naturais e aceitáveis durante o processo de pesar. Saber que os sentimentos associados ao processo de pesar normal são aceitáveis pode ajudar a atenuar parte da culpa que essas reações provocam
- Estimular o paciente a rever sua percepção quanto à perda ou mudança. Com apoio e sensibilidade, realçar a realidade da situação nas áreas em que existem erros de interpretação. Antes que possa concluir o processo de pesar, o paciente precisa abrir mão de uma percepção idealizada e conseguir aceitar os aspectos positivos e negativos relacionados com mudança dolorosa na vida
- Dizer ao paciente que chorar é um comportamento aceitável. O uso do toque é terapêutico e apropriado à maioria dos casos. O reconhecimento das influências culturais específicas do paciente é importante antes de utilizar essa técnica. O toque não é considerado apropriado em algumas culturas
- Ajudar o paciente a resolver seus problemas à medida que ele tenta descobrir métodos de enfrentamento mais adaptativo à situação de estresse. Dar *feedback* positivo às estratégias identificadas e às decisões tomadas. O reforço positivo melhora a autoestima e estimula a repetição dos comportamentos desejáveis
- Estimular o paciente a buscar ajuda espiritual da forma que lhe for desejável nesse período. Avaliar as necessidades espirituais do paciente e, conforme a necessidade, ajudá-lo a atender a essas demandas. Para algumas pessoas, o apoio espiritual pode promover a adaptação bem-sucedida às experiências dolorosas da vida.

Comportamento de saúde propenso a risco

A definição de *comportamento de saúde propenso a risco* é "capacidade prejudicada de modificar o estilo de vida e/ou comportamentos de forma a melhorar as condições de saúde" (Herdman & Kamitsuru, 2014, p. 145).

Metas do paciente

Os critérios de resultado incluem metas de curto e longo prazos. Os intervalos de tempo são determinados caso a caso.

Metas a curto prazo

- O paciente e o enfermeiro principal encarregado de cuidar dele discutirão os tipos de mudanças do estilo de vida, que ocorrerão em virtude da alteração do estado de saúde
- Com a ajuda do enfermeiro principal encarregado, o paciente fará um plano de ação para incorporar essas mudanças ao seu estilo de vida
- O paciente demonstrará avanços no sentido da independência, considerando a mudança do seu estado de saúde.

Meta a longo prazo

- Até a ocasião da alta do ambiente terapêutico, o paciente demonstrará ser capaz de atuar independentemente de acordo com sua capacidade ideal, considerando a alteração do seu estado de saúde.

Intervenções de enfermagem

- Estimular o paciente a conversar sobre seu estilo de vida antes da alteração do estado de saúde. Conversar sobre os mecanismos de enfrentamento usados nas situações estressantes do passado. É importante reconhecer os pontos fortes do paciente, de modo que eles possam ser usados para facilitar a adaptação à mudança ou perda que ocorreu
- Estimular o paciente a conversar sobre a alteração ou perda e, especialmente, a expressar raiva associada a ela. Raiva é um estágio normal do processo de pesar e, se não for liberada de maneira adequada, pode ser direcionada para o *self*, resultando em depressão patológica
- Estimular o paciente a expressar os medos associados às mudanças do estilo de vida impostas pela doença crônica, limitação física ou outra alteração do estado de saúde. A mudança frequentemente desencadeia um sentimento de desequilíbrio e o indivíduo pode reagir com medos irracionais ou infundados. O paciente pode ser beneficiado com *feedback* que corrija os erros de interpretação quanto a como a vida será depois da alteração do estado de saúde
- Ajudar o paciente a realizar as atividades da vida diária conforme a necessidade, mas promover a independência

até o limite que sua capacidade permite. Dar *feedback* positivo às atividades cumpridas sem auxílio de terceiros. Realizações independentes e *feedback* positivo melhoram a autoestima e estimulam a repetição dos comportamentos desejados. Os sucessos também podem dar esperança de que a adaptação funcional será possível e atenuam os sentimentos de impotência
- Ajudar o paciente a tomar decisões relativas à incorporação das alterações ou perdas ao seu estilo de vida. Reconhecer os problemas que a alteração ou perda provavelmente criará. Conversar sobre soluções alternativas contrapondo os benefícios e as consequências potenciais de cada alternativa. Apoiar a decisão do paciente depois que ele escolher uma alternativa. A ansiedade extrema que em geral acompanha uma mudança significativa do estilo de vida interfere com frequência na capacidade do indivíduo de resolver problemas e tomar decisões acertadas. O paciente pode precisar de ajuda com esse processo para progredir no sentido da adaptação bem-sucedida
- Fazer encenações para praticar situações estressantes que poderiam ocorrer em consequência da alteração do estado de saúde. A encenação atenua a ansiedade e gera um sentimento de confiança quando o paciente elabora um plano de ação para reagir de forma adequada quando a situação de estresse ocorre
- Assegurar que o paciente e seus familiares estejam plenamente conscientes acerca da fisiologia do estado de saúde alterado e compreendam a necessidade deste conhecimento para seu bem-estar máximo. Estimular o indivíduo e seus familiares a fazerem perguntas e fornecer material impresso com explicações adicionais. Saber o que esperar quanto à mudança ou perda reduz a ansiedade e promove o bem-estar
- Assegurar que o paciente possa identificar os recursos comunitários aos quais pode recorrer em busca de ajuda para adaptar-se à alteração do seu estado de saúde. Alguns exemplos são grupos de apoio ou autoajuda, enfermeiros, conselheiros ou assistentes sociais de saúde pública. Estimular o paciente a comparecer às consultas agendadas com seu médico e a ligar para o consultório médico antes da data marcada, caso surja algum problema ou impedimento. Os serviços de apoio geram sentimento de confiança de que o indivíduo não está sozinho e servem para evitar descompensação quando o estresse torna-se insuportável.

Plano de cuidados no formato de mapa conceitual

Os pacientes com transtornos de adaptação podem ter vários problemas de saúde física e mental que têm impacto no sucesso das intervenções. O plano de cuidados no formato de mapa conceitual (ver Capítulo 9) é uma estratégia diagramática de ensino e aprendizagem que permite a visualização das inter-relações entre diagnósticos médicos, diagnósticos de enfermagem, resultados da avaliação e tratamentos. A Figura 28.2 ilustra o exemplo de um plano de cuidados no formato de mapa conceitual de um paciente com transtorno de adaptação.

Reavaliação

A reavaliação é realizada para determinar se as intervenções de enfermagem conseguiram alcançar os objetivos almejados a partir dos cuidados prestados. A reavaliação das intervenções de enfermagem para um paciente com transtorno de adaptação pode ser facilitada pelas informações obtidas por meio dos seguintes tipos de perguntas:

- O paciente diz que compreende o processo de pesar e seu estágio neste processo?
- O paciente reconhece seus comportamentos adaptativos e inadaptativos associados à reação de pesar?
- O paciente demonstra indícios de progressão no processo de reação ao pesar?
- O paciente consegue realizar as atividades da vida diária independentemente?
- O paciente demonstra que é capaz de realizar adequadamente as atividades sociais e ocupacionais?
- O paciente conversa sobre a alteração do estado de saúde e a modificação do estilo de vida imposta por ela?
- O paciente demonstra que aceita essa modificação?
- O paciente consegue participar das decisões e resolução de problemas relacionados com o seu futuro?
- O paciente estabelece metas realistas para o futuro?
- O paciente demonstra novas estratégias de enfrentamento adaptativas para lidar com a mudança do estilo de vida?
- O paciente consegue enumerar os recursos aos quais pode recorrer em busca de ajuda ou apoio, caso seja necessário?

Modalidades de tratamento

Transtornos relacionados com trauma

Terapia cognitiva

A terapia cognitiva do transtorno de estresse pós-traumático (TEPT) e do transtorno de estresse agudo (TEA) busca ajudar o paciente a reconhecer e modificar os pensamentos e as crenças associados ao trauma. O indivíduo aprende a modificar as relações entre pensamentos e sentimentos e a identificar e questionar

Resumo clínico: Ana tem 16 anos e recentemente foi diagnosticada com doença celíaca, razão pela qual precisou iniciar uma dieta sem glúten. As falhas em seguir a dieta provocam dores abdominais espasmódicas graves e diarreia. Ela está arrasada, recusa-se a se alimentar conforme indicado e está perdendo muito peso. Preocupada, sua mãe a leva ao centro de saúde mental da comunidade para aconselhamento. Ana diz ao enfermeiro: "Não vou comer essa porcaria. Todas as minhas amigas vão me achar esquisita. Nós saímos para comer hambúrguer todos os dias no almoço. Não posso nem comer uma pizza! Isso não é justo!". O enfermeiro elaborou o seguinte plano de cuidados no formato de mapa conceitual para a adolescente.

Sinais e sintomas
- Expressa verbalmente sentimentos de raiva
- Estresse emocional persistente
- Depressão

Sinais e sintomas
- Demonstração de que não aceita a alteração do estado de saúde
- Incapacidade de tomar as medidas adequadas para evitar problemas de saúde

Diagnóstico de enfermagem
Pesar complicado

Diagnóstico de enfermagem
Comportamento de saúde propenso a risco

Intervenções de enfermagem
- Avaliar o estágio em que a paciente está no processo de pesar
- Permitir que a paciente expresse sua raiva
- Estimular a paciente a fazer atividades motoras de alto impacto
- Explicar os estágios do processo de pesar
- Ajudar a paciente a corrigir erros de percepção quanto à perda
- Ajudar a paciente a resolver seus problemas
- Avaliar as necessidades espirituais da paciente

Intervenções de enfermagem
- Conversar sobre o estilo de vida que tinha antes da alteração do estado de saúde
- Estimular a expressão de raiva e medos associados à alteração do estado de saúde
- Ajudar a paciente a tomar decisões
- Fazer encenações para praticar situações potencialmente estressantes
- Orientar o paciente e seus familiares sobre as mudanças na saúde

Tratamento médico: fluoxetina, 20 mg/dia, administrada de manhã

Resultados
- Descreve os comportamentos aceitáveis associados a cada estágio do processo de pesar
- Demonstra desempenho acadêmico e social adequado
- Não demonstra mais emoções exageradas associadas com ao pesar complicado

Resultados
- Descreve verbalmente e aceita os efeitos que a alteração do estado de saúde terá no estilo de vida
- Resolve problemas e estabelece metas realistas para o futuro
- Enfrenta eficazmente a alteração do estilo de vida

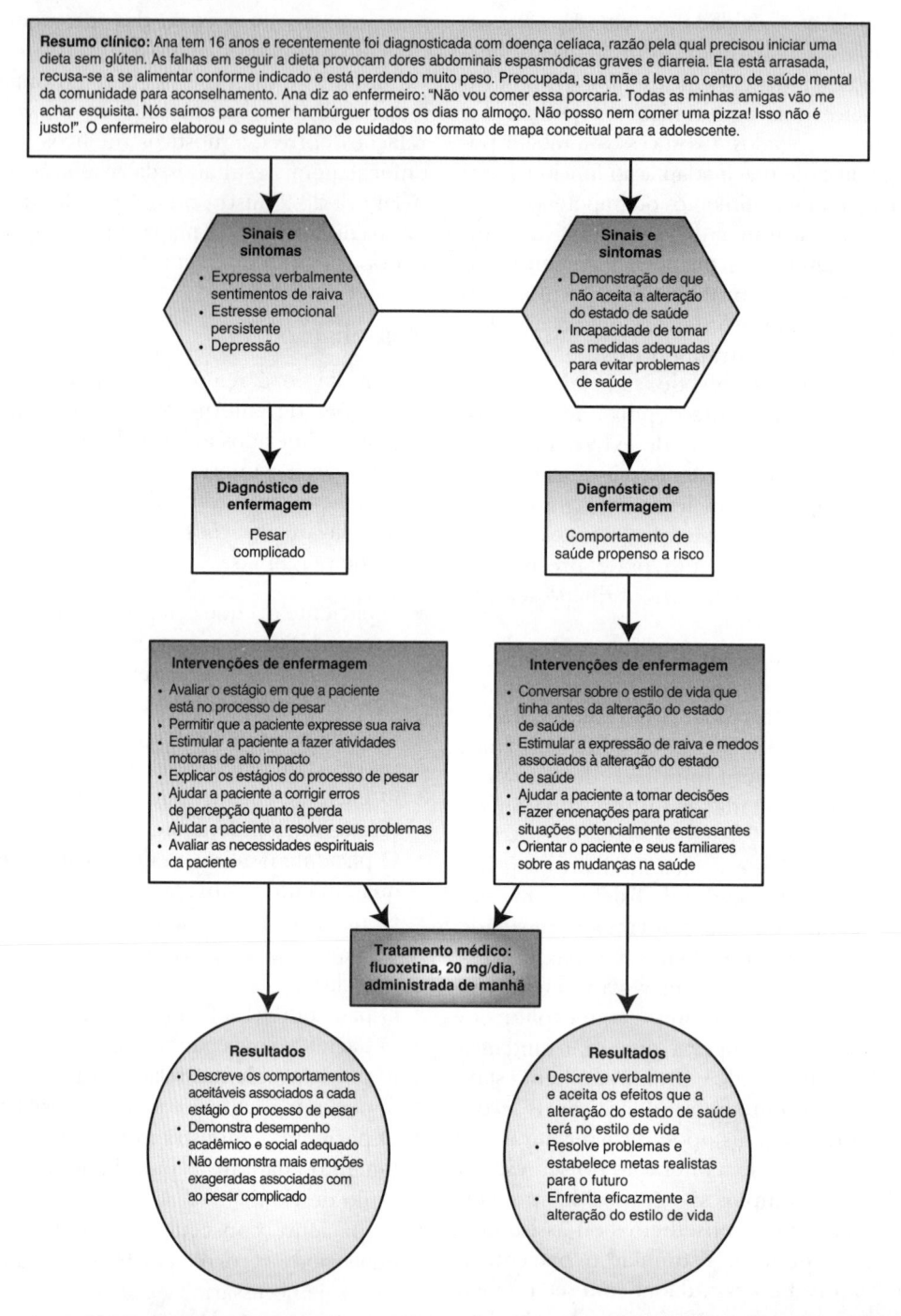

Figura 28.2 Plano de cuidados no formato de mapa conceitual para um paciente com transtorno de adaptação.

pensamentos negativos automáticos extremados ou inexatos. O objetivo é substituir esses pensamentos negativos por pensamentos mais exatos e menos angustiantes e lidar mais de forma mais eficaz com os sentimentos como raiva, culpa e medo. O terapeuta ajuda o paciente a modificar as avaliações que faz de si próprio (*self*) e do mundo na medida em que foram afetadas pelo trauma, além de readquirir esperança e otimismo quanto a segurança, confiança, força, controle, autoestima e intimidade.

Terapia de exposição prolongada

A terapia de exposição prolongada (EP) é um tipo de terapia comportamental semelhante à terapia implosiva ou de inundação. As sessões podem ser realizadas com situações reais (ao vivo) ou imaginárias. Na situação imaginária, o paciente é exposto à experiência traumática relembrando-a repetida e prolongadamente no plano mental. A exposição ao vivo consiste em confrontações sistemáticas (dentro de determinados limites) das situações traumáticas temidas e evitadas. Esse processamento emocional intenso do evento traumático ajuda a neutralizar as memórias, de forma que elas não mais provoquem excitação ansiosa ou desejo de fugir e comportamentos esquivos. A EP tem quatro componentes: (1) orientação quanto ao processo terapêutico, (2) recondicionamento da respiração para relaxar, (3) exposição imaginária por meio de conversas repetidas sobre o trauma com o terapeuta e (4) exposição de situações da vida real relacionadas com o trauma.

Terapia de grupo e familiar

A terapia de grupo tem sido recomendada enfaticamente para os pacientes com TEPT e mostrose muito eficaz entre os veteranos militares (Sadock et al., 2015). Os autores destacam a importância de conseguir compartilhar suas experiências com outros veteranos empáticos, conversar sobre problemas de adaptação social e debater formas de controlar a agressividade dirigida às outras pessoas. Alguns grupos de terapia para pacientes com TEPT são informais e não têm líderes (p. ex., grupos de apoio ou autoajuda), enquanto outros são liderados por terapeutas de grupo experientes, que podem ter vivenciado em primeira mão alguma experiência traumática. Alguns grupos incluem os familiares, porque reconhecem que eles também podem ser afetados de forma grave pelos sintomas do TEPT. Por exemplo, alguns familiares de veteranos militares desenvolvem sintomas do TEPT em consequência da exposição dos seus entes queridos ao mesmo problema (ver uma descrição mais detalhada sobre o assunto no Capítulo 38, *Famílias de Militares*).

Dessensibilização e reprocessamento dos movimentos oculares

Dessensibilização e reprocessamento dos movimentos oculares (DRMO) é um tipo de psicoterapia desenvolvida em 1989 pelo psicólogo Francine Shapiro. Essa modalidade de terapia "evoluiu de uma técnica simples para uma abordagem psicoterápica integrativa com modelo teórico que enfatiza o sistema de processamento de informações do cérebro e as memórias das experiências perturbadoras como base da patologia" (Shapiro, 2007, p. 3). Estudos demonstraram que a DRMO é eficaz no tratamento do TEPT e outros transtornos relacionados com estresse. A técnica tem sido usada em pacientes com outros transtornos, inclusive depressão, transtornos de adaptação, fobias, dependências, transtorno de ansiedade generalizada e pânico. Contudo, hoje em dia, a DRMO foi validada empiricamente apenas para tratar transtornos relacionados com trauma, inclusive TEPT e TEA (Aetna Healthcare, 2013). Essa modalidade de terapia está contraindicada aos pacientes com disfunção neurológica (p. ex., transtornos convulsivos), pacientes com potencial suicida ou psicóticos, indivíduos com transtornos dissociativos graves ou uso de substâncias e pacientes com descolamento de retina ou glaucoma (Center for Integrative Medicine, 2013).

Os mecanismos biológicos exatos por meio dos quais a DRMO produz seus efeitos terapêuticos são desconhecidos. Alguns estudos sugeriram que os movimentos oculares diminuem a nitidez dos sofrimentos imaginários e ampliem o acesso às memórias. O processo envolve movimentos oculares rápidos durante o processamento das emoções dolorosas. A EMDR International Association (2016) enfatiza que "processamento" não significa "falar sobre alguma coisa", mas sim "estabelecer uma condição de aprendizagem que permite que as experiências que estão causando problemas sejam 'digeridas' e armazenadas adequadamente em seu cérebro". Enquanto se concentra em determinada emoção ou sensação física relativa ao evento traumático, o terapeuta pede ao paciente para focar seus movimentos oculares nos dedos do terapeuta à medida que ele os movimenta da esquerda para a direita e vice-versa. Embora alguns pacientes relatem resultados rápidos com essa terapia, estudos sugeriram que sejam necessárias entre cinco e 12 sessões para obter efeitos terapêuticos duradouros. A DRMO consiste em um processo de oito etapas:

Fase 1: história e planejamento do tratamento. O terapeuta obtém uma história detalhada e elabora um plano terapêutico. O problema para o qual o paciente busca tratamento e os sintomas atuais são debatidos. Contudo, o paciente não é solicitado para conversar sobre o evento traumático em detalhes a menos que queira fazê-lo. Em vez disso, o terapeuta enfatiza as emoções e sensações físicas relacionadas com o evento traumático.

Fase 2: preparação. O terapeuta ensina ao paciente certas técnicas de autocuidado (p. ex., técnicas de relaxamento) para lidar com os transtornos emocionais que possam surgir durante ou entre as sessões. Autocuidado é um componente importante da DRMO. O paciente precisa estabelecer uma relação de confiança com o terapeuta nessa fase.

Fase 3: avaliação. O terapeuta pede ao paciente para escolher uma cena ou quadro específico do evento reconhecido na fase 1 que mais bem represente suas memórias. Em seguida, o paciente é instruído a expressar um autoconceito negativo associado a essa memória (p. ex., "Eu sou mau" ou "Estou em perigo"). A próxima etapa é identificar uma afirmação pessoal na qual o indivíduo deveria acreditar preferencialmente (p. ex., "Eu sou bom" ou "Estou seguro"). Depois de identificar as afirmações pessoais, o terapeuta pede ao paciente para classificar a veracidade de cada uma das afirmações com base na escala de Validade da Cognição (VC), que vai de 1 (totalmente falsa) a 7 (totalmente verdadeira). O terapeuta também solicita ao paciente que classifique as emoções perturbadoras com base na escala de Unidades Subjetivas de Perturbação (USP) de 0 a 10 (0 significa nenhuma perturbação em absoluto e 10 significa o pior sentimento perturbador que já teve).

Fase 4: dessensibilização. O paciente volta sua atenção para as crenças negativas e as emoções perturbadoras associadas ao evento traumático, ao mesmo tempo em que foca sua visão nos movimentos dos dedos do terapeuta para frente e para trás. Todos os sentimentos e reações físicas experimentados pelo paciente durante esse período são anotados. Depois de cada série de movimentos oculares rápidos, o terapeuta reavalia o nível de perturbação associada aos sentimentos, às imagens e às crenças. Esse processo de dessensibilização continua até que o nível de perturbação (aferido pela escala USP) seja reduzido a 0 ou 1.

Fase 5: instalação. O paciente dirige sua atenção à crença positiva que escolheu para substituir a crença negativa associada ao trauma. Isso é realizado enquanto ele, ao mesmo tempo, acompanha os dedos do terapeuta com os olhos. Depois de cada série de movimentos oculares rápidos, o terapeuta pede ao paciente para classificar a crença positiva com base na escala VC. O objetivo é fortalecer a crença ou autoafirmação positiva até que seja aceita como absolutamente verdadeira (escore 7 na escala de VC).

Fase 6: varredura corporal. Depois de fortalecer a cognição positiva, o terapeuta pede ao paciente para concentrar-se em quaisquer sensações físicas persistentes. Enquanto foca sua atenção no evento traumático, o terapeuta pede ao paciente para identificar quaisquer áreas do corpo em que ainda sente alguma tensão. Como as autoafirmações positivas precisam ser instaladas no corpo físico, assim como no plano mental, a fase 6 não é concluída antes que o paciente consiga pensar ou conversar sobre o evento traumático (ou sentimentos associados a ele) sem sentir tensão no corpo.

Fase 7: fechamento. O fechamento assegura que o paciente termine cada sessão sentindo-se melhor do que no início. Quando o processamento ocorrido durante uma sessão não foi concluído, o terapeuta guia o paciente por várias técnicas de relaxamento autotranquilizadoras, de forma a ajudá-lo a readquirir equilíbrio emocional. O terapeuta explica ao indivíduo o que esperar entre as sessões. Até que o processamento do trauma esteja concluído, imagens, pensamentos e emoções perturbadores podem ocorrer entre as sessões. O terapeuta instrui o paciente a registrar essas experiências em um diário, de modo que elas possam ser usadas como metas de processamento nas sessões de terapia subsequentes.

Fase 8: reavaliação. A reavaliação começa a cada nova sessão de terapia. O terapeuta avalia se as mudanças positivas foram mantidas, determina se as áreas escolhidas antes como alvos ainda precisam ser reprocessadas e escolhe quaisquer outras áreas novas que necessitam de atenção.

Com a terapia de DRMO, os pacientes frequentemente se sentem aliviados dentro de pouquíssimo tempo. Entretanto, para assegurar resultados duradouros, é importante concluir cada uma das oito fases do processo. O tratamento não é concluído até que a "terapia de DRMO seja focada nas memórias passadas que estão contribuindo para o problema, situações atuais perturbadoras e habilidades que o paciente possa necessitar no futuro" (EMDR Network, 2013).

Psicofarmacologia

Antidepressivos. Hoje em dia, os inibidores seletivos de recaptação de serotonina (ISRSs) são considerados a primeira opção de tratamento para TEPT, considerando seus graus de eficácia, tolerabilidade e segurança (Sadock et al., 2015). Paroxetina e sertralina foram aprovados pela FDA norte-americana para essa finalidade. Os antidepressivos tricíclicos como amitriptilina e imipramina foram recomendados por vários estudos bem controlados. Os inibidores de MAO (p. ex., fenelzina) e a trazodona também foram eficazes no tratamento do TEPT.

Ansiolíticos. O alprazolam é prescrito aos pacientes com TEPT por seus efeitos antidepressivos e supressores do pânico. Outros benzodiazepínicos também são usados, embora não existam estudos controlados demonstrando sua eficácia nesse transtorno. O potencial de causar dependência dos benzodiazepínicos torna esses fármacos menos recomendáveis que alguns outros disponíveis para tratar pacientes com TEPT.

A buspirona tem propriedades serotoninérgicas semelhantes às dos ISRSs e também pode ser eficaz. É necessário realizar mais estudos controlados com buspirona para validar sua eficácia no tratamento do TEPT.

Anti-hipertensivos. O betabloqueador propranolol e o agonista dos receptores alfa$_2$ clonidina são usados com sucesso para atenuar alguns dos sintomas associados ao TEPT. Nos estudos clínicos, esses fármacos foram associados a reduções acentuadas dos pesadelos, memórias intrusivas, hiperexcitação, insônia, reações de sobressalto e explosões de raiva.

Outros fármacos. De acordo com alguns estudos, carbamazepina, ácido valproico e carbonato de lítio conseguem atenuar os sintomas como lembranças intrusivas, *flashbacks*, pesadelos, impulsividade, irritabilidade e comportamento violento dos pacientes com TEPT. Sadock e colaboradores (2015) afirmaram que existem poucas evidências positivas quanto ao uso dos antipsicóticos para tratar esse transtorno. Os autores sugeriram que esses fármacos "devam ser reservados ao controle a curto prazo da agressão e agitação extremas" (p. 621).

Estudos clínicos demonstraram que a quetamina (um anestésico comprovadamente eficaz no tratamento da depressão e do transtorno obsessivo-compulsivo) foi considerada benéfica por alguns pacientes com TEPT (Feder et al., 2014). Esse fármaco é um modulador da atividade glutaminérgica dos receptores de N-metil-D-aspartato e da atividade serotoninérgica dos receptores 5 HT_1, que parece eliminar o medo associado ao trauma. Hoje em dia, a quetamina não está aprovada pela FDA norte-americana para essa finalidade, mas é prescrita sem indicação formal. A quetamina é administrada por via intravenosa em doses subanestésicas e geralmente requer injeções repetidas. Jeffreys (2016) alertou que seus efeitos têm curta duração e existe a possibilidade de causar dependência.

O sistema endocanabinoide pode ser outra opção de tratamento, porque níveis baixos de canabinoides endógenos foram encontrados nos pacientes com TEPT (Jeffreys, 2016). Embora a estimulação direta desse sistema cause efeitos negativos demonstrados no TEPT, a estimulação indireta dessa via poderia oferecer algumas opções terapêuticas adicionais.

A prazosina (um agonista $alfa_1$) tem eficácia comprovada para atenuar pesadelos e melhorar os padrões de sonho dos pacientes com TEPT (Gore, 2015), e estudos recentes demonstraram efeitos benéficos também nos sintomas diurnos desses pacientes (Jeffreys, 2016). Corticoides em doses baixas foram estudados para avaliar possíveis efeitos benéficos de redução da lembrança de eventos traumáticos, mas é necessário realizar estudos adicionais (Gore, 2015).

Transtornos de adaptação

Várias modalidades de tratamento são usadas nos pacientes com transtornos de adaptação. O foco primário da intervenção é ampliar ao máximo o potencial de adaptação.

Psicoterapia individual

Psicoterapia individual é a modalidade de terapia usada com mais frequência por pacientes com transtornos de adaptação. Essa modalidade assegura que os indivíduos analisem a condição de estresse que tem causado problemas, possivelmente atribuindo significado pessoal à situação estressante e confrontando problemas não resolvidos que possam estar agravando a crise atual. A terapia procura remover esses bloqueios à adaptação, de modo que o desenvolvimento possa avançar de novo. A psicoterapia individual usa técnicas para esclarecer as relações entre a situação de estresse atual e as experiências pregressas e ajudar a desenvolver estratégias de enfrentamento mais adaptativas.

Terapia de família

O foco dessa modalidade de terapia é desviado do indivíduo para o sistema familiar de relacionamentos com os quais o paciente está envolvido. A reação inadaptativa do paciente em questão é entendida como sintoma de um sistema familiar disfuncional. Todos os membros são incluídos na terapia, que tem como propósito melhorar o funcionamento de cada rede familiar. A ênfase é voltada para comunicação, regras e padrões de interação dos familiares.

Terapia comportamental

O objetivo da terapia comportamental é substituir padrões de reação ineficazes por outros mais adaptativos. As situações que desencadeiam reações ineficazes são reconhecidas e esquemas de reforço cuidadosamente planejados, além das técnicas de exemplificação e *coaching*, são usados para alterar os padrões de reação inadaptativos. Esse tipo de terapia é muito eficaz quando é adotado em um contexto de internação hospitalar, no qual o comportamento do paciente e suas consequências podem ser controlados com mais facilidade.

Grupos de autoajuda

As experiências em grupo, com ou sem um facilitador profissional, oferecem um contexto no qual seus membros podem considerar e comparar suas reações às pessoas com experiências de vida semelhantes. Os membros beneficiam-se quando aprendem que não estão sozinhos em suas experiências dolorosas. A esperança provém do fato de saberem que outras pessoas sobreviveram e até amadureceram depois de traumas semelhantes. Os membros do grupo trocam conselhos, compartilham estratégias de enfrentamento e fornecem apoio e encorajamento uns aos outros.

Intervenção em crise

Com a modalidade de intervenção em crise, o terapeuta ou outro interventor torna-se parte da experiência de vida do indivíduo. Em razão da ansiedade exacerbada, o paciente com transtorno de adaptação não consegue resolver problemas, de forma que ele precisa de ajuda e apoio de outra pessoa que o ajude a mobilizar os recursos necessários para resolver a crise atual. A intervenção em crise tem curta duração e baseia-se essencialmente em técnicas de resolução de problemas e atividades estruturadas bem sequenciadas, que têm como foco alcançar uma mudança. Os objetivos finais da intervenção em situações de crise como parte do tratamento do transtorno de adaptação são resolver a crise imediata, restaurar as funções adaptativas e promover o crescimento pessoal.

Estudo de caso e exemplo de plano de assistência.

HISTÓRIA CLÍNICA E AVALIAÇÃO DE ENFERMAGEM
Marisa tem 22 anos e nasceu em uma pequena cidade de Oklahoma, onde passou toda a sua vida, inclusive vivendo na casa de seus pais enquanto frequentava uma faculdade próxima, até obter seu diploma de bacharel em educação. É filha única, e seus pais estavam na faixa de 40 anos quando ela nasceu. Durante todos os anos de faculdade, Marisa esteve comprometida com seu namorado da escola, Davi, que se graduou há 6 meses na universidade estadual, no curso de engenharia aeronáutica.

Depois de sua graduação, Davi aceitou um chamado para trabalhar na NASA, no Centro Espacial Kennedy, na Flórida. Marisa e Davi estavam casados há 5 meses e mudaram-se para um pequeno apartamento em Cabo Canaveral, onde ele começou a trabalhar na NASA. O plano era que Marisa buscasse um emprego logo que chegasse, mas ela não conseguiu avançar com esses planos. Ela ficava em casa na maior parte dos dias, conversando ao telefone com seus pais e chorando de saudade deles e sua casa em Oklahoma. Marisa conheceu pouquíssimas pessoas e não tem vontade de ampliar suas relações. Ela dormia muito e emagreceu. Também se queixava de cefaleia intensa. Seu marido ficou muito preocupado e marcou uma consulta com um médico particular. Depois de uma anamnese detalhada e um exame físico completo, o médico encaminhou sua paciente à clínica de saúde mental, onde ela foi admitida a um centro de tratamento com diagnóstico de transtorno de adaptação com humor deprimido.

DIAGNÓSTICOS DE ENFERMAGEM E DESCRIÇÃO DOS RESULTADOS
Com base nos dados da avaliação inicial, o enfermeiro escolheu os seguintes diagnósticos de enfermagem para Marisa:
1. Pesar complicado relacionado com sentimento de perda associado ao afastamento dos seus pais e da casa onde morou por toda sua vida.
   a. Meta a curto prazo: depois de 1 semana, Marisa conseguirá expressar raiva quanto à perda associada à sua mudança.
   b. Meta a longo prazo: Marisa conseguirá descrever os comportamentos associados aos estágios normais do processo de pesar e reconhecerá sua posição nesse processo, ao mesmo tempo em que avança em seu próprio ritmo no sentido da resolução do processo.
2. Síndrome do estresse por mudança relacionada com o afastamento dos pais e do ambiente familiar no qual ela passou toda a sua vida.
   a. Meta a curto prazo: depois de 1 semana, Marisa descreverá ao menos um aspecto positivo relacionado com a mudança para seu novo ambiente.
   b. Meta a longo prazo: depois de 1 mês, Marisa demonstrará adaptação favorável ao seu novo ambiente, que fica evidente por sua participação em atividades, expressão de satisfação com os novos relacionamentos e eliminação dos sintomas físicos e psicológicos evidenciados antes em razão da mudança.

PLANEJAMENTO E IMPLEMENTAÇÃO
Pesar complicado
As seguintes intervenções de enfermagem foram planejadas para Marisa:
1. Determinar o estágio do processo de pesar no qual Marisa está fixada. Reconhecer os comportamentos associados a esse estágio.
2. Estabelecer uma relação de confiança com Marisa. Demonstrar empatia e cuidado. Ser honesto e cumprir todas as promessas.
3. Transmitir uma atitude de aceitação, de forma que Marisa não tenha medo de expressar abertamente seus sentimentos.
4. Permitir que Marisa expresse sua raiva. Não entrar ficar defensivo se a expressão inicial de raiva for transferida ao enfermeiro ou ao terapeuta. Ajudar a paciente a examinar seus sentimentos, de forma que eles possam ser dirigidos ao objeto/situação pretendida.
5. Ajudar Marisa a descarregar a raiva acumulada por meio da participação em atividades motoras de grande impacto (p. ex., caminhadas a passos rápidos, corridas, exercícios físicos ou outra atividade de sua preferência.
6. Explicar à paciente os estágios normais do processo de pesar e os comportamentos associados a cada um deles. Ajudar Marisa a compreender que esses sentimentos são normais e aceitáveis durante o processo.
7. Estimular Marisa a rever sua percepção pessoal quanto à mudança. Com apoio e sensibilidade, enfatizar a realidade da situação nas áreas em que a paciente expressou interpretações equivocadas.
8. Ajudar Marisa a resolver seus problemas à medida que ela busca escolher métodos de enfrentamento mais adaptativos frente à mudança de vida. Dar *feedback* positivo às estratégias escolhidas e às decisões tomadas.
9. Estimular a paciente a procurar por apoio espiritual durante esse período, qualquer que seja a forma que ela escolher. Avaliar suas necessidades espirituais e, na medida da necessidade, ajudá-la a atender a essas demandas.

SÍNDROME DE ESTRESSE POR MUDANÇA
As seguintes intervenções de enfermagem foram planejadas para Marisa:
1. Estimular Marisa a conversar sobre seus sentimentos (preocupações, medos, raiva) relacionados com sua mudança.
2. Estimular a paciente a conversar sobre como a mudança afetará sua vida. Assegurar que Marisa seja envolvida nas decisões e resolução dos problemas associados à mudança.
3. Ajudar Marisa a reconhecer os aspectos positivos da mudança.
4. Ajudar Marisa a identificar os recursos comunitários junto aos quais pode buscar ajuda para os vários tipos de serviços de que necessite.
5. Identificar grupos que se especializam em ajudar pessoas a adaptarem-se às mudanças. Exemplos são Newcomer's Club, Welcome Wagon International e organizações educacionais e religiosas.
6. Encaminhar a paciente a um grupo de apoio (p. ex., Depression and Bipolar Support Alliance [DBSA])..

AVALIAÇÃO FINAL
Os critérios de resultado para Marisa foram alcançados. Ela não tem mais cefaleia e recuperou algum peso, inscreveu-se em uma agência da DBSA e conheceu novas pessoas. Marisa também se inscreveu para trabalhar como professora substituta de uma escola do distrito local e ela e Davi começaram a participar da igreja metodista da localidade, onde começaram a socializar com vários casais da mesma idade. Além disso, eles adotaram Molly, uma cachorrinha vira-lata de 2 anos retirada de um abrigo local, que enche Marisa de amor e lhe faz companhia quando não há mais ninguém por perto. Elas passeiam juntas todos os dias. Marisa ainda conversa com seus pais por telefone todos os dias, mas não tem mais sentimentos de desespero quanto a viver tão longe deles. Seus pais a estimulam e dão *feedback* positivo por conseguir uma adaptação satisfatória ao seu novo ambiente. Eles planejam fazer uma visita a Marisa e Davi em breve.

Tratamento farmacológico

Em geral, os transtornos de adaptação não são tratados com fármacos porque: (1) seus efeitos podem ser transitórios e apenas mascarar o problema real, interferindo na possibilidade de encontrar uma solução mais definitiva; e (2) os fármacos psicoativos têm o potencial de causar dependências fisiológica e psicológica.

Quando um paciente com transtorno de adaptação tem sintomas de ansiedade ou depressão, o médico pode prescrever ansiolítico ou antidepressivo. Esses fármacos são considerados apenas adjuvantes da psicoterapia e não devem ser usados como tratamento primário. Eles são administrados para atenuar sintomas, de modo que o paciente possa enfrentar seu problema de maneira mais eficaz enquanto procura adaptar-se à situação de estresse.

Resumo e pontos fundamentais

- O transtorno de estresse pós-traumático (TEPT) consiste em sintomas típicos, que se desenvolvem depois de uma condição traumática extrema envolvendo risco pessoal à integridade física ou à integridade de outras pessoas. Os sintomas podem começar dentro dos primeiros 3 meses depois do trauma, ou pode haver um intervalo de vários meses ou mesmo anos
- Os sintomas estão associados aos eventos que poderiam ser profundamente angustiantes a quase todas as pessoas e incluem reviver a experiência traumática, nível muito alto de ansiedade ou excitação ou embotamento geral da capacidade de reação
- O transtorno de estresse agudo (TEA) é um problema semelhante ao TEPT em termos de eventos traumáticos desencadeantes e sintomas. No entanto, nos pacientes com TEA, os sintomas têm curta duração e estendem-se por até 1 mês depois do trauma. Quando os sintomas persistem por mais de 1 mês, o diagnóstico certo é TEPT
- Os fatores predisponentes aos transtornos relacionados com trauma são influências psicossociais, aprendizagem, fatores cognitivos e determinantes biológicos
- Os transtornos de adaptação são relativamente frequentes. Alguns estudos sugeriram que estes sejam os diagnósticos psiquiátricos atribuídos com mais frequência
- Os sintomas clínicos associados aos transtornos de adaptação incluem incapacidade de desempenhar normalmente as funções sociais ou ocupacionais em resposta a uma condição de estresse identificável
- Os transtornos de adaptação são diferenciados pelas manifestações predominantes da reação inadaptativa. Isso inclui depressão, ansiedade, depressão e ansiedade combinadas, transtorno de conduta e transtornos das emoções e conduta combinados
- Entre os dois tipos de condições de estresse descritas (i. e., choque súbito ou exposição contínua), a maioria das pessoas reage com comportamentos inadaptativos às situações de estresse contínuo e prolongado
- As modalidades de tratamento para pacientes com TEPT são terapia cognitiva, terapia de exposição prolongada, terapias de grupo e família, dessensibilização e reprocessamento dos movimentos oculares e fármacos
- As modalidades de tratamento para pacientes com transtornos de adaptação incluem psicoterapia individual, terapia de família, terapia comportamental, grupos de autoajuda, intervenção em crise e fármacos para atenuar ansiedade ou depressão
- Os cuidados de enfermagem para pacientes com transtornos relacionados com trauma e estresse são prestados com base nas etapas do processo de enfermagem.

Questões de revisão

Escolha a resposta mais adequada para cada uma das perguntas a seguir.

1. João, veterano da Guerra do Iraque, tem o diagnóstico de TEPT. Ele disse ao enfermeiro: "Não consigo entender porque Deus levou meu parceiro em vez de mim.". Com base nessa afirmação, o enfermeiro determina qual dos seguintes sintomas?
   a. Raiva reprimida.
   b. Culpa do sobrevivente.
   c. Pensamentos intrusivos.
   d. Sofrimento espiritual.

2. João, veterano da Guerra do Iraque, tem o diagnóstico de TEPT. Ele teve um pesadelo durante a primeira noite internado no hospital e explicou ao enfermeiro que sonhou com tiros por todos os lados e pessoas sendo mortas. A intervenção de enfermagem inicial mais apropriada seria:
   a. Administrar alprazolam conforme a prescrição para atenuar ansiedade.
   b. Ligar para o médico e relatar o incidente.
   c. Permanecer com o paciente e tranquilizá-lo quanto à própria segurança.
   d. Pedir a João para ouvir uma gravação com exercícios de relaxamento.

(continua)

Questões de revisão (continuação)

3. João, veterano da Guerra do Iraque, tem o diagnóstico de TEPT. Qual dos seguintes tratamentos terapêuticos seria mais apropriado para prescrever nesse caso?
   a. Paroxetina e terapia de grupo.
   b. Diazepam e terapia implosiva.
   c. Alprazolam e terapia comportamental.
   d. Carbamazepina e terapia cognitiva.

4. Qual das seguintes opções pode ser um fator predisponente importante para TEPT?
   a. Relacionamento insatisfatório entre pais e filhos.
   b. Excesso do neurotransmissor serotonina.
   c. Cognições negativas distorcidas.
   d. Gravidade da situação de estresse e disponibilidade de sistemas de apoio.

5. Recentemente, Nina separou-se de seu marido, com o qual estava casada havia 10 anos. Ela era muito dependente dele e tem encontrado dificuldade de adaptar-se a um estilo de vida independente. Nina foi hospitalizada com diagnóstico de transtorno de adaptação com humor deprimido. Qual seria o diagnóstico de enfermagem prioritário nesse caso?
   a. Comportamento de saúde propenso a risco relacionado com a perda de dependência.
   b. Pesar complicado relacionado com problemas de dependência.
   c. Comunicação ineficaz relacionada com problemas de dependência.
   d. Isolamento social relacionado com humor deprimido.

6. Nina entrou em depressão depois de romper um casamento tumultuado e disse para o enfermeiro: "Eu me sinto muito mal. Achei que ficaria melhor quando saísse de casa, mas me sinto pior!". Qual seria a melhor resposta do enfermeiro?
   a. "Relaxe, Nina. Você tem muitas outras razões para sentir-se feliz."
   b. "Você está sentindo pesar pela perda de seu casamento. É natural que você se sinta mal."
   c. "Tente não pensar repetidamente sobre como se sente. Se não pensar sobre isso, você se sentirá melhor."
   d. "Você fez a coisa certa, Nina. Saber disso deveria fazê-la sentir-se melhor."

7. Nina foi hospitalizada com transtorno de adaptação e humor deprimido depois de terminar seu casamento. Qual das seguintes afirmações sobre o diagnóstico de transtorno de adaptação é verdadeira?
   a. Nina precisará de psicoterapia de longa duração para obter alívio.
   b. Nina provavelmente herdou uma predisposição genética a esse transtorno.
   c. Os sintomas de Nina provavelmente regredirão quando ela aceitar a mudança que houve em sua vida.
   d. Nina provavelmente não teria desenvolvido um transtorno de adaptação se tivesse um nível de inteligência alto.

8. O médico prescreveu sertralina para um paciente hospitalizado com transtorno de adaptação e humor deprimido. O uso desse fármaco tem como objetivo:
   a. Aumentar o nível de energia e melhorar o humor.
   b. Estimular o sistema nervoso central.
   c. Evitar sintomas psicóticos.
   d. Produzir um efeito calmante.

9. Um paciente com diagnóstico de transtorno de adaptação com distúrbio de conduta teria mais chances de:
   a. Violar os direitos de outras pessoas para sentir-se melhor.
   b. Expressar sintomas que demonstram seu nível alto de ansiedade.
   c. Mostrar isolamento e retração sociais.
   d. Passar por um processo de pesar complicado.

10. Eva tem 16 anos e, há pouco tempo, teve o diagnóstico de diabetes melito. Ela precisa controlar sua dieta e tomar hipoglicemiantes orais todos os dias. Eva tornou-se muito deprimida e sua mãe relatou que ela recusa-se a modificar sua dieta e frequentemente deixa de usar seus fármacos. Eva foi hospitalizada para estabilizar a glicose sanguínea. O enfermeiro psiquiatra foi chamado para dar um parecer. Qual dos seguintes diagnósticos de enfermagem escolhidos pelo enfermeiro deveria ter prioridade no caso de Eva nesse momento?
    a. Ansiedade relacionada com a hospitalização evidenciada por falta de adesão ao tratamento.
    b. Baixa autoestima relacionada com o sentimento de ser diferente das amigas, evidenciada por isolamento social.
    c. Risco de suicídio relacionado com o diagnóstico recente de diabetes melito.
    d. Comportamento de saúde propenso a risco relacionado com a negação da seriedade de sua doença, evidenciado por recusa em seguir a dieta e usar os fármacos prescritos.

(continua)

Questões de revisão (continuação)

11. Cuidados informados às vítimas de trauma é uma abordagem filosófica, que inclui qual(is) dos seguintes princípios? (Assinale todas as opções certas.)
    a. Os enfermeiros precisam estar conscientes do potencial de trauma frente a qualquer paciente e prestar cuidados que atenuam o risco de recidiva da vitimização ou do trauma.
    b. Fármacos precisam ser administrados antes de considerar quaisquer outras intervenções.
    c. Os cuidados informados às vítimas de trauma enfatizam a importância de prestar cuidados que protejam a segurança física, psíquica e emocional do paciente.
    d. Os cuidados informados às vítimas de trauma estão baseados no princípio de que os traumas não estão relacionados com depressão ou risco aumentado de suicídio.

TESTE SUAS HABILIDADES DE RACIOCÍNIO CRÍTICO

Alice tem 48 anos e foi submetida a uma mastectomia da mama direita depois que uma mamografia indicou um "nódulo", que a biopsia mostrou ser maligno. Desde sua cirurgia, realizada há 6 semanas, Alice tem se recusado a encontrar seus amigos. Ela fica trancada em seu quarto, fala apenas com seu marido quando ele se dirige a ela, relata dificuldade de dormir e come muito pouco. Alice recusa-se a olhar para a cicatriz da mastectomia e não aceitou encontrar-se com uma representante da Reach to Recovery – organização de apoio às pacientes com câncer de mama –, que tentou diversas vezes ajudá-la a adaptar-se a uma prótese. Seu marido ficou preocupado com ela e ligou para o médico de família, que recomendou um psiquiatra. Alice foi internada na unidade psiquiátrica com diagnóstico de transtorno de adaptação com humor deprimido.

Responda às seguintes perguntas relativas ao caso:
1. Qual seria o diagnóstico de enfermagem prioritário para Alice?
2. Descreva uma meta a curto prazo e uma meta a longo prazo para o caso.
3. Descreva uma intervenção de enfermagem prioritária a ser realizada nesse caso.

Bibliografia

Aetna Healthcare. (2013). Clinical policy bulletin: Eye move- ment desensitization and reprocessing (EMDR) therapy. Retrieved from www.aetna.com/cpb/medical/data/ 500_599/0583.html

American Psychiatric Association (APA). (2000). *Diagnostic and statistical manual of mental disorders*, Fourth Edition, Text Revision (DSM-IV-TR). Washington, DC: American Psychiatric Publishing.

American Psychiatric Association (APA). (2013) *Diagnostic and statistical manual of mental disorders* (5th ed.). Washington, DC: American Psychiatric Publishing.

Black, D.W., & Andreasen, N.C. (2014). *Introductory textbook of psychiatry*. (6th ed.) Washington, DC: American Psychiatric Publishing.

Center for Integrative Medicine. (2013). Eye movement desensitization and reprocessing. Retrieved from www.upmc.com/ Services/integrative-medicine/outpatient-services/Pages/ eye-movement.aspx

Department of Veterans Affairs. (2016). How common is PTSD? Retrieved from www.ptsd.va.gov/public/PTSD-overview/ basics/how-common-is-ptsd.asp

EMDR International Association. (2016). What is the actual EMDR session like? Retrieved from https://emdria. site-ym.com/?120

EMDR Network. (2013). A brief description of EMDR therapy: Eight phases of treatment. Retrieved from www.emdrnetwork. org/description.html

Epstein, S. (1991). Beliefs and symptoms in maladaptive resolu- tions of the traumatic neurosis. In D. Ozer, J.M. Healy, Jr., & A.J. Stewart (Eds.), *Perspectives on personality* (Vol. 3). London: Jessica Kingsley.

Feder, A., Parides, M.K., Murrough, J.W., Perez, A.M., Morgan, J.E., Saxena, S., . . . Charney, D.S. (2014). Efficacy of intravenous ketamine for treatment of chronic posttraumatic stress disorder: A randomized clinical trial. *JAMA Psychiatry*, 71(6), 681-688. doi:10.1001/jamapsychiatry.2014.62

Frances, A. (2015). "We should live"—Surviving after catastrophic death. *Psychiatric Times*. Retrieved from www.psychiatrictimes.com/major-depressive-disorder/we-should-live-surviving- after-catastrophic-death

Friedman, M.J. (1996). PTSD diagnosis and treatment for mental health clinicians. *Community Mental Health Journal*, 32(2), 173-189. doi:10.1007/BF02249755

Friedman, M.J., Resick, P.A., Bryant, R.A., Strain, J., Horowitz, M., & Spiegel, D. (2011). Classification of trauma and stressor-related disorders in DSM-5. *Depression and Anxiety*, 28(9), 737-749. doi:10.1002/da.20845

Gore, A. (2015). Posttraumatic stress disorder medication. Retrieved from http://emedicine.medscape.com/article/288154-medication#1

Herdman, T.H., & Kamitsuru, S. (Eds.). (2014). *NANDA-I nursing diagnoses: Definitions and classification*, 2015–2017. Chichester, UK: Wiley Blackwell.

Hopper, E. K., Bassuk, E.L., & Olivet, J. (2010). Shelter from the storm: Trauma-informed care in homelessness services settings. *The Open Health Services and Policy Journal*, 3(2), 80-100. doi:10.2174/1874924001003010080

Jeffreys, M. (2016). Clinician's guide to medications for PTSD. Retrieved from www.ptsd.va.gov/professional/treatment/ overview/clinicians-guide-to-medications-for-ptsd.asp

Lanius, U. (2013). Neurobiology and treatment of traumatic dissociation. Retrieved from www.isst-d.org/downloads/AnnualConference/2013/Baltimore2013handout.pdf

Puri, B.K., & Treasaden, I.H. (2011). *Textbook of psychiatry*. Philadelphia: Churchill Livingstone Elsevier.

Sadock, B.J., Sadock, V.A., & Ruiz, P. (2015). *Synopsis of psychiatry: Behavioral sciences/clinical psychiatry* (11th ed.). Philadelphia: Lippincott Williams & Wilkins.

Shapiro, F. (2007). EMDR and case conceptualization from an adaptive information processing perspective. In F. Shapiro, F.W. Kaslow, & L. Maxfield (Eds.), *Handbook of EMDR and family therapy processes* (pp. 3-34). Hoboken, NJ: Wiley.

Substance Abuse and Mental Health Services Administration. (2015). Trauma informed care and alternatives to seclusion and restraint. Retrieved from https://www.samhsa.gov/ nctic/trauma-interventions

Valentino, R.J., & Van Bockstaele, E. (2015). Endogenous opioids: The downside to opposing stress. *Neurobiology of Stress*, 1, 23-32. doi:http://dx.doi.org/10.1016/j.ynstr.2014.09.006

Venes, D. (Ed.). (2014). *Taber's medical dictionary* (22nd ed.). Philadelphia: F.A. Davis.

Leitura sugerida

Freud, S. (1964). New introductory lectures on psychoanalysis and other works. *In The standard edition of the complete psycho-logical works of Sigmund Freud* (Vol. 22). London: Hogarth Press.

Transtorno de Sintomas Somáticos e Transtorno Dissociativo

29

TÓPICOS DO CAPÍTULO

- Aspectos históricos
- Estatísticas epidemiológicas
- Aplicação do processo de enfermagem
- Modalidades de tratamento
- Resumo e pontos fundamentais
- Questões de revisão

CONCEITOS FUNDAMENTAIS

Amnésia
Dissociação

TERMOS-CHAVE

- Abreação
- Afonia
- Amnésia generalizada
- Amnésia localizada
- Amnésia seletiva
- Anosmia
- Despersonalização
- Desrealização
- Fuga
- Ganho primário
- Ganho secundário
- Ganho terciário
- Integração
- Pseudociese
- Síndrome de Munchausen
- Somatização
- Transtorno factício

OBJETIVOS

Após ler este capítulo, o estudante será capaz de:

1. Debater os aspectos históricos e as estatísticas epidemiológicas relacionados com transtorno de sintomas somáticos e transtorno dissociativo.
2. Descrever os diversos tipos de transtornos de sintomas somáticos e dissociativos e reconhecer a sintomatologia associada a cada um deles; usar essas informações na avaliação do paciente.
3. Identificar os fatores predisponentes para o desenvolvimento dos transtornos de sintomas somáticos e dissociativos.
4. Elaborar diagnósticos de enfermagem e metas de cuidados para pacientes com transtornos de sintomas somáticos e dissociativos.
5. Descrever as intervenções de enfermagem apropriadas aos comportamentos associados aos transtornos de sintomas somáticos e dissociativos.
6. Avaliar os cuidados de enfermagem prestados aos pacientes com transtornos de sintomas somáticos e dissociativos.
7. Descrever as diversas modalidades de tratamento aplicáveis aos transtornos de sintomas somáticos e dissociativos.

EXERCÍCIOS

Leia o capítulo e responda às seguintes perguntas:

1. A experiência pregressa com uma doença física grave ou potencialmente fatal, seja pessoal ou de um membro próximo da família, pode predispor um indivíduo a qual transtorno de sintomas somáticos?
2. Em um paciente com transtorno dissociativo de identidade, qual é o fator desencadeante mais comum da transição de uma personalidade para outra?
3. Por qual razão os sintomas conversivos ocorrem mais comumente em determinado indivíduo?
4. Os transtornos de sintomas somáticos e dissociativos são reações físicas e comportamentais a qual fenômeno inconsciente?

Os transtornos nos quais predominam sintomas somáticos caracterizam-se por sinais e sintomas sugestivos de alguma doença clínica, mas sem patologia orgânica demonstrável. Por essa razão, a maioria dos pacientes com um transtorno de sintomas somáticos ou transtornos semelhantes é atendida nos serviços de atenção básica e nos hospitais, em vez de serviços de saúde mental. É importante ressaltar que a incapacidade demonstrada pela medicina atual de descobrir a existência de alguma alteração fisiopatológica que explique os sintomas do paciente não é suficiente para que ele tenha o diagnóstico de uma doença mental. Os transtornos de sintomas somáticos e outros relacionados são classificados como doenças mentais no *Manual Diagnóstico e Estatístico de Transtornos Mentais, 5ª Edição (DSM-5)* nos casos em que o foco exagerado nas queixas somáticas está além de qualquer explicação médica *e* causa sofrimento significativo e limitações das funções normais desempenhadas pelo indivíduo (APA, 2013).

O *DSM-5* reconhece uma condição específica conhecida como *transtorno de sintomas somáticos* e vários transtornos relacionados, inclusive *transtorno de ansiedade por doença, transtorno conversivo, transtornos factícios, fatores psicológicos afetando outras doenças clínicas*, dentre outros (APA, 2013). A ênfase comum a todos esses diagnósticos é sofrimento e limitações impostos pelos sintomas somáticos, conforme foi realçado antes. A prevalência dos transtornos de sintomas somáticos nos serviços de atenção básica à saúde foi estimada em até 11%, enquanto a prevalência da hipocondria (um diagnóstico que não faz mais parte do *DSM-5*, mas é semelhante ao transtorno de ansiedade por doença) varia de 4 a 6% (Yates, 2014). Com base nas análises das consultas psiquiátricas realizadas nos hospitais, estimou-se que a prevalência dos transtornos conversivos possa chegar a 15%. As variações amplas dessas estimativas realçam as dificuldades associadas à falta de consenso sobre o diagnóstico e de notificação desses transtornos psíquicos.

Os transtornos dissociativos são definidos por um distúrbio ou uma alteração das funções geralmente integradas como consciência, memória e identidade (Black & Andreasen, 2014). As reações dissociativas ocorrem quando a ansiedade torna-se avassaladora e a personalidade entra em processo de desorganização. Em geral, os mecanismos de defesa que controlam consciência, identidade e memória entram em colapso e os comportamentos do indivíduo ocorrem com pouca ou nenhuma participação da personalidade consciente. Entre os tipos de transtornos dissociativos descritos no *DSM-5* estão os seguintes: *transtorno de despersonalização-desrealização, amnésia dissociativa, transtorno dissociativo de identidade* e outros.

Este capítulo enfatiza os transtornos que se caracterizam por ansiedade grave reprimida evidenciada por sintomas físicos, medo de doença e comportamentos dissociativos. No início, o texto aborda aspectos históricos e estatísticos epidemiológicos. Os fatores predisponentes implicados na etiologia dessas reações constituem um arcabouço para estudar a dinâmica dos transtornos de sintomas somáticos e transtornos dissociativos. A seguir, uma explicação da sintomatologia desses transtornos é apresentada como base de conhecimento para avaliar pacientes e os cuidados de enfermagem são descritos no contexto do processo de enfermagem. Por fim, outras modalidades de tratamento são apresentadas.

Aspectos históricos

No passado, os transtornos de sintomas somáticos eram conhecidos como *neuroses histéricas*. O conceito de histeria tem no mínimo 4 mil anos e provavelmente se originou no Egito. Esse termo tem sido usado desde a época de Sócrates.

Ao longo dos séculos, os sintomas das neuroses histéricas foram associados a bruxaria, demonologia e feitiçaria; disfunção do sistema nervoso; e emoções contidas e não expressas. No passado, acreditava-se que esses sintomas acometessem na maior parte em mulheres. Alguns críticos argumentam que a representação das mulheres como pessoas sujeitas à histeria não era apenas sexista, mas também impedia que elas tivessem seus sintomas avaliados adequadamente por médicos. Os transtornos de sintomas somáticos parecem ser uma reação à ansiedade reprimida grave. Freud observou que, sob hipnose, pacientes com neurose histérica conseguiam lembrar-se de memórias e experiências emocionais pregressas e que poderia atenuar seus sintomas. Essa observação levou à proposição de que as emoções contidas e não expressas possam ser "convertidas" em sintomas físicos.

> **CONCEITO FUNDAMENTAL**
> **Dissociação**
> Mecanismo de defesa inconsciente no qual há uma separação entre identidade, memória e cognição de um lado e afeto de outro; ou separação entre as ideias e memórias pessoais e seus fundamentos históricos e emocionais (Sadock, Sadock & Ruiz, 2015; Venes, 2014).

Freud (1962) entendia dissociação como um tipo de repressão, um mecanismo de defesa ativa usado para remover conteúdos mentais ameaçadores ou inaceitáveis do plano de percepção consciente. Freud também descreveu a defesa contra a divisão do ego como meio de controlar conteúdos mentais incompatíveis. Embora o estudo dos processos dissociativos tenha começado no século 19, cientistas ainda sabem muito pouco acerca desses fenômenos. Entre as questões ainda não resolvidas estão as seguintes: os transtornos dissociativos são processos psicopatológicos ou mecanismos de proteção do ego? Os processos dissociativos estão sob controle voluntário ou são mecanismos de proteção totalmente inconscientes? De qualquer forma, esses processos podem ajudar a atenuar a percepção e a ansiedade do indivíduo acerca de eventos que são percebidos como muito estressantes.

Embora os sintomas como os da dissociação frequentemente sejam mecanismos de defesa inconsciente, alguns indivíduos "fabricam" sintomas conscientemente. A síndrome de produzir sintomas para obter algum ganho emocional foi descrita pela primeira vez por Richard Asher em 1951 em um artigo publicado na revista *The Lancet*. O autor descreveu um padrão comportamental no qual os pacientes "fabricavam" ou embelezavam suas histórias e os sinais e sintomas da doença. Asher criou o termo **síndrome de Munchausen** em referência ao barão Friedrich Hieronymus Freiherr Von Munchausen – um nobre oficial da cavalaria alemã que também era conhecido por criar histórias e exageros fantasiosos sobre a própria pessoa (Asher, 1951). Hoje em dia, o *DSM-5* descreve essas síndromes como **transtornos factícios**. Isso inclui *transtornos factícios impostos a si próprio* ou, quando alguém induz dissimuladamente lesão ou doença a outra pessoa, *transtorno factício imposto a outra pessoa*.

Estatísticas epidemiológicas

A prevalência do transtorno de sintomas somáticos foi estimada em 0,1 a 11,6% (Yates, 2014).[1] Embora no passado se acreditasse que esse transtorno fosse mais prevalente nas mulheres, Sadock e colaboradores (2015) reconheceram que ele afeta igualmente os dois sexos. O *DSM-5* (APA, 2013) sugere que a prevalência mais alta relatada entre as mulheres possa estar relacionada com o fato de que elas tendem a relatar sintomas somáticos com mais frequência que os homens.

Os índices de prevalência dos transtornos de conversão em alguma época da vida também são muito variados. As estatísticas relacionadas com a população em geral têm variado entre 5 e 30%. Esse transtorno é mais comum nas mulheres que nos homens e mais frequente nos adolescentes e adultos jovens que nas outras faixas etárias. A prevalência é mais alta em classes socioeconômicas mais baixas, populações que vivem em áreas rurais, indivíduos com nível educacional mais baixo e militares expostos às situações de combate (Black & Andreasen, 2014; Sadock et al., 2015).

A prevalência do transtorno de ansiedade por doença – uma condição muito semelhante ao diagnóstico de hipocondria, que hoje não faz mais parte do *DSM-5* – é especialmente difícil estabelecer porque esse transtorno foi recém-incluído na quinta edição. A melhor estimativa é baseada em dados quanto à prevalência da hipocondria, que foi calculada entre 3 e 8% (APA, 2013). De acordo com essa nova classificação, alguns pacientes que antes eram diagnosticados como hipocondríacos poderiam atender mais apropriadamente aos critérios diagnósticos do transtorno de sintomas somáticos. Existem algumas semelhanças entre esses dois transtornos, mas, no último caso, os sintomas principais são sensações somáticas significativas, enquanto no transtorno de ansiedade por doença há poucas queixas somáticas, mas o problema principal é que o paciente tem ansiedade ou medo de contrair uma doença. É necessário realizar mais estudos para compreender com mais clareza as estatísticas epidemiológicas de cada um desses transtornos. A hipocondria foi reclassificada como transtorno de ansiedade por doença, ao menos em parte para eliminar os mitos e estigmas associados a esse primeiro diagnóstico (Dimsdale, 2015). O transtorno de ansiedade por doença é igualmente comum entre homens e mulheres e, na maioria dos casos, o problema começa nos primeiros anos da vida adulta. Existem poucos dados relacionados com a prevalência do transtorno factício, razão pela qual sua frequência é desconhecida. Estimativas baseadas em amostras de pacientes hospitalizados demonstraram que cerca de 1% atende aos critérios diagnósticos do transtorno factício (APA, 2013). O transtorno factício imposto à outra pessoa é perpetrado com mais frequência pelas mães aos seus bebês, mas representa menos de 0,04% dos casos notificados de abuso infantil nos EUA (Sadock et al., 2015).

As síndromes dissociativas, embora sejam ilustradas com frequência na mídia ficcional, são estatisticamente muito raras. Entretanto, quando ocorrem, elas podem acarretar quadros clínicos dramáticos de transtorno grave das funções da personalidade normal. É comum a ocorrência de amnésia dissociativa em condições de guerra ou desastres naturais. Nos últimos anos, o número de casos relatados tem aumentado, é possível que em razão da percepção mais ampla do fenômeno e da identificação subsequente dos casos que, no passado, ficariam sem diagnóstico. Essa síndrome parece ser comum na mesma proporção nos dois sexos. A amnésia dissociativa pode ocorrer em qualquer idade, mas é difícil de diagnosticar nas crianças porque é fácil confundi-la com desatenção ou comportamento opositor.

As estimativas da prevalência do transtorno dissociativo de identidade (TDI, antes conhecido como *transtorno de personalidades múltiplas*) também variam. Esse transtorno é cinco a nove vezes mais frequente nas mulheres que nos homens (Sadock et al., 2015). Em geral, o problema começa na infância, embora as manifestações desse transtorno possam passar despercebidas até o final da adolescência ou primeiros anos da vida adulta.

---

[1] N.R.T.: No Brasil, a prevalência vitalícia dos transtornos de sintomas somáticos e dissociativos na população em geral está estimada em 0,1 a 0,2%, embora diversos grupos de pesquisadores acreditem que o número real possa estar mais próximo a 0,5% (Tófoli LF, Andrade LH, Fortes S. Somatização na América Latina: uma revisão sobre a classificação de transtornos somatoformes, síndromes funcionais e sintomas sem explicação médica. *Rev Bras Psiquiatr*. Maio 2011; 33(Suppl 1): s59-s69. Disponível em: http://www.scielo.br/scielo.php?script=sci_arttext&pid=S1516-44462011000500006&lng=en. https://doi.org/10.1590/S1516-44462011000500006. Acesso: 2020).

A prevalência dos episódios graves do transtorno de despersonalização-desrealização é desconhecida. Episódios isolados de curta duração podem ocorrer em até 50% de todos os adultos, especialmente quando estão sob estresse psicológico grave; quando ficam privados de sono; durante viagem ou passeio a lugares desconhecidos; ou quando estão intoxicados por alucinógenos, maconha ou álcool (Black & Andreasen, 2014). Em geral, os primeiros sintomas começam na adolescência ou nos primeiros anos da vida adulta. Esse transtorno é crônico, com períodos de remissão e exacerbação. A incidência do transtorno de despersonalização-desrealização é alta em condições de trauma psíquico prolongado, inclusive combate militar ou campos de prisioneiros de guerra. O transtorno também foi descrito em alguns indivíduos que passaram por experiências de quase morte.

Aplicação do processo de enfermagem

Dados da avaliação inicial: tipos de transtornos de sintomas somáticos

Transtorno de sintomas somáticos

Transtorno de sintomas somáticos é uma síndrome com vários sintomas somáticos que não podem ser explicados clinicamente e estão associados a sofrimento psíquico e consultas frequentes aos profissionais de saúde em busca de ajuda. Os sintomas podem ser vagos, dramatizados ou exagerados em sua descrição e o indivíduo dedica parcelas exageradas de tempo e energia preocupando-se e queixando-se de seus sintomas. Os pacientes com transtorno de sintomas somáticos estão tão convencidos de que seus sintomas têm relação com alguma patologia orgânica que rejeitam com firmeza e se irritam com frequência diante de qualquer sugestão de que estresse ou fatores psicológicos possam contribuir para seu problema. O transtorno é crônico e os sintomas começam em torno da 3ª década de vida. Ansiedade e depressão são comorbidades comuns e, por isso o risco de tentativas de suicídio é maior (Yates, 2014).

Em geral, o transtorno de sintomas somáticos tem evolução flutuante com períodos de remissão e exacerbação. Os pacientes com frequência recebem cuidados clínicos de vários médicos, algumas vezes simultaneamente, resultando na possibilidade de ocorrerem combinações terapêuticas perigosas. Eles tendem a buscar alívio dos sintomas medicando-se em excesso com analgésicos ou ansiolíticos prescritos por médicos. Uso abusivo de substâncias e dependência química são complicações comuns do transtorno de sintomas somáticos. O Boxe 29.1 descreve os critérios diagnósticos do transtorno de sintomas somáticos com base no *DSM-5*.

Transtorno de ansiedade por doença

A definição de transtorno de ansiedade por doença é uma interpretação imprecisa ou não realista de sintomas ou sensações físicas que resultam na preocupação e medo de ter alguma doença grave. O medo torna-se incapacitante e persistente, embora o paciente seja tranquilizado de que não foi possível encontrar qualquer patologia orgânica. Os sintomas podem ser mínimos ou inexistentes, mas o paciente mostra-se extremamente ansioso e desconfiado da existência de alguma doença médica grave ainda não diagnosticada (APA, 2013).

Os pacientes com transtorno de ansiedade por doença estão plenamente conscientes de suas sensações

---

BOXE 29.1 Critérios diagnósticos do transtorno de sintomas somáticos.

A. Um ou mais sintomas somáticos perturbadores ou que acarretam interferência significativa no cotidiano da vida.
B. Pensamentos, sentimentos ou comportamentos exagerados relacionados com os sintomas somáticos ou associados às preocupações com a saúde, evidenciados ao menos por uma das seguintes queixas:
   1. Pensamentos exagerados e persistentes acerca da gravidade dos próprios sintomas.
   2. Nível persistentemente alto de ansiedade quanto à saúde ou aos sintomas.
   3. Tempo e energia excessivos dedicados a esses sintomas ou à preocupação com a saúde.
C. Embora qualquer um desses sintomas possa não estar presente continuamente, o estado sintomático é persistente (nos casos típicos, persiste por mais de 6 meses).

Especificar se:
Com predominância de dor (os sintomas somáticos consistem predominantemente em dor)
Persistente (a evolução persistente caracteriza-se por sintomas graves, limitações acentuadas e duração longa [mais de 6 meses])

Especificar a gravidade atual:
Branda (o paciente tem apenas um dos sintomas especificados no critério B)
Moderada (o paciente tem dois ou mais dos sintomas especificados no critério B)
Grave (o paciente tem dois ou mais dos sintomas especificados no critério B, acrescidos de várias outras queixas somáticas [ou um sintoma somático muito grave])

Reproduzido, com autorização, de: *Manual Diagnóstico e Estatístico de Transtornos Mentais, 5ª Edição* (Direitos autorais de 2013). American Psychiatric Association.

e mudanças físicas e podem estar convencidos de que uma frequência cardíaca acelerada indica que têm doença cardíaca, ou que uma simples mancha é câncer de pele. Esses indivíduos são muito preocupados com seu corpo e estão totalmente conscientes até mesmo da mais inexpressiva alteração de sensibilidade ou sensação física. Contudo, a reação a essas pequenas alterações é, em grande parte, exagerada e desproporcional à realidade.

Alguns pacientes com transtorno de ansiedade por doença têm história crônica de "peregrinação por consultórios médicos" e estão convencidos de que não estão recebendo os cuidados apropriados. Outros evitam buscar atendimento médico porque, se o fizessem, isso acentuaria sua ansiedade a níveis insuportáveis. Depressão é uma comorbidade comum e traços obsessivo-compulsivos estão associados com frequência a esse transtorno. A preocupação com o medo de ter uma doença grave pode interferir nas atividades sociais ou ocupacionais. Contudo, alguns pacientes conseguem desempenhar suas atividades ocupacionais normalmente, embora limitando suas queixas físicas ao ambiente fora do trabalho.

Os pacientes com transtorno de ansiedade por doença são tão apreensivos e temerosos que entram em pânico ao mais leve indício de doença grave. Eles ficam alarmados, mesmo quando leem sobre alguma doença ou ouvem que alguém que eles conhecem teve o diagnóstico de uma doença. O transtorno de sintomas somáticos e o transtorno de ansiedade por doença têm manifestações clínicas semelhantes ao que antes era conhecido como hipocondria, mas o *DSM-5* reconhece dois transtornos diferentes para diferenciar entre os pacientes que se preocupam principalmente com sintomas físicos (transtorno de sintomas somáticos) e os que enfatizam especialmente o medo de ter alguma doença em geral (transtorno de ansiedade por doença).

O Boxe 29.2 descreve os critérios diagnósticos do transtorno de ansiedade por doença com base no *DSM-5*.

Transtorno conversivo (transtorno de sintomas neurológicos funcionais)

O transtorno conversivo consiste em perda ou alteração de alguma função física que não pode ser explicada por qualquer doença clínica ou mecanismo fisiopatológico conhecido. É provável que haja algum componente psicológico envolvido no desencadeamento, exacerbação ou perpetuação do sintoma, embora possa ser detectado ou não.

Os sintomas conversivos afetam as funções motoras ou sensoriais e sugerem uma doença neurológica. Exemplos são paralisias, **afonia** (incapacidade de falar), crises convulsivas, distúrbios da coordenação, dificuldade de engolir, retenção urinária, acinesia, cegueira, surdez, diplopia, **anosmia** (incapacidade de perceber odores), perda de sensibilidade à dor e alucinações. Outro tipo de sintoma conversivo consiste em abalos anormais dos membros com redução ou perda de consciência semelhante às crises epilépticas – condição conhecida como *crises convulsivas psicogênicas* ou *não epilépticas*. **Pseudociese** (gravidez fictícia) também é um sintoma conversivo e pode representar o desejo intenso de estar grávida.

O *DSM-5* acrescenta que "embora o diagnóstico [do transtorno conversivo] dependa de que o sintoma não seja explicado por alguma doença neurológica, ele não deve ser estabelecido apenas porque os resultados dos exames estão normais ou porque o sintoma é 'bizarro'. Deve haver evidência clara de incompatibilidade com alguma doença neurológica" (APA, 2013, p. 319). Por exemplo, quando um paciente parece apresentar uma crise convulsiva, mas o EEG é normal, os olhos estão fechados e resistem à abertura e não há

BOXE 29.2 Critérios diagnósticos do transtorno de ansiedade por doença.

A. Preocupação com a possibilidade de ter ou contrair uma doença grave.
B. Sintomas somáticos não estão presentes ou, quando isso ocorre, têm intensidade leve. Quando há algum outro distúrbio clínico ou risco alto de desenvolver alguma outra doença clínica (p. ex., história familiar conclusiva), a preocupação é claramente exagerada ou desproporcional.
C. O nível de ansiedade quanto à saúde é alto e o paciente fica alarmado facilmente quanto ao seu estado de saúde.
D. O indivíduo adota comportamentos exagerados relacionados com a saúde (p. ex., examina repetidamente seu corpo em busca de sinais de alguma doença) ou mostra comportamento inadaptativo de evasão (p. ex., falta às consultas com médicos ou nos hospitais).
E. A preocupação com doença está presente no mínimo há 6 meses, mas a doença temida especificamente pode mudar ao longo do tempo.
F. A preocupação com doença não pode ser mais bem explicada por algum outro transtorno mental, inclusive transtorno de sintomas somáticos, transtorno de pânico, transtorno de ansiedade generalizada, transtorno dismórfico corporal, transtorno obsessivo-compulsivo, transtorno delirante do tipo somático.

Especificar se:
Tipo que busca atendimento: o paciente busca frequentemente atendimento médico, inclusive consultas com médicos ou exames laboratoriais e procedimentos diagnósticos.
Tipo que evita atendimento: o paciente raramente busca atendimento médico.

Reproduzido, com autorização, de: *Manual Diagnóstico e Estatístico de Transtornos Mentais, 5ª Edição* (Direitos autorais de 2013). American Psychiatric Association.

incontinência urinária, o diagnóstico de transtorno conversivo pode ser firmado. A etiologia desse transtorno provavelmente é multifatorial.

Embora não seja diagnóstico de um transtorno conversivo, alguns pacientes mostram indiferença aparente aos sintomas, que parecem muito graves para outras pessoas. Essa condição foi descrita como *la belle indifference* (Sadock et al., 2015). A maioria dos sintomas de um transtorno conversivo regride dentro de algumas semanas. Cerca de 20% dos pacientes com esse diagnóstico têm recidivas dentro do primeiro ano. O *DSM-5* afirma que o prognóstico é melhor quando os sintomas têm duração breve, quando o paciente aceita o diagnóstico, quando não há comorbidades físicas e quando não há traços de personalidade inadaptativa reconhecíveis (APA, 2013). O Boxe 29.3 descreve os critérios diagnósticos do transtorno conversivo.

Fatores psicológicos que afetam outras doenças clínicas

Os fatores psicológicos desempenham um papel importante para quase todas as doenças clínicas. Entretanto, com esse transtorno específico, é evidente que fatores psicológicos ou comportamentais estão diretamente implicados no desenvolvimento, exacerbação ou recuperação mais longa de alguma doença clínica.

O Boxe 29.4 descreve os critérios diagnósticos dos fatores psicológicos que agravam outras doenças clínicas.

Transtorno factício

Os transtornos factícios consistem em simulação consciente e intencional de sintomas físicos ou psíquicos (Black & Andreasen, 2014). Os pacientes com transtorno factício fingem estar doentes de forma a receber atenção e apoio emocionais associados comumente ao papel de "paciente". Ainda que os comportamentos sejam deliberados e intencionais, pode haver um elemento compulsivo associado, que dificulta o controle pessoal. Nos casos típicos, os pacientes com esse transtorno tornam-se tão habilidosos na descrição dos seus "sintomas" que conseguem ter acesso a internações em hospitais e centros de tratamento. Para conseguir isso, eles podem agravar sintomas existentes, induzir queixas novas ou até mesmo provocar lesões dolorosas a si próprios (Sadock et al., 2015). Esse transtorno também é conhecido como *síndrome de Munchausen* e os sintomas podem ser psíquicos, físicos ou uma combinação destes.

O transtorno pode ser imposto a si próprio ou a outra pessoa (condição antes conhecida como *transtorno factício por procuração*). Nesse último caso, os sintomas físicos são impostos intencionalmente a outra pessoa sob os cuidados do perpetrador. O diagnóstico do transtorno factício pode ser difícil, porque os pacientes tornam-se muito inventivos em sua busca por provocar sintomas. "A situação mais comum de transtorno factício por procuração é de uma mãe que engana os profissionais de saúde, levando-os a acreditar que seu filho está doente" (Sadock et al., 2015, p. 492). Esse objetivo pode ser

---

BOXE 29.3 Critérios diagnósticos do transtorno conversivo (transtorno de sintomas neurológicos funcionais).

A. Um ou mais sintomas de alteração das funções motoras voluntárias ou sensoriais.
B. As manifestações clínicas não são compatíveis com os sintomas de doenças clínicas e neurológicas conhecidas.
C. O sintoma ou *deficit* não é mais bem explicado por alguma outra doença clínica ou mental.
D. O sintoma ou *deficit* causa sofrimento clinicamente significativo ou limitação das funções sociais, ocupacionais ou de outras áreas importantes, ou justifica uma investigação clínica.

Especificar o tipo de sintoma:
Com fraqueza ou paralisia
Com movimentos anormais
Com distúrbios da deglutição
Com distúrbios da fala
Com ataques ou crises convulsivas
Com anestesia ou *deficit* de sensibilidade
Com sintomas sensoriais especiais
Com sintomas mistos

Especificar se:
Episódio agudo
Persistente

Especificar se:
Com situação de estresse psicológico
Sem situação de estresse psicológico

Reproduzido, com autorização, de: *Manual Diagnóstico e Estatístico de Transtornos Mentais*, 5ª Edição (Direitos autorais de 2013). American Psychiatric Association.

> **BOXE 29.4** Critérios diagnósticos dos fatores psicológicos que agravam outras doenças clínicas.
>
> A. O paciente tem algum sintoma ou doença (exceto transtorno mental).
> B. Os fatores psicológicos ou comportamentais afetam negativamente a condição médica em geral de uma das seguintes maneiras:
>   1. Os fatores têm influenciado a evolução da condição clínica, conforme se evidencia por uma relação temporal direta entre os fatores psíquicos e o desenvolvimento ou a exacerbação, ou a recuperação mais prolongada da doença clínica.
>   2. Os fatores interferem no tratamento da doença clínica (p. ex., falta de adesão ao tratamento).
>   3. Os fatores psicológicos ou comportamentais acarretam outros riscos bem estabelecidos à saúde do indivíduo.
>   4. Os fatores interferem na fisiopatologia primária porque desencadeiam ou agravam os sintomas, ou demandam atenção médica.
> C. Os fatores psicológicos e comportamentais descritos no critério B não são mais bem explicados por algum outro transtorno mental (p. ex., transtorno de pânico, depressão maior, transtorno de estresse pós-traumático).
>
> *Especificar* a gravidade atual:
> **Branda:** aumenta o risco clínico
> **Moderada:** agrava a doença clínica subjacente
> **Grave:** provoca hospitalização ou consulta no serviço de emergência
> **Extrema:** acarreta risco grave à vida

Reproduzido, com autorização, do *Manual Diagnóstico e Estatístico de Transtornos Mentais, 5ª Edição* (Direitos autorais de 2013). American Psychiatric Association.

alcançado ao mentir em relação à história médica da criança, manipular dados (p. ex., contaminar amostras laboratoriais) e provocar doença ou lesão na criança por meio de substâncias ou outras agressões físicas.

O Boxe 29.5 descreve os critérios diagnósticos do transtorno factício com base no *DSM-5*.

Fatores predisponentes associados aos transtornos de sintomas somáticos e semelhantes

Genética

Alguns estudos demonstraram incidência mais alta de transtorno de sintomas somáticos, transtorno conversivo e transtorno de ansiedade por doença entre os parentes de primeiro grau, sugerindo uma possível predisposição hereditária. No caso do transtorno de sintomas somáticos, há evidências de sobreposição genética com alguns outros distúrbios mentais, inclusive transtornos alimentares (Soares & Grossman, 2012; Yates, 2014; Yutzy & Parish, 2008).

Fatores bioquímicos

Alguns estudos sugeriram que o catabolismo do triptofano possa estar alterado nos pacientes com transtornos de sintomas somáticos (Yate, 2014). Níveis baixos

> **BOXE 29.5** Critérios diagnósticos do transtorno factício.
>
> **TRANSTORNO FACTÍCIO IMPOSTO A SI PRÓPRIO**
> A. Falsificação dos sinais ou sintomas físicos ou psíquicos, ou indução de alguma lesão ou doença associada a uma mentira detectada.
> B. O indivíduo apresenta-se às demais pessoas como doente, incapacitado ou portador de alguma lesão.
> C. O comportamento enganoso é evidente mesmo quando não há recompensas externas explícitas.
> D. O comportamento não é mais bem explicado por algum outro transtorno mental, inclusive transtorno delirante ou outra doença mental.
>
> *Especificar:*
> Episódio isolado
> Episódios repetidos
>
> **TRANSTORNO FACTÍCIO IMPOSTO A OUTRA PESSOA (ANTES CONHECIDO COMO TRANSTORNO FACTÍCIO POR PROCURAÇÃO)**
> A. Falsificação dos sinais ou sintomas físicos ou psíquicos, ou indução de alguma lesão ou doença a outra pessoa, associada a uma mentira detectada.
> B. O indivíduo apresenta a outra pessoa (vítima) aos demais como doente, incapacitada ou portadora de alguma lesão.
> C. O comportamento enganoso é evidente, mesmo quando não há recompensas externas explícitas.
> D. O comportamento não é mais bem explicado por algum outro transtorno mental, inclusive transtorno delirante ou outra doença mental.
> *Nota:* o perpetrador – e não a vítima – recebe esse diagnóstico.
>
> *Especificar:*
> Episódio isolado
> Episódios repetidos

Reproduzido, com autorização, de: *Manual Diagnóstico e Estatístico de Transtornos Mentais, 5ª Edição* (Direitos autorais de 2013). American Psychiatric Association.

de serotonina e endorfinas podem desempenhar um papel importante para a sensibilidade exagerada à dor.

Estruturas neuroanatômicas

Alguns pesquisadores sugeriram uma disfunção encefálica como fator etiológico dos transtornos factícios (Sadock et al., 2015). A hipótese seria que o distúrbio do processamento de informações contribuiria para os comportamentos anômalos associados a esse transtorno. Sadock e colaboradores relataram que os estudos de imageamento cerebral demonstraram hipometabolismo no hemisfério dominante, hipermetabolismo no hemisfério não dominante e comunicação inter-hemisférica prejudicada nos pacientes com transtornos conversivos (p. 474). Outros estudos com exames de imagem cerebral detectaram volume reduzido das amígdalas e conectividade diminuída entre estas estruturas e os centros encefálicos que controlam as funções executivas e motoras de pacientes com um ou mais transtornos de sintomas somáticos (Yates, 2014).

Psicodinâmica

Alguns psicodinamicistas entendem o transtorno de ansiedade por doença como um mecanismo de defesa do ego. As queixas físicas seriam expressões de baixa autoestima e sentimentos de desvalia, porque é mais fácil sentir que alguma coisa está errada com o corpo do que sentir que algo está errado consigo próprio (*self*). Outra hipótese psicodinâmica entende que o transtorno de ansiedade por doença (assim como o transtorno de sintomas somáticos com predominância de dor) está relacionado com uma defesa contra a culpa. O indivíduo percebe a si próprio (*self*) como "mau" com base em condutas inadequadas (reais ou imaginárias) do passado e considera que o sofrimento físico é uma punição merecida exigida como expiação. Essa hipótese também foi aplicada aos pacientes com transtornos factícios.

A teoria psicodinâmica do transtorno conversivo propõe que as emoções associadas a uma experiência traumática que o indivíduo não consegue expressar porque são ética ou moralmente inaceitáveis são "convertidas" em sintomas físicos. As emoções inaceitáveis são reprimidas e convertidas em um sintoma somático, que simboliza de alguma maneira o trauma emocional original.

Alguns estudos sugeriram que pacientes com transtornos factícios sejam vítimas de abuso ou negligência na infância. As hospitalizações infantis frequentes possibilitariam um "afastamento" da situação doméstica traumática e ofereceriam um ambiente amoroso e acolhedor, que não existe na família da criança. Essa teoria propõe que o paciente com transtorno factício tenta readquirir o único apoio positivo que ele pode ter recebido ao buscar o ambiente no qual foi recebido quando era criança. Quanto ao transtorno factício imposto a outra pessoa, Sadock e colaboradores (2015) afirmaram: "Uma das finalidades aparentes desse comportamento é que o cuidador assuma indiretamente o papel de doente; outra, é conseguir alívio para o papel de cuidador levando a criança a ser hospitalizada" (p. 492).

Dinâmica familiar

Algumas famílias têm dificuldade de expressar emoções abertamente e resolver conflitos verbalmente. Quando isso ocorre, a criança pode adoecer e o foco é desviado do conflito declarado para a doença do filho, afastando-se das questões não resolvidas que a família não consegue confrontar com clareza. Desse modo, a **somatização** da criança confere alguma estabilidade à família, na medida em que a harmonia substitui a discórdia e o bem-estar da criança torna-se a preocupação dominante. Por sua vez, a criança recebe reforço positivo por estar doente. Essa mudança de foco da discórdia familiar para a preocupação com a criança é conhecida algumas vezes como **ganho terciário**.

Teoria da aprendizagem

As queixas somáticas são frequentemente reforçadas quando o papel de doente alivia o paciente da necessidade de lidar com uma situação de estresse, seja dentro da sociedade ou de sua família. O indivíduo doente aprende que pode evitar obrigações estressantes; adiar mudanças indesejáveis; livrar-se de deveres difíceis (**ganho primário**); tornar-se o foco principal de atenção em razão da doença (**ganho secundário**); ou atenuar um conflito entre os familiares, na medida em que as preocupações são desviadas para a pessoa doente em vez do problema real (**ganho terciário**). Esses tipos de reforço positivo praticamente garantem a repetição da reação.

As experiências anteriores com doenças físicas graves ou com potencial fatal, seja no próprio indivíduo, seja em membros próximos da família, podem predispor o paciente a um transtorno de ansiedade por doença. Quando o indivíduo passou por uma ameaça à sua integridade biológica, ele pode desenvolver medo de recidiva. Isso desencadeia uma reação exagerada às mínimas alterações físicas, resultando em ansiedade e preocupação exageradas com a saúde.

Modelo transacional de estresse e adaptação

A etiologia dos transtornos de sintomas somáticos é determinada mais provavelmente por diversos fatores. A Figura 29.1 é uma ilustração gráfica dessa teoria multifatorial com base no modelo transacional de estresse e adaptação.

CAPÍTULO 29 ▪ Transtorno de Sintomas Somáticos e Transtorno Dissociativo

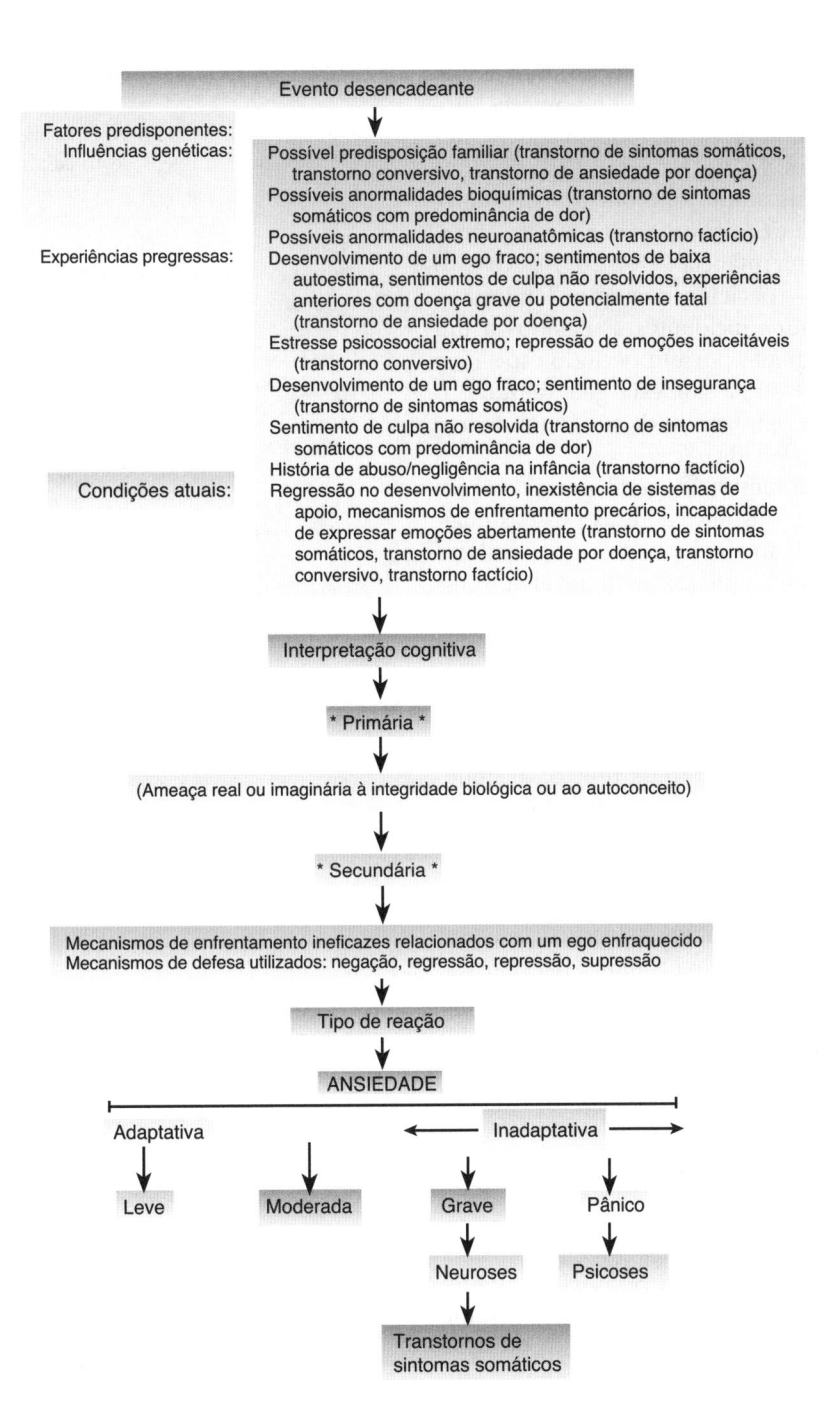

```
                        Evento desencadeante
                                 ↓
Fatores predisponentes:
    Influências genéticas:  Possível predisposição familiar (transtorno de sintomas somáticos,
                            transtorno conversivo, transtorno de ansiedade por doença)
                            Possíveis anormalidades bioquímicas (transtorno de sintomas
                            somáticos com predominância de dor)
                            Possíveis anormalidades neuroanatômicas (transtorno factício)
    Experiências pregressas: Desenvolvimento de um ego fraco; sentimentos de baixa
                            autoestima, sentimentos de culpa não resolvidos, experiências
                            anteriores com doença grave ou potencialmente fatal
                            (transtorno de ansiedade por doença)
                            Estresse psicossocial extremo; repressão de emoções inaceitáveis
                            (transtorno conversivo)
                            Desenvolvimento de um ego fraco; sentimento de insegurança
                            (transtorno de sintomas somáticos)
                            Sentimento de culpa não resolvida (transtorno de sintomas
                            somáticos com predominância de dor)
                            História de abuso/negligência na infância (transtorno factício)
    Condições atuais:       Regressão no desenvolvimento, inexistência de sistemas de
                            apoio, mecanismos de enfrentamento precários, incapacidade
                            de expressar emoções abertamente (transtorno de sintomas
                            somáticos, transtorno de ansiedade por doença, transtorno
                            conversivo, transtorno factício)
                                 ↓
                        Interpretação cognitiva
                                 ↓
                            * Primária *
                                 ↓
        (Ameaça real ou imaginária à integridade biológica ou ao autoconceito)
                                 ↓
                            * Secundária *
                                 ↓
    Mecanismos de enfrentamento ineficazes relacionados com um ego enfraquecido
    Mecanismos de defesa utilizados: negação, regressão, repressão, supressão
                                 ↓
                        Tipo de reação
                                 ↓
                            ANSIEDADE
                ┌────────────────┴────────────────┐
            Adaptativa                      Inadaptativa
            ↓         ↓                    ↓          ↓
          Leve    Moderada              Grave      Pânico
                                          ↓          ↓
                                       Neuroses   Psicoses
                                          ↓
                                    Transtornos de
                                    sintomas somáticos
```

Figura 29.1 Dinâmica dos transtornos de sintomas somáticos de acordo com o modelo transacional de estresse e adaptação.

CONCEITO FUNDAMENTAL

Amnésia

Perda de memória parcial ou total, transitória ou irreversível. Em geral, esse termo é usado para descrever episódios durante os quais os pacientes esquecem de eventos recentes (embora possam comportar-se adequadamente) e depois dos quais não há lembrança do que ocorreu no período. Esses episódios podem ser causados por acidente vascular encefálico, crises convulsivas, traumatismos, senilidade, alcoolismo ou intoxicação (Venes, 2014).

Dados da avaliação inicial: tipos de transtornos dissociativos

Amnésia dissociativa é uma incapacidade de lembrar-se de informações pessoais importantes, em geral de natureza traumática ou estressante, que é muito ampla para ser explicada por esquecimento comum e não pode ser atribuída aos efeitos diretos do uso de drogas ilícitas/fármacos ou de doenças neurológicas ou outros distúrbios clínicos (APA, 2013). O *DSM-5* explica que os tipos mais comuns de amnésia dissociativa são localizada, seletiva e generalizada. As amnésias localizada e seletiva estão relacionadas com um evento estressante específico. Por exemplo, o paciente com **amnésia localizada** não consegue lembrar-se de todos os incidentes associados a um período de estresse. Esse tipo de amnésia pode ser mais amplo que um único evento, inclusive incapacidade de lembrar-se dos meses e anos em que houve abuso na infância (APA, 2013). No caso da **amnésia seletiva**, o paciente consegue lembrar-se apenas de determinados incidentes associados a um evento estressante e apenas por um período específico depois do episódio. Com a **amnésia generalizada**, o paciente não consegue lembrar-se de sua identidade e de toda a sua história de vida.

O paciente com amnésia em geral parece parece atento e pode não demonstrar às outras pessoas qualquer indício de que alguma coisa está errada, embora alguns pacientes possam ter alterações do nível de consciência com sintomas conversivos ou estados de transe. Os pacientes com amnésia frequentemente são levados aos serviços de emergência dos hospitais gerais por policiais, que os encontraram vagando confusos nas ruas.

Em geral, o episódio de amnésia começa depois de estresse psicossocial grave. Nos casos típicos, a amnésia termina repentinamente e é seguida de recuperação completa. Recidivas não são comuns. Um subtipo especial de amnésia dissociativa é especificado pelo termo *com fuga dissociativa*. A **fuga** dissociativa caracteriza-se por um afastamento súbito e inesperado dos ambientes costumeiros, ou pela perambulação confusa com incapacidade de lembrar-se de parte ou todo o passado do indivíduo. Os pacientes em estado de fuga podem não conseguir lembrar-se da identidade pessoal e, algumas vezes, assumem uma nova identidade (Black & Andreasen, 2014).

O Boxe 29.6 descreve os critérios diagnósticos da amnésia dissociativa com base no *DSM-5*.

Transtorno dissociativo de identidade

Antes conhecido como transtorno de personalidades múltiplas, o transtorno dissociativo de identidade (TDI) caracteriza-se pela coexistência de dois ou mais estados de personalidade no mesmo indivíduo. Algumas vezes, esses diferentes estados de personalidade são identificados como *alteridentidades*, ou simplesmente *subpersonalidades*. Apenas uma das personalidades fica evidente em determinado momento, e uma delas é dominante na maior parte do tempo de evolução da doença. Cada subpersonalidade é singular e composta de um conjunto complexo de memórias, padrões comportamentais e relacionamentos sociais, que vêm à tona em ocasiões diferentes. A transição de um estado de personalidade para outro pode ser súbita ou progressiva e, em alguns casos, é muito dramática. De acordo com Sadock e colaboradores: "É frequente que os pacientes descrevam um profundo sentimento de divisão interna concretizada ou de conflitos internos personificados entre as partes de si próprio... essas

---

BOXE 29.6 Critérios diagnósticos da amnésia dissociativa.

A. Incapacidade de lembrar-se de informações autobiográficas importantes, em geral de natureza traumática ou estressante, que é incompatível com esquecimento comum. *Nota*: na maioria dos casos, a amnésia dissociativa consiste em amnésia localizada ou seletiva de um ou mais eventos específicos; ou amnésia generalizada de identidade e história de vida.

B. Os sintomas causam sofrimento clinicamente significativo ou limitações das funções sociais, ocupacionais ou de outras áreas importantes.

C. O transtorno não pode ser atribuído aos efeitos fisiológicos de alguma substância (p. ex., álcool ou drogas ilícitas, algum fármaco) ou doença neurológica ou outro distúrbio clínico (p. ex., crises epilépticas parciais complexas, amnésia global transitória, sequelas de traumatismo craniano fechado/lesão cerebral traumática, outros distúrbios neurológicos).

D. A amnésia não é mais bem explicada por TDI, transtorno de estresse pós-traumático, transtorno de estresse agudo, transtorno de sintomas somáticos ou um distúrbio neurocognitivo brando ou significativo.

Especificar se:

Com fuga dissociativa (afastamento aparentemente voluntário ou perambulação confusa, que está associada à amnésia de identidade ou de outras informações autobiográficas importantes).

Reproduzido, com autorização, de: *Manual Diagnóstico e Estatístico de Transtornos Mentais, 5ª Edição* (Direitos autorais de 2013). American Psychiatric Association.

---

partes podem ter nomes próprios ou ser designadas por seu afeto ou sua função predominante, por exemplo, 'o raivoso' ou 'a esposa'" (p. 460).

O TDI é um transtorno controverso desde que atraiu a atenção depois da exibição do filme *Sybil*, em 1976, que retratou a suposta história verídica de uma mulher que relatava ter 16 personalidades diferentes. O diagnóstico desse transtorno aumentou de maneira significativa nos anos que se seguiram ao filme e, em 1980, a APA reconheceu formalmente o transtorno como uma doença psiquiátrica (Haberman, 2014). Desde então, diversos críticos relataram que tanto a paciente "Sybil" quanto seu psiquiatra reconheciam que seu caso era uma invenção. O Dr. David Speigel, psiquiatra que participou do processo de adoção pela American Psychiatric Association do termo TDI como denominação preferida para descrever essa doença, foi citado na revisão de Haberman (2014) por ter dito o seguinte: "[o termo] personalidades múltiplas traz consigo a implicação de que elas de fato constituem mais de uma personalidade. O problema é uma fragmentação da identidade, não que você de fato seja 12 pessoas diferentes... ou seja, você não tem nem mais nem menos que uma personalidade".

Embora ainda restem dúvidas quanto a se esse transtorno tem sido diagnosticado exageradamente, sem dúvida há pacientes que apresentam identidade fragmentada. A maioria é vítima de abusos físico e sexual graves na infância. Em muitos casos, os pacientes com TDI também apresentam sintomas de outros transtornos dissociativos como amnésia, estados de fuga, despersonalização e desrealização (Sadock et al., 2015). Em geral, o paciente tem amnésia dos eventos que ocorreram quando outra personalidade apresentou-se e ele frequentemente relata "lacunas" nas histórias autobiográficas, "tempo perdido" ou "apagões". Esses indivíduos podem "acordar" em situações desconhecidas, sem qualquer ideia de onde estão, como foram parar lá, ou de quem são as pessoas à sua volta. Eles podem ser acusados de mentir quando negam lembrar-se ou ser responsáveis por fatos ou ações.

O transtorno dissociativo de personalidade nem sempre é incapacitante. Alguns pacientes com TDI mantêm posições de responsabilidade, concluem seus estudos superiores e são cônjuges e genitores bem-sucedidos antes do diagnóstico e enquanto estão em tratamento. Antes do seu diagnóstico como portadores de TDI, muitos desses pacientes são diagnosticados erroneamente com depressão, transtornos de personalidade *borderline* e antissocial, esquizofrenia, epilepsia ou transtorno bipolar. O Boxe 29.7 descreve os critérios diagnósticos do TDI com base no *DSM-5*.

Transtorno de despersonalização-desrealização

O transtorno de despersonalização-desrealização caracteriza-se por uma mudança transitória da qualidade de autoconsciência, que frequentemente assume a forma de sentimentos de irrealidade, alterações da imagem corporal, sentimentos de afastamento do ambiente ou sensação de estar observando a si próprio de fora do corpo. Por exemplo, ao se lembrar de uma experiência de combate, um soldado diz que se observa à distância e imagina o que ele faria *se* estivesse naquela situação. **Despersonalização** (um transtorno da percepção de si próprio) é diferente de **desrealização**, um termo que descreve alteração da percepção do ambiente externo. Esses dois fenômenos também ocorrem em vários outros transtornos psiquiátricos, inclusive esquizofrenia, depressão, estados de ansiedade e transtornos neurocognitivos. Como mencionado anteriormente, os sintomas de despersonalização e desrealização são muito comuns. De acordo com algumas estimativas, cerca de 50% de todos adultos vivenciaram episódios transitórios desses sintomas, que são reconhecidos como a terceira manifestação psiquiátrica mais relatada, depois apenas de depressão e ansiedade (Sadock et al., 2015; p. 454). O diagnóstico do transtorno de despersonalização-desrealização é estabelecido apenas quando os sintomas causam sofrimento significativo ou limitações funcionais.

O *DSM-5* descreve esse transtorno como episódios persistentes ou recidivantes de despersonalização, desrealização ou ambas (APA, 2013). O paciente pode ter uma sensação de mecanicismo ou sonho, ou uma crença de que as características físicas do corpo mudaram. Quando ocorre desrealização, os objetos do ambiente são percebidos como alterados em forma ou tamanho. Outras pessoas do ambiente podem parecer automatizadas ou mecanizadas.

Essas percepções distorcidas são consideradas perturbadoras e frequentemente se acompanham de ansiedade, depressão, medo de enlouquecer, pensamentos obsessivos, queixas somáticas e alteração do sentido subjetivo de tempo. Nos casos típicos, o transtorno começa no final da adolescência ou nos primeiros anos da vida adulta e é duas a quatro vezes mais comum no sexo feminino (Sadock et al., 2015).

O Boxe 29.8 descreve os critérios diagnósticos do transtorno de despersonalização-desrealização com base no *DSM-5*.

Fatores predisponentes associados aos transtornos dissociativos

Genética

A maioria esmagadora (85 a 97%) dos adultos com TDD tem história de abusos físico e sexual. Embora os fatores genéticos estejam sendo avaliados, os estudos preliminares não encontraram evidência de uma contribuição genética significativa (Sadock et al., 2015, p. 458).

Fatores neurobiológicos

Alguns médicos sugeriram uma correlação possível entre alterações neurobiológicas e transtornos dissociativos. Embora as informações disponíveis não sejam suficientes, a amnésia dissociativa pode estar relacionada

---

BOXE 29.7 Critérios diagnósticos do transtorno dissociativo de identidade.

A. Cisão da identidade evidenciada por dois ou mais estados de personalidade, que podem ser descritos em algumas culturas como uma experiência de possessão. A cisão da identidade inclui descontinuidade marcante do *self* e perda do senso de controle, acompanhados por alterações associadas ao afeto, comportamento, consciência, memória, percepção, cognição e/ou funções sensitivomotoras. Esses sinais e sintomas podem ser observados por outras pessoas ou relatados pelo paciente.

B. Falhas repetidas de memória dos eventos cotidianos, informações pessoais importantes e/ou eventos traumáticos incompatíveis com esquecimento comum.

C. Os sintomas causam sofrimento clinicamente significativo ou limitações das funções sociais, ocupacionais ou de outras áreas importantes.

D. O transtorno não faz parte de uma norma cultural ou religiosa amplamente aceita. *Nota:* nas crianças, os sintomas não podem ser mais bem explicados por companheiros de brincadeiras imaginários ou outras fantasias lúdicas.

E. Os sintomas não podem ser atribuídos aos efeitos fisiológicos de alguma substância (p. ex., "apagões" ou comportamento caótico durante a intoxicação alcoólica) ou outras doenças clínicas (p. ex., epilepsia parcial complexa).

Reproduzido, com autorização, de: *Manual Diagnóstico e Estatístico de Transtornos Mentais, 5ª Edição* (Direitos autorais de 2013). American Psychiatric Association.

> **BOXE 29.8** Critérios diagnósticos do transtorno de despersonalização-desrealização.
>
> A. Ocorrência de episódios persistentes ou recidivantes de despersonalização, desrealização ou ambas:
>   1. **Despersonalização:** experiências de irrealidade, afastamento ou de ser um observador externo em relação aos próprios pensamentos, sentimentos, sensações, corpo físico ou ações (p. ex., distúrbios da percepção, sensação de tempo alterada, sentimento de irrealidade ou ausência de si próprio, embotamento físico e/ou emocional).
>   2. **Desrealização:** experiências de irrealidade ou afastamento do ambiente (p. ex., pessoas ou objetos são percebidos como irreais, oníricos, nebulosos, sem vida ou visualmente distorcidos).
> B. Durante as experiências de despersonalização ou desrealização, a capacidade de testar a realidade mantém-se intacta.
> C. Os sintomas causam sofrimento clínico significativo ou limitações das funções sociais, ocupacionais ou de outras áreas importantes.
> D. O transtorno não pode ser atribuído aos efeitos fisiológicos de alguma substância (p. ex., droga ilícita ou fármaco), ou outra doença clínica (p. ex., crises epilépticas).
> E. O transtorno não é mais bem explicado por algum outro transtorno mental como esquizofrenia, transtorno de pânico, depressão maior, transtorno de estresse agudo, transtorno de estresse pós-traumático ou algum outro transtorno dissociativo.

Reproduzido, com autorização, de: *Manual Diagnóstico e Estatístico de Transtornos Mentais, 5ª Edição* (Direitos autorais de 2013). American Psychiatric Association.

com disfunção neurofisiológica. Entre as áreas encefálicas associadas à memória estão hipocampo, amígdalas, fórnice, corpos mamilares, tálamo e córtex frontal.

A despersonalização foi associada à enxaqueca e ao uso de maconha, melhora com inibidores seletivos de recaptação de serotonina (ISRSs) e também ocorre nos pacientes com deficiência de L-triptofano (um precursor da serotonina). Esses fatos sugerem algum nível de participação serotonérgica nesses sintomas dissociativos (Sadock et al., 2015). Alguns estudos sugeriram uma relação possível entre TDI e algumas doenças neurológicas, inclusive epilepsia do lobo temporal e enxaqueca grave. Anormalidades eletroencefalográficas foram detectadas em alguns pacientes com TDI.

Teoria psicodinâmica

Freud (1962) acreditava que os comportamentos dissociativos ocorressem quando as pessoas reprimiam conteúdos mentais perturbadores e impediam sua percepção consciente. Ele entendia que o subconsciente era uma entidade dinâmica, na qual os conteúdos mentais reprimidos eram armazenados e tornados indisponíveis à lembrança consciente. As explicações psicodinâmicas atuais da dissociação estão baseadas nas teorias de Freud. A repressão dos conteúdos mentais parece proteger o paciente de uma dor emocional extrema desencadeada por circunstâncias externas perturbadoras ou por desejos e sentimentos internos desencadeadores de ansiedade. No caso do transtorno de despersonalização-desrealização, a dor e a ansiedade são expressas como sentimentos de irrealidade ou afastamento do ambiente em que ocorre a condição dolorosa.

Trauma psicológico

Evidências crescentes indicam que a causa dos transtornos dissociativos seja uma reação às experiências traumáticas que suplantam a capacidade do indivíduo de enfrentá-las por outros meios que não seja a dissociação. Na maioria dos pacientes com TDI, é comum que essas experiências sejam abuso físico, sexual ou psicológico perpetrado por um dos pais ou por outra pessoa significativa na vida do paciente. A explicação mais aceita para o TDI é que ele começa como uma estratégia de sobrevivência para ajudar a criança a enfrentar o abuso sexual, físico ou psicológico horrível e evolui para fragmentação da identidade à medida que as vítimas lutam para incorporar os aspectos conflitantes da personalidade em um todo coeso. A amnésia dissociativa está frequentemente relacionada com traumas agudos e extremos, mas também pode ocorrer como parte do quadro clínico do TDI ou em resposta a um trauma de combate durante os tempos de guerra.

Modelo transacional de estresse e adaptação

A etiologia dos transtornos dissociativos provavelmente é influenciada por vários fatores. Na Figura 29.2, há uma ilustração gráfica dessa teoria de causalidades múltiplas com base no modelo transacional de estresse e adaptação.

Diagnósticos de enfermagem e descrição dos resultados

Os diagnósticos de enfermagem são selecionados com base nos dados reunidos durante a fase de avaliação e usando a base de conhecimento quanto aos fatores predisponentes do transtorno em questão. A Tabela 29.1 inclui uma lista de comportamentos do paciente e diagnósticos de enfermagem da NANDA que correspondem a esses comportamentos, que podem ser usados para planejar os cuidados a serem prestados aos pacientes com transtornos de sintomas somáticos e dissociativos.

Critérios de resultado

Os seguintes critérios podem ser usados para avaliar os resultados alcançados com os cuidados prestados ao paciente com transtornos de sintomas somáticos e dissociativos.

Figura 29.2

Evento desencadeante

Fatores predisponentes:

Influências genéticas:
- Possíveis fatores hereditários (transtorno dissociativo de identidade [TDI])
- Possíveis processos neurofisiológicos disfuncionais (amnésia)
- Possível relação com determinados distúrbios neurológicos como epilepsia do lobo temporal ou enxaqueca grave (TDI)

Experiências pregressas:
- Repressão de conteúdos mentais dolorosos para evitar sua percepção consciente (TDI, amnésia, transtorno de despersonalização-desrealização)
- Abuso físico, sexual e/ou psicológico extremo; cisão da personalidade para proteger o *self* primário (TDI)

Condições atuais:
- Mecanismos de enfrentamento disfuncionais, regressão no desenvolvimento, inexistência de sistemas de apoio (amnésia, TDI, despersonalização-desrealização)
- Privação de sono, viagem a locais desconhecidos, intoxicação por alucinógenos, maconha ou álcool (despersonalização-desrealização)

Interpretação cognitiva

* Primária *

(Ameaça real ou imaginária à integridade biológica ou ao autoconceito)

* Secundária *

Mecanismos de enfrentamento disfuncionais relacionados com um ego enfraquecido
Mecanismos de defesa utilizados: negação, regressão, repressão, supressão

Tipo de reação

ANSIEDADE

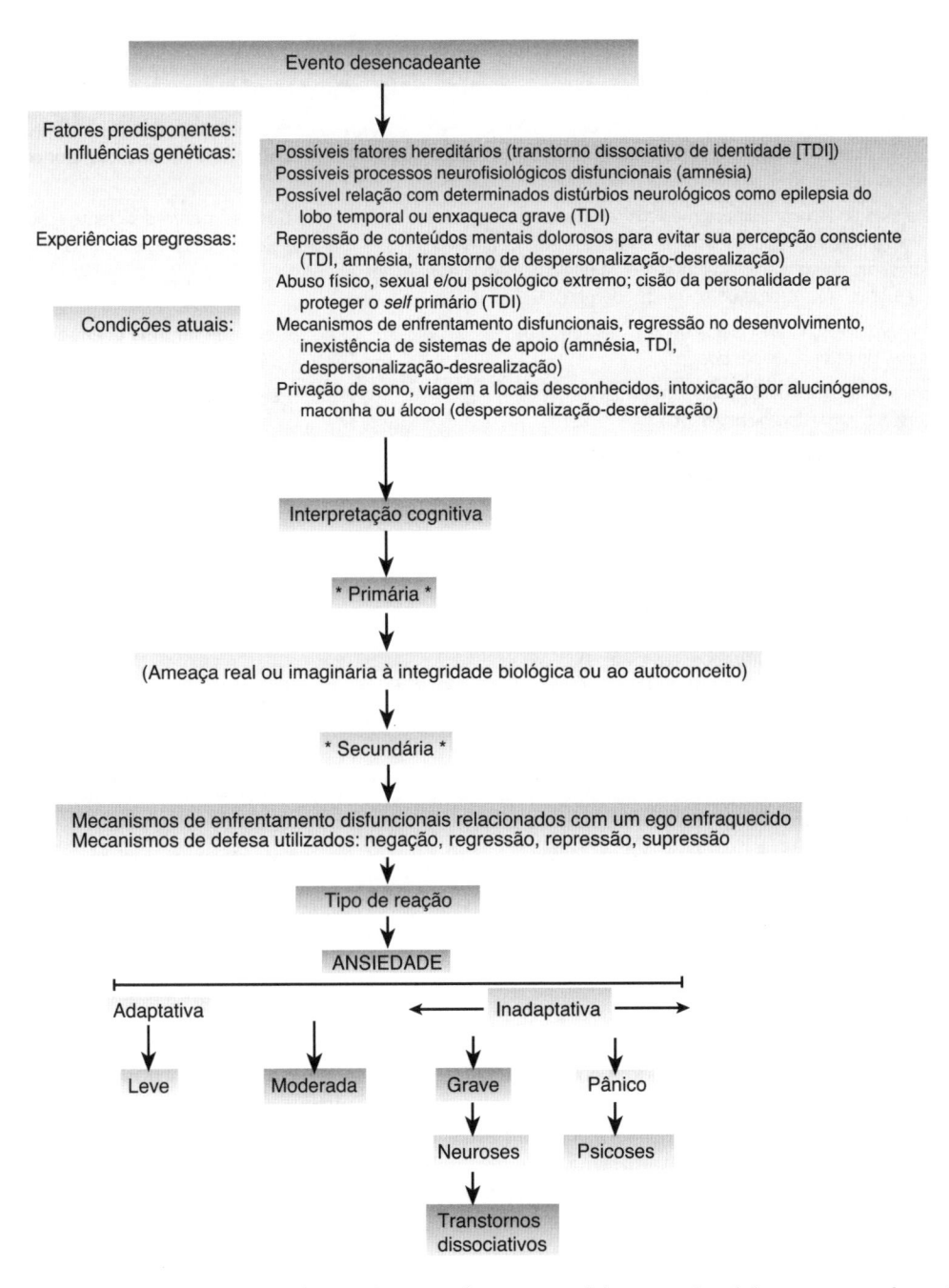

- Adaptativa → Leve, Moderada
- Inadaptativa → Grave → Neuroses → Transtornos dissociativos
- Inadaptativa → Pânico → Psicoses

Figura 29.2 Dinâmica dos transtornos dissociativos com base no modelo transacional de estresse e adaptação.

O paciente:

- Usa eficazmente mecanismos de enfrentamento adaptativos durante situações de estresse sem recorrer a sintomas físicos (*transtorno de sintomas somáticos*)
- Interpreta as sensações físicas racionalmente, expressa verbalmente que compreende o significado do medo irracional e tem redução do número e da frequência de queixas físicas (*transtorno de ansiedade por doença* e *transtorno de sintomas somáticos*)
- Não tem qualquer limitação da capacidade física e consegue dizer que compreende a possível relação entre perda ou alteração funcional e estresse emocional extremo (*transtorno conversivo*)
- Consegue lembrar-se dos eventos associados a uma experiência traumática ou estressante (*amnésia dissociativa*)
- Consegue expressar verbalmente a ansiedade extrema que provocou dissociação (*transtorno de despersonalização-desrealização*)
- Consegue demonstrar estratégias de enfrentamento mais adaptativas para evitar comportamentos dissociativos nos momentos de ansiedade grave (*transtorno de despersonalização-desrealização*)

TABELA 29.1 Atribuição dos diagnósticos de enfermagem aos comportamentos associados comumente aos transtornos de sintomas somáticos e dissociativos.

COMPORTAMENTOS	DIAGNÓSTICOS DE ENFERMAGEM
Expressão verbal de diversas queixas físicas sem qualquer evidência fisiopatológica; foco em si próprio (*self*) e nos sintomas físicos (*transtorno de sintomas somáticos*)	Enfrentamento ineficaz; dor crônica
História de "peregrinação por consultórios médicos" em busca de evidências de alguma patologia orgânica que confirme os sintomas físicos; afirmações como "Eu não sei por que o médico internou-me na unidade psiquiátrica. Meu problema é físico" (*transtorno de sintomas somáticos*)	Conhecimento deficiente (causas psicológicas dos sintomas físicos)
Preocupação e interpretação irrealistas dos sinais e das sensações físicas (*transtorno de ansiedade por doença*)	Medo (de ter uma doença grave)
Perda ou alteração de alguma função física sem evidência de patologia orgânica (*transtorno conversivo*)	Percepção sensorial perturbada*
Alteração da percepção ou experiência do *self* ou do ambiente (*transtorno de despersonalização-desrealização*)	*Deficit* de autocuidado
Necessidade de ajuda para realizar as atividades de autocuidado, inclusive alimentar-se, vestir-se, manter a higiene pessoal e os hábitos higiênicos em razão da alteração da função física (*transtorno conversivo*)	Conhecimento deficiente (fatores psicológicos afetando outra doença clínica); negação ineficaz
História de repetidas exacerbações da doença física; comportamentos exagerados ou inapropriados; negação de problemas emocionais (*fatores psicológicos afetando outras doenças clínicas*)	Memória prejudicada
Perda de memória (*amnésia dissociativa*)	Impotência
Expressões verbais de frustração por não ter controle e depender de outras pessoas (*amnésia dissociativa*)	Risco de suicídio
Pesar disfuncional; depressão; autoacusação relacionada com abuso na infância (*transtorno dissociativo de identidade [TDI]*)	Identidade pessoal perturbada
Coexistência de mais de uma personalidade no mesmo indivíduo (*TDI*)	Enfrentamento ineficaz
Simulação de sintomas físicos ou psicológicos para chamar atenção (*transtorno factício*)	Controle de impulsos ineficaz

*Este diagnóstico foi redefinido com base na lista de diagnósticos aprovados pela NANDA-I. Ele foi incluído nesta tabela porque é mais compatível com os comportamentos detectados.

- Expressa verbalmente que compreende a coexistência de estados de personalidades múltiplas e os propósitos a que servem (*transtorno dissociativo de identidade*)
- Consegue manter um senso de realidade durante situações de estresse (*transtorno de despersonalização-desrealização*).

Planejamento e implementação

A seção seguinte descreve um grupo de diagnósticos de enfermagem selecionados com metas de curto e longo prazos e intervenções de enfermagem para cada um deles.

Enfrentamento ineficaz

A definição de *enfrentamento ineficaz* é "incapacidade de fazer uma interpretação válida das situações de estresse, escolhas inadequadas das reações praticadas e/ou incapacidade de usar os recursos disponíveis" (Herdman & Kamitsuru, 2014, p. 326). Esse diagnóstico de enfermagem pode ser aplicável a qualquer transtorno de sintomas somáticos e outros transtornos semelhantes, assim como aos pacientes com transtornos dissociativos.

Metas do paciente

Os critérios de resultado incluem metas de curto e longo prazos. Os intervalos de tempo são determinados caso a caso.

Meta a curto prazo

- Dentro do período especificado, o paciente dirá que compreende a relação entre sintomas físicos e problemas psicológicos.

Meta de longo prazo

- Por ocasião da alta do ambiente terapêutico, o paciente demonstrará ser capaz de enfrentar o estresse por outros meios, exceto preocupação com sintomas físicos.

Intervenções de enfermagem

- Monitorar a evolução das avaliações clínicas, exames laboratoriais e outros dados para manter a certeza de que a possibilidade de alguma patologia

orgânica está claramente descartada. Revisar os resultados com o paciente. Avaliações clínicas cuidadosas são essenciais à prestação de cuidados adequados e oportunos. Uma explicação honesta pode ajudar o paciente a entender as implicações psicológicas
- Reconhecer e aceitar que a queixa física é real para o paciente, mesmo que não seja possível detectar uma causa orgânica. Negar os sintomas do paciente não tem ação terapêutica e interfere no desenvolvimento de uma relação de confiança
- Administrar analgésicos conforme a prescrição médica. O conforto e a segurança do paciente são prioridades de enfermagem
- Reconhecer os ganhos que os sintomas físicos têm trazido ao paciente: dependência ampliada, atenção e distração de outros problemas. Identificar a motivação subjacente é importante para ajudar o paciente a resolver seus problemas
- No início, atender plenamente às necessidades mais urgentes de dependência do paciente, mas desviar a atenção dos sintomas físicos progressivamente. Reduzir o tempo despendido em resposta às queixas físicas. A ansiedade e os comportamentos inadaptativos aumentam quando as necessidades de dependência são ignoradas no primeiro momento. A eliminação progressiva do reforço positivo desestimula a repetição dos comportamentos inadaptativos
- Explicar ao paciente que quaisquer queixas físicas novas deverão ser relatadas ao médico e que ele não deve dar mais atenção a elas. Acompanhar o resultado da avaliação médica da queixa. A possibilidade de alguma patologia orgânica sempre deve ser considerada. A segurança do paciente pode estar em risco, caso isso não seja feito
- Estimular o paciente a expressar verbalmente seus medos e ansiedades. Explicar que as queixas não receberão atenção se o paciente continuar "ruminando" sobre suas queixas físicas e persistir nesse comportamento. Sem limites bem definidos, o indivíduo não conseguirá mudar
- Ajudar o paciente a reconhecer que as queixas físicas frequentemente ocorrem ou são gravadas por situações de estresse. Conversar sobre estratégias de enfrentamento alternativas que o paciente pode adotar em resposta ao estresse (p. ex., exercícios de relaxamento, atividades físicas, treinamento das habilidades assertivas). O paciente pode precisar de ajuda para resolver seus problemas. Oferecer reforço positivo às estratégias de enfrentamento adaptativas adotadas
- Pedir ao paciente para elaborar um diário para registrar a ocorrência, duração e intensidade dos sintomas físicos. Em separado, ele também deve registrar as situações que acha especialmente estressantes. A comparação desses dois registros pode fornecer dados objetivos, a partir dos quais o paciente pode constatar a relação entre sintomas físicos e estresse
- Ajudar o paciente a identificar meios de obter reconhecimento das outras pessoas, sem recorrer a sintomas físicos. O reconhecimento favorável de parte de outras pessoas melhora a autoestima e reduz a necessidade de chamar atenção por meio de comportamentos inadaptativos
- Conversar sobre os relacionamentos interpessoais afetados pelo comportamento narcisista do paciente. Explicar de que forma esse comportamento afasta as outras pessoas. O paciente pode não estar consciente de como ele é percebido pelas demais pessoas
- Instruir o paciente quanto às técnicas de relaxamento e treinamento das habilidades assertivas. Essas abordagens atenuam a ansiedade e melhoram a autoestima, o que promove reações adaptativas às situações de estresse.

Medo (de ter alguma doença grave)

A definição de *medo* é "resposta a uma ameaça percebida que é conscientemente reconhecida como um perigo" (Herdman & Kamitsuru, 2014, p. 336). Esse diagnóstico de enfermagem é aplicável em especial aos pacientes com transtorno de ansiedade por doença, mas também pode ser pertinente aos pacientes com transtorno de sintomas somáticos e alguns transtornos dissociativos.

Metas do paciente

Os critérios de resultado incluem metas de curto e longo prazos. Os intervalos de tempo são determinados caso a caso.

Meta de curto prazo

- O paciente expressará verbalmente que os medos associados às sensações físicas são irracionais (dentro do intervalo considerado apropriado para o caso específico).

Meta de longo prazo

- O paciente interpretará corretamente as sensações físicas.

Intervenções de enfermagem

- Monitorar a evolução das avaliações clínicas e dos exames laboratoriais. As patologias orgânicas devem ser excluídas em definitivo
- Relatar todas as queixas físicas novas ao médico. Ignorar as queixas físicas poderia colocar a segurança do paciente em risco
- Avaliar a função que a doença do paciente desempenha em sua vida (p. ex., necessidades não atendidas de dependência, acolhimento, cuidado,

atenção ou controle). Essa informação pode esclarecer as razões do comportamento inadaptativo e orientar o planejamento dos cuidados a serem prestados ao paciente
- Identificar os momentos em que a preocupação com os sintomas físicos aumenta. Determinar o grau de correlação entre queixas físicas e situações de ansiedade exacerbada. O paciente pode não estar consciente das implicações psíquicas nas queixas físicas. Reconhecer essa relação é o primeiro passo do processo de mudança
- Transmitir empatia. Deixar o paciente saber que você entende como um sintoma específico pode evocar medos de alguma doença potencialmente fatal vivenciada no passado. Aceitação incondicional e empatia promovem uma relação terapêutica entre enfermeiro-paciente
- No início, garantir ao paciente intervalos limitados de tempo (p. ex., 10 minutos a cada hora) para conversar sobre sintomas físicos. Como a preocupação com as queixas físicas é seu método principal de enfrentar situações de estresse há muito tempo, a proibição total dessa atividade poderia aumentar significativamente o nível de ansiedade do paciente, agravando ainda mais seu comportamento
- Ajudar o paciente a descobrir quais técnicas podem ser mais úteis ao seu caso, quando há agravamento do medo e da ansiedade (p. ex., técnicas de relaxamento, imaginação dirigida, técnicas para suprimir pensamentos, atividade física). Todas essas técnicas são eficazes para atenuar a ansiedade e podem ajudar o paciente na transição da ênfase no medo de ter uma doença física para uma conversa sincera acerca dos seus sentimentos
- Aumentar progressivamente o limite de tempo despendido a cada hora para conversar sobre queixas físicas. Quando o paciente desrespeitar esse limite, parar de dar atenção a ele. A falta de reforço positivo pode ajudar a eliminar o comportamento inadaptativo
- Estimular o paciente a conversar sobre os sentimentos associados ao medo de ter uma doença grave. A expressão verbal dos sentimentos em um ambiente não ameaçador facilita a expressão e resolução dos problemas emocionais angustiantes. Quando o paciente consegue expressar diretamente seus sentimentos, ele sente menos necessidade de expressá-los por meio de queixas físicas
- Fazer uma encenação do plano do paciente para enfrentar o medo da próxima vez que ele assumir controle e antes que a ansiedade torne-se incapacitante. A ansiedade e os medos são atenuados quando o paciente consegue ter algum grau de conforto praticando um plano para lidar com situações de estresse no futuro.

Percepção sensorial perturbada

A *percepção sensorial perturbada* não é mais reconhecida como diagnóstico de enfermagem pela NANDA-I, mas foi conservada aqui e pode ser definida como percepção sensorial reduzida ou exagerada. Isso pode incluir sensibilidade aumentada à dor, limitação da função ou mobilidade sem causa médica, outras sensações somáticas e percepção distorcida de si próprio (despersonalização) ou percepção distorcida do ambiente (desrealização). O diagnóstico *percepção sensorial perturbada* é aplicável aos pacientes com transtornos de sintomas somáticos, transtornos conversivos e transtorno de despersonalização-desrealização. A Tabela 29.2 apresenta esse diagnóstico de enfermagem no formato de um plano de cuidados.

Metas do paciente

Os critérios de resultado incluem metas de curto e longo prazos. Os intervalos de tempo são determinados caso a caso.

Meta de curto prazo

- O paciente dirá que compreende que seu problema emocional é um fator contribuinte para a alteração das percepções sensoriais (dentro do intervalo de tempo apropriado para o caso específico).

Meta de longo prazo

- O paciente demonstrará que recuperou a função perdida ou alterada.

Intervenções de enfermagem

- Monitorar a evolução das avaliações clínicas, exames laboratoriais e outros dados, de forma a garantir que a possibilidade de haver alguma patologia orgânica foi claramente excluída. A segurança do paciente pode ser colocada em risco se isso não acontecer
- Reconhecer os ganhos primários ou secundários que os sintomas físicos podem trazer para o paciente (p. ex., mais dependência, atenção, proteção contra passar por uma situação de estresse). Esses fatores são considerados etiológicos e podem ser usados para ajudar a resolver o problema
- Não enfatizar a limitação física e estimular o paciente a ser tão independente quanto possível. Intervir apenas quando ele precisar de ajuda. O reforço positivo poderia estimular o uso contínuo da reação inadaptativa para obter ganhos secundários, inclusive dependência
- Manter uma atitude imparcial quando realizar as atividades de autocuidado para o paciente. O sintoma físico não está sob controle consciente do paciente e é muito real para ele
- Não reforçar as tentativas do paciente de usar a limitação física como recurso manipulador para

TABELA 29.2 Plano de cuidados para o paciente com transtorno conversivo.

DIAGNÓSTICO DE ENFERMAGEM: PERCEPÇÃO SENSORIAL PERTURBADA
RELACIONADA COM: Ansiedade grave reprimida
EVIDENCIADA POR: Perda ou alteração de funções físicas sem qualquer indício de patologia orgânica

Critérios de resultado	Intervenções de enfermagem	Justificativa
Meta a curto prazo: • O paciente dirá que entende que os problemas emocionais contribuem para a alteração da função física (dentro do intervalo de tempo apropriado ao caso em questão). **Meta a longo prazo:** • O paciente demonstrará que recuperou a função perdida ou alterada.	1. Monitorar a evolução das avaliações clínicas, exames laboratoriais e outros dados, de modo a garantir que a possibilidade de haver alguma patologia orgânica foi claramente excluída. 2. Reconhecer os ganhos primários ou secundários que os sintomas físicos possam trazer para o paciente (p. ex., mais dependência, atenção, proteção contra passar por uma situação de estresse). 3. Não enfatizar a limitação física e estimular o paciente a ser tão independente quanto possível. Intervir apenas quando o indivíduo precisar de ajuda. 4. Manter uma atitude imparcial quando prestar cuidados ao paciente. O sintoma físico não está no controle consciente do paciente e é muito real para ele. 5. Não reforçar as tentativas do paciente de usar a limitação física como recurso manipulador para evitar a participação nas atividades terapêuticas. Parar de dar atenção ao paciente se ele continuar a enfatizar sua limitação física. 6. Estimular o paciente a expressar verbalmente seus medos e ansiedades. Ajudá-lo a entender que seus sintomas físicos são um mecanismo de enfrentamento usado em momentos de estresse extremo. 7. Ajudar o paciente a reconhecer outros mecanismos de enfrentamento que ele poderia usar durante situações de estresse, em vez de fugir da realidade por meio de uma limitação física. 8. Fornecer reforço positivo quando o paciente identifica ou demonstra outras estratégias de enfrentamento mais adaptativas.	1. A segurança do paciente pode ser colocada em risco se isso não acontecer. 2. Ganhos primários e secundários frequentemente contribuem e podem ser usados para ajudar a resolver o problema. 3. O reforço positivo poderia estimular o uso contínuo da reação inadaptativa para obter ganhos secundários, inclusive dependência. 4. Uma atitude julgadora interfere na capacidade do enfermeiro prestar cuidados terapêuticos ao paciente. 5. A falta de reforço pode ajudar a eliminar uma reação inadaptativa. 6. Os pacientes com transtorno conversivo frequentemente não estão conscientes das implicações psicológicas de sua doença. 7. O paciente precisa de ajuda para resolver seus problemas quando tem esse nível alto de ansiedade. 8. O reforço positivo melhora a autoestima e promove a repetição dos comportamentos desejáveis.

evitar a participação nas atividades terapêuticas. Parar de dar atenção ao paciente se ele continuar a enfatizar sua limitação física. A falta de reforço pode ajudar a eliminar uma reação inadaptativa
- Estimular o paciente a expressar verbalmente seus medos e ansiedades. Ajudá-lo a entender que seus sintomas físicos é um mecanismo de enfrentamento usado em momentos de estresse extremo. Em geral, os pacientes com transtorno conversivo não estão conscientes das implicações psicológicas de sua doença
- Ajudar o paciente a reconhecer outros mecanismos de enfrentamento que ele poderia usar durante situações de estresse, em vez de fugir da realidade por meio de uma limitação física. O paciente precisa de ajuda para resolver seus problemas quando tem esse nível alto de ansiedade
- Fornecer reforço positivo quando o paciente identifica ou demonstra outras estratégias de enfrentamento mais adaptativas
- Conversar sobre formas mais adaptativas de reagir ao estresse e usar encenação para praticar esses novos métodos. Praticar por meio de encenação ajuda a preparar o paciente para enfrentar situações de estresse adotando novos comportamentos quando elas ocorrerem na vida real.

Para os pacientes em processo de despersonalização, realizar também as seguintes intervenções de enfermagem:

- Dar apoio e encorajamento durante os períodos de despersonalização. Os pacientes que apresentam esses sintomas podem sentir medo e ansiedade. Eles não compreendem a reação e podem expressar medo de enlouquecer. Apoio e encorajamento da parte de uma pessoa confiável promove um sentimento de segurança quando o paciente tem medos e ansiedade
- Explicar os comportamentos de despersonalização e o propósito a que eles geralmente servem para o

paciente. Esse conhecimento pode ajudar a atenuar medos e ansiedade associados a esse comportamento. Ajudar a relacionar essas atitudes aos períodos de estresse psicológico grave pelos quais o paciente passou. O indivíduo pode não estar consciente de que os comportamentos de despersonalização estão relacionados com ansiedade grave. O reconhecimento dessa relação é o primeiro passo do processo de mudança comportamental.

Conhecimento deficiente (fatores psicológicos que afetam uma doença clínica)

A definição de *conhecimento deficiente* é "ausência ou deficiência de informações cognitivas relativas a um tema específico" (Herdman & Kamitsuru, 2014, p. 257). Esse diagnóstico de enfermagem pode ser aplicável aos pacientes com qualquer transtorno de sintomas somáticos ou outros transtornos relacionados, assim como aos pacientes com transtornos dissociativos.

Metas do paciente

Os critérios de resultado incluem metas de curto e longo prazos. Os intervalos de tempo são determinados caso a caso.

Meta de curto prazo

- O paciente cooperará com o plano de ensino implementado pelo enfermeiro encarregado dos cuidados básicos.

Meta de longo prazo

- No momento da alta do ambiente terapêutico, o paciente conseguirá expressar verbalmente os fatores psíquicos que afetam sua condição física.

Intervenções de enfermagem

- Avaliar o nível de conhecimento do paciente acerca dos efeitos dos problemas psicológicos no corpo. Para desenvolver um plano de ensino eficaz, é necessário dispor de uma base de dados adequada
- Avaliar o nível de ansiedade do paciente e sua disposição de aprender. A aprendizagem não ocorre quando a ansiedade está acima do nível moderado
- Conversar sobre os resultados do exame físico e dos exames laboratoriais realizados. Explicar a finalidade e os resultados de cada um. O medo do desconhecido pode contribuir para o nível alto de ansiedade. O paciente tem o direito de saber e aceitar ou recusar qualquer tratamento médico
- Explorar os sentimentos e medos do paciente à medida que ele demonstra disposição de aprender. Avançar lentamente. Esses sentimentos podem ter sido suprimidos ou reprimidos por tanto tempo que sua revelação pode ser uma experiência muito dolorosa. Manter uma atitude de apoio. A expressão de sentimentos a uma pessoa confiável em ambiente não ameaçador pode encorajar o paciente a confrontar questões não resolvidas
- Pedir ao paciente para elaborar um diário com descrição da ocorrência, duração e intensidade dos sintomas físicos. Pedir também para ele fazer um registro em separado das situações que ele especialmente estressantes. A comparação desses dois registros pode fornecer dados objetivos, a partir dos quais ele pode perceber a relação entre sintomas físicos e estresse
- Ajudar o paciente a reconhecer as necessidades que são atendidas em razão de ter assumido o papel de doente. Em colaboração com o paciente, encontrar formas mais adaptativas de atender a essas necessidades. Realizar sessões de encenação. A repetição pela prática ajuda a atenuar o desconforto vivenciado na situação real
- Instruir o paciente quanto às técnicas de assertividade, especialmente a capacidade de reconhecer as diferenças entre os comportamentos passivos, assertivos e agressivos e a importância de respeitar os direitos alheios, ao mesmo tempo em que seus direitos básicos sejam respeitados. Essas habilidades preservam a autoestima do paciente e, ao mesmo tempo, ampliam sua capacidade de estabelecer relacionamentos interpessoais gratificantes
- Conversar sobre métodos adaptativos de controle do estresse, inclusive técnicas de relaxamento, exercícios físicos, meditação e exercícios respiratórios. O uso dessas técnicas adaptativas pode reduzir a ocorrência de sintomas físicos como reação ao estresse.

Memória prejudicada

A definição de *memória prejudicada* é "incapacidade de recordar ou recuperar partes de informações ou habilidades comportamentais" (Herdman & Kamitsuru, 2014, p. 259). Esse diagnóstico de enfermagem é especialmente relevante aos pacientes com transtornos dissociativos, inclusive amnésia dissociativa.

Metas do paciente

Os critérios de resultado incluem metas de curto e longo prazos. Os intervalos de tempo são determinados caso a caso.

Meta de curto prazo

- O paciente dirá que compreende que a perda de memória está relacionada com alguma situação de estresse e começará a conversar sobre essa situação com o enfermeiro ou o terapeuta.

Meta de longo prazo

- O paciente recuperará os *deficits* de memória e desenvolverá mecanismos de enfrentamento mais adaptativos para lidar com situações de estresse.

Intervenções de enfermagem

- Obter a maior quantidade possível de informações sobre o paciente por meio de familiares e outras pessoas significativas, se possível. Considerar preferências, aversões, pessoas importantes, atividades, música e animais de estimação. Uma avaliação inicial abrangente é necessária para elaborar um plano de cuidados eficazes
- Não confrontar o paciente com informações das quais ele parece não se lembrar. Os indivíduos que são expostos a informações dolorosas, contra as quais a amnésia confere proteção, podem descompensar ainda mais e entrar em um estado psicótico
- Em vez disso, expor o paciente aos estímulos que representam experiências agradáveis do passado, inclusive odores associados a atividades prazerosas, animais de estimação queridos e músicas preferidas pelo paciente. À medida que a memória comece a voltar, envolver o paciente nas atividades que possam fornecer estimulação adicional. As lembranças frequentemente ocorrem durante as atividades que simulam experiências de vida
- Escutar o paciente com empatia quando ele falar sobre situações que foram especialmente estressantes e explorar os sentimentos associados a esses momentos. É possível que a expressão verbal dos sentimentos em um ambiente não ameaçador ajude o paciente a solucionar questões não resolvidas que podem contribuir para o processo dissociativo
- Reconhecer os conflitos específicos que ainda não foram resolvidos e ajudar o paciente a encontrar possíveis soluções. Fornecer instruções sobre formas mais adaptativas de reagir à ansiedade. A menos que esses conflitos subjacentes sejam resolvidos, qualquer melhora dos comportamentos de enfrentamento deve ser considerada temporária
- Dar *feedback* positivo pelas decisões tomadas. Respeitar o direito do paciente de tomar decisões independentemente e evitar tentativas de influenciá-lo no sentido que possa parecer mais lógico. Escolhas independentes promovem o sentimento de controle, atenuam o sentimento de impotência e melhoram a autoestima.

Distúrbio na identidade pessoal

A definição de *distúrbio na identidade pessoal* é "incapacidade de manter uma percepção integrada e completa de si próprio" (Herdman & Kamitsuru, 2014, p. 268). Esse diagnóstico de enfermagem é especialmente aplicável aos pacientes com transtorno dissociativo de identidade.

Metas do paciente

Os critérios de resultado incluem metas de curto e longo prazos. Os intervalos de tempo são determinados caso a caso.

Metas de curto prazo

- O paciente dirá que entende a existência de vários estados de personalidade em si próprio
- O paciente conseguirá reconhecer as situações de estresse que desencadeiam a transição de uma personalidade para outra.

Metas de longo prazo

- O paciente dirá que compreende as razões da identidade fragmentada
- O paciente iniciará e colaborará com a terapia de longa duração com o objetivo final de conseguir integração em uma única personalidade.

Intervenções de enfermagem

- Estabelecer uma relação de confiança com o paciente. Confiança é a base de qualquer relação terapêutica. O enfermeiro deve escutar o indivíduo sem julgamento quando ele faz a transição de um estado de personalidade para outro. Ajudar o paciente a entender a coexistência de subpersonalidades e a finalidade que cada uma tem em sua identidade pessoal. Inicialmente, o paciente pode não estar consciente da reação dissociativa. Entender as necessidades que cada personalidade preenche é o primeiro passo no processo de integração e é importante para que o paciente enfrente questões não resolvidas sem dissociação
- Ajudar o paciente a reconhecer situações de estresse que podem provocar a transição de uma personalidade para outra. Observar e registrar com detalhes essas transições. O reconhecimento das situações de estresse é necessário para ajudar o paciente a reagir de forma mais adaptativa e eliminar a necessidade de fazer transição de uma personalidade para outra
- Realizar as intervenções de enfermagem necessárias para lidar com os comportamentos inadaptativos associados a cada subpersonalidade. Por exemplo, quando uma personalidade é suicida, o enfermeiro deve adotar precauções para evitar que o paciente provoque algum dano a si próprio. Quando outra personalidade tem tendência a agredir fisicamente, devem ser adotadas precauções para garantir a segurança das outras pessoas.
- Ajudar as subpersonalidades a entender que o "ser" não será destruído, mas sim integrado em uma única identidade pessoal. Como as subpersonalidades funcionam como entidades independentes, a ideia de eliminação total provoca medo e defensividade
- Oferecer apoio durante a revelação das experiências dolorosas e tranquilizar o paciente quando ele sentir-se desanimado com o tratamento longo.

> **RECOMENDAÇÃO PARA A PRÁTICA CLÍNICA.** Em alguns casos, é possível buscar ajuda de uma das subpersonalidades. Por exemplo, uma personalidade enérgica e obstinada pode ajudar a controlar os comportamentos de outra personalidade suicida.

Plano de cuidados no formato de mapa conceitual

O plano de cuidados no formato de mapa conceitual (ver Capítulo 9, *Processo de Enfermagem na Prática de Saúde Mental e Psiquiátrica*) é uma estratégia de ensino e aprendizagem que possibilita visualizar as inter-relações entre diagnósticos médicos, diagnósticos de enfermagem, resultados da avaliação e tratamentos. As Figuras 29.3 e 29.4 ilustram exemplos de planos de cuidados no formato de mapa conceitual para pacientes com transtorno de sintomas somáticos e transtornos dissociativos.

Reavaliação

A revisão é realizada para determinar se as intervenções de enfermagem conseguiram alcançar os objetivos propostos para os cuidados prestados. A reavaliação das intervenções de enfermagem para o paciente com transtorno de sintomas somáticos pode ser facilitada pelas informações reunidas usando os seguintes tipos de pergunta:

- O paciente consegue reconhecer os sinais e sintomas de ansiedade crescente?
- O paciente consegue intervir com estratégias de enfrentamento adaptativas para controlar a ansiedade crescente antes que os sintomas físicos sejam agravados?
- O paciente consegue expressar verbalmente que entende a correlação entre sintomas físicos e períodos de ansiedade crescente?
- O paciente tem algum plano para lidar com o estresse intensificado e evitar agravamento dos sintomas físicos?
- O paciente demonstra menos "ruminações" sobre seus sintomas físicos?
- O paciente relata redução do medo de ter uma doença grave?
- O paciente demonstra que se recuperou por completo da perda ou alteração preexistente de suas funções físicas?

A reavaliação das intervenções de enfermagem para o paciente com um transtorno dissociativo pode ser facilitada pelas informações reunidas usando os seguintes tipos de perguntas:

- O paciente recuperou a memória?
- O paciente consegue ligar a ocorrência de estresse psicológico à perda da memória?
- O paciente conversa sobre seus medos e ansiedades com os membros da equipe na tentativa de resolver o problema?
- O paciente consegue conversar sobre a coexistência de várias personalidades em si próprio?
- O paciente consegue dizer por que as personalidades existem?
- O paciente consegue descrever quais são as situações que provocam transição de uma personalidade para outra?
- O paciente consegue manter algum sentido de realidade durante as situações de estresse?
- O paciente consegue descrever a relação entre situações de estresse e início dos comportamentos de despersonalização?
- O paciente consegue demonstrar estratégias de enfrentamento mais adaptativas para lidar com o estresse sem recorrer à dissociação?

Modalidades de tratamento

Transtornos de sintomas somáticos

Psicoterapia individual

O objetivo da psicoterapia é ajudar os pacientes a desenvolver comportamentos adaptativos e saudáveis e encorajá-los a avançar além da somatização e conseguir controlar sua vida com mais eficiência. O foco é voltado para as dificuldades pessoais e sociais que o indivíduo vivencia em seu cotidiano, assim como a obtenção de soluções práticas para essas dificuldades.

O tratamento começa com um exame físico completo para excluir a existência de alguma patologia orgânica. Os pacientes podem ser mais receptivos à psicoterapia, especialmente às técnicas de controle do estresse, quando a terapia é realizada em um contexto médico. Exames físicos periódicos e frequentes são recomendados para tranquilizar os pacientes de que suas preocupações são levadas em consideração (Sadock et al., 2015; Yates, 2014) e também podem oferecer oportunidades constantes de orientação e controle do estresse. O uso da psicoterapia no tratamento do transtorno de ansiedade por doença é controverso (Sadock et al., 2015). A psicoterapia individual dirigida ao *insight* não se mostrou eficaz nesses casos (Yates, 2014).

Psicoterapia de grupo

A terapia de grupo pode ser útil aos pacientes com transtorno de sintomas somáticos porque oferece um contexto no qual os pacientes podem compartilhar suas experiências com doença, aprender a expressar sentimentos e pensamentos e ser confrontados pelos

Resumo clínico: Verônica, 51 anos, tem história longa de "peregrinação a consultórios médicos" em razão de muitas queixas, como problemas gastrintestinais, cefaleia com crises diárias e dor abdominal. Ela fez diversos exames que não encontraram anormalidades fisiopatológicas. Após 25 anos de casamento, seu marido morreu recentemente depois de um infarto do miocárdio. Ontem, Verônica começou a sentir dores no peito e estava certa de que sofria um ataque cardíaco. Sua filha ligou para a emergência e sua mãe foi levada para o hospital. A equipe realizou exames diagnósticos e testes laboratoriais, que foram todos negativos para algum distúrbio fisiopatológico. A paciente foi internada na unidade psiquiátrica com diagnóstico de transtorno de sintomas somáticos. O enfermeiro elaborou o seguinte plano de cuidados no formato de mapa conceitual para Verônica.

Sinais e sintomas
- Queixas físicas
- Inexistência de alterações fisiopatológicas
- Foco em si própria e seus sintomas físicos

Sinais e sintomas
- Dores no peito e medo de ter um ataque cardíaco (depois da morte súbita do marido por IM)

Diagnóstico de enfermagem
Enfrentamento ineficaz

Diagnóstico de enfermagem
Medo (de morrer como seu marido por IM agudo)

Intervenções de enfermagem
- Realizar avaliações repetidas
- Aceitar que os sintomas são reais para a paciente
- Reconhecer os ganhos indiretos da paciente
- Atender às necessidades da paciente
- Não dar reforço positivo aos sintomas
- Limitar o tempo que a paciente dispõe para conversar sobre seus sintomas
- Ensinar estratégias de enfrentamento adaptativas

Intervenções de enfermagem
- Realizar avaliações repetidas
- Relatar todas as queixas físicas novas ao médico
- Conversar sobre os medos e ansiedade da paciente
- Estimular a expressão verbal dos sentimentos associados à morte do marido
- Estimular a participação em grupos de apoio a pessoas enlutadas

Tratamento médico: duloxetina (60 mg/dia) para tratar dor crônica/depressão/ansiedade

Resultados:
- A paciente entende quais são os sinais e sintomas de ansiedade crescente
- A paciente consegue intervir antes das exacerbações dos sintomas físicos

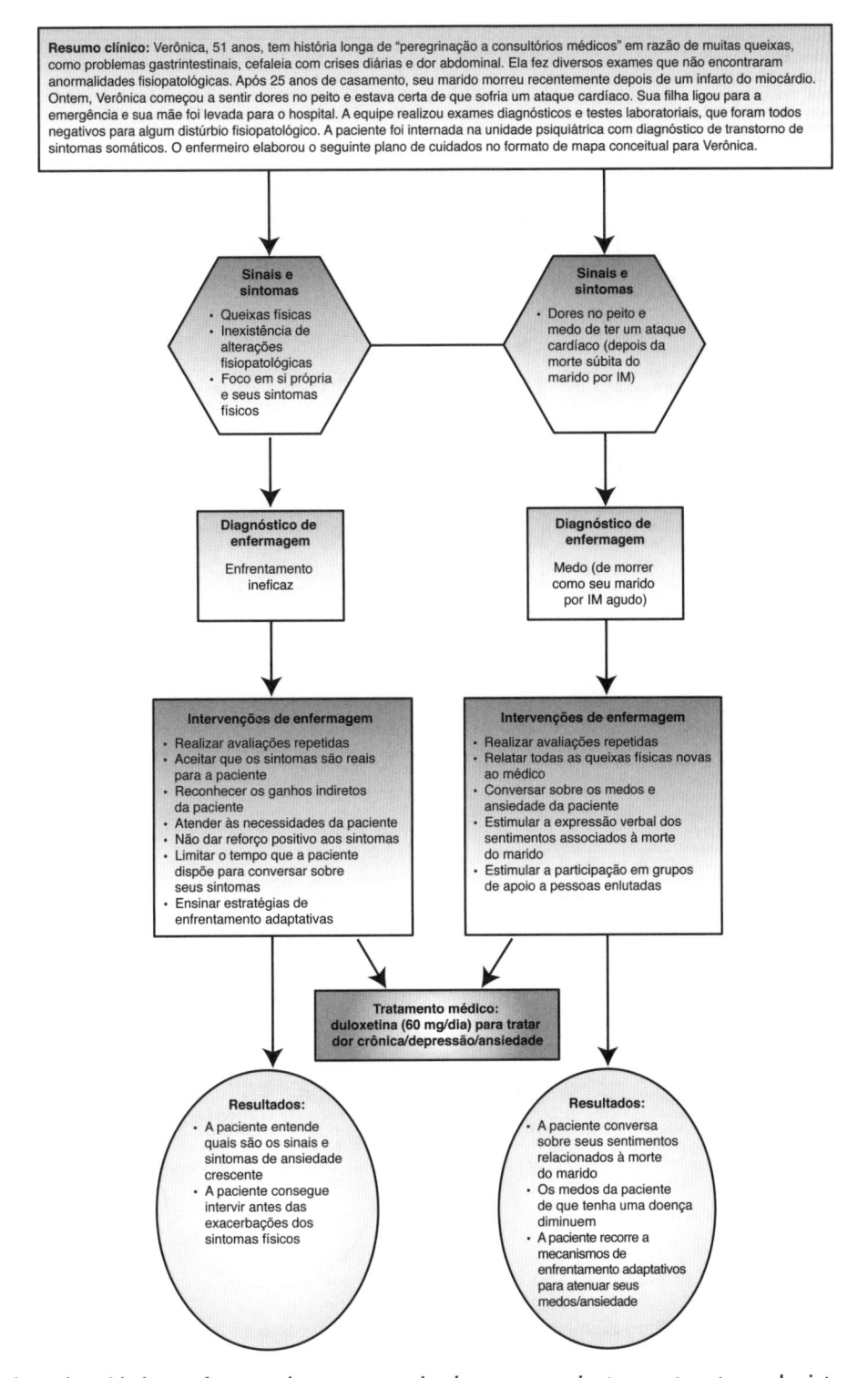

Resultados:
- A paciente conversa sobre seus sentimentos relacionados à morte do marido
- Os medos da paciente de que tenha uma doença diminuem
- A paciente recorre a mecanismos de enfrentamento adaptativos para atenuar seus medos/ansiedade

Figura 29.3 Plano de cuidados no formato de mapa conceitual para um paciente com transtorno de sintomas somáticos.

membros e líderes do grupo quando rejeitam a responsabilidade por seus comportamentos inadaptativos. Essa é a modalidade de tratamento preferível para transtorno de sintomas somáticos e transtorno de ansiedade por doença, em parte porque oferece apoio social e redução da ansiedade de que esses pacientes necessitam.

Terapia cognitivo-comportamental (TCC) e psicoeducação

Yates (2014) relatou que diversos estudos apoiam a TCC como abordagem eficaz para reduzir os sintomas depressivos dos pacientes com doenças somáticas. A psicoeducação também foi reconhecida como intervenção

Resumo clínico: Vanda, 32 anos, teve o diagnóstico de transtorno dissociativo de identidade há cinco anos. A história clínica indicava abusos físicos e sexuais graves na infância por ambos os genitores. Várias personalidades surgiram durante os anos em terapia: uma personalidade agressiva (Jane), uma personalidade suicida (Ida) e uma criança de 4 anos (Ana). Ontem, depois de uma sessão especialmente intensa com seu terapeuta, a personalidade "Ida" surgiu e tomou uma quantidade não revelada de comprimidos de sertralina. O diretor da residência coletiva onde Vanda vivia ligou para 192 e ela foi transportada para o serviço de emergência (SE). Depois da estabilização na emergência, Vanda foi internada na unidade psiquiátrica. O enfermeiro elaborou o seguinte plano de cuidados no formato de mapa conceitual para a paciente.

Sinais e sintomas
- Coexistência de mais de uma personalidade na mesma pessoa

Sinais e sintomas
- Depressão e ansiedade
- Ideações suicidas (demonstradas pela personalidade "Ida")

Diagnóstico de enfermagem
Distúrbio na identidade pessoal

Diagnóstico de enfermagem
Pesar complicado

Intervenções de enfermagem
- Conquistar a confiança de cada uma das subpersonalidades
- Ajudar a paciente a entender a necessidade das subpersonalidades
- Reconhecer as situações que provocam as transições
- Ajudar as subpersonalidades a entender que integração significa unificar todas em uma
- Ajudar no processo de terapia

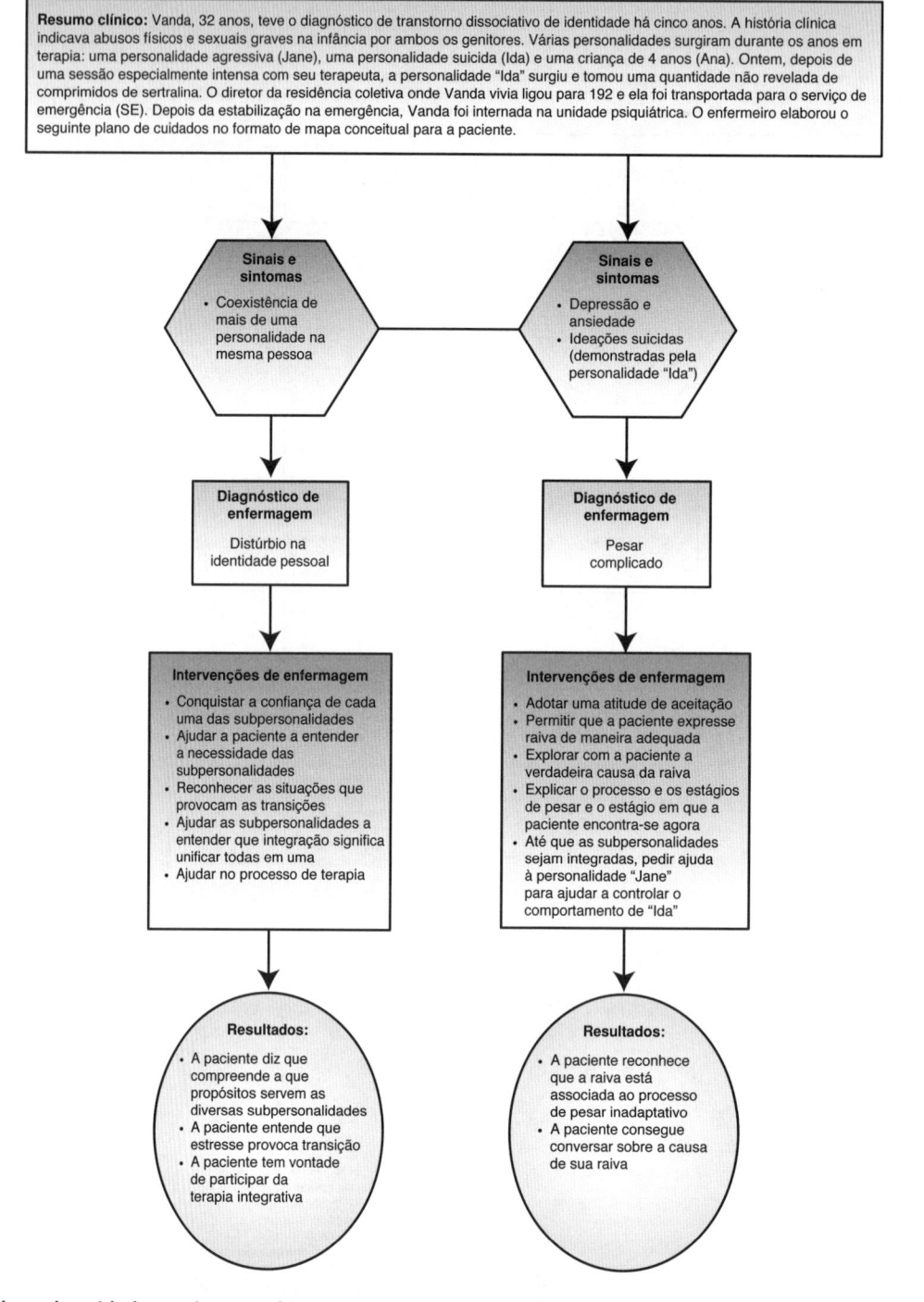

Intervenções de enfermagem
- Adotar uma atitude de aceitação
- Permitir que a paciente expresse raiva de maneira adequada
- Explorar com a paciente a verdadeira causa da raiva
- Explicar o processo e os estágios de pesar e o estágio em que a paciente encontra-se agora
- Até que as subpersonalidades sejam integradas, pedir ajuda à personalidade "Jane" para ajudar a controlar o comportamento de "Ida"

Resultados:
- A paciente diz que compreende a que propósitos servem as diversas subpersonalidades
- A paciente entende que estresse provoca transição
- A paciente tem vontade de participar da terapia integrativa

Resultados:
- A paciente reconhece que a raiva está associada ao processo de pesar inadaptativo
- A paciente consegue conversar sobre a causa de sua raiva

Figura 29.4 Plano de cuidados no formato de mapa conceitual para um paciente com transtorno dissociativo de identidade.

eficaz e inclui intervenções como ensinar ao paciente que seus sintomas podem estar relacionados com ou são agravados por estresse e ansiedade. Esse processo de ensino deve ser realizado no contexto de uma relação de confiança entre o profissional de saúde e o paciente, porque ele pode resistir à sugestão de que seus sintomas físicos poderiam ter bases psicológicas. A psicoeducação para familiares e outras pessoas da rede de apoio do paciente enfatiza ensinar esses indivíduos a recompensar a autonomia, autossuficiência e independência do paciente, ao mesmo tempo em que tomam o cuidado de não reforçar a passividade e dependência associadas ao papel de doente. Esse processo torna-se mais difícil quando o paciente está muito regredido e o papel de doente está bem estabelecido. Com o transtorno conversivo, os sintomas costumam melhorar espontaneamente, mas a terapia comportamental pode ser benéfica.

Tratamento farmacológico

Com base nos estudos sobre transtornos de somatização, o tratamento farmacológico não é eficaz, a menos que seja usado para tratar depressão ou ansiedade subjacente (Sadock et al., 2015; Yates, 2014). Quando o tratamento com antidepressivos é indicado, os ISRSs geralmente são preferíveis. A ansiedade pode ser controlada em curto prazo com ansiolíticos como os benzodiazepínicos, mas seu uso prolongado deve ser evitado porque eles podem causar dependência.

No tratamento dos transtornos conversivos, amobarbital ou lorazepam parenteral pode ajudar a obter informações relacionadas com a história do trauma do paciente.

Amnésia dissociativa

Muitos casos de amnésia dissociativa regridem espontaneamente quando o paciente é afastado da situação de estresse. Para os casos mais resistentes, a administração intravenosa de amobarbital é útil para facilitar a recuperação das memórias pérfidas. A maioria dos médicos recomenda psicoterapia de apoio para reforçar a adaptação ao impacto psicológico das memórias recuperadas e das emoções associadas.

Em alguns casos, a psicoterapia é usada como modalidade terapêutica principal. As técnicas de persuasão e livre associação ou associação dirigida são usadas para ajudar o paciente a lembrar. Em outros casos, pode ser necessária hipnose para mobilizar as memórias. Em alguns indivíduos, a hipnose é facilitada pelo uso de fármacos como amobarbital sódico. Psicoterapia de apoio, psicoterapia de grupo e terapia cognitiva podem ser abordagens usadas quando as memórias são recuperadas por meio de hipnose, de forma a ajudar o paciente a integrar suas memórias ao seu estado consciente. A terapia cognitiva traz o benefício adicional de ajudar o paciente a lembrar-se de detalhes dos eventos traumáticos quando ele começa a corrigir as distorções cognitivas relacionadas com esses traumas (Sadock et al., 2015).

Transtorno dissociativo de identidade

O objetivo do tratamento do paciente com TDI é melhorar sua função e otimizar seu potencial. A **integração** (combinação de todas as personalidades em uma só) geralmente é considerada desejável, mas alguns pacientes preferem não passar por esse processo longo de terapia. Nesses casos, uma meta mais realista pode ser a resolução – ou colaboração cordial – entre as subpersonalidades.

A psicoterapia intensiva prolongada do paciente com TDI tem como objetivo revelar os conflitos psicológicos subjacentes, ajudar o paciente a entendê-los e esforçar-se para sintetizar as várias identidades em uma única personalidade integrada. O terapeuta encarregado de conduzir a psicoterapia desses pacientes precisa ter habilidades com diversas abordagens, inclusive psicoterapia dirigida ao *insight*, terapia cognitiva e, em especial, abordagens terapêuticas informadas às vítimas de

---

Estudo de caso e exemplo de um plano de cuidados

HISTÓRIA CLÍNICA E AVALIAÇÃO DE ENFERMAGEM

Jânio tem 54 anos e é paciente do serviço ambulatorial de psiquiatria do Centro Médico da Veterans Administration. Quando tinha 42 anos, Jânio teve diagnóstico de câncer do intestino grosso e foi submetido a uma ressecção do colo. Desde então, ele tem feito exames periódicos de acompanhamento, mas não houve recidiva do câncer e quaisquer outros efeitos residuais. O paciente não precisou fazer quimioterapia ou radioterapia complementar. Durante 10 anos, ele fez exame físico e testes laboratoriais todos os anos. Jânio queixa-se com frequência ao seu médico de família de dor abdominal branda, sensação de "congestão", "roncos intestinais" e o que chama de uma "massa dura" que, segundo diz, ele consegue palpar ocasionalmente no quadrante inferior esquerdo do abdome. O médico solicitou radiografias de todo o trato digestório, esofagoscopia, gastroscopia e colonoscopia. Todos os resultados foram negativos para patologia orgânica. Em vez de sentir-se aliviado, Jânio ficou ressentido e desapontado porque seu médico não conseguiu detectar alguma doença. O emprego dele está ameaçado por causa das repetidas faltas para consultas médicas. O médico de família encaminhou o paciente para avaliação psiquiátrica. Jânio foi aceito para acompanhamento ambulatorial com diagnóstico de transtorno de ansiedade por doença e foi encaminhado a Lisa, uma enfermeira especializada em psiquiatria.

Durante sua avaliação, Lisa percebe que o paciente passou grande parte de sua vida adulta em isolamento. Ele nunca viveu perto de seus pais, que trabalhavam e raramente tinham tempo para Jânio e sua irmã. O paciente disse para a enfermeira: "Meus pais não se importavam comigo. Eles estavam muito ocupados cuidando de nossa fazenda. Meu pai queria que eu cuidasse da fazenda, mas nunca me interessei. Eu gostava de trabalhar com carros e fui para uma escola profissionalizante para aprender o ofício de mecânico. Achava que eles teriam orgulho de mim, mas nunca ligaram. Acho que eles tiveram filhos apenas para que terem ajuda nos cuidados da fazenda. Quando saí de casa, eles realmente não se importaram com o fato de que talvez não pudessem mais me ver." Jânio nunca se casou, nem teve algum relacionamento de fato sério. "As mulheres não gostam muito de mim. Eu passo grande parte de meu tempo sozinho. Acho que de fato não gosto de pessoas e elas também não gostam de mim".

DIAGNÓSTICOS DE ENFERMAGEM E DESCRIÇÃO DOS RESULTADOS

Com base nos dados da avaliação, a enfermeira elaborou os seguintes diagnósticos de enfermagem para Jânio:

1. **Medo** (de recidiva do câncer) relacionado com a história de câncer do intestino grosso, evidenciado por queixas numerosas relacionadas com o trato digestório e insistência de que alguma coisa estava errada, apesar dos exames objetivos não demonstrarem qualquer alteração fisiopatológica.
   a. **Meta de curto prazo:** o paciente dirá que os medos associados às sensações físicas são irracionais.

(continua)

Estudo de caso e exemplo de um plano de cuidados (continuação)

b. **Meta de longo prazo:** o paciente interpretará corretamente as sensações físicas.
2. **Baixa autoestima crônica** relacionada com necessidades de acolhimento e cuidado não atendidas na infância, evidenciada por transformação da raiva interiorizada em queixas físicas e hostilidade com as pessoas.
   a. **Meta de curto prazo:** dentro de duas semanas, o paciente conseguirá dizer aspectos positivos que vê em si próprio.
   b. **Meta de longo prazo:** no momento da alta do ambiente terapêutico, o paciente demonstrará que se aceita como indivíduo de valor, o que fica evidente pelo estabelecimento de metas realistas, atenuação das queixas físicas e da hostilidade dirigida às outras pessoas e expressões verbais de esperança quanto ao futuro.

PLANEJAMENTO E IMPLEMENTAÇÃO
Medo (de recidiva do câncer)
As seguintes intervenções de enfermagem foram selecionadas para o caso:
1. Monitorar as avaliações clínicas e os resultados dos exames laboratoriais periódicos, de forma a assegurar que a existência de alguma patologia foi claramente excluída.
2. Relatar quaisquer queixas físicas novas ao médico.
3. Determinar a que propósitos servem essas queixas físicas do paciente. Elas são um meio de chamar a atenção que ele não consegue captar de qualquer outra maneira?
4. Demonstrar empatia por seus sentimentos. Dizer a ele que você entende que suas queixas digestivas podem provocar medo de recaída do câncer de intestino grosso.
5. Estimular o paciente a conversar sobre o medo de recidiva do câncer. Quais foram os sentimentos que teve quando recebeu o primeiro diagnóstico de câncer? Como lidou com esses sentimentos? Quais são os seus medos atualmente?
6. Pedir ao paciente para fazer um "diário" das ocorrências dos sintomas. Em outro diário, pedir a Jânio para anotar as situações que lhe provocam estresse. Comparar esses dois relatórios. Verificar se os sintomas ocorrem nos períodos de ansiedade exacerbada.
7. Ajudar o paciente a escolher técnicas que possam ser utilizadas quando sentir medo e ansiedade exacerbada (p. ex., técnicas de relaxamento; imaginação mental dirigida; técnicas para suprimir pensamentos; exercícios físicos).
8. Dar *feedback* positivo quando Jânio reagir às situações de estresse com outras estratégias de enfrentamento que não sejam queixas físicas.

BAIXA AUTOESTIMA CRÔNICA
As seguintes intervenções de enfermagem foram selecionadas para o caso:
1. Transmitir aceitação e consideração positiva incondicional e sempre se manter imparcial.
2. Estimular o paciente a partir das decisões relacionadas com os seus cuidados de saúde e as situações de sua vida.
3. Ajudar Jânio a reconhecer e focar seus pontos fortes e suas realizações. Reduzir a atenção dirigida aos fracassos do passado (reais ou imaginários).
4. Estimular o paciente a conversar sobre seus sentimentos associados à relação insatisfatória com seus pais.
5. Conversar com Jânio sobre o que ele gostaria de mudar em sua vida. Ajudar o paciente a determinar o que pode ser mudado e quais mudanças não são realistas.
6. Estimular a participação nas atividades em grupo e na terapia de grupo que ofereçam métodos simples para alcançar sucesso. Reconhecer e dar *feedback* positivo às conquistas reais.
7. Ensinar técnicas de assertividade e comunicação eficaz.
8. Dar *feedback* positivo às interações sociais apropriadas entre outras pessoas. Encenar com Jânio as situações que ele considera particularmente estressantes. Ajudá-lo a entender que as ruminações acerca de si próprio e sua saúde podem levar as outras pessoas a rejeitá-lo.
9. Ajudar Jânio a estabelecer metas realistas para o futuro.

REAVALIAÇÃO
Alguns dos critérios de resultado para Jânio foram atendidos e outros estão em andamento. O paciente percebeu que os medos relacionados com "sintomas" são irracionais. Ele entende que o médico realizou procedimentos diagnósticos adequados para descartar possíveis doenças. Jânio ainda tem medo do câncer e debate esses medos semanalmente com o enfermeiro. O paciente mantém seus diários de sintomas e situações estressantes e notou a relação entre alguns sintomas e momentos de maior ansiedade. Começou a fazer corridas e tenta usar isso como estratégia para evitar que a ansiedade aumente demais e gere novos sintomas. Ele continua a falar sobre sentimentos associados a sua infância, e o enfermeiro o ajudou a ver que ele teve inúmeras realizações em sua vida, mesmo que não fossem reconhecidas por seus pais ou outras pessoas. Jânio se juntou a um grupo de apoio para pessoas deprimidas e relata que "fez novos amigos"; também cumpriu uma meta de longo prazo, que era se unir a uma igreja para conhecer pessoas novas. Agora ele falta menos ao trabalho por causa de doenças e seu emprego não está mais em risco.

---

trauma e transtornos de estresse pós-traumático (TEPT). O terapeuta ajuda os pacientes a lembrar-se dos traumas com detalhes. Eles precisam reviver mentalmente o abuso que causou sua doença. Esse processo é conhecido como **ab-reação** ou "lembrar-se de sentimentos", e é tão doloroso que os pacientes podem de fato chorar, gritar e sentir a dor que sentiram quando sofreram abuso.

Durante a terapia, cada subpersonalidade é explorada ativamente e encorajada a tomar consciência das outras subpersonalidades, rompendo as barreiras amnésicas preexistentes. Desse modo, as memórias traumáticas associadas às manifestações das diferentes subpersonalidades, em especial as que estão relacionadas com abuso infantil, devem ser examinadas. É comum que o processo terapêutico seja difícil e provoque ansiedade no paciente e também no terapeuta, em especial quando as personalidades agressivas ou suicidas predominam. Nesses casos, podem ser necessários períodos curtos de hospitalização como medida de apoio provisória.

Quando a integração é alcançada, o paciente consegue conectar todos os sentimentos, experiências, memórias, habilidades e talentos que antes estavam sob o comando das diversas subpersonalidades. Ele aprende como viver funcionalmente sem necessidade de criar identidades separadas para lidar com a vida. Isso é possível apenas depois de anos de psicoterapia intensiva e, mesmo então, em geral a recuperação não é completa.

Transtorno de despersonalização-desrealização

Existem poucas informações sobre o tratamento do transtorno de despersonalização-desrealização e estas são inconclusivas. Vários fármacos psicotrópicos foram experimentados isoladamente ou em combinação: antidepressivos, estabilizadores do humor, anticonvulsivantes e antipsicóticos. Os resultados foram esporádicos, na melhor das hipóteses. Quando outros transtornos psiquiátricos são evidentes (p. ex., esquizofrenia), eles também podem ser tratados com fármacos. Para os pacientes com conflito intrapsíquico evidente, a psicoterapia dirigida analiticamente ao *insight* pode ser útil. Alguns pacientes com transtornos de despersonalização-desrealização melhoram com hipnoterapia ou TCC.

Resumo e pontos fundamentais

- Transtorno de sintomas somáticos e semelhantes e transtornos dissociativos estão associados à ansiedade grave. A ansiedade é reprimida e manifestada na forma de sintomas e comportamentos que caracterizam esses transtornos
- O transtorno de sintomas somáticos e outros semelhantes afetam cerca de 4 a 8% da população em geral (embora algumas estimativas variem de 0,1 a 11,6%). Os tipos de transtornos somáticos são transtorno de sintomas somáticos, transtorno de ansiedade por doença, transtorno conversivo, fatores psicológicos afetando outras doenças clínicas, transtorno factício e outros transtornos de sintomas somáticos especificados e não especificados e problemas semelhantes
- O transtorno de sintomas somáticos evidencia-se por queixas físicas, que podem ser vagas, dramatizadas ou exageradas em sua apresentação. Contudo, não é possível detectar qualquer patologia orgânica associada
- Transtorno de ansiedade por doença é uma preocupação exagerada com medo de ter alguma doença grave. Esse transtorno pode começar depois de uma experiência pessoal ou de algum familiar próximo com doença grave potencialmente fatal
- O paciente com transtorno conversivo apresenta alguma perda ou alteração de funções físicas que não pode ser explicada por algum distúrbio fisiopatológico. Fatores psicológicos podem ser evidenciados por ganhos primários ou secundários que o paciente obtém por vivenciar essas manifestações fisiológicas
- Com o diagnóstico de fatores psicológicos afetando outra doença clínica, os fatores psicológicos ou comportamentais foram associados ao desenvolvimento, à agravamento ou à recuperação mais demorada de alguma doença clínica
- Com o transtorno factício, o paciente falsifica os sinais ou sintomas físicos ou psicológicos, ou provoca lesão a si próprio ou a outra pessoa com o objetivo de receber atenção da equipe médica
- A reação dissociativa é entendida como um mecanismo de defesa para proteger o ego em face de uma ansiedade avassaladora
- As reações dissociativas provocam alteração das funções normalmente integrativas como identidade, memória ou consciência
- A classificação dos transtornos dissociativos inclui amnésia dissociativa, TDI, transtorno de despersonalização-desrealização e outros transtornos dissociativos específicos ou não específicos
- O paciente com amnésia dissociativa não consegue lembrar-se de informações pessoais importantes e esse *déficit* de memória fica muito aquém do que poderia ser explicado por um esquecimento comum
- A manifestação mais importante do TDI é a coexistência de dois ou mais estados de personalidade no mesmo indivíduo. O paciente pode ter muitos estados de personalidade e cada um permite-lhe resistir aos estímulos dolorosos que sua identidade muito fragmentada não consegue integrar na forma de uma única personalidade
- O transtorno de despersonalização-desrealização caracteriza-se por alterações da percepção de si próprio e/ou do ambiente. A despersonalização é descrita como um sentimento de irrealidade ou afastamento do próprio corpo. A desrealização é uma experiência de irrealidade ou afastamento do ambiente no qual o indivíduo está
- É comum que os pacientes com transtorno de sintomas somáticos e transtorno dissociativo não sejam atendidos inicialmente em serviços psiquiátricos
- Os enfermeiros podem ajudar os pacientes com esses transtornos a entender o papel que a ansiedade desempenha no desenvolvimento dos sintomas e a reconhecer e adotar novos padrões cognitivo-comportamentais mais adaptativos. Além disso, os enfermeiros devem prestar cuidados informados às vítimas de trauma e precisam estar conscientes dos recursos disponíveis para encaminhar esses pacientes aos especialistas em cuidados do trauma e tratamento do TEPT.

Questões de revisão

Escolha a resposta mais apropriada para cada uma das seguintes questões:

1. Luciana tem o diagnóstico de um transtorno de sintomas somáticos. Qual dos seguintes perfis sintomáticos você poderia esperar ao avaliar essa paciente?
   a. Vários sintomas somáticos relacionados com vários sistemas do organismo.
   b. Medo de ter uma doença grave.
   c. Perda ou alteração de alguma função sensitivomotora.
   d. Crença de que seu corpo está deformado ou defeituoso de alguma forma.

2. Qual dos seguintes mecanismos de defesa do ego descreve a psicodinâmica subjacente ao transtorno de sintomas somáticos?
   a. Negação da depressão.
   b. Repressão da ansiedade.
   c. Supressão do sentimento de pesar.
   d. Transferência da raiva.

3. Os cuidados de enfermagem prestados a um paciente com transtorno de sintomas somáticos poderiam enfatizar medidas para ajudá-lo a:
   a. Eliminar o estresse de sua vida.
   b. Aliviar suas queixas físicas numerosas.
   c. Usar seus fármacos conforme a prescrição.
   d. Aprender estratégias de enfrentamento mais adaptativas.

4. Luciana, uma paciente com diagnóstico de transtorno de sintomas somáticos, diz: "Meu médico acha que eu deveria procurar um psiquiatra. Não consigo imaginar por que ele fez essa sugestão.". Qual é a explicação mais comum para essa afirmação da paciente?
   a. Ela acha que seu médico quer livrar-se dela como paciente.
   b. Ele não entende a correlação entre sintomas e estresse.
   c. Ela acha que os psiquiatras são apenas para pessoas "loucas".
   d. Ela acha que seu médico cometeu um erro de diagnóstico.

5. Luciana, paciente com diagnóstico de transtorno de sintomas somáticos, descreve ao enfermeiro sua queixa de dor na região lateral do corpo. Ela diz que nunca sentiu essa dor antes. Qual seria a resposta mais apropriada do enfermeiro?
   a. "Não quero ouvir nada sobre outra queixa. Você sabe que é tudo coisa de sua cabeça. Agora está na hora da sessão de terapia de grupo."
   b. "Vamos sentar aqui e você poderá me contar como é essa dor nova que sente. Mas precisará faltar à sessão de terapia de grupo hoje."
   c. "Relatarei sua queixa ao médico. Enquanto isso, sua sessão de terapia de grupo começará em 5 minutos."
   d. "Ligarei para seu médico e verei se ele prescreve outro medicamento para sua dor no lado do corpo. O medicamento que está usando agora não parece fazer efeito. Por que você não descansa um pouco agora?"

6. Helena tem história de abusos físico e sexual na infância. Ela teve o diagnóstico de TDI há 6 anos e foi internada na unidade psiquiátrica depois de uma tentativa de suicídio. Qual é o diagnóstico de enfermagem principal para esse caso?
   a. Distúrbio na identidade pessoal relacionado com abuso na infância.
   b. Distúrbio da percepção sensorial relacionado com ansiedade reprimida.
   c. *Deficit* de memória relacionado com processos mentais perturbados.
   d. Risco de suicídio relacionado com pesar não resolvido.

7. No processo de conquistar a confiança de Helena – uma paciente com diagnóstico de TDI –, o enfermeiro precisa:
   a. Tentar relacionar-se com a paciente como se ela não tivesse personalidades múltiplas.
   b. Ouvir a paciente sem julgá-la e reagir empaticamente quando ocorrerem transições aos diversos estados de personalidade.
   c. Ignorar os comportamentos que a paciente atribui às outras subpersonalidades.
   d. Explicar à paciente que trabalhará com ela apenas se a personalidade principal for mantida.

(continua)

Questões de revisão (continuação)

8. Qual é o objetivo principal da terapia para um paciente com transtorno dissociativo de identidade?
   a. Integração das subpersonalidades em uma única personalidade.
   b. Capacidade de mudar de uma subpersonalidade para outra voluntariamente.
   c. Capacidade de escolher a personalidade que deve dominar o *self*.
   d. Reconhecimento de que existem várias subpersonalidades.

9. O objetivo principal da terapia de um paciente com transtorno dissociativo de personalidade tem mais chances de ser alcançado por:
   a. Intervenção em crise e associação dirigida.
   b. Psicoterapia e hipnose.
   c. Psicanálise e livre associação.
   d. Psicoterapia dirigida ao *insight* e dextroanfetaminas.

10. Lúcia tem o diagnóstico de transtorno de ansiedade por doença. Qual dos seguintes sintomas seria compatível com esse diagnóstico?
    a. Queixas de inúmeros sintomas físicos incapacitantes.
    b. Episódios de pseudoconvulsões ou pseudociese.
    c. Uso de substâncias para induzir vômitos de forma a convencer o enfermeiro de que a paciente precisa de tratamento.
    d. Expressões repetidas de medo de ter alguma doença potencialmente fatal.
    e. Todas as opções anteriores.

Implicações das pesquisas para a prática baseada em evidências

Brand, R., Classen, C., Lanius, R., Lowenstein, R., McNary, S., Pain, C., & Putnam, F. (2009). A naturalistic study of dissociative identity disorder and dissociative disorder not otherwise specified patients treated by community clinicians. *Psychological Trauma: Theory, Research, Practice and Policy, 1(2)*, 153-171. doi: http://dx.doi.org/10.1037/a0016210.

DESCRIÇÃO DO ESTUDO: esse estudo avaliou uma amostra internacional de pacientes ($N = 280$) que foram submetidos a um modelo terapêutico semelhante ao tratamento de cinco fases para transtornos dissociativos aplicado por médicos da comunidade. Os pesquisadores buscaram determinar se o tratamento foi tão eficaz quanto os tratamentos para TEPT e outras comorbidades com transtornos dissociativos.

RESULTADOS DO ESTUDO: nos estágios finais desse programa terapêutico de 30 meses, os efeitos do tratamento foram semelhantes aos obtidos com o tratamento para TEPT associado a traumas da infância e comorbidades depressivas com transtorno de personalidade borderline. Além disso, os pacientes e terapeutas relataram menos episódios de automutilação, menos internações hospitalares, níveis mais altos de funcionamento adaptativo, menos dissociação e menos sintomas de TEPT. Os autores concluíram que, considerando a prevalência, gravidade, cronicidade e custos altos dos cuidados de saúde aplicados aos pacientes com transtornos dissociativos, o tratamento estendido pode ser benéfico e que estudos adicionais estão justificados.

IMPLICAÇÕES NA PRÁTICA DE ENFERMAGEM:

O conhecimento de estudos baseados em evidência é reconhecido como uma competência essencial da QSEN (Quality and Safety Education for Nurses, ou Educação de Qualidade e Segurança para Enfermeiros, em tradução livre) (QSEN Institute, 2014). Estudos como esse não apenas instruem a prática clínica dos enfermeiros que desempenham funções avançadas em sua prática, mas também estabelecem os fundamentos para que enfermeiros habilitados instruam seus pacientes quanto às opções terapêuticas com eficácia demonstrada. Os pacientes podem ser instruídos quanto aos benefícios do tratamento estendido dos transtornos dissociativos. Compartilhar informações baseadas em evidências quanto às opções terapêuticas também pode estimular os pacientes a passar por um programa terapêutico mais longo quando há evidência a favor de sua eficácia.

TESTE SUAS HABILIDADES DE RACIOCÍNIO CRÍTICO

Antônio foi internado na unidade psiquiátrica do setor de emergência de um hospital geral do centro-oeste dos EUA. O proprietário de um bar da localidade ligou para a polícia quando, de uma hora para outra, Antônio pareceu "perder o controle. Ele simplesmente ficou furioso". A polícia relatou que ele não sabia onde estava ou como havia chegado lá. Ele dizia sem parar: "Meu nome é João Carlos e eu moro em Filadélfia". Quando os policiais pediram para ver a carteira de identidade de Antônio, viram que ele de fato se chamava João Carlos e era da Filadélfia; sua esposa havia divulgado seu desaparecimento há um mês. A esposa de João explicou que, cerca de 12 meses antes desse desaparecimento, seu marido – que trabalhava como supervisor em uma grande indústria local – começou a ter dificuldade considerável em seu trabalho. Ele foi preterido em uma promoção e seu supervisor tinha muitas críticas ao seu trabalho. Vários membros de sua equipe saíram da empresa para trabalhar em outros locais e, sem ajuda suficiente, Antônio não conseguiu alcançar as metas e os prazos da empresa. Embora no passado fosse uma pessoa cordata e extrovertida, agora ele tornou-se retraído e muito crítico a sua esposa e filhos. Pouco antes do desaparecimento atual, ele teve uma discussão violenta com seu filho de 18 anos, que Antônio chamou de "derrotado" e saiu de casa repentinamente para ficar com alguns amigos. Um dia depois dessa discussão, Antônio desapareceu. O psiquiatra do hospital estabeleceu o diagnóstico de Amnésia Dissociativa com fuga dissociativa.

Responda às seguintes perguntas relativas ao caso Antônio:
1. Qual é a intervenção de enfermagem prioritária para o paciente internado na unidade psiquiátrica?
2. Qual abordagem deveria ser usada para ajudar Antônio a superar seu problema?
3. Qual é a meta de longo prazo da terapia iniciada com esse paciente?

FILMES RELACIONADOS

Bandits (transtorno de ansiedade por doença)

Hannah e suas irmãs (transtorno de ansiedade por doença)

Não me mandem flores (transtorno de ansiedade por doença)

Voltar a morrer (amnésia)

Durante a tormenta (amnésia)

De repente, no último verão (amnésia)

Sybil (TDI)

As três faces de Eva (TDI)

Identidade (TDI)

Bibliografia

American Psychiatric Association. (2013). *Diagnostic and statistical manual of mental disorders* (5th ed.). Washington, DC: American Psychiatric Publishing.

Black, D.W., & Andreasen, N.C. (2014). *Introductory textbook of psychiatry* (6th ed.). Washington, DC: American Psychiatric Publishing.

Brand, R., Classen, C., Lanius, R., Loewenstein, R., McNary, S., Pain, C., & Putnam, F. (2009). A naturalistic study of dissocia- tive identity disorder and dissociative disorder not otherwise specified patients treated by community clinicians. *Psychologi- cal Trauma: Theory, Research, Practice, and Policy, 1*(2), 153-171. doi:http://dx.doi.org/10.1037/a0016210

Dimsdale, J. (2015). Illness anxiety disorder. *Merck Manual: Professional Version.* Retrieved from www.merckmanuals.com/ professional/psychiatric-disorders/somatic-symptom-and- related-disorders/illness-anxiety-disorder

Haberman, C. (2014). Debate persists over diagnosing mental disorders, long after "Sybil." *New York Times.* Retrieved from www.nytimes.com/2014/11/24/us/debate-persists-over- diagnosing-mental-health-disorders-long-after-sybil.html?_r=0

Herdman, T.H., & Kamitsuru, S. (Eds.). (2014). *NANDA-I nursing diagnoses: Definitions and classification, 2015–2017.* Chichester, UK: Wiley Blackwell.

QSEN Institute. (2014). *Competencies.* Retrieved from http://qsen.org/competencies/

Sadock, B.J., Sadock, V.A., & Ruiz, P. (2015). *Synopsis of psychiatry: Behavioral sciences/clinical psychiatry* (11th ed.). Philadelphia: Lippincott Williams & Wilkins.

Soares, N., & Grossman, L. (2012, November 29). Conversion disorder. *Emedicine Pediatrics.* Retrieved from http:// emedicine.medscape.com/article/917864-overview

Venes, D. (2014). *Taber's medical dictionary* (22nd ed.). Philadelphia: F.A. Davis.

Yates, W. (2014). Somatic symptom disorders. *Medscape.* Retrieved from http://emedicine.medscape.com/article/294908-overview

Yutzy, S.H., & Parish, B.S. (2008). Somatoform disorders. In R.E. Hales, S.C. Yudofsky, & G.O. Gabbard (Eds.), *Textbook of psychiatry* (5th ed., pp. 609-664). Washington, D.C.: American Psychiatric Publishing.

Leitura sugerida

Asher, R. (1951). Munchausen's syndrome. *The Lancet, 257*(6650), 339-341.

Freud, S. (1962). The neuro-psychoses of defense. In J. Strachey (Ed.), *Standard edition of the complete psychological works of Sigmund Freud*, vol. 3. London: Hogarth Press. (Original work published 1984.)

Questões Relacionadas com a Sexualidade Humana e Disforia de Gênero

30

CONCEITOS FUNDAMENTAIS
Gênero
Sexualidade

TÓPICOS DO CAPÍTULO

- Desenvolvimento da sexualidade humana
- Variações de orientação sexual
- Disforia de gênero
- Aplicação do processo de enfermagem à disforia de gênero nas crianças
- Disforia de gênero nos adolescentes e adultos
- Transtornos sexuais
- Aplicação do processo de enfermagem aos transtornos sexuais
- Resumo e pontos fundamentais
- Questões de revisão

TERMOS-CHAVE

- Anorgasmia
- Cisgênero
- Ejaculação precoce (prematura)
- Ejaculação retardada
- Foco sensorial
- *Gay*
- Homossexualidade
- Lésbica
- Orgasmo
- Transgênero (transexual)
- Transtorno de exibicionismo
- Transtorno de fetichismo
- Transtorno de *frotteurismo*
- Transtorno de masoquismo sexual
- Transtorno de pedofilia
- Transtorno de sadismo sexual
- Transtorno de *voyeurismo*
- Travestismo

OBJETIVOS
Após ler este capítulo, o estudante será capaz de:

1. Descrever os processos do desenvolvimento associados à sexualidade humana.
2. Debater as variações de orientação sexual.
3. Elaborar diagnósticos de enfermagem e metas de cuidados para pacientes com disforia de gênero.
4. Identificar intervenções de enfermagem apropriadas aos pacientes com disforia de gênero.
5. Avaliar os cuidados prestados aos pacientes com disforia de gênero.
6. Debater os aspectos históricos e epidemiológicos das parafilias.
7. Identificar os diversos tipos de parafilias.
8. Debater os fatores predisponentes associados à etiologia das parafilias.
9. Descrever a fisiologia humana à resposta sexual.
10. Conduzir uma história sexual.
11. Elaborar diagnósticos, metas e intervenções de enfermagem para pacientes com transtornos de disfunção sexual.
12. Identificar temas para instrução do paciente/familiares relevantes aos transtornos de disfunção sexual.
13. Descrever as diversas modalidades de tratamento para pacientes com transtornos sexuais.

EXERCÍCIOS
Leia o capítulo e responda às seguintes perguntas:

1. Com que idade as crianças tornam-se conscientes de seu gênero?
2. Quais fatores psicossociais podem predispor as pessoas aos transtornos do impulso sexual?
3. Quais fármacos foram implicados na etiologia da disfunção erétil?
4. Quais mecanismos fisiopatológicos contribuem para as disfunções sexuais?

Os seres humanos são sexuados. Sexualidade é uma necessidade humana básica e um elemento inato da personalidade completa. Ela influencia nossos pensamentos, ações e interações e está envolvida em alguns aspectos da saúde física e mental.

A atitude da sociedade para com a sexualidade está mudando. Os pacientes estão mais propensos a buscar ajuda em questões referidas à sexualidade. Embora nem todos os enfermeiros precisem ser instruídos para atuar como terapeutas sexuais, eles podem facilmente integrar informações sobre sexualidade aos cuidados que prestam quando focam as intervenções preventivas, terapêuticas e educacionais para ajudar seus pacientes a alcançar, recuperar ou manter seu bem-estar sexual.

Este capítulo enfatiza os transtornos associados à função sexual e à disforia de gênero. O foco principal são os tipos de parafilias e disfunções sexuais classificadas no *Manual Diagnóstico e Estatístico de Transtornos Mentais, 5ª Edição (DSM-5)* (American Psychiatric Association [APA], 2013). Desse modo, este capítulo faz uma revisão do desenvolvimento sexual humano em todas as etapas de vida para ajudar os enfermeiros a entender melhor os desejos e comportamentos típicos *versus* atípicos. Também são incluídos dados históricos e epidemiológicos pertinentes aos transtornos sexuais. Os fatores predisponentes implicados na etiologia dos transtornos sexuais e da disforia de gênero constituem as bases para estudar a dinâmica desses distúrbios. Este capítulo descreve várias modalidades de tratamento médico e as variações de orientação sexual.

Os sinais e sintomas são descritos como base de conhecimento para avaliar pacientes com transtornos sexuais e disforia de gênero. Também é apresentado um recurso para facilitar a obtenção da história sexual. Por fim, os cuidados de enfermagem são descritos no contexto do processo de enfermagem.

> **CONCEITO FUNDAMENTAL**
> **Sexualidade**
> Sexualidade é a estrutura e a vida de um indivíduo relacionadas com as características da intimidade. Ela reflete a totalidade do indivíduo e não está associada exclusivamente aos órgãos ou comportamentos sexuais.

Desenvolvimento da sexualidade humana

Do nascimento aos 12 anos de idade

Embora a identidade sexual dos bebês seja determinada antes do nascimento por fatores cromossômicos e estrutura física dos órgãos genitais, influências pós-natais podem afetar acentuadamente a forma como as crianças em desenvolvimento percebem-se quanto à própria sexualidade. Em sua maior parte, masculinidade e feminilidade, bem como os papéis de gênero, são determinados pelo viés cultural. Por exemplo, a diferenciação dos papéis de gênero pode começar antes do nascimento quando os pais pintam o quarto do bebê de azul ou rosa.

É comum observar que os bebês tocam e exploram seus órgãos genitais. Na verdade, pesquisas sobre sexualidade infantil indicaram que bebês de ambos os sexos conseguem excitar-se sexualmente e ter **orgasmo** (Berman & Berman, 2014).

Com a idade de 2 a 3 anos, as crianças sabem de que gênero são. Elas sabem que são parecidas com seu genitor do mesmo gênero e diferentes do outro de gênero oposto, assim como de outras crianças do sexo oposto. Durante esse período, as crianças tornam-se conscientes por completo das diferenças anatômicas entre os sexos.

Com a idade de 4 ou 5 anos, as crianças podem envolver-se em brincadeiras heterossexuais (p. ex., "brincar de médico"). Por meio das brincadeiras heterossexuais, as crianças formam um conceito de relacionamentos com membros do sexo oposto. É comum observar que as crianças demonstram comportamentos lúdicos que viram em seus pais ou outras pessoas significativas, inclusive tocar, beijar e discutir em tom de brincadeira. Embora essas atividades façam parte do desenvolvimento sexual normal, algumas vezes elas podem indicar problemas como abuso sexual. Por exemplo, recomenda-se uma avaliação mais detalhada quando uma criança envolve-se em brincadeiras com outras sem seu consentimento, quando há discrepância significativa de idade entre as crianças envolvidas, ou quando a linguagem usada para descrever as brincadeiras heterossexuais parece ser inapropriada à idade. A comunicação sincera e imparcial – por exemplo, "diga-me onde você aprendeu isso" – estimula as crianças a conversar sobre problemas relacionados com a sexualidade e oferece uma oportunidade de educação sexual.

Aos poucos, as crianças adquirem experiência com masturbação na infância, embora nem todas elas masturbem-se durante esse período. A maioria das crianças inicia a autoexploração e a autoestimulação genital tão logo sejam capazes de obter controle suficiente de seus movimentos físicos (King & Regan, 2014).

O final da infância e a pré-adolescência podem caracterizar-se por brincadeiras heterossexuais ou homossexuais. Em geral, essas atividades não envolvem mais que tocar nos órgãos genitais de outras crianças, mas também podem incluir uma gama variada de comportamentos sexuais (Master, Johnson & Kolodny, 1995). As meninas dessa idade começam a interessar-se pela menstruação e jovens de ambos os sexos interessam-se por aprender sobre fertilidade, gravidez e nascimento. Nos casos típicos, o interesse pelo sexo oposto aumenta nessa fase. As crianças dessa idade tomam consciência do próprio corpo e preocupam-se com sua atratividade física.

As crianças de 10 a 12 anos preocupam-se com as alterações da puberdade e os primórdios da atração sexual romântica. Os meninos pré-púberes podem envolver-se em atividades sexuais em grupo, inclusive exibição dos órgãos genitais ou masturbação coletiva. As brincadeiras homossexuais também são comuns. As meninas pré-púberes podem fazer alguma exibição sexual, mas nessa idade geralmente não estão tão preocupadas com os órgãos genitais quanto os meninos.

Adolescência

A adolescência representa um período de aceleração em termos de alterações biológicas e desenvolvimento psicossocial e sexual. Esse período de turbulência é intensificado pelo despertamento das funções endócrinas e pela necessidade de dar conta de um novo conjunto de tarefas psicossociais. Essas tarefas incluem questões relacionadas com a sexualidade, inclusive como lidar com sentimentos sexuais novos ou mais intensos, se o indivíduo deve ou não participar de diversos tipos de comportamento sexual, como saber o que é amor, como evitar gravidez indesejável e como definir os papéis de gênero apropriados à idade.

Biologicamente, a puberdade começa para os adolescentes do sexo feminino com o crescimento das mamas, o alargamento dos quadris e o crescimento de pelos púbicos e axilares. A primeira menstruação é variável, mas em geral ocorre entre as idades de 11 e 13 anos. Algumas crianças podem começar a menstruar com a idade de 8 anos. Desnutrição é um fator que atrasa o início das menstruações. Nos adolescentes do sexo masculino, o crescimento de pelos púbicos e o aumento dos testículos começam entre as idades de 12 e 16 anos. Em geral, crescimento do pênis e capacidade de ejacular começam entre as idades de 13 e 17 anos. Também há crescimento acentuado do corpo entre as idades de 11 e 17 anos, que é acompanhado pelo desenvolvimento dos pelos corporais e faciais, aumento da massa muscular e engrossamento da voz.

O desenvolvimento da sexualidade é mais lento nos adolescentes do sexo feminino que masculino. A noção de que as mulheres têm aumentos contínuos da reatividade sexual, que alcançam um pico nos meados da segunda década ou no início da terceira década de vida, enquanto a maturidade dos homens geralmente é alcançada no final da adolescência, originou-se das pesquisas de Alfred Kinsey realizadas na década de 1950. Contudo, é mais exato dizer que a sexualidade de cada indivíduo depende de uma inter-relação complexa e singular entre diversas variáveis. Masturbação é uma atividade sexual comum entre os adolescentes dos dois sexos.

Muitas pessoas têm sua primeira experiência com relação sexual durante a adolescência. De acordo com os dados recolhidos entre setembro de 2014 e dezembro de 2015, 41% dos estudantes universitários entrevistados admitiram já ter experiência com relação sexual, enquanto 43% afirmaram que não usaram preservativo na última vez que tiveram relações sexuais (Kann et al., 2016). Embora exista uma tendência geral no sentido das práticas sexuais mais seguras nessa faixa etária, essas estatísticas refletem a necessidade contínua de educação quanto aos riscos à saúde e medidas preventivas. A cultura norte-americana tem sentimentos ambivalentes acerca da sexualidade na adolescência. O desenvolvimento psicossexual é desejável, mas a maioria dos pais quer evitar tudo que possa estimular a sexualidade do adolescente. O aumento do número de casos de infecções sexualmente transmissíveis (ISTs), dentre as quais algumas podem ser fatais, também contribui para os temores associados à atividade sexual sem proteção em todas as faixas etárias.

Em junho de 2006, a Food and Drug Administration (FDA) norte-americana liberou o produto Gardasil®, a primeira vacina desenvolvida para evitar câncer cervical e outras doenças causadas por determinadas cepas dos papilomavírus humano (HPV). Uma segunda vacina (Cervarix®) foi aprovada por aquela instiuição em outubro de 2009. Quando essas vacinas são aplicadas antes da exposição ao HPV, elas podem proteger as mulheres de desenvolver mais tarde cânceres cervicais causados por essas cepas específicas. O CDC (Centers for Disease Control and Prevention) norte-americano (2012) recomenda a vacinação rotineira de todas as meninas de 11 ou 12 anos com três doses de uma dessas vacinas.[1] A imunização também é recomendada para jovens e mulheres de 13 a 26 anos que ainda não foram vacinadas, ou que não concluíram todas as doses de reforço. Em outubro de 2011, o Comitê Consultivo sobre Práticas de Imunização (ACIP, ou Advisory Committee on Immunization Practices) do CDC recomendou a utilização rotineira da vacina tetravalente (Gardasil®) nos adolescentes do sexo masculino de 11 ou 12 anos (CDC, 2011b).[2] O ACIP também recomendou a vacinação dos jovens de 13 a 21 anos que ainda não foram vacinados,

---

[1] N.R.T.: No Brasil, a população-alvo da vacinação com a vacina HPV é composta de adolescentes do sexo feminino na faixa etária entre 11 e 13 anos de idade no ano da introdução da vacina (2014), na faixa etária de 9 a 11 anos no segundo ano de introdução da vacina (2015) e de 9 anos de idade do terceiro ano em diante (2016). No caso da população indígena, a população-alvo da vacinação é composta de indígenas do sexo feminino na faixa etária de 9 a 13 anos no ano da introdução da vacina (2014) e de 9 anos de idade do segundo ano em diante (2015). Organização Pan-Americana da Saúde. Prevenção e controle de amplo alcance do câncer do colo do útero: um futuro mais saudável para meninas e mulheres. Washington, DC: OPAS, 2013. Disponível em: http://www.paho.org/bra/index.php?option=com_docman&task=cat_view&gid=1267).

[2] N.R.T.: A vacina que protege contra o HPV foi incorporada ao Sistema Único de Saúde (SUS) em 2014 e atualmente é aplicada em meninas e adolescentes, entre 9 e 14 anos de idade (14 anos, 11 meses e 29 dias), e em meninos e adolescentes entre 11 e 14 anos (14 anos, 11 meses e 29 dias) de idade (Ministério da Saúde. Informe técnico da ampliação da oferta das vacinas papilomavírus humano 6, 11, 16 e 18 [recombinante] – vacina HPV quadrivalente e meningocócica C [conjugada], Brasília. 2018).

ou que não concluíram a série de 3 doses de reforço; homens de 22 a 26 anos também podem ser vacinados. Em 2015, foi disponibilizada uma vacina nonavalente contra HPV, também recomendada pelo ACIP como uma das três opções de vacinas para HPV que podem ser usadas. De acordo com alguns estudos, essa vacina mais moderna conferiu proteção contra 14% a mais de cânceres associados ao HPV entre as mulheres, e 5% a mais entre os homens (Petrosky et al., 2015).

Algumas legislaturas estaduais sugeriram que a vacinação contra HPV fosse obrigatória para meninas de 9 a 12 anos. Contudo, alguns pais acreditam que esse tipo de lei viola seus direitos e pode transmitir a mensagem de que essas meninas estão protegidas e, portanto, estimula a promiscuidade. Um estudo recente sobre o assunto sugeriu que essa preocupação não tem fundamento. Existem evidências a favor de que a vacinação contra HPV na faixa etária recomendada não esteja associada ao aumento das intercorrências associadas à atividade sexual, ou à disseminação das práticas sexuais de risco (Bednarczyk et al., 2012; Jena, Goldman & Seabury, 2015). Hoje em dia, essa controvérsia ainda persiste: as opiniões favoráveis à obrigatoriedade dizem que os estados têm uma oportunidade rara de lutar contra um tipo de câncer que mata 3.700 mulheres americanas todos os anos e que, para ser eficaz, a vacina deva ser aplicada antes que elas sejam infectadas pelo vírus. Contudo, os que defendem opiniões contrárias dizem que os estados – e os pais – deveriam tentar evitar relações sexuais antes do matrimônio, em vez de exigir uma vacinação partindo do pressuposto de que isso acontecerá.

Vida adulta

Esse período do ciclo de vida começa com a idade aproximada de 20 anos e estende-se até os 65 anos. A sexualidade própria dos adultos idosos está descrita com mais detalhes no Capítulo 34, *O Indivíduo Idoso*.

Relações sexuais conjugais

Escolher um companheiro é uma das principais tarefas dos primeiros anos da vida adulta. As perspectivas culturais atuais refletem o fato de que o casamento tem sobrevivido como instituição predominante. Nos EUA, os índices de matrimônio ficam na faixa de 70%, ainda que, na última década, cerca de 50% dos casamentos tenham terminado em divórcio (CDC, 2015). A mudança de atitudes relativas ao sexo, as opções de convivência íntima e o casamento como instituição duradoura podem ser apenas alguns dos fatores que contribuem para essa tendência. Apesar disso, a intimidade no casamento é uma das formas mais comuns de expressão sexual dos adultos. O casal norte-americano médio tem cerca de duas a três relações sexuais por semana na faixa dos 20 anos, mas a frequência diminui aos poucos até cerca de 1 vez/semana na faixa dos 45 anos ou mais. Muitos adultos continuam a masturbar-se ainda que estejam casados e tenham acesso fácil às relações sexuais heterossexuais. Esse comportamento é absolutamente normal, embora com frequência provoque sentimento de culpa e possa ser mantido em segredo.

Relações sexuais extraconjugais

Os estudos sobre relações sexuais extraconjugais chegaram a resultados muito variados. Ainda que a maioria das pesquisas cuidadosamente conduzidas esteja baseada na confiabilidade das informações prestadas voluntariamente, seus resultados podem ser distorcidos pela hesitação pessoal em reconhecer um comportamento que eles entendem como contrário às expectativas sociais. King e Regan (2014) estimaram que cerca de um terço dos homens casados e um quarto das mulheres casadas tenham mantido relações sexuais extraconjugais durante seu casamento. Allen e Atkins, conforme citado por Hughes (2012), analisaram os dados de 16.090 indivíduos ao longo de quase duas décadas (entre 1991 e 2008) para identificar tendências ao longo do tempo e concluíram que 17,7% dos indivíduos que se casaram alguma vez e cerca de 10% mais homens que mulheres relataram ter relacionamento extraconjugal. Os autores calcularam em 50% a probabilidade de divórcio depois de uma relação sexual extraconjugal, mas, conforme Hughes mencionou, os fatores próprios do casamento que contribuem para relacionamentos extraconjugais e, por fim, divórcio são complexos e multifacetados; por esta razão, eles não podem ser reduzidos a uma simples relação de causa-efeito.

Relações sexuais dos indivíduos solteiros

As atitudes relacionadas com a intimidade sexual entre solteiros – aqueles que nunca casaram, que divorciaram ou que são viúvos – são variadas. Alguns indivíduos solteiros buscam relacionamentos (casuais ou comprometidos) que, em sua opinião, enriquecem sua vida. Outros prezam sua condição independente de solteiros e não têm desejo de casar ou ter um parceiro sexual.

Alguns homens e mulheres divorciados voltam a manter vida sexual ativa depois da separação de seus companheiros. O número de homens viúvos que voltam a ter vida sexual ativa depois da perda de seu companheiro é maior que o de mulheres viúvas, talvez em parte porque os homens podem sentir-se mais confortáveis para buscar companheiras mais jovens que eles e também porque as viúvas são mais numerosas que os viúvos (razão de 4:1) (Administration on Aging, 2013).

A "meia-idade" (40 a 65 anos)

Com o início da meia-idade, a redução da produção hormonal inicia algumas alterações nos órgãos sexuais, assim como nos demais sistemas do organismo. Entre as mulheres norte-americanas, a média de idade do início da menopausa natural é de 51 anos, embora possam ser detectadas alterações na faixa etária de 40 a 60 anos (Kingsberg & Krychman, 2016). Os níveis mais baixos de estrogênio diminuem a lubrificação vaginal natural e, possivelmente, podem tornar o coito doloroso. Outros sinais e sintomas podem ser insônia, ondas de calor, cefaleia, palpitações cardíacas e depressão. Os suplementos hormonais podem atenuar alguns desses sintomas, mas ainda existem controvérsias entre a comunidade médica quanto à segurança do tratamento de reposição hormonal depois na menopausa.

Com a redução da produção de androgênio durante esses anos, os homens também apresentam alterações sexuais. O volume ejaculado pode diminuir e a ejaculação pode ser menos vigorosa. O tamanho dos testículos diminui e as ereções podem ser menos frequentes e firmes. Com a idade de 50 anos, o período refratário aumenta, e os homens podem necessitar de 8 a 24 horas depois de um orgasmo para terem outra ereção.

Os impulsos biológicos diminuem e o interesse por atividade sexual pode diminuir durante esses anos da meia-idade. O declínio do interesse sexual dos homens pode ser influenciado pela necessidade de estimulação mais prolongada para chegar ao orgasmo e pela intensidade reduzida do prazer sentido. Contudo, as mulheres estabilizam o mesmo nível de atividade sexual mantida no período anterior do ciclo de vida e frequentemente mostram mais capacidade de ter orgasmos na meia-idade que nos primeiros anos da vida adulta (Sadock, Sadock & Ruiz, 2015).

Variações de orientação sexual

Vários rótulos são usados para descrever as variações de orientação sexual. Um acrônimo atual – LGBTQIA – tenta descrever as variedades de preferências como lésbica, *gay*, bissexual, travesti/transexual, *queer*, intersexual e assexual. O termo *lésbica* aplica-se às mulheres que têm orientação homossexual; *gay* é o termo usado para descrever homens que têm orientação homossexual; *bissexual* aplica-se às pessoas que têm relações heterossexuais e homossexuais; *travesti/transexual* são indivíduos que têm inclinação para um gênero diferente de seu sexo definido biologicamente; *queer* é um termo acrescentado mais recentemente à comunidade LGBTQIA para descrever pessoas que não têm certeza ou se sentem desconfortáveis com os rótulos binários convencionais; *intersexual* é o indivíduo que se descreve como ambíguo do ponto de vista sexual; e *assexual* refere-se às pessoas que não têm orientação ou preferência sexual. Em conjunto, os indivíduos com orientações sexuais minoritárias são descritos em geral como "comunidade LGBTQIA". As seções subsequentes enfatizam as mais comuns dessas orientações sexuais – homossexualidade e bissexualidade.

Homossexualidade

Relações sexuais entre indivíduos do mesmo sexo ocorrem em todas as culturas humanas e em todas as espécies de mamíferos estudadas. O termo **homossexualidade** originou-se da raiz grega *homo* (que significa "mesmo ou igual") e refere-se à preferência sexual por indivíduos do mesmo sexo. O termo *gay* é usado para descrever homens que preferem ter relações sexuais com pessoas do mesmo sexo. O termo **lésbica** também tem raízes no grego e é usado para descrever mulheres que preferem ter relações sexuais com pessoas do mesmo sexo. A maioria dos homens que têm relações homossexuais prefere o termo *gay* porque ele enfatiza menos os aspectos sexuais da orientação. Um indivíduo heterossexual pode ser descrito comumente como "hétero".

De modo a prestar cuidados acolhedores e informados a todos os pacientes, é importante entender a evolução do conhecimento médico e das percepções sociais relacionados com a homossexualidade. A partir do final do século 19, a homossexualidade começou a ser classificada como doença mental. Isso se estendeu até 1973, quando a APA finalmente retirou essa classificação do *DSM*, afirmando que homossexualidade era apenas uma expressão da sexualidade, não um transtorno mental. Ainda assim, a homossexualidade continuou a ser classificada como doença mental na *Classificação Internacional de Doenças* da Organização Mundial de Saúde até 1992, quando por fim foi retirada.

Apesar dos avanços ocorridos na comunidade médica e na área de saúde mental, as Leis estaduais norte-americanas que proibiam comportamento sexual que não pudesse resultar em reprodução ("leis de sodomia") demoraram mais para mudar. Em 2003, quando essas leis ainda eram vigentes em 13 estados, a Suprema Corte dos EUA enfim publicou uma decisão de amplo alcance, que praticamente invalidou todas as leis de sodomia (King & Regan, 2014). Em seguida, no dia 26 de junho de 2015, a Suprema Corte declarou a legalidade dos casamentos entre indivíduos do mesmo sexo em todos os 50 estados. Justice Anthony Kennedy, que elaborou a opinião majoritária, afirmou o seguinte sobre os casais do mesmo sexo: "Eles buscam por dignidade igual aos olhos da Lei. A Constituição lhes assegura esse direito." (Chappell, 2015)

Apesar dessas mudanças recentes, alguns especialistas acreditam que algumas atitudes do povo norte-americano quanto à homossexualidade ainda possam ser descritas mais propriamente como homofóbicas. *Homofobia* é uma atitude negativa ou medo de homossexualidade ou indivíduos que não sejam heterossexuais. Os comportamentos homofóbicos incluem preconceito extremo, aversão e desconforto diante de indivíduos não heterossexuais. O impacto desses preconceitos, crenças ou comportamentos pode gerar um clima de medo ou estresse para os membros da comunidade homossexual e suas famílias.

Os profissionais de saúde precisam assegurar que indivíduos de todas as orientações sexuais sejam cuidados com dignidade, que é um direito de todo ser humano. Em 2013, pela primeira vez o DCD coletou dados de saúde baseados na orientação sexual na tentativa de alcançar a meta da iniciativa nacional *Healthy People 2020* (Institute of Medicine, 2003) de melhorar a saúde, segurança e bem-estar dos *gays*, lésbicas e bissexuais (LGB) (CDC, 2014). Um dos resultados desse estudo foi a incidência de alcoolismo (cinco ou mais drinques por dia) acima da média nessa população, sugerindo que uma boa avaliação das condições de saúde deveria incluir uma triagem para problemas associados ao uso de substâncias psicoativas. Outros estudos demonstraram preocupação quanto aos riscos mais altos de tentativas de suicídio e suicídios entre indivíduos LGB, em especial homens (Mathy et al., 2011; Ploderl et al., 2013). Independentemente de esse risco estar associado à própria orientação sexual ou aos estresses associados ao fato de fazer parte de uma minoria estigmatizada, os enfermeiros desempenham um papel importante para a promoção do bem-estar e da segurança dessa população quando fazem a triagem para depressão e ideação suicida em cada oportunidade de atendimento à saúde.

Assim como se observa entre os heterossexuais, os padrões de relacionamento entre os homossexuais são variados. Eles podem permanecer solteiros ou viver com outro parceiro por períodos longos; podem se divorciar ou continuar casados por toda a vida. Como enfermeiros e cuidadores de saúde, o que importa é compreender que as variações de orientação sexual são comuns, sem qualquer relação com doença mental. A aceitação incondicional de cada indivíduo é um elemento essencial da enfermagem solidária bem-sucedida.

Bissexualidade

O indivíduo bissexual não é exclusivamente heterossexual ou homossexual, mas mantém atividade sexual com pessoas de ambos os sexos. Algumas vezes, os bissexuais também são descritos como *ambissexuais*. De acordo com a National Health Interview Survey (Pesquisa Nacional de Entrevista de Saúde, em tradução livre) realizada em 2013 (CDC, 2014), 0,4% dos homens e 0,9% das mulheres identificaram-se como bissexuais.

Entre os indivíduos que se identificam como bissexuais, há alguma diversidade no que se refere à preferência sexual. Alguns preferem igualmente homens e mulheres, enquanto outros mostram preferência por um gênero, mas também aceitam atividade sexual com outro sexo. Alguns podem alternar entre relações homossexuais e heterossexuais por períodos longos; outros podem ter parceiros masculinos e femininos ao mesmo tempo. Embora alguns indivíduos mantenham sua orientação bissexual por toda a vida, outros podem, em algum momento, se tornar exclusivamente homossexuais ou heterossexuais.

Disforia de gênero

CONCEITO FUNDAMENTAL
Gênero
Condição de ser homem ou mulher.

Identidade de gênero é o sentimento ou sentido pessoal de ser homem ou mulher – ou seja, a consciência individual de masculinidade ou feminilidade. O termo **cisgênero** refere-se à identidade pessoal igual ao sexo atribuído ao nascer. O termo **transgênero** descreve a condição na qual um indivíduo vivencia uma incongruência entre seu sexo biológico/atribuído e sua identidade de gênero. Informalmente, esse termo é algumas vezes abreviado apenas pela designação *trans*. A identidade de gênero não determina a quem o indivíduo sente-se atraído: em outras palavras, os indivíduos transgêneros podem ou não ter relações com indivíduos do mesmo sexo (Lowry & Veja, 2016). O *DSM-5* determina que, para estabelecer o diagnóstico de disforia de gênero, além da incongruência entre sexo atribuído e gênero expresso, é preciso que o paciente tenha sofrimento significativo no desempenho de suas funções educacional, social, ocupacional no mínimo por 6 meses. Para estabelecer esse diagnóstico, não é suficiente que os pais ou outras pessoas sintam-se desconfortáveis com a identidade de gênero de alguém. As mudanças de definição e dos critérios diagnósticos refletem os esforços da comunidade psiquiátrica no sentido de "despatologizar" as variações de gênero. Stroumsa (2014) enfatizou que há concordância crescente entre os psiquiatras de que a identidade transgênero não é uma "doença" a ser "curada". Contudo, quando os conflitos com a identidade de gênero causam sofrimento, o indivíduo pode ser beneficiado por algum tipo de tratamento. Embora a maioria dos casos de disforia de gênero comece na infância, indivíduos de qualquer idade podem buscar tratamento.

O *DSM-5* subclassifica esse diagnóstico em dois grupos: disforia de gênero em crianças e disforia de gênero em adolescentes e adultos. De acordo com as finalidades deste capítulo, a diferenciação das faixas etárias é levada em consideração, mas o foco principal é voltado à disforia de gênero que começa na infância. Os enfermeiros que trabalham nas áreas de prevenção primária com crianças podem ter o maior impacto no atendimento às necessidades dessa população.

No passado, houve muita controvérsia na comunidade psiquiátrica quanto a se a disforia de gênero deveria ser incluída no *DSM-5* (APA, 2013). A comunidade de transgêneros protestou ao grupo de trabalho de psiquiatras, afirmando que "ser diferente não é uma doença". O grupo de trabalho procurou abordar algumas das preocupações da comunidade de transgêneros, levando em consideração os estigmas associados à inclusão do diagnóstico, mas também a necessidade de inclusão em termos de assegurar o acesso a tratamento e cuidados apropriados. Se o diagnóstico não fosse incluído, os indivíduos que buscassem tratamento medicocirúrgico e/ou psiquiátrico poderiam ter sua solicitação negada pelas empresas de seguros de saúde. O termo *disforia de gênero* foi adotado para atenuar os estigmas ligados ao rótulo antigo e enfatizar o componente emocional dessa condição.

Evolução e epidemiologia

De acordo com algumas estimativas, 1 em cada 30 mil homens e 1 em cada 100 mil mulheres identificam-se como transgêneros (Sadock et al., 2015). Em outras palavras, a maioria (cerca de 75%) dos indivíduos transgêneros é representada biologicamente por homens que desejam redefinição sexual ao gênero feminino (homem-para-mulher, ou HPM), enquanto os 25% restantes são mulheres que desejam ser homens (mulher-para-homem, ou MPH). Alguns indivíduos transgêneros preferem buscar meios de viver com sua identidade de gênero trocada, sem alterar seu corpo com cirurgias. Outros sentem forte desejo de alterar seu corpo físico de forma a refletir sua identidade de gênero fundamental. Em alguns casos, a ideação e a expressão dos transgêneros desaparecem depois dos primeiros anos da infância; contudo, quando persistem até a adolescência, esta parece ser a identidade estabelecida.

Fatores predisponentes

Influências biológicas

A etiologia da identidade transgênero é desconhecida. Nenhuma evidência significativa relaciona essa condição às variações cromossômicas ou hormonais (Gooren, 2011). Alguns estudos de necropsia dos tecidos cerebrais com populações pequenas demonstraram que os indivíduos transgêneros HPM (também descritos como *mulheres trans*) comumente tinham padrões de diferenciação sexual feminina nas áreas das estrias terminais e no núcleo uncinado do hipotálamo; isso levou os pesquisadores a sugerir que talvez seja um problema de diferenciação sexual que afete o cérebro (Garcia-Falgueras & Waab, 2008).

Dinâmica familiar

Sem dúvida alguma, os papéis de gênero são determinados culturalmente à medida que os pais estimulam comportamentos masculinos ou femininos em seus filhos. Contudo, não há evidência clara de que fatores psicológicos ou a dinâmica familiar causem disforia de gênero (Gooren, 2011). Os pais podem relatar ansiedade quanto ao comportamento de gênero discrepante da criança com base em suas atitudes e percepções. Do mesmo modo, as crianças podem ter sintomas de ansiedade e depressão associados às atitudes negativas frente aos seus comportamentos de gênero discrepante. Curiosamente, pesquisadores observaram que muitas crianças que demonstram comportamentos de gênero discrepante não se transformam em transgêneros quando crescem, enquanto muitos indivíduos que se identificam como transgêneros na vida adulta não se reconheciam como discrepantes quanto ao gênero na infância (Sadock et al., 2015).

Aplicação do processo de enfermagem à disforia de gênero nas crianças

Dados da avaliação inicial (sintomatologia)

Algumas crianças podem resistir a usar roupas ou brincar com brinquedos típicos de seus gêneros atribuídos. Essa resistência geralmente faz parte do comportamento infantil normal. Contudo, quando esses comportamentos persistem até uma fase mais adiantada da infância ou adolescência, eles podem indicar uma identidade de gênero estabilizada. A disforia de gênero não pode ser diagnosticada, a menos que haja sintomas angustiantes, inclusive sofrimento profundo associado à identidade de gênero, transtornos como depressão relacionada com o desejo de ser do sexo oposto, descontentamento com os próprios órgãos genitais ou medo e ansiedade relacionados com outros que reconhecem sua identidade de gênero. Essas crianças podem ser submetidas a provocações e rejeição de parte dos seus companheiros e desaprovação dos familiares. Isso ocorre nos primeiros anos da infância com os meninos, mas é comum não começar antes da adolescência com as meninas, porque o comportamento masculino destas últimas é mais aceitável culturalmente que o comportamento feminino dos meninos. Por causa dessa rejeição, os relacionamentos interpessoais são dificultados. O Boxe 30.1 descreve os critérios diagnósticos da disforia de gênero de acordo com o *DSM-5*.

Diagnósticos de enfermagem e descrição dos resultados

Com base nos dados reunidos durante a avaliação de enfermagem, os possíveis diagnósticos de enfermagem para uma criança com disforia de gênero podem ser os seguintes:

- Interação social prejudicada, relacionada com comportamento social e culturalmente incongruente
- Baixa autoestima relacionada com a rejeição da parte de companheiros e/ou familiares.

> **BOXE 30.1** Critérios diagnósticos da disforia de gênero.
>
> A. Incongruência acentuada entre o gênero vivenciado/expresso pelo indivíduo e o sexo atribuído, com duração mínima de 6 meses, conforme se evidencia por no mínimo seis dos seguintes indicadores (dos quais um deve ser o Critério A1):
>   1. Desejo intenso de ser do sexo oposto, ou insistência de que o indivíduo é de outro sexo (ou algum gênero alternativo diferente do atribuído).
>   2. Nos meninos (sexo designado), preferência marcante por vestir-se como mulher ou simular trajes femininos; nas meninas (sexo designado), preferência marcante por usar apenas roupas masculinas típicas e resistência firme a usar roupas femininas típicas.
>   3. Preferência marcante por desempenhar papéis do sexo oposto nas brincadeiras de "faz de conta" ou fantasia.
>   4. Preferência marcante por brinquedos, jogos ou atividades conhecidos como estereótipos do sexo oposto ou escolhidos por indivíduos deste.
>   5. Preferência marcante por amigos do sexo oposto.
>   6. Nos meninos (sexo atribuído), rejeição marcante dos brinquedos, jogos e atividades tipicamente masculinos e aversão a brincar de lutas corporais; ou, nas meninas (sexo atribuído), rejeição marcante dos brinquedos, jogos e atividades tipicamente femininos.
>   7. Aversão marcante à própria anatomia sexual.
>   8. Desejo intenso de ter características sexuais primárias e/ou secundárias que correspondam ao gênero vivenciado.
> B. A condição está associada a sofrimento clinicamente significativo ou limitações das funções sociais, ocupacionais ou de outras áreas importantes.
>
> *Especificar* se:
> **Com algum distúrbio do desenvolvimento sexual** (p. ex., doença adrenogenital congênita, inclusive hiperplasia suprarrenal congênita ou síndrome de insensibilidade aos androgênios).

Reproduzido, com autorização, de: *Manual Diagnóstico e Estatístico dos Transtornos Mentais, 5ª Edição* (Direitos autorais de 2013). American Psychiatric Association.

Os seguintes critérios podem ser usados para avaliar os resultados dos cuidados prestados à criança com disforia de gênero:

O paciente:

- Demonstra que confia no terapeuta
- Demonstra estabelecer um relacionamento de proximidade com os pais
- Expressa verbalmente autoestima positiva
- Demonstra evidência de habilidades sociais e comunicação assertiva nos relacionamentos com familiares e amigos
- Expressa verbalmente e demonstra bem-estar com sua identidade de gênero.

Planejamento e implementação

A Tabela 30.1 apresenta um plano de cuidados para uma criança com disforia de gênero. Os diagnósticos de enfermagem estão descritos com seus respectivos critérios de resultado, intervenções de enfermagem apropriadas e justificativas.

Reavaliação

A última etapa do processo de enfermagem é determinar se as intervenções de enfermagem conseguiram alcançar os resultados pretendidos. Esse processo de avaliação requer que o enfermeiro reavalie os comportamentos do paciente e determine se as intervenções conseguiram alcançar as alterações esperadas. No caso de uma criança com disforia de gênero, essa reavaliação pode ser realizada com base nas respostas às seguintes perguntas:

- O paciente compreende que havia um problema que exigia uma mudança de comportamento para que fosse resolvido?
- Como o paciente responde a qualquer reação negativa dos companheiros?
- O paciente consegue expressar verbalmente afirmações positivas sobre si próprio?
- O paciente consegue falar sobre as realizações passadas sem ruminar sobre os fracassos percebidos?
- O paciente mostrou progresso no sentido de aceitar-se como uma pessoa de valor, independentemente das reações das outras pessoas ao seu comportamento?

Questões terapêuticas

A avaliação para saber se uma criança de fato tem disforia de gênero deve ser conduzida com cuidado, porque os comportamentos associados ao gênero variam amplamente nessa faixa etária. Quando esses comportamentos são reconhecidos como disforia de gênero inequívoca (p. ex., a criança mostra sofrimento significativo, sintomas de depressão clínica ou ideação suicida), o tratamento deve incluir uma avaliação e estabilização dos problemas de saúde mental coexistentes, sistemas de apoio social e – no final da infância – uma exploração imparcial dos desejos do indivíduo acerca da redefinição sexual.

Alguns profissionais de saúde ainda adotam modelos terapêuticos que tentam "consertar" ou mudar a identidade de gênero do indivíduo, mas essa abordagem é contrária às declarações consensuais da American Psychiatric Association (Bine et al., 2012) e as diretrizes de práticas estabelecidas pela American Academy of Child and Adolescent Psychiatry (Adelson, 2012).

Outro modelo terapêutico sugere que as crianças que apresentam identidade de gênero discordante sejam disfóricas apenas em razão de sua imagem diante da cultura dominante. De acordo com essa visão, as crianças devem ser aceitas como elas se percebem – diferentes do sexo que lhes foi atribuído – e apoiadas em seus esforços para viver o gênero com o qual se sentem

TABELA 30.1 Plano de cuidados para uma criança com disforia de gênero.

DIAGNÓSTICO DE ENFERMAGEM: ENFRENTAMENTO INEFICAZ ASSOCIADO À IDENTIDADE DE GÊNERO

RELACIONADO COM: Fatores biológicos ou padrões de criação que estimulam comportamentos culturalmente inaceitáveis para o sexo designado

EVIDENCIADO POR: Uso de roupas e participação em atividades associadas tipicamente ao sexo oposto; expressões verbais de mal-estar e sofrimento relacionados com o sexo atribuído

Critérios de resultado	Intervenções de enfermagem	Justificativa
Metas a curto prazo: • O paciente dirá que reconhece os comportamentos apropriados e culturalmente aceitáveis para o sexo atribuído • O paciente expressará verbalmente seus pensamentos e comportamentos quanto ao sexo atribuído • Os pais demonstrarão entender os comportamentos de incongruência sexual e disforia de gênero. **Meta a longo prazo:** • O paciente expressará satisfação pessoal e dirá que se sente confortável com seu autoconceito e sua identidade de gênero.	1. Passar tempo com o paciente e demonstrar consideração favorável. 2. Reconhecer os sentimentos e as atitudes pessoais frente ao paciente e seus comportamentos. 3. Instruir os pais quanto aos problemas que as crianças enfrentam quando exibem comportamentos incompatíveis com seu gênero e descrever o que se sabe hoje sobre disforia de gênero. 4. Deixar o paciente descrever sua própria percepção quanto ao problema.	1. Confiança e aceitação incondicional são essenciais ao estabelecer uma relação terapêutica entre enfermeiro-paciente. 2. Atitudes influenciam comportamentos. O enfermeiro não deve permitir atitudes negativas que interfiram na eficácia das intervenções. 3. A inclusão dos pais no plano de cuidados das crianças é um elemento importante dos cuidados prestados às crianças pequenas. Fornecer informações aos pais oferece oportunidades de conversar sobre seus papéis e prestar cuidados acolhedores. 4. É importante entender como o paciente percebe seu problema antes de tentar alguma intervenção.

DIAGNÓSTICO DE ENFERMAGEM: INTERAÇÃO SOCIAL PREJUDICADA

RELACIONADA COM: Comportamentos social e culturalmente inaceitáveis

EVIDENCIADA POR: Ridicularização pelos companheiros e isolamento social autoimposto

Critérios de resultado	Intervenções de enfermagem	Justificativa
Meta a curto prazo: • O paciente descreverá as razões possíveis de suas interações prejudicadas com outras pessoas. **Meta a longo prazo:** • O paciente conseguirá interagir com outras pessoas adotando comportamentos que assegurem sua segurança e protejam sua autoestima.	1. Quando o paciente sentir-se confortável com os novos comportamentos nas sessões de encenação ou interações diretas entre enfermeiro e paciente, os novos comportamentos podem ser experimentados em situações de grupo. Se possível, ficar com o paciente durante as primeiras interações com outras pessoas. Essa intervenção pode incluir a identificação dos grupos de companheiros seguros e acolhedores. 2. Dar apoio se o paciente estiver magoado com a ridicularização dos companheiros. Conversar de maneira objetiva sobre os comportamentos que levam ao ridículo. Não reagir pessoalmente ao comportamento do paciente. 3. O objetivo é criar um clima de confiança e não ameaçador para que o paciente tente melhorar suas interações sociais.	1. A presença de uma pessoa confiável transmite segurança para o paciente em situações novas e também oferece a possibilidade de dar *feedback* ao paciente por seus comportamentos. 2. A reação pessoal do enfermeiro poderia ser considerada parcial. A validação dos sentimentos do paciente é importante, mas também é importante entender por que seu comportamento é ridicularizado e como evitar isso no futuro. 3. Estudos de longa duração ainda não demonstraram os efeitos da terapia dessas crianças quanto ao desenvolvimento de relações psicossexuais na adolescência ou vida adulta. Uma variável que deve ser levada em consideração é a evidência de psicopatologia nas famílias dessas crianças.

(continua)

TABELA 30.1 Plano de cuidados para uma criança com disforia de gênero. (continuação)		
DIAGNÓSTICO DE ENFERMAGEM: BAIXA AUTOESTIMA		
RELACIONADA COM: Rejeição pelos companheiros		
EVIDENCIADA POR: Falta de contato visual, autoavaliação negativa, retração social		
Critérios de resultado	Intervenções de enfermagem	Justificativa
Meta a curto prazo: • O paciente expressará afirmações positivas sobre si próprio, inclusive realizações do passo e perspectivas quanto ao futuro. Meta a longo prazo: • O paciente verbalizará e demonstrará comportamentos que indicam satisfação com sua identidade de gênero, capacidade de interagir com outras pessoas e sentimento de valor próprio.	1. Estimular a criança a participar de atividades nas quais provavelmente terá sucesso. 2. Ajudar a criança a focar os aspectos de sua vida com os quais existem sentimentos positivos. Desestimular as "ruminações" quanto às situações percebidas como fracassos, ou sobre as quais não se tem controle. Dar *feedback* positivo a esses comportamentos. 3. Ajudar a criança a reconhecer os comportamentos ou aspectos de sua vida que ela gostaria de mudar. Se for uma opção realista, ajudar a criança a encontrar soluções para efetuar as mudanças desejadas. 4. Oferecer disponibilidade para apoiar a criança quando ela se sente rejeitada por seus companheiros.	1. Realizações bem-sucedidas melhoram a autoestima. 2. A ruminação sobre os fracassos percebidos apenas reduz ainda mais os sentimentos de valor próprio. *Feedback* positivo melhora a autoestima. 3. Ter algum controle sobre sua vida pode atenuar os sentimentos de impotência e reforçar o sentimento de valor próprio e autossatisfação. 4. Ter uma pessoa disponível para apoiar, que não julgue o comportamento da criança e demonstre aceitação incondicional, ajuda o paciente a progredir no sentido de aceitar-se como uma pessoa de valor.

mais confortáveis. Uma opção terapêutica é postergar a puberdade dos adolescentes de 12 a 16 anos que sofreram disforia de gênero extrema por toda a vida e que tenham genitores que os apoiem e estimulem a realizar a mudança desejada de sexo (Adelson, 2012; Byne et al., 2012; Gibson & Catlin, 2010). Com essa finalidade, pode-se administrar um agonista do hormônio de liberação das gonadotrofinas para suprimir as alterações associadas à puberdade. Esse tratamento é reversível, caso o adolescente decida mais tarde não passar pela mudança de sexo. Quando o uso do fármaco é interrompido, o desenvolvimento dos órgãos sexuais externos recomeça e o indivíduo evita uma intervenção cirúrgica irreversível. Quando ele (ou ela) decide, na idade adulta, passar por uma intervenção cirúrgica, o atraso da puberdade pode facilitar a transição porque as características sexuais secundárias ainda não estão claramente definidas. O tipo de tratamento que alguém escolhe para disforia de gênero (se optar por algum) é uma questão de escolha pessoal. Entretanto, é importante levar em consideração os problemas associados aos transtornos de saúde mental como depressão, ansiedade, isolamento social, raiva, baixa autoestima e conflitos com os pais.

As crianças que demonstram comportamentos incongruentes com seu sexo atribuído frequentemente são vítimas de *bullying* e violência. Os enfermeiros podem desempenhar um papel fundamental na orientação das famílias e no oferecimento de apoio para encontrar grupos seguros e acolhedores de pessoas com o mesmo problema dessas crianças (Nicholson & McGuiness, 2014).

Disforia de gênero nos adolescentes e adultos

O indivíduo que se identifica como transgênero tem características anatômicas de um sexo, mas se percebe como uma pessoa do sexo oposto. O termo *disforia de gênero* refere-se a um transtorno de humor clinicamente significativo relacionado com os problemas de identidade do transgênero. Os indivíduos com esse transtorno podem não se sentir confortáveis usando roupas do seu sexo que lhes é atribuído e com frequência fazem transformismo (ou *cross-dressing*, em inglês). Eles podem achar seus órgãos genitais repugnantes e buscar repetidamente tratamento para redefinição hormonal e cirúrgica do sexo. Depressão e ansiedade são transtornos de humor comuns nessa população e, em geral, são atribuídos por eles à sua incapacidade de viver com o papel de gênero desejado. (Ver uma descrição dos fatores predisponentes a esse problema na seção "Aplicação do processo de enfermagem à disforia de gênero nas crianças".)

Questões terapêuticas

A intervenção indicada aos adolescentes e adultos com disforia de gênero é multifacetada. Existem evidências sugerindo que, quanto mais tempo esses indivíduos vivem com disforia de gênero antes de buscar tratamento, maiores as chances de que tenham tentativas de suicídio ou de fato se suicidem (Nicholson & McGuiness, 2014). Com a prevalência de 41% de tentativas de suicídio em alguma época da vida dos indivíduos transgêneros e 33% relatando que postergaram os cuidados preventivos em razão da discriminação ou do desrespeito dos profissionais de saúde (Stroumsa, 2014), precisamos melhorar nossas habilidades de prestar cuidados imparciais holísticos. Os adolescentes raramente têm vontade ou motivação para alterar seus papéis de gênero incongruente e, visando os melhores interesses do cuidado centrado no paciente, os enfermeiros precisam ouvir com cuidado os desejos e as preferências terapêuticas expressos por eles. Alguns adultos buscam tratamento para aprender a lidar com sua identidade sexual, enquanto outros solicitam direta e imediatamente tratamento hormonal e redefinição cirúrgica do sexo. O indivíduo transgênero pode desejar de maneira intensa ter seus órgãos genitais e seu aspecto físico do sexo biológico alterados, de modo que se conformem à sua identidade de gênero. Essa mudança exige muito mais que uma alteração cirúrgica das características físicas. Na maioria dos casos, o indivíduo precisa passar por avaliações e aconselhamento psicológicos extensivos, além de viver o papel do gênero desejado por até 2 anos antes da redefinição cirúrgica.

O tratamento hormonal é iniciado durante esse período. Os pacientes do sexo masculino recebem estrogênio, que resulta na redistribuição da gordura corporal para um padrão mais "feminino", crescimento das mamas, amolecimento da pele e redução dos pelos corporais. As mulheres são tratadas com testosterona, que também provoca redistribuição da gordura corporal, crescimento de pelos faciais e corporais, aumento do clitóris e engrossamento da voz. As menstruações cessam (amenorreia) dentro de alguns meses depois de iniciar o tratamento com testosterona.

O tratamento cirúrgico de redefinição de sexo dos transgêneros HPM consiste na remoção do pênis e dos testículos e na criação de uma vagina artificial. É importante ter o cuidado de preservar os nervos sensoriais da região, de forma que o indivíduo possa continuar a sentir estimulação sexual.

O tratamento cirúrgico de redefinição de sexo dos transgêneros MPH é mais complexo. Esses indivíduos fazem mastectomia e, em alguns casos, histerectomia. Um pênis e uma bolsa escrotal são construídos a partir dos tecidos das regiões abdominal e genital, o orifício vaginal é fechado e os nervos são preservados para manter a sensibilidade. Um implante peniano é usado para conseguir ereção.

Homens e mulheres continuam a receber tratamento hormonal de manutenção depois da redefinição cirúrgica. Um estudo demonstrou que, depois da conclusão do processo de redefinição de gênero, os índices de satisfação foram de 87% para os transgêneros HPM e 97% para os transgêneros MPH, enquanto os índices de suicídio diminuíram (Nicholson & McGuiness, 2014). Black e Andreasen (2014) afirmaram que "depois da operação, muitos pacientes ainda se beneficiam com psicoterapia para ajudá-los no processo de adaptação ao seu novo gênero" (p. 340).

Os cuidados de enfermagem indicados aos pacientes em pós-operatório de cirurgia de redefinição do sexo são semelhantes aos da maioria dos outros pacientes pós-operatórios. É importante atentar especialmente à manutenção do conforto, prevenção de infecções, preservação da integridade da área operada, proteção dos processos de eliminação e atendimento às necessidades nutricionais. As necessidades psicológicas podem estar relacionadas com a imagem corporal, medos e inseguranças quanto às demais pessoas e ser aceito no novo papel de gênero. O atendimento a essas necessidades pode começar com os cuidados de enfermagem em um ambiente terapêutico imparcial e não ameaçador. Veja um exemplo de comunicação que reflete uma abordagem imparcial centrada no paciente em "Pessoas Reais, Histórias Reais: Erin".

Transtornos sexuais

Parafilias (ou transtornos parafílicos)

O termo *parafilia* é usado para descrever fantasias ou comportamentos sexuais repetitivos ou preferidos, que envolvem (1) objetos não humanos, (2) sofrimento ou humilhação de si próprio ou de outro parceiro ou (3) relações sexuais com pessoas que não consentem (Black & Andreasen, 2014).

De acordo com o *DSM-5*, a parafilia é classificada como um *transtorno* parafílico apenas quando os tipos específicos de fantasias ou comportamentos sexuais são recorrentes ao longo de um período mínimo de 6 meses e causam sofrimento pessoal clinicamente significativo ou limitações das funções sociais, ocupacionais ou de outras áreas importantes (APA, 2013). Alguns comportamentos parafílicos são atos sexuais ilegais, de forma que o praticante pode chamar a atenção das autoridades legais antes que seja levado a tratamento psiquiátrico para esse transtorno. O prognóstico geral quanto ao controle ou à cura das parafilias é desfavorável quando os indivíduos começaram em idade precoce, têm comportamentos altamente repetitivos, não geram culpa quanto ao ato e envolvem uso abusivo de substâncias psicoativas (Sadock et al., 2015). No entanto, Fedoroff (2016) assinalou que, ao contrário da opinião popular, quando indivíduos com transtornos parafílicos *buscam* tratamento, é comum que os resultados sejam favoráveis.

Estatísticas epidemiológicas

Existem relativamente poucos dados sobre a prevalência ou evolução dos transtornos parafílicos. A maior parte das informações disponíveis foi obtida de estudos com agressores sexuais encarcerados e de serviços psiquiátricos ambulatoriais para indivíduos com transtornos parafílicos fora do sistema de justiça criminal. Esses dados sugerem que a maioria dos pacientes com transtornos

Pessoas Reais, Histórias Reais: Erin.

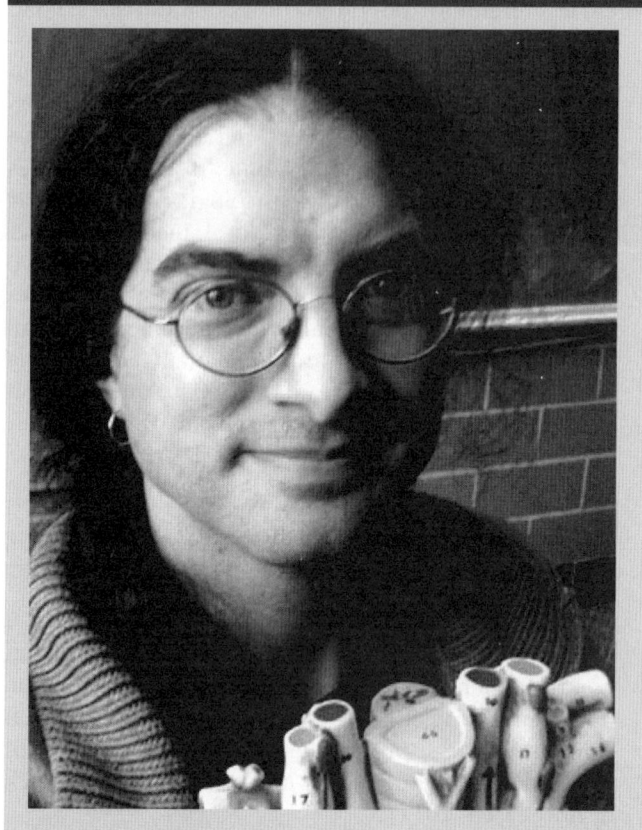

Introdução: De acordo com o relatório de 2003 do Institute of Medicine, os cuidados centrados no paciente são considerados uma competência importante dos enfermeiros e dos demais profissionais de saúde. Ouvir o paciente e atender às suas necessidades detectadas é uma forma de desenvolver essa competência. A história de Erin pode não representar a experiência de todos os indivíduos transgêneros, mas está descrita aqui como um exemplo de como o profissional de saúde ouve e estimula o paciente a esclarecer suas necessidades.

Enfermeiro: Conte-me um pouco sobre sua história relativa à identidade de gênero.

Erin: Eu não me encaixava como menino e sabia disso, talvez a partir de apenas 6 anos. A única coisa que eu conhecia e tinha familiaridade eram as *drag queens* que via na TV, e elas não eram eu. Foi apenas na faculdade que conheci isso que se chama "transgênero". No ensino médio, tentei compensar exageradamente essa tendência ouvindo *macho music* ("música de macho") e *heavy metal* ("rock pesado") em volume muito alto. Fiz transformismo em palcos de teatro, mas não fora disso.

Enfermeiro: Você tinha alguma dificuldade na escola ou nos relacionamentos em razão de sua identidade de gênero?

Erin: Houve *bullying* e alguma violência, mas nada relacionado com o papel de gênero, principalmente porque eu desempenhava papéis masculinos, embora não muito bem; além disso, os adolescentes são idiotas.

Enfermeiro: Como foi na faculdade, depois que você ouviu falar de identidade transgênero?

Erin: Foi na faculdade que achei um nome para meus sentimentos. Eu sabia que tentar me comportar como homem era encenação e eu não queria fazer isso. Comecei a experimentar sair como mulher no Halloween. Senti pavor. E se encontrasse alguém que conheço? Como poderia explicar essas roupas? E se me espancassem? Tive algum tempo para pensar. Fui para um lugar em que não poderiam me reconhecer, mas fiquei alerta a noite inteira.

Enfermeiro: Naquele local, você contava com algum sistema de apoio?

Erin: Eu busquei ficar em locais seguros, principalmente espaços *gays*, onde pudesse passar algum tempo "fora" e descobrir para quem seria seguro "me assumir". A primeira vez que me assumi para alguém que não era *gay* ou transgênero foi difícil e, então, procurei algumas dicas e informações e fiz coisas mais estereotipadas, como assar e cozinhar. Quando eu me assumi oficialmente, senti muita angústia e agitação, mas para eles isso não era problema.

Enfermeiro: Então seus amigos o aceitaram mais do que você poderia esperar! E quanto aos seus relacionamentos familiares?

Erin: Eu estava vivendo como mulher em tempo integral e terminando a graduação quando contei para meus pais. Eles são bem "para frente". Papai era capelão e trabalhava com pacientes aidéticos. Eu não recordo de nenhum conflito grande com papai; ele talvez tenha desejado que eu me interessasse mais por esportes, mas não insistiu muito – afinal, no ensino médio eu era atleta: fazia corrida de *cross country* e trilha. Mais uma vez, senti muito nervosismo, mas, se houve alguma reação negativa da parte deles, eu nunca vi. Tenho um tio que é cristão conservador, com o qual não converso muito, mas não há conflito declarado, simplesmente distância. Eu sou o mais velho de três irmãos, mas minhas irmãs não moram perto de mim. Nós não somos muito próximos e nunca fomos e tenho mais proximidade com minha mãe que minhas irmãs e nosso relacionamento é bom. Eu sou muito privilegiado; sou uma exceção. Algumas pessoas que conheço foram espancadas ou até mesmo tiveram sua vida ameaçada por familiares quando eles descobriram.

Enfermeiro: Que tipo de cuidados de saúde você buscou para a questão de sua identidade de gênero?

Erin: Para tornar a transição mais física, usava tratamentos hormonais vendidos no "mercado clandestino" que encontrei online, em parte devido ao medo do custo, porque os endocrinologistas e psicólogos precisavam autorizar o tratamento hormonal pelo seguro de saúde e os custos eram muito altos. Eu não tinha plano de saúde. Os hormônios eram eficazes, mas também tiravam minha libido. Tomei hormônio por cerca de 3 anos.

Enfermeiro: Alguma vez você teve interesse ou considerou cirurgia de redefinição de sexo?

Erin: Redefinição do sexo não é uma prioridade para mim, embora não esteja descartada. Eu sou ambivalente. Não tenho disforia grave a ponto de sentir que necessito de cirurgias grandes ou gastos altos.

Enfermeiro: Você alguma vez buscou aconselhamento quanto às questões de saúde mental?

Erin: Tive aconselhamento intermitente para atenuar o estresse e a depressão relacionados com questões de gênero, mas não porque necessitasse de aconselhamento quanto à identidade de gênero. Minhas experiências com esse tipo de abordagem foram úteis, porque aprendi habilidades de vida e enfrentamento mais eficazes. Para encontrar um orientador, busquei por um profissional em uma lista de recursos para *gays*. Em outra entrevista com um orientador, fui sincero durante a avaliação inicial quanto às minhas questões de gênero e eles me encaminharam para alguém que estava mais familiarizado com a população de transgêneros. Por isso, de modo geral, eu tive experiências positivas com aconselhamento.

Enfermeiro: Quando você buscou cuidados de saúde, houve alguma experiência que considerou negativa?

(continua)

> **Pessoas Reais, Histórias Reais: Erin.** (*continuação*)
>
> **Erin:** Eu nunca encontrei profissionais de saúde que fossem abertamente hostis. Algumas vezes, eles não estavam familiarizados com as populações de transgêneros ou não se sentiam à vontade, mas não se recusavam trabalhar comigo. Na maioria das vezes, percebi sinais não verbais de desconforto.
>
> **Enfermeiro:** Quando você procura por ajuda, o que mais quer ou necessita dos profissionais de saúde?
>
> **Erin:** Não preciso de alguém para me dizer as últimas novidades sobre cirurgia de redefinição de sexo ou tratamento hormonal; eu posso procurar essas coisas. Quero honestidade sobre o que a pessoa sabe ou não e alguma tranquilização de que ela está engajada e interessada em ajudar-me. Perguntas sobre humor, apoios sociais e habilidades de enfrentamento são importantes para a triagem. Se alguém me desrespeita, eu saio e vou para outro lugar, mas não ignoro minhas necessidades de cuidado de saúde por causa do medo do desrespeito ou da discriminação. Eu simplesmente não ligo.
>
> **Enfermeiro:** Isso pode ser uma confirmação para sua autoestima.
>
> **Erin:** Eu sou muito feliz com meus amigos, familiares e profissionais de saúde no que diz respeito às suas reações comigo, mas, como também estou, de certa maneira "atuando" em minha *performance* como mulher e gosto de viver em algum ponto entre os dois gêneros, algumas pessoas poderiam sentir-se desconfortáveis ou pouco familiarizadas com isso. Contudo, eu acho que isso provavelmente é uma experiência muito comum entre os indivíduos transgêneros.
>
> **Enfermeiro:** Eu fico preocupado quando ouço dizerem que a incidência de depressão e tentativas de suicídio é alta entre os indivíduos transgêneros. Alguma vez você lutou contra a depressão ou ideação suicida?
>
> **Erin:** Eu uso antidepressivos e, embora minha excitação sexual tenha diminuído, este é um inconveniente que preciso aceitar. Tenho períodos durante os quais não quero sair da cama ou de casa e, no passado, momentos em que também pensei em suicídio, mas nunca fiz uma tentativa concreta. Eu entendo que não era onde eu queria chegar e, deste modo, reiniciei o tratamento e voltei a tomar meus medicamentos.
>
> **Enfermeiro:** Isso é muito importante! A depressão pode ser um espiral descendente, e conseguir algum tipo de ajuda antes que se torne muito grave pode ser uma decisão capaz de salvar a vida.

parafílicos que buscam tratamento ambulatorial tem como queixa transtorno de pedofilia (45%), transtorno de exibicionismo (25%) ou transtorno de *voyeurismo* (12%).

A maioria dos pacientes com transtornos parafílicos é do sexo masculino e o comportamento em geral é estabelecido na adolescência (Black & Andreasen, 2014). O comportamento alcança um pico entre as idades de 15 e 25 anos e declina aos poucos, de modo que, em torno de 50 anos, a ocorrência de atos parafílicos é muito rara, exceto os comportamentos que ocorrem isoladamente ou com um parceiro colaborativo. É comum que pacientes com parafilias tenham vários transtornos parafílicos simultâneos (APA, 2013).

Tipos de transtornos parafílicos

O *DSM-5* reconhece os seguintes tipos de transtornos parafílicos:

Transtorno de exibicionismo

O **transtorno de exibicionismo** caracteriza-se por excitação sexual intensa e recorrente (evidenciada por fantasias, desejos irrefreáveis ou comportamentos com duração mínima de 6 meses) com a exposição dos próprios órgãos genitais a um indivíduo desavisado (APA, 2013). O indivíduo pode masturbar-se durante o ato de exibicionismo. Na maioria dos casos desse transtorno, os perpetradores são homens e as vítimas, mulheres. Existem evidências demonstrando que as vítimas reconheçam várias consequências negativas em razão desse ato, inclusive "sentimentos de violação, alterações de comportamento e até mesmo sofrimento psíquico prolongado" (Clark et al., 2016).

O desejo intenso de expor os órgãos genitais intensifica-se quando o exibicionista tem tempo livre excessivo ou está sob estresse significativo. A maioria dos indivíduos que pratica exibicionismo tem relacionamentos sexuais gratificantes com parceiros adultos, mas também se expõem às outras pessoas ao mesmo tempo.

Transtorno de fetichismo

O **transtorno de fetichismo** consiste em excitação sexual intensa e recorrente (evidenciada por fantasias, desejos irrefreáveis ou comportamentos com duração mínima de 6 meses) com o uso de objetos inanimados ou partes corporais extragenitais específicas (APA, 2013). Um foco sexual comum são objetos intimamente associados ao corpo humano (p. ex., calçados, luvas, meias). Em geral, o objeto de fetichismo é usado durante a masturbação ou é incorporado à atividade sexual como outra de forma a provocar excitação sexual.

Em geral, o início do transtorno de fetichismo ocorre durante a adolescência. Esse transtorno é crônico e as complicações surgem quando o indivíduo fica progressivamente mais excitado pelos comportamentos sexuais que excluem um parceiro sexual. A necessidade de um objeto de fetichismo pode tornar-se tão intensa que, sem ele, o indivíduo tem disfunção erétil. O indivíduo fetichista e seu parceiro podem tornar-se tão distantes que o outro, por fim, termina o relacionamento.

Transtorno de *frotteurismo*

O **transtorno de *frotteurismo*** consiste em excitação sexual intensa e recorrente (evidenciada por desejos irrefreáveis, comportamentos ou fantasias com duração mínima de 6 meses) envolvendo toque ou esfregação em uma pessoa que não consentiu o ato (APA, 2013). A excitação sexual é originada do toque ou da esfregação real, não da natureza coercitiva do ato. Em quase todos os casos, o gênero do *frotteurista* é masculino.

Em geral, o indivíduo escolhe praticar o ato em aglomerações de pessoas, inclusive ônibus ou trens de metrô durante as horas de maior movimento. Desse modo, ele pode racionalizar seu comportamento se alguém se queixar e pode facilmente escapar sem ser pego. O *frotteurista* aguarda na multidão até que identifica uma vítima; em seguida, ele a segue e deixa que o fluxo da multidão o empurre contra ela. O indivíduo fantasia uma relação com sua vítima enquanto esfrega seus órgãos genitais em suas coxas ou nádegas, ou toca em sua genitália ou mamas com suas mãos. O perpetrador com frequência escapa sem ser percebido em razão do choque inicial da vítima e da negação de que tal ato possa ser cometido em locais públicos.

Transtorno de pedofilia

O elemento essencial do **transtorno de pedofilia** é a excitação sexual derivada de crianças pré-púberes ou no início da puberdade, que é igual ou maior que a obtida com indivíduos fisicamente maduros. Os critérios do *DSM-5* especificam que esse comportamento deve estar presente há 6 meses no mínimo e que se evidencia por fantasias ou desejos sexuais intensos que levam o indivíduo a agir, ou que causam sofrimento significativo ou limitação das funções sociais, ocupacionais ou de outras áreas importantes (APA, 2013). A idade do perpetrador com transtorno de pedofilia é de no mínimo 16 anos e ele deve ter ao menos 5 anos a mais que a criança explorada sexualmente. Esse tipo de transtorno parafílico é o mais frequente entre os atos de violência sexual.

A maioria dos abusos infantis envolve exposição genital ou sexo oral. A penetração vaginal ou oral da criança é mais comum nos casos de incesto. O abuso sexual de uma criança pode incluir uma grande variedade de comportamentos, inclusive falar com a vítima em linguagem sexual, exposição indecente e masturbação na presença da criança e toque inapropriado ou atos de penetração (oral, vaginal ou anal) (King & Regan, 2014). Em geral, o transtorno começa na adolescência e comumente é crônico.

Transtorno de masoquismo sexual

O elemento identificador do **transtorno de masoquismo sexual** é excitação sexual intensa e recorrente (evidenciada por desejos irrefreáveis, comportamentos ou fantasias com duração mínima de 6 meses) com o ato de ser humilhado, espancado, amarrado ou levado a sofrer de alguma outra forma (APA, 2013). Essas atividades masoquistas podem ser fantasiadas (p. ex., ser estuprado) e realizadas a sós (p. ex., dor autoprovocada) ou com um parceiro (p. ex., ser amarrado, espancado ou agredido por outro parceiro). Algumas atividades masoquistas, principalmente as que envolvem excitação sexual por privação de oxigênio, têm resultado em mortes. Em geral, esse transtorno sexual é crônico e pode progredir a ponto de o indivíduo não conseguir ter satisfação sexual sem fantasias ou atividades masoquistas.

Transtorno de sadismo sexual

O *DSM-5* reconhece o elemento essencial do **transtorno de sadismo sexual** como excitação sexual intensa e recorrente (evidenciada por desejos irrefreáveis, comportamentos ou fantasias com duração mínima de 6 meses) com o sofrimento físico ou psíquico imposto a outra pessoa (APA, 2013). As atividades sádicas podem ser fantasiadas ou concretizadas, com ou sem o consentimento do parceiro. Em todos os casos, a excitação sexual ocorre em resposta ao sofrimento da vítima. Exemplos de atos sádicos incluem amarrar, bater, queimar, estuprar, cortar, torturar ou até mesmo matar.

Em geral, a evolução desse transtorno é crônica, mas a gravidade dos atos sádicos frequentemente aumenta com o transcorrer do tempo. As atividades realizadas sem o consentimento do parceiro em geral são interrompidas por detenção policial.

Transtorno de travestismo

O **transtorno de travestismo** consiste em excitação sexual intensa e recorrente (evidenciada por fantasias, desejos irrefreáveis ou comportamentos com duração mínima de 6 meses) por vestir-se com roupas do sexo oposto. Em geral, o indivíduo é um homem heterossexual que mantém uma coleção de roupas femininas usadas intermitentemente para vestir quando está sozinho. A excitação sexual pode ser produzida por alguma fantasia concomitante do indivíduo como uma mulher com genitália feminina, ou apenas por se ver vestido como uma mulher, sem levar em consideração os órgãos genitais. Assim como outras parafilias, o comportamento é definido como *transtorno* apenas quando esses desejos intensos e comportamentos causam sofrimento acentuado ao indivíduo ou interferem nas funções sociais, ocupacionais ou de outras áreas importantes.

Transtorno de *voyeurismo*

O transtorno de *voyeurismo* caracteriza-se por excitação sexual intensa e recorrente (evidenciada por desejos irrefreáveis, comportamentos ou fantasias com duração mínima de 6 meses) envolvendo o ato de observar um indivíduo desavisado que fica nu, em processo de despir-se ou envolvido em atividade sexual com outra pessoa (APA, 2013). A excitação sexual é obtida pelo ato de olhar e não há qualquer tentativa de contato com a pessoa. Em geral, a masturbação acompanha a "espiada pela janela", mas pode ocorrer mais tarde à medida que o indivíduo fantasia sobre o ato de *voyeurismo*.

O comportamento *voyeurista* comumente começa na adolescência, mas a idade mínima para estabelecer esse diagnóstico é 18 anos (APA, 2013). Alguns indivíduos *voyeuristas* que adotam esse comportamento satisfazem-se com relações sexuais com parceiros adultos. Alguns indivíduos podem ser presos, porque a maioria das "vítimas" do *voyeurismo* não sabe que está sendo observada.

Fatores predisponentes e teorias etiológicas dos transtornos parafílicos
Fatores biológicos

Alguns estudos detectaram anormalidades biológicas nos indivíduos parafílicos. Duas descobertas comuns foram que 74% têm níveis hormonais anormais e 24% têm anormalidades cromossômicas (Sadock et al., 2015). Doenças do lobo temporal (p. ex., crises epilépticas psicomotoras ou tumores) foram implicadas em alguns pacientes com transtornos parafílicos. Níveis anormais de androgênios também podem contribuir para a excitação sexual inapropriada. A maioria dos estudos envolveu agressores sexuais violentos e os resultados não podem ser generalizados com precisão.

Teoria psicanalítica

A abordagem psicanalítica define um indivíduo com transtorno parafílico como aquele que não conseguiu concluir o processo de desenvolvimento normal no sentido da adaptação heterossexual (Sadock et al., 2015). Isso ocorre quando o indivíduo não consegue resolver a crise de Édipo e identifica-se com o genitor do sexo oposto ou escolhe um objeto inadequado para expressar a libido.

Teoria comportamental

O modelo comportamental sustenta a teoria de que o envolvimento com um comportamento parafílico depende do tipo de reforço que o indivíduo recebe depois de demonstrar o comportamento. O ato inicial pode ser perpetrado por diversas razões. Alguns exemplos são lembrar-se de memórias das experiências nos primeiros anos de vida (especialmente a primeira experiência sexual compartilhada), modelação do comportamento de outras pessoas que executaram atos parafílicos, reprodução do comportamento sexual exibido na mídia e lembrança de traumas do passado, inclusive de abuso sofrido pelo próprio indivíduo (Sadock et al., 2015).

Depois que o primeiro ato é perpetrado, o indivíduo com transtorno parafílico avalia conscientemente o comportamento e decide repeti-lo ou não. O medo de punição ou de risco ou lesão imaginária da vítima, ou a falta de prazer derivado da experiência, pode extinguir o comportamento. Entretanto, quando não há consequências negativas, quando o ato em si é altamente prazeroso ou quando o indivíduo com transtorno parafílico foge logo em seguida e, deste modo, evita perceber quaisquer consequências negativas experimentadas pela vítima, a atividade tem maior tendência a ser repetida.

Modalidades de tratamento para transtornos parafílicos
Tratamento biológico

O tratamento biológico dos pacientes com transtornos parafílicos enfatiza o bloqueio ou a redução dos níveis circulantes de androgênios. Entre os fármacos antiandrogênicos utilizados com mais frequência estão os derivados progestogênicos, que bloqueiam a síntese de testosterona ou os receptores de androgênio. Esses fármacos não afetam a direção do impulso sexual para parceiros adultos apropriados. Em vez disso, eles diminuem a libido porque reduzem os níveis séricos de testosterona a concentrações subnormais (Sadock et al., 2015). O uso desses fármacos não deve ser a única modalidade de tratamento e eles funcionam melhor quando são administrados em conjunto com psicoterapia individual ou de grupo.

Terapia psicanalítica

As abordagens psicanalíticas foram experimentadas como tratamento de transtornos parafílicos. Com essa modalidade de terapia, o terapeuta ajuda o paciente a reconhecer conflitos e traumas não resolvidos nos primeiros anos da infância. A terapia tem como objetivo principal ajudar o indivíduo a resolver esses conflitos primordiais e, deste modo, atenuar a ansiedade que o impede de estabelecer relacionamentos sexuais apropriados. Por sua vez, o indivíduo deixa de sentir necessidade de ter fantasias parafílicas.

Terapia comportamental

Os métodos de terapia aversiva usados no tratamento dos transtornos parafílicos consistem em parear estímulos nocivos (p. ex., choques elétricos e odores desagradáveis) com o impulso sexual, que então é atenuado. A terapia comportamental também inclui treinamento de habilidades e reestruturação cognitiva na tentativa de modificar as crenças inadaptativas do indivíduo.

Outras abordagens comportamentais usadas para atenuar a excitação sexual inapropriada incluem *dessensibilização imaginária* e *saciedade*. Com o primeiro método, o paciente aprende como alcançar um estado de relaxamento enquanto se lembra das situações que desencadearam o comportamento parafílico, partindo do conceito de que o relaxamento resultará em menos impulsividade comportamental. Saciedade é uma técnica na qual o indivíduo, depois de ter orgasmo, fantasia repetidamente os comportamentos patológicos, até o ponto de haver saturação com estímulos pervertidos e, como consequência, de tornar as fantasias e os comportamentos não excitantes.

O papel do enfermeiro

O tratamento dos pacientes com transtornos parafílicos frequentemente é muito frustrante para eles e para os terapeutas. A maioria dos indivíduos com transtornos parafílicos nega que tenha algum problema e busca atendimento psiquiátrico apenas depois que seu comportamento inapropriado vem a público. Com as medidas de prevenção secundária, o foco é diagnosticar e tratar o problema o mais cedo possível para atenuar as dificuldades. Um dos papéis desempenhados pelos enfermeiros pode ser o de coletar a história sexual para detectar a existência de transtornos parafílicos. O desenvolvimento de habilidades de comunicação imparcial e direta durante a obtenção da história sexual ajuda os enfermeiros a apoiar os pacientes no sentido de detectarem desejos irrefreáveis e comportamentos que lhes trazem sofrimento. Os indivíduos reconhecidos como portadores de transtornos parafílicos devem ser encaminhados aos especialistas acostumados a trabalhar com essa população.

Além disso, os enfermeiros devem intervir com medidas de prevenção primária. O foco da prevenção primária nos transtornos sexuais é reconhecer as situações de estresse psicossocial vivenciadas durante o desenvolvimento sexual infantil na tentativa de evitar problemas de desenvolvimento. Também nesse caso, o desenvolvimento das habilidades para fazer perguntas sobre pensamentos, interesses e comportamentos sexuais garante que os enfermeiros realizem intervenções que promovam o enfrentamento adaptativo do estresse e favoreçam o desenvolvimento sexual saudável.

Existem três componentes principais do desenvolvimento sexual: (1) identidade de gênero (sentido próprio de masculinidade ou feminilidade), (2) reatividade sexual (excitação com determinados estímulos) e (3) capacidade de estabelecer relacionamentos com outras pessoas. As perguntas que fazem parte da história sexual reúnem informações relativas aos pensamentos, sentimentos e comportamentos do paciente em cada um desses três domínios, porque o sofrimento nessas áreas pode comprometer a saúde emocional, mental ou comportamental.

Os enfermeiros que trabalham com pediatria, psiquiatria, saúde pública, clínicas ambulatoriais, escolas e qualquer outro serviço que exija contato com crianças devem ter conhecimentos básicos sobre desenvolvimento sexual humano. A avaliação precisa e a intervenção precoce desses enfermeiros pode contribuir expressivamente para a prevenção primária dos transtornos sexuais.

Disfunções sexuais

Ciclo de reação sexual

Como as disfunções sexuais consistem em anormalidades de qualquer uma das fases do ciclo de reação sexual, os conhecimentos de anatomia e fisiologia são necessários para o entendimento da patologia e do tratamento.

- **Fase I – Desejo**: durante essa fase, o desejo de ter relação sexual ocorre em resposta a estímulos verbais, físicos ou visuais. Fantasias sexuais também podem ativar esse desejo
- **Fase II – Excitação**: essa é a fase de ativação sexual e prazer erótico na qual ocorrem alterações fisiológicas. Os homens reagem com tumescência e ereção do pênis. Nas mulheres, as alterações incluem congestão vascular da pelve, lubrificação vaginal e edema das estruturas genitais externas
- **Fase III – Orgasmo**: o orgasmo é reconhecido como pico de prazer sexual no qual há liberação da tensão sexual e contração rítmica dos músculos perineais e órgãos reprodutivos. Nas mulheres, o orgasmo é marcado por contrações rítmicas simultâneas do útero, terço inferior da vagina e esfíncter anal. Nos homens, ocorre ejaculação vigorosa do sêmen em resposta aos espasmos rítmicos da próstata, vesículas seminais, canais deferentes e uretra
- **Fase IV – Regressão**: depois do orgasmo, essa fase caracteriza-se por regressão da congestão sanguínea dos órgãos genitais, que desencadeia uma sensação de relaxamento e bem-estar geral. Quando o indivíduo não tem orgasmo, a fase de regressão pode demorar várias horas e isso causa desconforto pélvico e sensação de irritabilidade.

Depois do orgasmo, os homens têm um período refratário que se estende por alguns minutos até várias horas, durante o qual eles não podem ser estimulados para ter outro orgasmo. Em geral, a duração do período refratário aumenta com a idade. Como as mulheres não têm período refratário, elas podem ter orgasmos múltiplos e sucessivos (Sadock et al., 2015).

Aspectos históricos e epidemiológicos relacionados com as disfunções sexuais

Ao longo dos séculos, existiram tratamentos para disfunção sexual na maioria das culturas. Meditação, afrodisíacos e tônicos (basicamente álcool) são apenas alguns "remédios" recomendados no passado. Junto com as mudanças culturais que ocorreram durante a revolução sexual ocorrida nas décadas de 1960 e 1970, houve um aumento das pesquisas científicas sobre fisiologia e disfunções sexuais. Masters e Johnson (1966; 1970) foram os pioneiros dessa área com seus estudos sobre reação sexual humana e tratamento das disfunções sexuais. Hoje em dia, o tratamento das disfunções sexuais é uma intervenção médica estabelecida, da qual algumas opções disponíveis são fármacos, procedimentos cirúrgicos e terapias psicológicas.

Disfunção sexual é uma limitação ou anormalidade de qualquer uma das fases do ciclo de reação sexual.

Ninguém sabe exatamente quantas pessoas têm disfunção sexual. Existem dados apenas com relação aos que buscam algum tipo de tratamento para o problema, que podem representar apenas uma fração da população total portadora de disfunção, mas que sofre em silêncio sem buscar tratamento.

Em 1970, Masters e Johnson relataram que 50% dos casais norte-americanos tinham algum tipo de disfunção sexual. Em 1984, Robins e pesquisadores associados estimaram que 24% da população norte-americana teriam algum tipo de disfunção sexual em alguma época de sua vida. Um estudo clássico publicado em 1999 (Laumann, Paik & Rosen, 1999) calculou a prevalência das disfunções sexuais em 43% das mulheres e 31% dos homens, realçando que esses problemas são mais comuns do que se pensava antes. Dados relacionados com a prevalência dos distúrbios sexuais nos EUA baseados em estudos mais recentes demonstraram que os problemas sexuais mais prevalentes entre os homens eram ejaculação precoce e disfunção erétil, enquanto as mulheres tinham mais problemas sexuais relacionados com a falta de interesse sexual e anormalidades da lubrificação (Laumann et al., 2009). Esse estudo incluiu 1.491 homens e mulheres com idades entre 40 e 80 anos e um dado significativo foi que menos de 25% dos indivíduos com problema sexual buscaram ajuda de um profissional de saúde.

Tipos de disfunção sexual

Disfunção erétil

A disfunção erétil caracteriza-se por dificuldade acentuada de iniciar ou manter uma ereção durante a relação sexual, ou redução da rigidez erétil interferindo na atividade sexual (APA, 2013). O problema deve persistir por 6 meses no mínimo e causar sofrimento significativo. O termo *disfunção erétil primária* descreve os casos em que o indivíduo nunca conseguiu ter relações sexuais; a expressão *disfunção erétil secundária* refere-se aos pacientes que têm dificuldade de ter ou manter uma ereção, mas conseguiram ter relação sexual vaginal ou anal ao menos uma vez.

Disfunção orgásmica feminina

De acordo com o *DSM-5*, a definição de disfunção orgásmica feminina é um atraso acentuado, redução da frequência ou ausência de orgasmo durante a relação sexual (APA, 2013). Essa condição também pode evidenciar-se por redução da intensidade das sensações de prazer do orgasmo. Também conhecida como **anorgasmia**, essa disfunção deve estar presente há 6 meses no mínimo e causar sofrimento significativo ao paciente. As mulheres que conseguem chegar ao orgasmo por estimulação clitoriana sem coito, mas não são capazes de ter orgasmo durante o coito sem estimulação manual do clitóris, não são classificadas necessariamente como anorgásmicas.

O diagnóstico de *disfunção orgásmica primária* é estabelecido quando uma mulher nunca chegou ao orgasmo com qualquer tipo de estimulação. O diagnóstico de *disfunção orgásmica secundária* ocorre quando uma mulher teve ao menos um orgasmo, independentemente do tipo de estimulação, mas não consegue ter outros orgasmos.

Ejaculação retardada

A **ejaculação retardada** caracteriza-se por uma demora acentuada da ejaculação ou redução significativa da frequência ou ausência de ejaculações durante as relações sexuais compartilhadas (APA, 2013). Esse problema deve estar presente há 6 meses no mínimo e causar sofrimento significativo ao indivíduo. Nesses casos, o homem não consegue ejacular, mesmo que tenha uma ereção completa e tenha recebido estimulação mais que suficiente. A gravidade do problema pode variar de apenas alguma dificuldade ocasional de ejacular (*disfunção secundária*) até os casos de pacientes que nunca chegaram ao orgasmo (*disfunção primária*). Com o tipo mais comum dessa disfunção, o homem não consegue ejacular durante o coito, mas pode ser capaz de fazê-lo com outros tipos de estimulação.

Ejaculação precoce (prematura)

O *DSM-5* descreve **ejaculação precoce (prematura)** como ejaculações que ocorrem persistente ou repetidamente dentro do primeiro minuto depois de iniciar uma relação sexual compartilhada e antes que o indivíduo deseje que isso ocorra (APA, 2013). O problema deve estar presente há 6 meses no mínimo e causar sofrimento significativo ao indivíduo. Esse diagnóstico deve levar em consideração os fatores que afetam a duração da fase de excitação, inclusive idade do indivíduo, novidade do parceiro sexual e frequência das relações sexuais (Sadock et al., 2015).

Ejaculação precoce (prematura) é a disfunção sexual mais comum que leva os homens a buscar tratamento. Isso é especialmente comum nos homens jovens com impulsos sexuais muito intensos e que ainda não aprenderam a controlar a ejaculação.

Transtorno de interesse/excitação sexual feminina

Esse problema caracteriza-se por redução ou perda do interesse ou prazer nas relações sexuais (APA, 2013). Nos casos típicos, a mulher não inicia uma relação sexual e comumente não é receptiva às tentativas do parceiro de iniciá-la. A paciente não tem pensamentos ou fantasias sexuais e tem pouca ou nenhuma excitação em resposta aos estímulos sexuais ou eróticos. O problema deve estar presente há 6 meses no mínimo e causar sofrimento significativo ao indivíduo.

Transtorno do desejo sexual hipoativo masculino

De acordo com o *DSM-5*, a definição desse transtorno é deficiência ou ausência persistente ou recorrente de fantasias sexuais e desejo de ter relações sexuais. De modo a avaliar o grau de deficiência ou ausência, o médico leva em considerações os fatores que afetam a estimulação sexual, inclusive idade e condições de vida (APA, 2013). O problema deve estar presente há 6 meses no mínimo e causar sofrimento significativo ao indivíduo.

O nível absoluto de desejo sexual do indivíduo pode não ser o problema; em vez disso, o problema pode ser uma discrepância na intensidade do desejo do parceiro. Conflitos podem ocorrer quando um parceiro quer ter relações sexuais com mais frequência que o outro. É importante ter o cuidado de não rotular um dos parceiros como "doente" quando, na verdade, o problema está na discrepância entre os níveis de desejo.

Transtorno de dor genitopélvica à penetração

Nesses casos, a mulher sente dificuldade significativa durante a relação sexual vaginal e nas tentativas de penetração. A dor é sentida na vagina, ao redor do orifício vaginal e no clitóris, ou nas estruturas profundas da pelve. A paciente tem medo e ansiedade associados à antecipação da dor na penetração vaginal. Durante a tentativa de penetração, os músculos do assoalho estão tensos e contraídos (APA, 2013). Esse transtorno pode ser *persistente por toda a vida* (presente desde que a paciente começou a ter relações sexuais) ou *adquirido* (quando começa depois de um período de atividade sexual relativamente normal). O problema deve persistir por 6 meses no mínimo e causar sofrimento significativo ao indivíduo.

Disfunção sexual induzida por substâncias/fármacos

Nesses casos, a disfunção sexual desenvolve-se depois de uma intoxicação ou abstinência de substâncias psicoativas, ou depois de usar algum fármaco (APA, 2013). A disfunção pode acarretar dor, perda do desejo, excitação reduzida ou dificuldade de alcançar orgasmo. Entre os fármacos e drogas que podem interferir na função sexual estão álcool, anfetaminas, cocaína, opioides, sedativos, hipnóticos, ansiolíticos, antidepressivos, antipsicóticos, anti-hipertensivos, entre outros.

Fatores predisponentes das disfunções sexuais

Fatores biológicos

Transtornos do desejo sexual. Alguns estudos correlacionaram os níveis séricos baixos de testosterona com o transtorno do desejo sexual hipoativo dos homens. Também existem evidências sugestivas de uma relação entre testosterona sérica e aumento da libido feminina (Sadock et al., 2015). Redução da libido foi detectada em homens e mulheres com níveis altos de prolactina sérica (Wisse, 2015). Vários fármacos foram implicados na etiologia do transtorno do desejo sexual hipoativo, inclusive anti-hipertensivos, antipsicóticos, antidepressivos, ansiolíticos e anticonvulsivantes. Álcool e cocaína também foram associados à redução do desejo sexual, especialmente com o uso crônico. Em 2015, a FDA norte-americana aprovou o primeiro fármaco para tratar transtorno do desejo sexual hipoativo das mulheres pré-menopausa. Esse fármaco (flibanserina) é um agonista e antagonista de serotonina não hormonal.

Transtornos da excitação sexual. As reduções dos níveis de estrogênio que ocorrem nas mulheres em pós-parto, pós-menopausa ou tratamento com agonistas do hormônio de liberação das gonadotrofinas podem impedir a congestão vascular e a lubrificação vaginal necessárias para a relação sexual sem dor. Isso pode reduzir o desejo de ter relações sexuais (Basson, 2016; Kinsberg & Krychman, 2016). Vários fármacos, especialmente os que têm propriedades anti-histamínicas e anticolinérgicas, também podem reduzir a capacidade de excitação feminina.

Arteriosclerose é uma causa frequente de disfunção erétil masculina em consequência da insuficiência arterial (King & Regan, 2014). Várias doenças neurológicas também podem contribuir para a disfunção erétil. Diabetes melito é a causa neurológica mais comum, porque predispõe os homens a um risco alto de neuropatia (Kim & Brosman, 2013). Outras causas neurológicas potenciais são epilepsia do lobo temporal e esclerose múltipla. Traumatismo (p. ex., raquimedular, pélvico ou cirurgia oncológica) também pode causar disfunção erétil. Vários fármacos foram implicados como causa desse problema, inclusive anti-hipertensivos, antipsicóticos, antidepressivos e ansiolíticos. Estudos também demonstraram que a ingestão crônica de álcool é um fator contribuinte.

Transtornos orgásmicos. Algumas mulheres relatam redução da capacidade de ter orgasmo depois de histerectomia. Por outro lado, algumas relatam aumento da atividade sexual e atenuação da disfunção sexual depois da retirada do útero. Alguns fármacos (p. ex., inibidores seletivos da receptação de serotonina [ISRSs]) podem inibir o orgasmo. Doenças clínicas como transtornos depressivos, hipotireoidismo e diabetes melito podem reduzir a excitação sexual e a capacidade de ter orgasmo.

Entre os fatores biológicos associados à dificuldade de ter orgasmo masculino estão procedimentos cirúrgicos do trato geniturinário (p. ex., prostatectomia), doenças neurológicas (p. ex., doença de Parkinson) e outros distúrbios (p. ex., diabetes melito). Os fármacos implicados são opioides, anti-hipertensivos, antidepressivos e antipsicóticos. Casos transitórios de disfunção orgásmica podem ocorrer durante a ingestão excessiva de álcool.

Embora em geral a ejaculação precoce seja causada por fatores psicológicos, doenças clínicas em geral ou uso de substâncias psicoativas também podem contribuir para isso. Fatores físicos frequentemente estão envolvidos nos casos de disfunção secundária.

Exemplos são infecções locais (p. ex., prostatite) ou doenças degenerativas (p. ex., esclerose múltipla).

Transtornos de dor associada à relação sexual. Alguns fatores orgânicos podem contribuir para as relações sexuais dolorosas das mulheres, inclusive hímen imperfurado, cicatrizes de episiotomia, infecções do trato vaginal ou urinário, lesões ligamentares, endometriose ou cistos ou tumores ovarianos. Nos homens, relações sexuais dolorosas também podem ser causadas por vários fatores orgânicos. Por exemplo, as infecções causadas por higiene precária da pele sob o prepúcio de um homem não circuncisado podem causar dor. Fimose (condição na qual o prepúcio não pode ser retraído) também pode causar dor durante as relações sexuais. Outro fator contribuinte pode ser uma reação alérgica a vários espermicidas vaginais ou irritação causada por infecções vaginais. Por fim, vários problemas da próstata podem causar dor durante a ejaculação.

Fatores psicossociais

Transtornos do desejo sexual. Vários fatores individuais e de relacionamento podem contribuir para o transtorno do desejo sexual hipoativo. Entre os fatores pessoais estão medos associados ao sexo; história de abuso e trauma sexuais; estresse, ansiedade ou depressão crônica; e questões relacionadas com a idade (p. ex., alterações da aparência física). Entre os problemas de relacionamento estão conflitos interpessoais; abuso físico, verbal ou sexual atual; relações extraconjugais; e desejo ou práticas que diferem das adotadas pelo parceiro. Em geral, o desejo sexual é influenciado por estímulos sexuais, autoestima, aceitação pessoal como um ser sexual, controle adequado do estresse e capacidade de ter relacionamentos saudáveis; anormalidades em qualquer uma dessas áreas podem reduzir o desejo sexual (Sadock et al., 2015).

Transtornos da excitação sexual. Alguns fatores psicológicos foram citados como impedimentos possíveis à excitação feminina. Isso inclui dúvida, culpa, medo, ansiedade, vergonha, conflito, constrangimento, tensão, decepção, irritação, ressentimento, mágoa, hostilidade dirigida ao parceiro e criação moralista ou puritana. Abuso sexual é um fator de risco significativo para transtornos do desejo e da excitação sexual feminina.

Os problemas de excitação sexual masculina podem estar relacionados com estresse, ansiedade ou depressão crônica. A disfunção erétil masculina também pode ser causada por fatores relacionados com o desenvolvimento mental, que reduzem a capacidade de ter relações íntimas, causam sentimento de inadequação ou desconfiança, ou resultam no sentimento de não ser amado ou digno de amor. Entre as dificuldades de relacionamento que podem causar disfunção erétil estão: inexistência de atrativos no parceiro, raiva voltada para o parceiro ou estar em um relacionamento que não se baseie na confiança. Independentemente da causa da disfunção erétil, quando ela ocorre o homem pode tornar-se cada vez mais ansioso quanto ao próximo encontro sexual. Essa ansiedade de antecipação de ter e manter uma ereção pode então perpetuar o problema.

Transtornos orgásmicos. Diversos fatores psicológicos estão associados à inibição do orgasmo feminino. Isso inclui medo de engravidar ou ter alguma lesão na vagina, rejeição do parceiro sexual, hostilidade dirigida aos homens e sentimento de culpa relacionado com impulsos sexuais (Sadock et al., 2015). Vários fatores relacionados com o desenvolvimento também podem ser determinantes para a disfunção orgásmica. Alguns exemplos são mensagens negativas sobre sexualidade na família; religião e cultura; experiências sexuais impostas; ou punição por experiências sexuais na infância (Donahey, 2016).

Fatores psicológicos também estão associados à inibição do orgasmo masculino (ejaculação retardada). Nos casos de disfunção primária (na qual o homem nunca teve orgasmo), o indivíduo frequentemente provém de uma criação puritana rígida. Ele percebe sexo como pecaminoso e os órgãos genitais como sujos e pode ter desejos conscientes ou inconscientes de incesto e culpa associada (Sadock et al., 2015). Nos indivíduos com disfunção orgásmica secundária (ou seja, eles tiveram orgasmos antes, mas agora não conseguem mais), dificuldades de relacionamento interpessoal geralmente estão implicadas. O indivíduo pode ter alguma ambivalência quanto a compromissos, medo de engravidar ou hostilidade não expressa.

A ejaculação precoce pode estar relacionada com a falta de percepção física de um homem inexperiente na vida sexual. A capacidade de controlar a ejaculação desenvolve-se aos poucos, à medida que avança o processo de maturação com um parceiro sexual, no qual os preparativos de dar e receber prazer tornam-se mais gratificantes que uma atividade estritamente voltada para uma meta. O homem torna-se mais perceptivo das sensações e aprende a postergar o ponto no qual a ejaculação é inevitável. Problemas de relacionamento, condicionamento cultural negativo, ansiedade quanto à intimidade e desconforto durante a relação sexual também podem contribuir para esse problema.

Transtornos de dor associada à relação sexual. Problemas associados à penetração podem ocorrer em razão da dor genitopélvica causada por diversas anormalidades físicas descritas na seção "Fatores Biológicos". A contração involuntária da vagina ocorre em resposta à antecipação da dor, tornando a relação sexual difícil ou impossível. Esse diagnóstico não se aplica quando a causa do problema é atribuída a alguma outra doença clínica.

Vários fatores psicossociais foram demonstrados nos pacientes com transtornos de dor associada à relação sexual. Os médicos relatam que, com frequência, pacientes com esse problema foram criados em ambientes rigorosamente religiosos, em que o sexo era associado a pecado (Sadock et al., 2015). Experiências sexuais iniciais traumáticas (p. ex., estupro ou incesto) também podem contribuir para o transtorno de dor à penetração. Outros fatores etiológicos com potencial importante são experiências dolorosas na infância com exames dentários, pélvicos ou cirúrgicos; fobias associadas ao risco de gestação, ISTs ou câncer e catastrofização ou medo de dor (Bergeron, Rosen & Corsini-Munt, 2016; King & Regan, 2014; Sadock et al., 2015).

Aplicação do processo de enfermagem aos transtornos sexuais

Avaliação

Em geral, a maioria dos instrumentos de avaliação usados para obter uma história de enfermagem contém algumas perguntas dedicadas à sexualidade. Os enfermeiros podem sentir-se pouco à vontade para obter informações sobre o assunto. Contudo, é necessário conseguir dados exatos para que os problemas sejam detectados e medidas cabíveis sejam adotadas. A saúde sexual é um componente importante para o bem-estar físico e emocional. A história de enfermagem não estaria completa sem informações relacionadas com a sexualidade.

A maioria dos enfermeiros não precisa colher uma história sexual muito detalhada, conforme a que está descrita neste capítulo. Contudo, em determinados casos, é necessário obter uma história sexual mais pormenorizada, inclusive pacientes portadores de distúrbios clínicos ou cirúrgicos que possam afetar sua sexualidade; pacientes com problemas de infertilidade, ISTs ou queixas de inadequação sexual; pacientes que estão grávidas ou têm problemas ginecológicos; indivíduos que buscam informações sobre aborto ou planejamento familiar; e pacientes em aconselhamento pré-matrimonial, conjugal e psiquiátrico.

A melhor abordagem para conseguir uma história sexual é uma que não seja diretiva, o que significa que é melhor usar um esboço de história sexual como orientação geral, mas permitir que a entrevista progrida de forma mais natural e não restritiva. A ordem das perguntas deve ser ajustada de acordo com as necessidades do paciente identificadas durante a entrevista. Uma abordagem não diretiva oferece tempo ao paciente para interpor informações relacionadas com seus sentimentos ou preocupações relacionados com a própria sexualidade.

A linguagem usada deve ser compreensível para o paciente. Quando o paciente usa termos pouco familiares, o enfermeiro deve pedir-lhe para esclarecer o que disse e levar em consideração o nível educacional e as influências culturais. Por exemplo, os pacientes hispânicos e indianos tendem a ser relutantes quanto a conversar sobre assuntos sexuais e podem sentir-se mais à vontade com um enfermeiro do mesmo gênero.

Em algumas culturas (p. ex., hispânicos, paquistaneses e árabes), conversar sobre assuntos sexuais com uma criança do sexo masculino requer que o pai esteja presente em vez da mãe (Giger, 2017).

A atitude do enfermeiro deve transmitir ternura, sinceridade, honestidade e objetividade. Sentimentos, atitudes e valores pessoais devem ser esclarecidos e não devem interferir na aceitação do paciente. O enfermeiro deve manter-se imparcial e essa atitude é transmitida ao escutar interessada e objetivamente o que o paciente diz, sem reagir exageradamente a qualquer informação que ele possa dar.

O esboço do conteúdo de uma história sexual exemplificado no Boxe 30.2 não deve ser usado como um questionário rígido, mas como orientação geral a partir da qual o enfermeiro pode escolher os temas apropriados para reunir informações sobre a sexualidade do paciente. O esboço deve ser individualizado de acordo com suas necessidades.

Diagnósticos de enfermagem e descrição dos resultados

Os diagnósticos de enfermagem são selecionados com base nos dados reunidos durante a fase de avaliação e nos conhecimentos básicos acerca dos fatores predisponentes desses transtornos. Os seguintes diagnósticos de enfermagem podem ser aplicados aos pacientes com transtornos sexuais:

- Disfunção sexual relacionada com depressão e conflito de relacionamento ou determinados fatores biológicos ou psicológicos contribuintes para o transtorno, evidenciada por perda do desejo sexual ou da capacidade de ter relações sexuais
- Padrão de sexualidade ineficaz relacionado com conflitos de orientação sexual ou variações de preferência sexual, evidenciado por insatisfação expressa em relação a seus comportamentos sexuais.

Critérios de resultado

É possível utilizar os seguintes critérios para avaliar os resultados obtidos a partir dos cuidados prestados aos pacientes com transtornos sexuais.

O paciente:

- Reconhece as situações de estresse que reduzem o desejo sexual
- Conversa com o parceiro sobre sexualidade sem se sentir desconfortável
- Expressa verbalmente meios de aumentar o desejo sexual
- Diz que voltou a ter atividade sexual em um nível satisfatório para si próprio e para seu parceiro

BOXE 30.2 Esboço de uma história sexual.

As perguntas incluídas nesse esboço servem como orientação para identificar as questões que precisam ser mais bem avaliadas e não devem ser seguidas obrigatoriamente em determinada sequência. Pelo contrário, elas servem como fundamento para investigar questões relacionadas com a saúde sexual no contexto de uma relação terapêutica entre enfermeiro-paciente.

O enfermeiro deve iniciar a avaliação:

1. Reconhecendo que deverá fazer perguntas muito pessoais sobre saúde sexual e atividades sexuais.
2. Afirmando que a razão para fazer essas perguntas é ajudar a resolver quaisquer problemas ou preocupações que o paciente possa ter quanto à saúde sexual.

PREOCUPAÇÕES ATUAIS

Há alguma preocupação específica quanto à sexualidade ou saúde sexual que você gostaria de conversar? Em caso afirmativo, conte-me mais sobre essas preocupações.

AVALIAÇÃO GERAL

No atual momento, você é sexualmente ativo?
Em caso negativo, você alguma vez foi sexualmente ativo?
Em caso afirmativo, quando foi sua última relação sexual?

Para as mulheres:
Usa anticoncepcional? Atualmente? Em caso afirmativo, há quanto tempo? Se usou no passado, quando foi?
Existe alguma possibilidade de que você esteja grávida agora?
Gestações anteriores? Algum problema associado à gestação ou parto?
Quando foi seu último período menstrual? As menstruações são irregulares ou regulares? Tem dor ou sangramento profuso? Tem sangramento entre os períodos menstruais?

SAÚDE SEXUAL E RISCOS DE ADQUIRIR INFECÇÕES SEXUALMENTE TRANSMISSÍVEIS (ISTs)

Parceiros sexuais

Quantos parceiros sexuais você teve nos últimos 12 meses?
Quais é o gênero dos seus parceiros sexuais dos últimos 12 meses?
Se você teve apenas um parceiro, quanto tempo durou o relacionamento?
Se teve vários parceiros, qual foi a história de relações sexuais com os últimos parceiros, uso de substâncias psicoativas e preservativos e questões relacionadas com segurança?

Práticas

Que tipo de atividades sexuais você teve? Sexo genital? Anal? Oral?
Você usa alguma proteção contra DSTs? Com que frequência? De que tipo?

História pregressa

Você já teve o diagnóstico de alguma DST?
Em caso positivo, como ela foi tratada? Você teve algum sintoma recorrente?
Algum dos seus parceiros do passado ou atuais teve diagnóstico de DST?
Em caso positivo, você fez testes para essa mesma DST?
Alguma vez você fez teste para HIV?

Sintomas

Você tem alguma queixa como dor ao urinar, secreção, prurido, edema, dor ou alterações da pele da genitália ou ao redor?
Você tem algum outro sintoma preocupante, como dor, erupções cutâneas ou quaisquer outras queixas que ainda não tenhamos conversado?

HISTÓRIA DE TRAUMA SEXUAL

Você teve alguma relação sexual no passado, ou tem relações sexuais atualmente, sem consentimento?
Em caso positivo, por favor, compartilhe comigo tudo aquilo que se sinta à vontade em falar sobre essa história.
Você tem alguma preocupação quanto à sua segurança ou bem-estar?

DISFUNÇÕES SEXUAIS

Quais são os fármacos que você usa atualmente, inclusive fitoterápicos e preparações de venda livre?
Desde que começou a usar algum desses fármacos, você percebeu alguma alteração da função ou desejo sexual?
Quais são as cirurgias, tratamentos médicos ou doenças que você teve? Em consequência disso, você percebeu alguma alteração da sua função ou desejo sexual?
Como você descreveria seu nível de satisfação com sua reatividade sexual e seus relacionamentos sexuais?
A atividade sexual alguma vez causou dor, desconforto ou sangramento?

OUTRAS PREOCUPAÇÕES

Há alguma outra prática, desejo forte ou preocupações quanto à sexualidade ou saúde sexual que você gostaria de conversar?

Adaptado de: Centers for Disease Control (CDC). (2011a). *A guide to taking a sexual history* [CDC Publication: 99-8445]. Disponível em https://www.cdc.gov/std/treatment/sexualhistory.pdf.

- Reconhece a relação entre variantes de comportamento e períodos de estresse
- Expressa verbalmente medos relacionados com a anormalidade e inadequação dos comportamentos sexuais
- Expressa o desejo de mudar o comportamento sexual variante
- Participa e colabora com o plano ampliado de modificação comportamental
- Expressa satisfação com seu próprio padrão de sexualidade.

Planejamento e implementação

A Tabela 30.2 descreve um plano de cuidados para um paciente com transtorno sexual. Os diagnósticos de enfermagem são apresentados com critérios de resultado, intervenções de enfermagem apropriadas e justificativas.

Plano de cuidados no formato de mapa conceitual

Plano de cuidados no formato de mapa conceitual é uma abordagem inovadora de planejar e organizar os

TABELA 30.2 Plano de cuidados para um paciente com transtorno sexual.

DIAGNÓSTICO DE ENFERMAGEM: DISFUNÇÃO SEXUAL

RELACIONADA COM: Depressão e conflito de relacionamento; fatores biológicos ou psicológicos contribuintes para o transtorno

EVIDENCIADA POR: Perda do desejo sexual ou da capacidade de ter relações sexuais

Critérios de resultado	Intervenções de enfermagem	Justificativa
Metas a curto prazo: • O paciente reconhecerá as situações de estresse que podem contribuir para a perda da função sexual dentro de 1 semana OU • O paciente conversará sobre a fisiopatologia da doença que contribui para a disfunção sexual dentro de 1 semana • (No caso de um paciente com disfunção irreversível associada a alguma doença) – O paciente expressará o desejo de buscar ajuda profissional com um terapeuta sexual para aprender formas alternativas de obter satisfação sexual com seu parceiro em [o intervalo de tempo é definido caso a caso]. Meta a longo prazo: • O paciente voltará a ter atividade sexual em níveis satisfatórios para si próprio e seu parceiro em [o intervalo de tempo é definido caso a caso].	1. Avaliar a história sexual e o nível prévio de satisfação do paciente com suas relações sexuais. 2. Avaliar como o paciente percebe seu problema. 3. Ajudar o paciente a entender as dimensões temporais associadas ao início do problema e conversar sobre o que acontecia em sua vida naquela época. 4. Avaliar o humor e nível de energia do paciente. 5. Revisar o regime terapêutico; ficar atenta aos efeitos adversos. 6. Encorajar o paciente a conversar sobre a doença que possa estar contribuindo para a disfunção sexual. Assegurar que o paciente esteja consciente de que existem métodos alternativos de conseguir satisfação sexual, que podem ser aprendidos por meio de aconselhamento sexual se ele e seu parceiro quiserem. 7. Fornecer informações sobre sexualidade e função sexual. 8. Encaminhar para aconselhamento adicional ou terapia sexual, se for necessário.	1. A história do paciente fornece uma base de dados, a partir da qual se pode trabalhar e usar como fundamento para estabelecer metas. 2. A impressão do paciente do que é um problema pode ser diferente do que o enfermeiro pensa. As metas dos cuidados devem ser definidas com base na percepção do paciente. 3. Estresse em todas as áreas da vida afeta a função sexual. O paciente pode não estar consciente da relação entre estresse e disfunção sexual. 4. Depressão e fadiga reduzem o desejo e entusiasmo do paciente para participar de atividades sexuais. 5. Alguns fármacos podem afetar a função sexual. A avaliação do fármaco e da resposta individual é importante para confirmar que ele é a causa do problema. 6. O paciente pode não estar ciente das alternativas, gerando um sentimento de desesperança quanto à situação atual. A orientação quanto às diversas opções disponíveis pode reforçar o sentimento de valor próprio e dar esperança quanto ao futuro. 7. Ampliar conhecimentos e corrigir erros de entendimento podem atenuar o sentimento de impotência e a ansiedade e facilitar a resolução do problema. 8. O paciente e seu parceiro podem necessitar de ajuda adicional ou mais aprofundada quando os problemas de relacionamento sexual são graves ou permanecem sem solução.

DIAGNÓSTICO DE ENFERMAGEM: PADRÃO DE SEXUALIDADE INEFICAZ

RELACIONADO COM: Conflitos com orientação sexual ou variações de preferência sexual

EVIDENCIADO POR: Insatisfação expressa com os comportamentos sexuais (p. ex., *voyeurismo*; travestismo)

Critérios de resultado	Intervenções de enfermagem	Justificativa
Metas a curto prazo: • O paciente dirá quais aspectos de sua sexualidade gostaria de mudar • O paciente e seu parceiro sexual conversarão sobre como cada um pensa que poderia melhorar suas relações sexuais.	1. Obter a história sexual, atentando para as expressões do paciente e indicando em quais áreas o padrão sexual não está satisfeito. 2. Avaliar as situações de estresse do paciente e investigar o relacionamento com seu parceiro sexual.	1. O entendimento do que o paciente percebe como problema é essencial para que se possa prestar o tipo de ajuda de que ele necessita. 2. Em muitos casos, os comportamentos sexuais variantes estão associados ao agravamento do estresse do paciente. O relacionamento com seu parceiro sexual pode deteriorar à medida que o indivíduo, por fim, obtém satisfação sexual apenas com práticas diferentes.

(continua)

TABELA 30.2 Plano de cuidados para um paciente com transtorno sexual. (*continuação*)		
Critérios de resultado	**Intervenções de enfermagem**	**Justificativa**
Metas a longo prazo: • O paciente expressará satisfação com seu padrão de sexualidade • O paciente e seu parceiro sexual expressarão satisfação com suas relações sexuais.	3. Atentar aos fatores culturais, sociais, étnicos, raciais e religiosos que possam contribuir para os conflitos relacionados com as práticas sexuais diferentes.	3. O paciente pode não estar ciente da influência que esses fatores têm na geração de sentimentos de desconforto, vergonha e culpa acerca das atitudes e comportamentos sexuais.
	4. Adotar uma atitude acolhedora e imparcial.	4. Sexualidade é um tema muito pessoal e delicado. O paciente tem mais chances de compartilhar essas informações quando não sente medo de ser julgado pelo enfermeiro.
	5. Ajudar o terapeuta a planejar a modificação comportamental de modo a ajudar o paciente que deseja modificar seus comportamentos sexuais variantes.	5. Os pacientes com transtornos de paralifia são tratados por especialistas com experiência em modificar comportamentos sexuais variantes. Os enfermeiros podem intervir ajudando a executar o plano de modificação comportamental.
	6. Quando os padrões de sexualidade alterados estão relacionados com alguma doença ou tratamento médico, dar ao paciente e seu parceiro sexual informações acerca da relação entre a doença e o transtorno sexual. Explicar as possíveis alterações do padrão sexual que o paciente e seu parceiro podem experimentar na tentativa de ter relações sexuais gratificantes, apesar da limitação.	6. O paciente e seu parceiro podem não estar cientes das alternativas possíveis para obter satisfação sexual, ou a ansiedade associada à limitação pode interferir na capacidade de resolver problemas racionalmente.
	7. Explicar ao paciente que sexualidade é uma reação humana normal e não sinônimo de algum ato sexual específico; que ela reflete a totalidade do ser e não se relaciona exclusivamente com os órgãos e comportamentos sexuais. O paciente precisa entender que sentimentos sexuais são humanos.	7. Quando o paciente se sente anormal ou não gosta de ninguém mais, o autoconceito provavelmente está muito baixo – até mesmo um sentimento de desvalia. Ajudar o paciente a entender que, ainda que o comportamento seja variante, os sentimentos e as motivações são comuns; isso pode ajudar a reforçar o sentimento de valor próprio e o desejo de mudar seu comportamento.

cuidados de enfermagem (ver Capítulo 9, *Processo de Enfermagem na Prática de Saúde Mental e Psiquiátrica*). Esse instrumento é uma estratégia de ensino e aprendizagem esquematizados, que possibilita a visualização das inter-relações entre diagnósticos médicos, diagnósticos de enfermagem, dados da avaliação e tratamentos. A Figura 30.1 ilustra o exemplo de um plano de cuidados no formato de mapa conceitual.

Orientação do paciente e seus familiares

Assim como em todas as áreas de enfermagem, o papel de educador é importante para o campo da psiquiatria. O Boxe 30.3 apresenta uma lista de temas de instrução do paciente e seus familiares relevantes para os transtornos sexuais.

Reavaliação

A revisão é necessária para determinar se as intervenções escolhidas conseguiram ajudar o paciente a superar seus problemas relativos à função sexual. A reavaliação pode ser facilitada pelas informações obtidas usando os tipos de perguntas a seguir.

Paciente com disfunção sexual

- O paciente reconheceu as situações existenciais que provocam sentimentos de depressão e reduzem o desejo sexual?
- O paciente descreve meios de lidar com esse estresse?
- O paciente comunica-se satisfatoriamente com seu parceiro sexual sobre o problema?
- O paciente e seu parceiro sexual encontraram meios de aumentar o desejo sexual e obter satisfação sexual mútua?
- O paciente e seu parceiro sexual buscam ajuda para resolver o conflito de relacionamento?
- Os dois parceiros concordam que existe um problema significativo? Eles estão motivados a tentar alguma mudança?
- O paciente e seu parceiro sexual dizem que a satisfação sexual aumentou?

Pacientes com comportamentos sexuais variantes

- O paciente consegue entender a relação entre acentuação dos comportamentos sexuais variantes e períodos de estresse acentuado?

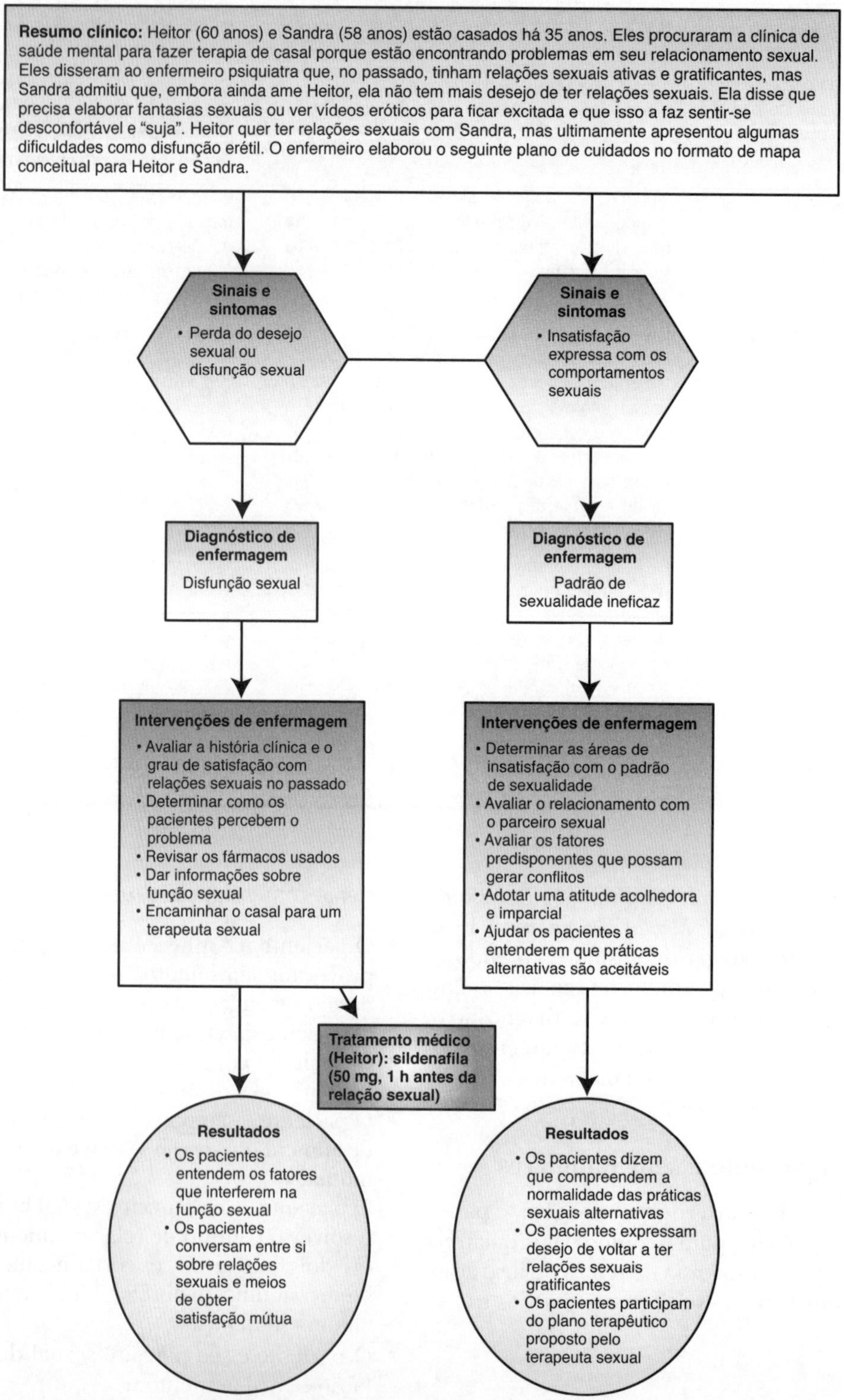

Resumo clínico: Heitor (60 anos) e Sandra (58 anos) estão casados há 35 anos. Eles procuraram a clínica de saúde mental para fazer terapia de casal porque estão encontrando problemas em seu relacionamento sexual. Eles disseram ao enfermeiro psiquiatra que, no passado, tinham relações sexuais ativas e gratificantes, mas Sandra admitiu que, embora ainda ame Heitor, ela não tem mais desejo de ter relações sexuais. Ela disse que precisa elaborar fantasias sexuais ou ver vídeos eróticos para ficar excitada e que isso a faz sentir-se desconfortável e "suja". Heitor quer ter relações sexuais com Sandra, mas ultimamente apresentou algumas dificuldades como disfunção erétil. O enfermeiro elaborou o seguinte plano de cuidados no formato de mapa conceitual para Heitor e Sandra.

Sinais e sintomas
- Perda do desejo sexual ou disfunção sexual

Sinais e sintomas
- Insatisfação expressa com os comportamentos sexuais

Diagnóstico de enfermagem
Disfunção sexual

Diagnóstico de enfermagem
Padrão de sexualidade ineficaz

Intervenções de enfermagem
- Avaliar a história clínica e o grau de satisfação com relações sexuais no passado
- Determinar como os pacientes percebem o problema
- Revisar os fármacos usados
- Dar informações sobre função sexual
- Encaminhar o casal para um terapeuta sexual

Intervenções de enfermagem
- Determinar as áreas de insatisfação com o padrão de sexualidade
- Avaliar o relacionamento com o parceiro sexual
- Avaliar os fatores predisponentes que possam gerar conflitos
- Adotar uma atitude acolhedora e imparcial
- Ajudar os pacientes a entenderem que práticas alternativas são aceitáveis

Tratamento médico (Heitor): sildenafila (50 mg, 1 h antes da relação sexual)

Resultados
- Os pacientes entendem os fatores que interferem na função sexual
- Os pacientes conversam entre si sobre relações sexuais e meios de obter satisfação mútua

Resultados
- Os pacientes dizem que compreendem a normalidade das práticas sexuais alternativas
- Os pacientes expressam desejo de voltar a ter relações sexuais gratificantes
- Os pacientes participam do plano terapêutico proposto pelo terapeuta sexual

Figura 30.1 Plano de cuidados no formato de mapa conceitual para pacientes com disfunção sexual.

BOXE 30.3 Temas de orientação do paciente/familiares sobre transtornos.

NATUREZA DA DOENÇA
1. O ciclo de reação sexual humana.
2. O que é considerado "normal" e "anormal".
3. Tipos de disfunção sexual.
4. Causas de disfunção sexual.
5. Tipos de transtornos parafílicos.
6. Causas de transtornos parafílicos.
7. Sintomas associados às disfunções sexuais e aos transtornos parafílicos.

TRATAMENTO DO TRANSTORNO
1. Ensinar práticas e formas de expressão sexual.
2. Ensinar técnicas de relaxamento.
3. Explicar os efeitos adversos dos fármacos que podem contribuir para a disfunção sexual.
4. Explicar os efeitos da ingestão de álcool na função sexual.
5. Informar sobre DSTs.

SERVIÇOS DE APOIO
1. Realizar os encaminhamentos apropriados para obter ajuda de um terapeuta sexual.
2. Uma organização norte-americana à qual estão filiados alguns terapeutas sexuais qualificados é a American Association for Sexuality Educators, Counselors and Therapists (www.aasect.org).

- O paciente consegue reconhecer essas situações de estresse e descreve formas alternativas de lidar com elas?
- O paciente diz que deseja modificar o comportamento sexual variante e está disposto a cooperar com a terapia de longa duração para conseguir isso?
- O paciente diz que aceita a normalidade dos seus sentimentos sexuais, exceto pela inadequação do seu comportamento?
- O paciente reconhece mais valor em si próprio?

Modalidades de tratamento das disfunções sexuais

Transtornos do desejo sexual

Transtorno do desejo sexual hipoativo

O transtorno do desejo sexual hipoativo dos homens e das mulheres tem sido tratado com administração de testosterona. Os efeitos adversos masculinizantes tornam essa opção inaceitável pelas mulheres e não existem evidências conclusivas de que a testosterona aumente a libido masculina. Em 2015, a FDA norte-americana aprovou o primeiro tratamento destinado especificamente ao transtorno do desejo sexual das mulheres pré-menopausa. O fármaco flibanserina é um agonista do receptor de serotonina, mas ainda não se sabe como ele aumenta o desejo sexual (FDA, 2015). Esse fármaco também foi associado à hipotensão grave e síncope e pode ser particularmente perigoso para os pacientes que ingerem álcool durante o tratamento. Por essas razões, a bula do produto contém um alerta em negrito e ele pode ser prescrito apenas por médicos habilitados a prescrevê-lo. Basson (2016) reconhece que saúde mental e relacionamentos saudáveis são fatores determinantes importantes para o desejo sexual. A terapia cognitivo-comportamental para identificar e corrigir cognições e comportamentos inadaptativos e a terapia de relacionamento para melhorar a comunicação e as habilidades de relacionamento são intervenções psicológicas reconhecidamente eficazes.

Quando a incompatibilidade entre os parceiros é a causa suspeita do transtorno do desejo sexual hipoativo, o terapeuta pode optar por deixar de lado o problema sexual para ajudar o casal a identificar e lidar com sua incompatibilidade. Exemplos de incompatibilidade podem ser preferências diferentes por tipo, quantidade e frequência das atividades sexuais, além de conflitos em torno das expectativas físicas e emocionais associadas à sexualidade.

Transtornos da excitação sexual

Transtorno de interesse/excitação sexual feminina

O objetivo do tratamento do transtorno de interesse/excitação sexual feminina é reduzir a ansiedade associada à atividade sexual. Masters e Johnson (1970) relataram resultados satisfatórios quando utilizaram seus exercícios de **foco sensorial** orientado ao comportamento para tratar esse transtorno. Esses exercícios buscam reduzir as demandas orientadas por metas nas relações sexuais dos homens e das mulheres e, deste modo, atenuar as pressões por desempenho e a ansiedade associada a um possível fracasso. Os exercícios consistem em atividades de toque, que inicialmente excluem a estimulação genital de forma a aumentar a aceitação da intimidade física e atenuar a ansiedade associada ao desempenho sexual.

O casal é ensinado a trocar carícias nos corpos um do outro. Inicialmente, eles devem evitar tocar nas mamas e nos órgãos genitais e focar sua atenção nas sensações ao serem tocados. As carícias progridem para incluir toque nas mamas e órgãos genitais, toques mútuos simultâneos e, por fim, relação sexual genital. Esses exercícios não direcionados por metas ampliam o elemento sensorial da interação sexual sem pressionar ou julgar (Masters et al., 1995).

Disfunção erétil

O foco sensorial também é usado com eficácia para tratar disfunção erétil masculina. Em geral, os médicos concordam que, mesmo quando existem fatores físicos significativos, os fatores psicológicos também podem estar presentes e devem ser levados em consideração no tratamento do problema. O público em geral e a comunidade médica concordam que as causas orgânicas devam primeiramente ser excluídas, mas que os fatores biológicos afetam o estado psicológico do ser humano e os fatores psíquicos afetam a fisiologia (Levine, 2016).

Como seria esperado, vários estudos confirmaram os efeitos benéficos das combinações de tratamentos médicos e psicológicos (Althof & Rosen, 2010). Terapia de grupo, terapia individual, psicoeducação e manuais de autoinstrução com ajuda por telefone de um terapeuta são algumas das intervenções psicológicas usadas com sucesso para reduzir a ansiedade, que pode contribuir para a disfunção erétil. Esses estudos demonstraram o benefício adicional de reduzir os índices de abandono e aumentar a satisfação sexual, quando comparados com as intervenções que usam apenas fármacos.

Vários fármacos foram aprovados pela FDA norte-americana para tratar disfunção erétil, inclusive avanafila, sildenafila, tadalafila e vardenafila. Esses fármacos mais novos para tratar disfunção erétil bloqueiam a ação da fosfodiesterase-5 (PDE5), enzima que decompõe o monofosfato de guanosina cíclico necessário à ereção. Contudo, esse efeito ocorre apenas em presença do óxido nítrico, que é liberado durante a excitação sexual. Os inibidores de PDE5 não provocam excitação sexual. Eles estimulam a ereção peniana quando o indivíduo está excitado. Os efeitos adversos podem ser cefaleia, rubor facial, indigestão, congestão nasal, tontura e distúrbios visuais (tonalidades de cor leves e turvação da visão) (Vallerand, Sanoski & Deglin, 2016).

Em 2005, a FDA norte-americana determinou que os fabricantes desses fármacos acrescentassem um alerta às bulas dos produtos. Essa medida foi adotada em resposta aos 43 casos de cegueira súbita de indivíduos que usaram esses fármacos. Ainda não é possível garantir que esses fármacos foram responsáveis pela neuropatia óptica isquêmica não arterítica, ou seja, uma condição na qual o fluxo sanguíneo do nervo óptico é bloqueado. Mais recentemente, a FDA publicou outro alerta associado aos inibidores de PDE5 – risco de surdez repentina (Kim & Brosman, 2013). Esses fármacos estão contraindicados aos pacientes que já usam nitratos. Em 2016, a FDA detectou uma tendência crescente de que alguns produtos de venda livre – comumente comercializados como suplementos dietéticos para melhorar o desempenho sexual e aumentar o nível de energia – tivessem sildenafila ou ingredientes semelhantes à sildenafila, além de substâncias controladas e outros componentes ativos não testados. Nos primeiros 9 meses de 2016, a FDA publicou notificações sobre mais de 30 produtos desse tipo (uma pequena fração do total de produtos disponíveis no mercado) com alerta quanto aos riscos e às interações potenciais desses fármacos (FDA, 2017).

Ioimbina é um remédio natural usado para tratar disfunção erétil e não está sujeito às regulamentações farmacêuticas da FDA. Eficácia nem sempre é o mesmo que segurança, de forma que se recomenda cautela ao utilizar esses fármacos alternativos. Doses excessivas podem causar efeitos tóxicos significativos e a ingestão simultânea de alimentos contendo tiramina pode causar crises hipertensivas (Vallerand, Sanosky & Deglin, 2016).

Althof e Rosen (2010) relataram que 90% dos homens com disfunção erétil são tratados com inibidores de PDE5, enquanto os 10% restantes são tratados com supositórios intrauretrais; injeções intracavernosas (preparações à base de prostaglandinas); fármacos combinados que incluem papaverina, fentolamina e alprostadila; tumescência a vácuo; e/ou cirurgia para colocação de prótese peniana. Em geral, as próteses penianas são reservadas aos pacientes com disfunção erétil refratária aos outros tratamentos. Hoje em dia, existem dois tipos básicos de prótese: implante de silicone dobrável e dispositivo inflável. O tipo dobrável requer uma técnica cirúrgica relativamente simples para a inserção dos bastões de silicone dentro das áreas eréteis do pênis. Isso resulta em um estado contínuo de semiereção do pênis. A prótese peniana inflável produz ereção apenas quando o indivíduo quer e o estado do pênis tanto flácido quanto ereto é absolutamente normal. Os candidatos em potencial à implantação peniana devem passar por uma triagem física e psicológica cuidadosa. Embora os implantes penianos não possibilitem que os pacientes recuperem a capacidade de ejacular ou ter orgasmos, os homens com próteses penianas geralmente relatam estar satisfeitos com seu desempenho sexual subsequente.

Transtornos orgásmicos

Transtorno orgásmico feminino

Algumas substâncias afetam a função sexual e a capacidade de ter orgasmo, de forma que é fundamental fazer uma avaliação detalhada quanto à possibilidade de tabagismo, ingestão de álcool, uso de drogas ilícitas e tratamento com fármacos vendidos por prescrição para garantir a eficácia do tratamento do transtorno orgásmico feminino. Os antidepressivos (especialmente ISRSs) podem afetar desfavoravelmente a reatividade orgásmica e, deste modo, o tratamento pode incluir alterações na prescrição dos fármacos usados (Donahey, 2016).

Como a ansiedade pode contribuir para a dificuldade de ter orgasmo nas mulheres, a técnica do foco sensorial é recomendada com frequência para atenuar a ansiedade, ampliar a percepção das sensações físicas e transferir as habilidades de comunicação do domínio verbal para o não verbal. Outras técnicas terapêuticas são masturbação dirigida, uso de vibradores, biblioterapia, treinamento de habilidades de comunicação, imaginação dirigida e exercícios de Kegel (Donahey, 2016).

O tratamento da anorgasmia secundária (quando o paciente teve orgasmos no passado, mas agora não consegue mais) enfatiza o casal e seu relacionamento. O sucesso do tratamento desse problema depende de que os dois parceiros façam terapia.

Ejaculação retardada

O tratamento da ejaculação retardada é muito semelhante ao recomendado para a mulher anorgásmica. A combinação de foco sensorial e treinamento masturbatório é usada com muito sucesso na clínica Masters & Johnson. O tratamento do transtorno orgásmico masculino quase sempre inclui seu parceiro sexual.

Ejaculação precoce

Masters e colaboradores (1995) recomendaram o que eles sugerem ser uma técnica altamente eficaz para tratar ejaculação precoce. O foco sensorial é usado com progressão para estimulação genital. Quando o homem chega ao ponto de uma ejaculação iminente, a mulher é instruída a aplicar a técnica de "espremer": aplicar pressão na base da glande peniana com seus dedos polegar e indicador. A pressão deve ser mantida por cerca de quatro segundos e depois liberada. Essa técnica é repetida até que o homem não consiga mais conter a ejaculação. A técnica é praticada durante os períodos subsequentes de estimulação sexual. Muitas outras terapias psicológicas foram recomendadas como eficazes para tratar ejaculação precoce, mas o método de espremer é o único que tem evidência demonstrada de eficácia. Contudo, mesmo a eficácia desse tratamento parece ter curta duração (Waldinger, 2016).

A FDA não aprovou qualquer fármaco para tratar ejaculação precoce, mas alguns estudos demonstraram a eficácia dos ISRSs no tratamento desse transtorno (Benson et al., 2013). Alguns pacientes podem obter resultados favoráveis com uma dose única administrada antes da relação sexual, enquanto outros podem necessitar do uso continuado para alcançar um nível sanguíneo adequado.

Transtorno de dor genitopélvica à penetração

O tratamento da dor durante relações sexuais começa com um exame físico e ginecológico completo. Depois de excluir a existência de alguma patologia orgânica, os medos e as ansiedades relacionados com a função sexual devem ser avaliados. A dessensibilização sistemática é usada com sucesso para reduzir os medos e a ansiedade associados à dor durante relações sexuais.

O tratamento do transtorno de penetração começa com instruções da mulher e seu parceiro sexual quanto à anatomia e fisiopatologia do problema (i. e., o que ocorre exatamente durante o reflexo vaginal e possíveis causas). A natureza involuntária do problema deve ser realçada na tentativa de aliviar a impressão do parceiro sexual de que sua ocorrência é um ato voluntário da mulher para evitar relações.

As opções de terapia psicológica com eficácia demonstrada são terapia de exposição intensiva, terapia cognitivo-comportamental (TCC) e *biofeedback* (Bergeron et al., 2016). Bergeron e colaboradores (2016) também demonstraram que, durante um estudo de seguimento por 2,5 anos, a TCC foi comparável às intervenções cirúrgicas para aliviar a dor sentida durante a relação sexual, de acordo com relatos pessoais das pacientes. Em geral, esses autores recomendam uma abordagem terapêutica multidisciplinar para esses transtornos, mas vale salientar que, com base na eficácia da TCC, as intervenções cirúrgicas poderiam ser evitadas.

Com a técnica de dessensibilização sistemática, a paciente aprende a fazer uma série de exercícios de contração e relaxamento com o objetivo de relaxar a musculatura pélvica. Em seguida, os exercícios são seguidos de um procedimento que consiste na inserção sistemática de dilatadores com diâmetros graduados, até que a mulher seja capaz de aceitar o pênis em sua vagina sem sentir desconforto.

Resumo e pontos fundamentais

- A sexualidade humana influencia todos os aspectos da saúde física e mental. Os pacientes estão cada vez mais abertos a conversar sobre questões relacionadas com a sexualidade e, por isso, é importante que os enfermeiros integrem informações sobre sexualidade aos cuidados que prestam. Eles podem conseguir isso focando as intervenções preventivas, terapêuticas e educativas para ajudar os pacientes a alcançar, recuperar ou manter seu bem-estar sexual
- As variações de orientação sexual são lésbica, *gay*, bissexual, transgênero, *queer*, intersexual (ambíguo) e assexual (LGBTQIA)
- A disforia de gênero ocorre quando a identidade transgênero do indivíduo causa interferência clinicamente significativa nas funções emocional, social e ocupacional e no desempenho das funções executivas
- Os indivíduos com disforia de gênero sentem desconforto extremo com seu sexo atribuído e desejam ser (ou insistem que são) do sexo oposto
- Os transtornos parafílicos formam um grupo de comportamentos que envolvem atividade sexual com objetos não humanos ou com parceiros que não consentem, ou que acarreta sofrimento a outras pessoas
- Os tipos de transtornos parafílicos são exibicionista, fetichista, *frotteurista*, pedófilo, masoquista sexual, sadista sexual, travesti e *voyeurista*
- Disfunções sexuais são distúrbios que afetam qualquer uma das fases do ciclo de reação sexual humana normal
- Os tipos de disfunção sexual são transtornos do desejo sexual, transtorno da excitação sexual, transtornos orgásmicos e transtorno de dor sexual
- O tratamento biológico das parafilias enfatiza ajudar os pacientes a resolver conflitos pregressos e,

deste modo, atenuar a ansiedade que os impedem de ter relações sexuais apropriadas
- A terapia psicológica dos transtornos parafílicos inclui terapia de aversão, terapia comportamental, dessensibilização imaginária e saciedade
- Os enfermeiros podem participar mais ativamente do tratamento dos transtornos parafílicos no contexto de prevenção primária

- O tratamento das disfunções sexuais inclui diversas técnicas, inclusive TCC, dessensibilização sistemática e exercícios de foco sensorial
- Existem vários fármacos disponíveis para tratar disfunção erétil. Isso inclui sildenafila, tadalafila, avanafila e vardenafila. Outras opções são preparações de prostaglandinas e combinações farmacológicas que incluem papaverina, fentolamina e alprostadila.

Estudo de caso e exemplo de plano de cuidados

HISTÓRIA CLÍNICA E AVALIAÇÃO DE ENFERMAGEM

O ginecologista/obstetra (GO) de Eliane encaminhou-a à clínica de saúde mental com diagnóstico de depressão pós-parto. Eliane (30 anos) contou para Carol (a enfermeira psiquiatra) que ela e seu marido, Breno (32 anos), estavam casados há 2 anos e que tiveram seu primeiro filho há 4 meses, um bebê chamado Jairo. O filho é um bebê "difícil", teve o diagnóstico de cólicas do recémnascido e fica acordado e chora na maior parte do tempo. Eliane não consegue dormir bem e sente-se constantemente cansada. Ela disse: "Eu não estou deprimida. Só estou exausta! Breno é analista de sistemas e fica fora de casa cerca de 10 horas por dia. Quando ele chega em casa, fazemos o que é possível para jantarmos juntos e cuidar do neném ao mesmo tempo. Por volta das 9 horas da noite, quase surtando, enquanto o Breno quer ir para cama e fazer amor. Eu simplesmente não tenho energia. Isso começa a causar certo atrito em nosso casamento. Breno fica com muita raiva quando eu rejeito suas investidas. Ele também se irrita quando reajo de forma passiva. Para ser honesta, eu não estou interessada em sexo com ninguém mais. Não quero correr o risco de engravidar, mas também não quero correr o risco de perder meu marido. Antes costumávamos ter relações sexuais maravilhosas, mas isso parece ter sido há muito tempo atrás. Não sei o que fazer!".

DIAGNÓSTICO DE ENFERMAGEM E DESCRIÇÃO DOS RESULTADOS

Com base nos dados da avaliação, o enfermeiro escolheu o seguinte diagnóstico de enfermagem para esse caso: **disfunção sexual** relacionada com fadiga extrema e humor deprimido, evidenciada por perda do desejo sexual.

a. Metas a curto prazo:
- A paciente encontrará meios de conseguir descansar dos cuidados com o bebê
- A paciente encontrará meios de dedicar tempo para ter relações sexuais gratificantes com seu marido

b. Meta a longo prazo:
- A paciente voltará a ter relações sexuais satisfatórias para si própria e seu marido.

PLANEJAMENTO E IMPLEMENTAÇÃO

Disfunção sexual

As seguintes intervenções de enfermagem foram selecionadas para Eliane:

1. Obter a história sexual da paciente.
2. Determinar o nível anterior de satisfação com as relações atuais recentes.
3. Avaliar como Eliane percebe o problema.
4. Sugerir formas alternativas de resolver o problema. (Em razão da fadiga e depressão leve da paciente, ela pode não conseguir resolver satisfatoriamente seus problemas sem ter ajuda de alguém.)
   a. Descanso dos cuidados com o bebê (p. ex., serviço de babá, programa "Dia de Descanso da Mãe", compartilhar os cuidados do bebê com outras mães ou avós).
   b. Programar "noites de encontros" regulares com o marido.
   c. Programar saídas de final de semana periódicas com o marido.
5. Dar informações sobre sexualidade e função sexual.
6. Conversar com Eliane sobre o medo de engravidar. Fornecer informações sobre diversos métodos anticoncepcionais.
7. Encaminhar a paciente a um terapeuta sexual, se ela solicitar esse serviço.

REAVALIAÇÃO

Os critérios de resultado para Eliane foram alcançados. Ela conseguiu encontrar formas de descansar dos cuidados com seu bebê. Todas as sextas-feiras de manhã, ela leva seu filho Jairo ao programa "Dia de Descanso da Mamãe" em sua igreja. Agora, ela tem uma combinação com outra mãe de cederem 1 dia da semana para cuidarem do filho pequeno uma da outra uma tarde por semana. Ela buscou no departamento de educação infantil da faculdade da comunidade local por nomes de estudantes que estivessem interessados em prestar serviços de babá. Gina, uma caloura da faculdade, agora presta serviços de babá para Eliane e Breno todas quartas-feiras à tarde, de forma que eles possam sair para uma "noite de encontro". Além disso, uma vez por mês, a mãe viúva de Breno fica com Jairo enquanto o casal passa algum tempo fora juntos. A GO de Eliane prescreveu anticoncepcional oral, e o medo de engravidar regrediu. Seu humor melhorou e ela procura ocupar seu tempo livre com seu marido. Eliane relata que seu desejo sexual aumentou e que, agora, ela e Breno têm relações sexuais gratificantes. Além disso, ela disse que agora sente que presta cuidados de mais qualidade ao seu filho, porque tem períodos de descanso ansiosamente aguardados todas as semanas.

Questões de revisão

Escolha a resposta mais apropriada para cada uma das seguintes questões.

1. Ana (24 anos) e seu marido buscaram tratamento em uma clínica de terapia sexual. Eles estão casados há 3 semanas e nunca tiveram relações sexuais juntos. Dor e constrição vaginal impedem a penetração do pênis. A história sexual revela que Ana foi estuprada quando tinha 15 anos. Qual dos seguintes diagnósticos o médico teria mais tendência de estabelecer nesse caso?
    a. Transtorno orgásmico feminino.
    b. Transtorno de dor genitopélvica à penetração.
    c. Transtorno de interesse/excitação sexual feminina.
    d. Transtorno de aversão sexual.

2. Com base nas informações apresentadas na questão 1, qual das seguintes opções poderia ser o diagnóstico de enfermagem mais apropriado ao caso?
    a. Dor causada por constrição vaginal.
    b. Padrões de sexualidade ineficazes, relacionados com a incapacidade de ter relações sexuais vaginais.
    c. Disfunção sexual relacionada com a história de trauma sexual.
    d. Pesar complicado relacionado com a perda de autoestima em consequência do estupro.

3. Uma paciente é atendida na clínica de saúde mental queixando-se de falta de desejo sexual. Na entrevista inicial, quais das seguintes avaliações o enfermeiro poderia realizar? (Escolha todas as respostas certas.)
    a. Humor.
    b. Nível de energia.
    c. Fármacos usados.
    d. História pregressa de atividade sexual.

4. Qual dos seguintes fármacos pode ser prescrito para tratar ejaculação precoce?
    a. Paroxetina.
    b. Tadalafila.
    c. Diazepam.
    d. Imipramina.

5. Carla espreita seu vizinho através da janela toda noite, quando ele se despe para dormir. Em seguida, ela fantasia que tem relações sexuais com ele. Esse é um exemplo de qual transtorno parafílico?
    a. Transtorno de exibicionismo.
    b. Transtorno de *voyeurismo*.
    c. Transtorno de *frotteurismo*.
    d. Transtorno de pedofilia.

6. Fábio dirige seu carro até uma mulher estranha, para e pede a ela informações sobre trajeto. À medida que ela explica, ele mostra seu pênis ereto. Esse é um exemplo de qual transtorno parafílico?
    a. Transtorno de sadismo sexual.
    b. Transtorno de masoquismo sexual.
    c. Transtorno de *frotteurismo*.
    d. Transtorno de exibicionismo.

7. Tiago (18 anos) trabalha como babá de seu vizinho de 11 anos, José. Há 6 meses, Tiago começou a acariciar os órgãos genitais de José e, agora, eles masturbam-se mutuamente sempre que estão juntos. Esse é um exemplo de qual transtorno parafílico?
    a. Transtorno de fetichismo.
    b. Transtorno de pedofilia.
    c. Transtorno de exibicionismo.
    d. Transtorno de *voyeurismo*.

8. Frederico viaja em um metrô abarrotado todos os dias. Ele fica ao lado de uma mulher que acha interessante. Pouco antes de o trem parar, ele coloca sua mão nos seios da mulher e esfrega seus órgãos genitais na nádega dela. Quando a porta abre, ele sai apressadamente e foge. Mais tarde, ele fantasia que tem relações sexuais com ela. Esse é um exemplo de qual parafilia?
    a. Transtorno de *voyeurismo*.
    b. Transtorno de sadismo sexual.

(continua)

Questões de revisão (continuação)

c. Transtorno de *frotteurismo*.
d. Transtorno de exibicionismo.

9. Um paciente com disfunção erétil recebeu uma prescrição nova de sildenafila. O enfermeiro que fornece instruções sobre como usar esse fármaco deve dizer para ele quais são os efeitos adversos comuns, inclusive (escolha todas as opções certas):
   a. Cefaleia.
   b. Ruborização facial.
   c. Constipação intestinal.
   d. Congestão nasal.
   e. Indigestão.

Implicações das pesquisas para a prática baseada em evidências

Mitchell, K., Jones, K.G., Weliings, K., Johnson, A.M., Graham, C.A., Datta, J., & Mercer, C. (2015). Estimating the prevalence of sexual function problems: The impact of morbidity criteria. *Journal of Sex Research*, 5(8), 955 a 967. doi: 10.1080/00224499.2015.1089214.

DESCRIÇÃO DO ESTUDO: esse foi um estudo de probabilidade estratificado de grande porte (N = 11.509) desenhado para identificar a prevalência das disfunções sexuais com base nos critérios do *DSM-5*. Esses critérios diagnósticos eram mais restritivos que os relatados no *DSM-IV-TR* e, no passado, os diagnósticos de disfunções sexuais eram criticados por "medicalizar" transtornos sexuais brandos e transitórios, que são "suficientemente comuns para que sejam considerados normais". O *DSM-5* acrescentou critérios mais rígidos, afirmando que os sintomas devem estar presentes há 6 meses no mínimo e devem ocorrer ao menos em 75% do tempo.

RESULTADOS DO ESTUDO: os resultados do estudo confirmaram que os critérios mais rigorosos de fato detectaram síndromes clinicamente significativas: 38,2% dos homens e 22% das mulheres relataram disfunções sexuais, mas apenas 4,2 e 3,6% atendiam, respectivamente, aos critérios do *DSM-5*. Esse estudo também demonstrou que depressão e ansiedade eram fatores que contribuíam para a disfunção sexual, desemprego era um fator contribuinte para os homens e sexo sem vontade era um fator contribuinte para as mulheres. A religiosidade não parecia contribuir para essas disfunções, mas os pesquisadores relataram que é difícil avaliar esse fator com rigor. Apenas cerca de um terço dos indivíduos que atendiam aos critérios de uma disfunção sexual clinicamente significativa buscou ajuda. Os autores concluíram que, embora no passado a prevalência das disfunções sexuais tenha sido superestimada, os números ainda são expressivos (8,9 milhões nos EUA e 1,8 milhão no Reino Unido).

IMPLICAÇÕES NA PRÁTICA DE ENFERMAGEM: esse estudo amplia os conhecimentos dos enfermeiros quanto à prevalência e aos fatores que contribuem para disfunção sexual. A demonstração de que apenas um terço dos homens e das mulheres relatou seus problemas a um profissional de saúde reforça a necessidade de que os enfermeiros obtenham uma história detalhada e façam uma avaliação sexual completa. O estudo também confirmou que fazer perguntas relevantes sobre duração e frequência dos sintomas dos pacientes ajuda a priorizar o significado clínico do seu transtorno.

TESTE SUAS HABILIDADES DE RACIOCÍNIO CRÍTICO

Lúcia foi internada na unidade psiquiátrica com transtorno depressivo. Durante sua entrevista de avaliação de enfermagem, ela disse: "De acordo com meu marido, eu não consigo fazer nada certo – nem mesmo relações sexuais.". Quando o enfermeiro pediu-lhe que explicasse melhor isso, Lúcia explicou que eles estão casados há 17 anos. Ela disse que, no início, eles tinham relações sexuais mutuamente gratificantes e "faziam amor" 2 ou 3 vezes/semana. Sua filha nasceu depois que eles estavam casados há 2 anos e, 2 anos depois, tiveram outro filho. Agora, os dois são adolescentes (15 e 13 anos) e, segundo Lúcia, os dois demandam muito tempo e energia de sua parte. Ela disse: "Sinto-me muito cansada para fazer sexo. Além do mais, os meninos poderiam ouvir. Eu ficaria muito envergonhada se isso acontecesse. Certa vez, vi meus pais fazendo sexo quando eu era adolescente e achei que iria morrer! Meus pais nunca falaram sobre isso. Era simplesmente como se não tivesse acontecido. Fiquei muito envergonhada! No entanto, sexo é tão importante para meu marido, mas não temos relações há alguns meses. Nós discutimos o tempo todo. Tenho medo que meu casamento acabe.".

Responda às seguintes perguntas relativas ao caso Lúcia:
1. Sobre o problema de relacionamento sexual, qual seria o diagnóstico de enfermagem mais provável para Lúcia?
2. Quais intervenções o enfermeiro poderia incluir no plano de tratamento da paciente?
3. Quanto ao problema da paciente, qual seria uma meta realista a ser alcançada por ela?

EXERCÍCIOS DE COMUNICAÇÃO

Jaime é um jovem de 19 anos que buscou atendimento na clínica de saúde mental com queixas de agravamento da depressão e vontade de morrer. Ele disse ao enfermeiro que acha que tem problemas de gênero, porque se sente como uma mulher aprisionada em um corpo masculino. Qual seria a resposta mais apropriada do enfermeiro nesse ponto?

Jaime disse para o enfermeiro: "Não posso continuar a viver nesse corpo e tenho pensado em tomar hormônios para torná-lo mais feminino". Qual seria a resposta mais apropriada do enfermeiro?

FILMES RELACIONADOS

Sobre meninos e lobos (pedofilia)

Veludo azul (transtorno de masoquismo sexual)

À procura de Mr. Goodbar (transtorno de sadomasoquismo)

Normal (transtorno de travestismo)

Transamérica (disforia de gênero)

Bibliografia

Adelson, S. (2012). Practice parameter on gay, lesbian, or bisexual sexual orientation, gender nonconformity, and gender discordance in children and adolescents. *Journal of the American Academy of Child and Adolescent Psychiatry, 51*(9), 957-974. doi:http://dx.doi.org/10.1016/j.jaac.2012.07.004

Administration on Aging. (2013). *A profile of older Americans: 2012*. Washington, DC: U.S. Department of Health and Human Services.

Allen, E.S., & Atkins, D.S. (2012). The association of divorce and extramarital sex in a representative U.S. sample. *Journal of Family Issues, 33*(11), 1477-1493. doi:10.1177/0192513X12439692

Althof, S.E., & Rosen, R.C. (2010). Combining medical and psychological interventions for the treatment of erectile dysfunction. In S. Levine, C. Risen, & S. Althof (Eds.), *Handbook of clinical sexuality for mental health professionals* (2nd ed., pp. 251-263). New York: Routledge.

American Psychiatric Association (APA). (2013). *Diagnostic and statistical manual of mental disorders* (5th ed.). Washington, DC: American Psychiatric Publishing.

Basson, R. (2016). Clinical challenges of sexual desire in younger women. In S. Levine, C. Risen, & S. Althof (Eds.), *Handbook of clinical sexuality for mental health professionals* (3rd ed., pp. 43-59). New York: Routledge.

Bednarczyk, R.A., Davis, R., Ault, K., Orenstein, W., & Omer, S.B. (2012). Sexual activity-related outcomes after human papillomavirus vaccination of 11- to 12-year-olds. *Pediatrics*, 130(5), 798-805.

Benson, A., Ost, L.B., Noble, M.J., & Lakin, M. (2013). Premature ejaculation. *MedscapeReference*. Retrieved from http://emedicine.medscape.com/article/435884-overview

Bergeron, S., Rosen, N.O., & Corsini-Munt, S. (2016). Painful sex. In S. Levine, C. Risen, & S. Althof (Eds.), *Handbook of clinical sexuality for mental health professionals* (3rd ed., pp. 71-85). New York: Routledge.

Berman, J., & Berman, L. (2014). *For women only: A revolutionary guide to overcoming sexual dysfunction and reclaiming your sex life* (2nd ed.). New York: Henry Holt. (Original work published 2005).

Black, D.W., & Andreasen, N.C. (2014). *Introductory textbook of psychiatry* (6th ed.). Washington, DC: American Psychiatric Publishing.

Byne, W., Bradley, S., Coleman, E., Eyler, A.E., Green, R., Menvielle, E., . . . Tompkins, D.A. (2012). Report of the APA task force on treatment of gender identity disorder. *American Journal of Psychiatry, 169*(8), 1-35.

Centers for Disease Control (CDC). (2011a). *A guide to taking a sexual history* [CDC Publication: 99-8445]. Retrieved from https://www.cdc.gov/std/treatment/sexualhistory.pdf

Centers for Disease Control and Prevention (CDC). (2011b). Recommendations on the use of quadrivalent human papillomavirus vaccine in males—Advisory Committee on Immunization Practices (ACIP), 2011. *Morbidity and Mortality Weekly Report, 60*(50), 1697-1728.

Centers for Disease Control and Prevention (CDC). (2012). Human papillomavirus—Associated cancers—United States, 2004–2008. *Morbidity and Mortality Weekly Report, 61*(15), 253-280.

Centers for Disease Control and Prevention (CDC). (2014). *Sexual orientation in the 2013 national health interview survey: A quality assessment*. Retrieved from https://www.cdc.gov/nchs/data/series/sr_02/sr02_169.pdf

Centers for Disease Control and Prevention (CDC). (2015). *National vital statistics system: National marriage and divorce rate trends. (United States 2000–2014)*. Retrieved from http://www.cdc.gov/nchs/nvss/marriage_divorce_tables.htm

Chappell, W. (2015). Supreme court decrees same-sex marriage legal in all 50 states. *National Public Radio*. Retrieved from http://www.npr.org/sections/thetwo-way/2015/06/26/417717613/supreme-court-rules-all-states-must-allow-same-sex-marriages

Clark, S.K., Jeglic, E.L., Calkins, C., & Tatar, J.R. (2016). More than a nuisance: The prevalence and consequences of frotteurism and exhibitionism. *Sexual Abuse: A Journal of Research and Treatment, 28*(1) 3-19. doi:10.1177/1079063214525643

Donahey, K. (2016) Problems with orgasm. In S. Levine, C. Risen, & S. Althof (Eds.), *Handbook of clinical sexuality for mental health professionals* (3rd ed., pp. 60-70). New York: Routledge.

Fedoroff, J.P. (2016). Managing versus successfully treating paraphilic disorders: The paradigm is changing. In S. Levine, C. Risen, & S. Althof (Eds.), *Handbook of clinical sexuality for mental health professionals* (3rd ed., pp. 345-361). New York: Routledge.

Food and Drug Administration (FDA). (2015). *FDA approves first treatment for sexual desire disorder* [press release]. Retrieved from https://www.fda.gov/NewsEvents/Newsroom/PressAnnouncements/ucm458734.htm

Food and Drug Administration (FDA). (2017). *Tainted sexual enhancement products*. Retrieved from https://www.fda.gov/Drugs/ResourcesForYou/Consumers/BuyingUsing MedicineSafely/MedicationHealthFraud/ucm234539.htm

Garcia-Falgueras, A., & Swaab, D.F. (2008). A sex difference in the hypothalamic uncinate nucleus: Relationship to gender identity. *Brain, 131*(12), 3132-3146. doi:10.1093/brain/awn276

Gibson, B., & Catlin, A.J. (2010). Care of the child with the desire to change gender—Part I. *Pediatric Nursing, 36*(1), 53–59.

Giger, J.N. (2017). *Transcultural nursing: Assessment and intervention* (3rd ed.). St. Louis, MO: Mosby.

Gooren, L (2011). Care of transsexual persons. *New England Journal of Medicine, 364*(13), 1251-1257.

Hughes, R. (2012). Does extramarital sex cause divorce? [blog post]. Retrieved from http://www.huffingtonpost.com/ robert-hughes/does-extramarital-sex-cau_b_1567507.html

Institute of Medicine. (2003). *Health professions education: A bridge to quality.* Washington, DC: Institute of Medicine.

Jena, A.B., Goldman, D.P., & Seabury, S.A. (2015). Incidence of sexually transmitted infections after human papillomavirus vaccination among adolescent females. *JAMA Internal Medicine, 175*(4), 617-623. doi:10.1001/jamainternmed. 2014.7886.

Kann, L., McManus, T., Harris, W.A., Shanklin, S.L., Flint, K.H., Hawkins, J., . . . Zaza, S. (2016). Youth risk behavior Surveillance— United States, 2015. *MMWR Surveillance Summary, 65*(No. SS-16), 1-174. doi:http://dx.doi.org/ 10.15585/mmwr.ss6506a1

Kim, E.D., & Brosman, S.A. (2013). *Erectile dysfunction.* Retrieved from http://emedicine.medscape.com/article/ 444220-overview.

King, B.M., & Regan, P. (2014). *Human sexuality today* (8th ed.). Upper Saddle River, NJ: Prentice Hall.

Kingsberg, S.A., & Krychman, M. (2016). *Sexuality and menopause.* In S. Levine, C. Risen, & S. Althof (Eds.), Handbook of clinical sexuality for mental health professionals (3rd ed., 86-94). New York: Routledge.

Laumann, E.O., Glasser, D.B., Neves, R.C.S., & Moreira, E.D. (2009). A population-based survey of sexual activity, sexual problems, and associated help-seeking behavior patterns in mature adults in the United States of America. *International Journal of Impotence Research, 21*(3), 171-178.

Laumann, E. O., Paik, A., & Rosen, R.C. (1999). Sexual dysfunction in the United States, prevalence and predictors. *JAMA, 281*(6), 537-544.

Levine, S.B. (2016). The mental health professional's treatment of erection problems. In S. Levine, C. Risen, & S. Althof (Eds.), *Handbook of clinical sexuality for mental health professionals* (3rd ed., 123-133). New York: Rutledge.

Lowry, F., & Vega, C.P. (2016). Health needs of transgender people poorly understood. *Medscape.* Retrieved from http:// www.medscape.org/viewarticle/865405

Mathy, R.M., Cochran, S.D., Olsen, J., & Mays, V.M. (2011). The association between relationship markers of sexual orienta- tion and suicide: Denmark, 1990–2001. *Social Psychiatry and Psychiatric Epidemiology, 46*(2), 111-117.

Mitchell, K., Jones, K.G., Wellings, K., Johnson, A.M., Graham, C.A., Datta, J., & Mercer, C. (2015). Estimating the prevalence of sexual function problems: The impact of morbidity criteria. *Journal of Sex Research, 53*(8), 955-967. doi:10.1080/00224499. 2015.1089214

Nicholson, C., & McGuinness, T. (2014). Gender dysphoria and children. *Journal of Psychosocial Nursing, 52*(8), 27-30.

Petrosky, E., Bocchini Jr, J.A., Hariri, S., Chesson, H., Curtis, C.R., Saraiya, M., . . . Markowitz, L.E. (2015). Use of 9-valent human papillomavirus (HPV) vaccine: Updated HPV vaccination recommendations of the advisory committee on immunization practices. *Morbidity and Mortality Weekly Report, 64*(11), 300-304. Retrieved from http://www.cdc.gov/mmwr/preview/ mmwrhtml/mm6411a3.htm

Ploderl, M., Wagenmakers, E.J., Tremblay, P., Ramsay, R., Kralovec, K., Fartacek, C., & Fartacek, R. (2013). Suicide risk and sexual orientation: A critical review. *Archives of Sexual Behavior, 42*(5), 715-727.

Robins, L.N., Helzer, J.E., Weissman, M.M., Orvaschel, H., Gruenberg, E., Burke, J.D., & Regier, D.A. (1984). Lifetime prevalence of specific psychiatric disorders in three sites. *Archives of General Psychiatry, 41*(10), 949-958.

Sadock, B.J., Sadock V.A., & Ruiz, P. (2015). *Synopsis of psychiatry: Behavioral sciences/clinical psychiatry* (11th ed.). Philadelphia: Lippincott Williams & Wilkins.

Stroumsa, D. (2014). The state of transgender health care: Policy, law, and medical frameworks. *American Journal of Public Health, 104*(3), 31-37.

Vallerand, A., Sanoski, C.A., & Deglin, J. (2016). *Davis drug guide for nurses* (15th ed.). Philadelphia: F.A. Davis.

Waldinger, M. (2016). Premature ejaculation, In S. Levine, C. Risen, & S. Althof (Eds.), *Handbook of clinical sexuality for mental health professionals* (3rd ed., pp. 134-149). New York: Routledge.

Wisse, B. (2015). *Prolactinoma.* Retrieved from https://www.nlm. nih.gov/medlineplus/ency/article/000336.htm

Leitura sugerida

Masters, W.H., & Johnson, V.E. (1966). *Human sexual response.* Boston: Little, Brown.

Masters, W.H., & Johnson, V.E. (1970). *Human sexual inadequacy.* Boston: Little, Brown.

Masters, W.H., Johnson, V.E., & Kolodny, R.C. (1995). *Human sexuality* (5th ed.). New York: Addison-Wesley Longman.

Transtornos Alimentares 31

TÓPICOS DO CAPÍTULO

Fatores epidemiológicos
Aplicação do processo de enfermagem
Modalidades de tratamento
Resumo e pontos fundamentais
Questões de revisão

CONCEITOS FUNDAMENTAIS

Anorexia
Imagem corporal
Bulimia

TERMOS-CHAVE

Amenorreia
Anorexia nervosa
Bulimia nervosa
Emaciado
Lanugem
Obesidade
Purgação
Transtorno de compulsão alimentar
Transtorno de compulsão alimentar periódica

OBJETIVOS
Após ler este capítulo, o estudante será capaz de:

1. Identificar e diferenciar os diversos transtornos alimentares.
2. Discutir as estatísticas epidemiológicas relacionadas aos transtornos alimentares.
3. Descrever os sinais e sintomas associados à anorexia nervosa, bulimia nervosa e obesidade e usar essas informações na avaliação do paciente.
4. Identificar os fatores predisponentes ao desenvolvimento dos transtornos alimentares.
5. Formular diagnósticos de enfermagem e critérios de resultados para pacientes com transtornos alimentares.
6. Descrever as intervenções apropriadas para os comportamentos associados aos transtornos alimentares.
7. Identificar temas de orientação do paciente e seus familiares que sejam relevantes para os transtornos alimentares.
8. Avaliar os cuidados de enfermagem prestados aos pacientes com transtornos alimentares.
9. Discutir as diversas modalidades aplicáveis ao tratamento dos transtornos alimentares.

EXERCÍCIOS
Leia o capítulo e responda às seguintes perguntas:

1. A anorexia nervosa pode estar associada a uma disfunção de qual estrutura encefálica?
2. Qual é a faixa do índice de massa corporal (IMC) associada à definição de obesidade?
3. Pacientes com anorexia nervosa têm "imagem corporal distorcida". O que isso significa?
4. Quais sinais fisiopatológicos podem estar associados aos vômitos excessivos da síndrome de purgação?

A nutrição é necessária para a preservação da vida e a maioria das pessoas obtém nutrientes dos alimentos ingeridos; contudo, nutrição e preservação da vida não são as únicas razões pelas quais muitos indivíduos ingerem alimentos. Na verdade, em uma cultura abastada, a preservação da vida pode sequer ser levada em consideração. Algumas vezes, é difícil lembrar que muitos indivíduos da próspera cultura norte-americana, assim como de outras partes do mundo, passam fome porque não têm o que comer.

O hipotálamo abriga o centro de regulação do apetite localizado no cérebro. Esse sistema neural complexo regula a capacidade do organismo de perceber quando o indivíduo está com fome ou quando está saciado. Alguns estudos mostraram evidências de desregulação dos neurotransmissores serotonina e norepinefrina nos pacientes com transtornos alimentares. Esses dois neurotransmissores desempenham um papel importante na regulação do comportamento alimentar (Sadock, Sadock & Ruiz, 2015).

Sociedade e cultura também exercem influência expressiva nos comportamentos alimentares. Comer é uma atividade social, é raro haver algum evento social importante no qual os alimentos não estejam presentes. Por outro lado, sociedade e cultura também influenciam a forma como deve ser a aparência física das pessoas (especialmente as mulheres). A história demonstra variações periódicas quanto ao que a sociedade considera como corpo humano feminino desejável. Arquivos e pinturas antigas dos séculos 16 e 17 demonstram que as mulheres rechonchudas e corpulentas eram consideradas elegantes e desejáveis. Na era vitoriana, o padrão de beleza era uma mulher magra, e isso persistiu até a era das "melindrosas" da década de 1920. Durante os anos da Depressão e ao longo da II Guerra Mundial, as mulheres rechonchudas voltaram a ser admiradas, mas pouco depois foram suplantadas no final da década de 1960 pela imagem de modelos supermagras divulgada na mídia, o que se mantém como ideal até os dias de hoje. Como foi dito, "uma mulher não pode ser muito rica ou muito magra". Os transtornos alimentares que conhecemos hoje em dia podem refutar esse conceito.

Este capítulo aborda os transtornos associados à ingestão alimentar insuficiente ou excessiva. Como os fatores psicológicos ou comportamentais podem desempenhar uma função importante na manifestação clínica desses transtornos, eles são classificados nas áreas de psiquiatria e enfermagem psiquiátrica. A seguir, apresentamos estatísticas epidemiológicas e os fatores que foram implicados na etiologia da anorexia nervosa, bulimia nervosa e transtorno de compulsão alimentar. Em seguida, há uma descrição dos sinais e sintomas que servem como base de conhecimento para avaliar os pacientes com transtorno alimentar. Por fim, os cuidados de enfermagem são descritos no contexto do processo de enfermagem e diversas modalidades de tratamento são analisadas.

Fatores epidemiológicos

Alguns relatórios sugeriram que a prevalência da **anorexia nervosa** aumentou a partir de meados do século 20, tanto nos EUA quanto na Europa ocidental. Alguns estudos calcularam índices de prevalência da anorexia nervosa entre mulheres jovens norte-americanas na faixa de 1% (Black & Andreasen, 2014).[1] Esse transtorno acomete predominantemente mulheres na faixa de 12 a 30 anos. Menos de 10% dos pacientes são do sexo masculino, mas essa porcentagem pode estar subestimada em razão de uma visão preconceituosa de que a anorexia nervosa é um problema apenas das mulheres. Veja o relato de Victor sobre sua experiência com um transtorno alimentar no Boxe "Pessoas Reais, Histórias Reais: vivendo com um transtorno alimentar".

Os interesses sociais também podem ter um papel importante na prevalência dos transtornos alimentares. Entre as mulheres, a prática de balé acarreta um risco sete vezes maior de desenvolver anorexia nervosa, enquanto entre os homens há evidências de que os transtornos alimentares sejam mais prevalentes entre os que participam de esportes de luta; uma pequena fração desses indivíduos continua a ter sintomas, mesmo depois de sua participação no esporte (Sadock et al., 2015). No passado, acreditava-se que a anorexia nervosa fosse mais prevalente nas classes socioeconômicas mais altas, mas não há evidências a favor dessa hipótese.

A **bulimia nervosa** é mais prevalente que a anorexia nervosa, com estimativas de até 4% entre as mulheres jovens (Black & Andreasen, 2014). A bulimia nervosa começa no final da adolescência ou nos primeiros anos da vida adulta. Entre as mulheres universitárias, cerca de 20% têm sintomas bulímicos transitórios durante a faculdade (Sadock et al., 2015). Estudos transculturais sugeriram que a bulimia ocorra predominantemente nas sociedades que enfatizam a magreza como modelo de atratividade das mulheres e nas quais há abundância de alimentos.

De acordo com o *Manual Diagnóstico e Estatístico de Transtornos Mentais, 5ª Edição (DSM-5)*, a definição de **transtorno de compulsão alimentar** são episódios repetidos de ingestão alimentar significativamente maior que a maioria das pessoas comeria em um intervalo de tempo semelhante em condições comparáveis (APA, 2013). Esses episódios ocorrem ao menos uma vez por semana, no mínimo por 3 meses. Esse é o transtorno alimentar mais comum, com incidência duas vezes maior nas mulheres, em comparação com os homens (Sadock et al., 2015), com prevalência estimada em 4% da população norte-americana (Balodis, Grilo & Potenza, 2015). Um risco significativo à saúde desses indivíduos é acumulação de peso resultando em obesidade. Algumas estimativas sugeriram que cerca de 50 a 75% dos pacientes que procuram atendimento médico para obesidade grave têm transtorno de compulsão alimentar (Sadock et al., 2015).

---

[1] N.R.T.: No Brasil, a prevalência dos transtornos alimentares é baixa, variando de 0,5 a 4,2%. Entretanto, eles são apontados como alguns dos transtornos mais comuns entre mulheres jovens e com elevados índices de morbidade e mortalidade (Oliveira, J., Figueredo, L., Cordás, T.A. (2019). Prevalência de comportamentos de risco para transtornos alimentares e uso de dieta *low-carb* em estudantes universitários. *J Bras Psiquiatr*, 68, 183-190.

Pessoas Reais, Histórias Reais: vivendo com um transtorno alimentar.

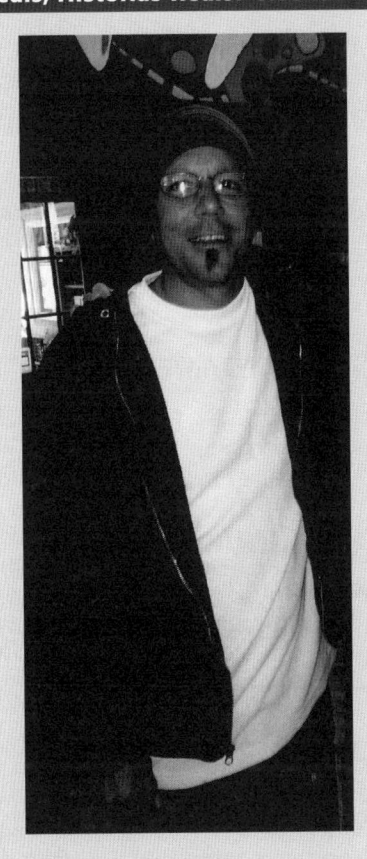

(A seguir, há um trecho de nossa conversa.)

Karyn: Antes de tudo, gostaria de agradecer por sua disposição de compartilhar sua história.

Victor: Quero falar sobre isso porque há muito estigma associado a ser um cara que tem transtorno alimentar. Para os homens, é difícil encontrar um grupo de apoio com pessoas que realmente "entendem disso".

Karyn: Como foi sua experiência de deparar-se com esse estigma?

Victor: Bem, algumas vezes meu peso estava realmente alto e, em outras épocas, muito baixo. Eu oscilava entre anorexia e bulimia. Desse modo, quando meu peso estava muito baixo, as pessoas achavam que eu estava com AIDS. E, como em geral se presume que os transtornos alimentares afetem apenas mulheres, as pessoas pensavam que eu era gay. Na faculdade, estava muito gordo, e os caras do time de futebol zombavam muito de mim. Conversei com minha namorada naquela época e ela sugeriu que eu tentasse fazer purgação. Eu usava os alimentos e o álcool para aliviar a tensão, mas depois precisava fazer purgação. Comecei a praticar muito exercício e, quando comecei a receber elogios por minha aparência, voltei a ingerir alimentos descontroladamente e fazer purgação todos os dias, sem parar de ingerir álcool. Isso era uma forma de aliviar o estresse por algum tempo, mas depois a malhação não funcionou mais e eu ainda detestava minha aparência. Até aquele dia, não havia nada que eu gostasse em minha aparência, mesmo que meu médico estivesse satisfeito com meu peso. Escondi isso de minha família por algum tempo: usava roupas largas e dois conjuntos de peças, de forma que as pessoas não vissem meus defeitos. Os comportamentos isolam muito as pessoas. Quando tentei conversar com meu pai, ele simplesmente me disse para virar homem... então não me senti apoiado por causa desse abuso físico e emocional de sua parte.

Karyn: Onde você encontrou apoio?

Victor: Minha mãe e minha noiva são meus principais apoios, mas é uma luta encontrar apoio de outros homens que têm transtornos alimentares, e acho que eles de fato me entenderiam. Tentei criar um grupo de apoio no Facebook, mas ninguém respondeu. Tenho um conselheiro particular que sabe muito sobre transtornos alimentares e também conto com um médico de família, ambos muito úteis para mim. Mas não é o mesmo que receber apoio de outras pessoas com as mesmas experiências.

Karyn: Você alguma vez fez terapia de grupo especialmente para transtornos alimentares?

Victor: Eu tentei em determinada época, mas os planos de saúde não cobrem tratamento para transtorno alimentar. Em 2009, entrei para um programa de reabilitação de alcoolismo, mas eles não abordavam o problema do transtorno alimentar. Na verdade, eles meio que te forçam a comer e dizem que provavelmente ganhará peso à medida que participa do programa de reabilitação, mas isso fez a bulimia entrar de novo em cena, porque eu não queria ficar gordo como as outras pessoas em processo de reabilitação. Mas eu tenho me mantido sóbrio desde 2009. Tomo injeções de naltrexona (para tratar dependência do álcool) uma vez por mês, pois ela bloqueia os centros do prazer.

Karyn: E isso tem ajudado?

Victor: Ah, sim, com certeza. E meus colegas do AA também dão muito apoio, mas eles não consideram comida um problema semelhante ao álcool, então realmente não veem necessidade de conversar sobre isso. Além do mais, diferentemente do álcool, não dá para abster-se dos alimentos. E o próprio modo de viver em sociedade pode ser um gatilho emocional: programas e comerciais de TV, mensagens de que você deve ser de certo modo, piqueniques, sair para comer, supermercados, papos sobre comida etc. Também acho que eu tenho um componente de "querer agradar as pessoas" em minha personalidade, sempre estou preocupado com o que os outros pensam de mim.

Karyn: É comum observar que os pacientes com transtornos alimentares também têm depressão e, algumas vezes, pensamentos suicidas. Você alguma vez já passou por isso?

Victor: Sim, uma vez, no ano passado, tomei uma superdosagem de pílulas com álcool, mas liguei para alguns amigos e eles me levaram para o hospital.

Karyn: Você ainda tem esse tipo de pensamento às vezes?

Victor: Não. Eu realmente estou muito bem agora. Ainda me envolvo de tempos em tempos com esse "comportamento" [Victor usa esse termo para descrever os episódios de ingestão alimentar descontrolada/purgação ou restrição calórica, afirmando que às vezes evita usar as palavras que funcionam como "gatilho" para ele], mas não da mesma forma que antes, quando tomava até 20 comprimidos de laxante por dia e passava o dia inteiro preocupado com o planejamento dos "comportamentos". Estou sendo atendido em um serviço que trata de pacientes com diagnóstico duplo e tenho esperança de que haja oportunidades de criar grupos de apoio para homens com transtornos alimentares,

(continua)

> **Pessoas Reais, Histórias Reais: vivendo com um transtorno alimentar.** *(continuação)*
>
> algo muito semelhante aos que existem no AA para reabilitação do álcool. Como homem, você não pode participar de um grupo composto unicamente de mulheres e conversar sobre esse assunto, especialmente o que está acontecendo com seu corpo. Além do mais, não quero ser acusado de fazer o "décimo terceiro passo".
> **Karyn:** "Décimo terceiro passo?" O que é isso?
> **Victor:** Sim, isso é o "décimo terceiro" passo de um programa de 12 passos. Isso descreve os rapazes que participam dos encontros do AA para "pegar" garotas que estão em processo de recuperação, porque eles sabem que elas estão mais vulneráveis enquanto tentam se manter sóbrias. [Risadas]
> **Karyn:** [Mais risadas] Não sabia que existia isso! Mas eu entendo o que você está dizendo sobre a dificuldade de encontrar apoio de outros homens que compreendam e desejem ser aceitos por seu transtorno alimentar. Espero que sejam criados grupos de apoio como esse, mas, por ora, estou feliz por saber que você tem buscado recursos manter sua saúde.

A **obesidade** é definida por índices de massa corporal (IMC) (peso/altura²) igual ou maiores que 30. Nos EUA, as estatísticas indicam que, entre adultos de 20 anos ou mais, 69% estejam acima do peso ideal, dos quais 35% são classificados na faixa de obesidade (Centers for Disease Control and Prevention [CDC], 2015). A porcentagem de indivíduos obesos é maior entre os afrodescendentes e latino-americanos do que na população caucasoide (CDC, 2015). Existe uma correlação entre baixa renda e obesidade nas mulheres, mas a maioria dos adultos obesos não faz parte das classes de baixa renda. Entre as mulheres, há uma correlação entre nível educacional mais baixo e obesidade, mas essa relação não se aplica aos homens (CDC, 2015). Curiosamente, o *DSM-5* não inclui obesidade como um transtorno mental, afirmando que a razão é que "diversos fatores genéticos, fisiológicos, comportamentais e ambientais variáveis entre as pessoas contribuem para o desenvolvimento da obesidade; por essa razão, obesidade não é considerada um transtorno mental" (APA, 2013, p. 329). Entretanto, o *DSM-5* também assinala que a obesidade é um problema significativo em diversos transtornos mentais (ao menos em parte devido aos efeitos adversos dos fármacos psicotrópicos) e que pode ser um fator de risco para o desenvolvimento de transtornos como a depressão. O transtorno de compulsão alimentar, que *é* reconhecido como uma doença mental, acarreta risco alto de aumento do peso e obesidade.

Aplicação do processo de enfermagem

Dados da avaliação inicial: anorexia nervosa

A anorexia nervosa caracteriza-se por um medo mórbido da obesidade. Os sintomas incluem distorção grosseira da imagem corporal, preocupação com alimentos e recusa de alimentar-se. Na verdade, o termo *anorexia* não é apropriado. No início, acreditava-se que os pacientes com anorexia nervosa não tivessem sensação de fome. Contudo, estudos indicaram que eles de fato têm "pontadas" de fome e, depois da ingestão de menos de 200 calorias por dia, a sensação de fome desaparece.

A imagem corporal distorcida evidencia-se pela percepção pessoal de estar "gordo", quando na verdade o indivíduo está claramente abaixo do peso ou até **emaciado** (magro em excesso). Em geral, o indivíduo consegue perder peso ao reduzir ingestão alimentar e, com frequência, exercitar-se de forma exagerada. Também pode haver vômitos autoprovocados e uso abusivo de laxantes ou diuréticos.

> **CONCEITO FUNDAMENTAL**
> **Anorexia**
> Perda persistente do apetite.

> **CONCEITO FUNDAMENTAL**
> **Imagem corporal**
> Conceito subjetivo quanto à aparência física pessoal com base nas percepções individuais do *self* e das reações das outras pessoas.

A perda de peso é excessiva, e alguns pacientes buscam atendimento nos serviços de saúde pesando menos de 85% do peso esperado. Outros sinais e sintomas são hipotermia, bradicardia, hipotensão com variações ortostáticas, edema periférico, **lanugem** (crescimento de pelos finos, semelhantes aos do recém-nascido) e vários distúrbios metabólicos. A **amenorreia** (ausência de menstruação) geralmente ocorre depois do emagrecimento, mas algumas vezes começa nos estágios iniciais do transtorno alimentar, antes que tenha ocorrido perda de peso grave.

Os pacientes com anorexia nervosa podem ser obcecados por alimentos. Por exemplo, eles podem juntar ou esconder alimentos, conversar sobre alimentos e receitas por longos períodos ou preparar refeições elaboradas para outras pessoas, embora escolham para si apenas alimentos de baixa caloria. Também pode haver comportamentos compulsivos, como lavar as mãos repetidamente.

Em geral, a anorexia nervosa começa no final da adolescência e é comum que o desenvolvimento psicossexual seja retardado. Sentimentos como depressão e ansiedade acompanham com frequência esse transtorno. Na verdade, alguns estudos sugeriram uma correlação possível entre transtornos alimentares e transtornos afetivos. O Boxe 31.1 descreve os critérios diagnósticos da anorexia nervosa com base no *DSM-5*.

> **BOXE 31.1** Critérios diagnósticos da anorexia nervosa.
>
> A. Restrição da ingestão calórica com base nas necessidades nutricionais, resultando em emagrecimento significativo no contexto da idade, sexo, estágio de desenvolvimento e saúde física do indivíduo. A definição de *peso significativamente baixo* é peso inferior ao mínimo normal ou, no caso das crianças e adolescentes, peso abaixo do que seria o mínimo esperado.
> B. Medo exagerado de ganhar peso ou engordar, ou comportamento persistente que interfere no aumento do peso, mesmo que esteja significativamente abaixo do esperado.
> C. Distúrbio no modo como o indivíduo percebe seu peso ou forma do corpo, influência indevida do peso ou forma corporal na autoavaliação, ou falta persistente de reconhecimento da gravidade do peso muito baixo atual.
>
> *Especificar se:*
> **Tipo restritivo:** Durante os últimos 3 meses, o indivíduo não teve episódios repetidos de ingestão alimentar exagerada ou purgação (i. e., vômitos autoprovocados ou uso abusivo de laxantes, diuréticos ou enemas). Esse subtipo descreve os casos nos quais o indivíduo perde peso basicamente por dieta, jejum e/ou exercícios físicos em excesso.
> **Tipo ingestão alimentar excessiva/purgação:** Durante os últimos 3 meses, o indivíduo teve episódios repetidos de ingestão alimentar excessiva ou purgação (i. e., vômitos autoprovocados ou uso abusivo de laxantes, diuréticos ou enemas).
>
> *Especificar se:*
> Em remissão parcial
> Em remissão completa
>
> *Especificar* a gravidade atual:
> **Branda:** IMC ≥ 17 kg/m²
> **Moderada:** IMC de 16 a 16,99 kg/m²
> **Grave:** IMC de 15 a 15,99 kg/m²
> **Extrema:** IMC < 15 kg/m²

Reproduzido, com autorização, de: *Manual Diagnóstico e Estatístico de Transtornos Mentais, 5ª Edição* (Direitos autorais de 2013). American Psychiatric Association.

Dados da avaliação inicial: bulimia nervosa

> **CONCEITO FUNDAMENTAL**
> **Bulimia**
> Apetite excessivo insaciável.

Bulimia nervosa é a ingestão rápida, compulsiva e descontrolada de grandes quantidades de alimento durante um período de tempo curto (**ingestão alimentar descontrolada**), seguida de comportamentos compensatórios inadequados para livrar o corpo do excesso de calorias. O alimento consumido durante um episódio de ingestão alimentar exagerada frequentemente tem alto teor calórico, paladar doce e consistência macia ou textura suave, que possa ser ingerido rapidamente, algumas vezes sem mesmo mastigar (Sadock et al., 2015). Os episódios de ingestão alimentar descontrolada, em geral, ocorrem às escondidas e são interrompidos apenas quando o indivíduo sente desconforto abdominal ou sono, tem alguma interrupção social ou um episódio de vômito autoprovocado. Embora os episódios de ingestão alimentar exagerada possam dar prazer enquanto acontecem, em seguida o indivíduo sente autodegradação e humor deprimido.

De forma a eliminar o excesso de calorias do corpo, o indivíduo adota comportamentos de **purgação** (vômitos autoprovocados ou uso abusivo de laxantes, diuréticos ou enemas) ou outros comportamentos compensatórios inadequados, inclusive jejum ou exercícios em excesso. Esses pacientes têm preocupação exagerada e persistente com a aparência pessoal, em especial sobre como eles acreditam que as outras pessoas os percebem. Oscilações do peso são comuns em razão dos episódios alternados de ingestão excessiva e jejum. Contudo, a maioria dos pacientes bulímicos mantém-se dentro da faixa de peso normal – alguns ligeiramente abaixo, outros um pouco acima do peso normal.

Vômitos excessivos e uso abusivo de laxantes ou diuréticos podem causar problemas como desidratação e distúrbios eletrolíticos. O ácido gástrico presente no vômito também contribui para a erosão do esmalte dentário. Em casos raros, o paciente pode desenvolver lacerações da mucosa esofágica ou gástrica. Alguns pacientes formam calos na superfície dorsal das mãos, frequentemente nas articulações interfalangianas, em consequência dos vômitos autoprovocados repetitivos. Essa condição é conhecida como *sinal de Russell*, em referência ao psiquiatra inglês que primeiro a descreveu. Contudo, essa condição não é um sintoma diagnóstico confiável, porque muitos pacientes com comportamento de purgação conseguem provocar vômitos sem usar as mãos.

Outras comorbidades comuns são transtornos de humor, ansiedade ou uso de substâncias psicoativas, mais comumente envolvendo estimulantes do sistema nervoso central (SNC) ou álcool. Cerca de 50% dos pacientes com bulimia nervosa relatam história pregressa de anorexia nervosa (Sadock et al., 2015). O Boxe 31.2 descreve os critérios diagnósticos da bulimia nervosa com base no *DSM-5*.

Dados da avaliação inicial: transtorno de compulsão alimentar

Os pacientes com transtorno de compulsão alimentar têm episódios de ingestão descontrolada que podem ser

BOXE 31.2 Critérios diagnósticos da bulimia nervosa.

A. Episódios repetidos de ingestão alimentar exagerada. Os episódios de ingestão alimentar exagerada têm as seguintes características:
   1. Ingerir, dentro de um período de tempo curto (p. ex., ao longo de 2 horas), uma quantidade de alimento inequivocamente maior que a maioria das pessoas poderia consumir em um período semelhante e em condições comparáveis.
   2. Sensação de falta de controle da ingestão alimentar durante o episódio (p. ex., sensação de que não consegue parar de comer ou controlar a quantidade ingerida).
B. Comportamentos compensatórios inadequados recorrentes, com o propósito de evitar aumento do peso (p. ex., vômitos autoprovocados; uso abusivo de laxantes; diuréticos ou outros fármacos; jejum; ou exercícios excessivos).
C. O episódio de ingestão alimentar descontrolada e os comportamentos compensatórios ocorrem, em média, no mínimo 1 vez/semana ao longo de 3 meses.
D. A autoimagem sem dúvida é influenciada pela forma e peso corporais.
E. O transtorno não ocorre exclusivamente durante os episódios de anorexia nervosa.

Especificar se:
Em remissão parcial
Em remissão completa

Especificar a gravidade atual:
Branda: Em média 1 a 3 episódios de comportamentos compensatórios inadequados por semana.
Moderada: Em média 4 a 7 episódios de comportamentos compensatórios inadequados por semana.
Grave: Em média 8 a 13 episódios de comportamentos compensatórios inadequados por semana.
Extrema: Em média 14 ou mais episódios de comportamentos compensatórios inadequados por semana.

Reproduzido, com autorização, de: *Manual Diagnóstico e Estatístico de Transtornos Mentais, 5ª Edição* (Direitos autorais de 2013). American Psychiatric Association.

---

semelhantes aos da bulimia nervosa; contudo, o transtorno de compulsão alimentar não está associado à purgação compensatória. Por isso, esses pacientes estão sujeitos a aumentos expressivos do peso corporal. Os episódios de ingestão alimentar são considerados exagerados quando ocorrem durante um período definido de tempo – em geral, menos de duas horas (APA, 2013). A ingestão alimentar não é apenas rápida, mas é comum que continue até que o indivíduo se sinta desconfortavelmente empanturrado. Fatores de estresse nos relacionamentos interpessoais, baixa autoestima e tédio são condições desencadeantes possíveis. Nos casos típicos, os pacientes descrevem sua ingestão alimentar como descontrolada. Em muitos casos, também há culpa e depressão associadas. Cerca de 50% dos pacientes com transtorno de compulsão alimentar relatam história de depressão (Jaret, 2010). Outra diferença entre bulimia nervosa e transtorno de ingestão alimentar exagerada é que os índices de recuperação são consistentemente mais altos entre os pacientes que têm este segundo distúrbio, em comparação com os pacientes bulímicos (APA, 2013). O Boxe 31.3 descreve os critérios diagnósticos do transtorno de compulsão alimentar com base no *DSM-5*.

Fatores predisponentes e teorias propostas para explicar a etiologia da anorexia nervosa, bulimia nervosa e transtorno de compulsão alimentar

Fatores biológicos

Genética. Com base nas histórias familiares e em uma relação aparente com outros transtornos nos quais existe a possibilidade de influência genética, alguns autores sugeriram a hipótese de que os transtornos alimentares tenham predisposição hereditária. Alguns estudos detectaram índices de concordância mais altos entre gêmeos homozigóticos, em comparação com os heterozigóticos (Sadock et al., 2015). A anorexia nervosa é mais comum nas irmãs das pacientes com esse transtorno do que entre a população em geral, mas fatores sociais (p. ex., modelação e mimetismo) podem afetar essas relações. Vários estudos demonstraram frequências acima das esperadas de transtornos de humor e uso de substâncias psicoativas entre os parentes biológicos de primeiro grau dos pacientes com transtornos alimentares (Puri & Treasaden, 2011).

Distúrbios neuroendócrinos. Houve alguma especulação quanto a uma disfunção hipotalâmica primária nos pacientes com anorexia nervosa. O apoio a essa hipótese está baseado no fato de que algumas pacientes com esse transtorno têm amenorreia antes da inanição e do emagrecimento significativo.

Fatores neuroquímicos. Na bulimia nervosa, os fatores neuroquímicos podem estar associados aos neurotransmissores serotonina e norepinefrina. Essa hipótese foi reforçada pelas respostas favoráveis que esses pacientes demonstraram ao tratamento com inibidores seletivos de receptação de serotonina (ISRSs). Também existem algumas evidências de que os níveis baixos do neurotransmissor serotonina (5-hidroxitriptamina [5-HT]) possam desempenhar um papel importante na ingestão alimentar compulsiva (Uçeyler et al., 2010). Alguns estudos detectaram níveis altos de opioides endógenos no líquido cefalorraquidiano dos pacientes com anorexia nervosa, levando à especulação de que esses compostos químicos podem contribuir para a negação da fome (Sadock et al., 2015). Estudos demonstraram que

BOXE 31.3 Critérios diagnósticos do transtorno de compulsão alimentar.

A. Episódios repetidos de ingestão alimentar exagerada. Os episódios de ingestão alimentar exagerada têm as seguintes características:
   1. Ingerir, dentro de um período de tempo curto (p. ex., ao longo de 2 horas), uma quantidade de alimento inequivocamente maior que a maioria das pessoas poderia consumir em um período semelhante e em condições comparáveis.
   2. Sensação de falta de controle da ingestão alimentar durante o episódio (p. ex., sensação de que não consegue parar de comer ou controlar a quantidade ingerida).
B. Os episódios de ingestão alimentar exagerada estão associados a 3 (ou mais) das seguintes condições:
   1. Comer muito mais rapidamente que o normal.
   2. Comer até se sentir desconfortavelmente empanturrado.
   3. Comer grandes quantidades de alimento quando, fisicamente, não tem fome.
   4. Comer sozinho porque se sente envergonhado das quantidades excessivas de alimento que ingere.
   5. Depois da ingestão alimentar excessiva, sente-se descontente, deprimido ou muito culpado.
C. Sofrimento intenso causado pelo comportamento de comer de forma exagerada.
D. Os episódios de ingestão alimentar exagerada ocorrem, em média, no mínimo 1 vez/semana ao longo de 3 meses.
E. A ingestão alimentar exagerada não está associada à adoção repetida de comportamentos compensatórios inadequados (como nos pacientes bulímicos) e não ocorre exclusivamente durante a evolução da bulimia nervosa ou anorexia nervosa.

Especificar se:
Em remissão parcial
Em remissão completa

Especificar a gravidade atual:
Branda: Em média 1 a 3 episódios de ingestão alimentar exagerada por semana.
Moderada: Em média 4 a 7 episódios de ingestão alimentar exagerada por semana.
Grave: Em média 8 a 13 episódios de ingestão alimentar exagerada por semana.
Extrema: Em média 14 ou mais episódios de ingestão alimentar exagerada por semana.

Reproduzido, com autorização, de: *Manual Diagnóstico e Estatístico de Transtornos Mentais, 5ª Edição* (Direitos autorais de 2013). American Psychiatric Association.

---

alguns desses pacientes ganham peso quando são tratados com naloxona (um agonista opioides). Ainda restam dúvidas quanto a se os distúrbios neuroquímicos são causa ou consequência da reação do organismo às alterações da nutrição e do humor.

A etiologia do transtorno de compulsão alimentar é desconhecida. Estudos de imagem do encéfalo dos pacientes com esse transtorno demonstraram atividade aumentada no córtex orbitofrontal, ou seja, nos centros associados às reações de recompensa e prazer, os mesmos envolvidos na reação às substâncias psicoativas (Balodis et al., 2015). Isso trouxe apoio à hipótese de que o transtorno de compulsão alimentar possa ser uma doença de drogadição.

Influências psicodinâmicas

As teorias psicodinâmicas sugerem que o desenvolvimento de um transtorno alimentar tenha suas bases em um sentimento não satisfeito de separação-individualização. Quando ocorrem situações que ameaçam o ego vulnerável, surgem sentimentos de falta de controle do próprio corpo (*self*). Os comportamentos associados ao alimento e à ingestão alimentar geram sentimentos de controle da própria vida.

Influências familiares

No passado, acreditava-se que os genitores das crianças com transtornos alimentares fossem excessivamente controladores e perfeccionistas, acarretando desequilíbrio em seus filhos. Essa teoria é problemática, ao menos em parte, porque nem todos os irmãos da mesma família desenvolvem esses transtornos. Não há evidência suficiente a favor dessas alegações, e elas podem contribuir para uma resistência a buscar cuidados de saúde com base no temor dos pais que sejam julgados como causa do problema. A American Academy for Eating Disorders (AAED) publicou uma declaração de posição (2009) que afirma o seguinte:

> A AAED coloca-se enfaticamente contra qualquer modelo usado para explicar os transtornos alimentares no qual as influências familiares sejam entendidas como causas primárias do problema; condena as alegações que acusam os familiares pela doença de seus filhos; e recomenda que os familiares sejam incluídos no tratamento dos pacientes menores, a menos que isso esteja claramente contraindicado do ponto de vista clínico.

Tendências perfeccionistas e depressivas não parecem ser comuns nos pacientes com anorexia nervosa, mas Sadock e associados (2015) sugeriram a seguinte explicação:

> Alguns pacientes anoréxicos sentem que os desejos orais são mesquinhos e inaceitáveis; por isso, esses desejos são projetivamente rejeitados... os pais reagem a essa recusa de comer preocupando-se de forma exagerada à alimentação do paciente. Em seguida, o paciente pode perceber seus pais como pessoas que têm desejos inaceitáveis e, por projeção, pode então rejeitá-los.

É claro, surgem conflitos familiares quando uma criança coloca a si própria em estado de inanição, mas hoje está bem claro que os familiares precisam envolver-se com o tratamento, em vez de segregar ou acusar o paciente. As abordagens familiares (p. ex., método Maudsley) são apoiadas por evidências clínicas.

Dados da avaliação inicial: índice de massa corporal

A investigação da existência de um transtorno alimentar requer o entendimento das medidas do IMC. A fórmula descrita a seguir é usada para calcular o IMC de um indivíduo:

$$\text{Índice de massa corporal} = \frac{\text{peso (kg)}}{\text{altura (m)}^2}$$

A faixa de variação normal do IMC é de 20 a 24,9. Estudos realizados pelo National Center for Health Statistics indicaram que a definição de *sobrepeso* é um IMC entre 25 e 29,9 (com base nas Recomendações Dietéticas para Estadunidenses). De acordo com os critérios da Organização Mundial de Saúde, a definição de *obesidade* é um IMC igual ou maior que 30. Essas diretrizes, que foram lançadas pelo National Heart, Lung and Blood Institute em julho de 1998, aumentaram consideravelmente o número de norte-americanos considerados acima do peso. A mulher dos EUA média tem IMC de 26, mas as modelos de moda em geral têm IMC de 18. A anorexia nervosa caracteriza-se por um IMC igual ou menor que 17. Nos casos extremos de anorexia nervosa, o IMC pode estar abaixo de 15. A Tabela 31.1 mostra um exemplo de alguns IMCs baseados no peso (em quilogramas) e altura (em metros).

Diagnósticos de enfermagem e critérios de resultado

Os diagnósticos de enfermagem são selecionados com base nos dados reunidos durante a fase de avaliação e nos conhecimentos básicos acerca dos fatores predisponentes a esses transtornos. A Tabela 31.2 descreve uma lista de comportamentos dos pacientes e os diagnósticos de enfermagem da NANDA-I que correspondem a esses comportamentos e podem ser usados para planejar os cuidados a serem prestados aos pacientes com transtornos alimentares.

Critérios de resultado

É possível utilizar os seguintes critérios para avaliar os resultados obtidos a partir dos cuidados prestados aos pacientes com transtorno alimentar:

O paciente
- Alcançou e manteve um IMC esperado para a idade com base em sua constituição física, histórico de peso corporal e distúrbios fisiológicos (APA, 2013, p. 340)
- Apresenta sinais vitais, pressão arterial e resultados laboratoriais dentro dos limites normais
- Expressa verbalmente a importância da nutrição adequada
- Diz que entende as consequências da perda de líquidos causada pelos vômitos autoprovocados (ou uso abusivo de laxantes/diuréticos) e a importância da ingestão adequada de líquidos (anorexia nervosa, bulimia nervosa)
- Descreve os eventos que provocam ansiedade e demonstra técnicas para reduzir sua intensidade
- Descreve formas por meio das quais pode ter mais controle do ambiente e, deste modo, atenuar o sentimento de impotência
- Expressa menos preocupação com a própria aparência (anorexia nervosa, bulimia nervosa)
- Demonstra ser capaz de assumir o controle da própria vida sem recorrer aos comportamentos alimentares inadaptativos (anorexia nervosa, bulimia nervosa, transtorno de compulsão alimentar)
- Adotou um padrão de ingestão alimentar saudável para controlar o peso, e a perda ponderal necessária para alcançar a meta desejada está em progressão (transtorno de compulsão alimentar)
- Descreve planos para manter o peso sob controle e evitar recaídas (transtorno de compulsão alimentar).

Planejamento e implementação

Na maioria dos casos, os pacientes com transtornos alimentares são tratados ambulatorialmente, mas, em alguns casos, a hospitalização torna-se necessária. Os resultados da avaliação que podem indicar a necessidade de internação hospitalar são os seguintes

- **Desnutrição:** Peso 20% abaixo do esperado com base na altura, conforme as recomendações para tratamento hospitalar; peso 30% abaixo do esperado com base na altura, conforme recomendações para tratamento intensivo prolongado (Sadock et al., 2015)
- **Desidratação:** As alterações detectadas incluem sede, hipotensão ortostática, taquicardia, níveis altos de sódio e outros sinais e sintomas
- **Distúrbio eletrolítico grave:** Níveis de potássio abaixo de 3 mmol/ℓ, fosfato menor que 3 mg/dℓ e magnésio abaixo de 1,4 mEq/ℓ
- **Arritmias cardíacas:** Alterações do segmento ST e da onda T, geralmente associadas aos distúrbios eletrolíticos
- **Bradicardia grave:** Menos que 50 bpm
- **Hipotermia:** Temperatura corporal abaixo de 36°C
- **Hipotensão:** Padrão de pressão arterial baixa ou hipotensão ortostática (queda da pressão arterial sistólica em 20 mmHg ou mais com alterações da postura e aceleração da frequência do pulso em 20 batimentos ou mais)

TABELA 31.1 Tabela de índice de massa corporal (IMC).

IMC	19	20	21	22	23	24	25	26	27	28	29	30	31	32	33	34	35	36	37	38	39	40
ALTURA (m)											**PESO (kg)**											
1,47	41	43,5	45	47	50	52	54	56	58,5	61	62,5	65	67	69,5	72	73,5	76	78	80	82	84	191
1,50	42,5	45	47	49,5	52	54	56	58	60	62,5	65	67	69,5	72	74	76	78,5	81	83	85	87,5	198
1,52	44	46	48,5	51	53,5	56	58	60	62,5	65	67	69,5	72	74	76	79	81	83,5	86	88	90	204
1,55	45	48	50	52,5	55	57,5	60	62	65	67	69,5	72	74	77	79	82	84	86	88,5	91	95,5	211
1,57	47	49,5	52	54,5	57	59,5	62,5	64,5	67	69,5	72	74	77	79	82	84	86,5	89	92	94	97	218
1,60	48,5	51	53,5	56	59	61	64	66	69	72	74	77	79	82	84	86,5	89	92	94	97	99,5	225
1,63	50	52,5	55	58	61	63,5	66	68,5	71	74	77	79	82	84	87	89	92,5	95	97,5	100	103	232
1,65	52	54,5	57	60	62,5	65	68	71	73,5	76	79	82	84	87	90	92,5	95,5	98	100,5	103,5	106	240
1,68	53,5	56	59	61,5	64,5	67	70	73	76	78,5	81	84	87	90	92,5	95,5	98	101	104	106,5	109	247
1,70	55	57,5	61	63,5	66	67,5	72	75	78	81	84	86,5	90	92,5	96	98,5	101	104	107	110	106,5	255
1,73	57	59,5	62,5	65	68,5	72	74	77,5	80	83,5	86	89,5	92	95,5	98	101	104	107	110	113	116	262
1,75	58	61	64,5	67,5	70	73,5	76,8	80	82,5	86	89	92	95	98	101	104	107	110	113	116,5	119	270
1,78	60	63	66	69,5	72,5	76	79	82	85	88,5	92	95	98	100,5	104	107	110	113,5	116,5	120	123	278
1,8	62	65	68	71	75	78	81	84	87,5	91	94	97,5	100,5	104	107	110	113,5	116,5	120	123	126,5	286
1,83	63,5	66,5	70	73,5	76,5	80	83,5	87	90	93,5	96,5	100	103,5	106,5	109,5	113,5	117	120	123	126,5	130	294
1,85	65	68,5	72	75	79	82,5	86	89	92,5	96	99,5	103	106,5	109,5	113,5	116,5	120	123	127	130,5	134	302
1,88	67	70	74	75,5	81	84	88	92	95	99	102	105,5	109	113	116	120	123	127	130	134	137,5	311
1,91	69	72,5	76	80	83,5	87	91	94	98	101,5	105	109	112,5	116	120	123	126,5	130	134	137,5	141	319
1,93	71	74	78	82,5	86	89	93	97	100	104,5	108	111,5	115	119	123	126,5	130	134	138	141,5	145	328

National Heart, Lung and Blood Institute (2013). *Clinical guidelines on the identification, evaluation, and treatment of overweight and obesity in adults: Body mass index tables.* Reproduzida de: www.nhlbi.nih.gov/guidelines/obesity/bmi_tbl.htm.

TABELA 31.2 Atribuição dos diagnósticos de enfermagem aos comportamentos associados comumente aos transtornos alimentares.

COMPORTAMENTOS	DIAGNÓSTICOS DE ENFERMAGEM
Tensão exacerbada; desesperança intensificada; excitação excessiva; apreensão e medo; inquietude; dificuldade de estabelecer contato visual; dificuldade acentuada de ingerir nutrientes por via oral; incapacidade de aprender	Ansiedade (moderada a grave)
Imagem corporal distorcida; acha-se gordo mesmo quando o peso corporal é normal ou o paciente esteja gravemente emaciado; nega que exista problema com seu peso baixo; dificuldade de aceitar *feedback* positivo; comportamento autodestrutivo (vômitos autoprovocados, uso abusivo de laxantes ou diuréticos, recusa a alimentar-se); preocupação com a aparência e com a forma como as outras pessoas o percebem (*anorexia nervosa, bulimia nervosa*) Expressões verbais dos sentimentos negativos acerca de sua aparência e desejo de perder peso (*obesidade*) Falta de contato visual; humor deprimido (*todos*)	Distúrbio na imagem corporal/baixa autoestima
O paciente minimiza os sintomas; não consegue admitir o impacto da doença no seu padrão de vida; não percebe a importância dos sintomas para sua pessoa; não percebe a importância do risco pessoal	Negação
Ingestão alimentar compulsiva; ingestão excessiva para as necessidades metabólicas; estilo de vida sedentário; peso 20% acima do ideal com base na altura e conformação física; IMC igual ou maior que 30	Obesidade
Recusa a alimentar-se; uso abusivo de laxantes, diuréticos e/ou pílulas para emagrecer; perda de 15% do peso corporal esperado; palidez das conjuntivas e mucosas; tônus muscular reduzido; amenorreia; turgor cutâneo reduzido; distúrbios eletrolíticos; hipotermia; bradicardia; hipotensão; arritmias cardíacas; edema	Nutrição desequilibrada: menos que as necessidades corporais
Ingestão de líquidos reduzida; perdas anormais de líquidos causadas por vômitos autoprovocados; uso excessivo de diuréticos, laxantes ou enemas; distúrbios eletrolíticos; débito urinário reduzido; concentração urinária alta; hematócrito aumentado; pressão arterial baixa; frequência de pulso acelerada; turgor cutâneo reduzido; fraqueza	Volume de líquidos deficiente

- **Ideação suicida** (ver uma descrição mais detalhada da avaliação do risco de suicídio no Capítulo 17, *Prevenção de Suicídio*).

Além dos parâmetros da avaliação física citados antes, quando há suspeita de um transtorno alimentar, a avaliação geral inclui perguntar aos pacientes sobre hábitos alimentares e imagem corporal; padrões dietéticos; se têm ou não vontade de emagrecer; práticas de exercícios; e uso de quaisquer substâncias, inclusive pílulas para emagrecer, laxantes ou diuréticos (Micula-Gondek & Lackamp, 2011). Indícios de calos nos dorsos das mãos, crescimento das parótidas, úlceras orais, cáries dentárias e edema também podem ser indícios detectados na avaliação dos pacientes com comportamentos purgativos.

A seção subsequente descreve um grupo de diagnósticos de enfermagem selecionados, com metas de curto e longo prazos e intervenções de enfermagem para cada um deles.

Nutrição desequilibrada: menos que as necessidades corporais/volume de líquidos deficiente (risco ou real)

A definição de *nutrição desequilibrada: menos que as necessidades corporais* é "ingestão de nutrientes insuficiente para atender às necessidades metabólicas" (Herdmann & Kamitsuru, 2014, p. 161). A definição de *volume de líquidos deficiente* é "diminuição do líquido intravascular, intersticial e/ou intracelular" (p. 177). A Tabela 31.3 descreve esses diagnósticos de enfermagem no formato de um plano de cuidados.

Metas do paciente

Os critérios de resultado incluem metas de curto e longo prazos. Os intervalos de tempo são determinados caso a caso.

Metas a curto prazo

- O paciente ganhará ____ quilos por semana (valor estabelecido pelo paciente, enfermeiro e nutricionista)
- O paciente tomará 125 mℓ de líquidos por hora enquanto estiver acordado.

Meta a longo prazo

- No momento da alta do ambiente terapêutico, o paciente não terá sinais ou sintomas de desnutrição ou desidratação.

Intervenções de enfermagem

- Para o paciente emaciado e que não consegue ou não quer manter uma ingestão oral adequada, o médico

CAPÍTULO 31 ▪ Transtornos Alimentares

TABELA 31.3 Plano de cuidados para pacientes com transtornos alimentares: anorexia nervosa e bulimia nervosa.

DIAGNÓSTICOS DE ENFERMAGEM: NUTRIÇÃO DESEQUILIBRADA: MENOS QUE AS NECESSIDADES CORPORAIS/VOLUME DE LÍQUIDOS DEFICIENTE (RISCO OU REAL)

RELACIONADA COM: Recusa a ingerir alimentos/líquidos; vômitos autoprovocados; uso abusivo de laxantes/diuréticos

EVIDENCIADA POR: Perda de peso; tônus muscular e turgor cutâneo reduzidos; lanugem; bradicardia e hipotensão; arritmias cardíacas; mucosas pálidas e secas

Critérios de resultado	Intervenções de enfermagem	Justificativa
Metas a curto prazo: • O paciente ganhará × quilos por semana (valor estabelecido pelo paciente, enfermeiro e nutricionista) • O paciente tomará 125 mℓ de líquido a cada hora, enquanto estiver acordado. **Meta a longo prazo:** • No momento da alta do ambiente terapêutico, o paciente não terá sinais ou sintomas de desnutrição ou desidratação.	1. Para o paciente emaciado e que não consegue ou não quer manter uma ingestão oral adequada, o médico pode prescrever uma dieta líquida a ser administrada por tubo nasogástrico. Os cuidados de enfermagem para pacientes alimentados por tubo devem ser prestados de acordo com o protocolo estabelecido no hospital. 2. Para o paciente que não consegue ou não quer ingerir uma dieta oral, o nutricionista prescreverá a quantidade adequada de calorias para assegurar uma nutrição apropriada e alcançar uma meta realista de ganho ponderal. 3. Explicar ao paciente que privilégios e restrições dependem da adesão ao tratamento e determinam o ganho ponderal. Não colocar o foco nos alimentos e na ingestão alimentar. 4. Pesar o paciente todos os dias (sem que ele possa observar os resultados na balança) imediatamente depois de levantar-se de manhã e depois da primeira micção. Sempre usar a mesma balança, se possível. Manter um registro detalhado da ingestão e das perdas. Avaliar periodicamente o turgor e a integridade da pele. Avaliar a umidade e a cor das mucosas orais. 5. Permanecer com o paciente durante o tempo reservado para as refeições (em geral, 30 min) e ao menos por 1 h depois disso. 6. Se houver perda de peso, reforçar as restrições. 7. Assegurar que o paciente e seus familiares entendam que, se o estado nutricional piorar, a alimentação por tubo será iniciada. Essa medida será adotada por motivos práticos, sem qualquer forma de punição. 8. Estimular o paciente a analisar e reconhecer os sentimentos e medos reais que contribuem para seus comportamentos alimentares inadaptativos.	1. Sem nutrição adequada, a vida do paciente está ameaçada. 2. Calorias adequadas são necessárias para permitir um ganho de peso de 1 e 1,5 kg por semana. 3. Os problemas reais têm pouco a ver com alimentos e padrões alimentares. O foco deve ser dirigido aos problemas de controle que desencadearam esses comportamentos. 4. Essas avaliações são parâmetros importantes do estado nutricional e fornecem diretrizes para o tratamento. 5. Refeições demoradas colocam ênfase exagerada no alimento e na ingestão alimentar e trazem ao paciente atenção e reforço. A hora que se segue à refeição pode ser usada para descartar os alimentos tirados da bandeja e escondidos, ou provocar vômitos. 6. Restrições e limites precisam ser estabelecidos e respeitados consistentemente para evitar "lutas por poder", estimular a adesão do paciente ao tratamento e garantir sua segurança. 7. Essa intervenção é realizada para garantir a segurança e proteção do paciente em uma condição potencialmente fatal. 8. As questões emocionais precisam ser resolvidas para que essas reações inadaptativas sejam eliminadas.

- pode prescrever uma dieta líquida a ser administrada por tubo nasogástrico. Sem nutrição adequada, a vida do paciente está ameaçada. Os cuidados de enfermagem para pacientes alimentados por tubo devem ser prestados de acordo com o protocolo estabelecido pelo hospital
- Para o paciente que não consegue ou não quer ingerir uma dieta oral, o nutricionista prescreverá a quantidade adequada de calorias para assegurar uma nutrição apropriada e alcançar uma meta realista de ganho ponderal (de acordo com a constituição física e a estatura)
- Explicar o programa de modificação do comportamento para o paciente e seus familiares. Explicar ao paciente que privilégios e restrições dependem da adesão ao tratamento e determinam o ganho ponderal
- Não focar os alimentos e a ingestão alimentar. Em vez disso, focar as questões emocionais que desencadearam esses comportamentos
- Depois de estabelecer o protocolo, não conversar com o paciente sobre alimentos ou ingestão alimentar. Entretanto, oferecer-lhe apoio e reforço positivo quando houver melhoras evidentes nos comportamentos alimentares

- Manter um registro detalhado da ingestão e das perdas. Pesar o paciente todos os dias imediatamente depois de levantar-se de manhã e depois da primeira micção. Sempre usar a mesma balança, se possível. Pesar o paciente de forma que ele não consiga ver os números da balança pode ajudar a atenuar seu foco nas oscilações diárias do peso ou nas evidências de aumento do peso
- Avaliar os sinais vitais, inclusive pressão arterial com alterações posturais para detectar hipotensão ortostática e aferição do pulso para detectar bradicardia. A bradicardia pode ser mais acentuada em repouso, de forma que as avaliações periódicas realizadas durante esses períodos são especialmente importantes
- Avaliar o turgor e a integridade da pele periodicamente. Avaliar a umidade e a cor das mucosas orais. A condição da pele e das mucosas fornecem dados valiosos quanto à hidratação do paciente. Se a pele estiver muito seca, recomende ao paciente que não tome banho todos os dias
- Ficar sentado com o paciente durante as refeições para lhe dar apoio e observar a quantidade ingerida. Deve ser estabelecido um limite de tempo (em geral, 30 min) para as refeições. Sem esse limite de tempo, as refeições podem tornar-se demoradas, trazendo atenção do paciente quanto aos alimentos ingeridos e à ingestão alimentar
- O paciente deve ser observado por ao menos 1 hora depois das refeições. Ele pode usar esse tempo para descartar os alimentos que foram retirados da bandeja e escondidos ou provocar vômitos. Pode ser necessário acompanhar o paciente ao banheiro, se o enfermeiro suspeitar de que ele provocará vômitos
- Se houver perda de peso, reforçar as restrições. Restrições e limites precisam ser estabelecidos e respeitados consistentemente para evitar "lutas por poder" e estimular a adesão do paciente ao tratamento
- Assegurar que o paciente e seus familiares entendam que, se o estado nutricional piorar, a alimentação por tubo será iniciada. Essa medida será adotada por motivos práticos, sem qualquer forma de punição, de forma a garantir a segurança e proteção do paciente em uma condição potencialmente fatal
- Estimular o paciente a analisar e reconhecer os sentimentos e medos reais que contribuem para seus comportamentos alimentares inadaptativos. As questões emocionais precisam ser resolvidas para que essas reações inadaptativas sejam eliminadas.

Negação

A definição de *negação* é "tentativa consciente ou inconsciente de negar o conhecimento ou o significado de um evento para reduzir a ansiedade e/ou medo, o que leva a prejuízo à saúde" (Herdmann & Kamitsuru, p. 335).

Metas do paciente

Os critérios de resultado incluem metas de curto e longo prazos. Os intervalos de tempo são determinados caso a caso.

Meta a curto prazo

- O paciente dirá que entende a relação entre problemas emocionais e comportamentos alimentares inadaptativos (dentro do período considerado apropriado ao caso).

Meta a longo prazo

- No momento da alta do ambiente terapêutico, o paciente demonstrará que é capaz de evitar comportamentos alimentares inadaptativos e lidar com as questões emocionais de forma mais adaptativa.

Intervenções de enfermagem

- Estabelecer uma relação de confiança com o paciente sendo sincero, acolhedor e disponível, e cumprindo todas as promessas. Demonstrar respeito incondicional
- Reconhecer a raiva do paciente em razão do sentimento de perda do controle sobre o padrão alimentar estabelecido como parte do programa de modificação comportamental. Raiva é uma reação humana normal e deve ser expressa adequadamente. Os sentimentos que não são expressos permanecem sem solução e trazem um componente adicional a uma situação que já é grave
- Evitar discussões ou barganhas com o paciente resistente ao tratamento. Falar com clareza quais comportamentos são inaceitáveis e como os privilégios serão cortados se não houver adesão. É essencial que todos os membros da equipe sejam consistentes com essa intervenção
- Estimular o paciente a expressar verbalmente seus sentimentos acerca de seu papel na família e questões relacionadas a dependência/independência, necessidade intensa de realização pessoal e sexualidade. Ajudar o paciente a reconhecer como os comportamentos alimentares inadaptativos podem estar relacionados a esses problemas emocionais. Conversar sobre formas por meio da quais ele pode ter controle nessas áreas problemáticas da vida sem recorrer a comportamentos alimentares inadaptativos.

Obesidade

A definição de *obesidade* é "condição na qual o indivíduo acumula gordura excessiva para a idade e o sexo, que excede ao sobrepeso" (Herdman & Kamitsuru, p. 163).

Metas do paciente

Os critérios de resultado incluem metas de curto e longo prazos. Os intervalos de tempo são determinados caso a caso.

Meta a curto prazo

- O paciente dirá que compreende o que precisa ser feito para perder peso.

Meta a longo prazo

- O paciente demonstrará alterações dos padrões alimentares, que resultarão na estabilização do peso.

Intervenções de enfermagem

- Estimular o paciente a fazer um diário da ingestão alimentar. O diário alimentar oferece a oportunidade de que o paciente tenha um quadro realista da quantidade de alimentos ingeridos e fornece uma base de dados a partir da qual se possa elaborar um programa dietético
- Conversar sobre sentimentos e emoções associados à ingestão alimentar. Isso ajuda a saber quando o paciente está comendo para satisfazer uma necessidade emocional, em vez de atender a uma demanda fisiológica
- Com base nas informações fornecidas pelo paciente, elaborar um plano dietético que inclua alimentos que fazem parte dos grupos necessários, enfatizando uma ingestão com pouca gordura. É útil adotar um plano dietético mais semelhante possível ao padrão alimentar habitual do paciente. A dieta deve eliminar calorias e, ao mesmo tempo, manter a nutrição adequada. O paciente tem mais chances de seguir o plano dietético quando ele consegue participar da sua elaboração e o plano afasta-se o menos possível de seus tipos alimentares preferidos
- Estabelecer aumentos realistas das metas de perda semanal de peso. Perda de peso a uma taxa razoável (0,5 a 1 kg por semana) assegura efeitos mais duradouros. Emagrecimento rápido e excessivo causa fadiga e irritabilidade e, por fim, pode impedir que o paciente alcance as metas estabelecidas de perda ponderal. A motivação é mantida com mais facilidade quando são alcançadas "metas progressivas"
- Planejar um programa de exercícios progressivos adaptado às metas e preferências do paciente. Os exercícios físicos podem acelerar a perda de peso porque queimam calorias e reduzem o apetite, aumentam o vigor físico, tonificam os músculos e aumentam o sentimento de bem-estar e realização pessoal. Caminhar é uma opção excelente para indivíduos com sobrepeso
- Conversar sobre a probabilidade de que ocorram platôs quando o peso permanece estável por períodos longos. O paciente precisa saber que isso provavelmente ocorrerá à medida que tenha alterações metabólicas. Os platôs causam frustração e o paciente pode necessitar de apoio emocional durante esses períodos, de forma que continue a seguir o programa de emagrecimento
- Dar instruções sobre os fármacos prescritos para ajudar a perder peso, caso o médico tenha prescrito. Os supressores do apetite e outros fármacos que acarretam perda de peso como efeito adverso podem ajudar alguns pacientes com sobrepeso grave. Eles devem ser usados com essa finalidade apenas por períodos curtos, enquanto o paciente tenta adaptar-se ao novo padrão alimentar.

Distúrbio na imagem corporal/baixa autoestima

A definição de *distúrbio na imagem corporal* é "confusão na imagem mental do *self* físico" (Herdman & Kamitsuru, 2014, p. 275). A definição de *baixa autoestima* é "autoavaliação/sentimentos negativos sobre si próprio ou suas capacidades" (p. 271).

Metas do paciente (anorexia nervosa ou bulimia nervosa)

Os critérios de resultado incluem metas de curto e longo prazos. Os intervalos de tempo são determinados caso a caso.

Meta a curto prazo

- O paciente dirá que reconhece a interpretação distorcida de sua imagem corporal como "gordo" dentro do período especificado (dependendo da gravidade e cronicidade do transtorno).

Meta a longo prazo

- Por ocasião da alta do ambiente terapêutico, o paciente demonstrará melhora da autoestima, conforme se evidencia por descrições de aspectos positivos de si próprio e sinais de menos preocupação com a aparência pessoal à medida que desenvolve uma imagem corporal mais realista.

Metas do paciente (transtorno de compulsão alimentar e obesidade associada)

Os critérios de resultado incluem metas de curto e longo prazos. Os intervalos de tempo são determinados caso a caso.

Meta a curto prazo

- O paciente começará a aceitar-se com base em seus atributos pessoais, em vez de sua aparência física.

Meta a longo prazo

- O paciente buscará perder peso conforme seu desejo.

Intervenções de enfermagem

Pacientes com anorexia nervosa ou bulimia nervosa:

- Ajudar o paciente e desenvolver uma percepção realista de sua imagem corporal e relação com os alimentos. Comparar as medidas específicas do corpo do paciente com os cálculos imaginados por ele. Pode haver grande discrepância entre as medidas físicas reais e a percepção do paciente quanto

ao seu corpo. O paciente precisa reconhecer que essa percepção distorcida da imagem corporal não é saudável e que manter o controle por meio de comportamentos alimentares inadaptativos é perigoso – ou pode ser até fatal
- Reforçar os sentimentos de controle do ambiente por meio da participação e tomada de decisões independentes. Por meio de *feedback* positivo, ajudar o paciente a aceitar-se como ele é, inclusive com seus pontos fracos e fortes. O paciente precisa entender que ele é um indivíduo capaz e autônomo, que pode realizar-se fora da unidade familiar e que não se espera que seja perfeito. O controle da própria vida deve ser alcançado de outras formas, além da dieta e perda de peso
- Ajudar o paciente a compreender que perfeição não é uma meta realista e debater essa necessidade com ele. À medida que o paciente começa a sentir-se melhor consigo próprio, reconheça seus atributos positivos e desenvolva sua capacidade de aceitar determinadas imperfeições pessoais, a necessidade de alcançar metas irrealistas deve diminuir.

Paciente com transtorno de compulsão alimentar e obesidade associada:

- Avaliar os sentimentos e as atitudes do paciente quanto à ingestão alimentar excessiva e obesidade. Obesidade e comportamentos alimentares compulsivos podem ter implicações psicológicas profundas, inclusive compensação da falta de amor e cuidado, ou um mecanismo de defesa contra intimidade
- Assegurar que o paciente tenha privacidade durante as atividades de autocuidado. O indivíduo obeso pode ser sensível ou tímido em razão de seu corpo
- Pedir ao paciente para lembrar-se dos padrões de enfrentamento relacionados a alimentação em sua família e analisar como isso pode afetar sua condição atual. Os pais são modelos de conduta para seus filhos. Comportamentos alimentares inadaptativos podem ser aprendidos no sistema familiar e são mantidos por reforço positivo. Os pais podem substituir afeto e amor por alimentos e a ingestão alimentar está associada a um sentimento de satisfação, que se torna um mecanismo de defesa primário
- Avaliar a motivação do paciente para desenvolver padrões alimentares mais saudáveis. O'Melia (2014) ressaltou que as estratégias tradicionais de tratamento da obesidade, que geralmente incluem dietas e restrição alimentar, são menos eficazes nos pacientes com transtorno de compulsão alimentar porque a preocupação principal é desenvolver abordagens mais saudáveis de ingestão e reduzir ou eliminar comportamento de ingestão exagerada. Perder peso deveria ser uma meta secundária. O paciente pode ter sentimentos reprimidos de hostilidade, que podem ser direcionados internamente contra si próprio.

Em razão de um autoconceito depreciativo, é comum que o paciente tenha dificuldade com relacionamentos. Quando a motivação é perder peso para agradar a outra pessoa, o padrão alimentar mais saudável tem menos chances de ser mantido
- Ajudar o paciente a reconhecer seus atributos pessoais positivos. Enfatizar os pontos fortes e as realizações do passado que não estejam relacionadas com aparência física. É importante que a autoestima não esteja ligada apenas ao corpo físico. O paciente precisa reconhecer que a obesidade não deve interferir necessariamente nos sentimentos favoráveis relacionados ao autoconceito e valor próprio
- Encaminhar o paciente a um grupo de apoio ou terapia. Os grupos de apoio podem oferecer companheirismo, aumentar a motivação, reduzir a solidão e o ostracismo social e trazer soluções práticas para problemas comuns. A terapia de grupo pode ajudar a lidar com questões psicológicas subjacentes.

Plano de cuidados no formato de mapa conceitual

Plano de cuidados no formato de mapa conceitual (ver Capítulo 9, *Processo de Enfermagem na Prática de Saúde Mental e Psiquiátrica*) é uma estratégia diagramática de ensino e aprendizagem que permite a visualização das relações entre diagnósticos médicos, diagnósticos de enfermagem, resultados das avaliações e tratamentos. As Figuras 31.1 e 31.2 são exemplos de planos de cuidados no formato de mapas conceituais.

Orientações ao paciente e seus familiares

Assim como em todas as outras áreas de enfermagem, a função de instrutor é importante na prática psiquiátrica. É essencial incluir os familiares no processo educativo e no tratamento, a menos que existam razões determinantes para não o fazer. O Boxe 31.4 apresenta uma lista com temas para orientação do paciente e seus familiares relevantes para os transtornos alimentares.

Reavaliação

A reavaliação do paciente com transtorno alimentar requer uma revisão dos comportamentos que o levaram a procurar ajuda. O paciente e seus familiares precisarão fazer uma mudança no comportamento. Os seguintes tipos de pergunta podem ajudar a reunir os dados necessários para reavaliar se as intervenções de enfermagem conseguiram alcançar as metas terapêuticas.

Paciente com anorexia nervosa ou bulimia nervosa

- O paciente conseguiu aumentar continuamente seu peso em 1 a 1,5 kg por semana, até chegar a, no mínimo, 80% do peso corporal esperado com base em sua idade e estatura?

- O paciente não tem sinais e sintomas de desnutrição e desidratação?
- O paciente ingere calorias suficientes, conforme o plano dietético do nutricionista?
- O paciente fez alguma tentativa de retirar alimentos da bandeja e escondê-los para serem descartados mais tarde?
- O paciente fez alguma tentativa de induzir vômitos?
- O paciente admitiu que tem problema e que os comportamentos alimentares são inadaptativos?
- Os comportamentos adotados para manipular o ambiente foram interrompidos?
- O paciente está disposto a conversar sobre os verdadeiros problemas que envolvem papéis familiares,

Resumo clínico: Alice tem 18 anos e concluiu o ensino médio há 6 meses. Tem 1,75 cm de altura, razão pela qual seus colegas a caçoavam. Ela morava em uma comunidade rural e era sempre ridicularizada por seu sonho de tornar-se uma modelo depois da formatura. Contudo, Alice era determinada e, em vez de cursar uma faculdade, mudou-se para a cidade de Nova York para realizar seu sonho. No entanto, na primeira agência de modelos que procurou, disseram-lhe que nunca seria aceita como modelo pois pesava 70 kg, sendo que deveria voltar só quando tivesse perdido no mínimo 7,5 kg. Alice ficou arrasada, mas continuou firme em sua determinação de ter sucesso. Ela limitou a ingestão de calorias a 500 por dia, praticava exercícios sem parar, tomou laxantes e diuréticos de venda livre e começou a autoprovocar vômitos quando comia mais que deveria. Alice ficou fraca e sentia-se cronicamente cansada, mas insistiu até ontem, quando desmaiou na academia e o proprietário ligou para a emergência. Ela foi internada na unidade psiquiátrica pesando 59 quilos, com turgor cutâneo reduzido, pressão arterial de 75/45 mmHg e pulso irregular a 60/min. Ela contou para o enfermeiro: "Eu só poderei ser modelo se ficar magra! Todas as pessoas da minha família pensarão que sou um fracasso!". O enfermeiro elaborou o seguinte plano de cuidados no formato de mapa conceitual para Alice.

Sinais e sintomas
- Perda de peso
- Turgor cutâneo reduzido
- Bradicardia
- Hipotensão
- Arritmias cardíacas

Sinais e sintomas
- Incapacidade de admitir o impacto dos comportamentos alimentares inadaptativos em sua saúde

Sinais e sintomas
- Imagem corporal distorcida
- Pensamentos autodepreciativos
- Necessidade irrealista de ser excelente e "provar-se" diante dos amigos
- Humor deprimido/ansiedade quanto aos pensamentos sobre a possibilidade de fracassar

Diagnóstico de enfermagem
Nutrição desequilibrada: menos que as necessidades corporais

Diagnóstico de enfermagem
Negação ineficaz

Diagnóstico de enfermagem
Imagem corporal distorcida/baixa autoestima

Intervenções de enfermagem
- Avaliar as necessidades nutricionais da paciente
- Explicar o plano de modificação comportamental
- Pesar a paciente e registrar a ingestão e as perdas
- Avaliar o turgor da pele e as mucosas
- Permanecer com a paciente durante as refeições e por uma hora depois

Intervenções de enfermagem
- Desenvolver uma relação de confiança; demonstrar respeito incondicional
- Não barganhar; explicar que privilégios e consequências dependem da adesão ao tratamento e do ganho de peso
- Estimular a paciente a conversar sobre seus sentimentos e questões não resolvidas
- Ajudar a paciente a entender as consequências negativas dos comportamentos alimentares atuais

Intervenções de enfermagem
- Ajudar a paciente a desenvolver uma percepção realista de sua imagem corporal
- Permitir que a paciente tome decisões independentes
- Dar *feedback* positivo
- Ajudar a paciente a aceitar-se como é
- Transmitir a mensagem de que perfeição não é uma meta realista

Tratamento médico: fluoxetina, 20 mg/dia

Resultados
- A paciente ganhará 1 a 1,5 kg/semana
- A paciente não terá sinais de desidratação ou desnutrição
- A paciente ingere calorias suficientes
- A paciente não esconde alimentos ou provoca vômitos

Resultados
- A paciente disse que seus comportamentos alimentares eram inadaptativos
- A paciente disse que entende que os comportamentos alimentares atuais colocam sua vida em risco

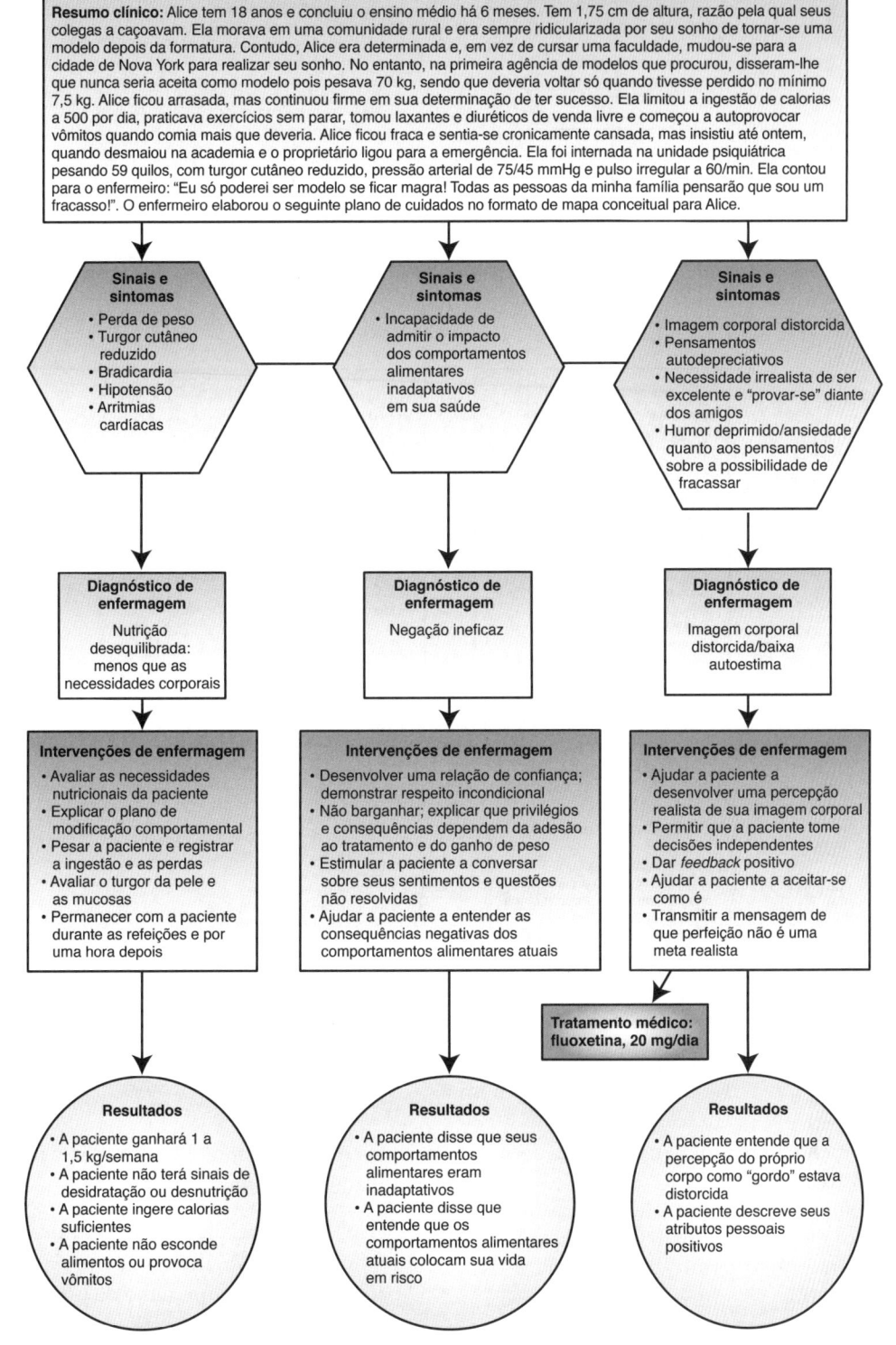

Resultados
- A paciente entende que a percepção do próprio corpo como "gordo" estava distorcida
- A paciente descreve seus atributos pessoais positivos

Figura 31.1 Plano de cuidados no formato de mapa conceitual para um paciente com anorexia nervosa.

Resumo clínico: Érica, de 20 anos, tem sobrepeso desde a infância. Sua mãe e irmã tinham peso normal, mas sua mãe sempre dizia: "Érica puxou o lado da família de seu pai.". Durante sua adolescência, ela tentou incontáveis vezes perder peso, mas perdia apenas alguns quilos e depois voltava a ganhar mais. Na faculdade, longe dos olhares vigilantes de sua mãe, Érica aumentou seu peso ainda mais. Ela nunca namorou. Sua irmã está noiva e vai casar-se em 6 meses e pediu a Érica para ser sua dama de honra. Érica procurou o centro de saúde estudantil da universidade em busca de ajuda para perder peso. Ela mede 1,62 m e pesa 102 kg e disse ao enfermeiro: "Eu odeio minha aparência. Não poderei estar no casamento de minha irmã assim!". O enfermeiro elaborou o seguinte plano de cuidados no formato de mapa conceitual para Érica.

Sinais e sintomas
- Peso mais de 20% acima do esperado com base na idade e estatura
- IMC > 30

Sinais e sintomas
- Expressa sentimentos negativos quanto à aparência pessoal
- Diz que quer perder peso

Diagnóstico de enfermagem
Nutrição desequilibrada: mais que as necessidades corporais

Diagnóstico de enfermagem
Imagem corporal distorcida/baixa autoestima

Intervenções de enfermagem
- Estimular a paciente a fazer um diário alimentar
- Conversar sobre os sentimentos associados à ingestão alimentar
- Elaborar um plano dietético saudável com poucas calorias
- Estabelecer metas realistas para perda de peso
- Planejar um programa de exercícios
- Conversar sobre a possibilidade de ocorrerem platôs
- Dar instruções quanto ao fármaco prescrito

Intervenções de enfermagem
- Avaliar as atitudes e os sentimentos acerca do peso
- Analisar os comportamentos alimentares do passado
- Avaliar a fonte e o grau de motivação
- Focar os pontos fortes e realizações do passado que não estejam relacionadas à aparência física
- Encaminhar a um grupo de apoio/terapia

Tratamento médico: locarserina, 10 mg 2 vezes/dia

Resultados
- A paciente estabeleceu um padrão alimentar saudável
- A paciente iniciou um programa de exercícios diários
- A paciente tem perdido cerca de 1 kg por semana
- A paciente descreve planos para manter o peso sob controle no futuro

Resultados
- A paciente descreve atributos pessoais que não estão relacionados a sua aparência física
- A paciente frequenta regularmente um grupo de apoio para obter ajuda para controlar seu peso

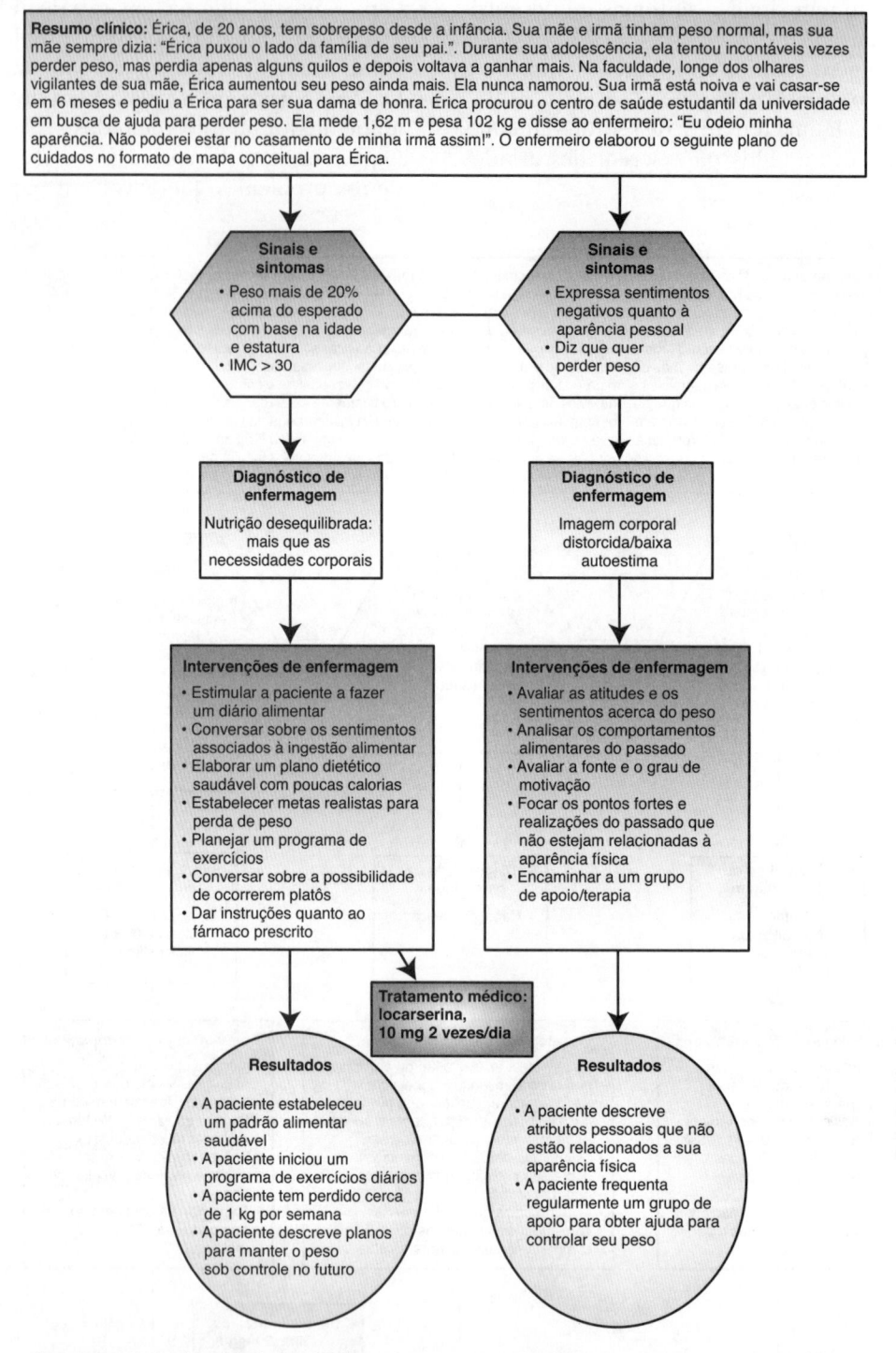

Figura 31.2 Plano de cuidados no formato de mapa conceitual para um paciente com obesidade.

sexualidade, dependência/independência e necessidade de realização pessoal?
- O paciente compreende como ele tem adotado comportamentos alimentares inadaptativos na tentativa de sentir que tem algum controle sobre os eventos de sua vida?
- O paciente reconheceu que a percepção de sua imagem corporal como um indivíduo "gordo" estava distorcida?

Paciente com transtorno de compulsão alimentar e obesidade associada:

- O paciente tem perdido peso continuamente, desde que iniciou o plano alimentar novo?
- O paciente descreve um plano de prevenção de recaídas para evitar fatores desencadeantes e abster-se de comer descontroladamente?

> **BOXE 31.4** Temas para orientação do paciente/familiares sobre transtornos alimentares.
>
> **NATUREZA DA DOENÇA**
> 1. Sinais e sintomas da anorexia nervosa.
> 2. Sinais e sintomas da bulimia nervosa.
> 3. Sinais e sintomas do transtorno de compulsão alimentar.
> 4. O que é obesidade.
> 5. Causas dos transtornos alimentares.
> 6. Efeitos da doença ou condição no organismo.
> 7. Comportamentos que podem reforçar reações nocivas, como TV e mídias sociais, foco dos companheiros em tamanho das roupas, padrão alimentar e peso. Os recursos disponíveis na internet tornaram-se um meio de compartilhar informações entre pessoas com anorexia nervosa quanto à forma como o indivíduo pode distrair os pais e profissionais de saúde, de forma a impedi-los de detectar a gravidade da perda de peso. Os familiares podem aprender mais sobre alguns desses comportamentos aos quais devem prestar atenção e podem optar por monitorar a forma com seus filhos usam a internet e as mídias sociais.
>
> **TRATAMENTO DO TRANSTORNO**
> 1. Princípios nutricionais (alimentos para manter a saúde).
> 2. Formas pelas quais o paciente pode sentir que controla sua vida (além da ingestão alimentar).
> 3. Importância de exprimir medos e sentimentos, em vez de guardá-los.
> 4. Estratégias alternativas de enfrentamento (para comportamentos alimentares inadaptativos).
> 5. Para um paciente obeso:
>   a. Como planejar uma dieta nutritiva com poucas calorias
>   b. Como ler os rótulos dos alimentos
>   c. Como estabelecer um plano realista para perder peso
>   d. Como elaborar um programa planejado de atividade física
> 6. Administração correta dos fármacos prescritos.
> 7. Indicação e efeitos adversos dos fármacos prescritos.
> 8. Técnicas de relaxamento.
> 9. Habilidades necessárias para resolver problemas.
> 10. Conversas sobre o método Maudsley ao tratamento da anorexia como uma opção baseada em evidência para envolvimento da família no programa de recuperação.
>
> **SERVIÇOS DE APOIO**
> 1. Vigilantes do Peso – https://www.vigilantesdopeso.com.br/br/
> 2. Comedores Compulsivos Anônimos – https://comedorescompulsivos.org.br/
> 3. National Association of Anorexia Nervosa and Associated Disorders (ANAD) – www.anad.org
> 4. National Eating Disorders Association – www.nationaleatingdisorders.org

Reproduzido, com autorização, de: *Manual Diagnóstico e Estatístico de Transtornos Mentais, 5ª Edição* (Direitos autorais de 2013). American Psychiatric Association.

- O paciente descreve atributos pessoais positivos que não estão associados às suas medidas físicas ou sua aparência?
- Paciente com anorexia, bulimia ou transtorno de compulsão alimentar com obesidade associada:
- O paciente conseguiu desenvolver uma percepção mais realista de sua imagem corporal?
- O paciente reconheceu que suas expectativas pessoais anteriores podem ser irrealistas?
- O paciente se aceita como uma pessoa imperfeita?
- O paciente desenvolveu estratégias de enfrentamento adaptativo para lidar com estresse, sem recorrer a comportamentos alimentares inadaptativos?

Educação de Qualidade e Segurança para Enfermeiros (QSEN, ou *Quality and Safety Education for Nurses*, em inglês)

O Institute of Medicine (atual National Academy of Medicine), em seu relatório de 2003 intitulado *Health Professions Education: A Bridge to Quality*, desafiou as faculdades de medicina, enfermagem e outras profissões da área de saúde a garantir que seus graduandos alcançassem um conjunto básico de competências, de forma a atender às necessidades do sistema de saúde do século 21. Essas competências são *prestar cuidados centrados no paciente, manter a segurança, trabalhar em equipes interdisciplinares, exercer uma prática baseada em evidência, aplicar técnicas de melhoria da qualidade e utilizar informática*. O Boxe 31.5 descreve uma estratégia de ensino no modelo QSEN. O uso desse tipo de atividade tem como propósito equipar o instrutor e os estudantes com diretrizes para alcançar conhecimento, habilidades e atitudes necessários à aquisição de competências de qualidade e segurança em enfermagem.

Modalidades de tratamento

O objetivo imediato do tratamento dos transtornos alimentares é recuperar o estado nutricional do paciente.

BOXE 31.5 Estratégia de Ensino no Modelo QSEN.

ATRIBUIÇÃO: USAR EVIDÊNCIAS PARA AVALIAR PROBLEMAS CLÍNICOS
Intervenções para um paciente que teme ganhar peso (anorexia nervosa)
Domínio de competência: Prática baseada em evidências
Objetivos da aprendizagem. O estudante:
- Saberá diferenciar entre opinião clínica e resumos de estudos e evidências
- Explicará o papel das evidências para determinar a melhor prática clínica como intervenção com pacientes que não querem comer
- Reconhecerá as discrepâncias entre o que é observado no contexto terapêutico e o que foi reconhecido como melhor prática
- Conseguirá diferenciar as razões válidas e inválidas para modificar a prática clínica baseada em evidências de acordo com a experiência clínica ou outras razões
- Participará efetivamente da coleta de dados apropriados e outras atividades de pesquisa
- Reconhecerá as próprias limitações de conhecimento e experiência clínica antes de determinar quando pode afastar-se das melhores práticas baseadas em evidência.

Revisão da estratégia:
1. Avaliar os estudos relacionados com a intervenção para um paciente que não quer comer.
2. Identificar as melhores práticas descritas na literatura. Como essas melhores práticas foram estabelecidas?
3. Comparar e contrastar as intervenções realizadas pela equipe e as melhoras práticas descritas na literatura.
4. Entender as percepções da equipe quanto à intervenção para um paciente que se recusa a comer.
5. Como o paciente desenvolveu essas percepções?
6. Os membros da equipe veem algum problema associado à sua prática em comparação com a melhor prática descrita na literatura? Em caso positivo, como eles gostariam que o problema fosse resolvido?
7. Descrever aspectos éticos associados à intervenção para um paciente que não quer comer.
8. Qual é sua percepção pessoal acerca da melhor evidência disponível até agora quanto à intervenção para um paciente com anorexia nervosa? Existem situações que lhe vêm à mente nas quais você poderia afastar-se do modelo das melhores práticas?
9. Quais dúvidas você tem sobre intervenção para um paciente com anorexia nervosa que ainda não foram resolvidas pelos pesquisadores atuais?

Adaptado da estratégia de ensino submetida por Pamela M. Ironside, Professora Associada, Indiana University School of Nursing, Indianápolis, IN. © 2009 QSEN; http://qsen.org. Reproduzido com autorização.

As complicações como emagrecimento extremo, desidratação e distúrbios eletrolíticos podem levar à morte. Quando a condição física do paciente não coloca mais sua vida em risco, outras modalidades de tratamento podem ser iniciadas.

Modificação comportamental

As intervenções realizadas para modificar os comportamentos alimentares inadaptativos dos pacientes com anorexia nervosa e bulimia nervosa são modalidades de tratamento amplamente aceitas. O objetivo primordial de iniciar um programa de modificação comportamental para esses pacientes é assegurar que o programa não os "controle". As questões de controle são fundamentais nesses transtornos, de forma que, para que o programa tenha sucesso, o paciente precisa perceber que ele está no controle do tratamento. O método Maudsley – um programa baseado em evidências para tratar adolescentes com anorexia nervosa – modifica esse conceito porque a primeira fase do tratamento tem como objetivo reforçar o controle paterno dos hábitos alimentares; o controle é devolvido ao adolescente quando ele demonstra estar disposto e ser capaz de assumir o controle de forma mais saudável.

Casos bem-sucedidos ocorrem quando o paciente com anorexia nervosa pode estabelecer um contrato que defina privilégios com base no aumento do peso. O paciente tem influência no plano de cuidados e pode perceber com clareza quais são as opções terapêuticas. O paciente tem controle sobre a ingestão alimentar, quantidade de exercícios praticados e até mesmo se pode provocar vômitos ou não. As metas do tratamento, assim como as responsabilidades de cada participante para que as metas sejam alcançadas, são estabelecidas em comum acordo entre paciente e equipe.

A equipe e o paciente também concordam com um sistema de recompensas e privilégios que podem ser auferidos pelo paciente, a quem é dada a palavra final. Ele tem a opção de respeitar ou não o contrato – uma escolha se poderá ganhar peso ou não e se poderá usufruir ou não os privilégios.

Esse método de tratamento oferece bastante autonomia ao paciente. Contudo, é importante entender que essas técnicas de modificação comportamental são úteis apenas para os pacientes que querem recuperar peso. Psicoterapia individual e/ou psicoeducação familiar adjuvante pode ser necessária para evitar ou atenuar comorbidades adicionais. Terapia cognitivo-comportamental (TCC) e terapia comportamental dialética (TCD) têm efeitos benéficos comprovados para pacientes com anorexia, bulimia e transtorno de compulsão alimentar (Black & Andreasen, 2014; O'Melia, 2014; Wright, Thase & Beck, 2008).

Com a confrontação dos padrões cognitivos irracionais e os sentimentos associados, a TCC e a TCD buscam eliminar os componentes emocionais relacionados aos padrões alimentares patológicos.

Terapia individual

Embora terapia individual não seja a modalidade preferível para tratar transtornos alimentares, ela pode ser um componente adjuvante de uma abordagem terapêutica multifacetada e abrangente, quando comorbidades psíquicas coexistentes contribuem para os comportamentos inadaptativos. Com a psicoterapia de apoio, o terapeuta estimula o paciente a explorar conflitos não resolvidos e reconhecer os comportamentos alimentares inadaptativos como mecanismos de defesa para atenuar sua dor emocional. Os objetivos são resolver questões pessoais e estabelecer estratégias de enfrentamento mais adaptativas para lidar com situações de estresse.

Terapia de família: Método Maudsley

O método Maudsley é uma das poucas abordagens terapêuticas baseadas em evidências para tratar adolescentes com anorexia nervosa. Essa abordagem envolve ativamente os familiares em cada etapa do processo. Em alguns dos primeiros estudos controlados sobre esse método, 90% dos pacientes tiveram melhora, em comparação com 36% dos que fizeram terapia individual (Le Grange, 2005). O programa terapêutico é conduzido em um contexto ambulatorial intensivo e consiste em três fases. A fase I tem como foco a recuperação do peso e, nesta fase, os pais são encarregados de estabelecer ativamente regras e diretrizes concernentes à ingestão alimentar. Com frequência, os pais necessitam de apoio significativo durante essa fase porque, nos casos típicos, eles têm dificuldade de enfrentar as lutas por poder com seus filhos. Quando o paciente aceita as demandas dos pais para que ele aumente a ingestão alimentar, demonstra aumento contínuo do peso e há modificação do "humor familiar" (*i. e.*, atenuação da responsabilidade pelo transtorno alimentar; os adolescentes e seus pais sentem menos ansiedade), pode-se dar início à fase II (LeGrange & Lock, s/d). Nessa fase, o controle da manutenção do ganho ponderal é devolvido ao adolescente. Quando ele demonstra ser capaz de manter-se acima de 95% do peso ideal, a iniciação da fase III enfatiza ajudar o adolescente a desenvolver uma identidade pessoal sadia. Isso inclui a incorporação de habilidades de TCC e TCD, que são comprovadamente eficazes no tratamento desse transtorno.

Psicofarmacologia

Estudos científicos ainda não encontraram um fármaco que cause melhora definitiva da anorexia nervosa (Sadock et al., 2015). Estudos com fluoxetina demonstraram alguma evidência de aumento do peso e, em geral, os ISRSs podem ser benéficos ao tratamento da depressão coexistente, mas eles também contêm um alerta em negrito sobre o risco de aumentar ideação suicida nos adolescentes. Os efeitos adversos anticolinérgicos dos antidepressivos tricíclicos (inclusive hipotensão ortostática) podem ser problemáticos nos pacientes que já se encontram em risco de ter estes sintomas. É importante reconhecer que depressão e outros sintomas cognitivos e de humor podem ser indícios de desnutrição e inanição. Esses sintomas comumente melhoram depois que a nutrição é normalizada.

A fluoxetina é considerada útil ao tratamento da bulimia nervosa (Schatzberg, Cole & DeBattista, 2010) e a dose mais eficaz é de 60 mg/dia (três vezes maior que a dose habitual para tratar depressão). Como é um ISRSs, é possível que a fluoxetina reduza o desejo intenso de ingerir carboidratos e, deste modo, diminua a incidência de ingestão alimentar descontrolada, que em geral está associada ao consumo de grandes quantidades de carboidratos. Outros antidepressivos como imipramina, desipramina, amitriptilina, nortriptilina e fenelzina também foram eficazes em estudos terapêuticos controlados (Sadock et al., 2015).

Os ISRSs em doses altas demonstraram alguma eficácia na promoção do emagrecimento dos pacientes com transtorno de compulsão alimentar, mas a perda de peso foi transitória e, nos casos típicos, houve *ganho* ponderal depois que o tratamento foi interrompido (Sadock et al., 2015). Vale lembrar também que a perda de peso é um sintoma secundário do transtorno de compulsão alimentar. A eficácia de qualquer fármaco depende de que os outros sintomas do transtorno também sejam controlados. Dois fármacos – topiramato e lisdexanfetamina (um inibidor de receptação de dopamina-norepinefrina, usado inicialmente para tratar transtorno de *deficit* de atenção e hiperatividade) – mostraram efeitos benéficos comprovados na redução dos episódios de ingestão alimentar descontrolada e perda de peso (Balodis et al., 2015). A maioria dos estudos demonstrou que a combinação de fármacos com TCC foi mais eficaz que o uso isolado de um fármaco (Sadock et al., 2015).

Resumo e pontos fundamentais

- A incidência dos transtornos alimentares tem aumentado continuamente desde meados do século 20
- Pacientes com anorexia nervosa – um transtorno evidenciado pelo medo mórbido de engordar e por uma distorção grosseira da imagem corporal – podem literalmente entrar em inanição até à morte
- O paciente com anorexia nervosa acredita que está gordo, mesmo que esteja extremamente magro

(emaciado). É comum que esse transtorno seja acompanhado de depressão e ansiedade
- Bulimia nervosa é um transtorno alimentar evidenciado pela ingestão de grandes quantidades de alimento, geralmente em curto intervalo de tempo e em segredo
- Nos indivíduos com bulimia nervosa, a tensão é aliviada e eles sentem prazer durante a ingestão alimentar descontrolada, mas logo se sentem culpados e deprimidos
- Os pacientes com bulimia nervosa fazem "purgações" do que comeram em excesso por meio de vômitos autoprovocados ou uso abusivo de laxantes, diuréticos ou enemas. Além disso, esses pacientes estão sujeitos a transtornos de humor e ansiedade
- O transtorno de compulsão alimentar caracteriza-se pela ingestão de grandes quantidades de alimento por um indivíduo que sente não ter controle sobre seu comportamento alimentar. Ele difere da bulimia nervosa porque os pacientes não adotam comportamentos para livrar o corpo do excesso de calorias
- A ingestão alimentar compulsiva pode causar obesidade que, de acordo com a definição do National Institutes of Health, consiste em um IMC igual ou maior que 30
- A obesidade predispõe os indivíduos a diversos problemas de saúde e, em seu nível mórbido (IMC

Estudo de caso e exemplo de plano de cuidados

HISTÓRIA CLÍNICA E AVALIAÇÃO DE ENFERMAGEM

Quando Beatriz desmaiou na aula de história, ela foi levada por Juliana, sua colega de quarto, ao centro de saúde da universidade. Juliana contou ao enfermeiro que Beatriz tem usado muitos laxantes e diuréticos de venda livre e também que frequentemente provocava vômitos quando achava que havia comido muito. Depois de uma avaliação física inicial, o enfermeiro do centro de saúde da universidade encaminhou Beatriz para uma clínica de saúde mental.

Ao ser atendida na clínica de saúde mental, Beatriz pesava 55 kg e media 1,65 m. Ela admitiu para o enfermeiro que tentava manter seu peso baixo com dieta, mas algumas vezes tinha tanta fome que comia demais; em seguida, sentia necessidade de provocar vômitos para livrar-se das calorias em excesso. "Eu realmente não gosto de fazer isso, mas muitas garotas também fazem. Na verdade, elas que me deram essa ideia. Eu sempre me achei muito gorda durante o ensino médio, mas lá a competição não era tão forte. Aqui, todas as garotas são muito bonitas e, portanto, magras! Essa é a única forma com a qual consigo manter meu peso baixo."

Beatriz também confessou que esconde alimentos no seu dormitório e que os come quando se sente especialmente ansiosa e deprimida (em geral, à noite). Ela admitiu ter comido vários pacotes de batatas chips e um pacote inteiro de biscoitos de uma única vez. Algumas vezes, ela dirige até a loja de hambúrgueres da localidade no meio da noite, pede vários hambúrgueres, batatas fritas e milk-shakes, e os come todos de uma vez, sozinha, em seu carro. Beatriz disse que se sente um pouco melhor depois disso, mas que depois entra em pânico, e por isso força o vômito. "Depois, eu me sinto mais deprimida, e a única coisa que ajuda é comer mais! Sinto que não tenho controle sobre isso!"

DIAGNÓSTICOS DE ENFERMAGEM E DESCRIÇÃO DOS RESULTADOS

Com base nos dados da avaliação, o enfermeiro escolheu o seguinte diagnóstico de enfermagem para a paciente:

Enfrentamento ineficaz relacionado com sentimentos de desamparo, baixa autoestima e falta de controle da própria vida.

- **Meta a curto prazo:** A paciente reconhecerá e conversará sobre seus medos e ansiedades com o enfermeiro
- **Meta a longo prazo:** A paciente encontrará estratégias de enfrentamento adaptativas que possam ser realmente incorporadas ao seu estilo de vida e, deste modo, conseguirá evitar a ingestão alimentar descontrolada e a purgação subsequente como respostas à ansiedade.

PLANEJAMENTO E IMPLEMENTAÇÃO
Enfrentamento ineficaz

As seguintes intervenções de enfermagem foram selecionadas para Beatriz:

- Estabelecer uma relação de confiança com a paciente. Ser sincero e acolhedor. Demonstrar respeito incondicional
- Ajudar Beatriz a reconhecer as situações que provocam ansiedade e conversar sobre como ela enfrentava essas situações antes de começar seu transtorno de ingestão alimentar descontrolada com purgação
- Ajudar a paciente a reconhecer as emoções que provocam ingestão alimentar exagerada (p. ex., medo, tédio, raiva, solidão)
- Depois de identificar essas situações de alto risco, ajudar a paciente a escolher comportamentos alternativos, como praticar exercícios físicos, algum passatempo predileto ou um banho quente
- Estimular Beatriz a expressar os sentimentos suprimidos considerados inaceitáveis. Ajudar a paciente a encontrar formas mais saudáveis de expressar esses sentimentos
- Fazer encenações com Beatriz para lidar com sentimentos e experimentar novos comportamentos
- Analisar a dinâmica da família da paciente e estimular o envolvimento dos familiares como fonte de apoio, se a paciente consentir
- Ensinar princípios de nutrição saudável e explicar a importância dos padrões alimentares saudáveis para o bem-estar geral
- Consultar um médico para obter prescrição de fluoxetina para Beatriz
- Ajudar a paciente a encontrar um grupo de apoio com participantes que também tenham transtornos alimentares. Estimular a participação contínua nesse grupo

REAVALIAÇÃO

Os critérios de resultado esperados para o caso foram alcançados. Beatriz conversou com o enfermeiro sobre os sentimentos que provocavam episódios de ingestão alimentar descontrolada e as situações que desencadeavam esses sentimentos. A paciente participa de um grupo de apoio com outras pessoas que têm transtornos alimentares e agora tem uma "colega" para a qual pode ligar (mesmo no meio da noite) quando se sente propensa a ingerir alimentos descontroladamente. Beatriz começou a andar de bicicleta com frequência e vai à academia de ginástica quando se sente especialmente ansiosa. Ela ainda se encontra toda semana com o enfermeiro de saúde mental para conversar sobre seus medos e ansiedades. O desejo irrefreável de ingerir alimentos nos momentos de estresse não desapareceu por completo. Contudo, a frequência desses episódios diminuiu e agora Beatriz consegue escolher estratégias mais adaptativas para lidar com o estresse.

de 40), apenas o peso excessivo já pode contribuir para os aumentos da morbidade e mortalidade
- Entre os fatores predisponentes dos transtornos alimentares estão genética, fatores fisiológicos, dinâmica familiar, condições ambientais e estilo de vida
- As modalidades de tratamento dos transtornos alimentares são modificação comportamental, psicoterapia individual, terapia cognitivo-comportamental, terapia de família (inclusive o método Maudsley) e psicofarmacologia.

Questões de revisão

Escolha a resposta mais apropriada para cada uma das seguintes questões.

1. Alguns indivíduos obesos tomam anfetaminas para suprimir o apetite e ajudá-los a perder peso. Qual das seguintes opções é um efeito adverso associado ao uso de anfetaminas e que torna essa prática desaconselhável?
   a. Bradicardia.
   b. Amenorreia.
   c. Tolerância.
   d. Crises convulsivas.

2. O método Maudsley ao tratamento dos adolescentes com anorexia nervosa propõe qual dos seguintes conceitos fundamentais?
   a. A família deve participar ativamente de todas as etapas do tratamento.
   b. Os pais devem ser proibidos de ajudar seus filhos a comer mais, porque geralmente há problemas de controle.
   c. Os adolescentes precisam trabalhar no sentido de desenvolver identidade pessoal saudável antes que possam começar a ganhar peso.
   d. Psicoterapia individual é a modalidade terapêutica mais eficaz para adolescentes com anorexia nervosa.

3. João buscou ajuda porque está preocupado de que esteja comendo descontroladamente e sente-se como se fosse "perder o controle". Ele pergunta ao enfermeiro o que pode ser feito para ajudá-lo. Qual das seguintes opções seria a resposta mais apropriada?
   a. Nada pode ser feito.
   b. Alguns fármacos e abordagens psicológicas têm eficácia comprovada para reduzir os comportamentos de ingestão alimentar descontrolada.
   c. O problema principal é obesidade. Eu posso ajudá-lo a iniciar uma dieta com restrições calóricas.
   d. Alguns fármacos podem ajudá-lo a perder peso, mas não há um fármaco eficaz para evitar ingestão alimentar descontrolada.

4. Tatiana tem 14 anos e acabou de ser internada na unidade psiquiátrica com anorexia nervosa. Ela está emaciada e recusa-se a comer. Qual é o diagnóstico de enfermagem principal nesse caso?
   a. Pesar complicado.
   b. Nutrição desequilibrada: menos que as necessidades corporais.
   c. Processos familiares interrompidos.
   d. Ansiedade (grave).

5. Qual das seguintes manifestações físicas você esperaria encontrar durante a avaliação de um paciente com anorexia nervosa?
   a. Taquicardia, hipertensão e hipertermia.
   b. Bradicardia, hipertensão e hipertermia.
   c. Bradicardia, hipotensão e hipotermia.
   d. Taquicardia, hipotensão e hipotermia.

6. O enfermeiro está cuidando de um paciente hospitalizado por anorexia nervosa e desnutrição grave. O paciente ainda se recusa a comer. Qual seria a resposta mais apropriada do enfermeiro?
   a. "Você sabe que, se não comer, morrerá."
   b. "Se continuar a recusar alimentos VO, você será alimentado por um tubo nasogástrico."
   c. "Você pode muito bem ir embora, se não quiser seguir seu regime terapêutico."
   d. "Você não precisa comer, se não quiser. A escolha é sua."

7. Qual fármaco é usado com algum sucesso nos pacientes com anorexia nervosa?
   a. Locarserina.
   b. Diazepam.

(continua)

Questões de revisão (continuação)

  c. Fluoxetina.
  d. Carbamazepina.

8. Marisa foi hospitalizada na unidade psiquiátrica. Ela tem história e diagnóstico atual de bulimia nervosa. Qual dos seguintes sintomas seria mais compatível com o diagnóstico dessa paciente?
   a. Ingestão alimentar descontrolada, purgação, obesidade e hiperpotassemia.
   b. Ingestão alimentar descontrolada, purgação, peso normal e hipopotassemia.
   c. Ingestão alimentar descontrolada, uso abusivo de laxantes, amenorreia e emagrecimento grave.
   d. Ingestão alimentar descontrolada, purgação, emagrecimento grave e hiperpotassemia.

9. Uma paciente hospitalizada com bulimia nervosa parou de vomitar no hospital e disse para o enfermeiro que tem medo de que possa ganhar peso. Qual seria a resposta mais apropriada do enfermeiro?
   a. "Não se preocupe. O nutricionista tomará as medidas necessárias para que sua dieta não tenha muitas calorias."
   b. "Não se preocupe com seu peso. Trabalharemos com outros problemas enquanto você está no hospital."
   c. "Eu entendo que você está preocupada com seu peso e conversaremos sobre a importância da nutrição adequada, mas agora eu quero que você me fale sobre seu convite recente para filiar-se à National Honor Society. Isso é uma conquista e tanto!"
   d. "Você não está gorda e a equipe garantirá que seu peso não aumente enquanto estiver no hospital, porque sabemos o que é importante para você."

10. Marta chegou ao setor de emergência relatando ideação suicida. O enfermeiro obteve os seguintes dados em sua avaliação. Quais dos seguintes resultados da avaliação poderiam sugerir que bulimia nervosa é seu problema de saúde? (Escolha todas as opções certas.)
    a. As glândulas parótidas da paciente parecem estar aumentadas.
    b. Os dentes da paciente têm padrão de desgaste "roído por traça".
    c. A paciente relata que usa laxantes diariamente.
    d. O peso da paciente está dentro da faixa esperada.

TESTE SUAS HABILIDADES DE RACIOCÍNIO CRÍTICO

Janice, estudante do segundo ano do ensino médio, queria desesperadamente ser líder de torcida. Antes dos testes de seleção, ela praticou sem parar, mas não foi escolhida. Uma semana depois, Ricardo, seu namorado, terminou com ela para namorar outra garota. Janice, que naquela época media 1,70 m e pesava 55 kg, chegou à conclusão de que não foi selecionada porque estava muito gorda. Ela começou a praticar exercícios sempre que tinha tempo, além de suprimir refeições e de tentar manter sua ingestão diária em, no máximo, 300 calorias. A garota perdeu muito peso, mas também ficou muito fraca. Ela estava sempre gripada, com frio e usava suéteres no calor. Durante uma aula de educação física, ela teve um colapso e foi levada rapidamente ao setor de emergência. No momento da internação, Janice pesava 45 kg, estava emaciada e anêmica. O médico internou a paciente com diagnóstico de anorexia nervosa.

Responda às seguintes perguntas relativas ao caso de Janice:
1. Qual é a consideração principal quanto aos cuidados necessários?
2. De que forma o tratamento será direcionado para ajudar a paciente a ganhar peso?
3. Como o enfermeiro pode saber que Janice não está provocando vômito para livrar-se dos alimentos que ingeriu nas refeições?

EXERCÍCIOS DE COMUNICAÇÃO

1. Helena foi internada na unidade psiquiátrica com diagnóstico de anorexia nervosa grave. Depois de terminar uma refeição, ela pede desculpas ao enfermeiro dizendo que precisa ir ao banheiro. Como o enfermeiro deveria reagir a essa solicitação?
2. Joana buscou aconselhamento sobre um transtorno de compulsão alimentar. Quando o enfermeiro aferia seu peso, ele disse: "Eu me odeio. Eu nunca deveria ter deixado chegar a esse ponto. Estou completamente fora de controle.". Qual deveria ser a resposta mais empática do enfermeiro?

FILMES RELACIONADOS

A rebeldia mortal (anorexia nervosa)

O segredo de Kate (bulimia nervosa)

For the Love of Nancy (anorexia nervosa)

Super Size Me – A dieta do palhaço (obesidade)

Implicações das pesquisas para a prática baseada em evidências

Waller, T., Lampman, C., & Lupfer-Johnson, G. (2012) Assessing bias against overweight among nursing and psychology students: An implicit association test. *Journal of Clinical Nursing*, 21(23 a 24), 3504-3512. doi: 10.1111/j.1365-2702.2012.04226.x

DESCRIÇÃO DO ESTUDO: Cerca de 69% dos adultos estadunidenses estão acima do peso, e mais de 35% estão na faixa de obesidade. A obesidade tornou-se um problema de saúde importante, em razão de seus impactos na saúde física e psicológica. Como atitudes podem afetar de forma negativa os comportamentos, os autores realizaram esse estudo para determinar as atitudes implícitas ou inconscientes dos estudantes de enfermagem e psicologia frente aos indivíduos com sobrepeso atendidos em contextos médicos e não médicos. Os participantes do estudo foram 90 estudantes dos programas de enfermagem e psicologia de nível superior da University of Alaska Anchorage, com média de idade de 25 anos e declarados de raça branca em sua maioria. Outros entrevistados declararam-se como: nativos do Alasca ou índios norte-americanos, afrodescendentes, asiáticos, hispânicos e filipinos. As atitudes foram avaliadas usando um teste de associação implícita (TAI), que determina quão prontamente um conceito-alvo e um atributo são associados por meio da análise dos tempos de reação. Os participantes sentaram-se frente a um computador com a mão dominante no controle de resposta com as seguintes instruções: "Por favor, pressione o botão azul o mais rapidamente possível quando você vir uma pessoa magra ou de peso normal, ou se vir um atributo positivo usado para descrever um indivíduo. Por favor, pressione o botão amarelo se você vir uma pessoa com sobrepeso, ou vir algum atributo negativo para descrever um indivíduo.". As atitudes foram avaliadas com base na rapidez do tempo de resposta em relação à associação das imagens de indivíduos com sobrepeso com termos positivos e indivíduos magros ou de peso normal com termos negativos (estereótipo inconsistente), em comparação com a associação de termos positivos com indivíduos magros ou de peso normal e termos negativos com indivíduos com sobrepeso ou obesos (estereótipo consistente). As cenas mostravam pessoas em contextos médicos (pacientes) e não médicos.

RESULTADOS DO ESTUDO: Estudantes inscritos em uma turma de psicologia social analisaram os dados como tarefa de aula. Os resultados indicaram um viés implícito estatisticamente significativo quanto aos indivíduos com sobrepeso por parte dos estudantes de enfermagem e psicologia. Um viés de peso mais significativo foi detectado quando o estímulo-alvo da cena era mulher, em comparação com um homem. Não houve diferenças significativas no grau de viés quanto ao peso entre os estudantes de psicologia e enfermagem, ou entre pessoas mostradas em contextos médicos e não médicos.

IMPLICAÇÕES PARA A PRÁTICA DE ENFERMAGEM:
Os autores sugeriram:
Prover orientação e apoio aos indivíduos com sobrepeso é fundamental para a prática de enfermagem em uma sociedade que luta contra a obesidade. Os estereótipos ou crenças negativas acerca desses indivíduos podem resultar na prestação de cuidados de má qualidade. Por essa razão, enfermeiros e outros profissionais de saúde devem estar conscientes de seus preconceitos e trabalhar no sentido de desenvolver métodos para lidar terapeuticamente com questões relacionadas ao peso. (p. 3504)

Bibliografia

American Academy for Eating Disorders. (2009). Position statement: The role of the family in eating disorders. Retrieved from www.aedweb.org/index.php/23-get-involved/position- statements/88-the-role-of-the-family-in-eating-disorders

American Psychiatric Association. (2013). *Diagnostic and statistical manual of mental disorders* (5th ed.). Washington, DC: American Psychiatric Publishing.

Balodis, I.M., Grilo, C.M., & Potenza, M.N. (2015). Neurobiological underpinnings of obesity and addiction: A focus on binge eating disorder and implications for treatment. *Psychiatric Times*. Retrieved from www.psychiatrictimes.com/cme/neurobiological-underpinnings-obesity-and-addiction- focus-binge-eating-disorder-and-implications/page/0/ 2#sthash.D9vZ5Ijs.dpuf

Black, D.W., & Andreasen, N.C. (2014). *Introductory textbook of psychiatry* (6th ed.). Washington, DC: American Psychiatric Publishing.

Centers for Disease Control and Prevention. (2015). Adult overweight and obesity. Retrieved from www.cdc.gov/obesity/adult/index.html

Herdman, T.H., & Kamitsuru, S. (Eds.). (2014). *NANDA-I nursing diagnoses: Definitions and classification, 2015-2017*. Oxford: Wiley Blackwell.

Institute of Medicine. (2003). *Health professions education: A bridge to quality*. Washington, DC: Author.

Jaret, P. (2010). Eating disorders and depression. Retrieved from www.webmd.com/depression/features/eating-disorders

LeGrange, D. (2005). The Maudsley family-based treatment for adolescent anorexia nervosa. *World Psychiatry*, 4(3), 142-146.

LeGrange, D., & Lock, J. (no date). Family-based treatment of adolescent anorexia nervosa: The Maudsley approach. Retrieved from www.maudsleyparents.org/whatismaudsley.html

Micula-Gondek, W., & Lackamp, J. (2011). The ABCDEs of identi- fying eating disorders. *Current Psychiatry*, 10(7). Retrieved from www.currentpsychiatry.com/?id=22161&tx_ttnews[tt_news]=176106&cHash=677d188397e2489fe656c33f5b5d8801

National Heart, Lung, and Blood Institute. (2013). Clinical guide- lines on the identification, evaluation, and treatment of over- weight and obesity in adults: Body mass index tables. Retrieved from www.nhlbi.nih.gov/guidelines/obesity/bmi_tbl.htm

O'Melia, A.M. (2014). Binge eating disorder. *Current Psychiatry*, 13(4). Retrieved from www.currentpsychiatry.com/specialty-focus/eating-disorders/article/binge-eating-disorder/1e566fd65698cb7b06e-0d2b355284392.html

Puri, B.K., & Treasaden, I.H. (2011). *Textbook of psychiatry* (3rd ed.). Philadelphia: Churchill Livingstone Elsevier.

Sadock, B.J., Sadock, V.A., & Ruiz, P. (2015). *Synopsis of psychiatry: Behavioral sciences/clinical psychiatry* (11th ed.). Philadelphia: Lippincott Williams & Wilkins.

Schatzberg, A.F., Cole, J.O., & DeBattista, C. (2010). *Manual of clinical psychopharmacology* (7th ed.). Washington, DC: American Psychiatric Publishing.

Uçeyler, N., Schutt, M., Palm, F., Vogel, C., Meier, M., Schmitt, A., . . . & Sommer, C. (2010). Lack of serotonin transporter in mice reduces locomotor activity and leads to gender-dependent late onset obesity. *International Journal of Obesity*, 34(4), 701-711. doi:10.1038/ijo.2009.289

Waller, T., Lampman, C., & Lupfer-Johnson, G. (2012). Assessing bias against overweight individuals among nursing and psychology students: An implicit association test. *Journal of Clinical Nursing*, 21(23-24), 3504-3512. doi:10.1111/j.1365-2702.2012. 04226.x

Wright, J.H., Thase, M.E., & Beck, A.T. (2008). Cognitive therapy. In R.E. Hales, S.C. Yudofsky, & G.O. Gabbard (Eds.), *Textbook of psychiatry* (5th ed., pp. 1211-1256). Washington, DC: American Psychiatric Publishing.

32 Transtornos de Personalidade

CONCEITOS FUNDAMENTAIS
Personalidade

TÓPICOS DO CAPÍTULO

Aspectos históricos
Tipos de transtornos de personalidade
Aplicação do processo de enfermagem

Modalidades de tratamento
Resumo e pontos fundamentais
Questões de revisão

TERMOS-CHAVE

Constância de objeto
Divisão
Transtorno de personalidade antissocial
Transtorno de personalidade *borderline*
Transtorno de personalidade dependente
Transtorno de personalidade esquiva
Transtorno de personalidade esquizoide
Transtorno de personalidade esquizotípico
Transtorno de personalidade histriônica
Transtorno de personalidade narcisista
Transtorno de personalidade obsessivo-compulsivo
Transtorno de personalidade paranoide

OBJETIVOS
Após ler este capítulo, o estudante será capaz de:

1. Definir *personalidade*.
2. Comparar os estágios de desenvolvimento da personalidade de acordo com Sullivan, Erikson e Mahler.
3. Identificar os diversos tipos de transtornos de personalidade.
4. Discutir os aspectos históricos e as estatísticas epidemiológicas associadas aos transtornos de personalidade.
5. Descrever a sintomatologia associada ao transtorno de personalidade *borderline* e ao transtorno de personalidade antissocial e usar esses dados durante a avaliação do paciente.
6. Identificar os fatores predisponentes ao transtorno de personalidade *borderline* e ao transtorno de personalidade antissocial.
7. Formular diagnósticos de enfermagem e metas de cuidado para pacientes com transtorno de personalidade *borderline* e transtorno de personalidade antissocial.
8. Descrever intervenções de enfermagem apropriadas para os comportamentos associados ao transtorno de personalidade *borderline* e ao transtorno de personalidade antissocial.
9. Avaliar os cuidados prestados aos pacientes com transtorno de personalidade *borderline* e transtorno de personalidade antissocial.
10. Debater as diversas modalidades de tratamento aplicáveis aos transtornos de personalidade.

EXERCÍCIOS
Leia o capítulo e responda às seguintes perguntas:

1. Quais são os principais fatores psicossociais predisponentes ao transtorno de personalidade esquiva?
2. Como o enfermeiro deve cuidar de um paciente com transtorno de personalidade *borderline* que apresenta feridas autoprovocadas?
3. Quais são alguns dos tipos de dinâmica familiar que podem predispor um indivíduo ao transtorno de personalidade antissocial?

> **CONCEITO FUNDAMENTAL**
> **Personalidade**
> Totalidade das características emocionais e comportamentais particulares a determinado indivíduo, que se mantêm relativamente estáveis e previsíveis ao longo do tempo.

O termo *personalidade* tem sua origem na palavra grega *persona*. Originalmente, esse termo era usado para descrever a máscara teatral usada por alguns atores dramáticos da época. Com o tempo, o termo perdeu sua conotação de dissimulação e ilusão e passou a representar o indivíduo por trás da máscara – a pessoa de "verdade".

Os *traços* de personalidade podem ser definidos como características com as quais o indivíduo nasce, ou que desenvolve nos primeiros anos de vida. Eles influenciam a forma como o indivíduo percebe e relaciona-se com o ambiente e mantêm-se estáveis ao longo da vida. Os *transtornos* de personalidade ocorrem quando esses traços afastam-se acentuadamente das expectativas da cultura na qual o indivíduo está inserido, eles tornam-se rígidos e inflexíveis, contribuem para gerar padrões comportamentais inadaptativos ou limitações funcionais e causam sofrimento (American Psychiatric Association [APA], 2013). Os sintomas encontrados com mais frequência nos pacientes com transtornos de personalidade são: dificuldades de relacionamento interpessoal (41%), transtornos cognitivos (39%), transtornos afetivos (18%) e problemas de controle dos impulsos (6%) (Bornstein et al., 2014). Com alguns tipos específicos de transtorno de personalidade (p. ex., transtornos de personalidade paranoide e esquizotípica), os sintomas cognitivos podem parecer mais marcantes. Em outros tipos (p. ex., transtorno de personalidade *borderline* e transtorno de personalidade antissocial), as dificuldades de relacionamento interpessoal podem predominar (Bornstein et al., 2014). Quase todos os pacientes têm alguns comportamentos associados aos diversos tipos de transtornos de personalidade em uma época ou outra. Como mencionado anteriormente, os indivíduos são rotulados como portadores de transtornos de personalidade apenas quando há limitações funcionais significativas em resposta a esses traços de personalidade.

O desenvolvimento da personalidade ocorre como uma resposta a algumas influências biológicas e psicológicas. Essas variáveis incluem (embora não se limitem a) hereditariedade, temperamento, aprendizagem experiencial e interação social. Alguns teóricos tentaram descrever o processo de desenvolvimento da personalidade. A maioria sugeriu que ele ocorra de forma ordenada e progressiva. Entretanto, esses estágios sobrepõem-se à medida que cada indivíduo amadurece a um ritmo diferente. As teorias de Sullivan (1953), Erikson (1963) e Mahler (Mahler, Pine & Bergman, 1975) estão descritas detalhadamente no capítulo *Modelos Teóricos de Desenvolvimento da Personalidade*, que está disponível *on-line* na página DavisPlus. A Tabela 32.1 descreve os estágios de desenvolvimento da personalidade com base nesses três teóricos. O enfermeiro deve entender o que é desenvolvimento "normal" da personalidade antes que possa aprender o que é considerado inadaptativo.

Neste capítulo, também são descritos aspectos históricos e epidemiológicos dos transtornos de personalidade. Em seguida, os fatores predisponentes implicados na etiologia desses transtornos são apresentados. A sintomatologia é explicada para servir como base de conhecimentos para avaliar os pacientes com transtornos de personalidade.

É comum pacientes com transtornos de personalidade não serem tratados em contextos de cuidados de urgência/emergência quando esse diagnóstico psiquiátrico primário é a causa do atendimento. Entretanto, muitos pacientes com outros diagnósticos clínicos e psiquiátricos apresentam sinais e sintomas dos transtornos de personalidade. Os enfermeiros provavelmente atendem pacientes com esses traços de personalidade em todos os contextos de atenção à saúde.

Os enfermeiros que trabalham em serviços de psiquiatria têm mais chances de atender pacientes com características de personalidade *borderline* e antissocial. O comportamento dos pacientes com **transtorno de personalidade** *borderline* (TPB) é muito instável e a hospitalização é necessária com frequência em razão das tentativas de automutilação. Os pacientes com **transtorno de personalidade antissocial** (TPA) podem chegar aos serviços de psiquiatria como resultado de uma avaliação solicitada por meio jurídico. A intervenção psiquiátrica pode ser uma alternativa ao encarceramento por comportamento antissocial quando esta abordagem é considerada potencialmente eficaz.

Os cuidados de enfermagem prestados aos pacientes com TPB ou TPA estão descritos neste capítulo no contexto do processo de enfermagem. Por fim, são debatidas várias modalidades de tratamento recomendadas para os pacientes com transtornos de personalidade.

Aspectos históricos

No século 4 a.C., Hipócrates concluiu que todas as doenças eram causadas por excesso ou desequilíbrio dos quatro humores corporais: bile amarela, bile preta, sangue e muco (fleuma). Hipócrates reconheceu quatro estilos de personalidade principal que, segundo suas conclusões, provinham dos excessos dos quatro humores: irritável, colérico e hostil (bile amarela); melancólico pessimista (bile negra); excessivamente otimista e sanguíneo extrovertido (sangue); e fleumático apático (muco).

Em 1801, a medicina começou a reconhecer que os transtornos de personalidade (exceto psicoses) mereciam

TABELA 32.1 Comparação dos modelos de desenvolvimento da personalidade – Sullivan, Erikson e Mahler.

PRINCIPAIS TAREFAS DE DESENVOLVIMENTO E IDADES ESPERADAS

SULLIVAN	ERIKSON	MAHLER
Nascimento até 18 meses: atenuação da ansiedade por meio da gratificação oral das necessidades	Nascimento até 18 meses: desenvolver confiança básica na figura materna e ser capaz de generalizar essa confiança para outras pessoas	Nascimento até 1 mês: atendimento das necessidades básicas de sobrevivência e bem-estar
18 meses a 6 anos: aprender a experiência de postergar a gratificação pessoal sem ansiedade exagerada	18 meses a 3 anos: obter algum controle e independência no ambiente	1 a 5 meses: desenvolver a consciência de que o atendimento de suas necessidades provém de fonte externa
6 a 9 anos: aprender a formar relacionamentos satisfatórios com os amigos/companheiros	3 a 6 anos: desenvolver o sentido de propósito e a capacidade de iniciar e controlar as próprias atividades	5 a 10 meses: começar a ter entendimento básico de separação da figura materna
9 a 12 anos: aprender a estabelecer relacionamentos satisfatórios com pessoas do mesmo sexo; começar a desenvolver sentimentos de afeto por outra pessoa	6 a 12 anos: desenvolver o sentimento de autoconfiança por aprendizagem, competição, desempenho bem-sucedido e reconhecimento recebido de outras pessoas, companheiros e conhecidos	10 a 16 meses: ampliar a independência por meio da função locomotora; desenvolver o sentimento de separação pessoal
12 a 14 anos: aprender a estabelecer relacionamentos satisfatórios com pessoas do sexo oposto; desenvolver o sentido de identidade	10 a 20 anos: incorporar as tarefas dominadas nos estágios anteriores a um sentido de *self* bem formado	16 a 24 meses: perceber claramente a separação do *self*; aprender a buscar "reabastecimento emocional" da figura materna para manter o sentimento de segurança
14 a 21 anos: estabelecer a identidade própria; vivenciar relacionamentos gratificantes; trabalhar para desenvolver um relacionamento íntimo e duradouro com alguém do sexo oposto	20 a 30 anos: estabelecer um relacionamento ou compromisso intenso e duradouro com outra pessoa, uma causa ou um esforço criativo	24 a 36 meses: concluir o desenvolvimento do sentido de separação; a caminho do processo de constância do objeto; conseguir interiorizar uma imagem resistente do objeto/pessoa amado quando está fora do seu campo de visão; solucionar a ansiedade de separação
	30 a 65 anos: alcançar as metas de vida estabelecidas por si próprio, embora também considerando o bem-estar das futuras gerações	
	65 anos até a morte: Revisar a própria vida e entender o significado dos eventos positivos e negativos, ao mesmo tempo em que obtém um sentimento favorável de valor próprio. Nos últimos anos da vida adulta (80 anos ou mais), há outro estágio de desenvolvimento (*transcendência*) que se refere a um período no qual o indivíduo desenvolve um sentido mais amplo de significado e espiritualidade pessoal, que transcende ao próprio ser	

ser estudados separadamente, depois que se reconheceu que um indivíduo poderia comportar-se de forma irracional mesmo que suas funções intelectuais estivessem preservadas. Os psiquiatras do século 19 adotaram o termo *insanidade moral*, cujo conceito define o que hoje conhecemos como transtornos de personalidade.

No passado, os pacientes com transtornos de personalidade eram rotulados como "maus" ou "imorais" e como indivíduos desviados das dimensões de personalidade normais. Os eventos e as sequências que resultam nos transtornos de personalidade são complexos e difíceis de entender. Estudos adicionais devem ser realizados para facilitar o entendimento desse fenômeno comportamental complexo.

Uma dificuldade significativa enfrentada pelos psiquiatras é a de estabelecer uma classificação dos transtornos de personalidade. O *Manual Diagnóstico e Estatístico de Transtornos Mentais, 5ª Edição (DSM-5)*, reconhece 10 tipos específicos de transtornos de personalidade (APA, 2013). A American Psychiatric Association (APA) propôs um novo sistema diagnóstico complexo para identificar transtornos das funções da personalidade especificamente relacionados às dimensões do *self* e *relacionamentos interpessoais* e aos *domínios e facetas dos traços de personalidade*. Esse sistema é muito específico e descreve sintomas que podem diferir não apenas em cada transtorno de personalidade, mas também nos diferentes indivíduos com o mesmo transtorno. Essa metodologia diagnóstica baseada especificamente nos traços de personalidade está descrita no *DSM-5* como abordagem alternativa ao diagnóstico dos transtornos de personalidade e é recomendada para estudos mais detalhados.

O sistema diagnóstico atual classifica os transtornos de personalidade em três grupos, de acordo com a descrição dos traços de personalidade. Esses grupos são os seguintes:

1. **Grupo A:** Comportamentos descritos como estranhos ou excêntricos:
   a. Transtorno de personalidade paranoide.
   b. Transtorno de personalidade esquizoide.
   c. Transtorno de personalidade esquizotípica.
2. **Grupo B:** Comportamentos descritos como dramáticos, emotivos ou erráticos.
   a. Transtorno de personalidade antissocial.
   b. Transtorno de personalidade *borderline*.
   c. Transtorno de personalidade histriônica.
   d. Transtorno de personalidade narcisista.
3. **Grupo C:** Comportamentos descritos como ansiosos ou temerosos.
   a. Transtorno de personalidade esquiva.
   b. Transtorno de personalidade dependente.
   c. Transtorno de personalidade obsessivo-compulsiva.

Tipos de transtornos de personalidade

Transtorno de personalidade paranoide

Definição e estatísticas epidemiológicas

O **transtorno de personalidade paranoide** é definido por um padrão de desconfiança e suspeição generalizada das outras pessoas e interpretação dos motivos alheios como malévolos (APA, 2013, p. 649). Esse padrão tem início nos primeiros anos da vida adulta e mantém-se evidente em vários contextos. A prevalência foi estimada em 1 a 4% da população geral, e esse transtorno pode ser diagnosticado apenas quando o indivíduo busca tratamento para algum transtorno do humor ou ansiedade (Black & Andreasen, 2014). O transtorno de personalidade paranoide é diagnosticado mais comumente nos homens que nas mulheres.

Quadro clínico

Os indivíduos com transtorno de personalidade paranoide estão constantemente alertas, têm hipervigilância e estão prontos para qualquer ameaça real ou imaginária. Parecem tensos e irritáveis, desenvolvem uma aparência exterior áspera e tornam-se imunes ou insensíveis aos sentimentos das outras pessoas. Também evitam interações com outras pessoas, para que não sejam forçados a abrir mão de parte do seu poder pessoal. Esses pacientes sempre acham que as outras pessoas planejam tirar vantagem deles.

Eles são hipersensíveis ao ambiente e tendem a interpretar mal qualquer mínimo indício do seu ambiente, amplificando e distorcendo esses indícios em pensamentos de trapaça e engano. Como não confiam em ninguém, estão constantemente "testando" a honestidade das outras pessoas. Seus modos intimidadores provocam irritação e raiva em quase todos com quem entram em contato.

Os indivíduos com transtorno de personalidade paranoide preservam sua autoestima atribuindo suas falhas a outras pessoas. Eles não assumem responsabilidade por seus comportamentos e sentimentos, e projetam essa culpa em outros. São invejosos e hostis com os que são muito bem-sucedidos e acreditam que a única razão pela qual não alcançaram sucesso é porque foram tratados de forma injusta. Os pacientes paranoides são extremamente suscetíveis e ficam sempre na defensiva. Qualquer ameaça real ou imaginária pode desencadear hostilidade e raiva alimentadas pelas animosidades do passado. O desejo de retaliação e vingança é tão intenso, que um possível episódio de perda do controle pode resultar em agressão e violência. Em geral, essas explosões têm curta duração, e o indivíduo paranoide logo readquire seu controle externo, racionaliza seu comportamento e reconstrói as defesas essenciais ao seu padrão de personalidade.

O Boxe 32.1 descreve os critérios diagnósticos do transtorno de personalidade paranoide com base no *DSM-5*.

Fatores predisponentes

Estudos sugeriram a possibilidade de predisposição hereditária para o transtorno de personalidade paranoide. Eles detectaram incidência mais alta entre os parentes de pacientes com esquizofrenia, em comparação com uma população de controle (Sadock, Sadock & Ruiz, 2015).

Como também ocorre com alguns outros transtornos de personalidade, os fatores predisponentes psicológicos incluem história de trauma na infância, inclusive negligência. Os indivíduos com transtorno de personalidade paranoide podem ter presenciado antagonismo entre os pais e sofrido assédio. Eles aprenderam a perceber o mundo como hostil e cruel – uma condição que exige vigilância protetora e desconfiança. Entraram no mundo com uma atitude de "guardar ressentimento" e vivenciaram

> **BOXE 32.1** Critérios diagnósticos do transtorno de personalidade paranoide.
>
> A. Desconfiança e suspeição generalizadas das outras pessoas, de forma que seus motivos são interpretados como malévolos, com início nos primeiros anos da vida adulta e persistência em vários contextos, conforme indicado por 4 (ou mais) das situações a seguir. O indivíduo:
>   1. Suspeita – sem bases suficientes – de que as outras pessoas estão explorando, prejudicando ou enganando ele.
>   2. Está preocupado com dúvidas injustificadas sobre lealdade ou confiabilidade dos amigos ou conhecidos.
>   3. Reluta em confiar nas outras pessoas em razão do medo injustificado de que as informações sejam usadas maliciosamente contra ele.
>   4. Vê significados ameaçadores ou ultrajantes ocultos nos comentários ou eventos mais simples.
>   5. Guarda rancores persistentemente (i. e., não perdoa insultos, agressões ou desdém).
>   6. Imagina ataques ao seu caráter ou reputação que não são aparentes às outras pessoas; é rápido em suas reações de raiva ou contra-ataque.
>   7. Tem suspeitas recorrentes – sem razão – quanto à fidelidade do cônjuge ou parceiro sexual.
> B. Os sintomas não ocorrem exclusivamente durante a evolução da esquizofrenia, do transtorno bipolar ou depressivo com manifestações psicóticas ou de algum outro transtorno psicótico e não podem ser atribuídos aos efeitos fisiológicos de outra doença clínica.

Reproduzido, com autorização, de: *Manual Diagnóstico e Estatístico de Transtornos Mentais, 5ª Edição* (Direitos autorais de 2013). American Psychiatric Association.

alguma rejeição e repúdio da parte de outras pessoas. Como esperam ser humilhados e traídos pelas pessoas, aprendem a defender-se atacando primeiro.

Transtorno de personalidade esquizoide

Definição e estatísticas epidemiológicas

O **transtorno de personalidade esquizoide** caracteriza-se basicamente por uma deficiência profunda na capacidade de estabelecer relacionamentos pessoais. É comum que os pacientes com esse transtorno sejam percebidos pelas outras pessoas como indivíduos excêntricos, isolados ou solitários (Sadock et al., 2105). Ao longo de toda a sua vida, eles demonstram um padrão de retração social, e seu desconforto nas interações humanas é evidente. É difícil determinar a prevalência do transtorno de personalidade esquizoide porque, assim como muitos outros transtornos de personalidade, este pode passar despercebido, a menos que seja diagnosticado quando o indivíduo busca cuidados de saúde por outras razões. As estimativas de prevalência na população em geral variam de 3 a 5%. Muitos pacientes com esse transtorno nunca são atendidos em contextos clínicos. A razão entre os sexos masculino e feminino é desconhecida, embora o transtorno seja diagnosticado com mais frequência nos homens.

Quadro clínico

Os indivíduos com transtorno de personalidade esquizoide parecem frios, distantes e indiferentes aos demais. Nos casos típicos, eles têm história longa de ocupar-se com atividades predominantemente solitárias ou de se relacionar mais com animais que com pessoas. Eles preferem trabalhar isolados e são insociáveis, com pouca necessidade ou desejo de ter relacionamentos emocionais. Esses pacientes conseguem investir grandes cotas de energia afetiva em atividades intelectuais.

Quando estão na presença de outras pessoas, eles parecem envergonhados, ansiosos ou inquietos. Esses indivíduos são exageradamente sérios quanto a tudo e têm dificuldade de agir de forma descontraída. Seu comportamento e suas conversas mostram pouca ou nenhuma espontaneidade. Nos casos típicos, eles não conseguem sentir prazer e seu afeto em geral é embotado e retraído.

O Boxe 32.2 descreve os critérios diagnósticos do transtorno de personalidade esquizoide com base no *DSM-5*.

Fatores predisponentes

Embora o papel da hereditariedade na etiologia do transtorno de personalidade esquizoide seja duvidoso, introversão parece ser uma característica sem dúvida hereditária. Antes que afirmações definitivas sejam feitas, é necessário realizar mais estudos. É provável que, psicologicamente, o desenvolvimento da personalidade esquizoide seja influenciado pelos padrões interacionais iniciais, que o indivíduo vivenciou como frios e insatisfatórios. Com frequência, a infância desses indivíduos foi caracterizada como sombria, fria, sem empatia e pouco acolhedora. Uma criança criada por esse tipo de família pode desenvolver traços de personalidade esquizoide quando tem constituição temperamental tímida, ansiosa e introvertida.

Transtorno de personalidade esquizotípica

Definição e estatísticas epidemiológicas

No passado, os indivíduos com **transtorno de personalidade esquizotípica** eram descritos como "esquizofrênicos latentes". Seu comportamento é estranho e excêntrico, mas não chega ao nível da esquizofrenia. A personalidade esquizotípica é marcada por sintomas mais semelhantes aos da esquizofrenia que aos da personalidade esquizoide. Esses indivíduos mostram peculiaridades significativas na cognição, comportamento e aparência. Estudos sugeriram que a prevalência do transtorno de personalidade esquizotípica oscile em torno de 3% (Sadock et al., 2015).

> **BOXE 32.2** Critérios diagnósticos do transtorno de personalidade esquizoide.
>
> A. Padrão generalizado de distanciamento nos relacionamentos sociais e âmbito restrito de expressão de emoções nos contextos interpessoais, que começa nos primeiros anos da vida adulta e evidencia-se em diversas situações exemplificadas por 4 (ou mais) das condições a seguir. O indivíduo:
> 1. Nunca deseja ou aprecia relacionamentos íntimos, inclusive fazer parte de uma família.
> 2. Quase sempre escolhe atividades solitárias.
> 3. Tem pouco ou nenhum interesse por ter experiências sexuais com outra pessoa.
> 4. Sente prazer em poucas atividades, ou nenhuma.
> 5. Não tem amigos íntimos ou confidentes, exceto parentes de primeiro grau.
> 6. Parece indiferente a elogios ou críticas de outras pessoas.
> 7. Demonstra frieza emocional, alheamento ou afeto embotado.
> B. O transtorno não ocorre exclusivamente durante a evolução da esquizofrenia, de um transtorno bipolar ou depressivo com manifestações psicóticas, algum outro transtorno psicótico ou um transtorno do espectro autista e não pode ser atribuído aos efeitos fisiológicos de outra doença clínica.

Reproduzido, com autorização, de: *Manual Diagnóstico e Estatístico de Transtornos Mentais, 5ª Edição* (Direitos autorais de 2013). American Psychiatric Association.

Quadro clínico

Os indivíduos com transtorno de personalidade esquizotípica são distantes e isolados e seus modos são pouco expressivos e apáticos. Pensamento mágico, ideias referenciadas, ilusões e despersonalização fazem parte do seu dia a dia. Exemplos disso são superstições; crença em clarividência, telepatia ou "sexto sentido"; e crenças de que os "outros conseguem sentir o que sinto".

Em alguns casos, o padrão de expressão verbal é bizarro. Pacientes com esse transtorno frequentemente não conseguem organizar seus pensamentos de forma lógica e ficam perdidos em irrelevâncias pessoais e apartes tangenciais, que parecem vagos e distantes do tema em questão. Esse elemento apenas afasta ainda mais esses indivíduos das outras pessoas.

Em condições de estresse, esses indivíduos podem descompensar e desenvolver sintomas psicóticos, como pensamentos delirantes, alucinações e comportamentos bizarros, mas, em geral, esses sintomas têm duração breve (Sadock et al., 2015). Com frequência, eles conversam ou gesticulam consigo mesmos, como "se vivessem no seu próprio mundo". Seu afeto é embotado ou inapropriado; por exemplo, riem de seus problemas ou em uma situação que a maioria das pessoas consideraria triste.

O Boxe 32.3 descreve os critérios diagnósticos do transtorno de personalidade esquizotípica com base no *DSM-5*.

Fatores predisponentes

Algumas evidências sugerem que o transtorno de personalidade esquizotípica seja mais comum entre os parentes biológicos de primeiro grau dos pacientes esquizofrênicos do que na população em geral. Hoje em dia, esse transtorno é considerado parte do espectro genético da esquizofrenia (APA, 2013). Estudos com irmãos gêmeos detectaram incidência mais alta entre gêmeos homozigóticos que entre os heterozigóticos (Sadock et al., 2015).

> **BOXE 32.3** Critérios diagnósticos do transtorno de personalidade esquizotípica.
>
> A. Padrão generalizado de dificuldades sociais e interpessoais evidenciadas por desconforto intenso e capacidade reduzida de manter relacionamentos íntimos, assim como distorções de percepção ou cognição e excentricidades comportamentais, que começam nos primeiros anos da vida adulta e evidenciam-se em diversas situações exemplificadas por 5 (ou mais) das condições a seguir. O indivíduo tem:
> 1. Ideias referenciadas (exceto delírios de referência).
> 2. Crenças estranhas ou pensamentos mágicos que influenciam seu comportamento e são incompatíveis com as normas próprias de sua subcultura (p. ex., superstições, crenças em clarividência, telepatia ou "sexto sentido"; nas crianças e nos adolescentes, fantasias ou preocupações bizarras).
> 3. Experiências perceptivas incomuns, inclusive delírios relacionados ao corpo.
> 4. Pensamentos e discurso estranhos (p. ex., vagos, circunstanciais, metafóricos, excessivamente elaborados ou estereotipados).
> 5. Desconfiança ou ideação paranoide.
> 6. Afeto inapropriado ou contido.
> 7. Comportamento ou aparência estranha, excêntrica ou peculiar.
> 8. Falta de amigos íntimos ou confidentes, exceto parentes de primeiro grau.
> 9. Ansiedade social exagerada, que não diminui com a familiaridade e tende a estar associada a medos paranoides, em vez de julgamentos autodepreciativos.
> B. O transtorno não ocorre exclusivamente durante a evolução da esquizofrenia, de um transtorno bipolar ou depressivo com manifestações psicóticas, algum outro transtorno psicótico ou transtorno do espectro autista.

Reproduzido, com autorização, de: *Manual Diagnóstico e Estatístico de Transtornos Mentais, 5ª Edição* (Direitos autorais de 2013). American Psychiatric Association.

Fatores psicológicos e ambientais também podem interagir com a suscetibilidade genética ao desenvolvimento dos traços de personalidade esquizotípica. Um estudo recente (Hur et al., 2016) demonstrou que os indivíduos com transtorno de personalidade esquizotípica tinham ativação reduzida das áreas encefálicas responsáveis pela percepção de movimentos e controle executivo da percepção. Esses resultados podem explicar a base biológica dos padrões comportamentais peculiares que os pacientes com transtorno de personalidade esquizotípica demonstram em situações sociais. Embotamento afetivo, comportamentos peculiares e desconforto nas relações interpessoais podem levar outras crianças a evitar relacionamento com esses indivíduos ou, o que é pior, praticar *bullying* que reforça seu afastamento das outras crianças. Por terem fracassado repetidas vezes diante dessas adversidades, esses pacientes retraem-se e evitam contato com pessoas e situações que provocam tristeza e humilhação. Seu mundo interior recém-criado permite-lhes uma existência mais significativa e potencialmente gratificante do que a vivenciada na realidade.

Transtorno de personalidade antissocial

Definição e estatísticas epidemiológicas

Transtorno de personalidade antissocial é um padrão de comportamento socialmente irresponsável, explorador e insensível à culpa, que reflete uma desconsideração geral pelos direitos alheios. Esses indivíduos exploram e manipulam as outras pessoas para seu próprio benefício e não se preocupam em desobedecer à lei. Eles têm dificuldade de manter-se em empregos por períodos longos e desenvolver relacionamentos estáveis. Esse é um dos transtornos de personalidade mais antigos e mais bem estudados e está incluído em todas as edições do *Manual Diagnóstico e Estatístico de Transtornos Mentais*. Nos EUA, a prevalência desse transtorno foi estimada em cerca de 3% da população em geral, mas pode chegar a 50% ou mais nas populações carcerárias (Hatchett, 2015). O transtorno de personalidade antissocial é mais comum nos homens que nas mulheres, nas classes socioeconômicas mais baixas e, em especial, entre os moradores altamente móveis das áreas urbanas empobrecidas. Hoje em dia, o *DSM-5* reconhece que os termos personalidade antissocial e psicopatia são sinônimos, mas estudos recentes demonstraram que é melhor classificar essas duas condições como transtornos diferentes (Hatchett, 2015; Thompson, Ramos & Willett, 2014). Uma comorbidade detectada comumente nesses casos é o transtorno associado ao uso de drogas.

O quadro clínico, os fatores predisponentes, os diagnósticos de enfermagem e as intervenções de enfermagem recomendadas aos pacientes com transtorno de personalidade antissocial estão descritos adiante neste capítulo.

Transtorno de personalidade *borderline*

Definição e estatísticas epidemiológicas

O transtorno de personalidade *borderline* (TPB) caracteriza-se por um padrão de relacionamentos intensos e caóticos com instabilidade afetiva e atitudes oscilantes em relação às pessoas. Esses indivíduos são impulsivos, direta ou indiretamente autodestrutivos e não têm um sentido claro de identidade. A prevalência desse transtorno foi estimada em 1 a 2% da população. Em geral, as estimativas sugerem que seja duas vezes mais comum nas mulheres que nos homens (Sadock et al., 2015); e um estudo detectou razão de 4:1 entre os sexos feminino e masculino (Lubit, 2016).

O quadro clínico, os fatores predisponentes, os diagnósticos de enfermagem e as intervenções de enfermagem recomendados aos pacientes com transtorno de personalidade *borderline* estão descritos adiante neste capítulo.

Transtorno de personalidade histriônica

Definição e estatísticas epidemiológicas

O **transtorno de personalidade histriônica** caracteriza-se por comportamentos extrovertidos, dramáticos e vibrantes em um indivíduo emotivo e excitável. Eles têm dificuldade de manter relacionamentos duradouros, embora necessitem de afirmação constante por aprovação e aceitação das pessoas. Isso frequentemente gera comportamentos sedutores e paqueradores na tentativa de afirmar sua atratividade e obter aprovação. A prevalência desse transtorno foi estimada em cerca de 2 a 3% e é mais comum nas mulheres que nos homens.

Quadro clínico

Os indivíduos com transtorno de personalidade histriônica tendem a ser dramáticos, gostam de chamar a atenção para si próprios, são extremamente gregários e sedutores. Eles adotam comportamentos manipuladores e exibicionistas para satisfazer à sua necessidade de ser o centro das atenções. Indivíduos com transtorno de personalidade histriônica demonstram com frequência – em grau extremo – o que nossa sociedade tende a promover e admirar em seus membros: ser muito querido, bem-sucedido, popular, extrovertido, atraente e sociável. Entretanto, sob esses traços superficiais, há uma motivação impulsionadora – uma necessidade arrebatadora de aprovação e um esforço desesperado para ser percebido e evocar afeto ou atrair as atenções a qualquer custo. A impossibilidade de chamar a atenção e obter aprovação que eles buscam com frequência gera sentimentos de tristeza e ansiedade.

Os indivíduos com esse transtorno são muito desatentos e distraídos por natureza. Eles têm dificuldade de prestar atenção aos detalhes e podem mostrar-se despreocupados e sofisticados por um lado e inibidos e ingênuos por outro. Esses indivíduos tendem a ser muito sugestionáveis, impressionáveis e facilmente influenciáveis por outras pessoas, das quais são muito dependentes.

Os relacionamentos interpessoais são fugazes e superficiais. Por, ao longo de toda a sua vida, não ter conseguido desenvolver a riqueza de sentimentos interiores e não dispor de recursos a que recorrer, o indivíduo com transtorno de personalidade histriônica não tem capacidade de dar afeto sincero e constante à outra pessoa. Queixas somáticas também são frequentes nesses indivíduos e podem ocorrer episódios fugazes de psicose durante os períodos de estresse extremo.

O Boxe 32.4 descreve os critérios diagnósticos do transtorno de personalidade histriônica com base no *DSM-5*.

Fatores predisponentes

Hereditariedade pode ser um fator importante, porque esse transtorno é aparentemente mais comum entre parentes biológicos de primeiro grau dos pacientes do que na população em geral. Alguns traços podem ser hereditários, enquanto outros estão relacionados a uma combinação de predisposição genética e vivências da infância. Contudo, a causa (ou as causas) do transtorno ainda é desconhecida.

Na perspectiva psicossocial, as experiências de aprendizagem podem contribuir para o desenvolvimento do transtorno de personalidade histriônica. A criança pode ter aprendido que o reforço positivo dependia da capacidade de demonstrar comportamentos admirados e aprovados pelos pais. É provável que a criança raramente tenha recebido *feedback* positivo ou negativo. A aceitação e reprovação dos pais eram inconsistentes e ocorriam apenas quando os comportamentos atendiam às expectativas.

Transtorno de personalidade narcisista

Definição e estatísticas epidemiológicas

Os indivíduos com **transtorno de personalidade narcisista** têm sentimento exaltado de valor próprio. Eles não mostram empatia e são hipersensíveis à avaliação das outras pessoas. Acreditam que têm um direito inalienável de receber consideração especial e que seu desejo é razão suficiente para terem tudo o que desejam.

Esse diagnóstico foi incluído pela primeira vez na terceira edição do *Manual Diagnóstico e Estatístico de Transtornos Mentais*. Contudo, o conceito de narcisismo tem sua origem no século 19. Os primeiros psicanalistas consideravam o narcisismo como uma fase normal do desenvolvimento psicossexual. A prevalência do transtorno de personalidade narcisista foi estimada entre 1 e 6% (Sadock et al., 2015), e é diagnosticado mais comumente nos homens que nas mulheres.

Quadro clínico

Os indivíduos com transtorno de personalidade narcisista parecem não ter humildade, estão muito centrados em si próprios e exploram as outras pessoas para satisfazer seus próprios desejos. Com frequência, eles não consideram seu comportamento inapropriado ou questionável. Como se veem como seres "superiores", acreditam que são merecedores de direitos e privilégios especiais.

Embora frequentemente estejam embasados em distorções grandiosas da realidade, o humor desses indivíduos, em geral, é otimista, relaxado, alegre e despreocupado. Entretanto, isso pode mudar com facilidade, porque sua autoestima é frágil. Quando não conseguem atender às próprias expectativas, quando não recebem o *feedback* positivo que esperam das outras pessoas ou quando atraem críticas alheias, podem reagir com raiva, vergonha, humilhação ou desânimo. Eles podem se tornar introspectivos e fantasiar racionalizações que os convencem de sua posição exaltada e perfeição.

A exploração das outras pessoas para obter autogratificação leva a relacionamentos interpessoais difíceis. Antes de escolher um companheiro, os indivíduos narcisistas frequentemente preferem alguém que os elogie e dê o *feedback* positivo de que necessitam e que, em troca, não espere muito de seu cônjuge.

BOXE 32.4 Critérios diagnósticos do transtorno de personalidade histriônica.

Padrão generalizado de emotividade exagerada e busca por atenção, que começa nos primeiros anos da vida adulta e evidencia-se em diversas situações exemplificadas por 5 (ou mais) das condições a seguir. O indivíduo:
1. Não se sente à vontade em situações nas quais ele não é o centro das atenções.
2. Quando interage com outras pessoas, com frequência mostra comportamento sexualmente provocador ou sedutor inapropriado.
3. Demonstra expressões emocionais superficiais e rapidamente mutáveis.
4. Recorre consistentemente à aparência física para chamar a atenção para si próprio.
5. Mostra um tipo de discurso exageradamente impressionista e carente de detalhes.
6. É dramático, teatral e expressa emoções de forma exagerada.
7. É sugestionável (*i. e.*, deixa-se influenciar com facilidade por outras pessoas ou circunstâncias).
8. Acredita que seus relacionamentos sejam mais íntimos do que são na realidade.

Reproduzido, com autorização, de: *Manual Diagnóstico e Estatístico de Transtornos Mentais, 5ª Edição* (Direitos autorais de 2013). American Psychiatric Association.

O Boxe 32.5 descreve os critérios diagnósticos do transtorno de personalidade narcisista com base no *DSM-5*.

Fatores predisponentes

Embora as causas sejam desconhecidas, teorias psicodinâmicas sugeriram que o transtorno de personalidade narcisista tenha sua origem em uma dinâmica entre pais e filhos mimados ou criticados excessivamente (Mayo Clinic, 2014). Desse modo, as crianças podem projetar uma imagem de invulnerabilidade e autossuficiência que anula seu sentimento de vazio e contribui para sua incapacidade de sentir emoções intensas.

Sadock e colaboradores (2015) detectaram a tendência a um aumento dos transtornos de personalidade narcisista entre crianças cujos pais tinham o mesmo problema. As crianças podem crescer e desenvolver o transtorno de personalidade narcisista na vida adulta por meio da modelação dos comportamentos dos pais ou, conforme Sadock e colaboradores sugeriram, esses traços podem ser causados quando os pais narcisistas transmitem aos filhos onipotência, grandiosidade, beleza e talentos sem base na realidade.

O narcisismo também pode desenvolver-se em um ambiente no qual os pais tentam vivenciar suas experiências de vida indiretamente por meio dos filhos. Os pais esperam que os filhos obtenham coisas que eles não alcançaram, possuam o que eles não têm e levem uma vida melhor e mais fácil que a deles. A criança não fica sujeita às exigências e restrições que predominaram na vida dos pais e, deste modo, cresce acreditando que está acima do que é exigido de qualquer outra pessoa.

Genética e ambiente podem desempenhar um papel importante no desenvolvimento do transtorno de personalidade narcisista. Estudos indicaram volumes menores de substância cinzenta nas áreas cerebrais responsáveis por empatia, regulação emocional, compaixão e funções cognitivas (Gregory, 2016).

Transtorno de personalidade esquiva

Definição e estatísticas epidemiológicas

O indivíduo com **transtorno de personalidade esquiva** é muito sensível à rejeição e, deste modo, pode levar uma vida social muito retraída. Não é que ele seja antissocial; na verdade, ele pode ter forte desejo de companhia. Contudo, a vergonha extrema e o medo de rejeição provocam a necessidade de afirmação incomumente intensa de aceitação incondicional. A prevalência desse transtorno na população em geral é de cerca de 2 a 3% e ele parece ser comum na mesma proporção em homens e mulheres.

Quadro clínico

Os indivíduos com esse transtorno são de difícil trato e sentem-se desconfortáveis em situações sociais. A alguma distância, as outras pessoas podem considerá-los tímidos, retraídos ou talvez frios e estranhos. Entretanto, as pessoas que têm relacionamentos mais próximos com esses indivíduos logo percebem sua sensibilidade e suscetibilidade, evasividade e desconfiança.

Em geral, o discurso desses indivíduos é lento e contido, com hesitação frequente, sequências mentais fragmentadas e digressões ocasionais confusas e irrelevantes. É comum que eles sejam solitários e expressem o sentimento de que não são queridos. Em sua opinião, as outras pessoas são críticas, traidoras e humilhantes. Eles querem ter relações íntimas, mas evitam ligar-se às outras pessoas em razão do medo de serem rejeitados. Depressão, ansiedade e raiva de si próprio por não conseguir relacionamentos sociais são problemas comuns nesses casos.

O Boxe 32.6 descreve os critérios diagnósticos do transtorno de personalidade esquiva com base no *DSM-5*.

Fatores predisponentes

A causa do transtorno de personalidade esquiva não está clara. Os fatores contribuintes mais prováveis são uma

---

BOXE 32.5 Critérios diagnósticos do transtorno de personalidade narcisista.

Padrão generalizado de grandiosidade (em fantasia ou comportamento), necessidade de admiração e nenhuma empatia pelas outras pessoas, que começa nos primeiros anos da vida adulta e evidencia-se em diversas situações exemplificadas por 5 (ou mais) das condições a seguir. O indivíduo:

1. Tem sentimento grandioso quanto à importância pessoal (p. ex., exagera as realizações e os talentos pessoais, espera ser reconhecido como superior sem realizações que justifiquem isso).
2. Preocupa-se com fantasias de sucesso ilimitado, poder, brilhantismo, beleza ou amor ideal.
3. Acredita que seja "especial" e único e que possa ser compreendido ou deva relacionar-se apenas com outras pessoas (ou instituições) especiais e de *status* elevado.
4. Requer admiração exagerada.
5. Acredita ter direitos especiais (*i. e.*, expectativas pouco razoáveis quanto a tratamentos especialmente favoráveis ou adesão automática às suas expectativas).
6. Adota comportamento explorador nos relacionamentos pessoais (*i. e.*, aproveita-se das outras pessoas para alcançar seus objetivos).
7. Mostra não ter empatia: não está disposto a reconhecer ou se identificar com os sentimentos e as necessidades das outras pessoas.
8. Frequentemente inveja outras pessoas, ou crê ser alvo da inveja delas.
9. Demonstra atitudes ou comportamentos arrogantes e altivos.

Reproduzido, com autorização, de: *Manual Diagnóstico e Estatístico de Transtornos Mentais*, 5ª Edição (Direitos autorais de 2013). American Psychiatric Association.

> **BOXE 32.6** Critérios diagnósticos do transtorno de personalidade esquiva.
>
> Padrão generalizado de inibição social, sentimentos de inadequação e hipersensibilidade à avaliação negativa, que começa nos primeiros anos da vida adulta e evidencia-se em diversas situações exemplificadas por 5 (ou mais) das condições a seguir. O indivíduo:
> 1. Evita atividades ocupacionais que envolvem contato interpessoal significativo, porque temem críticas, desaprovação ou rejeição.
> 2. Mostra pouca disposição de envolver-se com as pessoas, a menos que tenha certeza de que é querido.
> 3. Mostra-se contido nos relacionamentos íntimos, porque teme ser envergonhado ou ridicularizado.
> 4. Teme ser criticado ou rejeitado em situações sociais.
> 5. Fica inibido em situações relacionais novas porque se sente inadequado.
> 6. Percebe a si próprio como inapto para a vida social e pessoalmente pouco atrativo ou inferior às outras pessoas.
> 7. É incomumente relutante a assumir riscos pessoais ou se envolver com atividades novas, porque elas podem ser embaraçantes.

Reproduzido, com autorização, de: *Manual Diagnóstico e Estatístico de Transtornos Mentais*, 5ª Edição (Direitos autorais de 2013). American Psychiatric Association.

combinação de influências biológicas, genéticas e psicossociais. Alguns bebês que demonstram traços de hiperirritabilidade, mau humor, tensão e comportamento retraído podem ter predisposição temperamental a um padrão esquivo em idade mais avançada.

As influências psicossociais podem ser trauma ou negligência na infância, resultando em medo de ser abandonado ou percepção do mundo como um ambiente hostil e perigoso.

Transtorno de personalidade dependente

Definição e estatísticas epidemiológicas

O **transtorno de personalidade dependente** caracteriza-se por falta de autoconfiança e dependência extrema de que outras pessoas assumam a responsabilidade pelo indivíduo, algumas vezes a ponto de sentir desconforto extremo quando está só, mesmo que por um período curto (Sadock et al., 2015). Esse tipo de comportamento é evidenciado por uma tendência a deixar que outras pessoas tomem as decisões, sentir-se desamparado quando está só, agir de modo submisso, subordinar suas necessidades às outras pessoas, tolerar ser maltratado por outros, negar a si próprio para obter aceitação e não conseguir atuar adequadamente em situações que exigem comportamento dominante ou assertivo.

Quadro clínico

Os indivíduos com transtorno de personalidade dependente têm falta evidente de autoconfiança, que em geral se evidencia em sua postura, voz e trejeitos. Nos casos típicos, eles são passivos e submissos à vontade das outras pessoas. Eles são exageradamente generosos e solícitos e minimizam sua própria atratividade e realizações. Para as outras pessoas, eles podem parecer "ver o mundo através de lentes cor-de-rosa", mas, quando estão sozinhos, podem sentir-se pessimistas, abatidos e desanimados. As outras pessoas não têm conhecimento desses sentimentos e seu "sofrimento" é vivido em silêncio.

Os indivíduos com transtorno de personalidade dependente assumem o papel passivo e submisso nos relacionamentos. Eles estão dispostos a deixar que outras pessoas tomem decisões importantes. Quando uma relação de dependência termina, eles sentem-se amedrontados e vulneráveis, porque não têm confiança em sua capacidade de cuidar de si próprio. Eles podem tentar precipitada e indiscriminadamente estabelecer outro relacionamento com alguém que, segundo acreditam, pode dar-lhes a proteção e orientação de que necessitam.

Esses indivíduos evitam posições de responsabilidade e ficam ansiosos quando são forçados a isso. Eles têm sentimento de baixa autoestima e ficam facilmente ofendidos com críticas e reprimendas. Para conquistar a aceitação das pessoas, podem fazer quase tudo, mesmo que seja desagradável ou humilhante.

O Boxe 32.7 descreve os critérios diagnósticos do transtorno de personalidade dependente com base no *DSM-5*.

Fatores predisponentes

Um bebê pode estar geneticamente predisposto a um temperamento dependente. Estudos com gêmeos avaliaram a submissividade e demonstraram níveis de concordância mais altos entre gêmeos idênticos do que entre gêmeos fraternos.

Na perspectiva psicossocial, a dependência é reforçada no período de lactência, quando estimulação e proteção provêm apenas de uma única fonte. O bebê torna-se fixado a uma fonte de cuidado, com exclusão de todas as outras. Quando essa fixação exclusiva persiste à medida que a criança cresce, a dependência é promovida. Problemas podem ocorrer quando os pais tornam-se superprotetores e desaprovam comportamentos independentes de seus filhos. Os pais que tornam experiências novas desnecessariamente fáceis para a criança e recusam-se a permitir que seu filho aprenda por experiência estimulam seus filhos a abrir mão dos esforços para obter autonomia. Os comportamentos dependentes podem ser recompensados de forma sutil nesse ambiente e a criança pode chegar a sentir medo de perder o amor ou a ligação que tem com a figura materna/paterna, caso experimente comportamentos independentes.

> **BOXE 32.7** Critérios diagnósticos do transtorno de personalidade dependente.
>
> Necessidade excessiva e generalizada de ser cuidado, resultando em comportamento submisso e pegajoso e medo de separação, que começa nos primeiros anos da vida adulta e evidencia-se em diversas situações exemplificadas por 5 (ou mais) das condições a seguir. O indivíduo:
> 1. Tem dificuldade de tomar decisões do cotidiano sem um grau excessivo de orientação e tranquilização de outras pessoas.
> 2. Precisa que outras pessoas assumam responsabilidade pelas áreas mais importantes de sua vida.
> 3. Tem dificuldade de expressar discordância de outras pessoas porque teme perder seu apoio ou aprovação. (*Nota:* não inclui medos realistas de retaliação.)
> 4. Tem dificuldade de iniciar projetos ou agir independentemente (porque não tem autoconfiança em sua capacidade de julgar ou agir de forma adequada, mais que uma falta de motivação ou energia).
> 5. Faz tudo para conseguir proteção e apoio das outras pessoas, a ponto de oferecer-se voluntariamente para fazer coisas desagradáveis.
> 6. Sente-se desconfortável ou desamparado quando está sozinho, em razão do medo de não ser capaz de cuidar de si próprio.
> 7. Busca urgentemente outro relacionamento como fonte de cuidados e apoio quando termina um relacionamento íntimo.
> 8. Preocupa-se irrealisticamente com medo de que outras pessoas o deixem sozinho para cuidar de si próprio.

Reproduzido, com autorização, de: *Manual Diagnóstico e Estatístico de Transtornos Mentais, 5ª Edição* (Direitos autorais de 2013). American Psychiatric Association.

Transtorno de personalidade obsessivo-compulsiva

Definição e estatísticas epidemiológicas

Os indivíduos com **transtorno de personalidade obsessivo-compulsiva** são muito sérios e formais e têm dificuldade de expressar emoções. Eles são muito disciplinados, perfeccionistas e preocupados com regras. São inflexíveis quanto à forma como as coisas devem ser feitas e têm devoção à produtividade em detrimento do prazer pessoal. O medo intenso de cometer erros explica a dificuldade de tomar decisões. Esse transtorno é relativamente comum e afeta mais homens que mulheres. Na família, o transtorno parece ser mais comum nas crianças maiores. Não há obsessões e compulsões recorrentes nesse transtorno de personalidade; quando o paciente tem esses sintomas, eles recebem o diagnóstico de *transtorno* obsessivo-compulsivo, em vez de transtorno de *personalidade* obsessivo-compulsiva (Sadock et al., 2015). A prevalência foi estimada em torno de 2 a 8%.

Quadro clínico

Os indivíduos com transtorno de personalidade obsessivo-compulsiva são inflexíveis e carecem de espontaneidade. Eles são meticulosos e trabalham diligente e pacientemente em tarefas que exigem precisão e disciplina. Essas pessoas se preocupam em especial com questões de organização e eficiência e tendem a ser rígidas e inflexíveis no que se refere a regras e procedimentos.

O comportamento social tende a ser educado e formal. Eles são muito "conscientes da hierarquia" – uma característica refletida em seus comportamentos contrastantes com "superiores" e "inferiores"; também tendem a ser muito solícitos e insinuantes com figuras de autoridade. Contudo, quando lidam com subordinados, os indivíduos compulsivos tornam-se muito autocráticos e condenatórios, e com frequência se comportam como pessoas pomposas e presunçosas.

Os indivíduos com transtorno de personalidade obsessivo-compulsiva tipificam a "personalidade burocrática", também conhecida como homem de negócios. Eles se veem como conscienciosos, leais, confiáveis e responsáveis e desdenham as pessoas cujos comportamentos consideram frívolos e impulsivos. O comportamento emotivo é considerado imaturo e irresponsável.

Embora superficialmente esses indivíduos pareçam calmos e controlados, sob essa capa exterior há muita ambivalência, conflito e hostilidade. Com frequência, os pacientes com esse transtorno usam o mecanismo de defesa descrito como "formação reativa". Sem se atreverem a expor seus verdadeiros sentimentos de desobediência e raiva, eles os escondem de forma tão cuidadosa que os sentimentos contrários vêm à tona. Mecanismos de defesa como isolamento, racionalização, intelectualização e negação também são evidentes em muitos casos.

O Boxe 32.8 descreve os critérios diagnósticos do transtorno de personalidade obsessivo-compulsiva com base no *DSM-5*.

Fatores predisponentes

Suscetibilidade genética pode ser um fator predisponente na medida em que se observou que esse transtorno é mais frequente nos parentes biológicos de primeiro grau do que na população em geral (Sadock et al., 2015). De acordo com a visão psicanalítica, o indivíduo com transtorno de personalidade obsessivo-compulsiva foi criado em um ambiente excessivamente controlado. Esses pais esperam que seus filhos vivam de acordo com os padrões de conduta impostos e os condenam quando eles não o fazem. Elogios por comportamentos positivos são feitos à criança com muito menos frequência do que as punições aplicadas por comportamentos indesejáveis. Nesse contexto, as crianças tornam-se especialistas em aprender o que elas precisam *não* fazer para evitar punição e condenação, em

> **BOXE 32.8** Critérios diagnósticos do transtorno de personalidade obsessivo-compulsiva.
>
> Padrão generalizado de preocupação com organização, perfeccionismo e controle mental e inter-relacional à custa de flexibilidade, franqueza e eficiência — começa nos primeiros anos da vida adulta e evidencia-se em diversas situações exemplificadas por 4 (ou mais) das condições a seguir. O indivíduo:
> 1. Preocupa-se com detalhes, regras, listas, ordem, organização ou programas, a ponto de se distanciar do objetivo principal.
> 2. Demonstra perfeccionismo que interfere na conclusão das tarefas (p. ex., não consegue concluir um projeto porque seus próprios padrões excessivamente rigorosos não são atendidos).
> 3. Dedica-se em excesso ao trabalho e à produtividade, a ponto de eliminar atividades de lazer e amizades (não motivado por qualquer necessidade financeira evidente).
> 4. É excessivamente consciencioso, escrupuloso e inflexível com questões de moralidade, ética ou valores (não motivado por identificação cultural ou religiosa).
> 5. Não consegue descartar objetos inúteis ou deteriorados pelo uso, mesmo quando não têm valor sentimental.
> 6. Reluta em delegar tarefas ou trabalhar com outras pessoas, a menos que elas se submetam rigorosamente à sua forma de fazer as coisas.
> 7. Adota um estilo de vida espartano (gasta pouquíssimo consigo e com as demais pessoas, dinheiro é considerado algo a ser acumulado para catástrofes futuras).
> 8. Demonstra rigidez e obstinação.

Reproduzido, com autorização, de: *Manual Diagnóstico e Estatístico de Transtornos Mentais, 5ª Edição* (Direitos autorais de 2013). American Psychiatric Association.

vez do que elas *podem* fazer para conseguir atenção e elogio. Elas aprendem a seguir restrições e regras rígidas. As realizações louváveis são esperadas, tidas como certas e apenas ocasionalmente reconhecidas por seus pais, cujos comentários e julgamentos limitam-se a ressaltar transgressões e infrações das regras.

Aplicação do processo de enfermagem

Transtorno de personalidade *borderline* (dados da avaliação inicial)

Historicamente, sempre houve pacientes que não se encaixavam às categorias padronizadas de neuroses ou psicoses. A designação "*borderline*" foi introduzida para descrever os pacientes que se encontravam no limite entre as duas categorias. Outros termos usados na tentativa de descrever esse transtorno são *esquizofrenia ambulatorial*, *esquizofrenia pseudoneurótica* e *personalidade emocionalmente instável*. No início, quando o termo *borderline* foi proposto para inclusão na terceira edição do *DSM*, alguns psiquiatras temiam que ele pudesse ser usado como um diagnóstico "cesto de lixo" para incluir pacientes difíceis de tratar. Entretanto, um conjunto específico de critérios (descritos no Boxe 32.9) foi elaborado para diagnosticar o que foi descrito como "um comportamento instável com evolução estável e consistente".

Quadro clínico

Os indivíduos com TPB sempre parecem estar em uma situação de crise e têm oscilações frequentes de humor (embora também possa haver transtorno bipolar como comorbidade). Seu afeto é de extrema intensidade e seu comportamento reflete a mutabilidade frequente em dias, horas ou mesmo minutos. Algumas vezes, eles são descritos como se "prosperassem no caos", porque é comum gerarem caos, especialmente em seus relacionamentos interpessoais. Muitas vezes, esses indivíduos demonstram uma tonalidade afetiva predominante (p. ex., depressão), que pode ser substituída periodicamente por agitação ansiosa ou explosões de raiva inapropriadas.

Depressão crônica

Depressão é tão comum nos pacientes com esse transtorno que, antes que esse diagnóstico fosse incluído no *DSM*, muitos deles eram diagnosticados como portadores de um transtorno depressivo. A depressão pode ter sua origem no sentimento de abandono da mãe nos primeiros anos da infância (ver "Fatores predisponentes"). Subjacente à depressão, o paciente tem raiva, que é interiorizada esporadicamente contra si próprio ou exteriorizada ao ambiente. É raro que o indivíduo tenha consciência da origem real desses sentimentos até que esteja bem avançado no processo de terapia prolongada.

Incapacidade de estar só

Em razão desse medo persistente de abandono, os pacientes com TPB têm pouca tolerância a ficar sozinhos. Eles preferem uma busca frenética por companhia, não importa quão insatisfatória seja, a ficar isolado com seus sentimentos de solidão, vazio e tédio (Sadock et al., 2015).

Padrões de interação social

Apego exagerado e distanciamento

O paciente com TPB, com frequência, demonstra um padrão de interação social caracterizado por comportamentos de apego exagerado e distanciamento. Quando estão apegados excessivamente a alguma outra pessoa, podem demonstrar-se indefesos, dependentes ou até ter

> **BOXE 32.9** Critérios diagnósticos do transtorno de personalidade *borderline*.
>
> Padrão profundo de instabilidade dos relacionamentos interpessoais, autoimagem e afetos, e impulsividade acentuada, começando no início da idade adulta e presente em uma variedade de contextos, como indicado por 5 (ou mais) dos seguintes:
> 1. Esforços frenéticos para evitar um abandono real ou imaginado (não inclui comportamento suicida ou automutilante coberto no critério 5).
> 2. Padrão de relações interpessoais instáveis e intensas caracterizado pela alternância entre extremos de idealização e desvalorização.
> 3. Perturbação da identidade: autoimagem ou autoconceito de si acentuado e persistentemente instável.
> 4. Impulsividade em pelo menos duas áreas potencialmente prejudiciais à própria pessoa (p. ex., gastos, sexo, abuso de substâncias, direção imprudente, compulsão alimentar). Não inclui comportamento suicida ou automutilante coberto no critério 5.
> 5. Comportamento, gestos ou ameaças suicidas recorrentes ou comportamento automutilante.
> 6. Instabilidade afetiva devido a acentuada reatividade do humor (p. ex., disforia episódica intensa, irritabilidade ou ansiedade, geralmente de duração de algumas horas e apenas raramente mais de alguns dias).
> 7. Sentimentos crônicos de vazio.
> 8. Raiva imprópria, intensa ou dificuldade em controlar a raiva (p. ex., exibições frequentes de destempero, raiva constante, lutas corporais recorrentes).
> 9. Ideação paranoide transitória relacionada com estresse ou sintomas dissociativos graves.

Reproduzido, com autorização, de: *Manual Diagnóstico e Estatístico de Transtornos Mentais, 5ª Edição* (Direitos autorais de 2013). American Psychiatric Association.

comportamentos infantilizados. Eles querem passar todo o tempo com essa pessoa e expressam necessidade frequente de conversar com ela e, em muitos casos, buscam ser sempre tranquilizados por ela. Comportamentos impulsivos (até mesmo automutilação) podem ocorrer quando não conseguem estar com a pessoa escolhida. Os comportamentos de distanciamento caracterizam-se por hostilidade, raiva e desvalorização de outras pessoas, que se originam do sentimento de desconforto com intimidade. Esse tipo de comportamento também ocorre como reação à separação, confrontação ou tentativas de limitar certos comportamentos. A desvalorização das outras pessoas evidencia-se por desacreditar ou desvalorizar seus pontos fortes e sua importância pessoal.

Divisão

Divisão é um mecanismo de defesa primitivo do ego encontrado comumente nos pacientes com TPB. Ele origina-se de sua incapacidade de alcançar **constância de objeto** e evidencia-se por incapacidade de integrar e aceitar sentimentos positivos e negativos. Em sua visão, as pessoas – inclusive eles próprios – e as situações de vida são todas boas ou todas ruins. Por exemplo, a relação entre enfermeiro-paciente pode ser percebida como muito intensa e valiosa (p. ex., "ninguém mais no mundo consegue me ajudar como você"), até que o paciente com TPB sente-se de alguma forma ameaçado – a causa poderia ser uma impressão de que o enfermeiro olhou para ele com uma expressão diferente, ou que não estava prontamente disponível para passar tempo com ele. Como esses indivíduos também se esforçam para manter as emoções controladas, o enfermeiro é desvalorizado de uma hora para outra, outro enfermeiro passa a ser valorizado e a imagem do primeiro muda de um cuidador magnânimo para um perseguidor cruel e odioso. Essas transferências de lealdade e reações de valorização/desvalorização podem gerar conflito, raiva e frustração nos membros da equipe (ou em qualquer relacionamento interpessoal), a menos que essa dinâmica seja entendida com clareza e tratada de forma adequada.

Manipulação

Na tentativa de evitar a separação que eles temem com tanta intensidade, o paciente com esse transtorno se torna especialista em manipulação. Praticamente qualquer comportamento passa a ser aceitável como meio para alcançar o resultado desejado: alívio da ansiedade de separação. Colocar uma pessoa contra outra é uma forma comum de acalmar os medos de abandono.

Comportamentos autodestrutivos

Comportamentos de automutilação repetida são manifestações clássicas do TPB. Cerca de 75% dos pacientes com TPB têm história de ao menos um ato intencional de dano a si próprio e a prevalência de suicídio fica em torno de 9% (Lubit, 2016). Embora esses atos possam ser fatais, na maioria dos casos eles são tentativas de manipulação destinadas a desencadear uma resposta de "salvamento" por outras pessoas significativas. As tentativas de suicídio são muito comuns e resultam do sentimento de abandono depois da separação de alguma outra pessoa significativa. Entretanto, em geral a tentativa de suicídio é utilizada com uma medida de "segurança" (p. ex., tomar comprimidos em um local no qual o paciente certamente será descoberto por outras pessoas, ou tomar comprimidos e fazer uma ligação telefônica para contar o que fez a outra pessoa).

Outros tipos de comportamentos destrutivos são cortar-se, arranhar-se e queimar-se. Existem várias teorias para explicar por que esses pacientes conseguem infringir dor a si próprio. Uma hipótese sugere que eles possam ter níveis mais altos de endorfinas em seu organismo que a maioria das pessoas e, deste modo, seu miliar de percepção da dor seria mais alto. Outra teoria refere-se a um transtorno de identidade pessoal. Essa teoria propõe que, como muitos desses comportamentos de automutilação ocorrem quando o indivíduo encontra-se em um estado de despersonalização e desrealização, inicialmente ele não sente dor. A mutilação continua até que a dor seja sentida na tentativa de contrabalançar o sentimento de irrealidade. Alguns pacientes com TPB relataram que "sentir dor é melhor que não sentir coisa alguma". A dor valida sua existência.

Impulsividade

Os indivíduos com TPB têm dificuldade de controlar impulsos com base na função de processamento básico. Os comportamentos impulsivos associados a esse transtorno são uso abusivo de substâncias psicoativas, jogo, promiscuidade, direção perigosa e ingestão alimentar compulsiva seguida de purgação. Em muitos casos, esses comportamentos ocorrem como resposta ao sentimento de abandono imaginário ou real.

Fatores predisponentes ao transtorno de personalidade *borderline*

Influências biológicas

Antes considerado uma doença de bases unicamente psicodinâmicas, o TPB tem sido tema de muitas pesquisas, que revelaram uma riqueza de informações sobre suas bases neurobiológicas. Pesquisas recentes demonstraram com clareza que o TPB tem sua origem em uma inter-relação complexa entre fatores ambientais, anatomia e funções encefálicas, genéticas e epigenéticas (Píer et al., 2016).

Fatores bioquímicos. Os pacientes com TPB têm incidência alta de episódios de depressão maior e os antidepressivos têm eficácia comprovada em alguns casos (Sadock et al., 2015). Esse fato e os dados confirmatórios fornecidos por estudos de imagem do cérebro levaram à hipótese de que a desregulação da serotonina e/ou norepinefrina possa contribuir para o desenvolvimento dessa doença. Como mencionado antes, ainda existem dúvidas quanto a se essas disfunções contribuem para o desenvolvimento desses transtornos, ou se representam efeitos neuroquímicos dos estados emocionais intensos.

Genética. A prevalência aumentada de depressão maior e transtornos associados ao uso de drogas entre os parentes de primeiro grau dos pacientes com TPB sugere que existam predisposições genéticas complexas, além de influências ambientais (Sadock et al., 2051). Os pacientes com TPB têm probabilidade cinco vezes maior de ter um parente de primeiro grau com a mesma doença e alguns estudos demonstraram que traços de personalidade como impulsividade, labilidade afetiva e neuroticismo são hereditários (MacIntosh, Godbout & Dubash, 2015). Estudos epigenéticos detectaram alterações no sistema da oxitocina (relacionadas a ser portador de um alelo específico) associadas às percepções negativas das outras pessoas, níveis mais altos dos marcadores de estresse e graus reduzidos de empatia, confiança e positividade (Píer et al., 2016). O tratamento com oxitocina produziu alguns resultados favoráveis, mas são necessários estudos adicionais.

Fatores neurobiológicos. Estudos de ressonância magnética realizados para a anatomia e as atividades funcionais do cérebro detectaram vários fatores associados ao TPB. Esses estudos demonstraram reduções do volume da amígdala esquerda e do hipocampo direito. A amígdala esquerda, o hipocampo esquerdo e o córtex cingulado posterior mostravam ativação exagerada, enquanto o córtex pré-frontal apresentava ativação reduzida durante o processamento das emoções negativas (Píer et al., 2016).

Influências psicossociais

Traumas da infância. Os resultados dos estudos sobre os *tipos* específicos de trauma que predispõem o desenvolvimento do TPB são inconsistentes, mas há evidências nítidas e conclusivas de que eles estejam associados (Macintosh et al., 2015). Em alguns casos, o TPB foi associado ao transtorno de estresse pós-traumático (TEPT) em resposta aos traumas e abuso da infância. Na verdade, o TPB é considerado um diagnóstico controverso em razão das diversas sobreposições aparentes com o TEPT, mas, como citado por MacIntosh e colaboradores (2015), outros estudos (Hodges et al., 2013) demonstraram que a complexidade dos sintomas associados ao TPB não encaixa nos perfis gerais dos pacientes com TEPT. Ford e Courtois (2014) citaram vários estudos que demonstraram coexistência de TPB e TEPT em torno de 30 a 40% dos casos e indicaram que cerca de 85% dos pacientes com diagnóstico de TPB foram diagnosticados inicialmente como se tivessem TEPT. Nesses casos, os sintomas do TPB persistiram depois da remissão das manifestações clínicas do TEPT. A coexistência dos transtornos associados ao uso de substâncias psicoativas também dificulta a diferenciação dos sintomas e as necessidades terapêuticas. Sem dúvida alguma, é necessário realizar uma avaliação pormenorizada para identificar as diversas influências psicossociais associadas ao TPB.

Fatores relacionados com o desenvolvimento

Teoria das relações de objeto. De acordo com a teoria das relações de objeto de Mahler (Mahler et al., 1975), os bebês passam por seis fases entre o nascimento e a idade de 36 meses, quando o sentido de separação da figura materna é finalmente estabelecido. Entre as idades de 16 e 24 meses (fase 5: fase de reconciliação), as crianças tornam-se muito conscientes de sua separação e, como isso é assustador, elas buscam a mãe para "reabastecimento emocional" e manter um sentido de segurança, ao mesmo tempo em que começam a explorar sua separação e independência. (Veja uma descrição mais detalhada da teoria de Mahler na Tabela 32.1.)

De acordo com os teóricos das relações de objeto, o indivíduo com TPB torna-se fixado na fase de reconciliação do desenvolvimento. Isso ocorre quando a criança demonstra separação e autonomia crescentes. A mãe, que se sente segura na relação contanto que o filho seja dependente, começa a sentir-se ameaçada pela independência crescente da criança. A mãe pode estar vivenciando seus próprios medos de abandono. Em resposta aos comportamentos de separação, ela retira o apoio emocional ou o "reabastecimento" que é vitalmente necessário durante essa fase para que a criança sinta-se segura. Em vez disso, a mãe recompensa os comportamentos de apego e dependência e pune (retira o apoio emocional) os comportamentos de independência. Com seu sentido de sobrevivência emocional ameaçado, a criança aprende a comportar-se de forma que satisfaça os desejos maternos. A criança desenvolve um conflito interior baseado no medo de abandono. Ela quer alcançar a independência comum a esse estágio de desenvolvimento, mas teme que a mãe retire o apoio emocional por isso. Esse medo de abandono não resolvido acompanha a criança até a vida adulta. A mágoa não resolvida pela proteção que ela não recebeu provoca raiva interiorizada, que se evidencia por depressão, tão comum nos pacientes com TPB.

Outros estudos que investigaram a questão de apego na infância sugeriram que maus tratos infantis, principalmente negligência, possam estar associados ao transtorno de apego reativo, que resulta no desenvolvimento de déficits neurocognitivos, em especial disfunção límbica temporal. Os sintomas do TPB relacionado a um apego patológico nos relacionamentos podem estar associados, ao menos em parte, aos déficits neurocognitivos causados pelas rupturas durante o desenvolvimento infantil (Minzenberg, Poole & Vinogradov, 2008; Píer et al., 2016).

Diagnósticos de enfermagem e descrição dos resultados

Os diagnósticos de enfermagem são selecionados com base nos dados reunidos durante a fase de avaliação e nos conhecimentos básicos acerca dos fatores predisponentes a esse transtorno. A Tabela 32.2 contém uma lista de comportamentos dos pacientes e diagnósticos da NANDA-I que lhes correspondem e podem ser usados para planejar os cuidados a serem prestados aos pacientes com TPB.

Critérios de resultado

É possível utilizar os seguintes critérios para avaliar os resultados obtidos a partir dos cuidados prestados aos pacientes com TPB:

O paciente:

- Não causa dano a si próprio
- Busca os membros da equipe quando sente forte vontade de automutilação
- Consegue identificar a verdadeira causa da raiva
- Expressa raiva adequadamente
- Relaciona-se com mais de um membro da equipe
- Conclui independentemente as atividades da vida diária
- Não manipula os membros da equipe de forma a colocar uns contra os outros e satisfazer os próprios desejos.

Planejamento e implementação

A seção seguinte descreve um grupo seleto de diagnósticos de enfermagem comuns aos pacientes com TPB, metas de curto e longo prazo e intervenções de enfermagem para cada um.

Risco de automutilação/risco de violência direcionada a si próprio ou outros

A definição de *risco de automutilação* é "suscetibilidade a comportamento autolesivo deliberado, causando dano tissular, com a intenção de provocar lesão não fatal para obter alívio de tensão" (Hardman & Kamitsuru, 2014, p. 414). A definição de *risco de violência direcionada a outros ou a si próprio* é "suscetibilidade a comportamentos nos quais um indivíduo demonstra que pode ser física, emocional e/ou sexualmente nocivo a outros ou a si próprio" (p. 410-411).

Metas do paciente

Os critérios de resultado incluem metas de curto e longo prazos. Os intervalos de tempo são determinados caso a caso.

Metas de curto prazo

- O paciente procurará algum membro da equipe quando surgir o desejo de ferir a si próprio ou às outras pessoas
- O paciente não causará dano a si próprio ou às outras pessoas.

Meta de longo prazo

- O paciente não causará dano a si próprio ou às outras pessoas.

Intervenções de enfermagem

- Observar frequentemente o comportamento do paciente. Isso deve ser feito durante as atividades e interações rotineiras; evitar que ele perceba que você está vigilante e desconfiado. Observação atenta é importante para realizar alguma intervenção se for necessário garantir a segurança do paciente (e de outras pessoas)
- Estimular o paciente a procurar um membro da equipe quando tiver desejo intenso de automutilar-se. Conversar sobre o desejo de causar dano a si próprio com uma pessoa confiável traz algum alívio para o paciente. Desse modo, o enfermeiro demonstra uma atitude de aceitação do paciente como uma pessoa de valor

TABELA 32.2 Atribuição dos diagnósticos de enfermagem aos comportamentos associados ao transtorno de personalidade *borderline*.

COMPORTAMENTOS	DIAGNÓSTICOS DE ENFERMAGEM
Fatores de risco: história de comportamento autodestrutivo; história de incapacidade de planejar soluções; impulsividade; desejo irrefreável de causar dano a si próprio; sente-se ameaçado com a perda de um relacionamento significativo	Risco de automutilação
Fatores de risco: história de tentativas de suicídio; ideação suicida; planos de suicídio; impulsividade; abuso na infância; medo de abandono; raiva interiorizada	Risco de violência direcionada a si próprio; risco de suicídio
Fatores de risco: linguagem corporal (p. ex., postura rígida, punhos fechados, mandíbula contraída, hiperatividade, andar de um lado para outro, dificuldade de respirar, posturas ameaçadoras); história de abuso infantil; impulsividade; sintomas psicóticos transitórios	Risco de violência direcionada a outros
Depressão; sofrimento emocional persistente; ruminação; angústia de separação; sofrimento traumático; verbaliza sentimento de vazio; expressão inadequada da raiva	Pesar complicado
Alternância de comportamentos de apego exagerado e distanciamento; causa divisão entre a equipe; manipulação	Interação social prejudicada
Sentimentos de despersonalização e desrealização	Distúrbio na identidade pessoal
Sintomas psicóticos transitórios (pensamento desorganizado; interpretação distorcida do ambiente); tensão exagerada; campo de percepção limitado	Ansiedade (grave a estado de pânico)
Dependência das outras pessoas; busca exageradamente ser tranquilizado; manipulação das pessoas; não consegue ficar sozinho	Baixa autoestima crônica

- Quando ocorrer automutilação, cuidar das feridas do paciente de forma objetiva e imparcial. Não dar reforço positivo a esse comportamento demonstrando empatia ou atenção exagerada. A falta de consideração demonstrada pelo comportamento inadaptativo pode reduzir sua repetição
- Estimular o paciente a conversar sobre os sentimentos que ele tinha pouco antes de esse comportamento ocorrer. De forma a solucionar o problema junto com o paciente, é necessário entender os fatores desencadeantes
- Atuar como modelo de comportamento para a expressão apropriada do sentimento de raiva e dar reforço positivo ao paciente quando ele tenta expressar adequadamente esse sentimento, porque suicídio e outros comportamentos autodestrutivos são considerados resultantes da raiva interiorizada contra si próprio
- Retirar todos os objetos perigosos do ambiente no qual o paciente está, de forma que ele não possa utilizá-los intencional ou involuntariamente para causar dano a si próprio ou às outras pessoas
- Tentar redirecionar o comportamento violento por meio de "válvulas de escape" físicas para a ansiedade do paciente (p. ex., socar um saco de pancadas, correr). Exercício físico é uma forma segura e eficaz de aliviar tensão acumulada
- Dispor de membros da equipe suficientes para fazer uma demonstração de força ao paciente se for necessário. Isso transmite ao paciente evidências de controle da situação e traz alguma segurança física aos membros da equipe
- Administrar os tranquilizantes de acordo com a prescrição médica ou conseguir uma prescrição se for necessário. Monitorar o paciente de forma a avaliar a eficácia dos fármacos e a ocorrência de efeitos adversos. Alguns pacientes mostram desinibição com esse tipo de fármacos (Sadock et al., 2015). Os tranquilizantes, como ansiolíticos ou antipsicóticos, podem ter um efeito calmante no paciente e, deste modo, evitam comportamentos agressivos
- Quando o paciente não pode ser acalmado por "conversas tranquilizadoras" ou fármacos, pode ser necessário aplicar contenções físicas. A abordagem de usar a "alternativa menos restritiva" deve ser preferida quando se planeja realizar intervenções com um paciente violento. As contenções devem ser usadas apenas como último recurso, depois que todas as outras intervenções forem infrutíferas e o paciente estiver claramente em risco de causar dano a si próprio ou às outras pessoas. Cuidados informados sobre atendimento às vítimas de trauma sempre devem fundamentar as decisões relacionadas à intervenção mais apropriada
- Quando a contenção parece ser necessária, garantir que haja membros da equipe em número suficiente para ajudar. Seguir o protocolo adotado pela instituição. À medida que a agitação diminuir, avaliar a disposição do paciente para ter as contenções reduzidas ou retiradas. Retirar uma contenção de cada vez, enquanto a reação do paciente é avaliada. Isso diminui o risco de lesão ao paciente e a membros da equipe
- Quando o perigo extremo da situação exigir, pode ser necessário designar um membro para cuidar especificamente do paciente. Em razão do medo extremo de serem abandonados, os pacientes com TPB

não devem ficar sozinhos nos períodos de estresse, porque isso pode provocar exacerbação aguda da ansiedade e agitação.

Pesar complicado

A definição de *pesar complicado* é "Distúrbio que ocorre após a morte de pessoa significativa [ou qualquer outra perda que seja significativa para o indivíduo], em que a experiência de sofrimento que acompanha o luto falha em atender às expectativas normais e manifesta-se como prejuízo funcional" (Herdman & Kamitsuru, p. 339). A Tabela 32.3 descreve esse diagnóstico de enfermagem no formato de um plano de cuidados.

Metas do paciente

Os critérios de resultado incluem metas de curto e longo prazos. Os intervalos de tempo são determinados caso a caso.

Meta de curto prazo

- Dentro de 5 dias, o paciente conversará com o enfermeiro ou o terapeuta sobre padrões inadaptativos de expressão da raiva.

Meta de longo prazo

- No momento da alta do ambiente terapêutico, o paciente conseguirá identificar a verdadeira origem de sua raiva, aceitará que pode ter domínio sobre ela e expressará raiva de forma socialmente aceitável, na tentativa de avançar no seu processo de pesar de modo satisfatório.

Intervenções de enfermagem

- Demonstrar atitude de aceitação – que contribua para um ambiente não ameaçador para que o paciente expresse seus sentimentos. Ser honesto e cumprir todas as promessas. A atitude de aceitação demonstra ao paciente que você acredita que ele seja uma pessoa de valor. A confiança é reforçada
- Reconhecer a função que a raiva, a frustração e a fúria desempenham para o paciente. Permitir que ele expresse esses sentimentos dentro do limite razoável. A expressão verbal dos sentimentos em um ambiente não ameaçador pode ajudar o paciente a solucionar problemas não resolvidos
- Estimular o paciente a descarregar sua raiva por meio da participação em atividades motoras intensas (p. ex., caminhadas a passos rápidos, corridas, exercícios físicos, vôlei, socar um saco de pancadas, exercícios em bicicleta ergométrica). Exercícios físicos oferecem um método seguro e eficaz para descarregar tensão reprimida
- Explorar com o paciente a verdadeira origem da raiva. Essa terapia é dolorosa e frequentemente leva à regressão na medida em que o paciente lida com sentimentos de abandono ou experiências de abuso no passado. Algumas vezes, parece que o paciente precisa "piorar antes que possa melhorar". A reconciliação com os sentimentos associados a esse estágio é necessária, antes que o paciente possa continuar a avançar em seu processo de pesar
- À medida que a raiva é transferida para o enfermeiro ou o terapeuta, é necessário ter o cuidado de protege-se contra os efeitos negativos da contratransferência. Esses pacientes são muito difíceis e podem suscitar uma ampla gama de sentimentos negativos no terapeuta. A existência de sentimentos negativos no enfermeiro ou no terapeuta deve ser reconhecida, mas não se pode permitir que eles interfiram no processo terapêutico
- Explicar os comportamentos associados ao processo de pesar normal. Ajudar o paciente a reconhecer a posição em que se encontra nesse processo. Reconhecer que os sentimentos associados ao processo de pesar normal são aceitáveis pode ajudar a atenuar parte da culpa que essas reações provocam
- Ajudar o paciente a compreender formas apropriadas de expressar raiva. Dar reforço positivo aos comportamentos adotados para expressar adequadamente sua raiva. Atuar como modelo. É importante deixar o paciente saber quando ele fez alguma coisa que provocou sentimentos de raiva em você. Demonstrar (exemplificar) como expressar raiva de forma apropriada é um recurso de aprendizagem poderoso
- Definir com clareza os comportamentos esperados no meio terapêutico e estabelecer limites aos comportamentos que violam as expectativas descritas, com descrição clara das consequências previstas. Por exemplo, o enfermeiro diz claramente ao paciente durante o processo de admissão que o contato físico com outros pacientes não é permitido. Quando se observa que uma paciente coloca seu braço ao redor de outro paciente do sexo masculino, o enfermeiro diz qual é o limite, indica que este não é um comportamento aceitável e diz que, se o comportamento continuar, a paciente não terá permissão para continuar a participar da atividade em questão. Ao cuidar do paciente, demonstrar apoio, mas ao mesmo tempo sendo firme e consistente. Sem consistência da parte de todos os membros da equipe que trabalham com o paciente, não será possível alcançar um resultado positivo.

Interação social prejudicada

A definição de *interação social prejudicada* é "quantidade insuficiente ou excessiva, ou qualidade ineficaz, de troca social" (Herman & Kamitsuru, 2014, p. 301).

Metas do paciente

Os critérios de resultado incluem metas de curto e longo prazos. Os intervalos de tempo são determinados caso a caso.

TABELA 32.3 Plano de cuidados para um paciente com transtorno de personalidade *borderline*.

DIAGNÓSTICO DE ENFERMAGEM: PESAR COMPLICADO

RELACIONADO COM: Privação materna durante a fase de reconciliação do desenvolvimento infantil (internalizada como perda com fixação no estágio de raiva do processo de pesar); possível abuso físico ou sexual na infância

EVIDENCIADO POR: Humor deprimido, comportamentos de atuação (*acting-out*, em inglês)[1]

Critérios de resultado	Intervenções de enfermagem	Justificativa
Meta a curto prazo: • Dentro de 5 dias o paciente conversará com o enfermeiro ou o terapeuta sobre padrões inadaptativos de expressão da raiva. **Meta a longo prazo:** • No momento da alta do ambiente terapêutico, o paciente conseguirá identificar a verdadeira origem de sua raiva, aceitará que pode ter domínio sobre ela e expressará raiva de modo socialmente aceitável, na tentativa de avançar de forma satisfatória no seu processo de pesar.	1. Demonstrar atitude de aceitação – que contribua para um ambiente não ameaçador para que o paciente expresse seus sentimentos. Ser honesto e cumprir todas as promessas. 2. Reconhecer a função que raiva, frustração e fúria desempenham para o paciente. Permitir que ele expresse esses sentimentos dentro do limite razoável. 3. Estimular o paciente a descarregar sua raiva por meio da participação em atividades motoras intensas (p. ex., caminhadas a passos rápidos, corridas, exercícios físicos, vôlei, socar um saco de pancadas, exercícios em bicicleta ergométrica). 4. Explorar com o paciente a verdadeira origem da raiva. Essa terapia é dolorosa e frequentemente leva à regressão na medida em que o paciente lida com sentimentos de abandono ou experiências de abuso no passado. 5. À medida que a raiva é transferida para o enfermeiro ou o terapeuta, deve-se ter o cuidado de proteger-se contra os efeitos negativos da contratransferência. Esses pacientes são muito difíceis e podem suscitar uma ampla gama de sentimentos negativos no terapeuta. 6. Explicar os comportamentos associados ao processo de pesar normal. Ajudar o paciente a reconhecer a posição em que se encontra nesse processo. 7. Ajudar o paciente a compreender formas apropriadas de expressar raiva. Dar reforço positivo aos comportamentos adotados para expressar adequadamente sua raiva. Atuar como modelo. É importante deixar o paciente saber quando ele fez alguma coisa que provocou sentimentos de raiva em você. 8. Estabelecer limites aos comportamentos de atuação (*acting-out*, em inglês) e explicar as consequências da violação desses limites. Ao cuidar do paciente, demonstrar apoio mas ao mesmo tempo ser firme e consistente.	1. A atitude de aceitação demonstra ao paciente que você acredita que ele seja uma pessoa de valor. A confiança é reforçada. 2. A expressão verbal dos sentimentos em um ambiente não ameaçador pode ajudar o paciente a solucionar problemas não resolvidos. 3. Exercícios físicos oferecem um método seguro e eficaz para descarregar tensão reprimida. 4. A reconciliação com os sentimentos associados a esse estágio é necessária, antes que o paciente possa continuar a avançar em seu processo de pesar. 5. A existência de sentimentos negativos no enfermeiro ou no terapeuta deve ser reconhecida, mas não se pode permitir que eles interfiram no processo terapêutico. 6. Reconhecer que os sentimentos associados ao processo de pesar normal são aceitáveis pode ajudar a atenuar parte da culpa que essas reações provocam. 7. O reforço positivo melhora a autoestima e estimula a repetição dos comportamentos desejáveis. Demonstrar (exemplificar) como expressar raiva de forma apropriada é um recurso de aprendizagem poderoso. 8. O paciente não tem autocontrole suficiente para limitar seus comportamentos inadaptativos, de forma que ele precisa de ajuda. Sem consistência da parte de todos os membros da equipe que trabalham com o paciente, não será possível alcançar um resultado positivo.

[1] N.T.: Em seu livro *Saúde Mental, Crime e Justiça*, Cohen, Ferraz e Segre citam Déjours para explicar o significado desse termo usado frequentemente em psicologia: "O verbo *to acting-out* e o substantivo correspondente *acting out* têm sido traduzidos como atuar e *atuação*, embora, em verdade, não exista na língua portuguesa um termo que traduza por completo o sentido coloquial e literário de *to act out* e *acting-out*. *To act out* significa uma pessoa representar ou manifestar na sua conduta e na sua expressão corporal um conteúdo psíquico próprio ou temporariamente assimilado" (2006, p. 85).

Meta de curto prazo

- Dentro de 5 dias, o paciente conversará com o enfermeiro ou o terapeuta sobre os comportamentos que o impedem de estabelecer relacionamentos interpessoais gratificantes.

Meta de longo prazo

- No momento da alta do ambiente terapêutico, o paciente conseguirá interagir adequadamente com outras pessoas no contexto terapêutico em atividades sociais e terapêuticas (evidenciado por desaparecimento dos comportamentos de divisão, apego exagerado e distanciamento).

Intervenções de enfermagem

- Estimular o paciente a examinar esses comportamentos e sentimentos associados (de forma a reconhecer que eles ocorrem). O paciente pode não estar consciente da divisão ou dos padrões de apego exagerado e distanciamento em suas interações com outras pessoas. O reconhecimento deve ocorrer antes que possa ocorrer alguma mudança. Por exemplo, quando o paciente começa a reconhecer que se sente menos ansioso quando adota comportamentos disfuncionais, estabelece-se uma base para explorar estratégias mais saudáveis para atenuar a ansiedade
- Ajudar o paciente a compreender que você estará disponível, sem reforçar seus comportamentos de dependência. Saber que você está disponível pode dar a segurança de que ele necessita
- Alternar os membros da equipe que trabalham com o paciente, de forma a evitar que ele desenvolva dependência de determinados profissionais. O paciente precisa aprender a relaciona-se com mais de um membro da equipe na tentativa de reduzir a divisão e atenuar os medos de abandono. Comunicação e consistência entre os membros da equipe quanto à adesão ao plano de cuidados estabelecido são essenciais para reduzir as chances de que o paciente consiga manipular ou dividir a equipe
- Explorar junto com o paciente os sentimentos relacionados aos medos de ser abandonado e "engolfado". Ajudar o paciente a entender que os comportamentos de apego exagerado e distanciamento são desencadeados por esses medos. A exploração dos sentimentos com uma pessoa confiável pode ajudar o paciente a solucionar problemas não resolvidos
- Ajudar o paciente a entender como esses comportamentos interferem nos relacionamentos gratificantes. Ele pode não estar ciente de como as pessoas percebem esses comportamentos e por que eles não são aceitáveis
- Ajudar o paciente a trabalhar no sentido de alcançar constância de objeto. Estar disponível sem promover dependência. Dar reforço positivo aos comportamentos independentes. O paciente precisa resolver seus medos de abandono, de forma a estabelecer relacionamentos íntimos gratificantes
- Fornecer recursos de orientação, apoio e encaminhamento aos familiares e outras pessoas significativas que também possam sentir raiva e frustração por suas tentativas fracassadas de manter relacionamentos interpessoais com o paciente. Estudos demonstraram que os familiares desses pacientes frequentemente relatam que se sentem excluídos e discriminados pelos profissionais de saúde (Lawn, Diped & McMahon, 2015).

> **RECOMENDAÇÃO PARA A PRÁTICA CLÍNICA.** Reconhecer quando o paciente está "jogando" um membro da equipe contra outro. Lembrar-se de que divisão é o mecanismo de defesa principal dos pacientes com TPB e as impressões que eles têm das outras pessoas ("tudo bom" ou "tudo ruim") são um reflexo dessa defesa. Não participar de conversas com o paciente quando ele tenta desvalorizar outros membros da equipe. Em vez disso, recomendar que o paciente converse sobre seus problemas diretamente com a pessoa envolvida.

Plano de cuidados no formato de mapa conceitual

O plano de cuidados no formato de mapa conceitual é uma abordagem inovadora usada para planejar e organizar os cuidados de enfermagem (ver Capítulo 9, *Processo de Enfermagem na Prática de Saúde Mental e Psiquiátrica*). Essa abordagem é uma estratégia de ensino e aprendizagem que permite visualizar as inter-relações entre diagnósticos médicos, diagnósticos de enfermagem, resultados da avaliação e tratamentos. A Figura 32.1 ilustra o exemplo de um plano de cuidados no formato de mapa conceitual para um paciente com TPB.

Reavaliação

A revisão é realizada para determinar se as intervenções de enfermagem conseguiram alcançar os objetivos pretendidos com os cuidados prestados. A reavaliação das intervenções de enfermagem dos pacientes com TPB pode ser facilitada pelas informações reunidas utilizando os seguintes tipos de pergunta:

- O paciente consegue buscar a ajuda da equipe quando sente vontade de ferir-se?
- O paciente evita causar lesão em si próprio?
- O paciente consegue correlacionar os momentos em que sente vontade de ferir-se com os períodos de exacerbação da ansiedade?
- O paciente consegue conversar sobre seus sentimentos com os membros da equipe (especialmente sentimentos de depressão e raiva)?
- O paciente pode reconhecer a verdadeira fonte para a qual a raiva é canalizada?
- O paciente pode dizer que entende as origens de sua raiva?

Resumo clínico: Clara, de 37 anos, teve o diagnóstico de transtorno de personalidade *borderline* quando tinha 22 anos. Desde que teve seu diagnóstico inicial, ela tem sido acompanhada pela mesma terapeuta. A paciente tem depressão crônica e personalidade instável. Há dois dias, em uma sessão de terapia periódica, a terapeuta disse à paciente que, dentro de um mês, iria casar-se e mudar-se para outro estado para acompanhar seu marido. Ela disse à paciente que poderia ajudá-la a encontrar um novo terapeuta. Clara ficou histérica e gritou: "Você não pode me abandonar! Eu não quero outro terapeuta!". Naquela noite, Breno, marido de Clara, encontrou-a sentada em uma poça de sangue depois de ter cortado as regiões dorsais das duas panturrilhas com uma lâmina de barbear. Breno levou sua esposa ao hospital, no qual ela era bem conhecida pela equipe. As feridas foram tratadas no setor de emergência e Clara foi transferida para a unidade psiquiátrica. A paciente agarrou-se ao enfermeiro do setor de admissão e disse: "Por favor, não me deixe. Você é o melhor enfermeiro daqui. Você é o único com quem posso conversar.".
O enfermeiro elaborou o seguinte plano de cuidados no formato de mapa conceitual para Clara.

Sinais e sintomas
Fator de risco:
- Medos não resolvidos de abandono

Sinais e sintomas
- Humor deprimido
- Comportamentos de atuação (*acting-out*, em inglês)

Sinais e sintomas
- Comportamentos de apego exagerado e distanciamento
- Divisão da equipe

Diagnóstico de enfermagem
Risco de automutilação

Diagnóstico de enfermagem
Pesar complicado

Diagnóstico de enfermagem
Interação social prejudicada

Intervenções de enfermagem
- Observar frequentemente o comportamento da paciente
- Firmar um contrato verbal com a paciente para que não haja dano físico
- Cuidar objetivamente das feridas
- Estimular a expressão verbal dos sentimentos
- Tornar o ambiente seguro
- Atuar como modelo de conduta

Intervenções de enfermagem
- Estabelecer uma relação de confiança
- Estimular a paciente a expressar sua raiva adequadamente
- Explorar a verdadeira origem da raiva
- Explicar os estágios do processo de pesar
- Estabelecer limites ao comportamento de atuação (*acting-out*, em inglês)
- Dar *feedback* positivo

Intervenções de enfermagem
- Avaliar os comportamentos inadequados
- Estimular independência e dar reforço positivo
- Explorar os medos
- Explicar a inconveniência desses comportamentos
- Alternar os membros da equipe

Tratamento médico: olanzapina (5 mg, duas vezes ao dia) e fluoxetina (20 mg/dia)

Resultados
- A paciente não causou outras lesões em si própria
- A paciente procura os membros da equipe quando sente vontade de ferir-se

Resultados
- A paciente expressa raiva adequadamente
- A paciente entende os estágios do processo de pesar e a necessidade de avançar neste processo

Resultados
- A paciente relaciona-se com mais de um membro da equipe
- A paciente conclui independentemente as AVDs
- A paciente não manipula os membros da equipe uns contra os outros

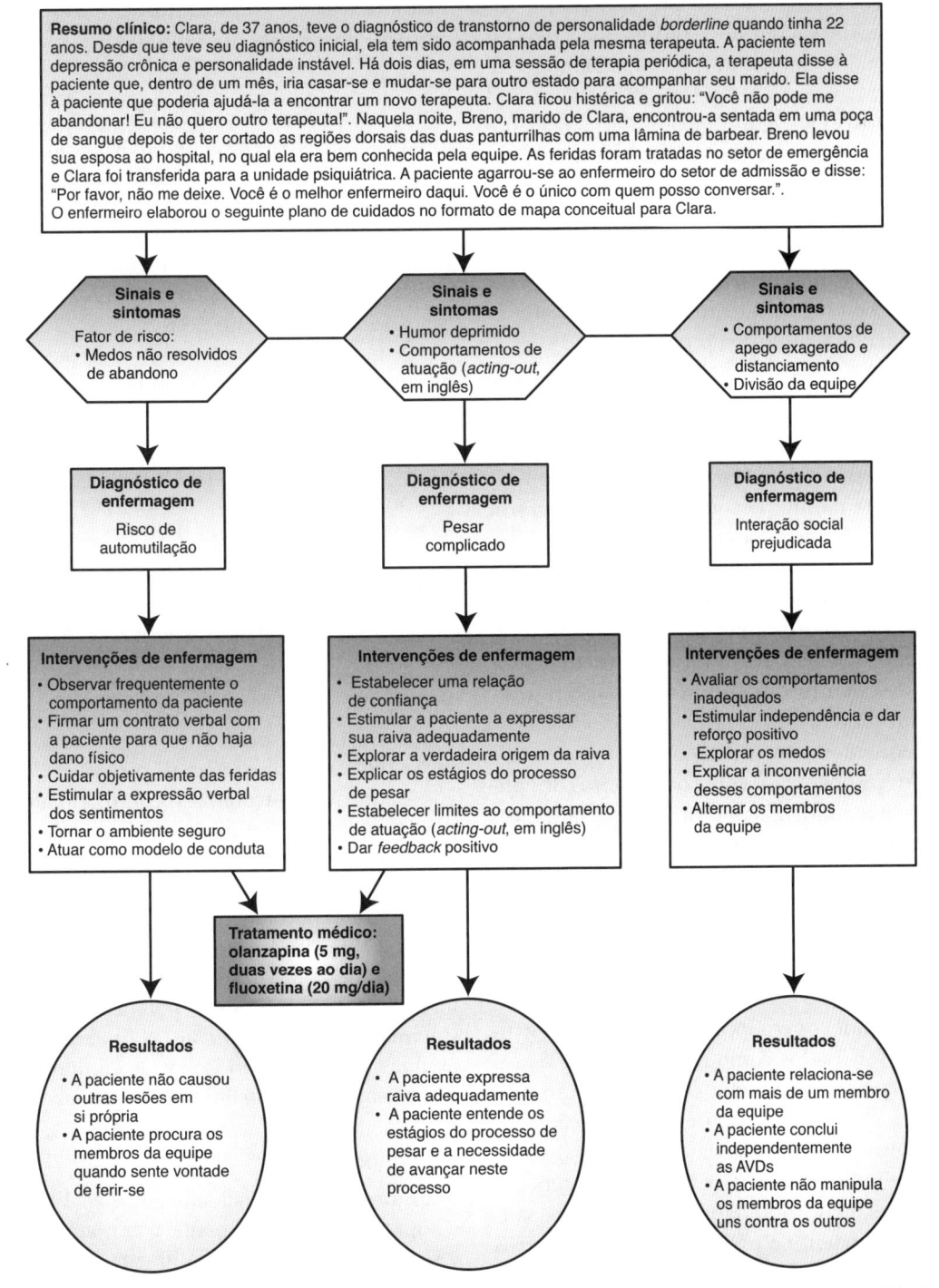

Figura 32.1 Plano de cuidados no formato de mapa conceitual para um paciente com transtorno de personalidade *borderline*.

- O paciente consegue expressar sua raiva adequadamente?
- O paciente consegue desempenhar suas funções de forma independente?
- O paciente consegue relacionar-se com mais de um membro da equipe?
- O paciente pode dizer que entende que os membros da equipe voltarão e que não estão abandonando ele quando terminam seu turno de trabalho do dia?
- O paciente consegue separar-se adequadamente dos membros da equipe?
- O paciente consegue postergar gratificação e deixar de manipular outras pessoas para satisfazer seus próprios desejos?
- O paciente consegue descrever os recursos comunitários aos quais pode recorrer em busca de ajuda nos períodos de estresse extremo?

Nota: O paciente com TPB está em risco alto de ser estigmatizado, mesmo entre os profissionais de saúde (Black, Pfhol & Blum, 2011; McNee, Donogue & Coppola, 2014; Weight & Kendal, 2013; Westwood & Baker, 2010). Os comportamentos do paciente (inclusive manipular, mentir e causar divisões) invalidam o sentimento de sucesso do enfermeiro em conseguir estabelecer uma relação de confiança com este indivíduo e podem culminar em comportamentos negativos ou distanciamento do enfermeiro. As recomendações a seguir ajudam a atenuar as atitudes negativas e a estigmatização do paciente:

- Entender o transtorno e o impacto dos traumas da infância na dinâmica comportamental do paciente para desenvolver uma abordagem compassiva e transmitir esperança de que é um problema tratável
- Reconhecer que mesmo encontros rápidos com um paciente durante internações hospitalares breves oferecem a oportunidade de transmitir conectividade e um sentimento de que ele é valorizado. Isso é especialmente importante porque o paciente com TPB é hipersensível às relações interpessoais, teme ser abandonado e tem história de instabilidade nos relacionamentos interpessoais (Helleman et al., 2014)
- Refletir frequentemente sobre os próprios sentimentos em resposta ao comportamento do paciente. Por exemplo, é comum comportamentos autodestrutivos do paciente gerarem sentimentos de raiva e frustração nos enfermeiros quando o comportamento parece manipulador em vez de um sinal de sofrimento real. Esses sentimentos podem culminar no distanciamento dos enfermeiros encarregados de cuidar do paciente (Westwood & Baker, 2010). Na verdade, os comportamentos autodestrutivos podem ser usados como uma forma de manipular outras pessoas *e* são sinais de sofrimento real
- Desenvolver um método claro de comunicação e intervenção entre os membros da equipe para os pacientes com TPB. A consistência das intervenções ajuda a modelar as habilidades interpessoais saudáveis para o paciente e pode reduzir as tentativas bem-sucedidas de dividir os membros da equipe. Além disso, quando os membros da equipe de saúde desenvolvem habilidades de comunicação clara entre si, isso oferece uma base para conversar sobre e confrontar atitudes negativas frente ao paciente, além de promover uma mudança cultural. Por exemplo, McNee e colaboradores (2014) desenvolveram um compromisso a ser firmado entre os membros da equipe, dizendo que eles evitariam usar frases como "fazendo cena" ou "buscando atenção" porque isso reforçava uma cultura de negativismo frente ao paciente.

Transtorno de personalidade antissocial (dados da avaliação inicial)

No *DSM-I*, o comportamento antissocial era descrito como uma reação "sociopática ou psicopática" que poderia causar os mesmos sintomas de qualquer um dos vários transtornos de personalidade coexistentes. O *DSM-II* classificou esse comportamento em um tipo de personalidade separado – diferenciação que foi conservada nas edições seguintes. O Boxe 32.10 descreve os critérios diagnósticos do transtorno de personalidade antissocial com base no *DSM-5*.

Os indivíduos com transtorno de personalidade antissocial raramente são atendidos na maioria dos contextos clínicos e, quando são, esses atendimentos, em geral, são uma forma de evitar consequências legais. Algumas vezes, eles são admitidos ao sistema de atenção à saúde por ordem judicial para avaliação psicológica. Contudo, na maioria dos casos, esses pacientes são encontrados em penitenciárias, prisões e serviços de reabilitação.

Embora o *DSM-5* ainda reconheça o transtorno de personalidade antissocial como sinônimo de psicopatia, evidências recentes começam a diferenciar essas duas condições (Anderson et al., 2014; APA, 2013; Thompson et al., 2014; Verona & Patrick, 2015). O transtorno de personalidade antissocial como uma condição diferente caracteriza-se por *comportamentos* reativos às ameaças percebidas e controle e afeto negativo; por outro lado, a definição de psicopatia é *traços de personalidade* que incluem pouco medo, empatia embotada, dominação, crueldade insensível e insensibilidade emocional (Thompson et al., 2014; Verona & Patrick, 2015). Os pacientes com esse diagnóstico podem ser considerados tendentes à violência, embora com etiologia diferente e respostas potencialmente diversas ao tratamento. De acordo com as finalidades deste livro, as duas condições são descritas conjuntamente como transtorno de personalidade antissocial.

Quadro clínico

Transtorno de personalidade antissocial é um padrão de comportamento socialmente irresponsável, explorador e sem sentimento de culpa, que reflete um desrespeito generalizado pelos direitos alheios. Os indivíduos com transtorno de personalidade antissocial exploram e manipulam outras pessoas para obter ganhos pessoais e não estão preocupados em desobedecer à lei. Eles têm dificuldade de manter-se em empregos por muito tempo e desenvolvem relacionamentos instáveis. Esses indivíduos parecem frios e insensíveis, com frequência intimidando outras pessoas com seus modos bruscos e agressivos. Eles tendem a ser questionadores e, às vezes, cruéis e maliciosos. Os pacientes com esse transtorno não demonstram carinho e compaixão e, com frequência, suspeitam dessas qualidades em outras pessoas.

BOXE 32.10 Critérios diagnósticos do transtorno de personalidade antissocial.

A. Padrão generalizado de desrespeito e violação dos direitos alheios que começa a partir da idade de 15 anos, conforme se evidencia por 3 (ou mais) dos seguintes comportamentos:
   1. Incapacidade de ajustar-se às normas sociais que dizem respeito às injunções legais, conforme se evidencia por realizar repetidamente atos que justificam detenção.
   2. Desonestidade, que se evidencia por mentir repetidamente, usar pseudônimos ou enganar outras pessoas para obter lucro ou prazer pessoal.
   3. Impulsividade ou incapacidade de planejar o futuro.
   4. Irritabilidade e agressividade, que se evidencia por assédio ou agressões físicas repetidas.
   5. Desconsideração inconsequente da própria segurança ou de outras pessoas.
   6. Irresponsabilidade contumaz, que se evidencia por incapacidade repetida de manter-se consistentemente em alguma ocupação ou honrar os compromissos financeiros.
   7. Falta de remorso, que de evidencia por indiferença ou racionalização depois de ter ferido, maltratado ou roubado outra pessoa.
B. O indivíduo tem no mínimo 18 anos.
C. Há evidência de transtorno de conduta antes de 15 anos de idade.
D. O comportamento antissocial não ocorre exclusivamente durante a evolução da esquizofrenia ou de um transtorno bipolar.

Reproduzido, com autorização, de: *Manual Diagnóstico e Estatístico de Transtornos Mentais, 5ª Edição* (Direitos autorais de 2013). American Psychiatric Association.

Os indivíduos com personalidade antissocial têm pouquíssima tolerância à frustração, agem de forma impulsiva e não conseguem postergar gratificação. Eles são incansáveis e ficam entediados com facilidade, frequentemente assumindo riscos e buscando fortes emoções como se fossem imunes ao perigo. Seu padrão de impulsividade pode ser evidenciado pela incapacidade de planejar o futuro, e isso leva às mudanças repentinas de trabalho, residência ou relacionamentos (APA, 2013).

Quando as coisas são favoráveis, os indivíduos com esse transtorno são alegres, até mesmo amáveis e charmosos. Contudo, em razão de sua pouca tolerância à frustração, essa aparência agradável pode mudar de uma hora para outra. Quando os desejos momentâneos são desafiados, eles tendem a tornarem-se furiosos e vingativos. Facilmente provocados a agredir, sua primeira reação é desrespeitar e dominar. Eles acreditam que "os caras bons ficam em último lugar" e demonstram desdém pelos fracos e desprivilegiados. Exploram as outras pessoas para satisfazer seus próprios desejos sem demonstrar qualquer indício de vergonha ou culpa por seu comportamento.

Os indivíduos com personalidades antissociais percebem-se como vítimas e recorrem à projeção, desvalorização e negação como principais mecanismos de defesa do ego. Eles não aceitam assumir responsabilidade pelas consequências de seu comportamento. Pelo contrário, a percepção de ser vítima das outras pessoas justifica seu comportamento malicioso na medida em que são vítimas de perseguição injusta e hostilidade das outras pessoas. Agressões físicas ou outros atos agressivos são frequentes.

Relacionamentos interpessoais gratificantes não são possíveis, porque os indivíduos com personalidades antissociais aprenderam a confiar apenas em si próprios. Eles defendem a filosofia de "cada um por si" e nada deve detê-los ao evitar que sejam manipulados pelas outras pessoas. Eles podem desconsiderar sua própria segurança e de outras pessoas quando se envolvem em atividade sexual cruel, uso de drogas ilícitas, direção perigosa ou negligência infantil (APA, 2013).

Uma das características mais típicas dos indivíduos com personalidade antissocial é sua tendência a ignorar as autoridades e regras convencionais. Eles agem como se as normas sociais estabelecidas e as diretrizes de autodisciplina e comportamento colaborativo não se aplicassem a si próprios. Esses indivíduos são flagrantes em seu desrespeito à lei e aos direitos alheios.

Fatores predisponentes do transtorno de personalidade antissocial

Influências biológicas

A personalidade antissocial é mais comum entre os parentes biológicos de primeiro grau dos pacientes com o mesmo transtorno do que na população em geral. Estudos com gêmeos e indivíduos adotados implicaram fatores genéticos como causa do transtorno de personalidade antissocial, em especial traços de personalidade como crueldade e reações de insensibilidade emocional, que podem ser mais típicas de psicopatia (Thompson et al., 2014). Curiosamente, outros comportamentos antissociais evidenciados por irmãos gêmeos pareciam ser mais afetados por influências ambientais; deste modo, com base nas evidências atuais, a personalidade antissocial é um transtorno complexo com influências genéticas e ambientais. Estudos recentes sugeriram que um gene específico (*MAOA*) possa ser ativado depois da exposição à violência, por exemplo, maus tratos na infância, abuso físico ou sexual (Oullett-Morin et al., 2016). A moderação desse gene parece estar associada ao desenvolvimento subsequente das manifestações típicas da personalidade antissocial, embora os autores tenham assinalado a necessidade de realizar estudos adicionais. No entanto, esse estudo reforça a hipótese de que uma interação complexa entre genética e ambiente seja responsável pelo desenvolvimento do transtorno de personalidade antissocial.

As características de temperamento evidenciadas ao nascer podem ser significativas como predisposição ao transtorno de personalidade antissocial. Os pacientes que levam seus filhos com transtornos de comportamento às clínicas relatam frequentemente que as crianças tinham explosões temperamentais desde a lactência e que ficavam furiosas quando precisavam esperar a mamadeira ou uma troca de fraldas. À medida que essas crianças amadurem, é comum demonstrarem atitude de *bullying* com outras crianças. Os pais relatam que elas não temem ser punidas e em geral são muito resistentes ao controle.

A probabilidade de desenvolver transtorno de personalidade antissocial aumenta quando o indivíduo tem transtorno de déficit de atenção/hiperatividade (TDAH) e transtorno de conduta na infância (APA, 2013). Outros estudos com exames de imagem do cérebro detectaram déficits na substância branca do córtex pré-frontal, que regula o controle cognitivo e a inibição, assim como atividade reduzida nas amígdalas, que são responsáveis por modular estímulos amedrontadores ou ameaçadores. Por fim, outros estudos demonstraram desregulação dos neurotransmissores (dopamina e serotonina) e anormalidades endócrinas (testosterona e cortisol) nos indivíduos com transtorno de personalidade antissocial, que podem estar relacionadas aos sintomas de impulsividade (Thompson et al., 2014). Estudos neuropsicológicos demonstraram reatividade exagerada aos estímulos ambientais e irritações, que podem provocar desinibição (Verona & Patrick, 2015).

Dinâmica familiar

O transtorno de personalidade antissocial frequentemente se desenvolve em um ambiente familiar caótico. Privação materno-paterna durante os primeiros 5 anos de vida parece ser um fator predisponente essencial ao desenvolvimento desse transtorno. A separação causada pela delinquência materno-paterna parece estar relacionada de forma mais direta ao transtorno do que à perda dos pais por alguma outra razão.

Estudos demonstraram que o transtorno de personalidade antissocial dos adultos estava diretamente associado a abuso e negligência físicos, provocação e falta de ligação com os pais durante a infância (Krastins et al., 2014; Kola et al., 2013). Abuso físico grave foi relacionado diretamente a comportamento ofensivo violento, levando ao desenvolvimento de um padrão de agressão reativa persistente por toda a vida do indivíduo (Kola et al., 2013). O abuso também contribui para o desenvolvimento do comportamento antissocial na medida em que fornece um modelo comportamental e pode causar danos ao sistema nervoso central da criança e, deste modo, limitar sua capacidade funcional normal. Embora o diagnóstico de transtorno de personalidade antissocial seja estabelecido apenas quando o indivíduo tem no mínimo 18 anos, esses padrões comportamentais frequentemente são detectados antes, seja na infância, seja na adolescência. Quando são detectados nas crianças e nos adolescentes, o diagnóstico a ser estabelecido é *transtorno de conduta* e seus sintomas comuns são atos de *bullying*, contendas, crueldade física com animais, destruição da propriedade alheia, roubo e outros atos desse tipo (APA, 2013). Estudos adicionais ainda devem determinar se a identificação mais precisa e a intervenção precoce poderiam evitar comportamentos mais perigosos na vida adulta.

Diagnósticos de enfermagem e descrição dos resultados

Os diagnósticos de enfermagem são selecionados com base nos dados reunidos durante a fase de avaliação e nos conhecimentos básicos sobre fatores predisponentes desse transtorno. A Tabela 32.4 descreve uma lista de comportamentos do paciente e os diagnósticos de enfermagem da NANDA-I correspondentes a esses comportamentos, que podem ser usados no planejamento dos cuidados a serem prestados aos pacientes com transtorno de personalidade antissocial.

Critérios de resultado

É possível utilizar os seguintes critérios para avaliar os resultados obtidos a partir dos cuidados prestados aos pacientes com transtorno de personalidade antissocial.

O paciente

- Conversa sobre os sentimentos de raiva com a equipe de saúde e nas sessões de terapia em grupo
- Não causou dano a si próprio ou às outras pessoas
- Consegue redirecionar a hostilidade para comportamentos socialmente aceitáveis
- Segue as regras e os regulamentos do ambiente terapêutico
- Consegue dizer quais de seus comportamentos são inaceitáveis
- Demonstra respeito pelos direitos alheios, postergando a gratificação dos próprios desejos quando apropriado
- Não manipula outras pessoas na tentativa de reforçar o sentimento de valor próprio
- Diz que entende os conhecimentos necessários para manter as necessidades básicas de saúde.

Planejamento e implementação

A seção subsequente descreve um grupo selecionado de diagnósticos de enfermagem comuns aos pacientes com transtorno de personalidade antissocial com metas de curto e longo prazos e intervenções de enfermagem para cada um deles.

Risco de violência direcionada a outras pessoas

A definição de *risco de violência direcionada a outras pessoas* é "suscetível a comportamentos por meio dos quais o

TABELA 32.4 Atribuição dos diagnósticos de enfermagem aos comportamentos associados comumente ao transtorno de personalidade antissocial.

COMPORTAMENTOS	DIAGNÓSTICOS DE ENFERMAGEM
Fatores de risco: linguagem corporal (p. ex., postura rígida, punhos cerrados e mandíbula contraída, hiperatividade, anda de um lado para outro, dificuldade de respirar, posturas ameaçadoras); crueldade com animais; reações de fúria; história de abuso na infância; história de violência direcionada a outras pessoas; impulsividade; uso de substâncias psicoativas; modelo de conduta negativo; incapacidade de tolerar frustração	Risco de violência direcionada a outros
Desconsideração das normas sociais e leis; ausência de sentimento de culpa; incapacidade de postergar gratificação; negação de problemas evidentes; grandiosidade; risos hostis; projeção de culpa e responsabilidade; ridicularização de outras pessoas; atitude de superioridade em relação a outras pessoas	Enfrentamento defensivo
Manipulação das outras pessoas para satisfazer seus desejos; incapacidade de estabelecer relacionamentos pessoais íntimos; fracassos frequentes nas experiências de vida; passivo-agressividade; agressividade declarada (ocultação dos sentimentos de baixa autoestima)	Baixa autoestima crônica
Incapacidade de estabelecer relacionamentos íntimos gratificantes e duradouros com uma pessoa; interação disfuncional com outras pessoas; adoção de comportamentos de interação social inadaptativos	Interação social prejudicada
Demonstração de incapacidade de assumir responsabilidade por adotar práticas de saúde básica; história de evitar atendimento de saúde; falta demonstrada de conhecimento acerca das práticas de saúde básica; falta de interesse expressa por melhorar os comportamentos saudáveis	Manutenção da saúde ineficaz

indivíduo demonstra que pode ser física, emocional e/ou sexualmente perigoso para outras pessoas" (Herdman & Kamitsuru, 2014, p. 410).

Metas do paciente

Os critérios de resultado incluem metas de curto e longo prazos. Os intervalos de tempo são determinados caso a caso.

Metas de curto prazo

- Dentro de 3 dias, o paciente conversará sobre seu sentimento de raiva e as situações que provocam hostilidade
- O paciente não causará danos às outras pessoas.

Meta de longo prazo

- O paciente não causará danos às outras pessoas.

Intervenções de enfermagem

- Demonstrar atitude de aceitação do paciente. Sentimentos de rejeição certamente são familiares a ele. Trabalhar para desenvolver uma relação de confiança. Ser honesto, cumprir todas as promessas e transmitir a mensagem de que não é o *paciente* que é inaceitável, mas seu *comportamento*. A atitude de aceitação reforça os sentimentos de valor próprio. Confiança é a base da relação terapêutica. Entretanto, ficar atento à tendência que esses pacientes têm de manipular as outras pessoas. Não interpretar erroneamente que charmes ou elogios indicam confiança mútua. É essencial manter os limites profissionais bem demarcados
- Manter um nível baixo de estimulação no ambiente do paciente (iluminação fraca, poucas pessoas, decoração simples, nível baixo de ruído). Um ambiente estimulante pode acentuar a agitação e estimular comportamentos agressivos
- Observar frequentemente o comportamento do paciente durante as atividades e interações rotineiras; tomar cuidado para não parecer observador e desconfiado. Observação direta é necessária, de forma que possa ser realizada alguma intervenção necessária para garantir a segurança do paciente (e das outras pessoas)
- Retirar todos os objetos perigosos do ambiente do paciente, de forma que ele não possa usá-los intencional ou acidentalmente para ferir a si próprio ou às outras pessoas
- Ajudar o paciente a reconhecer o verdadeiro objeto de sua hostilidade (p. ex., "Você parece estar aborrecido com..."). Como o desenvolvimento do ego é enfraquecido, o paciente pode usar indevidamente o mecanismo de defesa de transferência. Ajudar o paciente a reconhecer isso de uma forma não ameaçadora pode ajudar a solucionar questões não resolvidas, de forma que elas possam ser confrontadas
- Estimular o paciente a verbalizar gradativamente seus sentimentos de hostilidade. A verbalização dos sentimentos em um ambiente não ameaçador pode ajudar o paciente a solucionar questões não resolvidas
- Conversar com o paciente sobre formas alternativas de lidar com frustração (p. ex., atividades motoras de grande porte que canalizem a energia hostil para um comportamento socialmente aceitável). Atividades físicas de alta demanda ajudam a aliviar tensão acumulada

- A equipe deve manter e demonstrar uma atitude tranquila frente ao paciente. A ansiedade é contagiosa e pode ser transferida da equipe para o paciente. Uma atitude tranquila reforça no paciente o sentimento de segurança e proteção
- Contar com membros da equipe em número suficiente para fazer uma demonstração de força ao paciente, se for necessário. Isso fornece ao paciente evidência de controle da situação e traz alguma segurança física aos membros da equipe
- Administrar os tranquilizantes conforme a prescrição médica, ou conseguir uma prescrição, se necessário. Monitorar o paciente para avaliar a eficácia dos fármacos e também a ocorrência de efeitos adversos. Os ansiolíticos (p. ex., lorazepam, clordiazepóxido, oxazepam) têm efeito tranquilizante e podem ajudar a atenuar comportamentos hostis (Nota: fármacos não são prescritos frequentemente aos pacientes com transtorno de personalidade antissocial porque eles são muito suscetíveis a desenvolver drogadição.)
- Quando o paciente não pode ser acalmado por "conversa tranquilizadora" ou fármacos, pode ser necessário usar contenções físicas. A abordagem de usar a "alternativa menos restritiva" deve ser adotada ao planejar intervenções para um paciente violento. As contenções devem ser usadas apenas como último recurso, depois que todas as outras intervenções forem ineficazes e o paciente estiver claramente em risco de causar dano a si próprio ou às outras pessoas
- Quando as contenções parecem ser necessárias, assegurar que haja membros da equipe em número suficiente para ajudar. Seguir o protocolo adotado pela instituição
- À medida que a agitação diminuir, avaliar se o paciente está pronto para que as contenções sejam reduzidas ou retiradas por completo. Retirar uma contenção de cada vez e, ao mesmo tempo, avaliar a reação do paciente. Isso reduz o risco de lesão ao paciente e aos membros da equipe.

Enfrentamento defensivo

A definição de *enfrentamento defensivo* é "projeção repetida de uma autoavaliação falsamente positiva, baseada em um padrão autoprotetor que defende contra ameaças subjacentes percebidas a uma autoestima positiva" (Herdman & Kamitsuru, 2014, p. 324).

Metas do paciente

Os critérios de resultado incluem metas de curto e longo prazos. Os intervalos de tempo são determinados caso a caso.

Metas de curto prazo

- Nas primeiras 24 horas de internação, o paciente dirá que entende as regras e os regulamentos do ambiente terapêutico e as consequências das violações
- O paciente dirá que assume responsabilidade pessoal pelas dificuldades vivenciadas nos relacionamentos interpessoais dentro de (um período razoável para o caso).

Metas de longo prazo

- No momento da alta do ambiente terapêutico, o paciente conseguirá lidar de forma mais adaptativa com a postergação da gratificação dos próprios desejos e seguir as regras e os regulamentos do ambiente terapêutico
- No momento da alta do ambiente terapêutico, o paciente demonstrará ser capaz de interagir com outras pessoas sem entrar na defensiva, racionalizar comportamentos ou expressar ideias de grandiosidade.

Intervenções de enfermagem

- Desde o início, o paciente deve ser avisado de quais comportamentos são aceitáveis e quais não são. Explicar as consequências da violação dos limites. Uma consequência deve envolver alguma coisa que o paciente valoriza. Todos os membros da equipe devem ser consistentes na aplicação desses limites. As consequências devem ser impostas objetivamente e logo depois da infração. Como o paciente não consegue ou não quer impor limites individuais aos comportamentos inadaptativos, esses comportamentos devem ser descritos e ressaltados pelos membros da equipe. Consequências desagradáveis podem ajudar a reduzir a repetição desses comportamentos
- O objetivo ideal deve ser que o paciente finalmente interiorize as normas sociais, começando com uma abordagem de "um passo de cada vez", "ou/ou então" no local onde está internado (*ou* você [não faz] isso, *ou então* acontecerá isso). As explicações devem ser concisas, concretas e claras, com pouca ou nenhuma possibilidade de má interpretação.

> **RECOMENDAÇÃO PARA A PRÁTICA CLÍNICA.** O enfermeiro não deve tentar persuadir ou convencer o paciente a fazer "a coisa certa". Não use termos como "Você deve (ou não deve)...". Em vez disso, dizer "Esperamos que você...".

- Dar *feedback* positivo ou recompensa pelos comportamentos aceitáveis. O reforço positivo melhora a autoestima e estimula a repetição dos comportamentos desejáveis
- Na tentativa de ajudar o paciente a postergar gratificações, ampliar o tempo exigido para um comportamento aceitável antes de obter recompensa. Por exemplo, 2 horas de comportamento aceitável podem ser trocadas por uma ligação telefônica; 4 horas de comportamento aceitável, por 2 horas de TV; 1 dia de comportamento

aceitável por atividade recreativa terapêutica de jogar boliche; 5 dias de comportamento aceitável por uma autorização para sair no final de semana
- A unidade de terapia do meio (*milieu*) oferece as condições ambientes apropriadas aos pacientes com personalidade antissocial. A abordagem democrática com regras e regulamentos específicos, reuniões comunitárias e sessões de terapia em grupo reproduzem o tipo de condição social na qual o paciente precisa aprender a viver. O *feedback* trazido pelos companheiros frequentemente é mais eficaz que a confrontação de uma figura de autoridade. O paciente aprende a seguir as regras do grupo como passo positivo na progressão no sentido de interiorizar as regras sociais
- Ajudar o paciente a perceber seu próprio comportamento. Em muitos casos, esses indivíduos negam que seu comportamento é inapropriado. Por exemplo, a racionalização pode ser evidenciada em afirmações como: "O proprietário dessa loja tem muito dinheiro e não lhe fará falta se eu pegar um pouquinho. Ele tem tudo, mas eu não tenho coisa alguma. Isso não é justo! Eu mereço ter alguma coisa do que ele tem.". O paciente precisa entender que certos comportamentos não serão tolerados na sociedade e que consequências graves são impostas às pessoas que se recusam a seguir regras. O paciente precisa *querer* mudar o comportamento antes que possa ser ajudado. Uma das dificuldades encontradas nas intervenções para pacientes com transtornos de personalidade é que os comportamentos são frequentemente egossintônicos; ou seja, o paciente pode não perceber que esses comportamentos precisam ser modificados
- Conversar sobre comportamentos adotados no passado pelo paciente. Descrever quais são aceitáveis pelas normas sociais e quais são inaceitáveis. Ajudar o paciente a reconhecer como ele tem explorado outras pessoas e os benefícios e as consequências do comportamento anterior. Analisar como o paciente percebe os sentimentos associados ao seu comportamento. É importante fazer uma tentativa de realçar ao paciente a importância de ser sensível aos outros, promovendo a autopercepção na tentativa de ajudá-lo a entender seu próprio comportamento
- Durante toda a relação com o paciente, manter uma atitude de "Não é *você*, mas *seu comportamento* que não é aceitável". A atitude de aceitação reforça os sentimentos de dignidade e valor próprio.

Plano de cuidados no formato de mapa conceitual

O plano de cuidados no formato de mapa conceitual (ver Capítulo 9, *Processo de Enfermagem na Prática de Saúde Mental ou Psiquiátrica*) é uma estratégia esquematizada de ensino e aprendizagem que permite visualizar as inter-relações entre diagnósticos médicos, diagnósticos de enfermagem, resultados da avaliação e tratamentos. A Figura 32.2 ilustra o exemplo de um plano de cuidados no formato de mapa conceitual para um paciente com transtorno de personalidade antissocial.

Reavaliação

A revisão é realizada para determinar se as intervenções de enfermagem conseguiram alcançar os objetivos dos cuidados prestados. Esse processo de reavaliação das intervenções de enfermagem para um paciente com personalidade antissocial pode ser facilitado pelas informações obtidas usando os seguintes tipos de perguntas:

- O paciente reconhece quando a raiva sai de controle?
- O paciente pode buscar ajuda da equipe, em vez de expressar raiva de forma inadequada?
- O paciente consegue usar outros recursos para redirecionar sua raiva (p. ex., atividades físicas)?
- O paciente evitou danos às outras pessoas?
- O paciente consegue seguir as regras e os regulamentos do ambiente terapêutico com pouca ou nenhuma necessidade de ser lembrado?
- O paciente consegue descrever quais comportamentos são apropriados e quais são inadequados?
- O paciente consegue expressar um desejo de mudar?
- O paciente pode postergar a gratificação dos próprios desejos em respeito a outros quando é necessário?
- O paciente evita manipular outras pessoas para satisfazer seus próprios desejos?
- O paciente realiza plenamente as atividades da vida diária de forma voluntária e independente?
- O paciente consegue descrever métodos para alcançar e manter seu bem-estar ideal?
- O paciente pode descrever os recursos comunitários nos quais pode buscar ajuda para realizar as atividades da vida diária e ter suas necessidades de saúde atendidas?

Modalidades de tratamento

Poucas pessoas questionariam que o tratamento dos pacientes com transtornos de personalidade é difícil e, em alguns casos, pode mesmo parecer impossível. As características de personalidade são aprendidas nos primeiros anos de vida e podem ser influenciadas geneticamente. Alguns dos sintomas de um transtorno de personalidade são percebidos pelo indivíduo como egossintônicos, de forma que pode haver pouca motivação para buscar tratamento ou mudança. Por essa razão, não é surpreendente que esses padrões comportamentais duradouros possam demorar anos para mudar, se é que mudem. As principais modalidades de tratamento para transtornos da personalidade são psicossociais e farmacológicas, mas a maioria das evidências disponíveis provém de estudos

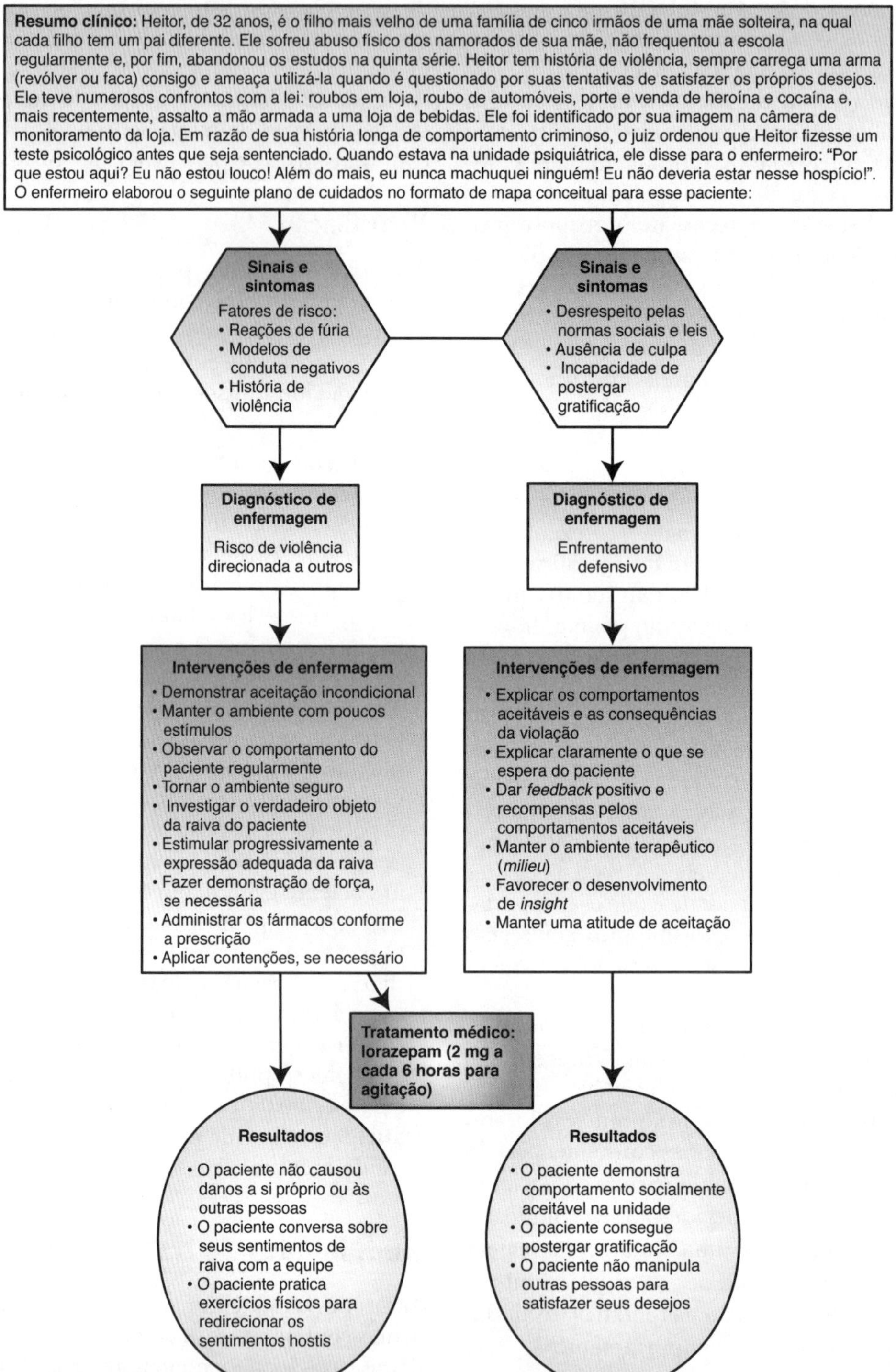

Resumo clínico: Heitor, de 32 anos, é o filho mais velho de uma família de cinco irmãos de uma mãe solteira, na qual cada filho tem um pai diferente. Ele sofreu abuso físico dos namorados de sua mãe, não frequentou a escola regularmente e, por fim, abandonou os estudos na quinta série. Heitor tem história de violência, sempre carrega uma arma (revólver ou faca) consigo e ameaça utilizá-la quando é questionado por suas tentativas de satisfazer os próprios desejos. Ele teve numerosos confrontos com a lei: roubos em loja, roubo de automóveis, porte e venda de heroína e cocaína e, mais recentemente, assalto a mão armada a uma loja de bebidas. Ele foi identificado por sua imagem na câmera de monitoramento da loja. Em razão de sua história longa de comportamento criminoso, o juiz ordenou que Heitor fizesse um teste psicológico antes que seja sentenciado. Quando estava na unidade psiquiátrica, ele disse para o enfermeiro: "Por que estou aqui? Eu não estou louco! Além do mais, eu nunca machuquei ninguém! Eu não deveria estar nesse hospício!".
O enfermeiro elaborou o seguinte plano de cuidados no formato de mapa conceitual para esse paciente:

Sinais e sintomas
Fatores de risco:
- Reações de fúria
- Modelos de conduta negativos
- História de violência

Sinais e sintomas
- Desrespeito pelas normas sociais e leis
- Ausência de culpa
- Incapacidade de postergar gratificação

Diagnóstico de enfermagem
Risco de violência direcionada a outros

Diagnóstico de enfermagem
Enfrentamento defensivo

Intervenções de enfermagem
- Demonstrar aceitação incondicional
- Manter o ambiente com poucos estímulos
- Observar o comportamento do paciente regularmente
- Tornar o ambiente seguro
- Investigar o verdadeiro objeto da raiva do paciente
- Estimular progressivamente a expressão adequada da raiva
- Fazer demonstração de força, se necessária
- Administrar os fármacos conforme a prescrição
- Aplicar contenções, se necessário

Intervenções de enfermagem
- Explicar os comportamentos aceitáveis e as consequências da violação
- Explicar claramente o que se espera do paciente
- Dar *feedback* positivo e recompensas pelos comportamentos aceitáveis
- Manter o ambiente terapêutico (*milieu*)
- Favorecer o desenvolvimento de *insight*
- Manter uma atitude de aceitação

Tratamento médico: lorazepam (2 mg a cada 6 horas para agitação)

Resultados
- O paciente não causou danos a si próprio ou às outras pessoas
- O paciente conversa sobre seus sentimentos de raiva com a equipe
- O paciente pratica exercícios físicos para redirecionar os sentimentos hostis

Resultados
- O paciente demonstra comportamento socialmente aceitável na unidade
- O paciente consegue postergar gratificação
- O paciente não manipula outras pessoas para satisfazer seus desejos

Figura 32.2 Plano de cuidados no formato de mapa conceitual para um paciente com transtorno de personalidade antissocial.

com pacientes portadores de transtornos de personalidade *borderline* e antissocial.

Algumas comorbidades são comuns na maioria dos transtornos de personalidade e existem evidências de que o tratamento dessas condições coexistentes possa ter resultados favoráveis. Por exemplo, Hatchett (2015) demonstrou que, em uma revisão da literatura, as intervenções psicossociais para pacientes com transtorno de personalidade antissocial não tinham eficácia terapêutica e utilidade clínica; contudo, o tratamento do transtorno coexistente associado ao uso de substâncias psicoativas alcançou resultados positivos confirmados. Além disso, quando os pacientes com transtorno de personalidade antissocial também têm depressão, eles têm mais chances de perseverar com o tratamento. Isso pode estar relacionado ao fato de que os sintomas depressivos são considerados indesejáveis (ou seja, não egossintônicos) e, por essa razão, podem motivar o indivíduo a buscar melhora. Hatchett assinalou que essa revisão não deve ser interpretada como indicativa de que um transtorno de personalidade do paciente não seja tratável. Pelo contrário, o autor citou a conclusão de Skeem e colaboradores (2011) de que esse paciente deve ser classificado no grupo de "alto risco", que requer tratamento intensivo para garantir ao máximo a segurança pública.

Enquanto Hatchett (2015) revisou a literatura relacionada especificamente ao tratamento dos transtornos de personalidade antissocial, outras revisões da literatura reconheceram que, no caso dos transtornos de personalidade em geral, há evidências claras de eficácia das intervenções psicoterápicas (Papaioannou, Brazier & Parry, 2013; Stoffers et al., 2012); também nesse caso, a maior parte dos estudos enfatizou os transtornos de personalidade *borderline* e antissocial (Bateman, 2014). Outros pesquisadores reconheceram que a terapia focada em confrontar os mecanismos de defesa associados a cada transtorno de personalidade pode ser uma forma mais eficaz de conseguir melhoras (Perry, Presniak & Olson, 2013). Por exemplo, a terapia focada na investigação da dissociação comum aos pacientes com TPB ou do mecanismo de defesa que desvaloriza as outras pessoas (p. ex., nos pacientes com personalidade antissocial) pode melhorar os sintomas em geral. Há concordância geral de que todas as modalidades de tratamento para transtornos de personalidade requerem planos de longo prazo. Em geral, a escolha das intervenções baseia-se na área com maior disfunção (p. ex., cognição, afeto, comportamento ou relacionamentos interpessoais). A seguir, há uma descrição sucinta dos diversos tipos de terapia e dos transtornos aos quais frequentemente são aplicados.

Psicoterapia individual

Dependendo dos objetivos terapêuticos, a terapia dos transtornos de personalidade pode ser psicoterapia interpessoal por tempo limitado ou psicanálise prolongada. A psicoterapia interpessoal pode ser mais apropriada porque os transtornos de personalidade refletem basicamente problemas de relacionamento interpessoal.

A psicanálise de longa duração procura compreender e modificar os comportamentos, a cognição e o afeto desajustados dos pacientes com transtornos de personalidade que dominam sua vida e seus relacionamentos pessoais.

Terapia de meio (*milieu*) ou grupo

Essa modalidade de terapia é especialmente adequada aos pacientes com transtorno de personalidade antissocial que respondem de forma mais adaptativa ao apoio e *feedback* de seus companheiros de terapia. Com a terapia de meio (*milieu*) ou grupo, o *feedback* fornecido pelos companheiros é mais eficaz que a interação individual com um terapeuta.

A terapia de grupo – grupos especialmente homogêneos que enfatizem o desenvolvimento das habilidades sociais – também pode ser útil para controlar ansiedade social e desenvolver confiança e relacionamentos interpessoais dos pacientes com transtorno de personalidade esquiva.

Terapia cognitivo-comportamental

As estratégias comportamentais aplicam reforço às mudanças favoráveis. Treinamento das habilidades sociais e treinamento de assertividade ensinam formas alternativas de lidar com frustrações. As abordagens cognitivas ajudam o paciente a reconhecer e corrigir padrões cognitivos distorcidos e irracionais. Davidson e colaboradores (2009) demonstraram que o acréscimo da terapia cognitivo-comportamental ao tratamento convencional dos pacientes com transtornos de personalidade antissocial possibilitou a redução das agressões físicas e verbais. Também existem evidências razoáveis de que a terapia cognitiva seja benéfica aos pacientes com transtorno de personalidade esquizotípica (Bateman, 2014).

Terapia comportamental dialética

A terapia comportamental dialética (TCD) é uma modalidade de psicoterapia desenvolvida primeiro por Marsha Linehan, PhD, especificamente como tratamento do comportamento autodestrutivo e parassuicida crônico dos pacientes com TPB (Sadock et al., 2015). Embasada na crença de que o problema principal desses pacientes é uma desregulação emocional (um tipo de reatividade emocional às ameaças percebidas), a TCD passou a ser uma terapia bem recomendada para pacientes com TPB. Esse tipo de tratamento é uma abordagem terapêutica eclética e complexa, que combina conceitos das terapias cognitiva, comportamental e interpessoal com práticas orientais de "consciência plena" (*mindfulness*, em inglês). As quatro modalidades terapêuticas principais da TCD são:

1. **Treinamento de habilidades em grupo**: Nesses grupos, os pacientes aprendem habilidades relevantes aos problemas vivenciados pelos indivíduos com TPB, inclusive habilidades básicas de consciência plena, habilidades de eficácia interpessoal, habilidades de modulação das emoções e habilidades de tolerância às dificuldades (Kiehn & Swales, 2013).
2. **Psicoterapia individual**: As sessões semanais abordam padrões comportamentais disfuncionais, motivação pessoal e fortalecimento das habilidades pessoais.

3. **Contato telefônico**: O terapeuta fica disponível ao paciente por telefone, de acordo com limites estabelecidos pelo terapeuta, mas geralmente 24 horas por dia. Kiehn e Swales (2013) afirmaram o seguinte: "O contato telefônico tem como finalidade de dar ao paciente ajuda e apoio à aplicação das habilidades que ele está aprendendo em situações reais de vida entre as sessões e ajudá-lo a encontrar formas de evitar automutilação.".
4. **Suporte aos terapeutas/reunião de equipe**: Os terapeutas reúnem-se periodicamente para rever seu trabalho com seus pacientes. Essas reuniões são focadas em dar apoio uns aos outros, manter os terapeutas motivados e assegurar a eficácia do tratamento dos pacientes. A TCD foi bem estudada e as evidências apoiam efeitos benéficos dessa modalidade de terapia para pacientes com TPB. O'Connell e Dowling (2014), citando uma revisão de sete estudos (Binks et al., 2006), afirmaram:

> Apesar da dificuldade de tratar pacientes com TPB quando eles participaram do seu plano terapêutico, houve redução dos níveis de ansiedade, depressão, automutilação, internações hospitalares e uso dos fármacos prescritos (p. 522).

Hoje em dia, essa modalidade de tratamento é usada em outras condições psiquiátricas, inclusive transtornos associados ao uso de substâncias psicoativas, transtornos alimentares, esquizofrenia e TEPT (Sadock et al., 2015). Contudo, Bateman (2014) alertou que, dentre as diversas intervenções especializadas para tratar transtornos de personalidade, a melhora evidencia-se mais comumente por atenuação dos sintomas, em vez de melhoria significativa das funções sociais.

Psicofarmacologia

O tratamento farmacológico pode ser útil em alguns casos. Embora esses fármacos não tenham efeito direto no tratamento do transtorno propriamente dito, pode-se conseguir atenuar os sintomas até certo ponto. Entre os transtornos do grupo A, existem evidências limitadas de efeitos benéficos dos antipsicóticos no tratamento do transtorno de personalidade esquizotípica, mas a razão risco-benefício é duvidosa (Bateman, 2014).

Para o TPB, o tratamento farmacológico dos sintomas específicos é reconhecido como uma medida adjuvante importante. Os antipsicóticos são benéficos para tratar sintomas cognitivo-perceptivos; os inibidores seletivos de receptação de serotonina mostraram alguma eficácia no tratamento da desregulação emocional; e os estabilizadores de humor trouxeram algum benefício ao tratamento da desregulação emocional e dos sintomas impulsivos e agressivos (Bateman, 2014). Como foi mencionado antes, alguns estudos recentes demonstraram efeitos benéficos do tratamento adjuvante com oxitocina (Píer et al., 2016).

Para os pacientes com transtorno de personalidade antissocial, o tratamento farmacológico geralmente não é recomendável, a menos que seja usado para tratar alguma comorbidade psiquiátrica. Entre os transtornos de personalidade do grupo C, não existem estudos randomizados publicados que apoiem o tratamento farmacológico dessas condições psiquiátricas (Bateman, 2014).

É preciso ter cuidado ao prescrever fármacos fora de um contexto estruturado, tendo em vista o risco elevado de drogadição entre esses pacientes.

Resumo e pontos fundamentais

- Sem dúvida alguma, os pacientes com transtornos de personalidade são os casos mais difíceis que os profissionais de saúde provavelmente encontram
- As características de personalidade são formadas nos primeiros anos de vida e é difícil ou impossível modificá-las. Na verdade, alguns médicos acreditam que a abordagem terapêutica não seja tentar mudar as características, mas sim reduzir a inflexibilidade dos traços inadaptativos e atenuar sua interferência nas funções do cotidiano e os relacionamentos significativos
- O conceito de transtorno de personalidade está presente em toda a história da medicina. Os problemas começaram com as tentativas de elaborar um sistema de classificação para esses transtornos
- O *DSM-5* reconhece 10 transtornos de personalidade específicos: antissocial, esquiva, *borderline*, histriônica, dependente, narcisista, obsessivo-compulsiva, paranoide, esquizoide e esquizotípica
- Os cuidados de enfermagem para pacientes com transtorno de personalidade são administrados usando as etapas do processo de enfermagem
- Outras modalidades de tratamento são psicoterapia individual, terapia psicanalítica, terapia de *milieu* ou grupo, terapia cognitivo-comportamental, terapia comportamental dialética e tratamento farmacológico
- Os pacientes com TPB podem ser atendidos no sistema de saúde, em razão de sua instabilidade e tentativas frequentes de automutilação ou suicídio
- Os pacientes com transtorno de personalidade antissocial podem entrar no sistema de saúde para evitar consequências legais ou em atendimento a uma ordem judicial de avaliação psicológica
- Os enfermeiros que trabalham em todos os contextos de prática clínica devem estar familiarizados com as características associadas aos transtornos de personalidade
- Os enfermeiros que atuam na área de psiquiatria devem estar familiarizados com as intervenções apropriadas a esses pacientes, porque não é provável que eles enfrentem maior desafio profissional que o de cuidar deles.

Estudo de caso e exemplo de plano de cuidados

HISTÓRIA CLÍNICA E AVALIAÇÃO DE ENFERMAGEM

Antônio, 34 anos, foi internado na unidade psiquiátrica com diagnóstico de transtorno de personalidade antissocial. Há pouco tempo, ele foi preso e condenado por assalto à mão armada a uma loja de conveniência e tentativa de assassinato ao gerente da loja. Em razão das medidas tomadas pelo gerente, que rapidamente chamou a polícia, e da câmera de vigilância da loja, Antônio foi identificado e preso dentro de algumas horas depois do crime. O juiz ordenou que fossem realizadas avaliações física, neurológica e psiquiátrica antes de emitir a sentença do caso.

Antônio sofreu abuso físico e psicológico na infância por seu pai alcoólico. Ele foi suspenso do ensino médio por tirar notas baixas e faltar aula com frequência. Antônio tinha uma longa história de contravenções, que começaram com furtos em lojas comerciais aos 7 anos, que progrediram na adolescência com tentativas de assalto, roubos de automóveis e agressões sexuais e, finalmente, assalto à mão armada e tentativa de assassinato. Ele estava em liberdade condicional quando cometeu seu último crime.

Na unidade psiquiátrica, Antônio é barulhento, brigão e indisposto a cooperar. Quando Júlia, a enfermeira do setor de admissão, chegou ao seu local de trabalho no turno da noite do segundo dia de internação do paciente, ele disse para ela: "Eu estou muito feliz que você tenha voltado. Você é a melhor enfermeira da unidade. Não posso conversar com ninguém mais além de você. Essas pessoas não são nada mais que um bando de loucos ao meu redor – e isso inclui os membros da equipe e os pacientes! Talvez nós possamos descer até a cafeteria juntos mais tarde. Você é casada? Eu gostaria de conhecê-la mais quando sair dessa casa de loucos!".

DIAGNÓSTICOS DE ENFERMAGEM E DESCRIÇÃO DOS RESULTADOS

Com base nos dados da avaliação, a enfermeira escolheu os seguintes diagnósticos de enfermagem para Antônio:

A. Risco de violência direcionada a outros, relacionado com a história de violência contra terceiros e história de abuso na infância.
   a. Metas de curto prazo: O paciente conversará sobre seus sentimentos de raiva e situações que provocam hostilidade. Ele não causará danos às outras pessoas.
   b. Meta de longo prazo: O paciente não causará danos às outras pessoas.
B. Enfrentamento defensivo, relacionado com baixa autoestima, família nuclear disfuncional, ego e superego subdesenvolvidos, indícios de ausência de sentimento de culpa, desrespeito pelas normas sociais e leis, incapacidade de postergar gratificação, atitude de superioridade em relação aos demais, negação dos problemas e projeção de culpa e responsabilidade.
   a. Meta de curto prazo: O paciente dirá que compreende as regras e os regulamentos da unidade e as consequências de sua violação.
   b. Metas de longo prazo: O paciente conseguirá postergar gratificação e seguirá as regras e os regulamentos da unidade. Ele assumirá responsabilidade por seus próprios atos e comportamentos.

PLANEJAMENTO E IMPLEMENTAÇÃO

Risco de violência direcionada a outros

A enfermeira elaborou as seguintes intervenções de enfermagem para esse paciente:

1. Desenvolver uma relação de confiança com Antônio demonstrando atitude de aceitação. Assegurar que ele compreenda que não é ele o inaceitável, mas seu comportamento.
2. Tentar reduzir o excesso de estímulos do ambiente. Falar com o paciente com voz calma e tranquila.
3. Observar periodicamente o comportamento do paciente durante as atividades de rotina, de forma que ele não suspeite e fique com raiva por estar sendo vigiado. Isso é importante porque, se forem detectados comportamentos agressivos e hostis, intervenções devem ser realizadas para evitar riscos ao paciente, aos membros da equipe e/ou a outros pacientes.
4. Sentar-se com Antônio e estimular o paciente a conversar sobre seus sentimentos de raiva e hostilidade. Ajudar o paciente a entender de onde se originaram esses sentimentos e quem é o verdadeiro alvo da hostilidade.
5. Ajudar o paciente a desenvolver formas adaptativas para lidar com frustração, inclusive exercícios e outras atividades físicas.
6. Administrar tranquilizantes de acordo com a prescrição médica.
7. Se o paciente perder o controle e for necessário usar contenções, assegurar que haja membros da equipe em número suficiente para intervir. Não aplicar contenções como forma de punição, mas apenas como último recurso e medida de proteção para Antônio e outros pacientes.

ENFRENTAMENTO DEFENSIVO

A enfermeira elaborou as seguintes intervenções de enfermagem para esse paciente:

1. Explicar ao paciente quais dos seus comportamentos são aceitáveis e quais são inaceitáveis. Dizer simplesmente que os comportamentos inaceitáveis não serão tolerados.
2. Definir as consequências adequadas à violação desses limites (p. ex., nenhuma TV ou filmes; nenhuma ligação telefônica; sala de isolamento). Assegurar que todos os membros da equipe sejam consistentes na aplicação dessas consequências.
3. Não se deixar levar pelas tentativas de Antônio de flertar ou "fazer charme" com os membros da equipe. Os elogios feitos pelo paciente são outra forma de comportamento manipulador. Explicar ao paciente que você não aceitará esses tipos de comentários de sua parte e, se continuarem, isso terá consequências.
4. Estimular o paciente a conversar sobre seus infortúnios do passado. Tentar ajudar Antônio a entender como ele se sentiria se alguém o tratasse da mesma forma que ele trata os demais.

REAVALIAÇÃO

Os critérios de resultado esperados com Antônio foram atendidos apenas em partes. As características de personalidade, inclusive as demonstradas pelo paciente, são muito enraizadas e duradouras. Não é provável que ele mude. A menos que os testes demonstrem algum problema clínico grave tratável, Antônio provavelmente continuará a sofrer as consequências jurídicas e a cumprir as sentenças em penitenciária, até que consiga perceber e deseje mudar seu comportamento. Durante esse período na unidade psiquiátrica, o paciente não causou danos a si próprio ou a outros. Ele conversou sobre seus sentimentos de raiva e hostilidade com Júlia e outros membros da equipe. Antônio ainda se mostra brigão quando lhe dizem que não pode fumar na unidade e que precisa esperar por alguém para acompanhá-lo até a área de fumantes. Ele grita com os outros pacientes e os chama de "porcos". Antônio recusa-se a assumir responsabilidade por seus atos e acusa outras pessoas por seus comportamentos inaceitáveis. Ele começou a fazer um programa regular de exercícios na sala de ginástica e recebeu *feedback* positivo da equipe por sua tentativa de adotar estratégias de enfrentamento mais saudáveis

Questões de revisão

Escolha a melhor resposta para cada uma das seguintes questões:

1. Jaqueline tem o diagnóstico de transtorno de personalidade *borderline*. Frequentemente, ela alterna comportamentos de apego excessivo e distanciamento. A intervenção de enfermagem mais apropriada a esse tipo de comportamento seria:
    a. Estimular a paciente a estabelecer uma relação de confiança com um dos membros da equipe, com o qual devem ocorrer todas as interações terapêuticas.
    b. Firmar um contrato verbal com a paciente dizendo que ela deixará de adotar esses comportamentos.
    c. Parar de dar atenção à paciente, caso esses comportamentos continuem.
    d. Alternar os membros da equipe que trabalham com a paciente, de forma que ela aprenda a relacionar-se com mais de uma pessoa.

2. Com diagnóstico de transtorno de personalidade *borderline*, Jaqueline manipula a equipe na tentativa de satisfazer seus próprios desejos. Todas as opções seguintes podem ser exemplos de comportamento manipulador de um paciente com transtorno de personalidade *borderline*, exceto:
    a. Recusar-se a ficar sozinha no quarto e dizer: "Estou tão solitária!".
    b. Pedir à enfermeira Joana que lhe traga cigarros em 30 minutos, sabendo que a enfermeira designada para isso explicou-lhe que ela deveria esperar uma hora.
    c. Dizer à enfermeira Joana: "Eu gosto muito de ter você como minha enfermeira. Você é a melhor da equipe.".
    d. Cortar os punhos com uma lâmina de barbeador depois de conversar sobre os planos de alta com o médico.

3. Quando um paciente com TPB provoca "divisão" isso indica:
    a. Evidência de desenvolvimento precoce.
    b. Um mecanismo de defesa primitivo, no qual o paciente vê os objetos como "todos bons" ou "todos ruins".
    c. Um episódio psicótico breve, durante o qual a paciente perde contato com a realidade.
    d. Duas personalidades diferentes no mesmo paciente com TPB.

4. De acordo com Margaret Mahler, a predisposição ao TPB evidencia-se quando as tarefas do desenvolvimento não são concluídas em qual das seguintes fases?
    a. Fase autista, durante a qual as necessidades de segurança e conforto da criança não são atendidas.
    b. Fase simbólica, durante a qual a criança não consegue ligar-se à mãe.
    c. Fase de diferenciação, durante a qual a criança não consegue reconhecer a separação entre si própria e sua mãe.
    d. Fase de reconciliação, durante a qual a mãe deixa de dar apoio emocional em resposta à independência crescente da criança.

5. Jane é uma paciente recém-chegada à unidade psiquiátrica com diagnóstico de transtorno de personalidade antissocial. Qual das seguintes características você esperaria avaliar nessa paciente?
    a. Ausência de culpa por delitos ou infrações cometidas.
    b. Percepção do próprio comportamento.
    c. Capacidade de aprender com base nas experiências do passado.
    d. Submissão à autoridade.

6. A terapia de meio (*milieu*) é uma boa opção para os pacientes com transtorno de personalidade antissocial porque:
    a. Aplica um sistema de punições e recompensas para conseguir a modificação do comportamento.
    b. Reproduz uma comunidade social na qual o paciente pode aprender a viver harmoniosamente com outras pessoas.
    c. Possibilita interação pessoal direta do paciente com seu terapeuta.
    d. Oferece um contexto estruturado, no qual os pacientes têm pouquíssima oportunidade de planejar os cuidados que recebem.

7. Durante a avaliação da paciente Jane com diagnóstico de transtorno de personalidade antissocial, qual dos seguintes comportamentos seria considerado a evidência mais convincente de mudança positiva?
    a. Jane ficou com raiva apenas uma vez durante a terapia de grupo nessa semana.
    b. Jane conseguiu esperar por uma hora inteira por seus cigarros, sem agredir verbalmente os membros da equipe.
    c. Por iniciativa própria, Jane enviou um bilhete com pedido de desculpas a um homem que feriu em uma briga recente.
    d. Jane disse que não iniciaria mais outras brigas.

(continua)

Questões de revisão (continuação)

8. Qual dos seguintes padrões de comportamento é típico dos pacientes com transtorno de personalidade narcisista?
   a. Exageradamente focado em si próprio e explora as outras pessoas.
   b. Suspeita e desconfia das outras pessoas.
   c. É consciencioso quanto às regras e rejeita mudanças.
   d. Ansioso e socialmente isolado.

9. Jéssica é uma enfermeira que foi transferida para a unidade psiquiátrica para cobrir uma enfermeira da equipe que adoeceu. Ela esteve com um paciente com diagnóstico de TPB que lhe disse: "Graças a Deus que eles te enviaram para esta unidade. Aqui, ninguém mais gasta tempo para ouvir minhas preocupações.". Isso pode ser um exemplo de qual sintoma comum do TPB?
   a. Impulsividade.
   b. Comportamentos autodestrutivos.
   c. Dissociação.
   d. Divisão.

10. Qual dos seguintes padrões de comportamento é típico dos pacientes com transtorno de personalidade esquizotípica?
    a. Menosprezar a si mesmo e as próprias capacidades.
    b. Padrão duradouro de isolamento social.
    c. Suspeitar e desconfiar das outras pessoas.
    d. Reagir exagerada e inadequadamente às menores provocações.

TESTE SUAS HABILIDADES DE RACIOCÍNIO CRÍTICO

Diana, 32 anos, teve o diagnóstico de transtorno de personalidade *borderline* quando tinha 26 anos. Seu marido a levou ao setor de emergência depois que, ao entrar no banheiro, a encontrou cortando as pernas com uma lâmina de barbear. Naquela ocasião, a avaliação revelou que Diana tinha história longa de automutilação, que ela cuidadosamente tinha escondido de seu marido e de outras pessoas. Diana iniciou psicoterapia psicanalítica de longa duração em base ambulatorial. A terapia revelou que ela havia sofrido abuso físico e sexual na infância de seu pai e sua mãe, ambos falecidos naquela época. Ela admitiu ter depressão crônica e seu marido relatou episódios de reações de fúria. Diana foi internada na unidade psiquiátrica por uma semana porque tinha ideação suicida. Depois de firmar um contrato de "não se suicidar" com a equipe, foi-lhe permitido sair da unidade para comparecer a uma consulta odontológica que tinha marcado algumas semanas antes. Logo que retornou à unidade, ela disse para o enfermeiro: "Acabei de tomar 20 comprimidos de trazodona enquanto estava sentada em meu carro no estacionamento".

Responda às seguintes perguntas relativas ao caso de Diana:
1. O enfermeiro conhece bem o caso de Diana e acredita que isso seja uma tentativa de manipulação. Como ele deveria lidar com essa situação?
2. Qual é o diagnóstico de enfermagem prioritário para o caso?
3. Diana gosta de "dividir" a equipe em "bons" e "maus". Qual é a intervenção mais importante frente à tentativa de causar divisão por um paciente com transtorno de personalidade *borderline*?

EXERCÍCIOS DE COMUNICAÇÃO

1. Natan, 37 anos, foi internado no hospital para uma avaliação psiquiátrica depois de ser preso por assalto à mão armada a uma loja de conveniência. Ele tem história de problemas com a lei desde os primeiros anos da adolescência. Natan teve o diagnóstico de transtorno de personalidade antissocial e disse para a enfermeira: "Que linda mulher! Por onde você andou todo esse tempo longe de mim?". Qual seria a resposta adequada da enfermeira a esse galanteio?

2. "Eu realmente peguei uma pena injusta! Não tinha intenção de ferir alguém. O revólver tinha apenas uma bala! Eu queria apenas assustar o gerente para que ele me desse alguns trocados! Por azar meu, um policial de folga tinha que entrar naquela hora!" Qual seria a resposta adequada da enfermeira a essa explicação de Natan?

3. "Você é muito linda. É casada? Tenho absoluta certeza de que meu advogado conseguirá anular essa sentença e serei um homem livre! Por que você não me dá o número de seu telefone, para que eu possa ligar mais tarde. Nós poderíamos sair para nos divertir um pouco!" Qual seria a resposta adequada da enfermeira a essa insinuação de Natan?

Implicações das pesquisas para a prática baseada em evidências

Brook, J., Lee, J.Y., Rubenstone, E., Brook, D. & Finch, S. (2014) Triple comorbid trajectories of tobacco, alcohol and marijuana use as predictors of antisocial personality disorder and generalized anxiety disorder among urban adults. *American Journal of Public Health,* 104(8), 1413-1420. doi: 10.2015/APJP.2014.301880.

DESCRIÇÃO DO ESTUDO: Como parte do estudo longitudinal do desenvolvimento de Harlem, 816 jovens afrodescendentes e de descendência porto-riquenha de áreas urbanas foram estudados entre as idades de 19 e 32 anos para avaliar a probabilidade de que os usuários de várias substâncias psicoativas (álcool, tabaco e maconha) estivessem em risco mais alto de desenvolver transtorno de personalidade antissocial (TPAS) e/ou transtorno de ansiedade generalizada (TAG) na vida adulta. Os autores observaram que estudos realizados antes tinham confirmado uma relação entre uso simultâneo de várias drogas e desenvolvimento do TPAS. Também há evidências de que o prognóstico psicossocial é pior quando há uso abusivo simultâneo de várias substâncias psicoativas, em comparação com o uso de apenas uma.

RESULTADOS DO ESTUDO: O uso simultâneo de tabaco, álcool e maconha aumentou significativamente a probabilidade de desenvolver transtorno de personalidade antissocial na vida adulta. Uma descoberta surpreendente foi que, ao contrário dos outros estudos, essa população não mostrou declínio do uso de substâncias psicoativas depois de 25 anos (como é típico de outras populações), sugerindo que esses problemas associados possam ser mais persistentes nessa população. Os autores apresentaram a hipótese de que isso poderia estar relacionado a menos laços tradicionais (como família ou instituições) e mais exposição a companheiros infratores, usuários de drogas ilícitas e comportamento antissocial.

IMPLICAÇÕES PARA A PRÁTICA DE ENFERMAGEM: O entendimento da base de evidências quanto às questões terapêuticas relevantes aos grupos étnicos e culturais específicos oferece ao enfermeiro fundamentos para prestar cuidados informados e culturalmente sensíveis. Esse estudo realçou os riscos a que estão submetidos os jovens afrodescendentes e porto-riquenhos das áreas urbanas e seus resultados sugeriram que intervenção e tratamento mais precoces para transtornos coexistentes associados ao uso de substâncias psicoativas possam reduzir a probabilidade de desenvolver transtorno de personalidade antissocial na vida adulta, além de diminuir o risco de persistência prolongada do uso de drogas ilícitas. A avaliação de enfermagem, principalmente dos adolescentes, deve incluir a investigação do uso simultâneo de várias substâncias psicoativas, além das evidências de transtornos de conduta, com tratamento focado em todas as substâncias psicoativas usadas.

FILMES RELACIONADOS

Taxi Driver – Motorista de táxi
(personalidade esquizoide)

Um estranho no ninho
(transtorno de personalidade antissocial)

O homem que odiava as mulheres
(transtorno de personalidade antissocial)

Justa causa
(transtorno de personalidade antissocial)

Atração fatal
(transtorno de personalidade *borderline*)

Perversa paixão
(transtorno de personalidade *borderline*)

Garota, interrompida
(transtorno de personalidade *borderline*)

E o vento levou
(transtorno de personalidade histriônica)

Wall Street
(transtorno de personalidade narcisista)

Um estranho casal
(transtorno de personalidade obsessivo-compulsiva)

Bibliografia

American Psychiatric Association (APA). (2013). *Diagnostic and statistical manual of mental disorders* (5th ed.). Washington, DC: APA.

Anderson, J.L., Sellbom, M., Wygant, D.B., Salekin, R.T., & Krueger, R.F. (2014). Examining the association between DSM-5 section III antisocial personality traits and psychopathy in community and university samples. *Journal of Personality Disorders,* 28(5), 675-697. doi:10.1521/pedi_2014_28_134

Bateman, A.W., Gunderson, J., & Mulder, R. (2015). Treatment of personality disorder. *www.lancet.com,* 385(9969), 735-743. doi:10.1016/S0140-6736(14)61394-5

Binks, C., Fenton, M., McCarthy, L., Lee, T., Adams, C. & Duggan, C. (2006). Psychological therapies for people with borderline personality disorders (review). *Cochrane Database of Systematic Reviews,* 1. doi:10.1002/14651858.CD005652

Black, D.W., & Andreasen, N.C. (2014). *Introductory textbook of psychiatry* (6th ed.). Washington, DC: American Psychiatric Publishing.

Black, D., Pfhol, B., & Blum, M. (2011). Attitudes towards borderline personality disorder: A survey of 706 mental health clinicians. *CNS Spectrums,* 16(3), 67-74. doi:10.1017/ S109285291200020X

Bornstein, R.F., Bianucci, V., Fishman, D.P., & Biars, J.W. (2104). Toward a firmer foundation for DSM-5.1: Domains of impair- ment in DSM IV/DSM-5 personality disorders. *Journal of Person- ality Disorders,* 28(2), 212-224. doi:10.1521/pedi_2013_27_116

Brook, J., Lee., J.Y., Rubenstone, E., Brook, D., & Finch, S. (2014). Triple comorbid trajectories of tobacco, alcohol, and marijuana use as predictors of antisocial personality disorder and gener- alized anxiety disorder among urban adults. *American Journal of Public Health,* 104(8), 1413-1420. doi:10.2105/AJPH. 2014.301880

Davidson, K.M., Tyrer, P., Tata, P., Cook, D., Gumely, A., Ford, I., . . . Crowford, M.J. (2009). Cognitive behaviour therapy for violent men with antisocial personality disorder in the community: An exploratory randomized controlled trial. *Psychological Medicine,* 39(4), 569-577. doi:10.1017/S00332910708004066

Ford, J.D., & Courtois, C.A. (2014). Complex PTSD, affect dysregulation, and borderline personality disorder. *Borderline Personality Disorder and Emotion Dysregulation*, 1(9), 1-7. doi:10.1186/2051-6673-1-9

Gregory, C. (2016). Narcissistic personality disorder: A guide to signs, diagnosis, and treatment. Retrieved from https://www.psycom.net/personality-disorders/narcissistic

Hatchett, G. (2015). Treatment guidelines for clients with anti-social personality disorder. *Journal of Mental Health Counseling*, 37(1), 15-27. doi:http://dx.doi.org/10.17744/mehc.37.1.52g325w385556315

Helleman, M., Goossens, P.J., Kaasenbrood, A., & Van Achterberg, T. (2014). Experiences of patients with borderline personality disorder with the brief admission intervention: A phenomenological study. *International Journal of Mental Health Nursing*, 23(5), 442-450. doi:10.1111/inm.12074

Herdman, T.H., & Kamitsuru, S. (Eds.). (2014). *NANDA-I nursing diagnoses: Definitions and classification, 2015-2017*. Chichester, UK: Wiley Blackwell.

Hodges, M., Godbout, N., Briere, J., Lanktree, C., Gilbert, A., & Kletzka, N.T. (2013). Cumulative trauma and symptom complexity in children: A path analysis. *Child Abuse and Neglect*, 37(11), 891-898. doi:10.1016/j.chiabu.2013.04.001

Hur, J.W., Blake, R., Cho, K.I.K., Kim, J., Kim, S.Y., Choi, S., . . . Kwon, J.S. (2016). Biological motion perception, brain responses, and schizotypal personality disorder. *JAMA Psychiatry*, 73(3), 260-267. doi:10.1001/jamapsychiatry.2015.2985

Kiehn, B., & Swales, M. (2013). An overview of dialectical behaviour therapy in the treatment of borderline personality disorder. *Psychiatry Online*. Retrieved from http://www.priory.com/dbt.htm

Kolla, N.J., Malcolm, C., Attard, S., Arenovich, T., Blackwood, N., & Hodgins, S. (2013). Childhood maltreatment and agressive behavior in violent offenders with psychopathy. *Canadian Journal of Psychiatry*, 58(8), 487-494. doi:10.1177/070674371305800808

Krastins, A., Francis, A.J., Field, A.M., & Carr, S.N. (2014). Childhood predictors of adult antisocial personality disorder symptomatology. *Australian Psychologist*, 49(3), 142-150. doi:10.1111/ap.12048

Lawn, S., Diped, B.A., & McMahon, J. (2015). Experience of family carers of people diagnosed with borderline personality disorder. *Journal of Psychiatric and Mental Health Nursing*, 22(4), 234-243. doi:10.1111/jpm.12193

Lubit, R.H. (2016). Borderline personality disorder. *eMedicine Psychiatry*. Retrieved from http://emedicine.medscape.com/article/913575-overview

MacIntosh, H.B., Godbout, N., & Dubash, N. (2015). Borderline personality disorder: Disorder of trauma or personality, a review of the empirical literature. *Canadian Psychology*, 56(2), 227-241. doi:10.1037/cap0000028

Mayo Clinic. (2014). Narcissistic personality disorder: Risk factors. Retrieved from http://www.mayoclinic.org/diseases-conditions/narcissistic-personality-disorder/basics/risk-factors/con-20025568

McNee, L., Donogue, C., & Coppola, A.M. (2014). A team approach to borderline personality disorder. *Mental Health Practice*, 17(10), 33-35. doi:http://dx.doi.org/10.7748/mhp.17.10.33.e887

Minzenberg, M.J., Poole, J.H., & Vinogradov, S. (2008). A neurocognitive model of borderline personality disorder: Effects of childhood sexual abuse and relationship to adult social attachment disturbance. *Development and Psychopathology*, 20(1), 341-68. doi:10.1017/S0954579408000163

O'Connell, B., & Dowling, M. (2014). Dialectical behavior therapy (DBT) in the treatment of borderline personality disorder. *Journal of Psychiatric and Mental Health Nursing*, 21(6), 518-525. doi:10.1111/jpm.12116

Ouellet-Morin, I., Côté, S.M., Vitaro, F., Hébert, M., Carbonneau, R., Lacourse, E., & Tremblay, R.E. (2016). Effects of the MAOA gene and levels of exposure to violence on antisocial outcomes. *British Journal of Psychiatry*, 208(1), 42-48, doi:10.1192/bjp.bp. 114.162081

Papaioannou, D., Brazier, J., & Parry, G. (2013). How to measure quality of life for cost effectiveness analyses or personality disorders: A systematic review. *Journal of Personality Disorders*, 27(3), 383-401. doi:10.1521/pedi_2013_27_075

Perry, J.C., Presniak, M.D., & Olson, T.R. (2013). Defense mechanisms in schizotypal, borderline, antisocial, and narcissistic personality disorders. *Psychiatry*, 76(1), 32-52. doi:10.1521/psyc.2013.76.1.32

Pier, K., Marin, L.K., Wilsnack, J., & Goodman, M. (2016). The neurobiology of borderline personality disorder. *Psychiatric Times*. Retrieved from www.psychiatrictimes.com/special-reports/neurobiology-borderline-personality-disorder/page/0/1

Sadock, B.J., Sadock, V.A., & Ruiz, P. (2015). *Synopsis of psychiatry: Behavioral sciences/clinical psychiatry* (11th ed.). Philadelphia: Lippincott Williams & Wilkins.

Skeem, J.L., Polaschek, D.L., Patrick, C.J., & Lilienfeld, S.O. (2011). Psychopathic personality: Bridging the gap between scientific evidence and public policy. *Psychological Science in the Public Interest*, 12(3), 95-162. doi:10.1177/1529100611426706

Stoffers, J.M., Vollm, B., Rucker, G., Timmer, A., Huband, N., & Lieb, K. (2012). Psychological therapies for people with borderline personality disorders (review). *Cochrane Database of Systematic Reviews*. doi:10.1002/14651858. CD005652.pub2

Thompson, D.F., Ramos, C.L., & Willett, J.K. (2014). Psychopathy: Clinical features, developmental basis, and therapeutic challenges. *Journal of Clinical Pharmacology and Therapeutics*, 39, 485-495. doi:10.1111/jcpt.12182

Verona, E., & Patrick, C.J. (2015). Psychobiological aspects of antisocial personality disorder, psychopathy, and violence. *Psychiatric Times*. Retrieved from www.psychiatrictimes.com/ special-reports/psychobiological-aspects-antisocial-personality- disorder-psychopathy-and-violence

Weight, J., & Kendal, S. (2013). Staff attitudes towards inpatients with borderline personality disorder. *Mental Health Practice*, 17(3), 35-38. doi:http://dx.doi.org/10.7748/mhp2013. 11.17.3.34.e827

Westwood, I., & Baker, J. (2010). Attitudes and perceptions of mental health nurses towards borderline personality disorder clients in acute mental health settings: A review of the literature. *Journal of Psychiatric and Mental Health Nursing*, 17(7), 657-662. doi:10.1111/j.1365-2850.2010.01579.x

Leitura sugerida

Erikson, E. (1963). *Childhood and society* (2nd ed.). New York: WW Norton.

Mahler, M., Pine, F., & Bergman, A. (1975). *The psychological birth of the human infant*. New York: Basic Books.

Sullivan, H.S. (1953). *The interpersonal theory of psychiatry*. New York: WW Norton.

PARTE 5

Enfermagem em Saúde Mental e Psiquiátrica de Populações Especiais

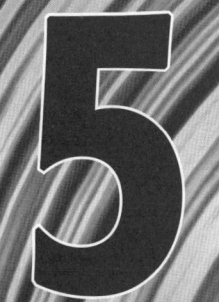

33 Crianças e Adolescentes

CONCEITOS FUNDAMENTAIS
Transtorno do espectro autista
Hiperatividade
Impulsividade
Temperamento

TÓPICOS DO CAPÍTULO

Transtornos do desenvolvimento neurológico
Transtornos do comportamento disruptivo
Transtornos de ansiedade
Educação em Qualidade e Segurança para Enfermeiros (QSEN)
Abordagens terapêuticas gerais
Resumo e pontos fundamentais
Questões de revisão

TERMOS-CHAVE

Agressão
Clinging (segurar-se fisicamente na figura de apego)
Ecolalia
Impulsividade
Negativismo
Palilalia

OBJETIVOS
Após ler este capítulo, o estudante será capaz de:

1. Identificar transtornos psiquiátricos que ocorrem com frequência na primeira infância, infância ou adolescência.
2. Discutir os fatores predisponentes envolvidos na etiologia da deficiência intelectual, do transtorno do espectro autista, do transtorno do *deficit* de atenção com hiperatividade, do transtorno de conduta, do transtorno desafiador-opositor, da síndrome de Tourette e do transtorno de ansiedade de separação.
3. Identificar a sintomatologia e usar as informações na avaliação de pacientes com os transtornos mencionados anteriormente.
4. Identificar os diagnósticos de enfermagem comuns aos pacientes com esses transtornos e selecionar as intervenções de enfermagem apropriadas a cada um.
5. Discutir critérios relevantes para avaliar os cuidados de enfermagem a lactentes, crianças e adolescentes com determinados transtornos psiquiátricos.
6. Descrever as modalidades de tratamento relevantes para determinados transtornos em lactentes, crianças e adolescentes.

EXERCÍCIOS
Leia o capítulo e responda às seguintes perguntas:

1. Qual atividade pré-natal materna foi associada ao transtorno do *deficit* de atenção com hiperatividade (TDAH) em crianças?
2. Qual medicamento antidepressivo tem sido usado com algum sucesso no tratamento do TDAH?
3. Exames de neuroimagem cerebral em crianças com síndrome de Tourette constataram consistentemente uma disfunção em qual área do encéfalo?
4. Quais são alguns dos comportamentos familiares que influenciam o desenvolvimento do transtorno de ansiedade de separação?

Este capítulo examina vários transtornos nos quais os sintomas geralmente se tornam evidentes durante a primeira infância, infância ou adolescência. No entanto, alguns dos transtornos discutidos neste capítulo podem aparecer depois ao longo da vida. Os sintomas associados a outros transtornos, como transtorno depressivo maior ou transtorno bipolar, podem aparecer na infância ou na adolescência.

Todos os enfermeiros que trabalham com crianças ou adolescentes devem ter conhecimento dos estágios "normais" de crescimento e de desenvolvimento. Na melhor das hipóteses, o processo de desenvolvimento é repleto de desafios. As respostas comportamentais são individuais e peculiares. São, de fato, respostas *humanas*.

Muitas vezes é difícil determinar se o comportamento de uma criança indica ou não um problema emocional. As diretrizes para fazer essa determinação devem considerar a adequação do comportamento em relação à idade e às normas culturais e se o comportamento interfere no funcionamento adaptativo. Este capítulo enfoca o processo de enfermagem no atendimento a pacientes com deficiência intelectual, transtorno do espectro autista (TEA), transtorno do *deficit* de atenção com hiperatividade (TDAH), transtorno de conduta, transtorno desafiador-opositor (TDO), síndrome de Tourette e transtorno de ansiedade de separação. Incluem-se modalidades de tratamento adicionais.

Transtornos do desenvolvimento neurológico

Deficiência intelectual (transtorno do desenvolvimento intelectual)

O *Manual Diagnóstico e Estatístico de Transtornos Mentais, 5ª edição* (*DSM-5*), define a deficiência intelectual como um "transtorno com início durante o período do desenvolvimento que inclui *deficits* funcionais tanto intelectuais quanto adaptativos em domínios conceituais, sociais e práticos" (American Psychiatric Association [APA], 2013, p. 33). A taxa de incidência na população geral é de cerca de 1% (APA, 2013).[1] O aparecimento de *deficits* intelectuais e adaptativos ocorre durante o período de desenvolvimento. O nível de gravidade (leve, moderado, grave ou profundo) é baseado no funcionamento adaptativo nos três domínios. O funcionamento intelectual geral é medido pela avaliação clínica e pelo desempenho do indivíduo nos testes de quociente de inteligência (QI). O funcionamento adaptativo se refere à capacidade do indivíduo de se adaptar às exigências da vida diária e às expectativas de sua idade e grupo cultural. Os critérios diagnósticos do *DSM-5* para deficiência intelectual são apresentados no Boxe 33.1.

Fatores predisponentes

A etiologia da deficiência intelectual pode ser primariamente biológica, primariamente psicossocial, uma combinação de ambas ou, em alguns casos, desconhecida. Independentemente da etiologia, os fatores comuns

---

BOXE 33.1 Critérios diagnósticos para deficiência intelectual (transtorno do desenvolvimento intelectual).

A deficiência intelectual (transtorno do desenvolvimento intelectual) é um transtorno que se inicia durante o período de desenvolvimento e que inclui *deficits* de funcionamento intelectual e adaptativo nos domínios conceitual, social e prático. Os três critérios a seguir devem ser atendidos:

1. *Deficits* nas funções intelectuais – como raciocínio, resolução de problemas, planejamento, pensamento abstrato, julgamento, aprendizado acadêmico e aprendizado por experiência – confirmados pela avaliação clínica e pelo teste de inteligência padronizado e individualizado.
2. *Deficits* no funcionamento adaptativo que resultam em falha em atender aos padrões de desenvolvimento e socioculturais de independência pessoal e de responsabilidade social. Sem apoio contínuo, os *deficits* adaptativos limitam o funcionamento em uma ou mais atividades da vida diária, como comunicação, participação social e vida independente, em vários ambientes, como casa, escola, trabalho e comunidade.
3. Início de *deficits* intelectuais e adaptativos durante o período de desenvolvimento.

Especificar a gravidade atual:
Leve
Moderada
Grave
Profunda

Reimpresso, com permissão, de: *Manual Diagnóstico e Estatístico de Transtornos Mentais*, 5ª Edição (Copyright 2013). American Psychiatric Association.

---

são prejuízos significativos nas funções intelectuais e na adaptação social.

Fatores genéticos

Fatores genéticos são implicados como a causa da deficiência intelectual em aproximadamente 5% dos casos. Esses fatores incluem erros inatos do metabolismo, como a doença de Tay-Sachs, a fenilcetonúria e a hiperglicemia. Também estão incluídos distúrbios cromossômicos, como a síndrome de Down e a síndrome de Klinefelter, e anormalidades de um único gene, como a síndrome do X frágil, a esclerose tuberosa e a neurofibromatose.

Alterações no desenvolvimento embrionário

As condições que resultam em alterações nas fases iniciais do desenvolvimento embrionário representam aproximadamente 30% dos casos de deficiência intelectual. Podem ocorrer danos em resposta à toxicidade associada à ingestão materna de álcool ou outras substâncias psicoativas. Por exemplo, a síndrome alcoólica fetal foi identificada como uma das principais causas evitáveis de deficiência intelectual. Doenças e infecções maternas durante a gestação (p. ex., rubéola, citomegalovírus) e complicações da gestação (p. ex., toxemia, diabetes não controlado) também podem resultar em deficiência intelectual congênita (Sadock, Sadock, & Ruiz, 2015).

---

[1] N.R.T.: Dados do Censo Demográfico de 2010 indicam que 1,4% da população brasileira possui algum grau de deficiência intelectual (Instituto Brasileiro de Geografia e Estatística. *Censo demográfico 2010*. Disponível em: http://www.ibge.gov.br/home/estatistica/populacao/censo2010/. Acesso em: 21 ago 2020).

Gestação e fatores perinatais

Aproximadamente 10% dos casos de deficiência intelectual são resultado de circunstâncias que ocorrem durante a gestação (p. ex., desnutrição fetal, infecções virais e outras, além de prematuridade) ou durante o processo de parto. Exemplos deste último incluem o traumatismo cranioencefálico ocorrido durante o processo de parto, a placenta prévia ou separação prematura da placenta e o prolapso do cordão umbilical.

Condições clínicas gerais adquiridas na infância

As condições clínicas gerais adquiridas durante a infância representam cerca de 5% dos casos de deficiência intelectual. Entre elas estão: as infecções, como a meningite e a encefalite; os envenenamentos, como por inseticidas, por medicamentos e por chumbo; e o trauma físico, como as lesões na cabeça, a asfixia e a hiperpirexia (Sadock et al., 2015).

Fatores socioculturais e outros transtornos mentais

Entre 15 e 20% dos casos de deficiência intelectual podem ser atribuídos à privação de encorajamento e estímulo social e a ambientes empobrecidos associados a *deficit* nos cuidados pré-natais e perinatais e à nutrição inadequada. Além disso, outros transtornos mentais, como o TEA, podem resultar em deficiência intelectual.

O reconhecimento da causa e do período de início fornece informações sobre o que esperar em termos de comportamento e potencial. No entanto, cada criança é única e deve ser considerada individualmente.

Aplicação do processo de enfermagem à deficiência intelectual

Dados da avaliação pregressa (sintomatologia)

O grau de gravidade da deficiência intelectual pode ser medido pelo nível de QI do paciente. Quatro níveis foram identificados: leve, moderado, grave e profundo. As várias manifestações e habilidades comportamentais associadas a cada um desses níveis de gravidade estão descritas na Tabela 33.1.

Os enfermeiros devem avaliar e se concentrar nos pontos fortes e habilidades individuais de cada paciente. O conhecimento do nível de independência na realização das atividades de autocuidado é essencial para o desenvolvimento de um plano de cuidados de enfermagem adequado.

Diagnóstico de enfermagem

A seleção de diagnósticos de enfermagem adequados para o paciente com deficiência intelectual depende, em grande parte, do grau de gravidade da condição e das capacidades do paciente. Os possíveis diagnósticos de enfermagem incluem os seguintes:

- Risco de lesão relacionado à mobilidade física prejudicada ou comportamento agressivo
- *Deficit* no autocuidado relacionado à mobilidade física prejudicada ou imaturidade
- Comunicação verbal prejudicada relacionada à alteração no desenvolvimento
- Interação social prejudicada relacionada a deficiências na fala ou dificuldade de aderir ao comportamento social convencional
- Atraso no crescimento e no desenvolvimento relacionados ao isolamento de entes queridos, estímulo ambiental inadequado, fatores genéticos
- Ansiedade (moderada a grave) relacionada à hospitalização e à ausência de um ambiente familiar
- Enfrentamento defensivo relacionado a sentimento de impotência e ameaça à autoestima
- Enfrentamento ineficaz relacionado a habilidades inadequadas de enfrentamento secundárias ao atraso no desenvolvimento.

Critérios de resultado

Os critérios de resultado incluem as metas de curto e longo prazos. O cronograma de prazos é determinado individualmente. Pode-se usar os critérios a seguir para medir resultados no atendimento ao paciente com deficiência intelectual.

O paciente:

- Não se feriu fisicamente
- Teve as necessidades de autocuidado atendidas
- Interage com outras pessoas de maneira socialmente apropriada
- Manteve a ansiedade em um nível gerenciável
- É capaz de aceitar direcionamentos sem assumir uma atitude defensiva
- Demonstra habilidades de enfrentamento adaptativas em resposta a situações estressantes.

Planejamento e implementação

A Tabela 33.2 fornece um plano de cuidados para a criança com deficiência intelectual utilizando diagnósticos de enfermagem selecionados, critérios de resultado, intervenções de enfermagem e justificativas apropriados.

Embora esse plano de cuidados seja direcionado ao paciente em si, é essencial que os familiares ou os cuidadores principais participem do atendimento contínuo do paciente com deficiência intelectual. Eles precisam receber informações sobre o escopo da condição, expectativas realistas, o potencial do paciente, métodos para modificar o comportamento conforme necessário e recursos da comunidade onde eles podem procurar assistência e suporte.

TABELA 33.1 Características de desenvolvimento do transtorno do desenvolvimento intelectual por grau de gravidade.

NÍVEL (QI)	CAPACIDADE DE REALIZAR ATIVIDADES DE AUTOCUIDADO	CAPACIDADES COGNITIVA/ EDUCACIONAL	CAPACIDADE DE COMUNICAÇÃO/SOCIAL	CAPACIDADES PSICOMOTORAS
Leve (50 a 70)	Capaz de ter uma vida independente com assistência durante períodos de estresse.	Apresenta habilidades acadêmicas para alcançar o sétimo ano de escolaridade. Quando adulto, pode adquirir habilidades profissionais de modo a obter autossuficiência mínima.	Capaz de desenvolver habilidades sociais. Vive bem em um ambiente estruturado e protegido.	As habilidades psicomotoras geralmente não são afetadas, embora possam ter alguns problemas leves de coordenação.
Moderado (35 a 49)	Pode realizar algumas atividades de maneira independente. Requer supervisão.	Apresenta habilidades acadêmicas para alcançar o segundo ano de escolaridade. Quando adulto, poderá contribuir para a própria autossuficiência em ambientes de trabalho protegidos.	Pode haver alguma limitação na comunicação pela fala. A dificuldade em aderir às convenções sociais pode interferir nos relacionamentos com colegas.	O desenvolvimento motor é razoável. As capacidades vocacionais podem ser limitadas a atividades motoras grossas não especializadas.
Grave (20 a 34)	Pode ser treinado para realizar habilidades básicas de higiene. Requer supervisão total.	Incapaz de se beneficiar de uma formação acadêmica ou profissional. Beneficia-se do treinamento sistemático de hábitos.	Habilidades verbais mínimas. Desejos e necessidades frequentemente comunicados pela representação de comportamentos.	Baixo desenvolvimento psicomotor. Capaz de realizar apenas tarefas simples sob supervisão rigorosa.
Profundo (abaixo de 20)	Não tem capacidade de viver de maneira independente. Requer ajuda e supervisão constantes.	Incapaz de se beneficiar de uma formação acadêmica ou profissional. Pode responder a um treinamento mínimo de autoajuda se apresentado no contexto íntimo de um relacionamento individualizado.	Pouco, se houver algum, desenvolvimento da fala. Não há capacidade para habilidades de socialização.	Ausência de habilidade para atividades motoras fina e grossa. Requer supervisão e cuidado constantes. Pode estar associado a outros transtornos físicos.

Adaptada de: Black, D.W., & Andreasen, N.C. (2014). *Introductory textbook of psychiatry* (6th ed.). Washington, DC: American Psychiatric Publishing; Sadock, B.J., Sadock, V.A., & Ruiz, P. (2015). *Synopsis of psychiatry: Behavioral sciences/clinical psychiatry* (11th ed.). Philadelphia: Lippincott Williams & Wilkins.

TABELA 33.2 Plano de cuidados para a criança com deficiência intelectual.

DIAGNÓSTICO DE ENFERMAGEM: RISCO DE LESÃO

RELACIONADO COM: Mobilidade física prejudicada ou comportamento agressivo

Critérios de avaliação dos resultados	Intervenções de enfermagem	Justificativa
Meta a curto e longo prazos • O paciente não se fere fisicamente.	1. Criar um ambiente seguro para o paciente. 2. Certificar-se de que itens pequenos sejam removidos da área em que o paciente estará deambulando e que itens pontiagudos estejam fora do alcance. 3. Armazenar os itens que o paciente usa com frequência em locais de fácil acesso. 4. Acolchoar as laterais e a cabeceira do leito do paciente que tenha histórico de convulsões. 5. Impedir a agressão física e comportamentos de *acting out* aprendendo a reconhecer sinais de que o paciente está ficando agitado.	1 a 5. A segurança do paciente é uma prioridade da enfermagem.

(continua)

TABELA 33.2 Plano de cuidados para a criança com deficiência intelectual. (continuação)

DIAGNÓSTICO DE ENFERMAGEM: *DEFICIT* **NO AUTOCUIDADO**

RELACIONADO COM: Mobilidade física prejudicada ou imaturidade

Critérios de resultado	Intervenções de enfermagem	Justificativa
Meta a curto prazo • O paciente é capaz de participar de aspectos do autocuidado. Meta a longo prazo • O paciente tem todas as suas necessidades de autocuidado atendidas.	1. Identificar aspectos do autocuidado que podem estar dentro das capacidades do paciente. Trabalhar em um aspecto do autocuidado de cada vez. Fornecer explicações simples e concretas e oferecer *feedback* positivo pelos esforços. 2. Quando um aspecto do autocuidado tiver sido dominado da melhor maneira possível, passar para outro. Incentivar a independência, mas intervir quando o paciente não for capaz de realizar.	1. O reforço positivo aumenta a autoestima e incentiva a repetição de comportamentos desejáveis. 2. O conforto e a segurança do paciente são prioridades de enfermagem.

DIAGNÓSTICO DE ENFERMAGEM: COMUNICAÇÃO VERBAL PREJUDICADA

RELACIONADA COM: Atraso no desenvolvimento

Critérios de resultado	Intervenções de enfermagem	Justificativa
Meta a curto prazo • O paciente estabelece uma relação de confiança com o cuidador e um meio de comunicar suas necessidades. Metas a longo prazo • As necessidades do paciente estão sendo atendidas pelos meios de comunicação estabelecidos • Se o paciente não for capaz de falar e nem de se comunicar por outros meios, as necessidades serão atendidas pela antecipação do cuidador às necessidades do paciente.	1. Manter consistência na equipe designada ao longo do período de tratamento. 2. Antecipar e atender às necessidades do paciente até que padrões de comunicação satisfatórios sejam estabelecidos. Aprender (com a família, se possível) palavras especiais que o paciente usa que são diferentes da norma. Identificar gestos ou sinais não verbais que o paciente possa usar para transmitir necessidades se a comunicação verbal estiver ausente. Praticar essas habilidades de comunicação repetidamente.	1. A consistência na equipe designada facilita a confiança e a capacidade de entender as ações e comunicações do paciente. 2. Algumas crianças com deficiência intelectual, particularmente no nível grave, podem aprender apenas com o treinamento sistemático dos hábitos.

DIAGNÓSTICO DE ENFERMAGEM: INTERAÇÃO SOCIAL PREJUDICADA

RELACIONADA COM: Deficiências na fala ou dificuldade de aderir ao comportamento social convencional

Critérios de resultado	Intervenções de enfermagem	Justificativa
Meta a curto prazo • O paciente tenta interagir com outras pessoas na presença de um cuidador de confiança. Meta a longo prazo • O paciente é capaz de interagir com outras pessoas usando comportamentos socialmente aceitáveis e adequados ao seu nível de desenvolvimento.	1. Permanecer com o paciente durante as interações iniciais com outras pessoas na unidade. 2. Explicar a outros pacientes o significado por trás de alguns dos gestos e sinais não verbais do paciente. Usar uma linguagem simples para explicar ao paciente quais comportamentos são aceitáveis e quais não são. Estabelecer um procedimento para modificação de comportamento com recompensas por comportamentos apropriados e reforço aversivo a comportamentos inapropriados.	1. A presença de uma pessoa confiável oferece uma sensação de segurança. 2. Reforços positivos, negativos e aversivos podem contribuir para as mudanças desejadas no comportamento. Esses privilégios e penalidades são determinados individualmente, conforme a equipe aprende os gostos e desgostos do paciente.

Reavaliação

A reavaliação dos cuidados prestados ao paciente com deficiência intelectual deve refletir mudanças comportamentais positivas. A avaliação final é realizada determinando se os objetivos do cuidado (conforme identificados anteriormente) foram cumpridos por meio da implementação das ações de enfermagem selecionadas. O enfermeiro reavalia o plano e faz as alterações necessárias.

Os dados de revisão podem incluir informações coletadas a partir das seguintes perguntas:

- As ações de enfermagem fornecidas para melhorar a segurança do paciente foram suficientes para evitar lesões?
- As necessidades de autocuidado do paciente foram todas atendidas? Ele foi capaz de atender a algumas dessas necessidades de maneira independente?

- O paciente foi capaz de comunicar necessidades e desejos de modo que pudesse ser entendido?
- O paciente aprendeu a interagir adequadamente com outras pessoas?
- Quando surgiram comportamentos regressivos, o paciente aceitou o *feedback* construtivo e interrompeu o comportamento inadequado?
- A ansiedade foi mantida em um nível gerenciável?
- O paciente aprendeu novas habilidades de enfrentamento por meio da modificação do comportamento? O paciente demonstrou evidências de aumento da autoestima em razão da realização dessas novas habilidades e comportamentos adaptativos?
- Os cuidadores principais receberam instruções sobre expectativas realistas de comportamento e métodos para o paciente tentar modificar comportamentos inaceitáveis?
- Os cuidadores principais receberam informações sobre os diversos recursos que podem procurar para receber assistência e suporte na comunidade?

> **CONCEITO FUNDAMENTAL**
>
> **Transtorno do espectro autista**
>
> Grupo heterogêneo de síndromes do desenvolvimento neurológico caracterizado por uma ampla gama de comprometimentos da comunicação e comportamentos repetitivos e restritos (Sadock et al., 2015).

Transtorno do espectro autista

Achados clínicos

No *Manual Diagnóstico e Estatístico de Transtornos Mentais, quarta edição, Texto Revisado* (APA, 2000), a categoria transtorno do espectro autista (TEA) abrangia um amplo espectro de diagnósticos associados que incluía o transtorno autista, a síndrome de Rett, o transtorno desintegrativo da infância, o transtorno invasivo do desenvolvimento sem outra especificação e a síndrome de Asperger. O *DSM-5* agrupa esses transtornos em uma categoria diagnóstica única – transtorno do espectro autista. O diagnóstico é adaptado a cada indivíduo por especificadores clínicos (p. ex., nível de gravidade, habilidades verbais) e características associadas (p. ex., transtornos genéticos conhecidos, epilepsia, deficiência intelectual) (APA, 2013). O TEA é caracterizado pelo afastamento da criança para um mundo de fantasia interno que ela própria cria. A criança tem um desenvolvimento anormal ou prejudicado no que diz respeito à interação e comunicação social e um repertório restrito de atividades e interesses, alguns dos quais podem ser considerados bizarros.

Epidemiologia e curso

A Autism and Developmental Disabilities Monitoring (ADDM) Network estima que uma em cada 68 crianças nos EUA é identificada com TEA. Relata ainda que esse número aumentou 123% desde 2002 (Centers for Disease Control and Prevention [CDC], 2016a).[2] O TEA ocorre em uma frequência aproximadamente cinco vezes maior em meninos do que em meninas. Quase metade (46%) dos indivíduos com TEA tem QI médio ou acima da média. O início do transtorno ocorre na primeira infância e, na maior parte dos casos, segue um curso crônico, com os sintomas persistindo até a idade adulta.

Fatores predisponentes

Implicações neurológicas

Os exames de imagem revelaram várias alterações nas principais estruturas cerebrais de indivíduos com TEA. Foi identificado um aumento no volume total do encéfalo, no tamanho da amígdala e no tamanho do estriado em cerca de 9 a 16% das crianças menores de 4 anos com TEA. Também há evidências de uma diminuição no tamanho ao longo do tempo (Hazlett et al., 2011; Kranjac, 2016; Sadock et al., 2015). Sadock e colaboradores identificam que esse padrão de mudança no volume total do encéfalo ao longo do tempo apoia a hipótese de que há períodos críticos na plasticidade do encéfalo que, quando interrompidos, podem contribuir para o desenvolvimento de TEA. Esses achados relacionados à plasticidade cerebral também apoiam que o reconhecimento e a intervenção precoces podem ser significativos na melhoria das habilidades funcionais ao longo do tempo. Pesquisas recentes de reprogramação de células-tronco *in vitro* estão começando a identificar os mecanismos celulares responsáveis pelo crescimento excessivo do encéfalo e pelas subsequentes interrupções na conectividade neural que podem fornecer informações valiosas sobre causas e opções de tratamento (Marchetto et al., 2016).

Genética

As pesquisas revelam fortes evidências de que os fatores genéticos desempenham um papel significativo na etiologia do TEA. Cerca de 15% dos casos de TEA estão relacionados a uma mutação genética conhecida; na maior parte dos casos, sua expressão está relacionada a múltiplos genes (Sadock et al., 2015). Estudos genéticos identificaram genes ligados ao autismo e à esquizofrenia, sugerindo que as duas condições estão relacionadas (Gilman et al., 2012); contudo, os pesquisadores identificaram que as mutações que ocorrem em

---

[2]N.R.T.: No Brasil, ainda não existem dados epidemiológicos representativos acerca desse índice; um único estudo concluído e publicado até o momento aponta para uma prevalência de 1:360 (2,7 por 1.000), embora se tenha clareza de que essa estimativa está subestimada (Paula, C.S., Ribeiro, S.H.B., Teixeira, M.C.T.V. (2011). Epidemiologia e transtornos globais do desenvolvimento. In J.S.S.C., Araújo. (Ed.). *Transtornos do espectro do autismo.* (1a ed) São Paulo: Memnon Edições Científicas, p. 151-8).

cada doença levam às diferenças funcionais. Kranjac (2016) relata que variantes genéticas raras, como variações na quantidade de cópias, aumentam o risco de autismo em 20 a 60%. Estudos familiares e com gêmeos também apoiam a existência de influências genéticas. Estudos de DNA encontraram, em vários cromossomos, áreas que contêm genes que podem contribuir para o desenvolvimento de TEA. Estudos genéticos também identificaram alterações na serotonina (5-HT). Como a 5-HT é importante para o desenvolvimento do encéfalo, as alterações na 5-HT podem estar associadas ao aumento do encéfalo (Sadock et al., 2015).

Influências pré-natais e perinatais

Alguns dos fatores de risco pré-natais associados ao desenvolvimento do TEA incluem a idade parental avançada, a exposição fetal ao valproato, o diabetes gestacional e o sangramento gestacional (APA, 2013; Sadock et al., 2015). As influências perinatais incluem o baixo peso ao nascer, as complicações obstétricas (particularmente as associadas à hipoxia neonatal), a hiperbilirrubinemia, a malformação congênita e as incompatibilidades ABO ou Rh (Sadock et al., 2015). A exposição a toxinas ambientais, incluindo a poluição do ar e pesticidas, mostrou os vínculos mais fortes com o TEA quando ocorreu durante os estágios de pré-concepção, gestacional e na primeira infância (Rossignol & Frye, 2016).

Aplicação do processo de enfermagem ao transtorno do espectro autista

Dados da avaliação pregressa (sintomatologia)

A sintomatologia apresentada aqui é comum entre crianças com TEA, mas é importante entender esses transtornos em um espectro com níveis variados de funcionalidade. Alguns indivíduos que atendem aos critérios para TEA podem ser altamente funcionais e muito inteligentes, apesar dos prejuízos na comunicação e dos comportamentos repetitivos ou restritivos. O drástico aumento na prevalência de TEA levou a pesquisas focadas em características diferenciais e comuns ao longo do espectro, bem como em fatores etiológicos. Essas informações são importantes na elaboração de um plano preciso de atendimento ao paciente. Como o TEA é um transtorno que envolve um *espectro*, a sintomatologia descrita aqui deve ser entendida em um espectro que varia de leve a grave.

Comprometimento na interação social. As crianças com TEA têm dificuldade em estabelecer relações interpessoais com outros indivíduos. Eles mostram pouco interesse pelas pessoas e geralmente não respondem às tentativas de interação dos outros. Quando lactentes, podem ter aversão ao carinho e ao contato físico. Quando crianças, o apego a um adulto importante pode estar ausente ou se manifestar como comportamentos de união exagerados. Na infância, a falta de espontaneidade se manifesta em brincadeiras menos cooperativas e imaginativas e menos amizades. As crianças com deficiências mínimas podem progredir a ponto de reconhecer outras crianças como parte de seu ambiente, mas, apesar disso, ter dificuldades em relacionamentos interpessoais. A interação social é ainda mais prejudicada por *deficits* na capacidade de processar com precisão os sentimentos ou o afeto dos outros. As crianças com melhor funcionalidade podem reconhecer sua dificuldade nas habilidades sociais, embora possam desejar ter amizades. Em um estudo (Strunz et al., 2015), os pesquisadores observaram que, à medida que essas dificuldades de relacionamentos se desenvolvem na idade adulta, às vezes é difícil distinguir o TEA de transtornos de personalidade, porque há alterações nas relações interpessoais nos dois grupos. Os pesquisadores descobriram que os aspectos diferenciais do TEA eram a menor extroversão, menor abertura à experiência, maior inibição e maior compulsividade do que entre aqueles com transtornos de personalidade.

Comprometimento na comunicação e na atividade imaginativa. As habilidades verbais e não verbais são afetadas. No TEA mais grave, a linguagem pode estar ausente por completo ou ser caracterizada por uma estrutura imatura ou expressões idiossincráticas, cujo significado é claro apenas para aqueles que estão familiarizados com as experiências pregressas da criança. A comunicação não verbal, como a expressão facial ou gestos, pode estar ausente ou ser socialmente inadequada. Às vezes, as crianças com TEA são mal interpretadas e passam por surdas, como resultado de sua falta de resposta aos sons, enquanto outras podem reagir de forma exagerada ao som ou a outros estímulos. Em alguns casos, as crianças com TEA demonstram habilidades especiais, como habilidades fluentes de leitura enquanto ainda estão na pré-escola (Sadock et al., 2015). O padrão de brincadeira é frequentemente restrito e repetitivo.

Atividades e interesses restritos. Frequentemente encontra-se resistência ou, às vezes, irritabilidade agitada mesmo a pequenas mudanças no ambiente. É comum haver um apego ou fascínio extremo por objetos que se movem ou giram (p. ex., ventiladores). Movimentos corporais estereotipados (bater palmas, sacudir, balançar o corpo inteiro) e verbalizações (repetição de palavras ou frases) são típicos. As anormalidades da dieta podem incluir comer apenas alguns alimentos específicos ou consumir uma quantidade excessiva de líquidos. Comportamentos de autolesão, como bater a cabeça ou morder as mãos ou os braços, podem ser apresentados. Harrop e associados (2014) estudaram crianças com TEA em comparação com crianças sem esse transtorno e descobriram que todas as crianças demonstraram alguns comportamentos repetitivos como parte do desenvolvimento do domínio de habilidades, mas as crianças com TEA exibiram uma gama mais ampla de comportamentos repetitivos em muitas circunstâncias diferentes.

O Boxe 33.2 apresenta os critérios diagnósticos do *DSM-5* para o TEA. Os critérios especificam uma gama de comportamentos, com diferentes níveis de gravidade, abordando, assim, o espectro da sintomatologia associado a esse diagnóstico.

Diagnóstico de enfermagem

De acordo com dados coletados durante a avaliação de enfermagem, os possíveis diagnósticos de enfermagem para o paciente com TEA incluem os seguintes:

- Risco de automutilação ou autolesão relacionado a *deficits* neurológicos, cognitivos ou sociais
- Interação social prejudicada relacionada à incapacidade de confiar nos outros; alterações neurológicas, evidenciadas pelo fato de não responder às pessoas ou pela falta de interesse por elas
- Comunicação verbal prejudicada relacionada ao comportamento de voltar-se para si mesmo; alterações neurológicas, evidenciadas pela incapacidade ou falta de vontade de falar; ausência de expressão não verbal
- Identidade pessoal perturbada relacionada às alterações neurológicas; atraso no estágio de desenvolvimento, evidenciado pela dificuldade em separar as próprias necessidades fisiológicas e emocionais dos limites pessoais dos outros.

Critérios de resultado

Os critérios de resultado incluem as metas de curto e longo prazos. Os intervalos de tempo são determinados caso a caso. Pode-se usar os critérios a seguir para medir resultados no atendimento ao paciente com TEA.

O paciente:

- Não apresenta evidências de autoagressão
- Interage adequadamente com pelo menos um membro da equipe
- Demonstra confiança em pelo menos um membro da equipe
- É capaz de se comunicar de modo a ser entendido por pelo menos um membro da equipe

---

BOXE 33.2 Critérios diagnósticos para o transtorno do espectro autista.

A. *Deficits* persistentes na comunicação social e na interação social em vários contextos, conforme manifestados pelo seguinte, atualmente ou em algum momento da vida (os exemplos são ilustrativos, não incluem todas as possibilidades):

  1. *Deficits* na reciprocidade socioemocional, variando, por exemplo, de abordagem social anormal a falha na conversação normal; a diminuição no compartilhamento de interesses, emoções ou afetos; a falha em iniciar ou responder a interações sociais.
  2. *Deficits* nos comportamentos comunicativos não verbais usados para interação social, variando, por exemplo, entre comunicação verbal mal integrada e não verbal; anormalidades no contato visual e na linguagem corporal ou *deficits* na compreensão e no uso de gestos; ausência total de expressões faciais e comunicação não verbal.
  3. *Deficits* no desenvolvimento, manutenção e compreensão de relacionamentos, variando, por exemplo, entre dificuldade em ajustar o comportamento para atender a contextos sociais variados; dificuldade em compartilhar brincadeiras imaginativas ou fazer amigos; e falta de interesse pelos colegas.

Especifique a gravidade atual:
A gravidade é baseada nos comprometimentos da comunicação social e nos padrões de comportamento restritos e repetitivos.

B. Padrões de comportamento, interesses ou atividades restritos e repetitivos, manifestados por pelo menos dois dos seguintes, atualmente ou em algum momento da vida (os exemplos são ilustrativos, não incluem todas as possibilidades):

  1. Movimentos motores estereotipados ou repetitivos, uso de objetos ou fala (p. ex., estereotipias motoras simples, alinhar brinquedos ou virar objetos, ecolalia, frases idiossincráticas peculiares).
  2. Insistência na mesmice, aderência inflexível a rotinas ou padrões ritualizados de comportamento verbal ou não verbal (p. ex., angústia extrema a pequenas mudanças, dificuldades com transições, padrões rígidos de pensamento, rituais de saudação, necessidade de seguir a mesma rota ou comer a mesma comida todos os dias).
  3. Interesses muito restritos e fixos que são anormais em intensidade ou foco (p. ex., forte apego ou preocupação com objetos incomuns, interesses excessivamente circunscritos ou perseverantes).
  4. Hiper ou hiporreatividade a estímulos sensoriais ou interesse incomum em aspectos sensoriais do ambiente (p. ex., indiferença aparente à dor/temperatura, resposta adversa a sons ou texturas específicas, cheirar ou tocar excessivamente objetos, fascínio visual por luzes ou movimento).

Especifique a gravidade atual:
A gravidade é baseada nos prejuízos à comunicação social e nos padrões de comportamento restritos e repetitivos.

C. Os sintomas devem estar presentes no período inicial de desenvolvimento (mas podem não se manifestar por completo até que as demandas sociais excedam as capacidades limitadas ou podem ser mascarados pelas estratégias aprendidas posteriormente).

D. Os sintomas causam prejuízos clinicamente significativos nas áreas social, ocupacional ou outras áreas importantes do funcionamento atual.

E. Esses transtornos não são mais bem explicados pela deficiência intelectual (transtorno do desenvolvimento intelectual) ou pelo atraso global do desenvolvimento. É comum a deficiência intelectual e o transtorno do espectro autista coocorrerem; para estabelecer diagnósticos associados de transtorno do espectro autista e deficiência intelectual, a comunicação social deve estar abaixo do esperado para o nível geral de desenvolvimento.

Especificar se:
Com ou sem comprometimento intelectual associado
Com ou sem comprometimento linguístico associado
Associado a uma condição médica ou genética ou fator ambiental conhecido
Associado a outro transtorno do desenvolvimento neurológico, mental ou comportamental
Com catatonia

- Demonstra comportamentos que indicam que ele começou o processo de separação/individuação.

Planejamento e implementação

A Tabela 33.3 fornece um plano de cuidados para a criança com TEA, incluindo diagnósticos de enfermagem selecionados, critérios de resultado e intervenções de enfermagem adequadas e racionais.

Reavaliação

A reavaliação do atendimento à criança com TEA reflete se as ações de enfermagem foram eficazes para alcançar os objetivos estabelecidos. O processo de enfermagem exige uma reavaliação do plano. Pode-se incluir as seguintes perguntas para a coleta de dados de revisão:

- A criança foi capaz de estabelecer uma relação de confiança com pelo menos *um* cuidador?
- Voltar as ações de enfermagem para a prevenção de comportamentos de mutilação ou outras lesões foi eficaz em proteger o paciente de causar danos em si mesmo?
- A criança tentou interagir com outras pessoas? Ela recebeu reforço positivo por esses esforços?
- O contato visual melhorou?
- A criança estabeleceu um meio de comunicar seus desejos e necessidades aos outros? Todas as necessidades de autocuidado foram atendidas?

TABELA 33.3 Plano de cuidados para a criança com transtorno do espectro autista.

DIAGNÓSTICO DE ENFERMAGEM: RISCO DE AUTOMUTILAÇÃO

RELACIONADO COM: Alterações neurológicas; história de comportamentos de automutilação; reações histéricas a mudanças no ambiente

Critérios de avaliação dos resultados	Intervenções de enfermagem	Justificativa
Meta a curto prazo • O paciente demonstra um comportamento alternativo (p. ex., iniciar sua interação com o enfermeiro) em resposta à ansiedade dentro de um prazo especificado. (O tempo necessário para alcançar esse objetivo dependerá da gravidade e da cronicidade do transtorno.) **Meta a longo prazo** • O paciente não causa ferimentos a si mesmo.	1. Trabalhar com a criança individualmente. 2. Tentar determinar se o comportamento de automutilação ocorre em resposta ao aumento da ansiedade e, em caso afirmativo, ao que a ansiedade pode ser atribuída. 3. Tente intervir utilizando atividades divertidas ou substitutivas e o ofereça à criança quando o nível de ansiedade começar a aumentar. 4. Proteja a criança em casos de comportamentos de automutilação. Dispositivos como capacete, luvas acolchoadas ou capas para braço podem fornecer proteção quando existir o risco de a criança causar ferimentos em si mesma.	1. A interação individual facilita a confiança. 2. É possível evitar comportamentos de mutilação se a causa puder ser determinada e atenuada. 3. Atividades divertidas e substitutivas podem fornecer a sensação de segurança necessária e substituir comportamentos de automutilação. 4. A segurança do paciente é uma intervenção de enfermagem prioritária.

DIAGNÓSTICO DE ENFERMAGEM: INTERAÇÃO SOCIAL PREJUDICADA

RELACIONADA COM: Incapacidade de confiar nos outros; alterações neurológicas

EVIDENCIADA POR: Não responder às pessoas ou falta de interesse nelas

Critérios de resultado	Intervenções de enfermagem	Justificativa
Meta a curto prazo • O paciente demonstra confiança em um cuidador (conforme evidenciado pela capacidade de responder facialmente e pelo contato visual) dentro de um prazo especificado (dependendo da gravidade e da cronicidade do transtorno). **Meta a longo prazo** • O paciente inicia interações sociais (físicas, verbais, não verbais) com o cuidador no momento da alta do tratamento.	1. Atribuir uma quantidade limitada de cuidadores à criança. Assegurar que sejam transmitidos cordialidade, aceitação e disponibilidade. 2. Fornecer à criança objetos familiares, como brinquedos ou um cobertor aos quais ela esteja acostumada. Apoie as tentativas da criança de interagir com outras pessoas. 3. Dar reforço positivo ao contato visual com algo aceitável para a criança (p. ex., comida, objeto familiar). Substituir gradualmente por reforço social (p. ex., toque, sorriso, abraço).	1. A cordialidade, a aceitação e a disponibilidade, juntamente com a consistência da tarefa, melhoram o estabelecimento e a manutenção de uma relação de confiança. 2. Objetos familiares e a presença de um indivíduo confiável fornecem segurança durante momentos de angústia. 3. Ser capaz de estabelecer contato visual é essencial para a capacidade da criança de instituir relacionamentos interpessoais satisfatórios.

(continua)

TABELA 33.3 Plano de cuidados para a criança com transtorno do espectro autista. *(continuação)*

DIAGNÓSTICO DE ENFERMAGEM: COMUNICAÇÃO VERBAL PREJUDICADA

RELACIONADA COM: Voltar-se a si mesmo; alterações neurológicas

EVIDENCIADA POR: Incapacidade ou falta de vontade de falar; falta de expressão não verbal

Critérios de resultado	Intervenções de enfermagem	Justificativa
Meta a curto prazo • O paciente demonstra confiança em um cuidador (conforme evidenciado pela capacidade de resposta facial e contato ocular) dentro de um prazo especificado (dependendo da gravidade e da cronicidade do transtorno). **Meta a longo prazo** • O paciente estabelece um meio de comunicar suas necessidades e seus desejos aos outros.	1. Manter a consistência ao designar os cuidadores. 2. Antecipar e atender às necessidades da criança até que a comunicação possa ser estabelecida. 3. Procurar esclarecimentos e validação. 4. Dar reforço positivo quando contato visual for usado para transmitir expressões não verbais.	1. A consistência facilita a confiança e aprimora a capacidade do cuidador de entender as tentativas de comunicação da criança. 2. Antecipar as necessidades ajuda a minimizar a frustração enquanto a criança está aprendendo habilidades de comunicação. 3. A validação garante que a mensagem pretendida foi transmitida. 4. O reforço positivo aumenta a autoestima e incentiva a repetição do ato.

DIAGNÓSTICO DE ENFERMAGEM: IDENTIDADE PESSOAL PERTURBADA

RELACIONADA COM: Alterações neurológicas; atraso no estágio de desenvolvimento

EVIDENCIADA POR: Dificuldade em separar as próprias necessidades fisiológicas e emocionais dos limites pessoais dos outros

Critérios de resultado	Intervenções de enfermagem	Justificativa
Meta a curto prazo • O paciente nomeia as partes do seu próprio corpo como sendo separadas e individuais das partes do corpo de outras pessoas. **Meta a longo prazo** • O paciente desenvolve a identidade do ego (evidenciado pela capacidade de reconhecer o eu físico e emocional como separado dos outros) no momento da alta do tratamento.	1. Ajudar a criança a reconhecer que ela é um ser separado durante as atividades de autocuidado, como ao vestir-se e ao alimentar-se. 2. Ajudar a criança a aprender a nomear as partes do corpo. Isso pode ser facilitado pelo uso de espelhos, desenhos e fotografias da criança. Incentive-a tocar apropriadamente os outros e a ser tocada pelas pessoas.	1. O reconhecimento das partes do corpo durante o vestir e a alimentação aumenta a consciência da criança de que ela é um ser separado dos outros indivíduos. 2. Todas essas atividades podem ajudar a aumentar a consciência de si da criança como sendo separada dos outros.

- A criança demonstra consciência de si como um ser separado das outras pessoas? Ela é capaz de nomear as partes de seu próprio corpo e as partes do corpo do cuidador?
- Ela aceita o toque de outras pessoas? Ela toca outras pessoas de boa vontade e de maneira apropriada?

Intervenção psicofarmacológica para o TEA

As intervenções farmacológicas são direcionadas a aliviar sintomas de irritabilidade, como agressão, automutilação por hiperatividade, impulsividade e birras. Não existem medicamentos que tratem os sintomas centrais do TEA. A Food and Drug Administration (FDA) dos EUA aprovou o uso de dois medicamentos para o tratamento da irritabilidade associada ao TEA: a risperidona (em crianças e adolescentes de 5 a 16 anos) e o aripiprazol (em crianças e adolescentes de 6 a 17 anos). Ao administrar a risperidona, deve-se ter cuidado com relação a possíveis efeitos adversos incomuns, mas graves, incluindo a síndrome neuroléptica maligna, a discinesia tardia, a hiperglicemia e o diabetes.

Nos estudos clínicos com aripiprazol, os eventos adversos mais frequentemente relatados incluíram sedação, fadiga, ganho de peso, vômitos, sonolência e tremor. Os motivos mais comuns para a descontinuação do aripiprazol foram sedação, sialorreia, tremor, vômitos e distúrbios extrapiramidais.

> **CONCEITO FUNDAMENTAL**
> **Hiperatividade**
> Atividade psicomotora excessiva que pode ser intencional ou sem objetivo, acompanhada de movimentos físicos e declarações verbais que geralmente são mais acelerados do que o normal. Desatenção e distração são comuns no comportamento hiperativo.

Transtorno do *deficit* de atenção com hiperatividade

Achados clínicos, epidemiologia e curso

O padrão de comportamento essencial de uma criança com TDAH é de desatenção e/ou hiperatividade e **impulsividade**. Essas crianças se distraem com facilidade e são incapazes de conter estímulos. A atividade motora é excessiva e os movimentos são aleatórios e impulsivos. É difícil diagnosticar o início do transtorno em crianças com menos de 4 anos de idade porque seu comportamento característico é muito mais variável do que o de crianças mais velhas. Frequentemente, o transtorno não é reconhecido até que a criança entre na escola. É mais comum em meninos (14,1%) do que em meninas (6,2%) e a prevalência geral entre crianças em idade escolar é de 10,2% (CDC, 2016b).[3] Em cerca de 60 a 70% dos casos, o TDAH persiste na idade adulta jovem e cerca de 25% dos indivíduos atenderão depois aos critérios para transtorno de personalidade antissocial quando adultos (Black & Andreasen, 2014).

Ao diagnosticar o TDAH, os critérios do *DSM-5* são adicionalmente especificados de acordo com as manifestações clínicas atuais. Esses subtipos incluem uma manifestação combinada (atendendo aos critérios de desatenção e de hiperatividade/impulsividade), uma manifestação predominantemente desatenta e uma manifestação predominantemente hiperativa/impulsiva.

> **CONCEITO FUNDAMENTAL**
> **Impulsividade**
> A característica de agir sem refletir e sem pensar nas consequências do comportamento. Uma inclinação abrupta para agir (e a incapacidade de resistir a agir) em certos impulsos comportamentais.

Fatores predisponentes

Influências biológicas

Genética. Vários estudos revelaram evidências que apoiam a ocorrência de influências genéticas na etiologia do TDAH. Estudos com gêmeos mostraram um risco aumentado em gêmeos monozigóticos e um risco de duas a oito vezes para irmãos e pais de uma criança com TDAH (Sadock et al., 2015). Estudos de adoção revelaram que os pais biológicos de crianças com TDAH apresentam mais psicopatologia do que os pais adotivos.

Estudos de evidências genéticas para o TDAH encontraram variantes e mutações genéticas, como variações no número de cópias em uma região específica do cromossomo 16 (Acosta et al., 2016; Williams et al., 2010). Os pesquisadores também descobriram que as variações no número de cópias se sobrepõem às regiões cromossômicas previamente ligadas ao TEA e à esquizofrenia.

Teoria bioquímica. Embora se acredite que determinados neurotransmissores – em particular a dopamina, a norepinefrina e, possivelmente, a serotonina – estejam envolvidos na produção dos sintomas associados ao TDAH, seu envolvimento ainda está sob investigação. As hipóteses sobre o impacto dos neurotransmissores são baseadas nos benefícios associados ao uso de fármacos estimulantes, conhecidos por afetar os níveis de dopamina e de norepinefrina (Figura 33.1).

Influências anatômicas. Alguns estudos têm implicado alterações em áreas específicas do encéfalo em indivíduos com TDAH. Os exames de imagem cerebral mostram uma diminuição no volume e na atividade do córtex pré-frontal, cingulado anterior, globo pálido, caudado, tálamo e cerebelo (Sadock et al., 2015).

Fatores pré-natais, perinatais e pós-natais. O tabagismo materno durante a gestação tem sido associado ao comportamento hipercinético-impulsivo dos descendentes (ADHD Institute, 2016; Froehlich et al., 2009). A exposição intrauterina a substâncias tóxicas, incluindo o álcool, pode produzir efeitos sobre o comportamento. A síndrome alcoólica fetal inclui a hiperatividade, a impulsividade e a desatenção, além de anomalias físicas. As infecções maternas durante a gestação também foram associadas a riscos mais altos para TDAH.

As influências perinatais e pós-natais que podem contribuir para o TDAH são: baixo peso ao nascer, trauma, infecções precoces na infância ou outros insultos ao encéfalo durante esse período (Sadock et al., 2015). Já foi identificado que a prematuridade aumenta o risco para TDAH, mas, em uma grande pesquisa (Heinonen et al., 2010) citada pelo ADHD Institute (2016), essa correlação não foi confirmada.

Influências ambientais

Chumbo do ambiente. Estudos continuam fornecendo evidências dos efeitos adversos de níveis séricos elevados de chumbo sobre o desenvolvimento cognitivo e comportamental em crianças (Froehlich et al., 2009; Rossignol & Frye, 2016). A pesquisa de Froehlich e colaboradores mostrou uma ligação direta com o TDAH. O governo norte-americano impôs restrições mais rígidas à substância nos

---

[3] N.R.T.: No Brasil, os estudos apontam uma prevalência entre 3 e 12% da população de crianças em idade escolar (Vasconcelos, M.M. et al. (2003). Prevalência do transtorno de *deficit* de atenção/hiperatividade em uma escola pública primária. *Arquivos de Neuropsiquiatria*, 61(1), 67-73.

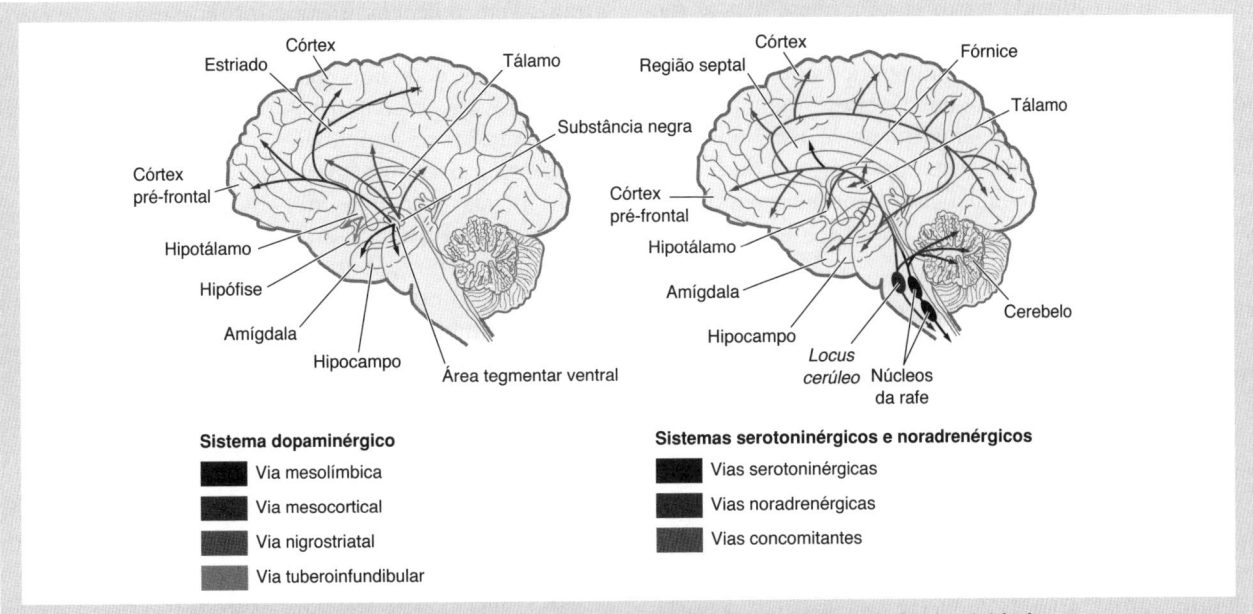

Figura 33.1 Neurobiologia do transtorno do *deficit* de atenção com hiperatividade.

NEUROTRANSMISSORES

Os principais neurotransmissores implicados na fisiopatologia do TDAH são a dopamina, a norepinefrina e, possivelmente, a serotonina. A dopamina e a norepinefrina parecem estar depletadas no TDAH. A serotonina no TDAH foi menos estudada, mas evidências recentes sugerem que ela também se encontra reduzida em crianças com TDAH.

FUNÇÕES DOS NEUROTRANSMISSORES

- Acredita-se que a norepinefrina influencie a capacidade de desempenhar funções executivas, como a análise e o raciocínio, e na atenção cognitiva, essencial para processar estímulos e manter a atenção e o pensamento
- Acredita-se que a dopamina atue na filtragem sensorial, na memória, na concentração, no controle das emoções, na atividade locomotora e no raciocínio
- *Deficits* nos níveis de norepinefrina e de dopamina foram implicados na desatenção, na impulsividade e na hiperatividade associada ao TDAH
- A serotonina parece influenciar o TDAH, embora possivelmente seja uma influência menos significativa do que a da norepinefrina e a da dopamina. Sugeriu-se que alterações na serotonina podem estar relacionadas com a desinibição e a impulsividade observadas em crianças com TDAH. Pode atuar nos transtornos do humor, em particular na depressão, que é uma comorbidade comumente associada ao TDAH.

ÁREAS FUNCIONAIS DO ENCÉFALO AFETADAS

- **Córtex pré-frontal:** associado à manutenção da atenção, à organização e a funções executivas. Atua também modulando a inibição do comportamento, com a serotonina sendo o neurotransmissor inibidor central predominante para essa função
- **Gânglios da base** (particularmente o núcleo caudado e o globo pálido): envolvidos na regulação de movimentos de alto nível. Em associação com seus circuitos de conexão com o córtex pré-frontal, também pode ser importante na cognição. Interrupções nesses circuitos podem resultar em desatenção ou em impulsividade
- **Hipocampo:** desempenha um papel importante na aprendizagem e na memória
- **Sistema límbico** (composto por amígdala, hipocampo, corpo mamilar, hipotálamo, tálamo, fórnice, giro cingulado e septo pelúcido): regulação das emoções. Uma deficiência de neurotransmissores nessa área pode resultar em inquietação, desatenção ou volatilidade emocional
- **Sistema de ativação reticular** (composto por formação reticular [localizada no tronco encefálico] e suas conexões): é o principal sistema de retransmissão entre as muitas vias que entram e saem do encéfalo. Acredita-se que seja o centro da excitação e da motivação e é crucial para manter um estado de consciência.

MEDICAMENTOS PARA O TDAH
Estimulantes do SNC

- Anfetaminas (dextroanfetamina, lisdexamfetamina, metanfetamina e misturas): provocam a liberação de norepinefrina dos neurônios noradrenérgicos centrais. Em doses mais altas, a dopamina pode ser liberada no sistema mesolímbico
- Metilfenidato e dexmetilfenidato: bloqueiam a recaptação de norepinefrina e de dopamina no neurônio pré-sináptico e aumentam a liberação dessas monoaminas no espaço extraneuronal.

Os efeitos adversos dos estimulantes do SNC são inquietação, insônia, cefaleia, palpitações, perda de peso, supressão do crescimento em crianças (com o uso prolongado), aumento da pressão arterial, dor abdominal, ansiedade, tolerância e dependência física e psicológica.

Outros

- Atomoxetina: inibe seletivamente a recaptação da norepinefrina, bloqueando o transportador pré-sináptico.
    Seus efeitos adversos são cefaleia, dor abdominal superior, náuseas e vômito, anorexia, tosse, boca seca, constipação intestinal, aumento da frequência cardíaca e da pressão arterial e fadiga
- Bupropiona: inibe a recaptação da norepinefrina e da dopamina nos neurônios pré-sinápticos.
    Seus efeitos adversos são cefaleia, tontura, insônia ou sedação, taquicardia, aumento da pressão arterial, boca seca, náuseas e vômito, ganho ou perda de peso, além de convulsões (depende da dose)
- Alfa-agonistas (clonidina, guanfacina): estimulam os alfa-adrenorreceptores centrais no encéfalo, resultando em menor fluxo simpático a partir do SNC.
    Seus efeitos adversos incluem palpitações, bradicardia, constipação intestinal, boca seca e sedação.

últimos anos, tornando a exposição a níveis tóxicos menos prevalente do que era antes. No entanto, os relatórios indicam que pelo menos 4 milhões de famílias nos EUA têm crianças expostas ao chumbo e que aproximadamente 500 mil crianças norte-americanas de 1 a 5 anos têm níveis séricos de chumbo acima de 5 mg por decilitro, o nível de referência no qual a introdução de ações de saúde pública é recomendada (CDC, 2016c).

Fatores relacionados à dieta. A possível ligação entre corantes alimentares e aditivos, como aromas artificiais, conservantes e açúcar, foi introduzida em meados da década de 1970. Os estudos sobre essas possibilidades falharam em confirmar uma ligação clara.

Influências psicossociais

Ambientes desorganizados ou caóticos ou uma ruptura no equilíbrio familiar podem contribuir para o TDAH em alguns indivíduos. Galéra e colaboradores (2011) identificaram várias influências psicossociais associadas ao desenvolvimento do TDAH, incluindo uma família não intacta, idade materna jovem ao nascimento da criança em questão, história paterna de comportamento antissocial e depressão materna.

Aplicação do processo de enfermagem ao TDAH

Dados da avaliação pregressa (sintomatologia)

Grande parte dos problemas da criança hiperativa está relacionada com as dificuldades em realizar tarefas apropriadas à idade. As crianças hiperativas se distraem facilmente e têm um nível de atenção muito limitado. Em geral, elas passam de uma atividade incompleta para outra. Também é comum encontrar impulsividade ou *deficit* no controle inibitório.

As crianças hiperativas têm dificuldade em estabelecer relacionamentos interpessoais satisfatórios. Elas demonstram comportamentos que inibem a interação social aceitável. São perturbadoras e intrusivas nas atividades em grupo. Têm dificuldade em cumprir as normas sociais. Algumas crianças com TDAH são muito agressivas ou contestadoras, enquanto outras exibem comportamentos mais regressivos e imaturos. A baixa tolerância à frustração e explosões de temperamento são comuns.

As crianças com TDAH têm energia ilimitada, exibindo níveis excessivos de atividade, inquietação e desassossego. Foram descritas como "máquinas de movimento perpétuo", continuamente correndo, pulando, se remexendo ou se contorcendo. Elas experimentam uma quantidade acima da média de acidentes, de pequenos contratempos a incidentes mais graves que podem levar a lesões físicas ou à destruição de propriedades. Os critérios diagnósticos do *DSM-5* para TDAH são apresentados no Boxe 33.3.

Comorbidade. A prevalência de comorbidades psiquiátricas com o TDAH é comum. Até 30% dos indivíduos apresentam depressão e 20% apresentam ansiedade como comorbidades (Sherman & Tarnow, 2013). A APA (2013) relata que, em crianças com TDAH que apresentam ambos os sintomas de desatenção e hiperatividade/impulsividade, o TDO coocorre em cerca de 50% dos casos. Também identificaram que a maior parte das crianças e dos adolescentes com transtorno disruptivo da desregulação do humor também atende aos critérios para TDAH. Outras comorbidades incluem o transtorno de conduta, o transtorno específico da aprendizagem e o transtorno explosivo intermitente. Sadock e colaboradores (2015) identificaram que, embora a mania bipolar e o TDAH compartilhem muitas características centrais, como a distração, a conversação excessiva e a hiperatividade, as crianças com transtorno bipolar I apresentam sintomas que aumentam e diminuem, enquanto as crianças com TDAH apresentam sintomas mais persistentes e contínuos. Eles observaram que o transtorno bipolar e o TDAH podem coexistir e que, quando determinadas características do TDAH ocorrem, eles parecem predizer uma mania futura. Sherman e Tarnow (2013) identificaram que a prevalência de transtorno

---

BOXE 33.3 Critérios diagnósticos para transtorno do *deficit* de atenção com hiperatividade.

A. Um padrão persistente de desatenção e/ou impulsividade-hiperatividade que interfere no funcionamento ou desenvolvimento, caracterizado por (1) e/ou (2):

1. **Desatenção:** Seis (ou mais) dos sintomas a seguir que tenham persistido por pelo menos 6 meses em um grau inconsistente com o nível de desenvolvimento e que afetam negativamente e de maneira direta as atividades sociais e acadêmicas/ocupacionais. *Observação:* Os sintomas não são apenas uma manifestação de comportamento opositor, desafio, hostilidade ou dificuldade de compreender tarefas ou instruções. Para adolescentes e adultos (17 anos ou mais), são necessários pelo menos cinco sintomas.

    a. Com frequência deixa de prestar muita atenção aos detalhes ou comete erros descuidados nos trabalhos escolares, no trabalho ou durante outras atividades (p. ex., detalhes passam despercebidos ou não são observados, o trabalho é impreciso).

    b. Com frequência tem dificuldade em manter a atenção em tarefas ou atividades lúdicas (p. ex., tem dificuldade em manter o foco durante palestras, conversas ou leituras longas).

    c. Com frequência parece não escutar quando alguém fala diretamente com o indivíduo (p. ex., a mente parece estar em outro lugar, mesmo na ausência de qualquer distração óbvia).

    d. Com frequência não segue as instruções e falha em concluir os trabalhos escolares, tarefas ou deveres no trabalho (p. ex., inicia tarefas, mas perde rapidamente o foco e distrai-se com facilidade).

    e. Com frequência tem dificuldade em organizar tarefas e atividades (p. ex., dificuldade em lidar com tarefas sequenciais; dificuldade em manter materiais e pertences em ordem; trabalho bagunçado, desorganizado; gerencia mal o tempo; falha em cumprir prazos).

(continua)

BOXE 33.3 Critérios diagnósticos para transtorno do *deficit* de atenção com hiperatividade. *(continuação)*

   f. Com frequência evita, não gosta ou reluta em se envolver em tarefas que exijam esforço mental contínuo (p. ex., trabalhos escolares ou tarefa de casa; para adolescentes e adultos, preparar relatórios, preencher formulários, revisar documentos longos).
   g. Com frequência perde as coisas necessárias para realizar tarefas ou atividades (p. ex., materiais escolares, lápis, livros, ferramentas, carteiras, chaves, documentos relativos ao trabalho, óculos ou telefones celulares).
   h. É comum distrair-se facilmente com estímulos estranhos (para adolescentes e adultos, podem incluir pensamentos não relacionados).
   i. Com frequência esquece-se das coisas nas atividades diárias (p. ex., tarefas domésticas, recados; para adolescentes e adultos, retornar chamadas, pagar contas, comparecer a compromissos).
2. **Hiperatividade e impulsividade:** Seis (ou mais) dos sintomas a seguir que tenham persistido por pelo menos 6 meses em um grau inconsistente com o nível de desenvolvimento e que afetam de maneira negativa e direta as atividades sociais e acadêmicas/ocupacionais. *Observação:* Os sintomas não são apenas uma manifestação de comportamento opositor, desafio, hostilidade ou dificuldade para compreender tarefas ou instruções. Para adolescentes e adultos (17 anos ou mais), são necessários pelo menos cinco sintomas.
   a. Mexe as mãos ou os pés ou se contorce no assento com frequência.
   b. Com frequência levanta-se em situações em que se espera que permaneça sentado (p. ex., na sala de aula, no escritório ou em outro local de trabalho ou em outras situações em que é exigido que permaneça no lugar).
   c. Com frequência corre ou escala em situações em que isso é inapropriado. (*Nota:* em adolescentes ou adultos, pode ser limitado à inquietação.)
   d. Com frequência é incapaz de brincar ou de se envolver em atividades de lazer em silêncio.
   e. Com frequência está "em movimento", agindo como se "estivesse com o motor ligado" (p. ex., é incapaz de ficar desconfortável ou parado por muito tempo, como em restaurantes, reuniões; as pessoas podem vê-lo como inquieto e difícil de acompanhar).
   f. Com frequência fala excessivamente.
   g. Com frequência deixa escapar uma resposta antes que a pergunta tenha sido concluída (p. ex., conclui as sentenças das pessoas; mal pode esperar a sua vez de falar durante uma conversa).
   h. Com frequência tem dificuldade de esperar a sua vez (p. ex., enquanto espera em uma fila).
   i. Com frequência interrompe ou se intromete no assunto de outras pessoas (p. ex., intromete-se em conversas, jogos ou atividades; pode começar a usar as coisas de outras pessoas sem pedir ou receber permissão; para adolescentes ou adultos, pode se intrometer ou assumir o que outras pessoas estão fazendo).
B. Vários sintomas de desatenção ou de hiperatividade-impulsividade estavam presentes antes dos 12 anos de idade.
C. Vários sintomas de desatenção ou de hiperatividade-impulsividade estão presentes em dois ou mais contextos (p. ex., em casa, na escola ou no trabalho; com amigos ou parentes; em outras atividades).
D. Há evidências claras de que os sintomas interferem ou reduzem a qualidade do funcionamento social, acadêmico ou ocupacional.
E. Os sintomas não ocorrem exclusivamente durante o curso da esquizofrenia ou outro transtorno psicótico e não são mais bem explicados por outro transtorno mental (p. ex., transtorno do humor, transtorno de ansiedade, transtorno dissociativo, transtorno de personalidade, intoxicação ou abstinência de substâncias).

Especificar se:
1. **Manifestação combinada:** Se o Critério A1 (desatenção) e o critério A2 (hiperatividade-impulsividade) forem atendidos nos últimos 6 meses.
2. **Manifestação predominantemente desatenta:** Se o Critério A1 (desatenção) for atendido, mas o Critério A2 (hiperatividade e impulsividade) não for atendido nos últimos 6 meses.
3. **Manifestação predominantemente hiperativa/impulsiva:** Se o Critério A2 (hiperatividade-impulsividade) for atendido e o Critério A1 (desatenção) não for atendido nos últimos 6 meses.

Especificar se: **Em remissão parcial**
Especificar a gravidade atual: **Leve, moderada ou grave**

Reimpresso, com permissão, de: *Manual Diagnóstico e Estatístico de Transtornos Mentais*, 5ª Edição (Copyright 2013). American Psychiatric Association.

---

bipolar associado ao TDAH é de cerca de 20%. Esses autores também observaram que, como o TDAH está associado a anormalidades do lobo frontal, não é surpresa que 89,4% das crianças com epilepsia do lobo frontal também apresentem TDAH como comorbidade.

Diagnóstico de enfermagem

Com base nos dados coletados durante a avaliação de enfermagem, os possíveis diagnósticos de enfermagem para a criança com TDAH são os seguintes:

- Risco de lesão relacionado com o comportamento impulsivo e propenso a acidentes e com a incapacidade de perceber que está causando lesões em si mesmo
- Interação social prejudicada relacionada com o comportamento intrusivo e imaturo
- Baixa autoestima relacionada com o sistema familiar disfuncional e o *feedback* negativo
- Incapacidade de atender às expectativas das tarefas relacionadas com a baixa tolerância à frustração e o *deficit* de atenção.

Critérios de resultado

Os critérios de resultado incluem as metas de curto e longo prazos. Os intervalos de tempo são determinados caso a caso. Pode-se usar os critérios a seguir para medir resultados no atendimento ao paciente com TDAH.

O paciente:

- Não se feriu fisicamente
- Interage de forma adequada com outras pessoas
- Verbaliza aspectos positivos sobre si mesmo
- Demonstra menos comportamentos difíceis
- Coopera com a equipe, em um esforço para concluir as tarefas designadas.

Planejamento e implementação

A Tabela 33.4 fornece um plano de cuidados para a criança com TDAH usando diagnósticos de enfermagem comuns ao transtorno, critérios de resultado, além de intervenções de enfermagem e justificativas apropriadas.

Plano de cuidados utilizando mapas conceituais

O plano de cuidados utilizando mapas conceituais é uma abordagem inovadora para planejar e organizar os cuidados de enfermagem (consulte o Capítulo 9, *Processo de Enfermagem na Prática de Saúde Mental e Psiquiátrica*). É uma estratégia diagramática de ensino e aprendizagem que possibilita a visualização de inter-relações entre diagnósticos médicos, diagnósticos de enfermagem, dados de avaliação e tratamentos. Um exemplo de um plano de cuidados utilizando mapas conceituais para um paciente com TDAH é apresentado na Figura 33.2.

Reavaliação

A reavaliação do cuidado prestado a um paciente com TDAH envolve a análise do comportamento do paciente depois da implementação das ações de enfermagem para determinar se os objetivos do tratamento foram alcançados. Coletar dados usando os tipos de perguntas a seguir pode fornecer informações apropriadas para a reavaliação.

- As ações de enfermagem direcionadas à segurança do paciente foram eficazes em proteger a criança de lesões?
- A criança foi capaz de estabelecer uma relação de confiança com o cuidador principal?
- O paciente responde aos limites estabelecidos aos comportamentos inaceitáveis?
- O paciente é capaz de interagir adequadamente com os outros?
- O paciente é capaz de verbalizar declarações positivas sobre si mesmo?
- O paciente é capaz de terminar tarefas de maneira independente ou com assistência mínima? Ele é capaz de realizar a tarefa depois de receber instruções simples?
- O paciente é capaz de utilizar o autocontrole para diminuir atividades motoras?

Intervenção psicofarmacológica para o TDAH

Indicações

A intervenção farmacológica, particularmente usando estimulantes, é considerada a primeira linha de tratamento para o TDAH (Sadock et al., 2015). Para obter uma lista dos agentes usados para tratar o TDAH, consultar a Tabela 33.5. O mecanismo de ação não é claro, mas, como esses medicamentos elevam os níveis de dopamina e de norepinefrina, levantou-se a hipótese de que sua eficácia seja decorrente da desregulação de neurotransmissores existente. Em geral, eles têm efeitos adversos leves, mas são contraindicados em indivíduos com problemas cardíacos ou em risco de problemas cardíacos.

Um estudo (Van Den Ban et al., 2014) explorou se o uso de estimulantes tinha algum impacto sobre a redução de lesões e internações hospitalares em crianças com TDAH. Esse tópico é relevante porque essa população apresenta alta incidência de lesões e internações hospitalares relacionadas com a hiperatividade e a impulsividade. Cerca de 60% mostram desempenho motor abaixo do ideal, o que também pode aumentar o risco de lesões. Os pesquisadores descobriram que as crianças em uso de fármacos para o TDAH (principalmente estimulantes) tinham um risco duas vezes maior de internações por lesões do que aquelas não tratadas com fármacos para o TDAH. Também descobriram que as crianças que usavam fármacos para o TDAH e psicotrópicos, como antipsicóticos e benzodiazepínicos, tinham um risco cinco vezes maior de lesões e internações hospitalares do que aquelas

TABELA 33.4 Plano de cuidados para a criança com transtorno do *deficit* de atenção com hiperatividade.

DIAGNÓSTICO DE ENFERMAGEM: RISCO DE LESÕES

RELACIONADO COM: Comportamento impulsivo e propenso a acidentes e incapacidade de perceber que está causando lesões a si mesmo

Critérios de avaliação dos resultados	Intervenções de enfermagem	Justificativa
Meta a curto prazo • O paciente não se fere fisicamente.	1. Verificar se o paciente tem um ambiente seguro. Retirar objetos próximos da área em que ele se encontra com os quais ele possa se machucar como resultado de movimentos aleatórios e hiperativos.	1. Objetos adequados a situações normais de vida podem ser perigosos para crianças cujas atividades motoras estão fora de controle.
	2. Identificar comportamentos deliberados que colocam a criança em risco de lesão. Instituir consequências para a repetição desses comportamentos.	2. O comportamento pode ser modificado com reforço aversivo.
	3. Se houver risco de lesão associada a atividades terapêuticas específicas, forneça supervisão e assistência adequadas ou limite a participação do paciente se a supervisão adequada não for possível.	3. A segurança do paciente é uma prioridade da enfermagem.

(continua)

TABELA 33.4 Plano de cuidados para a criança com transtorno do *deficit* de atenção com hiperatividade. *(continuação)*

DIAGNÓSTICO DE ENFERMAGEM: INTERAÇÃO SOCIAL PREJUDICADA
RELACIONADA COM: Comportamento intrusivo e imaturo

Critérios de resultado	Intervenções de enfermagem	Justificativa
Meta a curto prazo • O paciente interage com o enfermeiro de maneira apropriada à idade em uma relação individual no prazo de 1 semana. **Meta a longo prazo** • O paciente respeita os limites estabelecidos ao comportamento intrusivo e demonstra capacidade de interagir adequadamente com outras pessoas.	1. Desenvolver uma relação de confiança com o paciente. Transmitir aceitação da criança de forma independente do comportamento reprovável. 2. Debater com o paciente quais comportamentos são aceitáveis e quais não são. Descrever de maneira prática as consequências de um comportamento reprovável. Cumprir o que foi dito. 3. Promova ao paciente situações em que ele esteja em grupo.	1. A aceitação incondicional aumenta a sensação de valor próprio. 2. O reforço aversivo pode alterar comportamentos indesejáveis. 3. O comportamento social apropriado é frequentemente aprendido via *feedback* positivo e negativo de colegas.

DIAGNÓSTICO DE ENFERMAGEM: BAIXA AUTOESTIMA
RELACIONADA COM: Sistema familiar disfuncional e *feedback* negativo

Critérios de resultado	Intervenções de enfermagem	Justificativa
Meta a curto prazo • O paciente direciona independentemente os próprios cuidados e atividades da vida diária dentro de 1 semana. **Meta a longo prazo** • O paciente demonstra sentimentos crescentes de valor próprio, verbalizando declarações positivas sobre si mesmo e exibindo menos comportamentos difíceis.	1. Garantir que as metas sejam realistas. 2. Planejar atividades que ofereçam oportunidades de sucesso. 3. Transmitir aceitação incondicional e fazer considerações positivas. 4. Oferecer reconhecimento de esforços bem-sucedidos e reforço positivo para as tentativas feitas. Dar um *feedback* positivo imediato para um comportamento aceitável.	1. Metas irrealistas fadam o paciente ao fracasso, o que diminui a autoestima. 2. O sucesso aumenta a autoestima. 3. A afirmação de que o paciente é um ser humano valioso pode aumentar sua autoestima. 4. O reforço positivo aumenta a autoestima e pode reforçar os comportamentos desejados.

DIAGNÓSTICO DE ENFERMAGEM: INCAPACIDADE DE ATENDER ÀS EXPECTATIVAS DAS TAREFAS
RELACIONADA COM: Baixa tolerância à frustração e *deficit* de atenção

Critérios de resultado	Intervenções de enfermagem	Justificativa
Meta a curto prazo • O paciente participa e coopera durante as atividades terapêuticas. **Meta a longo prazo** • O paciente é capaz de concluir as tarefas recebidas de maneira independente ou com assistência mínima.	1. Fornecer um ambiente para os esforços da tarefa o mais livre de distrações possível. 2. Fornecer assistência individualmente, começando com instruções simples e concretas. 3. Pedir ao paciente que repita de volta as instruções para você. 4. Estabelecer metas que possibilitem ao paciente concluir uma parte da tarefa, recompensando cada etapa concluída com uma pausa para atividade física. 5. Diminua gradualmente a quantidade de assistência prestada, assegurando ao paciente que a assistência ainda está disponível, se necessário.	1. O paciente distrai-se facilmente e é incapaz de realizar atividades na presença de estímulos, mesmo que mínimos. 2. O paciente não tem a capacidade de assimilar informações complicadas ou com significado abstrato. 3. A repetição das instruções ajuda a determinar o nível de compreensão do paciente. 4. Metas a curto prazo não são tão assustadoras para alguém com um período de atenção tão curto. O reforço positivo (atividade física) aumenta a autoestima e incentiva o paciente a prosseguir com a tarefa até a sua conclusão. 5. Isso incentiva o paciente a atuar de maneira independente, proporcionando uma sensação de segurança com a presença de um indivíduo confiável.

Resumo clínico: André, 9 anos, foi admitido na unidade psiquiátrica infantil e do adolescente com diagnóstico de transtorno do deficit de atenção com hiperatividade (TDAH). Ele não consegue ficar parado e está constantemente se movendo e correndo pela unidade. Pouco tempo depois de sua internação, ele bateu em outro paciente, derrubou e quebrou uma lâmpada e gritou para o enfermeiro: "Não preciso obedecer você! Você não é o chefe!". Ele se frustrou e deixou o grupo de terapia ocupacional quando estava tendo dificuldades com um projeto. Nega qualquer responsabilidade e culpa os outros por suas ações. O menino ridiculariza os outros pacientes e os chama de nomes insultuosos. O enfermeiro desenvolve o seguinte plano de cuidados utilizando mapas conceituais para André.

Sinais e sintomas
- Impulsividade
- Comportamento propenso a acidentes
- Incapacidade de perceber que está causando danos em si mesmo

Sinais e sintomas
- Comportamento intrusivo e imaturo

Sinais e sintomas
- Nega responsabilidade
- Culpa os outros
- Ridiculariza outras pessoas

Sinais e sintomas
- Baixa tolerância à frustração
- Curtos intervalos de atenção

Diagnóstico de Enfermagem
Risco de lesão

Diagnóstico de Enfermagem
Interação social prejudicada

Diagnóstico de Enfermagem
Baixa autoestima

Diagnóstico de Enfermagem
Descumprimento das tarefas esperadas

Intervenções de enfermagem
- Verificar se o ambiente é seguro.
- Identificar e limitar comportamentos que colocam a criança em risco de lesão.
- Fornecer a supervisão necessária para evitar lesões durante atividades terapêuticas.

Intervenções de enfermagem
- Desenvolver uma relação de confiança.
- Debater com o paciente quais comportamentos são ou não aceitáveis.
- Aplicar consequências a comportamentos inaceitáveis.
- Promover ao paciente situações em que ele esteja em grupo.

Intervenções de enfermagem
- Garantir que as metas sejam realistas.
- Planejar atividades que ofereçam oportunidades de sucesso.
- Transmitir aceitação incondicional e fazer considerações positivas.
- Dar reforço positivo para os sucessos.

Intervenções de enfermagem
- Reduzir distrações do ambiente.
- Fornecer instruções simples e concretas.
- Estabelecer metas para a conclusão de tarefas em etapas. Recompensar cada etapa concluída.
- Incentivar e recompensar conquistas independentes.

Tratamento médico: ritalina 10 mg duas vezes ao dia antes do café da manhã e do almoço

Resultados
- Não se feriu fisicamente

Resultados
- Desenvolveu uma relação de confiança com o enfermeiro
- Interage adequadamente com os colegas

Resultados
- Verbaliza declarações positivas sobre si mesmo
- Demonstra menos comportamentos difíceis

Resultados
- Conclui tarefas de maneira independente ou com assistência mínima
- Coopera com a equipe para concluir as tarefas atribuídas

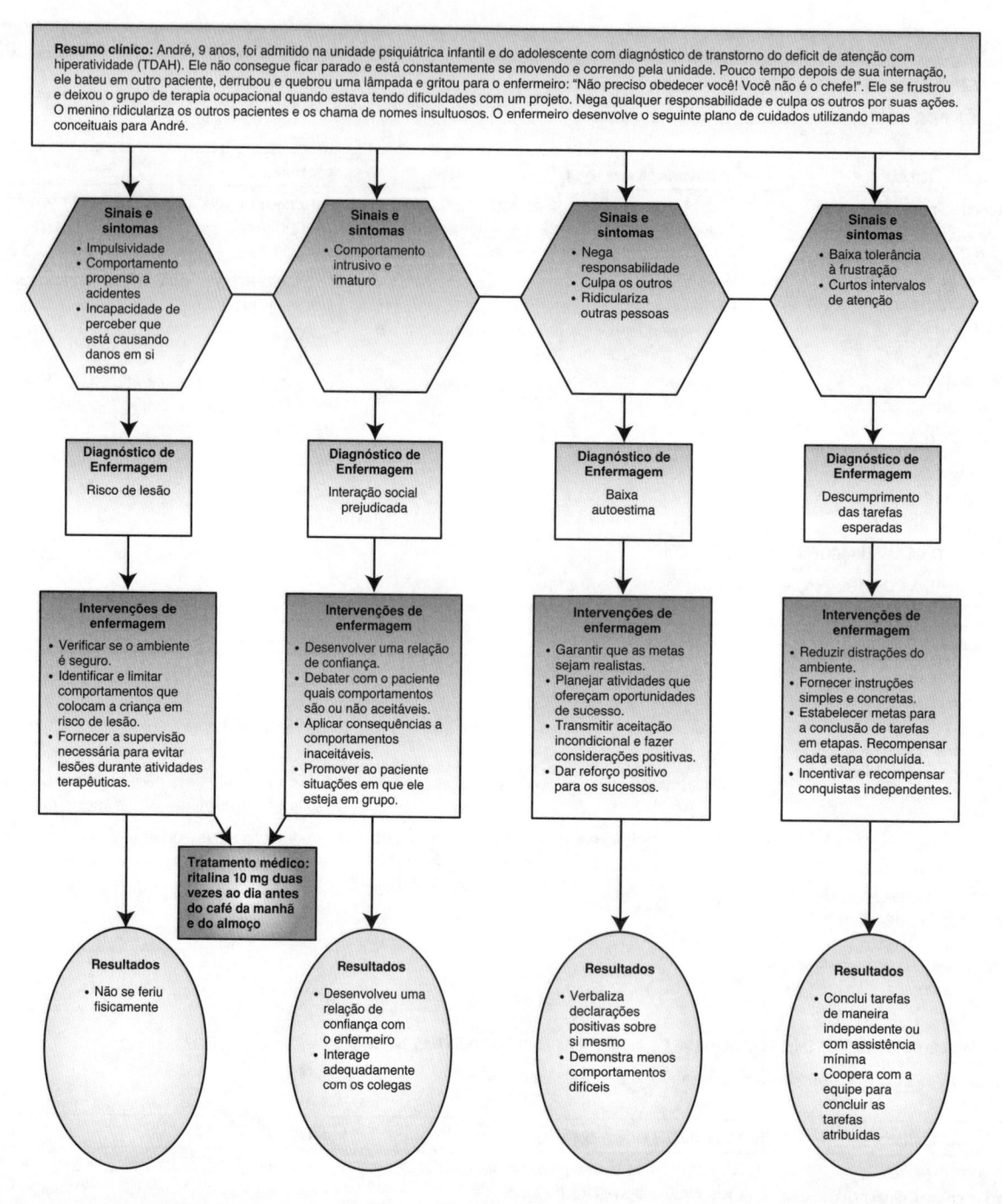

Figura 33.2 Plano de cuidados utilizando mapas conceituais para um paciente com transtorno do *deficit* de atenção com hiperatividade.

que usavam apenas o medicamento para TDAH. A gravidade do TDAH em crianças que usam medicamentos pode, em parte, explicar esses achados, mas é significativo que, ao mediar outros sintomas principais do TDAH, os medicamentos não reduzam os riscos de lesões. As anfetaminas são uma substância que comumente tem sido usada de maneira abusiva. Elas apresentam um alto risco de dependência e identificaram-se preocupações semelhantes em pacientes com TDAH. A recente aprovação do Adzenys XR-ODT, um comprimido mastigável e saborizado contendo uma mistura de sais de anfetamina, suscitou a preocupação de que possa ser uma receita para aumentar o uso de medicamentos em crianças e se tornar uma porta de entrada para o uso de outras substâncias psicoativas (Grohol, 2016). Consulte o Capítulo 4, *Psicofarmacologia*, que contém uma discussão completa sobre os medicamentos usados no tratamento do TDAH, incluindo questões de segurança e orientações.

TABELA 33.5 Fármacos para o transtorno do *deficit* de atenção com hiperatividade.				
CLASSE	NOME GENÉRICO	FAIXA DE DOSAGEM DIÁRIA (mg)	CATEGORIAS CONTROLADAS	CATEGORIAS DE GESTAÇÃO/ MEIA-VIDA (HORA)
Estimulantes do SNC				
Anfetaminas	Sulfato de dextroanfetamina	2,5 a 40	CII	C/cerca de 12
	Metanfetamina	5 a 25	CII	C/4 a 5
	Lisdexamfetamina	20 a 70	CII	C/< 1
Misturas de anfetaminas	Dextroanfetamina/anfetamina	2,5 a 40	CII	C/9 a 13
	Adzenys® XR-ODT	6,3 a 18,8	CII	C/9 a 14
Diversos	Metilfenidato	10 a 60	CII	C/2 a 4
	Dexmetilfenidato	5 a 20	CII	C/2,2
Alfa-agonistas	Clonidina	0,05 a 0,3	–	C/12 a 16
	Guanfacina	1 a 4	–	B/10 a 30
Diversos	Atomoxetina	> 70 kg: 40 a 100; ≤ 70 kg: 0,5 a 1,4 mg/kg (ou 100 mg, o que for menor)	–	C/5,2 (metabólitos 6 a 8)
	Bupropiona	3 mg/kg (TDAH); 100-300 (depressão)	–	C/8 a 24

Síndrome de Tourette

Achados clínicos, epidemiologia e curso

A síndrome de Tourette é caracterizada pela presença de múltiplos tiques motores e um ou mais tiques vocais, que podem aparecer simultaneamente ou em períodos diferentes durante a doença (APA, 2013). A síndrome pode causar sofrimento ou interferir em áreas sociais, ocupacionais ou outras áreas importantes do funcionamento. A idade de início da síndrome de Tourette pode ser de apenas 2 anos, mas é mais comum que a síndrome ocorra entre 6 e 7 anos. Estima-se que sua prevalência seja de três a oito por mil em crianças em idade escolar (APA, 2013).[4] A prevalência ao longo da vida é estimada em cerca de 1% (Sadock et al., 2015). É duas a quatro vezes mais comum em meninos do que em meninas. Embora a síndrome possa perdurar ao longo da vida, a maior parte dos indivíduos com essa condição experimenta os piores sintomas de tiques no início da adolescência, com melhora gradual a partir de então (National Institutes of Health [NIH], 2014).

Fatores predisponentes

Fatores biológicos

Genética. Vários estudos genéticos, incluindo estudos com gêmeos e estudos de adoção, sugerem uma base genética para essa síndrome neurológica (Sadock et al., 2015). Embora as evidências sustentem que se trata de uma síndrome hereditária, estudos recentes sugeriram que o padrão de herança é complexo, provavelmente envolvendo vários genes influenciados por fatores ambientais (NIH, 2104). Além disso, estudos genéticos indicam que o TDAH e o transtorno obsessivo-compulsivo (TOC) estão geneticamente relacionados com a síndrome de Tourette; até 50% dos pacientes com síndrome de Tourette têm também TDAH e até 40% têm TOC (NIH, 2014; Sadock et al., 2015).

Fatores bioquímicos. Estudos utilizando neuroimagem demonstraram anormalidades nos níveis de dopamina, colina, N-acetilaspartato, creatina, mioinositol e norepinefrina. A eficácia dos fármacos antipsicóticos (em especial o haloperidol e a flufenazina) na supressão dos tiques também apoia o envolvimento de neurotransmissores na síndrome de Tourette (Sadock et al., 2015). No entanto, Sadock e colaboradores acrescentam que há variabilidade na resposta aos fármacos antipsicóticos. Algumas vezes, a síndrome de Tourette surgiu em pacientes tratados com antipsicóticos. Com base nas evidências atuais, embora pareça haver várias influências bioquímicas nesse transtorno, essas interações são complexas e pouco conhecidas.

Fatores estruturais. Os exames de neuroimagem cerebral têm sido consistentes em mostrar disfunções nos gânglios da base. Os lobos frontais, o córtex e as anormalidades nos circuitos que conectam essas regiões também foram implicados na patologia desse transtorno (NIH, 2014). Embora muitas influências tenham

---

[4] N.R.T.: Os dados recentes encontrados no Brasil se referem a estimativa dos EUA (Nunes, F., Telles, L.E.B. (2019). Transtorno de Tourette e crimes sexuais: considerações psiquiátrico-forenses. *Rev Bras Psiqu*, 41 (4), 364-5. Epub 29 de julho de 2019. https://dx.doi.org/10.1590/1516-4446-2019-0420).

sido identificadas, a causa direta ainda é desconhecida. Provavelmente é uma interação complexa de influências genéticas, bioquímicas e ambientais.

Fatores ambientais

Alguns estudos mostraram que influências ambientais, como uso abusivo de álcool pela mãe durante a gestação, baixo peso ao nascer, complicações durante o parto e infecções, podem estar associadas ao desenvolvimento da síndrome de Tourette (CDC, 2016d). São necessárias mais pesquisas para confirmar essas influências. Sadock e colaboradores (2015) relatam que estudos que inferem infecções estreptocócicas beta-hemolíticas como um mecanismo na síndrome de Tourette têm sido "conflitantes e controversos, de modo que esse mecanismo parece improvável como etiologia da síndrome de Tourette na maior parte dos casos". (p. 1198)

Aplicação do processo de enfermagem à síndrome de Tourette

Dados da avaliação pregressa (sintomatologia)

Os tiques motores da síndrome de Tourette podem envolver a cabeça, o tronco e os membros superiores e inferiores. Os sintomas iniciais podem começar com um tique motor único, geralmente um piscar de olhos, ou com vários sintomas. Os tiques tendem a ocorrer primeiro na face e no pescoço e progredir para baixo, para o tronco e os membros inferiores, ao longo do tempo (Sadock et al., 2015). Os tiques motores simples incluem movimentos como piscar os olhos, espasmos no pescoço, encolher os ombros e fazer caretas faciais. Os tiques motores mais complexos incluem agachar, saltar, pular, percutir e reconstituir os próprios passos.

Os tiques vocais incluem várias palavras ou sons, como guinchos, grunhidos, latidos, fungadas, bufos, tossidas e, em casos raros, um tique vocal complexo envolvendo a profusão de obscenidades. Os tiques vocais podem incluir repetir certas palavras ou frases fora de contexto, repetir os próprios sons ou palavras (**palilalia**) ou repetir o que os outros dizem (**ecolalia**).

Os movimentos e vocalizações são experimentados como compulsivos e irresistíveis, mas podem ser suprimidos por períodos variados de tempo. Muitos relatam um acúmulo de tensão enquanto tentam suprimir os tiques, a ponto de sentirem que o tique precisa ser expresso contra sua vontade. Os tiques costumam ser piores durante períodos de estresse ou excitação e melhores durante períodos de atividade calma e focada (NIH, 2014). Na maior parte dos casos, os tiques diminuem durante o sono. Os transtornos neurocomportamentais que são comumente vistos em conjunto com a síndrome de Tourette (e podem ser mais problemáticos do que os próprios tiques) são desatenção, hiperatividade e impulsividade, como é visto no TDAH, no TOC, na depressão e na ansiedade. Muitas crianças com síndrome de Tourette também manifestam dificuldades na leitura, na escrita e na aritmética (NIH, 2014). Os critérios diagnósticos do *DSM-5* para a síndrome de Tourette são apresentados no Boxe 33.4.

Diagnóstico de enfermagem

Com base nos dados coletados durante a avaliação de enfermagem, os possíveis diagnósticos de enfermagem para o paciente com síndrome de Tourette são os seguintes:

- Risco de violência direcionada a si próprio ou a outras pessoas relacionada com a baixa tolerância à frustração
- Interação social prejudicada relacionada com a impulsividade e o comportamento confrontador e agressivo
- Baixa autoestima relacionada com o constrangimento associado aos comportamentos de tiques.

Critérios de resultado

Os critérios de resultado incluem as metas de curto e longo prazos. Os intervalos de tempo são determinados caso a caso. Pode-se usar os critérios a seguir para medir resultados no atendimento ao paciente com síndrome de Tourette.

O paciente:

- Não feriu a si e nem outras pessoas
- Interage com funcionários e colegas de maneira adequada
- Demonstra autocontrole gerenciando os comportamentos de tiques
- Segue as regras da unidade sem assumir uma atitude defensiva
- Verbaliza aspectos positivos sobre si mesmo.

Planejamento e implementação

A Tabela 33.6 fornece um plano de cuidados para a criança ou adolescente com síndrome de Tourette utilizando diagnósticos de enfermagem selecionados, critérios de resultado, intervenções de enfermagem e justificativas.

BOXE 33.4 Critérios diagnósticos para a síndrome de Tourette.

A. Múltiplos tiques motores e um ou mais tiques vocais estiveram presentes em algum momento da doença, embora não necessariamente ao mesmo tempo.

B. Os tiques podem ter aumentado ou diminuído em frequência, mas persistem por mais de 1 ano desde o primeiro aparecimento do tique.

C. O início ocorreu antes dos 18 anos de idade.

D. O transtorno não é atribuível aos efeitos fisiológicos de uma substância (p. ex., cocaína) ou de outra condição médica (p. ex., doença de Huntington, encefalite pós-viral).

Reproduzido, com autorização, de: *Manual Diagnóstico e Estatístico de: Transtornos Mentais*, 5ª Edição (Copyright 2013). American Psychiatric Association.

Reavaliação

A reavaliação do atendimento à criança com síndrome de Tourette reflete se as ações de enfermagem foram eficazes para alcançar os objetivos estabelecidos. O processo de enfermagem exige uma reavaliação do plano. Pode-se incluir as seguintes perguntas para a coleta de dados de revisão:

- O paciente se absteve de causar danos a si mesmo ou a outras pessoas em momentos de aumento da tensão?
- O paciente desenvolveu estratégias de enfrentamento adaptativas para lidar com a frustração para evitar recorrer à autodestruição ou à agressão a outras pessoas?
- O paciente foi capaz de interagir adequadamente com a equipe e colegas?
- O paciente foi capaz de suprimir comportamentos de tiques quando decidiu fazê-lo?
- O paciente definiu um momento para a "liberação" dos comportamentos de tique reprimidos?
- O paciente verbaliza aspectos positivos sobre si mesmo, principalmente no que se refere à sua capacidade de gerenciar a doença?
- O paciente aderiu ao tratamento de maneira não defensiva?

Intervenção psicofarmacológica para a síndrome de Tourette

A revisão sistemática das evidências atuais apoia a eficácia dos agentes antipsicóticos, agentes típicos e atípicos, e o uso de agentes agonistas alfa$_2$-adrenérgicos (como a clonidina) no tratamento de tiques (Weisman et al., 2013). Os pesquisadores observam que os agonistas alfa$_2$ são mais eficazes no tratamento de tiques entre pacientes com TDAH. A farmacoterapia é mais eficaz quando combinada com a terapia psicossocial, como a terapia comportamental, o aconselhamento individual ou a psicoterapia e/ou terapia familiar. Os fármacos usados no tratamento da síndrome de Tourette incluem os antipsicóticos e os alfa-agonistas.

TABELA 33.6 Plano de cuidados para a criança ou adolescente com síndrome de Tourette.

DIAGNÓSTICO DE ENFERMAGEM: RISCO DE VIOLÊNCIA DIRECIONADA A OUTROS E/OU A SI PRÓPRIO
RELACIONADO COM: Baixa tolerância à frustração

Critérios de avaliação dos resultados	Intervenções de enfermagem	Justificativa
Meta a curto prazo • O paciente procura funcionários ou pessoas de apoio a qualquer momento, caso ocorram pensamentos de causar danos em si mesmo ou em outras pessoas. Meta a longo prazo • O paciente não causa danos em si mesmo nem em terceiros.	1. Observar com frequência o comportamento do paciente durante atividades e interações rotineiras. Ficar atento a comportamentos que indiquem um aumento na agitação. 2. Monitorar o comportamento autodestrutivo e os impulsos. Pode ser necessário que um membro da equipe fique com o paciente para evitar a automutilação. 3. Fornecer restrições às mãos e outras restrições que impeçam o comportamento de automutilação do paciente. 4. Redirecionar o comportamento violento para atividades físicas para conter a frustração.	1. O estresse geralmente aumenta os comportamentos de tiques. O reconhecimento de comportamentos que precedem o início da agressão pode oferecer a oportunidade de intervir antes que a violência ocorra. 2. A segurança do paciente é uma prioridade da enfermagem. 3. Para a proteção do paciente, forneça controles externos imediatos contra comportamentos agressivos. 4. O excesso de energia é liberado por meio de atividades físicas, induzindo uma sensação de relaxamento.

DIAGNÓSTICO DE ENFERMAGEM: INTERAÇÃO SOCIAL PREJUDICADA
RELACIONADA COM: Impulsividade; comportamento confrontador e agressivo

Critérios de resultado	Intervenções de enfermagem	Justificativa
Meta a curto prazo • O paciente desenvolve uma relação individual com o enfermeiro ou uma pessoa de apoio no prazo de 1 semana. Meta a longo prazo • O paciente é capaz de interagir com funcionários e colegas usando comportamentos aceitáveis apropriados à idade.	1. Desenvolver uma relação de confiança com o paciente. Transmitir aceitação pela criança, independentemente de não aceitar seu comportamento reprovável. 2. Debater com o paciente quais comportamentos são aceitáveis e quais não são. Descrever de maneira prática as consequências de um comportamento reprovável e cumprir o que for dito. 3. Promova ao paciente situações em que ele esteja em grupo.	1. A aceitação incondicional aumenta a sensação de valor próprio. 2. O reforço aversivo pode alterar comportamentos indesejáveis. 3. O comportamento social apropriado é frequentemente aprendido via *feedback* positivo e negativo de colegas.

(continua)

TABELA 33.6 Plano de cuidados para a criança ou adolescente com síndrome de Tourette. *(continuação)*		
DIAGNÓSTICO DE ENFERMAGEM: BAIXA AUTOESTIMA		
RELACIONADA COM: Embaraço associado a comportamentos de tiques		
Critérios de resultado	Intervenções de enfermagem	Justificativa
Meta a curto prazo • O paciente verbaliza aspectos positivos sobre si mesmo, não associado a comportamentos de tique. Meta a longo prazo • O paciente mostra uma maior sensação de valor próprio, conforme evidenciado pela expressão verbal de aspectos positivos sobre si mesmo, realizações pregressas e perspectivas futuras.	1. Transmitir aceitação incondicional e fazer considerações positivas. 2. Definir limites para o comportamento manipulador. Tomar cuidado para não reforçar comportamentos manipuladores ao dar ao paciente a atenção desejada. Identificar as consequências da manipulação. Administrar as consequências de maneira prática quando a manipulação ocorrer. 3. Ajudar o paciente a entender que ele usa a manipulação para tentar aumentar a própria autoestima. As intervenções devem refletir outras ações para alcançar esse objetivo. 4. Se o paciente optar por suprimir tiques na presença de outras pessoas, fornecer um "momento para o tique" predeterminado durante o qual ele "libera" os tiques, sentimentos e comportamentos (sozinho ou com a equipe). 5. Certificar-se de que o paciente tenha regularmente um momento de atendimento individual com a equipe de enfermagem.	1. Comunicar a percepção do paciente como um ser humano digno pode aumentar a autoestima. 2. Consequências aversivas podem ser úteis para diminuir comportamentos inaceitáveis. 3. Quando o paciente se sente melhor consigo mesmo, a necessidade de manipular os outros diminui. 4. Possibilita a liberação de tiques e auxilia no senso de controle e gerenciamento de sintomas. 5. O atendimento individual dá ao enfermeiro a oportunidade de fornecer ao paciente informações sobre a doença e maneiras saudáveis de lidar com ela. Explorar sentimentos sobre a doença ajuda o paciente a incorporar a doença a um senso saudável de si.

Antipsicóticos

Os antipsicóticos convencionais, haloperidol e pimozida, foram aprovados pela FDA para controle de tiques e expressões vocais associados à síndrome de Tourette. Esses fármacos têm sido amplamente investigados e provaram ser muito eficazes no alívio desses sintomas. Muitas vezes, eles não são a primeira linha de tratamento escolhida, em razão da sua propensão a efeitos adversos graves, como sintomas extrapiramidais, síndrome neuroléptica maligna, discinesia tardia e alterações eletrocardiográficas. O haloperidol não é recomendado para crianças com menos de 3 anos de idade e a pimozida não deve ser administrada em crianças com menos de 12 anos.

Alguns médicos preferem prescrever antipsicóticos atípicos, como risperidona, olanzapina ou ziprasidona, em razão de seus perfis de efeitos adversos mais favoráveis. Contudo, esse tratamento atualmente não é aprovado pela FDA para uso na síndrome de Tourette. Sadock e colaboradores (2015) identificaram a risperidona como o antipsicótico atípico mais bem estudado para o tratamento de tiques, eles relatam que há evidências consideráveis de sua eficácia. Esses fármacos apresentam uma menor incidência de efeitos adversos neurológicos do que os antipsicóticos típicos, embora a risperidona tenha mostrado sintomas extrapiramidais. Os efeitos adversos comuns incluem ganho de peso, efeitos adversos metabólicos e hiperprolactinemia (Sadock et al., 2015). A ziprasidona tem sido associada a um risco aumentado de prolongamento do intervalo QTc. Também foi relatada hiperglicemia em alguns pacientes em uso de antipsicóticos atípicos.

Alfa-agonistas

A clonidina e a guanfacina são agonistas alfa-adrenérgicos aprovados para uso como agentes anti-hipertensivos. As fórmulas de liberação prolongada foram aprovadas pela FDA para o tratamento do TDAH. Esses fármacos podem ser usados para o tratamento da síndrome de Tourette em razão do seu perfil de efeitos adversos favoráveis e porque geralmente são eficazes para sintomas associados ao TDAH, para a ansiedade e para a insônia. Os efeitos adversos comuns incluem boca seca, sedação, cefaleia, fadiga e tontura ou hipotensão postural. A guanfacina é mais duradoura e menos sedativa que a clonidina, mas sua eficácia na redução de tiques é controversa (Sadock et al., 2015). Os alfa-agonistas não devem ser prescritos para crianças e adolescentes com doença cardíaca ou vascular preexistente. Também não devem ser interrompidos de forma abrupta; fazê-lo pode resultar em sintomas de nervosismo, agitação, tremor e um rápido aumento da pressão arterial.

Transtornos do comportamento disruptivo

Transtorno desafiador opositor

Achados clínicos, epidemiologia e curso

O TDO é caracterizado por um padrão persistente de humor irritado e comportamento desafiador que ocorre com mais frequência do que o habitualmente observado em indivíduos com idade e nível de desenvolvimento comparáveis e interfere nos aspectos sociais, educacionais e ocupacionais ou outras áreas importantes do funcionamento (APA, 2013). Deve ser entendido como distinto, penetrante e mais perturbador do que o comportamento às vezes negativo e opositor que é típico em crianças e adolescentes. Em geral, o transtorno começa por volta dos 8 anos de idade e, no mais tardar, no início da adolescência. As estimativas de prevalência variam de 2 a 16%. As comorbidades comuns incluem o TDAH, a ansiedade, o transtorno depressivo maior, o transtorno de conduta e os transtornos por uso abusivo de substâncias (APA, 2013). É mais prevalente em meninos do que em meninas antes da puberdade, mas as taxas são mais próximas depois da puberdade. O *DSM-5* identifica que, em geral, o TDO precede o transtorno de conduta, especialmente em crianças com início de transtorno de conduta antes dos 10 anos de idade (APA, 2013).

Fatores predisponentes

Influências biológicas

O papel, se houver algum, que a genética, o temperamento ou as alterações bioquímicas desempenham na etiologia do TDO ainda não está claro. Alguns estudos identificaram influências genéticas na determinação do temperamento de uma criança, mas não há evidências claras dessa conexão no TDO. No entanto, um temperamento em que a criança tem dificuldade em regular as emoções e baixa tolerância à frustração é um fator de risco identificado para o TDO (Mayo Clinic, 2016).

Influências familiares

O comportamento opositor é normal e saudável durante vários estágios do desenvolvimento. As crianças exibem os primeiros comportamentos opositores por volta dos 10 ou 11 meses de idade, novamente entre 18 e 36 meses de idade e, por fim, durante a adolescência. O comportamento é considerado patológico apenas quando essa fase de desenvolvimento é prolongada ou quando há reação exagerada no ambiente da criança ao seu comportamento.

Algumas crianças exibem esses comportamentos de maneira mais intensa que outras. Sadock e colaboradores (2015) relatam: "Estudos epidemiológicos de características negativistas em populações não clínicas encontraram esse comportamento em 16 a 22% das crianças em idade escolar". (p. 1245)

Alguns pais interpretam o nível médio ou aumentado de comportamento opositor no desenvolvimento como hostilidade e um esforço deliberado por parte da criança de se controlar. Se o poder e o controle são importantes para os pais ou se eles exercem autoridade para atender suas próprias necessidades, pode-se estabelecer uma luta pelo poder entre os pais e a criança, o que prepara o terreno para o desenvolvimento do TDO. Lubit (2015) sugere o seguinte padrão de dinâmica familiar:

- Existe a combinação de uma criança obstinada e com um temperamento reativo e energético e pais que são autoritários em vez de confiáveis
- Os pais se frustram com a criança enérgica e que não obedece e aumentam a tentativa de impor autoridade
- A criança reage ao controle excessivo dos pais com raiva e impondo-se ainda mais.

Lubit (2015) afirma:

Esses padrões se desenvolvem quando os pais, inadvertidamente, reforçam comportamentos disruptivos e desviantes em uma criança, dando a esses comportamentos uma quantidade significativa de atenção negativa. Ao mesmo tempo, os pais, que muitas vezes estão exaustos de lutar para serem atendidos em pedidos simples, em geral deixam de prestar atenção positiva; com frequência, os pais têm poucas interações positivas com os filhos. O padrão de interações negativas evolui rapidamente como resultado de ordens e comentários repetidos, ineficazes e expressos de maneira emocional; punições duras e ineficazes; e atenção e modelagem insuficiente de comportamentos apropriados.

Aplicação do processo de enfermagem ao TDO

Dados da avaliação pregressa (sintomatologia)

O TDO é caracterizado por comportamentos passivo-agressivos, como teimosia, procrastinação, desobediência, descuido, **negativismo,** teste de limites, resistência a ordens, ignorar deliberadamente o que os outros falam e falta de vontade de se comprometer. Outros sintomas que podem ser evidentes são: fuga, evitação escolar, insucesso escolar, acessos de raiva, brigas e argumentação.

No início, a atitude opositora é direcionada aos pais, mas com o tempo as relações com colegas e professores são afetadas. Em geral, essas deficiências na interação social levam à depressão, à ansiedade e a comportamentos problemáticos adicionais (Lubit, 2015).

Em geral, essas crianças não se veem como opositoras, mas acreditam que o problema é causado pelas demandas irracionais dos outros. Em geral, elas não têm amigos, percebendo as relações humanas como negativas e insatisfatórias. O desempenho escolar costuma ser ruim, em razão da recusa em participar e da resistência a demandas externas.

Os critérios diagnósticos do *DSM-5* para o TDO são apresentados no Boxe 33.5.

Diagnóstico de enfermagem

Com base nos dados coletados durante a avaliação de enfermagem, os possíveis diagnósticos de enfermagem para o paciente com TDO são os seguintes:

- Não adesão ao tratamento relacionada com o temperamento negativo, negação de problemas, hostilidade subjacente
- Enfrentamento defensivo relacionado com o atraso no desenvolvimento do ego, baixa autoestima, relação pai/filho insatisfatória
- Baixa autoestima relacionada com a falta de *feedback* positivo, atraso no desenvolvimento do ego
- Interação social prejudicada relacionada com o temperamento negativo, hostilidade subjacente, manipulação dos outros.

Critérios de resultado

Os critérios de resultado incluem as metas de curto e longo prazos. Os intervalos de tempo são determinados caso a caso. Pode-se usar os critérios a seguir para medir resultados no atendimento ao paciente com TDO.

O paciente:

- Cumpre com o tratamento participando das terapias sem negativismo
- Aceita a responsabilidade por sua parte no problema
- Aceita direcionamentos da equipe sem assumir uma atitude defensiva
- Não manipula outras pessoas
- Verbaliza aspectos positivos sobre si mesmo
- Interage com outras pessoas de maneira adequada.

Planejamento e implementação

A Tabela 33.7 fornece um plano de cuidados para a criança com TDO, usando diagnósticos de enfermagem comuns ao transtorno, critérios de resultado, intervenções de enfermagem e justificativas apropriados.

Reavaliação

A etapa de reavaliação do processo de enfermagem exige reavaliação do plano de cuidados para determinar se as ações de enfermagem foram eficazes para alcançar os objetivos do tratamento. Pode-se usar as perguntas a seguir com a criança ou o adolescente com TDO para coletar informações para a reavaliação.

BOXE 33.5 Critérios diagnósticos para o transtorno desafiador-opositor.

A. Um padrão de humor raivoso/irritável, comportamento questionador/desafiador ou de índole vingativa que dura pelo menos 6 meses, conforme evidenciado por pelo menos quatro sintomas de qualquer uma das categorias a seguir e exibido durante a interação com pelo menos um indivíduo que não seja um irmão.

Humor raivoso/irritável
1. Perde a paciência frequentemente.
2. Está sensível com frequência ou é facilmente incomodado.
3. Está raivoso e ressentido com frequência.

Comportamento questionador/desafiante
4. Com frequência discute com figuras de autoridade ou, para crianças e adolescentes, com adultos.
5. Com frequência desafia ou se recusa a cumprir ativamente solicitações de figuras de autoridade ou regras.
6. Com frequência irrita outras pessoas deliberadamente.
7. Com frequência culpa os outros por seus erros ou mau comportamento.

Índole vingativa
8. Foi malvado ou vingativo pelo menos duas vezes nos últimos 6 meses.

Observação: A persistência e a frequência desses comportamentos devem ser usadas para distinguir um comportamento dentro dos limites normais de um comportamento sintomático. Para crianças menores de 5 anos, o comportamento deve ocorrer na maior parte dos dias por um período de pelo menos 6 meses, a menos que indicado de outra maneira (Critério A8). Para indivíduos com 5 anos ou mais, o comportamento deve ocorrer pelo menos 1 vez/semana por pelo menos 6 meses, a menos que indicado de outra maneira (Critério A8). Embora esses critérios de frequência forneçam orientações sobre um nível mínimo de frequência para definir sintomas, outros fatores também devem ser considerados, como se a frequência e a intensidade dos comportamentos estão fora de uma faixa normativa para o nível de desenvolvimento, gênero e cultura do indivíduo.

B. A perturbação no comportamento está associada à angústia no indivíduo ou em outras pessoas de seu contexto social imediato (p. ex., familiares, amigos, colegas de trabalho) ou afeta negativamente as áreas social, educacional, ocupacional ou outras áreas importantes do funcionamento.

C. Os comportamentos não ocorrem exclusivamente durante o curso de um transtorno psicótico, uso abusivo de substâncias, transtorno depressivo ou bipolar. Além disso, não são atendidos os critérios para transtorno disruptivo da desregulação do humor.

Especificar a gravidade atual:

Leve: Os sintomas são limitados a apenas um cenário (p. ex., em casa, na escola, no trabalho, com colegas).

Moderado: Alguns sintomas estão presentes em pelo menos dois cenários.

Grave: Alguns sintomas estão presentes em três ou mais cenários.

Reproduzido, com autorização, de: *Manual Diagnóstico e Estatístico de Transtornos Mentais*, 5ª Edição (Copyright 2013). American Psychiatric Association.

- O paciente está cooperando para o cronograma de atividades terapêuticas? Seu nível de participação é adequado?
- A atitude do paciente em relação ao tratamento é menos negativa?
- O paciente está assumindo a responsabilidade pelo comportamento problemático?
- O paciente está verbalizando a inaceitabilidade do seu comportamento passivo-agressivo?
- O paciente é capaz de identificar quais comportamentos são inaceitáveis e substituí-los por comportamentos mais adaptativos?
- O paciente é capaz de interagir com funcionários e colegas sem usar um comportamento de defesa de maneira raivosa?
- O paciente é capaz de verbalizar declarações positivas sobre si mesmo?
- Observa-se um aumento da autoestima com menos manifestações de manipulação?
- O paciente é capaz de fazer concessões aos outros quando surgem problemas de controle?
- A raiva e a hostilidade são expressas de maneira apropriada? O paciente é capaz de verbalizar maneiras de liberar a raiva adaptativamente?

TABELA 33.7 Plano de cuidados para a criança ou adolescente com transtorno desafiador-opositor.

DIAGNÓSTICO DE ENFERMAGEM: NÃO ADESÃO AO TRATAMENTO
RELACIONADA COM: Temperamento negativo; negação de problemas; hostilidade subjacente

Critérios de avaliação dos resultados	Intervenções de enfermagem	Justificativa
Meta a curto prazo • O paciente participa e coopera durante as atividades terapêuticas.	1. Estabelecer um plano estruturado de atividades terapêuticas. Começar com expectativas mínimas e aumentá-las conforme o paciente começa a manifestar evidências de adesão.	1. A estrutura fornece segurança e uma ou duas atividades podem não parecer tão assustadoras quanto a programação completa das atividades apresentada de uma só vez.
Meta a longo prazo • O paciente conclui voluntariamente as tarefas atribuídas e de maneira independente ou com assistência mínima.	2. Estabelecer um sistema de recompensas pela adesão ao tratamento e consequências pela não adesão. Garantir que as recompensas e as consequências sejam conceitos importantes para o paciente.	2. Reforços positivos, negativos e aversivos podem contribuir para as mudanças desejadas no comportamento.
	3. Transmitir aceitação em relação paciente, independentemente de não aceitar o comportamento indesejável que ele está apresentando. ("Não é você, mas seu comportamento, que é inaceitável.")	3. A aceitação incondicional aumenta a autoestima e pode contribuir para a diminuição da necessidade de agressão passiva a outras pessoas.

DIAGNÓSTICO DE ENFERMAGEM: ENFRENTAMENTO DEFENSIVO
RELACIONADO COM: Atraso no desenvolvimento do ego; baixa autoestima; relação pai/filho insatisfatória

Critérios de resultado	Intervenções de enfermagem	Justificativa
Meta a curto prazo • O paciente verbaliza responsabilidade pessoal pelas dificuldades enfrentadas nas relações interpessoais no prazo de (prazo razoável para o paciente).	1. Ajudar o paciente a reconhecer que sentimentos de inadequação provocam comportamentos defensivos, como culpar os outros pelos problemas, e a necessidade de "ficar quite".	1. O reconhecimento do problema é o primeiro passo para iniciar a mudança.
	2. Fornecer *feedback* imediato e não ameaçador para o comportamento passivo-agressivo.	2. Como o paciente nega responsabilidade pelos problemas, ele está negando a inadequação do seu comportamento.
Meta a longo prazo • O paciente assume a responsabilidade por seus próprios comportamentos e interage com outras pessoas sem assumir uma atitude defensiva.	3. Ajudar a identificar situações que provocam atitudes defensivas e praticar encenando respostas mais apropriadas.	3. A dramatização fornece confiança para lidar com situações difíceis quando elas de fato ocorrerem.
	4. Fornecer *feedback* positivo imediato para comportamentos aceitáveis.	4. O *feedback* positivo incentiva a repetição; o imediatismo é importante para essas crianças, que respondem à gratificação imediata.

(continua)

TABELA 33.7 Plano de cuidados para a criança ou adolescente com transtorno desafiador-opositor. *(continuação)*

DIAGNÓSTICO DE ENFERMAGEM: BAIXA AUTOESTIMA
RELACIONADA COM: Falta de *feedback* positivo; atraso no desenvolvimento do ego

Critérios de resultado	Intervenções de enfermagem	Justificativa
Meta a curto prazo • O paciente participa do seu autocuidado e debate com o enfermeiro aspectos de si mesmo em relação aos quais se sente bem. **Meta a longo prazo** • O paciente demonstra sentimentos crescentes de valor próprio, verbalizando declarações positivas sobre si mesmo e exibindo menos comportamentos manipuladores.	1. Garantir que as metas sejam realistas. 2. Planejar atividades que ofereçam oportunidades de sucesso. 3. Transmitir aceitação incondicional e fazer considerações positivas. 4. Definir limites para o comportamento manipulador. Tomar cuidado para não reforçar comportamentos manipuladores ao dar ao paciente a atenção desejada. Identificar as consequências da manipulação. Administrar as consequências de maneira prática quando a manipulação ocorrer. 5. Ajudar o paciente a entender que ele usa esse comportamento para tentar aumentar a própria autoestima. As intervenções devem refletir outras ações para alcançar esse objetivo.	1. Metas irrealistas fadam o paciente ao fracasso, o que diminui a autoestima. 2. O sucesso aumenta a autoestima. 3. A afirmação de que o paciente é um ser humano valioso pode aumentar sua autoestima. 4. O reforço aversivo pode funcionar para diminuir comportamentos inaceitáveis. 5. Quando o paciente se sente melhor consigo mesmo, a necessidade de manipular os outros diminui.

DIAGNÓSTICO DE ENFERMAGEM: INTERAÇÃO SOCIAL PREJUDICADA
RELACIONADA COM: Temperamento negativo; hostilidade subjacente; manipulação dos outros

Critérios de resultado	Intervenções de enfermagem	Justificativa
Meta a curto prazo • O paciente interage com o enfermeiro de maneira apropriada à idade em uma relação individual no prazo de 1 semana. **Meta a longo prazo** • O paciente é capaz de interagir com funcionários e colegas usando comportamentos aceitáveis apropriados à idade.	1. Desenvolver uma relação de confiança com o paciente. Transmitir aceitação pela criança, independentemente de não aceitar seu comportamento reprovável. 2. Explicar ao paciente o que é um comportamento passivo-agressivo. Explicar como esses comportamentos são percebidos pelos outros. Descrever quais comportamentos não são aceitáveis e encenar respostas mais adaptativas. Dar um *feedback* positivo para comportamentos aceitáveis. 3. Promover ao paciente situações em que ele esteja em grupo com colegas.	1. A aceitação incondicional aumenta a sensação de valor próprio e pode servir para diminuir os sentimentos de rejeição que se acumularam por um longo período. 2. A encenação é uma maneira de praticar comportamentos que não acontecem imediatamente com o paciente, facilitando quando a situação de fato ocorre. O *feedback* positivo melhora a repetição de comportamentos desejáveis. 3. O comportamento social apropriado é frequentemente aprendido via *feedback* positivo e negativo de colegas. Os grupos também fornecem uma atmosfera para usar os comportamentos ensaiados na dramatização.

• O paciente é capaz de verbalizar sentimentos verdadeiros em vez de deixar que surjam por meio do uso de comportamentos passivo-agressivos?

Transtorno de conduta

Achados clínicos, epidemiologia e curso

No transtorno de conduta há um padrão repetitivo e persistente de comportamento no qual os direitos básicos dos outros ou as normas ou regras sociais adequadas à idade são violados (APA, 2013). A **agressão** física é comum e os relacionamentos entre colegas são perturbados. O transtorno de conduta é um dos motivos mais frequentes de encaminhamento de crianças e adolescentes para intervenção psiquiátrica (Sadock et al., 2015). As estimativas de prevalência variam de 2% a mais de 10%, aumentam da infância para a adolescência e são mais comuns no sexo masculino do que no feminino (APA,

2013).[5] Existe uma maior predominância masculina entre aqueles com o subtipo de início na infância. Várias comorbidades são comuns nos transtornos de conduta, incluindo o TDAH, os transtornos do humor, os transtornos de aprendizado e os transtornos por uso abusivo de substâncias. Quando o transtorno começa na infância, é mais provável que haja uma história de TDO e uma maior probabilidade de transtorno de personalidade antissocial na idade adulta do que se o transtorno for diagnosticado na adolescência. Black e Andreasen (2014) relatam que cerca de 40% dos meninos e 25% das meninas com transtorno de conduta desenvolverão transtorno de personalidade antissocial na idade adulta.

> **CONCEITO FUNDAMENTAL**
> **Temperamento**
> Características da personalidade que definem o humor e as tendências comportamentais de um indivíduo. A soma dos componentes físicos, emocionais e intelectuais que afetam ou determinam as ações e reações de um indivíduo.

Fatores predisponentes

Influências biológicas

Genética. Os estudos de família, gêmeos e indivíduos adotados revelaram uma quantidade significativamente maior de indivíduos com transtorno de conduta entre aqueles que têm familiares com esse transtorno (Black & Andreasen, 2014). Embora fatores genéticos pareçam estar envolvidos na etiologia do transtorno de conduta, pouco se sabe ainda sobre os reais mecanismos envolvidos na transmissão genética. Contudo, há alguma evidência da distinção entre comportamentos que parecem ser fatores de risco genéticos *versus* ambientais. Em um grande estudo com gêmeos do sexo masculino ($N = 2.769$), os pesquisadores tentaram determinar a estrutura das influências genéticas e ambientais no transtorno de conduta. Descobriram que o risco familiar do transtorno de conduta é composto de duas dimensões distintas do risco genético – a quebra de regras (como a evitação escolar) e a agressão clara (prejudicar outras pessoas) – e uma dimensão de risco ambiental compartilhado, refletindo a delinquência secreta (como roubar e ferir animais) (Kendler, Aggen & Patrick, 2013). Estudos como esses apoiam uma dinâmica complexa de fatores genéticos e ambientais no desenvolvimento dos transtornos de conduta.

Temperamento. O termo temperamento se refere a traços de personalidade que se tornam evidentes muito cedo na vida e podem estar presentes ao nascimento. Crianças que mostram sinais de temperamento irritável, baixa adesão, falta de atenção e impulsividade desde os 2 anos de idade podem mostrar sinais de transtorno de conduta em idades posteriores (Bernstein, 2014). Bernstein acrescenta que crianças com distúrbios temperamentais graves, incluindo falta de apego, podem desenvolver TDO e transtornos de conduta apesar da boa intervenção dos pais. Mais comumente, no entanto, essas crianças vêm de famílias instáveis, que mudam de residência com frequência e estão sob estresse econômico. As evidências sugerem uma influência genética sobre o temperamento e uma associação entre o temperamento e problemas comportamentais posteriormente na vida.

Fatores neurobiológicos. Sadock e colaboradores (2015) identificaram três achados neurobiológicos relevantes para os transtornos de conduta. Primeiro: exames de neuroimagem encontraram uma diminuição na massa cinzenta das estruturas límbicas, ínsula bilateral (uma área do córtex que atua ligando as respostas emocionais à dor) e amígdala esquerda. Segundo: estudos descobriram uma alta concentração sérica e baixa concentração no líquido cefalorraquidiano de serotonina, os quais estão correlacionados com a agressão e a violência. E terceiro: foi concluído que crianças agressivas tinham uma "atividade cerebral direita em repouso significativamente maior do que em exames saudáveis". (p. 1250)

Influências psicossociais

Relacionamentos com colegas. Em geral, o mau desempenho acadêmico e a má adaptação social levam o indivíduo a se afiliar a grupos de colegas desonestos. "Muitas pesquisas indicam que o grupo de colegas desonestos fornece treinamento em comportamentos criminosos e delinquentes, incluindo o uso abusivo de substâncias" (Bernstein, 2014). Além da evidência de que o envolvimento em comportamentos arriscados pode produzir reforço em um nível social (aceitação dentro de um grupo de colegas), Bernstein observa que "os estudos do processamento neural mostram que comportamentos arriscados podem estar associados à ativação cerebral relacionada com a recompensa".

Influências familiares

Os seguintes fatores relacionados com a dinâmica familiar foram implicados como contribuintes na predisposição ao transtorno e geralmente combinam-se para produzir um padrão de perturbação caótica na vida familiar (Bernstein, 2014; Mayo Clinic, 2016; Sadock et al., 2015):

- Rejeição, negligência ou agressão física e verbal grave por parte dos pais
- Disciplina inconsistente ou rígida e punitiva
- Sociopatia parental

---

[5] N.R.T.: Os estudos recentes no Brasil apontam a prevalência adotada pelos EUA e indicam a necessidade de novas investigações, ou seja, alta prevalência, afetando cerca de 12% dos meninos e 7% das meninas ao longo da vida (Welter Wendt, G., Koller, S. (2019). Problemas de conduta em crianças e adolescentes: evidências no Brasil. *Rev Psic IMED*, Passo Fundo, 11(2), 129-146. ISSN 2175-5027. Disponível em: https://seer.imed.edu.br/index.php/revistapsico/article/view/3002. Acesso em: 9 nov. 2020. doi:https://doi.org/10.18256/2175-5027.2019.v11i2.3002).

- Falta de supervisão parental
- Mudanças frequentes de residência
- Estressores econômicos
- Pais com transtorno de personalidade antissocial, psicopatologia grave e/ou dependência de álcool/outras substâncias psicoativas
- Conflito conjugal e divórcio (particularmente nos casos de hostilidade persistente).

Aplicação do processo de enfermagem ao transtorno de conduta

Dados da avaliação pregressa (sintomatologia)

A característica clássica do transtorno de conduta é o uso da agressão física para violar os direitos das outras pessoas. O padrão de comportamento se manifesta em praticamente todas as áreas da vida da criança (casa, escola, colegas e comunidade). Roubar, mentir e falta à aula são problemas comuns. A criança carece de sentimentos de culpa ou remorso.

O uso de tabaco, bebidas alcoólicas ou fármacos de venda livre, bem como o envolvimento em atividades sexuais, ocorre antes da idade esperada para o grupo de colegas. A projeção é um mecanismo de defesa comum.

A baixa autoestima é manifestada por uma imagem de "cara durão". As características incluem pouca tolerância à frustração, irritabilidade e frequentes explosões de temperamento. Sintomas de ansiedade e depressão são comuns.

O nível de desempenho acadêmico pode ser baixo em relação à idade e ao QI. Manifestações associadas ao TDAH (p. ex., dificuldades de atenção, impulsividade e hiperatividade) são comuns em crianças com transtorno de conduta.

Os critérios diagnósticos do *DSM-5* para o transtorno de conduta são apresentados no Boxe 33.6.

Diagnóstico de enfermagem

Com base nos dados coletados durante a avaliação de enfermagem, os possíveis diagnósticos de enfermagem para o paciente com transtorno de conduta são os seguintes:

- Risco de violência direcionada a outros relacionado a características do temperamento, rejeição de colegas, modelos parentais negativos, dinâmica familiar disfuncional
- Interação social prejudicada relacionada a modelos parentais negativos, relações com colegas prejudicadas levando a comportamentos sociais inadequados
- Enfrentamento defensivo relacionado com a baixa autoestima e o sistema familiar disfuncional
- Baixa autoestima relacionada com a falta de *feedback* positivo e com o relacionamento insatisfatório entre pais e filhos.

Critérios de resultado

Os critérios de resultado incluem as metas de curto e longo prazos. Os intervalos de tempo são determinados caso a caso. Pode-se usar os critérios a seguir para medir resultados no atendimento ao paciente com transtorno de conduta.

O paciente:

- Não feriu a si ou a outras pessoas
- Interage com os outros de maneira socialmente apropriada
- Aceita direcionamentos sem assumir uma atitude defensiva
- Demonstra evidências de aumento da autoestima ao cessar comportamentos difíceis e de exploração dos outros.

Planejamento e implementação

A Tabela 33.8 fornece um plano de cuidados para a criança com transtorno de conduta usando diagnósticos de enfermagem comuns ao transtorno, critérios de resultado, intervenções de enfermagem e justificativas apropriados.

Reavaliação

Depois do planejamento e da implementação dos cuidados, é feita uma reavaliação das mudanças comportamentais na criança com transtorno de conduta. Isso é feito determinando se os objetivos da terapia foram alcançados. A revisão, a próxima etapa do processo de enfermagem, pode ser iniciada com a coleta de informações usando as seguintes perguntas:

- As ações de enfermagem voltadas a gerenciar o comportamento agressivo do paciente foram eficazes?
- As intervenções impediram os danos a terceiros ou à propriedade deles?
- O paciente foi capaz de expressar a raiva de maneira adequada?
- O paciente desenvolveu estratégias de enfrentamento mais adaptativas para lidar com a raiva e com os sentimentos de agressividade?
- O paciente demonstrou capacidade de confiar nos outros? Ele foi capaz de interagir com funcionários e colegas de maneira adequada?
- O paciente foi capaz de aceitar a responsabilidade por seu próprio comportamento? Ele está culpando menos os outros?
- O paciente foi capaz de aceitar *feedback* de outras pessoas sem assumir uma atitude defensiva?
- O paciente foi capaz de verbalizar declarações positivas sobre si mesmo?
- O paciente foi capaz de interagir com os outros sem utilizar a manipulação?

BOXE 33.6 Critérios diagnósticos para o transtorno de conduta.

A. Padrão de comportamento repetitivo e persistente de violação dos direitos básicos de outras pessoas ou das normas ou regras principais da sociedade apropriadas à idade, como manifestado pela presença de pelo menos três dos 15 itens a seguir nos últimos 12 meses de qualquer uma das categorias abaixo, com pelo menos um critério presente nos últimos 6 meses:

Agressão a pessoas e animais
1. Com frequência pratica *bullying*, ameaça ou intimida outras pessoas.
2. Com frequência inicia brigas físicas.
3. Usou uma arma capaz de causar danos físicos graves a outras pessoas (p. ex., um bastão, tijolo, garrafa quebrada, faca, arma de fogo).
4. Tem sido fisicamente cruel com pessoas.
5. Tem sido fisicamente cruel com animais.
6. Roubou mediante confronto a uma vítima (p. ex., assalto, roubo de bolsa, extorsão, assalto à mão armada).
7. Forçou alguém a praticar atividades sexuais.

Destruição de propriedade
8. Envolveu-se deliberadamente em incêndios com a intenção de causar danos graves.
9. Destruiu deliberadamente a propriedade de outras pessoas (de outras maneiras que não por atear fogo).

Fraude ou roubo
10. Invadiu a casa, o prédio ou o carro de outra pessoa.
11. Mente com frequência para obter bens ou favores ou evitar obrigações (ou seja, "engana" os outros).
12. Roubou itens de valor não trivial sem confrontar a vítima (p. ex., furtar lojas sem forçar a entrada; falsificação).

Violações graves de regras
13. Com frequência dorme fora de casa, apesar das proibições dos pais, começando antes dos 13 anos.
14. Fugiu de casa durante a noite pelo menos duas vezes enquanto morava na casa dos pais ou padrastos, ou uma vez sem retornar por um longo período.
15. Com frequência falta à escola, começando antes dos 13 anos.

B. O transtorno no comportamento causa prejuízo clinicamente significativo no funcionamento social, acadêmico ou ocupacional.

C. Se o indivíduo tiver 18 anos ou mais, não são atendidos os critérios para transtorno de personalidade antissocial.

Especificar se:

Tipo de início na infância: Os indivíduos mostram pelo menos um sintoma característico do transtorno de conduta antes dos 10 anos de idade.

Tipo de início na adolescência: Os indivíduos não apresentam sintomas característicos do transtorno de conduta antes dos 10 anos de idade.

Início não especificado: Os critérios para o diagnóstico de transtorno de conduta são atendidos, mas não há informações suficientes para determinar se o início do primeiro sintoma ocorreu antes ou depois dos 10 anos de idade.

Especificar se:

Com emoções pró-sociais limitadas

Especificar a gravidade atual:

Leve

Moderada

Grave

Reproduzido, com autorização, de: *Manual Diagnóstico e Estatístico de Transtornos Mentais*, 5ª Edição (Copyright 2013). American Psychiatric Association.

Transtornos de ansiedade

Transtornos de ansiedade de separação

Achados clínicos, epidemiologia e curso

O transtorno de ansiedade de separação é caracterizado por medo ou ansiedade excessivos em relação à separação daqueles a quem o indivíduo está ligado (APA, 2013). A ansiedade está além do que seria esperado para o nível de desenvolvimento do indivíduo e interfere nas áreas sociais, acadêmicas, ocupacionais ou outras áreas de funcionamento. O início pode ocorrer a qualquer momento antes dos 18 anos, mas é mais comumente diagnosticado por volta dos 5 ou 6 anos, quando a criança vai para a escola. O diagnóstico neste momento pode estar relacionado com o surgimento de sintomas quando a criança se depara com novos estressores e o reconhecimento dos sintomas por conselheiros e professores da escola. Estima-se que cerca de 1% das crianças de 2 a 5 anos já apresente sintomas de transtornos de ansiedade. Nessa faixa etária, esses sinais podem refletir a ansiedade que eles imitam dos pais. A avaliação da criança e da família é importante para garantir um diagnóstico preciso. As estimativas de prevalência para o transtorno têm uma média de cerca de 4% em crianças e adultos jovens, e é mais comum em meninas do que em meninos. A maior parte das crianças cresce e se livra do transtorno, mas em alguns casos os sintomas podem persistir na idade adulta.[6] O transtorno de ansiedade de separação pode ser um precursor do transtorno do pânico em adultos (Black & Andreasen, 2014).

Fatores predisponentes

Influências biológicas

Genética. A quantidade de crianças com parentes que manifestam problemas de ansiedade e desenvolvem transtornos de ansiedade é maior do que a quantidade de crianças sem esses padrões familiares. Os resultados são significativos o suficiente para especular que

---

[6]N.R.T.: No Brasil, estudos apontam que a incidência dos transtornos de ansiedade prejudiciais em crianças e adolescentes chega a 3,40% e 5,04%, respectivamente. Além de causar danos à saúde mental, esse tipo de transtorno afeta o desempenho escolar, a relação com familiares e amigos e, muitas vezes, impossibilita o contato social dessas crianças (Vianna, R.R.A.B., Campos, A.A., Landeira-Fernandez, J. (2009). Transtornos de ansiedade na infância e adolescência: uma revisão. *Rev Bras Ter Cogn*, 5(1), 46-61. Acesso em: http://pepsic.bvsalud.org/scielo.php?script=sci_arttext&pid=S1808-56872009000100005&lng=en&nrm=iso>.ISSN 1808-5687).

há uma influência hereditária no desenvolvimento do transtorno de ansiedade de separação, mas o modo de transmissão genética não foi determinado. Sadock e associados (2015) afirmam:

> O consenso atual sobre a genética dos transtornos de ansiedade sugere que o que é herdado é uma predisposição geral à ansiedade, com níveis elevados de excitação resultantes, reatividade emocional e aumento do efeito negativo, todos os quais aumentam o risco de desenvolvimento de transtorno de ansiedade de separação [e outros transtornos de ansiedade]. (p. 1255)

Temperamento. Está bem estabelecido que as crianças diferem no temperamento umas das outras a partir do nascimento ou logo em seguida. "Os traços temperamentais de timidez e isolamento em situações não familiares demonstraram estar associados a um maior risco de desenvolver transtorno de ansiedade de separação [bem como outros transtornos de ansiedade]". (Sadock et al., 2015, p. 1255)

Influências ambientais

Eventos estressantes da vida. Estudos demonstraram uma relação entre eventos da vida e o desenvolvimento de transtornos de ansiedade. Mudanças ou perdas significativas geralmente coincidem com o

---

TABELA 33.8 Plano de cuidados para a criança/adolescente com transtorno de conduta.

DIAGNÓSTICO DE ENFERMAGEM: RISCO PARA VIOLÊNCIA DIRECIONADA A OUTROS

RELACIONADO COM: Características de temperamento, rejeição de colegas, modelos negativos de comportamento dos pais, dinâmica familiar disfuncional

Critérios de avaliação dos resultados	Intervenções de enfermagem	Justificativa
Meta a curto prazo • O paciente discute sentimentos de raiva com o enfermeiro ou o terapeuta. Meta a longo prazo • O paciente não prejudica terceiros nem a propriedade de terceiros.	1. Observar com frequência o comportamento do paciente durante atividades e interações rotineiras. Ficar atento a comportamentos que indiquem um aumento na agitação. 2. Redirecionar o comportamento violento para atividades físicas para conter a raiva e a frustração. 3. Incentivar o paciente a expressar a raiva e encenar como ele deve agir para uma expressão apropriada da raiva. Explorar as percepções e os sentimentos da criança em relação a fatores contribuintes e gatilhos para a raiva e o comportamento violento. 4. Verificar se há uma quantidade suficiente de funcionários para indicar uma demonstração de força, se necessário. 5. Administrar fármacos tranquilizantes, se prescritos, ou usar restrições mecânicas ou a sala de isolamento apenas se a situação não puder ser controlada com meios menos restritivos.	1. O reconhecimento de comportamentos que precedem o início da agressão pode oferecer a oportunidade de intervir antes que a violência ocorra. 2. O excesso de energia é liberado por meio de atividades físicas, induzindo a uma sensação de relaxamento. 3. A discussão de situações que produzem raiva pode levar a formas mais eficazes de lidar com elas. 4. Isso transmite evidências de controle sobre a situação e fornece segurança física para os funcionários e outras pessoas. 5. É direito do paciente esperar o uso de técnicas que garantam sua segurança e a de outras pessoas pelos meios menos restritivos possíveis.

DIAGNÓSTICO DE ENFERMAGEM: INTERAÇÃO SOCIAL PREJUDICADA

RELACIONADA COM: Modelos negativos dos pais; relações entre colegas prejudicadas, levando a comportamento social inadequado

Critérios de resultado	Intervenções de enfermagem	Justificativa
Meta a curto prazo • O paciente interage com o enfermeiro de maneira apropriada à idade em uma relação individual no prazo de 1 semana. Meta a longo prazo • O paciente é capaz de interagir com funcionários e colegas usando comportamentos aceitáveis apropriados à idade.	1. Desenvolver uma relação de confiança com o paciente. Transmitir aceitação em relação à pessoa, independentemente de não aceitar seu comportamento reprovável. 2. Debater com o paciente quais comportamentos são aceitáveis e quais não são. Descrever de maneira prática as consequências de um comportamento reprovável. Cumprir o que foi dito. 3. Promover ao paciente situações em que ele esteja em grupo.	1. A aceitação incondicional aumenta a sensação de valor próprio. 2. O reforço aversivo pode alterar comportamentos indesejáveis. 3. O comportamento social apropriado é frequentemente aprendido via *feedback* positivo e negativo de colegas.

(continua)

TABELA 33.8 Plano de cuidados para a criança/adolescente com transtorno de conduta. *(continuação)*

DIAGNÓSTICO DE ENFERMAGEM: ENFRENTAMENTO DEFENSIVO

RELACIONADO COM: Baixa autoestima e sistema familiar disfuncional

Critérios de resultado	Intervenções de enfermagem	Justificativa
Meta a curto prazo • O paciente verbaliza sua própria responsabilidade pelas dificuldades vivenciadas nos relacionamentos interpessoais, dentro de um prazo razoável para o paciente. **Meta a longo prazo** • O paciente assume a responsabilidade pelos seus próprios comportamentos e interage com outras pessoas sem assumir uma atitude defensiva.	1. Explicar ao paciente a correlação entre os sentimentos de inadequação e a necessidade de aceitação pelos outros e como esses sentimentos provocam comportamentos defensivos, como culpar os outros pelos seus próprios comportamentos. 2. Fornecer *feedback* imediato e não ameaçador para o comportamento passivo-agressivo. 3. Ajudar a identificar situações que provocam atitudes defensivas e praticar encenando respostas mais apropriadas. 4. Fornecer *feedback* positivo imediato para comportamentos aceitáveis.	1. O reconhecimento do problema é o primeiro passo no processo de mudança em direção à resolução. 2. O paciente pode não perceber como esses comportamentos estão sendo percebidos pelos outros. 3. A encenação fornece confiança para lidar com situações difíceis quando elas de fato ocorrerem. 4. O *feedback* positivo incentiva a repetição; o imediatismo é importante para essas crianças, que respondem à gratificação imediata.

DIAGNÓSTICO DE ENFERMAGEM: BAIXA AUTOESTIMA

RELACIONADA COM: Falta de *feedback* positivo e relacionamento insatisfatório entre pais e filhos

Critérios de resultado	Intervenções de enfermagem	Justificativa
Meta a curto prazo • O paciente participa do seu autocuidado e debate com o enfermeiro aspectos de si mesmo em relação aos quais se sente bem. **Meta a longo prazo** • O paciente demonstra sentimentos crescentes de valor próprio, verbalizando declarações positivas sobre si mesmo e exibindo menos comportamentos manipuladores.	1. Garantir que as metas sejam realistas. 2. Planejar atividades que ofereçam oportunidades de sucesso. 3. Transmitir aceitação incondicional e fazer considerações positivas. 4. Definir limites para o comportamento manipulador. Tomar cuidado para não reforçar comportamentos manipuladores ao dar ao paciente a atenção desejada. Identificar as consequências da manipulação. Administrar as consequências de maneira prática quando a manipulação ocorrer. 5. Ajudar o paciente a entender que ele usa esse comportamento para tentar aumentar a própria autoestima. As intervenções devem refletir outras ações para alcançar esse objetivo.	1. Metas irrealistas fadam o paciente ao fracasso, o que diminui a autoestima. 2. O sucesso aumenta a autoestima. 3. A afirmação de que o paciente é um ser humano valioso pode aumentar sua autoestima. 4. O reforço aversivo pode funcionar para diminuir comportamentos inaceitáveis. 5. Quando o paciente se sente melhor consigo mesmo, a necessidade de manipular os outros diminui.

desenvolvimento do transtorno (Sadock et al., 2015). Filhos de mães estressadas durante a gestação também parecem estar em maior risco de desenvolver transtorno de ansiedade de separação (Dryden-Edwards, 2015).

Influências familiares

Várias teorias expõem a ideia de que os transtornos de ansiedade em crianças estão relacionados a um problema de apego com a mãe. Três influências familiares que demonstraram um risco aumentado de transtornos de ansiedade em crianças são: superproteção dos pais, apego inseguro entre pais e filhos e depressão materna (Sadock et al., 2015).

Alguns pais também podem transferir seus medos e ansiedades para os filhos por meio da exemplificação. Por exemplo, um pai ou mãe que fica com muito medo e apreensivo quando confrontado com circunstâncias desconhecidas, como uma mudança de emprego ou residência, ensina à criança que essa é uma resposta apropriada.

Aplicação do processo de enfermagem ao transtorno de ansiedade de separação

Dados da avaliação pregressa (sintomatologia)

O aparecimento desse transtorno pode ocorrer tão precocemente quanto em idade pré-escolar; é raro surgir apenas na adolescência. Na maior parte dos casos, a criança tem dificuldade em se separar da mãe. Às vezes, a relutância à separação é direcionada ao pai, aos irmãos ou a outro ente querido a quem a criança é apegada. A antecipação da separação pode resultar em birras, choro, gritos, queixas de problemas físicos e comportamentos de *clinging* (segurar-se fisicamente na figura de apego).

A relutância ou recusa em frequentar a escola ocorre na maior parte dessas crianças. Até 80% das crianças que se recusam a frequentar a escola atendem aos critérios para transtorno de ansiedade de separação (Dryden-Edwards, 2015). As crianças mais novas podem "sombrear" ou seguir a pessoa de quem têm medo de se separar. Durante a meia-infância ou adolescência, eles podem se recusar a dormir fora de casa (p. ex., na casa de um amigo ou em acampamentos). Os relacionamentos interpessoais entre colegas geralmente não são um problema para essas crianças. Elas costumam ser bem quistas por seus colegas e têm habilidades sociais razoáveis.

É comum que a criança se preocupe com a possibilidade de danos a si mesma ou à figura de apego. As crianças mais novas podem até ter pesadelos nesse sentido. Fobias específicas não são incomuns (p. ex., medo do escuro, de fantasmas, de animais). É comum que o humor deprimido esteja presente e, em geral, precede o aparecimento dos sintomas de ansiedade, que normalmente ocorrem após um fator estressor grave. Os critérios diagnósticos do *DSM-5* para o transtorno de ansiedade de separação são apresentados no Boxe 33.7.

Diagnóstico de enfermagem

Com base nos dados coletados durante a avaliação de enfermagem, os possíveis diagnósticos de enfermagem para o paciente com transtorno de ansiedade de separação são os seguintes:

- Ansiedade (grave) relacionada à história familiar, ao temperamento, ao apego parental excessivo e a modelos de conduta negativos
- Enfrentamento ineficaz relacionado a conflitos de separação não resolvidos e habilidades de enfrentamento inadequado evidenciados por inúmeras queixas somáticas
- Interação social prejudicada relacionada à relutância em ficar longe da figura de apego.

Critérios de resultado

Os critérios de resultado incluem as metas de curto e longo prazos. Os intervalos de tempo são determinados caso a caso. Pode-se usar os critérios a seguir para medir os resultados no atendimento ao paciente com transtorno de ansiedade de separação.

O paciente:

- É capaz de manter a ansiedade em nível gerenciável
- Demonstra estratégias de enfrentamento adaptativas para lidar com a ansiedade ao antecipar a separação da figura de apego
- Interage de maneira apropriada com os outros e passa um tempo longe da figura do apego para fazê-lo.

Planejamento e implementação

A Tabela 33.9 fornece um plano de cuidados para a criança ou o adolescente com transtorno de ansiedade de separação usando diagnósticos de enfermagem comuns a esse transtorno, critérios de resultado, intervenções de enfermagem e justificativas apropriados.

BOXE 33.7 Critérios diagnósticos para transtorno de ansiedade de separação.

A. Medo ou ansiedade em relação à separação daqueles a quem o indivíduo está ligado que são excessivos e inadequados à fase de desenvolvimento, conforme evidenciado por pelo menos três dos seguintes itens:

1. Sofrimento excessivo recorrente ao prever ou experimentar a separação de casa ou de figuras importantes de apego.
2. Preocupação persistente e excessiva com a perda de figuras de apego importantes ou com possíveis danos a elas, como doenças, ferimentos, desastres ou morte.
3. Preocupação persistente e excessiva em experimentar um evento indesejável (p. ex., perder-se, ser sequestrado, sofrer um acidente, adoecer) que causa separação de uma figura de apego importante.
4. Relutância persistente ou recusa em sair, afastar-se de casa, ir para a escola, para o trabalho ou para qualquer outro lugar por causa do medo da separação.
5. Medo persistente e excessivo ou relutância em ficar sozinho ou sem figuras de apego importantes em casa ou em outros ambientes.
6. Relutância persistente ou recusa em dormir longe de casa ou em ir dormir sem estar perto de uma figura de apego importante.
7. Pesadelos repetidos envolvendo o tema da separação.
8. Reclamações repetidas de sintomas físicos (p. ex., cefaleia, dores de estômago, náuseas, vômito) quando a separação de figuras de apego importantes ocorre ou é prevista.

B. O medo, a ansiedade ou o absenteísmo são persistentes, durando pelo menos 4 semanas em crianças e adolescentes e normalmente 6 meses ou mais em adultos.

C. O transtorno causa sofrimento ou prejuízo clinicamente significativo nas áreas social, acadêmica, ocupacional ou outras áreas importantes do funcionamento.

D. O transtorno não é mais bem explicado por outro transtorno mental, como a recusar a sair de casa por causa da resistência excessiva à mudança no transtorno do espectro autista; ilusões ou alucinações relacionadas com a separação nos transtornos psicóticos; a recusa em sair sem um companheiro de confiança na agorafobia; preocupações de que problemas de saúde ou outros danos afetem entes queridos no transtorno de ansiedade generalizada; ou preocupações sobre ter uma doença no transtorno de ansiedade de doença.

Reproduzido, com autorização, de: *Manual Diagnóstico e Estatístico de Transtornos Mentais*, 5ª Edição (Copyright 2013). American Psychiatric Association.

TABELA 33.9 Plano de cuidados para o paciente com transtorno de ansiedade de separação.

DIAGNÓSTICO DE ENFERMAGEM: ANSIEDADE (GRAVE)

RELACIONADA COM: História familiar; temperamento; excesso de apego aos pais; modelo de conduta negativo

Critérios de avaliação dos resultados	Intervenções de enfermagem	Justificativa
Meta a curto prazo: • O paciente debate os medos da separação com um indivíduo de confiança. Meta a longo prazo: • O paciente mantém a ansiedade em um nível não superior a moderado diante de eventos que previamente haviam precipitado o pânico.	1. Estabelecer uma atmosfera de calma, confiança e consideração positiva genuína. 2. Garantir ao paciente que ele está seguro e protegido. 3. Explorar os medos da criança ou do adolescente de se separar dos pais. Explorar com os pais os possíveis medos que eles possam ter de se separar dos filhos. 4. Ajudar os pais e a criança a iniciar metas realistas (p. ex., a criança ficar com a babá por 2 h com ansiedade mínima; ou a criança ficar na casa de um amigo sem os pais até as 21 h sem experimentar ansiedade de pânico). 5. Dar e incentivar os pais a dar reforço positivo para os comportamentos desejados.	1. São necessárias confiança e aceitação incondicional para uma relação enfermeiro-paciente satisfatória. A calma é importante porque a ansiedade é facilmente transmitida de uma pessoa para outra. 2. Os sintomas de ansiedade de pânico são muito assustadores. 3. Alguns pais podem ter um medo subjacente de separação da criança, do qual não têm conhecimento e que estão inconscientemente transferindo para a criança. 4. Os pais podem ficar tão frustrados com os comportamentos difíceis e exigentes da criança que pode ser necessária assistência na resolução de problemas. 5. O reforço positivo incentiva a repetição de comportamentos desejáveis.

DIAGNÓSTICO DE ENFERMAGEM: ENFRENTAMENTO INEFICAZ

RELACIONADO COM: Conflitos de separação não resolvidos e habilidades inadequadas de enfrentamento

EVIDENCIADO POR: Múltiplas queixas somáticas

Critérios de resultado	Intervenções de enfermagem	Justificativa
Meta a curto prazo: • O paciente verbaliza a correlação dos sintomas somáticos com o medo da separação. Meta a longo prazo: • O paciente demonstra usar estratégias de enfrentamento mais adaptativas (em vez de sintomas físicos) em resposta a situações estressantes.	1. Incentivar a criança ou o adolescente a discutir situações específicas da vida que produzem mais sofrimento e a descrever sua resposta a essas situações. Incluir os pais na discussão. 2. Ajudar a criança ou adolescente que é perfeccionista a reconhecer que as expectativas pessoais podem não ser realistas. Mostrar que há uma conexão entre os momentos de autoexpectativas não atendidas e a exacerbação dos sintomas físicos. 3. Incentivar os pais e a criança a identificar estratégias de enfrentamento mais adaptativas que a criança possa usar diante de uma ansiedade que parece devastadora. Praticar por meio da dramatização.	1. O paciente e os familiares podem desconhecer que há correlação entre situações estressantes e a exacerbação dos sintomas físicos. 2. O reconhecimento de padrões mal adaptativos é o primeiro passo no processo de mudança. 3. A prática facilita o uso do comportamento desejado quando o indivíduo se depara de fato com a situação estressante.

DIAGNÓSTICO DE ENFERMAGEM: INTERAÇÃO SOCIAL PREJUDICADA

RELACIONADA COM: Relutância em ficar longe da figura de apego

Critérios de resultado	Intervenções de enfermagem	Justificativa
Meta a curto prazo: • O paciente passa um tempo com funcionários ou outra pessoa de apoio sem a presença da figura de apego e sem ansiedade excessiva. Meta a longo prazo: • O paciente é capaz de passar um tempo com outras pessoas (sem a presença da figura de apego) sem ansiedade excessiva.	1. Desenvolver uma relação de confiança com o paciente. 2. Participar de grupos com a criança e apoiar seus esforços em interagir com os outros. Dê um *feedback* positivo. 3. No início da interação, transmitir à criança que sua participação no grupo é bem-vinda. Gradualmente, incentivar que ela dê pequenas contribuições até que possa participar mais plenamente. 4. Ajudar a criança a definir pequenas metas pessoais (p. ex., "Hoje falarei com uma pessoa que não conheço").	1. Este é o primeiro passo para ajudar o paciente a aprender a interagir com os outros. 2. A presença de um indivíduo de confiança fornece segurança durante os momentos de angústia. O *feedback* positivo incentiva a repetição. 3. Pequenos sucessos aumentarão gradualmente a autoconfiança e diminuirão a autoconsciência, para que o paciente se sinta menos ansioso quando estiver em grupo. 4. Objetivos simples e realistas oferecem oportunidades de sucesso que aumentam a autoconfiança e podem incentivar o paciente a tentar alcançar objetivos mais difíceis no futuro.

Reavaliação

A reavaliação da criança ou do adolescente com transtorno de ansiedade de separação requer a revisão dos comportamentos pelos quais a família procurou tratamento. Tanto o paciente quanto os familiares terão que mudar seu comportamento. Os tipos de perguntas a seguir podem fornecer assistência na coleta de dados necessários para avaliar se as intervenções de enfermagem foram eficazes para alcançar os objetivos do tratamento.

- O paciente é capaz de manter a ansiedade em um nível gerenciável (ou seja, sem birras, gritos, nem se segurar fisicamente na figura de apego [*clinging*])?
- As queixas de sintomas físicos diminuíram?
- O paciente demonstrou capacidade de lidar de maneira mais adaptativa diante da ansiedade crescente?
- Os pais identificaram seu papel no conflito de separação? Eles são capazes de discutir estratégias de enfrentamento mais adaptativas?
- O paciente verbaliza a intenção de retornar à escola?
- Os pesadelos e o medo do escuro diminuíram?
- O paciente é capaz de interagir com outras pessoas longe da figura de apego?
- O estressor precipitante foi identificado? Foram estabelecidas estratégias para lidar de maneira mais adaptativa com estressores semelhantes no futuro?

Educação em Qualidade e Segurança para Enfermeiros (QSEN)

O Institute of Medicine (atualmente National Academy of Medicine), em seu relatório de 2003 *Health Professions Education: A Bridge to Quality (Educação nas profissões da área da saúde: uma ponte para a qualidade)*, desafiou as faculdades de medicina, de enfermagem e de outras profissões da área da saúde a garantir que seus graduados obtenham um conjunto básico de competências para atender às necessidades do sistema de saúde do século 21. Essas competências incluem a *prestação de cuidados centrados no paciente, o trabalho em equipes interdisciplinares, a manutenção da segurança, o emprego de práticas baseadas em evidências, a aplicação da melhoria da qualidade* e a *utilização da informática*. Uma estratégia de ensino QSEN é apresentada no Boxe 33.8. O uso desse tipo de atividade visa munir o instrutor e o aluno com diretrizes para a obtenção dos conhecimentos, habilidades e atitudes necessários para a aquisição de competências em qualidade e segurança na área de enfermagem.

Abordagens terapêuticas gerais

O tratamento do transtorno do desenvolvimento neurológico, dos transtornos do comportamento disruptivo e dos transtornos de ansiedade impõe muitos desafios e requer um plano de tratamento abrangente que pode incluir terapia individual, em grupo e familiar; orientações aos familiares; farmacoterapia; e intervenções psicoterapêuticas projetadas especificamente para os problemas clínicos únicos apresentados em cada transtorno. As próximas seções descrevem abordagens terapêuticas gerais.

Terapia comportamental

A terapia comportamental é baseada nos conceitos de condicionamento clássico e condicionamento operante e é um tratamento comum e eficaz nos transtornos do comportamento disruptivo, como o TDAH, o TDO e o transtorno de conduta. Nessa abordagem, são concedidas recompensas por comportamentos apropriados; essas recompensas são retidas quando os comportamentos são disruptivos ou inapropriados. O princípio por trás da terapia comportamental é que reforços positivos incentivam a repetição de comportamentos desejáveis e reforços aversivos (punições) desencorajam a repetição de comportamentos indesejáveis. Pode-se ensinar aos pais técnicas de modificação de comportamento – o sistema de recompensas e consequências – para serem usadas no ambiente domiciliar. A consistência é um componente essencial.

No cenário de tratamento, projetam-se programas de modificação de comportamento individualizados a cada paciente.

Terapia familiar

As crianças não podem ser isoladas de sua família. A terapia para crianças e adolescentes deve envolver toda a família para que os problemas sejam resolvidos. Os pais devem estar envolvidos na concepção e na implementação do plano de tratamento para a criança e em todos os outros aspectos do processo de tratamento.

Pode-se usar um genograma para identificar áreas problemáticas entre os familiares. Ele fornece uma imagem geral da vida familiar ao longo de várias gerações, incluindo os papéis que os vários familiares desempenham e a distância emocional entre indivíduos específicos. É fácil identificar áreas para mudança.

O impacto da dinâmica familiar no transtorno do comportamento disruptivo foi constatado, e o impacto do comportamento disruptivo na dinâmica da família não pode ser ignorado. O enfrentamento familiar pode ficar seriamente comprometido pelo estresse crônico de lidar com uma criança com um transtorno de comportamento. Portanto, é essencial que o plano de tratamento para o paciente identificado seja instituído no contexto do atendimento centrado na família.

> **BOXE 33.8** Estratégia de ensino QSEN.
>
> **Tarefa: Cuidado centrado no paciente: Minietnografia de Kleinman**
> **Entrevistando familiares de crianças com transtornos psiquiátricos**
>
> **Domínio da competência:** Cuidado centrado no paciente
>
> **Objetivos de aprendizagem:** O estudante:
> - Demonstrará habilidade em ouvir as histórias de pacientes e familiares que convivem com o transtorno
> - Identificará seus próprios modelos explicativos do transtorno
> - Demonstrará atitudes que refletem o desejo de cultivar humildade cultural e competência cultural na prática de enfermagem.
>
> **Visão geral da estratégia:**
> 1. Leia "Anthropology in the Clinic: The Problem of Cultural Competency and How to Fix It," de A. Kleinman e P. Benson. O artigo está disponível on-line em: www.plosmedicine.org/article/info:doi/10.1371/journal.pmed.0030294
> 2. Com base na minietnografia descrita por Kleinman e Benson, entreviste um familiar de uma criança com um transtorno psiquiátrico e elicie uma narrativa da experiência de viver com o transtorno.
> 3. Com base nas anotações da entrevista, escreva um artigo que consista na narrativa da doença da perspectiva do entrevistado e outro artigo que descreva o modelo explicativo do próprio estudante.

Adaptado, com autorização, da estratégia de ensino apresentada por Lisa Day, Assistant Clinical Professor, UCSF, School of Nursing, San Francisco, CA. © 2009 QSEN; http://qsen.org.

Terapia de grupo

A terapia de grupo oferece a crianças e adolescentes a oportunidade de interagir em associação com seus colegas. Essa experiência pode ser gratificante ou insuportável, dependendo da criança.

A terapia de grupo oferece uma série de benefícios. O comportamento social apropriado é frequentemente aprendido via feedback positivo e negativo de colegas. É oferecida oportunidade para aprender a tolerar e aceitar as diferenças dos outros, aprender que é aceitável discordar, oferecer e receber apoio de outras pessoas e praticar essas novas habilidades em um ambiente seguro. É também uma maneira de aprender com as experiências dos outros.

A terapia de grupo com crianças e adolescentes pode assumir várias modalidades. Os grupos de musicoterapia possibilitam que os pacientes expressem sentimentos por meio da música, geralmente quando não conseguem se expressar de outra maneira. Os grupos de arte e atividade/terapia artesanal possibilitam a expressão individual por meios artísticos.

A terapia utilizando brincadeiras em grupo é o tratamento de escolha para muitas crianças com idades entre 3 e 9 anos. As evidências apoiam sua eficácia em muitos problemas infantis diferentes. A Association for Play Therapy (2016) declara:

> A terapia lúdica baseia-se na maneira natural que as crianças aprendem sobre si mesmas e seus relacionamentos no mundo ao seu redor. Por meio da terapia lúdica, as crianças aprendem a se comunicar com os outros, expressar sentimentos, modificar comportamentos, desenvolver habilidades de resolução de problemas e uma variedade de maneiras de se relacionar com os outros. A brincadeira oferece uma distância psicológica segura de seus problemas e possibilita a expressão de pensamentos e sentimentos adequados ao seu desenvolvimento.

Os grupos psicoeducacionais são muito benéficos para os adolescentes. A única desvantagem desse tipo de grupo é que ele funciona melhor quando o grupo é fechado; isto é, depois que o grupo é formado, ninguém pode mais entrar até que o grupo chegue ao seu encerramento preestabelecido. Os membros podem propor tópicos para discussão. O líder atua como professor a maior parte do tempo e facilita a discussão do tópico proposto. Ocasionalmente, membros podem ser apresentadores e atuar como líderes de discussão. Às vezes, os grupos de psicoeducação evoluem para grupos de discussão sobre terapia tradicional.

Psicofarmacologia

Vários dos transtornos apresentados neste capítulo são tratados com fármacos. A farmacologia apropriada foi apresentada na seção em que o transtorno foi discutido. A medicação nunca deve ser o único método de tratamento. É inegável que a medicação pode e melhora a qualidade de vida de familiares de crianças e adolescentes com esses transtornos. No entanto, pesquisas indicaram que a medicação sozinha não é tão eficaz quanto uma combinação de tratamento farmacológico e terapia psicossocial. É importante que as famílias entendam que não há como "dar à criança um comprimido e deixá-la saudável". A importância das terapias psicossociais não pode ser exagerada. Alguns médicos não prescrevem medicamentos para um paciente a menos que ele também participe de sessões de psicoterapia concomitantemente. Os efeitos benéficos dos medicamentos promovem uma melhora na capacidade de enfrentamento. Isso, por sua vez, aumenta o engajamento na terapia psicossocial.

Resumo e pontos fundamentais

- A deficiência intelectual é definida por *deficits* no funcionamento intelectual geral e no funcionamento adaptativo
- Quatro níveis de deficiência intelectual – leve, moderada, grave e profunda – estão associados a manifestações e habilidades comportamentais variadas
- O TEA é caracterizado pelo afastamento da criança para um mundo de fantasia interno que ela própria cria
- Em geral, é aceito que o TEA é causado por anormalidades nas estruturas ou funções encefálicas. Acredita-se também que fatores genéticos desempenhem um papel significativo
- As crianças com TDAH podem apresentar sintomas de desatenção ou hiperatividade e impulsividade ou uma combinação dos dois
- A genética influencia a etiologia do TDAH. Neurotransmissores que foram implicados incluem a dopamina, a norepinefrina e a serotonina. O tabagismo materno durante a gestação tem sido associado a comportamentos hiperativos nos descendentes
- Estimulantes do SNC, como os alfa-agonistas, a atomoxetina e a bupropiona, são comumente usados para tratar o TDAH
- A característica essencial da síndrome de Tourette é a presença de múltiplos tiques motores e um ou mais tiques vocais
- Os medicamentos comumente usados na síndrome de Tourette incluem o haloperidol, a pimozida, a clonidina, a guanfacina e antipsicóticos atípicos, como a risperidona, a olanzapina e a ziprasidona
- O transtorno desafiador-opositor é caracterizado por um padrão de comportamento negativista, desafiador, desobediente e hostil em relação a figuras de autoridade que ocorre com mais frequência do que o geralmente observado em indivíduos com idade e nível de desenvolvimento comparáveis
- No transtorno de conduta, há um padrão repetitivo e persistente de comportamento no qual os direitos básicos de outras pessoas ou as normas ou regras principais da sociedade apropriadas à idade são violados
- A característica essencial do transtorno de ansiedade de separação é uma ansiedade excessiva em relação à separação do lar ou daqueles a quem a pessoa está ligada
- As crianças com transtorno de ansiedade de separação podem ter características temperamentais presentes no nascimento que as predispõem ao transtorno
- As abordagens terapêuticas gerais para os transtornos psiquiátricos em crianças e adolescentes incluem a terapia comportamental, a terapia familiar, as terapias de grupo (incluindo música, arte, artesanato, brincadeira e psicoeducação) e a psicofarmacologia.

Questões de revisão

Escolha a resposta mais adequada para cada uma das perguntas a seguir.

1. Em um esforço para ajudar a criança com transtorno do desenvolvimento intelectual leve a moderado a desenvolver relacionamentos satisfatórios com outras pessoas, qual das seguintes intervenções de enfermagem é mais apropriada?
    a. Interpretar o comportamento da criança de acordo com o que dizem outras pessoas.
    b. Estabelecer limites para comportamentos socialmente inadequados.
    c. Deixar que a criança se comporte espontaneamente, pois ela não tem conceito de certo ou errado.
    d. Essa criança não é capaz de estabelecer relações sociais.

2. A criança com transtorno do espectro autista tem dificuldade com confiança. Considerando isso, qual das seguintes ações de enfermagem seria mais apropriada?
    a. Incentivar todos os funcionários a segurar a criança no colo o quanto antes, transmitindo confiança por meio do toque.
    b. Designar um membro da equipe diferente a cada dia para que a criança aprenda que todos são confiáveis.
    c. Designar a mesma pessoa da equipe sempre que possível para promover sentimentos de segurança e confiança.
    d. Evitar o contato visual, pois isso é extremamente desconfortável para a criança e pode até desencorajar a confiança.

3. Qual dos diagnósticos de enfermagem a seguir seria considerado *prioritário* no planejamento da assistência à criança com transtorno do espectro autista grave?
    a. Risco de automutilação evidenciado por bater a cabeça contra a parede.
    b. Interação social prejudicada evidenciada pelo fato de não responder às pessoas.

(continua)

Questões de revisão (continuação)

　　c. Comunicação verbal prejudicada evidenciada pela ausência de expressão verbal.
　　d. Identidade pessoal perturbada evidenciada pela incapacidade de se diferenciar dos outros.

4. Qual das atividades a seguir seria mais apropriada para a criança com transtorno do *deficit* de atenção com hiperatividade?
　　a. Banco imobiliário.
　　b. Voleibol.
　　c. Piscina.
　　d. Damas.

5. Qual dos grupos a seguir é mais comumente usado no tratamento farmacológico da criança com transtorno do *deficit* de atenção com hiperatividade?
　　a. Depressores do SNC (p. ex., diazepam).
　　b. Estimulantes do SNC (p. ex., metilfenidato).
　　c. Anticonvulsivantes (p. ex., fenitoína).
　　d. Tranquilizantes (p. ex., haloperidol).

6. A criança com transtorno do *deficit* de atenção com hiperatividade tem um diagnóstico de enfermagem de interação social prejudicada. Quais das intervenções de enfermagem a seguir são apropriadas para esta criança? (Selecione todas as opções que se aplicam.)
　　a. Isolar socialmente a criança quando as interações com outras pessoas forem inadequadas.
　　b. Estabelecer limites com consequências para comportamentos inadequados.
　　c. Fornecer recompensas por comportamentos apropriados.
　　d. Fornecer à criança situações em que ela fique em grupo.

7. O histórico de enfermagem de um adolescente com transtorno de conduta pode revelar todos os comportamentos a seguir, *exceto:*
　　a. Manipulação dos outros para a realização de seus desejos.
　　b. Violação crônica de regras.
　　c. Sentimentos de culpa associados à exploração dos outros.
　　d. Incapacidade de estabelecer relacionamentos íntimos.

8. Certas dinâmicas familiares costumam predispor os adolescentes ao desenvolvimento de transtornos de conduta. Qual dos seguintes padrões é considerado um fator contribuinte?
　　a. Pais superprotetores.
　　b. Pais que têm altas expectativas em relação aos filhos.
　　c. Pais que sempre estabelecem limites no comportamento de seus filhos.
　　d. Pais que fazem uso abusivo de álcool.

9. Qual das alternativas a seguir tem *menor* probabilidade de predispor uma criança à síndrome de Tourette?
　　a. Ausência de vínculo parental.
　　b. História familiar do transtorno.
　　c. Anormalidades de neurotransmissores cerebrais.
　　d. Anormalidades em estruturas do encéfalo.

10. Qual dos seguintes medicamentos é usado no tratamento da síndrome de Tourette?
　　a. Metilfenidato.
　　b. Haloperidol.
　　c. Imipramina.
　　d. Fenitoína.

Implicações das pesquisas para a prática baseada em evidências

Melagari, M.G., Nanni, V., Lucidi, F., Russo, P., Donfrancesco, R., & Cloninger, C.R. (2015). Temperamental and character profiles of preschool children with ODD, ADHD, & anxiety disorders. *Comprehensive Psychiatry*, 58, 94-101. doi:10.1016/j.comppsych.2015.01.001

DESCRIÇÃO DO ESTUDO: esse estudo avaliou os relatos de 120 pais de crianças em idade pré-escolar com TDAH, TDO ou transtornos de ansiedade para identificar se seus relatos de temperamento e caráter prediziam com precisão o quadro diagnóstico de seu filho usando um inventário de avaliação específico (*Preschool Temperament and Character Inventory*).

RESULTADOS DO ESTUDO: os pesquisadores descobriram que três dimensões do temperamento (evitação de danos, busca por novidades e persistência) possibilitam a identificação correta do TDAH, do TDO ou do transtorno de ansiedade em 75% das vezes. Especificamente, as crianças com TDAH apresentaram escores altos de busca por novidades e escores baixos na dependência e persistência por recompensas; as crianças com transtornos de ansiedade apresentaram altas pontuações na evitação de danos; e as crianças com TDO tiveram escores mais altos na busca por novidades, persistência e evitação de danos.

IMPLICAÇÕES PARA A PRÁTICA DE ENFERMAGEM: esse estudo tem implicações para os enfermeiros que trabalham com crianças e, particularmente, para aqueles que trabalham em escolas. A identificação precoce desses transtornos na infância possibilita que uma intervenção abrangente e intensiva seja iniciada aos primeiros sinais de um transtorno em desenvolvimento. Se os perfis de temperamento puderem diferenciar com precisão entre esses transtornos, o rastreamento desde a pré-escola é justificado e pode ajudar a mediar as consequências a longo prazo desses transtornos, possibilitando uma intervenção direcionada.

TESTE SUAS HABILIDADES DE RACIOCÍNIO CRÍTICO

Jimmy, 9 anos, foi internado na unidade psiquiátrica infantil com diagnóstico de *deficit* de atenção/hiperatividade. Ele é incontrolável na escola e em casa e recebeu várias suspensões da escola por interrupção contínua em sua classe. Ele se recusa a ficar sentado em sua cadeira ou a fazer suas atividades. Ele grita em sala de aula, interrompe o professor e os outros alunos e, nos últimos tempos, começou a agredir fisicamente quando não consegue o que quer. Há pouco tempo, foi suspenso depois de bater na professora quando ela pediu que ele voltasse ao seu lugar.

A mãe de Jimmy o descreve como um bebê inquieto e exigente, que se tornou uma criança inquieta e exigente. Ele nunca se deu bem com os colegas. Mesmo quando criança, tirava os brinquedos de seus amigos ou os mordia se tentassem pegar os brinquedos de volta. Sua irmã de 5 anos tem medo de Jimmy e se recusa a ficar sozinha com ele.

Durante a avaliação de admissão do enfermeiro, Jimmy passeava pela sala ou se balançava na cadeira. Ele falou incessantemente em um nível superficial e pulou de um assunto para outro. Disse ao enfermeiro que não sabia por que estava lá. Reconheceu que tinha alguns problemas na escola, mas disse que era apenas porque as outras crianças o atacavam e a professora não gostava dele. Contou que às vezes tinha problemas em casa, mas que era porque seus pais gostavam mais de sua irmã mais nova do que dele.

O médico prescreveu metilfenidato 5 mg 2 vezes/dia para Jimmy. Sua resposta a essa prescrição foi: "Eu não vou tomar remédio. Não estou doente!".

Responda às seguintes perguntas em relação a Jimmy:
1. Quais são os dados de avaliação pertinentes a serem considerados pelo enfermeiro?
2. Qual é o diagnóstico de enfermagem principal para Jimmy?
3. Além da segurança do paciente, a quais problemas o enfermeiro gostaria de direcionar a intervenção com Jimmy?meiro tenha êxito em seu trabalho com Sara?

FILMES RELACIONADOS

Bill (deficiência intelectual)

Bill, Por Conta Própria (deficiência intelectual)

Sling Blade (deficiência intelectual)

Forrest Gump (deficiência intelectual)

Rain Man (TEA)

Código para o Inferno (TEA)

Niagara, Niagara (síndrome de Tourette)

Toughlove (transtorno de conduta)

Bibliografia

Acosta, M.T., Swanson, J., Stehli, A., Molina, B., Martinez, A.F., Arcos-Burgos, . . . MTA Team. (2016). ADGRL3 (LPHN3) variants are associated with a refined phenotype of ADHD in the MTA study. *Molecular Genetics and Genomic Medicine*, 4(5),540-547. doi:10.1002/mgg3.230

ADHD Institute. (2016). Environmental risk factors. Retrievedfrom www.adhd-institute.com/burden-of-adhd/aetiology/environmental--risk-factorsAmerican Psychiatric Association. (2000). *Diagnostic and statistical manual of mental disorders* (4th ed., text rev.). Washington, DC: American Psychiatric Publishing.

American Psychiatric Association. (2013). *Diagnostic and statistical manual of mental disorders* (5th ed.). Washington, DC: American Psychiatric Publishing.

Association for Play Therapy. (2016). Play therapy makes a difference. Retrieved from www.a4pt org/?page=PTMakesADifference

Bernstein, B.E. (2014). Conduct disorder. Retrieved from http://emedicine.medscape.com/article/918213-overview#a3

Black, D.W., & Andreasen, N.C. (2014). *Introductory textbook of psychiatry* (6th ed.). Washington, DC: American PsychiatricPublishing.

Centers for Disease Control and Prevention. (2016a). Autism Spectrum Disorders Autism and Developmental Disabilities Monitoring Network. Retrieved from www.cdc.gov/ncbddd/autism/addm.html

Centers for Disease Control and Prevention. (2016b). FastStats: Attention deficit hyperactivity disorder (ADHD). Retrieved from www.cdc.gov/nchs/fastats/adhd.htm

Centers for Disease Control and Prevention. (2016c). Childhood lead poisoning data, statistics, and surveillance. Retrieved from www.cdc.gov/nceh/lead

Centers for Disease Control and Prevention. (2016d). Tourette syndrome: Risk factors and causes. Retrieved from www.cdc.gov/ncbddd/tourette/riskfactors.html

Dryden-Edwards, R. (2015). Separation anxiety. Retrieved from www.medicinenet.com/separation_anxiety/page4.htm

Froehlich, T.E., Lanphear, B.P., Auinger, P., Hornung, R., Epstein, J.N., Braun, J., & Kahn, R.S. (2009). Association of tobacco and lead exposures with attention-deficit/hyperactivity disorder. *Pediatrics*, 124(6), 1054-1063.doi:10.1542/peds.2009-0738

Galéra, C., Côté, S.M., Bouvard, M.P., Pingault, J.B., Melchior, M.,Michel, G., . . . Tremblay, R.E. (2011). Early risk factors for hyperactivity-impulsivity and inattention trajectories from age 17 months to 8 years. *Archives of General Psychiatry*, 68(12),1267-1275. doi:10.1001/archgenpsychiatry.2011.138

Gilman, S.R., Chang, J., Xu, B., Bawa, T.S., Gogos, J.A., Karayiorgou, M., & Vitkup, D. (2012). Diverse types ofgenetic variation converge on functional gene networks involved in schizophrenia. *Nature Neuroscience*, 15(12),1723–1728. doi:10.1038/nn.3261

Grohol, J. (2016). New chewable ADHD medication, Adzenys, has some worried. *Psych Central*. Retrieved from http://psychcentral.com/news/2016/05/31/new-chewableadhd-medication-adzenys-has-some-worried/104077.html

Harrop, C., McConachie, H., Emsly, R., Leadbitter, K., Green, J., & the PACT Consortium. (2014). Restricted and repetitive behaviors in autism spectrum disorders and typical development: Cross-sectional and longitudinal comparisons. *Journal of Autism and Developmental Disorders*, 44(5), 1207-1219.doi:10.1007/s10803-13-1986-5

Hazlett, H.C., Poe, M.D., Gerig, G., Styner, M., Chappell, C., Smith, R.G., . . . Piven, J. (2011). Early brain overgrowth inautism associated with an increase in cortical surface area before age 2 years. *Archives of General Psychiatry*, 68(5),467-476. doi:10.1001/archgenpsychiatry.2011.39

Heinonen, K., Raikkonen, K., Pesonen, A.K., Andersson, S., Kajnatie, E., Eriksson, J.G., . . . Lano, A. (2010). Behavioural symptoms of attention deficit/hyperactivity disorder inpreterm and term children born small appropriate forgestational age: A longitudinal study. *BMC Pediatrics*, 10(1), 91.doi:10.1186/1471-2431-10-91

Institute of Medicine. (2003). *Health professions education: A bridge to quality*. Washington, DC: Institute of Medicine.

Kendler, K.S., Aggen, S.H., & Patrick, C.J. (2013). Familial influences on conduct disorder reflect 2 genetic factors and 1shared environmental factor. *JAMA Psychiatry*,70(1), 78-86.doi:10.1001/jamapsychiatry.2013.267

Kranjac, D. (2016). In vitro modeling of early brain overgrowth in autism. Retrieved from www.psychiatryadvisor.com/neurodevelopmental-disorder/modeling-early-brainovergrowth-in-autism/article/508852/

Lubit, R.H. (2015). Oppositional defiant disorder. Retrieved from http://emedicine.medscape.com/article/918095-overview

Marchetto, M.C., Belinson, H., Tian, Y., Freitas, B.C., Fu, C., Vadodaria, K.C. . . . Muotri, A.R. (2016). Altered proliferation and networks in neural cells derived from idiopathic autistic individuals. *Molecular Psychiatry*. doi:10.1038/mp.2016.95

Mayo Clinic. (2016). Oppositional defiant disorder. Retrieved from www.mayoclinic.org/diseases-conditions/oppositionaldefiant-disorder/basics/risk-factors/con-20024559

Melagari, M.G., Nanni, V., Lucidi, F., Russo, P., Donfrancesco, R., & Cloninger, C.R. (2015). Temperamental and character profiles of preschool children with ODD, ADHD, & anxiety disorders. *Comprehensive Psychiatry*, 58, 94-101. doi:10.1016/j.comppsych.2015.01.001

National Institutes of Health. (2014). Tourette's syndrome factsheet. Retrieved from www.ninds.nih.gov/disorders/tourette/detail_tourette.htm#3231_1

Rossignol, D.A., & Frye, R.E. (2016). Environmental toxicants and autism spectrum disorder. Retrieved from www.psychiatrictimes.com/special-reports/environmentaltoxicants-and-autism-spectrum-disorder

Sadock, B.J., Sadock, V.A., & Ruiz, P. (2015). *Synopsis of psychiatry: Behavioral sciences/clinical psychiatry* (11th ed.). Philadelphia: Lippincott Williams & Wilkins.

Sherman, J., & Tarnow, J. (2013). What are common comorbiditiesin ADHD? *Psychiatric Times*. Retrieved from www.psychiatrictimes.com/adhd/what-are-common-comorbidities-in-adhd

Strunz, S., Westphal, L., Ritter, K., Heuser, I., Dziobek, I., & Roepke, S. (2015). Personality pathology of adults with autism spectrum disorder without accompanying intellectual impairmentin comparison to adults with personality disorders.*Journal of Autism and Developmental Disorders*, 45, 4026-4038.doi:10.1007/s10803-14-2183-x

Van Den Ban, E., Souverein, P., Meijer, W., Van Engeland, H., Swaab, H., Egber, T., & Heerdinle, E. (2014). Association between ADHD drug use and injuries among children and adolescents. *European Child and Adolescent Psychiatry*, 23,95-102. doi:10.1007/s00787-013-0432-8

Weisman, H., Qureshi, I.A., Leckman, J.F., Scahill, L., & Bloch, M.H. (2013). Systematic review: Pharmacological treatment of ticdisorders – efficacy of antipsychotic and alpha-2 adrenergic agonist agents. *Neuroscience and Biobehavioral Reviews*, 37(6),1162-1171. doi:10.1016/j.neubiorev.2012.09.008

Williams, N.M., Zaharieva, I., Martin, A., Langley, K., Mantripragada, K., Holmans, P., . . . Gudmundsson, O.O.(2010). Rare chromosomal deletions and duplications in attention-deficit hyperactivity disorder: A genome-wide analysis. *Lancet*, 376(9750), 1401-1408. doi:10.1016/S0140-6736(10)61109-9

34 O Indivíduo Idoso

TÓPICOS DO CAPÍTULO

Introdução
Com quantos anos se é *idoso*?
Estatísticas epidemiológicas
Teorias do envelhecimento
O processo normal de envelhecimento

Questões especiais da população idosa
Aplicação do processo de enfermagem
Resumo e pontos fundamentais
Questões de revisão

TERMOS-CHAVE

Apego
Geriatria
Gerontologia
Geropsiquiatria
Medicaid
Medicare
Memória a curto prazo

Memória a longo prazo
Menopausa
Osteoporose
Sobrecarga de lutos
Teoria do desengajamento
Terapia de reminiscência
Transcendência

OBJETIVOS
Após ler este capítulo, o estudante será capaz de:

1. Discutir as perspectivas da sociedade em relação ao envelhecimento.
2. Descrever o perfil epidemiológico do envelhecimento nos EUA.
3. Discutir as várias teorias do envelhecimento.
4. Descrever os aspectos biológicos, psicológicos, socioculturais e sexuais do processo normal de envelhecimento.
5. Discutir a aposentadoria como uma preocupação especial para o idoso.
6. Explicar as perspectivas pessoais e sociológicas dos cuidados prolongados do idoso.
7. Descrever o problema dos maus-tratos ao idoso tal como ele ocorre na sociedade atual.
8. Discutir as implicações da crescente quantidade de suicídios na população idosa.
9. Aplicar as etapas do processo de enfermagem ao atendimento de idosos.

EXERCÍCIOS
Leia o capítulo e responda às seguintes perguntas:

1. Qual teoria do envelhecimento postula que as mudanças no tempo de vida e na longevidade são predeterminadas?
2. Como a capacidade de aprender é afetada pelo envelhecimento?
3. Qual é a causa mais comum de psicopatologia em idosos?
4. Quais são alguns dos fatores que contribuem para os maus-tratos ao idoso?

Como é envelhecer? Na cultura norte-americana, provavelmente poucas pessoas diriam que é algo que desejam. A maior parte concordaria, no entanto, que é "melhor do que a outra opção".

Roberts (1991) relata o conto do juiz da Suprema Corte Oliver Wendell Holmes Jr. Ele se aposentou aos 91 anos como o juiz mais antigo a se sentar no Tribunal da Suprema Corte dos EUA; no ano anterior a isso,

Holmes e seu amigo mais próximo, o juiz Louis Brandeis, então com apenas 74 anos, saíram para uma de suas caminhadas frequentes no Capitólio, em Washington. Nesse dia em questão, os juízes avistaram uma jovem muito atraente se aproximando deles. Quando ela passou, Holmes fez uma pausa, suspirou e disse a Brandeis: "Ah, se eu tivesse 70 anos de novo!". Claro, ser idoso depende da pessoa em questão.

Envelhecer não tem sido historicamente desejável na cultura norte-americana, tão focada na juventude. No entanto, com os 66 milhões de pessoas da geração dos *baby boomers*, que completam 65 anos até 2030, está sendo colocada uma maior ênfase nas necessidades de uma população em envelhecimento. As áreas de **gerontologia** (estudo do processo de envelhecimento), **geriatria** (ramo da medicina clínica especializada nos problemas dos idosos) e **geropsiquiatria** (ramo de medicina clínica especializada nas psicopatologias da população idosa) estão se expandindo rapidamente em resposta a essa demanda.

Envelhecer em uma sociedade obcecada pela juventude pode ter um impacto crítico sobre a saúde mental de muitas pessoas. Essa situação tem sérias implicações para a enfermagem psiquiátrica.

Como é envelhecer? Mais e mais pessoas serão capazes de responder a essa pergunta à medida que o século 21 avança. Talvez elas também estejam fazendo a pergunta que Roberts (1991) faz: "Como cheguei aqui tão rápido?".

Este capítulo se concentra nas mudanças físicas e psicológicas associadas ao processo de envelhecimento, bem como nas questões especiais da população idosa, como aposentadoria, cuidados prolongados, maus-tratos ao idoso e altas taxas de suicídio. O processo de enfermagem é apresentado como um veículo de prestação de cuidados de enfermagem ao idoso.

Com quantos anos se é *idoso*?

O conceito do que é ser "idoso" mudou drasticamente ao longo dos anos. Nossos ancestrais pré-históricos tiveram uma vida útil de cerca de 40 anos, com o indivíduo médio vivendo em torno de 18 anos. À medida que a civilização se desenvolveu, as taxas de mortalidade permaneceram altas como resultado da fome periódica e da desnutrição frequente. Uma melhoria no padrão de vida não foi de fato evidente até meados do século 17. Desde então, a garantia de suprimento de alimentos, as mudanças na produção de alimentos, as melhores condições de moradia e as instituições médicas e sanitárias mais avançadas contribuíram para o crescimento da população, para a diminuição nas taxas de mortalidade e para aumentos substanciais na longevidade.

Em 1900, a expectativa média de vida nos EUA era de 47 anos. Nessa época, apenas 4% da população tinha 65 anos ou mais. Em 2014, a expectativa média de vida ao nascer era de 78,8 anos (76,4 anos para homens e 81,2 anos para mulheres) (National Center for Health Statistics, 2016).[1]

O US Census Bureau criou um sistema de classificação dos norte-americanos idosos:[2]

- Idoso jovem (*older*): 55 a 64 anos
- Idoso (*elderly*): 65 a 74 anos
- Idoso velho (*aged*): 75 a 84 anos
- Idoso mais velho (*very old*): 85 anos ou mais.

Alguns gerontologistas optaram por usar um sistema de classificação mais simples:

- Idoso jovem: de 60 a 74 anos
- Idoso velho: de 75 a 84 anos
- Idoso mais velho: 85 anos ou mais.

Então, com quantos anos se é *idoso*? Obviamente, o termo não pode ser definido por uma quantidade. Mitos e estereótipos do envelhecimento há muito obscurecem a compreensão do idoso e do processo de envelhecimento. Conceitos de que todos os idosos são doentes, deprimidos, obcecados pela morte, senis e incapazes de mudar afetam a maneira como os idosos são tratados. Esses conceitos moldam o padrão de envelhecimento aos indivíduos que acreditam neles, tornando-se profecias autocumpridas – os indivíduos começam a acreditar que devem se comportar de determinadas maneiras e, portanto, agem de acordo com essas crenças. Pressupostos generalizados podem ser degradantes e podem interferir na qualidade de vida dos idosos.

Assim como existem muitas diferenças na adaptação individual aos estágios iniciais de desenvolvimento, o mesmo ocorre na população idosa. Erikson (1963) sugeriu que o idoso mentalmente saudável apresenta um senso de integridade do ego e autoaceitação que ajudará na adaptação às ambiguidades do futuro com um senso de segurança e otimismo.

Murray, Zentner e Yakimo (2009) declararam:

[Tendo cumprido as tarefas anteriores do desenvolvimento], o indivíduo aceita a vida como sua e como a única vida que tem. Ele não desejaria outra vida e defenderia o significado e a dignidade do estilo de vida. O indivíduo refinou ainda mais as características de maturidade descritas para o adulto de meia-idade, alcançando sabedoria e uma perspectiva enriquecida sobre a vida e as pessoas. (p. 662)

---

[1] N.R.T.: Em 2020, o Brasil tinha cerca de 20 milhões de pessoas com idade igual ou superior a 60 anos. Em 2025, esse número chegará a 32 milhões, passando a ocupar o 6º lugar no mundo em número de idosos. Em 2050, é provável que o número de pessoas idosas seja maior ou igual ao de crianças e jovens de 0 a 15 anos, fato marcante em todo o mundo. Disponível em *Política Nacional do Idoso*: https://www.mds.gov.br/webarquivos/publicacao/assistencia_social/Normativas/politica_idoso.pdf e Estatuto do Idoso: https://bvsms.saude.gov.br/bvs/publicacoes/estatuto_idoso_3edicao.pdf

[2] N.R.T.: No Brasil é adotada a seguinte classificação: idoso jovem, dos 60 aos 74 anos; idoso velho, dos 75 aos 85 anos; idoso mais velho: de 86 em diante. Disponível em: https://bvsms.saude.gov.br/bvs/publicacoes/estatuto_idoso_3edicao.pdf

Todos, particularmente os profissionais da saúde, devem ver as pessoas idosas como únicas, cada uma com necessidades e habilidades específicas, e não como um grupo estereotipado. Alguns indivíduos podem parecer "idosos" aos 40 anos, enquanto outros podem não parecer "idosos" aos 70. Variáveis como atitude, saúde mental, saúde física e grau de independência influenciam muito a maneira como um indivíduo se percebe. Sem dúvida, na análise final, o fato de alguém ser considerado "idoso" deve ser algo autodeterminado.

Estatísticas epidemiológicas

População

Em 1980, os norte-americanos com 65 anos ou mais somavam 25,5 milhões. Em 2014, esse valor aumentou para 46,2 milhões e deverá dobrar para 98 milhões em 2060 (Administration on Aging [AoA], 2016). Em 2015, esse valor representava 14,5% da população; projeta-se que até 2040 a quantidade de norte-americanos com mais de 65 anos representará 21,7% da população. A população com 85 anos ou mais deve triplicar até 2040. A partir de 2014, 0,2% da população tinha mais de 100 anos (AoA, 2016).[3]

Estado civil

Em 2015, dos indivíduos com 65 anos ou mais, 70% dos homens e 45% das mulheres eram casados (AoA, 2016). Trinta e quatro por cento de todas as mulheres nessa faixa etária eram viúvas. Havia três vezes mais viúvas do que viúvos, o que é consistente com a expectativa de vida mais longa das mulheres.

Moradia

A maior parte dos indivíduos com 65 anos ou mais mora sozinha, com um cônjuge ou parentes. Em 2014, 2,2 milhões de adultos com mais de 65 anos viviam em uma casa com um neto presente; 554.579 desses avós tinham a responsabilidade primária pelo neto que morava com eles (AoA, 2016). Essa tendência continua crescendo e tem implicações significativas na complexidade cambiante da vida na terceira idade. Em qualquer época, menos de 5% dos indivíduos nessa faixa etária vivem em instituições. Essa porcentagem aumenta muito com a idade, variando de 1% para pessoas de 65 a 74 anos, 3% para pessoas de 75 a 84 anos e 10% para pessoas de 85 anos ou mais. Veja a Figura 34.1, que mostra a distribuição de moradia das pessoas com 65 anos ou mais.

Status econômico

Mais de 4,5 milhões (10%) de indivíduos com 65 anos ou mais estavam abaixo do nível de pobreza em 2014. Quando os números do U.S. Census Bureau foram ajustados às variações regionais no custo da habitação e outros benefícios e despesas diretos, como os cuidados médicos, a porcentagem de pessoas que vive abaixo do nível de pobreza subiu para 14,4% (AoA, 2016). Essas estatísticas são mais altas do que as de 2012 e 2013, sugerindo uma tendência ao aumento na quantidade de idosos que vive abaixo do nível de pobreza. As mulheres idosas tinham uma taxa de pobreza mais alta do que os homens idosos, e as mulheres hispânicas idosas que moravam sozinhas tinham a maior taxa de pobreza. As pessoas pobres que trabalharam a vida toda podem esperar ficar mais pobres na terceira idade, e outras só se tornarão pobres depois de envelhecerem. No entanto, existe uma quantidade substancial de idosos ricos e de renda média.

Dos indivíduos nessa faixa etária, 81% tinham sua casa própria em 2013 (AoA, 2016). No entanto, a moradia dessa população de norte-americanos geralmente é mais velha e menos adequada do que a da população

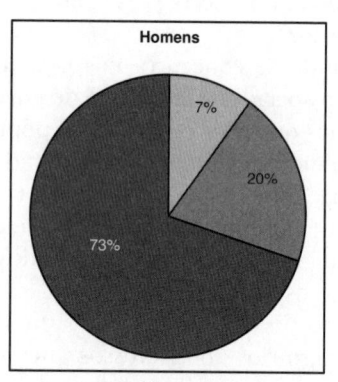

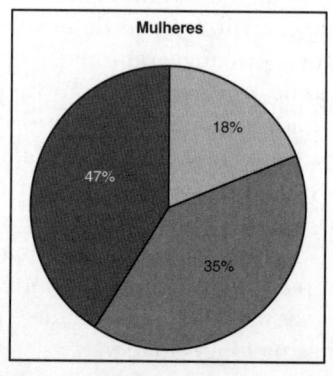

Figura 34.1 Moradia de pessoas não institucionalizadas com 65 anos ou mais (Fonte: Administration on Aging, Aging statistics, 2016. Acesso em: https://www.giaging.org/documents/A_Profile_of_Older_ Americans__2016.pdf).

---

[3] N.R.T.: No Brasil, em 2012, a população com 60 anos ou mais era de 25,4 milhões. Os 4,8 milhões de novos idosos em 5 anos (2017) correspondem a um crescimento de 18% desse grupo etário, que tem se tornado cada vez mais representativo. As mulheres são a maioria expressiva nesse grupo, com 16,9 milhões (56% dos idosos), enquanto os homens idosos são 13,3 milhões (44% do grupo). Disponível em: https://www.ibge.gov.br/busca.html?searchword=idosos.

mais jovem; portanto, uma porcentagem mais elevada da renda precisa ser gasta em manutenções e reparos. A AoA relata que, em 2013, 45% dos idosos que moravam em casas utilizaram mais de 25% dos seus rendimentos para custear a habitação.

Emprego

Depois da aprovação do *Age Discrimination in Employment Act*, em 1967, a aposentadoria forçada foi praticamente eliminada do mercado de trabalho. É bem aceito que o envolvimento em atividades intencionais é vital para uma adaptação bem-sucedida e, talvez, até para a sobrevivência em qualquer idade. Uma quantidade crescente de idosos de mais de 65 anos permanece trabalhando de forma ativa. Em 2015, 8,8 milhões de norte-americanos (18,8%) com 65 anos ou mais estavam na força de trabalho (trabalhando ativamente ou buscando trabalho). Esse valor representa um aumento constante para homens e mulheres desde o ano de 2000 (AoA, 2016). Esse incremento é mais evidente na faixa etária de 65 a 69 anos. Os dados não esclarecem se essa tendência de permanecer na força de trabalho durante a terceira idade está relacionada ao desejo de permanecer ativo e produtivo por meio da força de trabalho ou se é baseada na necessidade de renda.

Estado de saúde

A quantidade de dias em que as atividades habituais são restritas em razão de doença ou de lesão aumenta com a idade. O Centers for Disease Control and Prevention (CDC, 2015) relata que cerca de 80% dos idosos têm pelo menos uma e 50% têm duas ou mais condições crônicas. As condições mais comuns na população idosa são a hipertensão arterial (71%), a artrite (49%), as doenças cardíacas (30%), o câncer (24%) e o diabetes (21%) (AoA, 2016).

As doenças emocionais e mentais aumentam em ocorrência ao longo do ciclo de vida. A depressão é particularmente prevalente; o suicídio é um problema grave entre idosos norte-americanos. A prevalência de depressão maior é estimada entre 1 e 5% da população geral de idosos, mas pode chegar a 13,5% em idosos que necessitam de hospitalização ou cuidados de saúde domiciliares (CDC, 2015). O CDC acrescenta que a depressão nessa faixa etária em particular é subdiagnosticada e subtratada pelos profissionais de saúde e pelos próprios idosos, talvez em razão da percepção errônea de que essa é uma parte normal do envelhecimento ou uma reação natural às doenças. A disfunção cognitiva aumenta de forma drástica na terceira idade.

Teorias do envelhecimento

Várias teorias foram elaboradas em relação ao processo de envelhecimento. Essas teorias estão agrupadas sob duas grandes categorias: biológica e psicossocial.

Teorias biológicas

As teorias biológicas tentam explicar o processo físico do envelhecimento, incluindo as alterações moleculares e celulares nos principais sistemas orgânicos e a capacidade do organismo de funcionar adequadamente e resistir a doenças. Elas também tentam explicar por que as pessoas envelhecem de maneira diferente e quais fatores afetam a longevidade e a capacidade do corpo de resistir a doenças.

Teoria genética

De acordo com uma teoria genética, o envelhecimento é um processo herdado involuntariamente que opera ao longo do tempo de modo a alterar as estruturas celulares ou teciduais. Essa teoria sugere que as mudanças no tempo de vida e na longevidade são predeterminadas. Isso é apoiado pela constatação de que gêmeos idênticos têm expectativa de vida semelhante e que filhos de pais com uma expectativa de vida longa também tendem a viver por muito tempo (Guarente, 2016).

Uma segunda teoria genética identifica o envelhecimento como um processo de mutações genéticas que essencialmente criam erros na transmissão de informações, fazendo com que as moléculas se tornem disfuncionais. A epigenética envolve o estudo das mudanças na maneira como os genes são expressos na ausência de alterações da sequência de ácidos nucleicos (Venes, 2014). A epigenética confirmou descobertas fascinantes que têm implicações no envelhecimento e na doença. Primeiramente, descobriu-se que a metilação do DNA (a adição de um grupo metil à base de DNA) é o mecanismo responsável pela regulação dos genes. Estudos genômicos de células e de tecidos envelhecidos mostraram uma variável "desvio da metilação do DNA". Esse desvio produz alterações no envelhecimento das células-tronco, que culminam em menor plasticidade, esgotamento e defeitos focais nas células-tronco, que podem levar a doenças como o câncer (Issa, 2014). Issa descreve que "as doenças do envelhecimento, por sua vez, aceleram o desvio da metilação, promovendo a inflamação crônica e a proliferação descontrolada, o que cria um ciclo vicioso que pode explicar por que algumas doenças aumentam... exponencialmente... com a idade" (p. 28).

Com as pesquisas em andamento, será possível descobrir como será o envelhecimento de um indivíduo e quais são seus riscos de doença. Se o desvio epigenético puder ser evitado, existirá a possibilidade de prevenir doenças associadas ao envelhecimento.

Teoria do uso e desgaste

Os defensores dessa teoria acreditam que o corpo se desgasta de maneira programada. Como os animais têm certa capacidade de se restaurar, essa teoria parece não se encaixar no que se sabe acerca dos sistemas biológicos (Guarente, 2016). Uma teoria relacionada sugere que os radicais livres, os resíduos do metabolismo, acumulam-se e causam danos a estruturas biológicas importantes. Os radicais livres são moléculas com elétrons não pareados que ocorrem no corpo em condições normais; eles também são produzidos por radiação ionizante, ozônio e toxinas químicas. De acordo com essa teoria, esses radicais livres causam danos ao DNA, ligações cruzadas de colágeno e acúmulo de pigmentos da idade.

Teoria ambiental

De acordo com essa teoria, fatores no ambiente (p. ex., agentes cancerígenos industriais, luz solar, trauma e infecção) provocam mudanças no processo de envelhecimento. Embora esses fatores acelerem o envelhecimento, o impacto do ambiente é um fator secundário, e não primário, no envelhecimento. A ciência está apenas começando a descobrir os muitos fatores ambientais que afetam esse processo.

Teoria autoimune

A teoria autoimune descreve um declínio relacionado com a idade no sistema imune. À medida que os indivíduos envelhecem, sua capacidade de defesa contra organismos estranhos diminui, resultando em suscetibilidade a infecções e doenças, como o câncer. Ocorre um aumento na resposta autoimune do corpo, no qual as células envelhecidas não conseguem mais distinguir corpos estranhos e, em vez disso, começam a se atacar. Isso leva ao desenvolvimento de doenças autoimunes, como a artrite reumatoide e alergias a agentes alimentares e ambientais. No entanto, essa teoria é baseada em evidências clínicas e não experimentais (Guarente, 2016).

Teoria neuroendócrina

A teoria neuroendócrina foi desenvolvida pela primeira vez em 1954 por Vladimir Dilman, MD, que depois trabalhou com outro médico, Ward Dean, para atualizar essa teoria no início dos anos 1990. Essa teoria sugere que, à medida que os seres humanos envelhecem, o hipotálamo diminui a sua capacidade de regular hormônios e se torna menos sensível a seus efeitos. Consequentemente, a secreção e eficácia hormonais diminuem. Dilman identificou várias hipóteses que explicam por que ocorre essa diminuição na sensibilidade, incluindo níveis reduzidos de neurotransmissores (serotonina em particular), declínio na secreção de hormônios da hipófise, utilização reduzida de glicose e acúmulo de gordura, lesões neuronais causadas por níveis cronicamente elevados de cortisol secundários ao estresse e acúmulo de colesterol nas membranas plasmáticas dos neurônios (Ward, 2015). Alguns acreditam que a reposição dos hormônios afetados pelo hipotálamo pode ser um tratamento futuro para combater os efeitos do envelhecimento, mas são necessárias mais pesquisas.

Teorias psicossociais

As teorias psicossociais se concentram nas mudanças sociais e psicológicas que acompanham o avanço da idade, em oposição às implicações biológicas da deterioração anatômica. Várias teorias tentaram descrever como as atitudes e o comportamento nas fases iniciais da vida afetam as reações dos indivíduos durante sua fase final. Esse trabalho é chamado de processo de "envelhecimento bem-sucedido".

Teoria da personalidade

As teorias da personalidade abordam aspectos do crescimento psicológico sem delinear tarefas ou expectativas específicas para idosos. Algumas evidências sugerem que as características da personalidade na terceira idade estão altamente correlacionadas com as características da primeira infância. Murray e associados (2009) declaram:

> Não ocorre nenhuma mudança específica na personalidade como resultado do envelhecimento. O idoso se torna um pouco mais do que costumava ser. Ele continua se desenvolvendo emocionalmente e em personalidade e acrescenta características, em vez de fazer mudanças drásticas. (p. 663)

No entanto, os indivíduos de idade muito avançada mostram maior semelhança uns com os outros em certas características, possivelmente em razão de mudanças semelhantes no aspecto físico e nos papéis sociais.

Em um estudo sobre traços de personalidade, Srivastava e colaboradores (2003) examinaram as cinco grandes dimensões do traço de personalidade em uma grande amostra de indivíduos para determinar como a personalidade se comporta ao longo da vida. Essas dimensões incluíam a conscienciosidade, a amabilidade, o neuroticismo (ou instabilidade emocional), a abertura e a extroversão. A idade dos participantes variou de 21 a 60 anos. Os pesquisadores descobriram que a conscienciosidade (ser organizado e disciplinado) aumentou ao longo da faixa etária estudada, com os maiores aumentos aos 20 anos. A cordialidade (ser caloroso, generoso e prestativo) aumentou mais durante os 30 anos de um indivíduo. O neuroticismo (ser ansioso e emocionalmente instável) diminuiu com a idade em mulheres, mas não em homens. A abertura (aceitar novas experiências) mostrou pequenos declínios com a idade, tanto para homens quanto para mulheres. A extroversão (expressar-se de forma externa e interessar-se pelo ambiente) diminuiu em mulheres, mas não mostrou mudanças nos homens. Esse estudo contradiz a visão de que os traços de personalidade tendem a parar de mudar no início da idade adulta. Esses pesquisadores sugerem que os traços de personalidade mudam de forma gradual, mas sistemática, ao longo da vida. Sua pesquisa foi fundamental para entender a população adulta, embora os idosos não tenham sido avaliados nesse estudo.

Em uma revisão da pesquisa sobre personalidade e envelhecimento que estudou pessoas entre 60 e 80 anos de idade, Srivastava e Das (2013) identificaram um apoio à premissa de que os traços de personalidade são relativamente estáveis, mas mudam um pouco a longo prazo com a idade, e talvez em resposta à intervenção. O traço de personalidade da conscienciosidade, por exemplo, mostrou-se de certa forma estável quando observado ao longo da vida.

Conforme a população idosa continuou crescendo, a pesquisa se concentrou não apenas no que constitui o envelhecimento, mas mais especificamente no que constitui um envelhecimento bem-sucedido. Srivastava e Das enfatizam que é inegável que a personalidade influencie no envelhecimento bem-sucedido (eles citam que o termo "envelhecimento bem-sucedido" é usado com frequência, mas é controverso para alguns). Rowe e Kahn (1997) fornecem o paradigma clássico para o envelhecimento bem-sucedido identificando três critérios que devem ser atendidos: (a) ausência de doença, incapacidade e fatores de risco; (b) manutenção do aspecto físico e mental; e (c) envolvimento ativo na vida.

Então, qual o papel dos fatores de personalidade nesses aspectos do envelhecimento bem-sucedido? A pesquisa de Kern e Friedman (2008) identificou o traço de personalidade da conscienciosidade como sendo o mais vinculado a comportamentos promotores da saúde. Pesquisas ainda mais recentes (Terracciano et al., 2010) estudaram os fundamentos genéticos de cada um dos cinco grandes traços de personalidade e, entre outras descobertas, identificaram um gene associado ao traço da conscienciosidade. Eles descobriram que esse gene do traço de personalidade estava ligado ao mesmo gene que foi associado a algumas doenças neurodegenerativas, incluindo a doença de Alzheimer. Os traços de personalidade seriam capazes de desvendar os mistérios do envelhecimento e de doenças relacionadas com a idade? Ainda não se sabe o que tudo isso significa no que diz respeito a intervenções e, possivelmente, a melhorar o processo de envelhecimento. Pesquisas futuras podem começar a revelar a complexa interação entre influências genéticas e ambientais, de modo que os traços de personalidade se tornem alteráveis a fim de promover um envelhecimento mais saudável e bem-sucedido.

Teoria das tarefas de desenvolvimento

Em contraste com as teorias de personalidade do envelhecimento, que abordam um processo amplamente estável que continua até a terceira idade, a teoria das tarefas de desenvolvimento sustenta que existem atividades e desafios que se deve cumprir em estágios previsíveis e variáveis da vida para alcançar um envelhecimento bem-sucedido. Erikson (1963) descreveu que a principal tarefa da terceira idade é ser capaz de considerar que experimentou a própria vida com integridade. No sentido de alcançar essa sensação de ter vivido bem, o idoso corre o risco de se preocupar com sentimentos de arrependimento ou desespero. Como observado anteriormente, o tempo de vida era bem menor quando as tarefas e os estágios de desenvolvimento de Erikson foram identificados pela primeira vez. No final dos anos 1990, Erikson expandiu o conceito de **transcendência** como um estágio adicional que ocorre depois do estágio de integridade *versus* desespero (Erikson & Erikson, 1997). McCarthy, Ling e Carini (2013) identificam a transcendência como um conceito dentro do domínio espiritual e citam a definição de McCarthy e Bockweg (2012):

> A transcendência [é] um processo de desenvolvimento inerente, que resulta na mudança de uma visão racional e materialista para uma visão de mundo mais ampla, caracterizada por limites pessoais ampliados dentro das dimensões interpessoal, intrapessoal, transpessoal e temporal, resultando em um maior senso de significado na vida, bem-estar e satisfação com a vida. (p. 180)

A pesquisa de McCarthy e colaboradores sobre a transcendência defendeu que esse conceito contribui significativamente para o envelhecimento bem-sucedido.

Teoria do desengajamento

A **teoria do desengajamento** descreve o processo de afastamento por parte dos idosos dos papéis e responsabilidades da sociedade. Segundo a teoria, esse **processo** de afastamento é previsível, sistemático, inevitável e necessário para o bom funcionamento de uma sociedade em crescimento. A teoria acredita que os idosos se sentiam felizes quando os contatos sociais diminuíam e as responsabilidades eram assumidas por uma geração mais jovem, dando a eles tempo para refletir sobre as realizações da vida e aceitar as expectativas não atendidas. Para a sociedade, o benefício é uma transferência ordenada de poder do antigo para o jovem.

Houve muitos críticos a essa teoria, e os postulados foram desafiados. Para muitos idosos saudáveis e produtivos, a perspectiva de um ritmo mais lento e de menos responsabilidades é indesejável.

Teoria da atividade

Em oposição direta à teoria do desengajamento, a teoria da atividade do envelhecimento sustenta que o caminho para envelhecer com sucesso é permanecer ativo. Sadock, Sadock e Ruiz (2015) relatam que evidências crescentes apoiam a importância de permanecer socialmente ativo para o bem-estar físico e emocional. As expectativas culturais influenciam; assim, conforme os norte-americanos de mais idade colhem cada vez mais os benefícios da atividade física e social, as expectativas culturais começam a mudar. Muitas aulas de condicionamento físico, por exemplo, agora têm entre seus frequentadores indivíduos com mais de 80 anos.

Teoria da continuidade

Essa teoria, também conhecida como *teoria do desenvolvimento*, é uma sequência das teorias de desengajamento e atividade. Ela enfatiza as habilidades de enfrentamento previamente estabelecidas pelo indivíduo e os traços de caráter pessoal como base para prever como o indivíduo se ajustará às mudanças do envelhecimento. As características básicas de estilo de vida provavelmente permanecerão estáveis na terceira idade, exceto as complicações físicas ou outros tipos de complicações que exijam mudanças. Um indivíduo que desfrutou da companhia de outras pessoas e de uma vida social ativa continuará desfrutando desse estilo de vida até a terceira idade. É provável que quem prefere a solidão e uma quantidade limitada de atividades encontre satisfação em manter esse estilo de vida.

A manutenção da continuidade interna é motivada pela necessidade de preservação da autoestima, da integridade do ego, da função cognitiva e do apoio social. À medida que envelhecem, os indivíduos mantêm o autoconceito reinterpretando as experiências atuais, para que valores antigos possam assumir significados novos de acordo com as circunstâncias presentes. Autoconceitos e crenças internas não são vulneráveis às mudanças ambientais; a continuidade externa das habilidades, atividades, papéis e estilos de relacionamento pode permanecer notavelmente estável aos 70 anos e além.

O processo normal de envelhecimento

Aspectos biológicos do envelhecimento

Os indivíduos são únicos em seus processos de envelhecimento físico e psicológico, influenciados por sua predisposição ou resistência à doença; os efeitos de seu ambiente externo e comportamento; sua exposição a traumas, infecções e doenças pregressas; e as práticas de saúde e doença que adotaram durante toda a vida. À medida que o indivíduo envelhece, uma perda na quantidade de células e alterações em muitas das suas atividades enzimáticas resultam em uma resposta reduzida às demandas biológicas impostas sobre o corpo. As mudanças relacionadas com a idade ocorrem em velocidades diferentes entre os indivíduos; contudo, na realidade, quando o crescimento cessa, o envelhecimento começa. Esta seção apresenta uma breve visão geral das alterações biológicas normais que ocorrem com o processo de envelhecimento.

Pele

Uma das mudanças mais drásticas que ocorrem com o envelhecimento é a perda de elastina da pele. Esse efeito, juntamente com as alterações no colágeno, faz com que a pele envelhecida enrugue e ceda. A exposição excessiva à luz solar compõe essas alterações e aumenta o risco de desenvolver câncer de pele.

A redistribuição da gordura resulta na perda da almofada subcutânea de tecido adiposo. Assim, os indivíduos de mais idade perdem o "isolamento", sua pele parece mais fina e é mais sensível a temperaturas extremas do que nos indivíduos mais jovens. Uma redução no suprimento sanguíneo da pele resulta em uma velocidade de cicatrização mais lenta.

Sistema cardiovascular

Acredita-se que o declínio relacionado com a idade no sistema cardiovascular seja o principal determinante da diminuição na tolerância ao exercício, da perda de condicionamento cardiovascular e do declínio geral nas reservas de energia. O coração envelhecido é caracterizado por uma hipertrofia modesta e perda das células marca-passo, resultando em uma diminuição na frequência cardíaca máxima e no débito cardíaco (Blair, 2012). Isso gera uma redução na resposta às demandas de trabalho e uma diminuição no fluxo sanguíneo para o encéfalo, os rins, o fígado e os músculos. A frequência cardíaca também diminui com o tempo. Se houver arteriosclerose, a função cardíaca fica ainda mais comprometida.

Sistema respiratório

A expansibilidade torácica diminui por causa de um aumento no tecido fibroso e perda de elastina. A capacidade vital pulmonar diminui e a quantidade de ar residual aumenta. Áreas dispersas de fibrose nos septos alveolares interferem nas trocas de oxigênio e dióxido de carbono. Essas mudanças são aceleradas pelo tabagismo ou outras substâncias inaladas. Os reflexos de tosse e laríngeo diminuem, levando a uma diminuição na capacidade de defesa das vias respiratórias. A redução no fluxo sanguíneo pulmonar e na capacidade de difusão resultam em uma diminuição na eficiência da resposta às demandas respiratórias repentinas.

Sistema musculoesquelético

O envelhecimento esquelético, que envolve ossos, músculos, ligamentos e tendões, provavelmente é o responsável pelas limitações mais frequentes nas atividades de vida diária em idosos. A perda de massa muscular é significativa, embora ocorra de forma mais lenta em homens do que em mulheres. A desmineralização óssea ocorre a uma taxa de cerca de 1% ao ano ao longo da vida em homens e mulheres. No entanto, aumenta para cerca de 10% nas mulheres em torno da **menopausa**, tornando-as particularmente vulneráveis à **osteoporose**.

As fibras musculares individuais tornam-se mais finas e menos elásticas com a idade. Os músculos se tornam menos flexíveis após o desuso. O armazenamento reduzido de glicogênio muscular resulta em perda das reservas de energia para a atividade aumentada. Essas mudanças são aceleradas por deficiências nutricionais e pela inatividade.

Sistema digestório

Na cavidade oral, os dentes mostram uma redução na produção de dentina, retração e fibrose da polpa radicular, retração gengival e perda da densidade óssea nas cristas alveolares. Há alguma perda no peristaltismo do estômago e dos intestinos; a produção de ácido gástrico diminui. Os níveis de fator intrínseco também podem diminuir, resultando em má absorção de vitamina B_{12} em alguns idosos. Uma redução significativa na área de superfície de absorção do intestino delgado pode estar associada a algum grau de declínio na absorção de nutrientes. A desaceleração da motilidade do intestino grosso combinada com maus hábitos alimentares, desidratação, falta de exercício e alguns medicamentos pode dar origem a problemas de constipação intestinal.

Uma diminuição modesta no tamanho e no peso do fígado resulta em perdas na atividade enzimática necessária para desativar determinados fármacos pelo fígado. Essas mudanças relacionadas com a idade podem influenciar o metabolismo e a excreção desses fármacos. Ao administrar fármacos a idosos, deve-se levar em consideração essas alterações, juntamente com a farmacocinética do medicamento.

Sistema endócrino

Uma redução no nível de hormônios da tireoide leva a uma diminuição na taxa metabólica basal. Quantidades diminuídas de hormônio adrenocorticotrófico podem resultar em resposta ao estresse menos eficiente.

Observam-se prejuízos na tolerância à glicose em idosos. Exames de tolerância à glicose mostram que os níveis de insulina são equivalentes ou um pouco mais altos que os de indivíduos mais jovens, embora a resistência periférica à insulina pareça desempenhar um papel significativo na intolerância a carboidratos.

As anormalidades observadas na depuração da glicose e na resistência à insulina em idosos podem estar relacionadas a muitos outros fatores além do envelhecimento biológico (p. ex., obesidade, histórico familiar de diabetes) e podem ser influenciadas substancialmente por dieta ou exercícios.

Sistema geniturinário

Declínios relacionados com a idade na função renal ocorrem em razão de um atrito constante dos néfrons e da esclerose nos glomérulos ao longo do tempo. As alterações vasculares afetam o fluxo sanguíneo para os rins, o que resulta em uma redução na filtração glomerular e na função tubular. Os idosos são propensos a desenvolver secreção inadequada de hormônio antidiurético, o que causa uma discreta elevação nos níveis de nitrogênio da ureia sanguínea e de creatinina. O declínio geral da função renal tem sérias implicações para os médicos que prescrevem fármacos para idosos.

Em homens, o aumento da próstata é comum à medida que o envelhecimento ocorre. A hipertrofia prostática está associada a um risco aumentado de retenção urinária e também pode ser uma causa de incontinência urinária (Johnston, Harper & Landefeld, 2013). A perda do controle muscular e esfincteriano, bem como o uso de alguns medicamentos, pode causar incontinência urinária nas mulheres. Esse problema não é apenas causa de estigma social, mas aumenta o risco de infecção do trato urinário e irritação local da pele, se não for tratado. Alterações normais na genitália são discutidas adiante na seção "Aspectos sexuais do envelhecimento".

Sistema imune

O envelhecimento resulta em alterações nas respostas imunes mediadas por células e anticorpos. O tamanho da glândula timo diminui continuamente, começando logo após a puberdade e alcançando cerca de 15% do seu tamanho original aos 50 anos de idade. As consequências dessas alterações incluem maior suscetibilidade a infecções e resposta inflamatória diminuída, que resulta em atraso na cicatrização. Há também evidências de um aumento de vários autoanticorpos à medida que a pessoa envelhece, aumentando o risco de distúrbios autoimunes, como a artrite reumatoide (National Institutes of Health, 2014). Em razão da diminuição geral na eficiência do sistema imune, a proliferação de células anormais é facilitada no idoso. O câncer é o melhor exemplo de células aberrantes que podem se proliferar em razão da ineficácia do sistema imune.

Sistema nervoso

Com o envelhecimento, uma perda absoluta de neurônios se correlaciona com a diminuição do peso cerebral em cerca de 10% aos 90 anos (Murray et al., 2009). O exame morfológico geral revela atrofia giral nos lobos frontal, temporal e parietal; alargamento dos sulcos; e aumento ventricular. Essas mudanças foram identificadas em um cuidadoso estudo envolvendo adultos com função intelectual normal.

O encéfalo tem uma reserva enorme e pouca função cerebral é perdida ao longo do tempo, embora um maior declínio funcional seja observado na periferia. Parece haver uma perda desproporcionalmente maior de células no cerebelo, no *locus* cerúleo, na substância negra e nos bulbos olfatórios, responsáveis por alguns dos comportamentos mais característicos do envelhecimento, como leves distúrbios da marcha, distúrbios do sono e diminuição da percepção do olfato e do paladar.

Algumas das alterações relacionadas com a idade no sistema nervoso podem ser causadas por alterações na liberação, captação, rotatividade ou catabolismo de neurotransmissores ou nas funções dos receptores de neurotransmissores (Beers & Jones, 2006; Blair, 2012). Está sendo dada muita atenção à bioquímica cerebral e, em particular, aos neurotransmissores acetilcolina, dopamina, norepinefrina e epinefrina. Essas alterações bioquímicas podem ser responsáveis pelas respostas alteradas de muitos idosos a eventos estressantes e a alguns tratamentos biológicos.

Sistemas sensoriais

Visão

A acuidade visual começa a diminuir na meia-idade. A presbiopia (borramento visual) é o marcador clássico do envelhecimento ocular. É causada por uma perda na elasticidade do cristalino e resulta em comprometimento na acomodação.

O desenvolvimento da catarata é inevitável se o indivíduo viver tempo suficiente para que ocorram alterações na visão. A catarata ocorre quando a lente do olho se torna menos resistente, em razão da compressão das fibras, e cada vez mais opaca à medida que as proteínas se agrupam, resultando em uma perda da acuidade visual.

A cor da íris pode desbotar e a pupila pode assumir uma forma irregular. Uma diminuição na produção de secreções pelas glândulas lacrimais pode causar ressecamento e resultar em aumento na irritação e em infecções. A pupila pode ficar restrita, exigindo um aumento na quantidade de luz necessária para a leitura.

Audição

A audição muda significativamente com o processo de envelhecimento. Aos poucos, a orelha perde a sua sensibilidade para discriminar sons por causa de danos às células ciliadas da cóclea. O declínio mais drástico parece ocorrer na percepção de sons de alta frequência.

A perda auditiva relacionada com a idade, chamada *presbiacusia*, é comum e afeta mais da metade de todos os indivíduos aos 75 anos (Blevins, 2015). Ocorre mais frequentemente em homens do que em mulheres, fato que pode estar relacionado com diferenças nos níveis de exposição ao ruído ao longo da vida.

Paladar e olfato

Depois dos 70 anos de idade, a sensibilidade gustativa começa a declinar em razão da atrofia e perda das papilas gustativas (Shock, 2015). A discriminação do paladar diminui e predominam as sensações amargas. A sensibilidade aos gostos doces e salgados é diminuída.

A deterioração dos bulbos olfatórios é acompanhada pela perda da acuidade do olfato. O efeito do envelhecimento sobre o olfato não foi identificado com precisão e é difícil de avaliar porque muitos fatores ambientais influenciam a sensibilidade ao olfato (Shock, 2015). No entanto, parte da diminuição da sensibilidade pode estar relacionada com a perda de terminações nervosas no nariz e com a redução na produção de muco (MedlinePlus, 2014).

Tato e dor

Embora as principais alterações sensoriais relacionadas com o envelhecimento estejam na audição e na visão, a sensibilidade tátil e álgica também pode diminuir ou mudar em razão da diminuição no fluxo sanguíneo nas terminações nervosas, na medula espinal ou no encéfalo (MedlinePlus, 2014). Essas mudanças têm implicações críticas para os idosos em sua potencial incapacidade de usar alertas sensoriais para escapar de ferimentos graves.

Aspectos psicológicos do envelhecimento

Funcionamento da memória

As deficiências na memória e os tempos de resposta mais lentos relacionados com a idade foram amplamente relatados na literatura. Embora a **memória a curto prazo** pareça deteriorar-se com a idade, talvez em razão de estratégias de classificação piores, a **memória a longo prazo** não mostra alterações semelhantes. No entanto, em quase todos os casos, indivíduos com boa educação e mentalmente ativos não apresentam o mesmo declínio no funcionamento da memória que seus pares que não têm oportunidades semelhantes para exercitar suas mentes. No entanto, com poucas exceções, o tempo necessário para acessar uma memória é maior tanto para recordações recentes quanto remotas entre as pessoas de mais idade. Às vezes, isso pode ser atribuído a fatores sociais ou de saúde (p. ex., estresse, fadiga, doença), mas também pode ocorrer em razão de certas alterações físicas normais associadas ao envelhecimento (p. ex., diminuição do fluxo sanguíneo no encéfalo).

Funcionamento intelectual

Parece haver um alto grau de regularidade no funcionamento intelectual em toda a faixa etária adulta. As habilidades cristalizadas, ou o conhecimento adquirido no decorrer do processo de socialização, tendem a permanecer estáveis ao longo da vida adulta. As habilidades fluidas, ou habilidades envolvidas na resolução de novos problemas, tendem a declinar gradualmente da juventude para a terceira idade. Em outras palavras, as habilidades intelectuais dos idosos não diminuem, mas se tornam obsoletas. A idade de suas experiências educacionais formais se reflete na pontuação de inteligência.

Capacidade de aprendizagem

A capacidade de aprender não diminui com a idade. Contudo, estudos mostraram que alguns aspectos da aprendizagem mudam com a idade. A rotineira desaceleração do tempo de reação em quase todas as tarefas ou a sobrecarga do sistema nervoso central pode ser responsável por níveis mais baixos de desempenho em testes que requerem respostas rápidas. Sob condições que possibilitam o ritmo individual do participante, as diferenças na precisão do desempenho diminuem. A capacidade de aprender persiste ao longo da vida, embora seja fortemente influenciada por interesses, atividades, motivação, saúde e experiência. É necessário fazer ajustes na metodologia de ensino e no tempo destinado ao aprendizado.

Adaptação às tarefas do envelhecimento

Perda e luto

Os indivíduos experimentam perdas desde o início da vida. Quando chegam aos 60 e 70 anos, já passaram por inúmeras perdas e o luto se tornou um processo que perdura ao longo da vida. Infelizmente, com o processo de envelhecimento, ocorre uma convergência de perdas, cujo momento torna impossível para o idoso concluir o processo de luto em resposta a uma perda antes que outra perda ocorra. Como o luto é cumulativo, isso pode resultar em **sobrecarga de lutos**, que tem sido implicada na predisposição à depressão em idosos.

Apego aos outros

Muitos estudos confirmaram a importância do relacionamento interpessoal em todas as etapas do ciclo de vida. Murray e associados (2009) afirmam:

> [As redes sociais] contribuem para o bem-estar do idoso (a) promovendo a socialização e a companhia, (b) elevando o moral e a satisfação com a vida, (c) amortecendo os efeitos de eventos estressantes (d) fornecendo um confidente e (e) facilitando habilidades de enfrentamento e controle. (p. 620)

Essa necessidade de **apego** é consistente com a teoria da atividade do envelhecimento, que correlaciona a importância da integração social com a adaptação bem-sucedida na terceira idade. As evidências sustentam que, além dos benefícios psicossociais, o envolvimento social também está correlacionado com a saúde física e cognitiva em idosos (Thomas, 2011).

Manutenção da autoidentidade

A manutenção de um autoconceito e identidade positivos é importante para o envelhecimento bem-sucedido. Os indivíduos que tendem a ter uma autoidentidade rígida e um autoconceito negativo sem dúvida terão dificuldade com quaisquer mudanças e adaptações enfrentadas no processo de envelhecimento. Por exemplo, alguém cuja identidade se concentra inteiramente em seu trabalho pode ter mais dificuldades com a identidade na aposentadoria do que alguém cuja identidade inclui trabalho, família, viagens e *hobbies*. Os pesquisadores de um estudo descobriram que manter uma identidade de idade jovem e percepções e experiências positivas relacionadas com o envelhecimento tinham uma função autoaprimoradora para a autoestima e a identidade (Westerhof, Whitbourne & Freeman, 2012). Os autores compararam cidadãos dos EUA com os da Holanda e descobriram que, para os primeiros, essa função de autoaprimoramento era mais forte do que para os últimos. Eles concluíram que os fatores que influenciam a autoidentidade e o autoconceito na terceira idade precisam ser considerados levando em consideração o contexto cultural.

Lidar com a morte

A ansiedade com a morte é um fenômeno universal e as atitudes em relação à morte são resultado das experiências acumuladas ao longo da vida (Lehto & Stein, 2009). Conforme a média de vida aumentava, houve um ressurgimento do interesse em pesquisas sobre a ansiedade com a morte. Lehto e Stein realizaram uma extensa revisão das pesquisas para estabelecer as bases para uma compreensão emergente desse conceito. A pesquisa pioneira de Kubler-Ross (1969) sobre as atitudes em relação à morte e à experiência de morrer pavimentou o caminho para discussões sobre essa questão; contudo, como Lehto e Stein identificam em sua revisão, a ansiedade com a morte é amplamente negada ou reprimida. Eles citam vários estudos que confirmam que as crenças religiosas reduziram a ansiedade com a morte e sugerem que tais crenças são benéficas porque fornecem um contexto para o significado da vida e da morte. A autoestima positiva medeia a ansiedade com a morte ou, pelo menos, "ajuda a evitar manifestações abertas da ansiedade com a morte" (Lehto & Stein, p. 27). Outros pesquisadores também descobriram que o medo do processo de morrer entre idosos em instituições de saúde estava correlacionado com a baixa autoestima, sentimentos de falta de propósito e problemas de saúde mental (Missler et al., 2012). Esses autores também descobriram que a ansiedade com a morte estava mais correlacionada com os medos por entes queridos do que com o medo do desconhecido.

Curiosamente, a ansiedade com a morte parece maior durante a meia-idade e se estabilizar na idade adulta. Porém, como Lehto e Stein (2009) identificaram, as consequências mal adaptativas da ansiedade com a morte incluem as doenças mentais, como a depressão e os transtornos de ansiedade; portanto, avaliar e intervir em relação à ansiedade com a morte pode ser benéfico em prevenir consequências a longo prazo. Intervenções de autoestima, por exemplo, podem ser benéficas na prevenção da depressão em idosos decorrente da ansiedade com a morte. Algumas pesquisas mostraram que as orientações em relação à morte são benéficas em reduzir a ansiedade associada ao medo da morte (McClatchey & King, 2015). A resolução desses problemas com pacientes de meia-idade pode ser do interesse da prevenção primária ou secundária no processo de envelhecimento.

Transtornos psiquiátricos em idosos

Disfunções cognitivas, transtornos depressivos, fobias e transtornos relacionados com alcoolismo estão entre as doenças psiquiátricas mais comuns na terceira idade (Sadock et al., 2015). Recentemente, mais atenção está sendo focada no crescente problema da dependência de opiáceos em idosos. Muitos fatores influenciam a sintomatologia, incluindo condições clínicas e fármacos. Nunca se deve assumir que os sintomas psiquiátricos são uma parte comum do envelhecimento. Por exemplo, como Sadock et al. identificam, "a idade em si não é um fator de risco para depressão, mas ser viúvo e ter uma doença crônica estão associados à vulnerabilidade a transtornos depressivos" (p. 1.346). Uma avaliação completa é essencial para distinguir os múltiplos fatores que podem estar simultaneamente influenciando a sintomatologia.

Disfunção cognitiva

As disfunções cognitivas (DC) são as causas mais comuns de psicopatologia em idosos. Cerca de metade desses transtornos são do tipo Alzheimer, caracterizados por um início insidioso e um curso gradualmente progressivo de comprometimento cognitivo. Nenhum tratamento curativo está disponível no momento. Tratamentos sintomáticos, incluindo intervenções farmacológicas, atenção ao ambiente e apoio familiar, podem ajudar a maximizar o nível de funcionamento do paciente.

Delirium

O *delirium* é uma das modalidades mais comuns e críticas de psicopatologia em idosos. Foram identificados vários fatores que predispõem os idosos ao *delirium*, incluindo a doença cerebral estrutural, a capacidade reduzida de regulação homeostática, a visão e audição prejudicadas, a alta prevalência de doença crônica, a resistência reduzida ao estresse agudo e alterações relacionadas com a idade na farmacocinética e farmacodinâmica dos fármacos. O *delirium* precisa ser reconhecido e a condição subjacente, tratada o mais rápido possível. Uma alta taxa de mortalidade está associada a essa condição.

Depressão

Os transtornos depressivos são as doenças afetivas mais comuns após a meia-idade. A incidência de depressão aumentada em idosos é influenciada pelas variáveis de doença física, incapacidade funcional, comprometimento cognitivo e perda do cônjuge (Lang, 2012). Sintomas somáticos são comuns em idosos deprimidos. A sintomatologia geralmente mimetiza a dos DC, em uma condição chamada *pseudodemência*. (Ver a Tabela 22.1 no Capítulo 22, *Transtornos Neurocognitivos*, que contém uma comparação dos sintomas dos DC e da pseudodemência.) O suicídio é prevalente em idosos; fatores importantes que influenciam o suicídio são a saúde em declínio e o *status* econômico reduzido. O tratamento da depressão no idoso pode incluir fármacos psicotrópicos ou eletroconvulsoterapia. Os antidepressivos tricíclicos representam um risco de hipotensão ortostática e outros efeitos anticolinérgicos; os inibidores seletivos da recaptação de serotonina representam um risco maior de hiponatremia em idosos. Assim, os riscos e benefícios do uso de medicamentos devem ser cuidadosamente revisados.

Esquizofrenia

A esquizofrenia geralmente surge na idade adulta jovem. Na maior parte dos casos, os indivíduos que manifestam transtornos psicóticos no início da vida mostram um declínio na psicopatologia à medida que envelhecem. A esquizofrenia de início tardio (após os 60 anos) é rara e, quando ocorre, é mais comum em mulheres e, em geral, é caracterizada por delírios ou alucinações paranoicas. Os agentes antipsicóticos podem ser benéficos, mas devem ser usados de forma criteriosa e em doses mais baixas do que o habitual (Sadock et al., 2015).

Transtornos de ansiedade

A maior parte dos transtornos de ansiedade começa no início da idade adulta, mas alguns aparecem pela primeira vez após os 60 anos. Como o sistema nervoso autônomo é mais frágil em idosos, a resposta a um estressor importante muitas vezes é bastante intensa. A presença de incapacidade física frequentemente agrava a situação, resultando em uma resposta ao estresse pós-traumático mais grave do que costuma ser observado em indivíduos mais jovens. Nos idosos, em geral os sintomas de ansiedade e depressão estão associados, dificultando a determinação de qual transtorno é dominante.

Transtornos de personalidade

Os transtornos de personalidade são incomuns na população idosa. A incidência desses transtornos entre indivíduos com mais de 65 anos é inferior a 5%. A maior parte dos idosos com transtorno de personalidade provavelmente manifestou a sintomatologia por muitos anos.

Distúrbios do sono

Os distúrbios do sono são muito comuns no idoso. Aproximadamente 50% dos idosos relatam dificuldade em iniciar ou manter o sono (Crowley, 2011) e esses distúrbios podem contribuir para a ocorrência de alterações cognitivas. Os fatores contribuintes incluem condições de saúde, fármacos, alterações relacionadas com a idade no ritmo circadiano, problemas de respiração durante o sono e síndrome das pernas inquietas (Crowley, 2011; Roepke & Ancoli-Israel, 2010). Os hipnóticos sedativos, junto com abordagens não farmacológicas, são frequentemente usados como auxiliares do sono em idosos. Ao administrar fármacos de manutenção para a insônia crônica no paciente idoso, deve-se considerar as alterações associadas ao metabolismo e à eliminação.

Aspectos socioculturais do envelhecimento

A terceira idade traz muitas mudanças importantes do ponto de vista social, algumas das quais podem afetar de forma negativa o bem-estar físico e mental dos idosos. Na sociedade norte-americana, a terceira idade é definida arbitrariamente como 65 anos ou mais, porque é quando a maior parte dos indivíduos consegue aposentadoria total pela previdência social, além de receber outros benefícios de pensão. A legislação recente aumentou além dos 65 anos a idade necessária para obter todos os benefícios da previdência social. Hoje em dia, a idade aumenta todo ano (com base no ano de nascimento) até 2027, quando a idade para receber os benefícios integrais será de 67 para todos os indivíduos.

Idosos de praticamente todas as culturas compartilham algumas necessidades e interesses básicos. Há poucas dúvidas de que a maior parte dos indivíduos escolhe viver a vida mais satisfatória possível pelo maior tempo possível. Eles querem proteção contra riscos e liberação do cansaço das tarefas diárias. Eles querem ser tratados com o respeito e a dignidade que os indivíduos que alcançaram esse auge na vida merecem; e querem morrer com o mesmo respeito e dignidade.

Historicamente, os idosos têm *status* especial na sociedade. Ainda hoje, em algumas culturas, os idosos são os membros mais poderosos, mais engajados e mais respeitados. Esse não tem sido o caso nas sociedades industriais modernas, embora as tendências no *status* dos idosos difiram muito entre um país industrializado e outro. Por exemplo, o *status* e a integração dos idosos no Japão permaneceram relativamente altos quando comparados com outros países industrializados, entre eles os EUA. Existem subculturas nos EUA, incluindo os latino-americanos, afrodescendentes e asiáticos, nas quais os idosos têm um nível de *status* mais alto do que recebem na população em geral. Os idosos recebem uma posição de honra em culturas que enfatizam a coesão familiar. Nessas culturas, os idosos são reverenciados por seu conhecimento e sabedoria adquiridos ao longo dos anos de experiências de vida (Purnell, 2013).

Muitos estereótipos negativos tingem a perspectiva do envelhecimento nos EUA. A ideia de que os idosos estão sempre cansados ou doentes, são lentos e esquecidos, isolados e solitários, improdutivos e irritados determinam a maneira como os indivíduos mais jovens se relacionam com os idosos nessa sociedade. O crescente desrespeito aos idosos resultou em um tipo de segregação, à medida que idosos procuram voluntariamente ou são involuntariamente colocados em residências especiais para idosos.

Centros de vida assistida, complexos de apartamentos para aposentados e até comunidades inteiras de aposentados destinadas exclusivamente a indivíduos acima de 50 anos estão se tornando cada vez mais comuns. Em 2014, 63% dos indivíduos com 65 anos ou mais viviam em 14 estados norte-americanos, com a maior quantidade deles na Califórnia, na Flórida, no Texas, em Nova York e na Pensilvânia (AoA, 2016). É importante para os idosos se sentirem parte de um grupo integrado; eles estão migrando para essas áreas em um esforço para alcançar essa integração. Esse fenômeno fornece corroboração adicional para a teoria da atividade do envelhecimento e para a importância do apego aos outros.

O emprego é outra área em que os idosos sofrem discriminação. Embora a aposentadoria compulsória tenha sido praticamente eliminada, ainda existe discriminação nas práticas de contratação e promoção. Muitos empregadores relutam em manter ou contratar trabalhadores de mais idade. É difícil determinar quanto da falha em contratar e promover resulta da discriminação baseada apenas na idade e quanto está relacionada com uma avaliação realista e justa da capacidade e eficiência do funcionário idoso. É verdade que alguns idosos podem ter um desempenho inferior aos trabalhadores mais jovens, mas há muitos que provavelmente podem fazer um trabalho *melhor* do que seus colegas mais jovens se tiverem a oportunidade. No entanto, pesquisas mostraram que alguns empregadores aceitam os estereótipos negativos sobre idosos e acreditam que os trabalhadores de mais idade são difíceis de agradar, teimam em não mudar, são menos produtivos, faltam com frequência e se envolvem em mais acidentes.

O *status* dos idosos pode melhorar com o tempo e à medida que sua quantidade aumentar com o envelhecimento dos *baby boomers*. Conforme os idosos ganham poder político, os benefícios e privilégios criados para essa faixa etária aumentam. Há poder nos números, e o século 21 promete poder para pessoas com 65 anos ou mais.

Aspectos sexuais do envelhecimento

A sexualidade e as necessidades sexuais dos idosos são frequentemente mal compreendidas, condenadas, estereotipadas, ridicularizadas, reprimidas e ignoradas. Os norte-americanos cresceram em uma sociedade que liberou a expressão sexual para todas as outras faixas etárias, mas ainda mantém certos padrões vitorianos em relação à expressão sexual dos idosos. Noções estereotipadas negativas em relação ao interesse e à atividade sexual são comuns. Algumas delas incluem conceitos de que os indivíduos de mais idade não têm interesse ou desejo sexual, que são sexualmente indesejáveis ou que são muito frágeis ou doentes demais para se envolver em atividades sexuais. Alguns indivíduos até acreditam que é nojento ou cômico considerar os idosos como seres sexuais.

Sem dúvida, esses estereótipos culturais desempenham um papel importante na percepção errônea que muitos indivíduos têm da sexualidade dos idosos. Esses estereótipos podem ser reforçados pela tendência comum dos jovens de negar a inevitabilidade do envelhecimento. Com saúde razoavelmente boa e um parceiro interessante e interessado, não há razão inerente para que os indivíduos não desfrutem de uma vida sexual ativa até os últimos anos de vida (King & Regan, 2013).

Alterações físicas associadas à sexualidade

Muitas das mudanças na sexualidade que ocorrem na terceira idade estão relacionadas com as mudanças físicas desse momento da vida.

Alterações na mulher

A menopausa pode começar a qualquer momento entre os 40 e início dos 50 anos de idade. Durante esse período, há um declínio gradual na função dos ovários e na subsequente produção de estrogênio, o que resulta em várias alterações. As paredes da vagina tornam-se finas e inelásticas, a vagina em si diminui em largura e comprimento e a quantidade de lubrificação vaginal diminui visivelmente. As contrações uterinas orgásticas podem se tornar espásticas. Todas essas alterações podem resultar em penetração dolorosa, queimação vaginal, dor pélvica ou irritação ao urinar. Em algumas mulheres, o desconforto pode ser grave o suficiente para fazê-las evitar relações sexuais. Paradoxalmente, é mais provável que esses sintomas ocorram em relações sexuais pouco frequentes (uma vez por mês ou menos). A atividade sexual regular e mais frequente resulta em maior capacidade de desempenho sexual (King & Regan, 2013). Outros sintomas associados à menopausa em algumas mulheres incluem ondas de calor, sudorese noturna, insônia, irritabilidade, alterações no humor, enxaqueca, incontinência urinária e ganho de peso.

Algumas mulheres na menopausa optam por fazer terapia de reposição hormonal (TRH) para aliviar esses sintomas. Com a terapia com estrogênio, os sintomas da menopausa são minimizados ou eliminados, mas esse tratamento está associado a um aumento no risco de câncer de mama e endometrial. Para combater esse último efeito, muitas mulheres também utilizam um segundo hormônio, a progesterona. Tomada por 7 a 10 dias durante o mês, a progesterona diminui o risco de câncer endometrial induzido pelo estrogênio. Alguns médicos prescrevem uma dose baixa de progesterona, que é tomada junto com o estrogênio durante todo o mês. Uma pílula combinada tomada dessa maneira também está disponível.

Os resultados da Women's Health Initiative, relatados no *Journal of the American Medical Association*, indicaram que a pílula combinada está associada a um risco aumentado de doença cardiovascular e câncer de mama. Foram relatados benefícios relacionados com o câncer de colo e osteoporose; no entanto, os pesquisadores interromperam esse ramo do estudo e sugeriram a interrupção desse tratamento. Em um estudo de seguimento de 3 anos dos participantes, os resultados mostraram que o aumento do risco de doença cardiovascular se dissipou com a descontinuação da terapia hormonal (Heiss et al., 2008).

Outros estudos indicaram que a TRH pode ter um efeito cardioprotetor, mas a revisão de literatura de Yang e Reckelhoff (2011) não fundamentou esse achado. Sua revisão cita outros estudos que sugerem que os riscos *versus* benefícios cardiovasculares podem estar associados à idade em que a TRH é iniciada. Um estudo mais recente da Women's Health Initiative relatou que seus achados não apoiam o uso da TRH na prevenção de doenças crônicas, mas indicam que a TRH pode ser benéfica em alguns tratamentos dos sintomas da menopausa (Manson et al., 2013). Controvérsias sobre a TRH e resultados conflitantes dos estudos continuam destacando a necessidade de continuar as pesquisas sobre esse tópico.

Alterações nos homens

A produção de testosterona declina gradualmente ao longo dos anos, começando entre os 40 e 60 anos. Uma grande mudança resultante dessa redução hormonal é que as ereções ocorrem de forma mais lenta e exigem estimulação genital mais direta. Também pode haver uma diminuição modesta na firmeza da ereção em homens com mais de 60 anos. A disfunção erétil é mais comum à medida que os homens envelhecem, mas muitas vezes pode ser gerenciada e, em alguns casos, revertida (National Institute on Aging, 2016). O período refratário aumenta com a idade, aumentando a quantidade de tempo após o orgasmo antes que o homem possa alcançar outra ereção. O volume e a força da ejaculação diminuem gradualmente. Os testículos se tornam um pouco menores, mas a maior parte dos homens continua produzindo esperma viável até a terceira idade. O controle prolongado da ejaculação em homens de meia-idade e idosos pode trazer maior satisfação sexual para ambos os parceiros.

Comportamento sexual no idoso

A frequência do coito nas fases iniciais do casamento e a quantidade geral de atividade sexual entre os 20 e 40 anos de idade se correlacionam significativamente com os padrões de frequência da atividade sexual durante o envelhecimento (Masters, Johnson & Kolodny, 1995). Embora o interesse e o comportamento sexual pareçam diminuir um pouco com a idade, estudos mostram que uma quantidade significativa de homens e mulheres idosos tem uma vida sexual ativa e satisfatória até os 80 anos. Uma pesquisa encomendada pela American Association of Retired Persons forneceu algumas informações reveladoras sobre as atitudes e comportamentos sexuais dos idosos. Algumas estatísticas da pesquisa estão resumidas na Tabela 34.1. As informações dessa pesquisa indicam claramente que a atividade sexual pode e continua bem após os 70 anos de idade em indivíduos saudáveis e ativos que têm oportunidades regulares de expressão sexual. King e Regan (2013) identificam que se um indivíduo tem atitudes saudáveis em relação à sexualidade e relacionamentos sexuais saudáveis na idade adulta mais jovem, provavelmente continuará tendo na terceira idade.

Questões especiais da população idosa

Aposentadoria

As estatísticas refletem que uma maior porcentagem de norte-americanos vive mais e muitos deles se aposentam mais cedo. Os motivos frequentemente apresentados para o crescente padrão de aposentadoria precoce incluem problemas de saúde, previdência social e outros benefícios de pensão, pacotes atraentes de "saída antecipada" oferecidos por empresas e planos de longa data (p. ex., transformar um hobby em uma atividade lucrativa). As pesquisas populacionais atuais do Bureau of Labor Statistics indicaram um aumento gradual entre 2004 e 2014 na porcentagem de adultos com 65 anos ou mais que adiaram a aposentadoria (Hipple, 2015). Embora muitos optem pela aposentadoria antecipada, a tendência geral parece ser que mais idosos continuem trabalhando.

Estudos mostram que 10 a 20% dos indivíduos retornam à força de trabalho após a aposentadoria (Cahill, Giandrea & Quinn, 2011). A reentrada é mais comum entre homens do que mulheres e entre indivíduos mais jovens e com boa saúde no momento da aposentadoria. As justificativas que as pessoas dão para voltar ao trabalho incluem as reações negativas ao se aposentar, a sensação de improdutividade, as dificuldades econômicas e a solidão. As recentes desacelerações nas condições econômicas obrigaram muitos aposentados a procurar emprego para aumentar os recursos cada vez menores da aposentadoria.

A aposentadoria tem implicações sociais e econômicas para os idosos. O papel é repleto de ambiguidade e requer muitas adaptações por parte dos envolvidos.

Implicações sociais

Em princípio, a aposentadoria muitas vezes é antecipada como uma conquista, mas é recebida com muitos sentimentos contraditórios quando ela por fim ocorre. A sociedade atual dá muita importância à produtividade, a ganhar o máximo de dinheiro possível e a fazê-lo quanto mais jovem for possível. Esses tipos de valores contribuem para a ambiguidade associada à aposentadoria. Embora o lazer tenha sido reconhecido como uma recompensa legítima para os trabalhadores, historicamente o lazer durante a aposentadoria carece do mesmo valor social. O ajuste a esse evento do ciclo de vida se torna mais difícil diante dos valores sociais que estão em conflito direto com o novo estilo de vida.

Historicamente, muitas mulheres obtêm uma parte substancial da sua autoestima de suas famílias – dando à luz, criando os filhos e sendo uma "boa mãe". Da mesma maneira, muitos homens alcançam a autoestima por meio de atividades relacionadas com o trabalho – criatividade, produtividade e ganho de dinheiro. Com o término dessas atividades, pode ocorrer uma perda na autoestima, resultando em depressão em alguns indivíduos que não conseguem se adaptar de forma satisfatória. O bem-estar na aposentadoria está vinculado a fatores como *status* de saúde estável e acesso a serviços de saúde, renda adequada, capacidade de perseguir novos objetivos ou atividades, rede social ampliada de familiares e amigos e satisfação com as condições de vida atuais (Murray et al., 2009).

A sociedade norte-americana geralmente identifica um indivíduo por sua ocupação. Isso se reflete nas conversas de pessoas que se conhecem pela primeira vez. Sem dúvida, quase todo mundo já perguntou ou foi questionado em algum momento: "O que você faz?" ou "Onde trabalha?". A ocupação determina o *status* e a aposentadoria representa uma mudança significativa nesse *status*. A ambiguidade básica da aposentadoria ocorre na definição de um indivíduo ou sociedade em relação a essa mudança. A aposentadoria foi voluntária ou involuntária? Foi desejada ou indesejada? O *status* de alguém melhorou ou piorou com a mudança? Com o crescimento da população de idosos, aposentadoria *versus* permanência na força de trabalho continuará sendo uma questão importante para essa faixa etária. Claramente, este é um evento importante da vida, que requer planejamento e expectativas realistas de mudanças na vida.

Implicações econômicas

Como a aposentadoria geralmente está associada a uma redução de 20 a 40% na renda pessoal, o padrão de vida após a aposentadoria pode ser afetado de forma

TABELA 34.1 Sexualidade na meia-idade e além.	IDADE (EM ANOS)	HOMENS (%)	MULHERES (%)
Faz sexo pelo menos 1 vez/semana	45 a 49	50	26
	50 a 59	41	32
	60 a 69	24	24
	70+	15	5
Relata estar muito satisfeito com o relacionamento físico	45 a 49	60	48
	50 a 59	50	40
	60 a 69	52	41
	70+	26	27
Relata estar muito satisfeito com o relacionamento emocional	45 a 49	26	37
	50 a 59	32	23
	60 a 69	28	29
	70+	20	24
Relata que a atividade sexual é importante para sua qualidade de vida geral	45 a 49	69	33
	50 a 59	65	28
	60 a 69	55	33
	70+	46	12
Acredita que não há nada de errado com o sexo extraconjugal	45 a 49	88	86
	50 a 59	91	75
	60 a 69	80	71
	70+	68	61
Descreve seus parceiros como fisicamente atraentes	45 a 49	50	60
	50 a 59	53	48
	60 a 69	58	58
	70+	51	48
Relata ter um orgasmo sempre ou geralmente com a relação sexual	45 a 49	95	70
	50 a 59	88	64
	60 a 69	91	59
	70+	82	61
Relata ter disfunção erétil	45 a 49	6	
	50 a 59	16	
	60 a 69	29	
	70+	48	
Relata ter usado remédios, hormônios ou outros tratamentos para melhorar o desempenho sexual	45 a 49	7	9
	50 a 59	12	16
	60 a 69	14	14
	70+	13	13
O que melhoraria sua vida sexual?	Todas	Melhor saúde para si; o parceiro inicia o sexo com mais frequência; menos estresse	Menos estresse; melhor saúde para si e para o parceiro; encontrar um parceiro

Adaptada de: 2010 May AARP Research Survey on Sex, Romance, and Relationships: AARP Survey of Midlife and Older Adults by Linda Fisher with the Assistance of Gretchen Anderson, Matrika Chapagain, Xenia Montenegro, James Smoot, Amishi Takalkar. Copyright 2010 AARP. Todos os direitos reservados.

negativa. A maior parte dos idosos obtém renda pós-aposentadoria de uma combinação de benefícios da previdência social, pensões públicas e privadas e renda de economias ou investimentos.

O Social Security Act, de 1935, prometeu assistência à segurança financeira de idosos. Desde então, a legislação original foi modificada, mas a filosofia básica permanece intacta. Sua eficácia, no entanto, agora está em questão. Diante dos *deficits*, o programa está sendo forçado a pagar os benefícios aos aposentados de hoje usando recursos tanto dos fundos de reserva quanto do dinheiro que está sendo coletado hoje em dia. Existe uma preocupação genuína com as gerações futuras, quando pode não haver fundos de reserva para sacar.

Como muitos dos programas que beneficiam os idosos dependem de contribuições da população mais jovem, a crescente proporção de norte-americanos mais velhos em relação aos mais jovens pode afetar a capacidade da sociedade de fornecer os bens e serviços necessários para atender a essa demanda em expansão.

O **Medicare** e o **Medicaid** foram estabelecidos pelo governo dos EUA para fornecer benefícios de assistência médica a cidadãos idosos e em situação de vulnerabilidade. O programa Medicaid é financiado em conjunto pelos governos estaduais e federais, e sua cobertura varia significativamente de um estado para outro. O Medicare cobre apenas uma porcentagem dos custos de saúde; portanto, para reduzir o risco relacionado com gastos fora do orçamento, muitos idosos se unem a planos privados de "medigap", projetados para cobrir custos além daqueles aprovados pelo Medicare.

A magnitude dos ganhos com a aposentadoria depende quase por completo dos rendimentos pré-aposentadoria. Os pobres permanecerão pobres e é improvável que os ricos reduzam seu *status* durante a aposentadoria; no entanto, para muitos da classe média, as fontes de renda relativamente fixas podem ser inadequadas, talvez forçando-os a enfrentar dificuldades financeiras pela primeira vez em suas vidas.

Cuidados prolongados

As instituições de cuidados prolongados são definidas pelo nível de cuidados que prestam. Podem ser casas de saúde especializadas, instituições de cuidados intermediários ou uma combinação dos dois. Algumas instituições prestam cuidados de convalescência a indivíduos em recuperação de doenças ou lesões agudas, algumas prestam cuidados prolongados a indivíduos com doenças ou deficiências crônicas e outros ainda prestam os dois tipos de assistência.

A maior parte dos idosos prefere permanecer em suas próprias casas ou nas casas de familiares pelo tempo que for possível sem deterioração dos padrões familiares ou sociais. Muitos idosos são colocados em instituições como último recurso, somente depois de esforços heroicos para mantê-los na própria casa ou na casa de um parente. A crescente ênfase nos cuidados de saúde domiciliares prolongou o período de independência dos idosos.

Menos de 4% da população com 65 anos ou mais vive em casas de saúde. A porcentagem aumenta drasticamente com a idade, variando de 1% para indivíduos de 65 a 74 anos e 3% para indivíduos de 75-84-10% para indivíduos de 85 anos ou mais (AoA, 2016). Um perfil do idoso "típico" que mora em uma casa de saúde é o de uma mulher com cerca de 80 anos, branca e viúva, com várias condições crônicas de saúde.

Fatores de risco para a institucionalização

Ao determinar quem na sociedade atual precisará de cuidados prolongados, identificaram-se vários fatores que parecem colocar os indivíduos em risco. Os fatores de risco a seguir são levados em consideração para predizer a potencial necessidade desses serviços e estimar custos futuros.

Idade

Como as pessoas envelhecem de maneiras muito diferentes e a gama de diferenças se torna maior com o passar do tempo, a idade está se tornando uma característica menos relevante do que era antes. No entanto, em razão da alta prevalência de condições crônicas de saúde e deficiências e à maior chance de diminuição dos apoios sociais associados com o avanço da idade, a população de 65 anos ou mais é frequentemente vista como um importante grupo-alvo de cuidados prolongados.

Saúde

O nível de funcionamento, determinado pela capacidade de realizar vários comportamentos ou atividades – como banho, alimentação, mobilidade, preparo de refeições, lidar com finanças, capacidade de julgamento e memória –, é um fator de risco mensurável. A necessidade de assistência contínua de outra pessoa é crítica para determinar a necessidade de cuidados prolongados.

Status *da saúde mental*

Os problemas de saúde mental são fatores de risco na avaliação da necessidade de cuidados prolongados. Muitos sintomas associados a certos transtornos mentais (especialmente a disfunção cognitiva), como perda de memória, julgamento prejudicado, intelecto prejudicado e desorientação, tornariam o indivíduo incapaz de atender às demandas da vida diária de maneira independente.

Fatores socioeconômicos e demográficos

A baixa renda geralmente está associada a maiores problemas de saúde física e mental entre os idosos. Como muitos idosos têm finanças limitadas, são menos capazes de adquirir recursos de assistência disponíveis fora das instituições (p. ex., assistência médica domiciliar), embora o Medicare e o Medicaid agora contribuam com uma quantia limitada para esse tipo de assistência não institucionalizada.

As mulheres estão em maior risco de serem institucionalizadas do que os homens, não porque são menos saudáveis, mas porque tendem a viver mais e, portanto, alcançam a idade em que ocorrem mais comprometimentos funcionais e cognitivos. Elas também são mais propensas a ficar viúvas. Os brancos têm uma maior taxa de institucionalização do que os não brancos. Isso pode estar relacionado com influências culturais e financeiras.

Estado civil, condições de vida e a rede informal de apoio

Dentre todos os indivíduos com incapacidade, indivíduos casados e que vivem com um cônjuge são os que têm menor probabilidade de serem institucionalizados. Aqueles que moram sozinhos, que não têm recursos para receber atendimento domiciliar e que têm pouco ou nenhum parente morando próximo para prestar cuidados informais estão em maior risco de institucionalização.

Fatores atitudinais

Muitos indivíduos temem a ideia de visitar uma casa de saúde, quanto mais mudar-se para uma ou colocar um parente lá. Existem percepções negativas em relação às casas de saúde, que muitos consideram um "lugar para morrer". A imagem passada pela mídia e a subsequente reputação das casas de saúde não foram positivas. Histórias de atendimento precário e maus-tratos aos residentes assustaram o setor, dificultando que instituições limpas, bem-gerenciadas e que fornecem atendimento inovador e de qualidade aos seus residentes superassem o estigma.

Os conselhos de licenciamento estaduais e nacionais realizam inspeções periódicas para garantir que os padrões estabelecidos pelo governo federal sejam atendidos. Esses padrões abordam a qualidade do atendimento ao paciente, bem como a adequação das instalações da casa de saúde. No entanto, muitos idosos e suas famílias ainda acham que as casas de saúde são um lugar para morrer; o fato de muitas dessas instituições estarem mal equipadas, com pouco pessoal e desorganizadas mantém viva essa percepção da sociedade. No entanto, existem muitas casas de saúde excelentes nos EUA, que se esforçam para ir além dos regulamentos federais mínimos para reembolso do Medicaid e do Medicare. Além dos serviços médicos, de enfermagem, de reabilitação e odontológicos, são oferecidos serviços sociais e de lazer para aumentar a qualidade de vida dos idosos que vivem no local. Essas atividades incluem jogo de cartas, bingo e outros jogos; festas; atividades de igreja; livros; televisão; filmes; e artes, artesanato e outras aulas. Algumas casas de saúde fornecem aconselhamento profissional e ocupacional. Essas instituições se esforçam para aumentar as oportunidades de melhorar a qualidade de vida e para se tornarem "lugares para se viver" em vez de "lugares para se morrer."

Maus-tratos ao idoso

Os maus-tratos ao idoso são uma modalidade grave de violência familiar. Estatísticas em relação à prevalência desse tipo de violência são difíceis de determinar. Estima-se que, todo ano, até 2 milhões de idosos nos EUA sejam vítimas de maus-tratos (Stark, 2012). No entanto, os dados sugerem que apenas cerca de 84% desses casos são relatados às autoridades. Em geral, o agressor é um parente que mora com o idoso e pode ser o seu cuidador responsável. Cuidadores que tipicamente tendem a ser agressores de idosos foram descritos por Murray e colaboradores (2009) como aqueles sob estresse econômico, usuários de substâncias psicoativas, aqueles que foram vítimas de violência familiar prévia e aqueles que estão exaustos e frustrados pela função de cuidador. Os fatores de risco identificados para vítimas de maus-tratos incluem ser uma mulher branca com 70 anos ou mais, ter deficiência mental ou física, ser incapaz de atender às suas necessidades diárias de autocuidado e ter necessidades de cuidado que excedem a capacidade do cuidador.

Os maus-tratos ao idoso podem ser psicológicos, físicos ou financeiros. A negligência pode ser intencional ou não intencional. Os maus-tratos psicológicos incluem gritos, insultos, comandos grosseiros, ameaças, silêncio e isolamento social. Os abusos físicos são descritos como golpes, empurrões, espancamento ou contenção. A exploração financeira se refere ao uso indevido ou roubo de dinheiro, propriedades ou bens materiais. Negligenciar implica não atender as necessidades físicas de um indivíduo que não pode fazê-lo de maneira independente. A negligência não intencional é inadvertida, enquanto a negligência intencional é deliberada. Além disso, os idosos podem ser vítimas de maus-tratos sexuais, que é a intimidade sexual entre duas pessoas que ocorre sem o consentimento de um dos indivíduos envolvidos. Outro tipo de maus-tratos, o chamado **granny-dumping** (que literalmente significa "despejar a avó"), envolve o abandono de idosos em prontos-socorros, casas de saúde ou outras instituições – literalmente deixando-os nas mãos de outras pessoas quando a tensão de cuidar se torna intolerável. Os diferentes tipos de maus-tratos ao idoso estão resumidos no Boxe 34.1.

As vítimas idosas geralmente minimizam os maus-tratos ou negam que ele tenha ocorrido. O idoso pode não estar disposto a divulgar informações em razão do medo de retaliação, do constrangimento com a ocorrência de maus-tratos na família, da proteção em relação a um membro da família ou da falta de vontade de instaurar uma ação legal. Além disso, somada à falta de vontade de denunciar está o fato de que os idosos enfermos costumam ficar isolados; portanto, é menos provável que seus maus-tratos sejam notados por aqueles que podem estar alertas aos sintomas de violência. Por esses motivos, a detecção de maus-tratos em idosos é no mínimo difícil.

Fatores que contribuem para os maus-tratos

Diversos fatores contribuintes foram implicados nos maus-tratos ao idoso.

Vida mais longa

A faixa etária de 65 anos ou mais se tornou o segmento que mais cresce na população. Nesse segmento, a quantidade de idosos com mais de 75 anos aumentou mais rapidamente. Espera-se que essa tendência continue até

BOXE 34.1 Exemplos de maus-tratos ao idoso.

Maus-tratos físicos
Bater, golpear, espancar
Empurrar
Ferir
Cortar
Conter

Maus-tratos psicológicos
Gritar
Insultar, chamar de nomes pejorativos
Usar comandos grosseiros
Ameaçar
Ignorar, manter silêncio, isolamento social
Privação de afeto

Negligência (intencional ou não)
Privar de alimentos e água
Aquecimento inadequado
Roupas e lençóis imundos
Falta de medicamentos necessários
Falta de óculos, aparelhos auditivos, próteses dentárias

Exploração financeira
Uso indevido da renda do idoso pelo cuidador
Forçar o idoso a assinar acordos financeiros com outra pessoa contra sua vontade ou sem conhecimento suficiente sobre a transação

Abuso sexual
Molestação sexual; estupro
Qualquer tipo de intimidade sexual contra a vontade do idoso

De: Murray, R.B., Zentner, J.P., & Yakimo, R. (2009). *Health promotion strategies through the life span* (8a ed.). Upper Saddle River, NJ: Prentice Hall; Sadock, B.J., Sadock, V.A., & Ruiz, P. (2015). *Synopsis of psychiatry: Behavioral sciences/clinical psychiatry* (11a ed.). Philadelphia: Lippincott Williams & Wilkins.

o século 21. A faixa etária de 75 anos ou mais é a que apresenta maior probabilidade de apresentar deficiência física ou mental, necessitando de assistência e cuidado dos familiares. Esse grupo também é o mais vulnerável a maus-tratos por parte dos cuidadores.

Dependência

A dependência parece ser a precondição mais comum nos maus-tratos domésticos. Alterações associadas ao envelhecimento normal ou induzidas por doenças crônicas em geral resultam em perda da autossuficiência no idoso, exigindo que ele se torne dependente de outro indivíduo para assistência na vida diária. A vida longa também pode consumir as finanças a tal ponto que o idoso se torna financeiramente dependente de outra pessoa. Esse tipo de dependência também aumenta a vulnerabilidade do idoso aos maus-tratos.

Estresse

O estresse inerente ao papel de cuidador é um elemento na maior parte dos casos de maus-tratos. Alguns médicos acreditam que os maus-tratos ao idoso resultam de uma psicopatologia individual ou familiar. Outros sugerem que mesmo familiares psicologicamente saudáveis podem se tornar agressores como resultado do cansaço e do estresse agudo causados pelas esmagadoras responsabilidades do cuidar. Isso é composto de uma faixa etária que foi apelidada de "geração sanduíche" – aqueles indivíduos que optaram por adiar a gestação e que agora estão em um momento de suas vidas em que estão "imprensados" entre cuidar de seus filhos e cuidar de seus pais idosos.

Violência aprendida

Crianças que sofreram maus-tratos ou testemunharam pais violentos e abusivos têm maior probabilidade de evoluir para adultos abusivos. Em algumas famílias, o comportamento abusivo é a resposta normal à tensão ou ao conflito, de modo que esse tipo de comportamento pode ser transmitido de uma geração para outra. Pode haver conflitos familiares não resolvidos ou retaliação por maus-tratos anteriores que promovam e estimulem os maus-tratos ao idoso.

Identificação dos maus-tratos ao idoso

Como muitos idosos relutam em denunciar maus-tratos pessoais, os profissionais da saúde devem ser capazes de detectar sinais de maus-tratos quando estiverem em condições de fazê-lo. O Boxe 34.1 listou os vários tipos de maus-tratos ao idoso. Foram identificadas as seguintes manifestações das várias categorias de maus-tratos (Koop, 2012; Murray et al., 2009):

- Os indicadores de maus-tratos psicológicos incluem uma ampla gama de comportamentos, como os sintomas associados à depressão, abstinência, ansiedade, distúrbios do sono e aumento da confusão mental ou da agitação
- Os indicadores de maus-tratos físicos podem incluir hematomas, vergões, lacerações, queimaduras, perfurações, evidências de puxões de cabelos e luxações e fraturas ósseas
- A negligência pode se manifestar como fome consistente, falta de higiene, roupas inadequadas, falta constante de supervisão, fadiga ou apatia constante, problemas físicos, necessidades médicas não atendidas ou abandono
- Pode-se suspeitar de abuso sexual quando o idoso apresenta dor ou prurido na área genital; hematomas ou sangramento na genitália externa, na área vaginal ou na região anal; ou doença sexualmente transmissível inexplicada
- A exploração financeira pode estar ocorrendo quando houver uma disparidade óbvia entre os ativos e a satisfação das condições de vida ou quando o idoso se queixa de uma repentina falta de fundos para custear as despesas diárias.

Os profissionais da saúde geralmente se sentem intimidados ao confrontar casos de maus-tratos ao idoso. Nesses casos, o encaminhamento para um indivíduo com experiência no gerenciamento de vítimas de tais maus-tratos pode ser a abordagem mais eficaz para avaliação e intervenção. Os profissionais da saúde são responsáveis por denunciar suspeitas de maus-tratos ao idoso. Uma investigação é então conduzida pelas agências reguladoras, cujo trabalho é determinar se as suspeitas são corroboradas. Deve-se fazer todo o esforço para garantir a segurança do paciente, mas é importante lembrar que um idoso capacitado tem o direito de escolher suas opções de assistência médica. Por mais inapropriado que possa parecer, alguns idosos optam por retornar à situação abusiva. Nesse caso, ele deve receber nomes e números de telefone para solicitar assistência, se necessário. Um representante de serviços de proteção do adulto deve realizar uma visita de acompanhamento.

É necessário aumentar os esforços no sentido de garantir que os profissionais da saúde recebam treinamento abrangente na detecção e intervenção em casos de maus-tratos ao idoso. São necessárias mais pesquisas para aumentar o conhecimento e a compreensão do fenômeno dos maus-tratos ao idoso e, por fim, efetuar estratégias mais sofisticadas de prevenção, intervenção e tratamento.

Suicídio

Embora as pessoas com 65 anos ou mais representem apenas 14,1% da população dos EUA, elas representam uma porcentagem desproporcionalmente alta de indivíduos que morrem por suicídio. A maior quantidade de suicídios (19,3%) ocorreu entre indivíduos de 85 anos ou mais (American Foundation for Suicide Prevention, 2016). O grupo especialmente em risco parece ser o de homens brancos com mais de 65 anos de idade, com risco cinco vezes maior de suicídio do que a população em geral (Sadock et al., 2015). Os fatores predisponentes são solidão, problemas financeiros, doenças físicas, perdas e depressão.

O aumento do isolamento social pode ser um fator que contribui para o suicídio entre os idosos. A quantidade de idosos que são divorciados, viúvos ou que moram sozinhos aumentou; e ser viúvo está associado a um maior risco de depressão e suicídio (Sadock et al., 2015).

Muitos idosos expressam sintomas associados à depressão que nunca são reconhecidos como tais, particularmente sintomas somáticos. Qualquer sinal de desamparo ou desesperança deve levar a uma avaliação do risco de suicídio usando perguntas claras e, muitas vezes, fechadas para obter uma resposta específica. Isso inclui:

- Você já pensou em se machucar ou em tirar a própria vida?
- Você tem um plano para se machucar?
- Você já agiu de acordo com esse plano?
- Você já tentou o suicídio?

Os componentes da intervenção com um idoso suicida devem incluir demonstrações de genuína preocupação, interesse e cuidado; indicações de empatia por seus medos e preocupações; e ajudar a identificar, esclarecer e formular um plano de ação para lidar com a questão não resolvida. Se o comportamento do idoso parecer particularmente letal, deve-se providenciar cobertura e contato adicionais da família ou da equipe para evitar o isolamento.

Aplicação do processo de enfermagem

Avaliação

A avaliação do idoso pode seguir a mesma estrutura usada para todos os adultos, mas levando em consideração as possíveis alterações biológicas, psicológicas, socioculturais e sexuais que ocorrem no processo normal de envelhecimento descritas antes neste capítulo. Em nenhuma outra área da enfermagem é mais importante praticar a enfermagem holística do que com os idosos. Essa população provavelmente tem vários problemas físicos que contribuem para problemas em outras áreas de suas vidas. Claro, esses componentes não podem ser abordados como entidades separadas. Cuidar do idoso é um processo desafiador e multifacetado, em razão das múltiplas mudanças que ocorrem nesse momento do ciclo da vida e da maneira como cada mudança afeta todos os aspectos do indivíduo.

Várias considerações são únicas na avaliação do idoso. A avaliação dos processos de pensamento do idoso é uma responsabilidade primária. O conhecimento sobre a presença e extensão da desorientação ou confusão mental influenciará a maneira como o enfermeiro aborda os cuidados ao idoso.

Informações sobre a capacidade sensorial também são muito importantes. Como a perda auditiva é comum, o enfermeiro deve diminuir o tom e a intensidade da voz ao se dirigir ao idoso. Ficar de frente para o paciente ao falar com ele facilita a comunicação. Deve-se fazer perguntas que exijam uma sentença declarativa em resposta; dessa maneira, o enfermeiro pode avaliar a capacidade do paciente de usar as palavras corretamente. Pode-se determinar a acuidade visual avaliando a adaptação ao escuro, a correspondência de cores e a percepção do contraste de cores. O conhecimento sobre esses aspectos da acuidade sensorial é essencial no desenvolvimento de um plano de cuidados eficaz.

O enfermeiro deve estar familiarizado com as alterações físicas normais associadas ao processo de envelhecimento. Seguem exemplos de algumas dessas alterações:

- Resposta menos eficaz a alterações na temperatura ambiente, resultando em hipotermia
- Redução do consumo de oxigênio e da quantidade de sangue bombeado pelo coração, resultando em anoxia ou hipoxia
- Perda de massa muscular óssea e fraqueza, resultando em dificuldades com a mobilidade física
- Reflexos de tosse e laríngeo limitados, resultando em risco de aspiração
- Desmineralização óssea, resultando em fratura espontânea
- Diminuição da motilidade gastrintestinal, resultando em constipação intestinal
- Diminuição da capacidade de interpretar estímulos dolorosos, resultando em risco de lesão.

As alterações psicológicas comumente associadas ao envelhecimento são as seguintes:

- Luto prolongado e exagerado, resultando em depressão
- Alterações físicas, resultando em imagem corporal perturbada
- Alterações no *status*, resultando em perda do amor-próprio.

Essa lista está longe de incluir todas as opções. O enfermeiro deve considerar muitas outras alterações em sua avaliação do paciente. O conhecimento da capacidade funcional do indivíduo é essencial para determinar as necessidades fisiológicas, psicológicas e sociológicas do idoso. A idade por si só não induz à ocorrência de todas essas mudanças. O processo de envelhecimento progride em uma ampla diversidade de variações, e cada paciente deve ser avaliado como um indivíduo único.

Diagnóstico de enfermagem e identificação de resultados

Praticamente qualquer diagnóstico de enfermagem pode ser aplicável ao paciente idoso, dependendo de suas necessidades específicas de assistência. Com base nas alterações normais que ocorrem em idosos, pode-se considerar os seguintes diagnósticos de enfermagem:

Diagnósticos relacionados com a parte fisiológica

- Risco de trauma relacionado a confusão mental, desorientação, fraqueza muscular, fraturas espontâneas e quedas
- Hipotermia relacionada à perda de tecido adiposo sob a pele, evidenciada por aumento da sensibilidade ao frio e temperatura corporal abaixo de 37°C
- Débito cardíaco diminuído relacionado com a redução na eficiência miocárdica secundária a alterações decorrentes da idade, evidenciado por diminuição na tolerância às atividades e declínio na reserva energética
- Padrão respiratório ineficaz relacionado com o aumento no tecido fibroso e perda da elasticidade no tecido pulmonar, evidenciada por dispneia e intolerância à atividade física
- Risco de aspiração relacionado com a diminuição nos reflexos de tosse e laríngeo
- Mobilidade física prejudicada relacionada com a perda e fraqueza muscular, evidenciada por necessidade de assistência à deambulação
- Nutrição desequilibrada: menor do que as necessidades corporais, relacionada com a absorção ineficiente do trato gastrintestinal, dificuldade em mastigar e engolir, anorexia e dificuldade em se alimentar, evidenciada por síndrome de emaciação, anemia e perda de peso
- Constipação intestinal relacionada com a diminuição da motilidade; dieta inadequada; atividade física ou exercício insuficiente, evidenciado por diminuição dos sons intestinais; fezes duras e formadas; ou esforço para evacuar
- Incontinência urinária de esforço relacionada com alterações degenerativas nos músculos pélvicos e suportes estruturais associados com o aumento da idade, evidenciada por gotejamentos relatados ou observados, com aumento da pressão abdominal ou frequência urinária
- Retenção urinária relacionada com o aumento da próstata, evidenciada por distensão vesical, urinar pequenas quantidades com frequência e incontinência por gotejamento ou transbordamento
- Percepção sensorial perturbada relacionada com alterações decorrentes da idade na transmissão sensorial, evidenciada por uma diminuição na acuidade visual, perda auditiva, sensibilidade diminuída ao paladar e ao olfato ou aumento do limiar de toque (esse diagnóstico foi retirado pela NANDA-I, mas mantido neste livro em razão da sua adequação aos comportamentos específicos descritos)
- Insônia relacionada com o declínio cognitivo decorrente da idade, diminuição na capacidade de dormir ("deterioração do sono") ou medicamentos, evidenciada por sono interrompido, despertar precoce ou adormecer durante o dia
- Dor crônica relacionada com alterações degenerativas nas articulações, evidenciada por verbalização de dor ou hesitação em usar articulações que recebem descarga de peso
- *Deficit* no autocuidado (especifique) relacionado com a fraqueza, confusão mental ou desorientação, evidenciado pela incapacidade de alimentar-se, manter a higiene, vestir-se ou arrumar-se sozinho ou usar o banheiro sem assistência
- Risco de integridade da pele prejudicada relacionado com alterações no estado nutricional, circulação, sensibilidade ou mobilidade.

Diagnósticos relacionados com a parte psicossocial

- Processos de pensamento perturbados relacionados com alterações decorrentes da idade que resultam em anoxia cerebral, evidenciada por perda da memória a curto prazo, confusão mental ou desorientação (esse diagnóstico foi retirado pela NANDA-I, mas mantido neste livro em razão da sua adequação aos comportamentos específicos descritos)
- Luto complicado relacionado com a sobrecarga de lutos, evidenciado por sintomas de depressão
- Risco de suicídio relacionado com o humor deprimido e sentimentos de baixa autoestima
- Impotência relacionada com o estilo de vida de desamparo e dependência dos outros, evidenciada por humor deprimido, apatia ou expressões verbais de não ter controle ou influência sobre a sua situação de vida
- Baixa autoestima relacionada com a perda do *status* de pré-aposentadoria, evidenciada pela verbalização de sentimentos negativos sobre si e sobre a vida
- Medo relacionado com o receio de ser colocado em uma casa de saúde, evidenciado por sintomas de ansiedade grave e declarações como "As casas de saúde são lugares onde se vai para morrer"
- Imagem corporal perturbada relacionada com as mudanças decorrentes da idade na pele, no cabelo e na distribuição de gordura, evidenciadas por verbalização de sentimentos negativos sobre o corpo
- Padrão de sexualidade ineficaz relacionado com a dor associada à secura vaginal, evidenciado por relato de insatisfação com a diminuição da frequência de relações sexuais
- Disfunção sexual relacionada com fármacos (p. ex., anti-hipertensivos) evidenciada por incapacidade de alcançar uma ereção
- Isolamento social relacionado com a dependência total dos outros, evidenciada por expressão de inadequação ou ausência de significado na vida
- Risco de trauma (maus-tratos ao idoso) relacionado com a tensão do papel de cuidador
- Tensão do papel de cuidador relacionada com a gravidade e duração da doença do receptor de cuidados; falta de descanso e recreação para o cuidador, evidenciada por sentimentos de estresse no relacionamento com o cuidador; sentimentos de depressão e raiva; ou conflito familiar em torno de questões relacionadas com a prestação de cuidados.

Critérios de resultado

É possível utilizar os seguintes critérios para avaliar os resultados obtidos a partir dos cuidados prestados aos pacientes idosos.

O paciente:

- Não se feriu
- Mantém orientação à realidade consistente com o nível cognitivo de funcionamento
- Gerencia os próprios autocuidados com assistência
- Expressa sentimentos positivos sobre si mesmo, sobre suas realizações pregressas e esperança em relação ao futuro
- Compensa de maneira adaptativa a percepção sensorial diminuída.

O cuidador:

- É capaz de resolver com eficácia problemas relacionados aos cuidados do paciente idoso
- Demonstra estratégias adaptativas de enfrentamento para lidar com a tensão do papel de cuidador
- Expressa abertamente seus sentimentos
- Expressa o desejo de participar de um grupo de apoio com outros cuidadores.

Planejamento e implementação

Na Tabela 34.2 apresentam-se os diagnósticos de enfermagem selecionados para o paciente idoso. Incluem-se critérios de resultado, intervenções de enfermagem e justificativas apropriadas para cada um.

A **terapia de reminiscência** é especialmente útil para o paciente idoso. Essa intervenção terapêutica é detalhada no Boxe 34.2.

Reavaliação

Realiza-se a revisão para determinar se as ações de enfermagem foram bem-sucedidas em alcançar as metas do cuidado. A reavaliação das ações de enfermagem para o paciente idoso pode ser facilitada por meio da coleta de informações usando os seguintes tipos de perguntas:

- O paciente não teve lesões decorrentes de quedas, queimaduras ou outros meios aos quais é vulnerável por causa da idade?
- Os cuidadores são capazes de verbalizar meios de proporcionar um ambiente seguro para o paciente?
- O paciente mantém a orientação à realidade de maneira ideal ao seu funcionamento cognitivo?
- O paciente é capaz de distinguir entre o pensamento baseado na realidade e o não baseado na realidade?
- Os cuidadores são capazes de verbalizar maneiras de orientar o paciente à realidade, conforme necessário?
- O paciente é capaz de realizar atividades de autocuidado independentemente do seu nível ideal de funcionamento?
- O paciente procura ajuda para os aspectos do autocuidado que ele é incapaz de executar de maneira independente?

TABELA 34.2 Plano de cuidados para o paciente idoso.

DIAGNÓSTICO DE ENFERMAGEM: RISCO DE TRAUMA

RELACIONADO COM: Confusão mental, desorientação, fraqueza muscular, fraturas espontâneas, quedas

Critério de resultado	Intervenções de enfermagem	Justificativa

Meta a curto prazo:
• O paciente pede assistência ao deambular ou ao realizar outras atividades
• O paciente não se fere.
 	
Meta a longo prazo:
• O paciente não se fere.
	1. Pode-se instituir as seguintes medidas:
	  a. Organizar os móveis e outros itens do quarto para acomodar as deficiências do paciente.
	  b. Armazenar itens usados com frequência em locais de fácil acesso.
	  c. Manter o leito em uma posição não elevada. Colocar grades laterais e cabeceiras acolchoadas se o paciente tiver histórico de convulsões. Elevar as grades do leito quando o paciente estiver deitado (se permitido pela política institucional).
	  d. Atribuir ao paciente um quarto próximo ao posto de enfermagem; observar com frequência.
	  e. Ajudar o paciente a deambular.
	  f. Manter uma luz fraca acesa à noite.
	  g. Se o paciente for tabagista, deve-se manter cigarros e isqueiro ou fósforos no posto de enfermagem e entregá-los ao paciente apenas quando houver alguém para ficar com ele enquanto ele estiver fumando.
	  h. Orientar frequentemente o paciente em relação ao local, ao tempo e à situação.
	  i. Podem ser necessárias restrições leves se o paciente estiver muito desorientado e hiperativo.
		1. Garantir a segurança do paciente.

DIAGNÓSTICO DE ENFERMAGEM: PROCESSO DE PENSAMENTO PREJUDICADO

RELACIONADO COM: Alterações relacionadas com a idade, que resultam em anoxia cerebral

EVIDENCIADO POR: Perda da memória a curto prazo, confusão mental ou desorientação

Critério de resultado	Intervenções de enfermagem	Justificativa
Meta a curto prazo: • O paciente aceita explicações sobre interpretações imprecisas do ambiente em (prazo a ser determinado com base na condição do paciente). Meta a longo prazo: • O paciente interpreta o ambiente com precisão e mantém a orientação em relação à realidade da melhor maneira possível.	1. Orientar o paciente à realidade com frequência. Usar relógios e calendários com números grandes e fáceis de ler. Notas e sinais grandes e em negrito podem ser úteis como lembretes. Permitir que o paciente tenha objetos pessoais. 2. Usar explicações simples. Interagir com o paciente de frente para ele. Falar devagar e não gritar. 3. Desencorajar a ruminação sobre pensamentos ilusórios. Falar sobre eventos reais e pessoas reais. 4. Monitorar se há efeitos adversos de fármacos.	1. Ajuda a manter a orientação e auxilia na memória e no reconhecimento. 2. Facilita a compreensão. Gritos podem causar desconforto e, em alguns casos, provocar raiva. 3. A ruminação promove a desorientação. A orientação à realidade aumenta o senso de autoestima e dignidade pessoal. 4. As alterações fisiológicas que ocorrem em idosos podem alterar a resposta do corpo a determinados fármacos. Efeitos tóxicos podem intensificar processos de pensamento prejudicado.

(continua)

TABELA 34.2 Plano de cuidados para o paciente idoso. (continuação)

DIAGNÓSTICO DE ENFERMAGEM: *DEFICIT* **NO AUTOCUIDADO (ESPECIFICAR)**

RELACIONADO COM: Fraqueza, desorientação, confusão mental ou *deficit* de memória

EVIDENCIADO POR: Incapacidade de realizar atividades de vida diária (AVD)

Critério de resultado	Intervenções de enfermagem	Justificativa
Meta a curto prazo: • O paciente participa das AVD com assistência do cuidador. Metas a longo prazo: • O paciente realiza as AVD da melhor maneira possível • As necessidades não atendidas são examinadas pelos cuidadores.	1. Fornecer um ambiente simples e estruturado: a. Identificar *deficits* de autocuidado e fornecer assistência conforme necessário. Promover ações independentes conforme possível. b. Dar ao paciente tempo suficiente para realizar as tarefas. c. Fornecer orientação e suporte para ações independentes, conversando com o paciente sobre a tarefa, uma etapa de cada vez. d. Fornecer um cronograma estruturado de atividades que não seja alterado diariamente. e. As AVD devem seguir o máximo próximo possível a rotina doméstica. f. Manter a consistência na atribuição dos cuidadores diários.	1. Minimiza a confusão mental.

DIAGNÓSTICO DE ENFERMAGEM: TENSÃO DO PAPEL DE CUIDADOR

RELACIONADO COM: Gravidade e duração da doença do paciente; falta de descanso e recreação para o cuidador

EVIDENCIADO POR: Sentimentos de estresse no relacionamento com a pessoa que recebe o cuidado; sentimentos de depressão e raiva; conflito familiar em torno de questões relativas à prestação de cuidados

Critério de resultado	Intervenções de enfermagem	Justificativa
Meta a curto prazo: • Os cuidadores verbalizam compreender as maneiras de facilitar o papel de cuidador. Meta a longo prazo: • Os cuidadores adquirem habilidades de resolução de problemas efetivas e desenvolvem mecanismos de enfrentamento adaptativos para recupe-rar o equilíbrio.	1. Avaliar a capacidade dos possíveis cuidadores de antecipar e atender às necessidades não atendidas do paciente. Fornecer informações para ajudar os cuidadores com essa responsabilidade. Certificar-se de que os cuidadores estejam cientes dos sistemas de apoio disponíveis na comunidade, onde podem procurar assistência quando necessário. Os exemplos incluem centros de dia para adultos, serviços de limpeza e arrumação do lar, serviços de assistência domiciliar, serviços de cuidados. 2. Incentivar os cuidadores a expressar seus sentimentos, principalmente a raiva. 3. Incentivar a participação em grupos de apoio compostos de membros em situações de vida semelhantes.	1. Os cuidadores precisam de alívio das pressões e do esforço de prestar assistência 24 h por dia ao seu ente querido. Estudos têm demonstrado que os maus-tratos a idosos surgem de situações de prestação de cuidado que impõem um estresse esmagador sobre os cuidadores. 2. A liberação dessas emoções pode servir para impedir a ocorrência de psicopatologias, como a depressão ou transtornos psicofisiológicos. 3. Ouvir outros indivíduos que estão enfrentando os mesmos problemas e discutir maneiras com as quais lidar com isso pode ajudar o cuidador a adotar estratégias mais adaptativas. Indivíduos com experiências de vida semelhantes fornecem empatia e apoio um ao outro.

DIAGNÓSTICO DE ENFERMAGEM: BAIXA AUTOESTIMA

RELACIONADO COM: Perda do *status* de pré-aposentadoria; estágios iniciais do declínio cognitivo

EVIDENCIADO POR: Verbalização de sentimentos negativos sobre si e sobre a vida

Critério de resultado	Intervenções de enfermagem	Justificativa
Meta a curto prazo: • O paciente verbaliza aspectos positivos de si e de suas realizações pregressas.	1. Incentivar o paciente a expressar sentimentos honestos em relação à perda do *status* anterior. Reconhecer a dor da perda. Apoiar o paciente ao longo do processo de luto. Avaliar se há depressão e sinais de risco de suicídio.	1. O paciente pode estar preso no estágio da raiva do processo de luto, que é voltado para dentro de si, resultando em baixa autoestima.

(continua)

TABELA 34.2 Plano de cuidados para o paciente idoso. (continuação)

Critério de resultado	Intervenções de enfermagem	Justificativa

Meta a longo prazo:
• O paciente participa de atividades em grupo nas quais ele pode experimentar uma sensação de prazer e realização (da melhor maneira possível).
	2. Se houver lapsos de memória, criar métodos para ajudar o paciente com o *deficit* de memória. Exemplos:
	  a. Placa de identificação na porta identificando o quarto do paciente
	  b. Sinal de identificação do lado de fora da porta da sala de jantar
	  c. Sinal de identificação do lado de fora da porta do banheiro
	  d. Relógio grande, com números e ponteiros grandes, adequadamente localizados
	  e. Calendário grande, indicando 1 dia de cada vez, com mês, dia e ano em negrito
	  f. Cronograma diário impresso e estruturado, com uma cópia para o paciente e outra pregada na parede da unidade
	  g. "Quadro de notícias" na parede da unidade, onde notícias atuais de interesse nacional e local podem ser publicadas
		2. Esses auxílios podem ajudar o paciente a ser mais independente, aumentando assim a autoestima.

	3. Incentivar as tentativas do paciente de se comunicar. Se as verbalizações não forem compreensíveis, expressar ao paciente o que você acha que ele quis dizer. Pode ser necessário reorientar o paciente com frequência.	3. A capacidade de se comunicar efetivamente com os outros pode aumentar a autoestima.
	4. Incentive terapia de reminiscência e revisão da vida com o idoso (ver Boxe 34.2). É muito bom ver álbuns de fotografia, se possível. Também discuta situações da vida cotidiana atual.	4. A reminiscência e a revisão da vida ajudam o paciente a retomar a progressão ao longo do processo de luto associado a eventos decepcionantes da vida e aumentar a autoestima à medida que ele se lembra dos sucessos.
	5. Incentive atividades em grupo. Pode ser necessário acompanhar o paciente no início, até que se sinta seguro de que os outros participantes do grupo o aceitam, ainda que tenha limitações quanto à comunicação verbal.	5. O feedback positivo dos membros do grupo aumenta a autoestima.
	6. Incentive o paciente a ser o mais independente possível em suas atividades de autocuidado. Anote em um papel as tarefas a serem feitas pelo idoso. Intervenha quando houver necessidade de assistência	6. A capacidade de realizar as atividades de maneira independente preserva a autoestima.

DIAGNÓSTICO DE ENFERMAGEM: PERCEPÇÃO SENSITIVA PERTURBADA

RELACIONADO COM: Alterações na transmissão sensorial relacionadas com a idade

EVIDENCIADO POR: Diminuição da acuidade visual, perda auditiva, sensibilidade diminuída ao paladar e ao olfato e aumento do limiar ao toque

Critério de resultado	Intervenções de enfermagem	Justificativa

Meta a curto prazo:
• O paciente não se fere em razão da percepção sensorial diminuída.
 	
Metas a longo prazo:
• O paciente alcança o nível ideal de estimulação sensorial
• O paciente não se fere em razão da percepção sensorial diminuída.
	8. As seguintes estratégias de enfermagem são recomendadas:
	  a. Fornecer estímulo sensorial significativo a todos os sentidos especiais por meio da conversa, do toque, da música ou de cheiros agradáveis.
	  b. Incentivar o uso de óculos, aparelhos auditivos, próteses dentárias e outros dispositivos de adaptação.
	  c. Usar cores claras e que contrastam com o ambiente.
	  d. Fornecer materiais de leitura com letras grandes, como livros, relógios, calendários e materiais educativos.
	  e. Manter o quarto com iluminação que distinga o dia da noite e livre de sombras e reflexos.
	  f. Ensinar o paciente a percorrer o ambiente com os olhos para localizar objetos.
		1. Ajuda o paciente com a percepção sensorial diminuída e porque a segurança do paciente é uma prioridade da enfermagem.

(continua)

TABELA 34.2 Plano de cuidados para o paciente idoso. (continuação)

Critério de resultado	Intervenções de enfermagem	Justificativa
	g. Ajudar o paciente a localizar os alimentos no prato usando o sistema de "relógio" e descrever os alimentos se o paciente não conseguir visualizar; auxiliar na alimentação conforme necessário. h. Organizar o ambiente físico de modo a maximizar a visão funcional. i. Colocar itens pessoais e a campainha de chamada no campo de visão do paciente. j. Ensinar o paciente a observar a pessoa que está falando. k. Reforçar o uso do aparelho auditivo; se o paciente não tiver um auxiliar, considerar um dispositivo de comunicação (p. ex., amplificador). l. Comunicar-se de maneira clara, distinta e lenta, usando uma voz baixa e voltada para o paciente; evitar gesticular em excesso. m. Remover o máximo de ruído de fundo desnecessário possível. n. Não usar gírias ou palavras estranhas. o. Ao falar, posicionar-se ao nível dos olhos e a menos de 1,5 m de distância. p. Chamar a atenção do paciente antes de falar. q. Evitar falar diretamente na orelha do paciente. r. Se o paciente não entender o que está sendo dito, reformular a declaração, em vez de simplesmente repeti-la. s. Ajudar o paciente a selecionar alimentos do cardápio que garantirão a discriminação entre vários sabores e cheiros. t. Certificar-se de que os alimentos tenham sido adequadamente resfriados para que o paciente com limiar de dor diminuído não se queime. u. Certificar-se de que a água do banho ou chuveiro esteja em temperatura adequada. v. Usar massagens nas costas e massagens como toque terapêutico para estimular os receptores sensitivos.	

*As intervenções para esse diagnóstico de enfermagem foram adaptadas de Rogers-Seidl, F.F. (1997). *Geriatric nursing care plans* (2ª ed.). St. Louis: Mosby Year Book.

- O paciente expressa sentimentos positivos sobre si mesmo?
- O paciente recorda-se das realizações que ocorreram em sua vida?
- O paciente expressa alguma esperança em relação ao futuro?
- O paciente usa óculos ou um aparelho auditivo, se necessário, para compensar *deficits* sensoriais?
- O paciente encara consistentemente as pessoas para facilitar a escuta quando estão falando com ele?
- O paciente usa dispositivos auxiliares úteis, como sinais que identificam as várias salas, para ajudar a manter a orientação?
- Os cuidadores são capazes de solucionar problemas e tomar decisões em relação ao atendimento ao paciente idoso?
- Os cuidadores incluem o paciente idoso no processo de tomada de decisão, se apropriado?
- Os cuidadores são capazes de demonstrar estratégias adaptativas de enfrentamento para lidar com a tensão do cuidado prolongado?
- Os cuidadores são abertos e honestos na expressão de sentimentos?
- Os cuidadores são capazes de verbalizar os recursos da comunidade aos quais podem recorrer se precisarem de ajuda com suas responsabilidades de cuidador?
- Os cuidadores se uniram a um grupo de apoio?

Resumo e pontos fundamentais

- O atendimento ao paciente idoso representa um dos maiores desafios da enfermagem
- A crescente população de indivíduos com 65 anos ou mais sugere que a tendência progredirá até o século 21

BOXE 34.2 Terapia de reminiscência e revisão da vida com o idoso.

Estudos indicaram que a reminiscência, ou pensar no passado e refletir sobre ele, pode promover uma melhor saúde mental na terceira idade. A revisão da vida está relacionada com a reminiscência, mas difere por ser um processo cognitivo mais guiado ou direcionado que constrói uma história ou estória de maneira autobiográfica (Murray et al., 2009).

Os idosos que passam um tempo pensando no passado experimentam um aumento na autoestima e têm menor probabilidade de sofrer de depressão. Alguns psicólogos acreditam que a revisão da vida pode ajudar alguns indivíduos a se adaptar às memórias de um passado infeliz. Outros veem a reminiscência e a revisão da vida como formas de reforçar os sentimentos de bem-estar, principalmente em idosos que não conseguem mais permanecer ativos.

A terapia de reminiscência pode ocorrer individualmente ou em grupo. Na reminiscência em grupo, os idosos compartilham eventos pregressos importantes com os colegas. O enfermeiro líder facilita a discussão de tópicos que lidam com transições específicas da vida, como infância, adolescência, casamento, gestação, ser avós e aposentadoria. Os membros compartilham aspectos positivos e negativos, incluindo sentimentos pessoais, sobre esses eventos do ciclo de vida.

A reminiscência individual pode proporcionar uma maneira de os idosos trabalharem com questões não resolvidas do passado. Questões dolorosas podem ser difíceis de debater no ambiente de grupo. À medida que o indivíduo revisa seu processo de vida, o enfermeiro pode validar sentimentos e ajudar o paciente idoso a lidar com questões dolorosas que podem ter sido suprimidas há muito tempo. Esse processo é necessário para que o idoso mantenha (ou alcance) um senso de identidade e autoestima positivos e, por fim, alcance o objetivo de integridade do ego, conforme descrito por Erikson (1963).

Várias medidas criativas podem ser usadas para facilitar a revisão de vida do idoso. Fazer com que o paciente mantenha um diário de itens a compartilhar pode ser uma maneira de estimular a discussão (além de fornecer um registro permanente de eventos pregressos para entes queridos). Animais de estimação, música e alimentos especiais são uma maneira de incitar memórias do passado do paciente. Fotografias de familiares e eventos significativos do passado são uma excelente maneira de orientar o paciente idoso ao longo de sua revisão autobiográfica.

Deve-se tomar cuidado ao revisar a vida a fim de ajudar os pacientes a resolver problemas não resolvidos. Pode haver ansiedade, culpa, depressão e desespero se o indivíduo for incapaz de resolver os problemas e aceitá-los. A revisão da vida pode funcionar de maneira negativa se o indivíduo acreditar que sua vida não tinha sentido. No entanto, pode ser uma experiência muito positiva para a pessoa que se orgulha de suas realizações pregressas e se sente satisfeita com sua vida, resultando em uma sensação de serenidade e paz interior no idoso.

- Os EUA são uma sociedade orientada à juventude. Não é desejável ser idoso na cultura norte-americana convencional
- Em algumas culturas, os idosos são reverenciados e ocupam um lugar de honra especial na sociedade; contudo, em países altamente industrializados, como os EUA, o *status* diminui com a redução na produtividade e participação na sociedade convencional
- Os indivíduos experimentam muitas mudanças à medida que envelhecem. Alterações físicas ocorrem em praticamente todos os sistemas do corpo
- Psicologicamente, pode haver deficiências na memória relacionadas com a idade, em especial para eventos recentes
- O funcionamento intelectual não diminui com a idade, mas o período de tempo necessário para a aprendizagem aumenta
- Os indivíduos em envelhecimento experimentam muitas perdas, potencialmente levando à sobrecarga de lutos. Eles são vulneráveis à depressão e a sentimentos de baixa autoestima
- A população idosa representa uma porcentagem desproporcionalmente alta de indivíduos que morrem por suicídio
- As disfunções cognitivas são as causas mais frequentes de psicopatologia em idosos. Os distúrbios do sono são muito comuns
- A necessidade de expressão sexual dos idosos costuma ser malcompreendida na sociedade norte-americana. Embora muitas mudanças físicas ocorram nesse momento da vida que alteram a sexualidade de um indivíduo, se ele tiver uma saúde razoavelmente boa e um parceiro disposto, a atividade sexual poderá continuar bem após os 70 anos de idade para a maior parte das pessoas
- A aposentadoria tem implicações sociais e econômicas para os idosos. A sociedade geralmente iguala o *status* de um indivíduo à sua ocupação; a perda do emprego pode resultar na necessidade de ajuste no padrão de vida, porque a renda da aposentadoria pode ser 20 a 40% menor do que os ganhos pré-aposentadoria
- Menos de 4% da população com 65 anos ou mais vive em casas de saúde. O perfil típico do idoso residente em uma casa de saúde é a mulher branca, com cerca de 80 anos, viúva, com múltiplas condições crônicas de saúde. Há muito estigma relacionado com o que alguns ainda chamam de "asilos" ou "lares para idosos"; muitos idosos ainda os equiparam a um "lugar para morrer"
- A tensão do papel de cuidador se tornou um grande dilema na sociedade norte-americana. Os maus-tratos ao idoso às vezes são infligidos por cuidadores para os quais o papel se tornou esmagador e intolerável. Existe uma intensa necessidade de encontrar assistência para essas pessoas, que precisam cuidar de seus entes queridos 24 horas por dia. São necessários cuidados de saúde domiciliar, cuidados temporários, grupos de apoio e assistência financeira para aliviar o fardo dessa sobrecarga de função
- Cuidar de idosos requer um tipo especial de força e compaixão interior. O poema a seguir transmite uma mensagem vital para os enfermeiros.

O que você vê, enfermeiro?

O que você vê, enfermeiro, o que você vê?
O que você está pensando quando olha para mim?
Uma velha rabugenta, não muito ciente.
Incerta de hábitos, com olhos no diferente.
Que se esquiva da sua comida e não te responde,
Quando você diz em voz alta: "Eu
gostaria que você tentasse".
Que parece não perceber todos os seus atos,
E que está sempre perdendo uma meia ou os sapatos.
Que, resistindo ou não, deixa você fazer o que desejar,
Com banho e alimentação, o longo dia a ocupar.
É isso o que você está pensando, é isso que você vê?
Então abra os olhos, enfermeiro,
você está olhando um ser...
Eu vou dizer quem eu sou, enquanto
estou aqui quietamente sentada;
Enquanto me levanto ao seu comando,
conforme como quando solicitada.
Sou uma criança de dez anos com pai
e mãe que se aproximam,
irmãos e irmãs que se amam.

Uma jovem de dezesseis anos com asas nos pés
Sonhando que em breve um amante
ela conhecerá em fiéis.
Uma recente noiva aos vinte anos
– meu coração dá um pulo,
Lembrando dos votos que prometi e cumpro.
Aos vinte e cinco agora tenho os meus próprios filhos,
Que precisam de mim para construir
um lar seguro e feliz.
Uma mulher de trinta anos, meus filhos
agora crescem rapidamente,
Ligados um ao outro com laços que
devem durar eternamente.

Aos quarenta anos, meus filhos
cresceram e foram embora
Mas meu homem está ao meu lado
para ver que não se chora.
Aos cinquenta, mais uma vez, bebês
brincam ao redor meu,
Novamente, conhecemos
crianças, meu amado e eu.

Dias sombrios estão sobre mim,
meu marido está morto,
Eu olho para o futuro, tremo de
pavor e sem conforto
Pois meus filhos estão todos ocupados
criando seus próprios filhos.
E penso nos anos e no amor conhecidos.

Agora sou uma mulher velha e a natureza é dura.
É seu gracejo fazer a terceira idade parecer uma tola.
O corpo está desintegrado, a graça
e o vigor se partirão,
Agora há uma pedra onde uma
vez eu tive um coração.
Mas dentro dessa carcaça velha
ainda mora uma moça,
E agora e novamente meu coração
machucado enche como poça.
Eu me lembro das alegrias, lembro do doloroso.
E estou amando e vivendo a vida de novo.

Penso nos anos, muito poucos – foram rápidos para passar.
E aceito o fato gritante de que nada pode perdurar.
Então abra seus olhos, enfermeiro, abra e veja.
Não é uma velha mal-humorada – olhe mais de perto – ME VEJA!

Autor desconhecido

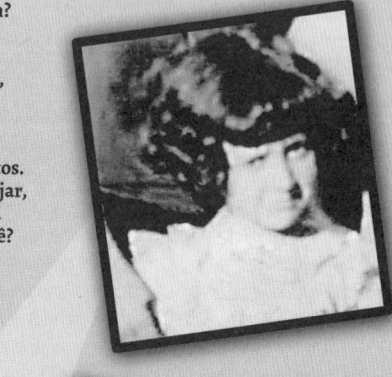

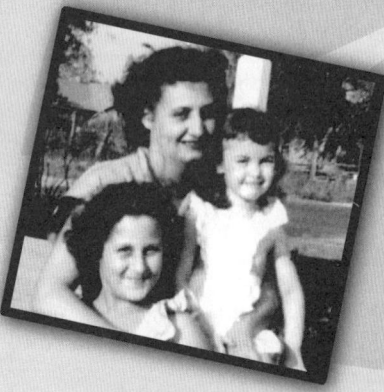

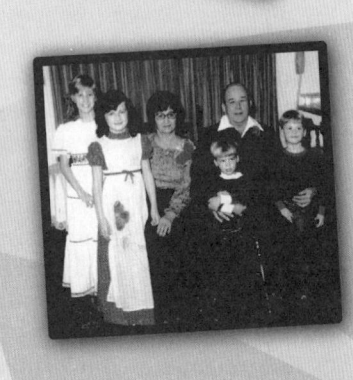

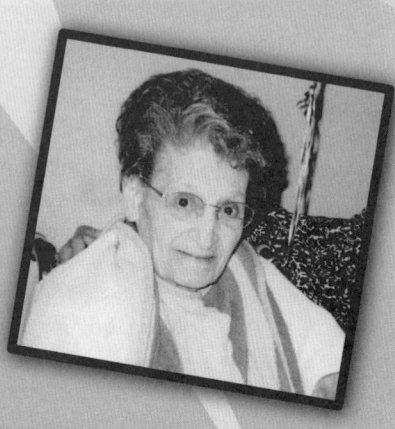

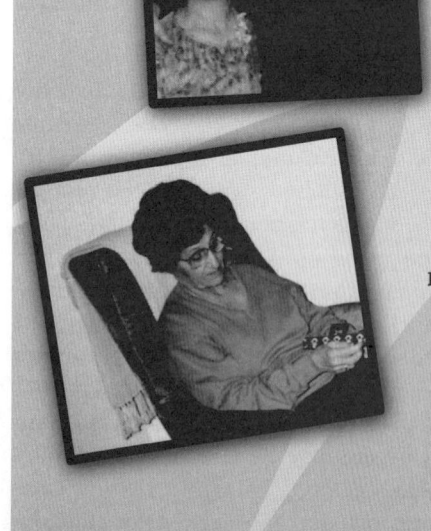

Questões de revisão

Escolha a resposta mais adequada para cada uma das perguntas a seguir.

1. Stanley, 72 anos, é admitido no hospital por depressão. Seu filho relata que ele tem períodos de confusão mental e esquecimento. Em sua avaliação de admissão, o enfermeiro percebe uma ferida aberta no braço de Stanley. Quando o questiona, ele diz: "Eu o raspei em cima do muro há 2 semanas. Está melhorando.". Como o enfermeiro pode analisar esses dados?
    a. Considera que Stanley pode ter tentado se ferir.
    b. O atraso na cicatrização pode indicar que Stanley desenvolveu câncer de pele.
    c. Uma resposta inflamatória diminuída em idosos aumenta o tempo de cicatrização.
    d. As alterações cutâneas relacionadas com a idade e a distribuição do tecido adiposo atrasam a cicatrização em idosos.

2. Qual é a maneira mais apropriada de se comunicar com um idoso que é surdo da orelha direita?
    a. Falar alto na orelha esquerda.
    b. Falar com ele de uma posição no lado esquerdo.
    c. Falar de frente para ele com uma voz aguda.
    d. Falar de frente para ele com uma voz grave.

3. Por que é importante que o enfermeiro verifique a temperatura da água antes que um idoso entre no chuveiro?
    a. O paciente pode pegar um resfriado se a temperatura da água estiver muito baixa.
    b. O paciente pode se queimar em razão de um limiar à dor mais alto.
    c. O paciente idoso tem dificuldade em diferenciar entre quente e frio.
    d. A água deve estar exatamente a 37°C.

4. O Sr. B., 79 anos, foi admitido na unidade psiquiátrica por depressão. Ele perdeu peso e isolou-se socialmente. Sua esposa morreu há 5 anos e seu filho diz ao enfermeiro: "Ele se saiu muito bem quando a mamãe morreu. Nem chorou.". Qual seria o diagnóstico de enfermagem prioritário para o Sr. B.?
    a. Luto complicado.
    b. Nutrição desequilibrada: menor do que as necessidades corporais.
    c. Isolamento social.
    d. Risco de lesão.

5. O Sr. B., 79 anos, foi admitido na unidade psiquiátrica por depressão. Ele perdeu peso e isolou-se socialmente. Sua esposa morreu há 5 anos e ele mora sozinho. Foi realizada uma avaliação do risco de suicídio. Por que o Sr. B. está em alto risco de suicídio?
    a. Todos os indivíduos deprimidos têm um alto risco de suicídio.
    b. O Sr. B. está na faixa etária em que ocorre a maior porcentagem de suicídios.
    c. O Sr. B. é um homem branco, recentemente enlutado, que mora sozinho.
    d. Seu filho relata que o Sr. B. tem uma arma.

6. O Sr. B., 79 anos, foi admitido na unidade psiquiátrica por depressão. Ele perdeu peso e isolou-se socialmente. Sua esposa morreu há 5 anos e seu filho disse ao enfermeiro: "Ele se saiu muito bem quando a mamãe morreu. Nem chorou.". Qual seria a intervenção de enfermagem prioritária para o Sr. B.?
    a. Medir a pressão arterial uma vez em cada turno.
    b. Garantir que o Sr. B. participe de atividades em grupo.
    c. Incentivar que o Sr. B. coma toda a comida da bandeja.
    d. Incentivar que o Sr. B. fale sobre a morte de sua esposa.

7. Nos exercícios em grupo, o Sr. B., um homem de 79 anos com depressão maior, fica cansado e sente dispneia muito rapidamente. É provável que isso ocorra em razão de:
    a. Alterações relacionadas com a idade no sistema cardiovascular.
    b. Um estilo de vida sedentário.
    c. Efeitos da depressão patológica.
    d. Medicação prescrita pelo médico para depressão.

(continua)

Questões de revisão (continuação)

8. Clara, uma mulher de 80 anos, diz ao enfermeiro: "Agora estou sozinha. Meu marido se foi. Meu melhor amigo se foi. Minha filha está ocupada com seu trabalho e família. É melhor eu ir também.". Qual é a melhor resposta do enfermeiro?
   a. "Você está pensando em morrer, Clara?"
   b. "Você tem muito o que viver, Clara."
   c. "Anime-se, Clara. Você tem muito pelo que agradecer."
   d. "Fale-me sobre sua família, Clara."

9. Um paciente idoso diz ao enfermeiro: "Eu não quero ir para a aula de artesanato. Estou velho demais para aprender qualquer coisa.". Com base no conhecimento do processo de envelhecimento, qual das alternativas a seguir é uma afirmação verdadeira?
   a. O funcionamento da memória no idoso provavelmente reflete a perda das memórias a longo prazo de eventos remotos.
   b. O funcionamento intelectual diminui com o avanço da idade.
   c. A capacidade de aprendizado permanece intacta, mas o tempo necessário para o aprendizado aumenta com a idade.
   d. O funcionamento cognitivo raramente é afetado em idosos.

10. De acordo com a literatura, qual das alternativas a seguir é mais importante para os indivíduos manterem uma terceira idade saudável e adaptativa?
    a. Permanecer socialmente integrado.
    b. Afastar-se lentamente em preparação ao último estágio da vida.
    c. Ir morar com familiares.
    d. Manter total independência e não aceitar ajuda de ninguém.

Implicações das pesquisas para a prática baseada em evidências

Turvey, C.L., Conwell, Y., Jones, M.P., Phillips, C., Simonsick, E., Pearson, J.L., & Wallace, R. (2002). Risk factors for late-life suicide: A prospective, community-based study. *American Journal of Geriatric Psychiatry, 10*(4), 398-406. doi:10.1097/00019442-200207000-00006

DESCRIÇÃO DO ESTUDO: Estudos sugerem que ter uma perspectiva mental negativa ou depressiva, ser viúva ou divorciada, dormir mais de 9 horas por dia e beber mais de três doses de bebida alcoólica por dia são fatores de risco para suicídio na terceira idade. O objetivo principal desse estudo foi examinar a relação entre suicídio na terceira idade e saúde física, incapacidade e apoio social. Participaram do estudo 14.456 indivíduos selecionados de uma população geral de idosos com 65 anos ou mais. Os indivíduos controle foram um grupo de 420 indivíduos pareados por idade e sexo. Este estudo longitudinal de 10 anos começou em 1981. As variáveis foram avaliadas no início, no terceiro e no sexto ano, com um seguimento de mortalidade de 10 anos. As variáveis iniciais incluíram qualidade do sono, apoio social, uso de álcool, doença clínica, comprometimento físico, comprometimento cognitivo e sintomas depressivos.

RESULTADOS DO ESTUDO: O seguimento da mortalidade em 10 anos indicou que 75% dos indivíduos controle morreram, mas nenhum morreu por suicídio. Vinte e um dos 14.456 participantes morreram por suicídio no período de seguimento. Vinte das 21 vítimas de suicídio eram do sexo masculino. A idade média foi de 78,6 anos, variando de 67 a 90 anos. O meio mais comum foi por arma de fogo. Outros meios incluíram enforcamento, lesões por arma branca, superdosagem, afogamento e inalação de monóxido de carbono; um participante pulou para a morte. Nesse estudo, a presença de amigos ou parentes em quem confiar foi negativamente associada ao suicídio. Da mesma maneira, frequentar uma igreja com frequência era mais comum em indivíduos controle do que na amostra de participantes, indicando uma gama ainda maior de apoio da comunidade. Aqueles que morreram por suicídio apresentavam mais sintomas depressivos do que aqueles que não o fizeram, mas não consumiam mais álcool (inconsistente com estudos anteriores). A má qualidade do sono foi correlacionada de forma positiva com o suicídio neste estudo, mas nenhuma doença física específica foi identificada como fator predisponente. Os autores identificam a pequena amostra de suicídio como uma limitação deste estudo.

IMPLICAÇÕES PARA A PRÁTICA DE ENFERMAGEM: Esse estudo identificou a depressão, a baixa qualidade do sono e o apoio social limitado como variáveis importantes no potencial de suicídio em idosos. Os distúrbios do sono podem ser um importante indicador de depressão, enquanto o apoio social limitado pode ser um fator contribuinte. O estudo reforça a recomendação do U.S. Department of Health and Human Services (USDHHS) na *National strategy for suicide prevention: goals and objectives for action* (Estratégia nacional de prevenção ao suicídio: metas e objetivos de ação) (2001). O USDHHS recomenda a detecção e o tratamento da depressão como estratégia para prevenir o suicídio na terceira idade. Os autores declararam: "Como a depressão e o apoio social são passíveis de intervenção, esse estudo fornece mais evidências da possível eficácia de tais estratégias em reduzir o suicídio entre idosos". Os enfermeiros também podem se envolver ativamente na avaliação desses fatores de risco, bem como planejar, implementar e avaliar a eficácia de estratégias de prevenção do suicídio na população idosa.

Implicações das pesquisas para a prática baseada em evidências

Jeste, D.V., Savla, G.N., Thompson, W.K., Vahia, I.V., Glorioso, D.K., Martin, A.S.... Kraemer, H.C. (2013). Association between older age and successful aging: Critical role of resilience and depression. *American Journal of Psychiatry, 170*(2), 188-196. doi:10.1176/appi.ajp.2012.12030386

DESCRIÇÃO DO ESTUDO: Esse trabalho foi um estudo Successful AGing Evaluation (SAGE) de 1.006 adultos residentes na comunidade entre 55 e 99 anos de idade. A idade média dos entrevistados foi de 77,3 anos. As entrevistas por telefone duravam 25 minutos; eram seguidas por uma pesquisa abrangente enviada por correio, na qual foram avaliados os domínios físico, cognitivo e psicológico. Além disso, os participantes realizaram uma classificação autorrelatada do envelhecimento bem-sucedido.

RESULTADOS DO ESTUDO: Ao contrário da hipótese dos pesquisadores, a idade avançada foi associada com o relato de maiores classificações de envelhecimento bem-sucedido, apesar do agravamento das funções físicas e cognitivas. Os dois fatores que mais contribuíram para o envelhecimento bem-sucedido foram pontuações mais altas na resiliência e pontuações mais baixas na depressão. Esses foram similares à incapacidade física como um fator influente no envelhecimento bem-sucedido. Os autores identificaram, portanto, que intervenções focadas no aumento da resiliência e na diminuição da depressão podem ser fatores tão fortes quanto a diminuição da incapacidade física em contribuir para o envelhecimento bem-sucedido. Eles acrescentam que o estudo destacou os benefícios das ferramentas de autorrelato. Isso é apoiado pelo fato de que, quando os indivíduos foram questionados sobre suas próprias percepções, foram reveladas informações contrárias ao esperado.

IMPLICAÇÕES PARA A PRÁTICA DE ENFERMAGEM: Primeiro, esse estudo ressalta a importância de uma avaliação minuciosa para descartar a depressão em idosos e iniciar a intervenção o mais rápido possível quando ela for identificada. Historicamente, a depressão tem sido sub-reconhecida e subtratada nessa população; descobriu-se que a redução da depressão pode ter um impacto significativo no envelhecimento bem-sucedido. Segundo, os enfermeiros podem desempenhar um papel ativo na avaliação, orientação e iniciação de outras intervenções para promover a resiliência em idosos. Por fim, como sugerem os autores, o uso de medidas de autorrelato fornece uma ferramenta valiosa para identificar as habilidades e necessidades dessa população. Em termos mais simples, quando os profissionais da saúde ouvem o que o paciente tem a dizer, há muito a ser aprendido e isso estabelece as bases para o atendimento centrado no paciente.

TESTE SUAS HABILIDADES DE RACIOCÍNIO CRÍTICO

A Sra. M., 76 anos, está em consulta com seu médico generalista para realizar o exame físico regular que faz a cada 6 meses. O marido da Sra. M. morreu há 2 anos, quando ela vendeu sua casa no Kansas e foi morar na Califórnia com sua filha única. A filha é casada e tem três filhos (um na faculdade e dois adolescentes em casa). A filha relata que sua mãe está se afastando cada vez mais, que fica muito no quarto e come muito pouco. Ela perdeu 13 kg desde sua última consulta há 6 meses. O médico generalista encaminha a Sra. M. para um psiquiatra, que a hospitaliza para avaliação. Ele diagnostica a Sra. M. com transtorno depressivo maior.

A senhora M. diz ao enfermeiro: "Eu não queria sair de casa, mas minha filha insistiu. Eu ficaria bem. Sinto falta dos meus amigos e da minha igreja. Em casa, eu dirigia por toda parte. Mas há muito tráfego aqui. Eles venderam meu carro e eu dependo da minha filha ou dos meus netos para me levar aos lugares. Eu odeio ser tão dependente! Sinto muita falta do meu marido. Eu sento e penso nele e em nossa vida passada o tempo todo. Não tenho nenhum interesse em conhecer pessoas novas. Eu quero ir para casa!". A Sra. M. admite ter alguns pensamentos sobre a morte, embora negue se sentir suicida. Ela nega ter um plano ou meios para tirar a vida. "Na verdade, eu não quero morrer, mas não vejo muitas justificativas para viver. Minha filha e sua família estão muito ocupadas com suas próprias vidas. Eles não precisam de mim – e nem têm tempo para mim!"

Responda às seguintes perguntas sobre a Sra. M:
1. Qual seria o diagnóstico de enfermagem primário para a Sra. M.?
2. Formule uma meta a curto prazo para a Sra. M.
3. A partir dos dados da avaliação, identifique o principal problema que pode ser o foco dos cuidados a longo prazo para a Sra. M.

FILMES RELACIONADOS

O refúgio secreto

Em um lago dourado

To Dance with the White Dog
 (sem tradução para o português no Brasil)

Bibliografia

American Foundation for Suicide Prevention. (2016). Facts and figures. Retrieved from www.afsp.org/understanding-suicide/facts-and-figures

Administration on Aging. (2016). Profile of older Americans: 2016. Retrieved from https://www.giaging.org/documents/A_Profile_of_Older_Americans__2016.pdf

American Association of Retired Persons (AARP). (2010). *Sex, romance, and relationships: AARP survey of midlife and older adults.* Washington, DC: AARP.

Beers, M.H., & Jones, T.V. (Eds.). (2006). *The Merck Manual of Health & Aging.* New York, NY: Ballantine Books

Blair, K. (2012). Assessing the older adult: What's different? In J.W. Lange (Ed.), *The nurse's role in promoting optimal health of older adults* (pp. 149-160). Philadelphia: F.A. Davis.

Blevins, N.H. (2015). Presbycusis. Wolters Kluwer Health. Retrieved from www.uptodate.com/contents/presbycusis.

Cahill, K.E., Giandrea, M.D., & Quinn, J.F. (2011). Reentering the labor force after retirement. *Monthly Labor Review, 134*(6), 34-42.

Centers for Disease Control and Prevention. (2015). Depression is not a normal part of growing older. Retrieved from www.cdc.gov/aging/mentalhealth/depression.htm

Crowley, K. (2011). Sleep and sleep disorders in older adults. *Neuropsychology Review, 21*(1), 41-53. doi:10.1007/s11065-010-9154-6

Guarente, L.P. (2016). Aging: Life process. Retrieved from www.britannica.com/science/aging-life-process

Heiss, G., Wallace, R., Anderson, G.L., Aragak, A., Beresford, S.A.A., Brzyski, R., ... Stefanick, M.L. (2008). Health risks and benefits three years after stopping randomized treatment with estrogen and progestin. *Journal of the American Medical Association*, 299(9), 1036-1045. doi:10.1001/jama.299.9.1036

Hipple, S.F. (2015). People who are not in the labor force: Why aren't they working?, *Numbers*, 4(15). Retrieved from www.bls.gov/opub/btn/volume-4/people-who-are-not-inthe-labor-force-why-arent-they-working.htm

Issa, J.P. (2014). Aging and epigenetic drift: A vicious cycle. *Journal of Clinical Investigation*, 124(1), 24-29. doi:10.1172/JCI69735

Jeste, D.V., Savla, G.N., Thompson, W.K., Vahia, I.V., Glorioso, D.K., Martin, A.S., ... Kraemer, H.C. (2013). Association between older age and successful aging: Critical role of resilience and depression. *American Journal of Psychiatry*, 170(2), 188-196. doi:10.1176/appi.ajp.2012.12030386

Johnston, C.B., Harper, G.M., & Landefeld, C.S. (2013). Geriatric disorders. In S.J. McPhee & M.A. Papadakis (Eds.), *Current medical diagnosis and treatment* (pp. 57-73). New York: McGraw Hill Medical.

Kern, M.L., & Friedman, H.S. (2008). Do conscientious individuals live longer? A quantitative review. *Health Psychology*, 27(5), 505-512. doi:10.1037/0278-6133.27.5.505.

King, B.M., & Regan, P.(2013). *Human sexuality today* (8th ed.). Upper Saddle River, NJ: Pearson Prentice Hall.

Koop, P.M. (2012). Older adults as caregivers and care recipients. In J.W. Lange (Ed.), *The nurse's role in promoting optimal health of older adults* (pp. 295-305). Philadelphia: F.A. Davis.

Lang, R. (2012). Challenges to mental wellness. In J.W. Lange (Ed.), *The nurse's role in promoting optimal health of older adults* (pp. 339-370). Philadelphia: F.A. Davis.

Lehto, R.H. & Stein, K. I. (2009). Death anxiety: An analysis of an evolving concept. *Research and Theory for Nursing Practice*, 23(1), 23-41. doi:10.1891/1541-6577.23.1.23

Manson, A.E., Chlebowski, R.T., Stefanick, M.L., Aragaki, A.K., Rossouw, J.E., Prentice, R.L., ... Wallace, R.B. (2013). Menopausal hormone therapy and health outcomes during the intervention and extended poststopping phases of the women's health initiative randomized trials. *Journal of the American Medical Association*, 310(13), 1353-1368. doi:10.1001/jama.2013.278040

McCarthy, V.L., & Bockweg, M. (2012). The role of transcendence in a holistic view of successful aging: A concept analysis and model of transcendence in maturation and aging. *Journal of Holistic Nursing*, 31(2), 84-92. doi:10.1177/0898010112463492

McCarthy, V.L., Ling, J., & Carini, R.M. (2013). The role of self-transcendence: A missing variable in the pursuit of successful aging? *Research in Gerontological Nursing*, 6(3), 178-186. doi:10.3928/19404921-20130508-01

McClatchey, I.S., & King, S. (2015). The impact of death education on fear of death and death anxiety among human services students. *Omega (Westport)*, 71(4), 343-361. doi:10.1177/0030222815572606

MedlinePlus. (2014). Aging changes in the senses. Retrieved from https://www.nlm.nih.gov/medlineplus/ency/article/004013.htm

Missler, M., Stroebe, M., Geurtsen, L., Mastenbroek, M., Chmoun, S., & van der Houwen, K. (2012). Exploring death anxiety among elderly people: A literature review and empirical investigation. *Omega (Westport)*, 64(4), 357-379. doi:10.2190/OM.64.4.e

Murray, R.B., Zentner, J.P., & Yakimo, R. (2009). *Health promotion strategies through the life span* (8th ed.). Upper Saddle River, NJ: Prentice Hall.

National Center for Health Statistics. (2016). Health, United States, 2015: With special feature on racial and ethnic health disparities. Retrieved from www.cdc.gov/nchs/data/hus/hus15.pdf#015

National Institutes of Health. (2014). Aging changes in immunity. Retrieved from https://www.nlm.nih.gov/medlineplus/ency/article/004008.htm

National Institute on Aging. (2016). Sexuality in later life. Retrieved from https://www.nia.nih.gov/health/publication/sexuality-later-life

Purnell, L.D. (2013). *Transcultural health care: A culturally competent approach* (4th ed.). Philadelphia: F.A. Davis.

Roepke, I.S., & Ancoli-Israel, S. (2010). Sleep disorders in the elderly. *Indian Journal of Medical Research*, 131(2), 302-310.

Sadock, B.J., Sadock, V.A., & Ruiz, P. (2015). *Synopsis of psychiatry: Behavioral sciences/clinical psychiatry* (11th ed.). Philadelphia: Lippincott Williams & Wilkins.

Shock, N.W. (2015). Human aging: Physiology and sociology. Retrieved www.britannica.com/science/human-aging

Srivastava, S., & Das, R.C. (2013). Personality pathways of successful ageing. *Industrial Psychiatry Journal*, 22(1), 1-3. doi:10.4103/0972-6748.123584

Srivastava, S., John, O.P., Gosling, S.D., & Potter, J. (2003). Development of personality in early and middle adulthood: Set like plaster or persistent change? *Journal of Personality and Social Psychology*, 84(5), 1041-1053. doi:10.1037/0022-3514.84.5.1041

Stark, S. (2012). Elder abuse: Screening, intervention, and prevention. *Nursing 2012*, 42(10), 24-29. doi:10.1097/01.NURSE.0000421438.66790.c8

Terracciano, A., Sanna, S., Uda, M., Deiana, B., Usala, G., Busonero, F., ... Costa, P.T. (2010). Genome-wide association scan for five major dimensions of personality. *Molecular Psychiatry*, 15(6), 647-656. doi:10.1038/mp.2008.113

Thomas, P.A. (2011). Trajectories of social engagement and limitations in late life. *Journal of Health and Social Behavior*, 52(4), 430-443. doi:10.1177/0022146511411922

Turvey, C.L., Conwell, Y., Jones, M.P., Phillips, C., Simonsick, E., Pearson, J.L., & Wallace, R. (2002). Risk factors for late-life suicide: A prospective, community-based study. *American Journal of Geriatric Psychiatry*, 10(4), 398-406. doi:10.1097/00019442-200207000-00006

Ward, D. (2015). Neuroendocrine theory of aging: Chapter 1. Retrieved from http://warddeanmd.com/articles/neuroendocrine-theory-of-aging-chapter-1

Westerhof, G.J., Whitbourne, S.K., & Freeman, J.P. (2012). The aging self in a cultural context: The relation of conceptions of aging to identity processes and self-esteem in the United States and the Netherlands. *The Journals of Gerontology. Series B, Psychological Sciences and Social Sciences*, 67B(1), 52-56.doi:10.1093/geronb/gbr075

Venes, D. (Ed.). (2014). *Taber's cyclopedic medical dictionary*. Philadelphia, PA: F.A. Davis.

Yang, X., & Reckelhoff, J.F. (2011). Estrogen, hormonal replacement therapy and cardiovascular disease. *Current Opinion in Nephrology and Hypertension*, 20(2), 133-138. doi:10.1097/MNH.0b013e3283431921

Leitura sugerida

Erikson, E.H. (1963). *Childhood and society* (2nd ed.). New York: WW Norton.

Erikson, E.H., & Erikson, J.M. (1997). *The life cycle completed: Extended version with new chapters on the ninth stage of development*. New York: WW Norton.

Kübler-Ross, E. (1969). *On death and dying*. New York: Macmillan.

Masters, W.H., Johnson, V.E., & Kolodny, R.C. (1995). *Human sexuality* (5th ed.). New York: Addison-Wesley Longman.

Roberts, C.M. (1991). *How did I get here so fast?* New York: Warner Books.

Rogers-Seidl, F.F. (1997). *Geriatric nursing care plans* (2nd ed.). St. Louis: Mosby Year.

Rowe, J.W., & Kahn, R.L. (1997). Successful aging. *Gerontology*, 37(4), 433-440. doi:10.1093/geront/37.4.433

Sobreviventes de Maus-Tratos ou Negligência

35

TÓPICOS DO CAPÍTULO

- Fatores predisponentes
- Aplicação do processo de enfermagem
- Modalidades de tratamento
- Resumo e pontos fundamentais
- Questões de revisão

CONCEITOS FUNDAMENTAIS

- Maus-tratos
- Espancamento
- Incesto
- Negligência
- Estupro

TERMOS-CHAVE

- Abuso emocional
- Abuso sexual na infância
- Casas de apoio ou casas-abrigo
- Ciclo da violência
- Estupro estatutário de vulnerável
- Estupro durante encontro (date rape)
- Estupro marital
- Estupro por alguém conhecido
- Exploração sexual de uma criança
- Negligência emocional
- Negligência física
- Padrão de resposta controlado
- Padrão de resposta expressivo
- Reação complexa ao estupro
- Reação silenciosa ao estupro
- Síndrome do trauma de estupro
- Violência por parceiro íntimo

OBJETIVOS

Após ler este capítulo, o estudante será capaz de:

1. Descrever as estatísticas epidemiológicas associadas à violência por parceiro íntimo, maus-tratos na infância e agressão sexual.
2. Debater as características das vítimas e dos vitimadores.
3. Identificar fatores predisponentes a comportamentos abusivos.
4. Descrever efeitos físicos e psicológicos nos sobreviventes da violência por parceiro íntimo, dos maus-tratos na infância e da agressão sexual.
5. Identificar diagnósticos de enfermagem, objetivos de atendimento e intervenções de enfermagem apropriados para cuidar de sobreviventes da violência por parceiro íntimo, maus-tratos na infância e agressão sexual.
6. Avaliar o atendimento de enfermagem a sobreviventes da violência por parceiro íntimo, maus-tratos na infância e agressão sexual.
7. Discutir modalidades relevantes para o tratamento de sobreviventes de abuso.

EXERCÍCIOS

Leia o capítulo e responda às seguintes perguntas:

1. Quais neurotransmissores estão implicados na etiologia da agressividade e da violência?
2. Qual é o motivo mais comum que as mulheres alegam para permanecer em um relacionamento abusivo?
3. Descreva uma reação complexa ao estupro.
4. Quais são algumas manifestações na fase adulta da criança que foi submetida a abuso sexual?

CONCEITO FUNDAMENTAL

Abuso

Os maus-tratos infligidos a uma pessoa por outra.

Os *maus-tratos* são um problema de saúde pública significativo e assustador. Livros, jornais, filmes e programas de televisão inundam seus leitores e telespectadores com histórias de "desumanidade do homem para o homem" (sem pretensões de gênero).

Nos EUA, mais de uma em cada três mulheres (35,6%) e mais de um em cada quatro homens (28%) sofrem estupro, violência física e/ou perseguição por um parceiro íntimo durante a vida (Centers for Disease Control and Prevention [CDC], 2016a).[1]

O estupro é muito subnotificado nos EUA. Como muitos desses ataques não são relatados nem são reconhecidos, a agressão sexual é frequentemente considerada uma epidemia silenciosa e violenta. Naquele país, uma em cada cinco mulheres, e um em cada 71 homens relatam ter sido estuprados em algum momento de suas vidas (CDC, 2016b). O CDC também relata que o estupro, em geral, ocorre antes dos 25 anos de idade, e que 42% dos estupros relatados ocorreram antes dos 18 anos de idade. Esse crime é frequentemente cometido por alguém conhecido pela vítima.

Os maus-tratos na infância e as fatalidades relacionadas continuam sendo uma preocupação significativa para a saúde, embora as estatísticas mais recentes identifiquem um declínio geral no período de 2009 a 2013 (U.S. Department of Health and Human Services [USDHHS], 2015). Durante o mesmo período, a quantidade de crianças atendidas pelas instituições de proteção à infância aumentou. A conscientização pública, as melhores ferramentas de rastreamento com sistemas diferenciais de resposta e o financiamento para programas de prevenção foram identificados como possíveis fatores contribuintes para as mudanças nessas tendências atuais. Com base nas estatísticas de 2013 (USDHHS, 2015), 9,1 em cada mil crianças (679 mil) sofreram abuso; 79,5% delas foram negligenciadas, 18% foram vítimas de violência física, 9% foram abusadas sexualmente e 8,7% foram vítimas de violência psicológica.[2] O tráfico humano, que inclui o tráfico sexual, é definido pela lei federal norte-americana como "um ato sexual comercial [que] é induzido por força, fraude ou coerção, ou no qual a pessoa induzida a praticar tal ato não tem 18 anos de idade" (U.S. Department of Education, 2013). As estatísticas de prevalência são difíceis de compilar, mas o tráfico sexual de crianças foi relatado em todos os 50 estados dos EUA – sabe-se que os traficantes atacam crianças a partir dos 9 anos de idade. Estima-se que 1.520 crianças morreram por causas relacionadas com o abuso ou negligência em 2013.

Os maus-tratos e a negligência a idosos também são um problema relevante. O CDC (2016c) estima que uma em cada 10 pessoas com mais de 60 anos que mora em casa é vítima de maus-tratos, negligência e/ou exploração financeira. Há um consenso geral de que essas estatísticas subestimam o escopo do problema. Apesar das leis de obrigatoriedade nas denúncias na maior parte dos estados e da recente tendência de aumento nas denúncias de maus-tratos, a quantidade de atendimentos prestados pelos serviços de proteção ao adulto varia acentuadamente entre os estados. Um estudo constatou que, para cada caso atendido por essas instituições, 24 não foram denunciados (National Center on Elder Abuse, 2015).

Os maus-tratos afetam todas as populações igualmente. Ocorrem entre todas as raças, religiões, classes econômicas, idades e graus de escolaridade. O fenômeno é cíclico, já que muitos agressores foram vítimas de maus-tratos quando crianças.

A violência familiar não é um problema novo; na verdade, é provável que seja tão antiga quanto a humanidade e foi documentada desde os tempos bíblicos. Desde 1968, nos EUA, os maus-tratos na infância tornaram-se uma ocorrência de denúncia obrigatória. A responsabilidade pela proteção dos idosos contra os maus-tratos recai principalmente sobre os estados. Em 1987, o Congresso daquele país aprovou emendas ao Older Americans Act, de 1965, que prevê que as Area Agencies on Aging estaduais avaliem a necessidade de serviços de prevenção de maus-tratos ao idoso. Essas leis tornaram possível que indivíduos que antes se sentiam impotentes para frear os maus-tratos fossem à instituição em busca de aconselhamento, apoio e proteção.

Este capítulo discute a violência por parceiro íntimo, os maus-tratos na infância (incluindo negligência) e a violência sexual. Os maus-tratos ao idoso são discutidos em mais detalhes no Capítulo 34, *O Indivíduo Idoso*. Aqui serão examinados os fatores que predispõem os indivíduos a cometer atos de maus-tratos contra outras pessoas, bem como os efeitos físicos e psicológicos sobre os sobreviventes.

Os cuidados de enfermagem a indivíduos que experimentaram comportamento abusivo de outras pessoas são apresentados no contexto do processo de enfermagem. Descrevem-se várias modalidades de tratamento.

Fatores predisponentes

O que predispõe um indivíduo a maltratar o outro? Embora ninguém saiba ao certo, várias teorias foram defendidas. À medida que procuraram entender melhor a agressividade e a violência, pesquisadores identificaram duas modalidades distintas de agressividade: a reativa

---

[1] N.R.T.: No Brasil, desde 2011 o Sistema de Informações de Agravo de Notificação do Ministério da Saúde (Sinan) tem apontado as principais características de vítimas e autores da violência sexual. Dos 12.087 casos registrados pelo Sinan em 2011, as principais vítimas eram do sexo feminino em todas as faixas etárias: 81,2% no caso de crianças, 93,6% no caso de adolescentes e 97,5% no de adultos. Em todas as faixas etárias de vítimas, os homens foram indicados como agressores em mais de 90% dos casos. Essas estatísticas caracterizam a violência sexual como uma violência de gênero (Instituto de Pesquisa e Economia Aplicada [IPEA]. *Estupro no Brasil: Uma radiografia segundo os dados da Saúde.* 2014. http://ipea.gov.br/portal/images/stories/PDFs/nota_tecnica/140327_notatecnicadiest11.pdf).

[2] N.R.T.: Consultar *Atlas da violência 2019*. Instituto de Pesquisa Econômica Aplicada; Fórum Brasileiro de Segurança Pública. Brasília: Rio de Janeiro: São Paulo: Instituto de Pesquisa Econômica Aplicada; Fórum Brasileiro de Segurança Pública. http://repositorio.ipea.gov.br/bitstream/11058/9406/1/Atlas%20 da%20viol%c3%aancia_2019.pdf.

– associada à impulsividade e mais comum entre pessoas com histórico de maus-tratos – e a proativa – que é iniciada, em vez de provocada, sendo mais comum na psicopatia (Rosell & Siever, 2015). A maior parte das pesquisas está associada à agressão reativa. A seguir, será apresentada uma breve discussão das evidências atuais associadas a influências biológicas, psicológicas e socioculturais.

Teorias biológicas

Influências neurofisiológicas

Pesquisas mostram consistentemente que o menor volume da amígdala influencia na agressividade (Rosell & Siever, 2015). A amígdala, responsável pelo controle dos impulsos e pelo processamento afetivo, parece ser menos modulada nos indivíduos que agridem; além disso, as respostas ao medo são reduzidas. O córtex pré-frontal límbico também tem um papel primário na agressão: observaram-se volumes menores de massa cinzenta do lado esquerdo e um maior volume do lado direito em indivíduos com características agressivas. As evidências também demonstraram que a conectividade reduzida entre a amígdala e o córtex pré-frontal está associada a uma maior agressividade. O estriado, uma área do encéfalo que desempenha um papel essencial na seleção e inibição de respostas afetivas, cognitivas e motoras, foi identificado como disfuncional em indivíduos agressivos (Rosell & Siever, 2015).

Influências bioquímicas

Estudos associaram o aumento na liberação de dopamina à agressão. Baixos níveis de serotonina estriatal foram também associados a um aumento na impulsividade e na agressividade (Rosell & Siever, 2015). Evidências sustentam que altas concentrações plasmáticas (e baixas no líquido cerebrospinal) da serotonina ácido 5-hidroxiindolacético (5-HIAA) estão associadas à agressividade (Sadock, Sadock & Ruiz, 2015). Por fim, pesquisas mostram que uma complexa interação entre os níveis de testosterona e cortisol está associada à agressão (Batrinos, 2012). Pesquisas estão em andamento para explorar esses mecanismos, suas interações no encéfalo e a influência de fatores ambientais. Uma explicação dessas influências bioquímicas sobre o comportamento violento é apresentada na Figura 35.1.

Influências genéticas

Investigaram-se vários componentes genéticos relacionados com o comportamento agressivo. Estudos descobriram um potencial papel do gene da monoamina oxidase A ligada ao X na etiologia de comportamentos antissociais (Sadock et al., 2015). Esse gene pode ter implicações para a impulsividade e a agressividade, mas são necessárias mais pesquisas. Estudos de genética humana e animal mostram um forte papel dos genes transportadores de 5-hidroxitriptamina (5-HT) na agressividade.

Distúrbios cerebrais

As síndromes cerebrais orgânicas associadas a vários distúrbios cerebrais têm sido implicadas na predisposição ao comportamento agressivo e violento (Sadock et al., 2015). Tumores cerebrais, particularmente nas áreas do sistema límbico e dos lobos temporais; traumatismo cranioencefálico que resulta em alterações cerebrais; e doenças, como a encefalite (ou fármacos que podem afetar essa síndrome) e a epilepsia, particularmente a epilepsia do lobo temporal, foram implicadas.

Teorias psicológicas

Teoria psicodinâmica

Os teóricos da psicodinâmica implicam que necessidades não atendidas de satisfação e segurança resultam em um ego subdesenvolvido e em um superego fraco. Acredita-se que, quando ocorre frustração, a agressão e a violência fornecem a esse indivíduo uma dose de poder e prestígio que melhora a autoimagem e valida um significado que está faltando para sua vida. O ego imaturo não é capaz de impedir a ocorrência de comportamentos dominantes de identidade; e o superego fraco é incapaz de produzir sentimentos de culpa.

Teoria da aprendizagem

As crianças aprendem a se comportar imitando seus modelos, geralmente seus pais. É mais provável que os modelos sejam imitados quando percebidos como prestigiosos ou influentes ou quando o comportamento é seguido por um reforço positivo. As crianças podem ter uma percepção idealista de seus pais durante os estágios iniciais de desenvolvimento; contudo, à medida que amadurecem, muitas vezes começam a imitar os padrões de comportamento de seus professores, amigos e outras pessoas. Indivíduos que foram abusados ou testemunharam violência na infância são mais propensos a manifestar agressão reativa quando adultos (Rosell & Siever, 2015).

Adultos e crianças modelam muitos comportamentos depois de observar indivíduos na televisão e no cinema. Infelizmente, a modelagem pode resultar em comportamentos mal-adaptativos ou não adaptativos, ainda mais quando as crianças veem os heróis triunfando sobre os vilões usando a violência. Indivíduos com predisposição biológica para comportamentos agressivos podem ser mais suscetíveis à modelagem negativa.

Teorias socioculturais

Influências sociais

Embora concordem que os aspectos biológicos e psicológicos são influentes, os cientistas sociais acreditam que o comportamento agressivo é principalmente um produto da cultura e da estrutura social.

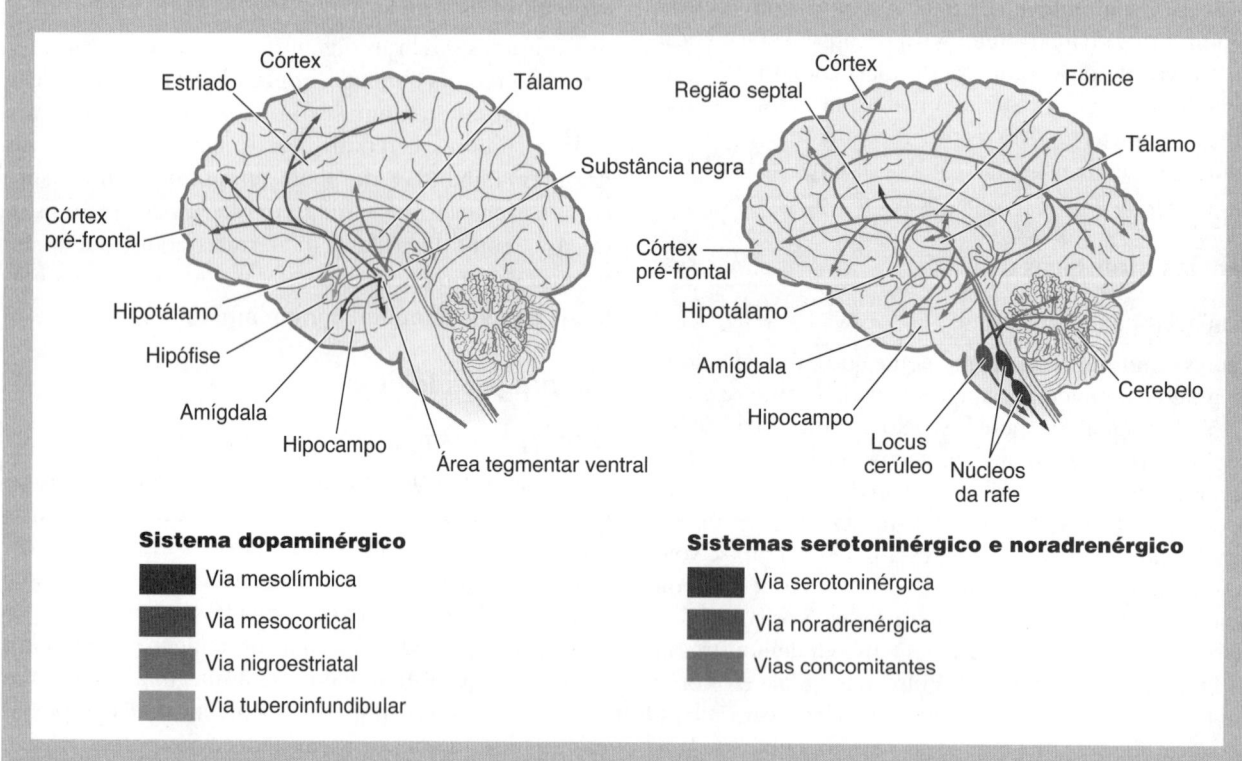

Figura 35.1 Neurobiologia da violência.

NEUROTRANSMISSORES

Os neurotransmissores implicados na etiologia da agressividade e da violência incluem redução na serotonina e aumento na norepinefrina e na dopamina estriatal.

ÁREAS ASSOCIADAS DO ENCÉFALO

- Estruturas límbicas: Alterações emocionais
- Córtices pré-frontal e frontal: Modulação do julgamento social
- Amígdala: Ansiedade, raiva, medo
- Hipotálamo: Estimula o sistema nervoso simpático na resposta de luta ou fuga
- Hipocampo: Aprendizado e memória

FÁRMACOS USADOS PARA MODULAR A AGRESSÃO

1. Estudos sugeriram que inibidores seletivos da recaptação de serotonina (ISRS) podem reduzir a irritabilidade e a agressividade, de acordo com a hipótese da atividade serotoninérgica reduzida na agressividade.
2. Estabilizadores de humor que atenuam a irritabilidade límbica podem ser importantes na redução da suscetibilidade de reagir a estímulos provocadores ou ameaçadores pela ativação de estruturas do sistema límbico, como a amígdala (Rosell & Siever, 2015). A carbamazepina, a fenitoína e o divalproex sódico produziram resultados positivos. O lítio também tem sido usado com efetividade em indivíduos violentos (Schatzberg, Cole & DeBattista, 2015).
3. Agentes antiadrenérgicos, como os betabloqueadores (p. ex., propranolol), demonstraram reduzir a agressividade em alguns indivíduos, presumivelmente por diminuir a atividade noradrenérgica excessiva (Schatzberg et al., 2015).
4. Na capacidade de modular a atividade dopaminérgica excessiva, os antipsicóticos – típicos e atípicos – têm sido úteis no controle da agressividade e da violência, particularmente em indivíduos com psicose associada.

A sociedade norte-americana foi baseada essencialmente em uma aceitação geral da violência como um meio para resolver problemas. O conceito de privação relativa (falta de necessidade para a vida em comparação com outro indivíduo ou grupo) demonstrou ter um efeito profundo sobre a violência coletiva em uma sociedade. A pobreza, o desemprego prolongado, a desagregação familiar e a exposição à violência na comunidade e na família têm sido associados a um aumento na agressividade (American Psychological Association, 2016; Sullivan, 2009).

A cultura do indivíduo também influencia a maneira como a violência e a agressividade são expressas; na cultura norte-americana, a violência é mais frequentemente expressa pela agressão física e, na cultura japonesa, a agressividade é mais frequentemente expressa por meios verbais (Sullivan, 2009).

Aplicação do processo de enfermagem

Dados de avaliação pregressa

Dados relacionados com a **violência por parceiro íntimo**, maus-tratos e negligência na infância e agressão sexual são apresentados nesta seção. Abordam-se as características da vítima e do agressor. Essas informações podem ser usadas como conhecimento de base na elaboração de planos de cuidado a esses pacientes.

Violência por parceiro íntimo

Vários termos são usados para descrever o padrão de violência entre parceiros íntimos, incluindo violência por parceiro íntimo (VPI), violência doméstica e agressão.

> **CONCEITO FUNDAMENTAL**
> **Abuso**
> **Agressão**
> Um padrão de controle coercitivo fundamentado e apoiado pela violência física e/ou sexual ou ameaça de violência contra um parceiro íntimo.

Tracy (2016) adiciona à definição de *agressão* o seguinte:

A agressão também é conhecida pelo termo "violência doméstica" e se refere a atos de violência entre duas partes em um relacionamento íntimo. A agressão acontece em relacionamentos heterossexuais e homossexuais; tanto o homem quanto a mulher podem ser o agressor ou a vítima. Pode ocorrer em um casamento ou em qualquer outra modalidade de relacionamento.

O CDC (2015) define a *violência por parceiro íntimo* da seguinte maneira:

A violência por parceiro íntimo inclui a violência física, a violência sexual, a perseguição e a agressão psicológica (incluindo táticas coercitivas) por um parceiro íntimo (p. ex., cônjuge, namorado/namorada, parceiro não formal ou parceiro sexual atual) pregresso ou atual. O parceiro íntimo é uma pessoa com quem se tem um relacionamento pessoal próximo que pode ser caracterizado pela conexão emocional dos parceiros, pelo contato regular, pelo contato físico e sexual atual, pela identificação como casal, pela familiaridade e pelo conhecimento sobre a vida um do outro. O relacionamento não precisa envolver todas essas dimensões.

O Departamento de Justiça dos EUA (2012) define a *violência por parceiro íntimo* como:

Um padrão de comportamento abusivo usado por um parceiro íntimo para obter ou manter poder e controle sobre o outro parceiro íntimo. A violência [do parceiro íntimo] pode incluir ações físicas, sexuais, emocionais, econômicas ou psicológicas ou ameaças de ações que influenciam outra pessoa. Isso inclui comportamentos que intimidam, manipulam, humilham, isolam, assustam, aterrorizam, coagem, ameaçam, culpam, magoam, ferem ou machucam alguém.

A agressão física entre parceiros domésticos pode ser conhecida como violência conjugal, violência doméstica ou familiar, espancamento de esposas ou esposos ou VPI. Dados do Bureau of Justice Statistics dos EUA (2012) refletem que, no período de 1993 a 2010, 82% das vítimas de violência por parceiro íntimo eram mulheres. As mulheres que tinham entre 25 e 34 anos tinham as maiores taxas per capita de violência íntima, os parceiros íntimos cometeram 2% da violência não fatal contra os homens. Dois terços dos eventos de VPI contra homens e mulheres envolveram ataque físico, 8% dos eventos de VPI contra mulheres envolveram violência sexual e entre 4 e 8% (para mulheres e homens, respectivamente) dos eventos envolveram a vítima ser baleada, esfaqueada ou receber uma coronhada (US Bureau of Justice Statistics, 2014a). Muitas das agressões não foram denunciadas à polícia; a principal razão para não denunciar é que ela foi "considerada uma questão pessoal".

É difícil entender por completo a prevalência e a extensão da VPI, pois vários padrões de VPI podem ser usados para ameaçar, intimidar ou prejudicar um parceiro íntimo, e as vítimas que não percebem que estratégias coercivas não físicas são consideradas VPI podem nunca as denunciar.

Perfil da vítima

Para os propósitos deste capítulo, as mulheres são identificadas como vítimas (e os homens como vitimadores) porque a maior porcentagem das vítimas são mulheres e a maior parte dos dados disponíveis fala especificamente sobre vítimas do sexo feminino. Deve-se notar que os homens também podem ser vítimas e agressores de maneiras semelhantes. As mulheres agredidas pertencem a todas as faixas etárias, raciais, religiosas, culturais, educacionais e socioeconômicas. Elas podem ser casadas ou solteiras, donas de casa ou executivas. Muitas mulheres que são agredidas têm baixa autoestima, em geral aderem aos estereótipos de papéis reservados ao sexo feminino e costumam aceitar a culpa pelas ações do agressor. Sentimentos de culpa, raiva, medo e vergonha são comuns. Elas podem ser isoladas da família e dos sistemas de apoio.

Algumas mulheres em relacionamentos violentos cresceram em lares abusivos. Podem ter deixado esses lares, e até mesmo casado, em uma idade muito jovem, a fim de escapar dos maus-tratos. A mulher agredida vê seu relacionamento como dominado pelo sexo masculino e, à medida que a violência continua, sua capacidade de ver as opções disponíveis e tomar decisões sobre sua vida (e possivelmente a de seus filhos) diminui. O fenômeno do *desamparo aprendido* pode ser aplicado à incapacidade progressiva da mulher de agir em seu próprio nome. O desamparo aprendido ocorre quando um indivíduo entende que, não importa qual seja o seu comportamento, o desfecho é imprevisível e, em geral, indesejável.

Perfil do agressor

Em geral, os homens que espancam são caracterizados como pessoas com baixa autoestima. Patologicamente ciumentos, eles apresentam uma "dupla personalidade", uma para a parceira e outra para o resto do mundo (Meskill & Conner, 2013). Em geral, estão sob muito estresse, com o qual têm uma capacidade limitada de lidar. O agressor típico é muito possessivo e percebe seu cônjuge como uma posse. Ele se sente ameaçado quando ela mostra algum sinal de independência ou tenta compartilhar a si mesma e o seu tempo com os outros. Crianças pequenas são frequentemente ignoradas pelo agressor; no entanto, elas também podem se tornar alvos de maus-tratos à medida que crescem, ainda mais se tentarem proteger sua mãe dos maus-tratos. O agressor também pode ameaçar levar os filhos embora como uma tática de violência emocional.

O homem abusador em geral faz uma campanha contínua de degradação contra sua parceira. A cada oportunidade que tem, ele insulta e humilha ela e tudo o que ela faz. O agressor se esforça para mantê-la isolada dos outros e totalmente dependente dele. Exige saber onde ela está a todo o momento; quando ela diz onde está, ele contesta a sua honestidade. O poder e controle vem da intimidação.

O ciclo da violência

Em seus estudos clássicos sobre mulheres agredidas e seus relacionamentos, Walker (1979) identificou um ciclo de comportamentos previsíveis que se repetem ao longo do tempo. Os comportamentos podem ser divididos em três fases distintas que variam em tempo e intensidade, tanto no mesmo relacionamento quanto entre casais diferentes. A Figura 35.2 mostra uma representação gráfica do **ciclo da violência**.

Fase I. Fase de aumento da tensão. Durante essa fase, a mulher sente que a tolerância do homem à frustração está diminuindo. Ele fica bravo por pouca coisa, mas depois de atacá-la pode ser rápido em pedir desculpas. A mulher pode se tornar muito acolhedora e obediente, antecipando todos os seus caprichos, em um esforço de impedir que sua raiva aumente. Ela também pode apenas tentar ficar fora do caminho dele.

Incidentes menores de agressão podem ocorrer durante essa fase e, em um esforço desesperado para evitar confrontos mais sérios, a mulher aceita os maus-tratos como legitimamente direcionados a ela. Ela nega a raiva e racionaliza o comportamento dele (p. ex., "Eu preciso melhorar", "Ele está sob tanto estresse no trabalho", "É o álcool. Se ele não bebesse..."). Ela assume a culpa pelos maus-tratos, raciocinando que talvez ela merecesse *mesmo* os maus-tratos, exatamente como o agressor sugere.

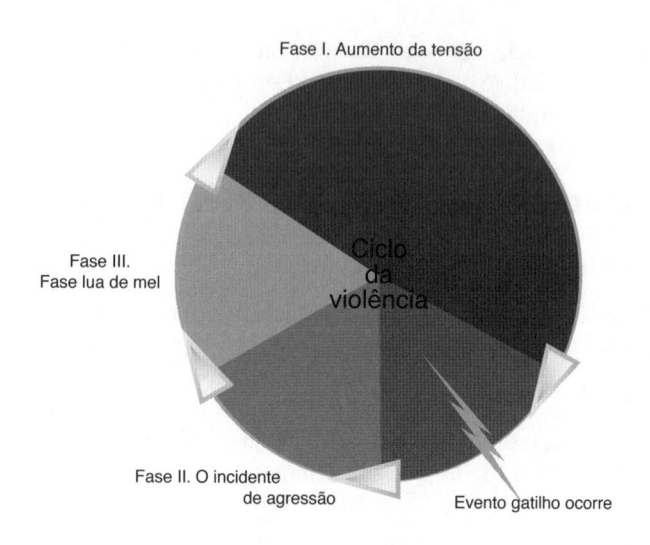

Figura 35.2 O ciclo da violência.

Os pequenos incidentes de violência continuam, e a tensão aumenta enquanto a mulher aguarda a explosão iminente. O agressor começa a temer que sua parceira o deixe. Seu ciúme e possessão aumentam; ele usa ameaças e brutalidade para mantê-la em cativeiro. Os incidentes de agressão se tornam mais intensos, após os quais a mulher se torna cada vez menos psicologicamente capaz de restaurar o equilíbrio. Ela se afasta dele, o que ele erroneamente interpreta como rejeição, aumentando ainda mais sua raiva por ela. A fase I pode durar de algumas semanas a muitos meses ou até anos.

Fase II. O incidente de agressão. Essa fase é a mais violenta e a mais curta, em geral com duração de até 24 horas. É comum começar com o agressor justificando seu comportamento consigo mesmo. No final do incidente, no entanto, ele não consegue entender o que aconteceu, apenas que, em sua raiva, perdeu o controle sobre seu comportamento.

Esse incidente pode começar com o agressor querendo "apenas lhe ensinar uma lição". Em alguns casos, a mulher pode provocar intencionalmente o comportamento. Tendo chegado a um ponto na fase I em que a tensão é insuportável, as mulheres agredidas há muito tempo sabem que, quando a fase aguda tiver passado, as coisas serão melhores.

Durante a fase II, as mulheres sentem que sua única opção é encontrar um lugar seguro para se esconder do agressor. O espancamento é grave; muitas mulheres são capazes de descrever a violência em muitos detalhes, quase como se tivessem se dissociado de seus corpos. Em geral o agressor minimiza a gravidade dos maus-tratos. Normalmente, procura-se ajuda apenas em caso de ferimentos graves ou se a mulher temer por sua vida ou pela de seus filhos.

Fase III. Fase calma, amorosa, de intervalo ("lua de mel"). Nesta fase, o agressor se torna extremamente amoroso, gentil e contrito. Ele promete que os maus-tratos nunca mais se repetirão e implora por perdão. Tem medo que ela o deixe e usa todo o charme que consegue reunir para garantir que isso não aconteça. O agressor acredita que agora pode controlar seu comportamento e, como "ensinou uma lição a ela", acredita que ela não o "enfrentará" de novo.

O parceiro brinca com os sentimentos de culpa da mulher; e ela quer desesperadamente acreditar nele. Ela quer acreditar que ele *pode* mudar e que não precisará mais sofrer maus-tratos. Durante essa fase, a mulher revive seu sonho original de amor ideal e decide acreditar que é *assim* que seu parceiro é *de verdade*.

Essa fase amorosa se torna o foco da percepção da mulher sobre o relacionamento. Ela baseia sua razão de permanecer no relacionamento nessa fase ideal "mágica" e espera, contra os fatos, que as fases anteriores não se repitam. Essa esperança é evidente mesmo nas mulheres que passaram por vários ciclos horrendos.

Embora a fase III geralmente dure algo entre os períodos associados às fases I e II, ela pode ser tão curta que quase passa despercebida. Na maior parte dos casos, o ciclo logo começa de novo, com tensões renovadas e pequenos incidentes de agressão. Em um esforço para "roubar" alguns momentos preciosos do tipo de amor da fase III, a mulher agredida se torna uma colaboradora em seu próprio estilo de vida abusivo. Vítima e agressor ficam presos juntos em um intenso relacionamento simbiótico.

Por que elas ficam?

Provavelmente a resposta mais comum que as mulheres agredidas dão para ficar é que elas temem por sua vida e/ou pela vida de seus filhos. À medida que a agressão progride, o homem ganha poder e controle por meio da intimidação e do medo, com ameaças como: "Matarei você e as crianças se tentar ir embora". Desafiada por essas ameaças e com o agravante de sua baixa autoestima e sensação de impotência, a mulher não vê saída. Na verdade, pode tentar sair para logo retornar quando confrontada por seu parceiro e pelo poder psicológico que ele exerce sobre ela.

Sabe-se que as vítimas permanecem em um relacionamento abusivo por vários motivos, como os seguintes (Dockterman, 2014; Malkin, 2013; Meskill & Conner, 2013):

- **Medo de retaliação**: A mulher pode ter sofrido ameaças de assassinato para si e seus filhos. Outros atos que Dockterman (2014) descreve como terrorismo psicológico, privação de sono, chantagem e assassinato de animais de estimação podem ser usados para aumentar o medo de retaliação. Na comunidade de lésbicas, gays, bissexuais e transgêneros, o medo de ter sua identidade e orientação revelados é usado para manipular a vítima
- **Medo de perder a guarda dos filhos:** As mulheres às vezes são ameaçadas pelo cônjuge de que ele ou ela levará os filhos embora. Pode ter havido tentativas de convencer a mulher de que ela é uma péssima mãe
- **Dependência física ou financeira:** As vítimas podem temer ser incapazes de cuidar de si mesmas sem o vitimador. As vítimas com deficiência também podem ser fisicamente dependentes do vitimador para a prestação de cuidados e apoio físico
- **Falta de uma rede de apoio:** A vítima pode estar sob pressão dos familiares para permanecer no casamento e tentar resolver as coisas. Além disso, o vitimador pode ter isolado a vítima da família e dos amigos
- **Razões culturais/religiosas:** Convicções culturais ou religiosas contra o divórcio podem exigir a tentativa de salvar o casamento a todo custo
- **Esperança:** A vítima se lembra dos bons momentos e do amor no relacionamento e tem esperança de que seu parceiro mude seu comportamento e que eles possam ter bons momentos juntos novamente
- **Falta de atenção em relação ao perigo:** Malkin (2013) descreve a dissociação que acompanha o transtorno de estresse pós-traumático (TEPT) que pode contribuir para o entorpecimento ou a falta de consciência da vítima em relação à realidade da situação. Ou, como Leslie Morgan Steiner afirma pungentemente em uma palestra no Ted Talks (citada por Dockterman, 2014):

> Por que eu fiquei? Eu não sabia que ele estava me maltratando. Mesmo que ele tenha apontado aquela arma carregada para minha cabeça, me empurrado escada abaixo, ameaçado matar nosso cachorro, puxado a chave da ignição do carro enquanto eu dirigia na rodovia, derramando pó de café na minha cabeça enquanto eu me vestia para uma entrevista de emprego, nunca pensei em mim como uma esposa que sofria violência. Em vez disso, eu era uma mulher muito forte e apaixonada por um homem profundamente perturbado; e eu era a única pessoa na terra que poderia ajudá-lo a enfrentar seus demônios.

É importante reconhecer que, quando uma vítima deixa um relacionamento abusivo, ela corre um risco 75% maior de ser morta pelo parceiro; e os maus-tratos geralmente não cessam quando a pessoa vai embora (Colorado Bar Association, 2016). As mulheres devem ter o poder de tomar essa decisão e receber recursos e encaminhamentos para maximizar sua segurança se optarem por ir embora; contudo, a decisão deve ser delas.

Maus-tratos na infância

Erik Erikson (1963) afirmou: "O pior pecado é a mutilação do espírito de uma criança". As crianças são vulneráveis e, de certa forma, impotentes; os efeitos dos maus-tratos a elas são infinitamente profundos e duradouros. Em geral, os maus-tratos na infância incluem lesões físicas ou emocionais, negligência física ou emocional ou atos sexuais infligidos à criança por um cuidador. O Child Abuse Prevention and Treatment Act (CAPTA), alterado e colocado em vigor de novo em 2010 nos EUA, identifica um conjunto mínimo de atos ou comportamentos que caracterizam os maus-tratos (Child Welfare Information Gateway [CWIG], 2013). Os estados norte-americanos podem usá-los como base para determinar a legislação estadual.

Violência física

A violência física infantil inclui "qualquer lesão física não acidental (que varia de contusões leves a fraturas graves ou morte) como resultado de socos, pancadas, chutes, mordidas, chacoalhar, arremesso, facada, asfixia, golpes (com a mão, vara, cinta ou outro objeto) e queimar ou lesionar de alguma maneira a criança que seja infligida por um pai, cuidador ou outro indivíduo que seja responsável pela criança" (CWIG, 2013). Considera-se maus-tratos independentemente de o cuidador pretender ou não causar danos ou mesmo que a lesão seja resultado de castigo ou punição física excessiva. A maneira mais óbvia de detectar esse tipo de maus-tratos é pelos sinais físicos externos. No entanto, também podem ser observados indicadores comportamentais.

Sinais de violência física. Os indicadores de violência física podem incluir qualquer um dos seguintes (CWIG, 2013). A criança:

- Tem queimaduras, picadas, machucados, ossos fraturados ou olhos roxos inexplicados
- Tem hematomas ou outras marcas visíveis após uma ausência na escola
- Parece ter medo dos pais e protesta ou chora quando é hora de ir para casa
- Encolhe-se ao ser abordado por adultos
- Relata lesões por parte de um pai ou outro cuidador adulto
- Maltrata animais, de estimação ou não.

Pode-se suspeitar de violência física quando o pai ou outro cuidador adulto (CWIG, 2013):

- Dá explicação conflitante, pouco convincente ou nenhuma explicação para as lesões da criança
- Descreve a criança como "má" ou de alguma outra maneira muito negativa
- Usa punição física grave com a criança
- Tem um histórico de maus-tratos quando criança
- Tem um histórico de maus-tratos de animais, de estimação ou não.

Violência emocional

A **violência emocional** envolve um padrão de comportamento por parte dos pais ou responsáveis que resulta em grave comprometimento do funcionamento social, emocional ou intelectual da criança. Exemplos de lesões emocionais incluem menosprezar ou rejeitar a criança, ignorá-la, culpá-la por coisas sobre as quais ela não tem controle, isolar a criança de experiências sociais normais e usar punição grave e inconsistente. Os indicadores comportamentais de violência emocional podem incluir (CWIG, 2013):

- Extremos de comportamento, como comportamento excessivamente complacente ou difícil, passividade extrema ou agressividade
- Comportamento inapropriadamente adulto (p. ex., agir como responsável de outras crianças) ou infantil (p. ex., balançar ou bater a cabeça com frequência)
- Atrasos no desenvolvimento físico ou emocional
- Tentativas de suicídio
- Falta de apego aos pais.

Pode-se suspeitar de violência emocional quando o pai ou outro cuidador adulto (CWIG, 2013):

- Constantemente culpa, deprecia ou repreende a criança
- Não se preocupa com a criança e se recusa a considerar ofertas de ajuda para os problemas da criança
- Rejeita abertamente a criança

Negligência física e emocional

> **CONCEITO FUNDAMENTAL**
> **Negligência**
>
> A **negligência física** de uma criança inclui: recusar ou atrasar em procurar cuidados de saúde; abandonar; expulsar a criança de casa ou recusar-se a permitir que uma criança que tenha fugido volte para casa; e supervisionar de forma inadequada.
>
> A **negligência emocional** se refere a uma falha crônica por parte dos pais ou responsáveis em fornecer à criança a esperança, o amor e o apoio necessários para o desenvolvimento de uma personalidade sólida e saudável.

Indicadores de negligência. Pode-se considerar a possibilidade de negligência quando a criança (CWIG, 2013):

- Falta com frequência na escola
- Pede ou rouba comida ou dinheiro
- Não recebe o atendimento médico ou odontológico, vacinas ou óculos de que necessita
- Está sempre suja e tem odor corporal intenso
- Não usa roupas adequadas ao clima
- Consome álcool ou outras drogas
- Diz que não há ninguém em casa para prestar cuidados.

Pode-se considerar a possibilidade de negligência quando o pai ou outro cuidador adulto (CWIG, 2013):

- Parece ser indiferente à criança

- Parece apático ou deprimido
- Comporta-se de maneira irracional ou bizarra
- Consome álcool ou outras substâncias psicoativas de forma abusiva.

Abuso sexual na infância

Várias definições de **abuso sexual na infância** estão disponíveis na literatura. O CAPTA define *abuso sexual* como:

> Emprego, uso, persuasão, indução, sedução ou coerção de qualquer criança para se envolver ou ajudar qualquer outra pessoa a se envolver em qualquer conduta sexualmente explícita ou simulação de tal conduta com o objetivo de produzir qualquer representação visual de tal conduta; ou o estupro, e, nos casos de cuidador ou relacionamento interfamiliar, estupro de vulnerável, molestamento, prostituição ou outra modalidade de exploração sexual de crianças ou incesto com crianças. (CWIG, 2013)

A **exploração sexual de uma criança** também está na definição. Nela, a criança é induzida ou coagida a se envolver em conduta sexualmente explícita com o objetivo de promover qualquer ato. Abuso sexual na infância também está incluso; nele, uma criança está sendo usada para o prazer sexual de um adulto (pai ou responsável) ou qualquer outra pessoa.

CONCEITO FUNDAMENTAL

Incesto

A ocorrência de contato ou interação sexual entre (ou exploração sexual de) parentes próximos ou participantes que têm grau de parentesco por um vínculo que é considerado uma proibição às relações sexuais (p. ex., cuidadores, padrastos, irmãos adotivos) (Sadock et al., 2015).

Indicadores de abuso sexual. Pode-se considerar a possibilidade de abuso sexual quando a criança (CWIG, 2013):

- Tem dificuldade para caminhar ou sentar-se
- Repentinamente se recusa a trocar de roupa para a ginástica ou para participar de atividades físicas
- Relata pesadelos ou urina na cama
- Tem uma mudança repentina no apetite
- Demonstra conhecimento ou comportamento sexual bizarro, sofisticado ou incomum
- Fica grávida ou contrai uma doença venérea, principalmente se for menor de 14 anos
- Foge
- Relata abuso sexual por um dos pais ou outro cuidador adulto
- Apega-se muito rapidamente a estranhos ou adultos novos em seu ambiente.

Pode-se considerar a possibilidade de abuso sexual quando o pai ou outro cuidador adulto (CWIG, 2013):

- Protege a criança de forma imprópria ou limita de forma grave o contato dela com outras crianças, especialmente do sexo oposto
- Tem segredos e é distante
- É ciumento ou controla os familiares.

Características do abusador

Vários fatores foram associados a adultos que abusam ou negligenciam seus filhos. Sadock e colaboradores (2015) relatam que os pais que abusam de seus filhos frequentemente foram vítimas de maus-tratos em suas próprias vidas e tinham um vínculo prejudicado com seu filho. Os transtornos por uso abusivo de substâncias ilícitas aumentam o risco de maus-tratos e negligência infantil. Hosier (2015) identifica características adicionais que podem estar associadas a um pai abusivo:

- Distante, com pouco apoio da família e dos amigos
- Espera que a criança cumpra suas necessidades emocionais
- Propenso à depressão
- Explosões frequentes, raiva e fúria
- Baixa tolerância à frustração.

Flaherty e Stirling (2010) identificaram uma série de fatores que colocam uma criança em risco de maus-tratos. Eles citam certas características da criança, dos pais e do ambiente. Essas características são apresentadas no Boxe 35.1. Quando vários fatores coexistem, o risco de maus-tratos na infância aumenta.

O relacionamento incestuoso

Muita atenção tem sido dada ao estudo do incesto entre pai e filha. Nesses casos, em geral há um relacionamento sexual prejudicado entre os pais, além de comunicação ineficaz entre eles, o que os impede de corrigir seus problemas. Em geral, o pai é dominador, impulsivo e fisicamente abusivo, enquanto a mãe é passiva e submissa, e desacredita de seu papel como esposa e mãe. Ela costuma ter consciência, ou pelo menos suspeita muito, do comportamento incestuoso entre pai e filha, mas pode acreditar ou temer a autoridade absoluta de seu marido sobre a família. Ela pode negar que sua filha está sendo agredida, e é capaz até mesmo de agradecer que as demandas sexuais de seu marido sejam atendidas por alguém que não ela mesma.

Em geral, o início da relação incestuosa ocorre entre os 8 a 10 anos de idade da criança, por meio de toque e carinho genitais, que podem ser aceitos no início pela filha, a qual os confunde como sinais de afeto. À medida que o comportamento incestuoso continua e progride, a criança costuma ficar desnorteada, confusa e assustada, sem nunca saber se o pai será paterno ou sexual em suas interações com ela.

O relacionamento pode se tornar uma situação de ódio por parte da filha, que continua lutando pela relação ideal entre pai e filha, mas teme e odeia as demandas sexuais que lhe são impostas. A mãe pode ser alternadamente carinhosa e competitiva ao testemunhar a obsessão e os afetos do marido direcionados à filha. Por

BOXE 35.1 Fatores e características que colocam uma criança em risco de maus-tratos.		
CRIANÇA	**PAI/MÃE**	**AMBIENTE (COMUNIDADE E SOCIEDADE)**
Dificuldades emocionais/comportamentais	Baixa autoestima	Isolamento social
Doença crônica	Baixo controle dos impulsos	Pobreza
Deficiências físicas	Uso abusivo de substâncias psicoativas/alcoolismo	Desemprego
Deficits no desenvolvimento		Baixo desempenho educacional
Parto prematuro	Idade materna ou paterna jovem	Casa com somente um dos pais
Criança não desejada	Abusado quando criança	Homem sem parentesco biológico morando na casa
Criança não planejada	Depressão ou outra doença mental	Violência familiar ou por parceiro íntimo
	Pouco conhecimento sobre o desenvolvimento infantil ou expectativas irreais em relação à criança	
	Percepção negativa do comportamento normal da criança	

De: Flaherty, E.G., Stirling, J., & Committee on Child Abuse and Neglect. (2010). Clinical report–The pediatrician's role in child maltreatment prevention. *Pediatrics*, 126(4), 833-841. Reproduzido com autorização.

temer que sua filha possa expor o relacionamento deles, o pai pode tentar interferir nos relacionamentos normais com outras pessoas (Sadock et al., 2015).

Embora a filha mais velha de uma família seja a mais vulnerável a se tornar vítima do incesto pai-filha, alguns pais estabelecem relações sequenciais com várias filhas. Se for relatado incesto com uma, deve-se suspeitar de que o mesmo ocorre com todas as outras.

Adulto sobrevivente de incesto

Identificou-se várias características comuns em adultos que sofreram incesto na infância, principalmente uma profunda falta de confiança resultante de uma relação insatisfatória entre pai e filho. Isso causa baixa autoestima e fraco senso de identidade. Os filhos submetidos a incesto costumam se sentir presos, pois foram advertidos a não falar sobre a experiência e podem até temer por suas vidas se esta for exposta. Se tiverem a coragem de denunciar o incesto, em geral para a mãe, às vezes ela não acredita. Isso é confuso para a criança, que fica com uma sensação de insegurança e incapacidade de confiar em seus próprios sentimentos. A criança desenvolve sentimentos de culpa ao perceber, ao longo dos anos, que os pais a estão usando na tentativa de resolver seus próprios problemas.

Em geral, o abuso sexual na infância interrompe o desenvolvimento de uma associação normal de prazer com a atividade sexual. Os relacionamentos com outros parceiros normalmente são atrasados, alterados, inibidos ou pervertidos. Em alguns casos, indivíduos que sofreram abuso sexual quando crianças se retiram por completo da atividade sexual e evitam relacionamentos interpessoais íntimos ao longo da vida, enquanto outros se envolvem em atividades sexuais frequentes e de alto risco. Outras manifestações adultas do abuso sexual na infância em mulheres incluem a diminuição da libido, o distúrbio dor/penetração, a ninfomania e a promiscuidade. Em homens sobreviventes do abuso sexual na infância, podem ocorrer disfunção erétil, ejaculação precoce, distúrbios exibicionistas e conquistas sexuais compulsivas. Sadock e colaboradores (2015) relatam que os maus-tratos na infância, incluindo o abuso sexual repetido, causam alterações no encéfalo de uma criança que são evidentes na ressonância magnética em adultos sobreviventes. Eles acrescentam que um achado robusto de 20 estudos indica que os maus-tratos na infância culminam em um aumento futuro nos níveis de proteína C reativa, fibrinogênio e citocinas pró-inflamatórias. Esses marcadores inflamatórios aumentam o risco de múltiplas doenças físicas para o sobrevivente adulto. Identificou-se também que uma história de maus-tratos na infância também aumenta o risco de depressão, ansiedade, uso abusivo de substâncias ilícitas, transtornos alimentares, comportamentos suicidas e um padrão de relacionamentos instáveis (Sadock et al., 2015).

Os conflitos associados à dor (física ou emocional) e ao prazer sexual vivenciado por crianças vítimas de abuso sexual são comumente manifestados de forma simbólica nos relacionamentos adultos. As mulheres que foram abusadas quando crianças muitas vezes entram em relacionamentos com homens que abusam delas de forma física, sexual ou emocional. Berman (2013) descreve esse padrão como "compulsão à repetição", revivendo nos relacionamentos adultos o trauma que está enraizado, em um esforço subconsciente de "corrigir" situações que não conseguiram consertar na infância. O resultado é um ciclo repetitivo de relacionamentos prejudiciais e, muitas vezes, perigosos. Berman acrescenta que cerca de um terço das crianças que foram abusadas ou negligenciadas na infância tornam-se autores dos mesmos tipos de violência que os pais.

Em geral, os sobreviventes adultos de incesto que divulgam suas histórias se afastam do núcleo familiar, acusados de divulgar o "segredo da família" e frequentemente acusados de exagerar no incesto. É comum que o afastamento se torne permanente quando os familiares continuam negando o comportamento e o indivíduo é acusado de mentir. Muitos sobreviventes optam por divulgar a história apenas depois da morte de seus pais. A revelação desses eventos pregressos pode ser uma maneira de contribuir para o processo de cura, pela qual os sobreviventes do incesto se esforçam tão desesperadamente.

Violência sexual

A violência sexual costuma ser equiparada ao estupro, mas este é apenas um tipo de agressão sexual. É importante que os enfermeiros e outros profissionais da saúde estejam cientes de que a violência sexual compreende qualquer ato de coerção sexual, incluindo a penetração, o contato sexual indesejado e experiências sexuais sem contato indesejadas (CDC, 2016a). Todas essas experiências podem resultar em trauma; a avaliação do histórico desses eventos é fundamental para a prestação de cuidados informados ao trauma. Leia sobre as experiências de Bridget no recurso "Pessoas reais, histórias reais" deste capítulo.

A agressão sexual consiste em qualquer tipo de ato sexual em que um indivíduo seja ameaçado, coagido ou forçado a se submeter contra a sua vontade. O estupro, um tipo de agressão sexual, ocorre em um amplo espectro de experiências, desde o ataque-surpresa de um estranho até a insistência na relação sexual por parte de um conhecido ou cônjuge. Independentemente da fonte que define, sempre surge um tema comum: o estupro é um ato de agressão, não de paixão.

> **CONCEITO FUNDAMENTAL**
> **Estupro**
> Expressão de poder e domínio por meio da violência sexual, mais comumente perpetrado por homens sobre mulheres, embora os homens também possam ser vítimas de estupro.

O **estupro por conhecido** (chamado *date rape* se o encontro ocorrer durante um compromisso social combinado pela vítima) é um termo aplicado a situações nas quais o estuprador está familiarizado com a vítima – seja em um primeiro encontro, namorando há vários meses ou simplesmente sendo conhecidos ou colegas de escola. Os *campi* universitários são o local para uma quantidade impressionante desses tipos de estupros, cuja maioria não é denunciada. Atualmente, uma quantidade crescente de faculdades e universidades vem estabelecendo programas para prevenção do estupro e aconselhamento para sobreviventes desse crime.

Pessoas Reais, Histórias Reais: a jornada de Bridget.

Aqui ela optou pelo anonimato: Bridget não é o seu nome verdadeiro. Sua história é uma lição pungente das várias maneiras pelas quais uma pessoa pode ser vítima, do impacto a longo prazo dessas experiências na autoestima e na segurança pessoal e da importância de um enfermeiro que tenha conhecimento sobre o cuidado informado ao trauma.

Karyn: Agradeço sua disposição em falar sobre suas experiências. Se a qualquer momento você se sentir desconfortável, não precisamos continuar, certo?

Bridget: Fiz muita terapia e sinto que é importante contar e continuar contando, para que (espero) algo bom aconteça. Aos 6 anos, eu "tinha uma queda" pelo irmão do meu melhor amigo. Ele tinha 12 anos e, quando começou a me dar atenção, pensei que gostasse de mim. Até que me levou para um quarto, me deixou nua e me tocou. Ele queria que eu tirasse a roupa dele, mas eu disse que não. Contei para a minha mãe e ela falou com os pais dele, mas, quando ocorreu um segundo incidente, minha mãe me impediu de ir à casa do meu amigo. Fiquei constrangida, com muita vergonha, mas nunca falei sobre meus sentimentos. Durante muito tempo, tinha certeza de que, de alguma maneira, era minha culpa, porque eu "tinha uma queda" por ele. Só que mais tarde descobri que ele havia molestado várias outras crianças e que sua mãe havia insinuado que elas estavam "inventando".

Quando eu tinha cerca de 8 anos, estava em uma loja de brinquedos, e um homem apareceu atrás de mim e esfregou minhas nádegas por baixo do meu vestido. Apressei-me para chamar meu pai, mas o criminoso saiu correndo da loja e meus pais decidiram não ligar para a polícia, pois sentiram que eu já tinha sido aterrorizada o suficiente. Como adulta, posso entender isso, mas, na época, senti que alguém tinha feito algo mau comigo e queria que tivessem me defendido. Quando estava no ensino médio, uma das meninas do bairro queria jogar "verdade ou consequência". Acho que ela fez isso com muitas garotas. A consequência era tirar minhas roupas, e depois disso ela passou as mãos em mim. Eu pedi para ela parar, mas fiquei paralisada de medo quando ela me tocou assim mesmo. Ela era 1 ano mais velha e, de novo, lembro de me sentir impotente e pensar que não sabia o que fazer.

Em outro incidente no ensino médio, um dos meninos pulou na minha frente no corredor da escola e agarrou meus seios. Um professor o viu fazer isso e o mandou para a sala do diretor, mas o garoto parecia assustado e, de alguma maneira, pensei que era meu dever protegê-lo – ou talvez eu estivesse tentando agir como se não fosse grande coisa –, então pedi que o professor deixasse aquilo pra lá. Eu não queria colocar o garoto em apuros e me senti tão envergonhada e humilhada que minha vontade era só que ele desaparecesse. Só que parte de mim desejava que o professor não tivesse me ouvido. E acho que aquele garoto não imaginava como me machucou nem como aquilo tudo foi horrível.

Karyn: Acho que pode ser uma reação comum das meninas ou das mulheres: mesmo que alguém tenha nos ofendido, não queremos magoá-los de volta. E isso minimiza o fato de termos sido feridas.

Bridget: Sim, e meus pais acreditavam fielmente na máxima católica de dar a outra face, ou de largar para lá. Isso influenciou meu pensamento, de que você não deve se defender – deve simplesmente se afastar e evitar conflitos. Mas isso é uma interpretação ruim de "dê a outra face"! Na verdade, significa que devemos perdoar quando a outra pessoa demonstrar remorso, e não que devemos deixar que as pessoas nos machuquem sem consequências. Nessa época, comecei a ganhar muito peso. Sempre senti que era, em parte, uma reação para manter as pessoas distantes, para que elas não pudessem me machucar.

Karyn: Já ouvi outras pessoas contarem sobre mecanismos de enfrentamento ou defesa semelhantes, como fazerem algo só para manterem os outros afastados. E isso foi eficaz para você?

Bridget: Só piorou meus problemas de autoestima! Me perguntava por que essas coisas estavam acontecendo comigo. Senti como se *eu* estivesse fazendo *alguma coisa* errada. Quando adolescente, lutei contra a ansiedade e a depressão e fui enviada a um psiquiatra, mas não adiantou. Então, quando me mudei para Nova York para fazer faculdade, houve alguns incidentes no metrô. Um foi com um idoso de aparência

(continua)

Pessoas Reais, Histórias Reais: a jornada de Bridget. (continuação)

frágil que colocou a mão entre as minhas pernas. Quando me virei para enfrentá-lo, ele estava *rindo* de mim. Eu me senti muito impotente! Pensei em chutá-lo, mas, novamente, não queria ferir aquele velho encolhido, e eu também não sabia se ele tinha uma faca, uma arma... Portanto há o medo, a impotência e a raiva de alguém estar me tocando e rindo de mim sem que eu pudesse fazer nada. Me perguntei se eu estava enviando algum sinal – ou seja, pensava que devia ser minha culpa. Um amigo me disse que eu precisava aprender a fazer cara feia e carregar um guarda-chuva para me defender melhor. Eu sabia que tinha problemas de ansiedade e autoestima, e foi então que decidi que precisava de terapia.

Karyn: Foi preciso muita coragem para identificar o que você precisava fazer para recuperar o controle. O que foi mais útil nesse processo?

Bridget: Explorei a base dos meus problemas de autoestima e aprendi habilidades de enfrentamento. Ainda assim, na idade adulta, muitas coisas podem ser gatilhos para desencadear sentimentos de vulnerabilidade, ansiedade e baixa autoestima: notícias sobre estupro ou maus-tratos, ou momentos em que mulheres ou crianças são humilhadas na mídia, especialmente quando as pessoas manipulam seu poder ou autoridade. Isso traz à tona muitas "coisas" sobre mim. Quando meu terapeuta me desafiou a identificar o que me impedia de deixar tudo isso de lado, percebi que só queria saber que algo bom poderia surgir de toda essa dor.

Karyn: Uma das coisas que você me disse é que conseguiu ensinar suas filhas a reagirem em tais situações.

Bridget: Sim, isso foi importante e me pareceu uma vitória. Sou mais capaz de identificar situações potencialmente prejudiciais. Eu as ensinei a estarem preparadas, a ouvirem a voz interior, aquele "mau pressentimento" que alerta que tal situação pode exigir que se defenda ou se proteja. Disse-lhes que, se alguém tentar tocá-las, não há problema em revidar, muito menos em me dizer, em contar aos funcionários da escola, relatar a *qualquer pessoa*, e continuar contando até que alguém acredite e faça alguma coisa. Quero que elas saibam que é seguro conversar comigo sobre seus sentimentos e que elas não são impotentes.

Karyn: Acho que essa é uma mensagem importante também para os profissionais da saúde: ouvir, não desconsiderar as experiências de alguém, e sim explorar os eventos, pensamentos e sentimentos e identificar estratégias de enfrentamento.

Bridget: Sim, acho que às vezes os adultos que pensavam que era menos traumatizante ir embora ou tentar esquecer o assunto achavam que estavam ajudando, mas essa não é a resposta. Mesmo agora, depois de todos esses anos, eu não tinha certeza se você pensaria que minha história era importante o suficiente para ser contada... quero dizer, para algumas pessoas, pode não parecer tão ruim, afinal não fui estuprada, os abusadores não eram da família, mas ainda assim tudo o que passei me deixou muito mal.

Karyn: Acho que sua história precisa ser contada. Você está aproveitando a oportunidade para ensinar aos outros que a vitimização pode ocorrer de várias maneiras, que pode ter efeitos a longo prazo na autoestima e que é importante encontrar maneiras de recuperar um senso de controle e valor próprio. Eu realmente me sinto grata por você compartilhar a sua história. O que você acha que são as coisas mais importantes que os enfermeiros precisam saber sobre a sua experiência e a de outras pessoas que passaram por violência e trauma?

Bridget: Primeiro de tudo, que, 40 anos depois, esses incidentes ainda me afetam. Vi uma foto do garoto que me molestou na página de um amigo no Facebook e fiquei enjoada e com medo de novo. E não me perdoei por ainda deixar que isso me afetasse. Os enfermeiros precisam saber que mesmo eventos que ocorreram anos atrás podem influenciar as respostas emocionais de alguém hoje em dia.

Em segundo lugar, a ideia de "fechamento", mesmo muitos anos depois, é um nome impróprio. Certas coisas podem desencadear essas memórias e ansiedades e, quando elas voltam, tudo o que você pode fazer é "tirá-las de baixo do tapete" e falar sobre elas, de novo, e de novo, e de novo. É outra versão de "você conta, e conta, e não para de contar" até lembrar que sobreviveu a isso, que não foi sua culpa e que não precisa se sentir envergonhada, constrangida ou humilhada (mesmo que parte de você ainda se sinta assim).

Em terceiro lugar, quero que os enfermeiros saibam que eles estão na linha de frente e que, não importa a área clínica em que atuem, um histórico de trauma ou abuso sexual pode afetar a maneira como seus pacientes experimentam e recebem assistência médica. Quando adulta, ao tratar problemas de fertilidade, tive muitos problemas por ter de me vestir e me despir tantas vezes e ao lidar com tantos procedimentos invasivos. Era importante dizer aos profissionais da saúde que me atendiam por que meu coração estava batendo forte, por que eu parecia tão nervosa, por que odiava mamografias e exames regulares de ginecomastia um pouco mais do que uma mulher comum... A capacidade de um enfermeiro de cuidar e oferecer compaixão pode fazer a maior diferença, e tudo começa com confiança e na ajuda para seu paciente "contar". Gostaria de agradecer pelas vezes em que esses enfermeiros seguraram minha mão, a apertaram com força e me disseram que eu ficaria bem.

O **estupro marital**, que foi reconhecido apenas nos últimos anos como uma categoria legal, ocorre quando um cônjuge é responsável pelo abuso sexual direcionado a um parceiro conjugal contra a vontade desse indivíduo. Antigamente, pelo conceito de mulher como propriedade conjugal, a definição legal de estupro isentava eventos ocorridos em um relacionamento matrimonial, mas em 1993, o estupro marital se tornou um crime em todos os 50 estados norte-americanos, em pelo menos uma seção do código de crimes sexuais. Em 17 estados e no Distrito de Columbia, não há exceções à acusação de estupro contra maridos. No entanto, em 33 estados ainda existem algumas isenções da acusação de estupro contra maridos; e em todos os estados em que os maridos podem ser processados, os critérios para provar o estupro conjugal são muito rigorosos.

O **estupro de vulnerável** é a relação ilegal entre um indivíduo com idade superior à de consentimento e outro indivíduo com idade inferior à de consentimento. Nos EUA, a idade legal de consentimento varia de um estado para outro, de 14 a 18 anos (King & Regan, 2014). Um adulto que mantenha relações sexuais com um menor de idade pode ser preso por estupro, mesmo que tenha ocorrido com consentimento de ambas as partes.

Perfil do estuprador

É difícil traçar um perfil de estuprador porque eles compõem um grupo heterogêneo e não se distinguem por aparência ou inteligência. Tendem a ter pontuação normal em testes psicológicos, com exceção das pontuações mais altas na expressão da raiva (St. Petersburg College, 2016). Sadock e colaboradores (2015) identificam que os motivos subjacentes dos autores de estupro podem ser classificados em quatro grupos: sádicos sexuais, que se excitam com a dor; predadores exploradores, que usam a vítima para satisfazer necessidades como domínio e poder; homens inadequados, que são obcecados por fantasias sexuais que acreditam que não podem ser realizadas sem o uso da força; e aqueles que estão suprindo fúria e raiva. Os pesquisadores acrescentam que as vítimas de maus-tratos na infância mostram maior probabilidade de perpetrar violência de todos os tipos na idade adulta.

A maior parte dos estupros é premeditada. As características comportamentais que foram associadas à premeditação são: procurar uma vítima que pareça vulnerável (capaz de ser dominada ou isolada de outros indivíduos), violar ou ignorar os direitos de outras pessoas (às vezes verificando se uma vítima em potencial é passiva ou tolerante a esses comportamentos) ou, em geral, incapacidade de sentir empatia. Mais uma vez, embora esses comportamentos possam ser observados com mais frequência, eles não definem o perfil completo desses agressores. Uma visão feminista sugere que o estupro é mais comum em sociedades que incentivam a agressividade nos homens, que têm papéis distintos de gênero e nas quais os homens consideram os papéis das mulheres como inferiores (King & Regan, 2014). A agressividade masculina como norma cultural, no entanto, não explica por que alguns homens se tornam perpetradores de agressão e violência criminal, enquanto outros, não.

As estatísticas mostram que a maior parte dos estupradores tem entre 25 e 44 anos. Cerca de 54% são brancos, 32% são afrodescendentes e os demais são de outras raças, raças mistas ou desconhecidas (Bureau of Justice Statistics, 2011). Em 80% dos casos de estupro e agressão sexual, o agressor era conhecido pela vítima; um em cada 10 estupros envolvia o uso de uma arma (Bureau of Justice Statistics dos EUA, 2014b). Estatísticas como essas ajudam a descrever aspectos do problema, mas o entendimento da essência do agressor e da violência é objeto de pesquisas em andamento.

A vítima

O estupro pode ocorrer em qualquer idade, mas as estatísticas mais recentes sugerem que o grupo etário de maior risco são mulheres com menos de 34 anos, aquelas com menor renda e aquelas que vivem em áreas rurais (US Bureau of Justice Statistics, 2014b). A maior parte das vítimas de agressão sexual são mulheres solteiras; com frequência o ataque ocorre no bairro em que ela mora ou próximo a ele.

Embora as mulheres tenham maior risco de estupro cometido por homens, os homens também podem ser vítimas de mulheres ou de outros homens. Sadock e colaboradores (2015) descrevem a dinâmica como idêntica e afirmam que, em todos os casos:

> O crime possibilita ao estuprador descarregar agressões e engrandecer-se. A vítima geralmente é menor que o estuprador, percebida como passiva... e é usada como um objeto. (p. 826)

É provável que os sobreviventes de estupro que busquem atendimento logo após o crime estejam experimentando um sentimento avassalador de violação e desamparo que começou com a impotência e a intimidação experimentadas durante o estupro. Burgess (1974), que definiu classicamente o que foi descrito como **síndrome do trauma de estupro**, identificou dois padrões emocionais de resposta que podem ocorrer poucas horas após o estupro e com os quais os profissionais da saúde podem se deparar no pronto-socorro ou no centro que recebe vítimas de estupro. No **padrão de resposta expressivo**, a sobrevivente expressa sentimentos de medo, raiva e ansiedade por meio de comportamentos como choro, soluço, inquietação e tensão. No **padrão de resposta controlado**, os sentimentos são mascarados ou ocultos e observa-se um afeto calmo, tranquilo ou moderado.

Pode-se observar as seguintes manifestações nos dias e semanas após o ataque (Burgess, 2010):

- Contusões e abrasões em várias partes do corpo
- Cefaleia, fadiga, distúrbios do padrão de sono
- Dores de estômago, náuseas e vômito
- Corrimento e prurido vaginal, ardor ao urinar, sangramento retal e dor
- Raiva, humilhação, vergonha, desejo de vingança e culpa
- Medo de violência física e morte.

Os efeitos a longo prazo da agressão sexual dependem em grande parte da força do ego, do sistema de apoio social do indivíduo e da maneira como ele ou ela foi tratado como vítima (Burgess, 2010). Os diversos efeitos a longo prazo incluem o aumento de inquietação, sonhos e pesadelos e fobias (particularmente aquelas relacionadas com a interação sexual). Algumas mulheres relatam que levam anos para superar a experiência; elas descrevem um senso de vulnerabilidade e uma perda de controle sobre suas próprias vidas durante esse período. Elas se sentem contaminadas e incapazes de se limpar; algumas delas não conseguem permanecer morando sozinhas em suas casas ou apartamentos.

Algumas sobreviventes desenvolvem uma **reação complexa ao estupro**, na qual podem ser observados sintomas adicionais como depressão e suicídio, uso abusivo de substâncias psicoativas e até comportamentos psicóticos (Burgess, 2010). Outra variação foi chamada **reação silenciosa ao estupro**, na qual a sobrevivente não conta a ninguém sobre o ataque. A ansiedade é suprimida e a carga emocional pode se tornar esmagadora. O trauma sexual não resolvido pode não ser revelado até que a mulher seja forçada a enfrentar outra crise sexual em sua vida que reative os sentimentos anteriormente não resolvidos.

Diagnóstico de enfermagem e identificação de resultados

Os diagnósticos de enfermagem são formulados a partir dos dados coletados durante a fase de avaliação e com conhecimento prévio dos fatores predisponentes à situação. Alguns diagnósticos de enfermagem comuns para sobreviventes de maus-tratos são:

- Síndrome do trauma de estupro relacionada com a agressão sexual evidenciada por verbalizações do ataque; contusões e lacerações sobre áreas do corpo; ansiedade grave
- Sentimento de impotência relacionado com o ciclo da violência evidenciado por verbalizações de maus-tratos; contusões e lacerações sobre áreas do corpo; medo em relação à sua segurança e à de seus filhos; verbalizações de não haver maneira de sair do relacionamento
- Risco de atraso no desenvolvimento relacionado com a situação familiar abusiva.

Critérios de resultado

Pode-se usar os critérios a seguir para medir resultados no atendimento ao sobrevivente de maus-tratos:

A paciente que foi agredida sexualmente:

- Não está mais experimentando ansiedade de pânico
- Demonstra um grau de confiança no enfermeiro principal
- Recebeu atendimento imediato às lesões físicas
- Iniciou comportamentos consistentes com a resposta de luto.

A paciente que foi agredida fisicamente:

- Recebeu atendimento imediato às lesões físicas
- Verbaliza estar segura quanto à sua segurança imediata
- Discute a situação de vida com o enfermeiro principal
- É capaz de verbalizar escolhas em relação à assistência que receberá.

A criança que sofreu maus-tratos:

- Recebeu atendimento imediato às lesões físicas
- Demonstra confiança no enfermeiro principal ao discutir os maus-tratos durante a terapia lúdica
- Está demonstrando uma diminuição nos comportamentos regressivos.

Planejamento e implementação

A Tabela 35.1 fornece um plano de cuidados para o paciente sobrevivente de maus-tratos. São apresentados os diagnósticos de enfermagem, juntamente com os critérios de resultado, intervenções de enfermagem apropriadas e justificativas para cada diagnóstico.

Plano de cuidados utilizando mapas conceituais

O plano de cuidados utilizando mapas conceituais (consulte o Capítulo 9, *Processo de Enfermagem na Prática de Saúde Mental e Psiquiátrica*) é uma estratégia diagramática de ensino e aprendizagem que possibilita a visualização de inter-relações entre diagnósticos médicos, diagnósticos de enfermagem, dados de avaliação e tratamentos. Um exemplo de um plano de cuidados utilizando mapas conceituais para um paciente sobrevivente de maus-tratos é apresentado na Figura 35.3.

Reavaliação

Deve-se fazer a reavaliação das ações de enfermagem para auxiliar os sobreviventes de maus-tratos tanto a curto quanto a longo prazo.

A reavaliação a curto prazo pode ser facilitada por meio da coleta de informações usando os seguintes tipos de perguntas:

- Tranquilizou-se o indivíduo em relação à sua segurança?
- Isso é evidenciado por uma diminuição da ansiedade de pânico?
- As feridas foram devidamente tratadas e foram feitas provisões para cuidados de acompanhamento?
- As necessidades emocionais foram atendidas?
- Foi estabelecida uma relação de confiança com pelo menos uma pessoa com quem o paciente se sentiu confortável em relatar o incidente de maus-tratos?
- Os sistemas de apoio foram identificados e notificados?
- Apresentaram-se opções para as circunstâncias imediatas?

A reavaliação a longo prazo pode ser realizada por profissionais da saúde que tenham contato com o indivíduo muito tempo após a crise imediata.

- O indivíduo é capaz de realizar atividades de vida diária de maneira satisfatória?
- As feridas físicas cicatrizaram adequadamente?
- A paciente está progredindo nos comportamentos de luto de maneira adequada?
- A paciente está livre de distúrbios do sono (pesadelos, insônia), sintomas psicossomáticos (cefaleia, dores de estômago, náuseas/vômitos), comportamentos regressivos (enurese, sucção do polegar, fobias) e distúrbios psicossexuais?
- A paciente está livre de problemas nos relacionamentos interpessoais?
- A paciente considera as alternativas para mudanças em sua vida pessoal?
- Foi tomada uma decisão em relação às opções disponíveis?
- Ela está satisfeita com a decisão que tomou?

Modalidades de tratamento

Intervenção de crise

O foco da anamnese inicial e do acompanhamento com a paciente que foi agredida sexualmente é o incidente de estupro. Problemas não associados ao estupro não são tratados no momento. O objetivo da intervenção de crise é ajudar as sobreviventes a retornar ao seu estilo de vida anterior o mais rápido possível.

A paciente deve ser envolvida na intervenção desde o início. Isso promove um senso de competência, controle e tomada de decisão. Como um sentimento avassalador de impotência acompanha a experiência do estupro, o envolvimento ativo da sobrevivente é uma validação do valor próprio e o início do processo de recuperação. A intervenção de crise é utilizada por tempo limitado, geralmente de 6 a 8 semanas. Se surgirem problemas após esse período, o indivíduo é encaminhado para assistência em outras instituições (p. ex., psicoterapia a longo prazo com um psiquiatra ou clínica de saúde mental).

Durante o período de crise, deve-se atentar às estratégias de enfrentamento para lidar com os sintomas comuns ao paciente pós-trauma. Inicialmente, o indivíduo passa por um período de desorganização durante o qual há dificuldade em tomar decisões, medos extremos ou irracionais e desconfiança geral. As manifestações observáveis podem variar de histeria gritante a expressões de fúria e raiva, até silêncio e retraimento. Culpa e sentimentos de responsabilidade pelo estupro, bem como inúmeras manifestações físicas, são comuns. O conselheiro de crise tenta ajudar o indivíduo a recorrer a estratégias anteriores de sucesso para recuperar o controle sobre sua vida.

TABELA 35.1 Plano de cuidados para o sobrevivente de maus-tratos.

DIAGNÓSTICO DE ENFERMAGEM: SÍNDROME DO TRAUMA DE ESTUPRO

RELACIONADA COM: Agressão sexual

EVIDENCIADA POR: Verbalizações do ataque; contusões e lacerações sobre áreas do corpo; ansiedade extrema

Critérios de avaliação dos resultados	Intervenções de enfermagem	Justificativa
Meta a curto prazo: • As feridas físicas da paciente cicatrizam sem complicações. **Meta a longo prazo:** • A paciente inicia uma resolução saudável do luto, iniciando o processo de cura física e psicológica (tempo a ser determinado individualmente).	1. É importante dizer o seguinte à pessoa que foi agredida sexualmente: • Você está segura aqui • Sinto muito que isso tenha acontecido • Estou feliz que você tenha sobrevivido • Não é culpa sua. Ninguém merece ser tratado dessa maneira • Você fez o melhor que pôde.	1. A mulher que foi agredida sexualmente teme por sua vida e deve ser tranquilizada de que está em segurança. Ela também pode estar inundada por dúvidas e culpas; essas afirmações incutem confiança e reafirmam o valor próprio.
	2. Explicar todos os procedimentos de avaliação que serão realizados e por que eles estão sendo realizados. Certificar-se de que a coleta de dados seja realizada de maneira cuidadosa e sem julgamento. Solicitar os serviços de um enfermeiro especializado em vítimas de agressão sexual, quando disponível, para facilitar a coleta de evidências e a defesa do paciente.	2. Isso pode servir para diminuir o medo/ansiedade e aumentar a confiança.
	3. Verificar se a paciente tem privacidade adequada para todas as intervenções pós-crise imediata. Garantir a menor quantidade possível de funcionários prestando atendimento imediato ou coletando evidências.	3. A paciente pós-trauma está extremamente vulnerável. A maior quantidade de pessoas no ambiente piora esse sentimento de vulnerabilidade e isso aumenta a ansiedade.
	4. Incentivar a paciente a denunciar o evento. Ouça, mas não sonde.	4. A escuta sem julgamento fornece uma via para a catarse que a paciente precisa para começar a se curar. Pode ser necessário um relato detalhado para o seguimento jurídico; como defensor da paciente, o enfermeiro atencioso é capaz de ajudar a diminuir o trauma da coleta de evidências.
	5. Debater com a paciente a quem pedir apoio ou assistência. Fornecer informações em relação a encaminhamentos para cuidados posteriores.	5. Em razão da ansiedade e do medo intensos, a paciente pode precisar da assistência de outras pessoas durante o período pós-crise imediato. Forneça informações de encaminhamento por escrito para que ela analise posteriormente (p. ex., psicoterapeuta, clínica de saúde mental, grupo jurídico da comunidade).

(continua)

TABELA 35.1 Plano de cuidados para o sobrevivente de maus-tratos. *(continuação)*

DIAGNÓSTICO DE ENFERMAGEM: SENSAÇÃO DE IMPOTÊNCIA

RELACIONADA COM: Ciclo da violência

EVIDENCIADA POR: Verbalizações de maus-tratos; contusões e lacerações sobre áreas do corpo; medo em relação à sua própria segurança e à segurança de seus filhos; verbalizações de não ver nenhuma maneira de sair do relacionamento

Critérios de resultado	Intervenções de enfermagem	Justificativa
Meta a curto prazo: • A paciente reconhece e verbaliza as opções disponíveis, percebendo, assim, algum controle sobre a sua situação de vida. **Meta a longo prazo:** • A paciente exibe controle sobre sua situação de vida, tomando uma decisão sobre o que fazer em relação a viver sob um ciclo de maus-tratos.	1. Em colaboração com o médico, garantir que todas as feridas, fraturas e queimaduras físicas recebam atenção imediata. Tirar fotos se a paciente permitir. 2. Levar a paciente para uma área reservada para fazer a anamnese. 3. Quer tenha vindo sozinha ou com seus filhos, garantir a ela que todos estão seguros. Incentivá-la a discutir o incidente de agressão. Fazer perguntas sobre se isso já aconteceu antes, se o agressor usa substâncias psicoativas, se a mulher tem um lugar seguro para ir e se ela quer apresentar queixa. 4. Garantir que não fará esforços de "salvação". Oferecer apoio, mas lembrar-se que a decisão final deve ser tomada pela paciente. 5. Salientar à paciente a importância da segurança. Ela deve ser conscientizada sobre a variedade de recursos que estão disponíveis para ela. Isso pode incluir linhas diretas de crise, grupos comunitários para mulheres que foram vítimas de maus-tratos, abrigos, serviços de aconselhamento e informações sobre os direitos da vítima no sistema de justiça civil e criminal. Após uma discussão desses recursos disponíveis, a mulher pode fazer a escolha por si mesma. Se a decisão dela for retornar ao casamento e ao lar, essa escolha também deve ser respeitada.	1. A segurança da paciente é uma prioridade da enfermagem. As fotografias podem ser solicitadas como evidência se for apresentada acusação. 2. Se a paciente estiver acompanhada pelo indivíduo que a agrediu, é provável que ela não seja sincera em relação aos ferimentos. 3. Algumas mulheres tentam manter em segredo como seus ferimentos ocorreram, em um esforço para proteger o parceiro ou porque temem que o parceiro a mate se ela contar. 4. Tomar sua própria decisão dá à paciente uma sensação de controle sobre sua situação de vida. Impor julgamentos e dar conselhos não são terapêuticos. 5. O conhecimento das opções disponíveis diminui o sentimento de impotência da pessoa, mas o verdadeiro empoderamento ocorre apenas quando ela escolhe usar esse conhecimento para seu próprio benefício.

DIAGNÓSTICO DE ENFERMAGEM: RISCO DE ATRASO NO DESENVOLVIMENTO

RELACIONADO COM: Maus-tratos na infância

Critérios de resultado	Intervenções de enfermagem	Justificativa
Meta a curto prazo: • O paciente desenvolve uma relação de confiança com o enfermeiro e relata como as lesões observadas foram sofridas. **Meta a longo prazo:** • O paciente demonstra comportamentos consistentes com o crescimento e desenvolvimento adequados à idade.	1. Realizar uma avaliação física completa da criança. Tomar nota especialmente das contusões (em vários estágios de cicatrização), lacerações e queixas de dor em áreas específicas. Não negligenciar ou desconsiderar a possibilidade de abuso sexual. Avaliar sinais não verbais de maus-tratos: conduta agressiva, medo excessivo, hiperatividade extrema, apatia, abstinência, comportamentos inadequados à idade. 2. Realizar uma anamnese detalhada com os pais ou o adulto que acompanha a criança. Considerar: se a lesão está sendo relatada como um acidente, a explicação é razoável? A lesão é consistente com a explicação? A lesão é consistente com as capacidades de desenvolvimento da criança? 3. Usar jogos ou terapia lúdica para ganhar a confiança da criança. Usar essas técnicas para ajudar na descrição do lado dela da história.	1. É necessária uma avaliação física precisa e completa para prestar cuidados adequados ao paciente. 2. O medo da prisão ou perda da guarda dos filhos pode colocar os pais abusivos na defensiva. Pode haver discrepâncias na descrição do incidente; mentir para encobrir o envolvimento é um método de defesa comum, que pode ser detectado em uma anamnese aprofundada. 3. Estabelecer uma relação de confiança com a criança abusada é extremamente difícil. A criança pode nem querer ser tocada. Esses tipos de atividades lúdicas podem proporcionar um ambiente não ameaçador, que pode melhorar a tentativa da criança de discutir essas questões dolorosas.

Caso clínico: Aline e Carlos, ambos com 21 anos, namoravam havia 2 anos. O rapaz sempre foi ciumento e ficava com muita raiva quando Aline conversava com outro homem. Ele a espancou várias vezes, com força suficiente para deixar hematomas, mas nunca em seu rosto, de modo que ela sempre conseguiu esconder os maus-tratos das outras pessoas. Nessa noite, em uma festa, Aline dançou com outro homem e Carlos ficou violento. Ele deu um soco no homem e arrastou a namorada para o estacionamento. Ela gritou para ele: "Chega! Acabou! Eu nunca mais quero ver você de novo!". Então ele passou a espancá-la no rosto e na parte superior do corpo, gritando: "Você não pode terminar comigo! Eu não vou deixar! Você é minha e de mais ninguém!". Ele a largou deitada no estacionamento. Aline se sentiu impotente e, desanimada, abriu a bolsa e engoliu meia garrafa de paracetamol. Quando contou à amiga Diana o que havia acontecido, esta chamou a emergência, e Aline foi levada ao hospital. Ela recebeu tratamento para superdosagem e teve suas feridas limpas e tratadas. Depois de melhorar fisicamente, foi transferida para a unidade psiquiátrica, onde disse ao enfermeiro: "Não posso viver assim. Ele não me deixa ir embora! Não sei o que fazer!". O enfermeiro desenvolve o seguinte plano de cuidados utilizando mapas conceituais para Aline.

Sinais e sintomas
Fatores de risco:
- Tentativa de suicídio
- Ideações suicidas
- Verbalizações de desesperança

Sinais e sintomas
- Verbalizações de maus-tratos
- Contusões e lacerações
- Medo em relação à segurança
- Verbalizações de sentimento de impotência

Diagnóstico de enfermagem
Risco de suicídio

Diagnóstico de enfermagem
Sentimento de impotência

Intervenções de enfermagem
- Indagar sobre pensamentos suicidas, planos, meios para o suicídio
- Tornar o ambiente seguro
- Colaborar com a paciente para identificar um plano para segurança contínua
- Observar atentamente
- Fazer rondas frequentes em intervalos irregulares
- Incentivar a expressão livre e honesta dos sentimentos

Intervenções de enfermagem
- Prestar atenção às lesões.
- Incentivar a discussão do incidente
- Salientar a importância da segurança pessoal
- Discutir as opções e alternativas disponíveis
- Estabelecer metas realistas e ajudar a resolução de problemas
- Fornecer *feedback* positivo para as decisões tomadas

Resultados
- A paciente verbaliza não ter pensamento suicida
- A paciente não comete automutilação
- A paciente verbaliza nomes de recursos fora do hospital que podem fornecer ajuda

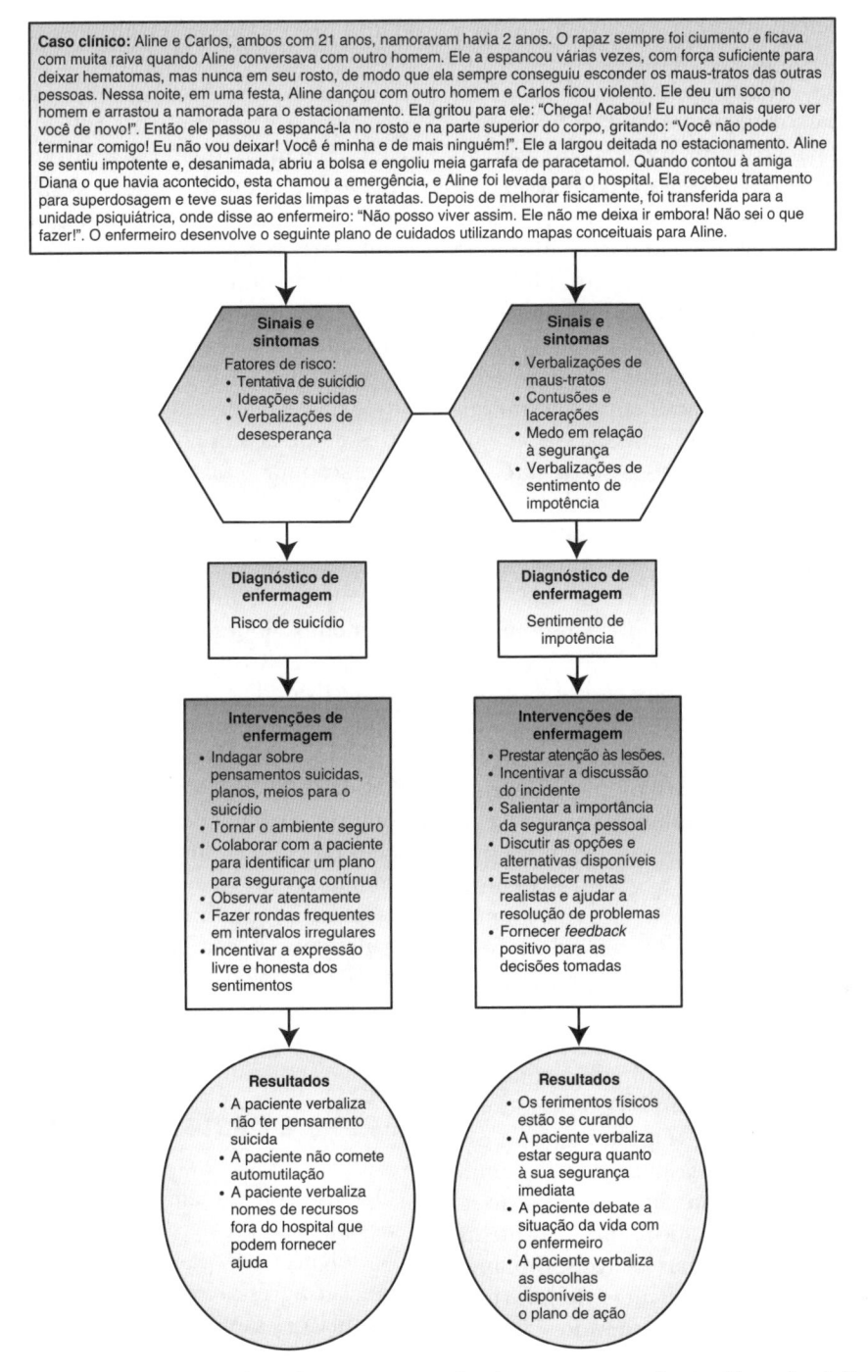

Resultados
- Os ferimentos físicos estão se curando
- A paciente verbaliza estar segura quanto à sua segurança imediata
- A paciente debate a situação da vida com o enfermeiro
- A paciente verbaliza as escolhas disponíveis e o plano de ação

Figura 35.3 Plano de cuidados utilizando mapas conceituais para uma paciente vítima de violência física.

Se a paciente é vítima de violência doméstica, o conselheiro assegura que vários recursos e opções sejam divulgados à pessoa para que ela possa tomar uma decisão pessoal em relação a seguir em frente com sua vida. Discutir estratégias para minimizar os perigos de sair (às vezes chamado de plano de fuga) pode ser útil se a paciente estiver pensando em deixar o relacionamento. Os grupos de apoio oferecem uma plataforma valiosa para reduzir o isolamento e aprender novas estratégias para lidar com as consequências da violência física ou sexual. Particularmente para a sobrevivente de estupro, o grupo de apoio fornece um fórum terapêutico para reduzir a sensação de isolamento que ela pode sentir após as previsíveis respostas sociais e interpessoais à sua experiência.

A casa de apoio ou casa-abrigo

A maior parte das grandes cidades dos EUA agora tem **casas de apoio** ou **casas-abrigo** em que as mulheres podem receber proteção para elas e seus filhos. Esses abrigos fornecem uma variedade de serviços; as mulheres recebem apoio emocional da equipe e umas das outras. A maior parte dos abrigos oferece aconselhamento individual e em grupo; ajuda com instituições burocráticas, como polícia, representação legal e serviços sociais; cuidados infantis e programas para a criança; e ajuda à mulher na elaboração de planos para o futuro, como aconselhamento empregatício e conexão com o setor de habitação.

Em geral, os abrigos são administrados por uma combinação de profissionais e voluntários, incluindo enfermeiros, psicólogos, advogados e outros. Mulheres que foram vítimas de maus-tratos anteriormente costumam estar entre as funcionárias voluntárias.

O trabalho em grupo é uma parte importante do serviço de abrigo. As mulheres residentes variam entre as que estão na fase da crise imediata e as que progrediram por várias fases do processo de luto. Os membros mais novos podem aprender muito com as mulheres que resolveram problemas semelhantes de maneira bem-sucedida. A duração da estadia varia bastante entre as mulheres dependendo de vários fatores, como rede de apoio externo, situação financeira e recursos pessoais.

O abrigo oferece um refúgio de segurança física para a mulher agredida e promove a expressão das intensas emoções que ela pode estar sentindo em relação à sua situação. A mulher geralmente apresenta depressão, medo extremo ou mesmo expressões violentas de fúria e raiva. No abrigo, ela descobre que esses sentimentos são normais e que outras experimentaram essas mesmas emoções em situações semelhantes. Ela pode sofrer pelo que foi perdido e pelo que era esperado, mas não alcançado. É fornecida ajuda para superar a tremenda culpa que ela sente por se autorresponsabilizar. Esse é um passo difícil para alguém que aceitou a responsabilidade pelo comportamento de outro indivíduo por um longo período.

As recém-chegadas ao abrigo têm tempo para experimentar o alívio da segurança oferecida. A tomada de decisões é desencorajada durante o período de crise e desorganização imediatas. Uma vez que as emoções da mulher se tornam mais estáveis, o planejamento para o futuro começa. Por meio de informações de funcionários e colegas, ela aprende sobre os recursos disponíveis na comunidade. A mulher recebe *feedback*, mas toma sua própria decisão sobre "para onde quero ir a partir daqui". Ela é aceita e apoiada na escolha que fizer.

Terapia familiar

A terapia com famílias que usam a violência se concentra em ajudá-las a desenvolver modalidades democráticas de resolver problemas. Estudos mostram que, quanto mais uma família usa os meios democráticos para resolução de conflitos, menor a probabilidade de se envolverem em violência física. As famílias devem aprender a lidar com os problemas de maneira a produzir benefícios mútuos para todos os envolvidos, em vez de se envolverem em lutas pelo poder entre os familiares.

Os pais também precisam aprender métodos eficazes de disciplinar os filhos que não o castigo físico. Técnicas de "colocar sentado para pensar" (*time-out*) e métodos que enfatizam a importância do reforço positivo para um comportamento aceitável podem ser muito eficazes. Os familiares devem estar comprometidos com o uso consistente dessas técnicas de modificação de comportamento para que elas sejam bem-sucedidas.

Orientar os pais em relação às expectativas para os vários níveis de desenvolvimento pode aliviar parte do estresse que acompanha essas mudanças. É necessária orientação antecipada para lidar com as crises comumente associadas a esses estágios.

As sessões de terapia com todos os familiares juntos podem se concentrar nos problemas de comunicação da família. Os familiares são incentivados a expressar sentimentos honestos de um modo que não seja ameaçador aos outros familiares. A escuta ativa, as técnicas de assertividade e o respeito aos direitos dos outros são ensinados e incentivados. Barreiras à comunicação eficaz são identificadas e resolvidas.

Pode-se fazer encaminhamentos a instituições que promovem habilidades parentais eficazes (p. ex., treinamento da eficácia dos pais). É possível considerar também outras instituições que podem aliviar o estresse dos pais (p. ex., programas do tipo "Dia livre para a mamãe", organizações de compartilhamento de babá e creches). Grupos de apoio para pais abusivos também podem ser úteis; pode-se fornecer ajuda para localizar o grupo ou iniciar o comparecimento a esse grupo.

Resumo e pontos fundamentais

- O abuso consiste em maus-tratos infligidos em uma pessoa por outra
- A violência por parceiro íntimo, maus-tratos na infância e agressão sexual são generalizados, e todas as populações são igualmente afetadas
- Vários fatores foram teorizados como influentes na predisposição ao comportamento violento. Sugeriram-se influências fisiológicas e bioquímicas no encéfalo, assim como a possibilidade de um vínculo genético direto
- Síndromes cerebrais orgânicas associadas a vários transtornos cerebrais e lesões cerebrais traumáticas foram implicadas na predisposição ao comportamento agressivo e violento
- Teóricos psicanalíticos relacionam a predisposição ao comportamento violento com o ego subdesenvolvido e um autoconceito ruim
- Teóricos da aprendizagem sugerem que as crianças imitam o comportamento abusivo de seus pais. Essa

teoria foi substanciada por estudos que mostram que indivíduos que foram abusados quando crianças ou cujos pais os disciplinaram com punição física têm maior probabilidade de serem abusivos quando adultos
- Influências da sociedade, como a aceitação da violência como meio de resolver problemas, também têm sido implicadas
- As mulheres espancadas geralmente se sentem culpadas por suas situações. Elas podem ter crescido em famílias abusivas e, portanto, esperam esse tipo de comportamento
- As mulheres espancadas comumente não veem como sair de sua situação atual e podem ser incentivadas por sua rede de apoio social a permanecer no relacionamento abusivo
- Os maus-tratos na infância incluem a violência física e emocional, a negligência física e emocional e o abuso sexual de uma criança
- Uma criança pode sofrer muitos anos de maus-tratos sem denunciá-los por medo de retaliação por parte do agressor

- Algumas crianças relatam as experiências de incesto às mães e são rejeitadas por ela e instruídas a permanecer em segredo em relação ao abuso
- Os sobreviventes adultos do incesto geralmente experimentam manifestações físicas e emocionais como resultado do relacionamento incestuoso
- A agressão sexual é classificada como um ato de agressão, não paixão
- Uma história de maus-tratos e negligência na infância aumenta o risco de o sobrevivente perpetrar maus-tratos e negligência sobre outras pessoas na idade adulta. O estupro é uma experiência traumática; muitas mulheres vivenciam flashbacks, pesadelos, raiva, sintomas físicos, depressão e pensamentos suicidas por muitos anos após a ocorrência
- As modalidades de tratamento para sobreviventes de maus-tratos incluem a intervenção de crise com a vítima de agressão sexual, o abrigo seguro para mulheres agredidas e a terapia para famílias que usam a violência.

Questões de revisão

Escolha a resposta mais adequada para cada uma das perguntas a seguir.

1. Shirley, uma mulher com vários cortes e abrasões, chega ao pronto-socorro com seus três filhos pequenos. Ela diz ao enfermeiro que seu marido infligiu os ferimentos. Ela diz: "Eu não queria vir. Estou realmente bem. Ele só faz isso quando bebe demais. Eu só não deveria ter gritado com ele.". A melhor resposta do enfermeiro é:
   a. "Com que frequência ele bebe demais?"
   b. "Não é sua culpa. Você fez a coisa certa vindo aqui."
   c. "Quantas vezes ele fez isso com você?"
   d. "Ele não é um bom marido. Você precisa deixá-lo antes que ele a mate."

2. Shirley, uma mulher com vários cortes e abrasões, chega ao pronto-socorro com seus três filhos pequenos. Ela diz ao enfermeiro que seu marido infligiu os ferimentos. Na anamnese, Shirley diz ao enfermeiro: "Ele está ficando cada vez mais violento ultimamente. Está muito estressado com o trabalho nas últimas semanas, então bebe muito quando chega em casa. Ele sempre fica mau quando bebe. Eu estava ficando assustada. Então disse a ele que iria pegar as crianças e ir embora. Ele ficou furioso quando eu disse isso e começou a me dar socos.". Em relação ao ciclo da violência, o que essa situação representa?
   a. Fase I. Shirley estava tentando desesperadamente ficar fora do caminho e manter tudo calmo.
   b. Fase I. Um pequeno incidente de agressão pelo qual Shirley assume toda a culpa.
   c. Fase II. O incidente de agressão que Shirley provocou com a ameaça de sair.
   d. Fase III. A fase da lua de mel em que o marido acredita que ele "ensinou uma lição para ela e ela não vai enfrentá-lo de novo."

3. Uma mulher espancada chega ao pronto-socorro com múltiplos cortes e abrasões. Seu olho direito está fechado e inchado. Ela diz que o marido fez isso a ela. Qual é a intervenção de enfermagem *prioritária*?
   a. Prestar os cuidados imediatos às suas feridas.
   b. Fornecer informações sobre um local seguro para ficar.
   c. Administrar o tranquilizante prescrito pelo médico.
   d. Explicar como ela pode apresentar queixa contra o marido.

4. Uma mulher que tem um longo histórico de espancamento pelo marido está na casa-abrigo de mulheres. Ela recebeu apoio emocional de funcionários e colegas e tomou conhecimento das alternativas disponíveis para ela. No entanto, decide voltar para sua casa e casamento. A melhor resposta do enfermeiro à decisão da mulher é:
   a. "Simplesmente não acredito que você decidiu voltar para aquele homem horrível."
   b. "Só tenho medo que ele mate você ou as crianças quando você voltar."
   c. "O que faz você achar que as coisas com ele mudaram?"
   d. "Espero que você tenha tomado a decisão certa. Ligue para este número se precisar de ajuda."

(continua)

Questões de revisão (continuação)

5. Lara, 5 anos, é enviada ao consultório da enfermeira da escola com dor de estômago. Ela vomitou e sujou a blusa. Quando a enfermeira tira a blusa da menina, percebe que Lara tem diversas contusões nos braços e no tronco, em vários estágios de cicatrização, além de algumas pequenas cicatrizes. O abdome da criança se projeta em seu corpo pequeno e fino. A partir da avaliação física objetiva, a enfermeira suspeita que:
   a. Lara está sofrendo violência física e sexual.
   b. Lara está sofrendo violência física e negligência.
   c. Lara está experimentando negligência emocional.
   d. Lara está sofrendo abuso sexual e emocional.

6. O enfermeiro da escola percebe hematomas e cicatrizes no corpo de uma criança, mas esta se recusa a dizer como eles apareceram. Outra maneira pela qual o enfermeiro pode obter informações da criança é:
   a. Encaminhando-a para ser avaliada pelo psicólogo da escola.
   b. Dizendo a ela que ela pode escolher um "brinde" na caixa de surpresas (p. ex., pirulito, balão, bijuteria) se ela responder às perguntas.
   c. Explicando-lhe que, se responder às perguntas, ela pode permanecer no consultório do enfermeiro e não precisar voltar para a aula.
   d. Usando uma "família" de bonecas para representar a família da criança com ela.

7. O enfermeiro da escola percebe hematomas e cicatrizes no corpo de uma criança e suspeita de violência física. Como ele deve proceder em relação a essa informação?
   a. Como profissional de saúde, relatar a suspeita aos serviços de proteção à criança.
   b. Avaliar a criança novamente em 1 semana e verificar se há novos ferimentos.
   c. Reunir-se com os pais da criança e perguntar como ela adquiriu os hematomas.
   d. Iniciar os procedimentos burocráticos para que a criança seja alocada em um orfanato.

8. Denise é uma caloura de 18 anos da universidade estadual. Ela ficou extremamente lisonjeada quando Mauro, um jogador de futebol veterano, a convidou para uma festa. No caminho para casa, ele estacionou o carro em uma área isolada à beira do lago e avançou sexualmente em Denise. Quando ela se recusou a corresponder, ele ficou com raiva, bateu nela e, por fim, a estuprou. Ela tentou lutar com ele, mas por ele ser mais forte isso foi em vão. Mauro a largou no estacionamento do dormitório e foi embora. Ela foi levada ao pronto-socorro pelo supervisor do local. A jovem disse ao enfermeiro: "É tudo culpa minha! Eu não deveria ter deixado ele parar no lago.". A melhor resposta do enfermeiro é:
   a. "Sim, está certa. Você se colocou em uma posição muito vulnerável quando deixou que ele parasse no lago."
   b. "Você não é culpada pelo comportamento dele. Você obviamente tomou algumas decisões certas, porque sobreviveu ao ataque."
   c. "Não faz sentido olhar para trás agora. Apenas olhe para a frente e certifique-se de não se colocar na mesma situação novamente."
   d. "Você só precisa garantir que ele seja preso para que ele não faça isso com mais ninguém."

9. Uma jovem que acabou de sofrer uma agressão sexual é levada ao pronto-socorro por um amigo. Qual é a intervenção de enfermagem *prioritária*?
   a. Ajudá-la a tomar banho e a se limpar.
   b. Fornecer apoio físico e emocional durante a coleta de evidências.
   c. Fornecer a ela uma lista por escrito dos recursos da comunidade para sobreviventes de estupro.
   d. Conversar sobre a importância de uma consulta de acompanhamento para fazer um exame de doenças sexualmente transmissíveis.

10. Uma mulher que foi agredida sexualmente há 6 meses por um conhecido está participando de um grupo de apoio a sobreviventes de estupro. Nesse grupo, ela aprendeu que a razão mais provável pela qual o homem a estuprou foi porque:
    a. Ele estava bebendo e, assim, controlava suas ações.
    b. Ele não mantinha relações sexuais com uma garota há muitos meses.
    c. Ele tinha predisposição a se tornar um estuprador em virtude das condições de pobreza em que foi criado.
    d. Ele estava expressando poder e domínio por meio da agressão e violência sexual.

Implicações das pesquisas para a prática baseada em evidências

Bowland, S., Edmond, T., & Fallot, R.D. (2012). Evaluation of a spiritually focused intervention with older trauma survivors. *Social Work, 57*(1), 73-82.

DESCRIÇÃO DO ESTUDO: O objetivo desse estudo foi avaliar a eficácia de uma intervenção em grupo com foco espiritual a uma amostra de mulheres com idade superior a 55 anos que passaram por um trauma ($n = 21$, grupo controle $n = 22$). Os autores citam pesquisas que comprovam que mulheres idosas valorizam mais a espiritualidade do que homens ou adultos mais jovens; isso muitas vezes foi relacionado com o crescimento pessoal, bem-estar e envolvimento em atividades criativas. Eles também citaram pesquisas que vinculam a violação pessoal (trauma) à crise espiritual. Os critérios de inclusão buscaram um grupo homogêneo de participantes, todas com formação na tradição cristã. Os pesquisadores designaram aleatoriamente as participantes a grupos de tratamento e controle. Escolheram uma intervenção de tratamento que consistia em uma "abordagem manualizada e psicoeducacional de reestruturação cognitiva e de desenvolvimento de habilidades para abordar desafios espirituais em recuperação". Eles avaliaram se houve mudanças nos sintomas de depressão, ansiedade, TEPT e sintomas físicos.

RESULTADOS DO ESTUDO: Ao final da intervenção, o grupo de tratamento apresentou menos sintomas de depressão, ansiedade e TEPT e menos sintomas físicos do que o grupo controle. Esses ganhos ainda eram evidentes nos 3 meses seguintes.

IMPLICAÇÕES PARA A PRÁTICA DE ENFERMAGEM: A prática de enfermagem holística inclui responder às necessidades espirituais de pacientes em recuperação, particularmente porque a crise espiritual foi identificada como um risco para sobreviventes de trauma. Esse estudo apoiou que intervenções focadas nas necessidades espirituais podem ter um impacto na redução dos sintomas de vários distúrbios comuns a essa população. O uso de intervenções estruturadas, a consideração pela homogeneidade das tradições de crenças e a avaliação individual do interesse do paciente em tais intervenções são variáveis importantes a serem consideradas.

Implicações das pesquisas para a prática baseada em evidências

McClean, C.P., Morris, S.H., Conklin, P., Jayawickreme, N., & Foa, E.B. (2014). Trauma characteristics and posttraumatic stress disorder among adolescent survivors of childhood sexual abuse. *Journal of Family Violence, 29*(5), 559-566. doi:10.1007/s10896-014-9613-6

DESCRIÇÃO DO ESTUDO: Esse estudo examinou a relação entre características específicas do abuso sexual na infância e a gravidade dos sintomas de TEPT, depressão, ideação suicida e uso abusivo de substâncias psicoativas. O risco de doença subsequente ao trauma está bem documentado na literatura, mas esses pesquisadores queriam saber se características específicas – como a relação do agressor com a vítima, a duração ou frequência do abuso e o tipo de abuso – poderiam predizer a gravidade do TEPT futuro ou outros sintomas. As participantes ($n = 83$) consistiam em uma amostra culturalmente diversificada de adolescentes do sexo feminino já sob tratamento. Os pesquisadores observam que estudos anteriores com adolescentes revelaram achados conflitantes em relação a essas conexões.

RESULTADOS DO ESTUDO: Um achado significativo desse estudo foi que a frequência de abuso sexual se correlacionou com um aumento na ideação suicida. Ao contrário do que os pesquisadores esperavam encontrar, o tipo de trauma, a relação com o agressor e a duração da vitimização não prediseram a gravidade de outros sintomas de doença futuros, incluindo depressão, TEPT e uso abusivo de substâncias psicoativas. Os autores reconhecem que duas variáveis que influenciaram são que (1) todas as participantes de sua amostra já se identificaram como tendo TEPT moderado a alto e (2) a gravidade dos sintomas pode ser mais distintiva na idade adulta, de modo que as conexões que não são claras em um estudo com adolescentes podem se tornar mais claras à medida que a adolescente avança à idade adulta.

IMPLICAÇÕES PARA A PRÁTICA DE ENFERMAGEM: A descoberta de que a frequência dos abusos estava ligada ao aumento da ideação suicida sugere que os enfermeiros que realizam a avaliação da vítima devem averiguar ideação suicida e analisar os riscos de tentativa de suicídio, especialmente em adolescentes que sofreram abuso sexual frequente.

Os outros achados dessa pesquisa (incluindo a revisão de estudos com resultados conflitantes) destacam que é importante que os enfermeiros explorem a maior parte das pesquisas disponíveis sobre qualquer questão para aumentar a confiança em seus julgamentos clínicos.

EXERCÍCIOS DE COMUNICAÇÃO

1. Sarah está sendo tratada no pronto-socorro por ferimentos infligidos pelo marido. Ela diz ao enfermeiro: "Ele realmente não é uma má pessoa. Está tão estressado agora. Sua empresa está demitindo e ele acha que será o próximo, então bebe muito quando chega em casa do trabalho. Só preciso facilitar as coisas para ele em casa. Eu não deveria ter pedido para ele cortar a grama."
   - Qual seria a resposta adequada do enfermeiro a essa declaração de Sarah?
2. "Não sei o que fazer. Tenho medo que ele machuque as crianças."
   - Qual seria a resposta adequada do enfermeiro a essa declaração de Sarah?
3. "Não quero apresentar queixa. Só quero ir para casa!"
   - Qual seria a resposta adequada do enfermeiro a essa declaração de Sarah?

TESTE SUAS HABILIDADES DE RACIOCÍNIO CRÍTICO

Sandra é uma enfermeira psiquiátrica que trabalha em um abrigo para mulheres espancadas. Lisa acaba de ser internada com seus dois filhos pequenos depois de ser tratada no pronto-socorro. Ela foi gravemente espancada pelo marido enquanto ele estava embriagado ontem à noite. Ela escapou com os filhos depois que ele desmaiou no quarto deles.

Em sua avaliação inicial, Sandra descobre com Lisa que ela é agredida pelo marido há 5 anos, o que começou logo após o casamento. Ela explicou que "sabia que ele bebia bastante antes de se casar, mas achava que pararia depois que tivessem filhos". Em vez disso, o alcoolismo piorou. Às vezes, ele nem ia para casa depois do trabalho; chegava em casa só à meia-noite, depois de parar no bar para beber com seus amigos.

Ultimamente, ele começou a expressar ciúmes e falta de confiança em Lisa, acusando-a de inúmeras infidelidades e indiscrições, nenhuma das quais eram verdadeiras. Lisa diz: "Se ele não estivesse tão estressado com o trabalho, talvez não bebesse tanto. Talvez se eu tentasse fazer tudo perfeito em casa para ele – não sei. O que você acha que devo fazer para impedi-lo de agir dessa maneira?".

Responda às seguintes perguntas relacionadas à Lisa:
1. Qual é a resposta apropriada à pergunta de Lisa?
2. Identifique o diagnóstico psicossocial de enfermagem prioritário para Lisa.
3. O que a enfermeira deve fazer para garantir que Lisa aprenda com essa experiência?

FILMES RELACIONADOS

Cama ardente (violência doméstica)

Life with Billy (violência doméstica)

Two Story House (maus-tratos na infância)

O príncipe das marés (violência doméstica)

A força da ilusão (maus-tratos na infância)

O jardim dos esquecidos (maus-tratos na infância)

Sedução (agressão sexual)

Acusados (agressão sexual)

Bibliografia

American Psychological Association. (2016). *Violence and socioeconomic status*. Retrieved from www.apa.org/pi/ses/resources/publications/violence.aspx

Batrinos, M.L. (2012). Testosterone and aggressive behavior in man. *International Journal of Endocrinology and Metabolism* 10(3), 563-568. doi:10.5812/ijem.3661

Berman, L. (2013). *How childhood abuse can manifest in adult relationships*. Retrieved from www.everydayhealth.com/sexual-health/dr-laura-berman-childhood-abuse-and-adultrelationships. aspx

Bowland, S., Edmond, T., & Fallot, R.D. (2012). Evaluation of a spiritually focused intervention with older trauma survivors. *Social Work*, 57(1), 73-82.

Burgess, A. (2010). Rape violence. Gannett Education Course #60025. Retrieved from http://ce.nurse.com/60025/ Rape-Violence

Centers for Disease Control and Prevention. (2016a). Intimate partner violence: Data sources. Retrieved from https://www.cdc.gov/violenceprevention/intimatepartnerviolence/ datasources.html

Centers for Disease Control and Prevention. (2016b). *Rape prevention and education*. Retrieved from www.cdc.gov/ViolencePrevention/RPE/index.html

Centers for Disease Control and Prevention. (2016c). *Elder abuse prevention*. Retrieved from www.cdc.gov/features/elderabuse

Centers for Disease Control and Prevention. (2015). *Intimate partner violence surveillance: Uniform definitions and recommended data elements, version 2.0*. Retrieved from https://www.cdc.gov/violenceprevention/pdf/ intimatepartnerviolence.pdf

Child Welfare Information Gateway. (2013). *What is child abuse and neglect? Recognizing the signs and symptoms*. Retrieved from https://www.childwelfare.gov/pubs/factsheets/ whatiscan

Colorado Bar Association. (2016). *The challenges and effects of leaving an abusive situation*. Retrieved from https://www. cobar.org/index.cfm/ID/21090

Dockterman, E. (2014). *Why women stay: The paradox of abusive relationships*. Retrieved from http://time.com/3309687/ why-women-stay-in-abusive-relationships

Flaherty, E.G., Stirling, J., & Committee on Child Abuse and Neglect. (2010). The pediatrician's role in child maltreatment prevention. *Pediatrics*, 126(4), 833-841. doi:10.1542/peds. 2010-2087

Hosier, D. (2015). Characteristics of abusive mothers. Retrieved from http://childhoodtraumarecovery.com/2015/10/21/ characteristics-of-abusive-mothers

King, B.M., & Regan, P. (2014). *Human sexuality today (8th ed.)*. Upper Saddle River, NJ: Prentice Hall.

Malkin, C. (2013). *Why do people stay in abusive relationships?* Retrieved from https://www.psychologytoday.com/blog/ romance-redux/201303/why-do-people-stay-in-abusiverelationships

McClean, C.P., Morris, S.H., Conklin, P., Jayawickreme, N., & Foa, E.B. (2014). Trauma characteristics and posttraumatic stress disorder among adolescent survivors of childhood sexual abuse. *Journal of Family Violence*, 29(5), 559–566. doi:10.1007/ s10896-014-9613-6

Meskill, J., & Conner, M. (2013). *Understanding and dealing with domestic violence against women*. Retrieved from www.oregoncounseling.org/Handouts/Domestic ViolenceWomen.htm

National Center on Elder Abuse. (2015). *Elder abuse: The size of the problem*. Department of Health and Human Services. Retrieved from www.ncea.aoa.gov/library/data/

Rosell, D.R., & Siever, L.J. (2015). The neurobiology of aggression and violence. *CNS Spectrum*, 20(3), 254-279. doi:10.1017/S109285291500019X

Sadock, B.J., Sadock, V.A., & Ruiz, P. (2015). Synopsis of psychiatry: Behavioral sciences/clinical psychiatry (11th ed.). Philadelphia: Lippincott Williams & Wilkins.

Schatzberg, A.F., Cole, J.O., & DeBattista, C. (2015). *Manual of clinical psychopharmacology (8th ed.)*. Washington, DC: American Psychiatric Publishing.

St. Petersburg College. (2016). *Sexual misconduct: Profile of a rapist*. Retrieved from https://www.spcollege.edu/pages/ pb_3col.aspx?pageid=8801

Sullivan, L.E. (Ed.). (2009). The SAGE glossary of social and behavioral sciences. Los Angeles: Sage Publications.

Tracy, N. (2016). *What is battering?* Retrieved from www.healthyplace.com/abuse/domestic-violence/what-is-battering

U.S. Bureau of Justice Statistics. (2011). *Criminal victimization in the United States—Statistical tables index*. Retrieved from http://bjs.ojp.usdoj.gov/content/pub/html/cvus/index.cfm

U.S Bureau of Justice Statistics. (2012). *Intimate partner violence, 1993-2010*. Retrieved from www.bjs.gov/index.cfm?ty=pbdetail&iid=4536

U.S. Bureau of Justice Statistics. (2014a). *Intimate partner violence: Attributes of victimization, 1999-2011*. Retrieved from www.bjs.gov/index.cfm?ty=pbdetail&iid=4801

U.S. Bureau of Justice Statistics. (2014b). *Rape and sexual assault among college-ag females, 1995-2013*. Retrieved from www.bjs.gov/index.cfm?ty=pbdetail&iid=5176

U.S. Department of Education. (2013). *Human trafficking of children in the United States*. Retrieved from www2.ed.gov/about/offices/list/oese/oshs/factsheet.html

U.S. Department of Health and Human Services, Administration for Children and Families, Administration on Children, Youth and Families, Children's Bureau. (2015). *Child maltreatment 2013*. Retrieved from www.acf.hhs.gov/programs/cb/researchdata-technology/statistics-research/child-maltreatment

U.S. Department of Justice. (2012). *Areas of focus*. Retrieved from www.ovw.usdoj.gov/areas-focus.html

Leitura sugerida

Burgess, A. W., & Holmström, L. L. (1974). Rape trauma syndrome. *American Journal of Psychiatry, 131*(9), 981-986.doi: 10.1176/appi.ajp.131.9.981.

Erikson, E.H. (1963). *Childhood and society* (2nd ed.). New York: WW Norton.

Walker, L.E. (1979). *The battered woman*. New York: Harper & Row.

36 Enfermagem em Saúde Mental na Comunidade

CONCEITOS FUNDAMENTAIS
Comunidade
Prevenção primária
Prevenção secundária
Prevenção terciária

TÓPICOS DO CAPÍTULO

A mudança no foco do cuidado
O modelo de saúde pública
A comunidade como paciente

Resumo e pontos fundamentais
Questões de revisão

TERMOS-CHAVE

Abrigos
Clínicas populares
Desinstitucionalização
Gerenciamento de caso

Gerente de caso
Grupos relacionados em diagnóstico
Pagamento prospectivo
Unidades de extensão móveis

OBJETIVOS
Após ler este capítulo, o estudante será capaz de:

1. Discutir a mudança no foco do cuidado na área da saúde mental.
2. Definir os conceitos do cuidado associado ao modelo de saúde pública.
3. Discutir a prevenção primária de doenças mentais no ambiente comunitário.
4. Identificar populações em risco de doença mental no ambiente comunitário.
5. Debater as intervenções de enfermagem na prevenção primária de doenças mentais no ambiente comunitário.
6. Discutir a prevenção secundária de doenças mentais no ambiente comunitário.
7. Descrever alternativas de tratamento relacionadas com a prevenção secundária no ambiente comunitário.
8. Discutir a prevenção terciária de doenças mentais na comunidade no que se refere aos indivíduos com doença mental grave e aos desabrigados com doença mental.
9. Relacionar fatores históricos e epidemiológicos associados ao cuidado do paciente com doença mental grave e desabrigados com doença mental no ambiente comunitário.
10. Identificar alternativas de tratamento para o paciente com doença mental grave e desabrigados com doença mental no ambiente comunitário.
11. Aplicar as etapas do processo de enfermagem para o cuidado do paciente com doença mental grave e dos desabrigados com doença mental no ambiente comunitário.

EXERCÍCIOS
Leia o capítulo e responda às seguintes perguntas:

1. No que consistem os *grupos relacionados em diagnóstico*?
2. Descreva e diferencie como as intervenções nos níveis de prevenção primário, secundário e terciário são implementadas.
3. Cite três populações comuns de pacientes que se beneficiam do atendimento psiquiátrico domiciliar de enfermagem.
4. Qual é o diagnóstico psiquiátrico mais comum entre os desabrigados com doença mental?
5. Este capítulo explora os conceitos de prevenção primária e secundária de doenças mentais na comunidade. Coloca-se um foco adicional sobre a prevenção terciária de doenças mentais: o tratamento com recursos comunitários daqueles que apresentam doenças mentais graves e persistentes, incluindo indivíduos desabrigados com doença mental. Enfatiza-se o papel do enfermeiro psiquiatra nas diversas alternativas de tratamento no ambiente comunitário.

A mudança no foco do cuidado

Antes de 1840, não havia tratamento conhecido para indivíduos com doença mental. Como a doença mental era percebida como incurável, acreditava-se que a única intervenção "razoável" era realocar esses indivíduos da comunidade para um local onde não causariam danos a si mesmos ou aos outros.

Em 1841, Dorothea Dix, uma ex-professora, iniciou uma cruzada pessoal em nome de indivíduos institucionalizados com doença mental. Seus esforços resultaram em um tratamento mais humanitário para esses pacientes e na abertura de vários hospitais psiquiátricos em todo os EUA.

Após o movimento iniciado por Dix, a quantidade de hospitais para indivíduos com doença mental aumentou, embora, infelizmente, não com tanta rapidez quanto a população com doença mental. Os hospitais ficaram superlotados e com falta de pessoal, com condições que teriam angustiado Dix.

O movimento de saúde mental comunitária teve seu impulso na década de 1940. Com o estabelecimento do National Mental Health Act de 1946, o governo dos EUA concedeu subsídios aos estados para desenvolver programas de saúde mental fora dos hospitais estaduais. Foram inaugurados ambulatórios e unidades psiquiátricas em hospitais gerais. Então, em 1949, como consequência do National Mental Health Act, criou-se o National Institute of Mental Health (NIMH). O governo dos EUA cobrou dessa instituição a responsabilidade pela saúde mental no país.

Em 1955, o Congresso estabeleceu a Joint Commission on Mental Health and Illness para identificar as necessidades de saúde mental do país e fazer recomendações para melhorias no atendimento psiquiátrico. Em 1961, a Joint Commission publicou o relatório *Action for Mental Health*, no qual foram feitas recomendações para tratamento de pacientes com doença mental, treinamento para cuidadores e melhorias na educação e pesquisa sobre doença mental. Considerando essas recomendações, o Congresso aprovou o Mental Retardation Facilities and Community Mental Health Centers Construction Act (muitas vezes chamado de *Community Mental Health Centers Act*) de 1963. Essa lei exigia a construção de amplos centros de saúde mental comunitários, cujo custo seria compartilhado pelos governos federal e estadual. Havia começado o movimento de **desinstitucionalização** (o fechamento de hospitais psiquiátricos estaduais e a alta de indivíduos com doenças mentais).[1]

Infelizmente, muitos governos estaduais não tinham capacidade para equiparar os fundos federais necessários para a construção desses centros de saúde mental. Algumas comunidades acharam difícil seguir os rígidos requisitos de serviços exigidos pela legislação que fornecia a concessão.

Em 1980, foi estabelecido o Community Mental Health Systems Act, que teria um papel importante na renovação dos cuidados de saúde mental. Foi autorizado o financiamento para centros de saúde mental comunitários, serviços para populações de alto risco e pesquisa e serviços voltados ao estupro. Também foi concedida a nomeação no NIMH de um diretor associado para questões relacionadas às minorias. Contudo, antes que esse plano pudesse ser promulgado, o governo recém-chegado estabeleceu sua intenção de diminuir o envolvimento federal. Os cortes no orçamento reduziram a quantidade de serviços obrigatórios e o financiamento federal para os centros de saúde mental comunitários foi encerrado em 1984.

Enquanto isso, os custos do atendimento a pacientes psiquiátricos hospitalizados continuavam aumentando. O problema da "porta giratória" começou a se intensificar. Indivíduos com doença mental grave e persistente não tinham para onde ir quando seus sintomas se exacerbavam, exceto voltar para o hospital. Os indivíduos sem sistemas de apoio permaneciam no hospital por longos períodos em razão da falta de serviços comunitários adequados. Os serviços hospitalares eram pagos por reembolso retrospectivo e baseado nos custos: Medicaid, Medicare e seguros de saúde privados. O reembolso retrospectivo incentivou as despesas hospitalares; quanto mais serviços prestados, maior o pagamento recebido.

Esse sistema de prestação de serviços de saúde foi interrompido em 1983, com o advento do **pagamento prospectivo** – a proposta do governo Reagan para contenção de custos. O pagamento prospectivo se destinava a controlar os custos do Medicare, determinando valores preestabelecidos que seriam reembolsados por diagnósticos específicos ou **grupos relacionados em diagnóstico**. A partir de então, o pagamento prospectivo também foi integrado pelos estados (Medicaid) e por algumas companhias de seguro privadas, afetando drasticamente o valor do reembolso por serviços de saúde.

Sob pagamento prospectivo, os serviços do hospital geral para pacientes psiquiátricos foram severamente restringidos. Pacientes que apresentavam sintomas agudos, como psicose aguda, ideação ou tentativa de suicídio ou exacerbação maníaca, constituem o maior segmento do censo hospitalar psiquiátrico. Pacientes com doenças menos graves (p. ex., depressão moderada ou transtornos de ajuste) podem ser hospitalizados, mas o tempo de internação foi bastante reduzido pelas diretrizes de reembolso. Os pacientes recebem alta do hospital com maior necessidade de cuidados posteriores do que no passado, quando as internações eram mais longas. Um resultado positivo dessa luta envolvendo internações hospitalares

---

[1] N.R.T.: Para entender o processo de desinstitucionalização no Brasil, sugerimos a leitura da tese de doutorado de Maria Fernanda de Silvio Nicácio, *Utopia da realidade: contribuições da desinstitucionalização para a invenção de serviços de saúde mental*. Disponível em: http://repositorio.unicamp.br/bitstream/REPOSIP/311999/1/Nicacio_MariaFernandadeSilvio_D.pdf. Acesso em fev. 2020.

caras e reembolso restrito tem sido o desenvolvimento de um espectro mais amplo de opções de tratamento ambulatorial do que o que estava disponível historicamente. No passado, os indivíduos que precisavam de tratamento psiquiátrico procuravam um terapeuta ambulatorial ou eram hospitalizados, mas hoje existem programas de internação parcial, programas ambulatoriais intensivos, programas de pós-tratamento e uma série de outros serviços comunitários disponíveis para pacientes com transtornos da saúde mental.

A desinstitucionalização continua impactando os cuidados de saúde mental nos EUA. O atendimento hospitalar ao paciente tornou-se proibitivo em termos de custos, enquanto o atendimento ao paciente na comunidade é considerado rentável. No entanto, o movimento de saúde mental comunitária também foi criticado por ser uma continuação de um "modelo biomédico muito estreito" (Vanderplasschen et al., 2013). Ironicamente, a população carcerária de indivíduos desabrigados e doentes mentais aumentou de forma drástica durante esse mesmo período, um dos problemas com os quais Dorothea Dix lutou com tanta veemência no início. Muitas vezes, a realidade da prestação de serviços de saúde hoje em dia é mais uma questão política e de financiamento do que os profissionais da saúde gostariam de admitir. As decisões sobre como tratar raramente são tomadas sem considerar os custos e o método de pagamento.

O modelo de *recovery* (consulte o Capítulo 21, *Modelos de* Recovery) promete a esperança de integrar o apoio aos serviços comunitários de saúde mental, o apoio de colegas e a capacitação do paciente para melhorar as intervenções e os resultados conforme se olha para o futuro. Deve-se servir o consumidor, trabalhando de forma colaborativa para prestar os serviços essenciais para a promoção da saúde, para a intervenção precoce e para promover a melhoria da qualidade de vida dessa população.

O modelo de saúde pública

A premissa do modelo de saúde pública baseia-se amplamente nos conceitos estabelecidos por Gerald Caplan (1964) durante o movimento inicial de saúde mental no ambiente comunitário. Esses conceitos incluem a prevenção primária, a prevenção secundária e a prevenção terciária. Eles se expandiram além do tratamento em saúde mental e agora são amplamente aceitos como princípios orientadores em contextos clínicos e comunitários em uma ampla gama de especialidades clínicas e de enfermagem.

> **CONCEITO FUNDAMENTAL**
> **Prevenção primária**
> Serviços que visam reduzir a incidência de transtornos mentais na população.

A prevenção primária visa tanto os indivíduos como o ambiente. A ênfase é dupla:

1. Ajudar os indivíduos a aumentar a sua capacidade de lidar efetivamente com o estresse.
2. Direcionar e diminuir as forças nocivas (estressores) no ambiente.

A enfermagem na prevenção primária está focada em alcançar grupos de risco e prover programas educacionais. Alguns exemplos são:

- Ensinar habilidades parentais e informar sobre o desenvolvimento da criança a futuros novos pais
- Orientar alunos do ensino fundamental em relação aos efeitos físicos e psicossociais do álcool/drogas ilícitas
- Ensinar técnicas de gerenciamento do estresse a praticamente qualquer indivíduo que deseje aprender
- Ensinar a grupos de indivíduos maneiras de lidar com as mudanças associadas aos vários estágios da maturidade
- Ensinar conceitos de saúde mental a vários grupos da comunidade
- Fornecer orientações e apoio a indivíduos desempregados ou desabrigados
- Fornecer orientações e apoio a outros indivíduos em vários períodos de transição (p. ex., viúvas e viúvos, novos aposentados e mulheres que ingressam na força de trabalho na meia-idade).

Esses são apenas alguns exemplos dos tipos de serviços que os enfermeiros prestam na prevenção primária. Esses serviços podem ser oferecidos em uma diversidade de ambientes públicos convenientes (p. ex., igrejas, escolas, faculdades, centros comunitários, YMCAs e YWCAs, associações de funcionários, reuniões de grupos de mulheres ou organizações cívicas ou sociais, como associações de pais e mestres, feiras e abrigos comunitários).

> **CONCEITO FUNDAMENTAL**
> **Prevenção secundária**
> Intervenções destinadas a minimizar os sintomas iniciais de doenças psiquiátricas e a reduzir a prevalência e a duração da doença.

A prevenção secundária é realizada por meio da identificação precoce de problemas e da iniciação imediata de um tratamento eficaz. A enfermagem na prevenção secundária concentra-se em reconhecer os sintomas e prestar tratamento ou encaminhamento para tratamento. Alguns exemplos são:

- Avaliação contínua de indivíduos em alto risco de exacerbação da doença (p. ex., durante visitas domiciliares, em creches, em centros de saúde comunitários ou em qualquer ambiente em que ocorra o rastreamento de indivíduos de alto risco)

- Prestação de cuidados a indivíduos nos quais os sintomas da doença foram avaliados (p. ex., aconselhamento individual ou em grupo, administração de fármacos, orientação e apoio durante um período de estresse aumentado [intervenção de crise], integração de equipes de centros especializados no estupro, linhas diretas de suicídio, abrigos para desabrigados, abrigos para vítimas de maus-tratos ou unidades móveis de saúde mental)
- Encaminhamento para tratamento de indivíduos nos quais os sintomas da doença foram avaliados. Os encaminhamentos podem vir de grupos de apoio, centros de saúde mental comunitários, serviços de emergência, psiquiatras ou psicólogos e hospitalização diurna ou parcial. Pode ser necessária internação em uma unidade psiquiátrica de um hospital geral ou em um hospital psiquiátrico particular. É possível introduzir psicofarmacologia e várias terapias auxiliares como parte do tratamento.

A prevenção secundária é abordada extensivamente na Parte 4 deste livro. Discute-se a avaliação de enfermagem, diagnóstico e identificação de resultados, planejamento, implementação e avaliação final para muitas das doenças mentais identificadas no *Manual Diagnóstico e Estatístico de Transtornos Mentais, Quinta Edição (DSM-5)* (American Psychiatric Association [APA], 2013). Esses conceitos podem ser aplicados em todos os ambientes de atuação da enfermagem.

> **CONCEITO FUNDAMENTAL**
> **Prevenção terciária**
> Serviços que visam reduzir os defeitos residuais associados a doenças mentais graves e persistentes.

A prevenção terciária é realizada de duas maneiras:

1. Prevenção de complicações da doença.
2. Promoção da reabilitação direcionada a alcançar o nível máximo de funcionamento de cada indivíduo.

Historicamente, indivíduos com doença mental grave e persistente, em geral, passam por longas hospitalizações, que resultam em perda das habilidades sociais e aumento da dependência. Com a desinstitucionalização, muitos desses indivíduos podem nunca ter passado por uma hospitalização, mas ainda assim não apresentam habilidades adequadas para viver vidas produtivas na comunidade.

A enfermagem na prevenção terciária se concentra em ajudar os pacientes a aprender ou reaprender comportamentos socialmente apropriados, para que possam alcançar um papel satisfatório na comunidade. Alguns exemplos são:

- Considerar o processo de reabilitação no momento do diagnóstico inicial e no planejamento do tratamento
- Ensinar ao paciente as habilidades de vida diária e incentivar a máxima independência possível
- Encaminhar o paciente aos vários serviços de cuidados posteriores (p. ex., grupos de apoio, programas de tratamento de dia, programas de hospitalização parcial, programas de reabilitação psicossocial, residência coletiva ou outras habitações de transição)
- Monitorar a eficácia dos serviços de cuidados posteriores (p. ex., por meio de visitas de saúde domiciliar ou consultas de acompanhamento em centros de saúde mental comunitários)
- Fazer encaminhamentos para serviços de apoio quando necessário (p. ex., algumas comunidades têm programas que conectam indivíduos com transtornos mentais graves a voluntários que desenvolvem amizades com esses pacientes e podem ajudar nas tarefas domésticas, compras e outras atividades da vida diária com as quais o indivíduo está tendo dificuldades, além de participar de atividades sociais com a pessoa.

Os cuidados de enfermagem na prevenção terciária podem ser administrados individualmente ou em grupo e em uma variedade de contextos, como internação hospitalar, internação diurna ou parcial, residência coletiva ou casa de passagem, abrigos, assistência médica domiciliar, casas de saúde e centros de saúde mental comunitários.

A comunidade como paciente

Prevenção primária

> **CONCEITO FUNDAMENTAL**
> **Comunidade**
> Um grupo, população ou agrupamento de indivíduos com pelo menos uma característica comum, como localização geográfica, ocupação, etnia ou problema de saúde.

A prevenção primária nas comunidades engloba a dupla ênfase definida previamente neste capítulo:

1. Identificar eventos estressantes da vida que precipitam crises e têm como alvo as populações relevantes em alto risco.
2. Intervir nessas populações de alto risco para prevenir ou minimizar consequências nocivas.

Populações em risco

Uma forma de analisar as populações em risco é se concentrar nos tipos de crises que os indivíduos experimentam em suas vidas. Duas grandes categorias são as crises da maturidade e as crises situacionais.

Crises da maturidade

As crises da maturidade são experiências cruciais associadas a vários estágios de crescimento e desenvolvimento.

Erikson (1963) descreveu oito estágios do ciclo de vida, durante os quais os indivíduos lutam com "tarefas" do desenvolvimento. Podem ocorrer crises durante qualquer um desses estágios, embora alguns períodos de desenvolvimento e eventos de vida tenham sido reconhecidos como tendo um maior potencial de crise: adolescência, casamento, paternidade, meia-idade e aposentadoria.

Adolescência. De acordo com Erikson (1963), a tarefa para a adolescência é *identidade versus confusão de papéis.* Esse é o momento da vida em que os indivíduos fazem perguntas como "Quem sou eu?", "Para onde vou?" e "Qual o significado da vida?". A adolescência é uma transição para a idade adulta jovem. É um momento muito volátil na maior parte das famílias. Geralmente, surgem conflitos relacionados com questões de controle. Nesse momento em que o adolescente busca maior independência, os pais às vezes têm dificuldade em abrir mão do controle – mesmo que este tenha sido ínfimo – que tiveram sobre o filho durante a primeira infância, a infância e a idade escolar. Pode parecer que o adolescente tem 25 anos em um dia e 5 anos no dia seguinte. Um autor anônimo criou uma definição de adolescente que é frequentemente citada: "Uma criança com hormônios e rodas".

Nesse momento, os adolescentes estão "testando suas asas", embora precisem da garantia essencial de saber que seus pais (ou pais adotivos) estarão ali se precisarem de apoio. Na verdade, acredita-se que o precipitante imediato mais frequente ao suicídio em adolescentes seja a perda ou a ameaça de perda, ou abandono pelos pais ou pelas pessoas mais próximas.

Os adolescentes têm muitos problemas com os quais lidar e muitas opções a fazer. Algumas delas são: questões relacionadas com a autoestima e com a imagem corporal (em um corpo que está passando por rápidas mudanças), relacionamentos com parceiros (em ambos os sexos), educação e seleção de carreira, estabelecimento de um conjunto de valores e ideais, sexualidade e experimentação sexual (incluindo questões de controle de natalidade e prevenção de doenças sexualmente transmissíveis), uso de drogas ilícitas e álcool e aparência física.

As intervenções de enfermagem com adolescentes na prevenção primária se concentram em fornecer apoio e informações precisas para facilitar a difícil transição pela qual estão passando. As ofertas educacionais podem ser apresentadas em escolas, igrejas, centros juvenis ou em qualquer local em que grupos de adolescentes se reúnam. Os tipos de programas podem ser os seguintes (mas não estão limitados a estes):

- Grupos Alateen para adolescentes com pai(s) alcoolista(s)
- Outros grupos de apoio para adolescentes que estão precisando de auxílio para lidar com situações de estresse (p. ex., crianças que lidam com o divórcio de seus pais, adolescentes grávidas, adolescentes que lidam com o aborto, adolescentes que lidam com a morte dos pais)
- Programas educacionais que informam e legitimam mudanças corporais e emoções que causam preocupação ao adolescente
- Programas educacionais que informam sobre a autoestima positiva e resiliência
- Programas educacionais que informam sobre a sexualidade, a gestação, a contracepção e doenças sexualmente transmissíveis
- Programas educacionais que informam sobre o uso de álcool e outras substâncias psicoativas.

Casamento. O "sonho americano" da década de 1950 – especialmente o da mulher estadunidense – era casar, ter dois ou três filhos, comprar uma casa no subúrbio e dirigir uma caminhonete. Não estar pelo menos prometida aos 20 e poucos anos de idade fazia com que muitas mulheres temessem se tornar "solteironas". Viver junto sem o benefício do casamento era inaceitável e raramente considerado uma opção.

Os tempos mudaram consideravelmente desde meados do século 20. As jovens de hoje estão optando por seguir uma carreira antes de se casar, continuar sua carreira depois do casamento ou não se casar. Muitos casais decidem morar juntos sem matrimônio e, como na maior parte das tendências, a prática agora recebe uma aceitação social mais difundida do que antes. Embora existam muito mais opções culturalmente aceitas de relacionamento e arranjos de vida na sociedade de hoje, podem surgir crises relacionadas com valores conflitantes entre gerações dentro de uma família e relacionadas aos muitos fatores que influenciam essas escolhas, incluindo as preocupações econômicas. Mudanças culturais, como o crescimento do individualismo e da autorrealização, diminuíram o interesse em compromissos a longo prazo e gestação; contudo, a economia e a realidade das desigualdades de gênero no local de trabalho acentuaram os conflitos em torno da escolha de como avançar nessa fase da vida (Kaakinen et al., 2015).

Quando os jovens adultos decidem se casar, a crise pode se desenvolver associada a expectativas irreais ou desinformadas em relação a essa união. Entende-se que crianças educadas em famílias abusivas e disfuncionais têm maior risco de, subconscientemente, escolher parceiros que perpetuam as experiências que tiveram enquanto cresciam. Ambas as circunstâncias podem aumentar o risco de crise no casamento.

As intervenções de enfermagem na prevenção primária com indivíduos nesse estágio de desenvolvimento envolvem orientações em relação ao que esperar nos vários estágios do casamento. Muitas escolas de ensino médio oferecem cursos sobre casamento e vida familiar, nos quais os alunos encenam situações antecipadas de matrimônio e família. Os enfermeiros podem oferecer esse tipo de palestra na comunidade a indivíduos que consideram se casar. Orientar os jovens adultos em relação aos fatores a serem considerados na escolha de um cônjuge, particularmente os riscos associados à escolha de um parceiro que perpetua um ciclo de violência, pode oferecer a oportunidade de prevenir de forma primária o nível da sobrevivência básica. Muitos indivíduos entram no casamento com a noção de que, tão certo quanto a profundidade de seu amor, seu futuro marido ou mulher interromperá seus comportamentos "indesejáveis" e se transformará no cônjuge que considera ideal. A prevenção primária com esses indivíduos envolve:

- Incentivar a comunicação honesta
- Determinar o que cada indivíduo espera do relacionamento
- Discernir se ambas as partes são capazes de aceitar compromissos.

Esse tipo de intervenção pode ser eficaz na terapia individual ou de casal e em grupos educacionais ou de apoio a casais que passam por circunstâncias semelhantes.

Paternidade. É provável que não exista outro estágio de desenvolvimento que produza tanta tensão como a da chegada de um filho. Mesmo quando a criança é muito desejada e alegremente planejada, em geral sua chegada resulta em certo grau de caos dentro da família.

Como a família opera como um sistema, a adição de um novo membro influencia todas as partes do sistema como um todo. Se for o primeiro filho, é provável que o relacionamento entre os cônjuges seja afetado pelas demandas de cuidar de um recém-nascido 24 horas por dia. Se houver filhos mais velhos, estes podem ressentir-se da atenção dispensada ao recém-chegado e mostrar seu ressentimento de várias maneiras criativas.

O conceito de ter um filho (particularmente o primeiro) muitas vezes é romantizado; considera-se pouco ou nada das realidades e responsabilidades que acompanham esse "pacote de alegria". Muitos jovens pais ficam chocados ao perceber que um ser humano tão pequeno pode produzir tantas mudanças em tantas vidas. É lamentável que, embora a parentalidade seja uma das posições mais importantes que um indivíduo ocupará na vida, é aquela para a qual ele geralmente está menos preparado.

As intervenções de enfermagem na prevenção primária com aqueles que estão no estágio de desenvolvimento "paternidade" devem começar muito antes de a criança nascer. Como se prepara um indivíduo para a paternidade? *Orientação antecipatória* é o termo usado para descrever as intervenções usadas para ajudar os novos pais a saber o que podem esperar. Muitos livros foram escritos sobre o assunto, mas também é importante que os futuros pais tenham uma pessoa ou rede de apoio com quem possam conversar honestamente e expressar seus sentimentos, entusiasmos e medos. Os enfermeiros podem fornecer o seguinte tipo de informação para ajudar a facilitar a transição para a parentalidade (Kaakinen et al., 2015; Spock, 2012).

- **Aulas pré-parto**: Essas palestras apresentam o que a maior parte dos casais pode esperar, além de informações sobre possíveis desvios do que é esperado
- **Informações sobre o que esperar após a chegada da criança:**
  - *Vínculo pais-bebê*: Os pais expectantes devem saber que é comum que o vínculo pais-bebê não ocorra imediatamente. O forte apego ocorrerá quando os pais e a criança se conhecerem
  - *Alteração dos padrões de comunicação e estilos de relacionamento*: Deve-se incentivar o casal a manter uma comunicação aberta e honesta um com o outro. Deve-se oferecer orientações em relação às mudanças esperadas nos padrões de comunicação e os desafios de estabelecer comunicação com uma criança, bem como recursos para encaminhamento se os padrões de comunicação estiverem criando uma tensão significativa. Tentativas frustradas de se adaptar a esses desafios também podem ter consequências para o recém-nascido. Em alguns casos, a necessidade de uma criança pode ser negligenciada se os pais não tiverem habilidades ou recursos para enfrentar os desafios à comunicação. "O exemplo mais extremo de uma incapacidade de se adaptar aos padrões de comunicação com uma criança é a síndrome do bebê sacudido" (Kaakinen et al., 2015, p. 363). Discuta as estratégias que os familiares podem usar para manter a motivação e o moral, além de fornecer conforto, descanso e autocuidado às partes
  - *Roupas e equipamentos*: Os pais expectantes precisam saber o que é necessário para cuidar de um recém-nascido. Deve-se considerar os aspectos financeiros e a criação dos filhos, a organização de um espaço para a criança e o estilo de vida
  - *Alimentação*: Devem ser apresentadas as vantagens e desvantagens da amamentação e da fórmula alimentar. O casal deve ser apoiado em qualquer método escolhido. Deve-se fornecer orientações antecipatórias em relação à técnica de um ou ambos os métodos, conforme solicitado pelos pais expectantes
  - *Outras expectativas*: É importante para os futuros pais receber orientações antecipadas sobre os padrões de sono e choro da criança, banho do lactente, cuidados com a circuncisão e cordão umbilical, brinquedos que fornecem estimulação dos sentidos do recém-nascido, os aspectos de proporcionar um ambiente seguro e quando ligar para o médico.
- **Estágios de crescimento e desenvolvimento**: É muito importante que os pais entendam quais comportamentos devem ser esperados em qual estágio do desenvolvimento. Também é importante saber que seu filho pode não seguir necessariamente as diretrizes de idade associadas a esses estágios. No entanto, um desvio substancial dessas diretrizes deve ser relatado ao pediatra.

Meia-idade. O que é meia-idade? Uma colega comentou uma vez que, aos 50 anos, ela declarou: "'Agora posso dizer oficialmente que estou na meia-idade'... até começar a pensar em quantas pessoas de fato conhecia que tinham 100 anos!".

As crises da meia-idade não são definidas por uma idade específica. Várias fontes na literatura identificam esses conflitos como ocorrendo a qualquer momento entre os 35 e os 65 anos.

O que é uma crise da meia-idade? Ela é muito individual, mas vários padrões foram identificados, agrupados em três grandes categorias:

1. **Uma alteração na percepção de si:** A percepção de si pode mudar aos poucos, ou um indivíduo pode repentinamente perceber que está "velho" ou "de meia-idade". Outras mudanças biológicas que ocorrem de forma natural com o processo de envelhecimento também podem afetar as crises que ocorrem nesse momento. Nas mulheres, uma diminuição gradual na produção de estrogênio inicia a menopausa, o que resulta em uma variedade de sintomas físicos e emocionais. Alguns sintomas físicos são as ondas de calor, a secura vaginal, a interrupção da menstruação, a perda da capacidade reprodutiva, a sudorese noturna, a insônia, a cefaleia e os distúrbios menores da memória. Os sintomas emocionais são ansiedade, depressão, choro sem motivo e irritabilidade.

    Alguns homens têm ondas de calor, sudorese, calafrios, tonturas e palpitações cardíacas, enquanto outros podem ter depressão grave e um declínio geral no vigor físico (Sadock, Sadock & Ruiz, 2015). Não é incomum haver uma alteração na função sexual.

2. **Uma alteração na percepção dos outros:** Uma mudança na relação com os filhos adultos requer uma mudança sensível no afeto. Wright e Leahey (2013) afirmam:

    > A família de origem deve abandonar os papéis primários de pai e filho. Eles devem se adaptar aos novos papéis de pai e filho adulto. Isso envolve a renegociação de compromissos emocionais e financeiros. O principal processo emocional durante esse estágio é que os familiares lidem com as várias adições e subtrações no sistema familiar. (p.107)

    Essas experiências são particularmente difíceis quando os valores dos pais entram em conflito com os relacionamentos e os tipos de estilos de vida escolhidos por seus filhos. Uma alteração na percepção dos pais também começa a ocorrer durante esse período. Sempre olhando para os pais em busca de apoio e conforto, o indivíduo de meia-idade pode subitamente descobrir que os papéis estão começando a se inverter. Os pais que estão envelhecendo podem pedir ajuda aos filhos para tomar decisões sobre suas vidas e realizar tarefas cotidianas que antes realizavam de maneira independente. Quando os pais morrem, os indivíduos de meia-idade precisam aceitar a própria mortalidade. O processo de reconhecimento e resolução da própria finitude começa com seriedade nesse momento.

3. **Uma alteração na percepção do tempo:** A meia-idade foi definida como o fim da juventude e o início da terceira idade. Os indivíduos geralmente experimentam a sensação de que o tempo está se esgotando: "Eu não fiz tudo o que eu queria nem realizei tudo o que pretendia realizar!". Pode ocorrer depressão e sensação de perda conforme os indivíduos percebem que alguns dos objetivos estabelecidos na juventude podem não ser cumpridos.

    O termo *síndrome do ninho vazio* tem sido usado para descrever o período de adaptação dos pais quando o último filho sai de casa para estabelecer uma residência independente. A crise costuma ser mais profunda para a mãe, que dedicou sua vida a cuidar da família. Quando o último filho sai, ela pode perceber seu futuro como incerto e sem sentido.

    Algumas mulheres que dedicaram suas vidas à educação dos filhos decidem desenvolver interesses pessoais e buscar objetivos pessoais depois que os filhos crescem. Isso ocorre no momento em que muitos maridos começaram a perder o que pode ter sido um impulso compulsivo pela segurança ocupacional durante os primeiros anos de suas vidas. Essa disparidade nos objetivos comuns pode criar um conflito entre marido e mulher. No momento em que ela está experimentando mais valor em si mesma e em sua própria vida, ele pode começar a se sentir menos valorizado. Isso também pode estar relacionado com a diminuição na quantidade de tempo e apoio da esposa aos quais o marido se acostumou. Esse tipo de mudança de função exigirá inúmeras adaptações por parte de ambos os cônjuges.

    Por fim, uma alteração na percepção do tempo de um indivíduo pode estar relacionada com o esforço social pela juventude eterna. Esse indivíduo pode tentar adiar as mudanças externas que surgem com o envelhecimento a partir do uso de cosméticos, cremes hormonais ou até cirurgias. Esse anseio pela juventude pode assumir a forma de promiscuidade sexual ou de casos extraconjugais com indivíduos muito mais jovens, em um esforço para provar que "ainda tem o que é preciso". Alguns indivíduos buscam as armadilhas da juventude com comportamentos do tipo regressivo, como o homem de meia-idade que compra uma moto e se junta a um clube de motocicletas e a mulher de 50 anos que usa minissaia e flerta com os namorados da filha. Esses indivíduos podem estar negando seu próprio passado e experiência. Com uma visão negativa de si, eles desejam reviver sua juventude.

As intervenções de enfermagem na prevenção primária para aqueles no estágio de desenvolvimento da meia-idade envolvem fornecer informações precisas sobre as mudanças que ocorrem durante esse período da vida e apoio para a adaptação eficaz a essas mudanças. Essas intervenções podem incluir:

- Palestras de nutrição para informar os indivíduos nessa faixa etária sobre os fundamentos da dieta e do exercício. Pode-se incluir materiais educativos sobre como evitar a obesidade e a importância de uma boa nutrição
- Assistência em relação às maneiras de melhorar a saúde (p. ex., parar de fumar, parar ou reduzir o consumo de álcool, reduzir a ingestão de gordura)
- Discussões sobre a importância de realizar exames físicos regulares, incluindo exames de papanicolau e da mama para as mulheres e da próstata para os homens. Deve-se ensinar a paciente a realizar o autoexame mensal da mama e deve-se incentivar a realização anual de mamografias
- Palestras sobre a menopausa. Forneça informações sobre o que esperar. Deve-se rebater os mitos comuns em relação a esse assunto. Pode-se formar grupos de apoio para mulheres (e homens) que passam pela experiência da menopausa
- Apoio e informações em relação às alterações físicas que ocorrem no corpo durante esse período da vida. Ajuda na resposta ao luto que algumas pessoas experimentarão em relação à perda da juventude, síndrome do ninho vazio e senso de identidade
- Apoio e informações relacionados com o cuidado de pais idosos. Os indivíduos devem ser encaminhados para os recursos da comunidade para descanso e assistência antes que a sobrecarga do papel de cuidador ameace perturbar o sistema familiar.

Aposentadoria. A aposentadoria, que muitas vezes é aguardada em princípio como uma conquista, pode ser ambivalente quando de fato ocorre. A sociedade atual coloca uma importância profunda na produtividade e em ganhar o máximo de dinheiro possível o quanto antes na vida. Esses tipos de valores contribuem para a ambivalência associada à aposentadoria. Embora o lazer tenha sido reconhecido como uma recompensa legítima para os trabalhadores, o lazer durante a aposentadoria nunca recebeu o mesmo valor social. O ajuste a esse evento do ciclo de vida se torna mais difícil diante dos valores sociais que estão em conflito direto com o novo estilo de vida.

Historicamente, muitas mulheres obtinham grande parte de sua autoestima por terem e criarem filhos e serem "boas mães". Da mesma maneira, muitos homens alcançaram a autoestima por meio de atividades relacionadas com o trabalho – criatividade, produtividade e ganho de dinheiro. O término dessas atividades pode resultar em perda da autoestima e os indivíduos incapazes de se adaptar satisfatoriamente podem ficar deprimidos.

Parece que a aposentadoria está se tornando, e continuará se tornando, mais aceita pelos padrões da sociedade. Com mais indivíduos vivendo por mais tempo, uma quantidade crescente de idosos passa mais tempo aposentada. Atualmente, a aposentadoria é considerada mais uma expectativa institucionalizada, com crescente aceitação como *status* social.

As intervenções de enfermagem na prevenção primária à tarefa de desenvolvimento "aposentadoria" envolvem fornecer informações e apoio a indivíduos que se aposentaram ou estão pensando em se aposentar. O apoio pode ser fornecido individualmente, para ajudar esses indivíduos a resolver seus sentimentos em relação à aposentadoria. O bem-estar na aposentadoria está vinculado a fatores como *status* de saúde estável, renda adequada, capacidade de buscar novas metas ou atividades, rede social ampliada de familiares e amigos e satisfação com a condição de vida atual.

Uma marca registrada da mudança para muitos idosos é a crescente quantidade de avós que cuidam de seus netos e, em muitos casos, assumem a responsabilidade primária por seus cuidados (Kaakinen et al., 2015). Os enfermeiros podem promover a prevenção primária de crises por meio de orientações em relação aos recursos para ajudar no cuidado e informações baseadas em evidências sobre esse novo papel. Na verdade, as evidências mostram que, apesar do sofrimento e dos encargos associados ao cuidado, muitos avós identificam que esse papel revelou sua força interior e lhes deu uma sensação de realização (Kaakinen et al., 2015).

Pode-se também fornecer apoio em um ambiente de grupo. Os grupos de apoio de indivíduos submetidos aos mesmos tipos de experiências podem ser extremamente úteis. Os enfermeiros podem formar e liderar grupos para ajudar indivíduos que se aposentam nesse período crítico. Esses grupos também podem servir para fornecer informações sobre os recursos disponíveis para prestar assistência a indivíduos que estão se aproximando da aposentadoria ou se aposentando, como informações sobre Medicare, Previdência Social e Medicaid; informações sobre organizações especializadas em contratar aposentados; e informações sobre maneiras de usar o tempo livre recém-adquirido de maneira construtiva.

Crises situacionais

As crises situacionais são respostas agudas que ocorrem como resultado de um estressor externo. A quantidade e os tipos de estressores situacionais são ilimitados e podem ser reais ou existir apenas na percepção do indivíduo. Alguns tipos de crises situacionais que colocam o indivíduo em risco de doença mental são discutidos a seguir.

Pobreza. Vários estudos identificaram que a pobreza tem uma correlação direta com doenças emocionais. Isso pode ter a ver com as consequências diretas da pobreza, como condições de vida inadequadas e em lugares lotados, deficiências nutricionais, negligência médica, desemprego e falta de moradia.

Alta taxa de eventos que mudam a vida. Muitos estudos detectaram que, quando uma grande quantidade de eventos significativos ocorre em um período de tempo curto, as mudanças nos padrões de vida tendem a diminuir a capacidade do indivíduo de lidar com o estresse, às vezes resultando em doenças físicas ou emocionais (McLeod, 2010). Isso inclui eventos como a morte de um ente querido, o divórcio, a demissão de um emprego, uma mudança nas condições de vida, uma mudança no local de trabalho ou residência, uma doença física ou uma mudança na imagem corporal causada pela perda de uma parte ou função do corpo.

Condições ambientais. As condições ambientais podem produzir crises situacionais. Tornados, inundações, furacões e terremotos causaram devastação a milhares de indivíduos e famílias nos últimos anos nos EUA.

Trauma. Os indivíduos que se depararam com experiências traumáticas devem ser considerados em risco de doença emocional. Isso inclui aqueles que ultrapassaram os limites da experiência humana típica, como estupro, guerra, ataque físico, tortura ou desastre natural ou causado pelo ser humano.

As intervenções de enfermagem na prevenção primária para indivíduos que enfrentam crises situacionais visam ajudá-los a manter o mais alto nível possível de funcionamento, oferecendo apoio e assistência na resolução de problemas durante o período de crise. As intervenções de enfermagem para o paciente em crise são as seguintes:

- Use uma abordagem orientada à realidade. O foco do problema está no aqui e agora
- Permaneça com o indivíduo que está experimentando ansiedade de pânico
- Estabeleça uma relação de trabalho rápida, mostrando aceitação incondicional, ouvindo ativamente e atendendo às necessidades imediatas do paciente
- Desencoraje longas explicações ou racionalizações da situação; promova uma atmosfera de verbalização de sentimentos verdadeiros
- Defina limites firmes sobre comportamentos agressivos e destrutivos. Em indivíduos com altos níveis de ansiedade, é provável que o comportamento seja impulsivo e regressivo. Estabeleça desde o início o que é aceitável e o que não é e mantenha a consistência
- Esclareça o problema que o indivíduo está enfrentando. O enfermeiro faz isso descrevendo sua percepção do problema e comparando-a com a percepção do indivíduo em relação ao problema
- Ajude o indivíduo a determinar o que ele acredita ter desencadeado a crise
- Reconheça sentimentos de raiva, culpa, desamparo e impotência, tomando cuidado para não fornecer *feedback* positivo para esses sentimentos
- Guie o indivíduo ao longo do processo de resolução de problemas pelo qual ele possa avançar na direção de uma mudança positiva na vida:
  - Ajude o indivíduo a enfrentar a fonte do problema que está produzindo a resposta à crise
  - Incentive o indivíduo a discutir as mudanças que ele gostaria de fazer. Determine junto com ele se as alterações desejadas são realistas
  - Incentive a exploração de sentimentos em relação a aspectos que não podem ser alterados e explore maneiras alternativas de lidar de maneira mais adaptativa com essas situações
  - Discuta estratégias alternativas para criar mudanças em situações que possam ser realisticamente alteradas
  - Pese os benefícios e as consequências de cada alternativa
  - Ajude o indivíduo a selecionar estratégias alternativas de enfrentamento que ajudarão a aliviar crises futuras.
- Identifique sistemas de apoio externo e novas redes sociais às quais o indivíduo possa recorrer em momentos de estresse.

A enfermagem na prevenção primária concentra-se amplamente em orientar o paciente para evitar o início ou a exacerbação de doenças mentais. Um exemplo de conteúdo que pode ser incluído em um tipo de plano de orientações de prevenção primária é apresentado na Tabela 36.1.

Prevenção secundária

Populações em risco

A prevenção secundária nas comunidades está relacionada com a detecção precoce e a intervenção imediata em indivíduos com sintomas de doenças mentais. Para discutir as intervenções na prevenção secundária, são usadas as mesmas crises da maturidade e situacionais apresentadas na seção anterior sobre prevenção primária.

Crises da maturidade

Adolescência. A necessidade de intervenções de prevenção secundária na adolescência ocorre quando comportamentos disruptivos e inadequados à idade se tornam a norma e a família não consegue mais lidar de maneira adaptativa com a situação. Todos os níveis de disfunção são considerados – do enfrentamento familiar disfuncional à necessidade de hospitalização do adolescente.

Nesse nível, as intervenções de enfermagem com o adolescente podem ocorrer no ambiente coletivo dos centros de saúde mental comunitários, consultórios médicos, escolas, departamentos de saúde pública e centros de intervenção em crises. O enfermeiro pode trabalhar

TABELA 36.1 Orientações ao paciente para a prevenção primária: substâncias psicoativas.

CLASSE DA SUBSTÂNCIA	EFEITOS	SINTOMAS DE SUPERDOSAGEM	NOMES	NOMES POPULARES [1]	EFEITOS NO CORPO (USO CRÔNICO OU EM ALTAS DOSES)
Depressores do SNC					
Álcool	Relaxamento, perda de inibições, falta de concentração, sonolência, fala arrastada, sono	Náuseas e vômito; respirações superficiais; pele fria e úmida; pulso fraco e rápido; coma; possível morte	Álcool etílico, cerveja, gim, rum, vodka, bourbon, uísque, licor, vinho, conhaque, xerez, champanhe	Marvada, cátia, cajibrina, cana, pinga, mé, caninha, coquetel, aguardente, branquinha, morena, loira, ruiva, maldita, breja, pão líquido	Dano de nervo periférico, perda de músculo esquelético, encefalopatia, psicose, cardiomiopatia, gastrite, esofagite, pancreatite, hepatite, cirrose hepática, leucopenia, trombocitopenia, disfunção sexual
Outros (barbitúricos e não barbitúricos)	Iguais aos do álcool	Ansiedade, febre, agitação, alucinações, desorientação, tremores, delirium, convulsões, possível morte	Secobarbital, Pentobarbital, Amobarbital, Diazepam, Clorodiazepóxido, Hidrato de cloreto, Meprobamato	Farpas, phennies, vermelhos, pássaros vermelhos, tooies, amarelos, jaquetas amarelas, benzos, azuis, doces, comprimidos frios, batatas fritas, downers, pílulas para dormir, totens, tranks, z-bar	Diminuição do sono REM, depressão respiratória, hipotensão, possível dano renal ou hepático, disfunção sexual
Estimulantes do SNC					
Anfetaminas e substâncias relacionadas	Hiperatividade, agitação, euforia, insônia, perda do apetite	Arritmias cardíacas, cefaleia, convulsões, hipertensão arterial, batimento cardíaco acelerado, coma, possível morte	Dextroanfetamina, Benzofetamina, Anfepramona, Fendimetrazina, Metilfenidato, Dexmetilfenidato, Modafinila	JIF, croquetes e bits, MPH, abacaxi, r-ball, skippy, a droga inteligente, vitamina R	Comportamento agressivo e compulsivo; paranoia; alucinações; hipertensão arterial
Cocaína	Euforia, hiperatividade, inquietação, loquacidade, pulso acelerado, pupilas dilatadas	Alucinações, convulsões, edema pulmonar, insuficiência respiratória, coma, parada cardíaca, possível morte	Cloridrato de cocaína	Aunt Nora, Bernice, Binge, Gulosa, C, Charlie, Coca, Pó, Floco, Mojo, Branquinha, Paradise, Júlia, Farinha, Neve, Pitada, Branca	Hemorragia pulmonar, infarto agudo do miocárdio, fibrilação ventricular
Estimulantes sintéticos	Agitação, insônia, irritabilidade, tontura, diminuição da capacidade de pensar com clareza, aumento da frequência cardíaca, dor torácica	Depressão, paranoia, delírios, pensamentos suicidas, convulsões, ataques de pânico, náuseas, vômito, infarto agudo do miocárdio, acidente vascular encefálico	Mefedrona, MDPV (3 a 4 metilenodioxipirovalerona)	Bolinha, ice, sais de banho	Aumento da frequência cardíaca, aumento da pressão arterial, sangramentos nasais, alucinações, comportamento agressivo
Opioides	Euforia, letargia, sonolência, falta de motivação, constrição das pupilas	Respiração superficial, pulso lento, pele úmida, edema pulmonar, parada cardiorrespiratória, convulsões, coma, possível morte	Heroína, Morfina, Codeína, Hidromorfona, Petidina, Metadona, Oxicodona, Pentazocina, Ópio	Capitão, cody, pouco c, menino de escola, T1, T2, T3, T4, Dors, fours, roxo bebeu, sizzup, chá Texas, primeira linha, droga de Deus, M, Emma, azul senhor, macaco, Morf, morpho, vitamina m, material branco	Depressão respiratória, constipação intestinal, impactação fecal, hipotensão arterial, diminuição da libido, ejaculação retardada, disfunção erétil, falha do orgasmo

(continua)

TABELA 36.1 Orientações ao paciente para a prevenção primária: substâncias psicoativas. (continuação)					
CLASSE DA SUBSTÂNCIA	EFEITOS	SINTOMAS DE SUPERDOSAGEM	NOMES	NOMES POPULARES [1]	EFEITOS NO CORPO (USO CRÔNICO OU EM ALTAS DOSES)
Alucinógenos	Alucinações visuais, desorientação, confusão mental, delírios paranoicos, euforia, ansiedade, pânico, pulso acelerado	Agitação, hiperatividade extrema, violência, alucinações, psicose, convulsões, possível morte	LSD, PCP, Mescalina, DMT, STP, DOM, MDMA, Cetamina	Ácido, pills, trips, cones, angel dust, pó de anjo, cristal, peace pill, combustível de foguete, extase, XTC, claridade, doce, bala	Reação de pânico, psicose aguda, *flashbacks*
Canabinoides	Relaxamento, loquacidade, inibições reduzidas, euforia, oscilações no humor	Fadiga, paranoia, delírios, alucinações, possível psicose	Maconha, Haxixe	Chamon, charro, liamba, erva, chocolate, ganja, hax, hash, óleo (óleo de haxixe), boi, bagulho, fino, Mary Jane	Taquicardia, hipotensão ortostática, bronquite crônica, problemas de infertilidade, síndrome amotivacional

[1] N.T: Como não foi possível traduzir esta coluna literalmente, foram incluídas algumas sugestões de nomes populares.

com as famílias para resolver problemas e melhorar as habilidades de enfrentamento e comunicação, ou pode trabalhar individualmente com o adolescente na tentativa de modificar seus padrões de comportamento.

Os adolescentes podem ser hospitalizados por uma variedade de problemas, incluindo (mas não limitado a) transtornos de conduta, transtornos de ajuste, transtornos alimentares, transtornos relacionados a substâncias ilícitas, depressão e transtornos de ansiedade. O atendimento hospitalar é determinado pela gravidade da sintomatologia. A assistência de enfermagem a adolescentes no ambiente hospitalar concentra-se na identificação de problemas e na estabilização de uma situação de crise. Uma vez alcançada a estabilidade, os pacientes geralmente recebem alta para atendimento ambulatorial. Se a situação familiar do adolescente for considerada insatisfatória, o estado poderá assumir a custódia e ele será encaminhado para uma residência coletiva ou lar adotivo.

Casamento. Os problemas que geralmente interrompem um relacionamento conjugal são: uso abusivo de substâncias psicoativas por parte de um ou ambos os parceiros e desacordos sobre questões de sexo, dinheiro, filhos, papéis de gênero e infidelidade, entre outros.

As intervenções de enfermagem na prevenção secundária com indivíduos que enfrentam problemas no casamento podem incluir um ou mais dos seguintes:

- Aconselhamento ao casal ou a um dos cônjuges individualmente
- Encaminhamento a um grupo de apoio a casais
- Identificação do problema e possíveis soluções; apoio e orientação à medida que as mudanças são realizadas
- Encaminhamento a um terapeuta sexual
- Encaminhamento a um consultor financeiro
- Encaminhamento ao treinamento de eficácia dos pais.

Quando um casamento falha, os indivíduos geralmente vivenciam um espectro de emoções perturbadoras, incluindo raiva, desconfiança, depressão e tristeza (mesmo entre indivíduos que pediram o divórcio). Em ambientes de saúde comunitária, os enfermeiros podem liderar grupos de apoio a indivíduos recém-divorciados. Eles também podem fornecer aconselhamento individual para indivíduos que experimentam o caos emocional produzido pela dissolução de um relacionamento matrimonial.

O divórcio também tem impacto sobre as crianças envolvidas. Os enfermeiros podem intervir com os filhos de pais divorciados em um esforço para evitar comportamentos disfuncionais associados ao rompimento de um casamento.

Parentalidade. No nível da prevenção secundária, podem ser necessárias intervenções com os pais por várias razões. Algumas delas são:

- Violência física ou emocional ou abuso sexual de uma criança
- Negligência física ou emocional de uma criança
- Nascimento de uma criança com deficiência
- Diagnóstico de uma doença terminal em uma criança
- Morte de uma criança.

A intervenção de enfermagem na prevenção secundária consiste no reconhecimento dos sinais físicos e comportamentais que indicam possíveis maus-tratos a uma criança. A criança pode ser atendida no pronto-socorro ou internada na unidade pediátrica ou na unidade psiquiátrica infantil de um hospital geral.

As intervenções de enfermagem com os pais podem incluir orientações em relação a métodos eficazes para disciplinar os filhos que não incluam castigo físico. Métodos que enfatizam a importância do reforço positivo para um comportamento aceitável podem ser muito eficazes. Os familiares devem estar comprometidos com o uso consistente dessa técnica de modificação de comportamento para que ela seja bem-sucedida.

Os pais também devem ser orientados em relação aos comportamentos esperados nos vários níveis de desenvolvimento. O conhecimento do que esperar das crianças nesses vários estágios pode fornecer as orientações antecipatórias necessárias para lidar com as crises comumente associadas a cada estágio.

As sessões de terapia com todos os familiares juntos podem se concentrar nos problemas de comunicação da família. Os familiares são incentivados a expressar sentimentos honestos de um modo que não seja ameaçador aos outros familiares. A escuta ativa, as técnicas de assertividade e o respeito aos direitos dos outros são ensinados e incentivados. Barreiras à comunicação eficaz são identificadas e resolvidas.

Pode-se fazer encaminhamentos a instituições que promovem habilidades parentais eficazes (p. ex., treinamento da eficácia dos pais). Pode-se considerar também outras instituições que aliviem o estresse dos pais (p. ex., programas do tipo "Dia livre para a mamãe", organizações de compartilhamento de babá e creches). Grupos de apoio para pais abusivos também podem ser úteis; é possível fornecer ajuda para localizar o grupo ou iniciar o comparecimento a esse grupo.

O enfermeiro pode ajudar os pais que estão sofrendo com a perda de um filho ou o nascimento de uma criança com deficiência, ajudando-os a expressar seus reais sentimentos associados à perda. Sentimentos como choque, negação, raiva, culpa, impotência e desesperança devem ser expressos para que os pais progridam na resposta de luto.

Pode-se fornecer assistência médica domiciliar para a família de uma criança com deficiência, encaminhando-a a outros profissionais, como fonoaudiólogos, fisioterapeutas e terapeutas ocupacionais; assistentes sociais; psicólogos; e nutricionistas. Se a criança com deficiência for hospitalizada, o enfermeiro de saúde domiciliar poderá fornecer aos funcionários do hospital informações específicas que podem ser úteis na prestação de cuidados continuados para o paciente e em sua transição para a família.

As intervenções de enfermagem também incluem prestar assistência na localização e encaminhamento para grupos de apoio que lidam com a perda de um filho ou o nascimento de um filho com deficiência. Alguns enfermeiros podem atuar como líderes desses tipos de grupos na comunidade.

Meia-idade. O cuidado de enfermagem na prevenção secundária durante a meia-idade se torna necessário quando o indivíduo é incapaz de integrar todas as mudanças que estão ocorrendo durante esse período. A incapacidade de aceitar as mudanças físicas e biológicas, as mudanças nos relacionamentos entre eles e seus filhos adultos e pais idosos e a perda da percepção da juventude podem resultar em depressão, que pode precisar de ajuda para ser resolvida.

Aposentadoria. A aposentadoria também pode resultar em depressão em indivíduos incapazes de passar de forma satisfatória pelo luto decorrente da perda desse aspecto de suas vidas. É mais provável que isso ocorra se os indivíduos não tiverem planejado a aposentadoria ou se tiverem derivado a maior parte de sua autoestima de seus empregos.

As intervenções de enfermagem na prevenção secundária com indivíduos deprimidos ocorrem tanto no ambiente hospitalar quanto ambulatorial. Pacientes gravemente deprimidos e com ideação suicida precisarão de observação cuidadosa no ambiente hospitalar, enquanto aqueles com depressão leve a moderada podem ser tratados na comunidade. Um plano de cuidados para o paciente com depressão é encontrado no Capítulo 25, *Transtornos Depressivos*. Esses conceitos se aplicam ao nível da prevenção secundária e podem ser usados em todos os ambientes de atuação da enfermagem.

O médico pode optar por usar a farmacoterapia com antidepressivos. Os enfermeiros podem intervir fornecendo informações ao paciente sobre o que esperar do fármaco, possíveis efeitos adversos, efeitos adversos e como autoadministrar o fármaco.

Crises situacionais

Os cuidados de enfermagem na prevenção secundária com pacientes em crise situacional ocorrem apenas se a intervenção de crise no nível primário falhar e o indivíduo for incapaz de manter seus aspectos social ou ocupacional. A exacerbação dos sintomas da doença mental requer intervenções de prevenção secundária. Esses transtornos foram extensivamente abordados na Parte 4. Discutiu-se a avaliação de enfermagem, o diagnóstico e a identificação dos resultados, o planejamento, a implementação e a avaliação final para muitas das doenças mentais identificadas no *DSM-5* (APA, 2013). Essas habilidades podem ser aplicadas em todos os ambientes de atuação da enfermagem.

Um estudo de caso dos cuidados de enfermagem na prevenção secundária em um ambiente comunitário é apresentado no Boxe 36.1.

Prevenção terciária

Indivíduos com doença mental grave e persistente

A doença mental grave e persistente é caracterizada por sintomas complexos que refletem um fenômeno biológico "que causa mudanças importantes na capacidade de um indivíduo de fazer escolhas baseadas em consequências, socializar, acessar os apoios da comunidade, identificar o que é real e organizar pensamentos" (UNC Center of Excellence for Community Mental Health, 2015). Outras definições enfatizam que a doença mental grave é marcada por comprometimento funcional grave, que interfere substancialmente nas principais atividades da vida (National Institute

> **BOXE 36.1** Estudo de caso de prevenção secundária: paternidade.
>
> A paciente em questão era uma menina de 4 anos que parecia uma boneca e se chamava Taís. Ela era a mais velha de dois filhos. A outra criança era um menino chamado Sandro, de 2 anos. A mãe estava grávida de 5 meses do terceiro filho. A família havia sido encaminhada para o enfermeiro depois que Taís foi colocada em um lar comunitário após uma denúncia aos serviços de proteção à criança feita pela professora da creche. A denúncia dizia que a criança tinha marcas pelo corpo que levavam à suspeita de maus-tratos à menina.
>
> Os pais, Paulo e Annette, estavam na casa dos 20 anos. Paulo havia perdido o emprego em uma fábrica de aeronaves há 3 meses e não conseguiu encontrar trabalho desde então. Annette ganhava algum dinheiro limpando casas para outras pessoas, mas a família estava lutando para sobreviver.
>
> Paulo e Annette estavam com raiva de ter que falar com o enfermeiro. Afinal, "os pais têm o direito de disciplinar seus filhos". O enfermeiro não se concentrou na intenção do comportamento, mas, em vez disso, analisou fatores na vida da família que poderiam ser vistos como estressores. Essa família apresentava múltiplos estressores: pobreza, desemprego do pai, idade e espaçamento dos filhos, fadiga crônica da mãe no trabalho em casa e nas casas de outras pessoas e, finalmente, ter um filho retirado de casa contra a vontade dos pais.
>
> Durante a terapia com essa família, o enfermeiro discutiu os comportamentos associados a vários níveis de desenvolvimento. Ele também debateu possíveis desvios dessas normas e quando deveriam ser relatados ao médico. O enfermeiro e a família discutiram o comportamento de Taís e como ele se comparava às normas.
>
> Os pais também falaram sobre suas próprias infâncias. Eles foram capazes de relacionar alguns dos mesmos tipos de comportamento que observavam em Taís, mas ambos admitiram que eram de famílias cujo principal método de disciplina era o castigo físico. Annette era a filha mais velha de sua grande família e esperava-se que "mantivesse os mais novos na linha". Quando ela não o fazia, era punida com o cinto pelo pai. Ela expressou raiva em relação ao pai, embora nunca tivesse sido permitido expressá-la na época.
>
> O pai de Paulo havia morrido quando ele era pequeno; era esperado que Paulo fosse o "homem da família". Desde muito jovem, ele trabalhava em empregos incomuns para trazer dinheiro para casa. Consequentemente, tinha pouco tempo para as atividades habituais da infância e da adolescência. Ele tinha muito ressentimento em relação aos rapazes que "tinham tudo e nunca tiveram que trabalhar para isso".
>
> Paulo e Annette tinham expectativas altas em relação a Taís. Na verdade, eles esperavam que ela se comportasse de uma maneira muito além do seu nível de desenvolvimento. Essas expectativas foram baseadas nos reflexos de suas próprias infâncias. Eles ficavam desconfortáveis com a espontaneidade e as brincadeiras da infância porque tinham pouca experiência pessoal com esses comportamentos. Quando Taís relutou e expressou afirmações verbais comuns à primeira infância, Paulo e Annette interpretaram esses comportamentos como um desafio a eles e retaliaram com raiva, da maneira que aprenderam com seus pais.
>
> Com os pais, o enfermeiro explorou sentimentos e comportamentos de seu passado para que eles pudessem entender a correlação com seus comportamentos atuais. Eles aprenderam a negociar maneiras de lidar com os comportamentos apropriados à idade de Taís. Na terapia combinada com Taís, eles aprenderam a se relacionar com sua infantilidade e até a gostar de brincar com os filhos.
>
> Os pais deixaram de se culpar pelos problemas da família. Annette tinha passado boa parte do tempo depreciando Paulo por sua falta de apoio à família; e Paulo culpou Annette por ser "incapaz de controlar sua filha". Os padrões de comunicação foram esclarecidos e a vida na família ficou mais pacífica.
>
> Sem a necessidade de "provar seu valor" para sua esposa, os esforços de Paulo para encontrar emprego foram bem-sucedidos, porque ele não sentia mais a necessidade de recusar empregos que acreditava que sua esposa veria como abaixo de suas capacidades. Annette não trabalha mais fora de casa; ela e Paulo participam das tarefas de pais. Taís e seus irmãos continuam demonstrando progressão de desenvolvimento apropriada à idade.

of Mental Health [NIMH], 2015). Esses transtornos são identificados pelos critérios listados no *DSM-5*. Os diagnósticos podem incluir esquizofrenia e transtornos relacionados, transtorno bipolar, transtorno do espectro autista, transtorno depressivo maior, transtorno do pânico, transtorno obsessivo-compulsivo, transtorno de estresse pós-traumático, transtorno de personalidade limítrofe e transtorno do *deficit* de atenção com hiperatividade. Com base nas estatísticas de 2014, as doenças mentais graves afetam cerca de 4,2% da população que reside em comunidades nos EUA (NIMH, 2015). O valor real pode ser significativamente maior, uma vez que essa pesquisa não tentou incluir os desabrigados ou aqueles que estavam em instituições correcionais o ano inteiro.

Aspectos históricos e epidemiológicos

Em 1955, mais de meio milhão de pessoas residiam em hospitais públicos, em comparação com menos de 100 mil nas estimativas atuais.

A desinstitucionalização de pessoas com doenças mentais graves começou na década de 1960, quando as políticas nacionais mudaram com base em uma forte crença no direito à liberdade do indivíduo. Outras considerações incluíram as deploráveis condições de alguns manicômios estaduais, a introdução de fármacos psicotrópicos e a relação custo-benefício do atendimento a esses indivíduos no ambiente comunitário.

A desinstitucionalização começou a ocorrer rapidamente e sem planejamento suficiente para atender as necessidades desses indivíduos quando eles voltam para a comunidade. Aqueles que tiveram a sorte de ter sistemas de apoio para fornecer assistência com condições de vida e experiências de emprego protegidas na maior parte das vezes receberam o tratamento ambulatorial de que necessitavam. Contudo, aqueles sem apoio adequado conseguiram sobreviver com uma renda escassa ou foram forçados a se juntar às fileiras dos desabrigados. Alguns acabaram em casas de saúde destinadas a prestar assistência a indivíduos com deficiências físicas.

Certos segmentos da população norte-americana com doença mental grave e persistente foram deixados sem tratamento: idosos, trabalhadores pobres, desabrigados e indivíduos antes beneficiados por fundos cortados a partir das várias reformas sociais. Essas circunstâncias promoveram uma maior quantidade de consultas ao pronto-socorro e internações para indivíduos com doenças mentais graves e persistentes, bem como confrontos frequentes com a polícia.

Em 2002, o presidente George W. Bush estabeleceu a New Freedom Commission on Mental Health, encarregada de realizar um estudo abrangente do sistema de prestação de serviços de saúde mental dos EUA. Eles deveriam identificar necessidades não atendidas e barreiras aos serviços, além de recomendar medidas para melhorar os serviços e apoiar pessoas com doenças mentais graves. Em julho de 2003, a comissão apresentou seu relatório final ao Presidente (President's New Freedom Commission on Mental Health, 2003). A Comissão identificou as cinco barreiras a seguir:

1. **Fragmentação e lacunas no atendimento às crianças:** Cerca de 7 a 9% de todas as crianças (de 9 a 17 anos) têm um transtorno emocional grave (TEG). A Comissão concluiu que os serviços para crianças são ainda mais fragmentados do que os para adultos, com mais descoordenação no financiamento e diferenças nos requisitos de elegibilidade. Apenas uma fração das crianças com TEG parece ter acesso a serviços de saúde mental prestados na escola ou vinculados à escola. As crianças com TEG identificadas para serviços de educação especial apresentam níveis mais altos de absenteísmo, taxas mais altas de abandono escolar e níveis mais baixos de desempenho acadêmico do que os alunos com outras deficiências.

2. **Fragmentação e lacunas no atendimento a adultos com doença mental grave:** A comissão expressou preocupação com o fato de tantos adultos com doença mental grave serem desabrigados, alcoolistas ou dependentes de drogas ilícitas, desempregados e não tratados. De acordo com a Organização Mundial da Saúde (OMS), os transtornos mentais e comportamentais representam 13,6% do total de anos de vida ajustados pela incapacidade (DALY – *Disability Adjusted Life Years*) perdidos em razão de todas as doenças e lesões nos EUA, com a maior parte deles associados à depressão maior (Burden of Disease Collaborators dos EUA, 2013). A Comissão identificou as atitudes do público e o estigma associado às doenças mentais como as principais barreiras ao tratamento. O estigma é frequentemente internalizado pelos indivíduos com doença mental, levando à desesperança, baixa autoestima e isolamento. O estigma priva esses indivíduos do apoio de que precisam para se recuperar.

3. **Altas taxas de desemprego e incapacidade em indivíduos com doenças mentais graves:** Transtornos mentais não detectados, não tratados e mal tratados interrompem carreiras, levando muitos indivíduos a vidas de incapacidade, pobreza e dependência prolongada. A Comissão encontrou uma taxa de desemprego de 90% entre adultos com doenças mentais graves – o pior nível de emprego dentre os diferentes grupos de indivíduos com deficiência. Algumas pesquisas mostraram que muitos indivíduos com doenças mentais graves querem trabalhar e podem fazê-lo com assistência modesta. No entanto, o maior "programa" de assistência que os EUA têm para indivíduos com doença mental é o pagamento da aposentadoria por invalidez. Infelizmente, o estigma social também se reflete na discriminação contra indivíduos com doença mental no mercado profissional.

4. **Idosos com doenças mentais não estão recebendo cuidados:** A Comissão informou que 5 a 10% dos idosos apresentam depressão maior, mas a maior parte dos casos não é reconhecida nem tratada de forma adequada. O relatório declarou: Os idosos relutam em receber atendimento de especialistas. Eles se sentem mais confortáveis indo ao médico generalista. Ainda assim, em geral eles são mais sensíveis ao estigma da doença mental e não falam prontamente da sua tristeza e desespero. Quando reconhecem os problemas, têm maior probabilidade que os jovens de descrever sintomas físicos. Os médicos generalistas podem ver seu sofrimento como um envelhecimento "natural" ou tratar o sofrimento físico relatado, em vez do transtorno mental subjacente. O que geralmente se perde é o profundo impacto da depressão sobre a capacidade dos idosos de fazer coisas que não demandariam qualquer esforço de outras pessoas.

5. **A saúde mental e a prevenção do suicídio ainda não são prioridades nacionais:** O fracasso dos EUA em priorizar a saúde mental coloca muitas vidas em risco. As famílias lutam para manter o equilíbrio, enquanto as comunidades se esforçam (e geralmente falham) para fornecer a assistência necessária a adultos e crianças que sofrem de doença mental. Mais de 30 mil vidas são perdidas todos os anos por suicídio. Cerca de 90% dos que tiram a própria vida o fazem por um transtorno mental. Muitos indivíduos que morrem por suicídio não receberam os cuidados que os ajudariam a sustentar a vida nos meses anteriores à sua morte. Tanto a American Psychiatric Association quanto a National Mental Health Association pediram ao Congresso dos EUA que aprovasse uma legislação de paridade. Em 2008, foi promulgada uma lei federal conhecida como Paul Wellstone and Pete Domenici Mental Health Parity and Addiction Equity Act. Essa lei impede que grupos de planos de saúde e emissores de seguro de saúde que fornecem benefícios por saúde mental ou pelo uso abusivo de substâncias ilícitas imponham limitações menos favoráveis a esses benefícios em comparação aos benefícios médicos/cirúrgicos. Em 2010, a Affordable

Care Act alterou essa legislação de modo a incluir planos de seguro individuais; em 2014, um regulamento final esclareceu e expandiu a lei da paridade (Centers for Medicare and Medicaid Services [CMS], 2015a). Desde o relatório da Comissão, muitas iniciativas nacionais recentes tentaram preencher as lacunas, principalmente com esforços para abordar as taxas nacionais de suicídio e a epidemia de superdosagem por opioides.

A Comissão delineou as seguintes metas e recomendações para a reforma da saúde mental:

Meta 1. **Os norte-americanos entenderão que a saúde mental é essencial para a saúde em geral.**

Recomendações da comissão:

- Avançar e implementar uma campanha nacional para reduzir o estigma de procurar atendimento e uma estratégia nacional para a prevenção do suicídio
- Abordar a saúde mental com a mesma urgência que a saúde física.

Meta 2. **Os cuidados de saúde mental serão direcionados ao consumidor e seus familiares.**

Recomendações da comissão:

- Desenvolver um plano de cuidados individualizado para cada adulto com uma doença mental grave e criança com um transtorno emocional grave
- Envolver plenamente os consumidores e suas famílias na orientação do sistema de saúde mental em direção à recuperação
- Alinhar os programas federais relevantes para melhorar o acesso e a responsabilidade pelos serviços de saúde mental
- Criar um plano de saúde mental estadual abrangente
- Proteger e melhorar os direitos dos indivíduos com doença mental.

Meta 3. **As disparidades nos serviços de saúde mental serão eliminadas.**

Recomendações da comissão:

- Melhorar o acesso a cuidados de qualidade culturalmente competentes
- Melhorar o acesso a cuidados de qualidade em áreas rurais e geograficamente remotas.

Meta 4. **Rastreamento, avaliação e encaminhamento precoces serão práticas comuns na área da saúde mental.**

Recomendações da comissão:

- Promover a saúde mental das crianças pequenas
- Melhorar e expandir os programas de saúde mental nas escolas

- Rastrear transtornos mentais e uso concomitante de substâncias psicoativas e vincular com estratégias de tratamento integradas
- Rastrear transtornos mentais na atenção primária à saúde ao longo da vida e conectar os casos a tratamento e apoios.

Meta 5. **Serão prestados cuidados de saúde mental excelentes e as pesquisas serão aceleradas.**

Recomendações da comissão:

- Acelerar as pesquisas para promover a recuperação e a resiliência e, finalmente, curar e prevenir doenças mentais
- Avançar as práticas baseadas em evidências usando projetos de divulgação e demonstração e criando uma parceria público-privada para orientar sua implementação
- Melhorar e expandir a força de trabalho, fornecendo serviços e apoios de saúde mental baseados em evidências
- Desenvolver a base de conhecimento em quatro áreas pouco estudadas: disparidades na saúde mental, efeitos a longo prazo dos fármacos, trauma e cuidados agudos.

Meta 6. **Será utilizada tecnologia para acessar informações e cuidados de saúde mental.**

Recomendações da comissão:

- Usar a tecnologia de saúde e a telessaúde para melhorar o acesso e a coordenação dos cuidados de saúde mental, especialmente para norte-americanos que vivem em áreas remotas ou em comunidades carentes
- Desenvolver e implementar prontuários eletrônicos de saúde integrados e sistemas de informações pessoais de saúde.

A Substance Abuse and Mental Health Services Administration (SAMHSA), em colaboração com várias outras instituições federais, atualmente identifica cerca de 390 iniciativas da agenda de ações federais para abordar questões de saúde mental em populações específicas e mal atendidas, prevenção de suicídios e uma série de outras questões de saúde pública e comunitárias (SAMHSA, 2017). Mais recentemente, em 2016, a cirurgia geral divulgou um relatório histórico que identificava o uso abusivo de substâncias psicoativas como uma prioridade nacional de saúde em resposta ao aumento na quantidade de mortes por superdosagem de opioides.

Muitos líderes de enfermagem veem esse período de reforma dos cuidados de saúde como uma oportunidade para os enfermeiros expandirem seus papéis e assumirem posições importantes em orientar, prevenir, avaliar e encaminhar. Os enfermeiros estão e continuarão ocupando posições-chave para ajudar o indivíduo com doenças mentais graves e persistentes a permanecer o mais independente possível, gerenciar suas doenças no ambiente comunitário e minimizar a quantidade de hospitalizações necessárias.

Alternativas de tratamento

No atual *Scope and Standards of Practice: Psychiatric Mental Health Nursing* (American Nurses Association, American Psychiatric Nurses Association, & International Society of Psychiatric-Mental Health Nurses, 2014), o atendimento comunitário é identificado como estando dentro do âmbito de prática de enfermeiros psiquiatras e de saúde mental. Ele define os cuidados baseados na comunidade como potencialmente incluindo "cuidados prestados em parceria com consumidores de cuidados de saúde em suas casas, locais de trabalho, clínicas e programas de saúde mental, organizações de manutenção da saúde, abrigos e clínicas para desabrigados, centros de crise, centros para idosos, residências comunitárias e outras instituições da comunidade" (p. 24). Fica claro que os enfermeiros psiquiatras podem e devem desempenhar um papel ativo nos cuidados de saúde mental na comunidade.

Centros de saúde mental comunitários.[2] O objetivo dos centros de saúde mental comunitários no atendimento ao indivíduo com doença mental grave e persistente é melhorar a capacidade de enfrentamento e prevenir a exacerbação dos sintomas agudos. Um grande obstáculo para alcançar esse objetivo tem sido a falta de defesa ou financiamento para pacientes que precisam de serviços de várias fontes. Isso colocou a responsabilidade pelos cuidados de saúde em indivíduos com doença mental, que muitas vezes são incapazes de lidar com a vida cotidiana.

O **gerenciamento de casos** (discutido no Capítulo 9, *Processo de Enfermagem na Prática de Saúde Mental e Psiquiátrica*) tornou-se o método de tratamento recomendado para indivíduos com doença mental grave e persistente. Ling e Ruscin (2013) afirmam:

> Os enfermeiros podem ser especialmente qualificados para atuar como gerentes de casos em razão da sua base holística e ampla, compreensão dos cuidados de saúde e papel na orientação e encaminhamento de pacientes. O gerenciamento de casos é uma área de prática que oferece aos enfermeiros a oportunidade de desenvolver seus conhecimentos clínicos, comunicação e habilidades do processo de enfermagem para atuar em uma função expandida de cuidado ao paciente.

Ling e Ruscin (2013) identificam seis atividades e funções essenciais do papel da enfermagem que se misturam às etapas do processo de enfermagem para formar uma estrutura para o gerenciamento de casos na enfermagem:

1. **Avaliação:** Durante o processo de avaliação, o enfermeiro reúne informações pertinentes em relação à situação e à capacidade funcional de um paciente. As informações podem ser obtidas por meio do exame físico, entrevista com o paciente, prontuários médicos e relato de entes queridos. Ling e Ruscin afirmam: "O objetivo do gerente de caso é obter informações precisas sobre o *status* do paciente e identificar fatores que podem afetar significativamente sua recuperação e atendimento."

2. **Planejamento:** Elabora-se um plano de cuidados com a participação do paciente. O plano deve incluir objetivos mutuamente acordados, ações específicas para alcançá-los e seleção de recursos e serviços essenciais por meio da colaboração entre os profissionais da área da saúde, o paciente e a família ou entes queridos.

3. **Implementação:** Nessa fase, o paciente recebe os serviços necessários dos profissionais apropriados. Em alguns casos, o gerente de caso de enfermagem também é um prestador de cuidados, enquanto, em outros, ele é apenas o coordenador do atendimento.

4. **Coordenação:** O gerente de caso organiza, protege, integra e modifica os recursos necessários para alcançar os objetivos do gerenciamento de caso (Case Management Society of America [CMSA], 2016). Esse esforço de coordenação envolve o paciente, o médico, todos os outros profissionais da saúde envolvidos e familiares ou entes queridos envolvidos no cuidado do paciente. O gerente de caso garante que todos os exames e tratamentos sejam realizados de acordo com o cronograma e mantém uma estreita comunicação com todos os profissionais da saúde para garantir que o atendimento ao paciente continue de acordo com o plano.

5. **Monitoramento:** O gerente de caso monitora a eficácia do plano de cuidado, reunindo informações pertinentes de várias fontes em intervalos regulares para determinar a resposta e o progresso do paciente (CMSA, 2016). Se forem identificados problemas, são feitos ajustes imediatos.

6. **Reavaliação:** O gerente de caso avalia as respostas do paciente às intervenções e o progresso em direção aos objetivos preestabelecidos. Mantém-se um contato regular com o paciente, os familiares ou entes queridos e com os profissionais que prestam atendimento direto. A coordenação contínua dos cuidados prossegue até que os resultados sejam alcançados. Se isso não ocorrer, o gerente de caso reavalia o plano para determinar o motivo e toma medidas para intervir e modificar o plano existente.

Um estudo de caso sobre gerenciamento de casos na enfermagem em um centro de saúde mental comunitário é apresentado no Boxe 36.2.

---

[2]N.R.T.: No Brasil, foi instituída a Rede de Atenção Psicossocial pela Portaria Nº 3.088, de 23 de dezembro de 2011. Sugerimos como leitura o documento sobre a Rede de Atenção Psicossocial no Sistema Único de Saúde (SUS), disponível em: http://www.aberta.senad.gov.br/medias/original/201704/20170424-094953-001.pdf.

> **BOXE 36.2** Gerenciamento de casos na enfermagem no centro de saúde mental comunitário: um estudo de caso.
>
> William é um homem de 63 anos com esquizofrenia crônica. Ele chegou ao centro de saúde mental comunitário por meio da recomendação de uma igreja local, onde às vezes participa do programa de refeições. A enfermeira inicia uma avaliação abrangente e garante a William que deseja colaborar com ele para identificar a melhor maneira de atender às suas necessidades. Ela avalia sua saúde física básica, gerenciamento da vida diária, envolvimento familiar, histórico de trabalho, envolvimento com outras instituições sociais, finanças, fármacos e outras preocupações identificadas por William.
>
> Ela constata que William não toma fármacos antipsicóticos há pelo menos 3 meses. Antes disso, ele estava morando em uma casa com vários outros indivíduos, onde a maior parte fazia uso abusivo de substâncias psicoativas. Eles o ajudavam a receber remédios de um programa comunitário de fármacos, mas frequentemente tomavam ou revendiam a maior parte de sua prescrição. Quando a casa foi invadida pela polícia, William ficou desabrigado. Hoje em dia, ele tem pensamento desorganizado e está ativamente alucinado.
>
> Ele expressa vontade de tomar seus fármacos, mas considera que encontrar um lugar para morar é sua maior prioridade. Não há família envolvida e William não conhece nenhum sistema de apoio.
>
> A enfermeira entra em contato com a assistente social para obter ajuda com opções de moradia e recursos sociais, como vale-refeição; além disso, entra em contato com o médico para agendar uma consulta para avaliação farmacológica.
>
> Ela recomenda que William participe do programa de hospitalização parcial oferecido no centro de saúde mental comunitário e ele concorda, mas diz que não tem como ir. A igreja local se ofereceu para ajudá-lo da maneira que puder, de modo que a enfermeira os contata e pergunta sobre sua disponibilidade para fornecer transporte. A instituição informa que eles podem fornecer transporte às terças e quintas-feiras.
>
> Durante a avaliação, William identificou que às vezes "pessoas começam a brigar" em sua mente, e quando ele começa a gritar de volta, alguém próximo sempre chama a polícia porque "não entende que eu só estou tentando me defender".
>
> A enfermeira então aciona um colega especialista em apoio, que apresenta William a Alfonzo, um homem de 65 anos com esquizofrenia crônica que está disposto a ajudar o paciente a gerenciar os sintomas. Alfonzo também está disposto a fornecer transporte para o programa de hospitalização parcial nos dias em que os recursos da igreja não estiverem disponíveis.
>
> A enfermeira percebe que William tem feridas abertas nos pés. Ela limpa e enfaixa os pés dele, solicita exames de sangue para procurar infecções e pega meias e calçados do banco de roupas oferecido pelo Exército da Salvação.
>
> Ela continua se reunindo regularmente com William uma vez por mês em 1 dia em que ele frequenta o PHP e administra a injeção de Prolixin prescrita pelo médico. Durante sua revisão, William relata que está "se dando bem" com Alfonzo e afirma que "ele realmente me entende". Ele diz que às vezes ainda ouve pessoas brigando em sua cabeça, mas não é tão incomodado por isso. A assistente social ajudou a instalá-lo em uma residência comunitária, que não estará disponível pelos próximos 3 meses, mas, enquanto isso, o abrigo local para moradores de rua providenciou que William ficasse lá. A igreja local ofereceu a ele uma pequena remuneração em troca de ajudar a empacotar envelopes; quando a enfermeira pergunta como está indo esse trabalho, William diz: "As pessoas da igreja são legais e dizem que eu realmente os ajudo também.".

Tratamento comunitário assertivo (TCA). A National Alliance on Mental Illness (NAMI, 2016) define o TCA como:

> um modelo de tratamento em equipe que fornece tratamento multidisciplinar e flexível, além de apoio a indivíduos com doença mental 24 horas por dia. O TCA baseia-se na ideia de que os indivíduos recebem melhores cuidados quando seus profissionais da saúde mental trabalham juntos. Os membros da equipe de TCA ajudam o indivíduo a lidar com todos os aspectos de sua vida, como medicação, terapia, apoio social, emprego ou moradia.

Essa abordagem inclui profissionais da psiquiatria, assistência social, enfermagem e do setor de uso abusivo de substâncias psicoativas e reabilitação profissional. A equipe de TCA fornece esses serviços 24 horas por dia, 7 dias por semana, 365 dias por ano.

A equipe de TCA fornece serviços de tratamento, reabilitação e apoio a indivíduos com doença mental grave e persistente, que não conseguem receber tratamento de um modelo tradicional de gerenciamento de casos. Em geral, a equipe é capaz de fornecer a maior parte dos serviços, com poucos encaminhamentos para outros programas ou profissionais da saúde mental. Os serviços são prestados em ambientes comunitários, como a casa do paciente, restaurantes locais, parques, lojas próximas e em qualquer outro lugar em que o indivíduo precise de assistência com as habilidades para viver. NAMI (2016) relata: "Estudos mostraram que o TCA é mais eficaz do que o tratamento tradicional para indivíduos com doenças mentais como esquizofrenia e transtorno esquizoafetivo, podendo reduzir as hospitalizações em 20%.".

Programas de hospitalização parcial. Os programas de hospitalização parcial, também chamados de programas de tratamento diurno ou noturno, são projetados para impedir a institucionalização ou facilitar a transição de pacientes internados da hospitalização para a vida comunitária. Vários tipos de tratamento são oferecidos. Muitos incluem atividades comunitárias terapêuticas (artísticas); terapias individuais, em grupo e familiares; orientações em psicologia; orientações sobre álcool e drogas ilícitas; intervenção de crise; atividades recreativas terapêuticas; e terapia ocupacional. Muitos programas oferecem administração e monitoramento de fármacos como parte de seus cuidados. Alguns desenvolveram clínicas de medicamentos para indivíduos em tratamento psicofarmacêutico prolongado. Essas clínicas podem incluir palestras educacionais e grupos de apoio para indivíduos com condições e tratamentos semelhantes.

Os programas de internação parcial geralmente oferecem um plano de tratamento abrangente, formulado por uma equipe interdisciplinar composta de psiquiatras, psicólogos, enfermeiros, terapeutas ocupacionais e recreativos e assistentes sociais. Os enfermeiros assumem um papel de liderança na administração de programas de hospitalização parcial. Eles lideram grupos, fornecem intervenção em crises, realizam aconselhamento individual, atuam como modelos e fazem os encaminhamentos necessários para tratamento especializado. O uso do processo de enfermagem fornece avaliação contínua do programa e pode-se fazer modificações conforme necessário.

Esses programas são um método eficaz de prevenir a hospitalização de muitos indivíduos com doença mental grave e persistente. Eles são uma maneira de fazer a transição desses indivíduos do ambiente de tratamento agudo para a comunidade tradicional. Para alguns indivíduos que foram desinstitucionalizados, eles fornecem estrutura, apoio, oportunidades de socialização e uma melhoria em sua qualidade de vida geral.

Instituições residenciais comunitárias. As instituições residenciais comunitárias para indivíduos com doença mental grave e persistente são conhecidas por muitos nomes: residências comunitárias, casas de recuperação, casas de acolhimento, internatos, instituições de abrigo, casas de transição, programas de vida independente, residências de reabilitação social e outros. Essas instituições diferem pelo propósito para o qual existem e pelas atividades que oferecem.[3]

Algumas dessas instituições fornecem alimentação, abrigo, serviços de limpeza e supervisão e assistência mínimas às atividades de vida diária. Outras também podem incluir uma variedade de terapias e servir como uma transição entre o hospital e a vida independente. Além do básico, os serviços podem incluir aconselhamento individual e em grupo, assistência médica, treinamento ocupacional ou assistência no emprego e atividades de lazer.

O conceito de moradia de transição para indivíduos com doenças mentais graves é sólido e muitas vezes é um meio bem-sucedido de apoio e intervenção terapêutica para mantê-los na comunidade. No entanto, sem orientação e planejamento, a transição para a comunidade pode ser frustrada. Às vezes, esses indivíduos são ridicularizados e rejeitados pela comunidade ou são alvos de pessoas inescrupulosas que tiram vantagem de sua incapacidade de cuidar de si mesmos. Essas ocorrências podem aumentar as respostas não adaptativas às demandas da vida comunitária e exacerbar a doença mental. Algumas instituições têm profissionais que estão disponíveis o tempo todo, algumas têm profissionais que estão de prontidão para intervir em situações de crise e algumas têm funcionários voluntários e indivíduos com pouco conhecimento ou formação para entender e tratar indivíduos com doença mental grave e persistente. Um período de reorientação estruturada à comunidade, em uma situação de vida supervisionada e monitorada por profissionais, tem maior probabilidade de resultar em uma transição bem-sucedida para o indivíduo com doença mental grave e persistente.

Atendimento de saúde domiciliar em psiquiatria. Para o indivíduo com doença mental grave que não mora mais em um ambiente estruturado e supervisionado, o atendimento de saúde domiciliar pode ajudá-lo a manter uma vida independente. Para receber cuidados de saúde em casa, o indivíduo precisa comprovar para a instituição que arca com o atendimento (Medicare, Medicaid, a maior parte das companhias de seguros e benefícios do Departamento de Assuntos de Veteranos [VA, *Department of Veterans Affairs*]) que não é capaz de sair de casa. Um diagnóstico psiquiátrico agudo não é suficiente para se qualificar para o serviço. O paciente deve mostrar que não é capaz de sair de casa sem dificuldades consideráveis ou sem a assistência de outro indivíduo. O plano de tratamento e os diagramas subsequentes devem explicar por que o transtorno psiquiátrico do paciente o mantém em casa e justificar a necessidade de atendimento domiciliar.

Os pacientes domiciliares geralmente têm diagnóstico de transtorno depressivo, disfunção cognitiva, transtorno de ansiedade, transtorno bipolar ou esquizofrenia. Muitos idosos são tratados em domicílio em razão de condições médicas que prejudicam a mobilidade e exigem o atendimento domiciliar.

O enfermeiro que presta atendimento domiciliar psiquiátrico deve ter um profundo conhecimento de psicopatologia, de psicofarmacologia e de como os problemas médicos e físicos podem ser influenciados pelas deficiências psiquiátricas. Esse profissional deve ter boa habilidade em realizar avaliações biopsicossociais. Deve ser sensível a mudanças de comportamento que sinalizem que o paciente está descompensando psiquiátrica ou clinicamente, para que a intervenção precoce possa ser implementada.

Outro trabalho importante do enfermeiro psiquiatra em saúde domiciliar é monitorar a adesão do paciente ao tratamento com fármacos psicotrópicos. Alguns pacientes que recebem fármacos injetáveis permanecem sob cuidados de saúde domiciliar apenas até que possam utilizar fármacos via oral (VO). Os que recebem fármacos VO requerem um monitoramento rigoroso para determinar a adesão e prestar assistência aos desconfortáveis efeitos adversos de algumas dessas substâncias. A não adesão ao tratamento farmacológico é responsável por aproximadamente dois terços das readmissões hospitalares psiquiátricas. Os enfermeiros de saúde domiciliar podem ajudar os pacientes com esse problema ao auxiliá-los a ver a relação entre o controle de seus sintomas psiquiátricos e a adesão ao tratamento farmacológico.

---

[3] N.R.T.: No Brasil, são denominados Serviços Residenciais Terapêuticos, que compõem a Rede de Atenção Psicossocial. Disponível em: http://www.aberta.senad.gov.br/medias/original/201704/20170424-094953-001.pdf.

As populações de pacientes que se beneficiam da enfermagem em saúde psiquiátrica domiciliar são:

- Pacientes idosos: esses indivíduos não têm necessariamente um diagnóstico psiquiátrico, mas podem estar enfrentando dificuldades emocionais causadas por fatores clínicos, socioculturais ou de desenvolvimento. Humor deprimido e isolamento social são comuns
- Indivíduos com doença mental grave e persistente: esses indivíduos têm um histórico de doença psiquiátrica e hospitalização. Eles precisam de fármacos a longo prazo e tratamentos de apoio contínuos. Os diagnósticos comuns incluem transtorno depressivo maior recorrente, esquizofrenia e transtorno bipolar
- Indivíduos em situações de crise aguda: esses indivíduos precisam de intervenção em crises e/ou psicoterapia a curto prazo.

O Medicare exige que o atendimento domiciliar psiquiátrico seja prestado por "enfermeiros psiquiatras", que o CMS define como "enfermeiros com treinamento e/ou experiência especial além do currículo-padrão exigido para um enfermeiro" (CMS, 2015b). As diretrizes de cobertura dos serviços de enfermagem psiquiátrica não estão bem-definidas pelo CMS. Isso apresentou problemas de reembolso para esses profissionais no passado. A declaração do CMS em relação aos serviços de enfermagem psiquiátrica é apresentada no Boxe 36.3.

A preparação para a enfermagem em saúde psiquiátrica domiciliar, além da licença de enfermeiro registrado, deve incluir vários anos de experiência em tratamento psiquiátrico em regime de internação. Também é recomendável que o enfermeiro tenha experiência em enfermagem médico-cirúrgica, em razão das comorbidades físicas comuns no paciente e da perspectiva holística da enfermagem. Treinamento e experiência adicionais em psicoterapia são vistos como um diferencial. No entanto, a psicoterapia não é o foco principal dos cuidados de enfermagem psiquiátrica em domicílio. Na verdade, a maior parte das fontes de reembolso não paga pela terapia exclusivamente orientada a conhecimentos. A intervenção em crises, as orientações ao paciente e o atendimento prático são intervenções comuns nos cuidados de enfermagem domiciliar em psiquiatria.

A enfermagem em saúde psiquiátrica domiciliar presta cuidados abrangentes, incorporando intervenções para problemas físicos e psicossociais ao plano de tratamento. As intervenções são baseadas no estado de saúde mental e física do paciente, influências culturais e recursos disponíveis. O enfermeiro é responsável pelo paciente em todos os momentos durante o relacionamento terapêutico. As intervenções de enfermagem são realizadas com conhecimento e habilidade adequados; fazem-se encaminhamentos quando a necessidade está fora do âmbito de prática da enfermagem. A colaboração contínua com outros membros da equipe de saúde (p. ex., psiquiatra, assistente social, psicólogo, terapeuta ocupacional e/ou fisioterapeuta) é essencial para manter a continuidade do atendimento.

Um estudo de caso da assistência psiquiátrica domiciliar e do processo de enfermagem é apresentado no Boxe 36.4. Um plano de cuidados para a Sra. C. (a paciente do estudo de caso) é apresentado na Tabela 36.2, assim como os diagnósticos de enfermagem, os critérios de resultado, as intervenções de enfermagem apropriadas e as justificativas para cada uma delas.

Cuidados para os cuidadores. O atendimento de saúde domiciliar em psiquiatria também fornece apoio e assistência aos cuidadores primários. Pode ser muito exaustivo e frustrante para família prestar assistência 24 horas por dia a um ente querido com um transtorno mental grave e persistente. Um plano de cuidados para o cuidador primário é apresentado na Tabela 36.3.

População de desabrigados

Aspectos históricos e epidemiológicos

Em 1993, o Dr. Richard Lamb, um reconhecido especialista na área de doenças mentais graves e persistentes, escreveu:

> Alec Guinness, em seu memorável papel como coronel do Exército Britânico em *A Ponte do Rio Kwai* (*Bridge on the River Kwai*), exclama, no final do filme, quando ele finalmente percebe que está trabalhando para ajudar o inimigo: "O que foi que eu fiz?". Como advogado e porta-voz da desinstitucionalização e tratamento comunitário de pacientes com doenças mentais graves há mais de duas décadas, eu me pego fazendo a mesma pergunta. (p. 1.209)

Estima-se que a quantidade de indivíduos desabrigados nos EUA é de mais de 3,5 milhões (National Coalition for the Homeless [NCH], 2014). É difícil determinar o verdadeiro âmbito do problema, porque mesmo os estatísticos que coletam os dados têm dificuldade em definir o que são indivíduos desabrigados. Às vezes, eles foram identificados como "os

---

BOXE 36.3 Diretrizes do CMS para o atendimento psiquiátrico domiciliar.

REAVALIAÇÃO PSIQUIÁTRICA, PSICOTERAPIA E ORIENTAÇÕES

A reavaliação, a psicoterapia e as orientações necessárias a um paciente que tem um transtorno psiquiátrico diagnosticado que requer tratamento ativo de um enfermeiro psiquiatra e os custos dos serviços do profissional podem ser cobertos como um serviço de enfermagem especializado. Enfermeiros com treinamento em psiquiatria apresentam treinamento e/ou experiência especial, além do currículo-padrão exigido para um enfermeiro registrado. Os serviços desse profissional devem ser prestados sob um plano de cuidados estabelecido e revisado por um médico.

De: Centers for Medicare & Medicaid Services. (2015b). *Medicare Benefit Policy Manual.* Baltimore, MD: Author.

TABELA 36.2 Plano de cuidados para o atendimento psiquiátrico domiciliar de uma paciente idosa com depressão (Sra. C.).

DIAGNÓSTICO DE ENFERMAGEM: LUTO COMPLICADO

RELACIONADO COM: Morte do marido

EVIDENCIADO POR: Sintomas de depressão como abstinência, anorexia, perda de peso, dificuldade para dormir e humor disfórico/choroso

Critérios de avaliação dos resultados	Intervenções de enfermagem	Justificativa
Meta a curto prazo: • A Sra. C. discute qualquer sentimento de raiva que tiver pela perda do marido. Meta a longo prazo: • A Sra. C. demonstra comportamentos de luto adaptativos e evidências de progresso em direção à resolução.	1. Avaliar a posição da Sra. C. no processo de luto. 2. Desenvolver uma relação de confiança, mostrando empatia e carinho. Ser honesto e cumprir todas as promessas. Mostrar consideração positiva genuína. 3. Explorar os sentimentos de raiva e ajudar a Sra. C. a direcioná-los à fonte. Ajudá-la a entender que é apropriado e aceitável ter sentimentos de raiva e culpa pela morte do marido. 4. Incentivar a Sra. C. a rever honestamente o relacionamento que ela teve com o marido. Com apoio e sensibilidade, apontar a realidade da situação em áreas em que declarações falsas possam ser expressas. 5. Determinar se a Sra. C. tem necessidades espirituais que não estão sendo atendidas. Nesse caso, entrar em contato com o líder espiritual para intervenção com a Sra. C. 6. Encaminhar a Sra. C. ao médico para avaliação dos fármacos.	1. São necessários dados iniciais precisos para planejar cuidados corretos para a Sra. C. 2. Essas intervenções fornecem a base para uma relação terapêutica. 3. O reconhecimento da aceitabilidade dos sentimentos associados ao luto normal pode ajudar a aliviar parte da culpa que essas respostas produzem. 4. A Sra. C. deve desistir de uma percepção idealizada do marido. Somente quando ela puder ver aspectos positivos e negativos sobre o relacionamento é que o processo de luto estará completo. 5. A recuperação pode ser bloqueada se houver sofrimento espiritual e não forem prestados os cuidados necessários. 6. A terapia antidepressiva pode ajudar a Sra. C. a prosseguir enquanto confronta a dinâmica de sua depressão.

DIAGNÓSTICO DE ENFERMAGEM: RISCO DE LESÃO

RELACIONADO COM: Tontura e fraqueza em razão da falta de atividade, hipotensão arterial e estado nutricional ruim

Critérios de resultado	Intervenções de enfermagem	Justificativa
Meta a curto prazo: • A Sra. C. usa um andador ao deambular. • A Sra. C. não tem ferimentos nem lesões. Meta a longo prazo: • A Sra. C. não tem ferimentos nem lesões.	1. Avaliar os sinais vitais a cada visita. Relatar ao médico caso estejam abaixo do valor inicial. 2. Incentivar a Sra. C. a usar o andador até que a força retorne. 3. Visitar a Sra. C. durante as refeições e sentar-se com ela enquanto ela come. Incentivar a sobrinha a fazer o mesmo. Certificar-se de que alimentos fáceis de preparar, nutritivos e do gosto da Sra. C. estejam disponíveis em casa para o preparo de refeições e lanches. 4. Entrar em contato com o serviço local de entrega de refeições (p. ex., Meals on Wheels) para entregar algumas das refeições da Sra. C. 5. Pesar a Sra. C. semanalmente. 6. Verificar se a dieta inclui uma quantidade suficiente de líquidos e fibras.	1. A segurança da paciente é uma prioridade da enfermagem. 2. O andador ajudará a impedir que a Sra. C. caia. 3. É mais provável que ela coma o que é conveniente e o que ela gosta. 4. Isso garante que ela receba pelo menos uma refeição completa e nutritiva por dia. 5. O ganho de peso é um meio mensurável e objetivo de avaliar se a Sra. C. está comendo. 6. Uma quantidade adequada de líquidos e fibra alimentar ajudarão a aliviar a constipação intestinal. Ela também pode se beneficiar do uso diário de um emoliente fecal.

(continua)

TABELA 36.2 Plano de cuidados para o atendimento psiquiátrico domiciliar de uma paciente idosa com depressão (Sra. C.). *(continuação)*

DIAGNÓSTICO DE ENFERMAGEM: ISOLAMENTO SOCIAL

RELACIONADO COM: Humor deprimido e sentimentos de inutilidade

EVIDENCIADO POR: Ficar em casa sozinha, recusar-se a sair do apartamento

Critérios de resultado	Intervenções de enfermagem	Justificativa
Meta a curto prazo: • A Sra. C. debate com o enfermeiro sentimentos associados a relacionamentos sociais antigos e aqueles que gostaria de retomar. Meta a longo prazo: • A Sra. C. retoma o contato com amigos e participa de atividades sociais.	1. Conforme o estado nutricional está melhorando e a paciente ganha força muscular, incentivar a Sra. C. a se tornar mais ativa. Fazer caminhadas com ela; ajudá-la a realizar tarefas simples em casa. 2. Avaliar os padrões de relacionamento ao longo da vida. 3. Ajudá-la a identificar os relacionamentos atuais que são satisfatórios e as atividades que ela considera interessantes. 4. Considerar a viabilidade de a paciente ter um animal de estimação. 5. Sugerir alternativas que a Sra. C. possa considerar ao procurar atividades sociais. Isso pode incluir programas de avós adotivos, centros para idosos, atividades da igreja, grupos de artesanato e atividades voluntárias. Ajudá-la a encontrar pessoas com quem possa participar de algumas dessas atividades.	1. O aumento da atividade melhora o *status* físico e mental. 2. As características básicas da personalidade não mudam. A Sra. C. provavelmente manterá o mesmo estilo de desenvolver relacionamentos que ela tinha no passado. 3. Ela é a única que sabe do que realmente gosta; essas preferências pessoais facilitarão o sucesso na reversão do isolamento social. 4. Existem muitos estudos que documentam os benefícios dos animais de estimação para idosos. 5. É mais provável que ela frequente e participe se não precisar fazê-lo sozinha.

TABELA 36.3 Plano de cuidados para o cuidador primário do paciente com doença mental grave e persistente.

DIAGNÓSTICO DE ENFERMAGEM: TENSÃO NO PAPEL DE CUIDADOR

RELACIONADA COM: Gravidade e duração da doença do indivíduo de quem cuida e falta de descanso e lazer para o cuidador

EVIDENCIADA POR: Sentimentos de estresse em relação ao indivíduo de quem cuida, sentimentos de depressão e raiva, conflitos familiares em torno de questões de prestação de cuidados

Critérios de resultado	Intervenções de enfermagem	Justificativa
Meta a curto prazo: • Os cuidadores verbalizam compreender maneiras de facilitar o papel de cuidador. Meta a longo prazo: • Os cuidadores demonstram habilidades efetivas de resolução de problemas e desenvolvem mecanismos de enfrentamento adaptativos para recuperar o equilíbrio.	1. Avaliar as habilidades do cuidador de antecipar e responder às necessidades não atendidas do paciente. Fornecer informações para ajudar o cuidador com essa responsabilidade. Certificar-se de que o cuidador incentive o paciente a ser o mais independente possível. 2. Assegurar-se de que o cuidador conheça os sistemas de apoio comunitário disponíveis, aos quais ele pode pedir ajuda quando necessário. Os exemplos incluem serviços de assistência temporária, centros de tratamento diário e creches para adultos. 3. Incentivar o cuidador a expressar seus sentimentos, principalmente a raiva. 4. Incentivar a participação do cuidador em grupos de apoio compostos de membros em situações de vida semelhantes.	1. O cuidador pode não ter consciência do que o paciente pode efetivamente realizar de maneira realista. É possível que ele não tenha conhecimento da natureza da doença. 2. O cuidador precisa de alívio das pressões e do esforço de prestar assistência 24 horas a um ente querido. Estudos têm demonstrado que os maus-tratos surgem de situações de prestação de cuidados que impõem um estresse esmagador sobre o cuidador 3. A liberação dessas emoções pode servir para impedir a ocorrência de psicopatologias, como depressão ou transtornos psicofisiológicos. 4. Ouvir outros indivíduos que estão enfrentando os mesmos problemas e discutir maneiras de lidar pode ajudar o cuidador a adotar estratégias mais adaptativas. Indivíduos que estão passando por situações de vida semelhantes fornecem empatia e apoio um ao outro.

BOXE 36.4 Assistência psiquiátrica domiciliar e o processo de enfermagem: um estudo de caso.

AVALIAÇÃO

A Sra. C., 76 anos, mora sozinha em seu pequeno apartamento há 6 meses, desde a morte de seu marido, com quem esteve casada por 51 anos. Eles não tiveram filhos e por 40 anos ela lecionou no ensino fundamental, aposentando-se aos 65 anos com uma pensão adequada. Uma sobrinha passa regularmente para visitá-la. Foi a sobrinha quem contatou o médico da paciente quando observou que ela não estava se alimentando de forma adequada, estava perdendo peso e parecia estar se isolando cada vez mais. A Sra. C ficou semanas sem sair de seu apartamento. Seu médico encaminhou-a para receber atendimento domiciliar psiquiátrico.

Em sua visita inicial, Carol, a enfermeira de saúde psiquiátrica domiciliar, realizou uma avaliação preliminar, que revelou as seguintes informações sobre a Sra. C:

1. Pressão arterial 90/60 mmHg.
2. Altura 1,65 cm; peso 46,2 kg.
3. Turgor da pele inadequado; desidratação.
4. Relato subjetivo de tontura ocasional.
5. Relato subjetivo de perda de 5 kg desde a morte de seu marido.
6. Orientada a tempo, local, pessoa e situação.
7. Memória (remota e recente) intacta.
8. Afeto embotado.
9. Humor disfórico e choroso às vezes, mas a paciente é cooperativa.
10. Nega pensar em causar danos a si mesma, mas afirma: "Eu me sinto tão sozinha; tão inútil.".
11. Relato subjetivo de dificuldade para dormir.
12. Relato subjetivo de constipação intestinal.

DIAGNÓSTICO E IDENTIFICAÇÃO DOS RESULTADOS

Os seguintes diagnósticos de enfermagem foram formulados para a Sra. C.:

1. Luto complicado relacionado com a morte do marido, evidenciado por sintomas de depressão como afastamento, anorexia, perda de peso, dificuldade para dormir, humor disfórico/choroso
2. Risco de lesão relacionado com tonturas e fraqueza pela falta de atividade, pressão arterial baixa e estado nutricional ruim
3. Isolamento social relacionado com o humor deprimido e sentimentos de inutilidade, evidenciado por ficar em casa sozinha e recusar-se a sair de seu apartamento

CRITÉRIOS DE RESULTADO

Os critérios a seguir foram selecionados para mensurar os resultados do cuidado prestado à Sra. C:

1. Paciente não se fere/lesiona.
2. É capaz de discutir os sentimentos em relação à morte do marido com a enfermeira.
3. Estabelece metas realistas para si mesmo.
4. É capaz de participar da resolução de problemas em relação ao seu futuro.
5. Ingere uma dieta equilibrada com inclusão de lanches para restaurar o estado nutricional e ganhar peso.
6. Bebe uma quantidade adequada de líquidos diariamente.
7. Dorme pelo menos 6 h por noite e verbaliza sentir-se bem-descansada.
8. Mostra interesse pela aparência e higiene pessoal e é capaz de realizar as atividades de autocuidado de maneira independente.
9. Procura retomar o contato com amigos e conhecidos.
10. Verbaliza interesse em participar de atividades sociais.

PLANEJAMENTO E IMPLEMENTAÇÃO

Apresenta-se um plano de cuidados para a Sra. C. na Tabela 36.2.

REAVALIAÇÃO

A Sra. C. iniciou a segunda semana tomando 150 mg de trazodona (Desyrel) ao deitar. Seu sono melhorou e, em 2 semanas, ela mostrou uma melhora notável no humor. Ela começou a discutir o quão zangada se sentia por estar sozinha no mundo. Admitiu ter sentido raiva do marido, mas sentiu culpa e tentou suprimir essa raiva. Como a enfermeira garantiu a ela que esses sentimentos eram normais, ficou mais fácil expressá-los.

A enfermeira providenciou para que um adolescente da região fizesse compras semanais para a Sra. C. e entrou em contato com o programa Meals on Wheels local, que lhe entregava o almoço todos os dias. A Sra. C. começou a comer mais e aos poucos ganhou alguns quilos. Ela ainda tem problemas de constipação intestinal ocasionalmente, mas verbaliza melhora com a adição de vegetais, frutas e um emoliente fecal todos os dias, conforme prescrito pelo médico.

A Sra. C. usou seu andador até sentir que era capaz de deambular sem ajuda. Ela relata que não tem mais tonturas e sua pressão arterial se estabilizou em torno de 100/70 mmHg.

A Sra. C. ingressou em um grupo de idosos e participa de atividades semanalmente. Ela retomou amizades do passado e conheceu novas pessoas. Consulta seu médico todo mês para o gerenciamento dos fármacos e consulta um centro de saúde local para adultos para fazer exames regulares da pressão arterial e mensuração do peso. Sua sobrinha ainda a visita com frequência, mas seu relacionamento favorito é com sua constante companheira canina, Molly, que a Sra. C. resgatou do abrigo de animais local e que lhe demonstra sem parar seu amor e gratidão incondicionais.

---

indivíduos que dormem em abrigos ou espaços públicos". Essa abordagem resulta em subestimação, porque os serviços de abrigo disponíveis são insuficientes para atender o total de indivíduos desabrigados (USCM Conference, 2014).

De acordo com o Stewart B. McKinney Act, um indivíduo é considerado desabrigado se:

> Carece de uma residência noturna fixa, regular e adequada; e... tem uma residência noturna principal que seja: (A) um abrigo supervisionado, público ou privado, projetado para fornecer acomodações temporárias, (B) uma instituição que forneça uma residência temporária para indivíduos que precisam ser institucionalizados ou (C) um local público ou privado não projetado, ou normalmente usado, para ser uma acomodação regular para um ser humano dormir. (NCH, 2009)

A National Alliance to End Homelessness (2015) relata que, na contínua recuperação da recessão, a população de desabrigados diminuiu 2,3% em 2014. No entanto, não há estatísticas em relação à subpopulação de indivíduos com doença mental grave. Os programas de assistência federal e estadual podem ser responsáveis por parte dessa queda. Os esforços para atender às necessidades dessa população continuam. Em outubro de 2016, entraram em vigor emendas ao McKinney-Vento Act, que incluíam provisões para crianças e jovens adultos desabrigados receberem educação adequada e acessível.

Doença mental e falta de moradia

A prevalência de doenças mentais graves entre a população de rua é difícil de esclarecer. Por meio de estatísticas coletadas pelo Projects for Assistance in Transition from Homelessness (Projetos de Assistência na Transição para Desabrigados, PATH), que foi especificamente estabelecido para financiar serviços a indivíduos com doença mental grave (DMG), a SAMHSA (2016) fornece os dados demográficos a seguir.[4] Assim, essas estatísticas são baseadas na composição dos pacientes PATH:

Idade. Dos pacientes com DMG, 39% têm menos de 30 anos; indivíduos entre 31 e 61 anos representam a maior parte dessa população, 70%; e cerca de 5% têm mais de 61 anos.

Gênero. Dos desabrigados, 59% são homens e 41% são mulheres.

Etnia. Estima-se que a população de desabrigados com DMG nos EUA seja 57% caucasiana, 34% afrodescendente, 13% hispânica, 3% de outras raças/grupos étnicos e 5% de múltiplas raças (SAMHSA, 2016). A composição étnica das populações de rua varia de acordo com a localização geográfica.

Uma pesquisa do USCM (2014) revelou que aproximadamente 28% da população de desabrigados apresenta algum tipo de doença mental. Quem são esses indivíduos e por que eles estão desabrigados? Alguns culpam o movimento de desinstitucionalização. Indivíduos com doenças mentais que receberam alta de hospitais psiquiátricos estaduais e municipais e não tinham famílias com quem pudessem residir buscaram residência em casas de saúde de qualidade variável. Casas de recuperação e residências coletivas de apoio foram úteis, mas eram escassas. Muitos indivíduos com famílias voltaram para suas casas, mas, como as famílias recebiam pouco ou nenhum apoio ou instrução, o ambiente era frequentemente turbulento e os indivíduos com doenças mentais muitas vezes deixavam esses lares.

Tipos de doenças mentais entre os desabrigados. Realizaram-se vários estudos, principalmente em grandes áreas urbanas, que abordaram os tipos mais comuns de doenças mentais entre os desabrigados. Com frequência, a esquizofrenia é descrita como o diagnóstico mais comum. Outros transtornos prevalentes incluem o transtorno bipolar, a dependência de substâncias psicoativas, a depressão, os transtornos de personalidade e a disfunção cognitiva. Muitos apresentam sintomas psicóticos, muitos são ex-residentes de instituições de longa permanência para doentes mentais e muitos têm um desejo tão forte de independência que se isolam em um esforço de evitar a identificação pelo sistema de saúde mental. Muitos são claramente um perigo para si ou para os outros, mas nem sempre se veem como doentes. O SAMHSA (2016) identifica que, em 2015, 53% dos pacientes que receberam serviços PATH tinham um transtorno por uso abusivo de substâncias psicoativas como comorbidade.

Fatores que contribuem para a falta de moradia entre indivíduos com doenças mentais

Desinstitucionalização. Como dito antes, a desinstitucionalização é frequentemente implicada como um fator que contribui para a falta de moradia entre indivíduos com doença mental. A desinstitucionalização começou por uma preocupação expressa por profissionais da saúde mental e outros profissionais que descreveram as "condições deploráveis" sob as quais os indivíduos com doenças mentais estavam alojados.

O advento dos fármacos psicotrópicos e o movimento de saúde mental comunitária iniciaram uma crescente visão filosófica de que os indivíduos com doença mental recebem tratamento melhor e mais humanitário na comunidade do que em hospitais estaduais distantes de suas casas. Acreditava-se que o comprometimento e a institucionalização privavam esses indivíduos de seus direitos civis. Um dos fatores motivadores para a desinstitucionalização foi o ônus financeiro que esses pacientes impunham aos governos estaduais.

Enquanto o movimento de desinstitucionalização levou a uma expansão dos recursos comunitários de saúde mental, a quantidade de indivíduos com doença mental encarcerados em instituições correcionais disparou; atualmente estima-se que seja de duas a quatro vezes maior do que na população em geral (National Institute of

---

[4] N.R.T.: Nas últimas duas décadas, o cuidado à população em situação de rua vem sendo objeto de responsabilização pública. A Política Nacional para Inclusão Social da População em Situação de Rua compreende: grupo populacional heterogêneo que tem em comum a pobreza; vínculos familiares quebrados ou interrompidos; vivência de um processo de desfiliação social pela ausência de trabalho assalariado e de proteções derivadas ou dependentes dessa forma de trabalho; ausência de moradia convencional regular; e a rua como o espaço de moradia e sustento (Brasil. Governo Federal. *Política Nacional para Inclusão Social da População em Situação de Rua.* Brasília: Ministério do Desenvolvimento Social e Combate à Fome [MDS], 2008). No Brasil, a população em situação de rua apresenta agravos à saúde física e mental e está exposta a condições que implicam vulnerabilidades, mortalidade prematura, dificuldade de acesso a serviços e necessidade de ações intersetoriais. Os Consultórios na Rua, componentes da Atenção Básica em Saúde da Rede de Atenção Psicossocial, desempenham importante papel no cuidado a esse grupo, como explicitado na Rede de Atenção Psicossocial. Para mais informações, consultar Wijk LB, Mângia E.F. Atenção psicossocial e o cuidado em saúde à população em situação de rua: uma revisão integrativa. *Ciênc Saúde Colet,* 24(9), 2019, 3357-68 (disponível em: https://doi.org/10.1590/1413-81232018249.29872017) e Brasil, Ministério da Saúde (MS). Portaria Nº 3.088, de 23 de dezembro de 2011.

Corrections, 2016). Os apoiadores do movimento de saúde mental comunitária argumentaram que os problemas em curso dos indivíduos com doença mental grave estão relacionados com a falta de adesão aos fármacos, mas os críticos argumentaram que o modelo de saúde mental comunitária está muito restrito a uma abordagem biomédica e que, no futuro, precisa revisar e expandir seus serviços para atender às complexas necessidades dessa população.

A desinstitucionalização foi criticada por contribuir para as taxas de desabrigados e para a criminalização de indivíduos com doenças mentais, mas vários outros fatores também foram implicados.

Pobreza. Os cortes em vários programas de direitos do governo esgotaram as cotas disponíveis para indivíduos com doença mental grave e persistente que vivem na comunidade. O mercado de trabalho é proibitivo para indivíduos cujo comportamento é incompreensível ou até assustador para muitos. O estigma e a discriminação associados à doença mental podem estar diminuindo aos poucos, mas permanecem altamente visíveis para aqueles que sofrem com seus efeitos.

Escassez de moradias acessíveis. Não apenas existe uma escassez de moradias populares, mas também uma diminuição drástica na quantidade de hotéis de ocupação individual (HOI). Os HOI constituem nos EUA um meio de moradia relativamente barato e, embora alguns indivíduos acreditem que essas instituições tenham alimentado o isolamento, elas forneceram aos seus ocupantes abrigo adequado das intempéries. Hoje em dia, há tantos indivíduos frequentando os abrigos das cidades norte-americanas que há uma preocupação de que eles estejam se tornando mini-instituições para indivíduos com doenças mentais graves.

Outros fatores. Foram identificados vários outros fatores que podem contribuir para a falta de moradia:

- **Falta de assistência médica acessível:** Para famílias que mal conseguem juntar dinheiro suficiente para custear os gastos cotidianos, uma doença catastrófica pode produzir o nível de pobreza que inicia a espiral descendente que culmina na falta de moradia
- **Violência doméstica:** O NCH (2014) relata que a violência doméstica é a principal causa de falta de moradia, com cerca de 63% das mulheres desabrigadas tendo experienciado violência doméstica na vida adulta. As mulheres agredidas são frequentemente forçadas a escolher entre um relacionamento abusivo e a falta de moradia
- **Transtornos de dependência:** Indivíduos com dependência não tratada de álcool ou outras psicoativas estão em maior risco de ficarem desabrigados. Os seguintes foram citados como obstáculos ao tratamento para dependentes químicos: falta de seguro de saúde, falta de documentos, listas de espera, dificuldades de agendamento, requisitos de contato diário, falta de transporte, métodos de tratamento ineficazes, falta de serviços de apoio e insensibilidade cultural.

Recursos da comunidade para indivíduos desabrigados

Fatores de interferência. Entre as muitas questões que complicam o planejamento de serviços para indivíduos desabrigados com doença mental está a propensão dessa população a se mudar bastante. A realocação frequente confunde a prestação de serviços e interfere nos esforços dos profissionais a fim de garantir cuidados adequados. Alguns indivíduos com doenças mentais graves podem ser afetados pela falta de moradia apenas de forma temporária ou intermitente. Às vezes, esses indivíduos são chamados de "desabrigados episodicamente". Outros se deslocam pelos bairros ou cidades conforme as necessidades e a disponibilidade de serviços mudam. Uma grande parcela da população de desabrigados com doença mental exibe um movimento contínuo e ilimitado por amplas áreas geográficas.

Nem todos os desabrigados com doença mental ficam se deslocando. Alguns estudos indicaram que uma grande porcentagem deles permanece no mesmo local ao longo de vários anos. Os profissionais da saúde devem identificar padrões de movimento de indivíduos desabrigados em sua área para, pelo menos, tentar trazer o melhor atendimento possível a essa população única. Isso pode, na realidade, significar prestar serviços a indivíduos que não procuram assistência por conta própria.

Problemas de saúde. A vida como um desabrigado pode ter graves consequências em termos de saúde. A exposição às condições climáticas, a dieta inadequada, a privação do sono, o risco de violência, as lesões e a falta de assistência médica levam a um estado de saúde precário e agravam doenças preexistentes. Estima-se que cerca de 40% dos desabrigados são alcoolistas. Comparados a outros desabrigados, os alcoolistas estão em maior risco de comprometimento neurológico, doença cardíaca e hipertensão arterial, doença pulmonar crônica, distúrbios digestórios, disfunção hepática e ferimentos.

A termorregulação é um problema de saúde para todos os desabrigados por causa de sua exposição a todos os tipos de clima. É um problema complexo para o alcoolista desabrigado que passa muito tempo em um nível alterado de consciência.

É difícil determinar se a doença mental é uma causa ou efeito da falta de moradia. Alguns comportamentos que parecem desviantes podem, na realidade, ser adaptações à vida nas ruas. Os desabrigados podem até procurar hospitalização em instituições psiquiátricas na tentativa de sair das ruas por um tempo.

Os surtos de tuberculose entre os desabrigados continuam desafiando os esforços de controle público (CDC, 2013). Abrigos lotados fornecem condições ideais para a propagação de infecções respiratórias entre os habitantes. O risco de adquirir tuberculose também é aumentado pela alta prevalência de alcoolismo, dependência de substâncias psicoativas, infecção pelo HIV e má nutrição entre os desabrigados.

As deficiências alimentares são um problema contínuo para os desabrigados. Não apenas o morador de rua geralmente está em um estado nutricional deficiente, mas a própria condição exacerba uma série de outros problemas de saúde. Os desabrigados têm taxas de mortalidade mais altas e uma maior quantidade de distúrbios graves do que seus pares na população em geral.

As doenças sexualmente transmissíveis (DST), como gonorreia e sífilis, são um problema sério para os desabrigados. Uma das DSTs mais graves prevalentes entre os desabrigados é a infecção pelo HIV. A vida nas ruas é precária para indivíduos cujos sistemas são imunossuprimidos pelo HIV. Restos de comida remexidos frequentemente estão estragados e a exposição é uma ameaça contínua. Em geral, indivíduos com HIV que ficam em abrigos são expostos a doenças infecciosas de outros indivíduos, que podem ser fatais nessa condição vulnerável.

As crianças desabrigadas têm necessidades de saúde específicas. Elas são propensas a taxas mais altas de asma, infecções de ouvido e problemas estomacais e de fala do que seus pares que não são moradores de rua. Elas também têm maior probabilidade de apresentar transtornos de saúde mental, como ansiedade, depressão e abstinência.

Um problema gradativo que chamou a atenção nacional é a quantidade crescente de crimes de ódio perpetrados contra os desabrigados. Esses ataques não parecem ser direcionados especificamente aos doentes mentais, mas refletem um preconceito primário contra os desabrigados. Com base em um relatório da NCH (2012), a maior parte das vítimas (88%) é do sexo masculino, 72% têm 40 anos ou mais, 21% dos ataques são fatais e pelo menos 50% dos agressores têm menos de 20 anos. O NCH destaca o problema de maneira mais drástica na declaração: "Embora este relatório forneça números alarmantes, é importante observar que os desabrigados são tão maltratados pela sociedade que seus ataques costumam ser esquecidos ou não denunciados" (p. 10). Os enfermeiros que atuam na saúde mental comunitária têm a oportunidade e a responsabilidade de avaliar e intervir pelos indivíduos desabrigados, que são uma população vulnerável em muitos níveis.

Tipos de recursos disponíveis[5]

Abrigos. Nos EUA, os abrigos para desabrigados variam de armazéns convertidos que fornecem uma cama ou espaço no chão para a pernoite até instituições expressivas que prestam uma infinidade de serviços sociais e de saúde. Eles são administrados por voluntários e profissionais remunerados e patrocinados por igrejas, governos comunitários e várias instituições sociais.[6]

É impossível, então, descrever um abrigo "típico". Uma característica é o fornecimento de alojamento, alimentação e roupas para indivíduos que precisam desses serviços. Alguns abrigos também fornecem avaliações médicas e psiquiátricas, primeiros socorros e outros serviços de saúde e encaminhamento para serviços de gerenciamento de caso atendidos por enfermeiros ou assistentes sociais.

Os indivíduos que procuram serviços no abrigo geralmente recebem uma cama ou colchão, uma muda de roupas limpas, um local para tomar banho, acesso a uma lavanderia e uma refeição na cozinha ou no refeitório do abrigo. A maior parte dos abrigos tenta separar áreas de dormitório para homens e mulheres, com várias consequências para aqueles que violam as regras.

Os abrigos arcam com suas despesas por meio de doações privadas e corporativas, patrocínios da igreja e subsídios do governo. Desde o início, eles foram conceituados como acomodações "temporárias" para indivíduos que precisavam de um lugar para passar a noite. Realisticamente, eles se tornaram um alojamento permanente para indivíduos desabrigados com poucas esperanças de melhorar suas situações. Alguns indivíduos até usam o endereço de correspondência de seus abrigos.

Esses locais oferecem um ambiente seguro e de apoio para os desabrigados que não têm outro lugar para ir. Alguns desabrigados que moram em abrigos usam os recursos oferecidos para melhorar sua vida, enquanto outros se tornam irremediavelmente dependentes das provisões do local. Para alguns, a disponibilidade de um abrigo pode significar a diferença entre a vida e a morte.

Centros de saúde e clínicas populares. Algumas comunidades montaram "clínicas populares" para atender a população de rua. Muitos são atendidos por enfermeiros que trabalham sob orientação de médicos da área. Nos últimos anos, algumas dessas clínicas forneceram oportunidade de prática a estudantes de enfermagem que rodam entre as instituições de saúde da comunidade. Algumas têm funcionários das faculdades de enfermagem que estabeleceram práticas de grupo na comunidade.

---

[5]N.R.T.: Ver Rede de Atenção Psicossocial. Disponível em: http://www.aberta.senad.gov.br/medias/original/201704/20170424-094953-001.pdf.
[6]N.R.T.: No Brasil, os dispositivos sociais para os moradores em situação de rua estão centrados, atualmente, no Ministério da Cidadania. Disponível em: https://www.gov.br/cidadania/pt-br.

Essas clínicas oferecem uma grande variedade de serviços, incluindo administração de fármacos, avaliação de sinais vitais, rastreamento à procura de tuberculose e outras doenças transmissíveis, imunização e vacinas contra a gripe, troca de curativos e prestação de primeiros socorros. Avaliações físicas e psicossociais, orientações em saúde e aconselhamento de apoio também são intervenções frequentes.

A enfermagem nas **clínicas populares** para os desabrigados oferece muitos desafios específicos, entre os quais se destacam as más condições de trabalho. Essas clínicas geralmente operam sob graves restrições orçamentárias, com pessoal, suprimentos e equipamentos inadequados, em instituições degradadas localizadas em bairros com alta criminalidade. Muitas vezes, a frustração é alta entre os enfermeiros que trabalham nessas clínicas, pois é raro conseguirem ver progressos mensuráveis em seus pacientes desabrigados. A manutenção do gerenciamento da saúde é quase impossível para indivíduos que não têm recursos fora do ambiente de assistência médica. Se são solicitadas consultas de retorno para cuidados preventivos, o paciente geralmente não comparece.

Unidades de extensão móveis. Os programas de extensão literalmente vão até os desabrigados em seus próprios ambientes, em um esforço para fornecer assistência de saúde. Voluntários e profissionais remunerados formam equipes para procurar indivíduos desabrigados que precisam de assistência. Eles oferecem café, sanduíches e cobertores em um esforço para mostrar preocupação e estabelecer confiança. A assistência pode ser fornecida no local, se possível. Caso contrário, são feitos todos os esforços para garantir que o indivíduo esteja vinculado a uma fonte que possa prestar os serviços necessários.[7]

As **unidades de extensão móveis** prestam assistência a indivíduos desabrigados que precisam de cuidados físicos ou psicológicos. A ênfase dos programas de extensão é acomodar os desabrigados que se recusam a procurar tratamento em outro lugar. A maior parte das unidades tem como alvo o segmento da população com doença mental. Quando a confiança é estabelecida e o indivíduo concorda em ir ao consultório da equipe, inicia-se o tratamento clínico e psiquiátrico. A hospitalização involuntária é realizada quando um indivíduo é considerado prejudicial a si próprio ou aos outros, ou quando ele atende aos critérios para ser considerado "gravemente incapacitado".

O paciente desabrigado e o processo de enfermagem

O Boxe 36.5 apresenta um estudo de caso demonstrando o processo de enfermagem com um paciente desabrigado.

Resumo e pontos fundamentais

- O foco do atendimento psiquiátrico está mudando da internação hospitalar para o atendimento ambulatorial na comunidade. Essa tendência se deve em grande parte à necessidade de um melhor custo-benefício na prestação de cuidados de saúde às massas
- O movimento de saúde mental comunitária começou na década de 1960 com o fechamento de hospitais estaduais e a desinstitucionalização de muitos indivíduos com doença mental grave e persistente
- Os cuidados de saúde mental na comunidade têm como alvo a prevenção primária (redução da incidência de transtornos mentais na população), a prevenção secundária (redução da prevalência de doenças psiquiátricas, encurtando o curso da doença) e a prevenção terciária (redução dos defeitos residuais que estão associados à doença mental grave e persistente)
- A prevenção primária centra-se na identificação de populações em risco de doença mental, aumentando a sua capacidade de lidar com o estresse, além de segmentar e diminuir as forças nocivas do ambiente
- O foco da prevenção secundária é alcançado por meio da identificação precoce de problemas e da iniciação imediata de um tratamento eficaz
- A prevenção terciária concentra-se na prevenção de complicações da doença e na promoção da reabilitação direcionada a alcançar o mais alto nível funcional possível ao indivíduo
- O enfermeiro registrado atua como prestador de cuidados de saúde mental-psiquiátrica no ambiente comunitário
- O enfermeiro presta atendimento ambulatorial a indivíduos com doença mental grave e persistente em centros de saúde mental comunitários, em programas de tratamento diurno e noturno, em programas de hospitalização parcial, em instituições residenciais comunitárias e no atendimento domiciliar psiquiátrico
- Os desabrigados com doença mental representam um desafio especial para o enfermeiro de saúde mental da comunidade. Os cuidados são prestados em abrigos para desabrigados, em centros de saúde ou clínicas populares e por meio de programas de extensão móveis.

---

[7] N.R.T.: No Brasil, são denominados de Consultórios na Rua e fazem parte da Rede de Atenção Psicossocial. Disponível em: http://www.aberta.senad.gov.br/medias/original/201704/20170424-094953-001.pdf.

BOXE 36.5 Estudo de caso: processo de enfermagem com um paciente desabrigado.

AVALIAÇÃO

Joel, 68 anos, é levado à Clínica de Saúde Comunitária por dois de seus colegas, que relatam: "Ele acabou de ter um colapso e precisa muito de uma bebida!". Joel está sujo e desleixado, tem tremores visíveis nos membros superiores e fraco o suficiente para precisar de assistência ao deambular. Ele é cooperativo enquanto o enfermeiro faz a avaliação de ingestão. Está coerente, embora os processos de pensamento sejam lentos, e desorientado em relação a tempo e lugar. Joel parece um pouco assustado enquanto examina o ambiente desconhecido. Ele não é capaz de contar à enfermeira quando tomou sua última dose, não relata lesões físicas e nenhuma é observável.

Joel carrega uma pequena bolsa com alguns itens pessoais, incluindo um cartão de benefícios do Departamento de Assuntos dos Veteranos (VA), que o identifica como um veterano da Guerra do Vietnã. A enfermeira disponibiliza um leito para ele, garante que seus sinais vitais estejam estáveis e telefona para o número no cartão do VA. Ela descobre que Joel é bem conhecido pelo pessoal de admissões no VA. O paciente tem 35 anos de história de esquizofrenia, com inúmeras hospitalizações. No momento de sua última alta, ele tomava flufenazina 10 mg, 2 vezes/dia. Joel disse à enfermeira da clínica que tomou o fármaco por alguns meses depois de sair do hospital e que depois não teve sua prescrição renovada, então não conseguia se lembrar de quando havia tomado o remédio pela última vez.

Joel também tem uma longa história de transtornos relacionados com o alcoolismo e participou do programa de reabilitação por uso abusivo de substâncias psicoativas do VA três vezes. Ele não tem endereço residencial, recebe seus cheques de benefícios por incapacidade do VA no endereço de um abrigo e relata que não tem família. A enfermeira consegue que funcionários do VA o levem da clínica para o hospital do VA, onde ele é internado para desintoxicação. Ela cria um arquivo de gerenciamento de casos para Joel e organiza com o hospital o retorno do paciente à clínica após a alta.

DIAGNÓSTICO E IDENTIFICAÇÃO DOS RESULTADOS

Formulou-se o seguinte diagnóstico de enfermagem para Joel:

- Manutenção improdutiva da saúde relacionada com a habilidade de enfrentamento ineficaz evidenciada por alcoolismo, falta de adesão à medicação antipsicótica e falta de higiene pessoal.

Foram selecionados os seguintes critérios como resultados para Joel:

- Segue as regras da residência comunitária e mantém seu *status* de residente
- Participa de sessões semanais de terapia de grupo no programa de tratamento de dia do VA
- Frequenta sessões semanais dos Alcoólicos Anônimos e mantém a sobriedade
- Comparece regularmente à clínica de saúde para receber injeções de flufenazina
- Atua como voluntário no hospital do VA 3 vezes por semana
- Encontra e mantém um emprego permanente.

PLANEJAMENTO E IMPLEMENTAÇÃO

Durante a hospitalização de Joel, a enfermeira da clínica permaneceu em contato com seu caso. O paciente fez exames e tratamentos físico e dentário completos durante sua internação. A enfermeira da clínica participou da reunião da equipe de tratamento dele como gerente de caso ambulatorial, onde se decidiu tentar administrar, a cada 4 semanas, injeções de decanoato de flufenazina por causa do histórico de não adesão ao regime diário de medicação oral.

Na visita de acompanhamento à clínica, a enfermeira explica a Joel que encontrou uma residência comunitária onde ele pode morar com outros indivíduos que têm circunstâncias pessoais semelhantes às dele. Lá serão fornecidas refeições, e o diretor da residência comunitária garantirá que as necessidades básicas de Joel sejam atendidas. Uma condição, com a qual ele concorda, é que, para permanecer na residência, deve-se manter a abstinência.

Com a colaboração de Joel, a enfermeira clínica também executa as seguintes intervenções:

- Vai às compras com Joel para adquirir algumas roupas novas, deixando que ele tome decisões da maneira mais independente possível
- Ajuda-o a se mudar para a residência comunitária e lhe apresenta o diretor e os moradores
- Ajuda-o a mudar seu endereço para o da residência comunitária, para que possa continuar recebendo seus benefícios do VA
- Matricula-o nas sessões semanais de terapia de grupo da unidade de tratamento de dia vinculada ao hospital do VA
- Ajuda-o a localizar o grupo de Alcoólicos Anônimos mais próximo e identifica um "padrinho", que garantirá que Joel chegue às reuniões
- Marca uma consulta de retorno para ele em 4 semanas, a fim de administrar a injeção de flufenazina; telefona para ele com 1 dia de antecedência para lembrá-lo de sua consulta
- Instrui Joel a retornar ou ligar para a clínica se ocorrer algum dos seguintes sintomas: dor de garganta, febre, náuseas e vômito, cefaleia intensa, dificuldade para urinar, tremores, erupção cutânea ou pele ou olhos amarelos
- Ajuda-o a garantir o transporte para os compromissos
- Incentiva-o a estabelecer metas realistas para sua vida e reconhece seu mérito pelo acompanhamento
- Discute alternativas de emprego com ele, quando estiver pronto; sugere a possibilidade de começar um trabalho voluntário (talvez em um hospital do VA).

REAVALIAÇÃO

A avaliação final do processo de enfermagem com indivíduos desabrigados com doença mental deve ser altamente individualizada. As estatísticas mostram que as chances de recaída nessa população são altas. Portanto, é muito importante que os critérios de resultado sejam realistas para não fadar o paciente à falha.

Questões de revisão

Escolha a resposta mais adequada para cada uma das perguntas a seguir.

1. Qual das alternativas a seguir representa uma intervenção de enfermagem de prevenção primária?
    a. Dar uma aula de treinamento para os pais sobre cuidados com os filhos.
    b. Liderar um grupo de adolescentes em reabilitação por uso de substâncias psicoativas.
    c. Encaminhar um casal para terapia sexual.
    d. Liderar um grupo de apoio a mulheres agredidas.

2. Qual das alternativas a seguir representa uma intervenção de enfermagem de prevenção secundária?
    a. Dar uma palestra sobre menopausa a mulheres de meia-idade.
    b. Prestar apoio no pronto-socorro a uma vítima de estupro.
    c. Liderar um grupo de apoio a mulheres em transição.
    d. Fazer visitas mensais à casa de um paciente com esquizofrenia para garantir a adesão ao tratamento farmacológico.

3. Qual das alternativas a seguir representa uma intervenção de enfermagem de prevenção terciária?
    a. Atuar como gerente de caso de um paciente desabrigado com doença mental.
    b. Liderar um grupo de apoio a homens recém-aposentados.
    c. Dar uma palestra de preparação para o parto.
    d. Atender uma viúva deprimida no hospital.

4. Juca, um desabrigado, acaba de se mudar para o abrigo. O enfermeiro do abrigo é designado para seus cuidados. Qual das alternativas a seguir é uma intervenção *prioritária* do enfermeiro?
    a. Encaminhar Juca a um assistente social.
    b. Desenvolver um plano de cuidados para Juca.
    c. Realizar uma avaliação comportamental e das necessidades de Juca.
    d. Ajudar Juca a se candidatar a benefícios de seguridade social.

5. Juca, um morador de rua, tem um histórico de esquizofrenia e não adesão ao tratamento farmacológico. Qual dos seguintes fármacos pode ser a melhor opção para Jucaele?
    a. Haldol.
    b. Navane.
    c. Carbonato de lítio.
    d. Decanoato de prolixina.

6. Andreia é uma enfermeira psiquiatra que atende em domicílio. Ela acabou de receber uma prescrição para começar a fazer visitas regulares à Sra. W., uma viúva de 78 anos que mora sozinha. O médico generalista da Sra. W. a diagnosticou com depressão. Qual dos seguintes critérios qualificaria a Sra. W. para receber atendimento domiciliar?
    a. A Sra. W. nunca aprendeu a dirigir e depende de outras pessoas para o transporte.
    b. A Sra. W. está fisicamente fraca demais para deslocar-se sem risco de ferimentos.
    c. A Sra. W. se recusa a procurar assistência. Segundo seu médico, ela diz que "não tem um problema psiquiátrico".
    d. A Sra. W. diz que prefere receber visitas domiciliares do que ir ao consultório médico.

7. Andreia é uma enfermeira psiquiatra que atende em domicílio. Ela acabou de receber uma prescrição para começar a fazer visitas regulares à Sra. W., uma viúva de 78 anos que mora sozinha. O médico generalista da Sra. W. a diagnosticou com depressão. Qual desses problemas em potencial é uma prioridade a ser avaliada durante a primeira visita domiciliar?
    a. Luto complicado.
    b. Isolamento social.
    c. Risco de lesão.
    d. Perturbação do padrão de sono.

(continua)

Questões de revisão (continuação)

8. A Sra. W., uma viúva de 78 anos que tem depressão, diz ao seu enfermeiro de saúde domiciliar: "Qual é a utilidade disso? Não tenho mais razão alguma para viver.". Qual seria a melhor resposta do enfermeiro?
   a. "Claro que tem, Sra. W. Por que a Sra. diz isso?"
   b. "A Sra. parece tão triste. Eu farei o melhor que eu puder para animá-la."
   c. "Vamos falar sobre por que a Sra. está se sentindo assim."
   d. "Você está pensando em causar danos a si mesma de alguma maneira?"

9. O médico prescreve para a Sra. W., uma viúva de 78 anos com depressão, trazadona (Desyrel), 150 mg, para ser tomada na hora de dormir. Qual das seguintes afirmações sobre esse fármaco seria apropriado que o enfermeiro de saúde domiciliar citasse ao orientar a Sra. W. em relação à trazadona?
   a. "A senhora pode se sentir tonta ao se levantar, então vá devagar quando acordar ou deitar."
   b. "A senhora não deve comer chocolate enquanto estiver tomando esse fármaco."
   c. "Precisamos coletar uma amostra de sangue para enviar ao laboratório todos os meses enquanto a senhora estiver tomando esse fármaco."
   d. "Se a senhora não se sentir melhor imediatamente com esse fármaco, o médico poderá solicitar outro."

10. Quais dos seguintes problemas identificou-se que contribuem para o aumento da população de desabrigados? (Selecione todas as opções aplicáveis.)
    a. Pobreza.
    b. Falta de assistência médica acessível.
    c. Uso abusivo de substâncias psicoativas.
    d. Doença mental grave e persistente.
    e. Aumento na quantidade de familiares morando juntos.

Implicações das pesquisas para a prática baseada em evidências

Ng, P., Chun, W.K., & Tsun, A. (2012). Recovering from hallucinations: A qualitative study of coping with voices hearing of people with schizophrenia in Hong Kong. *The Scientific World Journal, 2012*(5), 1 a 8. doi:10.1100/2012/232619

DESCRIÇÃO DO ESTUDO: Esse estudo envolveu entrevistas aprofundadas com 20 indivíduos que tinham esquizofrenia e estavam ouvindo vozes para aprender mais sobre suas estratégias de enfrentamento. Todos os participantes estavam morando em casas de recuperação, recebendo assistência da Previdência Social e em uso de fármacos psicotrópicos. A maior parte tinha esquizofrenia há 20 anos ou mais. Os autores observam que a literatura afirma que aqueles que tinham estratégias de enfrentamento eram mais capazes de lidar com a situação, enquanto os que não as tinham apresentavam maior dificuldade em lidar com a situação e percebiam as vozes como negativas e agressivas. As estratégias de enfrentamento mais comuns foram o engajamento social (conversando com outras pessoas, as vozes eram menos pronunciadas) e a manipulação do nível de estímulo sensorial (incluindo ouvir seletivamente as vozes). Eles também citam a importância de explorar estratégias de enfrentamento, uma vez que era comum que as alucinações auditivas persistissem apesar do uso de fármacos psicotrópicos.

RESULTADOS DO ESTUDO: Identificaram-se várias estratégias de enfrentamento eficazes:

1. Mudar os contatos sociais ao ignorar ou justificar as vozes.
2. Manipular e regular as vozes.
3. Mudar suas percepções sobre o significado das vozes.

IMPLICAÇÕES PARA A PRÁTICA DE ENFERMAGEM: Em uma abordagem estritamente biomédica, as alucinações auditivas são um fenômeno que deve ser tratado e, com sorte, eliminado. Estudos como esse incentivam os enfermeiros a ampliar sua compreensão desse fenômeno e das opções de intervenção. Os autores resumem as implicações para a prática que são relevantes para o enfermeiro e outros profissionais da saúde:

1. É necessário desenvolver uma atitude respeitosa em relação às experiências de ouvir vozes.
2. É preciso compreender indivíduos que ouvem vozes e as estratégias de enfrentamento levando em consideração o contexto cultural; algumas culturas preferem estratégias alternativas a fármacos para lidar com isso.
3. Programas especializados para lidar com pessoas que ouvem vozes promoverão ajustes na vida em comunidade.
4. O treinamento especializado para profissionais em relação a como discutir as alucinações pode ser informativo, principalmente no que diz respeito à propensão a danos ou violência contra si mesmo.
5. As orientações aos familiares em relação às alucinações auditivas e como alguns indivíduos lidam com isso podem fornecer uma base que possibilita uma discussão aberta sobre ouvir vozes em um contexto de apoio.

Implicações das pesquisas para a prática baseada em evidências

Corbiere, M., Samson, E., Villotti, P., & Pelletier, J.F. (2012). Strategies to fight stigma toward people with mental disorders: Perspectives from different stakeholders. *The Scientific World Journal, 2012*(3), 1 a 10. doi:10.1100/2012/516358

DESCRIÇÃO DO ESTUDO: O objetivo dessa pesquisa foi identificar perspectivas de profissionais da saúde mental, pacientes com doença mental, familiares e outros prestadores de cuidado ligados à saúde mental a fim de identificar uma ampla gama de atividades usadas para combater o estigma em relação aos indivíduos com doença mental. Os participantes (N = 253) foram selecionados em uma conferência canadense e foram solicitados a identificar práticas específicas usadas para reduzir o preconceito e o estigma nessa população.

RESULTADOS DO ESTUDO: Foram identificadas 15 categorias de atividades que se enquadravam em seis temas principais:
Orientações: Pode-se reduzir o estigma fornecendo conhecimentos factuais sobre as doenças mentais.
Contato: A interação direta com os indivíduos afetados pode diminuir as atitudes negativas.
Protesto: Protestar contra preconceitos e promover a defesa do paciente pode apoiar a mudança de cultura por meio de protestos pessoais.
Centrar no indivíduo: Incorporar uma atitude de normalidade na interação com os pacientes e modificar elementos que contribuem para que o paciente seja identificável na população em geral podem promover a integração social.
Trabalhar na recuperação e inclusão social: Apoiar, auxiliar e incentivar os pacientes a capitalizar seus pontos fortes promove o trabalho de integração à comunidade.
Consciência reflexiva: Incentivar outros indivíduos a refletirem sobre suas atitudes em relação à doença mental promove discernimento e cria uma base para uma mudança de atitude.

IMPLICAÇÕES PARA A PRÁTICA DE ENFERMAGEM: Como os autores citam, a literatura relata mais de 40 consequências negativas do estigma, cujos efeitos se estendem além do indivíduo, afetando familiares, amigos e profissionais da saúde. Os modelos bem-sucedidos de saúde mental e recuperação na comunidade devem abordar a redução do estigma associado à doença mental. Os estudantes de enfermagem, quando começam a aprender sobre essa população vulnerável e muitas vezes desprovida de privilégios, são frequentemente confrontados com suas próprias atitudes e perguntam: "O que posso fazer?". Um estudo como esse informa sobre tópicos e atividades essenciais para o enfermeiro apoiar pacientes com doença mental em qualquer prática ou no ambiente comunitário. Os autores observam que o conhecimento é útil, mas não se traduz necessariamente em mudança de comportamento; portanto, talvez a pergunta mais importante seja: "O que você *fará*?".

Bibliografia

American Nurses Association (ANA), American Psychiatric Nurses Association, & International Society of Psychiatric-Mental Health Nurses. (2014). *Scope and standards of practice: Psychiatricmental health nursing* (2nd ed.). Silver Spring, MD: ANA.

American Psychiatric Association. (2013). *Diagnostic and statistical manual of mental disorders* (5th ed.). Washington, DC: American Psychiatric Publishing.

Case Management Society of America (CMSA). (2016). *Standards of practice for case management*. Little Rock, AR: CMSA.

Centers for Disease Control and Prevention. (2013, March 22). Trends in tuberculosis—United States, 2012. *Morbidity and Mortality Weekly, 62*(11), 201-205.

Centers for Medicare & Medicaid Services. (2015a). The mental health parity and addiction equity act. Retrieved from https://www.cms.gov/CCIIO/Programs-and-Initiatives/Other-Insurance-Protections/mhpaea_factsheet.html

Centers for Medicare & Medicaid Services. (2015b). *Medicare Benefit Policy Manual*. Baltimore, MD: CMS.

Corbiere, M., Samson, E., Villotti, P., & Pelletier, J.F. (2012). Strategies to fight stigma toward people with mental disorders: Perspectives from different stakeholders. *The Scientific World Journal, 2012*(3), 1-10. doi:10.1100/2012/516358

Kaakinen, J.R., Coehlo, D.P., Steele, R., Tabacco, A., & Harmon Hanson, S.M.(2015). *Family health care nursing: Theory, practice, and research* (5th ed.). Philadelphia: F. A. Davis.

Ling, C., & Ruscin, C. (2013). Case management basics. Gannett Education Course #60102. Retrieved from http://ce.nurse.com/60102/Case-Management-Basics

McLeod, S.A. (2010). SRRS—Stress of life events. Retrieved from www.simplypsychology.org/SRRS.html

National Alliance on Mental Illness. (2016). Psychosocial treatments: Assertive community treatment. Retrieved from https://www.nami.org/Learn-More/Treatment/Psychosocial-Treatments

National Alliance to End Homelessness. (2015). *The state of homelessness in America 2015*. Retrieved from www.endhomelessness.org/library/entry/the-state-of-homelessness-in-america-2015

National Coalition for the Homeless. (2009). Who is homeless? Retrieved from www.nationalhomeless.org

National Coalition for the Homeless. (2012). Senseless violence: A survey of hate crimes/violence against the homeless in 2012. Retrieved from http://nationalhomeless.org/wp-content/uploads/2014/01/Hate-Crimes-Report-2012.pdf

National Coalition for the Homeless. (2014). *National Hunger and Homelessness Awareness Week 2014 manual*. Retrieved from http://nationalhomeless.org/wp-content/uploads/2014/09/Manual2014.pdf

National Institute of Corrections. (2016). What are we doing? Mentally ill persons in corrections. Retrieved from http://nicic.gov/mentalillness

National Institute of Mental Health. (2015). Serious mental illness (SMI) among U.S. adults. Retrieved from www.nimh.nih.gov/health/statistics/prevalence/serious-mental-illnesssmi-among-us-adults.shtml

Ng, P., Chun, W.K., & Tsun, A. (2012). Recovering from hallucinations: A qualitative study of coping with voices hearing of people with schizophrenia in Hong Kong. *The Scientific World Journal, 2012*(5), 1-8. doi:10.1100/2012/232619

President's New Freedom Commission on Mental Health. (2003). *Achieving the promise: Transforming mental health care in America*. Retrieved from http://govinfo.library.unt.edu/mentalhealth commission/reports/reports.htm

Sadock, B.J., Sadock, V.A., & Ruiz, P. (2015). *Synopsis of psychiatry: Behavioral sciences/clinical psychiatry* (11th ed.). Philadelphia: Lippincott Williams & Wilkins.

Spock, B. (2012). *Baby and child care* (9th ed.). New York: Gallery Books.

Substance Abuse & Mental Health Services Administration. (2017). Federal action agenda (search). Retrieved from https://search.samhsa.gov/search?q=federal+action+agenda+initiatives&sort=date%3AD%3AL%3Ad1&output=xml_no_dtd&ie=UTF-8&oe=UTF-8&client=beta_frontend_drupal&proxystylesheet=beta_frontend_drupal&filter=1&site=data%7CSAMHSA_Beta_Drupal%7Cdefault_collection%7CNewsletter&collectionator=data%7CSAMHSA_Beta_Drupal%7Cdefault_collection%7CNewsletterSubstance Abuse and Mental Health Services Administration. (2016). Homelessness programs and resources. Retrieved from www.samhsa.gov/homelessness-programs-resources

US Burden of Disease Collaborators. (2013). The state of US health, 1990-2010: Burden of diseases, injuries, and risk factors. *Journal of the American Medical Association, 310*(6), 591-608. doi:10.1001/jama.279.21.1703

UNC Center for Excellence in Community Mental Health. (2015). Severe and persistent mental illness. Retrieved from www.med.unc.edu/psych/cecmh/patient-client-information/patientclient-information-and-resources/clients-and-familes-resources/just-what-is-a-severe-and-persistent-mental-illness.

U.S. Conference of Mayors (USCM). (2014). *A status report on hunger and homelessness in America's cities: 2014*. Washington, DC: USCM.

Vanderplasschen, W., Rapp, R.C., Pearce, S., Vandevelde, S., & Broekaert, E. (2013). Mental health, recovery, and the community. *The Scientific World Journal, 2013*(4), 1-3. doi:http://dx.doi.org/10.1155/2013/926174

Wright, L.M., & Leahey, M. (2013). *Nurses and families: A guide to family assessment and intervention* (6th ed.). Philadelphia: F.A. Davis.

Leitura sugerida

Caplan, G. (1964). *Principles of preventive psychiatry*. New York: Basic Books.

Erikson, E. (1963). *Childhood and society* (2nd ed.). New York: WW Norton.

Lamb, H.R. (1993). Perspectives on effective advocacy for homeless mentally ill persons. *Hospital and Community Psychiatry, 43*(12), 1209-1212. doi:http://dx.doi.org/10.1176/ps.43.12.1209

37 O Indivíduo Enlutado

CONCEITOS FUNDAMENTAIS
Luto
Perda

TÓPICOS DO CAPÍTULO

- Perspectivas teóricas sobre a perda e o luto
- Duração da resposta de luto
- Luto antecipatório
- Reações mal adaptativas à perda
- Aplicação do processo de enfermagem
- Assistência adicional
- Resumo e pontos fundamentais
- Questões de revisão

TERMOS-CHAVE

- Diretiva antecipada
- *Hospice*
- Lamento
- Luto
- Luto antecipatório
- Luto tardio
- Pesar
- *Shiva*
- Sobrecarga de pesar
- Velório

OBJETIVOS
Após ler este capítulo, o estudante será capaz de:

1. Descrever os vários tipos de perda que desencadeiam uma resposta de luto nos indivíduos.
2. Discutir as perspectivas teóricas do luto, conforme proposto por Elisabeth Kubler-Ross, John Bowlby, George Engel e J. William Worden.
3. Diferenciar entre respostas normais e mal adaptativas à perda.
4. Discutir comportamentos de luto comuns aos indivíduos em vários estágios ao longo da vida.
5. Descrever os costumes associados ao luto em indivíduos de várias culturas.
6. Formular diagnósticos de enfermagem e objetivos de cuidado a indivíduos que vivenciam uma resposta de luto.
7. Descrever intervenções de enfermagem apropriadas para indivíduos que vivenciam uma resposta de luto.
8. Identificar critérios relevantes para avaliar os cuidados de enfermagem a indivíduos que vivenciam uma resposta de luto.
9. Descrever o conceito de cuidados *hospice* para indivíduos que estão morrendo e suas famílias.
10. Discutir o uso de diretivas antecipadas para o indivíduo fornecer direcionamentos em relação aos seus cuidados médicos futuros.

EXERCÍCIOS
Leia o capítulo e responda às seguintes perguntas:

1. Que tipo de resposta mal adaptativa à perda ocorre quando um indivíduo se fixa no estágio de raiva do luto? Qual distúrbio clínico está associado a essa ocorrência?
2. Descreva o fenômeno da sobrecarga de pesar.
3. Com que tipos de comportamento o luto se manifesta em crianças em idade escolar?
4. Segundo Engel, quando se acredita que a resposta de luto está resolvida?

> **CONCEITO FUNDAMENTAL**
> **Perda**
> A experiência de se separar de algo que tem importância pessoal.

A perda é qualquer coisa que é percebida como tal pelo indivíduo. A separação de entes queridos ou a renúncia a bens preciosos, por qualquer motivo; a experiência do fracasso, real ou percebido; ou eventos de vida que criam mudanças em um padrão familiar de existência – tudo pode ser experimentado como perda e todos podem desencadear comportamentos associados ao processo de luto. A perda e o luto são eventos universais com os quais se deparam todos os seres que experimentam emoções. Veja a seguir exemplos de algumas modalidades de perda notáveis:

- Um ente querido (pessoa ou animal de estimação), por morte, divórcio ou separação por qualquer motivo que seja
- Doenças ou condições debilitantes. Os exemplos incluem (mas não estão limitados a) diabetes, acidente vascular encefálico, câncer, artrite reumatoide, esclerose múltipla, doença de Alzheimer, perda da audição ou da visão e lesões na medula espinal ou na cabeça. Algumas dessas condições não apenas incorrem em uma perda do bem-estar físico e/ou emocional, mas também podem resultar na perda da independência pessoal
- Mudanças ou situações do desenvolvimento/da maturidade, como menopausa, andropausa, infertilidade, síndrome do "ninho vazio", envelhecimento, disfunção erétil ou histerectomia
- Perda real ou percebida de esperanças, sonhos e potencial para realizações específicas
- Bens pessoais que simbolizam familiaridade e segurança na vida de um indivíduo. A separação desses objetos externos familiares e com valor pessoal representa uma perda de extensões materiais de si.

> **CONCEITO FUNDAMENTAL**
> **Luto**
> Profunda angústia mental e emocional em resposta à experiência subjetiva de perda de algo significativo.

Alguns livros diferenciam os termos **lamento** e luto, descrevendo o lamento como o processo (ou estágio) psicológico pelo qual o indivíduo percorre em direção a uma adaptação bem-sucedida à perda de um objeto valorizado. O luto pode ser visto como os estados subjetivos que acompanham o lamento ou o trabalho emocional envolvido no processo de lamento. Da mesma maneira, o **pesar** é descrito como o período de luto e tristeza que consistem no processo normal de reação a uma perda; o pesar pode incluir reações mentais, físicas, sociais e emocionais (MedlinePlus, 2015). Para os propósitos deste livro, o trabalho de luto, o pesar e o processo de lamento são coletivamente chamados de *resposta de luto*.

Este capítulo examina as respostas humanas à experiência da perda. O cuidado de indivíduos enlutados é apresentado no contexto do processo de enfermagem.

Perspectivas teóricas sobre a perda e o luto

Estágios do luto

Os padrões de comportamento associados à resposta de luto têm muitas variações individuais. No entanto, foram observadas semelhanças suficientes para justificar a caracterização da resposta de luto como uma síndrome que tem um curso previsível com uma resolução esperada. Os primeiros teóricos, incluindo Kubler-Ross (1969), Bowlby (1961) e Engel (1964), descreveram estágios comportamentais pelos quais os indivíduos avançam em sua progressão em direção à resolução. Diversas variáveis influenciam a progressão de alguém ao longo do processo de luto. Este deve ser visto como um processo dinâmico, não linear. Alguns indivíduos podem alcançar a aceitação e logo voltar a um estágio anterior, alguns podem nunca concluir a sequência e alguns podem nunca progredir além do estágio inicial.

Um especialista em luto mais contemporâneo, J. William Worden (2009), oferece um conjunto de tarefas que devem ser processadas para concluir a resposta de luto. Ele sugere que é possível que um indivíduo realize algumas dessas tarefas e outras, não, resultando em um luto incompleto que prejudica o crescimento e o desenvolvimento. Uma comparação das semelhanças entre esses quatro modelos de resposta normal ao luto é apresentada na Tabela 37.1.

Elisabeth Kubler-Ross

Esses estágios conhecidos do processo de luto foram identificados por Kubler-Ross em seu extenso trabalho com pacientes que estavam morrendo. Comportamentos associados a cada um desses estágios podem ser observados em indivíduos que passam pela perda de qualquer conceito de valor pessoal.

- **Estágio I: Negação.** Nesta fase, o indivíduo tem dificuldade em acreditar que a perda ocorreu. Ele pode dizer: "Não, não pode ser verdade!". Ou "Simplesmente não é possível". Esse estágio pode proteger o indivíduo contra a dor psicológica da realidade
- **Estágio II: Raiva.** É o estágio em que a realidade se instala. Os sentimentos associados a esse estágio incluem tristeza, culpa, vergonha, desamparo e desesperança. Culpar a si mesmo ou aos outros pode levar a sentimentos de raiva em relação a si e aos outros. O

TABELA 37.1	Etapas e tarefas da resposta normal ao luto: uma comparação dos modelos de Elisabeth Kubler-Ross, John Bowlby, George Engel e William Worden.				
ESTÁGIOS/TAREFAS				**POSSÍVEL DIMENSÃO DE TEMPO**	**COMPORTAMENTOS**
Kubler-Ross	Bowlby	Engel	Worden		
I. Negação	I. Entorpecimento/ protesto	I. Choque/ descrença	I. Aceitar a realidade da perda	Ocorre imediatamente ao viver a perda. Em geral, não dura mais que algumas semanas.	O indivíduo tem dificuldade em acreditar que a perda ocorreu.
II. Raiva	II. Desequilíbrio	II. Desenvolve a consciência		Na maior parte dos casos, começa poucas horas após a perda. Alcança seu pico dentro de algumas semanas.	A raiva é dirigida contra si ou contra os outros. Pode-se sentir ambivalência e culpa em relação à pessoa perdida.
III. Barganha					O indivíduo busca fervorosamente alternativas para melhorar a situação atual.
		III. Restituição			Segue vários rituais associados à cultura em que a perda ocorreu.
IV. Depressão	III. Desorganização e desespero	IV. Resolução da perda	II. Processar a dor do luto	Muito individual. Geralmente 6 a 12 meses. Mais para alguns.	O trabalho real de luto. Preocupação com a pessoa perdida. Sentimentos de desamparo e solidão ocorrem quando o indivíduo se conscientiza da perda. Confrontam-se os sentimentos associados à perda.
V. Aceitação	IV. Reorganização	V. Recuperação	IV. Encontrar uma conexão duradoura com a pessoa perdida enquanto embarca em uma nova vida		A resolução está completa. O indivíduo enlutado experimenta um reinvestimento em novos relacionamentos e novas metas. A pessoa perdida não é purgada ou substituída, mas realocada na vida dos enlutados. Nesse estágio, os indivíduos em estado terminal expressam estarem prontos para morrer.

nível de ansiedade pode estar elevado e o indivíduo pode sentir confusão mental e uma capacidade reduzida de atuar de maneira independente. Ele pode estar preocupado com uma imagem idealizada do que foi perdido. Inúmeras queixas somáticas são comuns

- **Estágio III: Barganha.** Neste estágio da resposta de luto, o indivíduo tenta fazer uma barganha com Deus por uma segunda chance ou por mais tempo. O indivíduo reconhece a perda ou a perda iminente, mas mantém a esperança de alternativas adicionais, como evidenciado por declarações como "Se ao menos eu pudesse..." ou "Se ao menos eu tivesse..."
- **Estágio IV: Depressão.** Neste estágio, o indivíduo lamenta o que foi ou será perdido. Esse é um estágio muito doloroso, quando o indivíduo precisa enfrentar os sentimentos associados à perda de alguém ou de algo de valor (chamado de depressão *reativa*). Um exemplo é o indivíduo que está de luto por uma mudança na imagem corporal. Confrontam-se também sentimentos associados a uma perda iminente (chamada depressão *preparatória*). Os exemplos incluem mudanças permanentes no estilo de vida relacionadas com a imagem corporal alterada ou até uma perda iminente da vida em si. Regressão, afastamento e isolamento social podem ser comportamentos observados nesse estágio. A intervenção terapêutica deve estar disponível, mas não ser imposta; as diretrizes para sua implementação são baseadas na prontidão do paciente
- **Estágio V: Aceitação.** Neste momento, o indivíduo trabalhou com os comportamentos associados aos outros estágios e aceita ou se resigna à perda. A ansiedade diminui e foram estabelecidos métodos para lidar com a perda. O paciente está menos preocupado com o que foi perdido e cada vez mais interessado em outros aspectos do ambiente. Caso se trate de sua própria morte iminente, o indivíduo está pronto para morrer. Ele pode ficar muito quieto e isolado, aparentemente desprovido de sentimentos. Esses comportamentos são uma tentativa de facilitar a passagem, retirando-se aos poucos do ambiente.

John Bowlby

John Bowlby levantou a hipótese de quatro estágios no processo de luto. Ele sugere que esses comportamentos podem ser observados em todos os indivíduos que passam pela perda de algo ou alguém de valor, mesmo em lactentes a partir dos 6 meses de idade.

- **Estágio I: Entorpecimento ou protesto.** Este estágio é caracterizado por um sentimento de choque e descrença de que a perda ocorreu. A realidade da perda não é reconhecida
- **Estágio II: Desequilíbrio.** Durante este estágio, o indivíduo sente um profundo desejo de recuperar o que foi perdido. Os comportamentos associados a este estágio incluem uma preocupação com a perda, choro intenso e expressões de raiva em relação a si e aos outros e sentimentos de ambivalência e culpa associados com a perda
- **Estágio III: Desorganização e desespero.** Ocorrem sentimentos de desespero em resposta à percepção de que a perda ocorreu. As atividades da vida diária tornam-se cada vez mais desorganizadas e o comportamento é caracterizado por uma inquietação e falta de perspectivas. Os esforços para recuperar padrões produtivos de comportamento são ineficazes e o indivíduo experimenta medo, desamparo e desesperança. Queixas somáticas são comuns. Podem ocorrer percepções de visualizar ou estar na presença daquilo que foi perdido. O isolamento social é comum e o indivíduo pode sentir muita solidão
- **Estágio IV: Reorganização.** O indivíduo aceita ou se resigna à perda. Estabelecem-se novos objetivos e padrões de organização. O indivíduo inicia um reinvestimento em novos relacionamentos e indica uma prontidão para seguir em frente no ambiente. A dor diminui e retrocede para dar espaço a lembranças estimadas

George Engel

- **Estágio I: Choque e descrença.** A reação inicial a uma perda é um sentimento de atordoamento e entorpecimento e a recusa do indivíduo em reconhecer a realidade da perda. Engel afirma que esse estágio é uma tentativa do indivíduo de se proteger "contra os efeitos do estresse avassalador, elevando o limiar contra o reconhecimento da perda ou contra os sentimentos dolorosos evocados por ela"
- **Estágio II: Desenvolvimento da consciência.** Esta etapa começa em minutos a horas após a perda. Os comportamentos associados a este estágio incluem choro excessivo e regressão a um estado de desamparo e de atitudes infantis. A consciência da perda cria sentimentos de vazio, frustração, angústia e desespero. A raiva pode ser direcionada para si ou para outras pessoas no ambiente que são responsabilizadas pela perda
- **Estágio III: Restituição.** Neste estágio executam-se os vários rituais associados à perda dentro de uma cultura. Exemplos incluem funerais, vigílias, uso de roupas especiais, uma reunião de amigos e familiares e práticas religiosas costumeiras às crenças espirituais dos enlutados. Acredita-se que a participação nesses rituais ajuda o indivíduo a aceitar a realidade da perda e facilita o processo de recuperação
- **Estágio IV: Resolução da perda.** Esta etapa é caracterizada por uma preocupação com a perda. O conceito de perda é idealizado e o indivíduo pode até imitar qualidades admiradas da pessoa perdida. A preocupação com a perda diminui gradualmente ao longo de 1 ano ou mais e o indivíduo por fim começa a reinvestir seus sentimentos nos outros
- **Estágio V: Recuperação.** A obsessão pela perda terminou e o indivíduo é capaz de prosseguir com sua vida.

J. William Worden

Worden vê o indivíduo enlutado como um participante ativo e autodeterminado, não como um participante passivo no processo de luto. Ele propõe que o luto inclui um conjunto de tarefas que devem ser conciliadas para concluir o processo de luto. As quatro tarefas de luto de Worden são as seguintes:

- **Tarefa I. Aceitar a realidade da perda.** Quando algo de valor é perdido, é comum que os indivíduos se recusem a acreditar que a perda ocorreu. Os comportamentos podem ser: confundir indivíduos no ambiente com o ente querido perdido, manter seus bens como se ele não tivesse morrido e remover tudo o que lembra o ente perdido para não ter que enfrentar a realidade da perda. Worden (2009) afirmou:

    Chegar à aceitação da realidade da perda leva tempo, pois envolve não apenas uma aceitação intelectual, mas também emocional. O indivíduo enlutado pode estar intelectualmente consciente da finalidade da perda muito antes que as emoções possibilitem a aceitação plena da informação como verdadeira. (p. 42)

    Crença e negação se alternam ao lidar com essa tarefa. Acredita-se que rituais tradicionais, como o funeral, ajudam alguns indivíduos a aceitar a perda.

- **Tarefa II. Processar a dor do luto.** A dor associada a uma perda inclui a dor física e emocional. Essa dor deve ser reconhecida e trabalhada. Evitá-la ou suprimi-la serve apenas para atrasar ou prolongar o processo de luto. Os indivíduos fazem isso recusando-se a ter pensamentos dolorosos, idealizando ou evitando coisas que lembram a pessoa perdida e usando álcool ou substâncias psicoativas. A intensidade da dor e a maneira como ela é experimentada são diferentes entre os indivíduos. No entanto, o ponto em comum é que ela deve ser sentida. Em geral, deixar de fazê-lo resulta em alguma modalidade de depressão, que normalmente requer terapia, a qual se concentra em lidar com a dor do luto que o indivíduo não conseguiu enfrentar no momento da perda. Nesta tão difícil Tarefa II, os indivíduos devem "permitir-se processar a dor – sentir e saber que 1 dia ela vai passar" (p. 45)

- **Tarefa III. Ajustar-se a um mundo sem a pessoa perdida.** Geralmente leva uma série de meses para que um indivíduo enlutado perceba como será o seu mundo sem a pessoa perdida. No caso da perda de um ente querido, a maneira como o ambiente muda depende dos tipos de papéis que o indivíduo cumpriu na vida. No caso de uma alteração no estilo de vida, o indivíduo precisará fazer adaptações em seu ambiente de acordo com as mudanças, conforme elas se manifestam na vida cotidiana. Além disso, os indivíduos que definiram sua identidade considerando a pessoa perdida precisarão ajustar seu próprio senso de si. Worden afirma:

> Com frequência, a estratégia de redefinir a perda de maneira que ela possa se inverter para o benefício do sobrevivente é parte da conclusão bem-sucedida da Tarefa III. (p. 47)

Se o indivíduo enlutado falhar em sua tentativa de se ajustar em um ambiente sem a pessoa perdida, sentimentos de baixa autoestima poderão surgir como resultado. Comportamentos de regressão e sentimentos de desamparo e inadequação não são incomuns. Worden afirma:

> [Outra] área de ajuste é o senso do mundo. A perda pela morte pode desafiar os valores fundamentais da vida e as crenças filosóficas – crenças que são influenciadas por nossas famílias, colegas, educação e religião, além de experiências de vida. O indivíduo enlutado busca significado na perda e a vida que a acompanha muda, a fim de compreendê-la e recuperar algum controle sobre sua vivência. (p. 48-49)

Para ter sucesso na Tarefa III, os indivíduos enlutados precisarão desenvolver novas habilidades para lidar e se adaptar ao novo ambiente sem a pessoa perdida. A realização bem-sucedida dessa tarefa determina o desfecho do processo de lamento – a continuidade no crescimento ou uma interrupção no estado de desenvolvimento.

- **Tarefa IV. Encontrar uma conexão duradoura com a pessoa perdida enquanto embarca em uma nova vida.** Essa tarefa possibilita que o indivíduo enlutado encontre um lugar especial para a pessoa perdida. Os indivíduos não precisam removê-la da sua história ou encontrar um substituto para o que foi perdido. Em vez disso, há uma presença contínua do que se perdeu, que é realocada na vida dos enlutados. A conclusão bem-sucedida da Tarefa IV envolve abrir mão de vínculos pregressos e formar novos vínculos. No entanto, há também o reconhecimento de que, embora a relação entre os enlutados e o que foi perdido tenha sido alterada, ela ainda é uma relação. Worden sugere que as memórias de um relacionamento importante nunca se perdem. Ele afirma:

> Para muitos indivíduos, a Tarefa IV é a mais difícil de realizar. Eles ficam presos nesse momento de luto e depois percebem que sua vida de alguma maneira parou no instante em que a perda ocorreu (p. 52).

Worden relata a história de uma adolescente que teve dificuldade em se adaptar à morte de seu pai. Depois de 2 anos, quando começou finalmente a cumprir algumas das tarefas associadas ao luto bem-sucedido, ela escreveu estas palavras, que expressam com bastante clareza com o que os indivíduos enlutados da Tarefa IV estão lutando: "Há outras pessoas a serem amadas, mas isso não significa que eu amo menos o meu pai" (p. 52).

Duração do processo de luto

Os estágios do luto possibilitam aos indivíduos enlutados uma abordagem ordenada da resolução do luto. Cada estágio apresenta tarefas que devem ser superadas por meio de um doloroso processo experiencial. Engel (1964) afirmou que se acredita que ocorreu uma resolução bem-sucedida da resposta de luto quando um indivíduo enlutado é capaz de "lembrar de maneira confortável e realista os prazeres e decepções [daquilo que foi perdido]". A duração do processo de luto depende do indivíduo e pode durar vários anos sem ser mal adaptativo. A fase aguda do luto normal geralmente dura cerca de 6 a 8 semanas – mais tempo em idosos; contudo, a resolução completa da resposta de luto pode levar muito mais tempo. Sadock, Sadock e Ruiz (2015, p. 1355) declararam:

> Muitas evidências sugerem que o processo de luto não termina dentro de um intervalo de tempo prescrito; determinados aspectos persistem por tempo indefinido para muitos indivíduos normais de alto funcionamento. Manifestações comuns de luto prolongado ocorrem intermitentemente... a maior parte do sofrimento não se resolve por completo nem desaparece em definitivo; pelo contrário, o sofrimento se torna circunscrito e submerso para logo ressurgir em resposta a certos gatilhos.

Vários fatores influenciam o desfecho final da resposta de luto. Ela pode ser mais difícil se:

- O indivíduo enlutado era muito dependente ou percebia a pessoa perdida como um importante meio de apoio físico e/ou emocional
- A relação com a pessoa perdida foi altamente ambivalente. Um relacionamento de amor e ódio pode instilar sentimentos de culpa que podem interferir no trabalho de luto
- O indivíduo teve uma série de perdas recentes. O luto tende a ser cumulativo; se as perdas anteriores não tiverem sido resolvidas, cada resposta subsequente ao luto se torna mais difícil

- A pessoa perdida é jovem. O luto pela perda de um filho costuma ser mais intenso do que pela perda de um idoso. A morte traumática em geral aumenta a probabilidade de sofrimento anormal, mas, quando uma criança morre de morte súbita ou violenta, as evidências sustentam que há um aumento na incidência de transtorno de estresse pós-traumático (TEPT) nos pais (Kearns, 2014). Um estudo encontrou sintomas de TEPT em mais de 25% das mães até 5 anos após a morte do filho (Parris, 2011). O estado de saúde física ou psicológica do indivíduo é instável no momento da perda
- O indivíduo enlutado percebe alguma responsabilidade (real ou imaginária) pela perda
- A perda é secundária ao suicídio
- A perda se dá por uma morte traumática, como assassinato.
- A resposta de luto pode ser mais fácil se:
- O indivíduo tiver o apoio de entes queridos para ajudá-lo no processo de luto
- O indivíduo tiver a oportunidade de se preparar para a perda. O trabalho de luto é mais intenso quando a perda é repentina e inesperada. Acredita-se que a experiência do *luto antecipatório* facilita a resposta de luto que ocorre no momento da perda real.

Worden (2009, p. 77) afirma:

Há uma sensação de que o lamento pode ser encerrado quando o indivíduo recupera o interesse pela vida, sente-se mais esperançoso, sente satisfação novamente e se adapta aos novos papéis. Há também uma sensação de que o luto nunca termina. [Os indivíduos devem entender] que o luto é um processo a longo prazo e que o ponto culminante não será um estado de pré-luto.

Luto antecipatório

O **luto antecipatório** ocorre quando se experimentam os sentimentos e emoções associados à resposta normal ao luto antes que a perda efetivamente ocorra. Um aspecto diferente diz respeito ao fato de que o luto convencional tende a diminuir de intensidade com o passar do tempo. O antecipatório pode se tornar mais intenso à medida que a perda esperada se torna iminente.

Embora acredite-se que o luto antecipatório facilite o processo após a perda real, pode haver alguns problemas. No caso de um indivíduo que está morrendo, podem surgir dificuldades quando os familiares concluem o processo de luto antecipatório e o desapego do indivíduo que está morrendo ocorre prematuramente. A pessoa que está morrendo sente solidão e isolamento quando a dor psicológica da morte iminente é enfrentada sem o apoio da família. Outro exemplo de dificuldade associada à conclusão prematura da resposta de luto é a reação que pode ocorrer no retorno de indivíduos há muito ausentes e presumivelmente mortos (p. ex., soldados desaparecidos em ação ou prisioneiros de guerra). Nesse caso, a retomada do relacionamento anterior pode ser difícil para o indivíduo enlutado.

O luto antecipatório pode servir como defesa para alguns indivíduos, para aliviar o ônus da perda quando ela de fato ocorre. Pode ser menos funcional para outros indivíduos que, em razão de variáveis interpessoais, psicológicas ou socioculturais, não conseguem antecipar a perda real para expressar os sentimentos intensos que acompanham a resposta de luto.

Um estudo qualitativo examinou o processo único de luto experimentado por cuidadores familiares de um parente que tem demência. Um tema comum era que, além do luto antecipatório relacionado com a perda final, esses familiares estavam sentindo, ao mesmo tempo, perdas reais ao longo da jornada de doença de seu familiar (Peacock, Hammond-Collins & Ford, 2014). Isso incluiu o luto pela perda da personalidade, do companheirismo, da personalidade social e da cognição do indivíduo doente à medida que a doença progredia. As reações de luto desses cuidadores ativos foram semelhantes às de cuidadores enlutados, embora seu familiar ainda estivesse vivo. Este estudo destaca a multiplicidade de fatores que podem influenciar o processo de luto.

Respostas mal adaptativas à perda

Quando, então, a resposta de luto é considerada mal adaptativa? É possível descrever três tipos de reações patológicas de luto: luto tardio ou inibido, resposta exagerada ou distorcida ao luto e luto crônico ou prolongado.

Luto tardio ou inibido

Este se refere à ausência de evidências de luto quando elas normalmente seriam esperadas. Muitas vezes, influências culturais, como a expectativa de manter um "queixo erguido", contribuem para a resposta tardia.

O luto tardio ou inibido é potencialmente patológico porque o indivíduo simplesmente não está lidando com a realidade da perda. Ele permanece fixo no estágio de negação do processo de luto, às vezes por muitos anos. Quando isso ocorre, a resposta pode ser desencadeada, algumas vezes muitos anos depois, quando o indivíduo experimenta uma perda subsequente. Às vezes, o processo de luto é desencadeado de forma espontânea ou em resposta a um evento que parece ser insignificante. A reação exagerada à perda de outro indivíduo pode ser uma manifestação de **luto tardio**.

O reconhecimento do luto tardio é essencial porque, dependendo da profundidade da perda, a falha em passar pelo processo de lamento pode impedir a assimilação da perda e, assim, atrasar o retorno a uma vida satisfatória. Sem os aprendizados que o processo de luto pode proporcionar, as perdas subsequentes podem ser agravadas pelo trabalho de luto antes não resolvido. O luto tardio é mais comum devido a sentimentos ambivalentes em relação à pessoa perdida, pressão externa para retomar a função normal ou uma percepção de falta de recursos internos e externos para lidar com uma perda profunda.

Resposta de luto distorcida (exagerada)

Na reação distorcida, todos os sintomas associados ao luto normal são exagerados. Sentimentos de tristeza, desamparo, desesperança, impotência, raiva e culpa, bem como inúmeras queixas somáticas, tornam o indivíduo disfuncional em termos de gerenciamento da vida diária. Morrow (2016) descreve isso como um estado de sentir-se "preso" no luto, durante o qual a resposta permanece a mesma ou se intensifica por um período prolongado.

Quando ocorre a reação de luto exagerada, o indivíduo permanece fixo no estágio de raiva da resposta de luto. Essa raiva pode ser direcionada a outras pessoas do ambiente, a quem o indivíduo pode estar atribuindo a perda. No entanto, muitas vezes a raiva se volta para si mesmo. Quando isso ocorre, resulta em depressão. O transtorno depressivo do humor é um tipo de reação de luto exagerada. Porém, isso deve ser diferenciado da depressão, que é considerada uma parte do processo normal de luto (ver Tabela 37.2).

Luto crônico ou prolongado

Alguns autores discutiram uma resposta crônica ou prolongada ao luto como um tipo de resposta mal adaptativa. Deve-se tomar cuidado ao fazer essa determinação, porque, como afirmado anteriormente, a duração da resposta de luto depende do indivíduo. Uma resposta adaptativa pode levar anos para ocorrer em alguns indivíduos. Um processo prolongado pode ser considerado mal adaptativo quando certos comportamentos são exibidos. O luto prolongado pode ser um problema quando são evidenciados comportamentos como os que impedem os enlutados de realizar atividades adaptativas na vida diária. Um exemplo é uma viúva que se recusa a participar de reuniões familiares após a morte de seu marido. Por muitos anos até sua própria morte, ela leva um sanduíche para o cemitério nos feriados, senta-se na lápide e come sua "refeição de feriado" com o marido. Para determinar se o comportamento de um indivíduo constitui um luto prolongado ou crônico, deve-se considerar o contexto cultural. Em algumas culturas, estabelecer um ritual memorial ao falecido é a norma, enquanto, em outras, isso pode ser percebido como um luto prolongado.

Luto normal *versus* luto mal adaptativo

Vários autores identificaram uma diferença crucial entre o luto normal e o mal adaptativo: a perda da autoestima. Sentimentos marcantes de inutilidade são indicativos de depressão, não de luto descomplicado.

Corr e Corr (2013, p. 214) afirmam que "as reações normais ao luto não incluem a perda da autoestima comumente encontrada na maior parte das depressões clínicas". Pies (2013) afirmou:

> Ao contrário do indivíduo com transtorno depressivo maior, os indivíduos enlutados há pouco tempo, em geral, não estão preocupados com sentimentos de inutilidade, desesperança ou melancolia incessante; em vez disso, a autoestima em geral é preservada; o indivíduo enlutado pode imaginar um "dia melhor"; e pensamentos e sentimentos positivos são intercalados com frequência por pensamentos negativos.

Hensley e Clayton (2013) acrescentam que, quando pacientes clinicamente deprimidos internados eram comparados a indivíduos que experimentavam depressão associada ao luto, quatro sintomas estavam ausentes na população em luto: pensamentos suicidas, sentimento de que eram um fardo para os outros, sentimento de que prefeririam estar mortos e atraso psicomotor. Esses podem ser considerados sintomas associados de baixa autoestima e sentimentos de inutilidade. A presença de ideação suicida indica automaticamente uma reação de luto anormal e requer avaliação cuidadosa e intervenção imediata para evitar o risco de real suicídio.

Acredita-se que essa grande diferença entre uma reação normal de luto e uma resposta mal adaptativa (o sentimento de inutilidade ou baixa autoestima) precipita a depressão, o que pode ser uma situação progressiva para alguns indivíduos. Estudos identificaram a incidência de transtorno depressivo maior entre os enlutados em cerca de 35% em 1 mês após uma perda. Enquanto isso tende a diminuir com o tempo, 8 a 11% desenvolvem depressão crônica (Hensley & Clayton, 2013). Os autores acrescentam que fatores como problemas de saúde física, problemas de saúde mental e uso abusivo de substâncias psicoativas antes de uma perda aumentam o risco de depressão crônica após a perda. Um resumo das diferenças entre o luto normal e a depressão clínica é apresentado na Tabela 37.2.

Aplicação do processo de enfermagem

Dados da avaliação pregressa: conceitos de morte – questões de desenvolvimento

Todos os indivíduos têm seu próprio conceito único de morte, que é influenciado por experiências pregressas com a morte, bem como pela idade e nível de desenvolvimento emocional. Esta seção aborda as várias percepções da morte de acordo com a idade de desenvolvimento.

Crianças

Do nascimento aos 2 anos de idade

Os lactentes são incapazes de reconhecer e entender a morte, mas podem experimentar os sentimentos de

TABELA 37.2 Reações normais de luto *versus* sintomas de depressão.

LUTO NORMAL	DEPRESSÃO CLÍNICA
Autoestima intacta	A autoestima é perturbada
Pode expressar abertamente a raiva	Em geral não expressa diretamente a raiva
Vivencia uma mistura de "dias bons e ruins"	Estado persistente de disforia
Capaz de viver momentos de prazer	Anedonia prevalece
Aceita consolo e apoio dos outros	Não responde à interação social e apoio dos outros
Mantém uma sensação de esperança	Os sentimentos de desesperança prevalecem
Pode expressar sentimentos de culpa por algum aspecto da perda	Tem sentimentos generalizados de culpa
Relaciona sentimentos de depressão a perdas específicas	Não relaciona sentimentos a uma experiência específica
Pode ter sintomas físicos transitórios	Expressa queixas físicas crônicas

De: Corr, C.A., & Corr, D.M. (2013). Death and dying: Life & living (7. ed.). Belmont, CA: Wadsworth; Pies, R.W. (2013). Grief and depression: The sages knew the difference. Psychiatric Times, April 29, 2013. Retirado de www.psychiatrictimes.com/display/article/10168/2140230; Sadock, B.J., Sadock, V.A., & Ruiz, P. (2015). *Synopsis of psychiatry: Behavioral sciences/clinical psychiatry* (11° ed.). Philadelphia: Lippincott Williams & Wilkins.

perda e de separação. Os lactentes separados da mãe podem ficar quietos, perder peso e dormir menos. As crianças nessa idade provavelmente sentirão mudanças na atmosfera da casa em que ocorreu a morte. Elas costumam reagir às emoções dos adultos, ficando mais irritadas e chorando mais.

De 3 a 5 anos de idade

As crianças em idade pré-escolar têm algum entendimento em relação à morte, mas geralmente têm dificuldade em distinguir entre fantasia e realidade. Elas acreditam que a morte é reversível e suas ideias sobre o assunto podem incluir pensamentos mágicos. Por exemplo, elas podem acreditar que seus pensamentos ou comportamentos fizeram um indivíduo ficar doente ou morrer.

As crianças dessa idade são capazes de entender pelo menos parte do que veem e ouvem de conversas com adultos ou relatos da mídia. Elas ficam assustadas se sentem uma ameaça para si ou para seus entes queridos. Ficam preocupadas com questões de segurança e exigem muita garantia pessoal de que serão protegidas. Comportamentos regressivos, como perda do controle vesical ou intestinal, sucção do polegar e birras são comuns. Também podem ocorrer alterações nos padrões de alimentação e sono.

De 6 a 9 anos

As crianças nessa idade estão começando a entender a finalidade da morte. Elas são capazes de entender uma explicação mais detalhada de por que ou como um indivíduo morreu, embora o conceito de morte seja associado com frequência à terceira idade ou a acidentes. Elas podem acreditar que a morte é contagiosa e evitar a associação com indivíduos que perderam alguém. A morte é frequentemente personificada na forma de um "bicho-papão" ou de um monstro – alguém que afasta as pessoas ou alguém a quem elas podem evitar caso se esforcem o suficiente. É difícil perceberem a própria morte. As reações normais de luto nessa idade incluem comportamentos regressivos e agressivos, isolamento, fobias escolares, sintomas somáticos e comportamentos de segurar-se fisicamente em uma figura de apego.

De 10 a 12 anos

As crianças pré-adolescentes são capazes de entender que a morte é o final e que, em algum momento, afeta a todos, inclusive a si próprias. Elas estão interessadas nos aspectos físicos da morte e na disposição final do corpo. Podem fazer perguntas sobre como a morte os afetará pessoalmente. Sentimentos de raiva, culpa e depressão são comuns. Os relacionamentos entre colegas e o desempenho escolar podem ser interrompidos. Pode haver uma preocupação com a perda e ela volta-se para si. Adams (2014) afirma que as evidências sustentam que jovens enlutados têm maior probabilidade de faltar na escola, mudar de escola, ser excluídos e têm uma menor propensão a se envolverem em atividades dentro e fora do ambiente escolar, o que os coloca em maior risco de baixo desempenho, problemas de saúde e sentimentos de desesperança. Eles exigirão apoio, flexibilidade no gerenciamento das respostas à raiva e garantia de sua própria segurança e valor.

Adolescentes

Os adolescentes geralmente conseguem ver a morte de maneira adulta. Eles entendem que a morte é universal e inevitável; no entanto, têm dificuldade em tolerar os sentimentos intensos associados à morte de um ente querido. Eles podem ou não chorar. Podem se afastar ou tentar realizar as atividades usuais, em um esforço para evitar lidar com a dor da perda. Alguns adolescentes exibem comportamentos encenados, como agressividade e desafio. Muitas vezes, é mais fácil para os adolescentes discutirem seus sentimentos com colegas do que com os pais ou outros adultos. Alguns podem mostrar comportamentos regressivos, enquanto outros reagem tentando cuidar de seus entes queridos que também estão sofrendo. Em geral, indivíduos dessa faixa etária têm uma atitude de imortalidade. Embora eles entendam que sua própria morte é inevitável, o conceito é tão abrangente que é imperceptível.

Adultos

O conceito de morte do adulto é influenciado por experiências, aspectos culturais e aspectos religiosos. Os comportamentos associados ao luto no adulto foram discutidos na seção "Perspectivas teóricas sobre a perda e o luto".

Idosos

Filósofos e poetas descreveram o final da idade adulta como a "estação da perda". Quando os indivíduos alcançam os 60 e 70 anos, eles já experimentaram inúmeras perdas e o luto se tornou um processo que dura a vida toda. Aqueles que são mais bem-sucedidos em se adaptar mais cedo na vida também enfrentam melhor as perdas e o sofrimento inerentes ao envelhecimento. Infelizmente, com o processo de envelhecer, ocorre uma convergência de perdas, cuja periodicidade torna impossível para o idoso concluir o processo de luto em resposta a uma perda antes que ocorra outra. Como o luto é cumulativo, isso pode resultar em **sobrecarga de pesar**, na qual o indivíduo é menos capaz de se adaptar e reintegrar, resultando em respostas de luto complicado e comprometimento da saúde física e mental (Tousley, 2013). A sobrecarga de pesar tem sido implicada como um fator predisponente no desenvolvimento de transtornos depressivos em idosos.

Alguns acreditam que o luto entre casais idosos também está associado a um aumento do risco de mortalidade. Embora muitas variáveis influenciem a mortalidade nessa população, as evidências sugerem que, nos casos em que a perda é antecipada, não há um risco aumentado de mortalidade, mas quando a perda foi inesperada, há de fato um risco aumentado (King et al., 2013, Shah et al., 2013). Essa pesquisa destaca a necessidade de avaliação e apoio adicionais durante o período de luto, quando a perda, principalmente de um cônjuge, ocorreu de maneira inesperada.

Dados de avaliação pregressa: avaliação do risco de luto

Várias ferramentas foram desenvolvidas para avaliar o risco de respostas de luto mal adaptativas. Elas incorporam muitos dos problemas discutidos anteriormente e foram elaboradas para identificar vários fatores de risco que costumam ser associados a reações de luto complicado que podem exigir recursos e intervenção adicionais. Alguns dos fatores avaliados com frequência como indicadores do aumento no risco de luto mal adaptativo são os seguintes:

- Problemas financeiros adicionais causados pela perda
- Falta de habilidades de enfrentamento ou falta de experiência em responder à perda
- Dependência emocional ou física do indivíduo ou item perdido
- História de doença mental ou uso abusivo de substâncias psicoativas
- História de trauma, incluindo maus-tratos
- Múltiplas perdas em um curto espaço de tempo.

Embora as ferramentas formais sejam mais usadas com mais frequência em ambientes de cuidados paliativos, elas constituem um importante aspecto da avaliação para todos os enfermeiros que respondem às necessidades de um paciente enlutado.

Dados de avaliação pregressa: conceitos de morte – questões culturais

Conforme mencionado antes, as práticas de luto são muito influenciadas por contextos culturais e religiosos. É importante que os profissionais da saúde compreendam essas diferenças individuais para prestar cuidados culturalmente sensíveis a seus pacientes. Os profissionais da saúde devem ser capazes de identificar e apreciar o que é esperado ou necessário do ponto de vista cultural, porque a falha em realizar os rituais esperados pode dificultar o processo de luto e resultar em luto não resolvido para alguns indivíduos. O Boxe 37.1 fornece um conjunto de diretrizes para avaliar rituais relacionados com a morte específicos de uma dada cultura. A seguir, apresenta-se uma discussão de rituais relacionados com a morte específicos de uma dada cultura.

Afrodescendentes americanos

Os costumes de afrodescendentes enlutados são semelhantes aos dos da cultura norte-americana dominante da mesma religião e classe social, com uma mistura de práticas culturais de herança africana. A maior parte dos cristãos afrodescendentes é afiliada às congregações batista e metodista.

Os serviços funerários podem diferir do serviço norte-americano de origem europeia tradicional, com cerimônias e rituais modificados pelos ritmos musicais e padrões de fala e adoração exclusivos dos afrodescendentes. Muitas vezes, os sentimentos são expressos aberta e publicamente no funeral, e alguns consideram os elogios como muito importantes. Em geral, os serviços terminam com a visualização do corpo e do enterro em um cemitério. Costuma optar-se pelo enterro, em vez da cremação (Hazell, 2016).

> **BOXE 37.1** Diretrizes para avaliação de rituais relacionados com a morte específicos de uma dada cultura.
>
> Rituais e expectativas em relação à morte:
> 1. Identifique rituais e expectativas em relação à morte específicos de uma dada cultura.
> 2. Explique os rituais relacionados com a morte e práticas de lamento.
> 3. Quais são as práticas funerárias específicas, como a cremação?
>
> Respostas à morte e ao luto:
> 4. Identifique as respostas culturais à morte e ao luto.
> 5. Explore o significado da morte, do morrer e da vida após a morte.
>
> Adaptado de: Purnell, L. D. (2013). The Purnell model for cultural competence. In: L.D. Purnell (Ed.), *Transcultural health care: A culturally competent approach* (4. ed.). Philadelphia: F.A. Davis.

Muitos afrodescendentes tentam manter uma forte conexão com seus entes queridos que morreram. Essa conexão pode se dar pela comunicação com o espírito do falecido por meio de médiuns conhecidos por terem essa capacidade especial.

Asiático-americanos

Sino-americanos

A morte e o luto na tradição chinesa estão centrados no culto aos antepassados. O povo chinês tem um medo intuitivo da morte e evita referências a ela. Tsai (2013, p. 189) afirma:

> Muitos chineses hesitam em comprar um seguro de vida por medo de que isso seja um convite à morte. A cor branca está associada à morte e é considerada de má sorte. O preto também é uma cor de má sorte.

Em geral, na cultura tradicional chinesa, os indivíduos não expressam suas emoções abertamente. Os enlutados são reconhecidos por braçadeiras pretas e tiras de pano branco amarradas à cabeça (Tsai, 2013). Os mortos são homenageados colocando comida, dinheiro ou artigos feitos de papel ao redor do caixão para o espírito do indivíduo. O objetivo desses rituais é baseado na crença de que é preciso ajudar os mortos a viver uma vida confortável e rica após a morte (Chang, 2017). O suicídio é proibido na cultura, uma vez que o ensino tradicional chinês enfatiza que a vida é dada pelos pais e ninguém tem o direito de tirá-la (Chang, 2017). Embora isso possa servir como um fator de proteção contra o suicídio em sino-americanos tradicionais, também adiciona outra dimensão ao processo de luto quando o suicídio ocorre.

Nipo-americanos

A religião dominante entre os japoneses é o budismo. Com a morte de um ente querido, o corpo é preparado por familiares próximos. Isso é seguido por um período de 2 dias de visita de familiares e amigos, durante os quais há oração, queima de incenso e apresentação de presentes. As cerimônias fúnebres são realizadas no templo budista e a cremação é comum. O período de luto é de 49 dias, cujo final é marcado por um serviço de oração em família e pela degustação de pratos especiais de arroz. Acredita-se que, neste momento, os que partiram se juntaram aos que já estão no além. Orações perpétuas podem ser doadas por meio de um presente ao templo (Ito & Hattori, 2013).

Norte-americanos de origem vietnamita

O budismo é a religião predominante entre os vietnamitas. As atitudes em relação à morte são influenciadas pela ênfase budista na continuidade e reencarnação cíclica. Muitos vietnamitas acreditam que o nascimento e a morte são predestinados.

A maior parte dos vietnamitas prefere morrer em casa e não aprova a necropsia. A cremação é comum. Os instantes finais antes da procissão fúnebre são um momento de oração para os familiares próximos. Os indivíduos em luto usam roupas brancas por 14 dias. Durante o ano seguinte, os homens usam braçadeiras pretas e as mulheres usam faixas brancas (Mattson, 2013). O aniversário de 1 ano da morte de um indivíduo é comemorado. O clero deve ser chamado para visitar os doentes apenas a pedido do paciente ou da família, e isso geralmente é associado aos últimos ritos, em especial por vietnamitas que praticam o catolicismo. Por esse motivo, a visita ao hospital pelo clero pode ser muito perturbadora para os pacientes. Receber flores também pode ser angustiante, pois em geral elas são reservadas aos ritos dos mortos (Appel, 2017).

Norte-americanos de origem filipina

Após uma morte na comunidade filipina, realiza-se um velório com familiares e amigos. Em geral, essa cerimônia ocorre na casa do falecido e dura até 1 semana antes do funeral. Uma grande proporção de filipinos é católica. Munoz (2013, p. 242) afirma:

> Entre os católicos, são realizados 9 dias de novenas em casa ou na igreja. Essas orações especiais pedem as bênçãos de Deus para o falecido. Dependendo dos recursos econômicos da família, servem-se alimentos e bebidas após cada dia de oração. Às vezes, o último dia da novena assume a atmosfera de uma festa ou celebração. As famílias filipinas nos Estados Unidos seguem variações desse ritual, de acordo com suas circunstâncias sociais e econômicas.

A maior parte segue o costume tradicional de usar roupas escuras – braçadeiras pretas para homens e vestidos pretos para mulheres – por 1 ano após a morte, momento em que o luto ritualístico termina oficialmente. Explosões emocionais de choro descontrolado são expressões comuns de luto. O desmaio como prática de lamento não é incomum (Munoz, 2013). Em geral, o corpo é enterrado, mas a cremação é aceitável.

Norte-americanos de origem judaica

O judaísmo tradicional acredita em uma vida após a morte, em que a alma continua a florescer, embora hoje muitos contestem essa interpretação (Selekman, 2013). No entanto, a maior parte dos judeus mostra pouca preocupação com a vida após a morte e o foco se concentra mais em como o indivíduo conduz sua vida atual. É proibido tirar a própria vida e o povo judeu ortodoxo pode negar ao indivíduo que se suicida todas as honras do enterro; no entanto, uma visão mais liberal é enfatizar as necessidades dos sobreviventes.

Um indivíduo que está morrendo nunca é deixado sozinho. Na morte, seu rosto é coberto com um pano e o corpo é tratado com respeito. A necropsia não é permitida pelos judeus ortodoxos, a menos que exigida por lei, que o indivíduo falecido a tenha solicitado ou para salvar a vida de outrem (Bralock & Padgham, 2017).

Para o funeral, o corpo é envolto em uma mortalha e colocado em um caixão de madeira sem adornos. O funeral judaico não inclui vigília nem visualização do morto. A cremação é proibida. Selekman (2013, p. 350) afirma:

> Após o funeral, os enlutados são recebidos na casa do parente mais próximo. A água para lavar as mãos antes de entrar fica do lado de fora da porta da frente, simbolizando a limpeza das impurezas associadas ao contato com os mortos. A água não é passada de uma pessoa para outra, assim como se espera que a tragédia não seja passada. Em casa, serve-se uma refeição a todos os convidados. Essa "refeição de condolências" ou "refeição de consolação" é tradicionalmente oferecida por vizinhos e amigos.

O período de 7 dias que começa com o enterro é chamado de *shiva*. Durante esse período, os enlutados não trabalham e não é permitida qualquer atividade que desvie a atenção do pensamento sobre o falecido. O luto dura 30 dias para um parente e 1 ano para um dos pais, momento em que se ergue uma lápide e faz-se um serviço religioso ao lado da sepultura (Selekman, 2013).

Norte-americanos de origem mexicana

A maior parte dos norte-americanos de origem mexicana vê a morte como uma parte natural da vida. A religião predominante é a católica e muitos dos rituais da morte são um reflexo dessas crenças religiosas. Os familiares mantêm uma vigília sobre o indivíduo doente ou moribundo. Após a morte, uma grande quantidade de familiares e amigos se reúne para um velório, uma vigília festiva sobre o corpo do indivíduo falecido (Zoucha & Zamarripa, 2013). A cultura mexicano-americana valoriza fortes laços familiares; a manutenção de uma conexão contínua com um membro da família falecido pode se manifestar em sonhos, narrativas, rituais permanentes e memoriais pictóricos (McMurry et al., 2017).

O lamento é chamado de *luto* e é simbolizado pelo uso de roupas pretas, pretas e brancas ou escuras e pelo comportamento moderado. Frequentemente, os enlutados se abstêm de assistir a filmes ou frequentar eventos sociais e de ouvir rádio ou assistir à televisão. Para norte-americanos de origem mexicana de meia-idade ou idosos, o período de luto pode durar 2 anos ou mais. Esses comportamentos de luto não indicam um sinal de respeito pelos mortos; em vez disso, eles demonstram evidências de que o indivíduo está sofrendo pelo ente querido. O enterro é mais comum que a cremação e, muitas vezes, o corpo é enterrado dentro de 24 horas após a morte, o que é exigido por lei no México (Zoucha & Zamarripa, 2013).

Norte-americanos indígenas nativos e originários do Alasca

Mais de 500 tribos de norte-americanos indígenas/nativos do Alasca são agora reconhecidas pelo governo dos EUA. Embora muitas das tradições tribais tenham sido modificadas ao longo dos anos, alguns de seus valores tradicionais foram preservados.

Os Navajos do sudoeste, a maior tribo indígena norte-americana dos EUA, não enterram o corpo de um indivíduo falecido por 4 dias após a morte. As crenças exigem que seja feita uma cerimônia de limpeza antes do enterro para impedir que o espírito do indivíduo morto tente assumir o controle do espírito de outra pessoa (Purnell, 2014). Os mortos são enterrados com os sapatos nos pés errados e os anéis nos dedos indicadores. Em geral, os navajos não expressam seu luto abertamente e relutam em tocar o corpo de um indivíduo morto. Purnell (2014) afirma:

> Um tabu em relação à morte envolve conversar com pacientes sobre uma doença ou enfermidade fatal. Discussões eficazes exigem que o problema seja apresentado na terceira pessoa, como se a doença ou distúrbio tivesse ocorrido com outro indivíduo. Nunca sugira que o paciente está morrendo. Fazer isso implicaria que o profissional deseja a morte do paciente. Se o paciente morrer, isso implicaria que o profissional poderia ter poderes malignos. (p. 70)

Diagnóstico de enfermagem e identificação do resultado

A partir da análise dos dados da avaliação, formulam-se diagnósticos de enfermagem apropriados para o paciente e a família que passa pelo luto e perda. A partir desses diagnósticos identificados, realiza-se um planejamento preciso dos cuidados de enfermagem. Os possíveis diagnósticos de enfermagem para os indivíduos em luto são:

- Risco de luto complicado relacionado com a perda de uma pessoa/conceito valorizado; perda de um ente querido

- Risco de sofrimento espiritual relacionado com o processo de luto complicado.

Pode-se usar os critérios a seguir para mensurar resultados no atendimento ao paciente enlutado:

O paciente:
- Reconhece a consciência da perda
- É capaz de expressar sentimentos em relação à perda
- Verbaliza os estágios do processo de luto e os comportamentos associados a cada um desses estágios
- Expressa ter encontrado satisfação pessoal e apoio nas práticas espirituais.

Planejamento e implementação

A Tabela 37.3 fornece um plano de cuidados para o indivíduo enlutado. São apresentados os diagnósticos de enfermagem selecionados, juntamente com critérios de resultado, intervenções de enfermagem apropriadas e justificativas para cada uma delas.

Reavaliação

Na etapa final do processo de enfermagem, realiza-se uma revisão para determinar se as ações de enfermagem foram bem-sucedidas em alcançar os objetivos do

TABELA 37.3 Plano de cuidados para o indivíduo enlutado.

DIAGNÓSTICO DE ENFERMAGEM: RISCO DE LUTO COMPLICADO
RELACIONADO COM: Perda de uma pessoa/conceito valorizado; perda de um ente querido

Critério de resultado	Intervenções de enfermagem	Justificativa

Metas a curto prazo:
• O paciente reconhece a consciência da perda.
• O paciente expressa sentimentos em relação à perda.
• O paciente verbaliza sua própria posição no processo de luto.
 	
Meta a longo prazo:
• •O paciente progride no processo de luto de maneira saudável em direção à resolução.
	1. Avaliar o estágio do processo de luto em que o paciente está. Avaliar os fatores de risco de pesar.
	2. Desenvolver confiança. Mostrar empatia, preocupação e respeito incondicionais.
	3. Ajudar o paciente a se dar conta da perda falando sobre ela. "Quando aconteceu? Como aconteceu?" e assim por diante.
	4. Ajudar o paciente a identificar e expressar sentimentos. Alguns dos sentimentos mais problemáticos são:
	
	  a. **Raiva.** A raiva pode ser dirigida ao falecido, a Deus, projetada sobre outras pessoas ou refletida para dentro de si. Incentive o paciente a examinar essa raiva e validar a adequação desse sentimento.
	  b. **Culpa.** O paciente pode sentir que não fez o suficiente para evitar a perda. Ajude-o revisando as circunstâncias da perda e a realidade de que ela não poderia ser evitada.
	  c. **Ansiedade e desamparo.** Ajude o paciente a reconhecer como a vida era gerenciada antes da perda. Ajude-o a colocar em perspectiva os sentimentos de desamparo, apontando maneiras pelas quais ele gerenciava as situações com eficácia sem a ajuda de outros indivíduos. Interprete os eventos da vida e ajude nas situações de tomada de decisão.
	5. Interpretar os comportamentos normais associados ao luto e fornecer tempo suficiente ao paciente para ele lamentar.
	6. Fornecer apoio contínuo. Se não for possível para o enfermeiro fazê-lo, oferecer indicações de grupos de apoio. Grupos de apoio com indivíduos que passam pelas mesmas experiências podem ser muito úteis para o indivíduo enlutado.
	7. Identificar as defesas patológicas que o paciente pode estar usando (p. ex., uso de substâncias psicoativas/alcoolismo, queixas somáticas, isolamento social). Ajudar o paciente a entender por que essas não são defesas saudáveis e como elas atrasam o processo de luto.
	8. Incentivar o paciente a fazer uma revisão honesta do seu relacionamento com a pessoa perdida. Manter um diário facilita essa intervenção.
		1. São necessários dados iniciais precisos para prestar assistência adequada.
		2. Desenvolver a confiança fornece a base para uma relação terapêutica.
		3. A revisão dos eventos da perda pode ajudar o paciente a ter plena consciência dela.
		4. Até que o paciente reconheça e aceite seus sentimentos em relação à perda, o trabalho de luto não poderá progredir.
		
		  a. Muitos indivíduos não admitem sentimentos de raiva, acreditando que são inadequados e injustificados. A expressão dessa emoção é necessária para impedir a fixação nesse estágio do luto.
		  b. Sentimentos de culpa prolongam a resolução do processo de luto.
		  c. O paciente pode ter medo de não conseguir prosseguir sozinho.

(continua)

TABELA 37.3 Plano de cuidados para o indivíduo enlutado. *(continuação)*		
DIAGNÓSTICO DE ENFERMAGEM: RISCO DE SOFRIMENTO ESPIRITUAL		
RELACIONADO COM: Processo de luto complicado		
Critério de resultado	Intervenções de enfermagem	Justificativa
Meta a curto prazo: • O paciente identifica um significado e propósito na vida, seguindo em frente com esperança no futuro. Meta a longo prazo: • O paciente expressa ter encontrado apoio e satisfação pessoal com as práticas espirituais.	1. Aceitar e não julgar quando o paciente expressar raiva e amargura (em relação a Deus, ao Universo etc.). Ficar com ele. 2. Incentivar o paciente a espairecer seus sentimentos em relação ao significado da própria existência diante da perda atual. 3. Incentivar o paciente, como parte do trabalho de luto, a procurar práticas religiosas usadas anteriormente como apoio. Encorajá-lo a discutir essas práticas e como elas forneceram apoio no passado. 4. Garantir ao paciente que ele não está sozinho quando se sente inadequado na busca pelas respostas da vida. 5. Entrar em contato com o líder espiritual da escolha do paciente, se ele solicitar.	1. A presença e a atitude sem julgamento do enfermeiro aumentam os sentimentos de autoestima do paciente e promovem a confiança na relação. 2. O paciente pode acreditar que não é capaz de continuar vivendo sem o objeto perdido. A catarse pode proporcionar alívio e colocar a vida em perspectiva realista. 3. O paciente pode encontrar conforto em rituais religiosos com os quais está familiarizado. 4. A validação dos sentimentos do paciente e a garantia de que eles também ocorrem com outras pessoas oferecem incentivo e afirmação de aceitabilidade. 5. Esses indivíduos atuam fornecendo alívio do sofrimento espiritual e geralmente conseguem fazê-lo quando outras pessoas de apoio não são capazes.

cuidado. A reavaliação das ações de enfermagem para o paciente em luto pode ser facilitada por meio da coleta de informações utilizando os seguintes tipos de perguntas:

- O paciente discute a perda recente com membros da equipe e familiares?
- O paciente é capaz de verbalizar sentimentos e comportamentos associados a cada estágio do processo de luto e reconhecer em que posição está nesse processo?
- A obsessão e a idealização da pessoa perdida diminuíram?
- A raiva pela perda é expressa adequadamente?
- O paciente é capaz de participar das práticas religiosas habituais e sentir satisfação e apoio com essas práticas?
- O paciente procura interação com os outros de maneira adequada?
- O paciente é capaz de verbalizar aspectos positivos sobre sua vida, relacionamentos pregressos e perspectivas em relação ao futuro?

Assistência adicional

Hospice

Hospice é um programa que fornece cuidados paliativos e de suporte para atender as necessidades especiais dos indivíduos que estão morrendo e de suas famílias. Os programas *hospice* prestam cuidados físicos, psicológicos, espirituais e sociais para o indivíduo para quem o tratamento agressivo não é mais apropriado. Existem vários modelos de cuidados *hospice*, incluindo instituições independentes que prestam atendimento hospitalar e domiciliar; aqueles afiliados a hospitais e casas de saúde em que os serviços são prestados no ambiente institucional; e organizações de cuidados *hospice* que prestam apenas atendimento domiciliar. Historicamente, o movimento dos cuidados *hospice* nos EUA evoluiu sobretudo como um sistema de atendimento domiciliar.

O *hospice* ajuda o paciente a obter conforto físico e emocional para que possa se concentrar em viver a vida da maneira mais completa possível. Os pacientes são incentivados a permanecerem ativos pelo tempo que puderem – participando de atividades de que gostam e se concentrando na qualidade de vida.

O *hospice* segue uma abordagem de equipe interdisciplinar para prestar assistência ao indivíduo em estado terminal na atmosfera familiar do ambiente doméstico. A equipe interdisciplinar é formada por enfermeiros, auxiliares (auxiliar de limpeza domiciliar, cuidador profissional domiciliar), médicos, assistentes sociais, voluntários e profissionais da saúde de outras áreas, conforme a necessidade de cada paciente.

A abordagem do *hospice* baseia-se em sete componentes: equipe interdisciplinar, gerenciamento da dor e dos sintomas, apoio emocional ao paciente e à família, cuidado pastoral e espiritual, aconselhamento em relação ao luto, enfermeiro/conselheiro de plantão 24 horas e apoio à equipe. Esses componentes são ideais, mas nem todos os programas têm todos esses serviços. A National Hospice and Palliative Care Organization (NHPCO) é uma organização que publica padrões de cuidados com base em princípios direcionados ao conceito do programa de cuidados *hospice*.

Equipe interdisciplinar

Enfermeiros

Um enfermeiro registrado geralmente atua como gerente de caso no atendimento a um paciente sob cuidados *hospice*. O enfermeiro avalia as necessidades do paciente e da família, estabelece os objetivos do atendimento, supervisiona e presta assistência aos cuidadores, avalia o atendimento, atua como advogado do paciente e fornece informações educacionais conforme necessário para o paciente, os familiares e os cuidadores. Ele também presta cuidados físicos quando necessário, incluindo terapia intravenosa.

Atendentes

Esses indivíduos geralmente são os membros da equipe que passam mais tempo com o paciente. Eles ajudam nos cuidados pessoais e em todas as atividades de vida diária. Sem os atendentes diários, muitos indivíduos seriam incapazes de passar os últimos dias em sua casa. Os atendentes podem não ser certificados e prestar serviços básicos de limpeza; podem ser auxiliares de enfermagem certificados que auxiliam os cuidados pessoais; ou podem ser enfermeiros profissionais ou práticos licenciados que prestam cuidados mais especializados, como a troca de curativos ou a alimentação por sonda.

Médicos

O médico principal do paciente e o consultor médico do *hospice* contribuem para o cuidado do paciente *hospice*. As prescrições podem continuar sendo fornecidas pelo médico principal, enquanto o tratamento da dor e dos sintomas pode vir do médico consultor. De modo ideal, esses profissionais participam de reuniões semanais para discutir o atendimento ao paciente e fornecem formação continuada à equipe de cuidados *hospice*, bem como para outros funcionários da equipe de saúde.

Assistentes sociais

O assistente social ajuda o paciente e os familiares com os problemas psicossociais, incluindo aqueles associados à condição do paciente, problemas financeiros, necessidades legais e questões relacionadas com o luto. O assistente social fornece informações sobre os recursos da comunidade dos quais pacientes e familiares podem receber apoio e assistência. Algumas das funções do enfermeiro e do assistente social às vezes podem se sobrepor.

Voluntários treinados

Os voluntários são essenciais para o conceito de cuidados *hospice*. Eles prestam serviços que de outra maneira seriam impossíveis do ponto de vista financeiro. São especialmente selecionados e treinados de forma extensiva e prestam serviços como transporte, companhia, assistência temporária para descanso do cuidador, atividades recreativas, limpeza leve e sensibilidade às necessidades das famílias em situações estressantes.

Fisioterapeutas

Os fisioterapeutas podem ajudar os pacientes *hospice* em um esforço para minimizar a incapacidade física. Eles podem ajudar com exercícios de fortalecimento e prestar assistência com os equipamentos especiais necessários. Os terapeutas ocupacionais podem ajudar o paciente debilitado a aprender a realizar as atividades de vida diária da maneira mais independente possível. Outros consultores, como os fonoaudiólogos, podem ser chamados para atender o paciente em suas necessidades especiais.

Nutricionista

Um consultor nutricional pode ser útil para o paciente *hospice* que está passando por náuseas e vômitos, diarreia, anorexia e perda de peso. Um nutricionista pode garantir que o paciente esteja recebendo o equilíbrio adequado de calorias e nutrientes.

Serviços de aconselhamento

O paciente *hospice* pode precisar dos serviços de um psiquiatra ou psicólogo se houver histórico de doença mental ou se uma disfunção cognitiva ou depressão se tornar um problema. Outros tipos de serviços de aconselhamento estão disponíveis para prestar assistência para lidar com as necessidades especiais de cada paciente.

Controle da dor e dos sintomas

A melhora da qualidade de vida é sempre o objetivo principal dos cuidados *hospice*. Assim, uma importante intervenção para todos os cuidadores é garantir que o paciente esteja o mais confortável possível, mesmo que esteja sentindo dor ou outros tipos de sintomas comuns nos estágios terminais de uma doença.

Apoio emocional

Os membros da equipe de cuidados *hospice* incentivam os pacientes e familiares a discutir o eventual resultado do processo de doença. Alguns indivíduos acham desconfortável discutir questões associadas à morte e ao morrer e, nesse caso, sua decisão é respeitada. No entanto, a discussão honesta dessas questões proporciona uma sensação de alívio para alguns indivíduos e eles são preparados de maneira mais realista para o futuro. Isso pode até aproximar alguns pacientes e seus familiares durante esse período estressante.

Cuidado pastoral e espiritual

A filosofia *hospice* apoia o direito do indivíduo de buscar orientação ou conforto nas práticas espirituais mais adequadas a esse indivíduo. Os membros da equipe *hospice* ajudam o paciente a obter o apoio e a orientação espirituais pelos quais ele expressa preferência.

Aconselhamento ao pesar

O *hospice* fornece um serviço aos familiares sobreviventes ou a outras pessoas próximas após a morte de seu ente querido. Isso geralmente é feito por um conselheiro de luto, mas, quando um não está disponível, voluntários com treinamento especial em cuidados de luto podem ser úteis. Um grupo de apoio ao luto pode ser benéfico para os enlutados e proporcionar um local seguro para eles discutirem seus próprios medos e preocupações com a morte do ente querido.

Plantão 24 horas

Os padrões de atendimento estabelecidos pela NHPCO declaram que o atendimento estará disponível 24 horas por dia, 7 dias por semana. Um enfermeiro ou conselheiro geralmente está disponível por telefone ou para visitas domiciliares o tempo todo. O conhecimento de que o apoio emocional ou físico está disponível a qualquer momento, caso seja necessário, fornece suporte e conforto consideráveis a entes queridos ou cuidadores da família.

Apoio à equipe

Em geral, os membros da equipe (todos que trabalham de perto e com frequência com o paciente) experimentam emoções semelhantes às do paciente ou de familiares e/ou entes queridos. Eles podem sentir raiva, frustração ou medo da morte e de morrer – todos os quais devem ser abordados por meio de grupos de apoio à equipe, conferências da equipe, folga e supervisão adequada e eficaz. O esgotamento é um problema comum entre os funcionários do *hospice*. O estresse pode ser reduzido; a confiança, aumentada; e o funcionamento da equipe, mais eficaz, caso sejam mantidas linhas de comunicação abertas entre todos os membros (do médico diretor ao voluntário), caso as informações estejam prontamente acessíveis por meio de conferências e formação continuada e caso os funcionários saibam que são benquistos e se sintam bem em relação ao que estão fazendo.

Diretivas antecipadas

O termo **diretiva antecipada** se refere a um testamento quanto à vida ou uma procuração duradoura para cuidados de saúde (também chamada de procuração de assistência médica). Qualquer um desses documentos possibilita que um indivíduo forneça instruções em relação a seus cuidados médicos futuros.

O testamento quanto à vida é um documento escrito, elaborado por um indivíduo competente, que fornece instruções que devem ser usadas quando esse indivíduo não for mais capaz de expressar seus desejos em relação a tratamentos de saúde. A procuração duradoura para cuidados de saúde é um documento escrito que dá a outro indivíduo poder legal para tomar decisões sobre os cuidados de saúde quando o indivíduo não for mais capaz de tomar essas decisões. Alguns estados norte-americanos adotaram documentos que combinam a procuração duradoura para cuidados de saúde (ou seja, ter um responsável legal) e a intenção do testamento quanto à vida (ou seja, declarar opções para tratamento médico no final da vida).

Em geral, os médicos seguem diretrizes claramente definidas. É importante que o médico seja informado de que existe uma diretiva antecipada e quais são os desejos específicos do paciente. As diretivas antecipadas são vinculativas no viés jurídico em todos os 50 estados dos EUA (Sadock et al., 2015). Em 1991, o Congresso norte-americano aprovou o *Patient Self-Determination Act*. Essa lei exige que todas as unidades de saúde aconselhem os pacientes em relação a seus direitos de recusar tratamento, disponibilizem diretivas antecipadas aos pacientes na admissão e mantenham registros sobre se um paciente tem uma diretiva antecipada ou um responsável legal de cuidados de saúde designado (Sadock et al., 2015). As leis estaduais também definem como e sob quais circunstâncias os indivíduos podem recusar intervenções médicas que sustentam a vida. Esses são geralmente chamados de atos de morte natural. Os enfermeiros precisam estar cientes das leis federais e estaduais aplicáveis no estado norte-americano em que praticam enfermagem.

Apesar das leis que possibilitam a elaboração do documento de diretiva antecipada, muitos indivíduos ainda não o têm – e mesmo quando existem diretivas antecipadas, elas não podem ser honradas quando as circunstâncias são confusas ou pouco claras. Em situações de emergência, as decisões de tratamento às vezes precisam ser tomadas antes que as informações sobre uma diretiva antecipada estejam disponíveis. Catalano e Catalano (2015) identificam justificativas adicionais pelas quais as diretivas antecipadas às vezes não são respeitadas:

- As diretivas antecipadas formuladas muito antes de sua implementação podem pôr em dúvida se o paciente entendeu, na época, as implicações de suas decisões em intervenções médicas e problemas futuros
- Em geral, o idioma usado nos documentos de testamento quanto à vida não é específico o suficiente para cobrir todas as circunstâncias da assistência médica. Consequentemente, os profissionais da saúde podem não ter clareza sobre como proceder, porque a diretiva antecipada carece da clareza necessária

- Como as leis estaduais variam, quando um paciente está em um estado diferente daquele em que a diretiva antecipada foi estabelecida, pode haver questões em relação à legalidade do documento.

As diretivas antecipadas são projetadas para possibilitar que o paciente controle as decisões sobre seu direito de viver ou morrer. É também uma maneira de poupar a família e os entes queridos do fardo de fazer escolhas sem conhecer os desejos do indivíduo que está morrendo. Os enfermeiros podem desempenhar um papel ativo na discussão das diretivas antecipadas dentro de uma estrutura culturalmente sensível e incentivar os pacientes que têm diretivas antecipadas a revisá-las e atualizá-las de tempos em tempos, para garantir que seus desejos permaneçam claros.

Resumo e pontos fundamentais

- A perda é a experiência de separação de algo de importância pessoal
- A perda é qualquer coisa que seja percebida como tal pelo indivíduo
- A perda de qualquer conceito de valor para um indivíduo pode desencadear a resposta de luto
- Elisabeth Kubler-Ross identificou cinco estágios pelos quais os indivíduos passam para a resolução de uma perda: negação, raiva, barganha, depressão e aceitação
- John Bowlby descreveu estágios semelhantes: estágio I, entorpecimento ou protesto; estágio II, desequilíbrio; estágio III, desorganização e desespero; e estágio IV, reorganização
- Os estágios de George Engel incluem o choque e a descrença, o desenvolvimento da consciência, a restituição, a resolução da perda e a recuperação
- J. William Worden, um médico mais contemporâneo, propôs que os indivíduos enlutados devem realizar um conjunto de quatro tarefas a fim de completar o processo de luto: aceitar a realidade da perda, processar a dor do luto, ajustar-se a um mundo sem a pessoa perdida e encontrar uma conexão duradoura com a pessoa perdida enquanto embarca em uma nova vida
- A duração do processo de luto é altamente individual e pode durar vários anos sem ser mal adaptativa
- A fase aguda do processo de luto normalmente dura um par de meses, mas a resolução costuma levar muito mais tempo
- O luto antecipatório envolve experimentar os sentimentos e emoções associados ao processo normal de luto em resposta à antecipação da perda
- Acredita-se que o luto antecipatório facilite a resposta de luto que ocorre no momento da perda real

Três tipos de reações de luto patológicas foram descritas:

1. Luto tardio ou inibido, em que há ausência de luto quando ele normalmente seria esperado.
2. Resposta de luto distorcida ou exagerada, na qual o indivíduo permanece fixo no estágio de raiva do processo de luto e os sintomas associados ao luto normal são exagerados.
3. Luto crônico ou prolongado, em que o indivíduo é incapaz de abandonar comportamentos de luto após um longo período de tempo e em que comportamentos indicam que ele não está aceitando que a perda ocorreu.

- Vários autores identificaram uma diferença crucial entre o luto normal e o mal adaptativo: a perda da autoestima
- Sentimentos de inutilidade e de que é um fardo para os outros, ideação suicida e atraso psicomotor são indicativos de depressão clínica e não de luto não complicado
- Crianças muito pequenas não entendem a morte, mas frequentemente reagem às emoções dos adultos, ficando mais irritadas e chorando com mais frequência. Em geral, elas acreditam que a morte é reversível
- As crianças em idade escolar entendem a finalidade da morte. Os comportamentos de luto podem refletir em regressão ou agressividade, fobias escolares ou, às vezes, comportamentos de voltar-se para dentro
- Os adolescentes geralmente são capazes de ver a morte em um nível adulto. Os comportamentos de luto podem incluir o isolamento ou comportamentos encenados. Embora eles entendam que sua própria morte é inevitável, o conceito é tão abrangente que é imperceptível
- No momento em que um indivíduo chega aos 60 ou 70 anos, ele já passou por várias perdas. Como o luto é cumulativo, isso pode resultar em sobrecarga de pesar. A depressão é uma resposta comum
- Os enfermeiros devem estar cientes dos rituais relacionados com a morte e dos comportamentos de luto comuns às várias culturas. Alguns desses rituais associados a afrodescendentes; asiático-americanos; norte-americanos de origem filipina, judaica e mexicana; e norte-americanos indígenas nativos foram apresentados neste capítulo
- O *hospice* é um programa que fornece cuidados paliativos e de apoio para atender às necessidades especiais de indivíduos que estão morrendo e de suas famílias.
- O termo diretiva antecipada se refere a um testamento quanto à vida ou uma procuração duradoura para cuidados de saúde. As diretivas antecipadas possibilitam que os pacientes controlem as decisões no final da vida e poupem a família e os entes queridos do ônus de fazer escolhas sem saber o que é mais importante para o indivíduo que está morrendo.

Questões de revisão

Escolha a resposta mais adequada para cada uma das perguntas a seguir.

1. Qual(is) das seguintes opções tem maior probabilidade de iniciar uma resposta de luto em um indivíduo? (Selecione todas as opções aplicáveis.)
   a. Morte de um cão de estimação.
   b. Ser informado pelo médico que ela entrou na menopausa.
   c. Reprovar em um exame.
   d. Perder a esposa em um divórcio.

2. Nancy, que está morrendo de câncer, diz ao enfermeiro: "Eu só quero ver minha neta que vai nascer. Se Deus me deixar viver até ela nascer, estarei pronta para partir.". Esse é um exemplo de qual dos estágios de luto de Kubler-Ross?
   a. Negação.
   b. Raiva.
   c. Barganha.
   d. Aceitação.

3. Glória, que recentemente ficou viúva, declara: "Vou ter que aprender a pagar todas as contas. Henrique sempre fazia isso. Não sei se consigo lidar com tudo isso.". Esse é um exemplo de qual das tarefas descritas por Worden?
   a. Tarefa I: Aceitar a realidade da perda.
   b. Tarefa II: Processar a dor do luto.
   c. Tarefa III: Ajustar-se a um mundo sem a pessoa perdida.
   d. Tarefa IV: Encontrar uma conexão duradoura com a pessoa perdida enquanto embarca em uma nova vida.

4. Engel identifica qual das alternativas a seguir como uma resolução bem-sucedida do processo de luto?
   a. Quando o indivíduo enlutado é capaz de falar sobre a perda sem chorar.
   b. Quando o indivíduo enlutado não fala mais sobre a pessoa perdida.
   c. Quando o indivíduo enlutado esconde todas as lembranças da perda.
   d. Quando o indivíduo enlutado é capaz de discutir aspectos positivos e negativos em relação à pessoa perdida.

5. Qual das opções a seguir acredita-se que facilite o processo de luto?
   a. A capacidade de passar pelo luto em antecipação à perda.
   b. A capacidade de passar pelo luto sozinho, sem interferência de outras pessoas.
   c. Ter passado recentemente por outra perda.
   d. Assumir a responsabilidade pessoal pela perda.

6. Quando a esposa de Frank, 34 anos, morre, ele é muito estoico, lida com todos os preparativos para o funeral, não chora nem parece triste e conforta todos os outros familiares enlutados. Dois anos depois, quando o melhor amigo dele morre, Frank passa por distúrbios do sono, dificuldade de concentração, perda de peso e dificuldade em desempenhar seu trabalho. Esse é um exemplo de qual das seguintes respostas mal adaptativas à perda?
   a. Luto tardio.
   b. Luto distorcido.
   c. Luto prolongado.
   d. Luto exagerado.

7. Qual das seguintes opções identificou-se como sendo a grande diferença entre o luto normal e o mal adaptativo?
   a. Não há sentimentos de depressão no luto normal.
   b. Não há perda da autoestima no luto normal.
   c. O luto normal não dura mais de 1 ano.
   d. No luto normal, o indivíduo não mostra raiva pela perda.

8. Qual reação de luto o enfermeiro pode antecipar em uma criança de 10 anos de idade?
   a. Declarações de que a pessoa falecida retornará em breve.
   b. Comportamentos regressivos, como perda do controle vesical.
   c. Uma preocupação com a perda.
   d. O pensamento de que ela pode ter feito algo para causar a morte.

(continua)

Questões de revisão (continuação)

9. Qual das afirmações a seguir está correta ao tentar distinguir o luto normal da depressão clínica?
   a. Na depressão clínica, a anedonia é prevalente.
   b. No luto normal, o indivíduo tem sentimentos generalizados de culpa.
   c. O indivíduo que está clinicamente deprimido relata sentimentos de depressão a uma perda específica.
   d. No luto normal, há um estado persistente de disforia.

10. Qual das seguintes alternativas não é verdadeira em relação ao luto vivido por um adolescente?
    a. Os adolescentes podem não mostrar seus verdadeiros sentimentos em relação à morte.
    b. Os adolescentes tendem a ter uma atitude imortal.
    c. Os adolescentes não percebem a morte como inevitável.
    d. Os adolescentes podem exibir comportamentos encenados como parte de seu luto.

Implicações das pesquisas para a prática baseada em evidências

Moriarty, J., Maguire, A., O'Reilly, D., & McCann, M. (2015). Bereavement after informal caregiving: Assessing mental health burden using linked population data. *American Journal of Public Health, 105*(8), 1630-1637. doi:10.2105/AJPH. 2015.302597

DESCRIÇÃO DO ESTUDO: Os pesquisadores vincularam os registros de prescrição de fármacos antidepressivos e ansiolíticos a características e dados sobre eventos da vida de participantes de um estudo longitudinal realizado na Irlanda do Norte. O objetivo foi comparar os encargos de saúde mental de cuidadores enlutados não profissionais (familiares/agregados da família), enlutados não cuidadores e cuidadores não enlutados (N = 317.264). A intenção expressa do estudo era identificar quem mais sofre após a morte de alguém próximo, para que os recursos para intervenção pudessem ser adequadamente direcionados.

RESULTADOS DO ESTUDO: O primeiro achado significativo foi que tanto os cuidadores quanto os indivíduos enlutados apresentaram um risco 20 a 50 vezes maior de problemas de saúde mental do que os não cuidadores em circunstâncias semelhantes. Outro achado significativo foi que, entre os indivíduos em idade ativa que eram cuidadores enlutados, os problemas de saúde mental eram maiores do que entre os outros cuidadores; quanto mais horas despendidas no cuidado, maiores eram os riscos de problemas de saúde mental prolongados no pesar. Os pesquisadores citam que esse achado é contrário a outros estudos que descobriram maior resiliência entre os cuidadores enlutados. Acredita-se que isso seja, entre outras coisas, um desfecho positivo do luto antecipatório. A ideia de que o pesar pode aliviar o fardo de cuidar foi considerada falsa para adultos em idade ativa. Os cuidadores enlutados idosos, ao contrário, pareciam se recuperar mais rapidamente do pesar do cuidador.

IMPLICAÇÕES PARA A PRÁTICA DE ENFERMAGEM: Em cuidadores de um familiar enfermo, o processo de pesar pode impor riscos adicionais de problemas de saúde mental a esse processo. Contudo, esse estudo destaca especificamente a carga sobre os cuidadores em idade ativa e o potencial impacto sobre o pesar e sua saúde mental. Os pesquisadores sugerem que esse risco prolongado pode estar relacionado com a desorganização nos horários de trabalho, problemas de empregabilidade e comprometimento das interações sociais. Para os enfermeiros que trabalham com cuidadores enlutados, esses achados sugerem a importância de avaliar problemas de saúde mental durante o pesar, principalmente em adultos em idade ativa. Orientar e fornecer recursos para apoio contínuo podem ser benéficos para reduzir problemas de saúde mental prolongados e sustentados nesse subgrupo de indivíduos.

EXERCÍCIOS DE COMUNICAÇÃO

1. O marido de Jane está internado há vários dias com insuficiência cardíaca congestiva em estágio terminal e Jane acaba de ser informada de que ele morreu. Ela começa a soluçar e grita com o enfermeiro: "Você matou meu marido! Eu nunca deveria tê-lo trazido ao hospital!".
   - Qual seria uma resposta apropriada e empática do enfermeiro?

2. O médico compartilhou com Haroldo os resultados de seus exames, que mostram que seu câncer terminal não respondeu ao tratamento. Haroldo olha para o enfermeiro e pergunta: "Estou morrendo?".
   - Qual seria uma resposta apropriada do enfermeiro?

3. Nancy foi informada de que tem uma doença terminal. Ela questiona ao enfermeiro: "Por que Deus faria isso comigo?".
   - Qual resposta do enfermeiro demonstraria sensibilidade ao sofrimento espiritual de Nancy?

Implicações das pesquisas para a prática baseada em evidências

Sealey, M., Breen, L.J., O'Connor, M., & Aoun, J.M. (2015). A scoping review of bereavement risk assessment measures: Implications for palliative care. *Palliative Medicine, 29*(7), 577-589. doi:10.1177/02692163155762

DESCRIÇÃO DO ESTUDO: Esse estudo tenta abordar a questão de que, embora as normas e políticas de cuidados paliativos recomendem o apoio ao pesar para os cuidadores familiares, há incerteza sobre se as intervenções estão sendo adequadamente alinhadas às necessidades de apoio ao pesar. Os autores realizaram uma revisão da literatura relacionada (n = 3.142) de 1982 a 2014 para identificar o uso e a adequação das ferramentas de avaliação do risco de pesar.

RESULTADOS DO ESTUDO: Os pesquisadores identificaram 19 ferramentas diferentes para avaliar os riscos de pesar: algumas utilizadas antes da morte do paciente (N = 5), outras utilizadas depois da morte do paciente (N = 10) e outras para rastreamento à procura de luto prolongado ou complexo (N = 4). A análise constatou que a maior parte das ferramentas tinha propriedades psicométricas aceitáveis, mas sua viabilidade para uso em cuidados paliativos variava bastante. Os autores observam que, embora seu objetivo principal fosse identificar indivíduos em risco de maus desfechos de pesar, as complexidades e variáveis do processo de pesar tornam este um desafio difícil. Assim, esse estudo é um primeiro passo na tentativa de entender as necessidades futuras.

IMPLICAÇÕES PARA A PRÁTICA DE ENFERMAGEM: Os pesquisadores identificam implicações para a prática que são relevantes para os enfermeiros que trabalham com pacientes enlutados e em cuidados paliativos:

1. A avaliação de riscos é uma etapa essencial para fornecer apoio ao pesar de acordo com a necessidade.
2. Esses achados ajudarão a orientar os serviços de cuidados paliativos em direção à avaliação e à intervenção baseadas em evidências e informarão os padrões e políticas de cuidados paliativos.

Em geral, os enfermeiros que trabalham com pacientes atualmente enlutados ou que estão antecipando as necessidades de pacientes que ficarão enlutados no futuro devem ter conhecimento dos riscos identificados associados ao luto mal adaptativo ou prolongado. A avaliação sistemática promoverá uma intervenção direcionada com o objetivo de facilitar o processo de pesar em direção a desfechos adaptativos.

Bibliografia

Adams, J. (2014). Death and bereavement: A whole-schoolapproach. *Community Practitioner, 87*(8), 35-36. doi:10.12968/bjsn.2012.7.9.450

Appel, S.J. (2017). Vietnamese Americans. In J.N. Giger (Ed.), *Transcultural nursing: Assessment and intervention* (7th ed., pp. 430-465). St. Louis, MO: Mosby.

Bralock, A.R., & Padgham, C.S. (2017). Jewish Americans. InJ.N. Giger (Ed.), *Transcultural nursing: Assessment and intervention* (7th ed., pp. 388-407). St. Louis, MO: Mosby.

Campinha-Bacote, J. (2013). People of African Americanheritage. In L.D. Purnell (Ed.), *Transcultural health care* (4th ed., pp. 91-114). Philadelphia: F.A. Davis.

Catalano, J.T., & Catalano, S. (2015). Bioethical issues. InJ. T. Catalano, *Nursing now! Today's issues, tomorrow's trends*. Philadelphia: F.A. Davis.

Chang, K. (2017). Chinese Americans. In J.N. Giger (Ed.), *Transcultural nursing: Assessment and intervention* (7th ed., pp. 388-407). St. Louis, MO: Mosby.

Corr, C.A., & Corr, D.M. (2013). *Death and dying: Life & living* (7th ed.). Belmont, CA: Wadsworth.

Hazell, L. (2016). Cross-cultural funeral service rituals. Retrievedfrom https://www.funeralwise.com/customs/cross-culturalfunerals/

Hensley, P.L., & Clayton, P.J. (2013). Why the bereavement exclusionwas introduced in DSM-III. *Psychiatric Annals,* 43(6),256-260.

Ito, M., & Hattori, K. (2013). People of Japanese heritage. InL. D. Purnell (Ed.), *Transcultural health care: A culturally competent approach* (4th ed., pp. 319-338). Philadelphia: F.A. Davis.

Kearns, C. (2014). PTSD and the bereaved parent. Retrieved fromhttp://carolkearns.com/columns/col_ptsd-bereaved.html

King, M., Vasanthan, M., Petersen, I., Jones, L., Marston, L., &Nazareth, I. (2013). Mortality and medical care after bereavement:A practical cohort study. *PloS ONE,* 8(1), 1-7. doi:10.1371/journal.pone.0052561

Mattson, S. (2013). People of Vietnamese heritage. In L.D. Purnell(Ed.), *Transcultural health care: A culturally competent approach* (4th ed., pp. 479-480). Philadelphia: F.A. Davis.

McMurry, L., Song, H., Owen, D.C., Gonzalez, E.W., & Esperat,C.R. (2017). Mexican Americans. In J.N. Giger (Ed.), *Transcultural nursing: Assessment and intervention* (7th ed.,pp. 208-241). St. Louis, MO: Mosby.

MedlinePlus. (2015). Bereavement. Retrieved from https://www.nlm.nih.gov/medlineplus/bereavement.html

Moriarty, J., Maguire, A., O'Reilly, D., & McCann, M. (2015).Bereavement after informal caregiving: Assessing mental healthburden using linked population data. *American Journal of Public Health,* 105(8), 1630-1637. doi:10.2105/AJPH.2015.302597

Morrow, A. (2016). Grief and mourning: What's normal andwhat's not? Retrieved from https://www.verywell.com/grief-and-mourning-process-1132545

Munoz, C.C. (2013). People of Filipino Heritage. In L. D. Purnell(Ed.), *Transcultural health care: A culturally competent approach* (4th ed., pp. 228-249) Philadelphia: F.A. Davis.

Parris, R.J. (2011). Initial management of bereaved relativesfollowing trauma. *Trauma, 14*(2), 139-155. doi:10.1177/1460408611420352

Peacock, S.C., Hammond-Collins, K., & Ford, D.A. (2014). Thejourney with dementia from the perspective of bereaved caregivers:A qualitative descriptive study. *BioMed Central Nursing,13*(42), 1-10. doi:10.1186/s12912-014-0042-x

Pies, R.W. (2013). Grief and depression: The sages knew thedifference. *Psychiatric Times,* April 29, 2013. Retrieved fromwww.psychiatrictimes.com/display/article/10168/2140230

Purnell, L.D. (2013). The Purnell model for cultural competence. In L.D. Purnell (Ed.), *Transcultural health care: A culturallycompetent approach* (4th ed.). Philadelphia: F.A. Davis

Purnell, L.D. (2014). People of Navajo Indian heritage. *Guide to culturally competent health care* (3nd ed.). Philadelphia: F.A. Davis.

Sadock, B.J., Sadock, V.A., & Ruiz, P. (2015). *Synopsis of psychiatry:Behavioral sciences/clinical psychiatry* (11th ed.). Philadelphia:Lippincott Williams & Wilkins

Sealey, M., Breen, L.J., O'Connor, M., & Aoun, J.M. (2015). Ascoping review of bereavement risk assessment measures:Implications for palliative care. *Palliative Medicine, 29*(7),577-589. doi:10.1177/0269216315576262

Selekman, J. (2013). People of Jewish heritage. In L.D. Purnell(Ed.), *Transcultural health care: A culturally competent approach* (4th ed., pp. 339-356). Philadelphia: F.A. Davis.

Shah, S.M., Carey, I.M., Harris, T., DeWilde, S., Victor, C.R., &Cook, D.G. (2013). The effect of unexpected bereavementon mortality in older couples. *American Journal of Public Health,103*(6), 1140-1145. doi:10.2105/AJPH.2012.301050

Tousley, M. (2013). Coping with cumulative losses. *Grief Healing*.Retrieved from www.griefhealingblog.com/2013/02/copingwith-cumulative-losses.html

Tsai, Hsiu-Min. (2013). People of Chinese heritage. In L.D. Purnell(Ed.), *Transcultural health care: A culturally competent approach* (4th ed., pp. 178-196). Philadelphia: F.A. Davis.

Worden, J. W. (2009). *Grief counseling and grief therapy: A handbookfor the mental health practitioner* (4th ed.). New York: Springer.

Zoucha, R., & Zamarripa, C.A. (2013). People of Mexican heritage.In L.D. Purnell (Ed.), *Transcultural health care: A culturally competent approach* (4th ed., pp. 374-390). Philadelphia:F.A. Davis.

Leitura sugerida

Bowlby, J. (1961). Processes of mourning. *International Journal of Psychoanalysis, 42, 22*.

Engel, G. (1964). Grief and grieving. *American Journal of Nursing,64*(9), 93.

Kübler-Ross, E. (1969). *On death and dying*. New York: Macmillan.

Famílias de Militares 38

TÓPICOS DO CAPÍTULO

- Aspectos históricos
- Estatísticas epidemiológicas
- Aplicação do processo de enfermagem
- Modalidades terapêuticas
- Resumo e pontos fundamentais
- Questões de revisão

TERMOS-CHAVE

- Destacamento
- Transtorno de estresse pós-traumático (TEPT)
- Traumatismo cranioencefálico
- Veteranos

CONCEITOS FUNDAMENTAIS

Transtorno do espectro autista
Hiperatividade
Impulsividade
Temperamento

OBJETIVOS

Após ler este capítulo, o estudante será capaz de:

1. Discutir estatísticas epidemiológicas e aspectos históricos relacionados com membros e veteranos das forças armadas dos EUA.
2. Descrever o estilo de vida das famílias de militares de carreira.
3. Discutir o impacto do destacamento sobre as famílias de militares em serviço.
4. Discutir as preocupações das mulheres que ocupam postos nas forças armadas.
5. Descrever doenças relacionadas com o combate comuns em membros da ativa e veteranos das forças armadas dos EUA.
6. Aplicar as etapas do processo de enfermagem no atendimento a veteranos com traumatismo cranioencefálico e transtorno de estresse pós-traumático.
7. Discutir as várias modalidades relevantes para o tratamento do traumatismo cranioencefálico e do transtorno de estresse pós-traumático.

EXERCÍCIOS

Leia o capítulo e responda às seguintes perguntas:

1. Cite alguns dos pontos positivos e negativos associados ao estilo de vida militar.
2. Descreva comportamentos que podem ser exibidos por crianças em idade escolar em resposta ao destacamento de um dos pais.
3. Como os sentimentos em relação a deixar seus filhos durante um destacamento diferem entre homens e mulheres em serviço nas forças armadas?
4. Cite alguns sintomas do transtorno de estresse pós-traumático.

Devido ao envolvimento dos EUA no Iraque e no Afeganistão, talvez em nenhum momento da história moderna tenha sido dada tanta atenção ao que indivíduos e seus familiares vivenciam como resultado de suas vidas nas forças armadas. Há um esforço contínuo de organizações que prestam serviços a militares da ativa e **veteranos** do serviço militar para atender à crescente demanda. Os recursos para esses serviços serão necessários por muitos anos. A necessidade de profissionais de saúde mental aumentará à medida que cada vez mais veteranos e seus familiares se esforçam para lidar com os efeitos do destacamento[1] militar.

Este capítulo aborda questões associadas à vida de familiares de militares e veteranos do serviço militar. Apresenta-se uma discussão sobre os cuidados de enfermagem a esses indivíduos e descreve-se modalidades de tratamento clínico.

Aspectos históricos

"Cuidar daquele que enfrentou a batalha, de sua viúva e de seu órfão." Abraham Lincoln, 1865

Há poucas dúvidas de que os indivíduos que sobrevivem ao combate militar retornam da batalha com cicatrizes – físicas, psicológicas ou ambas. Ao longo dos séculos, foram feitos relatos escritos dos sintomas psicológicos relacionados com a guerra, identificados por termos como "choque de concha" e "fadiga de batalha". Esperava-se que muitos veteranos da Primeira Guerra Mundial e da Segunda Guerra Mundial fossem estoicos, escondessem seus sentimentos e nunca falassem das cenas de carnificina e combate que testemunharam. O alcoolismo se tornou uma maneira comum de lidar com as emoções que eles não se sentiam à vontade para discutir. O **transtorno de estresse pós-traumático (TEPT)** tem sido relacionado com as altas taxas de alcoolismo entre os veteranos, em particular daqueles que passaram por combates ativos. Apenas na história recente as feridas invisíveis dos veteranos de combate receberam o tratamento que desesperadamente necessitam.

Escreveu-se muito pouco sobre o TEPT durante os anos entre 1950 e 1970. Essa ausência foi seguida nas décadas de 1970 e 1980 por uma explosão na quantidade de pesquisas e textos sobre o assunto. Muitos dos documentos escritos durante esse período eram sobre veteranos do Vietnã. Claramente, o interesse renovado no TEPT estava ligado às baixas psicológicas da Guerra do Vietnã. A categoria diagnóstica do TEPT não apareceu até a terceira edição do *Manual Diagnóstico e Estatístico de Transtornos Mentais (DSM-III)* em 1980, depois que foi indicada uma necessidade pelo aumento na quantidade de problemas com veteranos do Vietnã e vítimas de diversos desastres.

Estatísticas epidemiológicas

Atualmente, mais de 1,3 milhão de indivíduos estão na ativa nas forças armadas dos EUA em mais de 150 países em todo o mundo, junto com 736.964 funcionários civis e outras 777.114 pessoas que servem nas forças da Guarda Nacional e da Reserva (Department of Defense [DoD], 2015a).[2] Cerca de 16,1% dos que estão no serviço ativo são mulheres. Hoje em dia, os veteranos somam mais de 20 milhões, dos quais cerca de 9% são mulheres (US Census Bureau, 2016).

Desde o início das guerras no Afeganistão e no Iraque, em 2001, mais de 2,2 milhões de militares dos EUA foram destacados em 3 milhões de missões de serviço com duração de mais de 30 dias, como parte da Operation Enduring Freedom (OEF) e Operation Iraqi Freedom (OIF) (Institute of Medicine [IOM], 2013). De acordo com o relatório da OIM (2013) chamado *Returning Home from Iraq and Afghanistan: Readjustment Needs of Veterans, Service Members, and Their Families* (Voltando para casa do Iraque e do Afeganistão: necessidades de reajuste de veteranos, militares da ativa e suas famílias), 44% desses militares encontraram dificuldades para se reajustar à vida diária após o retorno do destacamento e 30% relataram desemprego após o retorno – o dobro da porcentagem de seus colegas não veteranos. O custo das mortes e das lesões físicas e psicológicas não pode ser medido.

Aplicação do processo de enfermagem

Avaliação

A família militar

O estilo de vida militar oferece aspectos positivos e negativos para quem escolhe esse modo de viver. Hall (2011) resume uma série de prós e contras sobre o que às vezes é chamado de "Sociedade de Guerra". Algumas vantagens são:

- Reforma (aposentadoria) antecipada em comparação com as contrapartes civis
- Um vasto sistema de recursos para atender às necessidades da família
- Segurança no trabalho com salário garantido
- Benefícios de cuidados de saúde
- Oportunidade de conhecer o mundo
- Oportunidades educacionais.

---

[1] N.R.T.: Destacamento é a preparação da tropa para o combate.

[2] N.R.T.: O Brasil, segundo dados do Ministério da Defesa em 2017, conta com 334.550 de pessoal ativo e 1.652.500 na reserva. Hoje, desses militares ativos, mais de 22 mil são mulheres, que perfazem aproximadamente 7% do efetivo militar brasileiro (https://www.gov.br/defesa/pt-br). Vale ressaltar que o Conselho Federal de Enfermagem (Cofen), em janeiro de 2016, criou a Comissão Nacional de Profissionais de Enfermagem Militares, proporcionando um elo do Sistema Cofen/Conselhos Regionais com os profissionais de Enfermagem militares. Entre os objetivos da comissão estão aproximar o Sistema dos profissionais militares; conhecer as especificidades militares em questões éticas e infracionais; assistir o Cofen em assuntos referentes aos profissionais de enfermagem militares; emitir pareceres técnicos; divulgar experiências e atividades exitosas; propor programação cultural e técnica no âmbito de sua atuação; e apoiar a fiscalização educativa nas unidades militares. Para mais informações, acessar http://www.cofen.gov.br/comissao-nacional-de-profissionais-de-enfermagem-militares-inicia-atividades_37625.html.

Algumas desvantagens são:

- Separações e reencontros familiares frequentes
- Realocação regular da família
- Viver a vida sob a máxima de "a missão deve sempre vir em primeiro lugar"
- Um padrão de rigidez, arregimentação e conformidade na vida familiar
- Sentimentos de distanciamento da comunidade não militar
- Efeitos sociais do cargo
- Falta de controle sobre a remuneração, promoções e outros benefícios.

Mary Wertsch (1996), que realizou diversas pesquisas sobre a cultura da família militar, declarou: "O grande paradoxo das forças armadas é que seus membros, os guardiões nomeados da linha de frente de nossos queridos valores democráticos norte-americanos, não vivem na democracia eles mesmos." (p. 15). As forças armadas são mantidas por uma estrutura autoritária rígida e essas características geralmente se estendem à estrutura do lar.

Um sistema de classes é surpreendentemente claro nas forças armadas, com duas subculturas distintas: a do oficial e a dos graduados. Hall (2011, p. 38) afirma:

Os Estados Unidos fizeram grandes avanços nas últimas cinco décadas para confirmar e equalizar as diferenças na sociedade, mas o pressuposto de todos os sistemas militares do mundo é que manter um sistema hierárquico rígido baseado na dominância e na subordinação é essencial para o funcionamento da organização.

O isolamento e a alienação são facetas comuns da vida militar. Para compensar a extrema mobilidade, o foco desse estilo de vida se volta para o mundo militar, não para a comunidade local. Filhos de famílias militares quase sempre relatam que, independentemente da escola que frequentam, sentem-se "diferentes" dos outros alunos (Wertsch, 1996).

Essas descrições se aplicam sobretudo às famílias de militares de "carreira". Outro tipo de família militar, a dos militares totalmente voluntários, tornou-se parte conhecida da cultura norte-americana nos últimos anos. As campanhas militares da OEF e da OIF juntas constituem a operação militar dos EUA mais longa desde a Guerra do Vietnã; são os primeiros conflitos prolongados a depender de um exército totalmente voluntário (OIM, 2013). Houve uma forte dependência da Guarda Nacional e da Reserva, além de uma escalada no ritmo, na duração e na quantidade de destacamentos e retornos vivenciados por esses indivíduos. Muitos ingressaram na Guarda Nacional e na Reserva como um segundo emprego por motivos financeiros ou pelas oportunidades educacionais disponíveis. Pouco se pensou na possibilidade de lutar de fato em uma guerra. Como um reservista anônimo postou em seu *blog*:

As forças ativas têm um papel mais difícil. Eles precisam estar totalmente prontos 24 horas por dia, 7 dias por semana, 365 dias por ano, além de se destacar e lutar com um tempo de aviso muito menor do que nas [forças da] Reserva. É o seu sustento e (para muitos) a sua carreira. Eles estão servindo em período integral; os reservistas, não. Isso já foi nitidamente verdade. Mas não é mais assim. Muitos reservistas de especialidades essenciais já cumpriram vários anos de serviço ativo desde o 11 de Setembro, e essa situação não parece que vai mudar tão cedo. (Kelly Temps in Uniform, 2012)

Nos últimos anos, os alistados na Guarda Nacional e na Reserva foram informados de que devem esperar servir um intervalo de serviço ativo. Os conflitos no Iraque e no Afeganistão envolveram mais membros das forças da Guarda Nacional e da Reserva do que conflitos anteriores; além disso, mais mulheres e pais de crianças pequenas também estão sendo destacados (OIM, 2013). A maior parte dos indivíduos da Guarda Nacional e da Reserva está disposta a servir quando e onde for necessário, mas consideram que esse é um trabalho de "meio período". A ampliação das campanhas da OEF e da OIF mudaram esse conceito de trabalho em tempo parcial para muitos que serviram em diversas missões, criando dificuldades em suas famílias e carreiras civis. A OIM relata que, em geral, as recentes missões militares são marcadas por destacamentos mais longos e intervalos de tempo mais curtos em casa. Muitos desses "soldados civis temporários", assim como seus colegas militares de tempo integral, agora carregam as cicatrizes físicas e psicológicas da batalha.

Cônjuges e filhos de militares

O cônjuge de um militar inerentemente conhece e vive com o conceito de "a missão em primeiro lugar". Devries e colegas (2012) afirmam: "Embora as forças armadas trabalhem duro para valorizar a vida familiar dos membros da ativa e seu bem-estar, a natureza do seu trabalho é que a missão supera todas as outras preocupações." (p. 11). No entanto, os tempos mudaram desde os dias em que a vida militar era vista como uma carreira de duas pessoas, na qual se esperava que uma mulher "criasse o ambiente familiar propício de modo que o trabalho do marido refletisse sua vida em casa, mantendo-se positivo, continuamente interessado em seu dever e sendo flexível e adaptável" (Hall, 2012, p. 148). Muitos dos cônjuges de militares da atualidade têm suas próprias carreiras ou estão buscando níveis mais altos de escolaridade. Eles não veem as forças armadas como uma carreira conjunta para si e para o cônjuge militar.

A vida de cônjuges e filhos de militares é claramente afetada quando as tarefas do militar da ativa exigem realocações frequentes da família. Wakefield (2007) declarou: "Os muitos relacionamentos a curto prazo, complicações de emprego do cônjuge, problemas de transferência da universidade, mau comportamento das crianças, arranjos de creches, solidão conjugal e aumento das obrigações financeiras são apenas alguns dos problemas enfrentados pelos militares e podem levar à frustração.". Na maior parte dos casos, quando o militar recebe uma nova atribuição geográfica, a educação, a carreira ou ambos do cônjuge são suspensos e a família inteira é realocada. Outras questões podem surgir quando a família não consegue seguir imediatamente o militar para a nova localidade. Em certos casos, como quando um filho está prestes a concluir um semestre ou está prestes a se formar, o militar pode prosseguir para a nova missão sem a família. Isso é difícil para o cônjuge, que fica sozinho para cuidar dos filhos, bem como lidar com todos os aspectos da mudança.

Os filhos de militares enfrentam desafios únicos. Há quase 1,9 milhão de crianças em famílias de militares; a maior porcentagem deles (37,4%) tem 5 anos ou menos (DoD, 2013). Clever e Segal (2013) observam que, embora o Department of Defense (DoD) faça pesquisas demográficas substanciais, é necessário saber mais sobre os efeitos da vida familiar militar em lactentes e crianças pequenas. As crianças em idade escolar frequentam principalmente escolas públicas civis, onde formam uma subcultura única entre funcionários e colegas que, em geral, não entendem suas experiências de vida. As crianças que crescem em uma família com um militar de carreira aprendem a se adaptar às mudanças de situação com muita rapidez e a esconder certo nível de medo associado ao estilo de vida nômade. Hall (2008, p. 103) afirma:

> Não é apenas o medo do que pode acontecer à família ou aos pais militares, mas o medo do desconhecido, de não ser aceito, de ficar para trás, de não fazer amigos ou de não ser legal. Uma das preocupações mais comumente expressas pelos alunos quando chegam a uma nova escola é com quem irão almoçar. Outra realidade para os estudantes atletas é que eles podem ser a estrela do time de basquete em uma escola e ficar sentado no banco na próxima.

O impacto do destacamento

Desde a Guerra do Vietnã não havia tantas famílias de militares dos EUA sendo afetadas pela separação de famílias em razão do destacamento, dos ferimentos em combate e da morte. Muitos militares foram destacados várias vezes. Aqueles que são destacados com mais frequência descrevem que seu maior medo é deixar o cônjuge e os filhos.[3] Separações longas impõem muitos desafios a todos os familiares. Os cônjuges assumem todos os desafios de gerenciar o lar, além de assumir o papel de mãe-pai solteiro. A pressão e o estresse são intensos quando o cônjuge tenta manter uma atmosfera de força para os filhos, enquanto experimenta os medos e a ansiedade associados às condições potencialmente fatais que o parceiro militar enfrenta.

Cerca de 2 milhões de crianças norte-americanas passaram pelo envio de um pai para o Iraque ou o Afeganistão. Mais de 48 mil crianças perderam um dos pais ou tiveram um pai ferido nesses conflitos. Smith (2012) afirma:

> O estresse que ocorre quando um membro da família é destacado é significativo. Ele é multiplicado quando o ente querido é ferido ou morto. Quando os pais retornam do destacamento, eles nem sempre são os mesmos de antes. Lesões graves, como a perda de um membro, o traumatismo cranioencefálico ou o transtorno de estresse pós-traumático alteram a vida e as crianças geralmente têm dificuldade para entender o motivo de uma mudança significativa na aparência, na personalidade ou no comportamento dos pais.

Relataram-se os seguintes comportamentos em crianças em resposta ao destacamento de um dos pais (American Academy of Child & Adolescent Psychiatry, sem data):

- Lactentes (do nascimento aos 12 meses): podem responder a interrupções em sua rotina com diminuição do apetite, perda de peso, irritabilidade e/ou apatia
- Crianças pequenas (de 1 a 3 anos): podem ficar sombrias, chorosas, fazer birras ou desenvolver problemas de sono
- Pré-escolares (3 a 6 anos): podem regredir em áreas como uso do vaso sanitário, sono, medo da separação, queixas físicas ou chupar o polegar. Podem assumir a culpa pela partida dos pais
- Crianças em idade escolar (6 a 12 anos): estão mais conscientes dos potenciais perigos para o pai-mãe. Podem exibir comportamento irritável, agressivo ou choroso. Podem apresentar comportamentos regressivos e medo em relação à segurança dos pais
- Adolescentes (13 a 18 anos): podem ficar rebeldes, irritáveis ou desafiar autoridades. Os pais precisam estar atentos a comportamentos de alto risco, como problemas com a lei, envolvimento sexual e uso abusivo de substâncias ilícitas ou álcool.

Pincus e colaboradores (2013) descrevem o ciclo de destacamento em cinco estágios distintos: pré-destacamento, destacamento, manutenção, retorno e pós-destacamento.

Pré-destacamento. O período de duração desse estágio é variável, começando com o recebimento do pedido de destacamento e finalizando com a partida do militar. Os familiares alternam entre sentimentos de negação e antecipação da perda. O soldado e a família organizam a partida. Períodos prolongados de treinamento resultam em grandes períodos separados, e a ansiedade em antecipação à partida promove estresse e irritabilidade entre os familiares.

---

[3] N.R.T.: No Brasil, os estudos sobre o impacto da vida militar vêm se intensificando nos últimos anos, sobretudo na preparação de militares para missão de paz, geralmente fora do país, e no apoio psicossocial aos familiares (Schincariol MF, Vasconcellos AC. Suporte psicossocial a familiares de militares durante operação de manutenção de paz. *Psicologia: Teoria e Prática*, v. 3, n. 2, p. 37-45, 2002).

Destacamento. Este estágio inclui o período desde o destacamento efetivo até o primeiro mês de separação. Os cônjuges militares relatam sentir-se desorientados e sobrecarregados e experimentam uma série de emoções, incluindo entorpecimento, tristeza, solidão e abandono. É um momento de desorganização, quando o cônjuge que fica luta para se encarregar dos detalhes da vida sem o parceiro.

Manutenção. A manutenção começa em cerca de 1 mês do destacamento até cerca de 1 mês antes do retorno esperado do militar. Durante esse estágio, o cônjuge e os filhos estabelecem novos sistemas de apoio e instituem novas rotinas familiares. A tecnologia possibilita que a família e o militar se comuniquem por telefone, vídeo e e-mail. Apesar das dificuldades e dos obstáculos encontrados, a maior parte das famílias de militares passa com sucesso por esse estágio e antecipa ansiosamente o retorno de seus entes queridos.

Retorno. Este estágio é definido como o mês anterior à data na qual está agendado o retorno do militar para casa. Há entusiasmo e apreensão associados com o regresso para casa. Pincus e associados (2013) identificam preocupações como: "Ele (ela) vai concordar com as mudanças que eu fiz?", "Terei que abrir mão da minha independência?", "Vamos nos dar bem?".

Pós-destacamento. Em geral, este estágio dura de 3 até 6 meses e começa com o retorno do militar ao lar. Há um período de adaptação que começa com o período da "lua de mel", quando os cônjuges se reconectam de forma física, mas não necessariamente emocional. O militar que retornou do serviço pode querer "prosseguir de onde parou", se deparando com a resistência do cônjuge, que expressa relutância em renunciar ao grau de independência e autonomia com o qual se acostumou durante o período de separação. Pincus e colegas (2013) afirmam:

> O pós-destacamento é provavelmente o estágio mais importante para o soldado e o cônjuge. A comunicação paciente, indo devagar, diminuindo as expectativas e tendo tempo para se conhecer de novo é fundamental para a tarefa de reintegração bem-sucedida do soldado de volta à família.

Pode ser necessário aconselhamento, caso o militar tenha se ferido ou tenha uma reação traumática ao estresse.

Mulheres no serviço militar

As mulheres representam cerca de 15% das forças armadas dos EUA e 18% dos membros da Guarda Nacional e da Reserva (CNN, 2013). Elas servem nas forças armadas desde a época da Guerra Civil, principalmente como enfermeiras, espiãs e pessoas de apoio. Nos últimos anos, o Pentágono relaxou sua proibição de mulheres servindo em funções de combate; assim, "as mulheres começaram a pilotar aeronaves de combate, colocar mísseis, dirigir comboios no deserto e participar de outras funções que envolviam potencial exposição ao combate" (Mathewson, 2011, p. 217). No início de 2013, o Secretário de Defesa suspendeu a proibição de empregar mulheres em combate, aos poucos abrindo unidades de combate direto às tropas femininas. Hoje em dia, certas posições especializadas continuam fora dos limites, embora o plano seja eventualmente integrar as mulheres a essas posições. Existe flexibilidade na nova lei para que ocorram isenções se uma avaliação mais aprofundada revelar que alguns trabalhos são inadequados às mulheres.

Questões especiais das mulheres nas forças armadas

Várias questões são de especial preocupação para as mulheres nas forças armadas, incluindo o assédio sexual, a agressão sexual, o tratamento e condições diferentes dos demais e a maternidade.

Assédio sexual. O assédio sexual é definido como "comentários indesejados e desagradáveis ou o contato físico de natureza sexual que ocorre no local de trabalho" (Mathewson, 2011, p. 221). De declarações como "você está bonita esta manhã" ou "ei, você está com um cheiro bom" a sugestões flagrantes ou solicitações de interações sexuais. Wolfe e associados (1998), em um estudo sobre mulheres no serviço ativo durante a Guerra do Golfo Pérsico, encontraram que tanto o assédio físico como o sexual foram maiores do que o normalmente encontrado em amostras militares em tempos de paz. Relatos de terapeutas militares demonstraram que as mulheres que foram assediadas sexualmente nas forças armadas sofrem taxas acima da média de uma série de problemas após a alta, incluindo baixa autoestima, problemas de relacionamento, uso de substâncias psicoativas, depressão e TEPT.[4]

Agressão sexual. O Departamento de Defesa (2015b) relatou 6.131 casos de agressão sexual a militares da ativa em 2014. O Departamento de Defesa define agressão sexual como "contato sexual indesejado" e agora monitora relatórios anualmente. De 2012 a 2013, identificou-se um aumento de 53% no relato de incidentes, uma tendência que continuou em 2014 com um aumento anual de 11%. Apesar de maior quantidade de denúncias, 62% das que relataram um incidente esperavam sofrer retaliação profissional ou social.

---

[4] N.R.T.: No Brasil, a incorporação de mulheres ainda é muito recente, o que faz com que a literatura nacional não demonstre dados oficiais sobre o cenário de assédio sexual. Hoje em dia, as mulheres compõem parcela crescente do efetivo das Forças Armadas brasileiras, e atuam no cumprimento de missões constitucionais em todos os cenários. Além de se destacarem profissionalmente nas atividades que desempenham, ocupam também posições de comando e planejamento estratégico, atuando em todo território nacional e em missões no exterior (Rocha MEGT. A Mulher Militar e sua Integração nas Forças Armadas. *RJLB*, Brasília, n. 3, p. 775-804, 2017; Queiroz CPS. *Abuso sexual contra mulheres militares: revisão de literatura*. Trabalho de Conclusão de Curso [Especialização] – Escola de Saúde do Exército, Programa de Pós-Graduação em Aplicações Complementares às Ciências Militares, 2019).

Apenas 25% das agressões sexuais que ocorrem nas forças armadas são denunciadas. As justificativas para não denunciar incluem o medo de causar problemas em suas unidades, de que seus comandantes e companheiros combatentes se voltem contra elas, de serem preteridas em promoções merecidas ou de serem transferidas e retiradas totalmente do serviço (Vlahos, 2012). Algumas mulheres que relataram incidentes a seus oficiais comandantes foram instruídas a "esquecê-lo", "deixar quieto" ou "fingir que isso não aconteceu" e foram levadas a se sentir como se fossem perpetradoras, em vez de vítimas. Wolf (2012) descreve a maneira como os militares lidam com o estupro como "uma cultura de encobrimento".

Em 2000, depois que incidentes de agressão sexual entre militares vieram a público, a Veteran's Health Administration determinou que fosse realizado um rastreamento universal de saúde à procura de trauma sexual entre militares. Contudo, apesar dos esforços do Departamento de Defesa para identificar e corrigir esse problema, os incidentes continuam ocorrendo, sugerindo que a agressão sexual continua sendo parte da cultura militar (Burgess, Slattery, & Herlihy, 2013).

Algumas mulheres que relatam agressões sexuais recebem baixa do serviço militar com diagnósticos psiquiátricos de transtorno de personalidade ou transtorno de ajuste. Vlahos (2012) relata:

> Para o veterano, receber baixa por um transtorno de personalidade ou transtorno de ajuste pode ser catastrófico. Isso não apenas traz um estigma para os futuros empregadores como também impede o veterano de receber uma série de benefícios, incluindo assistência médica e compensação por incapacidade relacionada com o serviço.

Embora correspondam a apenas 15% dos militares, as mulheres constituem quase um quarto de todas as baixas por transtorno de personalidade. Sobreviventes da agressão sexual nas forças armadas relatam efeitos duradouros, incluindo TEPT, depressão, ideação e tentativas de suicídio, transtornos alimentares, transtornos de ansiedade, dificuldades de relacionamento e uso abusivo de substâncias psicoativas. Wolf (2012) observa que, entre os militares veteranos, a principal causa de TEPT para os homens é o trauma de combate, enquanto para as mulheres é o trauma sexual. Ela declara: "Nossas veteranas são mais propensas a ficarem traumatizadas pela agressão sexual de um soldado ou comandante do que por suas próprias experiências em campo de batalha ou de guerra.".

Tratamento e condições diferentes. Embora a quantidade de mulheres militares tenha aumentado, elas ainda constituem uma minoria no serviço militar. Uma oficial contou que, em razão da pequena quantidade de mulheres em qualquer unidade, oficiais e graduadas costumam ser alojadas juntas. Ela indicou que sentia falta de estar com outros oficiais para discutir o trabalho e passar um tempo com os colegas. Também relatou que as mulheres graduadas se sentiam desconfortáveis com uma oficial em sua presença. Burgess e associados (2013) acrescentam que, quando o trauma sexual ocorre entre militares, se dá no local de trabalho; assim, em geral a vítima mantém contato contínuo com o agressor e também pode estar em uma posição dependente se o agressor estiver em um papel de chefia.

A carreira militar das mulheres frequentemente é limitada por elas serem excluídas de especialidades ocupacionais. Essas sanções muitas vezes impedem que oficiais e graduadas do sexo feminino cheguem a unidades e ocupações de maior prestígio nas forças armadas, o que é essencial para ascender nos postos caso escolham seguir a carreira militar. O medo de sofrer discriminação profissional adicional pode impedir as mulheres de denunciar casos de assédio e agressão sexual. Muitas proibições foram banidas e ocupações que historicamente estavam fora de questão para as mulheres agora são acessíveis a elas. No entanto, a maneira como a cultura militar responderá a essas mudanças ainda precisa ser analisada.

Questões relacionadas com a maternidade. Em geral, os sentimentos das mulheres associados a deixar seus filhos diferem dos relatados pelos homens. As mulheres parecem ter mais sentimento de culpa por "abandonar" seus filhos, enquanto os homens têm emoções mais fortes ligadas ao senso de cumprir seus deveres. Embora os homens também sintam arrependimento ao deixar seus filhos, eles geralmente confiam na garantia de que os filhos têm suas mães para cuidar deles.

Veteranos

A maior parte dos veteranos que retorna de uma zona de combate passa por um período de adaptação. Um estudo recente com jovens veteranos (Pedersen, Marshall & Kurz, 2016) identificou que 70% deles tinham problemas comportamentais, sendo que menos de um terço destes recebeu psicoterapia ou tratamento psicotrópico adequado. Muitos veteranos têm enxaqueca e dificuldades cognitivas, como perda de memória. Hipervigilância, insônia e nervosismo são comuns. A Substance Abuse and Mental Health Services Administration (Substance Abuse and Mental Health Services Administration [SAMHSA], 2012) declara: "Os veteranos podem ter dificuldade para se concentrar; envolver-se em comportamento agressivo, como direção hostil; e alcoolismo, tabagismo e uso abusivo de substâncias psicoativas. No entanto, a intensidade e a duração desses e de outros comportamentos preocupantes podem indicar um problema mais sério e a necessidade de tratamento profissional.". (p. 1). Plach e Sells (2013) identificaram em um estudo com veteranos que mais de 50% deles tinham problemas de alcoolismo e mais de 90% eram alcoolistas pesados (Cogan, 2014).

Traumatismo cranioencefálico

A incidência de **traumatismo cranioencefálico (TCE)** é uma consequência importante dos conflitos no Iraque e no Afeganistão. O TCE leve é tão frequente que foi chamado de o "ferimento de assinatura" das guerras nesses países (Cogan, 2014). O Defense and Veterans Brain Injury Center (DVBIC) registrou um total de 339.462 casos de TCE desde 2000 e mais de 18 mil casos apenas em 2015 (2016).

O Department of Veterans Affairs (VA) e o Departamento de Defesa utilizam a seguinte definição de TCE:

Uma lesão estrutural induzida por trauma e/ou interrupção fisiológica da função cerebral como resultado de uma força externa indicada por novo início ou piora de pelo menos um dos seguintes sinais clínicos imediatamente após o evento:
- Qualquer período de perda ou diminuição do nível de consciência
- Qualquer perda de memória para eventos imediatamente antes ou após a lesão (amnésia pós-traumática)
- Qualquer alteração do estado mental no momento da lesão (confusão mental, desorientação, pensamento lento etc.) (Alteração da consciência/estado mental)
- *Déficits* neurológicos (fraqueza, perda de equilíbrio, alteração na visão, praxia, paresia/plegia, perda sensorial, afasia etc.) que podem ou não ser transitórios
- Lesão intracraniana (VA/DoD, 2016, pp. 4-5).

Os sintomas podem ser classificados como leves, moderados ou graves. Na população civil, as causas mais comuns de TCE são maus-tratos infantis em lactentes e crianças pequenas, acidentes automobilísticos em adolescentes e adultos jovens e quedas e hematomas subdurais associados em idosos (Strong & Donders, 2012). As detonações de dispositivos explosivos são a principal causa de TCE em militares da ativa em combate (Birk, 2010; Cogan, 2014). Embora o mecanismo de dano causado pelas explosões não seja compreendido por completo, os pesquisadores acreditam que seja "uma onda de pressão que passa pelo encéfalo que interrompe significativamente a função cerebral" (Mayo Clinic, 2014). O TCE também resulta de lesões penetrantes, golpes graves na cabeça com estilhaços ou detritos e quedas ou colisões corporais com objetos após uma explosão. A Tabela 38.1 apresenta os sintomas do TCE de acordo com o nível de gravidade.

A maior parte dos combatentes que sofreu um TCE leve melhora sem complicações clínicas duradouras (VA/DoD, 2016). Muitos se recuperam dentro de horas, dias ou, no máximo, semanas. Em uma pequena minoria, os sintomas persistem de 6 meses a 1 ano. A localização e a gravidade da lesão são fatores que determinam o desfecho a longo prazo de indivíduos com TCE. A gravidade é determinada pela natureza, velocidade e localização do impacto e pela presença de complicações como hipoxemia, hipotensão, hemorragia intracraniana ou aumento da pressão intracraniana (Ribbers, 2013).

TABELA 38.1 Critérios e sintomatologia do traumatismo cranioencefálico de acordo com o nível de gravidade.

LEVE	MODERADO	GRAVE
Critérios	**Critérios**	**Critérios**
Imagem estrutural = normal	Imagem estrutural = normal ou anormal	Imagem estrutural = normal ou anormal
Perda de consciência = 0 a 30 min	Perda de consciência = > 30 min e < 24 h	Perda de consciência = > 24 h
Alteração da consciência/estado mental = do momento da lesão até 24 h	Alteração da consciência/estado mental = > 24 h. Gravidade baseada em outros critérios	Alteração da consciência/estado mental = > 24 h. Gravidade baseada em outros critérios
Amnésia pós-traumática = 0 a 1 dia	Amnésia pós-traumática = > 1 e < 7 dias	Amnésia pós-traumática = > 7 dias
Escala de coma de Glasgow = 13 a 15	Escala de coma de Glasgow = 9 a 12	Escala de coma de Glasgow = < 9
Sintomas	**Sintomas**	**Sintomas**
Cefaleia	Qualquer um dos sintomas do TCE leve	Qualquer um dos sintomas do TCE leve
Tontura, zumbido nas orelhas	Cefaleia que piora ou não desaparece	Cefaleia que piora ou não desaparece
Náuseas	Náuseas e vômitos repetidos	Náuseas e vômitos repetidos
Problemas de concentração, confusão mental	Convulsões	Convulsões
Borramento visual	Dificuldade para despertar do sono	Dificuldade para despertar do sono
Alterações nos padrões de sono	Dilatação de uma ou ambas as pupilas	Dilatação de uma ou ambas as pupilas
Alterações de humor	Fala arrastada	Fala arrastada
Sensibilidade à luz ou ao som	Fraqueza ou entorpecimento nos membros	Fraqueza ou entorpecimento nos membros
	Perda de coordenação	Perda de coordenação
	Confusão mental aumentada	Confusão mental grave
	Inquietação	Inquietação
	Agitação	Agitação

De: Department of Veterans Affairs & Department of Defense (2016). Clinical practice guideline for management of concussion/mild traumatic brain injury. Reproduzido de www.healthquality.va.gov/guidelines/Rehab/mtbi/mTBICPGClinicianSummary50821816.pdf; Mayo Clinic. (2014). Traumatic brain injury. Reproduzida de: www.mayoclinic.com/health/traumatic-brain-injury/DS00552; and National Institute of Neurological Disorders and Stroke. (2016). Traumatic brain injury: Hope through research. Reproduzida de: www.ninds.nih.gov/disorders/tbi/tbi.htm.

As consequências mais comuns a longo prazo do TCE são problemas de cognição (p. ex., pensamento, memória e raciocínio) e comportamento ou saúde mental (p. ex., depressão, ansiedade, alterações de personalidade, agressividade, encenação e inadequação social) (Ribbers, 2013). As convulsões ocorrem em cerca de 15 a 20% dos indivíduos com TCE e geralmente se desenvolvem nas primeiras 24 horas após a lesão. No TCE leve, as convulsões costumam desaparecer dentro de 1 semana após o trauma inicial. O potencial para epilepsia crônica aumenta com a gravidade da lesão.

O TCE pode levar a problemas de linguagem e comunicação, como afasia, disartria e disfasia (Safaz et al., 2008). Também pode haver dificuldade nos aspectos sutis da comunicação, como a linguagem corporal e a expressão não verbal.

Estudos mostram que o TCE tem efeitos adversos a longo prazo no funcionamento social e na produtividade. Temkin e colaboradores (2009, p. 460) declararam:

> Os ferimentos penetrantes na cabeça sofridos em tempos de guerra estão claramente associados ao aumento do desemprego. O TCE também afeta de forma negativa o lazer e a recreação, as relações sociais, o status funcional, a qualidade de vida e a vida independente. Embora exista uma relação dose-resposta entre a gravidade da lesão e os desfechos sociais, não há evidências suficientes para determinar em que nível de gravidade os efeitos adversos são observados.

As disfunções cognitivas, como a doença de Alzheimer (DA) e a doença de Parkinson, estão relacionadas com o TCE (Ribbers, 2013). O risco de DA em indivíduos com TCE moderado é 2,3 vezes maior que o da população em geral. Também foi estabelecida uma associação entre a doença de Parkinson e o TCE. A doença pode se desenvolver anos após o TCE como resultado de danos aos gânglios basais (Ribbers, 2013).

Identificaram-se vários fatores que podem piorar a condição do militar que passou por um TCE. Estar em um ambiente de estresse elevado, temperaturas extremas, como o calor de 48,9°C comum no Iraque, e o atraso no reconhecimento do TCE até o período pós-destacamento podem interferir na recuperação (Cogan, 2014). A prevalência, bem como as possíveis consequências a curto e longo prazos, sugerem que o rastreamento à procura de TCE deve ser realizado em todo militar que retorna do serviço ativo que manifeste sintomas físicos, cognitivos ou emocionais.

Transtorno de estresse pós-traumático (TEPT)

O TEPT é o transtorno mental mais comum entre os veteranos que retornam do combate militar. O Department of Veterans Affairs (VA) cita estatísticas que identificam que a prevalência de TEPT ao longo da vida na população em geral é de 6,8% (Gradus, 2017).[5] Em comparação, eles identificam as seguintes estimativas de prevalência em veteranos militares:

- Veteranos da OEF e da OIF, 13,8 a 18,5%
- Veteranos da Guerra do Golfo, 10%
- Veteranos do Vietnã, 30%.

Os critérios diagnósticos para TEPT do *Manual Diagnóstico e Estatístico de Transtornos Mentais, Quinta Edição (DSM-5*, 2013), são apresentados no Capítulo 28, *Transtornos Relacionados com Trauma e Estresse*. O transtorno pode ocorrer quando um indivíduo é exposto a um acidente ou violência em que a morte ou ferimentos graves a outros ou a si mesmo ocorrem ou estão sob ameaça. Os sintomas de TEPT são:

- Reviver o trauma por meio de *flashbacks*, pesadelos e pensamentos intrusivos
- Esforçar-se muito para evitar atividades, pessoas, lugares, situações ou objetos que despertam recordações do trauma
- Estado emocional negativo crônico e diminuição do interesse ou participação em atividades significativas
- Comportamento agressivo, imprudente ou autodestrutivo
- Hipervigilância ou resposta de sobressalto exagerada
- Explosões de irritabilidade, problemas de concentração e transtornos do sono.

Os sintomas do TEPT podem ser tardios; em alguns casos podem demorar anos para serem evidentes. Quando as emoções relacionadas com o trauma são reprimidas, elas podem aparecer repentinamente no futuro, após um evento de vida importante, evento estressor ou acúmulo de estressores ao longo do tempo, que desafiam as defesas do indivíduo. Os sintomas também podem ser mascarados por outros problemas de saúde física ou mental. Em alguns casos, os sintomas parecem não ser problemáticos até que o indivíduo inicie um reajuste no funcionamento ocupacional ou social de rotina.

Relatórios indicam que alguns veteranos da Segunda Guerra Mundial estão sendo diagnosticados com TEPT apenas agora, décadas após o retorno do combate. No momento de seu retorno, esses veteranos raramente falavam de suas experiências de guerra. Mas, para muitos, as visões de horror se infiltraram em pesadelos, *flashbacks*, ansiedade e entorpecimento emocional. Em um estudo da Universidade de Michigan, a Dra. Helen

---

[5]N.R.T.: No Brasil, os estudos sobre transtorno de estresse pós-traumático (TEPT), em sua maioria, fazem parte das atividades envolvidas em missões de paz. Entretanto, as consequências sobre a saúde mental de militares decorrentes da exposição a diferentes estressores ainda são pouco conhecidas (Souza WF. *Sintomas de estresse pós-traumático em militares brasileiros em missão de paz no Haiti*. Rio de Janeiro: ENSP/Fiocruz, 2007. 53 p. Dissertação [Mestrado em Saúde Pública: Epidemiologia] – Escola Nacional de Saúde Pública/ENSP- Fiocruz.

Kales descobriu que, em um grupo de veteranos da Segunda Guerra Mundial em tratamento para depressão, 38% atendiam aos critérios para TEPT (Albrecht, 2009). Langer (2011) relatou que os sintomas de TEPT nesses veteranos pareciam se tornar mais proeminentes na meia-idade e que o precipitante mais significativo foi a aposentadoria. Para muitos, seu trabalho deu sentido às suas vidas; sem ele, começaram a surgir os sintomas de depressão, ansiedade, uso abusivo de substâncias psicoativas e TEPT. Langer (2011) afirmou:

> Além da aposentadoria, outros fatores precipitantes [ao TEPT na meia-idade] são a morte de amigos, a própria saúde em deterioração, os filhos se tornando autônomos, o divórcio e outras perdas associadas ao envelhecimento. Outros precipitantes são eventos atuais que provocam lembranças da própria experiência de combate, como o 11 de Setembro e outras guerras.

Os veteranos com TEPT têm dificuldades conjugais e de relacionamento, incluindo maiores taxas de agressão física e verbal contra seus parceiros e filhos e maiores taxas de divórcio (Monson, Fredman & Adair, 2008). Em seu relatório sobre as necessidades de reajuste de veteranos, a OIM (2013) identificou um aumento significativo nos casos de violência doméstica entre veteranos das guerras do Iraque e do Afeganistão e recomendou que isso recebesse avaliação e intervenção prioritárias. O ônus de cuidar de um parceiro com TEPT foi apontado como um fator etiológico nas dificuldades de relacionamento. A percepção do cuidador de como cuidar do parceiro afetado influencia sua vida social, saúde ou *status* financeiro e está diretamente associada ao grau de dificuldade vivida no relacionamento (Lavender & Lyons, 2012). Alguns cuidadores podem experimentar o que foi denominado *trauma secundário* ou *traumatização vicária*, uma condição na qual sintomas somáticos e angústia emocional ocorrem como resposta ao cuidado de um indivíduo que apresenta os sintomas de TEPT. Os sintomas secundários também são comuns em filhos de pais com TEPT. Às vezes, os familiares relatam ter pesadelos que mimetizam os sentimentos e as experiências do veterano, dificuldade para dormir, depressão e até alucinações visuais semelhantes aos *flashbacks* do veterano.

Transtornos associados são comuns em indivíduos com TEPT, incluindo transtorno depressivo maior, transtornos por uso abusivo de substâncias psicoativas e transtornos de ansiedade. Indivíduos com TCE também podem desenvolver TEPT, dependendo do grau de amnésia experimentada imediatamente após o trauma cerebral.

Depressão e suicídio

Identificou-se que os transtornos depressivos são um problema crescente entre os norte-americanos em geral, com cerca de 16 milhões de adultos relatando pelo menos um episódio depressivo a cada ano (National Alliance on Mental Illness [NAMI], 2016). A depressão também foi identificada como um problema importante entre os veteranos. A SAMHSA (2014) relata que 18,5% dos veteranos que retornam do Iraque ou do Afeganistão são diagnosticados com depressão ou TEPT; os dois frequentemente são comorbidades.[6] Observam-se deficiências na administração do lar, nos relacionamentos interpessoais e nos aspectos ocupacional e social. A Veteran's Health Administration (2015) relata que os veteranos idosos também têm um risco elevado de depressão; 11% (o dobro da população em geral) têm transtorno depressivo maior e 40% dos veteranos com mais de 60 anos com depressão também têm TEPT. Essa descoberta destaca a importância de questionar veteranos idosos em relação a traumas pregressos.

Relatórios do Departamento de Defesa e do VA indicam que a quantidade de suicídios entre veteranos e militares da ativa aumentou de forma drástica desde 2001, ano em que começou a manutenção detalhada de registros. Esse valor alcançou o recorde histórico em 2012, com uma taxa de 22,7 suicídios por 100 mil (319) militares da ativa. Embora essa quantidade tenha diminuído um pouco em 2013, para 18,7 por 100 mil (259), a quantidade de suicídios entre reservistas e funcionários da Guarda Nacional permaneceu assustadoramente alta, de 23,4 a 28,9 por 100 mil, respectivamente (Kime, 2015). Quando suicídios entre veteranos são adicionados aos valores, a incidência é ainda maior. O relatório da OIM (2013) identificou que a política da VA contra a restrição de acesso a armas de propriedade privada aumenta o risco de suicídio. Em 2014, as políticas de VA foram expandidas de modo a permitir que os comandantes discutissem o acesso a armas de fogo com populações em risco e proporcionassem a entrega voluntária de suas armas de fogo, se solicitadas (Kime, 2015).

O suicídio entre militares está intimamente associado ao diagnóstico de transtorno por uso abusivo de substâncias psicoativas, transtorno depressivo maior, TEPT e TCE. Um tema comum entre as investigações de tentativas de suicídio e suicídios por militares é o problema conjugal e de relacionamento. Devries e associados (2012, p. 7) declararam:

> De 2005 a 2009, os problemas de relacionamento foram um fator em mais de 50% dos suicídios no Exército. A saúde de nossa força militar de combate está diretamente relacionada com a saúde dos casamentos de nossos militares. O que vemos nas forças armadas é um drama comum de problemas de relacionamento ocorridos em um ambiente de estressores incomuns.

---
[6]N.R.T.: No Brasil, de 2010 até 2016, foram registradas 111 mortes por suicídio no Exército Brasileiro. Já o TEPT foi diagnosticado em 12,9% dos ex-combatentes do Iraque. Outro problema frequentemente encontrado entre militares é o uso abusivo de álcool e drogas ilícitas (Oliveira LFR. *A importância da capelania para a saúde emocional do militar*. 2019. Trabalho de Conclusão de Curso [Especialização] – Escola de Saúde do Exército, Programa de Pós-Graduação em Aplicações Complementares às Ciências Militares, 2019.

Um estudo realizado por Jakupcak e colaboradores (2010) concluiu que os veteranos que são solteiros ou relatam menor satisfação com suas redes de apoio social estão em maior risco de suicídio.

A multiplicidade de fatores que influenciam essas drásticas taxas de suicídio dificulta a identificação de uma causa específica, mas chamou a atenção do governo e do público em geral. Em 2015, o presidente Obama sancionou a Lei Clayton Hunt SAV (prevenção de suicídios entre veteranos norte-americanos), que pretende expandir o apoio de colegas a veteranos com problemas, agilizar as transições para a saída de militares em serviço e ordenar a realização de rastreamentos anuais pelos programas de saúde mental e prevenção de suicídio da VA, entre outras iniciativas (NAMI, 2015). Clayton Hunt era um fuzileiro naval condecorado que lutou com o TEPT e a depressão depois de voltar para casa do serviço ativo e tirou a própria vida em 2011.

Transtorno por uso abusivo de substâncias psicoativas

Além de aumentar as taxas de suicídio, o transtorno por uso abusivo de substâncias psicoativas também tem aumentado nas forças armadas. A Força-Tarefa de Prevenção de Suicídio no Exército informou que 29% dos suicídios de militares da ativa entre 2005 e 2009 envolviam álcool ou drogas ilícitas; em 2009, cerca de um terço envolvia fármacos de venda controlada (National Institute on Drug Abuse [NIDA], 2013). O transtorno por uso abusivo de substâncias psicoativas é uma condição que comumente ocorre em associação ao TEPT. Um estudo relata que quase 22% dos veteranos com TEPT também tinha um diagnóstico de transtorno por uso abusivo de substâncias psicoativas (Brancu, Straits-Troster & Kudler, 2011).[7] A combinação desse transtorno, TEPT, depressão e TCE contribui para um risco significativo de problemas de saúde mental, problemas de relacionamento, difícil reajuste na vida em casa e, em muitos casos, risco de suicídio.

Entre os veteranos que procuraram tratamento para transtorno por uso abusivo de substâncias psicoativas, 65% (quase o dobro da população não veterana) identificaram o álcool como sua principal substância de uso abusivo, 10% identificaram a heroína como sua droga principal e 6,2% usavam principalmente a cocaína (SAMHSA, 2015). Tal como acontece com os civis dos EUA, o uso e abuso de analgésicos opioides entre militares tem aumentado. O NIDA (2013) relatou que, de 2005 a 2009, as prescrições de fármacos para dor por médicos militares quadruplicaram. Crosby (2015) relata que o tabagismo também é mais comum entre militares (24%) do que na população em geral. O relatório da OIM (2013) sobre as necessidades de reajuste dos veteranos identificou que 39% dos veteranos estão lutando com problemas de uso abusivo de substâncias psicoativas. Suas recomendações são: apoiar pesquisas para identificar tratamentos baseados em evidências para transtornos por uso abusivo de substâncias ilícitas, bem como reavaliar políticas em relação ao acesso a substâncias ilícitas utilizadas nas forças armadas. Um relato em primeira mão de como foi para Sean, um soldado que serviu no Iraque, e suas experiências posteriores é apresentado adiante na seção "Pessoas Reais, Histórias Reais: a experiência militar".

Diagnóstico e identificação de resultados

Os diagnósticos de enfermagem são formulados a partir dos dados coletados durante a fase de avaliação e com conhecimento prévio dos fatores predisponentes ao transtorno. A Tabela 38.2 apresenta uma lista de comportamentos específicos do paciente e os diagnósticos de enfermagem da NANDA que correspondem a esses comportamentos. Estes podem ser usados no planejamento da assistência às famílias conforme elas enfrentam os desafios únicos associados à vida militar. Os critérios de resultado serão apresentados para cada diagnóstico.

Planejamento, implementação e reavaliação

Os enfermeiros prestam atendimento a militares, veteranos e suas famílias em uma variedade de ambientes, incluindo hospitais gerais, hospitais miliares, centros de saúde comunitários, consultórios médicos, centros de cuidado prolongado e clínicas comunitárias. Os cuidados exigidos pelos veteranos que retornam do combate na guerra contra o terrorismo são complexos e multifacetados. Os ferimentos físicos relacionados com a guerra frequentemente são impressionantes e óbvios a olho nu. No entanto, são os ferimentos invisíveis dos veteranos que os enfermeiros psiquiatras e de saúde mental são chamados com mais frequência para tratar. A necessidade de enfermeiros para atender à crescente quantidade de veteranos com essas lesões invisíveis está se intensificando; a VA continua procurando maneiras mais eficazes de garantir que militares veteranos e suas famílias recebam os cuidados de que desesperadamente precisam e merecem. Clever e Segal (2013) alertam que, embora as famílias de militares tenham alguns desafios únicos, incluindo questões complexas quando ambos os cônjuges são militares, eles são um grupo diversificado e suas necessidades mudam à medida que passam pelas transições em sua carreira militar e vida familiar.

---

[7]N.R.T.: Pesquisa realizada pelo Centro de Estudos Judiciários da Justiça Militar afirma que o perfil dos militares envolvidos em crimes de tráfico, posse ou uso de entorpecente é: 99% são homens, 98% são cabos ou soldados e apenas 1% são civis; 85% têm no máximo 21 anos; 94% são solteiros; 52% têm no máximo o ensino fundamental completo (observando que em 28% dos processos não há informação sobre o grau de instrução) e 35% são da Região Sul e 35%, da Sudeste. Para mais informações, consultar: https://www.stm.jus.br/images/Not%C3%ADcias/Relatorio_da_2ª_Fase_da_Pesquisa-Entorpecente-15.09.15.pdf.

TABELA 38.2 Diagnósticos de enfermagem: planejamento do cuidado para famílias de militares.

Fatores de risco/características definidoras	Diagnósticos de enfermagem	Critérios de resultado
TEPT		
Reações de raiva, agressividade, irritabilidade, uso abusivo de substâncias psicoativas, *flashbacks*, reação de sobressalto	Risco de violência direcionada a outros	O paciente demonstrará comportamentos de enfrentamento apropriados O paciente não causará danos a outras pessoas
Depressão, percepção de falta de apoio social, deficiências físicas causadas por lesões de combate, sentimentos de desesperança	Risco de suicídio	O paciente não causará danos a si próprio
Raiva, agressividade, depressão, dificuldade de concentração, *flashbacks*, culpa, cefaleia, hipervigilância, pensamentos e sonhos intrusivos, pesadelos, entorpecimento emocional, ataques de pânico, uso abusivo de substâncias psicoativas	Transtorno de estresse pós-traumático relacionado com ter experimentado traumas do combate militar	O paciente começará uma resolução saudável do luto, iniciando o processo de cura psicológica O paciente demonstrará capacidade de lidar com as reações emocionais de uma forma individualmente apropriada
Uso abusivo de substâncias psicoativas	Enfrentamento ineficaz; negação ineficaz	O paciente verbalizará a compreensão da capacidade destrutiva do uso abusivo de substâncias psicoativas e demonstrará um método de enfrentamento mais adaptativo
Confusão mental, medo e ansiedade entre os familiares e sua incapacidade de lidar com o comportamento imprevisível do familiar afetado; processo ineficaz de tomada de decisão em família	Processos familiares interrompidos relacionados com a crise associada à doença do veterano	A família verbalizará compreender as doenças relacionadas com o trauma, demonstrará capacidade de manter a ansiedade em um nível gerenciável e tomará as decisões apropriadas para estabilizar o funcionamento da família.
TRAUMATISMO CRANIOENCEFÁLICO		
Mobilidade física prejudicada, amplitude de movimento limitada, força e controle muscular diminuídos, comprometimento na percepção ou cognição, convulsões	Risco de lesão	O paciente permanecerá sem lesões físicas
Deficits de memória; distração; atenção ou concentração alterada; capacidade prejudicada de tomar decisões, resolver problemas, raciocinar ou explicar; mudanças de personalidade	Processos de pensamento perturbados*	O paciente irá recuperar a capacidade cognitiva de executar funções mentais realistas de acordo com a extensão da lesão
Incapacidade de realizar atividades de vida diária desejadas ou apropriadas	*Deficit* no autocuidado (especificar)	O paciente realiza as atividades de autocuidado de acordo com a própria capacidade
Confusão mental, medo e ansiedade entre os familiares e incapacidade de se adaptar às mudanças associadas à lesão do veterano; dificuldade em aceitar/receber ajuda; incapacidade de expressar ou aceitar os sentimentos um do outro	Processos familiares interrompidos relacionados com a transição e crise situacionais; incerteza em relação às expectativas e resultado final	A família verbalizará compreender as doenças relacionadas com o trauma, demonstrará capacidade de manter a ansiedade em nível gerenciável e tomará as decisões apropriadas para estabilizar o funcionamento da família

(continua)

TABELA 38.2 Diagnósticos de enfermagem: planejamento do cuidado para famílias de militares. *(continuação)*

Fatores de risco/características definidoras	Diagnósticos de enfermagem	Critérios de resultado
QUESTÕES DOS FAMILIARES		
Comportamentos regressivos, perda de apetite, acessos de raiva, comportamentos de apego, sentimento de culpa, autocomiseração, problemas de sono, irritabilidade, agressividade (crianças)	Risco de atraso no desenvolvimento relacionado com sentimentos de abandono associados ao destacamento do pai/mãe	Os pais/responsáveis identificarão comportamentos de risco e iniciarão intervenções para promover o desenvolvimento apropriado A criança desenvolverá estratégias saudáveis de enfrentamento e retomará a progressão normal do desenvolvimento
Rebeldia, irritabilidade, comportamentos encenados, promiscuidade, uso abusivo de substâncias psicoativas (adolescentes)	Enfrentamento ineficaz relacionado com sentimentos de abandono associados ao destacamento do pai/mãe	O paciente passará pelos estágios do luto associados à perda percebida e demonstrará estratégias de enfrentamento saudáveis e apropriadas à idade
Depressão, ansiedade, solidão, medo, sentimento de opressão e impotência, raiva (cônjuge/companheiro)	Risco de luto complicado relacionado com o destacamento militar do cônjuge/companheiro	O paciente passará pelos estágios do luto, alcançará uma aceitação saudável e expressará um senso de controle sobre a situação atual e os resultados futuros
Raiva, ansiedade, frustração, enfrentamento ineficaz, privação do sono, sintomas somáticos, fadiga (cônjuge/companheiro/cuidador)	Tensão no papel de cuidador relacionada com a complexidade das responsabilidades da prestação de cuidados; falta de descanso	O cuidador demonstrará habilidades efetivas de resolução de problemas e desenvolverá mecanismos de enfrentamento adaptativos para recuperar o equilíbrio

*Esse diagnóstico foi retirado da lista de diagnósticos aprovados da NANDA-I. É usado neste caso porque é mais compatível com os comportamentos identificados.

Pessoas Reais, Histórias Reais: a experiência militar.

(O indivíduo solicitou que seu nome real não fosse usado.)

Karyn: Como foi para você quando voltou da sua missão?

Sean: Eu estive no Iraque por 360 dias e, quando desembarcamos nos EUA, houve uma pequena cerimônia de boas-vindas em casa e fomos para o clube NCO. No dia seguinte, havia muita papelada para preencher em relação a benefícios e formulários de liberação. Um médico fez uma avaliação que durou cerca de 5 minutos. Basicamente, eles perguntam se você está bem e aceitam sua palavra. Se você diz que não está bem, não pode sair com todo mundo. No terceiro dia, eles nos incentivaram a participar dos clubes American Legion e VFW e depois nos levam de volta para casa.

Karyn: Você mencionou antes que tinha cefaleia pós-concussão e alguns pesadelos. Ainda estava com esses sintomas quando chegou em casa?

Sean: Sim. Durante minha missão, eu estava em uma área onde uma bomba detonou na estrada. Na época, eu tive cefaleia extrema e recebia remédios para dor, mas ninguém falou sobre o que havia acontecido ou como eu estava lidando com isso. O papel das forças armadas era tornar o soldado apto para a missão, o que significava apenas tratar os sintomas. Quando cheguei em casa, ainda estava tendo pesadelos e cefaleia, mas não conseguia falar sobre isso. Minha esposa também esteve no serviço militar, então aprendemos a não falar sobre sentimentos. Dentro de 1 ano, eu estava bebendo muito e havia me separado. Procurei tratamento na VA, mas só fui três vezes. Eu senti que eles estavam principalmente tentando confrontar minha história, como se quisessem se defender de um possível processo jurídico. Eles nunca perguntaram sobre alcoolismo. Senti raiva e fiquei um pouco agressivo. Eu me senti abandonado. Então, descobri que minha mãe havia roubado minha pensão militar e gastado tudo. Nessa hora eu perdi a fé em tudo. Todas as minhas principais crenças se foram. A única coisa em que eu confiava era nos meus companheiros combatentes; agora que estávamos em casa, eles não estavam mais lá.

Karyn: Você encontra algum dos seus colegas veteranos?

Sean: Na maior parte das vezes, as pessoas se falam pelo Facebook, logo não se encontram de verdade. Nos clubes militares a gente vai para beber, então não há opções saudáveis. Mas eu sei que, às vezes, quando os veteranos descobrem pelo Facebook que um de nós é suicida, eles viajam país afora para encontrá-lo e tentar ajudar.

Karyn: As taxas de suicídio têm sido tragicamente altas entre os veteranos. Você já pensou em suicídio?

Sean: Pensei. Eu estava no fundo do poço. Pensava que era uma pessoa tão má que a melhor opção era me matar. Eu bebia, tomava decisões morais ruins e era desagradável com os amigos. Não me importava com nada, nem com quaisquer consequências. Só queria um alívio momentâneo, então bebia mais, porém, é claro, isso piorou a depressão. E parece que toda vez que fazemos exercícios militares, ouvimos falar de outra perda por suicídio. Na semana passada, foi um soldado que foi um herói condecorado por salvar a vida de muitos de nossos homens [choroso]. Então, como você digere que alguém salvou todas essas vidas e depois voltou para casa e tirou sua própria vida?

Karyn: Parece uma perda trágica e sem sentido. O que ajudou você a sair daquele buraco?

Sean: Eu tenho um irmão que, embora não pudesse entender o que eu estava passando, continuou me vigiando e me disse sem parar que estava orando por mim. Ele continuou aparecendo e me dizendo que eu tinha que trazer Deus de volta à minha vida. Eu sabia que ele se importava. Dirigi bêbado e sofri um acidente, mas fiquei pensando: "Eu só preciso superar e ser mais forte que isso.". Em vez disso, bebia exponencialmente mais do que conseguia perceber ou tentar controlar. Uma noite, fui para casa e a destruí, arrancando até pias das paredes. Lembro que um vizinho veio e me disse que

(continua)

> **Pessoas Reais, Histórias Reais: a experiência militar.** *(continuação)*
>
> eu só precisava ficar sóbrio, mas liguei para a polícia e disse para eles me levarem, pois sabia que estava fora de controle. Quando cheguei à unidade psiquiátrica, sabia que queria "ser consertado", mas isso significava principalmente que queria estar sob controle. Não me lembro de ter sido perguntado se eu queria pílulas, porém eles me deram, e eu não queria tomá-las porque me fazia sentir com menos controle. Havia lá uma auxiliar de enfermagem que me disse que seu marido era veterano e que ela sabia que ele era uma boa pessoa. Disse que nunca deixou o comportamento dele definir quem ele era. Isso me deu muita esperança, como se talvez eu não fosse uma pessoa tão horrível assim. Encontrei Deus, e aí as coisas começaram a mudar. Eu reconheci que beber era o problema primário, cortei laços com vários relacionamentos prejudiciais e amigos que me apoiavam foram me visitar no hospital. Então comecei a ver que havia pessoas que realmente se importavam comigo.
>
> **Karyn:** O que você quer que os profissionais da saúde e colegas combatentes aprendam com sua experiência?
>
> **Sean:** Primeiro, que um soldado não é quem você é, é um trabalho que você faz. Eu gostaria de ter passado mais tempo antes do meu destacamento anotando, literalmente, todas as coisas que definem quem eu sou, um pai amoroso e um bom amigo, e o que é mais importante para mim e pelo que estou disposto a morrer. Acho que teria me ajudado, quando voltei para casa, a me lembrar de fato de quem sou. É fácil perder todo o sentido disso nas forças armadas. Segundo, que não usem substâncias que alteram o humor. Nas forças armadas, existem muitas coisas que promovem o uso de produtos químicos, como álcool e remédios para dor, embora isso possa manter as pessoas prontas para a missão ou entorpecê-las temporariamente, no final isso é desastroso. Terceiro, que procurem ajuda, ou, se for um profissional de saúde, que ajude alguém a identificar aqueles que lhe fornecerão apoio contínuo. As pessoas que me apoiam e Deus têm sido minha vida.

A Tabela 38.3 apresenta intervenções para alguns diagnósticos de enfermagem específicos relevantes para veteranos e seus familiares. Realiza-se uma avaliação final para determinar se as ações de enfermagem foram bem-sucedidas em atender aos critérios de resultado.

Modalidades de tratamento

Transtorno de estresse pós-traumático

Terapias psicossociais

Terapia cognitiva; terapia de exposição prolongada; terapia de grupo e familiar; e dessensibilização e reprocessamento por movimentos oculares foram utilizados com sucesso no tratamento do TEPT.

Psicofarmacologia

Os inibidores seletivos da recaptação de serotonina (ISRS) são agora considerados o tratamento de primeira linha para o TEPT, em razão da sua eficácia, tolerabilidade e classificações de segurança. Outros antidepressivos eficazes são trazadona, amitriptilina tricíclica, imipramina e inibidor da monoamina oxidase fenelzina. Às vezes, prescrevem-se benzodiazepínicos por seus efeitos antipânico, embora suas propriedades viciantes os tornem menos desejáveis. Anti-hipertensivos, como o propranolol e a clonidina, têm conseguido aliviar sintomas como pesadelos, lembranças intrusivas, hipervigilância, insônia, respostas de sobressalto e explosões de raiva. Mais recentemente, infusões intravenosas de cetamina (em combinação com psicoterapia) demonstraram eficácia no tratamento do TEPT (Chaverneff, 2016). Embora esses achados ainda estejam sob investigação, os pesquisadores identificaram que a cetamina se liga aos receptores N-metil-D-aspartato, o que afeta o medo aprendido e a extinção do medo. Keiser (2016; pesquisador citado por Chaverneff) indica que esses tratamentos possibilitam que os veteranos se lembrem do que aconteceu com eles, mas com menos medo. Ele observa ainda que 50% dos veteranos militares com TEPT também apresentam dor crônica. O uso de cetamina demonstrou eficácia no tratamento de ambos os problemas.

Terapias complementares

A acupuntura e a terapia com animais de estimação têm sido um complemento bem-sucedido ao tratamento de indivíduos com TEPT. Demonstrou-se que as técnicas de relaxamento aliviam os sintomas associados à hiper-reatividade fisiológica e que a hipnose pode ser útil para sintomas como dor, ansiedade, dissociação e pesadelos (Brancu et al., 2011).

Traumatismo cranioencefálico

O tipo de atendimento ao paciente com TCE depende da gravidade da lesão e da área do encéfalo envolvida. Brancu e colaboradores (2011) afirmam: "Como 90% dos pacientes têm casos leves e recuperação completa, recomenda-se fortemente a intervenção precoce envolvendo orientações e um foco na recuperação." (p. 59)

Terapias psicossociais

A terapia cognitivo-comportamental (TCC) demonstrou-se útil para indivíduos com TCE. Scorer (2013) afirma: "Uma vantagem das intervenções [TCC] é que, em razão do seu teor altamente estruturado, elas são passíveis de adaptação especializada para problemas de memória, atenção e resolução de problemas, refletindo as dificuldades que os indivíduos com TCE costumam experimentar.". Chard e colaboradores (2011), como citado por Cogan (2014), descobriram que a terapia de processamento cognitivo, uma modificação da TCC, foi eficaz na redução dos sintomas psicológicos em indivíduos com TEPT e traumatismo cranioencefálico leve

TABELA 38.3 Intervenções de enfermagem para pacientes veteranos e seus familiares.

Transtorno de estresse pós-traumático (TEPT)	Ficar com o paciente durante períodos de *flashbacks* e pesadelos e garantir que ele está seguro. Incentivar o paciente a falar sobre a experiência traumática no seu próprio ritmo. Discutir os mecanismos de enfrentamento não adaptativos que estão sendo empregados. Ajudar o paciente em seus esforços para usar estratégias mais adaptativas. Incluir os sistemas de apoio disponíveis e fazer encaminhamentos para obter assistência adicional sempre que necessário. Ajudar o paciente a entender que o uso abusivo de substâncias psicoativas apenas entorpece os sentimentos e atrasa a cura. Encaminhá-lo para o tratamento do transtorno por uso abusivo de substâncias psicoativas. Discutir o uso de técnicas de controle do estresse, como respiração profunda, meditação, relaxamento e exercícios. Administrar os fármacos conforme prescrito e fornecer orientações em relação a eles.
Risco de suicídio (TEPT, TCE)	Avaliar o grau de risco de acordo com a gravidade da ameaça, a existência de um plano e a disponibilidade e letalidade dos meios. Perguntar diretamente ao indivíduo se ele tem ideação suicida com pensamentos ou sentimentos. Verificar se há entes queridos dos quais obter apoio. Determinar se o uso abusivo de substâncias psicoativas é um fator. Incentivar a expressão de sentimentos, incluindo a expressão apropriada da raiva. Garantir que o ambiente seja seguro. Ajudar o paciente a identificar soluções mais apropriadas e oferecer esperança em relação ao futuro. Colaborar com o paciente para desenvolver um plano para a segurança contínua. Envolver a família/entes queridos no planejamento.
Processos de pensamento perturbados (TCE)	Avaliar o estado mental, incluindo a extensão da deficiência na capacidade de pensar; a memória remota e recente; a orientação em relação a pessoa, local e hora; o *insight* e o julgamento; as mudanças na personalidade; a atenção, distração e capacidade de tomar decisões ou resolver problemas; a capacidade de se comunicar adequadamente; o nível de ansiedade; e as evidências de comportamento psicótico. Relatar ao médico quaisquer alterações cognitivas que sejam observadas. Observar se há comportamento indicativo de potencial de violência e tomar as medidas apropriadas para evitar ferimentos ao paciente e a outros. Fornecer medidas de segurança conforme necessário. Instituir precauções contra convulsões, se indicado. Ajudar em caso de problemas de mobilidade limitada. Monitorar o regime de fármaco. Encaminhar para os profissionais de reabilitação apropriados.
Processos familiares interrompidos (TEPT; TCE)	Incentivar a importância de uma comunicação aberta e contínua entre os familiares para facilitar a contínua resolução de problemas. Ajudar a família a identificar e usar estratégias de enfrentamento previamente bem-sucedidas. Incentivar a participação da família nas reuniões da equipe multiprofissional ou na terapia em grupo. Envolver a família no apoio social e nas atividades da comunidade de seu interesse e escolha. Incentivar o uso de técnicas de gerenciamento do estresse. Fazer os encaminhamentos necessários (p. ex., treinamento de eficácia dos pais, grupos de apoio para doenças ou deficiências específicas, grupos de autoajuda, clero, aconselhamento psicológico ou terapia familiar). Ajudar a família a identificar situações que podem levar ao medo ou à ansiedade. Envolver a família no estabelecimento de metas mútuas para planejar o futuro. Identificar as instituições da comunidade nas quais a família pode procurar assistência (p. ex., Meals on Wheels, enfermeiro visitante, grupo de apoio ao trauma, American Cancer Society, Veterans Administration).

(continua)

TABELA 38.3 Intervenções de enfermagem para pacientes veteranos e seus familiares. *(continuação)*	
Risco de luto complicado (familiares de um militar destacado)	Ajudar os familiares a perceber que todos os seus são parte normal do processo de luto. Validar seus sentimentos de raiva, solidão, medo, impotência, disforia e angústia na separação do ente querido. Ajudar os pais a entender que o comportamento problemático de crianças e adolescentes é sintoma do luto e que eles não devem ser considerados inaceitáveis e resultar em punição, mas devem ser reconhecidos como decorrentes do luto. As crianças devem ter uma quantidade adequada de tempo para lamentar. Alguns especialistas acreditam que as crianças precisam de pelo menos 4 semanas para se ajustarem ao destacamento do pai-mãe (Gabany & Shellenbarger, 2010). Procure ajuda profissional se não for observada melhora em um período de tempo razoável. Avaliar se estão sendo usadas estratégias de enfrentamento não adaptativas, com uso abusivo de substâncias psicoativas. Identificar e incentivar os pacientes a empregar estratégias de enfrentamento usadas anteriormente que foram bem-sucedidas. Incentivar a retomada do envolvimento nas atividades habituais. Alertar o paciente de que ele não deve passar muito tempo sozinho. Sugerir que ele mantenha um diário de experiências e sentimentos. Encaminhar o paciente para outros recursos, conforme necessário, como psicoterapia, aconselhamento familiar, referências religiosas ou pastores ou grupo de apoio ao luto.
Tensão na função de cuidador (cônjuge/cuidador do militar ferido)	Avaliar a capacidade do cônjuge/cuidador de antecipar e atender às necessidades do militar ferido. Fornecer informações para ajudar o cuidador com essa responsabilidade. Certificar-se de que o prestador de cuidados incentive o familiar ferido a ser o mais independente possível. Incentivar o cuidador a expressar seus sentimentos e a participar de um grupo de apoio. Fornecer informações ou demonstrar técnicas para lidar com o comportamento encenado, violento ou desorientado do militar ferido. Identificar necessidades adicionais e garantir que os recursos sejam fornecidos (p. ex., fisioterapia, terapia ocupacional, nutricionista, ajuda financeira e jurídica e assistência temporária ao cuidador). Avaliar se substâncias ilícitas estão sendo usadas como uma estratégia de enfrentamento. Encaminhar o paciente para receber aconselhamento ou psicoterapia, conforme necessário.

associados. Outras terapias, como a de exposição prolongada, também podem funcionar bem para veteranos com TCE leve e trauma emocional (Brancu et al., 2011).

Tratamento de reabilitação

O tratamento de reabilitação é multifacetado e determinado pela gravidade e pela localização dos danos cerebrais. Os especialistas no tratamento de indivíduos com TCE podem incluir algum ou todos os seguintes (Clínica Mayo, 2014):

- **Fisiatra**: Um médico treinado com a especialidade de medicina física e reabilitação. Ele supervisiona outros profissionais envolvidos no processo de reabilitação
- **Terapeuta ocupacional**: Ajuda o indivíduo a aprender, reaprender ou melhorar as habilidades para a vida cotidiana
- **Fisioterapeuta**: Auxilia o veterano na mobilidade e a reaprender os padrões de movimento, equilíbrio e marcha
- **Terapeuta recreativo**: Auxilia nas atividades de lazer
- **Fonoaudiólogo**: Ajuda o indivíduo a melhorar as habilidades de comunicação e a usar dispositivos de assistência à comunicação, se necessário
- **Neuropsicólogo ou psiquiatra**: Ajuda o veterano a gerenciar comportamentos ou aprender estratégias de enfrentamento, fornece terapia pela fala conforme necessário para o bem-estar emocional e psicológico e prescreve fármacos conforme necessário
- **Assistente social ou gerente de caso**: Coordena o acesso aos serviços, auxilia as decisões e o planejamento dos cuidados e facilita a comunicação entre os vários profissionais, prestadores de cuidado e familiares.

Psicofarmacologia

Administram-se fármacos para indivíduos com TCE para melhorar sintomas específicos. Os antidepressivos são prescritos para a depressão, que é muito prevalente em indivíduos com TCE. Os ISRS costumam ser os antidepressivos de escolha, embora também sejam utilizados antidepressivos tricíclicos e outros, como a venlafaxina, a trazodona, a bupropiona e a duloxetina. Benzodiazepínicos ou

ISRS podem ser administrados para o tratamento de sintomas de ansiedade; prescrevem-se antipsicóticos em caso de agressividade, agitação ou comportamentos psicóticos. Os anticonvulsivantes são administrados se houver convulsões; o médico pode prescrever relaxantes musculares para espasmos musculares ou espasticidade. O metilfenidato, ou modafinila, tem sido utilizado para tratar *deficits* de atenção e hiperatividade; o donepezila demonstrou ser eficaz no aprimoramento do desempenho cognitivo de indivíduos com TCE (Foster & Spiegel, 2008).

Resumo e pontos fundamentais

- Mais de 3 milhões de indivíduos servem nas forças armadas dos EUA em mais de 150 países ao redor do mundo
- Atualmente, o número de veteranos é de 20,6 milhões
- Desde o início das guerras no Afeganistão e no Iraque em 2001, mais de 2,2 milhões de militares dos EUA foram destacados em 3 milhões de missões
- O estilo de vida militar oferece tanto aspectos positivos quanto negativos àqueles que escolhem esse modo de vida
- Para compensar a extrema mobilidade, o foco do estilo de vida militar se volta para o mundo militar e não para a comunidade local
- Nas campanhas da OEF e da OIF, houve uma forte dependência da Guarda Nacional e da Reserva e uma escalada no ritmo, duração e quantidade de destacamentos e retornos experimentados por esses indivíduos
- As famílias de militares enfrentam desafios únicos, incluindo realocações frequentes e muitas separações
- Crianças e adolescentes apresentam vários comportamentos problemáticos em resposta à separação de um pai/mãe destacado
- O ciclo de destacamento é descrito em cinco estágios distintos: pré-destacamento, destacamento, manutenção, retorno e pós-destacamento
- As questões especiais das mulheres nas forças armadas incluem o assédio sexual, a agressão sexual, as condições e tratamento diferentes dos demais e questões relacionadas com a maternidade
- As evidências confirmam que a maior parte dos jovens veteranos apresenta problemas de saúde comportamental e um terço ou menos deles recebeu tratamento de saúde adequado. Retornar de uma zona de combate causa sentimentos e reações que podem contribuir para dificuldades na reintegração à vida civil
- O traumatismo cranioencefálico (TCE) é uma lesão estrutural induzida por um trauma e/ou interrupção fisiológica da função cerebral como resultado de uma força externa aplicada na cabeça
- Os sintomas do TCE estão relacionados com a gravidade da lesão e com a área do encéfalo que foi ferida
- As consequências a longo prazo mais comuns do TCE são problemas de cognição e comportamento ou saúde mental
- O TEPT é o transtorno mental mais comum entre os veteranos que retornam do combate militar
- Os sintomas do TEPT podem ocorrer logo após o trauma ou podem demorar, em alguns casos, anos para serem evidentes
- A depressão entre veteranos militares é bastante comum e as taxas de suicídio entre veteranos e militares continuam aumentando
- O transtorno por uso abusivo de substâncias psicoativas é uma condição que comumente ocorre em associação ao TEPT
- O atendimento de enfermagem a famílias de militares e veteranos é multifacetado e requer uma reavaliação ao longo do tempo, usando as seis etapas do processo de enfermagem. As modalidades de tratamento para o TEPT e o TCE são as terapias psicossociais, a psicofarmacologia, as terapias complementares e o tratamento de reabilitação.

Questões de revisão

Escolha a resposta mais adequada para cada uma das perguntas a seguir.

1. O marido de Dana, que foi enviado ao Afeganistão há 1 ano, está voltando para casa esta semana. Qual(is) das seguintes situações pós-destacamento pode(m) ocorrer nos primeiros meses de seu retorno? (Selecione todas as opções aplicáveis.)
    a. Um período de "lua de mel" de reconexão física.
    b. Uma resistência do cônjuge em relação a uma possível perda da autonomia.
    c. Uma rejeição pelas crianças pela percepção de abandono.
    d. Um período de ajuste para se reconectar emocionalmente.

2. Qual das seguintes opções é a principal causa de TCE no militar em combate?
    a. Acidentes com veículos militares.
    b. Detonação de dispositivos explosivos.
    c. Quedas.
    d. Golpes na cabeça em razão da queda de detritos.

(continua)

Questões de revisão (continuação)

3. Shane, um veterano da guerra no Iraque, foi diagnosticado com TEPT. Ele é paciente do ambulatório da VA. Ele diz ao enfermeiro que tem ataques de pânico. Qual dos seguintes fármacos pode ser prescrito para Shane para tratar seus ataques de pânico?
    a. Alprazolam.
    b. Lítio.
    c. Carbamazepina.
    d. Haldol.

4. Shane, um veterano da guerra no Iraque, foi diagnosticado com TEPT. Ele foi hospitalizado depois de engolir um punhado de seu fármaco antipânico. Sua condição física foi estabilizada no pronto-socorro e ele foi internado na unidade psiquiátrica. No desenvolvimento de seu plano de cuidados inicial, qual é o diagnóstico de enfermagem prioritário que o enfermeiro seleciona para Shane?
    a. Transtorno de estresse pós-traumático.
    b. Risco de suicídio.
    c. Luto complicado.
    d. Processos de pensamento perturbados.

5. Mike foi ferido durante um combate no Afeganistão. Ele tem um diagnóstico de TCE. Qual dos seguintes fármacos o médico pode prescrever para melhorar a memória e a capacidade de raciocínio de Mike?
    a. Carbamazepina.
    b. Duloxetina.
    c. Donepezila.
    d. Bupropiona.

6. Juan, um veterano da guerra no Iraque, foi diagnosticado com TEPT. Ele foi hospitalizado na unidade psiquiátrica após uma tentativa de suicídio. No meio da noite, ele acorda gritando e diz ao enfermeiro que estava tendo um *flashback* de quando o transporte de sua unidade passou por cima de um dispositivo explosivo improvisado (IED) e a maior parte de seus companheiros combatentes foi morta. Ele está respirando pesadamente, suando e seu coração está batendo forte. Qual das seguintes é a intervenção inicial mais adequada do enfermeiro?
    a. Entrar em contato com o médico de plantão para relatar o incidente.
    b. Administrar a clorpromazina prescrita para uso conforme a necessidade.
    c. Ficar com Juan e tranquilizá-lo de que ele está seguro.
    d. Pedir a Juan que se sente do lado de fora do posto de enfermagem até que ele esteja calmo.

7. Mike, um veterano de combate no Afeganistão, tem um diagnóstico de TCE leve. O enfermeiro psiquiatra de saúde domiciliar do centro médico da VA é designado para fazer visitas domiciliares a Mike e sua esposa, Marissa, que é sua cuidadora. Qual das alternativas a seguir seria uma intervenção de enfermagem apropriada do enfermeiro de saúde domiciliar? (Marque todas as opções aplicáveis.)
    a. Avaliar à procura de uso abusivo de substâncias psicoativas por Mike ou Marissa.
    b. Incentivar Marissa a fazer de tudo para Mike, a fim de evitar deteriorações adicionais em sua condição.
    c. Avaliar o nível de estresse e o potencial de esgotamento de Marissa.
    d. Incentivar Marissa a deixar que Mike seja o mais independente possível.
    e. Sugerir que Marissa peça ao médico que interne Mike em uma casa de saúde.

8. Qual das seguintes terapias psicossociais demonstrou ser útil para pacientes com TCE?
    a. Dessensibilização por movimentos oculares.
    b. Psicanálise.
    c. Terapia da realidade.
    d. Terapia cognitivo-comportamental.

9. O marido de Amy, com quem ela está casada há 1 ano, partiu há 2 semanas para um destacamento de 1 ano no Afeganistão. Amy faz uma consulta com o enfermeiro psiquiatra da clínica de saúde mental comunitária. Ela diz ao enfermeiro que não consegue dormir, não tem apetite, está cronicamente fatigada, pensa no marido sem parar e teme pela sua vida. Qual(is) das alternativas a seguir o enfermeiro pode sugerir/prescrever para Amy? (Selecione todas as opções aplicáveis.)
    a. Prescrição de sertralina, 50 mg/dia.
    b. Participação em um grupo de apoio.
    c. Retomar o envolvimento em atividades habituais.
    d. Realizar exercícios de relaxamento regulares.

FILMES RELACIONADOS

Os melhores anos de nossas vidas (1946)

O franco atirador (1978)

Soldado anônimo (2005)

No Vale de Elah (2007)

Gente de sorte (2008)

A Walk in My Shoes (2010)

Bibliografia

Albrecht, B. (2009, July 16). Post-traumatic stress disorder hitting World War II veterans. *Cleveland Plain Dealer*, p. A1. Retrieved from www.cleveland.com/news/plaindealer/index.ssf?/base/cuyahoga/1247733140222090.xml&coll=2

American Academy of Child & Adolescent Psychiatry. (no date). Military families resource center. Retrieved from www.aacap.org/aacap/families_and_youth/resource_centers/Military_Families_Resource_Center/FAQ.aspx#question4

Birk, M. (2010). Traumatic brain injury. *Army Medicine*. Retrieved from www.armymedicine.army.mil/hc/healthtips/08/201003mtbi.cfm

Brancu, M., Straits-Troster, K., & Kudler, H. (2011). Behavioral health conditions among military personnel and veterans: Prevalence and best practices for treatment. *North Carolina Medical Journal*, 72(1), 54-60.

Burgess, A.W., Slattery, D.M., & Herlihy, P.A. (2013). Military sexual trauma: A silent syndrome. *Journal of Psychosocial Nursing*, 51(2), 20-26. doi:10.3928/02793695-20130109-03

Chard, K.M., Schumm, J.A., McIlvain, S.M., Bailey, G.W., & Parkinson, R.B. (2011). Exploring the efficacy of a residential treatment program incorporating cognitive processing therapy-cognitive for veterans with PTSD and traumatic brain injury. *Journal of Traumatic Stress*, 24, 347-351. doi:10.1002/jts.20644

Chaverneff, F. (2016). Ketamine shows signs of efficacy in treating PTSD. Retrieved from www.clinicalpainadvisor.com/aapmanagement-2016/ketamine-to-treat-both-complexregional-pain-syndrome-and-post-traumatic-stress-disorder/article/524792

Clever, M., & Segal, D.R. (2013). The demographics of military children and families. *The Future of Children*, 23(2), 13-39.doi:10.1353/foc.2013.0018 CNN. (2013). By the numbers: Women in the U.S. military. Retrieved from www.cnn.com/2013/01/24/us/militarywomen-glance

Cogan, A.M. (2014). Occupational needs and intervention strategies for military personnel with mild traumatic brain injury and persistent post-concussion symptoms: A review. *OTJR: Occupation, Participation, and Health*, 34(3), 150-159. doi:10.3928/15394492-20140617-01

Crosby, K. (2015). FDA and the Department of Defense: A joint force to reduce tobacco use in the military (FDA blog, September 2015). Retrieved from http://blogs.fda.gov/fdavoice/index.php/2015/09/fda-and-the-departmentof-defense-a-joint-force-to-reduce-tobacco-use-in-themilitary-2/?utm_source=CTPtwitter&utm_medium=socialmedia&utm_campaign=HealthyBase

Defense and Veterans Brain Injury Center. (2016). DoD worldwide-numbers for TBI. Retrieved from http://dvbic.dcoe.mil/dod-world-wide-numbers-tbi

Department of Defense. (2017). *DoD personnel, workforce reports & publications*. Retrieved from https://www.dmdc.osd.mil/appj/dwp/dwp_reports.jsp

Department of Defense. (2015). *Department of Defense annual report on sexual assault in the military*, fiscal year 2014. Washington, DC:

Department of Defense. (2013). 2013 demographics: Profile of the military community. Retrieved from http://download.militaryonesource.mil/12038/MOS/Reports/2013-Demographics-Report.pdf

Department of Veterans Affairs & Department of Defense (VA/DoD). (2016). Clinical practice guideline for management of concussion/mild traumatic brain injury. Retrieved from www.healthquality.va.gov/guidelines/Rehab/mtbi/mTBICPGClinicianSummary50821816.pdf

Devries, M.R., Hughes, H.K., Watson, H., & Moore, B.A. (2012). Understanding the military culture. In B.A. Moore (Ed.), *Handbook of counseling military couples* (pp. 7-18). New York: Routledge.

Foster, M., & Spiegel, D.R. (2008). Use of donepezil in the treatment of cognitive impairments of moderate traumatic brain injury. *Journal of Neuropsychiatry and Clinical Neurosciences*, 20(1), 106. doi:10.1176/appi.neuropsych.20.1.106

Gabany, E., & Shellenbarger, T. (2010). Caring for families with deployment stress: How nurses can make a difference in the lives of military families. *American Journal of Nursing*, 110(11), 36-41. doi:10.1097/01

Gradus, J.L. (2017). Epidemiology of PTSD. Retrieved from www.ptsd.va.gov/professional/PTSD-overview/epidemiologicalfacts-ptsd.asp

Hall, L.K. (2008). *Counseling military families*. New York: Taylor & Francis.

Hall, L.K. (2011). The military culture, language, and lifestyle. In R.B. Everson & C.R. Figley (Eds.), *Families under fire* (pp. 31-52). New York: Routledge.

Hall, L.K. (2012). The military lifestyle and the relationship. In B.A. Moore (Ed.), *Handbook of counseling military couples* (pp. 137-156). New York: Routledge.

Institute of Medicine. (2013). Returning home from Iraq and Afghanistan: Readjustment needs of veterans, service members, and their families. Retrieved from http://iom.nationalacademies.org/~/media/Files/Report%20Files/2013/Returning-Home-Iraq-Afghanistan/Returning-Home-Iraq-Afghanistan-RB.pdf

Jakupcak, M., Vannoy, S., Imel, Z., Cook, J.W., Fontana, A.,Roseneck, R., & McFall, M. (2010). Does PTSD moderate the relationship between social support and suicide risk in Iraq and Afghanistan war veterans seeking mental health treatment? *Depression and Anxiety*, 27(11), 1001-1005. doi:10.1002/da.20722

Keizer, B. (2016). Interdisciplinary treatment for the war on comorbid CRPS and PTSD. Presented at AAPM 2016, September 21-25, San Antonio, TX.

Kelly Temps in Uniform. (2012). This ain't Hell, but you can see it from here. Retrieved from http://thisainthell.us/blog/?p=30410

Kime, P. (2015). DoD military suicide rate declining. *Military Times*. Retrieved from www.militarytimes.com/story/military/pentagon/2015/01/16/defense-department-suicides-2013-report/21865977

Langer, R. (2011). Combat trauma, memory, and the World War II veteran. *War, Literature & the Arts*, 23(1). Retrieved from http://wla-journal.com/23_1/images/langer.pdf

Lavender, J.M., & Lyons, J.A. (2012). Posttraumatic stress disorder. In B.A. Moore (Ed.), *Handbook of counseling military couples* (pp. 183-200). New York: Routledge.

Mathewson, J. (2011). In support of military women and families. In R.B. Everson & C.R. Figley (Eds.), *Families under fire* (pp. 215-235). New York: Routledge.

Mayo Clinic. (2014). Traumatic brain injury. Retrieved from www.mayoclinic.com/health/traumatic-brain-injury/DS00552

Monson, C.M., Fredman, S.J., & Adair, K.C. (2008). Cognitivebehavioral conjoint therapy for posttraumatic stress disorder: Application to Operation Enduring and Iraqi Freedom veterans. *Journal of Clinical Psychology*, 64(8), 958-971. doi:10.1002/jclp.20511

National Alliance on Mental Illness. (2015). President Obama signs Veterans Suicide Prevention Act [blog]. Retrieved from https://www.nami.org/Search?searchtext=Clayton+Hunt+Act&searchmode=anyword

National Alliance on Mental Illness. (2016). Tell me about depression. Retrieved from www.nami.org/Videos/Tell-Me-About-Depression

National Institute of Neurological Disorders and Stroke (NINDS). (2016). Traumatic brain injury: Hope through research. Retrieved from www.ninds.nih.gov/disorders/tbi/tbi.htm

National Institute on Drug Abuse. (2013). Drug facts: Substance abuse among the military. Retrieved from https://www.drugabuse.gov/publications/drugfacts/substance-abusein-military

Pedersen, E.R., Marshall, G.N., & Kurz, J. (2016). Behavioral health treatment receipt among a community sample of young adult veterans. *Journal of Behavioral Health Services & Research*. doi:10.1007/s11414-016-9534-7

Pincus, S.H., House, R., Christenson, J., & Alder, L.E. (2013). The emotional cycle of deployment: A military family perspective. Retrieved from https://msrc.fsu.edu/system/files/The%20Emotional%20Cycle%20of%20Deployment%20-%20A%20Military%20Family%20Perspective.pdf

Plach, H.L., & Sells, C.H. (2013). Occupational performance needs of young veterans. *American Journal of Occupational Therapy*, 67, 73-81. doi:10.5014/ajot.2013.003871

Ribbers, G.M. (2013). Brain injury: Long-term outcome after traumatic brain injury. In J.H. Stone & M. Blouin (Eds.), *International Encyclopedia of Rehabilitation*. Retrieved from http://cirrie.buffalo.edu/encyclopedia/en/article/338

Safaz, I., Yasar, A.R., Tok, F., & Yilmaz, B. (2008). Medical complications, physical function, and communication skills in patients with traumatic brain injury. *Brain Injury*, 22: 733-739. doi:10.1080/02699050802304714

Scorer, R. (2013). Psychological therapies for victims of traumatic brain injury. Retrieved from www.pannone.com/media/articles/clinical-negligence/medical-negligence/psychological-therapies-for-victims-of-traumatic-braininjury-and-how-medical-evidence-plays-a-crucial-role

Smith, R. (2012). Military children and families. *Helping Hands for Freedom*. Retrieved from http://helpinghandsforfreedom.org/remaining-programs-2012-arizona-military-childrenfamilies/#more-567

Strong, C.H., & Donders, J. (2012). Traumatic brain injury. In B.A. Moore (Ed.), *Handbook of counseling military couples* (p. 279-294). New York: Routledge.

Substance Abuse and Mental Health Services Administration.(2012). Behavioral health issues among Afghanistan and Iraq U.S. war veterans. SAMHSA *In Brief*, 7(1).

Substance Abuse and Mental Health Services Administration.(2014). Veterans and military families. Retrieved from www.samhsa.gov/veterans-military-families

Substance Abuse and Mental Health Services Administration.(2015). Veterans' primary substance of abuse is alcohol in treatment admissions. *The CBHSQ Report*. Retrieved from www.samhsa.gov/data/sites/default/files/report_2111/Spotlight-2111.pdf

Temkin, N.R., Corrigan, J.D., Dikmen, S.S., & Machamer, J.(2009).Social functioning after traumatic brain injury. *Journal of Head Trauma Rehabilitation*, 24(6), 460-467.doi:10.1097/HTR.0b013e3181c13413

U.S. Census Bureau. (2016). Quick Facts United States.Retrieved from www.census.gov/quickfacts/table/PST045215/00

Veteran's Health Administration. (2015). One in ten older vets is depressed. Retrieved from www.va.gov/health/NewsFeatures/20110624a.asp

Vlahos, K.B. (2012). The rape of our military women. *Anti-War.Com*. Retrieved from http://original.antiwar.com/vlahos/2012/05/14/the-rape-of-our-military-women

Wakefield, M. (2007). Guarding the military home front. *Counseling Today*. Retrieved from http://ct.counseling.org/2007/01/from-the-president-guarding-the-military-home-front

Wolf, N. (2012). A culture of cover-up: Rape in the ranks of the U.S. military. *The Guardian*. Retrieved from www.guardian.co.uk/commentisfree/2012/jun/14/culture-coverup-raperanks-us-military

Wolfe, J., Sharkansky, E.J., Read, J.P., Dawson, R., Martin, J.A., & Oimette, P.C. (1998). Sexual harassment and assault as predictors of PTSD symptomatology among U.S. female Persian Gulf military personnel. *Journal of Interpersonal Violence*, 13(1), 40-57. doi:10.1177/088626098013001003

Leitura sugerida

Wertsch, M.E. (1996). *Military brats: Legacies of childhood inside the fortress*. St. Louis, MO: Brightwell.

Apêndice A

Respostas das Questões de Revisão

CAPÍTULO 1. Conceito de Adaptação ao Estresse
1. b   2. d   3. a   4. b   5. c   6. a, b, c

CAPÍTULO 2. Saúde Mental e Doença Mental – Conceitos Históricos e Teóricos
1. c   2. d   3. b   4. a   5. b   6. d   7. c
8. a, b, c, d   9. c   10. b

CAPÍTULO 3. Conceitos de Psicobiologia
1. d   2. d   3. a   4. b   5. c   6. a   7. d
8. c   9. b   10. a   11. a, b, c   12. b, c, d

CAPÍTULO 4. Psicofarmacologia
1. a   2. c   3. d   4. b   5. c   6. b   7. a
8. b   9. a   10. b

CAPÍTULO 5. Considerações Éticas e Legais
1. b   2. a   3. c   4. b   5. c   6. d
7. a, b, d   8. b, d   9. a, b   10. c   11. a

CAPÍTULO 6. Conceitos Culturais e Espirituais Relevantes à Enfermagem em Saúde Mental e Psiquiátrica
1. c   2. d   3. a   4. d   5. b   6. c   7. b
8. b   9. a   10. d

CAPÍTULO 7. Desenvolvimento da Relação Terapêutica
1. c   2. a   3. a, b, c   4. b, e   5. b   6. d
7. c   8. b   9. d   10. a, c, d

CAPÍTULO 8. Comunicação Terapêutica
1. b   2. a   3. d   4. c   5. a   6. b
7. d   8. a   9. a, b, d   10. b

CAPÍTULO 9. Processo de Enfermagem na Prática de Saúde Mental e Psiquiátrica
1. b   2. a   3. d   4. a   5. c   6. b
7. a, b, c, d   8. d   9. c   10. a, c, d

CAPÍTULO 10. Grupos Terapêuticos
1. b   2. d   3. a   4. c   5. c   6. d   7. c
8. b   9. d   10. a   11. b, c, e

CAPÍTULO 11. Intervenção com Famílias
1. b   2. c   3. a   4. b   5. d   6. c   7. b
8. c   9. d   10. a

CAPÍTULO 12. Ambientoterapia – A Comunidade Terapêutica
1. a, b, c   2. b   3. c   4. b   5. a   6. d   7. c
8. b   9. a, b, d, e   10. a, b, c

CAPÍTULO 13. Intervenção em Crise
1. c   2. d   3. a   4. b   5. c   6. a   7. d
8. b   9. b   10. d   11. c   12. c   13. e

CAPÍTULO 14. Treinamento de Assertividade
1. c   2. a   3. b   4. a   5. a   6. c   7. d
8. a   9. c   10. b

CAPÍTULO 15. Promoção da Autoestima
1. b   2. a   3. d   4. c   5. a   6. c   7. b
8. d   9. b   10. a   11. a, b, d, e

CAPÍTULO 16. Controle da Raiva e Agressão
1. b, c   2. c   3. a   4. a, b, d   5. c
6. a, b, c   7. c   8. b   9. b, c, d, e   10. a, b, c

CAPÍTULO 17. Prevenção de Suicídio
1. a   2. a, c, d, e   3. c   4. a   5. d   6. c
7. b   8. b, e   9. a, b, c   10. b

CAPÍTULO 18. Terapia Comportamental
1. a   2. a   3. b   4. c   5. a   6. b   7. d
8. f, b, d, a, e, c

CAPÍTULO 19. Terapia Cognitiva
1. c   2. a   3. d   4. b   5. c   6. a   7. d
8. a   9. b   10. c

CAPÍTULO 20. Eletroconvulsoterapia
1. c   2. b   3. a, b, c, d   4. b   5. d   6. a
7. c   8. d   9. b   10. c

CAPÍTULO 21. Modelos de *Recovery*
1. b, d   2. c   3. d   4. a   5. c

CAPÍTULO 22. Transtornos Neurocognitivos
1. c, e   2. d   3. b   4. a, b, e   5. b   6. a, c, e
7. d   8. c   9. a   10. b   11. c, e

CAPÍTULO 23. Transtornos Mentais e Comportamentais Decorrentes do Uso de Substância Psicoativa e Outros Tipos de Dependência
1. a   2. c   3. b   4. b   5. a   6. c   7. a
8. b   9. d   10. a   11. a, b, c, d, e

CAPÍTULO 24. Espectro de Esquizofrenia e Outros Transtornos Psicóticos
1. b   2. b   3. c   4. d   5. d   6. a   7. c
8. b   9. c   10. d   11. c   12. a, b, e

CAPÍTULO 25. Transtornos Depressivos
1. c   2. b   3. a   4. d   5. a, b, d   6. a, b, c, e
7. a   8. c   9. b   10. a, b, d

CAPÍTULO 26. Transtorno Bipolar e Outros Transtornos Semelhantes
1. b   2. c   3. a   4. a, c, d   5. b   6. d   7. b
8. c   9. a = 3, b = 1, c = 4, d = 2   10. c

CAPÍTULO 27. Ansiedade, Transtorno Obsessivo-Compulsivo e Transtornos Relacionados
1. d   2. c   3. d   4. a   5. b   6. c
7. a, b, c   8. c   9. a   10. b

CAPÍTULO 28. Transtornos Relacionados com Trauma e Estresse
1. b   2. c   3. a   4. d   5. b   6. b   7. c
8. a   9. a   10. d   11. a, c

CAPÍTULO 29. Transtorno de Sintomas Somáticos e Transtorno Dissociativo
1. a   2. b   3. d   4. b   5. c   6. d   7. b
8. a   9. b   10. d

CAPÍTULO 30. Questões Relacionadas com a Sexualidade Humana e Disforia de Gênero
1. b   2. c   3. a, b, c, d   4. a   5. b   6. d   7. b
8. c   9. a, b, d, e

CAPÍTULO 31. Transtornos Alimentares
1. c   2. a   3. b   4. b   5. c   6. b   7. c
8. b   9. c   10. a, b, c, d

CAPÍTULO 32. Transtornos de Personalidade
1. d   2. a   3. b   4. d   5. a   6. b   7. c
8. a   9. d   10. b

CAPÍTULO 33. Crianças e Adolescentes
1. b   2. c   3. a   4. b   5. b   6. b, c, d
7. c   8. d   9. a   10. b

CAPÍTULO 34. O Indivíduo Idoso
1. c   2. d   3. b   4. a   5. c   6. d   7. a
8. a   9. c   10. a

CAPÍTULO 35. Sobreviventes de Maus-Tratos ou Negligência
1. b   2. c   3. a   4. d   5. b   6. d   7. a
8. b   9. b   10. d

CAPÍTULO 36. Enfermagem em Saúde Mental na Comunidade
1. a   2. b   3. a   4. c   5. d   6. b   7. c
8. d   9. a   10. a, b, c, d

CAPÍTULO 37. O Indivíduo Enlutado
1. a, b, c, d   2. c   3. c   4. d   5. a   6. a   7. b
8. c   9. a   10. c

CAPÍTULO 38. Famílias de Militares
1. a, b, d   2. b   3. a   4. b   5. c   6. c
7. a, c, d   8. d   9. a, b, c, d

Apêndice B

Exemplos de respostas para os exercícios de comunicação

Capítulo 13, *Intervenção em Crise*

1. "Tentarei lhe ajudar com o melhor da minha capacidade. Por favor, diga o que está lhe aborrecendo." Estabelecer contato, transmitir respeito e avaliar eventos precipitantes.
2. "Bom dia, Sueli, meu nome é Tânia. Sou enfermeira e estou aqui para ajudá-la. Estou muito feliz que você tenha procurado ajuda. Eu gostaria de fazer algumas perguntas sobre suas experiências. Tudo bem?" (Transmitir respeito, reforçar a confiança de ajuda e empoderar o paciente para que este participe da tomada de decisões.)
3. "Tomás, ontem à noite você ficou muito transtornado, afirmou que o FBI estava tentando matá-lo e agrediu outro paciente." (Fornecer informação.) "Você lembra disso?" (Avaliação da percepção e da memória do paciente.) "Contenção é uma intervenção que nós só instituímos quando outros esforços falharem e visa proteger sua pessoa e as pessoas ao seu redor." (Fornecer informação.) "Vamos conversar sobre o que você acha que seria útil para prevenir que isso aconteça novamente." (Formulação de um plano e empoderar o paciente para que este participe da tomada de decisões.)

Capítulo 17, *Prevenção de Suicídio*

1. "Sr. J., parece que você está desesperançado, e esse é um sintoma comum de depressão." (Fornecer informações.) "Você já pensou em se suicidar?" (Questões fechadas e diretivas para investigar ideação suicida.)
2. A comunicação nesse momento deve ser focalizada na avaliação meticulosa das ideias de suicídio expressadas pelo Sr. J. As perguntas de avaliação incluem (embora haja outras): "Quando teve essas ideias, você tinha algum plano em mente?", "Quão forte é sua intenção de morrer?", "Você tem acesso aos meios para implementar esse plano?".
3. "Parece que você está sofrendo. É realmente muito dolorosa sua experiência de perda de sua esposa. Conte-me sobre seus sentimentos em relação a essa perda." (Empatia, exploração e encorajamento da descrição.)

Capítulo 21, *Modelos de Recovery*

1. Como a incapacidade de sentar imóvel pode ser um efeito colateral de muitos medicamentos antipsicóticos, uma resposta consiste em verificar a medicação do paciente, avaliar os sintomas do paciente e orientá-lo sobre acatisia, se isso for apropriado. Essa resposta apoia o princípio de que a recuperação deve empoderar o paciente para a tomada de decisões por meio de informações e recursos. Perguntar ao paciente como ele deseja agir apoia o princípio de que a recuperação é impulsionada pela própria pessoa. Por exemplo: "José, você está usando clorpromazina e a incapacidade de sentar sem se mover (acatisia) pode ser um efeito colateral desse agente antipsicótico. Existem outros fármacos que podem controlar seus sintomas sem risco de provocar esse efeito colateral. Você gostaria de explorar essas opções?"
2. A utilização dos princípios do modelo de recuperação de respeito e da importância do suporte por aliados e colegas, uma resposta possível seria: "Cátia, eu nunca estive em uma situação de combate ativo, mas espero merecer sua confiança como profissional da saúde mental e tentar compreender, no melhor da minha capacidade, os problemas que você está enfrentando. Muitos veteranos de guerra identificam, como você, que seus companheiros de armas conseguem oferecer um suporte melhor por causa das experiências compartilhadas. Você está interessada em explorar algumas dessas opções?"

Capítulo 22, *Transtornos Neurocognitivos*

1. "A senhora não está em um restaurante, este é o Hospital Geral. Sou Maria, sua enfermeira, como posso ajudar?" (Orientação em relação à realidade.)
2. "A senhora já comeu seu desjejum. Gostaria de um lanche?" "Por favor, conte como era sua vida na fazenda." (Reminiscência.)

Capítulo 23, *Transtornos Mentais e Comportamentais Decorrentes do Uso de Substância Psicoativa e Outros Tipos de Dependência*

1. "Tom, você está aqui porque o consumo de bebidas alcoólicas está prejudicando sua vida pessoal e sua vida profissional." (Confrontar a realidade.)

2. "Tom, você está apresentando sintomas relacionados à abstinência alcoólica. Quando você bebeu pela última vez?" (Confrontação de modo cuidadoso.)
3. "Você está zangado com seu patrão e com sua esposa, mas seu consumo de bebidas alcoólicas está interferindo no seu emprego e no seu casamento. A menos que você pare de beber, você corre o risco de perder ambos." (Confrontar a realidade.)

Capítulo 24, *Espectro de Esquizofrenia e Outros Transtornos Psicóticos*

1. "Eu sei que você acredita que isso é verdade, mas acho muito difícil aceitar sua afirmação." (Expressar dúvida.) "Por favor, acredite que você está seguro aqui." (Assegurar a segurança.)
2. O enfermeiro deve se aproximar devagar e com cuidado de modo que a paciente não se assuste com sua presença. "Helena, você está ouvindo vozes de novo? O que elas estão dizendo?" (Encorajar a descrição das percepções. Esse tipo de informação pode ajudar a proteger o paciente e as outras pessoas de violência potencial associada a alucinações de comando.) "Eu sei que as vozes parecem reais para você, mas eu não estou escutando nada." (Apresentação da realidade.)
3. "Eu não compreendo o que você está dizendo, Helena. Que mensagem você deseja transmitir para mim? Poderia ser que você se sente solidária?" (Busca de elucidação: tentar traduzir palavras em sentimentos.)

Capítulo 25, *Transtornos Depressivos*

1. "Você já teve muitas perdas. Você está se sentindo muito sozinha agora." (Verbalizar a implicação.)
2. "Você se sente triste porque não consegue mais fazer o que fazia anteriormente... as coisas que o faziam se sentir bem consigo mesmo." (Declaração que focaliza nos sentimentos.)
3. Direcionar perguntas para avaliar o potencial de suicídio: "Você está pensando ou já pensou em se ferir? Você tem algum plano para fazê-lo? Você já executou esse plano?". Demonstrações de preocupação verdadeira e cuidado: "Eu estou preocupada com você, Carrie. Ficarei aqui com você". Expressões de empatia: "É assustador se sentir tão sozinha, mas você não está sozinha. Existem muitas pessoas que se preocupam com você e eu sou uma dessas pessoas".

Capítulo 26, *Transtorno Bipolar e Outros Transtornos Semelhantes*

1. "Roberto, eu não tenho certeza de estar compreendendo o que você está dizendo. Seus pensamentos estão acelerados?" (Elucidação, avaliação.)

2. "João, tenho uma atividade em andamento na sala ao lado... você poderia me ajudar?" (Oferecer uma atividade alternativa, redirecionar, reduzir os estímulos.)

Capítulo 27, *Ansiedade, Transtorno Obsessivo-Compulsivo e Transtornos Relacionados*

1. "João, eu gostaria de verificar seus sinais vitais e, depois, conversar sobre como eu posso lhe ajudar a se sentir mais confortável." (Dar informações; a avaliação física é uma prioridade. Informar o paciente sobre a intervenção de enfermagem de modo natural pode reduzir a ansiedade do paciente; oferecer sua ajuda.)
2. "Com frequência, quando as pessoas ficam muito ansiosas, elas desenvolvem padrões de pensamento irracionais que contribuem para piorar seu humor e impactam seu comportamento de modo negativo. A conscientização desses padrões de pensamento que exacerbam a ansiedade possibilita que você aprenda como substituir esses pensamentos automáticos por padrões mais racionais e, assim, melhorar seu humor e seu comportamento." (Fornecer informações. O enfermeiro, nesse caso, fornece informações e identifica como elas são relevantes para a recuperação do paciente.)

Capítulo 30, *Questões Relacionadas com a Sexualidade Humana e Disforia de Gênero*

1. "Você está pensando em suicídio?" (Investigação de ideação suicida e intenção suicida são a prioridade, porque Jaime expressou seu desejo de morrer.)
2. "Estou contente em conversar com você sobre os benefícios e as desvantagens dessa opção. O que você já conhece sobre o tratamento com hormônio?" (Transmite respeito, colaboração, avaliação.)

Capítulo 31, *Transtornos Alimentares*

1. "Helena, nós estabelecemos um plano de tratamento que reduz as idas ao banheiro imediatamente após as refeições porque estamos tentando evitar sua ânsia de purgar a comida que acabou de ingerir. Vamos conversar sobre como você está se sentindo agora e ver se conseguimos identificar outras opções para seu comportamento antes e após as refeições." (Estabelecer limites, formular um plano.)
2. "Joana, muitas pessoas com esse tipo de transtorno alimentar relatam a sensação de perda de controle, e eu entendo como isso pode mexer com sua autoestima. Esses são sintomas de uma doença com muitos fatores contribuintes. Quero apoiar seus esforços para administrar essa doença, e existem boas evidências de que a recuperação é possível." (Validação dos sentimentos do paciente, mostrar empatia, dar informações, oferecer seus préstimos.)

Capítulo 32, *Transtornos de Personalidade*

1. "Meu nome é Nancy. Sou a enfermeira deste plantão e tomarei conta de você até as 23 horas. Você pode me chamar se precisar de alguma coisa." (Dar informações.)
2. "Você foi preso porque desrespeitou a lei." (Confrontar a realidade.)
3. "Eu não forneço informações pessoais para pacientes e não saio com pacientes. Espero que você consiga endireitar sua vida de modo positivo." (Confrontação é feita de modo cuidadoso.)

Capítulo 35, *Sobreviventes de Maus-Tratos ou Negligência*

1. "Você não é culpada, Sarah. Você não merece ser maltratada desse jeito. Ele é o único responsável pelo próprio comportamento." (Mostrar a realidade com empatia.)
2. "Existem locais onde você e seus filhos estarão seguros. Eu darei os endereços para você." (Fornecer informações.) "Você precisa considerar a possibilidade de processá-lo." (Encorajar a formulação de um plano.)
3. "Você precisa pensar em sua segurança e de seus filhos. Você tem o número do telefone de uma casa segura. A decisão agora é sua." (O cuidado centrado no paciente inclui a comunicação de informações importantes e empoderamento do paciente na tomada de suas decisões.)

Capítulo 37, *O Indivíduo Enlutado*

1. "Acredito que fizemos tudo que poderia ser feito pelo seu marido e é muito difícil perder um ente querido que tinha uma doença em estágio terminal. Ficarei com você e tentarei responder suas perguntas." (O enfermeiro utiliza comunicação pessoal para responder de modo assertivo e empático; oferece ajuda.)
2. "Sim, Haroldo, é provável que você esteja no estágio terminal de sua vida. Vamos conversar sobre como nos preparar para isso." (Oferecer informações; oferecer ajuda; encorajar a formulação de um plano.)
3. "Nancy, esses são questionamentos espirituais difíceis. Você gostaria de conversar com um padre?" (Verbalizar o que está implícito; formular um plano.)

Apêndice C

Avaliação do Estado Mental

A coleta das informações corretas sobre o estado mental do paciente é essencial para o desenvolvimento de um plano de cuidado apropriado. O exame do estado mental é uma descrição de todas as áreas da função mental do paciente. A seguir, são apresentados os componentes considerados críticos na avaliação do estado mental do paciente, bem como exemplos de perguntas na entrevista e de critérios de avaliação.

Dados de identificação

1. Nome
2. Gênero
3. Idade
    a. Qual é a sua idade?
    b. Quando você nasceu?
4. Raça/cultura
    a. De qual país você (seus ancestrais) é proveniente?
5. Profissão/condições financeiras
    a. Qual é a sua profissão?
    b. Como você obtém dinheiro para atender às suas necessidades?
6. Escolaridade
    a. Qual foi o último ano concluído na escola?
7. Estado civil
    a. Você é casado(a)?
    b. Você mantém um relacionamento significativo com alguém?
8. Habitação
    a. Você mora sozinho(a)?
    b. Com quem você mora?
9. Religião
    a. Você professa alguma religião?
10. Alergias
    a. Você tem alguma alergia?
    b. Você é alérgico(a) a algum alimento? A algum medicamento?
11. Considerações dietéticas especiais
    a. Você tem alguma necessidade dietética especial?
    b. Você é diabético(a)? Precisa de dieta hipossódica?
12. Queixa principal
    a. Qual é o motivo de sua consulta hoje?
    b. Qual parece ser o problema?
13. Diagnóstico clínico

Descrição geral

Aspecto geral

1. Asseio e vestuário
    a. Observar vestuário incomum.
    b. Evidências de roupa suja?
    c. Uso de maquiagem?
    d. Limpo; desleixado?
2. Higiene
    a. Odor corporal ou halitose.
    b. Observe as condições da pele e das unhas dos dedos das mãos.
3. Postura
    a. Observar se a pessoa está em posição ortostática normal, rígida ou encurvada.
4. Altura e peso corporal
    a. Realizar medidas acuradas.
5. Nível de contato visual
    a. Intermitente?
    b. Ocasional e fugaz?
    c. Sustentado e intenso?
    d. Nenhum contato visual?
6. Cor e textura do cabelo
    a. O cabelo está limpo e com aspecto saudável?
    b. O cabelo está oleoso, opaco, embaraçado.
7. Cicatrizes, tatuagens ou outros sinais peculiares na pele
    a. Verificar se há edema ou equimoses.
    b. Sinais de nascença?
    c. Erupções cutâneas?
8. Comparar o aspecto do paciente com sua idade cronológica

Atividade motora

1. Tremores
    a. As mãos ou as pernas tremem?
        - Continuamente?
        - Em momentos específicos?
2. Tiques ou outros movimentos estereotipados
    a. Alguma evidência de tiques faciais?
    b. Há movimentos espasmódicos ou espásticos?
3. Idiossincrasias e gestos
    a. O paciente apresenta movimentos faciais ou corporais específicos durante a conversa?
    b. Onicofagia (roer/comer unhas).
    c. Cobre o rosto com as mãos?
    d. Faz caretas?

4. Hiperatividade
    a. Levanta da cadeira e torna a sentar.
    b. Anda para lá e para cá.
    c. Não consegue ficar sentado.
5. Inquietação ou agitação psicomotora
    a. Estado de desassossego.
    b. Abrir e fechar as mãos.
6. Agressividade
    a. Francamente zangado e hostil.
    b. Atitude ameaçadora.
    c. Uso de sarcasmo.
7. Rigidez
    a. Senta ou fica de pé de modo rígido.
    b. Os membros superiores e inferiores parecem rígidos e inflexíveis.
8. Padrões de marcha
    a. O paciente apresenta coxeadura?
    b. Existe limitação da amplitude de movimento?
    c. Existe ataxia?
    d. O paciente arrasta os pés ao deambular?
9. Ecopraxia
    a. Há evidências de imitação das ações de outras pessoas?
10. Retardo psicomotor
    a. Os movimentos do paciente são muito lentos.
    b. O pensamento e a fala são muito lentos.
    c. Postura encurvada.
11. Liberdade de movimento (amplitude de movimento)
    a. Verificar se há limitação à capacidade de movimento.

Padrões de fala

1. Alentecimento ou aceleração da fala
    a. Observar se a fala parece muito rápida ou mais lenta que o normal.
2. Tensão da fala
    a. Observar se a fala parece frenética.
    b. Não é possível interromper o paciente?
3. Entonação
    a. As palavras são faladas com ênfase apropriada?
    b. As palavras são faladas de modo monótono, sem ênfase?
4. Volume
    a. A fala é muito alta? Baixa demais?
    b. A fala é grave? Ou estridente?
5. Gagueira ou outros comprometimentos da fala
    a. Rouquidão?
    b. Fala arrastada?
6. Afasia
    a. Dificuldade para formar palavras.
    b. Uso de termos incorretos.
    c. Dificuldade em pensar em termos específicos.
    d. Criar termos novos (neologismos).

Atitude geral

1. Cooperativo/não cooperativo
    a. Responde às perguntas de bom grado.
    b. Recusa-se a responder às perguntas.
2. Atitude amigável/hostil/na defensiva
    a. O paciente é sociável e responsivo.
    b. O paciente é sarcástico e irritável.
3. Desinteressado/apático
    a. Recusa-se a participar da entrevista.
4. Atento/interessado
    a. Participa ativamente da entrevista.
5. Cauteloso/desconfiado
    a. Examina continua o ambiente onde se encontra.
    b. Questiona os motivos do entrevistador.
    c. Recusa-se a responder às perguntas.

Emoções

Humor

1. Deprimido; desesperançado
    a. Sentimento avassalador de tristeza.
    b. Perda de interesse nas atividades habituais.
2. Irritável
    a. Facilmente aborrecido e provocado à raiva.
3. Ansioso
    a. Demonstra ou verbaliza sentimento de apreensão.
4. Exultante
    a. Expressa sentimentos de alegria e intenso prazer.
    b. É intensamente otimista.
5. Eufórico
    a. Demonstra um sentimento exacerbado de elação.
    b. Expressa sentimentos de grandiosidade ("Tudo é maravilhoso!").
6. Temeroso
    a. Demonstra ou verbaliza sentimentos de apreensão associados a perigo real ou percebido.
7. Culpado
    a. Expressa sentimento de desconforto associado a erro real ou percebido.
    b. Pode apresentar sentimentos associados de tristeza e desespero.
8. Lábil
    a. Exibe alternância de humor que varia de euforia até depressão ou ansiedade.

Afeto

1. Congruente com o humor
    a. Expressão emocional externa compatível com o humor (p. ex., se o paciente estiver deprimido, a expressão emocional consiste em tristeza, olhos voltados para baixo, choro).
2. Embotado
    a. Mínima expressão emocional externa é observada.

3. Apatia
   a. Não há expressão emocional externa.
4. Apropriado
   a. A expressão emocional externa é a que seria esperada em determinada situação (p. ex., chorar ao ser notificado de uma morte).
5. Inapropriado
   a. A expressão emocional externa não é compatível com a situação (p. ex., rir ao saber de uma morte).

Processos de pensamento

Forma do pensamento

1. Fuga de ideias
   a. A verbalização é contínua e rápida e flui de um ponto a outro.
2. Associação livre
   a. Verbalização de assuntos não relacionados entre si.
3. Circunstancialidade
   a. Um número irrelevante e excessivo de palavras e ideias que não têm relação com o tema exposto é introduzido no raciocínio e na conversa.
4. Tangencialidade
   a. Verbalização longa e tediosa e que nunca chega ao tópico proposto.
5. Neologismos
   a. O indivíduo fala palavras ininteligíveis que só têm sentido para ele.
6. Pensamento concreto
   a. O pensamento é literal; primitivo.
   b. Ausência da capacidade de pensar de modo abstrato.
   c. Não consegue traduzir provérbios simples.
7. Associações sonoras
   a. A pessoa faz trocadilhos ou rimas; emprega palavras com sons semelhantes, mas com significados diferentes.
8. Salada de palavras (algaravia)
   a. Mistura de palavras que não faz sentido; incoerente.
9. Perseveração
   a. Permanência no mesmo assunto, mesmo que se tente mudar o tópico, o paciente, sem se dar conta, retoma sempre o determinado assunto.
10. Ecolalia
    a. Repetição das últimas palavras do interlocutor.
11. Mutismo
    a. Não fala (não consegue ou simplesmente não fala).
12. Pobreza de discurso
    a. Fala muito pouco; pode responder com monossílabos.
13. Capacidade de concentração e transtorno da atenção
    a. A pessoa presta atenção no tópico em questão?
    b. A pessoa se distrai com facilidade?
    c. A atenção é seletiva (p. ex., bloqueia assuntos que geram ansiedade?).

Conteúdo do pensamento

1. Ideias delirantes (a pessoa tem crenças ou ideias sem correlação com a realidade?)
   a. Persecutórias: acredita que alguém está em seu encalço (p. ex., "o FBI chegará a qualquer momento para me levar embora").
   b. De grandeza: acredita ser muito importante ou todo-poderoso (p. ex., "eu sou o rei e este é o meu reinado! Eu posso fazer qualquer coisa!").
   c. De referência: acredita que tudo que está ocorrendo é sobre si mesmo (p. ex., "assista ao filme na televisão hoje à noite – é sobre a minha vida").
   d. De controle ou influência: acredita que seu comportamento e seus pensamentos estão sendo controlados por forças externas (p. ex., "eu recebo ordens do canal 27. Eu só faço o que as forças ordenam").
   e. Somáticas: acredita que apresenta uma parte do corpo disfuncional (p. ex., "meu coração está parado e não bate mais").
   f. Niilistas: acredita que seu corpo, parte do corpo ou até mesmo o planeta não existe mais ou foi destruído (p. ex., "eu não estou vivo").
2. Ideias suicidas ou homicidas
   a. O indivíduo expressa ideias de ferir outras pessoas ou a si mesmo?
   b. O indivíduo expressa planos e intenção de se matar? Ou tem planos e intenção de ferir outras pessoas?
3. Obsessões
   a. A pessoa está verbalizando um pensamento ou sentimento que não consegue eliminar de sua consciência?
4. Paranoia/suspeita
   a. Examina continua o ambiente ao seu redor.
   b. Questiona os motivos do entrevistador.
   c. Recusa-se a responder às perguntas do entrevistador.
5. Pensamento mágico
   a. A pessoa fala de tal forma que indica que suas palavras ou ações têm poder (p. ex., "se você pisar em uma rachadura, quebrará as costas de sua mãe!").
6. Religiosidade
   a. O indivíduo demonstra obsessão com ideias e comportamentos religiosos?
7. Fobias
   a. Há evidências de medos irracionais (de um objeto específico ou de uma situação social?).
8. Pobreza de conteúdo
   a. O paciente fornece poucas informações por causa de declarações vagas, estereotipadas ou clichês?

Transtornos de percepção

1. Alucinações (a pessoa está apresentando percepções sensoriais não realistas?)
    a. Auditivas (o indivíduo está ouvindo vozes ou outros sons que não existem?).
    b. Visuais (o indivíduo está vendo imagens que não existem?).
    c. Táteis (o indivíduo se refere a sensações não realistas na pele?).
    d. Olfatórias (o indivíduo está percebendo odores que não existem?).
    e. Gustativas (o indivíduo está percebendo um falso gosto desagradável?).
2. Ilusões
    a. O indivíduo percebe ou interpreta de modo incorreto estímulos reais no ambiente? (vê alguma coisa e acredita que é outra coisa?)
3. Despersonalização
    a. O indivíduo verbaliza que se sente "fora do corpo"; vê a si mesmo de um ponto distante.
4. Desrealização (percepção modificada do ambiente)
    a. O indivíduo verbaliza que o ambiente parece "estranho ou irreal". Um sentimento de que o ambiente ao seu redor mudou.

Sensório e capacidade cognitiva

1. Nível de alerta/consciência
    a. O indivíduo está lúcido e orientado em relação ao ambiente?
    b. Ou existe transtorno da percepção e da conscientização do ambiente ao seu redor?
2. Orientação. A pessoa está orientada em relação ao:
    a. Tempo.
    b. Espaço.
    c. Pessoa.
    d. Circunstâncias.
3. Memória
    a. Recente (o indivíduo consegue lembrar eventos dos últimos dias?).
    b. Remota (o indivíduo consegue lembrar fatos do passado distante?).
    c. Confabulação (o indivíduo preenche lacunas na memória com experiências que se baseiam em fatos?).
4. Capacidade de pensamento abstrato
    a. O indivíduo consegue interpretar corretamente provérbios?
        • "O que significa 'não adianta chorar pelo leite derramado'?".

Controle de impulsos

1. Capacidade de controlar impulsos (a história psicológica revela problemas com algum dos seguintes itens?)
    a. Agressividade.
    b. Hostilidade.
    c. Medo.
    d. Culpa.
    e. Afetividade.
    f. Sentimentos sexuais.

Discernimento e *insight*

1. Capacidade de solucionar problemas e tomar decisões
    a. Quais são seus planos para o futuro?
    b. O que você planeja fazer para atingir suas metas?
2. Autoconhecimento
    a. Conscientização das limitações intrínsecas.
    b. Conscientização das repercussões de suas ações.
    c. Conscientização da doença:
        • "Você acha que tem um problema?"
        • "Você acha que precisa de tratamento?".
3. Uso adaptativo/maladaptativo de estratégias de enfrentamento e mecanismos de defesa do ego (p. ex., racionalização de comportamentos maladaptativos, projeção de censura, deslocamento de raiva).

Apêndice D

Classificação do *DSM-5*: Categorias e Códigos*[1]

São fornecidos os códigos da Classificação Internacional de Doenças, 10ª revisão, Modificação Clínica (CID-10-MC).

Transtornos do Neurodesenvolvimento

Deficiências intelectuais

Deficiência Intelectual (Transtorno do Desenvolvimento Intelectual)
Especificar a gravidade atual:
- 70 Leve
- 71 Moderada
- 72 Grave
- 73 Profunda
- F88 Atraso global do desenvolvimento
- F79 Deficiência intelectual não especificada (Transtorno do desenvolvimento intelectual)

Transtornos da Comunicação

- F80.9 Transtorno da Linguagem
- F80.0 Transtorno da Fala
- F80.81 Transtorno da fluência com início na infância (gagueira)
  Nota: casos com início tardio são diagnosticados como F98.5 – Transtorno da fluência com início na idade adulta
- F80.89 Transtorno da comunicação social (pragmática)
- F80.9 Transtorno da comunicação não especificado

Transtorno do Espectro Autista

F84.0 Transtorno do espectro autista
Especificar se: associado a alguma condição médica ou genética conhecida ou a fator ambiental; associado a outro transtorno do neurodesenvolvimento, mental ou comportamental
Especificar gravidade atual para Critério A e Critério B: exigindo apoio muito substancial, exigindo apoio substancial, exigindo apoio
Especificar se: com ou sem comprometimento intelectual concomitante, com ou sem comprometimento da linguagem concomitante, com catatonia (usar código adicional F06.1)

Transtorno de *Deficit* de Atenção/Hiperatividade

Transtorno de *deficit* de atenção/hiperatividade
Determinar o subtipo:
- F90.2 Apresentação combinada
- F90.0 Apresentação predominantemente desatenta
- F90.1 Apresentação predominantemente hiperativa/impulsiva
Especificar se: em remissão parcial
Especificar a gravidade atual: leve, moderada, grave
- F90.8 Outro transtorno de *deficit* de atenção/hiperatividade especificado
- F90.9 Transtorno de *deficit* de atenção/hiperatividade não especificado

Transtorno Específico da Aprendizagem

Transtorno específico da aprendizagem
Especificar se:
- F81.0 Com prejuízo na leitura (*especificar* se na acurácia na leitura de palavras, na velocidade ou fluência da leitura, na compreensão da leitura)
- F81.81 Com prejuízo na expressão escrita (*especificar* se na acurácia na ortografia, na precisão na gramática e na pontuação, na clareza ou organização da expressão escrita)
- F81.2 Com prejuízo na matemática (*especificar* se no senso numérico, na memorização de fatos aritméticos, na acurácia ou fluência de cálculo, na acurácia no raciocínio matemático)
Especificar a gravidade atual: leve, moderada, grave

Transtornos Motores

F82 Transtorno do desenvolvimento da coordenação

---

*Reproduzido com permissão de *Diagnostic and Statistical Manual of Mental Disorders, Fifth Edition.* (Copyright 2013). American Psychiatric Association.

F98.4 Transtorno do movimento estereotipado
Especificar se: com comportamento autolesivo, sem comportamento autolesivo
Especificar se: associado a alguma condição médica ou genética conhecida, transtorno do neurodesenvolvimento ou fator ambiental
Especificar a gravidade atual: leve, moderada, grave

Transtornos de tique

F95.2 Transtorno de Tourette
F95.1 Transtorno de tique motor ou vocal persistente (crônico)
Especificar se: apenas com tiques motores, apenas com tiques vocais
F95.0 Transtorno de tique transitório
F95.8 Outro transtorno de tique especificado
F95.9 Transtorno de tique não especificado

Outros Transtornos do Neurodesenvolvimento

F88 Outro transtorno do neurodesenvolvimento especificado
F89 Transtorno do neurodesenvolvimento não especificado

Espectro da Esquizofrenia e Outros Transtornos Psicóticos

Os seguintes especificadores se aplicam ao espectro da esquizofrenia e outros transtornos psicóticos, conforme indicado:

[a]*Especificar* se: os especificadores do curso a seguir devem ser usados somente após um ano de duração do transtorno: primeiro episódio, atualmente em episódio agudo; primeiro episódio, atualmente em remissão parcial; primeiro episódio, atualmente em remissão completa; episódios múltiplos, atualmente em episódio agudo; episódios múltiplos, atualmente em remissão parcial; episódios múltiplos, atualmente em remissão completa; contínuo; não especificado

[b]*Especificar* se: com catatonia (usar código adicional F06.1)

[c]*Especificar* a gravidade atual de ideias delirantes, alucinações, desorganização do discurso, comportamento psicomotor anormal e sintomas negativos

F21 Transtorno (da personalidade) esquizotípico
F22 Transtorno delirante[a, c]
Especificar o subtipo: tipo erotomaníaco, tipo grandioso, tipo ciumento, tipo persecutório, tipo somático, tipo misto, tipo não especificado
Especificar se: com conteúdo bizarro

F23 Transtorno psicótico breve[b, c]
Especificar se: com estressor(es) evidente(s), sem estressor(es) evidente(s), com início no período pós-parto
F20.81 Transtorno esquizofreniforme[b, c]
Especificar se: com características de bom prognóstico, sem características de bom prognóstico
F20.9 Esquizofrenia[a, b, c]
Transtorno esquizoafetivo[a, b, c]
Especificar se:
F25.0 Tipo bipolar
F25.1 Tipo depressivo
Transtorno psicótico induzido por substância/medicamento[c]
Nota: ver o conjunto de critérios e os procedimentos de registro correspondentes para códigos específicos para cada substância e codificação da CID-9-MC e da CID-10-MC
Especificar se: com início durante a intoxicação, com início durante a abstinência
Transtorno psicótico devido a outra condição médica[c]
Especificar se:
F06.2 Com ideias delirantes
F06.0 Com alucinações
F06.1 Catatonia associada a outro transtorno mental (especificador de catatonia)
F06.1 Transtorno catatônico devido a outra condição médica
F06.1 Catatonia não especificada
Nota: codificar primeiro outros sintomas envolvendo sistemas nervoso e musculoesquelético 781.99 (R29.818)
F28 Outro transtorno do espectro da esquizofrenia e outro transtorno psicótico especificado
F29 Transtorno do espectro da esquizofrenia e outro transtorno psicótico não especificado

Transtorno Bipolar e Transtornos Relacionados

Os seguintes especificadores se aplicam ao Transtorno Bipolar e Transtornos Relacionados, conforme indicado:

[a]*Especificar*: com sintomas ansiosos (especificar a gravidade atual: leve, moderada, moderada-grave, grave); com características mistas; com ciclagem rápida; com características melancólicas; com características atípicas; com características psicóticas congruentes com o humor; com características psicóticas incongruentes com o humor; com catatonia (usar o código adicional F06.1); com início no periparto; com padrão sazonal

Transtorno bipolar do tipo I[a]
Episódio maníaco atual ou mais recente
F31.11 Leve
F31.12 Moderado

F31.13	Grave
F31.2	Com características psicóticas
F31.73	Em remissão parcial
F31.74	Em remissão completa
F31.9	Não especificado
F31.0	Episódio hipomaníaco atual ou mais recente
F31.73	Em remissão parcial
F31.74	Em remissão completa
F31.9	Não especificado
	Episódio depressivo atual ou mais recente
F31.31	Leve
F31.32	Moderado
F31.4	Grave
F31.5	Com características psicóticas
F31.75	Em remissão parcial
F31.76	Em remissão completa
F31.9	Não especificado
F31.9	Episódio não especificado atual ou mais recente
F31.81	Transtorno Bipolar Tipo II[a]

Especificar episódio atual ou mais recente: hipomaníaco, depressivo

Especificar o curso se todos os critérios para um episódio de humor não estão atualmente satisfeitos: em remissão parcial, em remissão completa

Especificar a gravidade se todos os critérios para um episódio de humor estão atualmente satisfeitos: leve, moderada, grave

F34.0	Transtorno ciclotímico

Especificar se: com sintomas ansiosos

Transtorno bipolar e transtorno relacionado induzido por substância/medicamento

Nota: ver o conjunto de critérios e os procedimentos de registro correspondentes para códigos específicos para cada substância e codificação da CID-10-MC

Especificar se: com início durante a intoxicação, com início durante a abstinência

Transtorno bipolar e transtorno relacionado devido a outra condição médica

Especificar se:

F06.33	Com características maníacas
F06.33	Com episódio do tipo maníaco ou hipomaníaco
F06.34	Com características mistas
F31.89	Outro transtorno bipolar e transtorno relacionado especificado
F31.9	Transtorno bipolar e transtorno relacionado não especificado

Transtornos Depressivos

Os seguintes especificadores se aplicam aos transtornos depressivos, conforme indicado:

[a]*Especificar:* com sintomas ansiosos (*especificar* gravidade atual: leve, moderada, moderada-grave, grave); com características mistas; com características melancólicas; com características atípicas; com características psicóticas congruentes com o humor; com características psicóticas incongruentes com o humor; com catatonia (usar o código adicional F06.1); com início no período periparto; com padrão sazonal

F34.8	Transtorno disruptivo da desregulação do humor
	Transtorno depressivo maior[a]
	Episódio único
F32.0	Leve
F32.1	Moderado
F32.2	Grave
F32.3	Com características psicóticas
F32.4	Em remissão parcial
F32.5	Em remissão completa
F32.9	Não especificado
	Episódio recorrente
F33.0	Leve
F33.1	Moderado
F33.2	Grave
F33.3	Com características psicóticas
F33.41	Em remissão parcial
F33.42	Em remissão completa
F33.9	Não especificado
F34.1	Transtorno depressivo persistente (Distimia)[a]

Especificar se: em remissão parcial, em remissão completa

Especificar se: início precoce, início tardio

Especificar se: com síndrome distímica pura; com episódio depressivo maior persistente; com episódios depressivos maiores intermitentes, com episódio atual; com episódios depressivos maiores intermitentes, sem episódio atual

Especificar gravidade atual: leve, moderada, grave

N94.3	Transtorno disfórico pré-menstrual
	Transtorno depressivo induzido por substância/medicamento

Nota: ver o conjunto de critérios e os procedimentos de registro correspondentes para códigos específicos para cada substância e codificação da CID-10-MC

Especificar se: com início durante a intoxicação, com início durante a abstinência

Transtorno depressivo devido a outra condição médica

Especificar se:

F06.31	Com características depressivas
F06.32	Com episódio do tipo depressivo maior
F06.34	Com características mistas
F32.8	Outro transtorno depressivo especificado
F32.9	Transtorno depressivo não especificado

Transtornos de Ansiedade

F93.0	Transtorno de ansiedade de separação
F94.0	Mutismo seletivo
	Fobia específica
	Especificar se:
F40.218	Animal
F40.228	Ambiente natural
	Sangue-injeção-ferimentos
F40.230	Medo de sangue
F40.231	Medo de injeções e transfusões
F40.232	Medo de outros cuidados médicos
F40.233	Medo de ferimentos
F40.248	Situacional
F40.298	Outro
F40.10	Transtorno de ansiedade social (fobia social)
	Especificar se: somente desempenho
F41.0	Transtorno de pânico
	Especificador de Ataque de Pânico
F40.00	Agorafobia
F41.1	Transtorno de ansiedade generalizada
	Transtorno de ansiedade induzido por substância/medicamento
	Nota: ver o conjunto de critérios e os procedimentos de registro correspondentes para códigos específicos para cada substância e codificação da CID-10-MC
	Especificar se: com início durante a intoxicação, com início durante a abstinência, com início após o uso de medicamento
F06.4	Transtorno de ansiedade devido a outra condição médica
F41.9	Outro transtorno de ansiedade especificado

Transtorno Obsessivo-compulsivo e Transtornos Relacionados

O seguinte especificador se aplica ao Transtorno Obsessivo-compulsivo e Transtornos Relacionados, conforme indicado:

ª*Especificar* se: com *insight* bom ou razoável, com *insight* pobre, com *insight* ausente/crenças delirantes

F42	Transtorno obsessivo-compulsivoª
	Especificar se: relacionado com tique
F45.22	Transtorno dismórfico corporalª
	Especificar se: com dismorfia muscular
F42	Transtorno de acumulaçãoª
	Especificar se: com aquisição excessiva
F63.3	Tricotilomania (transtorno de arrancar o cabelo)
L98.1	Transtorno de escoriação (*skin-picking*)
	Transtorno obsessivo-compulsivo e Transtorno relacionado induzido por substância/medicamento
	Nota: ver o conjunto de critérios e os procedimentos de registro correspondentes para códigos específicos para cada substância e codificação da CID-10-MC
	Especificar se: com início durante a intoxicação, com início durante a abstinência, com início após o uso de medicamento
F06.8	Transtorno obsessivo-compulsivo e Transtorno relacionado devido a outra condição médica
	Especificar se: com sintomas semelhantes ao transtorno obsessivo-compulsivo, com preocupações com a aparência, com sintomas de acumulação, com sintomas de arrancar o cabelo, com sintomas de beliscar a pele
F42	Outro Transtorno obsessivo-compulsivo e Transtorno relacionado especificado
F42	Transtorno obsessivo-compulsivo e Transtorno relacionado não especificado

Transtornos Relacionados com Trauma e Estressores

F94.1	Transtorno de apego reativo
	Especificar se: persistente
	Especificar a gravidade atual: grave
F94.2	Transtorno de interação social desinibida
	Especificar se: persistente
	Especificar a gravidade atual: grave
F43.10	Transtorno de estresse pós-traumático (inclui Transtorno de estresse pós-traumático em crianças de 6 anos ou menos)
	Especificar se: com sintomas dissociativos
	Especificar se: com expressão tardia
F43.0	Transtorno de estresse agudo
	Transtornos de adaptação
	Especificar se:
F43.21	Com humor deprimido
F43.22	Com ansiedade
F43.23	Com misto de ansiedade e depressão
F43.24	Com perturbação da conduta
F43.25	Com perturbação mista das emoções e da conduta
F43.20	Não especificado
F43.8	Outro Transtorno relacionado com trauma e estressores especificado
F43.9	Transtorno relacionado a trauma e a estressores não especificado

Transtornos Dissociativos

F44.81	Transtorno dissociativo de identidade

F44.0	Amnésia dissociativa
	Especificar se:
F44.1	Com fuga dissociativa
F48.1	Transtorno de despersonalização/desrealização
F44.89	Outro Transtorno dissociativo especificado
F44.9	Transtorno dissociativo não especificado

Transtorno de Sintomas Somáticos e Transtornos Relacionados

F45.1	Transtorno de sintomas somáticos
	Especificar se: com dor predominante
	Especificar se: persistente
	Especificar a gravidade atual: leve, moderada, grave
F45.21	Transtorno de ansiedade de doença
	Especificar se: Tipo busca de cuidado, Tipo evitação de cuidado Transtorno conversivo (Transtorno de sintomas neurológicos funcionais)
	Especificar o tipo de sintoma:
F44.4	Com fraqueza ou paralisia
F44.4	Com movimento anormal
F44.4	Com sintomas de deglutição
F44.4	Com sintoma de fala
F44.5	Com ataques ou convulsões
F44.6	Com anestesia ou perda sensorial
F44.6	Com sintoma sensorial especial
F44.7	Com sintomas mistos
	Especificar se: episódio agudo, persistente
	Especificar se: com estressor psicológico (*especificar* estressor), sem estressor psicológico
F54	Fatores psicológicos que afetam outras condições médicas
	Especificar a gravidade atual: leve, moderada, grave, extrema
F68.10	Transtorno factício (inclui Transtorno factício autoimposto, Transtorno factício imposto a outro)
	Especificar: episódio único, episódios recorrentes
F45.8	Outro transtorno de sintomas somáticos e transtorno relacionado especificado
F45.9	Transtorno de sintomas somáticos e transtorno relacionado não especificado

Transtornos Alimentares

Os seguintes especificadores se aplicam aos transtornos alimentares, conforme indicado:

[a]*Especificar* se: em remissão
[b]*Especificar* se: em remissão parcial, em remissão completa
[c]*Especificar* a gravidade atual: leve, moderada, grave, extremo

	Pica[a]
F98.3	Em crianças
F50.8	Em crianças
F98.21	Transtorno de ruminação[a]
F50.8	Transtorno alimentar restritivo/evitativo[a]
	Anorexia nervosa[b,c]
	Especificar se:
F50.01	Tipo restritivo
F50.02	Tipo compulsão/ alimentar purgativa
F50.2	Bulimia nervosa[b,c]
F50.8	Transtorno de compulsão alimentar[b,c]
F50.8	Outro transtorno alimentar especificado
F50.9	Transtorno alimentar não especificado

Transtornos da Eliminação

F98.0	Enurese
	Especificar se: exclusivamente noturna, exclusivamente diurna, noturna e diurna
F98.1	Encoprese
	Especificar se: com constipação intestinal e incontinência por extravasamento, sem constipação intestinal e incontinência por extravasamento
	Outro transtorno da eliminação especificado
N39.498	Com sintomas urinários
N15.9	Com sintomas fecais

Transtornos do Sono-Vigília

Os seguintes especificadores se aplicam aos transtornos do sono-vigília, conforme indicado:

[a]*Especificar* se: episódico, persistente, recorrente
[b]*Especificar* se: agudo, subagudo, persistente
[c]*Especificar* gravidade atual: leve, moderada, grave

G47.00	Transtorno de insônia
	Especificar se: com comorbidade mental sem transtorno do sono, com outras morbidades clínicas, com outros transtornos do sono
G47.10	Transtorno de hipersonolência (hipersonia)
	Especificar se: com transtorno mental, com condição médica, com outro transtorno do sono
	Narcolepsia[c]
	Especificar se:
G47.419	Narcolepsia sem cataplexia, mas com deficiência de hipocretina
G47.411	Narcolepsia com cataplexia, mas com deficiência de hipocretina
G47.419	Ataxia cerebelar autossômica dominante, surdez e narcolepsia
G47.419	Narcolepsia autossômica dominante, obesidade e diabetes melito do tipo 2

G47.429	Narcolepsia secundária a outra condição médica

Transtornos do Sono Relacionados com a Respiração

G47.33	Apneia e hipopneia obstrutivas do sono[c]
	Apneia central do sono
	Especificar se:
G47.31	Apneia central do sono tipo idiopática
R06.3	Respiração de Cheyne-Stokes
G47.37	Apneia central do sono comórbida com uso de opioides
	Nota: codificar primeiro o transtorno por uso de opioide, se existente.
	Especificar a gravidade atual
	Hipoventilação relacionada ao sono
	Especificar se:
G47.34	Hipoventilação idiopática
G47.35	Hipoventilação central congênita
G47.36	Hipoventilação relacionada ao sono
	Especificar gravidade
	Transtornos do ritmo circadiano[a]
	Especificar se:
G47.21	Tipo fase do sono atrasada
	Especificar se: familiar, superposto ao tipo sono-vigília não de 24 horas
G47.22	Tipo fase do sono avançada
	Especificar se: familiar
G47.23	Tipo sono-vigília irregular
G47.24	Tipo sono-vigília não de 24 horas
G47.26	Tipo trabalho em turnos
G47.20	Tipo não especificado

Parasonias

	Transtornos de despertar do sono não REM
	Especificar se:
F51.3	Tipo sonambulismo
	Especificar se: com alimentação relacionada ao sono, com comportamento sexual relacionado com o sono (sexsonia)
F51.4	Transtorno de terror noturno
F51.5	Transtorno do pesadelo[b, c]
	Especificar se: durante início do sono
	Especificar se: com transtorno não relacionado com o sono associado, com outra condição médica associada, com outro transtorno do sono associado
G47.52	Transtorno comportamental do sono REM
G25.81	Síndrome das pernas inquietas
	Transtorno do sono induzido por substância/medicamento
	Nota: ver os critérios e os procedimentos de registro correspondentes para códigos específicos para cada substância e codificação da CID-10-MC

	Especificar se: do tipo insônia, do tipo sonolência durante o dia, do tipo parassonia, do tipo misto
	Especificar se: com início durante a intoxicação, com início durante a descontinuação/abstinência
G47.09	Outro transtorno de insônia especificado
G47.00	Transtorno de insônia não especificado
G47.19	Outro transtorno de hipersonolência especificado
G47.10	Transtorno de hipersonolência não especificado
G47.8	Outro transtorno do sono-vigília especificado
G47.9	Transtorno do sono-vigília não especificado

Disfunções Sexuais

Os seguintes especificadores se aplicam às disfunções sexuais, conforme indicado:

[a]*Especificar se:* ao longo da vida, adquirido
[b]*Especificar se:* generalizado, situacional
[c]*Especificar* a gravidade atual: leve, moderada, grave

F52.32	Ejaculação retardada [a, b, c]
F52.21	Transtorno erétil[a, b, c]
F52.31	Transtorno do orgasmo feminino[a, b, c]
	Especificar se: nunca experimentou um orgasmo em nenhuma situação
F52.22	Transtorno do interesse/excitação sexual feminino[a, b, c]
F52.6	Transtorno da dor gênito-pélvica/penetração[a, c]
F52.0	Transtorno do desejo sexual masculino hipoativo[a, b, c]
F52.4	Ejaculação prematura (precoce)[a, b, c]
	Disfunção sexual induzida por substância/medicamento[c]
	Nota: ver o conjunto de critérios e os procedimentos de registro correspondentes para códigos específicos para cada substância e codificação da CID-10-MC
	Especificar se: com início durante a intoxicação, com início durante a abstinência, com início após o uso de medicamento
F52.8	Outra disfunção sexual especificada
F52.9	Disfunção sexual não especificada

Disforia de Gênero

	Disforia de gênero
F64.2	Disforia de gênero em crianças
	Especificar se: com um transtorno de desenvolvimento sexual
F64.1	Disforia de gênero em adolescentes e adultos
	Especificar se: com um transtorno de desenvolvimento sexual

Especificar se: pós-transição
Nota: codificar o transtorno de desenvolvimento sexual, caso presente, além de disforia de gênero

F64.8 Outra disforia de gênero especificada
F64.9 Disforia de gênero especificada não especificada

Transtornos Disruptivos, do Controle de Impulsos e da Conduta

F91.3 Transtorno de Oposição Desafiante
Especificar a gravidade atual: leve, moderada, grave
F63.81 Transtorno Explosivo Intermitente
Transtorno da Conduta
Especificar se:
F91.1 Tipo com início na infância
F91.2 Tipo com início na adolescência
F91.9 Início não especificado
Especificar se: com emoções pró-sociais limitadas
Especificar a gravidade atual: leve, moderada, grave
F60.2 Transtorno da personalidade antissocial
F63.1 Piromania
F63.2 Cleptomania
F91.8 Outro transtorno disruptivo, do controle de impulsos ou da conduta especificado
F91.9 Transtorno disruptivo, do controle de impulsos e da conduta não especificado

Transtornos Relacionados com Substâncias e Transtornos Aditivos

Os seguintes especificadores e nota se aplicam aos Transtornos Relacionados com Substâncias e Transtornos Aditivos, conforme indicado:

[a]*Especificar* se: em remissão inicial, em remissão sustentada
[b]*Especificar* se: em ambiente protegido
[c]*Especificar* se: com perturbações da percepção
[d]O código da CID-10-MC indica a coexistência de transtorno por uso de substância moderado ou grave, o qual deve existir para a aplicação do código para abstinência de substância

Transtornos Relacionados com Substâncias

Transtornos Relacionados com o Álcool

Transtorno por uso de álcool[a, b]
Especificar a gravidade atual:
F10.10 Leve
F10.20 Moderada
F10.20 Grave
Intoxicação por álcool
F10.129 Com transtorno por uso, leve
F10.229 Com transtorno por uso, moderado ou grave
F10.929 Sem transtorno por uso
Abstinência de álcool[c, d]
F10.239 Sem perturbações da percepção
F10.232 Com perturbações da percepção
Outros transtornos induzidos por álcool
F10.99 Transtorno relacionado com álcool não especificado

Transtornos Relacionados com a Cafeína

F15.929 Intoxicação por cafeína
F15.93 Abstinência de cafeína
Outros transtornos induzidos por cafeína
F15.99 Transtorno relacionado com a cafeína não especificado

Transtornos Relacionados com a Cannabis

Transtorno por uso de *Cannabis*[a, b]
Especificar a gravidade atual:
F12.10 Leve
F12.20 Moderada
F12.20 Grave
Intoxicação por *Cannabis*[c]
Sem perturbações da percepção
F12.129 Com transtorno por uso, leve
F12.229 Com transtorno por uso, moderado ou grave
F12.929 Sem transtorno por uso
Com perturbações da percepção
F12.122 Com transtorno por uso, leve
F12.222 Com transtorno por uso, moderado ou grave
F12.922 Sem transtorno por uso
F12.288 Abstinência de *Cannabis*[d]
Outros transtornos induzidos por *Cannabis*
F12.99 Transtorno relacionado com a *Cannabis* não especificado

Transtornos Relacionados a Alucinógenos

Transtorno por uso de fenciclidina[a, b]
Especificar a gravidade atual:
F16.10 Leve
F16.20 Moderada
F16.20 Grave
Transtorno por uso de outros alucinógenos[a, b]
Especificar o alucinógeno
Especificar a gravidade atual
F16.10 Leve
F16.20 Moderada

F16.20	Grave
	Intoxicação por fenciclidina
F16.129	Com transtorno por uso, leve
F16.229	Com transtorno por uso, moderado ou grave
F16.929	Sem transtorno por uso
	Intoxicação por Outros Alucinógenos
F16.129	Com transtorno por uso, leve
F16.229	Com transtorno por uso, moderado ou grave
F16.929	Sem transtorno por uso
	Transtorno persistente da percepção induzido por alucinógenos
	Outros transtornos induzidos por fenciclidina
	Outros transtornos induzidos por alucinógenos
F16.99	Transtorno relacionado com fenciclidina não especificado
F16.99	Transtorno relacionado com alucinógenos não especificado

Transtornos Relacionados com Inalantes

	Transtorno por uso de inalantes[a, b]
	Especificar o inalante
	Especificar a gravidade atual
F11.10	Leve
F11.20	Moderada
F11.20	Grave
	Intoxicação por inalantes
F18.129	Com transtorno por uso, leve
F18.229	Com transtorno por uso, moderado ou grave
F18.929	Sem transtorno por uso
	Outros transtornos induzidos por inalantes
F18.99	Transtorno relacionado com inalantes não especificado

Transtornos Relacionados com Opioides

	Transtorno por uso de opioides[a]
	Especificar se: em terapia de manutenção, em ambiente protegido
	Especificar a gravidade atual:
F11.10	Leve
F11.20	Moderada
F11.20	Grave
	Intoxicação por opioides[c]
	Sem perturbações da percepção
F11.129	Com transtorno por uso, leve
F.11.229	Com transtorno por uso, moderado ou grave
F11.922	Sem transtorno por uso

F11.23	Abstinência de opioides[d]
	Outros transtornos induzidos por opioides
F11.99	Transtorno relacionado com opioides não especificado

Transtornos Relacionados com Sedativos, Hipnóticos ou Ansiolíticos

	Transtorno por uso de sedativos, hipnóticos ou ansiolíticos[a, b]
	Especificar a gravidade atual:
F13.10	Leve
F13.20	Moderada
F13.20	Grave
	Intoxicação por sedativos, hipnóticos ou ansiolíticos
F13.129	Com transtorno por uso, leve
F13.229	Com transtorno por uso, moderado ou grave
F13.929	Sem transtorno por uso
	Abstinência de sedativos, hipnóticos ou ansiolíticos[c,d]
F13.239	Sem perturbações da percepção
F13.232	Com perturbações da percepção
	Outros transtornos induzidos por sedativos, hipnóticos ou ansiolíticos
F13.99	Transtorno relacionado com sedativos, hipnóticos ou ansiolíticos não especificado

Transtornos Relacionados com Estimulantes

	Transtorno por uso de estimulantes[a, b]
	Especificar a gravidade atual:
	Leve
F15.10	Substância tipo anfetamina
F14.10	Cocaína
F15.10	Outro estimulante ou estimulante não especificado
	Moderada
F15.20	Substância tipo anfetamina
F14.20	Cocaína
F15.20	Outro estimulante ou estimulante não especificado
	Grave
F15.20	Substância tipo anfetamina
F14.20	Cocaína
F15.20	Outro estimulante ou estimulante não especificado
	Intoxicação por estimulantes[c]
	Especificar o intoxicante
	Anfetamina ou outro estimulante, sem perturbações da percepção
F15.129	Com transtorno por uso, leve
F15.229	Com transtorno por uso, moderado ou grave
F15.929	Sem transtorno por uso

Cocaína, sem perturbações da percepção
F14.129 Com transtorno por uso, leve
F14.229 Com transtorno por uso, moderado ou grave
F14.929 Sem transtorno por uso

Anfetamina ou outro estimulante, com perturbações da percepção
F15.122 Com transtorno por uso, leve
F15.222 Com transtorno por uso, moderado ou grave
F15.922 Sem transtorno por uso

Cocaína, com perturbações da percepção
F14.122 Com transtorno por uso, leve
F14.222 Com transtorno por uso, moderado ou grave
F14.922 Sem transtorno por uso

Abstinência de estimulantes[d]
Especificar a substância específica causadora da síndrome de abstinência
F15.23 Anfetamina ou outro estimulante
F14.23 Cocaína

Outros transtornos induzidos por estimulantes

Transtorno relacionado com estimulantes não especificado
F15.99 Anfetamina ou outro estimulante
F14.99 Cocaína

Transtornos Relacionados com o Tabaco

Transtorno por uso de tabaco[a]
Especificar se: em terapia de manutenção, em ambiente protegido
Especificar a gravidade atual:
Z72.0 Leve
F17.200 Moderada
F17.200 Grave
F17.203 Abstinência de tabaco[d]

Outros transtornos induzidos por tabaco
F17.209 Transtorno relacionado com tabaco não especificado

Transtornos Relacionados com Outras Substâncias (ou Substâncias Desconhecidas)

Transtorno por uso de outra substância (ou substância desconhecida)[a,b]
Especificar a gravidade atual:
F19.10 Leve
F19.20 Moderada
F19.20 Grave

Intoxicação por outra substância (ou substância desconhecida)
F19.129 Com transtorno por uso, leve
F19.229 Com transtorno por uso, moderado ou grave
F19.929 Sem transtorno por uso
F19.239 Abstinência de outra substância (ou substância desconhecida)[d]

Transtornos induzidos por outra substância (ou substância desconhecida)
F19.99 Transtorno relacionado a outra substância (ou substância desconhecida) não especificado

Transtornos Não Relacionados a Substância

F63.0 Transtorno do jogo[a]
Especificar se: episódico, persistente
Especificar a gravidade atual: leve, moderada, grave

Transtornos Neurocognitivos

Delirium[a]
Nota: ver o conjunto de critérios e os procedimentos de registro correspondentes para códigos específicos para cada substância e codificação da CID-10-MC
Especificar se:
Delirium por intoxicação por substância[a]
Delirium por abstinência de substância[a]
Delirium induzido por medicamento[a]
F05 *Delirium* devido a outra condição médica
F05 *Delirium* devido a múltiplas etiologias
Especificar se: agudo, persistente
Especificar se: hiperativo, hipoativo, nível misto de atividade

Transtornos Neurocognitivos Maiores e Leves

Especificar se é devido a: doença de Alzheimer, degeneração lobar frontotemporal, doença com corpos de Lewy, doença vascular, lesão cerebral traumática, uso de substância/medicamento, infecção por HIV, doença de príon, doença de Parkinson, doença de Huntington, outra condição médica, múltiplas etiologias, não especificado

[a]*Especificar*: sem perturbação comportamental ou com perturbação comportamental. Para possíveis transtornos neurocognitivos maiores e para transtornos neurocognitivos leves, não há como codificar a perturbação comportamental, mas ainda assim ela deve ser indicada por escrito.

[b]*Especificar* a gravidade atual: leve, moderada, grave. Este especificador se aplica apenas aos transtornos neurocognitivos maiores (incluindo prováveis e possíveis).

Nota: conforme a indicação para cada subtipo, faz-se necessário um código médico adicional para transtorno neurocognitivo maior provável ou para transtorno neurocognitivo maior. *Não* se deve usar um código médico adicional para transtorno neurocognitivo maior possível nem para transtorno neurocognitivo leve.

Transtorno Neurocognitivo Maior ou Leve Devido à Doença de Alzheimer

Provável transtorno neurocognitivo maior devido à doença de Alzheimer[b]
Nota: codificar em primeiro lugar (G30.9) doença de Alzheimer

F02.81 Com perturbação comportamental
F02.80 Sem perturbação comportamental
G31.9 Possível transtorno neurocognitivo maior devido à doença de Alzheimer[a, b]
G31.84 Transtorno neurocognitivo leve devido à doença de Alzheimer[a]

Transtorno Neurocognitivo Frontotemporal Maior ou Leve

Provável transtorno neurocognitivo maior devido a degeneração lobar frontotemporal[b]
Nota: codificar em primeiro lugar (G31.09) doença frontotemporal

F02.81 Com perturbação comportamental
F02.80 Sem perturbação comportamental
G31.09 Possível transtorno neurocognitivo maior devido a degeneração lobar frontotemporal[a, b]
G31.84 Transtorno neurocognitivo leve devido à doença de Alzheimer[a]

Transtorno Neurocognitivo Maior ou Leve com Corpos de Lewy

Provável transtorno neurocognitivo maior com corpos de Lewy[b]
Nota: codificar em primeiro lugar G31.83 doença com corpos de Lewy

F02.81 Com perturbação comportamental
F02.80 Sem perturbação comportamental
G31.9 Possível transtorno neurocognitivo maior com corpos de Lewy[a, b]
G31.84 Transtorno neurocognitivo leve com corpos de Lewy[a]

Transtorno Neurocognitivo Vascular Maior ou Leve

Provável transtorno neurocognitivo vascular maior[b]
Nota: não há código médico adicional para doença vascular

F01.51 Com perturbação comportamental
F01.50 Sem perturbação comportamental
G31.9 Possível transtorno neurocognitivo vascular maior [a, b]
G31.84 Transtorno neurocognitivo vascular leve[a]

Transtorno Neurocognitivo Maior ou Leve Devido à Lesão Cerebral Traumática

Transtorno neurocognitivo maior devido à lesão cerebral traumática[b]
Nota: para a CID-9-MC, codificar em primeiro lugar 907.0 efeito tardio de lesão intracraniana sem fratura do crânio. Para a CID-10-MC, codificar em primeiro lugar S06.2X9S lesão cerebral traumática difusa, com perda de consciência de duração não especificada, sequela

F02.81 Com perturbação comportamental
F02.80 Sem perturbação comportamental
G31.84 Transtorno neurocognitivo leve devido a lesão cerebral traumática[a]

Transtorno Neurocognitivo Maior ou Leve Induzido por Substância/Medicamento[a]

Nota: não há código médico adicional. Ver o conjunto de critérios e os procedimentos de registro correspondentes para códigos específicos para cada substância e codificação da CID-10-CM

Especificar se: persistente

Transtorno Neurocognitivo Maior ou Leve Devido à Infecção por HIV

Transtorno neurocognitivo maior devido a infecção por HIV[b]
Nota: codificar em primeiro lugar B20 infecção por HIV

F02.81 Com perturbação comportamental
F02.80 Sem perturbação comportamental
G31.84 Transtorno neurocognitivo leve devido a infecção por HIV[a]

Transtorno Neurocognitivo Maior ou Leve Devido à Doença do Príon

Transtorno neurocognitivo maior devido a doença do príon[b]
Nota: codificar em primeiro lugar A81.9 doença do príon

F02.81 Com perturbação comportamental
F02.80 Sem perturbação comportamental
G31.84 Transtorno neurocognitivo leve devido à doença do príon[a]

Transtorno Neurocognitivo Maior ou Leve Devido à Doença de Parkinson

Transtorno neurocognitivo maior provavelmente devido à doença de Parkinson[b]
Nota: codificar em primeiro lugar 332.02 (G20) doença de Parkinson

F02.81 Com perturbação comportamental
F02.80 Sem perturbação comportamental
G31.9 Transtorno neurocognitivo maior possivelmente devido à doença de Parkinson[a, b]

G31.84 Transtorno neurocognitivo leve devido à doença de Parkinson[a]

Transtorno Neurocognitivo Maior ou Leve Devido à Doença de Huntington

Transtorno neurocognitivo maior devido à doença de Huntington[b]
Nota: codificar em primeiro lugar G10 doença de Huntington

F02.81 Com perturbação comportamental
F02.80 Sem perturbação comportamental
G31.84 Transtorno neurocognitivo leve devido à doença de Huntington[a]

Transtorno Neurocognitivo Maior ou Leve Devido a Outra Condição Médica

Transtorno neurocognitivo maior devido a outra condição médica[b]
Nota: codificar em primeiro lugar a outra condição médica

F02.81 Com perturbação comportamental
F02.80 Sem perturbação comportamental
G31.84 Transtorno neurocognitivo leve devido a outra condição médica[a]

Transtorno Neurocognitivo Maior ou Leve Devido a Múltiplas Etiologias

Transtorno neurocognitivo maior devido a múltiplas etiologias[b]
Nota: codificar em primeiro lugar todas as condições médicas etiológicas (com exceção de doença vascular)

F02.81 Com perturbação comportamental
F02.80 Sem perturbação comportamental
G31.84 Transtorno neurocognitivo leve devido a múltiplas etiologias[a]

Transtorno Neurocognitivo Não Especificado

R41.9 Transtorno neurocognitivo não especificado[a]

Transtornos da personalidade

Transtornos da Personalidade do Grupo A

F60.0 Transtorno da personalidade paranoide
F60.1 Transtorno da personalidade esquizoide
F21 Transtorno da personalidade esquizotípica

Transtornos da Personalidade do Grupo B

F60.2 Transtorno da personalidade antissocial
F60.3 Transtorno da personalidade *borderline*
F60.4 Transtorno da personalidade histriônica
F60.81 Transtorno da Personalidade Narcisista

Transtornos da Personalidade do Grupo C

F60.6 Transtorno da personalidade evitativa
F60.7 Transtorno da personalidade dependente
F60.5 Transtorno da personalidade obsessivo-compulsiva

Outros Transtornos da Personalidade

F07.0 Mudança de personalidade devido a outra condição médica
Especificar se: tipo lábil, tipo desinibido, tipo agressivo, tipo apático, tipo paranoide, outro tipo, tipo combinado, tipo não especificado
F60.89 Outro transtorno da personalidade especificado
F60.9 Transtorno da personalidade não especificado

Transtornos Parafílicos

O seguinte especificador se aplica aos transtornos parafílicos, conforme indicado:
[a]*Especificar* se: em ambiente protegido, em remissão completa

F65.3 Transtorno voyeurista[a]
F65.2 Transtorno exibicionista[a]
Especificar se: excitado sexualmente pela exposição dos órgãos genitais a crianças pré-púberes, excitado sexualmente pela exposição dos órgãos genitais a indivíduos fisicamente maduros, excitado sexualmente pela exposição dos órgãos genitais a crianças pré-púberes e a indivíduos fisicamente maduros
F65.81 Transtorno de froutterismo[a]
F65.51 Transtorno do masoquismo sexual[a]
Especificar se: com asfixiofilia
F65.52 Transtorno do sadismo sexual[a]
F65.4 Transtorno pedofílico
Especificar se: tipo exclusivo, tipo não exclusivo
Especificar se: sexualmente atraído por indivíduos do sexo masculino, sexualmente atraído por indivíduos do sexo feminino, sexualmente atraído por ambos
Especificar se: limitado a incesto
F65.0 Transtorno fetichista[a]
Especificar: parte (s) do corpo, objeto (s) inanimado (s), outro

Outros Transtornos Sexuais

F06.8 Outro transtorno mental especificado devido a outra condição médica
F09 Transtorno mental não especificado devido a outra condição médica
F99 Outro transtorno mental especificado
F99 Transtorno mental não especificado

Transtornos do Movimento Induzidos por Medicamentos e Outros Efeitos Adversos de Medicamentos

G21.11	Parkinsonismo induzido por neuroléptico
G21.19	Parkinsonismo induzido por outro medicamento
G21.0	Síndrome neuroléptica maligna
G24.02	Distonia aguda induzida por medicamento
G25.71	Acatisia aguda induzida por medicamento
G24.01	Discinesia tardia
G24.09	Distonia tardia
G25.71	Acatisia tardia
G25.1	Tremor postural induzido por medicamento
G25.79	Outro transtorno do movimento induzido por medicamento
	Síndrome da descontinuação de antidepressivos
T43.205A	Consulta inicial
T43.205D	Consulta de seguimento
T43.205S	Sequelas
	Outros efeitos adversos dos medicamentos
T50.905A	Consulta inicial
T50.905D	Consulta de seguimento
T50.905S	Sequelas

Outras Condições que Podem ser Foco da Atenção Clínica

Problemas de Relacionamento

Problemas Relacionados com Educação Familiar

Z62.820	Problema de relacionamento entre pais e filhos
Z62.891	Problema de relacionamento com irmão
Z62.29	Educação longe dos pais
Z62.898	Criança afetada por sofrimento na relação dos pais

Outros Problemas Relacionados com Grupo de Apoio Primário

Z63.0	Sofrimento na relação com o cônjuge ou parceiro íntimo
Z63.5	Ruptura da família por separação ou divórcio
Z63.8	Nível de expressão emocional alto na família
Z63.4	Luto sem complicações

Abuso e Negligência

Problemas de Maus-Tratos e Negligência Infantil

Abuso Físico Infantil Confirmado

T74.12XA	Consulta inicial
T74.12XD	Consulta de seguimento

Abuso Físico Infantil Suspeitado

T76.12XA	Consulta inicial
T76.12XD	Consulta de seguimento

Outras Circunstâncias Relacionadas com Abuso Físico Infantil

Z69.010	Consulta em serviços de saúde mental de vítima de abuso infantil por um dos pais
Z69.020	Consulta em serviços de saúde mental de vítima de abuso infantil não parental
Z62.810	História pessoal (história pregressa) de abuso físico na infância
Z69.011	Consulta em serviços de saúde mental de perpetrador de abuso infantil parental
Z69.021	Consulta em serviços de saúde mental de perpetrador de abuso infantil não parental
F65.1	Transtorno transvéstico[a]
	Especificar se: com fetichismo, com autoginefilia
F65.89	Outro transtorno parafílico especificado
F65.9	Transtorno parafílico não especificado

Abuso Físico Infantil Confirmado

T74.22XA	Consulta inicial
T74.22XD	Consulta de seguimento

Abuso Físico Infantil Suspeitado

T76.22XA	Consulta inicial
T76.22XD	Consulta de seguimento

Outras Circunstâncias Relacionadas com Abuso Sexual Infantil

Z69.010	Consulta em serviços de saúde mental de vítima de abuso sexual infantil por um dos pais
Z69.020	Consulta em serviços de saúde mental de vítima de abuso sexual infantil não parental
Z62.810	História pessoal (história pregressa) de abuso sexual na infância
Z69.011	Consulta em serviços de saúde mental de perpetrador de abuso sexual infantil parental
Z69.021	Consulta em serviços de saúde mental de perpetrador de abuso sexual infantil não parental

Negligência Infantil Confirmada

T74.02XA	Consulta inicial
T74.02XD	Consulta de seguimento

Negligência Infantil Suspeitada

T76.02XA	Consulta inicial
T76.02XD	Consulta de seguimento

Outras Circunstâncias Relacionadas com Negligência Infantil

Z69.010 Consulta em serviços de saúde mental de vítima de negligência infantil por um dos pais
Z69.020 Consulta em serviços de saúde mental de vítima de negligência infantil não parental
Z62.812 História pessoal (história pregressa) de negligência na infância
Z69.011 Consulta em serviços de saúde mental de perpetrador de negligência infantil parental
Z69.021 Consulta em serviços de saúde mental de perpetrador de negligência infantil não parental

Abuso Psicológico Infantil Confirmado
T74.32XA Consulta inicial
T74.32XD Consulta de seguimento

Abuso Psicológico Infantil Suspeitado
T76.32XA Consulta inicial
T76.32XD Consulta de seguimento

Outras Circunstâncias Relacionadas com Abuso Psicológico Infantil

Z69.010 Consulta em serviços de saúde mental de vítima de abuso psicológico infantil por um dos pais
Z69.020 Consulta em serviços de saúde mental de vítima de abuso psicológico infantil não parental
Z62.811 História pessoal (história pregressa) de abuso psicológico na infância
Z69.011 Consulta em serviços de saúde mental de perpetrador de abuso psicológico infantil parental
Z69.021 Consulta em serviços de saúde mental de perpetrador de abuso psicológico infantil não parental

Problemas de Maus-Tratos e Negligência de Adultos

Violência Física de Cônjuge ou Parceiro Confirmada
T74.11XA Consulta inicial
T74.11XD Consulta de seguimento

Violência Física de Cônjuge ou Parceiro Suspeitada
T76.11XA Consulta inicial
T76.11XD Consulta de seguimento

Outras Circunstâncias Relacionadas com Violência Física de Cônjuge ou Parceiro

Z69.11 Consulta em serviços de saúde mental de vítima de violência física de cônjuge ou parceiro
Z91.410 História pessoal (história anterior) de violência física de cônjuge ou parceiro
Z69.12 Consulta em serviços de saúde mental de perpetrador de violência física de cônjuge ou parceiro

Violência Sexual de Cônjuge ou Parceiro Confirmada
T74.21XA Consulta inicial
T74.21XD Consulta de seguimento

Violência Sexual de Cônjuge ou Parceiro Suspeitada
T76.21XA Consulta inicial
T76.21XD Consulta de seguimento

Outras Circunstâncias Relacionadas com Violência Sexual de Cônjuge ou Parceiro

Z69.81 Consulta em serviços de saúde mental de vítima de violência sexual de cônjuge ou parceiro
Z91.410 História pessoal (história anterior) de violência sexual de cônjuge ou parceiro
Z69.12 Consulta em serviços de saúde mental de perpetrador de violência sexual de cônjuge ou parceiro

Negligência de Cônjuge ou Parceiro Confirmada
T74.01XA Consulta inicial
T74.01XD Consulta de seguimento

Negligência de Cônjuge ou Parceiro Suspeitada
T76.01XA Consulta inicial
T76.01XD Consulta de seguimento

Outras Circunstâncias Relacionadas com Negligência de Cônjuge ou Parceiro

Z69.11 Consulta em serviços de saúde mental de vítima de negligência de cônjuge ou parceiro
Z91.412 História pessoal (história anterior) de negligência de cônjuge ou parceiro
Z69.12 Consulta em serviços de saúde mental de perpetrador de negligência de cônjuge ou parceiro

Abuso Psicológico de Cônjuge ou Parceiro Confirmado
T74.31XA Consulta inicial
T74.31XD Consulta de seguimento

Abuso Psicológico de Cônjuge ou Parceiro Suspeitado
T76.31XA Consulta inicial
T76.31XD Consulta de seguimento

Outras Circunstâncias Relacionadas com Abuso Psicológico de Cônjuge ou Parceiro

Z69.11 Consulta em serviços de saúde mental de vítima de abuso psicológico de cônjuge ou parceiro

Z91.411 História pessoal (história anterior) de abuso psicológico de cônjuge ou parceiro
Z69.12 Consulta em serviços de saúde mental de perpetrador de abuso psicológico de cônjuge ou parceiro

Abuso Físico de Adulto por Não Cônjuge ou Não Parceiro Confirmado
T74.11XA Consulta inicial
T74.11XD Consulta de seguimento

Abuso Físico de Adulto por Não Cônjuge ou Não Parceiro Suspeitado
T76.11XA Consulta inicial
T76.11XD Consulta de seguimento

Abuso Sexual de Adulto por Não Cônjuge ou Não Parceiro Confirmado
T74.21XA Consulta inicial
T74.21XD Consulta de seguimento

Abuso Sexual de Adulto por Não Cônjuge ou Não Parceiro Suspeitado
T76.21XA Consulta inicial
T76.21XD Consulta de seguimento

Abuso Psicológico de Adulto por Não Cônjuge ou Não Parceiro Confirmado
T74.31XA Consulta inicial
T74.31XD Consulta de seguimento

Abuso Psicológico de Adulto por Não Cônjuge ou Não Parceiro Suspeitado
T76.31XA Consulta inicial
T76.31XD Consulta de seguimento

Outras Circunstâncias Relacionadas com Abuso de Adulto por Não Cônjuge ou Não Parceiro
Z69.81 Consulta em serviços de saúde mental de vítima de abuso de adulto não cônjuge ou não parceiro
Z69.82 Consulta em serviços de saúde mental de perpetrador de abuso de adulto não cônjuge ou não parceiro

Problemas Educacionais ou Profissionais

Problemas Educacionais

Z55.9 Problema acadêmico ou educacional

Problemas Profissionais

Z56.82 Problema relacionado com a condição atual de preparação militar
Z56.9 Outro problema relacionado com emprego

Problemas de Moradia e Econômicos

Problemas de Moradia

Z59.0 Os sem-teto
Z59.1 Moradia inadequada
Z59.2 Desentendimento com vizinho, locatário ou locador
Z59.3 Problema relacionado com moradia em instituição especial

Problemas Econômicos

Z59.4 Falta de alimento adequado ou de água potável para consumo
Z59.5 Pobreza extrema
Z59.6 Baixa renda
Z59.7 Seguro social ou previdência social insuficientes
Z59.9 Moradia ou problema econômico não especificado

Outros Problemas Relacionados com o Ambiente Social

Z60.0 Problema relacionado com a fase da vida
Z60.2 Problema relacionado com morar sozinho
Z60.3 Dificuldade de aculturação
Z60.4 Exclusão ou rejeição social
Z60.5 Alvo de discriminação ou perseguição adversa (percebida)
Z60.6 Problema não especificado relacionado com o ambiente social

Problemas Relacionados com Crimes ou Interação com o Sistema Legal

Z65.4 Vítima de crime
Z65.0 Condenação em processo cível ou criminal sem prisão
Z65.1 Prisão ou outro encarceramento
Z65.2 Problemas relacionados com a libertação da prisão
Z65.3 Problemas relacionados com outras circunstâncias legais

Outras Consultas de Serviços de Saúde para Aconselhamento e Opinião Médica

Z70.9 Aconselhamento sexual
Z71.9 Outro aconselhamento ou consulta

Problemas Relacionados com Outras Circunstâncias Psicossociais, Pessoais e Ambientais

Z65.8 Problema religioso ou espiritual
Z64.0 Problemas relacionados com gravidez indesejada

Z64.1	Problemas Relacionados com Múltiplas Gestações
Z64.4	Desentendimento com provedor de assistência social, inclusive oficial de condicional, gerente de caso ou assistente social
Z65.4	Vítima de terrorismo ou tortura
Z65.5	Exposição a desastre, guerra ou outras hostilidades
Z65.8	Outro problema relacionado com circunstâncias psicossociais
Z65.9	Problema não especificado relacionado com circunstâncias psicossociais não especificadas

Outras Circunstâncias da História Pessoal

Z91.49	Outra história pessoal de trauma psicológico
Z91.5	História pessoal de autolesão
Z91.82	História pessoal de preparação militar
Z91.89	Outros fatores de risco pessoais
Z72.9	Problema relacionado ao estilo de vida
Z72.811	Comportamento antissocial adulto
Z72.810	Comportamento antissocial de criança ou adolescente

Problemas Relacionados com Acesso a Atendimento Médico ou Outro Atendimento de Saúde

Z75.3	Indisponibilidade ou inacessibilidade de instalações de atendimento de saúde
Z75.4	Indisponibilidade ou inacessibilidade de outras agências de ajuda

Não Adesão a Tratamento Médico

Z91.19	Não adesão a tratamento médico
E66.9	Sobrepeso ou obesidade
Z76.5	Simulação
Z91.83	Perambulação associada a algum transtorno mental
R41.83	Funcionamento intelectual *borderline*

Apêndice E

Atribuição dos diagnósticos da NANDA aos comportamentos dos pacientes

A seguir, é apresentada uma lista de comportamentos dos pacientes e os diagnósticos de enfermagem da NANDA correspondentes que podem ser usados no planejamento do atendimento aos mesmos.

COMPORTAMENTOS	DIAGNÓSTICOS DA NANDA
Agressividade; hostilidade	Risco de lesão; risco de violência direcionada a outros
Alucinações	Percepção sensorial prejudicada (auditiva; visual)*
Anorexia ou recusa em se alimentar	Nutrição desequilibrada: menor do que as necessidades corporais
Associação livre ou fuga de ideias	Comunicação verbal prejudicada
Comportamento ansioso	Ansiedade (especificar o nível)
Comportamento manipulador	Enfrentamento ineficaz
Comportamento retraído	Isolamento social
Comportamentos dissociativos (despersonalização; desrealização)	Percepção sensorial perturbada (cinestésica)*
Comportamentos ritualistas	Ansiedade (grave); enfrentamento ineficaz
Comportamentos sexuais (dificuldade, limitações ou alterações; relato de insatisfação)	Padrão de sexualidade ineficaz
Comprometimento da capacidade de desempenhar responsabilidades habituais	Desempenho de papel ineficaz
Confusão mental; perda de memória	Confusão (aguda/crônica); memória prejudicada; processos de pensamento prejudicado*
Desconfiança	Enfrentamento ineficaz; processos de pensamento prejudicado*
Detoxificação; abstinência de substâncias psicoativas	Risco de lesão
Dificuldade de tomar decisão de vida importante	Conflito de decisão
Dificuldade com relacionamentos interpessoais	Interação social prejudicada; relacionamento ineficaz
Dificuldade em aceitar o novo diagnóstico ou alteração recente do estado de saúde	Comportamento de saúde propenso a risco
Dificuldade para dormir	Insônia; distúrbio no padrão do sono
Estresse consequente a ambientar-se em um novo lugar	Síndrome do estresse por mudança
Estresse consequente a cuidar de pessoa com doença crônica	Tensão do papel de cuidador
Expressa falta de controle em relação a situação atual	Sentimento de impotência
Expressa rancor em relação a Deus	Sofrimento espiritual
Expressa repugnância pelo corpo ou por alguma parte do corpo	Distúrbio na imagem corporal
Extremamente crítico(a) em relação a si mesmo ou a outras pessoas	Baixa autoestima (crônica; situacional)
Flashbacks, pesadelos, obsessão sobre experiência traumática	Síndrome pós-trauma
Fobias	Medo; enfrentamento ineficaz
Gestos/ameaças de suicídio; ideação suicida	Risco de suicídio; risco de violência direcionada a si mesmo
Hiperatividade maníaca	Risco de lesão; insônia; privação de sono
HIV-positivo; alteração da imunidade	Proteção ineficaz; risco de infecção
Humor deprimido ou raiva interiorizada	Pesar complicado; risco de violência direcionada a si mesmo

COMPORTAMENTOS	DIAGNÓSTICOS DA NANDA
Ideias delirantes	Processos de pensamento prejudicado*
Incapacidade de atender às necessidades básicas	*Deficit* no autocuidado (para alimentação; para banho; para vestir-se; para banho); manutenção do lar prejudicada; autonegligência
Ingestão compulsiva de comida	Risco de sobrepeso; sobrepeso ou obesidade
Lesões autoinfligidas (sem risco de vida)	Automutilação; risco de automutilação
Múltiplas personalidades	Distúrbio na identidade pessoal
Não consegue seguir a terapia prescrita	Controle ineficaz da saúde; falta de adesão
Negação dos problemas	Negação ineficaz
Perda potencial ou antecipada de pessoa querida	Risco de pesar complicado
Perda recente de pessoa querida	Privação de sono
Problemas com orgasmo; falta de desejo sexual; disfunção erétil	Disfunção sexual
Projeção de culpa; racionalização de fracassos; negação de responsabilidade pessoal	Enfrentamento defensivo
Respostas sedutoras; comportamentos sexuais inapropriados	Interação social prejudicada
Sintomas físicos como comportamento de enfrentamento	Enfrentamento ineficaz
Uso de substâncias psicoativas como comportamento de enfrentamento	Enfrentamento ineficaz
Uso de substâncias psicoativas (nega que o uso seja um problema)	Negação ineficaz
Vômitos excessivos e autoinduzidos	Risco de volume de líquidos deficiente; risco de desequilíbrio eletrolítico

*Esses diagnósticos foram retirados da lista de diagnósticos de enfermagem aprovados da NANDA-I.

Glossário

A

Ab-reação. "Lembrar com sentimento"; trazer à percepção consciente eventos dolorosos que foram reprimidos e revivenciar as emoções associadas aos fatos passados.

Abandono do idoso (*granny-dumping*, em inglês). Termo derivado da mídia usado para descrever o abandono de pessoas idosas em setores de emergência, asilos ou outras instalações públicas – literalmente colocando-os nas mãos de outras pessoas quando o esforço de cuidar torna-se intolerável.

Abrigos. Várias instalações destinadas a ajudar pessoas sem lar, que podem variar de pavilhões adaptados que fornecem camas ou espaço no chão para passar a noite ou outras instalações complexas que fornecem inúmeros tipos de serviços de saúde e assistência social.

Abstinência. Readaptações fisiológicas e mentais que acompanham a interrupção do uso de uma substância causadora de dependência.

Abstração seletiva (também conhecida como "filtro mental"). Tipo de pensamento no qual o indivíduo chega a uma conclusão com base apenas em uma parte das evidências disponíveis.

Abuso emocional. Padrão de comportamento por parte de um ou ambos os pais ou cuidadores, que resulta em limitações graves da vida social, emocional ou intelectual de uma criança.

Abuso sexual infantil. Qualquer ato sexual, entre os quais exposição indecente, toque inaceitável ou penetração (relação sexual) que seja realizado com uma criança.

Abuso. Usar erroneamente ou de forma deletéria. Tratamento ou conduta inapropriada, que pode resultar em danos.

Acatisia. Inquietude; necessidade urgente de realizar movimentos. Um tipo de efeito colateral extrapiramidal associado a alguns fármacos antipsicóticos.

Acinesia. Fraqueza muscular ou perda total ou parcial dos movimentos musculares; um tipo de efeito colateral extrapiramidal associado a alguns fármacos antipsicóticos.

Aculturação. Modificação cultural de um grupo ou indivíduo por meio da adoção de características de outra cultura, geralmente por meio de contato prolongado.

Acupontos (**pontos de acupuntura**). Em medicina chinesa, os acupontos representam áreas do corpo que interligam os trajetos de circulação da energia curativa.

Acupressão. Técnica com a qual os dedos das mãos, os polegares, as palmas ou os cotovelos são usados para aplicar pressão em determinados pontos do corpo. Acredita-se que essa pressão dissolva quaisquer impedimentos à circulação da energia curativa e restaure o corpo a um estado de funcionamento mais sadio.

Acupuntura. Técnica com a qual agulhas estéreis descartáveis de aço inoxidável da espessura de um fio de cabelo são introduzidas em pontos do corpo para dissolver obstruções à circulação da energia curativa e restaurar o corpo a um estado de funcionamento mais sadio.

Adaptação. Processo de modificar o comportamento pessoal diante de circunstâncias ou um ambiente alterado, de forma a atender às necessidades psicológicas, fisiológicas e sociais.

Adaptação. Restauração do corpo ao estado de homeostasia depois de uma reação fisiológica e/ou psicológica ao estresse.

Afasia. Incapacidade de comunicar-se verbalmente, por escrito ou por sinais, causada por alguma disfunção dos centros cerebrais.

Afeto. Expressão comportamental da emoção; pode ser apropriado (compatível com a situação), inapropriado (incompatível com a situação), contido ou embotado (reduzido em amplitude e intensidade) ou suprimido (nenhuma expressão emocional).

Afonia. Incapacidade de falar.

Agorafobia. Medo de estar em locais ou situações dos quais poderia ser difícil (ou embaraçoso) fugir, ou em que o indivíduo não poderia contar com ajuda se tivesse um ataque de pânico.

Agranulocitose. Contagens extremamente baixas de leucócitos. Os sinais e sintomas são dor de garganta, febre e mal-estar. Pode ser um efeito colateral do tratamento prolongado com alguns antipsicóticos.

Agressão. Expressões verbais ou ações físicas cruéis com o propósito (consciente ou inconsciente) de causar danos ou lesões em outra pessoa.

Agressividade. Comportamento que resguarda os direitos pessoais básicos de um indivíduo, ao mesmo tempo em que viola os direitos básicos de outras pessoas (em contraste com **assertividade**).

Alcoólicos Anônimos (AA). Uma importante organização de autoajuda para tratar o alcoolismo. A organização se baseia em um programa de 12 passos para ajudar seus membros a alcançar e manter a abstinência. Depois que o indivíduo consegue manter-se abstêmio, espera-se que ele também ajude outros indivíduos alcoólicos.

Altruísmo. Um fator terapêutico da terapia em grupo (reconhecida por Yalom), por meio do qual pessoas melhoram sua autoestima com compartilhamento e envolvimento mútuos. Prestar assistência e apoiar outras pessoas gera uma autoimagem positiva e promove o crescimento pessoal.

Alucinações. Percepções sensoriais falsas, que não estão associadas a estímulos externos reais. As alucinações podem afetar qualquer um dos cinco sentidos.

Amenorreia. Cessação das menstruações; pode ser um efeito colateral de alguns antipsicóticos.

Amnésia. Incapacidade de se lembrar de informações pessoais importantes, que é muito abrangente para que possa ser explicada por um esquecimento comum.

Amnésia generalizada. Incapacidade de se lembrar de tudo que aconteceu ao longo de toda a vida do indivíduo.

Amnésia localizada. Incapacidade de se lembrar de todos os incidentes associados a um evento traumático por um período de tempo específico depois do que aconteceu.

Amnésia seletiva. Incapacidade de se lembrar de apenas de alguns incidentes associados a um evento traumático por um período de tempo específico depois do que aconteceu.

Andropausa. Termo usado para descrever o climatério masculino. Também conhecida como *menopausa masculina*. Um conjunto de sinais e sintomas (síndrome) relacionado com o declínio dos níveis de testosterona dos homens. Alguns sinais e sintomas são depressão, aumento do peso, insônia, ondas de calor, redução da libido, variações do humor, redução da força muscular e disfunção erétil.

Anedonia. Incapacidade de sentir ou sequer imaginar qualquer emoção agradável.

Anfetamina. Uma amina simpaticomimética racêmica, que atua como estimulante do sistema nervoso central. A anfetamina (e seus derivados, como metanfetamina e dextroanfetamina) é uma substância comumente utilizada de forma abusiva, embora também tenha indicação terapêutica como tratamento da narcolepsia e transtorno de hiperatividade e *deficit* de atenção.

Anorexia. Perda do apetite.

Anorexígenos. Fármacos que suprimem o apetite.

Anorgasmia. Incapacidade de ter orgasmo.

Anosmia. Incapacidade de sentir odores.

Anosognosia. Incapacidade de um indivíduo de perceber que tem alguma doença ou transtorno, mesmo quando os sintomas parecem evidentes às outras pessoas.

Ansiedade. Apreensão vaga e difusa associada a sentimentos de dúvida e desesperança.

Anulação. Mecanismo usado para negar ou cancelar simbolicamente uma ação ou experiência pregressa que alguém considera intolerável.

Apraxia. Incapacidade de realizar atividades motoras, apesar da função motora preservada.

Ascite. Acumulação excessiva de líquido seroso na cavidade abdominal, que ocorre em resposta à hipertensão portal causada por cirrose hepática.

Assimilação. Processo por meio do qual um indivíduo ou um grupo minoritário adapta-se às normas culturais da cultura majoritária.

Associação dirigida. Técnica usada para ajudar os pacientes a trazer à consciência eventos que foram reprimidos. Os pensamentos específicos são orientados e dirigidos pelo psicanalista.

Ataxia. Perda da coordenação muscular.

Atitude. Um padrão de referência em torno do qual um indivíduo organiza os conhecimentos acerca de seu mundo. Inclui um elemento emocional e pode ter conotação positiva ou negativa.

Atraso psicomotor. Lentidão extrema dos movimentos físicos. Postura decaída, fala lenta, digestão demorada. Comum nos clientes com depressão profunda.

Autenticidade. Capacidade de manter interações abertas, honestas e "reais" com outras pessoas; percepção do que se experimenta internamente e capacidade de projetar a qualidade dessas experiências interiores em um relacionamento.

Autismo. Foco voltado para um mundo fantasioso interior, ao mesmo tempo em que distorce ou exclui o ambiente exterior; comum nos clientes com esquizofrenia.

Autoconceito. Conjunto de crenças e sentimentos que o indivíduo mantém sobre si próprio em determinada ocasião, formado a partir das percepções das reações das outras pessoas. O autoconceito consiste no *self* físico (ou imagem corporal), no *self* pessoal (ou identidade) e na autoestima.

Autoconsistência. Componente da identidade pessoal que procura manter uma autoimagem estável.

Autocrático. Estilo de liderança no qual o líder toma todas as decisões pelo grupo. A produtividade é muito alta com esse tipo de liderança, mas o moral é comumente baixo, porque os membros do grupo recebem poucos estímulos e não podem expressar sua criatividade.

Autoestima. Grau de consideração ou respeito que as pessoas têm para si próprias. É uma medida do valor que elas atribuem às suas capacidades e juízos.

Autoideal. Componente da identidade pessoal que corresponde à percepção que um indivíduo tem quanto ao que ele quer ser, fazer ou se tornar.

Autoimunidade. Distúrbio no qual o organismo desencadeia uma reação imune anormal contra si próprio. Nesse caso, o organismo não consegue diferenciar entre o que é normal e o que é uma substância estranha. Quando isso ocorre, o organismo produz anticorpos contra os componentes normais do corpo, ao ponto de gerar lesão nos próprios tecidos.

Autonomia. Independência ou autodeterminação. Princípio ético que enfatiza a condição dos indivíduos como agentes morais autônomos, cujo direito de determinar seus destinos sempre deve ser respeitado.

Avaliação. Processo sistemático de coletar e analisar dados relevantes ao planejamento, à execução e à reavaliação do cuidado prestado ao paciente. A avaliação pode incluir várias dimensões da história clínica do paciente e seu nível funcional atual, até mesmo nas esferas física, emocional, cognitiva, social, sexual, cultural, ambiental, ocupacional e espiritual.

Axônio. Processo celular de um neurônio, que transmite os impulsos para fora do corpo celular.

B

Beneficência. Princípio ético que se refere ao dever de um indivíduo de beneficiar ou promover o bem das outras pessoas.

Bioética. Termo usado com princípios éticos, que se refere aos conceitos pertinentes ao âmbito da medicina, enfermagem e ciências de saúde relacionadas.

Biofeedback. Uso de equipamentos para tomar consciência dos processos corporais que geralmente não são percebidos e colocá-los sob controle voluntário (p. ex., pressão arterial ou pulso); usado como método para reduzir estresse.

Bode expiatório. Ocorre quando existe hostilidade entre uma díade marital e uma terceira pessoa inocente (em geral, um filho) é acusada como causadora do problema.

Bulimia. Apetite excessivo insaciável.

C

Calúnia ou difamação. Ação penal na qual um indivíduo pode ser acusado por compartilhar informações orais deletérias à reputação de outra pessoa.

Cannabis. Brotos ressecados das flores da planta *Cannabis sativa*. Produz efeitos euforizantes quando é ingerida ou inalada na forma de fumaça e é usada comumente na forma de maconha ou haxixe.

Caquexia. Um estado patológico de desnutrição e atrofia; emagrecimento extremo.

Cárcere privado. Confinamento deliberado não autorizado de um indivíduo dentro de limites fixados por uso de ameaça ou força. O enfermeiro pode ser acusado de falso confinamento quando coloca um cliente em contenções contra sua vontade em situações que não caracterizam uma emergência.

Carcinógeno. Qualquer substância ou agente que produz ou aumenta o risco de desenvolver câncer nos seres humanos ou nos animais menores.

Casa de apoio ou casa-abrigo. Instalação física criada em algumas cidades para fornecer proteção às mulheres violentadas e seus filhos.

Catarse. Fator terapêutico da terapia em grupo (reconhecido por Yalom), com base no qual os membros de um grupo podem expressar seus sentimentos positivos e negativos em um ambiente não ameaçador.

Catatonia. Tipo de transtorno psíquico evidenciado por estupor ou excitação. O estupor caracteriza-se por lentidão psicomotora extrema, mutismo, negativismo e posturas fixas; a excitação evidencia-se por agitação psicomotora, na qual os movimentos são frenéticos e sem propósito. Os sintomas catatônicos podem estar associados a outros transtornos físicos ou mentais.

Centers for Medicare and Medicaid Services (CMS). Divisão do U.S. Department of Health and Human Services responsável pelo custeio do Medicare (nos EUA).

Ciclo da violência. Três fases dos comportamentos previsíveis, que se repetem ao longo do tempo em uma relação entre o agressor e sua vítima: fase de aumento da tensão; incidente de agressão; e fase de calmaria, amor e respeito ("lua de mel").

Circunstancialidade. Durante a fala, significa demora de um indivíduo em chegar ao ponto crítico de uma comunicação, geralmente devido a detalhes desnecessários e tediosos.

Cisma conjugal. Estado de desequilíbrio grave e discórdia crônica entre a díade marital, com ameaçadas frequentes de separação.

Classificação de Intervenções de Enfermagem (*Nursing Interventions Classification*, **ou NIC em inglês).** Classificação padronizada abrangente baseada em evidências das intervenções que os enfermeiros realizam.

Classificação dos Resultados de Enfermagem (*Nursing Outcomes Classification*, **ou NOC em inglês).** Classificação padronizada abrangente dos resultados alcançados pelo paciente, desenvolvida para avaliar os efeitos das intervenções de enfermagem.

Cleptomania. Incapacidade frequente de resistir aos impulsos de roubar objetos desnecessários para o uso pessoal ou sem valor monetário.

Clínicas de loja. Estabelecimentos comerciais que foram convertidos em clínicas que atendem à população sem lar.

Codependência. Padrão de dependência exagerada de comportamentos aprendidos, crenças e sentimentos que tornam a vida dolorosa. Consiste na dependência de outras pessoas e coisas alheias a si próprio, além de negligência pessoal ao ponto de ter uma identidade pessoal debilitada.

Cognição. Operações mentais relacionadas com as capacidades de lógica, percepção, intelecto, memória, linguagem e raciocínio.

Cognitivo(a). Relacionado(a) com os processos mentais de pensamento e raciocínio.

Colposcópio. Aparelho que contém uma lente de aumento e ao qual pode ser acoplada uma câmera de 35 mm. O colposcópico é usado para examinar lacerações e abrasões intravaginais de uma vítima de violência sexual.

Comer e purgar. Síndrome associada aos transtornos alimentares, especialmente bulimia nervosa, na qual um indivíduo consome milhares de calorias de uma só vez e, em seguida, tenta eliminá-las por meio do uso de laxantes ou vômitos autoinduzidos.

Compensação. Mecanismo de defesa do ego, no qual um indivíduo encobre uma fraqueza percebida ou real enfatizando um traço considerado mais desejável.

Comportamento assertivo. Comportamento que permite aos indivíduos agir de acordo com seus interesses, defender-se sem ansiedade excessiva, expressar confortavelmente seus sentimentos verdadeiros ou exercer seus próprios direitos sem negar os direitos alheios.

Comportamento moral. Conduta que resulta do pensamento crítico criterioso acerca de como os indivíduos deveriam tratar outras pessoas; reflete respeito pela vida humana, liberdade, justiça ou confidencialidade.

Comportamento passivo-agressivo. Comportamento no qual o indivíduo defende seus próprios direitos fundamentais expressando resistência às demandas sociais e ocupacionais. Referido ocasionalmente como *agressividade indireta*, esse comportamento assume a forma de atitudes dissimuladas, desonestas e prejudiciais, que expressam o oposto do que o indivíduo realmente está sentindo.

Comportamento ritualizado. Atividades sem propósito que um indivíduo realiza repetidamente na tentativa de atenuar a ansiedade (p. ex., lavar as mãos); comum nos clientes com transtorno obsessivo-compulsivo.

Compulsões. Padrões de comportamentos ou atitudes mentais repetitivas indesejáveis (p. ex., orar, contar, repetir palavras silenciosamente) que têm como finalidade atenuar a ansiedade, em vez de proporcionar prazer ou gratificação (APA, 2013). As compulsões podem ser efetuadas em resposta a uma obsessão ou um padrão estereotipado.

Comunicação. Processo interativo de transmitir informações entre duas ou mais pessoas.

Comunicação conflitante (duplo vínculo). Situação emocionalmente angustiante na qual um indivíduo recebe mensagens conflituosas no processo de comunicação, por meio do qual uma mensagem é negada pela outra pessoa. Isso gera uma condição na qual a reação bem-sucedida a uma mensagem resulta na reação malsucedida da outra pessoa.

Comunicação privilegiada. Doutrina comum na maioria dos estados norte-americanos que assegura determinados privilégios com os quais os profissionais de saúde podem recusar-se a revelar informações sobre seus pacientes e suas conversas com eles.

Comunicação terapêutica. Técnicas verbais e não verbais usadas pelo cuidador que enfatizam as necessidades de cuidados do receptor e antecipam a promoção da cura e da mudança. A comunicação terapêutica estimula a exploração dos sentimentos e reforça o entendimento da motivação comportamental. Esse tipo de comunicação é imparcial, desestimula a defensividade e aumenta a confiança.

Comunidade. Grupo de pessoas que vivem próximas e dependem, até certo ponto, umas das outras.

Comunidade terapêutica. Também conhecida como *terapia do meio* (*milieu*, em francês), essa abordagem procura manipular o ambiente de forma que todos os aspectos da experiência hospitalar do paciente sejam considerados terapêuticos.

Condicionamento clássico. Tipo de aprendizagem que ocorre quando um estímulo não condicionado (ENC), que produz uma resposta não condicionada (RNC), é pareado com um estímulo condicionado (EC), até que apenas este último produza a mesma resposta, que então é conhecida como reação condicionada (RC). Exemplo de Pavlov: um alimento (*i. e.*, ENC) provoca salivação (*i. e.*, RNC); tocar uma campainha (*i. e.*, EC) junto com a apresentação do alimento (*i. e.*, ENC) provoca salivação (*i. e.*, RNC); por fim, tocar apenas a campainha (*i. e.*, EC) provoca salivação (RC).

Condicionamento operante. Aprendizagem de determinada ação ou tipo de comportamento seguido de um reforço.

Confabulação. Criar eventos imaginários para preencher falhas de memória.

Confidencialidade. Direito que um indivíduo tem de assegurar que seu caso não seja discutido fora dos limites da equipe de atenção à saúde.

Conselheiro/terapeuta. Alguém que escuta o cliente à medida que ele revisita sentimentos relacionados com dificuldades que está vivenciando em algum aspecto de sua vida; um dos papéis desempenhados pelo enfermeiro, de acordo com H. Peplau.

Consentimento informado. Permissão concedida a um médico pelo paciente, de forma que ele realize um procedimento terapêutico, antes do qual o paciente recebe informações sobre o procedimento e tem tempo suficiente para considerar os prós e os contras de sua realização.

Consideração positiva incondicional. Termo cunhado por Carl Rogers para descrever o respeito e a dignidade de uma pessoa, independentemente de seu comportamento inaceitável.

Constância de objeto. Fase do processo de separação/individualização, quando a criança aprende a relacionar-se com os objetos de forma contínua e eficaz. A criança desenvolve um sentimento de separação e consegue interiorizar uma imagem persistente do objeto ou ente amado quando ele não está em seu campo de visão.

Contrato de contingência. Contrato por escrito entre indivíduos que é usado para modificar comportamentos.

Os termos descrevem os benefícios e as consequências de atender às estipulações do contrato.

Contratransferência. Na teoria da psicanálise, a contratransferência refere-se às reações comportamentais e emocionais do terapeuta em relação ao cliente. Essas reações podem estar associadas a sentimentos não resolvidos quanto a outras pessoas significativas do passado do terapeuta, ou podem ser desencadeadas em resposta ao comportamento do cliente frente ao terapeuta.

Controle da raiva. Uso de várias técnicas e estratégias para controlar as reações às situações que provocam raiva. O objetivo do controle da raiva é atenuar as reações emocionais e a ativação fisiológica que a raiva desencadeia.

Controle do estresse. Diversos métodos usados pelas pessoas para reduzir a tensão e outras reações inadaptativas ao estresse em sua vida; inclui exercícios de relaxamento, atividade física convencional, música, imaginação dirigida ou qualquer outra técnica que seja eficaz em determinado caso.

Corpo celular. Parte do neurônio que contém o núcleo e é essencial para a preservação da vida da célula.

Crença. Crença é uma ideia que o indivíduo acredita ser verdadeira. Pode ser racional ou irracional, adotada por fé ou uma noção estereotipada.

Crise. Desequilíbrio psíquico de um indivíduo que enfrenta alguma circunstância ameaçadora e constitui um problema importante do qual, naquela ocasião, ele não consegue escapar ou resolver com seus recursos habituais de resolução de problemas.

Crise hipertensiva. Síndrome potencialmente fatal, que ocorre quando um paciente tratado com inibidores de monoaminoxidase (MAO) ingere um produto rico em tiramina. Os sinais e sintomas incluem cefaleia occipital grave, palpitações, náuseas e vômitos, rigidez de nuca, febre, sudorese, elevação acentuada da pressão arterial, dor torácica e coma. Os alimentos que contêm tiramina são queijos curtidos ou outros alimentos conservados, exageradamente maduros e fermentados; feijões grandes; arenque em conserva; fígado bovino ou de frango; carnes conservadas; cerveja e vinho; produtos de leveduras; chocolate; bebidas cafeinadas; figos enlatados; coalhada; iogurte; molho de soja; e alguns fármacos para resfriado e pílulas para emagrecer de venda livre.

Crise oculogírica. Episódio de desvio e fixação involuntários dos globos oculares, geralmente em posição dirigida para o alto. Pode persistir por vários minutos ou horas e pode ser um efeito colateral extrapiramidal de alguns fármacos antipsicóticos.

Cuidados críticos de saúde. Um plano abreviado de cuidados de saúde que fornece diretrizes baseadas em resultados para alcançar metas dentro de determinado período de tempo.

Cuidados domiciliares (*home care*, em inglês). Uma gama ampla de serviços de saúde e sociais prestados nas residências aos clientes em recuperação, incapacitados ou portadores de doença crônica ou terminal, que necessitam de cuidados médicos, enfermagem, serviço social ou intervenções terapêuticas e/ou apoio às atividades essenciais da vida diária.

Cuidados interdisciplinares. Conceito de prestação de cuidados a um cliente, durante os quais várias disciplinas atuam simultaneamente para alcançar metas comuns e compartilham responsabilidades para alcançá-las.

Cuidados multidisciplinares. Conceito de prestação de cuidados ao paciente, no qual cada disciplina presta serviços específicos ao indivíduo, sem disposições formais para assegurar a interação entre as diversas disciplinas envolvidas.

Cuidados psiquiátricos domiciliares. Cuidados prestados por enfermeiros psiquiatras na residência do cliente. Os enfermeiros especializados em cuidados psiquiátricos domiciliares precisam ter habilidades de enfermagem físicas e psicossociais, de forma a atender às demandas da população de pacientes que eles atendem.

Cultura. Forma de vida de toda uma sociedade em particular, como padrões de crenças, sentimentos e conhecimentos compartilhados que orientam a conduta das pessoas e são transmitidos de geração a geração.

Cultura coletivista. Cultura que valoriza a dependência direta e a interconectividade com família e tribo. Os grupos de americanos indígenas/nativos do Alasca são culturas coletivistas.

Cultura individualista. Cultura que valoriza a independência, autoconfiança e liberdade.

Curandeiro(a). Na cultura latina, homem ou mulher que realiza curas com base na medicina popular.

D

Dano. Violação de uma lei civil, em razão da qual um indivíduo é lesado. No processo por dano, uma parte afirma que a conduta ilícita da outra parte causou-lhe prejuízos e pede compensação por isso.

Delírio (ideias delirantes). Crenças pessoais falsas incompatíveis com a inteligência ou a formação cultural de um indivíduo. Ele continua a manter sua crença, apesar da comprovação evidente de que ela é falsa e/ou irracional.

Delirium. Estado de confusão e excitação mentais que se caracteriza por desorientação no tempo e espaço, comumente com alucinações, fala incoerente e estado persistente de atividade física sem propósito.

Demência. Ver **Transtorno neurocognitivo**.

Democrático. Estilo de liderança no qual o líder estimula a tomada de decisões em conjunto. Quando necessário, o líder colabora com orientações e sua experiência.

Dendritos. Processos celulares de um neurônio que transmitem os impulsos na direção do corpo celular.

Densidade. Número de indivíduos de determinado espaço ambiental que influenciam a interação interpessoal.

Dependência de substâncias psicoativas. A dependência física caracteriza-se pela incapacidade de deixar de usar uma substância, apesar das tentativas de fazê-lo; uso contínuo de uma substância psicoativa, apesar de suas consequências deletérias; desenvolvimento de tolerância; e sintomas de abstinência quando o uso é reduzido ou interrompido. A dependência psíquica ocorre quando o usuário sente que uma droga é necessária para a manutenção de um estado ideal de bem-estar pessoal, os relacionamentos interpessoais ou o desempenho de atividades.

Depressão. Transtorno do humor expresso por sentimento de tristeza, desespero e pessimismo. O indivíduo perde o interesse pelas atividades habituais e pode desenvolver alguns sintomas somáticos. Alterações do apetite e dos padrões de sono são comuns.

Depressão pós-parto. Depressão que ocorre durante o período puerperal (pós-parto). Pode estar relacionada com alterações hormonais, metabolismo do triptofano ou alterações do transporte de membrana durante o período puerperal imediato. Outros fatores predisponentes também podem ser importantes.

Desastre. Ocorrência natural ou provocada pelo homem que coloca em risco os recursos de um indivíduo ou uma comunidade e aumenta a necessidade de evacuação e serviços médicos de emergência.

Descatastrofização. Em terapia cognitiva, com essa técnica o terapeuta ajuda o cliente a examinar se um pensamento automático negativo é válido. Mesmo que exista alguma validade, o cliente é então estimulado a rever as formas de enfrentar e adaptar-se, avançando além da situação de crise atual.

Desenvolvimento cognitivo. Série de estágios, descritos por Piaget, pelos quais as pessoas passam, demonstrando em cada estágio um nível mais avançado de organização lógica que o estágio anterior.

Desequilíbrio conjugal. Relação marital na qual não existe parceria igualitária entre os membros. Um cônjuge domina a relação e o outro parceiro.

Desinstitucionalização. Remoção de indivíduos mentalmente enfermos de instituições e planejamento subsequente para prestar cuidados a eles no contexto de comunidade.

Desintoxicação. Processo de abstenção de uma substância psicoativa da qual o indivíduo é dependente.

Desistência. Rompimento unilateral da relação profissional entre um prestador de serviços de saúde e um paciente sem aviso prévio em uma época na qual ainda há necessidade de continuação dos cuidados de saúde.

Despersonalização. Alteração da percepção ou da experiência de si próprio, de forma que a noção de realidade do próprio indivíduo é temporariamente perdida.

Desrealização. Alteração da percepção ou experiência do mundo exterior, de forma que ele parece estranho ou irreal.

Dessensibilização sistemática. Técnica de tratamento das fobias, com a qual o indivíduo aprende a relaxar e, em seguida, é levado a imaginar vários componentes do estímulo fóbico em progressão hierárquica, avançando do que provoca menos medo para o que desencadeia mais medo.

Desvinculação. Em terapia familiar, desvinculação é definida como a separação extrema dos membros da família. É promovida por limites rígidos ou falta de comunicação entre os familiares.

Diagnóstico de enfermagem. Parecer clínico sobre as reações do indivíduo, da família ou da comunidade a problemas de saúde/processos existenciais potenciais e reais. Os diagnósticos de enfermagem constituem a base para a escolha das intervenções de enfermagem, de forma a alcançar os resultados pelos quais o enfermeiro é responsável.

Diagnóstico duplo. O paciente tem um diagnóstico duplo quando se constata que ele tem simultaneamente uma doença mental e transtorno relacionado com uso abusivo de substâncias psicoativas. O tratamento tem como objetivo controlar os dois problemas.

Difamação. Atitude com a qual um indivíduo pode ser acusado de compartilhar com outra pessoa informações por escrito que sejam deletérias à reputação de uma outra pessoa. Um indivíduo pode ser acusado de difamação do caráter quando compartilha com outros informações sobre uma pessoa que são nocivas à reputação dela.

Dilema ético. Situação que ocorre quando, com base em considerações morais, pode-se argumentar a favor de duas ações contrárias.

Direito. Aquilo que um indivíduo está habilitado (por normas éticas, legais ou morais) a usufruir, aplicar ou receber de outras pessoas dentro dos limites da lei.

Diretiva antecipada. Documento legal que um indivíduo competente pode assinar para consignar seus desejos acerca das decisões futuras relacionadas com o cuidado de sua saúde, destinado a uma ocasião na qual o indivíduo não será mais capaz de assinar um consentimento informado. Isso pode incluir um dos seguintes elementos: (1) declaração antecipada de vontade, com a qual o indivíduo descreve o tipo de cuidados que deseja ou não que sejam realizados; e (2) procuração duradoura relativa aos cuidados de saúde, por meio da qual o indivíduo nomeia outra pessoa, à qual concede o direito de tomar decisões relativas à sua saúde, quando o indivíduo estiver incapacitado de fazê-lo.

Discinesia tardia. Conjunto de sinais e sintomas evidenciados por movimentos faciais e linguais bizarros, rigidez do pescoço e dificuldade de engolir. Isso pode ser um efeito adverso do tratamento crônico com alguns fármacos antipsicóticos.

Disforia de gênero. Sentimento de desconforto associado a uma incompatibilidade entre gênero definido biologicamente e gênero vivenciado subjetivamente.

Dissociação. Separação dos grupos de conteúdos mentais da percepção consciente, um mecanismo essencial para a conversão histérica e o transtorno dissociativo.

Dissulfiram. Fármaco administrado aos pacientes que fazem uso abusivo do álcool com a finalidade de interromper o alcoolismo. A ingestão de álcool durante o uso de dissulfiram provoca um conjunto de sinais e sintomas que podem acarretar muito desconforto e até levar à morte se o nível sanguíneo de álcool for muito alto.

Distância. Formas como as diversas culturas usam o espaço para comunicar-se.

Distância íntima. Menor distância permitida por indivíduos entre si mesmos e as outras pessoas. Nos EUA, essa distância varia de 0 a 50 centímetros.

Distância pessoal. Distância entre indivíduos que mantêm interações pessoais maduras, por exemplo, uma conversa direta. Na cultura norte-americana, a distância pessoal fica em torno de 0,45 a 1 metro.

Distância pública. Distância apropriada à interação ao falar em público ou gritar para alguém situado a alguma distância. A cultura norte-americana define essa distância em 4 metros ou mais.

Distância social. Distância considerada aceitável nas interações com pessoas conhecidas ou estranhas, por exemplo, durante um coquetel ou em um prédio público. A cultura norte-americana define essa distância entre 1,2 e 3,6 metros.

Distimia. Neurose depressiva. Os sintomas são semelhantes ou um pouco mais brandos que os atribuídos à depressão maior. Não há perda de contato com a realidade.

Distonia. Movimentos musculares involuntários (espasmos) da face, braços, pernas e pescoço; podem ocorrer como efeito colateral extrapiramidal de alguns antipsicóticos.

Distração. Em terapia cognitiva, quando são identificadas cognições disfuncionais, o terapeuta busca encontrar atividades que possam ser usadas para distrair o cliente e afastá-lo dos seus pensamentos intrusivos ou suas ruminações depressivas que contribuem para suas reações disfuncionais.

Divisão. Mecanismo primitivo de defesa do ego, com o qual o indivíduo não consegue integrar e aceitar sentimentos positivos e negativos. Na visão desses indivíduos, as pessoas – inclusive eles próprios – e as experiências de vida são totalmente boas ou más. Esse traço é comum no transtorno de personalidade *borderline*.

DNC secundário. Distúrbio neurocognitivo (DNC) causado por ou relacionado com outra doença, ou problema, como HIV ou traumatismo cerebral.

Doença mental. Reações inadaptativas às situações de estresse originadas no ambiente interno ou externo, que se evidencia por pensamentos, sentimentos e comportamentos incompatíveis com as normas locais e culturais e que interferem nas atividades físicas, ocupacionais e/ou sociais desempenhadas pelo indivíduo.

Domínio afetivo. Uma categoria de aprendizagem que inclui atitudes, sentimentos e valores.

Domínio cognitivo. Tipo de aprendizagem que envolve conhecimento e processos mentais de acordo com a capacidade intelectual do indivíduo. O indivíduo deve ser capaz de sintetizar informações a nível intelectual antes que possa demonstrar comportamentos reais.

Domínio psicomotor. Modalidade de aprendizagem na qual os comportamentos são processados e demonstrados. A informação é processada intelectualmente e o indivíduo exibe comportamentos motores.

Domínios de aprendizagem. Categorias nas quais os indivíduos aprendem ou acumulam conhecimento e demonstram comportamentos. Existem três domínios de aprendizagem: afetivo, cognitivo e psicomotor.

Drogadição. Necessidade crônica ou compulsiva de usar uma droga. A necessidade é suficientemente forte para gerar sofrimento (físico ou psicológico) se não for atendida.

E

Ecolalia. Repetição "como um papagaio" de palavras ditas por outras pessoas por um indivíduo, com fronteiras do ego imprecisas.

Economia de fichas. Em modificação comportamental, é um tipo de contrato no qual os estímulos reforçadores do comportamento desejável são apresentados na forma de símbolos ou sinais, que depois podem ser trocados pelos privilégios designados.

Ecopraxia. Tentativas de um indivíduo com fronteiras do ego imprecisas de identificar-se com outra pessoa, imitando os movimentos que ela faz.

Ego. Um dos três componentes da personalidade reconhecidos por Freud como *self* racional ou "princípio de realidade". O ego busca manter a harmonia entre o mundo exterior, o id e o superego.

Egoísmo ético. Teoria ética que propõe que aquilo que é "certo" e "bom" é o que deve ser melhor para o indivíduo que precisa tomar uma decisão.

Ejaculação precoce. Ejaculação que ocorre com estimulação sexual mínima, ou antes, durante ou logo depois da penetração e antes que o indivíduo queira.

Ejaculação retardada. Ejaculação ausente ou retardada, mesmo que o homem tenha uma ereção rígida e tenha sido estimulado adequadamente.

Ejaculação retrógrada. Ejaculação do líquido seminal em direção contrária, ou seja, para dentro da bexiga; pode ser um efeito colateral de alguns fármacos antipsicóticos.

Eletroconvulsoterapia (ECT). Tipo de tratamento físico no qual se aplica uma corrente elétrica no cérebro por meio de eletrodos colocados nas têmporas. Uma crise convulsiva generalizada produz o efeito desejado. Esse tipo de tratamento é aplicado aos clientes deprimidos que não melhoram com antidepressivos.

Emaciado. Condição na qual o indivíduo está excessivamente magro ou fisicamente debilitado.

Empatia. Capacidade de perceber além do comportamento exterior e sentir com exatidão o que outra pessoa está sentindo ou vivenciando interiormente. Com empatia, pode-se perceber e entender exatamente o significado e a relevância dos pensamentos e sentimentos de outra pessoa.

Encefalopatia de Wernicke. Distúrbio cerebral causado pela deficiência de tiamina, que se evidencia por anormalidades visuais, ataxia, sonolência, estupor e – se essa vitamina não for reposta – morte.

Encefalopatia hepática. Distúrbio cerebral resultante da incapacidade de o fígado cirrótico converter amônia em ureia para ser excretada. A elevação persistente da amônia sérica provoca deterioração progressiva das funções mentais, apatia, euforia ou depressão, distúrbios do sono, confusão mental crescente e progressão ao coma e, por fim, morte.

Enculturação. Processo de adquirir comportamento cultural por meio da socialização.

Enfermagem forense. Aplicação da ciência forense combinada com educação biopsicossocial de um enfermeiro registrado na investigação científica, coleta e preservação de evidências, análise, prevenção e tratamento de problemas médico-legais associados a trauma e/ou morte.

Enfermagem psicodinâmica. Capacidade de entender o próprio comportamento, ajudar outras pessoas a identificar dificuldades sentidas e aplicar os princípios dos relacionamentos humanos aos problemas que surgem em todos os níveis de experiência.

Enfermeiro examinador de violência sexual (EEVS). Enfermeiro clínico especializado em enfermagem forense, que recebeu treinamento especializado para prestar cuidados a uma vítima de violência sexual.

Enredamento. Conexões exageradas entre os membros da família. Isso ocorre como uma resposta às fronteiras difusas, com as quais há investimento e envolvimento exagerados e falta de diferenciação entre indivíduos ou subsistemas.

Entrevista motivacional. Estilo de comunicação baseada em evidências e centrada no paciente que promove mudança de comportamentos orientando os clientes a explorar sua própria motivação de mudar e as vantagens e desvantagens de suas decisões.

Erro profissional e negligência. Falha de um prestador de serviços profissionais em exercer determinado grau de habilidade e aprendizado comumente aplicados em diversas circunstâncias na comunidade por um membro mediano prudente e reconhecido da profissão, resultando em danos, perda ou lesão ao beneficiário desses serviços ou às pessoas designadas para confiar neles.

Esclarecimento de valores. Processo de autodescoberta pelo qual as pessoas identificam seus valores pessoais e suas prioridades de valores. Esse processo amplia a percepção de por que os indivíduos comportam-se de determinadas formas.

Espancamento. Padrão de agressão física repetitiva, geralmente em uma mulher por seu cônjuge ou parceiro íntimo. Os homens também sofrem espancamentos, embora com frequência muito menor.

Especialista técnico. Termo usado por Peplau para descrever alguém que conhece diversos dispositivos profissionais e possui as habilidades técnicas necessárias para o desempenho das melhores intervenções para o paciente.

Esperança. Princípio fundamental do modelo de *recovery*, que enfatiza que a recuperação origina-se do sentimento que o paciente tem de que pode recuperar-se.

Espiritualidade. Qualidade humana que confere significado e sentido de propósito à existência de um indivíduo. A espiritualidade está presente em todos, independentemente do seu sistema de crenças, e atua como uma força de interconexão entre o ser e as outras pessoas, o ambiente e um ser superior.

Esquemas (também conhecidos como *crenças fundamentais*). Estruturas cognitivas que consistem nas crenças e nos pressupostos fundamentais do indivíduo e que se formam nos primeiros anos de vida com base nas experiências pessoais e na identificação com outras pessoas significativas. Esses conceitos são reforçados ainda mais pelas experiências de aprendizagem e, por sua vez, influenciam a formação de outras crenças, valores e atitudes.

Estado de tensão pré-agressivo. Comportamentos que preveem a possibilidade de violência. Isso inclui atividade motora exagerada, postura tensa, afeto desafiador, dentes e punhos cerrados e outros comportamentos argumentativos, demandantes e ameaçadores.

Estereotipagem. Processo de classificar todas as pessoas da mesma cultura ou grupo étnico como seres idênticos.

Estereotipia verbal. Padrão de expressão verbal no qual a escolha das palavras é determinada por seus sons. A estereotipia verbal frequentemente se evidencia por fala ritmada.

Estímulo aversivo. Estímulo que se segue a uma reação comportamental e reduz a probabilidade de que o comportamento seja repetido; também conhecido como punição.

Estímulo condicionado. No condicionamento clássico, representa um estímulo independente, que é apresentado a um sujeito junto com outro estímulo focal e que, com a exposição repetitiva, vem a desencadear a mesma reação que o estímulo focal original.

Estímulo discriminativo. Estímulo que precede uma reação comportamental e prevê a ocorrência de determinado reforço. Os indivíduos aprendem a discriminar entre vários estímulos que produzem as respostas que eles desejam.

Estímulo focal. Situação de preocupação imediata que resulta em ameaça à autoestima.

Estímulo não condicionado. No condicionamento clássico, é um estímulo específico capaz de desencadear uma resposta reflexa, ou não condicionada.

Estímulo. No condicionamento clássico, é o estimulo que desencadeia uma resposta.

Estímulos contextuais. Condições existentes no ambiente que reforçam um estímulo focal e influenciam uma ameaça à autoestima.

Estímulos residuais. Determinadas crenças, atitudes, experiências ou traços que podem contribuir para a baixa autoestima de um indivíduo.

Estresse. Estado de desequilíbrio que ocorre quando há desarmonia entre as demandas internas do indivíduo e o ambiente externo e sua capacidade de lidar com essas demandas.

Estressor. Demanda originada do interior do indivíduo ou do ambiente externo que desencadeia uma reação fisiológica e/ou psicológica.

Estrutura familiar. A estrutura familiar está fundamentada em um conjunto de princípios invisíveis que afetam as interações entre os membros da família. Esses princípios são estabelecidos com o tempo e transformam-se em "leis" que governam a conduta dos diversos membros da família.

Estupro. Demonstração de poder e domínio por meio de violência sexual, mais comumente por homens contra as mulheres, embora eles também possam ser vítimas de estupro. Estupro é considerado um ato de agressão, não de paixão.

Estupro de vulnerável. Relação ilícita entre uma pessoa maior de idade e outra menor de idade (legalmente incapaz de responder por seus atos). A idade de consentimento legal varia em cada estado dos EUA. Um indivíduo pode ser preso por estupro de vulnerável até mesmo quando a interação ocorreu entre duas pessoas legalmente competentes.

Estupro durante encontro. Tipo de estupro cometido pelo acompanhante da vítima, geralmente depois de um encontro marcado por ambos.

Estupro marital. Violência sexual dirigida a um parceiro marital contra sua vontade.

Ética. Ramo da filosofia que lida com valores relacionados com a conduta humana, a justiça e a injustiça de determinadas ações e a bondade e maldade dos motivos e fins dessas ações.

Ética cristã. Filosofia ética que defende que devemos tratar outras pessoas como moralmente semelhantes; reconhece a semelhança das outras pessoas, permitindo-lhes agir como nós se estivessem em posição semelhante à nossa; algumas vezes, também é referida como "ética da regra de ouro".

Etnia. Conceito de pessoas que se identificam entre si em razão da hereditariedade comum.

Evento desencadeante. Estímulo que se origina do ambiente interno ou externo e é percebido pelo indivíduo como penoso ou acima dos seus recursos, colocando em risco seu bem-estar.

Exploração sexual de uma criança. Indução ou coerção de uma criança a envolver-se em atividade sexualmente explícita com a finalidade de divulgar qualquer tipo de exibição (p. ex., pornografia infantil).

Extinção. Em terapia comportamental, representa a redução gradativa da frequência ou o desaparecimento de uma reação quando o reforço positivo é eliminado.

F

Família. Dois ou mais indivíduos que dependem mutuamente de apoio emocional, físico e financeiro. Os membros da família são autodefinidos (Kaakinen, Hanson & Denham, 2010).

Fatores predisponentes. Vários elementos que afetam a forma como um indivíduo percebe e reage a um evento estressante. Os tipos de fatores predisponentes são influências genéticas, experiências passadas e condições atuais.

Fenciclidina. Anestésico usado em medicina veterinária; utilizado ilegalmente como alucinógeno, também conhecido como PCP ou "pó-dos-anjos".

Fenômeno do pôr do sol. Fenômeno associado aos distúrbios neurocognitivos (DNCs), no qual os sintomas parecem piorar no final da tarde e ao anoitecer.

Fenótipo. Características físicas que identificam um genótipo específico. Exemplos de fenótipos são cor dos olhos, estatura, tipo sanguíneo, linguagem e tipo de cabelo. Os fenótipos podem ser genéticos ou adquiridos.

Flexibilidade cérea. Condição na qual um paciente esquizofrênico cede todas as partes móveis do corpo a qualquer tentativa de colocá-las em determinada posição.

Fobia. Medo irracional.

Fobia específica. Medo persistente de um objeto ou uma situação específica, como o medo de não escapar de uma situação (agorafobia) ou de ser humilhado em situações sociais (fobia social).

Fobia social. Medo de ser humilhado em situações sociais.

Foco sensorial. Técnica terapêutica usada para tratar indivíduos e casais com disfunção sexual. Essa técnica consiste em tocar e ser tocado por uma outra pessoa e focar a atenção nas sensações físicas experimentadas em seguida. Gradativamente, os paciente passam por vários níveis de foco sensorial, que avança dos toques não genitais aos toques de outras áreas, como mamas e órgãos genitais; o toque é realizado de forma mútua e simultânea, em vez de uma pessoa de cada vez; e o toque avança no sentido de finalmente contemplar a possibilidade de relação sexual.

Focus Charting®. Um tipo de documentação baseada no formato de dados, ação e resposta (*data, action e response*, ou DAR em inglês). A perspectiva predominante é um "foco" no cliente, que pode ser um diagnóstico de enfermagem, uma preocupação do cliente, uma alteração de suas condições ou um evento significativo no tratamento do cliente. O foco não pode ser um diagnóstico médico.

Forense. Relativo à lei, ou legal.

Formação reativa. Impedir que pensamentos ou comportamentos inaceitáveis ou indesejáveis sejam expressos exagerando pensamentos ou comportamentos contrários.

Fronteiras. Nível de participação e interação entre indivíduos e subsistemas. As fronteiras demarcam os espaços físico e psicológico que os indivíduos reconhecem como próprios. Algumas vezes, as fronteiras são referidas como limites. São apropriadas quando permitem o contato aceitável com outras pessoas, ao mesmo tempo que impedem interferência excessiva. As fronteiras podem estar claramente definidas (saudáveis) ou podem ser rígidas ou difusas (nocivas).

Fronteiras rígidas. Um indivíduo com fronteiras rígidas é "fechado" e difícil de relacionar-se. Essas pessoas têm uma perspectiva de vida limitada, veem as coisas de um modo e não conseguem conversar sobre temas que estejam fora de sua perspectiva.

Fuga (*fugue*, em francês). Viagem repentina e inesperada para longe de casa ou do local habitual de trabalho em busca de nova identidade e incapacidade de lembrar-se da identidade anterior; em geral, isso ocorre como reação ao estresse psicossocial grave.

G

Ganho primário. Recebimento de reforço positivo por somatizar, para evitar situações difíceis em razão de ter alguma queixa física.

Ganho secundário. Recebimento de reforço positivo por somatização para receber mais atenção, empatia e acolhimento.

Ganho terciário. Recebimento de reforço positivo por somatizar, levando o foco da família a mudar para o próprio indivíduo e desviar-se do conflito que possa estar ocorrendo na família.

Gay (**homossexual**). Termo usado para descrever homens que têm relações sexuais com pessoas do mesmo sexo.

Generalização do estímulo. Processo pelo qual uma resposta condicionada é desencadeada por todos os estímulos *semelhantes* ao que levou à aprendizagem dessa reação condicionada.

Generalização excessiva. Também conhecida como "pensamento absolutista". Nos indivíduos que generalizam exageradamente, as conclusões gerais são baseadas em apenas um incidente – um tipo de pensamento "tudo ou nada".

Gênero. Condição de ser homem ou mulher.

Genética. Estudo da transmissão biológica de determinadas características (físicas e/ou comportamentais) dos genitores à prole.

Genograma. Representação gráfica de um sistema familiar. Pode estender-se por várias gerações. A ênfase é colocada nos papéis familiares e nas relações emocionais entre seus membros. Os genogramas facilitam o reconhecimento das áreas que precisam ser mudadas.

Genótipo. Conjunto completo dos genes existentes em um indivíduo no momento da concepção, que estão codificados no DNA.

Gerenciador de caso. Indivíduo responsável por negociar com vários profissionais de saúde de forma a obter uma variedade de serviços para um cliente.

Gerenciamento de caso. Processo de prestação de serviços de saúde cujos objetivos são prestar serviços de saúde de qualidade, reduzir a fragmentação, melhorar a qualidade de vida dos clientes e reduzir custos. Um gerenciador de caso coordena os cuidados prestados ao paciente desde a internação até a alta e, em alguns casos, mesmo depois da alta. Processos críticos de cuidado são recursos usados para prestar assistência em um sistema de gerenciamento de caso.

Geriatria. Ramo da medicina clínica especializado no cuidado a indivíduos idosos e focado nos problemas associados ao envelhecimento.

Gerontologia. Estudo do envelhecimento normal.

Geropsiquiatria. Ramo da medicina clínica especializado em psicopatologia do idoso.

Gestão de cuidados de saúde (*managed care*, em inglês). Conceito destinado a controlar intencionalmente o equilíbrio entre custo e qualidade do cuidado prestado. Exemplos de gestão de cuidados de saúde são as organizações de manutenção da saúde (*health maintenance organizations*, ou HMOs em inglês) e as organizações de prestadores preferidos (*preferred provider organizations*, ou PPOs em inglês). A extensão e o tipo de cuidados de saúde que um indivíduo recebe são determinados pela organização que fornece os serviços prestados gerenciados.

Ginecomastia. Crescimento das mamas dos homens; pode ser um efeito colateral de alguns antipsicóticos.

Grupo terapêutico. Difere da terapia em grupo porque a fundamentação teórica é menos sólida. O foco é voltado para os relacionamentos do grupo, as interações entre os seus membros e a consideração de determinado problema. Os líderes dos grupos terapêuticos não precisam ter o nível de preparação educacional exigida dos líderes de terapia em grupo.

Grupo. Conjunto de indivíduos cuja associação está fundamentada em interesses em comum, valores, normas ou propósitos compartilhados. A afiliação a um grupo geralmente é efetuada por acaso (um indivíduo que nasce no grupo), por escolha (afiliação voluntária) ou por força das circunstâncias (resultante dos eventos existenciais sobre os quais o indivíduo pode ou não ter controle).

Grupos de diagnósticos relacionados (DRGs, em inglês). Sistema usado para calcular antecipadamente os valores financeiros para reembolso dos cuidados hospitalares prestados com base no diagnóstico do cliente.

H

Hiperatividade. Atividade psicomotora excessiva, que pode ser proposital ou sem propósito, acompanhada de movimentos físicos e expressões verbais comumente mais rápidos que o normal. O comportamento hiperativo está comumente associado a desatenção e tendência a distrair-se.

Hipersonia. Sonolência excessiva, ou necessidade de dormir por tempo excessivo.

Hipertensão idiopática ou essencial. Elevação persistente da pressão arterial, na qual não há uma causa aparente ou doença subjacente associada.

Hipnose. Tratamento para transtornos desencadeados por ansiedade reprimida. O indivíduo é dirigido a um estado de semiconsciência e, por meio de sugestões, ajudado a lembrar-se de determinados eventos que não consegue lembrar no estado consciente.

Hipomania. Forma branda de mania. Os sintomas são de hiperatividade exagerada, mas não suficientemente grave para causar limitações profundas das funções sociais ou ocupacionais, ou requerer internação hospitalar.

Histeria. Transtorno polissintomático evidenciado por várias queixas somáticas recidivantes, geralmente descritas dramaticamente.

Homocisteína. Aminoácido produzido pelo catabolismo da metionina. Níveis altos podem estar associados ao risco elevado de desenvolver doença cardiovascular.

Homossexualidade. Preferência sexual por pessoas do mesmo gênero.

Hospice. Programa que presta cuidados paliativos e medidas de apoio para atender às necessidades especiais originadas dos estresses físico, psicossocial, espiritual, social e econômico vivenciados durante os estágios finais da doença e no processo de luto.

Humor. Estado emocional predominante de um indivíduo que afeta significativamente seu comportamento, personalidade e percepção.

Humores. Os quatro líquidos corporais descritos por Hipócrates: sangue, bile escura, bile amarela e fleuma. Hipócrates associava insanidade e doença mental ao desequilíbrio desses quatro líquidos.

I

Id. Um dos três componentes da personalidade identificado por Freud como "princípio do prazer". Id é o *locus* dos impulsos instintivos e está presente desde o nascimento; o id leva o bebê a satisfazer suas necessidades e buscar gratificação imediata.

Identidade pessoal. Autopercepção de um indivíduo, que define suas funções como observador, definidor de normas e autoavaliador. Tem como objetivo manter uma autoimagem estável e relaciona-se com aquilo que o indivíduo busca tornar-se.

Identificação. Tentativa de aumentar o valor próprio adquirindo determinados atributos e características de um indivíduo que alguém admira.

Ilusão. Percepção distorcida de um estímulo externo real.

Imagem corporal. Percepção pessoal do próprio corpo. Também pode referir-se a como um indivíduo acredita que as outras pessoas percebem seu corpo.

Imaginação mental. Técnica de redução do estresse baseada na imaginação. O indivíduo foca a imaginação em um cenário especialmente relaxante para si mesmo (p. ex., uma cena em uma praia tranquila, um clima de montanha ou como se flutuasse no ar em uma nuvem branca "macia").

Impulsividade. Necessidade ou inclinação a agir sem levar em consideração as consequências possíveis do próprio comportamento.

Inadaptação. Incapacidade do corpo de retornar à homeostasia depois de uma reação fisiológica e/ou psicológica ao estresse, prejudicando a integridade do indivíduo.

Incesto. Exploração sexual de uma criança com menos de 18 anos por um parente ou um estranho que ocupa uma posição de confiança na família.

Individualidade. Ver **Identidade pessoal**.

Inferência arbitrária. Tipo de distorção do pensamento, no qual o indivíduo automaticamente chega a uma conclusão sobre determinado incidente sem que haja fatos para apoiá-la ou, algumas vezes, mesmo que existam evidências contraditórias contra essa conclusão.

Inibição recíproca. Também conhecida como contracondicionamento, essa técnica ajuda a reduzir ou eliminar um comportamento introduzindo outro mais adaptativo, mas que seja incompatível com o comportamento inaceitável (p. ex., ensinar técnicas de relaxamento a um indivíduo ansioso; relaxamento e ansiedade são comportamentos incompatíveis entre si).

Insônia. Dificuldade de iniciar ou manter o sono.

Integração. Processo usado com indivíduos que têm transtorno de identidade dissociativo na tentativa de reunir todas as personalidades em uma só; em geral, a integração é conseguida por hipnose.

Intelectualização. Tentativa de evitar a expressão de emoções reais associadas a uma situação de estresse utilizando processos mentais como lógica, raciocínio e análise.

Inteligência emocional (IE). Conjunto de competências relacionadas com a saúde emocional do indivíduo que inclui autopercepção, empatia, autocontrole emocional e manutenção de relacionamentos eficaz.

Intervenção em crise. Tipo emergencial de ajuda, no qual o interventor torna-se parte da situação existencial do cliente. O foco é fornecer orientação e apoio para ajudar a mobilizar os recursos necessários para resolver a crise e recuperar ou alcançar melhora do nível funcional preexistente. Em geral, essa intervenção não se estende por mais que 6 a 8 semanas.

Intervenção paradoxal. Em terapia familiar, significa "prescrever o sintoma". O terapeuta pede que a família continue a adotar o comportamento que ela está tentando modificar. A tensão é aliviada e a família consegue ver mais claramente as soluções possíveis para seu problema.

Intoxicação. Estado físico e mental de excitação e frenesi, ou letargia e estupor.

Introjeção. Crenças e valores de outra pessoa são interiorizados e simbolicamente se tornam parte do próprio ser, a ponto de o indivíduo perder o sentimento de separação ou distinção.

Isolamento. Separação de um pensamento ou de uma memória dos sentimentos, humores ou emoções associadas a ele (algumas vezes é referido como *isolamento emocional*).

J

Jogadores Anônimos (JA). Organização de terapia inspirativa em grupo, baseada no modelo dos Alcoólicos Anônimos (AA), para indivíduos que desejam, mas não conseguem, parar de jogar.

Jurisprudência. Leis derivadas de decisões tomadas em casos anteriores.

Justiça. Princípio ético que estabelece que todos os indivíduos devem ser tratados igualmente e com imparcialidade.

K

Kantianismo. Princípio ético que propõe que as decisões devam ser tomadas e as ações devam ser perpetradas com base no sentimento de dever.

L

Lei civil. Lei que protege os direitos privados e de propriedade dos indivíduos e das empresas.

Lei criminal. Lei que oferece proteção contra condutas consideradas injuriosas ao bem-estar público. Aplica punição aos indivíduos que adotam essas condutas.

Lei estatutária. Uma lei que foi promulgada por órgãos legislativos como a corte de um condado ou uma cidade, legislatura estadual ou Congresso Norte-Americano.

Lésbica. Termo usado para descrever mulheres que mantêm relações sexuais com pessoas do mesmo sexo.

Libido. Termo freudiano usado para descrever a energia psíquica utilizada para atender às necessidades fisiológicas básicas ou aos impulsos instintivos como fome, raiva, sede e sexualidade.

Limites flexíveis. Os limites pessoais são flexíveis quando, em razão de circunstâncias incomuns, os indivíduos conseguem alterar os limites que estabeleceram para si próprios. Limites flexíveis são saudáveis.

Livre associação. Em psicanálise, técnica usada para ajudar os clientes a trazer à consciência materiais que foram reprimidos. O indivíduo é estimulado a verbalizar o que quer que lhe venha à mente, mudando naturalmente de um pensamento para outro.

Livre associação. Processo mental evidenciado por um discurso no qual as ideias mudam de um assunto não relacionado para outro. O indivíduo não percebe que os temas não estão relacionados.

Luto. Processo psicológico (ou estágios de um processo) por meio do qual o indivíduo passa até a adaptação bem-sucedida à perda de um ente querido. Na cultura mexicana, a palavra se refere ao período de pesar que se segue à morte de um ente querido, simbolizado pelo uso de roupas pretas, pretas e brancas ou de cores escuras e por comportamento contido.

Luto antecipatório. Condição subjetiva de reações emocionais, físicas e sociais à perda antecipada de algo valioso. A reação de pesar é repetida quando a perda realmente ocorre, mas pode não ser tão intensa quanto seria esperado se o pesar antecipatório não tivesse ocorrido.

Luto tardio. Inexistência de sinais de pesar quando seriam normalmente esperados.

M

Magnificação. Tipo de pensamento no qual o significado negativo de um evento é exagerado.

Maneirismo. Adoção voluntária de posturas inadequadas ou bizarras.

Mania. Manifestação clínica do transtorno bipolar, na qual o humor predominante é exaltado, expansivo ou irritável. A atividade motora é frenética e excessiva. O cliente pode ter ou não sintomas psicóticos.

Mania delirante. Tipo grave de mania, que se caracteriza por obnubilação grave da consciência e representa uma intensificação dos sintomas associados à mania. Os sintomas de mania delirante tornaram-se relativamente raros desde que os antipsicóticos foram disponibilizados.

Manual Diagnóstico e Estatístico de Transtornos Mentais, 5ª Edição (DSM-5). Nomenclatura padronizada dos transtornos mentais publicada pela American Psychiatric Association (APA) e utilizada por todos os profissionais da área de saúde. Classifica os transtornos mentais e descreve diretrizes e critérios diagnósticos para vários distúrbios da esfera mental.

Mapa conceitual. Estratégia diagramática de ensino e aprendizagem que permite que os estudantes e docentes visualizem as inter-relações entre diagnósticos médicos, diagnósticos de enfermagem, dados da avaliação e tratamentos. Representa um diagrama dos problemas do cliente e das intervenções realizadas.

Maturidade cognitiva. Capacidade de desempenhar todas as funções mentais necessárias à vida adulta.

Maus-tratos. Tocar em outra pessoa sem seu consentimento. Os enfermeiros podem ser acusados de maus-tratos quando participam do tratamento de um cliente sem seu consentimento e fora de uma situação de emergência.

Mecanismos de defesa do ego. Estratégias usadas pelo ego como proteção diante de uma ameaça à integridade biológica ou psicológica. (Ver **mecanismos de defesa**.)

Mecanismos de defesa. Mecanismos usados pelo ego na tentativa de atenuar a ansiedade gerada por ameaças à integridade biológica ou psicológica.

Medicaid. Sistema criado pelo governo federal norte-americano para custear benefícios de cuidados médicos aos cidadãos pobres. O programa Medicaid é custeado conjuntamente pelos governos federal e estaduais e sua cobertura varia significativamente de um estado para o outro.

Medicare. Sistema criado pelo governo federal para custear cuidados médicos para idosos norte-americanos.

Medicina alopática. Medicina tradicional. Tipo de medicina praticada no passado e na atualidade nos EUA e ensinada nas universidades de Medicina norte-americanas.

Medicina alternativa. Práticas que diferem da medicina tradicional (alopática) praticada comumente.

Medicina complementar. Práticas que diferem da medicina tradicional (alopática) praticada comumente, mas que na verdade podem complementá-la de forma positiva.

Medicina popular. Sistema de cuidados de saúde existente em várias culturas, que são prestados por um praticante local sem treinamento formal, mas que usa técnicas específicas dessa cultura na arte de curar.

Medicina quiroprática. Sistema de medicina alternativa baseado na premissa de que as relações entre estrutura e função do corpo humano são um fator importante para a saúde; essas relações entre a coluna vertebral e o sistema nervoso são importantes porque a transmissão e a expressão normais da energia neural são essenciais para a recuperação e a manutenção da saúde.

Meditação. Técnica de relaxamento na qual o indivíduo senta-se em um lugar tranquilo e foca toda sua atenção em um objeto, palavra ou pensamento.

Melancolia. Forma grave de um episódio de depressão maior. Os sintomas são exagerados e o paciente perde o interesse por quase todas as atividades.

Memória a curto prazo. Capacidade de lembrar-se de eventos que ocorreram muito recentemente. Essa faculdade deteriora-se com o envelhecimento.

Memória a longo prazo. Memória de fatos remotos ou que ocorreram há muitos anos. Esse tipo de memória é preservado nos indivíduos idosos.

Menopausa. Período que marca a cessação irreversível da atividade menstrual; em geral, a menopausa ocorre na faixa etária de 48 a 51 anos.

Meridianos. Em medicina chinesa, trajetos ao longo do corpo pelos quais a energia curativa (*qi*) circula e que interligam os acupontos.

Método PIE. Mais conhecido como "APIE", esse método de documentação tem o formato de avaliação, problema, intervenção e reavaliação (*assessment, problem, intervention and evaluation*, ou APIE em inglês) e consiste em um sistema orientado para o problema, que é usado para documentar o processo de enfermagem.

Milieu. Termo francês que significa "meio"; a tradução para o português significa "ambiente ou arredores".

Minimização. Tipo de pensamento no qual o significado positivo de um evento é minimizado ou desvalorizado.

Modelação. Aprendizagem de novas habilidades por imitação dos comportamentos de outras pessoas.

Modelagem. Em aprendizagem, um indivíduo molda o comportamento de outra pessoa fornecendo reforços por aproximações progressivamente maiores do comportamento desejável.

Modelo de Recuperação Psicológica. Modelo de recuperação que reconhece cinco estágios de recuperação: moratória (desespero e confusão), conscientização (de que a recuperação é possível), preparação (começa a trabalhar a recuperação), reconstrução (toma medidas para alcançar a meta pessoal de recuperar-se) e crescimento (alguns resultados são obtidos e o indivíduo reconhece que crescimento é um processo dinâmico para toda a vida).

Modelo Tidal. Abordagem terapêutica focada em *recovery*, pela qual o indivíduo é estimulado a contar sua história e assumir um papel ativo na decisão de quais alterações precisam ocorrer para facilitar sua recuperação.

Modelo WRAP (Wellness Recovery Action Plan, ou Plano de Ação para Recuperação do Bem-Estar, em tradução livre). Modelo de *recovery* que enfatiza o desenvolvimento de um sistema de monitoramento dos sintomas perturbadores e reações planejadas para reduzir ou eliminar o sofrimento.

Modificação comportamental. Modalidade de tratamento cujo objetivo é alterar comportamentos indesejáveis usando um sistema de recompensa para realizar as modificações desejadas.

N

Não assertiva. Modalidade de comunicação ou comportamento (também conhecida como passiva) na qual o indivíduo busca agradar as outras pessoas à custa da negação dos seus próprios direitos como ser humano.

Não maleficência. Princípio ético que recomenda a abstenção de atos negativos contra outra pessoa, como atuar com cautela para evitar danos.

Narcisismo. Amor pela própria imagem ou autoadmiração.

Narcolepsia. Distúrbio no qual a manifestação característica são crises de sonolência. O indivíduo não consegue evitar o adormecimento, mesmo no meio de uma frase ou enquanto realiza alguma tarefa.

Negação. Recusa em reconhecer a existência de uma situação real e/ou sentimentos associados a ela.

Negativismo. Resistência vigorosa a sugestões ou instruções; o indivíduo adota comportamentos contrários ao que se espera dele.

Negligência. Incapacidade de realizar algo que um indivíduo sensato – orientado por considerações que geralmente regulam as relações humanas – faria; ou fazer alguma coisa que um indivíduo sensato e cauteloso não faria.

Negligência emocional. Incapacidade crônica da parte de um ou ambos os pais ou cuidadores de proporcionar à criança esperança, amor e apoio necessários ao desenvolvimento de uma personalidade saudável normal.

Negligência física da criança. Incapacidade de um ou ambos os pais ou cuidadores de atender às necessidades básicas da criança, como alimento, vestimenta, abrigo, cuidados médico-dentários e supervisão.

Negligência infantil. A *negligência física* de uma criança inclui a recusa ou a demora a buscar cuidados de saúde; o abandono; a expulsão de casa ou recusa a permitir que uma criança que fugiu volte para casa; e a supervisão inadequada. A expressão *negligência emocional* refere-se à incapacidade crônica de um ou ambos os genitores ou de um cuidador de dar à criança esperança, amor e apoio necessários ao desenvolvimento de uma personalidade saudável e sã.

Neologismo. Palavras novas que um indivíduo inventa e não têm significado para as outras pessoas, embora tenha significado simbólico para o paciente psicótico.

Neuroendocrinologia. Estudo dos hormônios que atuam no sistema nervoso.

Neuroléptico. Fármaco antipsicótico usado para evitar ou controlar sintomas psicóticos.

Neurônio. Célula nervosa formada por corpo celular, axônio e dendritos.

Neurose. Conflito inconsciente que gera ansiedade e outros sintomas e leva ao uso disfuncional dos mecanismos de defesa.

Neurotransmissor. Composto químico armazenado nas terminações axoniais do neurônio pré-sináptico. Um impulso elétrico transmitido pelo neurônio estimula a liberação do neurotransmissor na fenda sináptica, que, por sua vez, determina se outro estímulo elétrico deve ou não ser gerado.

O

Obesidade. Condição na qual o índice de massa corporal é igual ou maior que 30.

Objetivos comportamentais. Afirmações que revelam a um indivíduo o que se espera dele. Os objetivos comportamentais são uma forma de avaliar os resultados da aprendizagem e estão baseados nos domínios afetivo, cognitivo e psicomotor da aprendizagem.

Obsessões. Pensamentos, ideias, impulsos ou imagens persistentes, intrusivas e indesejáveis, que desencadeiam ansiedade ou sofrimento acentuado. As mais comuns são pensamentos repetidos de contaminação, dúvidas, necessidade de manter as coisas em determinada ordem, impulsos agressivos ou sexuais e medo de causar lesão a si próprio ou às outras pessoas (APA, 2013).

Opioides. Grupo de compostos químicos que inclui ópio, derivados do ópio e substitutos sintéticos.

Orgasmo. Clímax de prazer sexual com liberação da tensão sexual e contrações rítmicas dos músculos perineais e dos órgãos reprodutivos pélvicos.

Osteoporose. Redução da massa óssea por unidade de volume que interfere na função de sustentação mecânica dos ossos. Esse processo ocorre em consequência da desmineralização dos ossos e, nas mulheres, é agravado na época da menopausa.

P

Padrão de resposta controlado. Reação a um estupro na qual os sentimentos são mascarados ou ocultados e o indivíduo demonstra aparência tranquila e serena ou afeto contido.

Padrão de resposta expressivo. Padrão comportamental no qual a vítima de um estupro expressa sentimentos de medo, raiva e ansiedade por meio de comportamentos como choros, soluços, inquietude e tensão; em contraste com a vítima de estupro, que reprime os sentimentos por meio do **padrão de resposta controlado**.

Pagamento prospectivo. Programa de contenção de gastos no contexto de atenção à saúde, cujo propósito é estabelecer valores preestabelecidos que poderiam ser reembolsados quando os clientes têm diagnósticos específicos.

Palilalia. Repetição dos próprios sons ou palavras (um tipo de tique vocal associado à síndrome de Tourette).

Pânico. Sensação súbita e avassaladora de terror ou desmaio iminente. A forma mais grave de ansiedade emocional geralmente é acompanhada de sinais e sintomas fisiológicos, cognitivos e comportamentais considerados fora da faixa esperada de normalidade.

Paralinguagem. Componente gestual da palavra falada. Consiste em tom, entonação e altura das mensagens vocalizadas; velocidade da fala; pausas realizadas para enfatizar a expressão; e ênfase atribuída a determinadas palavras.

Paranoia. Termo que implica suspeição extrema. Na esquizofrenia, a paranoia caracteriza-se por delírios persecutórios e alucinações de natureza ameaçadora.

Parar de pensar. Técnica autodidata que um indivíduo usa todas as vezes que quer eliminar pensamentos intrusivos ou negativos e indesejáveis de sua consciência.

Parassonia. Comportamentos incomuns ou indesejáveis que ocorrem durante o sono (p. ex., pesadelos, terrores noturnos e sonambulismo).

Pensamento catastrófico. Sempre pensar que o pior acontecerá, sem levar em consideração a possibilidade de que ocorram desfechos favoráveis mais prováveis.

Pensamento concreto. Processos mentais focados em aspectos específicos, em vez de generalidades, e em questões imediatas, em lugar de resultados finais. Os indivíduos focados em pensamentos concretos não conseguem compreender terminologia abstrata.

Pensamento dicotômico. Com esse tipo de pensamento, as situações são percebidas em termos de "tudo ou nada", "preto ou branco", "bom ou mau".

Pensamento mágico. Forma primitiva de pensamento em que o indivíduo acredita que pensar sobre um possível evento pode fazer com que ele aconteça.

Pensamentos automáticos. Pensamentos que ocorrem rapidamente em resposta a uma situação e sem análise racional. Em muitos casos, esses pensamentos são negativos e estão baseados em lógica equivocada.

Perda. Experiência de separação de algo que tem importância para o indivíduo.

Permissivo (*laissez-faire*, em francês). Estilo de liderança com o qual o líder permite que os membros do grupo façam o que lhes agrada. Não há direcionamento da parte do líder. A produtividade e o moral dos membros são baixos em razão da frustração gerada pela falta de direção.

Perseveração. Repetição persistente da mesma palavra ou ideia em resposta a diferentes perguntas.

Personalidade enxaquecosa. Características de personalidade atribuídas a um indivíduo predisposto à enxaqueca. Os indivíduos com esse tipo de personalidade são perfeccionistas, excessivamente conscienciosos, até certo ponto inflexíveis, limpos e arrumados, compulsivos, trabalhadores dedicados, inteligentes e exigentes, que atribuem muito valor ao sucesso e estabelecem expectativas elevadas (algumas vezes irrealistas) a si próprio e às outras pessoas.

Personalidade tipo A. Características de personalidade atribuídas aos indivíduos mais suscetíveis a ter doença cardíaca coronariana, além de impulsos competitivos excessivos, sentimento persistente de urgência de tempo, irascibilidade, agressividade, ambição desmedida e incapacidade de desfrutar do tempo de lazer.

Personalidade tipo B. Características de personalidade atribuídas aos indivíduos que não estão predispostos a desenvolver doença cardíaca coronariana; inclui características como capacidade de desempenhar suas funções mesmo sob pressão, sem o impulso competitivo e o senso constante de urgência de tempo experimentados pelos indivíduos com personalidade tipo A. Os indivíduos do tipo B desfrutam do seu tempo de lazer sem sentir culpa e são muito menos impulsivos que as pessoas do tipo A; isto é, eles pensam bem antes de tomar decisões.

Personalidade tipo C. Características de personalidade atribuídas aos indivíduos predispostos a desenvolver câncer. Inclui características como supressão da raiva; tranquilidade; passividade; e colocar as necessidades alheias antes das suas, mas guardar ressentimento pelo que os outros fizeram de "errado" em sua opinião.

Personalidade tipo D. Características de personalidade atribuídas aos indivíduos que estão mais sujeitos a desenvolver morbimortalidade cardiovascular. Isso inclui uma combinação de emoções negativas e inibição social.

Personalidade. Padrões de comportamento profundamente arraigados, que incluem a forma como alguém se relaciona, percebe e concebe a si próprio e seu ambiente.

Personalização. Quando o indivíduo assume total responsabilidade pelas situações, sem considerar que outras circunstâncias possam ter contribuído para esse desfecho.

Pesar. Estado subjetivo evidenciado por reações emocionais, físicas e sociais geradas por uma perda percebida ou real de algo ou alguém valioso. Mudança e fracasso também podem ser percebidos como perdas. A reação de pesar consiste em um conjunto de comportamentos relativamente previsíveis, que descrevem o estado subjetivo que acompanha o luto.

Pesar exagerado. Reação na qual os sintomas associados ao pesar normal são exagerados e desproporcionais. Depressão patológica é um tipo de pesar exagerado.

Pesar inibido. Inexistência de sinais de pesar quando eles seriam normalmente esperados.

Piromania. Incapacidade de resistir ao impulso de atear fogo.

Priapismo. Ereção peniana dolorosa e prolongada; pode ser um efeito adverso de alguns antidepressivos, principalmente trazodona.

Princípio de Premack. Esse princípio estabelece que uma reação que ocorre frequentemente (R1) pode funcionar como reforço positivo de uma resposta (R2) que ocorre com menos frequência. Por exemplo, uma menina pode conversar com suas amigas ao telefone (R2) apenas se fizer suas tarefas de casa (R1).

Processo de enfermagem. Processo sistemático dinâmico pelo qual os enfermeiros avaliam, diagnosticam, detectam resultados, planejam, executam e reavaliam os cuidados de enfermagem prestados. Também é conhecido como "metodologia científica da enfermagem". O processo de enfermagem confere ordem e consistência à intervenção profissional dos enfermeiros.

Profilaxia primária. Redução da incidência de transtornos mentais na população ao ajudar as pessoas a enfrentar de forma mais eficaz o estresse e tentar diminuir os fatores de estresse no ambiente.

Profilaxia secundária. Cuidados de saúde voltados para a redução da prevalência dos distúrbios psiquiátricos por abreviação de sua duração. Isso é possível com a detecção precoce dos problemas e a iniciação imediata do tratamento.

Profilaxia terciária. Cuidados de saúde voltados para a redução dos efeitos residuais associados a uma doença física ou mental grave ou crônica.

Programas de apoio de colegas. Programa criado pela American Nurses Association para ajudar enfermeiros com alguma deficiência. Os indivíduos que administram esses esforços são enfermeiros que fazem parte de associações estaduais, ou que estão em processo de recuperação.

Projeção. Atribuição a uma outra pessoa de sentimentos ou impulsos pessoais inaceitáveis para si próprio.

Prontuário orientado para o problema (*problem-oriented recording*)**.** Sistema de documentação que segue o esquema de dados subjetivos, dados objetivos, avaliação, plano, implementação e reavaliação (SOAPIE, em inglês). O sistema está baseado em uma lista de problemas identificados no cliente na qual cada subtítulo é direcionado.

Propósito. Princípio fundamental do modelo de *recovery* que enfatiza que a recuperação é facilitada quando o indivíduo consegue encontrar um propósito e um significado na vida.

Pseudo-hostilidade. Padrão de interação familiar evidenciado por um estado de conflito e alienação crônicos entre os membros da família. Esse padrão de relacionamento permite que os membros da família neguem os medos subjacentes de ternura e intimidade.

Pseudociese. Condição na qual uma mulher apresenta quase todos os sinais e sintomas de gravidez, mas não está grávida; é uma reação de conversão.

Pseudodemência. Sintomas de depressão semelhantes aos de um transtorno neurocognitivo (TNC).

Pseudomutualidade. Padrão de interação familiar evidenciado por uma "fachada" de respeito mútuo com a finalidade de negar os medos subjacentes de separação e hostilidade.

Pseudoparkinsonismo. Efeito colateral de alguns antipsicóticos. Os sinais e sintomas são semelhantes aos da doença de Parkinson, como tremor, marcha arrastando os pés, baba e rigidez.

Psicobiologia. Estudo das bases biológicas dos processos cognitivos, emocionais e comportamentais.

Psicodrama. Tipo especializado de terapia em grupo que utiliza uma abordagem dramatizadora, na qual os pacientes tornam-se "atores" em cenários de situação existencial. O objetivo é resolver conflitos interpessoais em um clima menos ameaçador que a situação da vida real apresentaria.

Psicofisiológico. Termo referente aos fatores psicológicos que contribuem para a iniciação ou a exacerbação de um distúrbio físico. Há uma patologia orgânica demonstrável, ou um processo fisiopatológico conhecido.

Psicoimunologia. Estudo das implicações do sistema imune em psiquiatria.

Psicose de Korsakoff. Síndrome evidenciada por confusão mental, perda da memória recente e confabulação nos pacientes alcoólicos; é causada por deficiência de tiamina. Esse tipo de psicose está associado comumente à encefalopatia de Wernicke e pode ser descrito como *síndrome de Wernicke-Korsakoff*.

Psicose. Estado mental no qual há perda grave do contato com a realidade. Os sinais e sintomas podem ser delírios, alucinações, padrões de fala desorganizada e comportamentos bizarros ou catatônicos.

Psicossomático. Ver **Psicofisiológico**.

Psicotrópico. Fármaco que afeta a função psíquica, o comportamento ou a experiência.

Purgação. Ato de tentar eliminar calorias do corpo por meio de vômitos autoprovocados ou uso excessivo de laxantes ou diuréticos.

Q

Qi. Em medicina chinesa, *qi* é a energia curativa que circula pelos trajetos do corpo conhecidos como *meridianos*. (Também conhecida como "chi".)

Questionamento socrático (também conhecido como *descobrimento dirigido*). Quando o terapeuta questiona seu paciente com perguntas socráticas, o pacente é levado a descrever os sentimentos associados a situações específicas. As perguntas são iniciadas de forma que possam estimular o paciente a reconhecer um possível pensamento disfuncional e gerar dissonância quanto à validade deste.

R

Racionalização. Tentativa de desculpar-se ou formulação de razões lógicas para justificar sentimentos ou comportamentos inaceitáveis.

Raiva. Reação emocional à percepção pessoal de uma situação. A raiva desempenha funções positiva e negativa.

Rapport. Desenvolvimento de uma relação entre duas pessoas com sentimentos especiais baseados na aceitação mútua, cordialidade, amizade, interesses em comum, confiança e atitude não julgadora.

Reação complexa ao estupro. Sintomas que vão além das reações clássicas ao estupro, como queixas físicas, fúria, humilhação, medo e problemas de sono. Esses sintomas incluem depressão e suicídio, uso abusivo de substâncias psicoativas e até mesmo comportamentos psicóticos.

Reação silenciosa ao estupro. Reação de uma vítima de estupro na qual ela (ou ele) não diz nada a ninguém sobre a violência sofrida.

Reações adaptativas. Comportamentos que contribuem para a manutenção da saúde e integridade de um indivíduo.

Reações inadaptativas. Comportamentos considerados insalubres e destrutivos à integridade pessoal.

Reavaliação. Processo de determinar a progressão no sentido de alcançar os resultados esperados, como a eficácia dos cuidados prestados (ANA, 2010).

Reenquadramento. Modificação de definições conceituais ou emocionais, ou pontos de vista, com base na qual a situação é vivenciada e sua colocação em outro enquadramento que se encaixe igualmente bem ou ainda melhor com os "fatos" da mesma situação concreta; desse modo, todo o significado muda. Na verdade, o comportamento pode não mudar, mas as consequências do comportamento podem ser alteradas em razão de uma mudança de significado ligada ao comportamento.

Reforço negativo. Forma de aumentar as chances de que um comportamento seja repetido com a remoção de um estímulo reforçador indesejável.

Reforço positivo. Estímulo reforçador que aumenta as chances de que o comportamento seja repetido.

Regressão. Retorno a um nível anterior do desenvolvimento e medidas de conforto associadas a esse nível funcional.

Relação terapêutica. Interação entre duas pessoas (em geral, um cuidador e um receptor de cuidados) na qual as contribuições originadas dos dois participantes colaboram para um clima favorável à cura, promoção do crescimento e/ou prevenção de doenças.

Relacionamento simbiótico. Um tipo de "fusão psíquica" entre duas pessoas; é uma relação patológica na qual é gerada ansiedade grave para uma ou ambas quando há necessidade de separação. O relacionamento simbiótico entre a mãe e seu bebê é saudável e normal.

Relaxamento. Redução da tensão ou da intensidade, resultando no revigoramento do corpo e da mente. Um estado de tranquilidade reparadora.

Relaxamento progressivo. Técnica de relaxamento muscular profundo, na qual cada grupo de músculos é contraído e relaxado alternadamente de forma sistemática; o indivíduo concentra-se na comparação das sensações percebidas durante a contração e o relaxamento.

Religião. Conjunto de crenças, valores, ritos e rituais adotados por um grupo de indivíduos. Em geral, as práticas estão baseadas nos ensinos de um líder espiritual.

Religiosidade. Demonstração excessiva ou obsessão por conceitos e comportamentos religiosos; comum nos pacientes esquizofrênicos.

Representação. Ato de interceder, apoiar ou representar uma causa ou um indivíduo. Em enfermagem, o termo *representação* aplica-se a qualquer ato no qual o enfermeiro procura defender os interesses do cliente, desde procedimentos simples (como lavar as mãos para proteger seus clientes de infecções) até questões eticamente complexas e moralmente controversas, diante das quais determinados clientes não conseguem defender seus próprios interesses. Os enfermeiros também defendem indiretamente seus clientes quando servem às organizações que apoiam, trabalham para melhorar os cuidados de saúde de todos os indivíduos e participam da elaboração de leis que afetam os cuidados de saúde pública.

Repressão. Bloqueio involuntário de sentimentos e experiências desagradáveis que são excluídos da consciência do indivíduo.

Resposta condicionada. No condicionamento clássico, representa uma reação que é *aprendida* (não reflexa) depois da exposição repetitiva a um estímulo focal.

Resposta não condicionada. No condicionamento clássico, uma resposta não condicionada consiste em uma reação reflexa a um estímulo focal específico.

Resultados. Resultados finais mensuráveis, desejáveis e observáveis que se traduzem por comportamentos detectáveis.

Ritmo circadiano. Ritmo biológico de 24 horas controlado por um "marca-passo" cerebral, que envia mensagens aos outros sistemas do corpo. O ritmo circadiano afeta várias funções reguladoras, como o ciclo de sono-vigília, a regulação da temperatura corporal, os padrões de atividade (p. ex., comer e beber) e as secreções de hormônios e neurotransmissores.

S

Salada de palavras. Grupo de palavras reunidas aleatoriamente sem qualquer conexão lógica.

Saúde mental. Adaptação bem-sucedida às situações de estresse originadas do ambiente interno ou externo, que se evidencia por pensamentos, sentimentos e comportamentos apropriados à idade e compatíveis com as normas locais e culturais.

Self **ético-moral.** Aspecto da identidade que funciona como um expectador, estabelecedor de normas, idealizador, comparador e, acima de tudo, avaliador de quem o indivíduo diz que é. Esse componente da personalidade estabelece juízos que influenciam a autoavaliação de um indivíduo.

Sensibilização encoberta. Técnica de aversão usada para modificar comportamentos, baseia-se na imaginação do indivíduo para produzir sintomas desagradáveis. Quando o indivíduo está prestes a sucumbir a um comportamento indesejável, ele imagina algo que é ofensivo ou até mesmo nauseante na tentativa de bloquear tal comportamento.

Sensibilização explícita. Um tipo de terapia aversiva que provoca consequências desagradáveis aos comportamentos indesejáveis. Um exemplo é o uso do dissulfiram para tratar clientes alcoólicos, porque esse fármaco desencadeia uma reação física indesejável quando o indivíduo ingere qualquer quantidade de álcool.

Sexualidade. Sexualidade é a constituição e a vida de um indivíduo em relação às características da intimidade. Reflete a totalidade do ser e não se relaciona exclusivamente com os órgãos sexuais ou o comportamento sexual.

Shaman. Homem (ou mulher) curandeiro que utiliza várias práticas, como cerimônias de cura, ervas, cristais e outros remédios com propriedades curativas.

Shiva. Na cultura judaico-americana, depois da morte de um ente querido, *shiva* é o período de 7 dias que se segue ao enterro. Durante esse período, as pessoas enlutadas não trabalham e não lhes é permitida qualquer atividade que desvie sua atenção do pensamento acerca do morto.

Simpatia. Compartilhamento real de pensamentos e comportamentos entre duas ou mais pessoas. Difere de **empatia** porque, neste último caso, o indivíduo vivencia uma compreensão objetiva do que o outro sente, em vez de realmente compartilhar esses sentimentos.

Sinapse. Junção entre dois neurônios. O espaço diminuto existente entre as terminações axonais de um neurônio e o corpo celular ou os dendritos de outro é conhecido como **fenda sináptica**.

Síndrome de adaptação geral. Reação biológica sistêmica do corpo a uma situação de estresse, conforme foi descrita por Hans Selye. Isso ocorre em três estágios: fase de reação de alarme, fase de resistência e fase de esgotamento ou exaustão.

Síndrome de luta ou fuga. Conjunto de sinais e sintomas físicos resultantes da noção percebida ou real de que o indivíduo está em risco iminente.

Síndrome de Munchausen. Ver **Transtorno factício (autoinduzido)**.

Síndrome neuroléptica maligna (SNM). Complicação rara e potencialmente fatal do tratamento com neurolépticos. Os sinais e sintomas são rigidez muscular grave, febre alta, taquicardia, oscilações da pressão arterial, sudorese e deterioração rápida do estado mental com progressão ao estupor e coma.

Síndrome prodrômica. Conjunto de sinais e sintomas que frequentemente precedem o início de um comportamento agressivo ou violento. Esses sinais e sintomas são ansiedade e tensão, agressão verbal e palavrões e hiperatividade crescente.

Síndrome serotoninérgica. Conjunto de sinais e sintomas associados às concentrações excessivas de serotonina no corpo, que são causadas por alguns fármacos ou interações farmacológicas. Os sinais e sintomas podem ser diarreia, náuseas, vômitos, tremores, cefaleia, agitação, inquietude, sudorese e – nos casos graves – rigidez muscular, febre alta, distúrbios do ritmo cardíaco, crises convulsivas, perda de consciência e morte (se a síndrome não for tratada).

Síndromes culturais. Sintomas clínicos e psiquiátricos específicos de um grupo cultural; não mantêm uma correlação exata com qualquer categoria diagnóstica do *DSM-5*.

Sintomas extrapiramidais (SEPs). Conjunto de sinais e sintomas que se originam fora dos tratos piramidais e nos gânglios da base do cérebro. Isso pode incluir tremores, coreia, distonia, acinesia e acatisia, entre outros. Podem ser efeitos colaterais de alguns antipsicóticos.

Sistema familiar. A família por inteiro, como unidade que inclui os padrões de interações sociais e emocionais, interdependência e subsistemas familiares. Esses subsistemas podem incluir uma díade conjugal, uma díade genitor-filho e grupos de irmãos.

Sistema límbico. Sistema de estruturas cerebrais subcorticais, algumas vezes referidas como "cérebro emocional". O sistema límbico está associado aos sentimentos de medo e ansiedade; raiva e agressividade; amor, alegria e esperança; e sexualidade e comportamento social.

Sítios receptores. Moléculas localizadas na membrana celular do neurônio pós-sináptico, que aceitam apenas as moléculas que têm conformação complementar. Essas moléculas complementares são específicas para determinados neurotransmissores e determinam se um impulso elétrico será propagado ou inibido.

Sobrecarga de lutos. Acumulação de luto, que ocorre quando um indivíduo sofre várias perdas ao longo de um período curto e não consegue superar uma antes que outra ocorra. Esse fenômeno é comum entre os idosos.

Somatização. Método usado para lidar com estresse psicossocial desenvolvendo sintomas físicos.

Sublimação. Recanalização de impulsos ou estímulos pessoais e/ou socialmente inaceitáveis para atividades que são mais toleráveis e construtivas.

Subluxação. Termo usado em medicina quiroprática para descrever as vértebras da coluna vertebral que deslocaram, possivelmente comprimindo nervos e interferindo na transmissão neural normal.

Subsistemas. Unidades menores que compõem um sistema. De acordo com a teoria dos sistemas familiares, os subsistemas são compostos de marido/mulher, genitor/filho(s) ou irmão(s)/irmã(s).

Substituto. Indivíduo que atua em substituição de outro.

Suicídio altruísta. Suicídio que ocorre como reação às expectativas de um grupo ao qual um indivíduo está exageradamente integrado.

Suicídio anômico. Suicídio que ocorre como reação às alterações que ocorrem na vida de um indivíduo e rompem sua ligação a um grupo, levando-o a sentir-se sem o apoio do grupo que antes era coeso.

Suicídio egoísta. Reação de um indivíduo que se sente separado e à parte da sociedade dominante.

Superego. Um dos três componentes da personalidade identificados por Freud, que representa a consciência e as restrições culturalmente determinadas impostas ao indivíduo.

Supressão. Bloqueio voluntário da percepção pessoal de sentimentos e experiências desagradáveis.

T

Tangencialidade. Incapacidade de chegar ao ponto principal de uma história. O orador introduz alguns tópicos não relacionados até que o tema principal da discussão é esquecido.

Temperamento. Conjunto de características inatas da personalidade que afetam a forma como um indivíduo reage ao ambiente e, por fim, influenciam sua progressão ao longo do processo de desenvolvimento.

Tempo para pensar. Estímulo aversivo ou punição durante o qual o indivíduo é afastado do ambiente onde o comportamento inaceitável está sendo demonstrado.

Tentativa de agressão. Ato que resulta em medo e receio legítimo por parte de um indivíduo de que ele seja tocado sem consentimento. Os enfermeiros podem ser acusados de tentativa de agressão quando ameaçam colocar contenções em um indivíduo contra sua vontade.

Teoria da lei natural. Teoria clínica que tem como preceito moral "fazer o bem e evitar o mal" a qualquer custo. A ética da lei natural está baseada em uma preocupação com o bem humano, que se baseia na capacidade do indivíduo de viver de acordo com os ditames da razão.

Teoria do apego. Hipótese de que os indivíduos que mantêm relações próximas com outras pessoas até uma idade avançada tenham maior probabilidade de manter sua independência e menos chances de serem institucionalizados do que as pessoas que não mantêm essas relações.

Teoria do desengajamento. Hipótese de que exista um processo de afastamento mútuo entre indivíduos que envelhecem e a sociedade, que está relacionado com o envelhecimento bem-sucedido. Essa teoria foi questionada por alguns pesquisadores.

Terapia cognitiva. Tipo de terapia na qual o indivíduo aprende a controlar as distorções do pensamento, que são consideradas responsáveis pelo desenvolvimento e pela manutenção dos transtornos emocionais.

Terapia comportamental. Modalidade de terapia cujo objetivo é modificar padrões comportamentais inadaptativos reforçando comportamentos mais adaptativos.

Terapia de grupo. Grupo terapêutico fundamentado em uma estrutura teórica específica liderado por uma pessoa com formação avançada em psicologia, assistência social, enfermagem ou medicina. O objetivo é estimular a melhoria dos relacionamentos interpessoais.

Terapia de implosão. Ver **Terapia de inundação**.

Terapia de inundação. Também conhecida como *terapia de implosão*, essa técnica é usada para dessensibilizar clientes aos estímulos fóbicos. O indivíduo é "inundado" com exposição contínua (em geral, por imaginação mental) ao estímulo fóbico até que ele não provoque mais ansiedade.

Terapia de meio. Também conhecida como comunidade terapêutica ou ambiente terapêutico, esse tipo de terapia consiste na estruturação científica do ambiente de forma a efetuar alterações comportamentais e melhorar a saúde psicológica e o nível funcional do cliente.

Terapia de reminiscência. Processo de rever os fatos da vida por indivíduos idosos, melhora a autoestima e ajuda a solucionar conflitos não resolvidos no passado.

Terapia familiar. Tipo de terapia na qual o foco está nos relacionamentos familiares. A família é entendida como um sistema no qual os membros são interdependentes e uma alteração em um deles afeta todos os demais.

Terapia substitutiva. Uso de vários fármacos para reduzir a intensidade dos sintomas de um paciente que está em abstinência de drogas ou apresenta efeitos atribuídos ao seu uso excessivo.

Territorialidade. Tendência inata das pessoas a ocupar seu espaço. As pessoas reivindicam áreas ao seu redor como próprias. Esse fenômeno pode afetar a comunicação interpessoal.

Tiramina. Aminoácido presente nos queijos curtidos ou outros alimentos fermentados, envelhecidos ou muito maduros; feijões grandes; arenque em conserva; fígado de boi ou frango; carnes em conserva; cerveja e vinho; produtos à base de leveduras; chocolate; bebidas cafeinadas; figos enlatados; coalhada; iogurte; molho de soja; e alguns outros medicamentos para resfriados e pílulas para emagrecer de venda livre. Quando alimentos ricos em tiramina são ingeridos pelos pacientes em tratamento com inibidores de monoaminoxidase, pode ocorrer uma síndrome potencialmente fatal conhecida como crise hipertensiva.

Tolerância. Necessidade de usar doses progressivamente maiores ou mais frequentes de uma substância de forma a conseguir os efeitos desejados, que eram produzidos anteriormente por uma dose menor.

Transcendência. Último estágio de desenvolvimento, segundo Erikson (acrescentado na década de 1990) – depois do estágio de integridade *versus* desespero –, no qual o indivíduo desenvolve uma cosmovisão mais ampla que transcende a si próprio e amplia seu senso de significado e propósito na vida.

Transferência. A transferência ocorre quando um paciente desloca (ou "transfere") inconscientemente para o enfermeiro ou terapeuta sentimentos desenvolvidos a uma outra pessoa de seu passado. Os sentimentos são transferidos de um alvo para outro, que é considerado menos ameaçador ou neutro.

Transgênero. Embora tenha as características anatômicas de determinado gênero, o indivíduo percebe a si próprio como membro do sexo oposto e pode buscar ter seu sexo mudado por intervenção cirúrgica.

Transtorno bipolar. Evidenciado por variações do humor, desde depressão profunda até euforia extrema (mania), com períodos intercalados de normalidade. O paciente pode ter ou não sintomas psicóticos.

Transtorno ciclotímico. Transtorno crônico do humor que inclui diversos episódios de hipomania e humor deprimido, com gravidade ou duração insuficiente para preencher os critérios do transtorno bipolar.

Transtorno da personalidade antissocial. Padrão de comportamento socialmente irresponsável, explorador e sem remorso, que se evidencia por uma tendência a não respeitar as leis, não estabelecer relacionamentos estáveis ou não manter um emprego estável; é comum haver exploração e manipulação de outras pessoas para obter ganhos pessoais.

Transtorno da personalidade narcisista. Distúrbio evidenciado por um sentimento exagerado de valor próprio. Os indivíduos portadores desse transtorno não sentem empatia e são hipersensíveis à avaliação alheia.

Transtorno de adaptação. Reação disfuncional a uma condição de estresse psicossocial identificável, ocorre dentro de 3 meses depois do início da situação de estresse. O indivíduo demonstra dificuldades em relação ao desempenho das funções ocupacionais e sociais, ou apresenta sintomas desproporcionais a uma reação normal esperada à condição de estresse.

Transtorno de ansiedade generalizada. Distúrbio evidenciado por ansiedade e preocupação crônicas (no mínimo 6 semanas) exageradas e sem fundamento na realidade.

Transtorno de exibicionismo. Distúrbio parafílico evidenciado por desejo urgente e repetitivo de expor os próprios órgãos genitais a um estranho.

Transtorno de frotteurismo. Distúrbio parafílico evidenciado por inquietação recorrente com desejos ou fantasias sexuais vívidas envolvendo toque ou esfregação do próprio corpo em outra pessoa sem seu consentimento.

Transtorno de hiperatividade e *deficit* de atenção. Transtorno que se caracteriza por um padrão persistente de desatenção e/ou hiperatividade e impulsividade, ou ambas. A atividade motora é excessiva e a capacidade de concentração é prejudicada.

Transtorno de masoquismo sexual. Estimulação sexual obtida quando o indivíduo é humilhado, espancado, amarrado ou levado de alguma outra forma a sofrer.

Transtorno de pânico. Distúrbio evidenciado por ataques de pânico repetidos com início imprevisível e evidenciados por apreensão intensa, medo ou terror, comumente associados a sensações de desmaio iminente e acompanhados de desconforto físico intenso.

Transtorno de pedofilia. Desejos e fantasias sexualmente excitantes frequentes envolvendo atividade sexual com uma criança pré-púbere.

Transtorno de personalidade *borderline*. Transtorno evidenciado por um padrão de relações intensas e caóticas com instabilidade afetiva, atitudes extremas e oscilantes acerca das outras pessoas, impulsividade, comportamentos autodestrutivos direto e indireto e falta de clareza ou certeza quanto à identidade pessoal, ao plano de vida ou aos valores individuais.

Transtorno de personalidade esquizotípica. Distúrbio evidenciado por comportamento excêntrico e estranho, mas que não descompensa até o nível da esquizofrenia.

Transtorno de sadismo sexual. Desejos e fantasias sexualmente excitantes repetidas envolvendo atos (reais ou simulados) nos quais o sofrimento físico ou psicológico (como humilhação) da vítima provoca excitação sexual.

Transtorno de travestismo. Desejos e fantasias sexualmente excitantes recorrentes de vestir-se com roupas do sexo oposto.

Transtorno de voyeurismo. Desejos e fantasias sexualmente excitantes recorrentes envolvendo o ato de observar pessoas (geralmente estranhas) que, despercebidas de que são observadas, estão nuas, em processo de despir-se ou mantendo relações sexuais.

Transtorno disfórico pré-menstrual. Distúrbio que se caracteriza por humor deprimido, ansiedade, oscilações do humor e interesse reduzido no desempenho de atividades, durante a semana que antecede a menstruação e que regride pouco depois do início do fluxo menstrual.

Transtorno do espectro de autismo. Transtorno que se caracteriza por redução das habilidades de interação social e comunicação interpessoal com um repertório limitado de atividades e interesses.

Transtorno do estresse pós-traumático (TEPT). Síndrome evidenciada por sinais e sintomas que começam depois de um evento psicologicamente estressante fora da faixa da experiência humana normal (p. ex., estupro, guerra). O indivíduo não consegue tirar a experiência vivida de sua mente e tem pesadelos, lembranças e ataques de pânico.

Transtorno do jogo. Incapacidade de resistir aos impulsos de jogar e comportamento afeto ao jogo que compromete, prejudica ou traz prejuízos às atividades individuais, familiares ou profissionais.

Transtorno factício (autoinduzido). Os transtornos factícios consistem na simulação intencional consciente de sintomas físicos ou psicológicos. Os indivíduos com transtorno factício fingem que estão doentes de forma a receber cuidados e apoio emocional associados comumente ao papel de "paciente".

Transtorno fetichista. Distúrbio parafílico evidenciado por desejos sexuais repetitivos e fantasias sexualmente excitantes envolvendo o uso de objetos inanimados.

Transtorno neurocognitivo (TNC) primário. TNC (p. ex., doença de Alzheimer) no qual o transtorno propriamente dito é o sinal principal de alguma doença cerebral orgânica, que não está relacionada diretamente com qualquer outra doença orgânica.

Transtorno neurocognitivo associado ao HIV. Síndrome neuropatológica possivelmente causada pela encefalite e mielite crônicas associadas ao HIV, evidenciada por sintomas cognitivos, comportamentais e motores que se tornam mais graves à medida que a doença associada à infecção viral progride.

Transtorno neurocognitivo. Distúrbio generalizado da função cognitiva, que é progressivo e interfere nas habilidades sociais e na capacidade ocupacional.

Transtorno neurótico. Distúrbio psiquiátrico evidenciado por ansiedade excessiva e/ou depressão, anormalidades das funções físicas, relacionamentos interpessoais insatisfatórios e comportamentos que interferem na rotina de vida. O cliente não perde o contato com a realidade.

Transtorno obsessivo-compulsivo. Pensamentos ou ideias (obsessões) recorrentes que o indivíduo não consegue tirar de sua mente e ações que ele não consegue evitar de fazer (compulsões). As obsessões e as compulsões são suficientemente graves para interferir nas atividades sociais e ocupacionais normais.

Transtorno parafílico. Comportamentos ou fantasias repetitivas envolvendo objetos não humanos; sofrimento ou humilhação real ou simulada; ou um parceiro que não dá seu consentimento.

Transtorno psicótico. Distúrbio psiquiátrico grave no qual há desorganização grosseira da personalidade, transtorno acentuado da percepção da realidade e dificuldades de relacionamento interpessoal e de relacionar-se com o mundo exterior.

Tratamento fármaco-convulsivante. Indução química de uma crise convulsiva, usada no passado para atenuar os sintomas psicóticos; esse tipo de tratamento não é mais utilizado em psiquiatria.

Tratamento por coma insulínico. Indução de coma hipoglicêmico com o objetivo de atenuar sintomas psicóticos; procedimento perigoso de eficácia questionável, que não é mais utilizado em psiquiatria.

Treinamento de habilidades sociais. Oportunidades educacionais por meio de encenação (*role-playing*, em inglês) para que os clientes esquizofrênicos aprendam habilidades de interação social apropriadas e habilidades funcionais importantes para a vida diária.

Triângulos. Configuração emocional envolvendo três pessoas, que é considerada o bloco de construção básico do sistema familiar. Quando a ansiedade torna-se muito intensa entre dois membros da família, uma terceira pessoa é acrescentada para formar um triângulo. Os triângulos são disfuncionais, na medida em que aliviam a ansiedade por derivação, em vez de por meio da resolução do problema.

Tricotilomania (transtorno de arrancar os cabelos). Incapacidade recorrente de resistir aos impulsos de arrancar os próprios cabelos.

U

Unidades móveis de busca. Programas nos quais voluntários e profissionais remunerados dirigem ou caminham nos arredores em busca de pessoas sem lar, que necessitam de ajuda por meio de cuidados físicos ou psicológicos.

Universalidade. Fator terapêutico dos grupos (identificado por Yalom) no qual indivíduos entendem que não estão sozinhos frente a um problema, pensamentos e sentimentos que estão vivenciando. A ansiedade é atenuada por apoio e pela compreensão de que outros membros do grupo compartilham de experiências semelhantes.

Uso abusivo de substâncias psicoativas. Uso de substâncias psicoativas que coloca em risco a saúde e interfere nas funções físicas, psíquicas, ocupacionais ou sociais.

Utilitarismo. Teoria ética que defende "a maior felicidade para o maior número de pessoas". Com base nessa teoria, as ações devem ser tomadas de acordo com os resultados finais que produzam o bem mais amplo (felicidade) para o maior número de pessoas.

V

Valores. Crenças pessoais acerca da verdade, beleza ou valor de um pensamento, objeto ou comportamento, que afetam as ações do indivíduo.

Varizes esofágicas. As veias do esôfago tornam-se distendidas em consequência da pressão excessiva gerada pela circulação sanguínea dificultada no fígado cirrótico.

Velório. Na cultura mexicana, depois da morte de um ente querido, *velório* é uma vigília festiva por meio da qual familiares e amigos velam o corpo do falecido antes do enterro.

Veracidade. Princípio ético relacionado ao dever do indivíduo de sempre ser verdadeiro.

Y

***Yin* e *Yang*.** Conceito fundamental das práticas de saúde asiáticas. *Yin* e *Yang* são forças energéticas opostas, como negativo/positivo, escuridão/luz, frio/quente, duro/macio e feminino/masculino. Alimentos, compostos medicinais e ervas são classificados de acordo com suas propriedades *yin* e *yang* e são usados para restaurar o equilíbrio e, deste modo, recuperar a saúde.

Yoga. Sistema de crenças e práticas cujo objetivo final é unir a alma humana com o espírito universal. Nos países ocidentais, a yoga usa posturas corporais, exercícios respiratórios e meditação para alcançar um estado de condicionamento equilibrado e disciplinado que libera tensão muscular, tonifica os órgãos internos e energiza a mente, o corpo e o espírito, de forma que possa haver cura natural.

Índice Alfabético

A

Abordagem RAISE, 481
Abrigos, 820, 850
Abstinência, 347
- de álcool, 403, 535
- de anfetaminas, 535
- de canabinoides, 421
- de cocaína, 535
- de estimulantes do sistema nervoso central, 412
- de nicotina, 412
- de opioides, 416
- de sedativos, hipnóticos e ansiolíticos, 406, 535
- de substância psicoativa, 396
Abstração seletiva, 326
Abusador, 811
Abuso, 803, 807
- e negligência, 917
- físico grave, 720
- sexual, 644, 789
-- indicadores de, 811
-- na infância, 810
Acatisia, 75
Aceitação, 21, 859
Acetilcolina, 37, 457
Ácido
- 5-hidroxindolacético, 297
- barbitúrico, 404
- gama-aminobutírico, 38, 397, 457, 561
- gástrico, 679
- hidroxibutírico, 406
- lisérgico, 417
- valproico, 67, 552, 608
- vascular encefálico, 338
Acinesia, 75
Ações e metas de enfermagem independentes, 178
Aconselhamento, 442
- ao pesar, 871
Adaptação, 5
- psicológica ao estresse, 13, 15, 235
Adeno-hipófise, 39
Adinamia, 468
Adolescência, 504, 539, 645, 830, 864
Adulto(s), 865
- jovem solteiro, 200
- sobrevivente de incesto, 812
Afasia, 364
Afastamento, 300

Afeto, 532, 903
- embotado ou uniforme, 467
- inapropriado, 467
Affordable Care Act, 839
Afonia, 619
Afrodescendentes, 111
- americanos, 865
Afrodisíacos, 658
Agentes antipsicóticos, 57
Agitação, 386, 509
- psicomotora, 81, 428
Agorafobia, 564
Agranulocitose, 73, 75
Agressão, 280, 282, 807
- a pessoas e animais, 761
- física, 284
- sexual, 804, 881
Agressividade, 386, 921
Álcool, 398, 443, 835
- aspectos históricos do, 399
- definição da substância, 398
- efeitos sistêmicos do, 400
- padrões de consumo do, 399
Alcoólicos Anônimos, 347, 439
Alcoolismo, 112, 396, 886
- inicial, 400
- fase
-- crônica, 400
-- crucial, 400
Alfa-agonistas, 80, 745, 754
Alienação, 879
Alimentação, 831
Alprazolam, 608
Alteração
- do estado civil, 292
- do padrão de vida, 5
- na percepção, 832
- no desenvolvimento embrionário, 735
Alteridentidades, 624
Alternativa terapêutica menos restritiva, 92
Altruísmo, 191
Alucinações, 361, 386, 921
- auditivas, 467
- gustativas, 467
- olfatórias, 467
- táteis, 467
- visuais, 467
Alucinógenos, 416, 444, 835, 836
- aspectos históricos dos, 416
- efeitos
-- fisiológicos, 418

-- psicológicos, 418
-- sistêmicos, 418
- padrões de uso dos, 417
Ambiente, 124, 149
- familiar, 208
- terapêutico, 218, 231
- violento, 285
Ambientoterapia, 223
Ameaças
- de homicídio ou suicídio, 282
- físicas ou verbais, 282
Amenorreia, 653, 678
Americanos
- de origem
-- árabe, 114
-- asiática, 112
-- judeus, 115
Amígdala, 366, 500, 561, 806
Aminas biogênicas, 499, 537
Aminoácidos
- excitatórios, 38
- inibitórios, 38
Amizade, 144
Amnésia, 625
- dissociativa, 623, 627, 637
- generalizada, 624
- localizada, 624
- seletiva, 624
Amok, 119
Amor, 122
- incondicional, 267
Amplificação, 326
Análise de opções e alternativas, 328
Anedonia, 468
Anestésico, 342
Aneurisma
- aórtico, 338
- cerebral, 338
Anfetaminas, 55, 80, 397, 408, 745, 751, 835
Animais de estimação, 9
Anomalias
- congênitas relacionadas ao álcool, 402
- de desenvolvimento, 176
Anorexia, 81, 921
- nervosa, 676
-- avaliação inicial, 678
Anorgasmia, 659
Anormalidades
- anatômicas, 459
- dos movimentos oculares, 468
Anosognosia, 468

Anosmia, 619
Ansiedade, 16, 120, 242, 300, 318, 361, 387, 428, 560, 573, 603, 683, 868
- de pânico, 17, 19, 282, 576
- grave, 17, 765
- leve, 17
- moderada, 17
- psíquica, 509
- situacional aguda, 584
- somática, 509
Ansiolíticos, 59, 387, 403, 583, 585, 608
Antagonistas do receptor de N-metil-D-aspartato, 366
Anticoagulantes, 72
Anticonvulsivantes, 550, 585
Anticorpos autoimunes, 458
Antidepressivos, 57, 61, 583, 585, 608
- atípicos, 63, 522, 584
- tricíclicos, 608, 693
Anti-hipertensivos, 72, 584, 608
Antimaníacos, 550
Antiparkinsonianos, 484
Antipsicóticos, 70, 71, 457, 482, 500, 551, 754, 806
- atípicos, 57, 386, 483
- de segunda geração, 539
- típicos, 71, 483
Aparência
- física, 150
- pessimista/negativista, 332
Apatia, 467
Apego, 781
- aos outros, 781
- exagerado, 709
Apetite, 374
Apoio(s), 189
- à equipe, 871
- ao paciente, 184
- às decisões, 184
- emocional, 870
- mútuo, 347
- situacionais, 236
- social, 579
Apolipoproteína E, 368
Aposentadoria, 785, 833
- implicações
-- econômicas, 785
-- sociais, 785
Apraxia, 364
Apreciação pessoal, 324
Aprendizagem
- interpessoal, 191
- social, 347, 397
Aprovação, 155
Área
- de transmissores sinápticos, 57
- tegmentar ventral, 458
Aripiprazol, 68, 552
Armas de fogo, 293

Arritmias cardíacas, 682
Arteriosclerose, 660
Arteterapeuta, 229
Ascite, 401
Asenapina, 68, 552
Asfixia, 293
Asiático-americanos, 866
Aspartato, 38
Assédio, 101
- sexual, 351, 881
Assexual, 647
Assimilação, 106
Assistência
- adicional, 869
- psiquiátrica domiciliar, 846
Assistente social, 228, 870, 891
Associação de ideias, 921
Ataque de nervos, 119
Ataxia, 370
Atenção
- e concentração, 374
- gerenciada, 176
Atendentes, 870
Atendimento de saúde domiciliar em psiquiatria, 843
Atitude(s), 137, 148
- geral, 902
- positiva quanto a si próprio, 14
Atividade(s)
- da vida diária, 364, 603
- do tronco encefálico, 280
- dopaminérgica, 806
- e comportamento, 540
- eletroencefalográfica, 335
- motora, 902
- neuronal dopamina-dependente, 457
- psicomotora, 361
- sexual, 647
Atomoxetina, 79, 745
Atos suicidas, 298
Audição, 780
Aulas pré-parto, 831
Autenticidade, 139
Autismo, 45
Autoacusação, 307
Autoagressão
- não suicida, 297
- suicida, 297
Autoconceito, 266
Autoconsciência, 136
Autodeterminação, 346
Autoestima, 266
Automutilação, 922
Autonomia, 15, 89
- versus vergonha e dúvida, 268
Auto-orientação, 346
Autorrevelação, 143
Avaliação, 165, 260
- cognitiva, 7
- Colaborativa e Intervenção no Potencial Suicida, 300

- Cronológica dos Episódios de Tentativa de Suicídio, 300
- da assertividade, 259
- da estrutura familiar, 212, 216
- de antecedentes, 242
- de enfermagem, 427
- desenvolvimental, 217
- do estado mental, 165, 173, 902
- do risco de suicídio, 301
- funcional, 217
- primitiva, 7
-- estressante, 7
-- irrelevante, 7
-- positiva-benigna, 7
- secundária, 7
Avolição, 468
Axônio, 33

B

Baixa autoestima, 178, 269, 270, 397, 514, 652, 683, 687, 749, 754, 758, 763, 795, 921
- crônica, 273, 332, 430
- situacional, 273
Barbitúricos, 78, 405, 561, 835
- efeitos
-- cardiovasculares, 405
-- hepáticos, 405
-- no sono e nos sonhos, 405
Barganha, 859
Bebês, 644
Bem-estar sexual, 644
Beneficência, 89
Benjamin Rush, 13
Benzodiazepínicos, 78, 404, 443, 561, 608
Beta-amiloide, 367
Bioética, 87
Bioquímica, 396
Bissexualidade, 648
Boca seca, 81
Bode expiatório, 209
Bradicardia grave, 682
Brincadeiras heterossexuais, 644
Bruxaria, 13
Budismo, 291
Bulbo, 33
Bulimia nervosa, 676
- critérios diagnósticos da, 670
Bullying, 295, 720
Bupropiona, 63, 64, 80, 745
Buspirona, 60, 561, 583, 608

C

Cafeína, 410
Calúnia, 101
Camaradagem, 189
Canabinoide, 419, 449, 460, 836
Cannabis sativa, 419
- aspectos históricos da, 419
- efeitos

-- cardiovasculares, 420
-- no sistema
--- nervoso central, 421
--- reprodutor, 420
-- respiratórios, 420
-- sistêmicos, 420
- função sexual, 421
- padrões de uso da, 420
Capacidade
- cognitiva, 905
- de aprendizagem, 781
Características sexuais secundárias, 652
Carbamazepina, 67, 552, 806
Carbonato de lítio, 549, 552, 608
Cárcere privado, 98
Cardiopatia coronariana, 280
Casa
- abrigo, 819
- de apoio, 819
Casamento, 203, 830, 836
Caso Tarasoff, 96
Catarse, 191
Catatonia, 464
Catecolaminas, 397
Catolicismo romano, 114
Cefaleia, 280, 351, 647
Centros de saúde, 850
- comunitários, 841
Cerebelo, 33, 366, 500
Cérebro, 29
- cortes transversais do, 366
Checklist de Violência de Brøset, 283
Choque, 860
- de concha, 868
Ciclo
- da violência, 808
- de reação sexual, 658
- de sono-vigília, 43
Circunstancialidade, 467
Cirrose hepática, 401
Cisgênero, 648
Cisma conjugal, 213
Citomegalovírus, 735
Classes de substâncias psicoativas, 396
Classificação
- das intervenções de enfermagem, 173
- do *DSM-5*, 906
- dos resultados de enfermagem, 173
Clinging, 764
Clinical Institute Withdrawl Assessment of Alcohol Scale, 425
Clínicas populares, 850
Clonazepam, 67, 552
Clonidina, 81, 443, 561, 585, 754
Clorpromazina, 68, 482, 552
Clozapina, 75
Cocaína, 408, 835
Codependência, 438

Código de Ética para Enfermeiros, 87
Coesão do grupo, 191
Cognição e percepção, 540
Cognitivo, 323
Colinérgicos, 37
Coma insulínico, 336
Combinações psicoterapêuticas, 523
Comentários estereotipados, 156
Comorbidade, 746
Compartilhamento de informações, 189
Competência, 97
Comportamento(s)
- agressivo, 254, 283
- ansioso, 921
- assertivo, 253
- autodestrutivos, 710
- bizarros, 351
- de baixo risco, 267
- de saúde propenso a risco, 604
- desafiante, 756
- dissociativos, 921
- dos pacientes, 921
- e atividades, 124
- imitativo, 191
- manipulador, 921
- moral, 87
- não assertivo, 253
- obsessivo-compulsivos, 571
- ocular, 151
- passivo-agressivo, 254
- permissivos, 434
- questionador, 756
- retraído, 921
- ritualistas, 921
- sexuais, 921
Composição do grupo, 191
Compulsões, 568
Comunicação, 107, 148, 204
- assertiva, 252
- conflitante, 205, 212
- efetiva, 101
- eficaz, 218
- eletrônica e conectividade, 184
- interpessoal, 8
- não terapêutica, 154
- não verbal, 150
- privilegiada, 95
- terapêutica, 152
- verbal prejudicada, 116, 379, 469, 738, 743, 921
Comunidade, 346, 829
- terapêutica, 224
Conceito(s)
- culturais, 106
- de morte, 863
- de plano de cuidados, 380
Concordância, 155
Condição(ões)
- ambientais, 267
- atuais, 7

- de vida, 788
- socioeconômica, 294, 298
Condicionamento, 397
- clássico de Pavlov, 315
- operante, 281, 315
Conexões sociais, 347
Confabulação, 365
Confiança, 139
- *versus* desconfiança, 268
Confidencialidade, 94
Conflito(s)
- de decisão, 921
- familiares, 351
Conhecimento, 97
- deficiente, 628, 632
Cônjuges de militares, 879
Conscientização, 8
Consentimento informado, 96
Consideração positiva incondicional, 139
Constância de objeto, 710
Constipação intestinal, 81
Consumidores de cuidados de saúde, 165
Contato
- físico, 255
- telefônico, 726
Contenções, 97
Conteúdos, 256
- do pensamento, 904
Contexto, 216
Continuum de saúde, 22
Contracondicionamento, 318
Contrato(s), 94
- antissuicídio, 304, 305
- de contingência, 317
- de segurança, 304
Contratransferência, 142
Controle
- ambiental, 108
- cognitivo, 720
- da dor e dos sintomas, 870
- da raiva, 282
- de impulsos, 905
-- ineficaz, 578, 628
- dos resultados, 184
Corpo(s)
- celular, 33, 34, 561
- cerebrais, 366
Córtex
- cerebral, 30
- frontal, 561, 806
- pré-frontal, 30, 366, 500, 745, 806
Crack, 410
Crash, 410
Crença(s), 137, 148
- irracionais, 137
- nucleares, 325
- primitivas, 13
- reacionais, 137
Crianças deprimidas, 503
Crise(s), 234

- convulsiva(s), 81, 336
-- generalizada bilateral, 338
-- incontroláveis, 337
- de maturidade/desenvolvimento, 238, 829, 834
- disposicionais, 237
- esperadas de transições existenciais, 237
- fases de desenvolvimento da, 235
- oculogírica, 75
- planejamento para, 352
- que refletem psicopatologia, 238
- resultantes de estresse traumático, 238
- situacionais, 833, 837
- suicida, 299
Cristianismo, 291
Cross-dressing, 652
Cuidado(s)
- mudança no foco do, 827
- para cuidadores, 844
- pastoral e espiritual, 871
- prolongados, 787
Culinária árabe, 115
Culpa, 817, 868
Cultura(s), 106, 149, 347
- coletivista, 111
- estadunidense, 110
- individualistas, 109
Curandeiro, 114

D

Dados da avaliação dos antecedentes, 242
Danos involuntários, 283
Decatastrofização, 328
Decisão ética, 90
Declínio cognitivo, 362
- grave, 365
- leve, 364
- moderado, 365
Defensoria, 89
Defesa, 155
Deficiências
- intelectuais, 735, 906
-- congênita, 735
-- fatores
--- genéticos, 735
--- predisponentes, 735
- nutricionais, 501
Deficit(s)
- cognitivo, 362, 368, 370, 383
- de autocuidado, 178, 380, 469, 514, 628, 738, 794
- de conhecimento, 430
- de memória
-- persistente, 339
-- recente, 361
- funcionais, 735
- intelectuais e adaptativos, 735

Definição dos resultados, 172
Delírio(s), 465
- de controle ou influência, 465
- de grandiosidade, 465
- de perseguição, 465
- de referência, 465
- maníaco, 540, 541
- niilistas, 465
- somáticos, 465
Delirium, 337, 361, 382, 782
- causado por outro distúrbio clínico, 362
- induzido por fármacos, 362
- por abstinência de substâncias, 362
- por intoxicação de substâncias, 361
Delito civil, 93
Demência, 361, 363
- pugilística, 369
Demografia racial, 106
Dendritos, 33
Densidade, 107, 150
Dependência(s), 789
- financeira, 809
- física e psíquica, 81, 809
- não químicas, 444
Depressão, 21, 280, 295, 328, 361, 364, 386, 493, 647, 782, 859, 885
- branda, 508
- clínica, 864
- crônica, 709
- em adolescentes, 504
- em crianças, 503
- em idade avançada, 506
- frequente, 397
- maior, 45, 337
- moderada, 508
- pós-parto, 507
- respiratória, 405
- transitória, 508
Depressores do sistema nervoso central, 403, 443, 835
Deprovação, 155
Desabrigados, 848
Desamor, 327
Desamparo, 327, 332, 868
Desatenção, 746
Desconfiança, 921
Descrença, 860
Desejo, 658
Desempenho
- de papéis ineficaz, 575
- de tarefas, 374
Desemprego, 839
Desenvolvimento
- da autoestima, 266
-- de mecanismos de bem-estar, 350
- da consciência, 860
- da sexualidade humana, 644
- de técnicas de socialização, 191
- psicossexual, 645
- psicossocial, 645
- sexual humano, 644

Desequilíbrio, 860
- conjugal, 213
Desesperança/desespero, 296, 300, 303, 860
Desidratação, 682
Desinstitucionalização, 827, 838, 848
Desintoxicação, 431
Desnutrição, 645, 682, 693
Desorganização, 860
Desorientação, 361
Despersonalização, 625, 921
Desrealização, 625, 921
Dessensibilização
- e reprocessamento dos movimentos oculares, 607
- imaginária, 657
- na vida real, 318
- sistemática, 318, 582
Destacamento, 881
Destilação, 398
Destruição, 283
- de propriedade, 761
Detoxificação, 921
Dexametasona, 338
Dexametilfenidato, 80
Diabetes melito, 112
Diagnóstico(s)
- da NANDA, 921
- de enfermagem, 172, 175, 242, 260
- duplo, 425
Diagrama de árvore do *Calgary Family Assessment Model*, 215
Diálogo socrático, 327
Diencéfalo, 31
Dieta zero, 340
Difamação do caráter, 101
Diferenciação do eu, 208
Dilatação da pupila, 361
Dilemas éticos, 88
Dimetiltriptamina, 417
Dinâmica familiar, 622, 649
Direito(s), 88
- à privacidade, 94
- assertivos, 253
- civil, 93
- de recusar tratamento, 91
- humanos básicos, 253
Diretivas antecipadas, 871
Discernimento, 905
Discinesia tardia, 75
Discordância, 155
Disforia de gênero, 648, 911
- influências biológicas, 649
Disfunção
- cognitiva, 782, 884
- erétil, 659, 666
- hipotalâmica, 680
-- primária, 680
- orgásmica feminina, 659
- sexual, 402, 644, 658, 664, 911, 922

-- fatores
--- biológicos, 660
--- psicossociais, 661
-- induzida por substâncias/fármacos, 660
- social, 479
Disponibilidade
- de apoios situacionais, 236
- de mecanismos de enfrentamento adequados, 236
Dissociação, 616
Dissulfiram, 319, 440
Distância, 107, 255
- íntima, 150
- pessoal, 150
- pública, 150
- social, 150
Distanciamento, 709
Distimia, 497
Distonia, 75
Distração, 329
Distribuição dos assentos, 190
Distúrbios
- auditivos, 427
- cerebrais, 805
- do desenvolvimento
-- neural relacionado ao álcool, 402
-- sexual, 650
- do espectro alcoólico fetal, 402
- do sono, 387, 782
- eletrofisiológicos, 459
- eletrolíticos, 501
-- grave, 682
- hormonais, 501
- na identidade pessoal, 633
- na imagem corporal, 578, 683, 687
- neuroendócrinos, 499, 680
- táteis, 427
- visuais, 428
Diuréticos, 679
Divisão, 710
Divórcio, 202, 204, 292
Documentação eletrônica, 183
Doença(s)
- cardíaca, 112
- de Alzheimer, 45, 884
-- últimos estágios da, 365
- de Huntington, 45, 370
- de Parkinson, 337, 884
- do fantasma, 119
- falciforme, 115
- física, 351, 459
- mental, 13, 16
-- aspectos culturais, 16
-- e falta de moradia, 848
-- entre desabrigados, 848
-- grave e persistente, 837
- neurológicas, 501
Domínio do ambiente, 15
Dopamina, 37, 457
Dor, 780

- crônica, 628
Dorothea Dix, 13, 827
Drogadição, 395
Drogas ilícitas, 293
Duloxetina, 63

E
Ecolalia, 467, 752
Economia de fichas, 317
Ecopraxia, 467
Ecstasy, 418
Educação em Qualidade e Segurança para Enfermeiros, 382, 477, 517, 691, 766
Efeitos
- anticolinérgicos, 73, 386
- colaterais
-- dos antipsicóticos, 74
-- extrapiramidais, 72, 75
-- hormonais, 76
- tóxicos, 64
Egoísmo ético, 88
Eixo hipotalâmico-hipofisário
- suprarrenal, 499, 596
- tireóideo, 499
Ejaculação
- precoce, 659, 661, 669
- retardada, 659, 669
Eletroconvulsoterapia, 335, 506, 519, 548
- critérios de resultado da, 340
- efeitos colaterais da, 338
- riscos associados à, 338
- unilateral direita, 336
Eletrodos, 341
Elisabeth Kubler-Ross, 858
Emaranhados, 367
Emergências psiquiátricas, 239
Emoções, 903
Emotividade, 307
Empatia, 139
Empoderamento, 189
Emprego, 775
Encefalite, 805
Encéfalo, 29, 49, 806
Encefalopatia
- de Wernicke, 401
- hepática, 402
Encenação, 327
Encosto, 119
Encurralado, 300
Energia adaptativa, 4
Enfermeiro(s), 870
- codependente, 438
- dependente químico, 436
- especialista em psiquiatria clínica, 228
- generalistas, 200
- psiquiatra, 135, 228
- terapeuta, 136
Enforcamento, 294

Enfrentamento, 324
- defensivo, 722, 757, 763, 922
- familiar
-- incapacitado, 218
-- prejudicado, 469
- ineficaz, 284, 430, 433, 577, 628, 765, 922
-- associado à identidade de gênero, 651
-- da comunidade, 245, 248
Enredamento, 212
Ensaio
- comportamental, 327
- cognitivo, 328
Entorpecimento, 860
Entrada e controle das prescrições, 180
Entrevista motivacional, 157, 423
Envelhecimento, 364, 773
- alterações
-- na mulher, 784
-- no homem, 784
- aspectos
-- biológicos do, 778
-- sexuais do, 783
-- socioculturais do, 783
- comportamento sexual do, 785
- processo normal de, 778
Enxaqueca, 280
Enzimas
- catecol-O-metiltransferase, 37
- monoaminoxidase, 37
Episódio maníaco, 534
Equipe, 179
- interdisciplinar, 870
- terapêutica, 92
Erro do profissional, 100
Escala
- Autoaplicável de Ansiedade de Zung, 572
- de Ansiedade de Hamilton, 572
- de Avaliação da Depressão de Hamilton, 507
- de Depressão de Beck, 507
- de Graduação da Readaptação Social, 5
- de Movimentos Involuntários Anormais, 75
- de Zung para Autoavaliação da Depressão, 507
Escassez de moradias acessíveis, 849
Escuta, 256
- ativa, 154
Espaço, 107
Especialista(s)
- do grupo de apoio, 348
- em apoio recíproco, 240
- técnico, 135
Espectro de esquizofrenia, 907
Esperança, 122, 346, 352, 809
Espiritualidade, 121
Esquecimento, 364

Esquemas, 325
Esquizofrenia, 45, 178, 295, 336, 337, 416, 454, 782, 838
- ambulatorial, 709
- dados da avaliação básica, 463
- emocionalmente instável, 709
- fatores
-- biológicos, 456
-- bioquímicos, 457
-- fisiológicos, 457
-- predisponentes, 455
-- psicológicos, 460
-- socioculturais, 460
- pré-mórbida, 454
- prodrômica, 455
- prognóstico, 455
- pseudoneurótica, 709
- psicótica ativa, 455
- residual, 455
- sintomas positivos e negativos, 466
Estabilidade emocional, 267
Estabilizadores do humor, 66, 549, 806
Estado
- civil, 292, 298, 774, 778
- de saúde, 775
- vegetativo, 361
Estágio(s)
- das questões fundamentais, 439
- de crescimento e desenvolvimento, 831
- de desenvolvimento da família, 200
- de exaustão, 4
- de reação de alarme, 3
- de reidentificação, 438
- de reintegração, 439
- de resistência, 3
- de sobrevivência, 438
Estatísticas epidemiológicas, 774
Estereotipagem, 106
Estereotipia verbal, 467
Estereótipo, 137
Esteroides anabólico-androgênicos, 280
Estilo(s)
- de liderança, 192
- de resposta, 253
- de vida militar, 878
Estimulação
- cerebral profunda, 520
- do nervo vagal, 520
- magnética transcraniana, 520
Estimulante(s)
- celulares gerais, 407
- do sistema nervoso central, 80, 406, 444, 751, 835
-- efeitos
--- cardiovasculares, 411
--- gastrintestinais e renais, 411
--- no sistema nervoso central, 411
--- sistêmicos do, 411
--- psicomotores, 407

--- pulmonares, 411
-- função sexual, 411
- sintéticos, 835
Estímulo(s), 315
- contextuais, 270
- elétrico, 336
- focais, 270
- incondicionado, 315
- reforçadores, 316
- residuais, 270
Estratégia(s)
- cognitivas, 327
- de adaptação adaptativas, 8
- de enfrentamento ao suicídio, 300
- de ensino do Quality and Safety Education for Nurses, 227, 767
- de prevenção ao suicídio, 297
Estresse, 2, 234, 292, 331, 600, 789, 921
- como evento ambiental, 5
- como negociação entre indivíduo e ambiente, 6
- como reação biológica, 3
- emocional, 308
- no trabalho, 351
- traumático crônico, 280
Estressor(es), 3
- psicológicos e emocionais, 4
Estrutura(s)
- anatômicas, 622
- da família, 212
-- externa, 216
-- interna, 216
- límbicas, 806
- neuroanatômicas, 567
Estudos
- de adoção, 46
- de gêmeas, 46
Estupor, 361
Estupro, 804, 813
- de vulnerável, 814
- marital, 814
- por conhecido, 813
Eszopiclona, 78
Ética cristã, 88
Etnia, 294, 298
Etnicidade, 106
Eu
- cego, 138
- desconhecido, 138
- público, 138
- secreto, 138
Evento
- desencadeante, 7
- estressante, 236, 762
Evolução, 125
- da enfermagem, 174, 219
Exame(s)
- do estado mental, 371
- laboratoriais, 340, 374
- simples de urina, 340
Exaustão física, 351

Excitação, 658
- sexual, 151, 655
-- feminina, 659
Exorcismo ritualístico, 13
Expectativas dos membros da família, 206
Experiência(s)
- pregressas, 7
- traumática, 348, 594
Explicitação de valores, 88, 136
Exploração
- financeira, 789
- sexual de criança, 811
Expressões faciais, 151, 255
Extinção, 317
Extroversão, 267

F

Fadiga
- da batalha, 868
- de combate, 592
Falta
- de assistência médica acessível, 849
- de contato visual, 332
- de discernimento, 468
- de *feedback* positivo, 332
- de interesse, 468
- de moradia, 848
- de propósito na vida, 300
- de rede de apoio, 809
Família, 200
- com adolescentes, 202
- com filhos pequenos, 201
- com prole que saiu de casa, 202
- como um sistema, 208
- estendida, 203
- formada por casamento/união, 201
- militar, 878
- no estágio final, 202
Farmacogenômica, 524
Fármacos
- noradrenérgicos, 561
- para modular a agressão, 806
- para tratar transtorno de hiperatividade e déficit de atenção, 79
- psicotrópicos, 57
- sedativo-hipnóticos, 78
Fase(s)
- amorosa, 809
- de desenvolvimento
-- de uma crise, 235
-- em grupo, 191
Fatores
- balanceadores em um evento estressante, 237
- biológicos, 396
- cognitivos, 397
- de estresse desencadeante, 299
- de interferência, 849
- de risco

-- de suicídio, 292, 299
-- para institucionalização, 787
- existenciais, 191
- genéticos, 367
- hereditários, 267, 396
- neuroanatômicos, 537, 564
- neuroquímicos, 297
- perinatais, 736
- predisponentes, 7
- protetores do risco de suicídio, 298
- relacionados à personalidade, 397
- socioculturais, 397
- terapêuticos, 191
Fé, 122, 137
Feedback, 159, 179, 433, 597, 688, 705
Fenda sináptica, 33
Fenitoína, 806
Fenotiazinas, 55
Fenótipo, 45
Ferramenta(s) de avaliação, 425
- da medicação, 59
Fichas, 318
Filhos de militares, 879
Filtro mental, 326
Fisiatra, 891
Fisioterapeutas, 870, 891
Flashbacks, 418, 584, 921
Flexibilidade
- cérea, 468
- dos limites, 271
Fluência, 256
Fluidos corporais, 13
Fluoxetina, 505, 693
Fobia(s), 564, 921
- específica, 565, 566
- social, 565
Foco sensorial, 666
Focus Charting®, 182
Fonoaudiólogo, 891
Força(s)
- espiritual, 120
- interiores, 124
Forma do pensamento, 904
Formato SOAPIE, 181
Formulário de avaliação, 165
Fortalecimento do autoconceito, 205
Fotossensibilidade, 73
Fototerapia, 520
Fragmentação
- cerebral, 119
- e lacunas no atendimento, 839
-- a adultos com doença mental grave, 839
-- às crianças, 839
Fraude, 761
Fronteiras, 211
Fuga, 624
- de ideias, 591
- dissociativa, 624
Função sexual, 406
Funcionamento

- da memória, 780
- expressivo, 217
- familiar, 204
- instrumental, 217
- intelectual, 780
Fusão emocional, 208

G

Gabapentina, 551
Gânglio de base, 561, 745
Ganho
- ponderal, 693
- primário, 622
- secundário, 622
- terciário, 622
Gastrite, 401
Gatilhos emocionais, 351
Gay, 647
Gêmeos monozigóticos, 396
Gene SORL1, 368
Generatividade
- *versus* estagnação, 268
Gênero, 149, 648
Genética, 45, 296, 396
Genogramas, 209, 210
Genótipo, 45
George Engel, 860
Gerenciamento
- de casos, 841
- integrado de caso, 545
Gerente de caso, 891
Geriatria, 773
Gerontologia, 773
Geropsiquiatria, 773
Gestação, 736
Gestão de caso de enfermagem, 175
Gestor de casos, 176
Gestos, 255, 921
Ginecomastia, 483
Ginkgo biloba, 386
Glicina, 38
Glutamato, 38, 366
Governança, 189
Granny-dumping, 788
Gritos, 284
Grupo(s), 189
- de 12 passos, 430
- de ajuda para dependentes, 441
- de apoio, 347, 425
- de autoajuda, 190, 439, 442, 609
- de diagnósticos relacionados, 175
- de ensino, 189
- de terapia, 442
- de trabalho, 189
- educativos, 442
- relacionados em diagnóstico, 827
- terapêuticos ou de apoio, 189
Guanfacina, 81, 754
Guarda Nacional, 879
Guerra do Vietnã, 878

H

Haloperidol, 754
Health Insurance Portability and Accountability, 94
Hemograma completo, 340
Hepatite alcoólica, 401
Hétero, 647
Hierarquia de necessidades de Maslow, 14, 178
Hiperatividade, 361, 744, 746
- maníaca, 921
Hiperestimulação, 81
Hiperexcitação, 608
Hipergeneralização, 326
Hiperglicemia, 72
Hipersonolência, 361
Hipertensão
- arterial, 111, 368
- porta, 401
Hipervigilância, 361
Hipnótico(s), 403
- sedativos, 387
Hipocampo, 366, 500, 561, 745, 806
Hipocondria, 617
Hipócrates, 13
Hipomania, 534, 540
Hipopituitarismo, 337
Hipotálamo, 31, 500, 561, 676, 806
Hipotensão, 72, 682
Hipotermia, 682
Histamina, 38
História
- clínica, 427
- da violência, 285, 296
- de trauma sexual, 663
- familiar, 298, 433
- médica, 299
- pessoal, 920
- psiquiátrica, 299
- sexual, 663
Histórico de enfermagem, 165
Homeostasia, 4
Homofobia, 647
Homossexualidade, 647
Hora do intervalo, 317
Hormônio(s)
- adrenocorticotrófico, 42
- antidiurético, 39
- do crescimento, 41
- do sistema neuroendócrino, 41
- estimulador
-- da tireoide, 41
-- dos melanócitos, 43
- gonadotróficos, 42
- hipofisários, 40
Hospice, 869
Hospitalização, 98
Hostilidade, 921
Humilhação, 296
Humor(es), 13, 300, 493, 532, 540, 903

- corporais, 699
- deprimido, 331, 509, 921
- irritável, 756
- negativo, 595
- raivoso, 282, 756
Hwa-byung, 119

I

Idade, 149, 292, 297, 787
- avançada, 506
- média, 13
Ideação suicida, 300, 684, 921
Ideias delirantes, 922
Identidade, 352
- pessoal, 266
-- perturbada, 743
- sexual, 653
- *versus* confusão de identidade, 268
Idosos, 773, 865
- avaliação do, 790
- com doenças mentais, 839
- frágeis, 176
Ilusões, 361, 467
Imagem corporal, 266, 678
- prejudicada, 575
Impacto do destacamento, 880
Implementação, 174, 260
Impotência, 575
Imprudência, 300
Impulsividade, 608, 711, 744, 746
Inadaptação, 8
Inalantes, 412
- efeitos
-- gastrintestinais, 413
-- no sistema
--- nervoso central, 413
--- renal, 413
-- respiratórios, 413
-- sistêmicos, 413
Inanição, 693
Inativador químico, 34
Incapacidade
- de atender às expectativas das tarefas, 749
- de pensar abstratamente, 468
Incesto, 811
Incidente de agressão, 808
Incompreensibilidade, 16
Indicadores demográficos, 297
Índice de massa corporal, 682
Indícios de suicídio, 298
Índole vingativa, 756
Infância, 503, 539
Infarto agudo do miocárdio, 338
Infecções
- sexualmente transmissíveis, 645, 663
- virais, 459
Inferência arbitrária, 326
Influência(s)
- bioquímicas, 805
- étnicas e culturais, 398

- genéticas, 7, 805
- neurofisiológicas, 805
- neuroquímicas, 45
- normativa, 189
- psicossociais, 571
- sociais, 805
Influenza, 458
Informações
- de saúde protegidas, 94
- dos familiares e amigos do paciente suicida, 305
Ingestão
- alimentar
-- descontrolada, 679
-- excessiva, 679
- compulsiva, 680, 922
Inibição, 720
- recíproca, 318
Inibidor(es)
- da recaptação de serotonina e norepinefrina, 62
- de colinesterase, 366
- de monoamina oxidase, 61, 522, 608
- de recaptação tríplice, 63
- seletivos da recaptação de serotonina, 62, 522, 608, 680, 693, 806
-- norepinefrina, 523
Iniciativa
- *versus* culpa, 268
Insanidade moral, 700
Insensibilidade emocional, 719
Insight, 905
Insônia, 79, 81, 361, 509, 541, 608, 647
- grave, 295
Instabilidade emocional, 361
Instalações físicas, 226
Instilação de esperança, 191
Instituições
- para pessoas com doenças mentais, 13
- residenciais comunitárias, 843
Instrumento de avaliação cultural, 108
Insulto, 101
Integração, 14
- teórica, 460
Integridade do ego *versus* desespero, 268
Inteligência emocional, 259
Intenção, 283
Interação(ões)
- farmacológicas, 72
- social prejudicada, 541, 543, 651, 714, 738, 742, 749, 753, 758, 762, 765
Interconexões, 124
Internação(ões)
- de emergência, 99
- hospitalar, 305

- involuntária, 98
- voluntárias, 98
Interneurônios, 33
Interpretação, 156
Intersexual, 649
Intervalo QT prolongado, 72
Intervenção(ões), 241
- cirúrgica irreversível, 652
- comportamentais, 328
- de crise, 817
- em crise, 234, 239, 609
-- fases da, 240
- paradoxal, 213
- psicológica, 305
- psicossocial de apoio, 505
- verbal, 98
Intimidade *versus* isolamento, 268
Intoxicação, 535
- alcoólica, 403, 535
- por alucinógenos, 418, 535
- por anfetaminas, 535
- por canabinoides, 421
- por estimulantes do sistema nervoso central, 411
- por inalantes, 535
- por opioides, 415, 535
- por sedativos, hipnóticos e ansiolíticos, 406, 535
- por substância(s)
-- inalantes, 413
-- psicoativa, 396
Introdução de um assunto desconexo, 156
Inundação, 318, 320, 582
Invasão de privacidade, 101
Inventário de Ansiedade de Beck, 572
Ira, 307
Irritabilidade, 608, 806
- límbica, 806
Isolamento, 98, 879
- social, 332, 351, 480, 575, 846, 921
Isoniazida, 61

J

J. William Worden, 860
Janela de Johari, 138
Jejum, 679
Jogadores anônimos, 445
John Bowlby, 860
Judaísmo, 115, 291
Judeus, 115
Jurisprudência, 93
Justiça, 89
- reparadora, 90
- retributiva, 90
- social, 90

K
Kantianismo, 88
Koro, 119

L
Lamento, 858
Lamotrigina, 67, 551
Lanugem, 678
Lar, 346
Latino-americanos, 113
Laxantes, 679
Lei
- criminal, 94
- estatutária, 93
- Kendra, 55, 92
- Patient Self-Determination Act, 92
Lentidão psicomotora, 509
Lesão
- cerebral, 339
- física, 431
- hepática, 64
-- grave, 81
- intracraniana, 338
- tecidual acidental, 375
Lésbica, 647
Leucopenia, 402
Levomilnaciprano, 63
LGBTQIA, 647
Líder(es)
- autocráticos, 192
- democrático, 193
- permissivo, 193
Liderança religiosa, 229
Limitações físicas, 176
Limites, 266, 270
- de distância física, 143
- emocionais, 143
- flexíveis, 271
- imprecisos, 271
- rígidos, 271
Linguagem corporal ameaçadora, 282
Lisdexanfetamina, 693
Lista de manutenção diária, 350
Lítio, 66, 549, 806
Livre
- arbítrio, 97
- associação, 466
Lobos
- frontais, 33
- occipitais, 33
- parietais, 33
- temporais, 33, 657
Locus cerúleo, 561
Lurasidona, 552
Luto, 16, 19, 781, 858
- antecipatório, 21, 862
- complicado, 845
- crônico ou prolongado, 863
- estágios do, 21, 858
- resolução do, 21
- resposta do, 858
- tardio, 862

M
Manejo do estresse, 8
Mania, 337, 533, 540
- aguda, 542
Manipulação, 710
Manutenção, 881
- da autoidentidade, 781
- da saúde ineficaz, 469
- do lar prejudicada, 469
Mapa conceitual, 179, 381, 435, 515, 546, 579, 600, 666, 688, 715, 723, 750, 819
Mapeamento dos cuidados, 435
Masturbação, 645
Maternidade, 882
Maus-tratos, 101, 803
- ao idoso, 788
- físicos, 789
- na infância, 809
- psicológicos, 789
Mecanismos de defesa, 18
Medicaid, 787
Medicamento psicotrópico, 55
Medicare, 787
Medicina popular, 111
Médicos, 870
Meditação, 8, 658
Medo, 242, 361, 575, 921
- de perder a guarda dos filhos, 809
- de retaliação, 809
- de ter doença grave, 629
Meia-idade, 646, 832, 837
Melancolia, 493
Memória(s), 374
- a curto prazo, 780
- a longo prazo, 780
- desagradáveis, 593
- persistentes, 593
- prejudicada, 632
Menopausa, 647, 779, 784
Menosprezo de sentimentos expressos, 156
Menstruações, 653
Mescalina, 417
Mesencéfalo, 29, 32
Metanfetamina, 410
Metas realistas, 267
Metilfenidato, 80, 745
Método
- Maudsley, 692
- PIE, 182
Metodologia científica, 164
Metoexital, 342
Metrazol, 336
Midazolam, 64
Mielina, 33
Milieu, 223, 725
Mindfulness, 327, 725

Minietnografia de Kleinman, 767
Minimização, 326
Miopatia alcoólica, 400
Modalidades terapêuticas com famílias, 208
Modelação, 316
Modelagem, 316
Modelo(s)
- CAMS, 300
- de comunicação transacional, 148
- de conduta, 280
- de desenvolvimento de personalidade, 700
-- Erikson, 700
-- Mahler, 700
-- Sullivan, 700
- de estágio de Roberts, 240
- de *Recovery*, 481, 548, 827
- de recuperação psicológica, 352
- de saúde pública, 828
- estrutural, 211
- para decisão ética, 90
- psicossocial, 594
- QSEN, 383, 692

- SAFE-T, 305
- Tidal, 348
- transacional, 460, 503
-- de estresse e adaptação, 8, 236, 537, 572, 602, 622, 626
- WRAP, 350
Modificação comportamental, 692
Monoaminas, 37
Moradia, 774
- de transição, 843
Mordedor, 341
Mortalidade, 338
Morte, 858
- conceitos de, 863
- lidar com a, 871
Movimento(s), 150
- incomuns, 467
- oculares rápidos, 43
- Suicídio Zero, 292
Mudança, 152
- na vida, 5
Mulheres no serviço militar, 881
Música, 9
Musicoterapeuta, 228
Mutações do cromossomo, 21, 367
Mutilação, 711

N
Naltrexona, 441
NANDA International, 572
Não
- adesão ao tratamento, 757
- barbitúricos, 835
- maleficência, 89
National Mental Health Act, 14, 827
Nau dos insensatos, 13

Náuseas, 81, 427
Necessidades
- espirituais, 121
- fisiológicas, 226
Necropsia cerebral, 457
Negação, 21, 156, 431, 683, 686, 858
Negativismo, 755
Negligência, 100, 789
- a idosos, 804
- emocional, 810
- física, 810
- indicadores de, 810
Negociação, 21
Neologismos, 466
Neurastenia, 119
Neuroanatomia, 49
Neurocognitivo, 362
Neuroendocrinologia, 39
Neurofisiologia, 49
Neuroglia, 33
Neuro-hipófise, 39
Neurolépticos, 482
Neurônios, 33, 366, 561
- aferentes, 33
- pré-sinápticos, 33
- sinápticos, 33
Neuropatia periférica, 400
Neuropeptídeos, 38
Neuropsicólogo, 891
Neurose(s), 19
- de acidente, 592
- histéricas, 616
- pós-traumática, 592
Neurotransmissor(es), 33, 34, 56, 500, 561, 745, 806
- anormalidades dos, 367, 457
- excitatório, 366
Nicotina, 410
Nipo-americanos, 866
Nível
- de desenvolvimento, 149
- social, 149
Norepinefrina, 37, 457, 561, 676
Norte-americanos
- de origem
-- filipina, 866
-- judaica, 867
-- mexicana, 867
-- vietnamita, 866
- indígenas nativos, 867
- originários do Alasca, 867
Notificação e monitoramento da saúde populacional, 184
Nutrição, 675
- desequilibrada, 120, 430, 541, 544, 683, 921
Nutricionista, 229, 870

O

Obesidade, 678, 682, 686
Obsessões, 568
Ocitocina, 39
Olanzapina, 68, 551
Olfato, 780
Opioides, 397, 413, 443, 835
- aspectos históricos dos, 414
- efeitos
-- cardiovasculares, 415
-- digestórios, 415
-- no sistema nervoso central, 415
-- sistêmicos, 415
- padrões de uso dos, 414
Ordem de nascimento dos irmãos, 209
Organização(ões)
- de manutenção de saúde, 176
- de prestadores preferidos, 176
- social, 108
Órgãos
- alvo, 40
- efetores, 33
Orgasmo, 644, 658
Orientação, 374
- antecipatória, 831
- ao paciente, 56
-- e à família, 436, 515, 665
--- sobre transtornos alimentares, 691
- para a realidade, 267
Osteoporose grave, 338, 779
Oxcarbazepina, 67, 551

P

Paciente
- desabrigado, 852
- gravemente incapacitado, 100
Padrão(ões)
- cognitivos distorcidos, 327
- conflitantes entre si, 207
- de fala, 903
- de interações familiares, 207
- de prática, 165
- de resposta, 253
-- comportamental, 254
-- controlado, 815
-- expressivo, 815
- de sexualidade ineficaz, 664
- que perpetuam ou agravam problemas, 207
- que provocam desconforto emocional, 207
- transacionais, 211
Pagamento prospectivo, 827
Paladar, 780
Palavrões, 284
Palilalia, 752
Palpitações, 81
- cardíacas, 647
Pancreatite, 401

Pânico, 562, 573
Panorama histórico da assistência psiquiátrica, 13
Papel
- de conselheiro, 135
- do enfermeiro
-- na comunidade terapêutica, 229
-- na eletroconvulsoterapia, 339
-- na terapia
--- cognitiva, 329
--- comportamental, 320
-- no treinamento da assertividade, 258
-- nos grupos terapêuticos, 194
- dos membros no grupo, 194
Papilomavírus humano, 645
Parafilias, 644, 653
Paralinguagem, 152
Paranoia, 351, 465
Parasonias, 911
Parentalidade, 836
Paroxetina, 608
Paternidade, 831
Pedido de explicação, 155
Pele, 778
Pensamento(s), 256
- absolutista, 326
- autodestrutivos, 351
- automáticos, 325
- catastrófico, 326
- concreto, 139
- de drogadição, 397
- dicotômico, 326
- ilusório, 418
- mágico, 465
- suicida, 298
Pentilenotentrazol, 336
Peptídeos opioides, 38
Percepção
- de realidade, 15
- individual do evento, 7
- sensorial perturbada, 469, 541, 630, 796, 921
-- auditiva/visual, 470
Perda, 781, 858
- de ente querido por suicídio, 306
- de memória, 339, 921
- de peso, 510
- ponderal, 81
- resolução da, 860
Perdão, 123
Perfil
- da vítima, 807
- do agressor, 808
- do estuprador, 814
Perseguição, 804
Perseveração, 467
Persistência, 256
Persona, 699
Personalidade, 324, 699
- antissocial, 719
- codependente, 438

Personalização, 326
Pesar, 858
- complicado, 512, 599, 603, 714
Pessoa
- educadora, 135
- estranha, 135
- líder, 135
- recurso, 135
Pibloktoq, 119
Piedade, 139
Pimozida, 754
Placas amiloides, 367
Planejamento
- antecipatório, 242
- da intervenção terapêutica, 241
- e execução, 248
Plano
- de Ação para Recuperação do Bem-Estar, 348
- de cuidados para paciente
-- com esquizofrenia, 180
-- suicida, 302
- de segurança, 304
Plantão 24h, 871
Pobreza, 833, 849
Ponte, 33
População(ões), 884
- de desabrigados, 843
- em risco, 829, 834
- idosa, 785
-- questões especiais, 785
Pós-destacamento, 881
Postura(s)
- atípicas, 468
- comportamental, 255
- corporais, 150
Povos nativos dos EUA e do Alasca, 111
Prazosina, 609
Pré-alcoolismo, 399
Pré-destacamento, 880
Preambulações, 386
Presentes, 143
Pressenilina, 367
Prevenção
- do suicídio, 308, 839
- primária, 828
- secundária, 828, 834
- terciária, 829, 837
Princípio(s)
- de Premack, 317
- éticos, 89
Privação do sono, 922
Problemas
- de maus tratos e negligência de adultos, 918
- de moradia, 918
- de relacionamento, 917
- de saúde, 849
- econômicos, 918
- educacionais, 919
- financeiros, 351

- profissionais, 919
- relacionados ao ambiente social, 919
Processo(s)
- administrativos, 184
- de enfermagem, 165, 272
-- ao paciente suicida, 297
-- aos transtornos sexuais, 662
-- em situações de desastre, 242
- de grupo, 190
- de paciente com *delirium*, 370
- de pensamento, 904
-- alterado, 178
-- perturbados, 470, 474, 541, 890
-- prejudicado, 793
- de projeção familiar, 209
- de transmissão multigeracional, 209
- dissociativos, 616
- do luto
-- duração do, 861
- emocional
-- da família nuclear, 209
-- societário, 211
- familiares
-- disfuncionais, 434
-- interrompidos, 218, 890
- mentais perturbados, 388
- neuronais, 49
Profissão, 298
Programação das atividades, 329
Programas
- de 12 passos, 430
- de apoio de colegas, 437
- de hospitalização parcial, 842
- educacionais, 830
Prolactina, 42
Prole, 203
Prontidão, 121
Prontuário
- eletrônico do paciente, 101
- orientado por problema, 181
Propofol, 340
Propósito, 346
Propranolol, 561, 608, 806
Prosencéfalo, 29
Proteína
- precursora amiloide, 367
- tau, 367
- tóxica amiloide, 368
Protesto, 860
Protetor de vias respiratórias, 341
Pseudociese, 618
Pseudodemência, 364
Pseudo-hostilidade, 212
Pseudomutualidade, 212
Pseudoparkinsonismo, 75
Psicobiologia, 29
Psicodinâmica, 622
Psicodrama, 193
Psicodramatista, 229
Psicoeducação, 571, 635

Psicofarmacologia, 49, 521, 539, 583, 693, 767, 891
Psicólogo, 227
Psiconeuroimunologia, 48, 49
Psicose, 19, 295, 454
- de Korsakoff, 401
Psicoterapia(s), 478, 844
- de grupo, 634
- individual, 478, 517, 545, 581, 609, 634, 725
Psilocibina, 417
Psiquiatra, 227, 891
Puberdade, 645
Purgação, 679

Q

Queer, 649
Questionamento de evidências, 328
Questionário
- CAGE, 425, 429
- de assertividade, 258
- de autoestima, 272
- de avaliação espiritual, 124
- de mudanças recentes na vida, 5
Quetamina, 609
Quetiapina, 68, 552

R

Raça, 106, 298
Raiva, 21, 280, 300, 307, 328, 858, 868
- funções da, 281
- interiorizada, 921
- introvertida, 295
Ramelteona, 79
Rapport, 139
Reação(ões)
- adaptativa, 2, 8
- complexa ao estupro, 815
- de adaptação comportamental à ansiedade, 17
- de outras pessoas, 267
- de pânico, 418
- fisiológicas com estímulos físicos, 4
- inadaptativas ao luto, 22
- mal adaptativas, 16
- psicológicas e comportamentais, 242
- silenciosa ao estupro, 815
- vagal inicial, 338
Realização de tarefas, 189
Reatribuição, 328
Reavaliação, 248, 261, 275, 284, 309, 331, 341, 380, 436, 476, 579, 600, 665, 715, 723, 766, 816
- da resolução de crise, 242
- dos cuidados prestados ao paciente deprimido, 515
- psiquiátrica, 844
Recaptação, 57
Receptores, 56

- alfa-adrenérgicos, 57
- colinérgicos muscarínicos, 57
- de N-metil-D-aspartato, 62, 457
- histaminérgicos, 57

Reclusão, 97
Recovery, 346, 827
Recuperação, 860
Rede informal de apoio, 788
Redução do limiar convulsivo, 72
Reenquadramento, 213
Reestruturação da família, 212
Reforço, 316
- negativo, 281, 316
- positivo, 253, 281, 316

Registro(s)
- de pensamentos
-- comportamentais, 327
-- em duas colunas, 328
- diário de pensamentos disfuncionais, 328
- do processo, 159

Regressão, 468, 658
Regulação
- da hipófise, 31
- da temperatura, 32
- de apetite, 32

Rejeição, 155
Relação(ões)
- entre variáveis internas e externas, 6
- interpessoal terapêutica, 147
- romântica, 145
- sexuais
-- conjugais, 646
-- dos indivíduos solteiros, 646
-- extraconjugais, 646
- terapêutica, 135
-- enfermeiro-paciente, 141

Relacionamento(s), 124, 347
- com colegas, 759
- incestuoso, 811
- interpessoais, 701

Relatividade cultural, 16
Relaxamento, 8, 318
- guiado, 327

Religião, 112, 123, 149, 291, 294, 298
Religiosidade prejudicada, 125
Reorganização, 860
Reposição hormonal, 647
Reserva, 879
Resiliência, 8, 348
Resolução
- de problemas, 9
- de trauma, 347

Respeito, 139, 348
Responsabilidade(s), 352
- de comunidade, 348
- de indivíduos, 348
- familiar, 348
- social, 348

Responsabilização judicial, 101
Resposta(s)

- adaptativa, 2
- cognitiva, 7
- comportamental, 255
- condicionada, 315
- de luto exagerada, 863
- distorcida, 22
- excitatória, 33
- imune normal, 48
- incondicionada, 315
- inibitória, 33
- mal adaptativas à perda, 862
- sedutoras, 922

Ressentimento, 307
Ressonância magnética, 367
Restituição, 860
Restrições
- da ingestão calórica, 679
- dietéticas, 64

Resultados de enfermagem, 172
Retorno, 881
Retribuição, 328
Reunião
- com a família, 212
- de equipe, 726

Risco(s)
- de atraso no desenvolvimento, 816, 818
- de automutilação, 712, 742, 922
- de doença e morte prematura por alcoolismo, 112
- de infecção, 242, 430, 921
- de lesão, 242, 430, 541, 737, 748, 845, 922
- de luto, 865
-- complicado, 868, 891
- de pesar complicado, 922
- de síndrome pós-trauma, 245, 248
- de sobrepeso, 922
- de sofrimento espiritual, 869
- de suicídio, 64, 80, 292, 305, 331, 430, 511, 890
- de trauma, 375, 388, 793
- de violência, 284, 285, 469, 475, 542, 712, 720, 753, 762

Risperidona, 68, 552
Ritmos circadianos, 43, 49
Rombencéfalo, 29
Rompimento emocional, 210
Roubo, 761
Roupas e equipamentos, 831
Rubéola, 735

S

Sabedoria pessoal, 350
Saciedade, 657
Salada de palavras, 467
Salvia, 417
Saúde, 346, 787
- geral, 267
- mental, 13, 14, 839
- sexual, 663

Sedação, 81
Sedativo(s), 55, 403
- hipnóticos, 77

Segundo casamento, 203
Self, 208, 352, 596, 701
- moral-ético, 266

Semicoma, 361
Sensação
- de culpa e responsabilidade, 307
- de desvalia, 332
- de impotência, 818
- de peso na cabeça, 428

Sensibilização
- encoberta, 318
- explícita, 318

Sensopercepção alterada, 178
Sensório, 905
Sentimento
- de competência, 267
- de culpa, 509
- de impotência, 515, 816, 921
- de mágoa interior, 308
- de responsabilidade, 267
- de sobrevivência, 267
- de vulnerabilidade, 308
- forte de controle, 267

Serotonina, 37, 297, 457, 561, 676, 745
Sertralina, 608
Serviço
- de aconselhamento, 870
- militar, 298

Sexo, 292, 298
Sexualidade, 644
Shenkui, 119
Shenjing shuairuo, 119
Significados e propósitos, 124, 352
Sinal(is)
- de alerta de suicídio, 292, 299
- de Russell, 679
- de violência física, 810
- vocais, 152

Sinapses, 33
Sincronização, 256
Síndrome(s)
- alcoólica fetal, 402, 735
- amotivacional, 422
- cerebrais orgânicas, 805
- culturais, 116
- de adaptação geral, 3
- de Esperger, 739
- de excitação, 595
- de hiperexcitação, 595
- de luta ou fuga, 3
- de Munchausen, 617
- de rebote, 81
- de Rett, 739
- de Tourette, 752
- dissociativas, 617
- do ninho vazio, 832
- do trauma de estupro, 816
- geriátricas, 361

- neuroléptica maligna, 73, 337
- pós-trauma, 597, 921
- prodrômica, 283
- serotoninérgica, 63, 72
Sino-americanos, 866
Sintomas
- de baixa autoestima, 270
- dissociativos, 595
- extrapiramidais, 482
- intrusivos, 595
- psicóticos, 464
- psiquiátricos novos ou agravados, 81
- somáticos, 616
Sistema(s)
- cardiovascular, 778
- de apoio interpessoal, 299
- de ativação reticular, 745
- digestório, 779
- endocanabinoide, 609
- endócrino, 779
- familiar, 211
-- disfuncional, 284
- imune, 48, 779
- límbico, 31, 32, 366, 745
- musculoesquelético, 779
- nervoso, 779
-- autônomo, 32, 34, 35
-- central, 33
-- parassimpático, 34
-- simpático, 34, 596
- respiratório, 778
- sensoriais, 780
Sítios receptores, 33
Situações
- cotidianas, 259
- de desastre, 242
- estressantes, 17, 234
Sobrecarga
- de luto, 22, 781
- de pesar, 865
Sobrepeso, 682
Socialização, 189
Sociedade de guerra, 868
Sofrimento
- afetivo, 374
- espiritual, 120, 121, 125, 921
Solidão conjugal, 880
Somatização, 622
Somatostatina, 38
Sondagem, 155
Sono, 43
Status
- de saúde mental, 787
- econômico, 774
Subpersonalidades, 624
Subsistemas, 211
Substance Abuse and Mental Health Services Administration, 840
Substância(s)
- alucinógenas, 416
- inalantes, 412
- P, 39

Substituto, 135
Sudorese, 361
- paroxística, 428
Suicídio, 290, 292, 509, 790, 885
- altruísta, 296
- anômico, 296
- de familiar, 307
- egoísta, 296
- fatos acerca de, 293
- mitos sobre, 293
Sulfato de atropina, 340
Superdosagem, 301
Superego punitivo, 397
Suporte aos terapeutas, 726
Supressão dos pensamentos, 258
Surto psicótico, 416
Suscetibilidade genética, 460
Suspeita de abuso de idoso ou criança, 96
Susto, 119

T

Tabaco, 410
Tabagismo, 351, 886
Taijin kyofusho, 119
Tálamo, 31, 561
Tamanho, 190
Tangencialidade, 467
Taquicardia, 81, 361
Tato, 780
Taxa de suicídio, 292
Técnicas
- de comportamento assertivo, 256
- de comunicação
-- interpessoal, 147
-- não terapêutica, 154
- de supressão dos pensamentos, 257
- variadas, 329
Técnico de saúde mental, 228
Tecnologia diagnóstica, 50
Temperamento, 568, 759, 762
Temperatura corporal, 406
Tempo, 108
Tensão
- exacerbada, 308
- na função de cuidador, 794, 846, 891
Tentativas de suicídio, 652
Teoria(s)
- ambiental, 775
- autoimune, 775
- biológicas, 296, 602, 775, 805
- cognitiva, 502, 563, 566, 595
- da aprendizagem, 502, 566, 571, 595, 622, 805
- da atividade, 776
- da continuidade, 776
- da lei natural, 88
- da perda do objeto, 502
- da personalidade, 775
- das relações de objeto, 711

- das tarefas de desenvolvimento, 775
- de conservação de recursos, 7
- de Durkheim, 296
- de três etapas, 296
- do desengajamento, 775
- do envelhecimento, 775
- do uso e desgaste, 775
- ética, 88
- genética, 775
- interpessoal do suicídio, 296
- neuroendócrina, 775
- psicanalítica, 502, 566, 571
- psicodinâmica, 563, 626, 805
- psicológicas, 805
- psicossociais, 502, 594, 602, 775
- sociológicas, 296, 805
Terapeuta(s)
- ocupacional, 228, 891
- recreacional, 228
- recreativo, 891
- sexuais, 644
Terapia(s)
- aversiva, 657
- biológicas, 537
- cognitiva, 323, 519, 548, 581, 605
-- objetivos e princípios, 325
- cognitivo-comportamental, 284, 305, 545, 635, 692, 725
- comportamental, 316, 479, 582, 609, 657, 766
-- dialética, 305, 692, 725
- comunitária integrativa, 480
- construtiva social, 214
- da narrativa, 214
- de exposição prolongada, 606
- de família, 480, 519, 547, 606, 609, 693
- de grupo, 190, 442, 479, 518, 547, 606, 767
- de reminiscência, 792, 797
- de reposição hormonal, 784
- de validação, 378
- do meio, 723, 725
- estratégica, 213
- familiar, 208, 766, 820
-- feminista, 214
-- psicoeducacional, 214
- implosiva, 318, 582
- individual, 693
- interpessoal e de ritmo social, 545
- psicanalítica, 657
- psicodinâmica, 430, 681
- psicoeducacional focada na família, 539
- psicossociais, 537
- sistêmica, 211
-- de Bowen, 214
- suicida, 305
Territorialidade, 107, 150
Teste
- de reagina plasmática rápida, 374

- de Triagem para Alcoolismo de Michigan, 425, 429
Testosterona, 281, 785
Tolerância, 81
Tomografia computadorizada, 374
Tônicos, 658
Topiramato, 67, 551, 693
Toque, 144, 150
- de amizade/caloroso, 151
- de amor/intimidade, 151
- funcional/profissional, 151
- social/educado, 151
Toxemia, 735
Traços de personalidade, 699
- domínios, 701
- facetas, 701
Tráfico
- humano, 804
- sexual, 804
Tranquilização indevida, 155
Tranquilizantes, 98
Transação, 148
Transexual, 647
Transferência, 142
Transgênero, 648
Transmissão
- de impulsos, 34
- de informações, 191
Transparência, 351
Transtorno(s)
- alimentares, 910
- associados ao uso de
-- álcool, 398
-- estimulantes do sistema nevoso central, 406
-- substâncias, 298
- bipolar, 45, 66, 293, 295, 533
-- associado a outro distúrbio clínico, 536
-- induzido por fármacos/substâncias, 535
-- influências
--- bioquímicas, 537
--- fisiológicas, 537
--- genéticas, 536
-- tipo I, 534
-- tipo II, 534
- *borderline*, 305
- catatônico causado por outras doenças clínicas, 463
- ciclotímico, 534
- conversivo, 616, 619, 627
- da comunicação, 906
- da conduta, 910
- da eliminação, 910
- da excitação sexual, 660
- da personalidade, 916
- de acumulação compulsiva, 570
- de adaptação, 592, 600, 603, 609
-- com anormalidades combinadas de emoções e conduta, 602
-- com ansiedade, 602

-- com distúrbios de conduta, 602
-- com humor deprimido, 601
-- misto, 602
-- não especificado, 602
- de ansiedade, 19, 782, 908
-- associado
--- a outra doença clínica, 568
--- ao uso de fármacos/substâncias, 568
-- de depressão, 764
-- de separação, 761
-- generalizada, 560, 563
-- por doença, 617, 618, 627
-- social, 565
- de arrancar os cabelos/pelos, 570
- de compulsão alimentar, 676
-- critérios diagnósticos, 681
-- e obesidade associada, 688
- de conduta, 720, 758, 761
- de conversão, 617
- de déficit de atenção/hiperatividade, 539, 720, 838, 735, 906
-- intervenção psicológica para, 748
- de dependência, 849
- de despersonalização-desrealização, 616, 625, 627, 639
- de dor genitopélvica à penetração, 669
- de dor genopélvica à menstruação, 660
- de estresse pós-traumático, 571, 638, 862, 878, 890
- de excitação sexual, 666
- de exibicionismo, 655
- de fetichismo, 653
- de *frotteurismo*, 653
- de hiperatividade, 45
-- e déficit de atenção, 79
- de humor, 293, 298
- de interesse, 659, 666
- de masoquismo sexual, 656
- de neurodesenvolvimento, 906
- de padrão de sono, 79
- de pânico, 562, 838
- de percepção, 904
- de pedofilia, 656
- de personalidade(s), 699, 782
-- antissocial, 699, 704, 718
-- *borderline*, 699, 704
-- dependente, 707
-- esquiva, 706
-- esquizoide, 702
-- esquizotípica, 702
-- histriônica, 704
-- limítrofe, 838
-- múltiplas, 617
-- narcisista, 705
-- obsessivo-compulsiva, 708
-- paranoide, 701
- de sadismo sexual, 656
- de sintomas somáticos, 19, 616, 618, 627, 910

- de tique, 907
- de travestismo, 656
- de voyeurismo, 656
- decorrentes do uso de
-- alucinógenos, 416
-- canabinoides, 419
-- inalantes, 412
-- opioides, 413
-- substâncias
--- psicoativas, 396
- depressivo, 337, 908
-- associado a outra doença clínica, 498
-- classe social, 494
-- estado civil, 494
-- fatores
--- fisiológicos, 501
--- biológicos, 498
--- bioquímicos, 499
--- predisponentes, 498
-- idade e sexo, 494
-- induzido por fármacos/substâncias, 497
-- persistente, 497
-- raça e cultura, 494
-- sazonalidade, 494
- delirante, 461
-- ciumento, 461
-- erotomaníaco, 461
-- grandioso, 461
-- misto, 461
-- persecutório, 461
-- por doença, 616
-- somático, 461
- desafiador-opositor, 735, 755
- disfórico pré-menstrual, 497
- dismórfico corporal, 569, 585
- disruptivo, 912
-- da desregulação do humor, 539
- dissociativos, 19, 616, 909
- de identidade, 616, 624, 625, 637
- do ciclo sono-vigília, 361
- do comportamento disruptivo, 755
- do controle de impulsos, 910
- do desejo sexual, 660, 666
-- hipoativo masculino, 660
- do desenvolvimento
-- intelectual, 735
-- neurológico, 735
- do espectro autista, 735, 739, 906
- do estresse
-- agudo, 592
-- pós-traumático, 592
- do humor, 66, 652
- do jogo, 444
-- critérios diagnósticos do, 445
-- influências
--- biológicas, 444
--- psicossociais, 445
-- modalidades de tratamento, 445
- do sono
-- relacionados com a respiração, 911

vigília, 910
específico de aprendizagem, 906
esquizoafetivo, 463
esquizofreniforme, 463
factícios, 616, 617, 620
 imposto a
-- outra pessoa, 621
-- si próprio, 621
fóbicos, 585
mentais, 176, 386
não relacionados à substância, 914
neurocognitivo, 382, 914
-- associado
--- à demência com corpúsculos de Levy, 369
--- à doença
---- de Alzheimer, 367
---- de Huntington, 370
---- de Parkinson, 369
---- de príons, 370
--- à infecção pelo HIV, 369
--- a outros distúrbios clínicos, 370
--- a traumatismo craniano, 369
-- frontotemporal, 368
-- induzido por substâncias/fármacos, 369
-- leve, 362
-- maior, 362
-- reversibilidade do, 364
-- vascular, 368
- obsessivo-compulsivo, 337, 560, 568, 838, 908
- orgásmicos, 660
-- feminino, 668
- parafílicos, 653, 657, 916
-- fatores predisponentes e teorias etiológicas, 657
-- modalidade de tratamento, 657
- passivo-agressivo, 305
- persistente de percepção induzido por alucinógenos, 418
- psicótico, 907
-- associado a outras doenças clínicas, 463
-- breve, 461
-- induzido por fármacos/drogas, 463
-- substâncias que podem causar, 464
- psiquiátricos, 46, 298
-- em idosos, 782
- relacionados, 907, 910
-- a alucinógenos, 912
-- a cannabis, 912
-- a estimulantes, 913
-- a inalantes, 913
-- a opioides, 913
-- a trauma e a estressores, 909
-- ao álcool, 912
-- com estresse, 600
-- com trauma, 605
- sexuais, 916
Tratamento(s)

- ambulatorial involuntário, 99
- cirúrgico, 653
- comunitários assertivo, 842
- da codependência, 438
- de habilidades em grupo, 725
- de reabilitação, 891
- de socialização, 479
- farmacoconvulsivante, 336
- farmacológico, 611, 637
- hormonal, 653
- interprofissional, 226
- multiprofissional, 178
- para transtorno associado ao jogo, 445
- psicofarmacêutico com estabilizadores do humor, 549
- psicofarmacológico de esquizofrenia, 77, 482
- substitutivo, 442
Trauma(s), 593
- de infância, 711
- pós-guerra, 592
- psicológico, 626
- secundário, 885
- sexual não resolvido, 816
Traumatismo
- cerebral, 364
- craniano, 367
- cranioencefálico, 805, 883
Traumatização vicária, 885
Travesti, 647
Trazodona, 64, 608
Treinamento
- de assertividade, 258
- de conscientização, 578
- de habilidades sociais, 454, 479
- de reações competitivas, 579
- e comportamento, 540
Tremor, 247
Triângulos, 209
Tricíclicos, 62, 522
Tricotilomania, 570, 585
Tristeza, 328
Trombocitopenia, 402
Tronco encefálico, 33, 561
Tuberculose, 112
Tumores cerebrais, 805

U
Úlcera, 280
Unidades
- de extensão móveis, 851
- de mudança na vida, 5
Universalidade, 191
Uso
- abusivo
-- de drogas ilícitas, 293
-- de substâncias, 300
--- psicoativas, 347, 351, 922

- exclusivo de fármacos, 305
- terapêutico do eu, 136, 147
Utilitarismo, 88

V
Valores, 88, 137, 148
Variações
- biológicas, 108
- culturais, 203
- da orientação sexual, 647
Varizes esofágicas, 401
Venlafaxina, 63, 583
Veracidade, 90
Verapamil, 67
Vergonha, 296
Vestuário, 150
Veteranos, 882
- do serviço militar, 877
Via(s)
- dopaminérgicas, 458
- mesocortical, 458
- mesolímbica, 458
- nigroestriatal, 458
- noradrenérgicas, 366
- serotoninérgicas, 366
- tuberoinfundibular, 458
Vida militar, 879
Vínculo pais-bebê, 831
Violação
- da confidencialidade, 101
- grave de regras, 761
Violência, 281
- aprendida, 789
- doméstica, 849
- emocional, 810
- familiar, 804
- física, 804, 810
- neurobiologia da, 806
- por parceiro íntimo, 807
- sexual, 813
Vítima, 815
Vírus da imunodeficiência humana, 364, 369
Visão, 780
Volume
- de líquidos deficiente, 683
- ejaculado, 647
Voluntários treinados, 870
Vômitos, 81, 427, 922
- excessivos, 679
Voz, 256
Vulnerabilidade constitucional, 603

Y
Yin e *Yang*, 113

Z
Zaleplona, 78
Ziprasidona, 68, 552
Zolpidem, 79